本套丛书被国家新闻出版广电总局评为：
向全国推荐优秀古籍整理图书

□明清名医全书大成

冯兆张医学全书

主　编　田思胜

副主编　高　萍　杨金萍　曹爱平

编写人员　许书奇　田思胜　高　萍

马梅青　杨金萍　曹爱平

中国中医药出版社

·北京·

图书在版编目（CIP）数据

冯兆张医学全书/田思胜主编 . —2 版 . —北京：中国中医药出版社,2015.1
(2020.9 重印)（明清名医全书大成）
ISBN 978－7－5132－2067－5

Ⅰ.①冯…　Ⅱ.①田…　Ⅲ.①中国医药学－古籍－中国－清代

Ⅳ.①R2－52

中国版本图书馆 CIP 数据核字（2014）第 227457 号

中 国 中 医 药 出 版 社 出 版
北京经济技术开发区科创十三街 31 号院二区 8 号楼
邮政编码　100176
传真　010 64405750
山东临沂新华印刷物流集团有限责任公司印刷
各地新华书店经销

*

开本 787×1092　1/16　印张 60.75　字数 1396 千字
2015 年 1 月第 2 版　　2020 年 9 月第 3 次印刷
书　号　ISBN 978－7－5132－2067－5

*

定价　290. 00 元
网址　www. cptcm. com

明清名医全书大成丛书编委会

陆　拯	陆小左	陈　钢	陈　熠	邵金阶
林慧光	欧阳斌	招萼华	易　杰	罗根海
周玉萍	姜典华	郑　林	郑怀林	郑洪新
项长生	柳长华	胡思源	俞宜年	施仁潮
祝建华	姚昌绥	秦建国	袁红霞	徐　麟
徐又芳	徐春波	高　萍	高尔鑫	高传印
高新民	郭君双	黄英志	曹爱平	盛　良
盛维忠	盛增秀	韩学杰	焦振廉	傅沛藩
傅海燕	薛　军	戴忠俊	魏　平	

学 术 秘 书　芮立新

前　言

　　《明清名医全书大成》系列丛书是集明清 30 位医学名家医学著作而成。中医药学是一个伟大的宝库，其学术源远流长，发展到明清时期，已日臻成熟，在继承前代成就的基础上，并有许多发展，是中医的鼎盛时期。突出表现在：名医辈出，学派林立，在基础学科和临床各科方面取得了很大成就，特别是本草学和临床学尤为突出。同时著书立说很活跃，医学著作大量面世，对继承发扬中医药学起到了巨大的推动作用。

　　本草学在明代的发展达到了空前的高峰，其著述之多，内容之丰，观点之新，思想之成熟，都是历代难以与之媲美的。尤其是明代李时珍的《本草纲目》被誉为"天下第一药典"。全书 52 卷、62 目，载药 1892 种，附本草实物考察图谱 1110 幅，附方万余首。他"奋编摩之志，借纂述之权"，"书考八百余家"，"剪繁去复，绳谬补遗，析族区类，振纲分目"，在药物分类、鉴定、生药、药性、方剂、炮制、编写体例等许多方面均有很大贡献，其刊行以来，受到国内外医药界的青睐，在中国药学史上起到了继往开来的作用，多种译本流传于世界诸多国家，其成就已远远超出医药学的范围，曾被英国生物学家达尔文誉为"中国的百科全书"。除时珍之卓越贡献之外，还有缪希雍的《神农本草经疏》，是对《神农本草经》的阐发和注释，与其一生药学经验的总结，详明药理及病忌、药忌，为明代本草注疏药理之先。更有清代张璐的《本经逢原》，其药物分类舍弃《神农本草经》三品窠臼，而遵《本草纲目》按自然属性划分，体例以药物性味为先，次以主治、发明，内容广泛，旁征博引，参以个人体会。全书以《神农本草经》为主，引申发明，凡性味效用，诸家治法以及药用真伪优劣的鉴别，都明确而扼要地作了叙述，使"学人左右逢源，不逾炎黄绳墨"而"足以为上工"也。另外，尚有薛己的《本草约言》，汪昂的《本草备要》，徐灵胎之《神农本草经百种录》，陈修园之《神农本草经读》，张志聪之《本草崇原》等，这些书也都各具特点，流传甚广。

　　明清时期基础理论的研究仍以《内经》以来所形成的自发唯物论和朴素

辨证法理论体系为基础，不断地总结医疗实践经验，有所发明，有所创造，从不同方面丰富和发展了中医学的理论。如明代的张景岳等十分强调命门在人体的重要作用，把命门看成是人体脏腑生理功能的动力，并受朱震亨相火论的影响，把命门、相火联系起来，在临床上对后世医学有相当影响。清代叶天士、吴鞠通、王孟英等对温热病发生、发展规律的探讨，以及对卫气营血辨证和三焦辨证的创立等。关于人体解剖生理的认识：有些医家对脑的功能有新的记述。如李时珍有"脑为元神之府"，汪昂记有"人之记性在脑"，喻嘉言有"脑之上为天门，身中万神集会之所"等记述，对于中医学理论体系的丰富和发展，都作出了很大的贡献。

临床各科在明清时期得到了很大发展，因此时医学十分注意临床观察，临床经验丰富。很多医家都非常重视辨证论治及四诊八纲，如李时珍的《濒湖脉学》，是这一时期重要的脉学著作，该书以歌诀形式叙述介绍了 27 种脉象，便于学习、理解、诵读和记忆，流传甚广。孙一奎在《赤水玄珠·凡例》中概括地指出："凡证不拘大小轻重，俱有寒热、虚实、表里、气血八个字。苟能于此八个字认得真切，岂必无古方可循？"张景岳在《景岳全书》中强调以阴阳为总纲，以表里、虚实、寒热为六变。他使中医基础理论和临床实践结合得更加紧密，形成了理、法、方、药的完整理论体系。

内科医著明清时期很多。薛立斋的《内科摘要》一书，首开中医"内科"书名之先河。也正式明确中医内科的概念，使内科病证的诊治有了很大提高。具有代表性的著作有王肯堂的《证治准绳》，张景岳的《景岳全书》等。从学术理论方面，以温补学派的出现和争论为其特点。其主要倡导者有薛立斋、孙一奎、张景岳、李中梓等，主要观点是重视脾肾。薛立斋注重脾肾虚损证，重视肾中水火和脾胃的关亲，因而脾肾并举，注重温补。温补派的中坚张景岳的《类经附翼》《景岳全书》，原宗朱震亨说，后转而尊崇张元素和李杲，反对朱说，力倡"阳非有余，阴常不足"。极力主张温补肾阳在养生和临床上的重要性。李中梓则在薛立斋、张景岳的影响下，既重视脾胃，也重滋阴养阳。温补之说，成为明清时期临床医学发展上的一大特点。

温病学派的兴起是明清时期医学的突出成就之一。叶天士的《温热论》，创温病卫气营血由表入里的传变规律，开卫气营血辨证论治法则。吴鞠通的《温病条辨》，乃继承叶氏温病学说，但提出了温病的传变为"三焦由上及下，由浅入深"之说，成为温病三焦辨证的起始。其他如王孟英的《温热经纬》等著作都丰富了温病学说。

骨伤科、外科在明清时期也有了一定的发展。这一时期外科闻名的医家和医学专著空前增多。如薛立斋的《外科枢要》，汪石山的《外科理例》等，记述外科病证，论述外科证治，各有特点。骨伤科有王肯堂的《疡医证治准绳》，是继《普济方》之后对骨伤科方药诊治的进一步系统归纳。

妇产科在明清时期发展很快，成就比较显著。如万密斋的《广嗣纪要》对影响生育的男女生殖器畸形、损伤，以及妊娠等做了记述。薛立斋在《保婴撮要》中强调妇科疾病之养正，记述有烧灼断脐法，以预防脐风；王肯堂的《女科证治准绳》收录和综合前人对妇产科的论述。武之望的《济阴纲目》列述了经、带、胎、产等项，纲目分明，选方实用。

儿科在明清时期内容较前更加充实，专著明显增多。如万密斋的《全幼心鉴》《幼科发挥》《育婴秘诀》《广嗣纪要》《痘疹世医心法》等儿科专著，继承了钱乙之说，强调小儿肝常有余，脾常不足的特点，治疗重视调补脾胃，除药物外，还注意推拿等法。王肯堂的《幼科证治准绳》综合历代儿科知识，采集各家论述，对麻痘、热症等多种小儿疾病论述颇详，流传甚广。

眼、耳鼻咽喉及口腔科在这一时期也有一定的进展。如王肯堂的《证治准绳》论述眼疾171症，详述证治，是对眼病知识的较好汇集。薛立斋的《口齿类要》记述口、齿、舌、唇、喉部的疾患，注重辨证治疗，简明扼要，介绍医方604首，为现存以口齿科为名的最早专书之一。

气功及养生方面，在此期也较为重视，出现了不少有影响、有特色的养生学专著。如万密斋的《养生四要》。张景岳在《类经·摄生》中也阐发了《内经》的有关养生论述，对养神和养形做了精辟论述，富有唯物辩证精神。另如叶天士在《临证指南医案》中记述300例老年病的验案，强调颐养功夫，寒温调摄和戒烟酒等。

清朝末年，西方医学开始传入中国，因此，西医学术对中医学术产生很大影响，在临床上中西医病名相对照，并以此指导临床诊治，中西医汇通学派形成。如其代表人物唐容川，立足中西医汇通，发扬祖国医学，精研中医理论，遵古而不泥古，建立了治疗血证的完整体系。

综上所述，明清时期名医辈出，医学确有辉煌成就，在中医药学发展的长河中占有重要的位置，这就是我们编辑出版《明清名医全书大成》之目的所在。

全书共收录了30位医家，集成30册医学全书，其中明代13位，清代

17位。收录原则为成名于明清时期（1368～1911）的著名医家，其医学著作在两部以上（包括两部）；每位医家医学全书的收书原则：医家的全部医学著作；医家对中医经典著作（《内经》《难经》《神农本草经》《伤寒论》《金匮要略》）的注疏；其弟子或后人整理的医案。整理本着搞清版本源流、校注少而精，做到一文必求其确。整理重点在学术思想研究部分，力求通过学术思想研究达到继承发扬的目的。

　　本书为新闻出版署"九五"重点图书之一，在论证和编写过程中，得到了马继兴、张灿玾、李今庸、郭霭春、李经纬、余瀛鳌、史常永等审定委员的指导和帮助，在此表示衷心感谢。本书30位主编均为全国文献整理方面有名望的学科带头人，经过几年努力编撰而成。虽几经修改，但因种种原因，如此之宏篇巨著错误之处在所难免，敬请各位同仁指正。

编著者

1999 年 5 月于北京

内容提要

　　《冯兆张医学全书》共收清初著名中医学家冯兆张纂辑的《冯氏锦囊秘录杂证大小合参》《冯氏锦囊秘录痘疹全集》《冯氏锦囊秘录杂证痘疹药性主治合参》三种医著。其中《冯氏锦囊秘录杂证大小合参》二十卷，共包括《内经纂要》《杂证大小合参》《脉诀纂要》《女科精要》《外科精要》《治疗方论》六部专著。《内经纂要》为其卷首，系摘录《内经》五十一篇原文进行注释，注语切实，简明扼要，通俗易懂；《杂证大小合参》十四卷，详阐医理、诊法、辨证及各种杂证的诊治方药，并附有验案；《脉诀纂要》以脉象法天立论，论及脉理、诊法、脉形及死脉，并详论脉候辨讹；《女科精要》三卷，分月经、经病、崩漏、带下、嗣育、胎前杂证、胎产、产后、产后杂证及女科杂证等十门，详论其证治用药，多有发明；《外科精要》详论外科痈疽治法，并强调痈疽证治以内补温阳为主；《治疗方论》系冯氏自创新方及验案。《冯氏锦囊秘录痘疹全集》十五卷，对痘疹从发热、见点、起胀、灌脓、收靥、落痂、余毒以及兼夹证等诸方面进行论述，并汇集前贤治痘诸方120余首，内容详尽，多有创新。《冯氏锦囊秘录杂证痘疹药性主治合参》十二卷，选取治疗痘疹常用药400余种，特设"主治痘疹合参"一项，阐述其在痘疹中的应用，论述独特。

　　另外，对冯氏医书进行了全面考察，并作了学术思想研究，附录于后，以供参考。

校 注 说 明

  冯兆张，字楚瞻，清代著名医学家。浙江海盐人。其幼年丧父，家道贫寒，加之体弱多病，于是遵循母命，13 岁开始学医，从师访道 10 余载，以医名于两浙等地。冯氏历时 30 余年，汇选各家精要，结合已见，著成《冯氏锦囊秘录杂证大小合参》二十卷、《冯氏锦囊秘录痘疹全集》十五卷、《冯氏锦囊秘录杂证痘疹药性主治合参》十二卷，其内容包括内、外、妇、儿等各科病证，及痘疹、药物、脉诊、导引养生，并采集民间验方、效方，内容丰富，流传颇广。冯氏在学术上继承明·薛立斋等温补学说，推崇赵献可之命门理论，且善于化裁古方，曾仿钱乙六味地黄丸加减化为 10 方，以变通为用。冯氏对内、外、妇、儿均有研究，尤擅长儿科痘疹。其诊治疾病，主张因时、因地、因人制宜，尤重视小儿先天禀赋之厚薄，后天长养之虚实，曾归纳三法、四因、五治、六淫、八要等几方面，条理清晰，别具一格，不仅具有较高的理论价值，而且具有较高的临床应用价值。

  冯氏医著自清·康熙年间问世以来，在国内广为流传，仅康熙年间便刊刻数次。之后，屡经雕刻，且传入越南，被视为重要医籍，冯兆张亦因之被越南人民供奉为名医。因其影响较大，后世尚有托名之书，如《旃檀万全经》等。

  鉴于此，我们对冯氏所著医书进行了全面地收集整理、点校注释、考证辨伪和研究，编纂成《冯兆张医学全书》一书。在全书的设计方面，共分内容提要、校注说明、全书总目、正文、作者学术思想研究五个部分，除正文之外，其余四部分均为编者所加。在正文的底本选用方面，以清·康熙四十一年壬午（1702）刻本为底本，以清·康熙本、清·康熙活字本、清·嘉庆十八年癸酉（1813）会成堂本、宏道堂本和清·咸丰八年戊午（1858）翼经堂本为主要参校本。在整理过程中，正文力求保持底本原貌，但也作了以下几个方面的调整和处理。

  1. 底本原有"魏公暨诸先生唱和诸咏"，系与冯氏咏吟诗文唱和之文，于书无补，今删除。

  2. 底本中原有"捐资雕刻诸公姓名"，今删除。

  3. 底本中的繁体字、异体字、通假字，一律改为现代标准简化字。

  4. 底本与校本有异，而文义均通者，悉从底本；校本义长者，保留原文，出注说明。

  5. 底本与校本有异，属底本讹误，均予以校补，出注说明 。

  6. 底本目录与正文内容有异者，互据增补，出注说明。

  7. 凡属极生僻字、词，加注音及注释。

  8. 由于版式变更，原方位词，颧"左"、"右"等一律改作"下"、"上"，不出注。

9. 凡属书名，一律加书名号，不出注。

10. 《冯氏锦囊秘录杂证痘疹药性主治合参》卷中，底本在部分药名前及内容旁，加有圆圈及尖圈者，今删除，凡例则不删不改。

在编纂整理全书的过程中，发现书中有些内容不尽符合今人看法，我们本着古为今用、保持原貌的原则，未予改动，祈望读者自裁。另外，限于我们的整理水平，书中难免有误，敬请读者批评指正。

田思胜
1999．3

序

　　人受天地气中以生，天地间阴阳五行之气得其中，风雨节，寒暑时，而人之起居服食，与其视听言动、喜怒哀乐之节无所过，则心和而形和，形和而气和，气和而天地之和交应，此所以长生久视，其效极于天地，位万物，育尽性，以至命也。然而，日星之宿离，不齐动散，润暄之序时，或爽于生长敛藏之候，而地气之刚柔燥湿寒暖，亦不无高下山泽之殊。苟性情稍乖，不能固于肌肤筋骸之会，则戾气感之，不能无病，病不必死也，而生之者医也，病固不必死也，而死之者亦医也。草根树皮，善用之，皆神丹上药也；不善用之，参、苓即鸩毒也。视其病而操生之杀之权，信其术而授权于生之杀之手，故其道不可不讲也。古人之明于四时、五节、六气之变，达于五味、六和、五声、五色之宜，写形、听声、切脉、望色，洞见五脏癥结。闻病之阳，论得其阴，闻病之阴，论得其阳，乃能调和血气，起死肉骨。故曰：不通天地人，不可以言儒；不通天地人，不可以言医。参天赞化，至圣至诚之能事，良医实与同功也。三坟之书，幸存《素问》《本草》，而自河间、东垣之后，医经经方论说滋多，学者承陋传讹，知其常不知其变，察其末不察其本，文中指下相悬，而今病古方不合，口论耳食，乃冒冒焉。定攻补于三指，判存亡于一息，顾可侥幸得志者哉！嘉禾冯君楚瞻，好学博古，发挥轩岐之旨，精求跗、鹊以来不传之秘，神明变化，不主故方，而言多奇中，治辄有奇效。向者客游都下，观其理积痼、起痼疾，有非寻常意见所能及者。又虑夫学者之择焉不精，语焉不详，乃荟萃群言，订伪存真，删繁就简，附以经验之方，而明著其诊治之原委，与其经权顺逆，斟酌损益之故，由斯道也，可以疗天下后世之病，不特视彼见垣一方而已。楚瞻其通于天地人者乎！今天子皇极既建，雨旸燠寒，时若燮理，寅亮医国上医，济济盈廷，而又得楚瞻之道阴阳翊赞，今且刻其书，以济及天下万世，庶几宇宙之中，太和元气，无所壅阏，而斯人各正性命，永无夭枉之患矣。乃不禁喜而为之序。

康熙岁次壬午十月既望年家眷弟王缙拜撰

序

　　医之为道难言矣！其法虽备于古今，其理则神乎性命。今夫轩岐而降，以至有明，其间代不乏人，而又能著书立说，以传其精神奥旨，故其书多至汗牛充栋，指不胜屈，使后学者，童而习之，皓首而不得问津焉。即能尽读其书，而拘章陈迹，靡充变通，往往以古人最良之法，治之今人而不效者，此岂古人著书之不善欤！良以未能探本穷神，古人之迹虽存，古人之精未测也。尚古之医，医于未病之先；中古之医，医于将病之际；今世之医，医于既病之后。医于未病之先者，无伤其天，无伐其性，顺养和平，故其人常无疾。医于将病之际者，培养其天，辅翼其性，祛其邪而扶其正，故其人虽不能无疾，而尝知所避。至夫医于既病之后者，其天已薄，其性已伐，既有仓、卢，且费经营。枵腹者不察虚实，妄投以虎狼之剂，混以肤杂之味，大则害人，小则无济人病。凡此者，皆不能尽读古人之书，读其书而未克搜其奥精，以探本穷源也。武原冯子，少奉母命，遂潜心焉，闭户十年，其学皆探本穷源，得古人精髓，其方饵专一真切，不事枝叶，投人数剂，无不立愈者。故足方出户，道已大成。己巳走京师，请谒者相望于路。值六儿大病，乃其天元薄弱，又冒风寒，医之视者，揣摩蠡屋，究莫能辨。延冯子至，则大剂桂、附、参、术之类，兼程倍道，日夜投之，不数日而转，又数日而愈矣。然后知冯子之学，探本之学也。霍疾如转辕，较之古人，岂相轩轾哉！今年来坻，持其所著书，名曰《锦囊秘录》者，以示余。阅其帙，则探幽抉微，采古人之精华，集腋为裘，纳流成海，间出议论，皆发前人之所未发，洵巨观也。且曰兹集究心者十五年矣，自知有益，不敢私焉，愿公于世，行且寿之梓，乞余言以为弁。余于冯子宜书者有三：以冯子之良于医，而余固身受其益者，一宜书；冯子曩奉母命，今而果能精其业以济人也，二宜书；且冯子精于其业，以成兹集，而又能体母之心，不敢自私，以公于世，三宜书。是则冯子为医良也，弘济人也，承先志也，克尽孝也。《诗》云："孝子不匮，永锡尔类。"冯子有焉，是书之所以可传而不朽也，故为之序。

康熙岁次辛未孟夏渠梁老人杜立德书于学古堂时年八十有一

序

医道之通于相也，古人言之矣。又曰：医者，意也。得其意而通之，可以贯天人，达阴阳，补气数之偏，助存养之益。故世之善学医者，必善养生，善养生者，必善济人。何也？理明则术即为道也。先年，先太夫人在堂，为子不可不知医，日捡诸书，乃于古人微意，未能窥见一斑；后虽略知药名，不能诊脉，无从验病，余因是知医道之难，不难于方而难于脉也。年来，见一医即与谈医，而诸医亦往往与古人大论头大门类相合，及立方投剂，又往往有应有不应者。盖南医善补，不论病之当补而概补之；北医善攻，不论病之当攻而概攻之。大抵指下不明，每致毫厘千里之误，非药之咎也。余都门抱疴，遇浙医冯君楚瞻，即与论病，尚未见异人者何在。适西席张孝廉暴病甚危，余曰：此中暑也。楚瞻诊之曰：劳碌得之，作中暑治则大误，只须汤饮中带一二味。投之不三日豁然矣。未几，四儿病热，余曰：此必感冒也。楚瞻又诊之曰：是矣。但虚弱至极，宜先补后散。余勉从治，数日后曰宜发散矣，果微汗而愈。至于衰老之痼疾，亲眷之杂证，一经诊视，细心审察，如响辄应。且楚瞻念念济人，从不计利，尝曰：聊体母心也。余寿伊母，诗有"济人千万报春晖"之句，嘉其孝耳。余既老且病，邀恩归里，楚瞻携所著三书入都，致函问序，以为寿世计。余虽未获卒业，想其十三年中，读书验病，得心应手之处，总以曲尽报母之一念，是书所以可传也。方今圣天子神智好学，经史而外，复博极群书，近者特谕太医院采辑折衷，定为成书，跻春台而登寿域，意深远矣。若三书得附编载，仰邀大圣人，知天好生之心，布为九州四海，生生不穷之业，泂医林之王道也，即谓楚瞻所学通于相也，亦可矣！

寒松老人魏象枢撰并书

序

　　昔义兴太守许嗣宗精于医，或劝其著书贻后世，答曰：医者意也，吾意所解，莫能宣矣。盖深恐学古之士泥于书，拘于法，引经断疾，罔识变通。创为斯说，以教天下，意深远矣。今者业医之家，动以百计，岐伯圣经、雷公《炮炙》、伊贽①《汤液》、箕子《洪范》、越人问难、仲景《伤寒》、士安《甲乙》、启玄子传注、钱仲阳诊议、李时珍《本草纲目》，目不经见，妄以医名，遂至风寒燥火暑湿之六气，喜怒忧思悲恐惊之七情，表里虚实寒热邪正之八要，浮沉迟数滑涩大缓之八脉，浮芤滑实弦紧洪之七表，微沉缓涩迟伏虚弱之八里，长短虚促结代牢动细之九道，以及五行之生克，十二经络之传变，脏腑、阴阳、天和、岁令，茫然莫解。病者当前，所投非证，以速膏肓。呜呼！殆矣。不知"医者意也"一语，非读尽轩岐以下书不能出是言，非读尽轩岐以下书，不能行是言也。武原冯子楚瞻，少业医，行游浙东西间，所全活无算。浙东西士以医名者，咸俯首出其下。乙丑夏，至京师，经历愈多，施剂愈验，名誉藉甚公卿间。一日来谒予，出书一帙，曰《锦囊秘录集》。推探标本，缕析条分，使览者按类随索，了若观火。盖祖轩岐，宗仓越，法刘、张、朱、李及前后各家言，博综其义，断以己见，而成此集。信医学之津梁，百家之囊橐②也。然则得义兴之言，可药天下之读古而不知变者；读武原冯子之书，可药天下之枵腹而妄谈扁、仓之术者。

康熙岁次丙寅中秋书于燕台邸舍潞河张士甄

---

① 伊贽　又名伊尹。著《汤液本草》。
② 橐　口袋或风箱。

自　序

　　大哉！医道之不可不知也。慎哉！医道之不可不知也。人不知医，则养生之道何以明？良相之心何以济？然知之而不深，其患尤甚。病有虚虚实实之变，法有正治、从治、标本、攻补先后之宜，识认不清，龙雷者治作实火，中空者治作内余，血虚作楚治作风邪外束，火冒头痛治作太阳受寒，肾虚作泻治作脾胃内伤，燥涩膈噎治作痰火郁滞，无根脱气上冲治作有余消导，肾虚奔豚游痛治作血块峻攻，以至脾虚困倦之疟疾，误为肝强而消伐；劳伤虚袭之微邪，误为伤寒而重疏；困倦内伤之微滞，误为伤食而重攻。且外微热而里和思食，少少进食何妨？因微热而严禁之，每多饿死之冤；表气虚而畏寒怕风，微微养卫最宜，疑外感而遽汗之，常有亡阳之叹。不顾本而徒顾标，标未尽而本先拔，纵标尽而何功？不切脉而惟问候，候有误而脉无虚，候若异而何据？守千古以上之成方，奈千古以下之人病情不合；读万载传流之证论，嗟万载传流以下厚薄迥殊。本厚者何妨忘本攻邪，本浅者理宜顾主逐客。凡此种种，察治稍乖，安危顿异，岂不难哉！况男妇之治不同，少长之候有别。先哲云：宁治一男子，莫治一妇人；宁治十妇人，莫治一小儿。盖言其诊治之更难也。何则？凡治病有望、闻、问、切四法，若婴孩，一见生人，定声啼色变。若是则声不得其平，色不得其正，而望闻之法废矣。饥饱未知，痛痒莫晓，欲问其所苦，询其所由，莫得一二。且脉气未全未固，嬉戏之余，脉因而动，宁息之际，脉因而静，则问切之法又废矣。四法既废，察治实难，自非受术精微，阐明至理，视于无形者，安得临证别有一种玄机，深见五内，而极得心应手之乐，口不能言之妙哉？张自业医以来，日夕兢兢，常思人命最重，所任匪①轻，况寄蜉蝣②于六合，得天地好生之德以有生，敢不体天地好生之德以济人！奈资禀庸拙，不学心聋，徒怀济世之至诚，深愧测海之浅见。然要之，见虽浅而念则诚，计唯图尽吾心而已。爰是殚心课纂《杂证大小合参》、《痘疹全集》、《内经纂要》、《药性合参》以及女科、外科、脉诀诸书，计共二千余篇，凡历三十载而始竣。③ 目今圣天子道德性成，万庶均歌尧舜，慈爱念切，群黎遍颂羲皇。奈张衰老残疾，既不能少效蚁力，敢不复仰体

---

① 匪　通"非"。
② 蜉蝣　昆虫的一种。体细长，有长尾，幼虫生活在水中。成虫在水面飞行，寿命极短，只有几小时到几天。此喻人生短暂。
③ 三十载而始竣　康熙活字本在此后有"本留自考，奈问难者以抄录为艰，必欲付梓，因不能禁出公同好，唯冀"二十七字。

天心，谨抒野人管龠① 之见，少佐医林，微尽鄙怀，以证四方。高明爱我，摘其疵而明教之，幸甚。

康熙岁次甲戌夏六月既望后学冯兆张谨识

---

① 龠（yuè）　古代一种竹管乐器。

杂志附录小引①

窃思人身疾病痛苦，出于阴阳气血之间者，诚为性命生死大关，可不郑重防维！故张璐一生心力，纂集二千余篇，按门备悉矣。然更有疾病成于学习性情之中者，其关尤大，不止一生一世之安危。医书所未论及，余特附为陈之。大约性情之得失，成于学习之真伪，少壮不努力，老大徒悲伤，此言不可不深长思也。圣人之戒曰：血气未定，易引于色，则有伐性丧志之病；血气方刚，易成于暴，则有斗狠危亲之病；血气既衰，易动于利，则有贪得妄取之病。且富贵则有骄奢之病，贫贱则有诌屈之病。性情之病既深，且行体之病随之，所谓不病之病，更甚于病也。张自七龄失怙，孤苦伶仃，恒思先严苦读一生，赍志一没。张也幸承，先清白苦无恒业，不忍弃儒，而谋生安赖？况先慈之疾病既多，而张之天禀复薄，乃思医之为道与儒术通，而利济之功稍为近。年十三就傅肄业，苦心积虑，竭志劳神，于轩岐黄素之学，稍有所得，每为世所许可。伏念家食维艰，生养死葬大事未举，及奋游京师，谬承名公巨卿奖借优誉，咸以为非医中之，而直以为儒中士，幸得时遇知己，可以无憾。更有感者，司寇魏公忠诚，贯日素重，朝端折节下交，一见而遂成顷。盖以诚相待，以礼相接。时因先慈在堂，有陟屺悲，魏公体恤人情，于诸公坚留之下，而毅然曰：彼有母依闾，而不令其色养终身，何以教孝？时值先慈八秩寿辰，魏公特予以金赐以帛，更锡以瑶章雅句，勤勤恳恳，有逾骨肉。诗云：慈怀蔼蔼梦依依，喜见儿郎拜职归，此日婳帏歌大寿，济人千万报春晖。张归而得以菽水之欢，养老而送死者，皆魏公所赐也。自先慈即世，犹念窀穸未安，何以妥先灵而安子志？于是复来于京，而魏公已退休林下，为二竖所苦，延予诊视。时为冢宰宋公所羁，而魏公手教殷殷，几欲盼断行人。而嗣君讳学诚，号一斋先生者，仁孝成性，复屡札相邀，俱感我以诚，动我以真。斯时余身虽在都，而此心无刻不神往也。将匝两月，始得冒暑出关，星骑驰候，无如已入膏肓。余心咎厌不安，而相对之下曲体，余之难以遽离，略无见尤之意。适见案头悬望唱和诸吟，皆发于至情，而无一毫虚假。迄今读之，又如晤语也。张因思人生天壤间，凡事不过一诚。天地以诚而成阴阳，人以诚而成性情。守己以诚，待物以诚，诚之所至，可以格鬼神而塞宇宙。魏公以诚而为忠，嗣君以诚而成孝。观其起居动静，待上接下，巨细精粗，总无一念之不诚，无一事之不诚也。或谓人生韶光有限，何必务求于诚以自苦？孰知正为韶光有限，倘与世游移而不务

---

① 原本下有"乐善捐资助刻诸公姓氏"、"魏公暨诸公先生唱和诸咏"、"俚言附志"三页，为捐资姓名、冯氏与朋友唱和以及自感诗文，于书无补，今删。

· 7 ·

其诚，则一生功苦尽属子虚，其不性情学习之病者，岂浅鲜哉！夫身之疾病关于生死者有限，而心之疾病关于生死者无穷。心有疾病，虽生犹死；心无疾病，虽死犹生。魏公虽死之日，犹生之年也。予故志其相知之雅，相勖之深，并刊其仁望怀慕之什，以为立诚不苟之则云。

武原冯兆张谨识

采集古今医学诸书

黄帝素问（王、马、吴三注）　　　伤寒论

灵枢经　　　　　　　　　　　　　伤寒全生集

脉经　　　　　　　　　　　　　　尚论篇

甲乙经　　　　　　　　　　　　　妇人良方

难经　　　　　　　　　　　　　　济阴纲目

类经　　　　　　　　　　　　　　全幼心鉴

脉诀　　　　　　　　　　　　　　博爱心鉴

医灯续焰　　　　　　　　　　　　保赤全书

脉诀刊误　　　　　　　　　　　　痘疹金镜录

赤水玄珠　　　　　　　　　　　　痘疹玉髓

医学纲目　　　　　　　　　　　　痘疹心法

古今医统　　　　　　　　　　　　痘疹格致要论

证治准绳　　　　　　　　　　　　小儿袖诊方论

准绳六要　　　　　　　　　　　　疡科选粹

东垣十书　　　　　　　　　　　　外科正宗

玉机微义　　　　　　　　　　　　本草纲目

薛氏十六种　　　　　　　　　　　本草蒙荃

丹溪心法附余　　　　　　　　　　分部本草

医学入门　　　　　　　　　　　　本草经疏

赵氏医贯　　　　　　　　　　　　本草汇

医宗必读　　　　　　　　　　　　食物本草

颐生微论　　　　　　　　　　　　医方考

儒门事亲　　　　　　　　　　　　医方集解

宝笈　　　　　　　　　　　　　　寓意草

医门法律　　　　　　　　　　　　名医类案

冯氏锦囊秘录杂证大小合参凡例小引

　　张幼年失怙，慈帏严课，苦读儒业。继以疾病时多，且力绵艰于治生，爰有习医之举，从师访道，悬刺十有春秋，博及群书，始知大道无秘，尽在先圣贤数卷书中耳。乃奋然将古哲图经诸书，按门类纂《内经》、大小杂证、药性痘疹、女科、外科、脉诀计共二千余篇，既而临证，以书验证，以证合方，针线相对，毫发不爽，窃喜先圣贤之遗书方论不谬也。逮至阅历愈久，更有得乎心而应乎手者，似难以言语间形容，乃益信无方可用之语更不谬，复于痞癃中以求其真元之至理，究竟只在我身生来之所得，之愈信无书可读之语尤不谬也。若是，则诸方诸论可以不载不垂矣。虽然，古哲之论也、方也，犹居之有门户也、庭径也，苟不由此，何能登堂入室以达安身憩息之所耶？故余牢落风尘，半生牛马，虽爱憎由人，而真诚自矢，不揣固陋，誓成此集。知我者其惟是乎？罪我者其惟是乎？

甲戌六月既望后学冯兆张载白

冯氏锦囊秘录杂证大小合参凡例

一医学肇自轩岐,《素问》垂训千古,天地阴阳之造化,人身疾病之安危,阐发殆尽,虽历代名医高论叠出,总无能出其范围矣。但卷数繁多,难以统读,谨将至要,纂列首篇,使学者开卷便得圣贤至理,不难一贯以通及诸书也。

一天有生长收藏之候,人有少壮老弱之常,然其间修短不同,盛衰迥别者,由乎阴阳失调,水火为害,或根于先天,或因于后天也,故次详水火立命之基,阴阳强弱之用,先天后天之分,使开卷即得《内经》之至理,复明保命之真元,俾贤愚共可却病以长生,老少并堪养生于勿药,此张之鄙愿也。

一次论阴阳失调而为病也。天有六淫之太过,人有百病之变常,自初诞诸胎证,及头、目、耳、鼻、口唇、胸胁、肩背、腰腹腿足诸疾,乃及风、寒、暑、湿、燥、火,惊痫、吐泻、伤寒、疟疾、风痨、鼓膈各门诸证,后附外科、女科及四言脉诀,自天及人,自少及老,自上及下,自内及外,自男及女,自形及脉,悉挨次序,不敢紊乱。

一天人阴阳一理,故诸疾病,每与运气相符。至于婴儿,离先天不远,神气未固,感触尤易,故出痘者,必多于子午卯酉年,而病证多应于天符岁值所属,是以内集五运六气于中,幸毋迂视。

一考古哲幼科证论,仅讲先天,即所论吐泻惊痫诸证,理浅言略,及至年大而涉后天,虚实盛衰之变,并未讲及。其方脉证论,仅讲后天得失,而先天禀赋厚薄,并不究其由来,竟将一人分为两截,况孩子每多因后天致病,大人亦有因先天受疴,可两不推详,以究其原耶!故是书每证以幼科证治讲完,随将方脉证治继后,先后之情并明,浅深之理悉见。

一治小儿疾病,较之男子妇人,其难尤甚。但小儿易怒伤肝,恣食伤脾。大人穷欲伤肾,多思伤心,郁思伤脾,恼怒伤肝,悲哀伤肺。故书治小儿之法,犹浣衣之去垢者居多,以其所犯,多属标证也。治大人之法,犹植树之培根者居多,以其所犯,多属本证也。然小儿亦有因先天怯弱致疾,大人亦有因倍食伤胃抱疴。小儿而犯不足,大人而犯有余,于此并可互参。况气血有偏而成病,病则怪变百端。大人而犯小儿之病,小儿而犯大人之病,病即雷同,治何可执?故张先以小儿多犯标证者,列之于前,次以大人之多犯本证者合之于后。且得天地生长之义,顺而不逆,类治法泻补之方,循而有常,按门独论,已得虚实之妙,合参共究,尤深变化之机。

一考古哲幼科证论,理甚浅而言多略,则何以明病源?故业幼科者,凡治伤食、伤风,易能奏效。如遇年大,而一干七情六郁,及先天阴阳不足,变化难明之证,暨①

---

① 暨 至,到。

女人年当二七，有经行、经闭、太过、不及之愆，略涉疑难，便尔束手。况今非太古，气禀既已浇漓，性成复难淳朴，男子不及二八，女子不及二七，便多情欲致疾者乎，焉可以纯阳例论，执一为治！且至痘疹时行，每多男子、女人、孕妇患痘，此尤宜熟诸方脉，始能调治。盖元神固泄有殊，而脏腑阴阳气血则一，况理由深而得浅易，由浅而究深难。故凡诚心活幼者，必先既行细究幼科诸书，还须以男子方论参看，则遇疑难症候，一目了然，故张汇纂是杂证，以幼科各证本论、本方，列之于前，随以方书同证异论、异方者，继之于后，以便参看，以广识见。况用药如用兵，纪律稍乖，吉凶立判。古今方药，各有所长，谨将众腋，用集一裘。经所谓：小而大，言一而知百病之害；浅而博，可以言一而知百也。

　　一张才疏学浅，词句不工，然亦求达而已矣。不敢过尚虚文，以害实理。

　　一凡有方论，皆出之于古哲。但内有相传既久，不无鲁鱼之讹。今张考订，缺者全之，略者充之，舛者革之，隐者明之，必取发明，不敢因袭。

　　一立论必取王道中平，故饮食万类，独重五谷，以其得天地之正气也。因人治病而立论，亦必取中正和平，切于病证，切于治法为要。凡内有纯以五行相生相克，穷义吐词，词虽近理，实系虚浮，于病证、于治法，茫然不合者，又焉可宗之？谨将附之于本论之末，勿敢纂列于前，以讹识见，亦勿敢尽行删去，以寡我闻。

　　一是书，自胎中至初生，以及长成，俱曲论殆尽，庶使百凡疑难，皆可考订，临证不致束手。

　　一治证须分明经络，故张细为疏详脏腑、阴阳、生克、形色善恶，庶治者易得其原，犹锁之得钥，不致妄揣，以悖生生之道。是以医家之识经络，犹舟子之识道途，否则，何以行之？

　　一大人百病虽殊，要不出乎六气所因，小儿杂证虽繁，惊疳吐泻尤重。故张于六气诸论，及惊疳吐泻数门，集论大方既毕，便以本门虚实寒热之病候，分为数条，赘以补泻温平之药味，列为数类，使后人一览可知，随病采药，不泥于成方之拘执矣。盖古人之立方，为仿法也。罗氏谓之以今病而仿古方，犹拆旧料而改新房。今张既列古方于前，以为成法，复具活法于后，以为变通，则所向皆宜，何必更为之拆旧料哉！但昔人勤俭澹薄，故衣食得克，慎行守已，故心安神静，是以中气不伤。偶有疾病，多从外来，故用调治，宜散、宜宣。今人懒惰奢华，故衣食难克，越理妄作，故心劳神耗，是以中气有伤。凡有疾病，多从内起，故用调治，宜滋、宜补。此古今时候有殊，而用药因异之大意也。

良 医 格 言

一凡学医必须参透儒理，儒理一通，学医自易。稍有余间，便将今古名医诸书，手不释卷，一一阐明，融化机变，得之于心，慧之于目，自然应之于手，而无差谬矣。

一凡病家请看，当以病势缓急，为赴诊之先后。病势急者，先赴诊之，病势缓者，后赴诊之。勿以富贵贫贱，而诊视便有先后之分。用药复存上下之别，此心一有不诚，难图感格之功效。

一凡诊视妇女，及孀妇、尼姑，必俟侍者在旁，然后入房观看，既可杜绝自己邪念，复可明白外人嫌疑，习久成自然，品行永勿坏矣。即至诊视娼妓人家，必要存心端正，视如良家子女，不可一毫邪心儿戏，以取不正之名，久获邪淫之报。

一凡医者，当时以利物为念，不可任意行乐登山，携酒游玩。片时离寓，倘有暴病求援，宁无负彼倒悬望救之思，误人性命垂危之惨，要知所司何事。谚云：闲戏无益，惟勤有功。

一凡遇危迫之病，欲尽人力挽回。此虽美念，然必须先与病家讲明，方可下药，更必璧彼药资，则服药有效，人自知感。如服无效，则疑怨难加于我，我亦自心无愧矣。

一凡置备药材，必须重价选买上品。谨察雷公立法，按时虔制收藏，有应依方修合者，有应因病随时加减者，立方细仿古哲至意，勿可杜撰撮合试人。汤散宜近备，丸丹宜预制，庶可随病利济，勿致临用缩手。

一凡遇同道之士，切须谦和谨慎，不可轻侮慢人。年尊者恭敬之，有学者师事之，骄傲者逊让之，不及者荐拔之。如此存心，德厚可载福也。

一治病与治家之理实同。凡人不惜元气，斫丧太过，则百病生焉。轻则身体支离，重则有伤性命。治家若不凡有所蓄，随其大小置买产业，以为根本，既有恒产，不但可存我之恒心，更可为子孙立恒心矣。若不固根本，而尚奢华，馈送往来，求奇好胜，银会酒会，流荡日生，日用不节，肥甘厚奉，轻则无积，重则贫窘。口腹一身爽快，穷苦子孙受亏。况澹泊惜禄，乃长生之术，穷奢极欲，乃促命之基。即祖宗不归罪于我，而我宁无惭愧以见子孙乎！故曰：广求不如俭用。何人不为远虑？直至饥寒无措，悔之已无及矣。

一凡诊视贫窘之家，及狐寡茕[①]独，尤宜格外加意。盖富贵者，不愁无人调治，贫贱者，无力延请名师，何妨我施一刻之诚心，他便得一生之命活。至于孝嗣贤妇，因贫致病者，付药之外，量力周给，盖有药而无饮食，同归于死，务必生全，方为仁术。至于游手流荡贫病者，不必怜惜。

一凡当道官府延请，尤宜速去诊视。盖富贵者，性急而躁，何苦延缓片时，受彼怨

---

① 　茕（qióng）　《小尔雅·广义》：寡夫曰茕。

尤轻薄。至于病愈之后，切勿图求匦礼，盖受人赐者常畏人，况富贵之人，喜怒不常，求荣常多受辱。至于说人情，图厚利，尤多变生罪戾，牵涉荡费己财。故清高之术，尤必要立清高之品也。

总 目 录

冯氏锦囊秘录
杂证大小合参

目　录

冯氏锦囊秘录杂证大小合参卷首上

海盐冯兆张楚瞻甫纂辑
罗如桂丹臣
门人王崇志慎初同校
男　乾元龙田

《内经》纂要①

上古天真论篇②

上古天真论篇曰：上古之人，其知道者，法于阴阳，和于术数，知道，谓知修养之道也。夫阴阳者，天地之常道。术数者，保生之大伦。故修养者，必谨先之。食饮有节，起居有常，不妄作劳，食饮者，充虚之滋味；起居者，动止之纲纪。饮食自倍，肠胃乃伤。生气通天论曰：起居如惊，神气乃浮。是恶妄动也。广成子曰：必静必清，无劳汝形，无摇汝精，乃可以长生，故圣人先之也。故能形与神俱，而尽终其天年，度百岁乃去。形与神俱，同臻寿分，谨于修养，以奉天真，故尽得终其天年。去，谓去离于形骸也。《灵枢经》曰：人百岁，五脏皆虚，神气皆去，形骸独居而终矣。今时之人不然也，离于道也。以酒为浆，溺于饮也。以妄为常，寡于信也。醉以入房，过于色也。以欲竭其精，以耗散其真，乐色曰欲，轻用曰耗。乐色不节则精竭，轻用不止则真散。是以圣人爱精重施，髓满骨坚。不知持满，不时御神，言轻用而纵欲

也。爱精保神，如持盈满之器，不慎而动，则倾竭天真，吾形有神，不时时御之。务快其心，逆于生乐，快于心欲之用，则逆养生之乐矣。起居无节，故半百而衰也。离于道则寿不能终尽于天年矣。上古圣人之教下也，虚邪贼风，避之有时，恬憺虚无，真气从之，精神内守，病安从来？邪乘虚入，是谓虚邪。窃害中和，谓之贼风。《灵枢》曰：邪气不能独伤人，人虚乃邪胜之也。恬憺虚无，法道清静，精气内持，故其虚邪不能为害。是以志闲而少欲，心安而不惧，形劳而不倦，内机息，故少欲。外纷静，故心安。起居皆适，故不倦也。气从以顺，各从其欲，皆得所愿。志不贪，故所欲皆顺；心易足，故所愿必从；不异求，故无难得也。《老子》曰：知足不辱，知止不殆，可以长久。是以嗜欲不能劳其目，淫邪不能惑其心，《老子》曰：不见可欲，使心不乱。又曰：圣人为腹不为目。所以能年皆度百岁，而动作不衰者，以其德全不危也。《庄子》曰：执道者德全，德全者形

---

① 冯氏纂辑《内经》原文系摘引，有未摘字句，不增补，不出注。

② 原本无标题，据正文内容补。

全，形全者，圣人之道也。**女子七岁，肾气盛，齿更发长。**老阳之数极于九，少阳之数次于七，女子为少阴之气，故以少阳数偶之。明阴阳气和，乃能生成其形体，故七岁肾气盛，齿更发长。**二七而天癸至，任脉通，太冲脉盛，月事以时下，故有子。**癸，谓壬癸，北方水干名也。任脉、冲脉，皆奇经脉也。肾气全盛，冲任流通，经血渐盈，应时而下，天真之气降，与之从事，故云天癸也。然冲为血海，任主胞胎，二者相资，故能有子。谓之月事者，平和之气，以三旬而一见也。**三七肾气平均，故真牙生而长极。**真牙，谓牙之最后生者，肾气平而真牙生者，表牙齿为骨之余也。**四七筋骨坚，发长极，身体盛壮。**女子天癸之数，七七而终。年居四七，材力之半，故身体盛壮，长极于斯。**五七阳明脉衰，面始焦，发始堕。**阳明之脉气营于面，故其衰也，发堕面焦。**六七三阳脉衰于上，面始焦，发始白。**三阳之脉，尽上于头，故三阳衰，则面焦发白。所以衰者，妇人有余于气，不足于血，以其经月数泄脱之故。**七七任脉虚，太冲脉衰少，天癸竭，地道不通，故形坏而无子也。**经水绝止，是为地道不通。冲任血微，故形坏无子。**丈夫八岁，肾气实，发长齿更。**老阴之数极于十，少阴之数次于八，男子为少阳之气，故以少阴数合之。《易·系辞》曰：天九地十，则其数也。**二八肾气盛，天癸至，精气溢泻，阴阳和，故能有子。**男女有阴阳之质不同，天癸则精血之形亦异，阴静海满而去血，阳动应合而泄精，二者通和，故能有子。《易·系辞》曰：男妇媾精，万物化生。**三八肾气平均，筋骨劲强，故真牙生而长极。四八筋骨隆盛，肌肉壮满。**丈夫天癸八八而终，年居四八，亦材力之半也。**五八肾气衰，发堕齿槁。**肾主骨，齿

为骨之余。肾气既衰，精无所养，故发堕齿槁。**六八阳气衰竭于上，面焦，发鬓颁白。**阳气，阳明之气也。足阳明脉起于鼻，夹口环唇，交承浆，上耳前，至额颅。故衰于上，则面焦，发鬓白也。**七八肝气衰，筋不能动，天癸竭，精少，肾脏衰，形体皆极。**肝气养筋，肝衰筋不能动。肾气养骨，肾衰形体疲极。天癸已竭，故精少也。**八八则齿发去。**阳气竭，精气衰，故齿发不坚，离形骸也。**肾者主水，受五脏六腑之精而藏之，故五脏盛，乃能泻。**五脏六腑精气淫溢，而渗灌于肾，肾乃受而藏之，非肾一脏而独有精，故曰五脏盛乃能泻。**今五脏皆衰，筋骨懈堕，天癸尽矣，发鬓白，身体重，行步不正，而无子耳。**物壮则老，谓之天道也。有其年已老而有子者，此其天寿过度，气脉常通，而肾气有余也。禀天真之气有余也。此虽有子，男不过尽八八，女不过尽七七，而天地之精气皆竭矣。虽老而生子，于寿亦不能过天癸之数。

四气调神大论篇[①]

四气调神大论曰：春三月，此谓发陈，春阳上升，气潜发育，庶物陈其姿容，故曰发陈。天地俱生，万物以荣，天气温，地气发，温发相合，万物滋荣。夜卧早起，广步于庭，温气生，寒气散，夜卧早起，广步于庭。披发缓形，以使志生，春气发生于万物之首，故披发缓形，使志意发生也。生而勿杀，予而勿夺，赏而勿罚，此春气之应，养生之道也。春阳布发生之令，养生者必谨奉天时也。逆之则伤肝，夏为寒变，奉长者少。逆，谓反行秋令。肝象木，王于春，行秋令，则肝气伤，夏火旺而木废，故病于夏。春生夏

---

① 原本无标题，据正文内容补。

长，逆春伤肝，故少气，以奉于长夏之令
也。**夏三月，此谓蕃秀**，阳自春生，至夏
洪盛，物生以长，故蕃秀也。蕃，茂盛
也。秀，华美也。**天地气交，万物华实**，
夏至四十五日，阴气微上，阳气微下，则
天地气交也。阳气施化，阴气结成，成化
相合，故万物华实也。**夜卧早起，勿厌于
日，使志无怒，使华英成秀，使气得泄，
若所爱在外**，缓阳气则物化，宽志意则气
泄，物化则华英成秀，气泄则肤腠宜通，
时令发扬，故所爱亦顺阳而在外也。**此夏
气之应，养长之道也。逆之则伤心，秋为
痎疟，奉收者少，冬至重病**。逆，谓反行
冬令。痎，痎瘦之疟。心象火，王于夏，
行冬令则心气伤，秋金旺而火废，故病于
秋。秋收冬藏，逆夏伤心，故少气以奉于
秋收之令。冬水胜火，故重病于冬至之时
也。**秋三月，此谓容平**，万物夏长，华实
已成，容壮至秋，平而定也。**天气以急，
地气以明**，天气以急，风声切也。地气以
明，物色变也。**早卧早起，与鸡俱兴**，惧
中寒露，故早卧。欲使安宁，故早起。**使
志安宁，以缓秋刑**①，志躁不慎，其动则
助秋刑，急顺杀伐生，使志安宁，缓秋刑
也。**收敛神气，使秋气平**，神荡则欲炽，
欲炽则伤和气，和气既伤，则秋气不平调
也。故秋敛神气，使秋气平。**无外其志，
使肺气清，此顺秋气之收敛也。此秋气之
应，养收之道也。逆之则伤肺，冬为飧
泄，奉藏则少**。逆，谓反行夏令，则肺气
伤。冬水旺而金废，故病发于冬。逆秋伤
肺，故少气以奉于冬藏之令也。**冬三月，
此谓闭藏，草木凋，蛰虫去，地户闭藏，
阳气伏藏**。水冰地坼，无扰乎阳，阳气下
沉，水冰地坼，故欲周密，不欲烦扰也。
早卧晚起，必待日光，避于寒也。**使志若
伏若匿**，皆有私意，若己有得，谓不欲妄
出于外，触冒寒气也。**去寒就温，无泄皮
肤，使气亟夺**，去寒就温，言居深室也。

冬日在骨，蛰虫周密，君子居室。无泄皮
肤，谓勿汗也。汗则阳气发泄，为寒气所
迫夺也。**此冬气之应，养藏之道也。逆之
则伤肾，春为痿厥，奉生者少**。逆，谓反
行夏令。肾象水，旺于冬，行夏令则肾气
伤，春木旺而水废，故病发于春。逆冬伤
肾，故少气以奉于春生之令也。**天气，清
静光明者也**，言天明不竭，以清净致之，
人寿延长，亦由顺动而得，此言天气以示
人也。**藏德不止，故不下也**。四时成序，
七曜周行，天不形言，是藏德也。德隐则
应用不屈，故不下也。《老子》曰：上德
不德，是以有德。言天至尊高，德犹隐
也。况全生之道，而不顺天乎？**天明则日
月不明，邪害空窍**，天所以藏德者，为其
欲隐大明，故大明见，则小明灭，故大明
之德不可不藏，天若自明，则日月之明隐
矣。言人之真气亦不可泄露，当清静法
道，以保天真。苟离于道，则虚邪入于空
窍。**四时阴阳者，万物之根本也**。时序运
行，阴阳变化，天地合气，生育万物。万
物之根，悉归于此。**圣人春夏养阳，秋冬
养阴，以从其根**，阳气根于阴，阴气根于
阳，无阴则阳无以生，无阳则阴无以化，
全阴则阳气不极，全阳则阴气不穷，滋苗
者必固其根，伐下者必枯其上，故以斯调
节，从顺其根。**故与万物浮沉于生长之
门**，圣人所以身无奇病，生气不竭者，以
顺其根也。**逆其根，则伐其本，坏其真
矣**。故阴阳四时者，万物之终始也，死生
之本也，逆之则灾害生，从之则苛疾不
起，是谓得道。苛者，重也。**圣人不治已
病治未病，不治已乱治未乱，此之谓也**。
病已成而后药之，乱已成而后治之，譬犹
渴而穿井，斗而铸兵，不亦晚乎！

---

① 刑　原作"形"，据《素问》原文改。

生气通天论篇①

生气通天论曰：阳气者，若天与日，失其所则折寿而不彰，人之有阳，若天之有日，天失其所则日不明，人失其所则阳不固，人寿夭折。故天运当以日光明，是故阳因而上，卫外者也。此以明阳气运行之部分，辅卫人身之正用也。阳气者，精则养神，柔则养筋。此又明阳气之运养也。然阳气者，内化精微，养于神气，外为柔软，以固其筋。故阳气者，一日而主外，昼则阳气在外，周身行二十五度。平旦人气生，日中而阳气隆，日西而阳气已虚，气门乃闭。隆，高也，盛也。夫气之有者，皆自少而之壮，积暖以成炎，炎极又凉，物之理也。故阳气平晓生，日中盛，日西而已减虚也。气门，谓玄府也。发泄经脉营卫之气，故谓气门。是故暮而收拒，无扰筋骨，无见雾露，反此三时，形乃困薄。皆所以顺阳气也。阳出则出，阳藏则藏。暮，阳气衰，内行阴分，故宜收敛以拒虚邪，扰筋骨则逆阳精耗，见雾露则寒湿俱侵，故顺此三时，乃天真久远也。阴者，藏精而起亟也，阳者，卫外而为固也。言在人之用也。阴不胜其阳，则脉流薄疾，并乃狂。薄疾，谓极虚而急数也。并，谓盛实也。狂，谓狂走也。阳并于四肢则狂。四肢，诸阳之本也。阳盛则四肢实，实则登高而歌，热盛于身，故弃衣而走也。如是者，皆谓阴不胜其阳也。阳不胜其阴，则五脏气争，九窍不通，九窍者，内属于脏，外设为官。五脏气争，则九窍不通。是以圣人陈阴阳，筋脉和同，骨髓坚固，气血皆从。如是则内外调和，邪不能害，耳目聪明，气立如故。邪气不克，故真气独立而如常。阳强不能密，阴气乃绝，阳自强而不能闭密，则阴泄泻，而精气竭绝也。阴平阳秘，精神乃

治，阴气和平，阳气闭密，则精神日益治也。阴阳离决，精气乃绝。阴不和平，阳不闭密，强为施泄，损耗天真，则精气不化，乃绝流通也。因于露风，乃生寒热。因于露体，触冒风邪，风气外侵，阳气内拒，风阳相薄，故寒热生。是以春伤于风，邪气留连，乃为洞泄。风气通肝，春肝木旺，木胜脾土，故洞泄生也。夏伤于暑，秋为痎疟。夏热已甚，秋阳复收，阳热相攻，则为痎疟。痎，老也，亦曰瘦也。秋伤于湿，上逆而咳，秋湿既胜，冬水复旺，水来乘肺，故咳逆病生。发为痿厥。湿气内攻，则咳逆，外散筋脉则痿弱。冬伤于寒，春必温病。冬寒且凝，春阳气发，寒不为释，阳怫于中，寒怫相持，故为温病。四时之气，更伤五脏。寒暑温凉，递相胜负，四时之气，更伤五脏之和。

金匮真言论篇②

金匮真言论曰：春气者病在头，肝之应也。夏气者病在脏，心之应也。秋气者病在肩背，肺之应也。冬气者病在四肢。四肢气少，寒毒善伤，随所受邪，则为病处。夫精者身之本也。故藏于精者，春不病温。冬则精气伏藏，阳不妄升，故春无温病也。平旦至日中，天之阳，阳中之阳也。日中至黄昏，天之阳，阳中之阴也。日中阳盛，故曰阳中之阳。黄昏阴盛，故曰阳中之阴。阳气主昼，故平旦至黄昏，皆为天之阳，而中复有阴阳之殊也。合夜至鸡鸣，天之阴，阴中之阴也。鸡鸣至平旦，天之阴，阴中之阳也。鸡鸣，阳气未出，故曰天之阴。平旦阳气已升，故曰阴中之阳。故人亦应之。夫言人之阴阳，则

① 原本无标题，据正文内容补。
② 原本无标题，据正文内容补。

外为阳，内为阴。言人身之阴阳，则背为阳，腹为阴。言人身之脏腑中阴阳，则脏者为阴，腑者为阳。脏，谓五神脏。腑，谓六化腑。肝、心、脾、肺、肾，五脏皆为阴，胆、胃、大肠、小肠、膀胱、三焦，六腑皆为阳。故背为阳，阳中之阳，心也。心为阳脏，位处上焦，以阳居阳，故为阳中之阳。《灵枢》曰：心为牡脏。牡，阳也。背为阳，阳中之阴，肺也。肺为阴脏，位于上焦，以阴居阳，故谓阳中之阴。《灵枢》曰：肺为牝脏。牝，阴也。腹为阴，阴中之阴，肾也。肾为阴脏，位处下焦，以阴居阴，故谓阴中之阴。《灵枢》曰：肾为牝脏。牝，阴也。腹为阴，阴中之阳，肝也。肝为阳脏，位处中焦，以阳居阴，故谓阴中之阳。《灵枢》曰：肝为牡脏。牡，阳也。腹为阴，阴中之至阴，脾也。脾为阴脏，位处中焦，以太阴居阴，故谓阴中之至阴。《灵枢》曰：脾为牝脏。牝，阴也。此皆阴阳表里内外雌雄相输应也，故以应天之阴阳也。以其气象参合，故能上应于天。

阴阳应象大论篇①

阴阳应象大论曰：阴阳者，天地之道也，谓变化生成之道也。万物之纲纪，滋生之用也。阳与之正气以生，阴为之主持以立，故为万物之纲纪也。变化之父母，异类之用也。何者？鹰化为鸠，田鼠化为鴐，腐草化为萤，雀入大水为蛤，雉入大水为蜃，如此皆异类因变化而成物也。生杀之本始，寒暑之用也。万物假阳气温而生，因阴气寒而死，故生杀本始，是阴阳之所运为也。神明之府也，言所以生杀变化之多端者，以神明居其中也。治病必求于本。阴阳与万类生杀变化，在于人身，同相参合，故治病之道，必先求之。故积阳为天，积阴为地，阴静阳躁，阳生阴

长，阳杀阴藏。明前天地生杀之殊用也。神农曰：天以阳生阴长，地以阳杀阴藏。坤者，阴也。位西南隅，时在六月七月之交，万物之所盛长也，安谓阳无长之理？乾者阳也。谓戌亥之分，时在九月十月之交，万物之所收杀也，孰谓阳无杀之理？以是明之，阴长阳杀之理可见矣。阳化气，阴成形，寒极生热，热极生寒。寒气生浊，热气生清。清气在下，则生飧泄，浊气在上，则生䐜胀。此阴阳反作，病之逆从也。故清阳为天，浊阴为地。地气上为云，天气下为雨，雨出地气，云出天气。阴凝上结，则合以成云，阳散下流，则注而为雨。雨从云以施化，故言雨出地。云凭气以交合，故云云出天。天地之理且然，人身清浊亦如是也。故清阳出上窍，浊阴出下窍，气本乎天者亲上，气本乎地者亲下，各从其类也。上窍，谓耳、目、口、鼻，下窍，谓前阴、后阴。清阳发腠理，浊阴走五脏，腠理，谓渗泄之门，故清阳可以发散。五脏，谓包藏之所，故浊阴可以走之。清阳实四肢，浊阴归六腑。四肢外动，故清阳实之。六腑内化，故浊阴归之。水为阴，火为阳，水寒而静，故为阴；火热而躁，故为阳。阳为气，阴为味。气为散布，故阳为之；味为从形，故阴为之。味归形，形归气，气归精，精归化，形食味，故味归形。气养形，故形归气。精食气，故气归精。化生精，故精归化。精食气，形食味，气化则精生，味和则形长，故云食之也。化生精，气生形。精微之液，惟血化而成形，质之有资，气行营立。故斯二者，各奉生乎。味伤形，气伤精，过其节也。精化为气，气伤于味。精承化养则食气，精若化生则不食气。精血内结，郁为秽腐攻胃，

---

① 原本无标题，据正文内容补。

则五味倨然不得入也。女人重身，精化百日，皆伤于味也。阴味出下窍，阳气出上窍。味有质，故下流于便泻之窍，气无形，故上出于呼吸之门。味厚者为阴，薄为阴之阳；气厚者为阳，薄为阳之阴。阳为气，气厚者为纯阳。阴为味，味厚者为纯阴。故味薄者为阴中之阳，气薄者为阳中之阴。味厚则泄，薄则通，气薄则发泄，厚则发热。阴气润下，故味厚则泄利；阳气炎上，故气厚则发热。味薄为阴少，故通泄；气薄为阳少，故汗出。发泄，谓汗出也。壮火之气衰，少火之气壮。火之壮者，壮已必衰；火之少者，少已则壮。壮火食气，气食少火，壮火散气，少火生气。气生壮火，故云壮火食气。少火滋气，故云气食少火。以壮火食气，故气得壮火则耗散。以少火益气，故气得少火则生长。阴盛则阳病，阳盛则阴病。胜则不病，不胜则病。阳胜则热，阴盛则寒。重寒则热，重热则寒。物极则反，犹壮火之气衰，少火之气壮也。寒伤形，热伤气。寒则卫气不利，故伤形；热则荣气内消，故伤气。气伤痛，形伤肿。气伤则热结于肉分，故痛。形伤则寒迫于皮腠，故肿。故先痛而后肿者，气伤形也。先肿而后痛者，形伤气也。先气证而病形，故曰气伤形。先形证而病气，故曰形伤气。风胜则动，风胜则庶物皆摇，故曰动。热胜则肿，热胜则阳气内郁，故浮肿暴作，甚则荣气逆于肉理，聚为痈脓之肿。燥胜则干，燥胜则津液竭涸，故皮肤干燥。寒胜则浮，寒胜则阴气结于玄府，玄府闭密，阳气内攻，故为浮。湿胜则濡泻。湿胜则内攻于脾胃，脾胃受湿则水谷不分，故大肠传道而注泻也。故喜怒伤气，寒暑伤形，喜怒之所生，皆生于气，故云喜怒伤气。寒暑之所胜，皆胜于形，故云寒暑伤形。细而言之，则热伤于气，

寒伤于形。暴怒伤阴，暴喜伤阳，怒则气上，喜则气下，故暴卒气上则伤阴，暴卒气下则伤阳。厥气上行，满脉去形，厥，气逆也。逆气上行，满于经络，则神气浮越，去离形骸也。喜怒不节，寒暑过度，生乃不固。《灵枢经》曰：智者之养生也，必顺四时而适寒暑，和喜怒而安居处。若喜怒不常，寒暑过度，天真之气，何可久长？故重阴必阳，重阳必阴。言伤寒、伤暑亦如是。天地者，万物之上下也。观其覆载，而万物之上下可知矣。阴阳者，血气之男女也。阴主血，阳主气，阴生女，阳生男。左右者，阴阳之道路也。阴阳间气，左右循环，故左右为阴阳之道路也。阴气右行，阳气左行。水火者，阴阳之征兆也。观水火之气，则阴阳征兆可知矣。阴阳者，万物之能始也。故曰阴在内，阳之守也，阳在外，阴之使也。阴静故为阳之镇守，阳动故为阴之役使。年四十，而阴气自半也，起居衰矣。人年四十，腠理始疏，荣华稍落，发斑白，起居衰之次也。年五十，体重，耳目不聪明矣。衰之渐也。年六十，阴痿，气大衰，九窍不利，下虚上实，涕泣俱出矣。衰之甚也。故曰，知之则强，不知则老。知，谓知七损八益，全形保生之道也。愚者不足，智者有余。有余则耳目聪明，身体轻强，老者复壮，壮者益治，是以圣人为无为之事，乐恬憺之能，纵欲快志于虚无之守，故寿命无穷，与天地终，此圣人之治身也。圣人不为无益以害有益，不为害性而顺性，故寿命长远，与天地终。

天不足西北，故西北方阴也，而人右耳目不如左明也。在上故法天。地不满东南，故东南方阳也，而人左手足不如右强也。在下故法地。东方阳也，阳者其精并于上，并于上则上明而下虚，故使耳目聪明，而手足不便也。西方阴也，阴者其精

并于下，并于下则下盛而上虚，故其耳目不聪明，而手足便也。俱感于邪，其在上则右甚，其在下则左甚，此天地阴阳所不能全也，故邪居之。阴阳之应天地，犹水之在器，器圆则水圆，器曲则水曲。人之血气亦如是，故随不足则邪气留居之。故天有精，地有形，天有八纪，地有五理，阳为天，降精气以施化，阴为地，布和气以成形，五行为生育之井里，八凰为变化之纲纪。八纪，为八岁之纪。五理，为五行化育之理。故能为万物之父母。阳天化气，阴地成形，五里运行，八风鼓折，收藏生长，无替时宜，故能为万物变化之父母也。清阳上天，浊阴归地，天地之动静，神明为之纲纪。清阳上天，浊阴归地，然其动静，盖由神明为之纲纪耳。天气通于肺，以纳至清之气以象天。地气通于嗌，以纳水谷之浊以象地。风气通于肝，风生木故。雷气通于心，雷象火之有声故。谷气通于脾，谷空虚，脾受纳故。雨气通于肾，肾注水故。六经为川，流注不息故。肠胃为海，以皆受纳也。九窍为水注之气。清明者，象水之内明。流注者，象水之流注。以天地为之阴阳，以人事配象，则近指天地以为阴阳。阳之汗，以天地之雨名之，夫人汗泄于皮腠者，是阳气之发泄耳。然其取类于天地之间，则云腾雨降而相似也。阳之气，以天地之疾风名之。阳气散发，疾风飞扬，故以应之。暴风象雷，逆气象阳，故治不法天之纪，不用地之理，则灾害至矣。背天之纪，违地之理，则六经反作，五气更伤，真气既伤，灾害之至可知矣。

故天之邪气，感则害人五脏。八风发邪以为经风，触五脏，邪气发病，故天之邪气感则害人五脏。水谷之寒热，感则害于六腑。热伤胃及膀胱，寒伤肠及胆气。地之湿气，感则害皮肉筋脉。湿气盛则荣

卫之脉不行，故感则害于皮肉筋脉。故因其轻而扬之，轻者发扬则邪去。因其重而减之，重者则减去之。因其衰而彰之。因病气衰，攻令邪去，则真气坚固，血色彰明。形不足者，温之以气；精不足者，补之以味。卫气者，所以温分肉，充皮肤，肥腠理，司开合，故卫气温，则形气足矣。肾者主水，受五脏六腑之精而藏之，故五脏盛乃能泻，由此，则精不足者，补五脏之味也。其高者，因而越之，越，谓越扬也。其下者，引而竭之，引，谓泄引也。中满者，泻之于内。内，谓腹内。其有邪者，渍形以为汗，邪，谓风邪之气，风中于表则汗而发之。其在皮者，汗而发之，在外故汗发泄也。其慓悍者，按而收之，慓，疾也。悍，利也。气候急利，则按之以收敛。其实者，散而泻之。阳实则发散，阴实则宣泻。审其阴阳，以别柔刚，阴曰柔，阳曰刚。阳病治阴，阴病治阳，所谓从阴引阳，从阳引阴，以右治左，以左治右也。定其血气，各守其乡，血实宜决之，决，谓决破其血。气虚宜掣引之。掣，读为导，导引则气行调畅。

阴阳离合论篇①

阴阳离合篇曰：东方青色，入通于肝，开窍于目，藏精于肝。南方赤色，入通于心，开窍于耳，藏精于心。中央黄色，入通于脾，开窍于口，藏精于脾。西方白色，入通于肺，开窍于鼻，藏精于肺。北方黑色，入通于肾，开窍于二阴，藏精于肾。天覆地载，万物方生，未出地者，命曰阴处，名曰阴中之阴。处阴之中，故曰阴处，形未动出，亦是为阴，以阴居阴，故曰阴中之阴。则出地者，命曰阴中之阳。形动出者，是则为阳，以阳居

① 原本无标题，据正文内容补。

阴，故曰阴中之阳。阳予之正，阴为之主，阳施正气，万物方生。阴为主持，群形乃立。故生因春，长因夏，收因秋，藏因冬，失常则天地四塞。失其常道，则四时之气闭塞，阴阳之气无所运行矣。

阴阳别论篇①

阴阳别论曰：脉有阴阳，知阳者知阴，知阴者知阳。深知，谓备识其变易。凡阳有五，五五二十五阳。凡阳经有五，正以一腑之中包藏五腑之脉，故五五有二十五阳。由此推之，则一脏之中包藏五脏之脉，亦五五有二十五阴。所谓阴者，真脏也。见则为败，败则死矣。所谓阴者，五脏之真脉也。真脏来现，其脏已败，败者，必至于死也。故曰：真脏脉见者死。所谓阳者，胃脘之阳也。胃脘之阳，谓人迎之气也。察其气脉动静大小与脉口应否也。人迎在结喉两旁，脉动应手，其脉之动，常左小而右大，左小常以候脏，右大常以候腑，盖胃为五脏六腑之大主，虽有五五二十五阳之异，而实不外乎胃脉之见耳。若吉者为有胃气，而凶则无胃气也。别于阳者，知病处也；别于阴者，知死生之期。阳者卫外而为固，然外邪所中，别于阳则知病处。阴者藏神而内守，若考真正成败，别于阴则知病者死生之期。三阳在头，三阴在手，所谓一也。头，谓人迎。手，谓气口。两者相应，俱往俱来，若引绳小大齐等者，名曰平人，故言所谓一也。气口在手鱼际之后一寸，人迎在结喉两旁一寸五分，皆可以候脏腑之气。所谓阴阳者，去者为阴，至者为阳；静者为阴，动者为阳；迟者为阴，数者为阳。此言脉体分阴阳。脉有去来，即去至而阴阳分；脉有动静，即动静而阴阳分；脉有迟数，即迟数而阴阳分。所谓生阳死阴者，肝之心谓之生阳，得阳则生，失阳则死，

故曰生阳死阴也。自肝传心，以水生火，得之生气，是谓生阳，不过四日而愈。心之肺谓之死阴，心传肺者，为火克金，故谓死阴，不过三日死。肺之肾，谓之重阴，肺金肾水，虽曰子母相传，而金水俱病，则重阴而阳绝矣。肾之脾，谓之辟阴，死不治。土本治水，而水反侮脾，是谓辟阴，辟阴者，放僻也。

灵兰秘典论篇②

灵兰秘典论曰：十二脏之相使，贵贱何如？心者，君主之官也，神明出焉。任治于物，故为君主之官。清静栖灵，故曰神明出焉。肺者，相傅之官，治节出焉。位高非君，故官为相傅。主行营卫，故治节由之。肝者，将军之官，谋虑出焉。勇而能断，故曰将军。潜发未萌，故谋虑出焉。胆者，中正之官，决断出焉。刚正果断，故官为中正。直而不疑，故决断出焉。膻中者，臣使之官，喜乐出焉。膻中者，在胸中两乳间，为气之海，心主为君，以脉宣教令，膻中主气，以气布阴阳，气和志适，则喜乐由生，分布阴阳，故官为臣使也。脾胃者，仓廪之官，五味出焉。包容五谷，是为仓廪之官。营养四旁，故为五味出焉。大肠者，传道之官，变化出焉。传道，谓传不洁之道。变化，谓变化物之形。故云传道之官，变化出焉。小肠者，受盛之官，化物出焉。承奉胃司，受盛糟粕，受已复化，传入大肠，故云受盛之官，化物出焉。肾者，作强之官，伎巧出焉。强于作用，故曰作强。造化形容，故云伎巧。在女则当其伎巧，在男则正曰作强。三焦者，决渎之官，水道出焉。引导阴阳，开通闭塞，故官司决

① 原本无标题，据正文内容补。
② 原本无标题，据正文内容补。

渎，水道出焉。膀胱者，州都之官，津液藏焉，气化则能出矣。位当孤腑，故谓都，部居下而藏津液，若得气海之施化，则溲便注泄，故曰气化则能出矣。凡此十二官者，不得相失也。失则灾害至，故不得相失。故主明则下安，以此养生则寿，主不明则十二官危，使道闭塞而不通，形乃大伤，以此养生则殃。

六节脏象论篇①

六节脏象论曰：天以六六之节，以成一岁，人以九九制会，计人亦有三百六十五节，以为天地久矣。六六之节，谓六竟于六甲之日，以成一岁之节限。九九制会，谓九周于九野之数，以制人形之会通也。言人之三百六十五节，以应天之六六之节久矣。夫六六之节，九九制会者，所以正天之度，气之数也。六六之节，天之度也。九九制会，天之数也。所谓气数者，生成之气也。周天之分，凡三百六十五度四分度之一，以十二节气均之，则气有三百六十日而终，兼之小月日，又不足其数矣，是以六十四气而常置闰焉。何者？以其积差分故也。天地之生育，本址阴阳，人神之运为，始终于九气，然九之为用，岂不大哉！《律书》曰：黄钟之律，管长九寸。冬至之日，气应灰飞，由此则万物之生，咸因于九气矣。古之九寸即今之七寸三分，大小不同，以其先秬黍之制而有异也。天度者，所以制日月之行也。气数者，所以纪化生之用也。制，谓准度。纪，谓纲纪。准日月之行度者，所以明日月之行迟速也。纪化生之为用者，所以彰气至而始应也。气应无差，则生成之理不替，迟速以度，大小之月生焉。故曰异长短，月移寒暑，收藏生长，无失时宜也。天为阳，地为阴；日为阳，月为阴。行有分纪，周有道理，日行一度，月

行十三度而有奇，故大小月三百六十五日而成岁，积气余而盈闰也。日行迟，故昼夜行天之一度，而三百六十五日一周天，而犹有度之奇分也。月行速，故昼夜行天之十三度余，而二十九日一周天也。言有奇者，谓十三度外，复行十九分度之七，故云月行十三度而有奇也。《礼》、《仪》及《汉律历志》云：二十八宿及诸星，皆从东而循天西行，日月及五星，皆从西而循天东行。今太史说云：并循天而东行，从东而西转也。诸历家说月，一日至四日，月行最疾，日夜行十四度余；自五日至八日行次疾，日夜行十三度余；自九日至十九日，其行迟，日夜行十二度余；二十日至二十三日，行又小疾，日夜行十三度余；二十四日至晦日，行又大疾，日夜行十四度余。今太史说月行之，率不如此矣。月行有十五日前疾，有十五日后迟者；有十五日前迟，有十五日后疾者。大率一月四分之，而皆有迟疾、迟速之度，固无常准矣。虽尔，终以二十七日，月行一周天，凡行三百六十一度二十九日，日行二十九度，月行二百八十七度，少七度，而不及日也。至三十日，日复迁计率十三分日之八，月方及日也。此大尽之月也。大率其计，率至十三分日之半者，亦大尽法也。其计率至十三分日之五之六而及月者，小尽之月也。故云大小月三百六十五日而成岁也。正言之者，三百六十五日四分日之一乃一岁法。以奇不成者，故举六以言之。若通以六小为法，则一岁只有三百五十四日，岁少十一日余矣。取月所少之辰，加岁外余之日，故从闰后三十二日而盈闰焉。《尚书》曰：期三百有六旬有六日，以闰月定四时成岁，则其义也。积余盈闰者，尽以月之大小，不尽天

① 原本无标题，据正文内容补。

度故也。立端于始，表正于中，推余于终，而天度毕矣。立端于始，言先王之正时也。履端于始，以冬至之日为岁首。表正于中，举中气以正月。推余于终，月有余日，则归之于终，积而为闰，故能令天度毕焉。天以六六为节，地以九九制会，天有十日，日六竟而周甲，甲六复而终岁，三百六十日法也。十日，谓甲乙丙丁戊己庚辛壬癸之日也。十者，天地之至数也。《易·系辞》曰：天九地十，则其义也。六十日而周甲子之数，甲子六周而复始，则终一日之岁之日，三百六十日之岁法也。夫自古通天者，生之本，本于阴阳，其气九州九窍，皆通乎天气。元气，即天真也。形假地生，命惟天赋，故奉生之气通系于天，禀于阴阳而为根本也。故曰：人生于地，悬命于天。天地合气，命之曰人。地列九州，人施九窍，精神往复，气与参同。故其生五，其气三，形之所存，假五行而运，征其本始，从三气以生成，故云其生五，其气三也。三而成天，三而成地，三而成人，非惟人独由三气以生，天地之道亦如是矣。故《易》乾、坤诸卦，皆必三矣。三而三之，合则为九，九分为九野，九野为九脏，九野者，应九脏，而为邑也。邑外为郊，郊外为甸，甸外为牧，牧外为林，林外为坰，坰外为野，此之谓也。故形脏四，神脏五，合为九脏以应之也。形脏四者，一头角，二耳目，三口齿，四胸中也。形合于外，故以名焉。神脏五者，肝、心、肺、脾、肾也。神藏于内，故以名焉。所谓神脏者，肝魂、心神、脾意、肺魄、肾志也。天食人以五气，地食人以五味。五气食人者，燥气凑肝，焦气凑心，香气凑脾，腥气凑肺，腐气凑肾也。五味食人者，酸味入肝，苦味入心，甘味入脾，辛味入肺，咸味入肾也。清阳化气而上为天，浊阴成味而下为地，故天食人以气，地食人以味也。五气入鼻，藏于心肺，上使五色修明，音声能彰。五味入口，藏于肠胃，味有所藏，以养五气，气和而生，津液相成，神乃自生。心荣面色，肺主音声，故气藏于心肺，上使五色修洁分明，音声彰著，气为水母，故味藏于肠胃，内养五气，五气合化，方生津液，津液与气，相副化成，神气乃能生而宣化也。藏象何如？象，谓所见于外可阅者也。心者，生之本，神之变也。其华在面，其充在血脉，为阳中之太阳，通于夏气。心者，君主之官，神明出焉。万物系之以兴亡，故曰：心者，生之本，神之变也。火气炎上，故华在面。心养血，其主脉，故充在血脉。心主于夏，气合太阳，以太阳居夏火之中，故曰：阳中之太阳，通于夏气。肺者，气之本，魄之处也。其华在毛，其充在皮，为阳中之太阴，通于秋气。肺藏气，其神魄，其养皮毛，故曰：肺者，气之本，魄之处，华在毛，充在皮也。肺脏为太阴之气，上主于秋，昼日为阳气所行，位非阴处，以太阴居于阳分，故曰：阳中之太阴，通于秋气。肾者主蛰，封藏之本，精之处也。其华在发，其充在骨，为阴中之少阴，通于冬气。地户封闭，蛰虫深藏，肾又主水，受五脏六腑之精而藏之，故曰肾者主蛰，封藏之本，精之处也。脑者，髓之海，肾主骨髓。发者，脑之所养，故华在发，充在骨也。以盛阴居冬阴之分，故曰阴中之少阴，通于冬气。肝者，罢极之本，魂之居也。其华在爪，其充在筋，以生血气，为阳中之少阳，通于春气。夫人之运动者，皆筋力之所为，肝主筋，其神魂，故曰：肝者，罢极之本，魂之居也。爪者，筋之余，筋者，肝之养，故华在爪，充在筋。东方为发生之始，故以生血气也。以少阳居于阳位而王于春，故曰：阳中之少阳，通于春气。脾、胃、大肠、小肠、膀胱、三焦者，仓廪之本，营之居也，名曰器，能化糟粕，转味而入出者也。皆可受盛，转运不息，故为仓廪之本，名曰器也。营起于中焦，中焦为脾胃之位，故云营之居也。然水谷滋味入于脾胃，脾胃糟粕转化其味，出于三焦、膀胱，故曰转味而入出者也。其华在唇四白，其充在肌，此至阴之类，通于土气。口为脾官，脾主肌肉，故曰华在唇四白，充在肌也。四白，谓唇四际之白色肉也。脾藏土气，土合至阴，故曰：至阴之类，通于土气。凡十一脏取决于胆也。上从心脏，下至于胆，为十一也。胆者，中正刚断无偏，此明十一脏象，总取决于胆也。夫脏在内，而形之于外者可阅，斯之谓脏象也。天之在我者德也，地之在我者气也，德流气薄而生者也。故生之来谓之精，两精相搏谓之神，随神往来者谓之魂，并精而出入者谓之魄，所以任物者谓之心，心有所忆谓之意，意之所存谓之志，因志而存变谓之思，因思而远谋谓之虑，因虑而处物谓之智。故人迎一盛，病在少阳；二盛，病在太阳；三盛，病在阳明；四盛以上为格阳。阳，脉法也。少阳，胆脉也。太阳，膀胱脉也。阳明，胃脉也。《灵枢经》曰：一盛而躁在手少阳，二盛而躁在手太阳，三盛而躁在手阳明。手少阳，三焦脉。手太阳，小肠脉。手阳明，大肠脉。一盛者，谓人迎之脉，大于寸口一倍也。余盛同法。四倍以上，阳盛之极，故格拒而食不得入也。《正理论》曰：格则吐逆。寸口一盛，病在厥阴；二盛，病在少阴；三盛，病在太阴；四盛以上，为关阴。阴，脉法也。厥阴，肝脉也。少阴，肾脉也。太阴，脾脉也。《灵枢经》曰：一盛而躁在手厥阴，二盛而躁在手少阴，

三盛而躁在手太阴。手厥阴，心包络也。手少阴，心脉也。手太阴，肺脉也。盛法同阳。四倍以上，阴盛之极，故关闭而溲不得通也。《正理论》曰：闭则不得溺溲。溲，小便也。人迎与寸口俱盛，四倍以上为关格，关格之脉赢，赢当作盈。不能极于天地之精气则死矣。俱盛，谓俱大于平常之脉四倍也。物不可以久盛，极则衰败，故不能极于天地之精气，则死矣。《灵枢经》曰：阴阳俱盛，不得相营，故曰关格。关格者，不得尽期而死矣。

五脏生成篇①

五脏生成篇曰：诸脉者，皆属于目。脉者，血之府，久视伤血，明诸脉皆属于目也。诸髓者，皆属于脑。脑为髓海，故诸髓属之。诸筋者，皆属于节。筋气之坚结者，皆络于骨节之间也。久行伤筋，明诸筋皆属于节也。诸血者，皆属于心。血居脉内，属于心也。血气者，人之神，然神者，心之主，由此故谓血皆属于心也。诸气者，皆属于肺。肺脏主气故也。故人卧血归于肝，肝藏血，心行之，人动则血运于诸经，人静则血归于肝者，何也？肝主血海故也。肝受血而能视，言其用也。目为肝之官，故肝受血而能视。足受血而能步，气行乃血流，故足受血而能行步也。掌受血而能握，以当把握之用。指受血而能摄。以当摄受之用也。血气者，人之神，故所以受血者，皆能运用。

五脏别论篇②

五脏别论篇曰：脑、髓、骨、脉、胆、女子胞，此六者，地气之所生也，皆藏于阴而象于地，故藏而不泻，名曰奇恒

① 原本无标题，据正文内容补。
② 原本无标题，据正文内容补。

之腑。脑、髓、骨、脉虽名为腑，不正与神脏为表里。胆与肝合，而不同六腑之传泻。胞虽出纳，纳则受纳精气，出则化出形容，形容之出，为化极而生。然出纳之用，有殊于六腑，藏而不泻，其脏为奇，有恒不变，名曰奇恒之腑也。夫胃、大肠、小肠、三焦、膀胱，此五者，天气之所生也，其气象天，故泻而不藏，此受五脏浊气，名曰传化之腑，此不能久留，输泻者也。魄门亦为五脏使，水谷不得久藏。魄门者，即肛门也。以肺主魄，通于大肠故名之。谓五脏者，藏精气而不泻也，故满而不能实。精气为满，水谷为实，但藏精气，故满而不能实。六腑者，传化物而不藏，故实而不能满。以其不藏精气，而受水谷故也。所以然者，水谷入口，则胃实而肠虚。以未下也。食下，则肠实而胃虚。水谷下也。故曰实而不满，满而不实也。

气口何以独为五脏主？气口则寸口也。亦为脉口，以寸口可候气之盛衰，故云气口，可以切脉之动静，故云脉也。胃者，水谷之海，六腑之大源也。人有四海，水谷之海则其一也。受水谷营养四旁，以其当运化之源，故为六腑之大源也。五味入口，藏于胃，以养五脏气，气口亦太阴也。气口之所候脉动者，是手太阴脉气所行，故言气口亦太阴也。是以五脏六腑之气味，皆出于胃，变见于气口。故五气入鼻，藏于心肺，心肺有病，而鼻为之不利也。此明气口之脉独为五脏主。气口者，右手之寸口脉，即手太阴肺经太渊穴也。《灵枢》名曰脉口，皆以脉气必会于此也。名之曰寸口，以此部即太渊穴去鱼际仅一寸也。其左手寸部，则《内经》诸篇皆谓之人迎耳。脉之动静，气之盛衰，人之死生，虽见于气口，而实本之脾胃也。胃者，足阳明也。脾者，足太

阴也。足阳明为六腑之先，足太阴为五脏之本，胃主纳受，凡水谷以是为市，为六腑之大源，五味入口，藏于胃，而得脾以为之运化，致五脏之气，无不藉之以资养，则是脾者足太阴也，肺者手太阴也，其气本相为流通。谷入于胃，气传于肺，而肺气行于气口，故云变见于气口也。玉机真脏论云：五脏者，皆禀气于胃，胃者，五脏之本也。脏气者，不能自致于手太阴，必因于胃气，乃致于手太阴也。言胃而脾可知矣。五味入口，入于腑；五气入鼻，入于五脏。五脏惟心肺居于膈上，受此五气，故心肺有病，而鼻为之不利矣。然则脾有病者，安能辨其五味哉？

移精变气论篇[①]

移精变气论曰：变化相移，以观其妙，以知其要，欲知其要，则色脉是矣。言所以知四时五行之气，变化相移之要妙者何？以色脉故也。色以应日，脉以应月，常求其要，则其要也。言脉应月，色应日者，古候之则准也。常求色脉之差忒，是则平人之诊要也。粗工凶凶，以可为攻，故病未已，新病复起，谓粗工不料事宜，非病妄治，则其害反增矣。治之要极，无失色脉，用之不惑，治之大则。惑，谓惑乱。则，谓法则也。言色脉之应，昭然不欺，但顺用而不乱纪纲，则治病审当之大法也。得神者昌，失神者亡。此详言治法，以色脉为要之极，而其要之一，惟在于得神而已。神者，病者之神气也。

汤液醪醴论篇[②]

汤液醪醴论曰：精神不进，治意不

治，故病不可愈。动离于道，耗散天真故尔。精坏神去，营卫不可复收，何者？嗜欲无穷，而忧思不止，精气驰坏，营涩卫除，故神去之而病不愈也。精神者，生之源；营卫者，气之主。气主不辅，生源复消，神不内居，病何能愈？其有不从毫毛生，而五脏阳已竭也。津液充廓，其魄同居，孤精于内，气耗于外，形不可与衣相保，此四极急而动中，是气拒于内，而形施于外，治之奈何？不从毫毛，言生于内也。阴气内盛，阳气竭绝，不得入于腹中，故言五脏阳已竭也。津液者，水也。充，满也。廓，皮也。阴蓄于中，水气胀满，上攻于肺，肺气孤危。魄者，肺神，肾为水害，子不救母，故云其魄独居也。太阴精损削于内，阳气耗减于外，则三焦闭溢，水道不通，水满皮肤，身体痞肿。故云：形不可与衣相保也。凡此之类，皆四肢脉数急而内鼓动于脉中也。肺动者，谓气急而咳也。言如是者，皆水气格拒于腹膜之内，浮肿施张于身形之外，欲穷标本，其可得乎？四极言四末，则四肢也。

平治于权衡，去宛陈莝，是以微动四极，温衣，缪刺其处，以复其形。开鬼门，洁净腑，精以时服，五阳已布，疏涤五脏，故精自生，形自盛，骨肉相保，巨气乃平。平治权衡，察脉之轻重浮沉。宛，积也。陈莝，陈草也。邪气之在人身，犹草莝之陈积。五阳，五脏皆有阳气。巨气，大气也，正气也。脉浮在表宜汗，沉在里宜泄，如去宛积之陈草。又微动四肢，以导引之。温暖其衣，以流通之。缪刺其处，以复其形体，盖经脉满则络脉溢，缪刺之以调其经脉。开鬼门，以发其汗。洁净腑，以利其水，使五脏之精渐以时复，五脏之阳渐以宣布，疏涤五脏，邪气去，而精自生，形自盛，骨肉相保，巨气乃平。

诊要经终论篇①

诊要经终论曰：正月、二月，天气始方，地气始发，人气在肝。三月、四月，天气正方，地气正发，人气在脾。五月、六月，天气盛，地气高，人气在头。七月、八月，阴气始杀，人气在肺。九月、十月，阴气始冰，地气始闭，人气在心。十一月、十二月，冰复地气合，人气在肾。此举天气、地气、人气而言之，见人气所在，乃诊家之至要也。诊，视验也。诊之为义，所赅②者广，有自诊脉言者，有诊病言者。善诊者，察色按脉，不只于脉而已。方，正也。杀，肃也。正月、二月者，寅卯月也，月建属木，木治东方，天气始正，地气始发，人气在肝，以肝属东方木也。三、四月者，辰巳月也，月建属土与火，治东南之天气正方，地气之发者已定，人气在脾，以脾属土而土又生火也。五、六月者，午未月也，月建属火，火治南方，天气已盛，地气已高，人气在头，头属南方火也。七、八月者，申酉月也，月建属金，金治西方，天地之阳气已下，阴气已上，始皆肃杀，人气在肺，以肺属西方金也。九、十月者，戌亥月也，月建属水，阴气始冰，地气始闭，人气在心，阳气入藏也。十一、十二月者，子丑月也，月建属水，水治北方，水已复凝，地气已合，人气在肾，以肾属北方水也。善诊者，当以是为法矣。

十二经脉之终奈何？终，谓尽也。太阳之脉，其终也，戴眼反折，瘛疭，其色白，绝汗乃出，出则死矣。此先以太阳之终者言之也。足太阳之脉起于目内眦，上

---

① 原本无标题，据正文内容补。
② 赅 原作"该"，同音假借，以下径改。

额交巅，入络脑，还出别下项，循肩膊内，侠脊，抵腰中，其支别者，下循足至小指外侧。手太阳之脉，起于手小指之端，循臂上肩，入缺盆，其支别者，从缺盆循颈上颊，至目外眦，故太阳之终也。戴眼，谓睛不转而仰视也。反折瘛疭，谓手足身体反张，而或急为瘛，或缓为疭。其色则白，足太阳之水主黑，手太阳之火主赤，其二色不见，而色只白也。绝汗乃出，谓汗暴出如珠，而不复渗入也，盖至于绝汗出而死矣。少阳终者，耳聋，百节皆纵，目环绝系，绝系一日半死，其死也，色先青白，乃死矣。此举之终者言之也。足少阳之脉，起于目锐眦，上抵头角，下耳后，其支别者，从耳后入耳中，出走耳前。手少阳之脉，其支别者，从耳后入耳中，出走耳前，故终则耳聋。少阳主筋，故终则百节皆纵。其目环之系则绝，盖至于绝系，而一日半则死，且其死也，色必青白，以金木相薄也。阳明终者，口目动作，善惊妄言，色黄，其上下经盛，不仁则终矣。此举阳明之终者言之也。足阳明之脉，起于鼻交頞中，下循鼻外，上入中，夹口环唇，循颊车，上耳前，循发际，至额颅，其支别者，从人迎前下人迎，循喉咙，入缺盆，下膈。手阳明之脉，起于手次指之端，循臂至肩，出于柱骨之会，下入缺盆，络肺，其支别者，从缺盆上颈，贯颊，下入齿中，环侠口，交人中，上侠鼻孔。故终则口耳动作，胃病则恶人与火，闻木音则惕然而惊，詈骂不避亲疏，故善惊妄言也。黄者，土色也。上，谓手脉。下，谓足脉。经盛，谓面、目、颈、颔、足、跗、腕、胫，皆躁盛而动也。不仁，谓不知痛痒也。此皆气竭之征，故终也。少阴终者，面黑齿长而垢，腹胀闭，上下不通而终也。此举少阴之终者言之也。手少阴气绝

则血不流，血不流则皮毛死，故面色如漆而不赤。足少阴气绝则骨不软，骨不软则龈上宣，故齿长而积垢。手少阴之脉起于心中，出属心系，下膈，络小肠。足少阴之脉，从肾上贯肝膈，入肺中，故其终则腹胀闭，而上下不通也。太阴终者，腹胀闭，不得息，善噫，善呕，呕则逆，逆则面赤，不逆则上下不通，不通则面黑，皮毛焦而终矣。此举太阴之终者言之也。足太阴之脉，从股内前廉入腹，属脾，络胃，上膈。手太阴之脉，起于中焦，下络大肠，还循胃口，上膈属肺。惟其从脾络胃，故腹胀闭不得息，为噫为呕，且呕则气逆而上行，故面色赤。不呕则不逆，不逆则上不通，下又复闭，则上下不通，心气外燔，故皮毛焦而终矣。何者？足太阴脉支别者，从胃别上膈，注心中也。厥阴终者，中热嗌干，善溺心烦，甚则舌卷，卵上缩而终矣。此十二经之所败也。此举厥阴之终者言之也。足厥阴之络，循胫上睾，结于茎。其正经入毛中，过阴器，上抵少腹，挟胃，循喉咙之后，上入颃颡。手厥阴之脉，起于胃中，出属心包，故终则中热嗌干，善溺心烦也。《灵枢》云：肝者筋之合。筋者聚于阴器而脉络于舌本，故甚则舌卷卵上缩而终也。若此者十二经皆至于败，其死也宜矣。

脉要精微论篇①

脉要精微论曰：诊法常以平旦，阴气未动，阳气未散，饮食未进，经脉未盛，络脉调匀，气血未乱，乃可诊有过之脉。营卫之气，昼则行阳，夜则行阴，至平旦皆会于寸口。故诊脉以平旦为常，阴气正平而未动，阳气将盛而未散，饮食未进，虚实易明，经脉未盛，络脉调匀，血气未

_____

① 原本无标题，据正文内容补。

因动作而扰乱，乃可诊有过之脉。过者，病也。夫脉者，血之府也。府，聚也。言血之多少，皆聚见于经脉之中，故曰：脉实血实，脉虚血虚。长则气治，短则气病，数则烦心，大则病进，夫脉长为气和，故治。短为不足，故病。数急为热，故烦心。大为邪盛，故病进。长脉者，往来长。短脉者，往来短。数脉者，往来急速。大脉者，往来满大。上盛则气高，下盛则气胀，代则气衰，细则气少，涩则心痛。上，谓寸口。下，谓尺中。盛，谓盛满。代脉者，动而中止，不能自还。细脉者，动如莠蓬。涩脉者，往来时不利，而蹇涩也。浑浑革至如泉涌，病进而色弊，绵绵其去如弦绝，死。浑浑，言脉气浊乱也。革至者，谓脉来弦而太实而长也。如涌泉者，言脉汩汩但出而不返也。绵绵，言微微似有而不甚应手也。如弦绝者，言脉卒断如弦之绝去也。如此之脉皆必死也。

夫五脏者，身之强也。脏安则神守，神守则身强，故曰身之强也。头者，精明之府，头倾视深，精神将夺矣。背者，胸中之府，背曲肩随，府将坏矣。腰者，肾之府，转摇不能，肾将惫也。膝者，筋之府，屈伸不能，行则偻俯，筋将惫矣。骨者，髓之府，不能久立，行则振掉，骨将惫矣。皆以所居所出而为之府也。得强则生，失强则死。强，谓中气强固以镇守也。此言五脏为身之强，而失强则死矣。

是知阴盛则梦涉大水恐惧，阴为水，故梦涉水而恐惧。阳盛则梦大火燔灼，阳为火，故梦大火而燔灼。阴阳俱盛，则梦相杀毁伤，亦类交争之象。上盛则梦飞，下盛则梦堕，气上则梦上，故飞。气下则梦下，故堕。甚饱则梦予，内有余故。甚饥则梦取，内不足故。肝气盛则梦怒，肝在志为怒。肺气盛则梦哭，肺声哀则梦哭。短虫多则梦聚众，内多短虫，神梦应象。长虫多则梦相击毁伤。长虫多则内不安。神躁扰故梦是矣。

平人气象论篇①

平人气象论曰：人一呼脉再动，一吸脉亦再动，呼吸定息脉五动，闰以太息，命曰平人。平人者，不病也。经脉一周于身，凡长十六丈二尺，呼吸脉各再动，定息脉又一动，则五动也。计二百七十定息，气行环周，然尽五十营以一万三千五百定息，则气都行八百一十丈，如是则应天常度，脉气无不及太过，气象平调，故曰平人。常以不病调病人，医不病，故为病人平息以调之为法。此言一息五至之脉，为无病也。鼻中出气曰呼，入气曰吸，呼吸定息，总为一息，言医人一呼而彼脉遂再动，一吸而彼脉遂再动，呼吸定息脉遂五动，犹岁之有闰，是闰以太息之脉，乃所谓一息五至也。如此者，名曰平人。平人者，不病也。盖医人一息，则无病之人亦一息，所以知其脉之五动为不病也。当以不病之人调彼有病之人，缘医者，自己不病，故因彼病人，乃平自己之息，以调候之耳。此所以为诊法也。人身之脉总计一十六丈二尺。一呼脉行三寸，一吸脉行三寸，一百三十五息，脉行八丈一尺，二百七十息，行十六丈二尺，为一周。一昼一夜，计一万三千五百息，脉行八百一十丈，为五十周，即一十六丈二尺之脉而积之也。人一呼脉一动，一吸脉一动，曰少气。呼吸脉各一动，候减平人之半，计二百七十定息，气行八丈一尺，以一万三千五百定息，都行四百五丈。少气之理，从此可知。此言一息二至之脉为少气，自平脉之不及者言之。人一呼脉三

———————
① 原本无标题，据正文内容补。

动，一吸脉三动而躁，尺热曰病温，尺不热，脉滑曰病风，脉涩曰痹。呼吸脉各三动，准过平人之半，计二百七十息，气凡行三十四丈三尺，病生之兆，由斯著矣。夫尺者，阴分位也。寸者，阳分位也。然阴阳俱热，是则为阴阳独躁，盛则风中阳也。脉要精微论曰：中恶风者，阳气受也。滑为阳盛，故病为风，涩为无血，故为癃痹也。此言一息六至之脉，而为诸病平脉太过者言之也。平人之常气禀于胃，胃者，平人之常气也。常平之气，胃海致之，故曰：谷入于胃，脉道乃行。人无胃气曰逆，逆则死。脉以胃气为本，无胃气曰逆，逆则死。春胃微弦曰平，言微似弦，不谓微而弦也。钩及软弱毛石义并同。夏胃微钩曰平，长夏胃微软弱曰平，秋胃微毛曰平，冬胃微石曰平。此承上文而言，五脏皆以胃气为本。脉从阴阳，病易已，脉逆阴阳，病难已。脉病相应谓之从，脉病相反谓之逆，此言脉当与病而相顺也。脉得四时之顺，曰病无他，脉反四时及不间脏曰难已。春得秋脉，夏得冬脉，秋得夏脉，冬得四季脉，皆谓反四时之气不相应。间脏者，如肝病乘土，当传之于脾，及不传之于脾而传之于心，则间其所胜之脏而传之于所生之脏矣。《难经》所谓间脏者，生是也。及无间脏之脉，皆谓之难已耳。此言脉当与时而相顺也。人以水谷为本，故人绝水谷则死，无胃气亦死。所谓无胃气者，但得真脏脉，不得胃气也。所谓脉不得胃气者，肝不弦，肾不石也。不弦不石皆谓不微似也。妇人手少阴脉动甚者，妊子也。手少阴脉，谓掌后陷者中，当小指动而应手者也。岐伯曰：其外经病而脏不病，故独取其经，于掌后锐骨之端，此之谓也。动，谓动脉也。动脉者，大如豆，厥厥动摇也。《正理论》曰：脉阴阳相搏，名曰动也。

玉机真脏论篇①

玉机真脏论曰：见真脏曰死，何也？岐伯曰：五脏者，皆禀气于胃，胃者五脏之本也。胃为水谷之海，故五脏禀焉。脏气者，不能自至于手太阴，必因于胃气，乃至于手太阴也。人禀气于胃，脏气者，平人之常气，故脏气因胃乃能至于手太阴也。故五脏各以其时，自为而至于手太阴也。自为其状，至于手太阴也。故邪气盛者，精气衰也。故病甚者，胃气不能与之俱至于手太阴，故真脏之气独见。独见者，病胜脏也，故曰死。是所谓脉无胃气也。形气相得，谓之可治，气盛形盛，气虚形虚。是相得也。色泽以浮，谓相易已，气色浮润，血气相营，故易已。脉从四时，谓之可治，脉春弦夏钩秋浮冬石，谓顺四时。从，顺也。脉弱以滑是有胃气，命曰易治，取之以时。候可取之时而取之，则万举万全，当以四时血气所在，而为疗耳。形气相失，谓之难已，形盛气虚，气盛形虚，皆相失也。色夭不泽，谓之难已，夭，谓不明而晦。不泽，谓枯燥也。脉实以坚，谓之益甚，胜实以坚，是邪气盛，故益甚也。脉逆四时，谓不可治。以气逆故不治。五实死，五虚死，五实，谓五脏实。五虚，谓五脏虚。脉盛，皮热，腹胀，前后不通，闷瞀，此谓五实。实，谓邪气盛实。脉盛，心也。皮热，肺也。腹胀，脾也。前后不通，肾也。闷瞀，肝也。脉细，皮寒，气少，泄利前后，饮食不入，此谓五虚。虚，谓真气不足也。脉细，心也。皮寒，肺也。气少，肝也。泄利前后，肾也。饮食不入，脾也。其时有生者，何也？浆粥入胃，泄注止，则虚者活。身汗得后利，则实者

————————————
① 原本无标题，据正文内容补。

活，此其候也。饮粥得入于胃，胃气和调，其利渐止，胃气得实，虚者得活，言实者得汗外通，后得便利，自然调平。

三部九候论篇①

三部九候论曰：有下部，有中部，有上部，部各有三候。三候者，有天，有地，有人也。上部天，两额之动脉；在额两旁，动应于手，足少阳脉气所行也。上部地，两颊之动脉；在鼻孔下两旁，近于巨髎之分，动应于手，足阳明脉气之所行。上部人，耳前之动脉。在耳前陷者中，动应于手，手少阳脉气之所行也。中部天，手太阴也；谓肺脉也。在掌后寸口中，是谓经渠，动应于手。中部地，手阳明也；谓大肠脉也。在手大指、次指岐骨间，合谷之分，动应于手也。中部人，手少阴也。谓心脉也。在掌后锐骨之端，神门之分，动应于手也。下部天，手厥阴也；谓肝脉也。在毛际外，羊矢下一寸半陷中，五里之分，卧而取之，动应于手也。女子取太冲，在足大指本节后两寸陷中是。下部地，足少阴也；谓肾脉也。在足内踝后跟骨上陷中，太溪之分，动应于手。下部人，足太阴也。谓脾脉也。在鱼腹上越筋间，直五里下，箕门之分，宽巩足单衣，沉取乃得之，而动应于手也。候胃气者，当取足跗之上，冲阳之分穴中。故下部之天以候肝，足厥阴脉行其中也。地以候肾，足少阴脉行其中也。人以候脾胃之气。足太阴脉行其中也。中部之候奈何？亦有天，亦有地，亦有人。天以候肺，手太阴脉当其处也。地以候胸中之气，手阳明脉当其处也。经云：肠胃同候，故以候胸中也。人以候心，手少阴脉当其处也。上部以何候之？亦有天，亦有地，亦有人。天以候头角之气，位在头角之分，故以候头角之气也。地以候口齿之气，位近喉齿，故以候之。人以候耳目之气。以位当耳前，脉抵于目外眦，故以候之。三部者，各有天，各有地，各有人。三而成天，详三而成天，至合为九脏。三而成地，三而成人，三而三之，合则为九。九分为九野，九野为九脏。以是故应天地之至数。故神脏五，形脏四，合为九脏。神脏者，肝藏魂，心藏神，脾藏意，肺藏魄，肾藏志也。以其皆神气居之，故云神脏五也。形脏者，如器外张，虚而不屈，合藏于物，故云形脏也。一头角，二耳目，三口齿，四胸中也。五脏已败，其色必夭，夭必死矣。夭，谓死色，异常之候也。色者，神之旗，脏者，神之舍，故神去则脏败，脏败则色见异常之死候也。形盛脉细，少气不足以息者，危。形气相得谓之可治，今脉气不足，形盛有余，证不相扶，故危也。形瘦脉大，胸中多气者，死。是则形气不足，脉气有余，形瘦脉大，胸中气多，形脏已伤，故死也。凡如是类，皆形气不相得也。形气相得者，生；参伍不调者，病；参，谓参校。伍，谓类伍。参校类五而有不调，谓不率其常，则病也。三部九候皆相失者，死。失，谓气候不相类也。相失之候，诊凡有七，七诊之状，如下文云。上下左右之脉相应，如参舂者病甚，上下左右相失不可数者，死。三部九候，上下左右，凡十八诊也。参舂者，谓大数而鼓，如参舂杵之上下也。大则病进，故病甚也。不可数者，谓一息十至以上也，死。中部之候虽独调，与众脏相失者，死。中部之候相减者，死。中部左右，凡六诊也。上部下部已不相应，中部独调，固非其久减于上下，是亦气衰，故皆死也。减，谓偏少也。目内陷者，死。太阳之脉起于目内

---

① 原本无标题，据正文内容补。

眦，目内陷者，太阳绝也，故死。所以言太阳者，太阳主诸阳之气，故独言之。形肉已脱，九候虽调犹死。亦谓形气不相得也。经云：脉气有余，形气不足，生，盖不足未至脱也。则大肉去尽，脾主肌肉，肉脱者，脾绝矣。九候虽平调，犹必死也。察九候独小者病，独大者病，独疾者病，独迟者病，独热者病，独寒者病，独陷下者病。相失之候，诊凡有七者，此也。然脉见七诊，谓参伍不调，随其独异，以言其病尔，此言九候之中，有七诊之法也。脱肉身不去者，死。谷气外衰，则肉脱尽，天真内竭，故身不能行，其真谷并衰，死之至矣。去，犹行去也。九候之脉，皆沉细弦绝者，为阴主冬，故以夜半死。盛躁喘数者，为阳主夏，故以日中死。位无常居，物极则反矣。乾坤之义，阴极则龙战于野，阳极则亢龙有悔，是以阴阳极脉，死于夜半、日中也。寒热病者，以平旦死。亦物极则变也。平晓木旺，木气为风，故木旺之时，寒热病死。热中及热病者，以日中死。阳之极也。病风者，以日夕死。卯酉冲也。病水者，以夜半死。水旺故也。其脉乍疏、乍数、乍迟、乍疾者，曰乘四季死。辰戌丑未，土寄旺之，脾气内绝，故曰乘四季而死也。此详言诸病死期也。

经脉别论篇①

经脉别论曰：人之居处，动静勇怯，脉亦为之变乎？凡人之惊、恐、恚、劳、动静，皆为变也。变，谓变易常候。是以夜行则喘出于肾，肾旺于夜，气合幽冥，故夜行则喘息内从肾出也。淫气病肺。夜行肾劳，因而喘息，气淫不次，则肺病也。有所堕恐，喘出于肝，恐生于肝，堕损筋血因而奔喘，故出于肝也。淫气害脾。肝木妄淫，害脾土也。有所惊恐，喘出于肺，惊则心无所依，神无所归，气乱胸中，故喘出于肺也。淫气伤心。惊则神越，故淫反伤心也。度水跌扑，喘出于肾与骨，湿气通肾骨，肾主之，故度水跌扑，喘出于肾与骨矣。跌，谓足跌。仆，谓身倒也。当是之时，勇者气行则已，怯者则著而为病。气有强弱，神有壮懦，故殊状也。故曰：诊病之道，观人勇怯，骨肉皮肤，能知其情，以为诊法也。通达性怀，得其情状，乃为深识，诊契物宜也。

饮食饱甚，汗出于胃。饱甚胃满，故汗出于胃。惊而夺精，汗出于心。惊夺心精，神气浮越，阳内迫之，故汗出于心。持重远行，汗出于肾。骨劳气越，肾复过疲，故持重远行，汗出于肾。疾走恐惧，汗出于肝。暴役于筋，肝气罢极，故疾走恐惧，汗出于肝。摇体劳苦，汗出于脾。摇体劳苦，谓动作施力，非疾走远行也。动作用力，则谷精四布，脾化水谷，故汗出于脾。

食气入胃，散精于肝，淫气于筋。肝养筋，故胃散谷精之气入于肝，则浸淫滋养于筋络矣。食气入胃，浊气归心，淫精于脉。浊气，谷气也。心居胃上，故谷气归心，淫溢精微入于脉也。何者？心主脉故。脉气流经，经气归于肺，肺朝百脉，输精于皮毛。脉气流运乃为大经，经气归宗，上朝于肺，肺为华盖，位复居高，治节由之，故受百脉朝会，乃布化精气，输于皮毛也。毛脉合精，行气于府，府，谓气之所居处也，是谓气海，在两乳间，名曰膻中也。府精神明，留于四脏，气归于权衡。膻中之布气者，分为三隧。其下者，走于气街。上者，走于息道。宗气留于海，积于胸中，命曰气海也。如是分化，乃四脏安定，三焦平均，中外上下各

① 原本无标题，据正文内容补。

得其所。权衡以平，气口成寸，以决死生。三世脉法，皆以三寸为寸、关、尺之分，故中外高下，气绪均平，则气口之脉而成寸也。气口者，脉之大要会也。百脉尽朝，故以其分决死生也。饮入于胃，游溢精气，上输于脾。水饮流下，至于中焦，水化精微，上为云雾，云雾散度，乃注于脾，上焦如雾，中焦如沤。脾气散精，上归于肺，调通水道，下输膀胱，水土合化，上滋肺金，金气通肾，故调水道，转注下焦，膀胱禀化乃为溲矣。下焦如渎，此之谓也。水精四布，五经并行，合于四时五脏阴阳，揆度以为常也。水精布，经气行，筋骨成，血气顺，配合四时寒暑，证符五脏阴阳，揆度盈虚，用为常道。

脏气法时论篇①

脏气法时论曰：夫邪气之客于身也，以胜相加，邪者，不正之目，风寒暑湿、饥饱、劳逸是也。至其所生而愈，谓至己所生也。至其所不胜而甚，谓至克己之气也。至于所生而持，谓至生己之气也。自得其位而起。居所生处，谓自得其位也。肝病者，两胁下痛引少腹，令人善怒，肝厥阴脉，自足而上，环阴器，抵少腹，又上贯肝膈，布胁肋，故两胁下痛引少腹，其气实，则善怒。虚则目䀮䀮无所见，耳无所闻，善恐如人将捕之。肝厥阴脉，自胁肋循喉咙，入颃颡，连目系。胆少阳脉，其支者，从耳后入耳中，出走耳前，至目锐眦后，故病如是也。恐，谓恐惧，魂不安也。心病者，胸中痛，胁支满，胁下痛，膺背肩甲间痛，两臂内痛，心少阴脉，支别者，循胸出胁。又手心主厥阴之脉，起于胸中，其支别者，亦循胸出胁，下腋三寸，上抵腋下，下循臑内，行太阴、少阴之间，入肘中，下循臂，行两筋

之间。又心少阴之脉，直行者，复从心系却上肺，上出腋下，下循臑内后廉，行太阴心主之后，下肘内，循臂内后廉，抵掌后锐骨之端。又小肠太阳之脉，自臂臑上绕肩甲，交肩上，故病如是。虚则胸腹大，胁下与腰相引而痛。手心主厥阴之脉，从胸中出，属心胞，下膈，历络三焦。其支别者，循胸出胁，心少阴之脉，自心系下膈络小肠。故病如是。脾病者，身重，善肌肉痿，足不收行，善瘈，脚下痛，瘈，小儿病。脾象土而主肉，故身重肉痿也。脾太阴之脉，起于足大指之端，循指内侧上内踝前廉，上腨内。肾少阴之脉，起于足小指之下，斜趋足心，上腨内，出腘内廉。故病则足不收行，善瘈，脚下痛也。虚则腹满，肠鸣，飧泄，食不化。脾太阴脉，从股内前廉入腹，属脾络胃，故病如是。《灵枢经》曰：中气不足则腹为之善满，肠为之善鸣。肺病者，喘咳逆气，肩背痛，汗出，尻阴股膝髀腨胻足皆痛，肺藏气而主喘息，在变动为咳，故病则喘咳逆气也。背为胸中之府，肩接近之，故肩背痛也。肺养皮毛，邪盛则心液外泄，故汗出也。肾为少阴之脉，从足下上循腨，内出腘内廉，上股内后廉，贯脊，属肾络膀胱。今肺病则肾脉受邪，故尻阴股膝髀腨胻足皆痛。虚则少气不能报息，耳聋嗌干。气虚少，故不足以报息也。肺太阴之络，会于耳中，故聋也。肾少阴之脉，从肾上贯肝膈，入肺中，循喉咙，侠舌本，今肺虚，则肾气不足以上润于嗌，故嗌干也。肾病者，腹大胫肿，喘咳身重，寝汗出憎风，肾少阴脉，起于足，而上循腨，复从横骨中，侠脐循腹里，上行而入肺，故腹大胫肿而喘咳也。

———————————

① 原本无标题，据正文内容补。

肾病则骨不能用，故身重也。肾邪入肺，心气内微，心液为汗，故寝汗出也。胫既肿矣，汗复津泄，阴凝玄府，阳灼下焦，内热外寒，故憎风也。**虚则胸中痛，大腹小腹痛，清厥意不乐。**肾少阴脉，从肺出络心，注胸中。肾气既虚，心无所制，心气熏肺，故痛聚胸中也。足太阳脉，从项下行而至足，肾虚则太阳之气不能盛行于足，故足冷而气逆也。清，谓气清冷。厥，谓气厥也。以清冷气逆，故大腹小腹痛。志不足，则神躁扰，故不乐也。

宣明五气论篇①

宣明五气篇曰：五气所病：心为噫，象火炎上，烟随焰出，心不受秽，故噫出之。肺为咳，象金坚劲，扣之有声，邪击于肺，故为咳也。肝为语，象木枝条，而形支别，语宣委曲，故出于肝。脾为吞，象土包容物，物归于内，翕如皆受，故为吞也。肾为欠、为嚏，象水下流，上生云雾，气郁于胃，故欠生焉。太阳之气和利，而满于心，出于鼻则生嚏。胃为气逆、为哕、为恐，胃为水谷之海，肾与为关，关门不利，则气逆而上行也。以包容水谷，性喜受寒，寒谷相迫，故为哕也。寒盛则哕起，热盛则恐生，何者？胃热则肾气微弱，故为恐也。大肠小肠为泄，下焦溢为水，大肠为传道之府，小肠为受盛之腑，受盛之气既虚，传道之司不禁，故为泄利也。下焦为分注之所，气窒不泻，则溢而为水。**膀胱不利为癃，不约为遗尿，**膀胱为津液之府，水注由之。然足三焦脉实，约下焦而不通，则不得小便。足三焦脉虚，不约下焦，则遗尿也。胆为怒，中正决断，无私无偏，其性刚决，故为怒也。是谓五病。五精所并：**精气并于心则喜，**精气，谓火之精气也。肺虚而心精并之，则为喜。《灵枢》曰：喜乐无极

则伤魄。魄为肺神，明心火并于肺金也。并于肺则悲，肝虚而肺气并之，则为悲。《灵枢》曰：悲哀动中则伤魂。魂为肝神，明肺金并于肝木也。并于肝则忧，脾虚而肝气并之，则为忧。《灵枢》曰：愁忧不解则伤意。意为脾神，明肝木并于脾土也。并于脾则畏，肾虚而脾气并之，则为畏。《灵枢》曰：恐惧不解则伤精。精为肾神，明脾土并于肾水也。并于肾则恐。心虚而肾气并之，则为恐。《灵枢》曰：怵惕思虑则伤神。神为心火神，明肾水并于心火也。怵惕，惊惧也。此皆正气不足而胜气并之。是谓五并，虚而相并者也。五脏所恶：心恶热，热则脉滑浊。肺恶寒，寒则气留滞。肝恶风，风则筋燥急。脾恶湿，湿则肉痿肿。肾恶燥，燥则精竭涸。是谓五恶。五味所禁：辛走气，气病无多食辛；咸走血，血病无多食咸；咸先入肾，此云走血者，肾合三焦，血脉虽属肝心，实为三焦之道，故咸入而走血也。苦走骨，骨病无多食苦；苦走心，此云走骨者，水火相济，骨气通于心也。甘走肉，肉病无多食甘；酸走筋，筋病无多食酸。是谓五禁。五病所发：阴病发于骨，阳病发于血，阴病发于肉，骨肉阴静，故阳气从之。血脉阳动，故阴气乘。阳病发于冬，阴病发于夏。夏阳气盛，故阴病发于夏。冬阴气盛，故阳病发于冬。各随其少也。是谓五发。五邪所乱：邪入于阳则狂，邪入于阴则痹，邪居于阳脉之中，则四肢热盛，故为狂。邪入于阴脉之内，则六经凝涩不通，故为痹。**搏阳则为巅疾，**邪内搏于阳，则脉流薄疾，故为上巅之疾。**搏阴则为暗，**邪内搏于阴，则脉不流，故令暗不能言也。阳入之阴则静，阴出之阳则怒。随所之而为疾也。之，往

————————————
① 原本无标题，据正文内容补。

也。是谓五乱。五劳所伤：久视伤血，劳于心也。久卧伤气，劳于肺也。久坐伤肉，劳于脾也。久立伤骨，劳于肾也。久行伤筋，劳于肝也。是谓五劳所伤。

宝命全形论篇①

宝命全形论曰：夫盐之味咸者，其气令器津泄，夫咸为苦而生，咸从水而有。水也润下而苦泄，故能令器中生津液，润渗泄焉。弦绝者，其音嘶败；弦绝者，其音嘶嘎，败易旧声尔。木敷者，其叶发；木陈者，叶必脱。病深者，其声哕。哕，谓声浊恶也。人有此三者，是谓坏府。三者，谓弦绝、叶发、声哕也。毒药无治，短针无取，此皆绝皮伤肉，气血争黑。病遗于内，故毒药无治，短针无取。皮肉血气交争伤绝，故当血见而色黑也。言欲知病征者，须知其候，盐之在于器中，津液泄于外，见津而知盐之有咸也，声嘶，知琴瑟之弦将绝。叶落者，知陈木之已尽。举此三者，衰坏之微，以比声嘶，识病深之候，故针药不能取，以其皮肉血气各不相得故也。

八正神明论篇②

八正神明论曰：是故天温日明，则人血淖液，而卫气浮，故血易泻，气易行。天寒日阴，则人血凝泣而卫气沉，泣，谓如水中居雪也。月始生，则血气始精，卫气始行。月廓满，则血气实，肌肉坚。月廓空，则肌肉减，经络虚，卫气去，形独居。是以因天时而调血气也。是以天寒无刺，血凝泣而卫气沉也。天温无凝，月生无泻，月满无补，月廓空无治。言刺法必法天时也。

八正者，所以候八风之虚邪，以时至者也。八正，谓八节之正气也。八风者，东方婴儿风，南方大弱风，西方刚风，北方大刚风，东北方凶风，东南方弱风，西南方谋风，西北方折风也。虚邪谓乘人之虚，而为病者也。以时至谓天应太一移居，以八节之前后，风朝中宫而至者也。四时者，所以分春秋冬夏之气所在，以时调之也。八正之虚邪，而避之勿犯也。四时之气所在者，谓春气在经脉，夏气在孙络，秋气在皮肤，冬气在骨髓也。触冒虚邪，动伤真气，避而勿犯，乃不病焉。圣人避邪如避矢石，以其能伤真气也。以身之虚而逢天之虚，两虚相感，其气至骨，入则伤五脏，以虚感虚，同气而相应也。工候救之，弗能伤也。候知而止，故弗能伤之。故曰天忌，不可不知也。人忌于天，故曰天忌，犯之则病，故不可不知也。虚邪者，八正之虚邪气也。八正之虚邪，谓八节之虚邪也。以从虚之乡来，袭虚而入为病，故谓之八正虚邪。正邪者，身形若用力，汗出腠理开，逢虚风，其中人也微，故莫知其情，莫见其形。正邪者，不从虚之乡来也。以中人微，故莫知其情意，莫见其形状。上工救其萌芽，必先见三部九候之气，尽调不败而救之，故曰上工。下工救其已成，救其已败。救其已成者，言不知三部九候之相失，因病而败之也。

故养神者，必知形之肥瘦，营卫气血之盛衰。血气者，人之神，不可不谨养。神安则寿延，神去则形弊，故不可不谨养也。此俱解《针经》之意也。

离合真邪论篇③

离合真邪论曰：天地温和，则经水安静；天寒地冻，则经水凝泣；天暑地热，

---

① 原本无标题，据正文内容补。
② 原本无标题，据正文内容补。
③ 原本无标题，据正文内容补。

则经水沸溢；卒风暴起，则经水波涌而陇起。夫邪之入于脉也，寒则血脉凝泣，暑则气淖泽，虚邪因而入客，亦如经水之得风也。

诛伐无过，命曰大惑，反乱大经，真不可复，用实为虚，以邪为真，用针无义，反为气贼，夺人正气。以从为逆，荣卫散乱，真气已失，邪独内著，绝人长命，予人夭殃。不知三部九候，故不能长久。识非精辨，学未该明，且乱大经，又为气贼，动为残害，安可久乎！因不知合之四时五行，因加相胜，释邪攻正，绝人长命。非惟昧三部九候之为弊，若不知四时五行之气序，亦足殒绝其生灵也。邪之所客来也，未有定处，推之则前，引之则止，逢而泻之，其病立已。此亦解《针经》补泻法也。

通评虚实论篇①

通评虚实论曰：何谓虚实？邪气盛则实，精气夺则虚。夺，谓精气减少，如夺去也。

乳子而病热，脉悬小者，何如？悬，谓如悬物之动也。手足温则生，寒则死。乳子中风热，喘鸣肩息者，脉何如？喘鸣肩息者，脉实大也。缓则生，急则死。此言乳子脉与病反者，复有他证可验，病证俱甚者，复有脉体可据，而决其死生也。乳子而病热，阳证也。脉悬小，是阳证见阴脉也。然手足温和，正气犹存，脉虽悬小，甚未大耳，故可以得生。否则，手足寒而死矣。又乳子中风发热，喘鸣肩息者，阳证也。脉当实大，惟实大中而缓，则邪气渐退，可以得生。若实大中而急，则邪气愈增，其病当死矣。肠澼便血何如？身热则死，寒则生。热为血败，故死；寒为荣气在，故生。肠澼下白沫何如？脉沉则生，脉浮则死。阴病而见阳

脉，与证相反故死。肠澼下脓血何如？脉悬绝则死，滑大则生。肠澼之属，身不热，脉不悬绝，何如？滑大者曰生，悬涩者曰死，以脏期之。肝见庚辛死，心见壬癸死，肺见丙丁死，肾见戊己死，脾见甲乙死，是谓以脏期之。此言肠澼之属，有便血者，有下白沫者，有下脓血者，随证随脉而可以决其死生也。癫疾何如？脉搏大滑，久自已。脉小坚急，死不治。脉小坚急，为阴阳病而见阴脉，故死不治。癫疾之脉虚实何如？虚则可治，实则死。言癫疾之脉，得阳脉虚脉而生也。癫疾者，阳证也，故搏大滑，则阳证得阳脉，所以病久自已。若脉小坚急，则得阴脉，故死不治。然癫疾之脉，当有取于虚。必搏大滑中带虚可治，若带实则邪气有余，乃死候也。消瘅虚实何如？脉实大，病久可治。脉悬小坚，病久不可治。久病血气衰，脉不当实大，故不可治。黄疸暴痛，癫疾厥狂，久逆之所生也。五脏不平，六腑闭塞之所生也。头痛耳鸣，九窍不利，肠胃之所生也。此言病有所由生者，皆从内而起也。

太阴阳明论篇②

太阴阳明论曰：太阴阳明为表里，脾胃脉也。生病而异者，何也？伯曰：阴阳异位，更虚更实，更逆更从，或从内，或从外，所从不同，故病异名也。脾脏为阴，胃腑为阳，阳脉下行，阴脉上行，阳脉从外，阴脉从内，故言所从不同，病异名也。春夏阳明为实，太阴为虚，秋冬太阴为实，阳明为虚，即更实更虚也。春夏太阴为逆，阳明为从，秋冬阳明为逆，太阴为从，即更逆更从也。阳者，天气也，

---

① 原本无标题，据正文内容补。
② 原本无标题，据正文内容补。

主外。阴者，地气也，主内。是所谓阴阳异位也。故阳道实，阴道虚。是所谓更实更虚也。犯贼风虚邪者，阳受之。食饮不节，起居不时者，阴受之。是所谓或从内或从外也。阳受之则入六腑，阴受之则入五脏。入六腑则身热不时卧，上为喘呼。入五脏则䐜满闭塞，下为飧泄，久为肠澼。是所谓所从不同，病异名也。故喉主天气，咽主地气，故阳受风气，阴受湿气。同气相求耳。故阴气从足上行至头，而下行循臂至指端。阳气从手上行至头，而下行至足。是所谓更逆更从也。《灵枢》曰：手之三阴，从脏走手。手之三阳，从手走头。足之三阳，从头走足。足之三阴，从足走腹。所行而异，故更逆更从也。故曰阳病者，上行极而下，阴病者，下行极而上。故伤于风者，上先受之。伤于湿者，下先受之。

脾不主时，何也？肝主春，心主夏，肺主秋，肾主冬，四脏皆有正应，而脾无正主也。脾者，土也，治中央，常以四时长四脏，各十八日寄治，不得独主于时也。脾脏者，常著胃土之精也。土者，生万物，而法天地，故上下至头足。足太阴者，三阴也，故太阴为之行气于三阴。阳明者，表也，五脏六腑之海也。亦为之行气于三阳。脏腑各因其经而受气于阳明。

阳明脉解篇[①]

阳明脉解篇曰：足阳明之脉病，恶人与火，闻木音则惕然而惊，胃热内郁，故恶人、恶火。胃属土，故闻木音而惊。病甚则弃衣而走，登高而歌，或至不食数日，逾垣上屋，所上之处，皆非其素所能也。病反能者，何也？四肢者，阳气之本也。阳盛则四肢实，实则能登高也。阳受气于四肢，故四肢为诸阳之本。热盛于身，故弃衣欲走也。阳盛则使人妄言骂詈，不避亲疏，而不欲食，故妄走也。言胃病所以能登高而歌，弃衣而走，妄言而骂詈者，皆以其邪气之盛也。邪盛故热盛，热盛故阳盛，阳盛则三者之证由于此矣。

评热病论篇[②]

评热病论曰：有病温者，汗出辄复热，而脉躁急，不为汗衰，狂言不能食，病名为何？岐伯曰：病名阴阳交。交者，死也。交，谓交合，阴阳之气不分别也。人所以汗出者，皆生于谷，谷生于精。言谷气化为精，精气胜乃为汗。今邪气交争于骨肉，而得汗者，是邪却而精胜也。言初汗也。精胜则当能食，而不复热。复热者，邪气也。汗者，精气也。今汗出而辄复热者，是邪胜也。不能食者，精无俾也。无俾，言无可使为汗也。谷不化则精不生，精不化流故无可使。病而留者，其寿可立而倾也。如是者，其人寿命立至倾危也。汗出而脉尚躁盛者，死。汗出脉当迟静，而反躁急以盛满者，是真气竭而邪气盛，故知必死也。今脉不与汗相应，此不胜其病矣，其死明矣。脉不静而躁盛，是不相应。狂言者，是失志，失志者，死。志舍于精，今精无可使，是志无所居，志不留居，则失志也。今见三死，不见一生，虽愈必死也。汗出脉躁盛，一死。不胜其病，二死。狂言失志者，三死也。

逆调论篇[③]

逆调论曰：阴气少而阳气胜，故热而烦满也。言病有热而烦满者，阴气少而阳

---

① 原本无标题，据正文内容补。
② 原本无标题，据正文内容补。
③ 原本无标题，据正文内容补。

气多也。阳气少，阴气多，故身寒如从水中出。言病有寒从中生者，阳气少而阴气多也。不得卧而息有音者，是阳明之逆也。足三阳者，下行，今逆而上行，故息有音也。阳明者，胃脉也，六腑之海，水谷之海。其气亦下行。阳明逆不得从其道，故不得卧也。胃不和则卧不安，此之谓也。夫起居如故，而息有音者，此肺之络脉逆也。络脉不得随经上下，故留经而不行，络脉之病人也微，故起居如故，而息有音也。夫不得卧，卧则喘者，是水气之客也。夫水者，循津液而流也。肾者水脏，主津液，主卧与喘也。

举痛论篇①

举痛论曰：百病生于气也。气之为用，虚实逆顺缓急，皆能为病，故发此问。怒则气上，喜则气缓，悲则气消，恐则气下，寒则气收，炅则气泄，惊则气乱，劳则气耗，思则气结。九气不同，何病之生？怒则气逆，甚则呕血及飧泄，故气上矣。怒则阳气逆上，肝气乘脾，故甚则呕血及飧泄也。喜则气和志达，荣卫通利，故气缓矣。气脉调和，故志达畅，荣卫通利，故气徐缓。悲则心系急，肺布叶举，而上焦不通，营卫不散，热气在中，故气消矣。悲则损于心，心系急，则动于肺，肺气系诸经，逆则肺布而叶举。恐则精却，却则上焦闭，闭则气还，还则下焦胀，故气不行矣。恐则阳精却上而不下流，故却则上焦闭也。上焦既闭，气不行流，下焦阴气亦还回不散而聚为胀。然上焦固禁，下焦气还，故各守一处，故气不行也。寒则腠理闭，气不行，故气收矣。身寒则卫气沉，故皮肤纹理及渗泻之处，皆闭密而气不流行，卫气收敛于中而不发散也。炅则腠理开，荣卫通，汗大泄，故气泄矣。热则肤腠开发，营卫大通，津液

外渗，而汗大泄。惊则心无所倚，神无所归，虑无所定，故气乱矣。气奔越故不调理。劳则喘，且汗出，内外皆越，故气耗矣。疲力役则气奔速，故喘息。气奔速则阳外发，故汗出。喘且汗出，内外皆逾越于常纪，故气耗损也。思则心有所存，神有所归，正气流而不行，故气结矣。系心不散，故气亦停留。以九气为问而言之也。

腹中论篇②

腹中论曰：何以知怀子之且生也？伯曰：身有病而无邪脉也。言怀子之将生者，身虽经闭，而脉则无病也。身有病者，经闭也。无邪脉者，尺中之脉和匀也。凡妇人怀妊一二月，则阴阳之精尚未变化。三月则精气正变，其气熏蒸，冲胃而为恶阻。三四月则恶阻少止，脉甚滑疾，盖男女正成形质，其气未定也。五六月以后则形质已定，男女既分。及八九十月，其脉平和，如无妊然。非医工深明脉理，病家肯明言者，难以诊而知也。《脉诀》云：滑疾不散，胎三月，但疾而散，五月至六月，以后则疾速亦无矣。然亦有始终洪数不变者，其气甚盛，不可以一例拘也。

痹　论　篇③

痹论篇曰：痹，其时有死者，或疼久者，或易已者，其故何也？伯曰：其入脏者，死。其留连筋骨间者，疼久。其留皮肤间者，易已。入脏者，死。以神去也。筋骨疼久，以其定也。皮肤易已，以浮浅也。由斯深浅，故有不同。营者，水谷之

---

① 原本无标题，据正文内容补。
② 原本无标题，据正文内容补。
③ 原本无标题，据正文内容补。

精气也，和调于五脏，洒陈于六腑，乃能入于脉也。《正理论》曰：谷入于胃，脉道乃行，水入于经，其血乃成。故循脉上下，贯五脏络六腑也。营行脉内，故无所不至。卫者，水谷之悍气也。其气慓疾滑利，不能入于脉也。悍气，谓浮盛之气也。以其浮盛之气，故慓疾滑利，不能入于脉中也。故循皮肤之中，分肉之间，熏于肓膜，散于胸腹。皮肤之中，分肉之间，谓脉外也。肓膜，谓五脏之间，膈中膜也。以其浮盛，故能布散于胸腹之中，空虚之处，熏其肓膜，令气宣通也。逆其气则病，从其气则愈。不与风寒湿气和，故不为痹。夫营卫之所行者如此，必逆营卫之气则病，而顺营卫之气则愈。则此营卫者，乃气也。非筋、骨、肌、皮、脉与五脏六腑之有形者也。不与风寒湿三气相合者也，故营卫在人不为痹也。痹或痛，或不痛，或不仁，或寒，或热，或燥，或湿，其故何也？痛者，寒气多也，有寒故痛也。其不痛不仁者，病久入深，营卫之行涩，经络时疏，故不痛。皮肤不营，故为不仁。不仁者，皮顽不知有无也。其寒者，阳气少，阴气多，与病相益故寒也。病本生于风寒湿气，故阴气益之也。其热者，阳气多，阴气少，病气盛，阳遭阴，故为痹热。阴气不胜故为热。其多汗而濡痛，此其逢湿甚也。阳气少阴气盛，两气相感，故汗出而濡也。言痹之所以痛者，以其寒气多也，有寒故痛也。故曰：其寒气胜者，为痛痹也。痹之所以不痛者，以病久则邪气日深，营卫之行涩，经络之脉有时而疏，故亦不为痛也。痹之所以不仁者，以其皮肤之中少气血以为之营运，故皮顽不动，而为不仁也。痹之所以体寒者，以卫气少，营气多，惟营气多则与病气相益，故寒冷也。痹之所以体热者，以卫气多营气少，故邪气盛，则风气为阳，阳与营气相遭，而阴气不能胜之，故为痹热也。痹之所以湿者，以其与湿甚也。卫气少，营气多，两因相感，故汗出而湿也。痹之所以燥者，虽未之言而即湿者，以反观之，则卫气多，营气少，遇热太甚，两阳相感，则可以知其为燥也。夫痹之为病不痛何也？痹在于骨则重，在于脉则血凝而不流，在于筋则屈不伸，在于肉则不仁，在皮则寒，故具此五者，则不痛也。凡痹之类，逢寒则虫，逢热则纵，虫，谓皮中如虫行。纵，谓纵缓不相就。

冯氏锦囊秘录杂证大小合参卷首下

海盐冯兆张楚瞻甫纂辑

孙显达惟良

门人王士增允能同校

男　乾元龙田

内 经 纂 要

痿 论 篇①

痿论篇曰：五脏使人痿，何也？痿，谓痿弱无力以运动。肺主身之皮毛，心主身之血脉，肝主身之筋膜，膜者，皮下肉上筋膜也。脾主身之肌肉，肾主身之骨髓。所主不同，痿生亦各归其所主。故肺热叶焦，则皮毛虚弱急薄，著则生痿躄也。躄，谓挛躄，足不得伸以行也。肺热则肾受热气故尔。心气热，则肾脉下而上，上则下脉虚，虚则生脉痿，枢折挈，胫纵而不任地也。心热盛，则火独先炎上，肾之脉常下行，今火盛上炎用事，故肾脉亦随火烁灼，而遂上行也。隐气厥逆，火复内燔，上膈阳，下不守位，心气还脉，故生脉痿。肾气主足，故膝腕枢纽如折，胫筋纵缓，而不能任地也。肝气热，则胆泄口苦，筋膜干，筋膜干则筋急而挛，发为筋痿。胆约肝叶，而汗味至苦，肝热则胆液渗泄，故口苦也。肝主筋膜，热则筋膜干而挛急，发为筋痿。脾气热则胃干而渴，肌肉不仁，发为肉痿。脾与胃以膜相连，脾气热则胃液渗泄，故干

而渴。脾主肌肉，热扰于肉，故肌肉不仁，发为肉痿。肾气热则腰脊不举，骨枯而髓减，发为骨痿。腰为肾府，又肾脉上股内，贯脊属肾，故肾气热则腰脊不举。肾主骨髓，髓热则骨枯而髓减，发为骨痿。治痿者，独取阳明何也？阳明者，五脏六腑之海，阳明胃脉也，为水谷之海。主润宗筋，宗筋主束骨而利机关也。宗筋为隐毛中横骨上下之坚筋也。上络胸腹，下贯髋尻，又经于背腹，上头项，故云宗筋，主束骨而利机关。然腰者，身之大关节，所以司屈伸，故曰机关。冲脉者，经脉之海也。《灵枢》曰：冲脉者，十二经之海。主渗灌溪谷，与阳明合于宗筋，寻此则横骨上下，脐两旁坚筋，正宗筋也。冲脉循腹夹脐傍，各同身寸之五分而上，阳明脉亦夹脐旁，各同身寸之一寸五分而上，宗筋脉于中，故曰与阳明合于宗筋也。以为十二经海，故主渗灌溪谷也。肉之大会为谷，小会为溪。阴阳总宗筋之会，会于气街，而阳明为之长，皆属于带脉，而络于督脉，宗筋聚会，会于横骨之中，从上而下，故云阴阳总宗筋之会也。宗筋夹脐下，合于横骨，阳明辅其外，冲

---

① 　原本无标题，据正文内容补。

脉居其中，故云会于气街，而阳明为之长。气街，隐毛两旁脉动处也。带脉者，起于季胁，回身一周，而络于督脉也。督脉者，起于关元，上下循腹。故云：皆属于带脉，而络于肾脉也。督脉、任脉、冲脉三者，同起而异行，故经文或参差引之。故阳明虚则宗筋纵，带脉不引，故足痿不用也。阳明之脉从缺盆下乳内廉，下夹脐，至气街中。其支别者，起胃下口，循腹里，下至气街中而合，以下髀，抵伏兔，下入膝膑中，下循胻外廉，下足跗，入中指内间。其支别者，下膝三寸而别，以下入中指外间。故阳明虚则宗筋纵，带脉不引，而足痿不用也。

厥 论 篇①

厥论篇曰：厥之寒热者，何也？阳气衰于下，则为寒厥。阴气衰于下，则为热厥，阳，谓足之三阳脉。阴，谓足之三阴脉。下，谓足也。此言厥病之分寒热者，以足之阴阳六经，其气有偏盛也。热厥之为热也，必起于足下者，何也？阳主外，而厥在内，故问之。阳气起于足五指之表，阴脉者，集于足下，而聚于足心，故阳气胜则足下热也。足太阳脉出于足小指之端外侧，足少阳脉出于足小指次指之端，足阳明脉出于足中指及大指之端，并循是阳而上。肝、脾、肾脉集于足下，聚于足心，阴弱故足下热也。此言热厥之热在阴分者，以其阳胜阴也。寒厥之为寒也，必从五指而上于膝者，何也？阴主内而厥在外，故问之。阴气起于五指之里，集于膝下，而聚于膝上，故阴气胜则从五指至膝上寒。其寒也，不从外，皆从内也。足太阴脉起于足下指之端内侧，足厥阴脉起于足大指之端三毛中，足少阴脉起于足小指之下斜趋足心，并循足阴而上循股阴入腹，故云集于膝下而聚于膝上也。

此言寒厥之厥上于膝，以其阴胜阳也。厥或令人腹满，或令人暴不知人，或至半日，远至一日，乃知人者何也？阴气盛于上则下虚，下虚则腹胀满，阳气盛于上则下气重，上而邪气逆，逆则阳气乱，阳气乱则不知人也。阴气盛于上则腹胀满者，乃寒厥。阳气盛于上则不知人者，乃厥热耳。

病 能 论 篇②

病能论曰：人有卧而有所不安者，何也？伯曰：脏有所伤，及精有所之寄则安，故人不能悬其病也。言有卧而不安者，以脏气伤，而精气耗也。盖五脏为阴，各藏其精，脏有所伤，而精耗者，卧不安也。必精有所寄，各在本脏而无失，则卧斯安矣。寄者，藏也。如肝藏魂，肺藏魄之类。凡卧有不安者，血不归肝，卫气不能入于阴，此人之所以不能悬其病也。悬者，绝也。人之不得偃卧者，何也？谓不得仰卧也。肺者，脏之盖也。居高布叶，四脏下之，故言肺者，脏之盖也。肺气盛则脉大，脉大则不得偃卧。肺之邪气盛满，则气促喘奔，故不得偃卧。有病怒狂者，此病安生？生于阳也。怒不虑祸，故谓之狂。阳气者，因暴折而难决，故善怒也，病名曰阳厥。言阳气被折郁不散，或曾因暴折而心不疏畅，皆阳逆躁极所生，故病名阳厥。治之奈何？夺其食即已。夫食入于阴，长气于阳，故夺其食即已。食少则气衰，故节去其食，即病自已。使之服以生铁洛为饮。夫生铁洛者，下气疾也。取金平肝也。

---

① 原本无标题，据正文内容补。
② 原本无标题，据正文内容补。

奇病论篇①

奇病论曰：人有重身，九月而喑，此为何也？重身，谓身中有身，则怀妊者也。喑，谓不言语也。妊娠九月，足少阴脉养胎。胞之络脉绝也。绝，谓脉断绝不流通，而不能言，非天真之气断绝也。胞络者，系于肾，少阴之脉，贯肾，系舌本，故不能言。少阴，肾脉也，气不营养，故舌不能言。无治也，当十月复。十月胎去，胞络复通，肾脉上营，故复旧而言也。无损不足，益有余，以成其疹。疹，谓久病。反法而治，则胎死不去，遂成久固之疹病。人有病头痛，以数岁不已，此安得之？名为何病？头痛之病，不当逾月，数年不愈，故怪而问之。当有所犯大寒，内至骨髓。髓者，以脑为主，脑逆故令头痛，齿亦痛，脑为髓主，齿是骨余。脑逆犯寒，骨亦寒，故令头痛，齿亦痛。病名曰厥逆。人先生脑，有脑则有骨髓，齿者，骨之本也。有病口甘者，病名为何？何以得之？此五气之溢也，名曰脾瘅。瘅，热也。脾热则四脏同禀，故五脏上溢也。甘因脾热，故曰脾瘅。夫五味入口，藏于胃，脾为之行其精气，津液在脾，故令人口甘也。脾热内渗，津液在脾，胃谷化余，精气随溢，口通脾气，故口甘。津液在脾，是脾之津湿。此肥美之所发也。此人必数食甘美而多肥也。肥者，令人内热，甘者，令人中满，故其气上溢，转为消渴。食肥则腠理密，阳气不得外泄，故肥令人内热。甘者，性气和缓而发散逆，故令人中满。然内热则阳气炎上，炎上则欲饮而嗌干，中满则陈气有余，有余则脾气上溢，故曰其气上溢，转为消渴。治之以兰，除陈气也。兰，兰草也。言兰除陈久甘肥不化之气者，以辛能发散也。有病口苦，取阳陵泉。口苦者，病名为何？何以得之？病名曰胆瘅。亦谓热也。胆汁味苦，故口苦。夫肝者，中之将也。取决于胆，咽为之使。肝者，将军之官，谋虑出焉。胆者，中正之官，决断出焉。肝与胆合，气性相通，故诸谋虑取决于胆。咽胆相应，故咽为使焉。此人者，数谋虑不决，故胆虚气上溢而口为之苦。治之以胆募俞。胸腹曰募，背脊曰俞，胆募在乳下二筋外，期门下，同身寸之五分，俞在脊第十椎下，两旁相去各同身寸之一寸半。有癃者，一日数十溲，此不足也。身热如炭，颈膺如格，人迎躁盛，喘息气逆，此有余也。是阳气太盛于外，阴气不足，故有余也。太阴脉细微如发者，此不足也。其病安在？名为何病？癃，小便不得也。溲，小便也。颈膺如格，言颈与胸膺如相格拒，不顺应也。人迎躁盛，谓结喉两旁脉动盛满急数，非常躁速也，胃脉也。太阴脉细缕如发者，谓手大指后同身寸之一寸，骨高脉动处。脉，则肺脉也。此正手太阴脉气之所流，可以候五脏也。病在太阴，其盛在胃，颇在肺，病名曰厥，死不治。病隆数溲，身热如炭，颈膺如格，息气逆者，皆手太阴脉，当洪大而数，今太阴脉反微细如发者，是病与脉相反也。何以致之？肺气逆陵于胃，上使人迎躁盛，故曰病在太阴，其盛在胃也。以喘息气逆，故云颇亦在肺也。病因气逆，证不相应，故病名曰厥，死不治也。此所谓得五有余，二不足也。所谓五有余者，五病之气有余也。二不足者，亦病气之不足也。今外得五有余，内得二不足，此其身不表不里，亦正死明矣。外五有余者，一身热如炭，二颈膺如格，三人迎躁盛，四喘息，五气逆也。内二不足者，一病癃，日数十溲，二太阴脉

---

① 原本无标题，据正文内容补。

微细如发。在表则内有二不足，在里则外得五有余，表里既不可凭补泻，固难为法。故曰此其身不表不里亦正死明矣。人生而有病癫疾者，病名曰何？安所得之？百病皆生于风雨寒暑，阴阳喜怒，然始生未犯邪气，已有癫疾，岂邪气素伤。癫，谓上癫，则头首也。病名为胎病。此得之在母腹时，其母有所大惊，气上而不下，精气并居，故令子发为癫疾也。精气，谓阳之精气也，言人初生有顶癫之疾者，胎中之病也。在腹之时，母有大惊，气上而不下，精气并居于上，令子发为癫疾。

刺 禁 论 篇①

刺禁论曰：脏有要害，不可不察。肝生于左，肝象木，旺于春，春阳发生，故生于左。肺藏于右，肺象金，旺于秋，秋阴收杀，故藏于右。肝为少阳，阳长之始，故曰生。肺为少阴，阴藏之初，故曰藏。心部于表，阳气主外，心象火也。肾治于里，阴气主内，肾象水也。心为五脏命主，故称部。肾间动气，内治五脏，故曰治。脾为之使，营动不已，糟粕水谷，故使者也。胃为之市。水谷所归，五味皆入如市，故为市也。膈肓之上，中有父母，膈肓之上，气海居中。气者生之源，生者命之主，故气海为人之父母也。又云：心下膈上为肓。心为阳，父也。肺为阴，母也。肺主于气，心主于血，其荣卫于身，故为父母。七节之旁，中有小心，小心，为真心神灵之官室。脊有三七二十一节，肾在下七节之旁，肾神曰志，五脏之灵皆名为神，神之所以得名为志者，心之神也。从之有福，逆之有咎。八者，人之所以生，形之所以成，顺之则福延，逆之则咎至。此陈刺脏腑之有定次也。无刺大醉，令人气乱。无刺大怒，令人气逆。无刺大劳人，经气越也。无刺新饱人，气

盛满也。无刺大饥人，气不足也。无刺大渴人，血脉干也。无刺大惊人。神荡越也。此举不可轻刺之人，刺之大义也。

刺 志 论 篇②

刺志论曰：气实形实，气虚形虚，此其常也，反此者病。形归气，故虚实同焉。形气相反，故病生。气，脉气。形，身形。谷盛气盛，谷虚气虚，此其常也，反此者病。营气之道，内谷为实。谷入于胃，气传于肺，精者上行经隧，故谷气虚实，古必同焉。候不相应，则为病也。脉实血实，脉虚血虚，此其常也。反此者病。脉者，血之府，故虚实同，反不相应，则为病也。如何而反？气虚身热，此谓反也。气虚为阳气不足，阳气不足当身寒，反身热者，脉气当盛，脉不盛而身热，证不相符，故为反也。《甲乙经》云：气盛身寒，气虚身热，此为反也。谷入多而气少，此谓反也。谷入于胃，脉道乃行，今谷入多而气少者，是胃气不散，故反也。谷不入而气多，此谓反也。胃气外散，肺并之也。脉盛血少，此谓反也。脉少血多，此谓反也。经脉行气，络脉受血，经气入络，络受经气，候不相合，故皆反常。气盛身寒，得之伤寒，气虚身热，得之伤暑。伤，谓触冒也。寒伤形，故气盛身寒。热伤气，故气虚身热。

皮 部 论 篇③

皮部论曰：百病之始生也，必先于皮毛。邪中之则腠理开，开则入客于络脉，留而不去，传入于经，留而不去，传入于腑，廪于肠胃。廪，积也，聚也。邪之始

---

① 原本无标题，据正文内容补。
② 原本无标题，据正文内容补。
③ 原本无标题，据正文内容补。

入于皮也，沂然起毫毛，开腠理。沂然，恶寒也。起，谓毛起竖也。腠理，谓皮空及纹理也。其入于络也，则络脉盛，色变，盛，谓满盛。变，谓易其常也。其人客于经也。则感虚乃陷下，经虚邪入，故曰感虚。脉虚气少，故陷下也。其留于筋骨之间，寒多则筋挛骨痛，热多则筋弛骨消，肉烁䐃破，毛直而败。挛，急也。弛，缓也。消，烁也。寒则筋急，热则筋缓。寒盛为痛，热盛为肿。消䐃者，肉之标，故肉消则䐃破，毛直而败也。

骨空论篇①

骨空论曰：任脉者，起于中极之下，以上毛际，循腹里，上关元，至咽喉，上颐，循面入目。言任脉之所起所止也。任脉，奇经八脉之一也。中极者，脐下四寸，起于中极之下，始于会阴穴也。两阴间，任由会阴而行腹，督由会阴而行背，从会阴以上，曲骨之毛际横骨，上中极一寸陷中，动脉应手，复循腹里之中极，上关元、气海、下脘、中脘、上脘、巨阙、膻中，至廉前承浆，以上喉咙中。其脉至上颐循头面，以入于目也。**冲脉者，起于气街，并少阴之经，夹脐上行，至胸中而散，**言冲脉之所起所止也。冲脉，亦奇经八脉之一也。任脉当脐中而上行，冲脉夹脐两旁而上行，起于气街，并足少阴肾经，夹脐上行至胸中而散也。气街者，穴名也。在毛际两旁，鼠蹊上同身寸一寸也。言冲脉起于气街者，亦从少腹之内，与任脉并行而至，于是，乃循腹也。又曰冲脉、任脉者，皆起于胞中，上循脊里，为经络之海，其浮而外者，循腹各行，会于咽喉，别而络唇口。由此言之，则任脉、冲脉，从少腹之内上行，并由中极之下气街之内明也。**任脉为病，男子内结七疝，女子带下瘕聚。**言任脉之为病也。内

者，腹也。腹之中行，乃任脉所行之脉路，则宜其为病，若是男子为七疝，女子为瘕聚。七疝者，按《内经》各篇，有狐疝、风疝、肺疝、脾风疝、心风疝、心疝、肝风疝、肾风疝、有妇人癫疝、有男子癫疝、厥疝、瘕疝、疝气。且尝总计其数，乃五脏疝、及狐疝、癫疝也。其大义俱见各篇。后丹溪七疝，寒、水、筋、血、气、狐、癫。《袖珍方》七疝，厥、癥、寒、气、盘、附、狼。似丹溪合于经旨，虽名色各异，岂出《内经》范围耶！然世但知病在下部者为疝，岂知五脏皆有疝！又但知男子有疝，岂知妇人亦有疝！盖皆不考《内经》故耳。瘕聚者，即积聚也。《大奇论》曰：三阳急为瘕。后世有八瘕者，亦因七疝之名，而遂有八瘕名也。即蛇瘕、脂瘕、青瘕、黄瘕、燥瘕、血瘕、狐瘕、鳖瘕是也。《内经》无之也。**冲脉为病，逆气里急，**言冲脉之为病也。冲脉起于气街，并足少阴夹脐上行，至胸中而散，则里者，其所行之脉络也。病则气逆而不能上，何以至胸中而散也！气聚腹中而不能散，何以免任里之急也！**督脉为病，脊强反折。**督脉，亦奇经脉也。任脉、冲脉、督脉者，一源而三歧，故经或谓冲脉为督脉也。何以明之？今《甲乙》及古《经脉流图注经》，以任脉循背者，谓之督脉，自少腹直上者，谓之任脉，亦谓之督脉，是则以背腹阴阳别为名目。任脉自胞中过，带脉过脐而上，故男子为病内结七疝，女子为病则带下之瘕聚。冲脉夹脐而上，并少阴之经上至胸中，故冲脉为病，则逆气里急也。以督脉上循脊里，故督脉为病，则脊强反折也。**督脉者，起于少腹以下骨中央，女子入系廷孔，**亦犹任脉、冲脉起于胞中也。其实

---

① 原本无标题，据正文内容补。

乃起于肾下，至于少腹，则下行于腰横骨围之中央也。系廷孔者，谓窈漏，近所谓前阴穴也，以其阴廷系属于中，故名之也。其孔，溺孔之端也。孔，则窈漏也。窈漏之中，其上有溺孔焉。端，谓阴廷，在此溺孔之上端也。而督脉自骨围中央则至于是下。其络循阴器，合篡间，绕篡后，督脉别络，自尿孔之端，分而各行，下循阴器，乃合篡间也。所谓间者，谓前阴、后阴之两间也。自两间之后，复分而行，绕篡后也。别绕臀，至少阴，与巨阳中络者，合少阴上股内后廉，贯脊属肾，别，谓别络，分而各行之也。足少阴之络者，自股内后廉，贯脊属肾。足太阳络之外行者，循髀枢络股阳而下，其中行者，下贯臀，至腘中与外行络合，故言至少阴与巨阳中络合，少阴上股内后廉，贯脊属肾也。与太阳起于目内眦，上额交巅上，入络脑，还出别下项，循肩髆内，侠脊抵腰中，入循膂络肾，接绕臀上行也。其男子循茎下至篡，与女子等。其少腹直上者，贯脐中央，上贯心，入喉上颐，环唇，上系两目之下中央。自与太阳起于目内眦，下至女子等，并督脉之别络也。其直行者，自尻上循脊里，而至于人中也。自其少腹直上，至两目之下中央，并任脉之行，而云是督脉所系。由此言之，则任脉、冲脉、督脉名异而同一体也。此生病，从少腹上冲心而痛，不得前后为冲疝。寻此生病，正是任脉。经云为冲疝者，正明督脉以别主而异目也。其女子不孕、癃、痔、遗尿、嗌干。亦以冲脉、任脉，并自少腹上至于咽喉，又以督脉循阴器，合篡间，绕篡后，别绕臀，故不孕、癃痔、遗尿、嗌干也。谓之任脉也，女子得之以任养也。故经云：此病其女子不孕也。谓之冲脉者，以其气上冲也。故经云：此生病，从少腹上冲心而痛也。谓之

督脉者，以其督领经脉之海也。由此三用，经或通呼。然任、冲、督三脉，一源而三歧，督由会阴而行背，任由会阴而行腹，冲由气冲而行足少阴，惟督脉由会阴而起，而会阴在少腹之下，横骨之中央，女子入系廷孔，循阴器，合篡间，又自两间之后，又别络者，分而行之，绕其臀肉内廉，贯脊，属肾。彼足太阳膀胱经之络，从外行者，循髀枢络股阳，而下其中行者，下贯臀，至腘中，与外行络合。足少阴肾经，自股内后廉，贯脊，属肾，又与足太阳起于目内眦，上额，交巅，上入络脑，还出别下项，循肩髆内，侠脊，抵腰中，入循膂，络肾，一如足太阳经脉之所行也。然而督脉、任脉，名色虽异，而气脉不殊。其督脉所行者，一如任脉之行，故自少腹直上者，贯脐中央，上贯心，入喉，上颐，环唇，上系两目之中央。其督脉为病者，又如任脉之病，从少腹上冲心，而痛不得前后为冲疝。其女子所生之病，一如任、冲之病，故其脉相交行，病亦互名耳。

水热穴论篇①

水热穴论曰：少阴何以主肾，肾何以主水？肾者，至阴也。至阴者，盛水也。肺者，太阴也。少阴者，冬脉也。故其本在肾，其末在肺，皆积水也。阴者，谓寒也。冬月至寒，肾气合应，故云肾者，至阴也。水旺于冬，故云至阴者，盛水也。少阴脉从肾上贯肝膈，入肺中，故云：其本在肾，其末在肺也。肾气上逆，则水气客于肺中，故云：皆积水也。肾何以能聚水能生病？肾者，胃之关也。关门不利，故聚水而从其类也。关者，所以司出入也。肾主下焦，膀胱为腑，主下分注，关

① 原本无标题，据正文内容补。

窍二阴，故肾气化则二阴通，二阴闭则胃膜满，故云肾者胃之关也。关闭则水积，水积则气停，水积气溢，气水同类，故云关闭不利，聚水而从其类也。上下溢于皮肤，故为胕肿。胕肿者，聚水而生病也。上，谓肺。下，谓肾。肺肾俱溢，故聚水于腹中而生病也。帝曰：诸水皆生于肾乎？伯曰：肾者，牝脏也。牝，阴也。主阴位，故云牝脏。地气上者，属于肾，而生水液也，故曰至阴。勇而劳甚则肾汗出，肾汗出逢于风，内不得入于脏腑，外不得越于皮肤，客于玄府，行于皮里，传为胕肿，本之于肾，名曰风水。勇而劳甚，谓力房也。劳勇汗出，则玄府开，汗出逢风，则玄府复闭，闭则余汗未出，内伏皮肤，转化为水，从风而水，故名风水。所谓玄府者，汗孔也。汗液色玄，从孔而出，以汗聚于里，故谓之玄府。此言风水之病，本之于肾，传之于肺也。水俞五十七处者，是何主也？肾俞五十七穴，积阴之所聚也，水所从出入也。尻上五行，行五者，此肾俞，背部之俞，凡有五行，当其中者，督脉气所发，次两旁四行皆太阳脉气也。故水病，下为胕肿、大腹，上为喘呼，水下居于肾，则腹至足而胕肿。上入于肺则喘息贲急而大呼也。不得卧者，标本俱病，标本者，肺为标，肾为本，是肺肾俱水为病也。分为相输，俱受者，水气之所留也。分其居处以名之，则是气相输应，本其俱受病气，则皆水所留也。伏兔上各二行，行五者，此肾之街也。街，谓道也。腹部正俞，凡有五行，夹脐两旁，则肾脏足少阴脉，及冲脉气所发，次两旁则胃府足阳明脉气所发。此四行穴，则伏兔之上也。三阴之所交，结于脚也。踝上各一行，行六者，此肾脉之下行也，名曰太冲。凡五十七穴者，皆藏之阴络，水之所客也。经所谓五十七者，尻上计有五行，每行计有五穴，此肾之俞也。其中行系督脉一经，旁四行，系足太阳膀胱经，以肾与膀胱为表里也。伏兔上各二行，每行有五穴者，此肾脉所通之街，谓夹中行任脉，两旁冲脉也。且足经三阴之交者，必结于脚内踝上三寸，有穴名三阴交，肾肝脾三经之所交也。其踝上各一行，每行六穴者，此肾脉之所行，名曰太冲，以肾与冲脉并皆下行于足，合而盛大，故曰太冲，其穴在内踝之上。凡此五十七穴者，皆阴脏之阴络，水之所客处也。故治水者，治此诸穴耳。

标本病传论篇①

标本病传论曰：有其在标而求之于标，有其在本而求之于本，有其在本而求之于标，有其在标而求之于本。故治有取标而得者，有取本而得者，有逆取而得者，有从取而得者。得病之情，知治大体，则逆从皆可，施必中焉。故知逆与从，正行无间，知标本者，万举万当。道不疑惑，识既深明，则无问于人，正行皆当。不知标本，是谓妄行。识，犹偏浅。道未高深，举目见违，故行多妄。夫阴阳逆从，标本之为道也。小而大，言一而知百病之害，别阴阳，知逆顺，法明著，见精微则小，寻其所利则大。以斯明著，故言一而知百病之所害也。少而多，浅而博，可以言一而知百也。言少可以贯多，举浅可以料大者，可以言一而知百病也。以浅而知深，察近而知远，言标与本，易而无及。虽事极深玄，人非咫尺，略以浅近，而悉贯之。然标本之道，虽易可为言，而世人识见无能及者。病发而有余，本而标之，先治其本，后治其标。病发而不足，标而本之，先治其标，后治其本。

---

① 原本无标题，据正文内容补。

本而标之，谓有先病复有后病也。以其有余，故先治其本，后治其标也。标而本之，谓先发轻微缓者，后发重大急者，以其不足，故先治其标，后治其本也。**谨察间甚，以意调之**，间，谓多也。甚，谓少也。多，谓多形证而轻易。少，谓少形证而重难。审量标本不足有余，以意调之也。**间者并行，甚者独行。先小大利，而后生病者，治其本**。并，谓他脉其受邪气而合病也。独，谓一经受病而无异气相参也。并甚则相传，传急则亦死。此论病有标本，刺有逆从也。

天元纪大论篇①

　　天元纪大论曰：**天有五行御五位，以生寒暑燥湿风，人有五脏化五气，以生喜怒思忧恐。**御，犹临御。化，谓生化也。天真之气无所不周，气象虽殊，参应一也。**论言五运相袭，而皆治之，终期之日，周而复始，已知之矣，其与三阴三阳之候，奈何合之？**论，谓六节脏象论也。运，谓五应，应天之五运，各周三百六十五日而为纪也。故曰终期之日，周而复始也。以六合五，数未参同，故问之也。**对曰：五运阴阳者，天地之道也，万物之纲纪，变化之父母，生杀之本始，神明之府也。可不通乎！**道，谓化生之道。纲纪，谓生长化成收藏之纲纪也。父母，谓万物形之先。本始，谓生杀皆因而有之也。夫有形禀气，而不为五运阴阳之所摄者，未之有也。所以造化不及，能为万物化生之元始者，以其是神明之育故也。**故物生谓之化，物极谓之变，阴阳不测谓之神，神用无方谓之圣。**谓变化圣神之道也。化，施化也。变，散易也。神，无期也。圣，无思也。气之施化故曰生。气之散易故曰极。无期禀候故曰神。无思测量故曰圣。由化与变，故万物无能逃五运阴阳。由圣

与神，故众妙无能出幽玄之理。**夫变化之为用也，在天为玄**，玄，远也。天道远玄，变化无穷。**在人为道**，道，妙用之道也。经术政化，非道不成。**在地为化**，化，生化也。生万物者地，非土气孕育，则形质不成。**化生五味**，金石草木，根叶华实，酸苦甘淡辛咸，皆化气所生，随时而有。**道生智**，智通妙用，惟道所生。**玄生神**。玄远幽深，故生神也。神之为用，触遇玄通，契物化成，无不应也。**神在天为风**，风者，教之始，天之使也，天之号令也。**在地为木；**东方之化。**在天为热**，应火为用。**在地为火；**南方之化。**在天为湿**，应土为用。**在地为土；**中央之化。**在天为燥**，应金为用。**在地为金；**西方之化。**在天为寒**，应水为用。**在地为水**。北方之化，神之为用。如上五化，木为风所生，火为热所炽，金为燥所发，水为寒所资，土为湿所全，盖初因而成立也。虽初由之以化成，卒因之以败散尔，岂五行之独有是哉！凡因所因而成立者，悉因所因而散落尔。**故在天为气，在地成形**，气，谓风热湿燥寒。形，谓木火土金水。**形气相感而化生万物矣。**此造化生成之大纪。**然天地者，万物之上下也**。天覆地载，上下相临，万物化生，无遗略也。故万物自生自长，自化自成，自盈自虚，自复自变也。夫变者何？谓生之气极，本而更始化也。**左右者，阴阳之道路也**。天有六气御下，地有五行奉上。当岁者为上，主司天，承岁者为下，主司地，不当岁者，二气居右，北行转之，二气居左，南行转之。金木水火运，北面正之，常左为右，右为左，则左者南行，右者北行而反也。**水火者，阴阳之征兆也**。征，信也。兆，先也。以水火之寒热，彰信阴阳之先兆

① 原本无标题，据正文内容补。

也。金木者，生成之终始也。木主发生，应者春，为生化之始。金主收敛，应秋，秋为成实之终。终始不息，其化常行，故万物生长化成收藏自久。气有多少，形有盛衰，上下相召，而损益彰矣。气有多少，谓天之阴阳三等，多少不同秩也。形有盛衰，谓五运之气有太过不及也。由是少多盛衰，天地相召，而阴阳损益，昭然彰著也。帝曰：愿闻五运之主时也。鬼臾区曰：五气运行，各终期日，非独主时也。一运之日，终三百六十五日四分度之一，乃易之，非主旺时也。此言五运治政令于内，合于六气之治政令于外者也。五行者，金木水火土也。在天则为天干之五行，如甲乙属木之类；在运则为气化之五行，如甲己化土之类；在中运则为甲己太宫少宫之类。在地则为地支之五行，如子丑寅卯之类；在岁气则为子午属少阴君火之类。故天有五行生六气，天之六气又生在地有形之五行，无非五行之妙也。五位者，东南西北中央也。寒暑燥湿风火者，即六气也。五脏者，心肝脾肺肾也。五气者，五脏之气也。喜怒思忧恐者，五志也。三阴者，少阴、太阴、厥阴也。三阳者，少阳、太阳、阳明也。天地初分之时，天分五气，地列五行，五行定位，布政于四方，五气分流，散支于十干。当是时，黄气横于甲己，白气横于乙庚，黑气横于丙辛，青气横于丁壬，赤气横于戊癸，故甲己应土运，乙庚应金运，丙辛应水运，丁壬应木运，戊癸应火运。天有此五行之气，以御东西南北中央之五位，而寒暑燥湿风火，所由以生，正谓之六气也。在人则有心肝脾肺肾之五脏，以化五脏之气，而喜怒思忧恐之五志所由以生也。六节脏象论曰：五日谓之候，言五日即有一候。如立春初五日，东风解冻之类。三候谓之气，言半月有三候，则为一气，如立春正月节为一气之类。六气谓之时，言六气则有三月而为一时，如自立春、雨水、惊蛰、春分、清明、谷雨而为春，自立夏、小满、芒种、夏至、小暑、大暑而为夏之类。四时则合春、夏、秋、冬而为一岁，皆各从其所旺之时，而主治之，木而火，火而土，土而金，金而水，水而木，五运之气相为承袭，而皆治之。每终一岁之日，周而复始，今岁之候如此，明岁之候亦然。帝言：已知五运相袭，而皆治之，终期之日，周而复始，但五运者，地之木火土金水治政令于内者也。三阴三阳者，天之风热燥湿寒，治政令于外者也。故五运相袭而治者，其于三阴三阳外治之候，如何合之？区言：太极分阴阳，阴阳分为五行，故五行一阴阳，阴阳一太极，彼五运乃天地初分之气，而列之于五方者也。阴阳者，虽有三阴三阳之分，而天气、运气、地气举不能外之也。天干主于降，地支主于升，而五运则主于升降，行于天地之间，乃谓之中运，是谓天地之道也。万物以之为纲纪，变化以之为父母，生杀以之为本始，真有神明为之府也。盖万物初生谓之化，物之以极谓之变，阴阳莫测谓之圣，神用无方谓之神，由化与变，故万物无能逃五运阴阳。由圣与神，故众妙无能出幽玄之理。物之生从于化，物之极由乎变，变化之相迫，成败之所由也。又五常政大论云：气始而生化，气散而有形，气布而蕃育，其终而象变，其致一也。在天为玄，其理玄远，而玄之所生者为神。在人为道，其性咸备，而道之所生者为智。在地为化，孕育万物，而化之所生者为五味。惟玄生神，而为风，为热，为湿，为燥，为寒，此乃三阴三阳之气也。故风之气为木，热之气为火，湿之气为土，燥之气为金，寒之气为水，而成五运之形。由是在天之气与在地之气相感，而化生万物也。然天地者，万物之上下。五运行大论曰：所谓上下者，岁上下见阴阳之所在也。左右者，阴阳之道路。五运行大论曰：左右者，诸上见厥阴，左少阴，右太阳。见少阴，右太阴，右厥阴。见太阴，左少阳，右少阴。见少阳，左阳明，右太阴。见阳明，左太阳，右少阳。见太阳，左厥阴，左阳明。所谓面北而命其位，言其见也。帝曰：何谓下？岐伯曰：厥阴在上，则少阳在下，左阳明，右太阴。少阴在上，则阳明在下，左太阳，右少阳。太阴在上，则太阳在下，左厥阴，右阳明。少阳在上，则厥阴在下，左少阴，右太阳。阳明在上，则少阴在下，左太阴，右厥阴。太阳在上，则太阴在下，左少阳，右少阴。所谓面南而命其位，言其见也。王注云：面北者，面向北而言之也。上，南也。下，北也。左，西也。右，东也。主岁者，位在南，故面北而言其左右。在下者，位在北，故面南而言其左右也。上，天位也。下，地位也。面南左东也，右西也。上下异而左右殊也。此在天三阴三阳之气，右旋于外，以加地也。水火者，阴阳之征兆也。金木者，生成之终始。此在地五运之行，左转于内，以临天也。天上之气有多少，地下之形有盛衰，故天上多少之气与地下盛衰之形相召，而损益彰，以为物极之变也。其气之多与形之盛相召者益，益为变之盛也。气之少与形之衰相召者损，损为变之虚也。盖物生之化者，天地之常，气在五运曰平，气在六气曰常化也。物极之变者，天地之变气，在五运曰太过不及，在六气曰淫胜，反胜相胜也。其变之胜者，则五运之太过，六气之淫胜也。其变之虚者，则五运之不及，六气之反胜相胜也。凡此五运六气，所谓变化盛虚，本经后篇千言万语皆所以发明此四者，学者当

潜心以究之也。五运气行，各终期日，非独王时者，言木火土金水治政，各终一岁之期日，不独治岁内六步之时令也。帝曰：何谓气有多少？形有盛衰？区曰：阴阳之气各有多少，故曰三阴三阳也。由气有多少，故随其升降，分为二别也。阴阳之三也，何谓？太阴为三阴，太阳为正阳，次少者为少阴，次少者为少阳，又次为阳明，又次为厥阴。行有盛衰，为五行之治，各有太过不及也。气至不足，太过营之，气至太过，不足随之，天地之气亏盈如此，故云形有盛衰也。故其始也，有余而往，不足随之；不足而往，有余从之。知迎知随，气可与期。言亏盈无常，互有胜负尔。应天为天符，承岁为岁直，三合为治。应天，为木运之岁，上见厥阴；火运之岁，上见少阳、少阴；土运之岁，上见太阴；金运之岁，上见阳明；水运之岁，上见太阳。此五者，天气下降，如合符运，故曰：应天为天符也。承岁，谓木运之岁，岁当亥卯；火运之岁，岁当寅午；土运之岁，岁当辰戌丑未；金运之岁，岁当巳酉；水运之岁，岁当申子。此五者，岁之所直，故曰：承岁为岁直也。三合，谓火运之岁，上见少阴，年辰临午；土运之岁，上见太阴，年辰临丑未；金运之岁，上见阳明，年辰临酉。此三者，天气、运气与年辰俱会，故云：三合为治也。岁直亦曰岁位，三合亦为天符。六微旨大论曰：天符岁会曰太一天符，谓天运与岁俱会也。此承上文，而明气有多少，形有盛衰之义，不外乎天气、地气、运气而已。阴阳之气，各有多少者，谓三阴三阳之气各分多少，阴多者为太阴正阴，次少者为少阴，而又次者为厥阴也。阳多者，为太阳正阳，次少者为少阳，而又次者为阳明也。形有盛衰，谓五行之治各有太过与不及者也。五运之形各有盛

衰，土有太少宫，金有太少商，水有太少羽，木有太少角，火有太少徵。而太者太过，少者不及也。始，谓甲子岁也。六微旨大论曰：天气始于甲，地气始于子，子甲相合，命曰岁立。《运气全书》曰：运有盛衰，气有虚实，更相迎随，以司岁也。阳盛阴衰，如土运甲阳而己阴，阳虚阴实，如六气子实而丑虚。迎随，如六十甲子，一阳一阴盛衰虚实递相接送，以司岁次而推之以终六甲，故有余已则不足随，不足已则有余从。亦有岁运非有余，非不足者，盖以同天地之化也。若余已复余，少已复少，则天地之道变常而灾害苛疾至矣。知其来而迎之，知其往而随之，则岁气自可与期也。

寒暑燥湿风火，天之阴阳也，三阴三阳上奉之。太阳为寒，少阳为暑，阳明为燥，太阴为湿，厥阴为风，少阴为火，皆其元在天，故曰：天之阴阳也。木火土金水，地之阴阳也，生长化收藏，下应之。木，初气也。火，一气也。相火，三气也。土，四气也。金，五气也。水，终气也。以其在地应天，故云：下应也。气在地，故曰：地之阴阳也。天以阳生阴长，地以阳杀阴藏。生长者，天之道；藏杀者，地之道。天阳主生，故以阳生阴长；地阴主杀，故以阳杀阴藏。天地虽高下不同，而各有阴阳之运用也。天有阴阳，地亦有阴阳。天有阴故能下降，地有阳故能上腾，是以各有阴阳也。阴阳交泰，故化变由之成也。木火土金水火，地之阴阳也，生长化收藏。故阳中有阴，阴中有阳。阴阳之气，极则过亢，故各兼之，阳中兼阴，阴中兼阳，《易》之卦，离中虚，坎中满，此其义象也。所以欲知天地之阴阳者，应天之气，动而不息，故五岁而右迁。应地之气，静而守位，故六期而环会。天有六气，地有五位。天以六气临地，地以五位承天，盖以天气不加君火故也。以六加五，则五岁而余一气，故迁一位。若以五承六，则常，六岁乃备尽天元之气，故六年而环会，所谓周而复始也。地气左行，往而不返，天气东转，常自火运，数五岁已。其次气正当君火之上，法不加临，则右迁君火气上，以临相火之上，故曰五岁而右迁也。由斯动静上下相临，而天地万物之情，变化之机可见矣。动静相召，上下相临，阴阳相错而变由生也。天地之道，变化之微，其由是也。孔子曰：天地设位，而易行乎其中，此之谓也。上下相遘，寒暑相临，气相得则和，不相得则病。又云：上者右行，下者左行，左右周天，余而复会。天以六为节，地以五为制，周天气者，六期为一备，终地纪者，五岁为一周。六节，谓六气之分。五制，谓五位之分。位应一岁，岁统一年，故五岁为一周，六年为一备。备，谓备历天气。周，谓周行地位。所以地位六而言五者，天气不临君火故也。君火以名，相火以位。君火在相火之右，但立名于君位，不立岁气，故天之以气，不偶其气以行，君火之正，守位而奉天之命，以宣行火令尔。以右奉天，故曰：君火以名。守位禀命，故曰：相火以位。五六相合，而七百二十气为一纪，凡三十岁，千四百四十气，凡六十岁，而为一周，不及太过，斯可见矣。历法，一气十五日，因而乘之，积七百二十气，即三十年，积千四百四十气，即六十年也。经云：有余而往，不足随之；不足而往，有余从之。故六十年中，不及太过斯皆见矣。此承上文，论上下相召之义，而合之以周纪之数也。上者天也；下者地也。上下相召者，天右旋之阴，阳加于地下，地左转之阴，阳临于天上，而相召，以治岁治步也。天之阴阳，风、热、燥、湿、寒，又增火为六数者，在天之热分为暑、火二气，故三阴三阳各上奉之也。地之阴阳，木火土金水，亦增火为六数者，在地之火，分为君相二形，故生长化藏，各下应之也。生长者，天之道；藏杀者，地之道。天阳主生，阳中有阴，故以阳生阴长。地阴主杀，阴中有阳，故以阳杀阴藏。天地虽高下不同，而各有阴阳之运用。天惟有阴，故能下降，地惟有阳，故能上升，是以谓之各有阴阳也。即如木火土金水火，地之阴阳也，生长化收藏，故阳中有阴，阴中有阳。所以欲知天地之阴阳者，天之阴阳下加地气，共治岁也，则应天之气，动而不息。盖地之治岁，君火不主运，惟五运循环，故天之六气加之，常五岁右余一岁，与地迁移，一位而动不息也。地之阴阳，上临天气，其治步也，则应地之气，静而守位。盖地之治步，其木君相土金水无殊，皆各主一步以终期，故其上临天之六气。其治也，常六期周复于始，治之步环会而静守位也。故治岁动者，与治步静者相召，外旋上者，与内运下者相临，则阴阳相错而损益盛虚之变所由生也。天以六为节，地以五为制者，上下相召之数也。盖天之六气，各治一岁，故六期以备。地之六位，其君火以名，相火以位，故五岁一周。五六相合，凡三十岁为一纪，六十岁为一周。其间相错之阴阳，或气类同多而益，为太过之盛者，或气类异少而损，为不及之虚者，斯皆可见其变也。

五运行大论篇①

　　五运行大论曰：臣览《太史天元册》文，丹天之气，经于牛女戊分。黅天之气，经于心尾己分。苍天之气，经于危室柳鬼。素天之气，经于亢氐昴毕。玄天之气，经于张翼娄胃。所谓戊己分者，奎璧角轸，则天地之门户也。戊土属乾，己土属巽。六戊为天门，六己为地户。夫候之所始，道之所生，不可不通也。其五天之象，所经星宿分野，独当五运之干位，不及六气之支位者，盖干之与支，即根本之与枝叶。经言：干则支在其中矣。故其化皆干与支同属者，运位齐化是根本与枝叶同化者也。夫五气之至，各有五色，经于分野，气太过则先天而至，气不及则后天而至，尝以寅卯前后之，自然可见。故曰：候之所始，道之所生，不可不通也。所谓上下者，岁上下见阴阳之所在也。左右者，诸上见厥阴，左少阴，右太阳；见少阴，左太阴，右厥阴；见太阴，左少阴，右少阴；见少阳，左阳明，右太阴；见阳明，左太阳，右少阳；见太阳，左厥阴，右阳明。所谓面北而命其位，言其见也。面向北而言之也。上，南也。下，北也。左，西也。右，东也。何谓下？厥阴在上，则少阳在下，左阳明，右太阴；少阴在上，则阳明在下，左太阳，右少阳；太阴在上，则太阳在下，左厥阴，右阳明；少阳在上，则厥阴在下，左少阴，右太阳；阳明在上，则少阴在下，左太阳，右厥阴；太阳在上，则太阴在下，左少阳，右少阴。所谓面南而命其位，言其见也。主岁者，位在南，故面北而言其左右。在下者位在北，故面南而言其左右也。上，天位也。下，地位也。面南，左东也，右西也。上下异而左右殊也。上下相遘，寒暑相临，气相得则和，不相得则病。木火相临，金木相临，水木相临，火土相临，土金相临，为相得也。水土相临，土水相临，水火相临，火金相临，金木相临，为不相得也。上临下为顺，下临上为逆，亦郁抑而病生，土临相火君火之

---

① 原本无标题，据正文内容补。

类者也。气相得而病者，何也？以下临上，不当位也。六位相临，假令土临火，火临木，木临水，水临金，金临土，皆为以下临上，不当位也。父子之义，子为下，父为上，以子临父，不亦逆乎？动静何如？言天地之行左右也。上者右行，下者左行，左右周天，余而复会也。上，天也。下，地也。周天，谓天周地五行之位也。天垂六气，地布五行，天顺地而左回，地承天而右转，木运之后，天气常余，余气不加于君火，却退一步加临相火之上，是以每五岁已，退一位而右迁。故曰：左右周天，余而复会。会，遇也，合也。言天地之道，常五岁毕，则以余气迁加，复与五行座位再相会合而为岁法也。周天，谓天周地位，非周天之六气也。夫变化之用，天垂象，地成形，七曜纬虚，五行丽地。地者，所以载生成之形类也。虚者，所以列应天地之精气也。形精之动，犹根本之与枝叶也。仰观其象，虽远可知也。观五星之东转，则地体左行之理，昭然可知。地为人之下，太虚之中者也，言人之所居，可谓下矣。征其至理，则是太虚之中一物耳。《易》曰：坤厚载物，德合无疆，此之谓也。大气举之也。大气，谓造化之气，任持太虚者也。所以太虚不屈，地久天长者，盖有造化之气任持之也。气化而变，不任持之，则太虚之器亦败坏矣。凡有形，处地之上者，皆有生化之气任持之也。然气有大小不同，坏有迟速之异，及至气不任持，则大小之坏一也。燥以干之，暑以蒸之，风以动之，湿以润之，寒以坚之，火以温之。故风寒在下，燥热在上，湿气在中，火游行其间，寒暑六入，故令虚而化生也。地体之中，凡有六入：一曰燥，二曰暑，三曰风，四曰湿，五曰寒，六曰火。受燥故干性生焉，受暑故蒸性生焉，受风故动性生

焉，受湿故润性生焉，受寒故坚性生焉，受火故温性生焉，此天之六气也。故燥胜则地干，暑胜则地热，风胜则地动，湿胜则地泥，寒胜则地裂，火胜则地固矣。六气之用，此言天右旋于外，而寒暑六入以举其地，地受天六入以为五行，左转化生人物于天之中也。天地万物之上下，左右阴阳之道路者，天右旋六节之位也。上下，谓在上者司天之位，在下者在泉之位。左右，谓在上之左右，即司天左间右间之位。在下之左右，即在泉左间右间之位也。故天之三阴三阳于其六位右旋，如巳亥岁，上见厥阴而左间少阴，右间太阳。至子午岁，上见少阴，而左间太阴，右间厥阴。遂岁自上旋降于右也。面北命其位，言其见者，谓司天之位在南而面北，命其左右，则西南为左间之位，东南为右间之位，而言其所见之阴阳也。面南命其位，言其见者，谓地之位，在北而面南，命其左右，则东北为左间之位，西北为右间之位，而言其所见之阴阳也。自天地万物之上下，至此独论天右旋之气也。上下相遘，寒暑相临，气相得则和，不相得则病者，言天之右旋绕地方位，而其气于地方位气相遘相临，其遘同类，相生之气则和，不同类，相制之气则病也。或气虽同类，相得亦病者，惟相火临于君火，为不当位故也。君位臣则顺，臣位君则逆，逆则病近者速者是也。动静何如者？帝谓天动能临于地，地静不能临天，而难上下相遘，寒暑相临之语。伯言：上者右行，下者左行，则知天常于上，自右降东南而旋回以临地，地常于下，自左升东北而循显明木君相土金水之位，循环临天而皆动也。故左右临动，各皆周天，遇则复相会也。应地者静，天地之体，动静虽殊，而其用之变化，在地则五行丽地，而载生成之形，类运于内，在天则七曜纬虚

而列，应天之精气运于外，其形类与精气之相随运动，犹根本之与枝叶，同乎一气而不殊，故但仰观七曜之象，周旋虽远，可知其动也。天地之气，何以候之？天地之气，胜复之作，不形于诊也。《脉法》曰：天地之变，无以脉诊。此之谓也。言天地平气及胜复，皆以形证观察，不以诊知也。间气何如？惟间气偏治一位，故可随其所在，期与尺寸左右也。随气所在，期与左右。于左右尺寸四部分位承之，以知应与不应，过与不及也。从其气则和，违其气则病。谓当沉不沉，当浮不浮，当涩不涩，当钩不钩，当弦不弦，当大不大之类也。不当其位者病，见于他位也。迭移其位者病，谓左见右脉，右见左脉。失守其位者危，已见于他乡，本官见贼杀之气，故病危。尺寸反者死。子午卯酉四岁有之。反，谓岁当阴在寸而脉反见于尺；岁当阳在尺而脉反见于寸，尺寸俱乃谓反也。若尺独然，或寸独然，是不应气，非反也。阴阳交者死。寅、申、巳、亥、丑、未、辰、戌八年有之。交，谓岁当阴，在右脉反见左；岁当阳，在左脉反见右。左右交见，是谓交。若左独然，或右独然，是不应气，非交也。先立其年，以知其气，左右应见，然后乃可以言死生之逆顺。此言天地之气，可随其所在期之于尺寸左右也。盖五运以甲乙土运为尊，六气以少阴君火为尊。故甲乙土运为南政，乃南面而行令，其余四运为北政，以臣事之，则面北而受令者也。又以少阴为君主，反脉司天在泉，而尺寸不应者，皆以少阴而论之，其脉主于沉也。是以期之之法，阳之所在，其脉应不沉，阴之所在，其脉不应沉。北政之岁，人气面北，而寸北尺南。地左间之气在右寸，右间之气在左寸，天左间之气在左尺，右间之气在右尺。所以少阴在泉，则左间太阴右间厥

阴，而两寸之脉俱不应。厥阴在泉，则左间少阴右间太阴，而少阴在左，其右寸之脉不应。太阴在泉，则左间少阳右间少阴，而少阴在右，其左右之脉不应。故曰北政之岁，三阴在下，则寸不应者此也。少阴司天，则左间太阴，右间厥阴，而两尺之脉俱不应。厥阴司天，则左间少阴，右间太阳，而少阴在左，则左尺之脉不应。太阴司天，则左间少阳，右间少阴，而少阴在右，其右尺之脉不应。故曰北政之岁，三阴在上，则尺不应者此也。南政之岁，人气面南而寸南尺北，天左间之气在右寸，右间之气在左寸，地左间之气在左尺，右间之气在右尺，所以少阴司天则左间太阴，右间厥阴，而两寸之脉俱不应。厥阴司天，则左间少阴，右间太阳，而少阴在左，其右寸之脉不应。太阴司天，则左间少阳，右间少阴，而少阴在右，其左寸之脉不应。故曰南政之岁，三阴在天，则寸不应者此也。少阴在泉，则左间太阴，右间厥阴，而两尺之脉俱不应。厥阴在泉，则左间少阴，右间太阳，而少阴在左，其左尺之脉不应。太阴在泉，则左间少阳，右间少阴，而少阴在右，其右尺之脉不应也。故曰南政之岁，三阴在泉，则尺不应者此也。从其气则和者，阴阳各当尺寸本位也。违其气则病者，即所谓阴阳或不当其位，或迭移其位，或失守其位，或尺寸反，或阴阳交也。南北二政，内行运法，甲乙为南政，余四运为北政。南政司天在泉，皆行土运，其余北政，皆以在泉行运，如北政巳亥，厥阴司天则行在泉少阳火运。又如寅申，少阳司天则行在泉厥阴木运，余仿此。惟有北政辰戌年，太阳司天当行在泉太阴土运，缘北政以臣，不敢行君之令，故行金运，是土之子，以足木火金水四运焉。

五常政大论篇①

五常政大论曰：天不足西北，左寒而右凉，地不满东南，右热而左温，其故何也？面巽言也。阴阳之气，高下之理，大小之异也。高下，谓地形。大小，谓阴阳之气，盛衰之异。中原地形，西北方高，东南方下，西方凉，北方寒，东方温，南方热。东南方阳也，阳者其精降于下，故右热而左温。阳精下降，故地气以温，而和之于下矣。阳气生于东而盛于南，故东方温而南方热，气之多少明矣。西北方阴也，阴者其精奉于上，故左寒而右凉。阴精奉上，故地以寒而和之于上矣。阴气生于西而盛于北，故西方凉而北方寒，君面巽而言，臣面乾而对也。是以地有高下，气有温凉，高者气寒，下者气热。六元政纪论云：至高之地，冬气常在。至下之地，春气常在。阴精所奉其人寿，阳精所降其人夭。阴精所奉，高之地也。阳精所降，下之地也。阴方之地，阳不妄泄，寒气外持，邪不数中，正气坚守，故寿延。阳方之地，阳气耗散，发泄无度，风湿数中，真气倾竭，故夭折。今中原之境，西北方人多寿，东南方人多夭，其中犹各有微甚尔。西北之气散而寒之，东南之气收而温之，所谓同病异治也。西方北方人皮肤闭，腠理密，人皆食热，故宜散宜寒。东方南方人，皮肤疏，腠理开，人皆食冷，故宜收宜温。散，谓温浴，使中外条达。收，谓温中，不解表也。根于中者，命曰神机，神去则机息。根于外者，命曰气立，气止则化绝。凡禀乎天者，以神为主，禀乎地者，以气为主。诸有形之类，根于中者，生源系天，其所动浮，皆神气为机发之主，其所为也，物莫知之，是以神舍去，则机发动用之道息矣。又以其生气之根本，乃发自身形之中，故曰根中

也。其根于外者，生源系地，故其所生长化成收藏，皆为造化之气所外立，其所出也，物亦莫之知，是以气丘息，则生化结成之道绝灭也。其木火土金水，燥湿液坚柔，虽常性不易，及乎外物去，生气离，根化绝止，则其常体性颜色，皆必变移其旧也。气始而生化，气散而有形，气布而蕃育，气终而象变。始动而生化，流散而有形，布化而成结，终极而万象皆变也。气反者，病在上，取之下；病在下，取之上；病在中，旁取之。下取，谓寒道于下，而热攻于上，不朽于下，气盈于上，则温下以调之。上取，谓寒积于下，温之则下，阳脏不足，则补其阳也。旁取，谓气并于左，则药熨于右，气并于右，则药熨其左以和之。

有毒无毒，服有约乎？病有久新，方有大小，有毒无毒，固宜常制矣。有②毒治病，十去其六，下品药毒，毒之大也。常毒治病，十去其七，中品药毒，次于小水。小毒治病，十去其八，上品药毒，毒之小也。无毒治病，十去其九，上品、中品、下品无毒药，悉谓之平。谷肉果菜，食养尽之，无使过之，伤其正也。大毒之性烈，其为伤也多，小毒之性和，其为伤也少，常毒之性，减大毒之性一等，加小毒之性一等，所伤可知也。故至约必止之。故十去其或六、或七、或八而即已。然无毒之药性虽平和，久而多之，则气有偏盛，正有偏绝，不可长也，故十去其九而止。服至约已，则以五谷、五肉、五果、五菜，随五脏宜者，食养尽之。不尽，复行如法，法，谓前四约也。余病不尽，然再行之，毒之大小，至约而止，必无过也。必先岁气，无伐天和，无

① 原本无标题，据正文内容补。
② 有《素问·五常政大论篇》中为"大"字。

盛盛，无虚虚，而遗人夭殃。不察虚实，但思攻击，盛者转盛，虚者转虚，万端之病，从兹而甚，真气日消，病势日侵，殃咎之来，苦夭之兴，难可逃也。无致邪，无失正，绝人长命。所谓伐天和也，攻虚谓实，是则致邪，不识脏之虚，斯为失正。正即失，则为死之由矣。夫经络以通，血气以从，复其不足，与众齐同，养之和之，静以待时，谨守其气，无使倾移，其形乃彰，生气以长。病去而瘠者，其经络已通，血气已顺，当复其不足之脏，而与足者同，必养之和之，静以待时，形自彰而不瘠矣。

六元正纪大论篇①

六元正纪大论曰：数之始，起于上而终于下。岁半之前，天气主之，岁半之后，地气主之，岁半，谓之立秋之日也。上下交互，气交主之，岁纪毕矣。上下交互，则三四气之纪，即天地之气交主之。此则一岁之纪毕也。春气西行，夏气北行，秋气冬行，冬气南行。观万物生长收藏如斯言。故春气始于下，秋气始于上，夏气始于中，冬气始于标。春气始于左，秋气始于右，冬气始于后，夏气始于前。此四时正化之常。察物以明之，可知也。故至高之地，冬气常在，至下之地，春气常在，高山之巅，盛夏冰雪，污下川泽，严冬草生，常在之义足明矣。春夏之气，本主冬南，而其气则降于西北。冬秋之气，本主西北，而其气则生于东南。故春气者，始于往年在下之气所升。秋气者，由于今年在上之气所降。夏气者，始于今年中气所升。必谨察之。

厥阴所至为里急，筋缓缩，故急。少阴所至，为疡胗身热，火气生也。太阴所至，为积饮否膈，上气也。少阳所至为嚏呕、为疮疡，火气生也。阳明所至为浮

虚，浮虚，薄肿按之复起也。太阳所至为屈伸不利，病之常也。厥阴所至为支痛，支，杜妨也。少阴所至为惊惑、恶寒、战栗、谵妄，谵，乱言也。太阴所至为搐满，少阳所至为惊躁、瞀昧、暴病，阳明所至为鼽、尻阴股膝髀腨䯒足病，太阳所至为腰痛，病之常也。厥阴所至为缥戾，少阴所至为悲妄衄蔑，蔑，污血也。太阴所至为中满、霍乱吐下，少阳所至为喉痹、耳鸣、呕涌，涌，谓溢食不下也。阳明所至为胁痛、皴揭，身皮麩象。太阳所至为寝汗、痉，寝汗，谓睡中汗，发于胸嗌颈腋之间也，俗乎为盗汗。病之常也。厥阴所至为胁痛、呕泄，泄，谓利也。少阴所至为语笑，太阴所至为重、胕肿，胕肿，谓肉泥按之不起也。少阴所至为暴注、眴瘛、暴死，阳明所至为鼽嚏，太阳所至为流泄禁止，病之常也。凡此十二变者，报德以德，报化以化，报政以政，报令以令，气高则高，气下则下，气后则后，气前则前，气中则中，气外则外，位之常也。气报德报化，谓天地气也。高下、前后、中外，谓生病所也。手之阴阳其气高，足之阴阳其气下。足太阳气在身后，足阳明气在身前，足少阳、太阴、厥阴气在身中，足少阳气在身侧，各随所在，言气变生病象也。凡正文厥阴、少阴、太阴等语，俱主岁言，而人病则合于岁也。凡此十二变者，言前德化、政令、病变、十二节之候。若不当岁步主客正位而至者，则属变气而为胜复也。凡胜复之候，至其胜气，变德则报复以德，变化则报复以化，变政令则报复以政令，而其气之往复不能相移也。所变之气，居高则报复亦高，居下则报复亦下，居后则报复亦后，居前则报复亦前，居中则报复亦中，

---

① 原本无标题，据正文内容补。

居外则报复亦外，而其位之高下，亦不能相移也。由是言之，则天下风寒暑湿燥火之变常，不能同也。故风胜则动，不宁也。**热胜则肿**，热胜气则为丹瘭，胜血则为痈肿，胜骨肉则为胕肿，按之不起。**燥盛则干**，干于外，则皮肤皴揭。干于内则精血枯涸，干于气及津液，则肉干而皮著于骨。寒胜则浮，浮，谓浮起，按之处见矣。湿胜则濡泄，甚则水闭胕肿，濡泄，水利也。胕肿，肉泥按之陷而不起也。水闭则逸于皮中也。随气所在，以言其变耳。

天气不足，地气从之，地气不足，天气从之，运居其中而常先也。运，谓木火土金水各主岁者也。地气胜则岁运上升，天气胜则岁运下降，上升下降，运气常先迁降也。恶所不胜，归所同和，随运归从，而生其病也。非其位则变生，变生则病作。故上胜则天降而下，下胜则地气迁而上，胜，谓多也。上多则自降，下多则自迁，多少相移，气之常也。胜多少而差其分，多则迁降多，少则迁降少，多少之应，有微有甚之异也。微者小差，甚者大差，甚则位易气交，易则大变生而病作矣。大要曰：甚纪五分，微纪七分，其差可见，此之谓也。以其五分七分，之所以知天地阴阳过差矣。热无犯寒，寒无犯寒，奈何？发表不远热，攻里不远寒。汗泄，故用热不远热。下利，故用寒不远寒。皆谓不获已而用之也。

时必顺之，犯者治以胜也。春宜凉，夏宜寒，秋宜温，冬宜热，此时之宜用不可不顺，然犯热治以寒，犯寒治以热，犯春宜用凉，犯秋宜用温，是以胜也。妇人重身，毒之何如？有故无损，亦无殒也。谓大坚癥瘕，痛甚不堪，则治以破积愈痛之药，是谓不救，必乃尽死救之，存其大也。上无殒，言母必全。亦无殒，子亦不

死也。大积大聚，其可犯也，衰其大半而止，过者死。衰其大半，不足以害生，故衰大半则止其药。若过禁待尽，毒气内余，无病可攻，以当毒药，则败损中和，故过则死。

木郁达之，火郁发之，土郁夺之，金郁泄之，水郁折之，然调其气，达，谓吐之令其条达也。发，谓汗之令其疏散也。夺，谓下之令无壅碍也。泄，谓渗泄解表，利小便也。折，谓抑之制其冲逆也。通是五法也，乃气可调，后再观其虚盛而调理之。过者折之，以其畏也，所谓泻之。过，太过也。太过者，以味泻之，咸泻肾，酸泻肝，辛泻肺，甘泻脾，苦泻心。过者皆泻，故谓泻为畏也。

至真要大论篇①

至真要大论曰：阴之所在，寸口何如？阴之所在，脉沉不应。视岁南北，可知之矣。北政之岁，少阴在泉，则寸口不应；木火金水四运，面北受气。凡气之在泉者，脉息不见，惟其左右之气，脉可见之。在泉之气，善则不见，恶者可见，病以气及客主淫胜名之。在天之气，其亦然也。厥阴在泉，则右不应；少阴在右故。太阴在泉，则左不应。太阴在左故。南政之岁，少阴司天，则寸口不应；土运之岁，面南行令，故少阴司天，则二手寸口不应也。厥阴司天，则右不应；太阴司天，则左不应。亦左右义也。诸不应者，反其诊则见也。不应皆为脉沉，脉沉下者，仰手而沉，覆其手，则沉为浮，细为大也。帝曰：尺候何如？伯曰：北政之岁，三阴在下，则寸不应；三阴在上，则尺不应。司天曰上，在泉曰下。南政之岁，三阴在天，则寸口不应；三阴在泉，

① 原本无标题，据正文内容补。

则尺不应。左右同。尺不应寸，左右悉同。此言南北二政之司天在泉，其尺寸之脉，各有所不应也。天地之气，内淫而病何如？岁厥阴在泉，风淫所胜，则地气不明，平野昧，草乃早秀。民病洒洒振寒，善呻数欠，心痛支满，两胁里急，饮食不下，膈咽不通，食则呕，腹胀善噫，得后与气则快然如衰，身体皆重。谓寅申岁也。洒洒振寒，善呻数欠，为胃病。合则呕，腹胀善噫，得后与气则快然如衰，身体皆重，为脾病。饮食不下，膈咽不通，邪在胃脘也。盖厥阴在泉之岁，木干而克脾胃，故病如是。岁少阴在泉，热淫所胜，则焰浮川泽，阴处反明。民病腹中常鸣，气上冲胸，喘不能久立，寒热，皮肤痛，目瞑齿痛颇肿，恶寒发热如疟，少腹中痛，腹大，蛰虫不藏。谓卯酉岁也。齿痛颇肿，为大肠病。腹中雷鸣，气上冲胸，喘不能久立，邪在大肠也。盖少阴在泉之岁，火克金，故大肠病也。岁太阴在泉，草乃早荣，湿淫所胜，则埃昏岩谷，黄反见黑，至阴之交。民病饮积，心痛，耳聋浑浑焞焞，咽肿喉痹，阴病血见，少腹痛肿，不得小便，病冲头痛，目似脱，项似拔，腰似折，髀不可以回，腘如结，腨如别。谓辰戌岁也。太阴为土，色见应黄于天中，而反见于北方黑处也。水土同见，故曰至阴之交，合其气色也。冲头痛，谓脑后眉间痛也。腘，谓膝后曲脚之中也。腨，腑后软肉处也。耳聋浑浑焞焞，咽肿喉痹，为三焦病。冲头痛，目似脱，项似拔，腰似折，髀不可以回，腘如结，腨如别，为膀胱足太阳病。又少腹肿痛，不得小便，邪在三焦，盖太阴在泉之岁，土旺克太阳，故病如是也。岁少阳在泉，火淫所胜，则焰明郊野，寒热更至。民病注泄赤白，少腹痛，溺赤，甚则血便。少阴同候。谓巳亥岁也。处寒之时，

热更其气，热气既往，寒气后来，故云更至也。余候与少阴在泉同。岁阳明在泉，燥淫所胜，则霿雾清瞑，民病喜呕，呕有苦，善太息，心胁痛，不能反侧，甚则咽干面尘，身无膏泽，足外反热。谓子午岁也。霿雾谓雾暗不分，似雾也。清，薄寒也。言雾起霿暗，不辨形物而薄寒也。心胁痛，谓心之傍，胁中痛也。面尘，谓面上如有触冒尘土之色也。呕有苦，善太息，心胁痛，不能反侧，甚则面尘，身无膏泽，足外反热，为胆病。咽干面尘，为肝病。盖阳明在泉之岁，金王克木，故病如是。岁太阳在泉，寒淫所胜，则凝肃惨栗。民病少腹控睾引腰脊，上冲心痛，血见，嗌痛颔肿。谓丑未岁也。凝肃，谓寒气霭空，凝而不动，万物静肃其仪形也。惨栗，寒甚也。控，引也。睾，阴丸也。颔，颊车前牙之下也。嗌痛颔肿，为小肠病。又少腹控睾引腰脊，上冲心肺，邪在小肠也。盖太阳在泉之岁，水克火，故病如是。诸气在泉，风淫于内，治以辛凉，佐以苦甘，以甘缓之，以辛散之。热淫于内，治以咸寒，佐以甘苦，以酸收之，以苦发之。湿淫于内，治以苦热，佐以酸淡，以苦燥之，以淡泄之。火淫于内，治以咸冷，佐以苦辛，以酸收之，以苦发之。燥淫于内，治以苦温，佐以甘辛，以苦下之。寒淫于内，治以甘热，佐以苦辛，以咸泻之，以辛润之，以苦坚之。此言六气之在泉，淫胜为病者，各有治之之法也。天气之变何如？厥阴司天，风淫所胜，则太虚埃昏，云物以扰，寒生春气，流水不冰。民病胃脘当心而痛，上支两胁，膈咽不通，饮食不下，舌本强，食则呕，冷泄腹胀，溏泄瘕水闭，蛰虫不出，病本于脾。谓巳亥岁也。是岁民病集于中也。风自天行，故太虚埃起，风动飘荡，故云物扰也。埃，青尘也。不分远物，是

为昏埃。土之为病，其善泄利，若病水，则小便闭而不下，若大泄利，则经水亦多闭绝也。舌本强，食则呕，腹胀溏泄，瘕水闭，为脾病。又胃病者，腹膜胀，胃脘当心而痛，上支两胁，膈咽不通，食饮不下。盖厥阴司天之岁，木胜土，故病如是。冲阳绝，死不治。冲阳在足跗上动脉应手，胃之气也。冲阳脉微，则食欲减少，绝则药食不入，亦下噎还出也。攻之不入，养之不生，邪气日强，真气内绝，故死。

少阴司天，热淫所胜，怫热至，火行其政。民病胸中烦热，嗌干，右胠满，皮肤痛，寒热咳喘，大雨且至，唾血血泄，鼽衄嚏呕，溺色变，甚则疮疡胕肿，肩背臂臑及缺盆中痛，心痛，肺膜，腹大满，膨膨而喘咳，病本于肺。谓子午岁也。怫热至，是火行其政乃尔。是岁民病集于右，盖以小肠通心故也。病自肺生，故曰病本于肺也。盖少阴司天之岁，火克金，故病如是也。尺泽绝，死不治。尺泽，在肘内廉大纹中，动脉应手，肺之气也。火烁于金，承天之命，金气内绝，故必危亡。太阴司天，湿淫所胜，则沉阴且布，雨变枯槁，胕肿骨痛，阴痹，阴痹者，按之不得，腰脊头项痛，时弦，大便难，阴气不用，饥不欲食，咳唾则有血，心如悬，病本于肾。谓丑未岁也。沉，久也。肾气受邪，水无能润，下焦枯涸，故大便难也。饥不欲食，咳唾则有血，心悬如饥状，为肾病。又邪在肾，则骨痛阴痹。阴痹者，按之而不得，腹胀腰痛，大便难，肩背颈项强痛，时弦。盖太阴司天之岁，土克水，故病如是。太溪绝，死不治。太溪，在足内踝后跟骨上，动脉应手，肾之气也。土邪胜水，而肾气内绝。少阳司天，火淫所胜，则温气流行，金政不平。民病头痛，发热恶寒而疟，热上皮肤痛，色变黄赤，传而为水，身面胕肿，腹满仰息，泄注赤白，疮疡，咳唾血，烦心，胸中热，甚则鼽衄，病本乎肺。谓寅申岁也。火来用事，则金气受邪，故曰金政不平也。火炎于上，金肺受邪，客热内燔，水无能救。盖少阳司天之岁，火克金，故病如是。天府绝，死不治。天府，在肘后内侧上，腋下同身寸之二寸，动脉应手，肺之气也。火胜而金肺绝，故死。阳明司天，燥淫所胜，则木乃晚荣，草乃晚生，筋骨内变。民病左胠胁痛，寒清于中，感而疟，大凉革候，咳，腹中鸣，注泻鹜溏，名木敛，生宛于下，草焦上首，心胁暴痛，不可反侧，嗌干面尘，腰痛，丈夫㿉疝，妇人少腹痛，目昧眦，疡疮痤痈，蛰虫来见，病本于肝。谓卯酉岁也。金胜，故草木晚荣也。配于人身，则筋骨内应而不用也。大凉之气，变易时候，则人寒清发于中，内感寒气，则为痎疟。大肠居右，肺气通之，今肺气内淫，肝居于左，故左胠胁痛如刺割也。其岁民自注泄，则无淫胜之疾也。大凉，次寒也。大凉且甚，阳气不行，故木容收敛，草容悉晚，生气已升，阳不布令，故行积生气而稸于下也。在人之应，则少腹之内，痛气居之，疮疡痤痈，腰痛不可俯仰，丈夫㿉疝，妇人少腹痛，甚则嗌干面尘，胸满洞泄，为肝病。又心胁痛不能反侧，目锐眦痛，缺盆中肿痛，腋下肿马刀，振寒疟，为胆病。盖阳明司天之岁，金克木，故病如是。太冲绝，死不治。太冲，在足大指本节后二寸，脉动应手，肝之气也。金来伐木，肝气内绝，正不胜邪，其死宜也。太阳司天，寒淫所胜，则寒气反至，水且冰，血变于中，发为痈疡，民病厥心痛，呕血，血泄，鼽衄，善悲，时眩仆。运火炎烈，雨暴乃雹。胸腹满，手热肘挛掖肿，心澹澹大动，胸胁胃脘不安，面赤目黄，善噫，嗌干，甚则色炲，渴而欲饮，病本于心。谓辰戌岁也。太阳司天，寒气布化，故水且冰，而血凝皮肤之间，卫气结聚，故为痈也。若乘火运而火炎烈，与水交战，故暴雨半珠形雹也。是岁民病积于心胁之中也。阳气内郁，温气下蒸，故心厥痛而呕血，血泄鼽衄，面赤目黄，善噫手热，肘挛腋肿咽干，甚则寒气胜阳，水行凌火，火气内郁，故渴而欲饮也。病始心生，为阴凌犯，故云病本于心也。盖太阳司天之岁，水克火，故病如是。**神门绝，死不治。**神门，在手之掌后锐骨之端，动脉应手，真心气也。水行胜火，而心气内绝，神气已亡，不死何待？所谓动气，知其脏也。所以诊视而知死者何？以皆是脏之经脉动气，知神藏之存亡尔。司天之气，风淫所胜，平以辛凉，佐以苦甘，以甘缓之，以酸泻之。热淫所胜，平以咸寒，佐以苦甘，以酸收之。湿淫所胜，平以苦热，佐以酸辛，以苦燥之，以淡泄之。湿上甚而热，治以苦温，佐以甘辛，以汗为故而止。火淫所胜，平以酸冷，佐以苦甘，以酸收之，以苦发之，以酸复之，热淫同。燥淫所胜，平以苦温，佐以酸辛，以苦下之。寒淫所胜，平以辛热，佐以苦甘，以咸泻之。此言六气之司天淫胜为病者，各有治之之法也。治诸胜复，寒者热之，热者寒之，温者清之，清者温之，散者收之，抑者散之，燥者润之，急者缓之，坚者软之，脆者坚之，衰者补之，强者泻之，各安其气，必清必净，则病气衰去，归其所宗，此治之大体也。太阳气寒，少阴、少阳气热，厥阴气温，阳明气清，太阴气湿，有胜复则各倍其气以调之，故可使平也。宗，属也。调不失理，则余之气自归其所属，少阴之气自安其所居。胜复衰已，则各补养而平定之，必清必净，无妄扰之，则六气循环，

五神安泰。若运气之寒热，治之平之，亦各归司天地气也。此总结言治胜复之大体也。

身半以上，其气三矣，天之分也，天气主之。身半以下，其气三也，地之分也，地气主之。以名命气，以气命处，而言其病。半，所谓天枢也。身之半，正谓脐中也。或以腰为身半，当伸臂指天，舒足指地，以绳量之，中正当脐也，故又曰半，所谓天枢也。司天者其气三，司地者其气三，故身半以上三气，身半以下三气也。以名言其气，以气言其处，以气处寒热，而言其病之形证也。欲知病诊，当随气所在以言之。当阴之分，冷病归之，当阳之分，热病归之，故胜复之作，先言病生寒热者，必依此物理也。六微旨大论曰：天枢之上，天气主之，天枢之下，地气主之，气交之分，人气从之。

夫气之胜也，微者随之，甚者制之。气之复也，和者平之，暴者夺之，皆随其胜气，安其屈伏，无问其数，以平其期，此其道也。随，谓随之、安之。制，谓止制。平，谓平调。夺，谓夺其胜气也。治此者，不以数之多少，但以气平和为准度耳。此言复之所以反病而有治之之法也。高者抑之，下者举之，有余者折之，不足者补之，佐以所利，和以所宜，必安其主客，适其寒温，同者逆之，异者从之。高者抑之，制其胜也。下者举之，济其弱也。有余者折之，屈其锐也。不足者补之，全其气也。虽制胜扶弱，而客主须安。一气失所，内淫外并，而危败之由作矣。同，谓寒热温清，气相比和者。异，谓木火土金水，不比和者。气相得者，则逆所胜之气以治之。不相得者，则顺所不胜气以治之。此其治主客之大体也。气有高下，病有远近，证有中外，治有轻重，适其至所为故也。脏位有高下，腑气有远

近，病证有表里，药用有轻重，调其多少，和其紧慢，令药气至病所为故，勿太过不及也。大要曰：君一臣二，奇之制也；君二臣四，偶之制也；君二臣三，奇之制也；君三臣六，偶之制也。奇，谓古之单方。偶，谓古之复方。单复一制，皆有大小，故奇方云：君一臣二，君二臣三。偶方云：君二臣四，君三臣六也。病有大小，气有远近，制有轻重所宜，故云制也。故曰：近者奇之，远者偶之，汗者不以奇，下者不以偶，补上治上制以缓，补下治下制以急，急则气味厚，缓则气味薄，适其所至，此之谓也。汗药不以偶方，气不可以外发泄。下药不以奇制，药毒攻而致过。治上补上，方迅急则止不住而迫下。治下补下，方缓慢则滋道路而力又微。制急方而气味薄，则力与缓等。制缓方而气味厚，则势与急同。如是为缓不能缓，急不能急，厚而不厚，薄而不薄，大小非制，轻重无度，则虚实寒热，脏腑纷挠，无由致理，岂神灵而可望安哉！近而奇偶，制小其服也。远而奇偶，制大其服也。大则数少，小则数多，多则九之，少则二之。汤丸多少，凡如此也。近远，谓腑脏之位也。心肺为近，肝肾为远，脾胃居中。三阳胞膻胆亦有远近，身三分之上为近，下为远也。若识见高远，权以合宜，方奇而分两偶，方偶而分两奇，如是者近而偶制，多数服之，远而奇制，少数服之，故曰小则数多，大则数少也。奇之不去则偶之，是谓重方。偶之不去则反佐以取之，所谓寒热温凉，反从其病也。方，与其重也宁轻，与其毒也宁善，与其大也宁小。是以奇方不去，偶方主之，偶方病在，则反其一，佐以同病之气而取之也。夫热与寒背，寒与热违，微小之热，为寒所折，微小之冷，为热所消，甚大寒热，则必能与违性者争雄，能与异气者相

格，声不同不相应，气不同不相合，如是则且悍而不敢攻之，攻之则病气与药气抗衡，而自为寒热，以开闭固守矣。是以圣人反其佐以同其气，令声气应合，复令寒热参合，使其终异始同，凌润而败坚，刚强必折，柔脆同消尔。此言约方之法，不越奇偶，而必当曲尽其制也。

李东垣七方图

大　君一臣三佐九，制之大也。远而奇偶，制大其服也。大则数少，少则二之。肾肝位远，服汤散不厌频而多。

小　君一臣二，制之小也。近而奇偶，制小其服也。小则数多，多则九之。心肺位近，服汤散不厌频而少。

缓　补上治上制以缓，缓则气味薄，治主以缓，缓则治其本。

急　补下治下制以急，急则气味厚，治客以急，急则治其标。

奇　君一臣二，奇之制也。君二臣三，奇之制也。阳数奇。

偶　君二臣四，偶之制也。君二臣六，偶之制也。阴数偶。

复　奇之不去则偶之，是为重方也。

是故百病之起，有生于本者，有生于标者，有生于标本①者。有取本而得者，有取标而得者，有取中气而得者，有取标本而得者。有逆取而得者，有从取而得者。反佐取之，是为逆取。奇偶取之，是为从取。寒病治以寒，热病治以热，是为逆取。从，顺也。逆，正顺也。若顺，逆也。寒盛格阳，治热以热，热盛格阴，治寒以寒之类，皆时谓之逆。外虽用逆，中乃顺也。此逆，乃正顺也。若寒格阳，而治以寒，热格寒而治以热，外则虽顺，中气乃逆，故方若顺，是逆也。故曰：知标

① 标本　《素问·至真要大论篇》为"中气"。

与本，用之不殆，明知逆顺，正行无问。不知是者，不足以言诊，足以乱经。粗工嘻嘻，以为可知，言热未已，寒病复始，同气异形，迷诊乱经。六气之用，粗之与工，得其半也。厥阴之化，粗以为寒，其乃是温。太阳之化，粗以为热，其乃是寒。由此参互，用失其道，故其学问识用，不达工之道半矣。夫一经之标本，寒热既殊，言本当究其标，论标合寻其本。言气不穷其标本，论病未辨其阴阳，心迷正理，治益乱经，呼曰粗工。夫标本之道，要而博，小而大，可以言一而知百病之害。言标与本，易而勿损。察本与标，气可令调。明知胜复，为万民式。此言六气各有所从之标本，而百病皆当知标本也。

愿闻病机何如？诸风掉眩，皆属于肝。风性动，木气同之。诸寒收引，皆属于肾。收，谓敛也。引，谓急也。寒物收缩，水气同也。诸气膹郁，皆属于肺。高秋气凉，露气烟集，凉至则气热，复甚则气殚，征其物象，属可知也。膹谓膹满。郁，谓奔迫也。气之为用，金气同之。诸湿肿满，皆属于脾。土薄则水浅，土厚则水深，土平则干，土高则湿，湿气之有，土气同之。诸热瞀瘈，皆属于火。火象征。诸痛痒疮，皆属于心。心寂则病微，心躁则痛甚。百端之起，皆自心生，痛痒疮疡，生于心也。诸厥固泄，皆属于下。下，谓下焦肝肾气也。夫守司于下，肾之气也。门户束要，肝之气也。故诸厥固泄，皆属于下也。厥谓气逆。固，谓禁固。诸有气逆上行，及固不禁，出入无度，燥湿不恒，皆由下焦之主守也。诸痿喘呕，皆属于上。上，谓上焦心肺气也。炎热薄烁，心之气也。承热分化，肺之气也。热郁于上，故病上焦。此皆五脏之疾病机，由于内动者也。诸禁鼓栗，如丧神

守，皆属于火。热之内作。诸痉项强，皆属于湿。太阳伤湿。诸逆冲上，皆属于火。炎上之性用也。诸胀腹大，皆属于热。热郁于内，肺胀所生。诸躁狂越，皆属于火。热盛于胃及四末也。诸暴强直，皆属于风。阳内郁而阴行于外。诸病有声，鼓之如鼓，皆属于热。谓有声也。诸病胕肿，痛酸惊骇，皆属于火。诸气多也。诸转反戾，水液混浊，皆属于热。反戾，筋转也。水液，小便也。诸病水液，澄澈清冷，皆属于寒。上下所出，及吐出尿出也。诸呕吐酸，暴注下迫，皆属于热。酸，酸水及沫也。此皆十二经络之邪，病机由于外入者也。故《大要》曰：谨守病机，各司其属，有者求之，无者求之，盛者责之，虚者责之。必先五胜，疏其血气，令其条达，而致和平，此之谓也。深乎圣人之言，有无求之，虚盛责之。如大寒而甚，热之不热，是无火也；热来复去，昼见夜伏，夜发昼止，时节而动，是无火也，当助其火。又如大热而甚，寒之不寒，是无水也；热动复止，倏忽往来，时动时止，是无水也，当助其水。内格呕逆，食不得入，是有火也。病呕而吐，食入反出，是无火也。夫寒之不寒，责其无水；热之不热，责其无火。热之不久，责心之虚；寒之不久，责肾之少。有者泻之，无者补之，虚者补之，盛者泻之，令上下无碍，气血通调，则寒热自和，阴阳调达矣。此言病机，计有十九而有善治之法也。

请言其制。君一臣二，制之小也；君一臣三佐五，制之中也；君一臣三佐九，制之大也。寒者热之，热者寒之，微者逆之，甚者从之，夫病之微小者，犹人火也，遇草而焫，得木而燔，可以湿伏，可以水灭，故逆其性气以折之、攻之。病之大甚者，犹龙火也，得湿而焰，遇水而

燔。不知其性，以水湿折之，适足以光焰谐天，物穷方止矣。识其性者，反常之理，以火逐之，则燔灼自消，焰火扑灭。夫逆之者，谓以寒攻热，以热攻寒；从之者，谓攻以寒热，从其性用，是以下文曰：逆者正治，从者反治，从多从少，观其事也。坚者削之，客者除之，劳者温之，结者散之，留者攻之，燥者濡之，急者缓之，散者收之，损者益之，逸者行之，惊者平之，上之下之，摩之浴之，薄之劫之，开之发之，适事为故。量病症候，适事用之。帝曰：何谓逆从？伯曰：逆者正治，从者反治，从少从多，观其事也。言逆者，正治也。从者，反治也。逆病气而正治，则以寒攻热，以热攻寒，虽从顺病气，乃反治法也。帝曰：反治何谓？伯曰：热因寒用，寒因热用，塞因塞用，通因通用，必伏其所主，而先其所因，其始则同，其终则异，可使破积，可使溃坚，可使气和，可使必已。热因寒用，热物冷服，下嗌之后，冷体即消，热性便发。寒因热用，冷物热服也。中满下虚，乃疏启其中，峻补于下，少服则资壅，多服则宣通，由是而中满自除，下虚斯实，此则塞因塞用也。又大热内结，注泄不止，热宜寒疗，结复须除，以寒下之，结散利止，此则通因通用也。投寒以热，凉而行之，投热以寒，温而行之，始同终异，斯之谓也。逆之从之，逆而从之，从而逆之，疏气令调，则其道也。逆，谓逆病气以正治。从，谓从病气而反疗。逆其气以正治，使其从顺，从其病以反取，令彼调和，故曰逆从也。下疏其气，令道路开通，则气感寒热而为变。

病之中外，何如？从内之外者，调其内；从外之内者，治其外。各绝其源。从内之外，而盛于外者，先调其内，而后治其外；从外之内，而盛于内者，先治其外，而后调其内。皆谓先除其根属，后消其枝条。中外不相及，则治主病。中外不相及，自各一病也。此言治表里之病有三法：有标本，有先后，有分主也。治寒以热，治热以寒，而方士不能废绳墨而更其道也。有病热者，寒之而热，有病寒者，热之而寒，二者皆在，新病复起，奈何治？谓治之而病不退，反因药寒热而随生寒热病之新者。伯曰：诸寒之而热者取之阴；热之而寒者取之阳，所谓求其属也。言益火之原，以消阴翳，壮水之主，以制阳光，故曰求其属也。夫粗工偏浅，以热攻寒，以寒疗热，治热未已而冷疾已生，攻寒日深而热病更起，热起而中寒尚在，寒生而外热不除，欲攻寒则惧热不前，欲疗热则思寒又止，进退交战，危极已臻。岂知脏腑之源，有寒热温凉之主哉！夫取心者，不必齐以热；取肾者，不必齐以寒。但益心之阳，寒亦通行，强肾之阴，热之犹可，或治热以热，治寒以寒，万举万全。帝曰：服寒而反热，服热而反寒，其故何也？伯曰：治其王气，是以反也。物体有寒热，气性有阴阳，触王之气，则强其用也。夫肝气温和，心气暑热，肺气清凉，肾气寒冽，脾气兼并之故也。春以清治肝而反温，夏以冷治心而反热，秋以温治肺而反清，冬以热治肾而反寒，盖由补益王气太甚。补王太甚，则脏之寒热气自多也。夫五味入胃，各归其所喜，酸先入肝，苦先入心，甘先入脾，辛先入肺，咸先入肾。久而增气，物化之常也。气增而久，夭之由也。夫入肝为温，入心为热，入肺为清，入肾为寒，入脾为至阴而四气兼之，皆为增其味而益其气，故各从本脏之气用尔。故久服黄连、苦参而反热者，此其类也，余味皆然。但人意疏忽，不能精候耳。故曰久而增气，物化之常也。气增不已，脏气偏盛，脏有偏绝，则有暴夭者，故曰气增而久，夭之由也。是以服饵百药，不具五味，不备四气，而久服之，虽且获胜，益久必致暴夭。此之谓也。绝粒服饵，则不暴亡，斯何由哉！无五谷味资助故也。复令食谷，其亦夭焉。调气之方，必别阴阳，定其中外，各守其乡，内者内治，外者外治，微者调之，其次平之，盛者夺之，汗者下之，寒热温凉，衰之以属，随其攸利。病有中外，治有表里。在内者，以内治法和之；在外者，以外治法和之；其次大者，以平气法平之；盛甚不已，则夺其气令其衰也。假如小寒之气，温以和之；大寒之气，热以取之；甚寒之气，则下夺之。夺之不已，则逆折之；折之不尽，则求其属以衰之。小热之气，凉以和之；大热之气，寒以取之；甚热之气，则汗发之。发之不尽，则逆制之；制之不尽，则求其属以衰之。故曰：汗之下之，寒热温凉，衰之以属，随其攸利。攸，所也。谨道如法，万举万全，气血正平，长有天命。守道以行，举无不中，故能驱役草石，召遣神灵，血气保平和之候，天真无耗竭之由。

疏五过论篇①

疏五过论曰：凡未诊病者，必问尝贵后贱，虽不中邪，病从内生，名曰脱营。神屈故也，贵之尊荣，贱之屈辱，心怀眷慕，志结忧惶，虽不中邪，病从内生，血脉虚减，故曰脱营。尝富后贫，名曰失精，五气留连，病有所并。富而从欲，贫夺丰财，内结忧煎，外悲故物，则心从想慕，神随往计，营卫之道，闭以迟留，气血不行，而积并为病。身体日减，气虚无精，气血相迫，形肉消烁，故身体日减。气归精，精食气。今气虚不化，精无所滋故也。病深无气，洒洒然时惊，病气深，谷气尽，阳气内薄，故恶寒而惊。洒洒，

寒貌。病深者，以其外耗于卫，内夺于荣。血为忧煎，气随悲减，故外耗于卫，内夺于营。病深者何？以此耗夺故尔。良工所失，不知病情，此亦治之一过也。失，谓失问其所始也。凡欲诊病者，必问饮食居处。饮食居处，五方不同，故问之也。暴乐暴苦，始乐后苦，皆伤精气。精气竭绝，形体毁沮。喜则气缓，悲则气消，悲哀动中者，竭绝而失生，故精气竭绝，形体残毁，心神沮丧矣。愚医治之，不知补泻，不知病情，精华日脱，邪气乃并，此治之二过也。不知喜怒哀乐之殊情，概为补泻而同贯，则五脏精华之气日脱，邪气薄蚀而乃并于正真之气矣。善为脉者，必以比类奇恒，从容知之。为工而不知道，此诊之不足贵，此治之三过也。奇恒，谓气候奇异于恒常之候也。从容，谓分别脏气虚实，脉见上下几相似也。示从容论曰：脾虚浮似肺，肾小浮似脾，肝急沉散似肾，此皆工之所时乱，从容分别而得之矣。诊有三常，必问贵贱，封君败伤，及欲候王。贵则形乐志乐，贱则形苦志苦，苦乐殊贯，故先问也。封君败伤，降君之位，封公卿也。及欲候王，谓情慕尊贵，而妄为不已也。故贵脱势，虽不中邪，精神内伤，身必败亡。忧惶煎迫，怫结所为。始富后贫，虽不伤邪，皮焦筋屈，痿躄为挛。以五脏气留连，病有所并，而为是也。医不能严，不能动神，外为柔弱，乱至失常，病不能移，则医事不行，此治之四过也。严，谓戒，所以禁非也，所以令从命也。外为柔弱，言委随而顺从也。然戒不足以禁非，动不足以从令，委随任物，乱失天常，病且不移，何医之有？凡诊者，必知终始，有知余绪，切脉问名，当合男女。始终，谓气色也。

---

① 原本无标题，据正文内容补。

知外者，终而始之。明知五色气象，终而复始也。余绪，谓病发端之余绪也。切，谓以指按脉也。问名，谓问病证之名也。男子阳气多而左脉大为顺；女子阴气多而右脉大为顺，故宜先合之也。离绝菀结，忧恐喜怒，五脏空虚，血气离守，工不能知，何术之语。离，谓离间亲爱。绝，谓绝念所怀。菀，谓菀积思虑。结，谓结固余怨。间亲爱者魂游，绝所怀者意丧，积所虑者神劳，结余怨者志苦。忧愁者闭塞而不行，恐惧者荡惮而失守，盛怒者迷惑而不治，喜乐者惮散而不藏。由是八者，故五脏空虚，血气离守，工不思晓，又何言哉！此治之五过也。

征四失论篇[①]

征四失论曰：诊不知阴阳逆从之理，此治之一失也。受师不卒，妄作杂术，谬言为道，更名自功，妄用砭石，后遗身咎，此治之二失也。不适贫富贵贱之居，坐之薄厚，形之温寒，不适饮食之宜，不别人之勇怯，不知比类，足以自乱，不足以自明，此治之三失也。诊病不问其始，忧患饮食之失节，起居之过度，或伤于毒，不先言此，卒持寸口，何病能中？妄言作名，为粗所穷，此治之四失也。第一失者，不知阴阳逆顺之理也。阳阴逆顺之理非止一端。左手人迎为阳，春夏洪大为顺，沉细为逆，右手气口为阴，秋冬沉细为顺，洪大为逆。男子左手脉大为顺，女子右手脉大为顺。外感阳病见阳脉，为顺，阴脉为逆；阴病见阳脉为顺，阴脉为逆。内伤阳病见阳脉为顺，阴脉为逆，阴病见阴脉为顺，阳脉为逆。又色见上下左右，各在其要，上为逆，下为从，女子右为逆左为从，男子左为逆右为从。第二失者，不受师术之正，妄效杂术之邪，以非为是，苟用砭石也。第三失者，不适病人

之情，不明比类之义也。第四失者，不究始时致病之由，妄持寸口之脉，不中病情，伪指病名也。

阴阳类论篇[②]

阴阳类论篇曰：三阳为经，二阳为维，一阳为游部，此知五脏终始。三阳为表，二阳为里，一阴至绝作朔晦，却具合以正其理。此言六经为人身之表里，以太阳、太阴为贵也。三阳者，足太阳膀胱经也。从目内眦上头，分为四道，下项并正别脉，上下六道，以行于背，为人身之大经。二阳者，足阳明胃经也。从鼻起下咽，分为四道，并正别脉六道，上下行腹，为人身之维系。一阳者，足少阳胆经也。起目外眦，络头，分为四道，下缺盆，并正别脉六道，上下为人身之游行诸部者也。曰经，曰维，曰游部，此可以知五脏终始，赖此三经而为之表也。故三阳为之表，则二阴为之里。二阴者，足少阴肾经也。二阴为之表，则三阴为之里。三阴者，足太阴脾经也。一阳为之表，则一阴为之里。一阴者，足厥阴肝经也。太阴为正阴，而次少为少阴，又次为厥阴。太阳为正阳，而次少为少阳，又次为阳明。以其气有多少异用，故各有三者之分耳。然少太之义易知，而阳明、厥阴之义难释。足之十二经，合于十二月，故寅者正月之生阳也，主左足之少阳，六月建未，则为右足之少阳，皆两足第四指脉气所行也。二月建卯，主左足之太阳，五月建午，则为右足之太阳，皆足小指外侧以上，脉气所行也。三月建辰，主左足之阳明，四月建巳，则为右足之阳明，皆两足次指以上，脉气所行也。然正、二、五、

---

① 原本无标题，据正文内容补。
② 原本无标题，据正文内容补。

六月为少阳、太阳，而三、四为辰、巳月，居于其中，则彼两阳合明于其前，故曰阳明也。七月建申，主阴之生，主右足之少阴，而十二月建丑，则为左足之少阴，皆两足心以上脉气所行也。八月建酉，主右足之太阴，而十一月建子，则为左足之太阴，皆两足大指内侧以上，脉气所行也。九月建戌，主右足之厥阴，而十月建亥，则为左足之厥阴，皆两足大指外侧以上，脉气所行也。然七、八、十一、十二月，为少阴、太阴，而九、十为戌、亥月，则为两足之阴已尽，故曰厥阴也。厥者，尽也。而应之者戌、亥则一阴几于绝矣。岂知一阴至绝，而有复作之理，朔晦相生之妙，却具于其中，盖阴尽为晦，阴生为朔，气尽为晦，气生为朔。既见其晦，又见其朔，厥阴之绝而复作，合当以彼晦朔之妙，而正此厥阴之理也。正者，证也。三阳为父，二阳为卫，一阳为纪。三阴为母，二阴为雌，一阴为独使。三阳者，即太阳也。太阳为表之经，覆庇群生，尊犹父也。二阳者，即阳明也。阳明

为表之维，捍卫诸部，所以为卫也。一阳者，即少阳也。少阳为表之游部，布络诸经，所以为纪也。三阴者，即太阴也。太阴为里之经，长养诸经，尊犹母也。二阴者，即少阴也。少阴为里之维，生由此始，所以为雌也。一阴者，即厥阴也。厥阴为里之游部，将军谋虑，所以为独使也。

方盛衰论篇①

方盛衰论曰：**形弱气虚，死。**中外俱不足也。**形气有余，脉气不足，死。**脏衰，故脉不足也。**脉气有余，形气不足，生。**脏盛，故脉气有余。**是以诊有大方，坐起有常，**坐起有常，则息力调适，故诊之方法，必先用之。**出入有行，以转神明。**言所以贵坐起有常者何？以出入行运，皆神明随转也。**必清必静，上观下观，司八正邪，别五中部，按脉动静。**上观，谓气色。下观，谓形气也。八正，谓八节之正候。五中，谓五脏之部分。然后按寸尺之动静，而定死生矣。

①　原本无标题，据正文内容补。

冯氏锦囊秘录杂证大小合参卷一

海盐冯兆张楚瞻甫纂辑
罗如桂丹臣
门人王崇志慎初同校
男　乾元龙田

水火立命论

夫人何以生？生于火也。人生于寅，寅者，火也。火，阳之体也。造化以阳为生之根，人生以火为命之门。儒者曰：天开于水，子为元。医者曰：人生于水，肾为元。孰知子为阳初也，肾为火脏也。阴生于阳，故水与火为对名，而火不与水为对体。其与水为对者，后天之火，离火也；其不与水为对者，先天之火，乾火也。夫乾，阳之纯也；夫阳，火之主也；夫水，火之原也。后天之火有形，而先天者无形。有形之火，水之所克；无形之火，水之所生。然取水者，迎月之光，而不迎其魄，何也？魄，阴也。而光借于日，则阳也。水不生于水，而生于火，明矣。是故土蒸而润，肤燠而泽，酿焙而溢，釜炊而汗，丹砂、硫黄之所蕴而汤也，水之生于火也益信。火生于水，亦还藏于水，其藏于水也，其象在坎，一阳陷于二阴之中，而命门立焉。盖火也，而肾水寄之矣，其生乎生也，其象在乾，纯阳立于离卦之先，左旋而坎水出焉，右旋而

兑水纳焉。盖水也，而阴阳之火，则分而寄之矣，此所谓后天中之先天也。阳生阴寄，运于三焦，水升火降，所谓既济，故养生莫先于养火。此先天之火者，非第火也，人之所以立命也。故生人之本，全在乎斯。余近世之养生者，并不究其由来，惟知气血，则曰气阳血阴，惟知脏腑，则曰脏阴腑阳，即知水火者，不过离心坎肾而已，孰知气血更有气血之根，阴阳更有真阴真阳之所，水火更有真水真火之原也。凡暴病而卒死，绝处而得生者，皆在乎根本真处得之，非泛泛① 在乎气血间也。奈何仅以气血为阴阳，阴阳为气血，而以水火为心肾，故用四物汤，以补血调阴，四君汤以补气调阳，坎离丸以调心肾水火，而具真阴真阳，真水真火。其为气血之根者，反不郑重及之？其用药调理，无非敷衍气血而已。即调水火者，无非辛温苦寒，犹植树者，徒在枝叶修饰为事，而不及乎根本，岂有大补哉！故吾学者，能明水火为气血之根，水火为真阴真阳之所。芎、归辛窜，仅可调荣，难补真阴真水。苓、术、甘草，仅可调卫，难补真阳真火。即炮姜、炙草，仅可温中，难到肾

---

① 泛（fàn）　《说文》："泛，浮貌。"浮游不定。

经。其为水火真阴真阳之宝者，惟仲景八味而已。故不重真阴真阳，而欲求生者，凡四君四物，以补真阳真阴者，并不达水火立命之本、真阴真阳至理者也。昔人云：人受先人之体，有八尺之躯，而不知医事，所谓游魂耳。虽有忠孝之心，慈惠之性，君父危困，赤子涂地，无以济之。此先贤精思极论，尽其理也。

调护水火论

经曰：精气夺则虚。又曰：邪之所凑，其气必虚。虚者，空也，无也。譬诸国内空虚，人民离散，则盗贼蜂起，镇抚为难，若非委任贤智，安靖修养以生息之，未可保其无事也。病之虚者，亦犹是已，医非明哲，孰能镇之，以收合散亡，克复故物之功哉！经曰：不能治其虚，安问其余？盖言虚为百病之本，宜其首举以冠诸证也。然充足空虚者，气血也，化生气血者，水火也，水火者，生身之本，神明之用也。《灵枢》曰：水之精为志，火之精为神。然水火宜平不宜偏，宜交不宜分。火性炎上，故宜使之下，水性就下，故宜使之上，水上火下，名之曰交。交则为既济，不交则为未济，交者生之象，不交者死之征也。如消渴证不交，火偏盛也，水气证不交，水偏盛也。故火者，阳也，气也，与水为对待者也。水为阴精，火为阳气，二物匹配，名曰阴阳和平，亦名少火。生气如是，则诸病不作，可得长生矣。倘不善摄养，以致阴亏水涸，则火偏胜，所谓阴不足，则阳必凑之，是为阳盛阴虚，亦曰壮火蚀气。是知火即气也，气即火也，故《仙经》谓药即火，火即药，一而二，二而一者也。东垣亦曰：火与元气不两立。亦指此也。譬诸水性，水流本寒，过极则凝而不流为层冰矣，解则

复常，非二物也。盖平则水火既济，火即为真阳之气，及其偏也，则即阳气而为火矣，始与元气不两立，而成乖否之象焉。故戴人曰：莫治风，莫治燥，治得火时风燥了。言苟能解此，则已达阴阳水火之原，曲畅旁通，何施不可，正指火之变态多端，其为病也非一，明此则余皆可辨。但重养阴者，谓人之一身，水一而已，火则二焉，阳常有余，阴常不足，自少至老，所生疾病，靡不由于真阴不足。况节欲者少，嗜欲者多，以致阴水愈亏，阳火愈旺。奈阴道难长，峻补则无旦夕之效，故补阴之品，自少至老，不可一日间断。其补阳之药，劝戒谆谆，虽然性禀不同，阳盛人补阴固宜，阴盛人补阳尤要，况阴从阳长，单滋阴分，徒伤胃气，反绝后天化生之源。要知纯阴之药，则得肃杀闭藏之气，何有阳和化育之功哉！况天地以阳为生之根，人生以火为命之门，天开于子而阳生焉，是子为阳之本而为先天，人生于寅而火兆焉，是寅为火之母，而为后天火者，生之本也，阳者火之用也。故曰：天非此火，不能化生万物；人非此火，不能有生。天之阳气，能交于下，地之阴气，能交于上，人之真火，能藏于下，则真水能布于上，阳施阴化之象克昭，气血平和之长日旺。盖阴阳之精，互藏其宅，阴中有阳，阳中有阴。故心，火也，而含赤液。肾，水也，而藏白气。赤液为阴，白气为阳，循环往复，昼夜不息，此常度也。苟不知摄养，纵恣情欲，亏损真阴，阳无所附，因而发越上升，此火空则发之义，是周身之气并于阳也，并于阳，则阳愈盛而阴愈亏，由是上焦发热，咳嗽生痰，迫血吐衄，头痛烦躁，胸前骨痛，口干舌苦，五心烦热，潮热骨蒸，小便短赤，此其候也。久则孤阳不能独旺，无根之火，岂能长明？经所谓：壮火食气，气

亦弱矣，而阳亦虚焉。由是饮食不化，泻泄无度，丹田不暖，筋骨无力，梦遗精滑，眩晕自汗，卒倒僵仆，此其候也。然少阴脏中，重在真阳，阳不回则邪不去；厥阴脏中，职司藏血，不养血则脉不起。故治之者，阳甚虚者，补阳以生阴，使阴从阳长也；阴甚虚者，补阴以配阳，使阳从阴化也。阴阳调和，百病消解。若以偏重，或阴、或阳执见，则不惟设药以救偏，而反增偏害之至矣。

尊生救本篇

经曰：精神内守，病安从来？又曰：邪之所凑，其正必虚。不治其虚，安问其余？可见，虚为百病之由，治虚为去病之要。故风寒外感，表气必虚；饮食内伤，中气必弱。易感寒者，真阳必亏；易伤热者，真阴必耗。正气旺者，虽有强邪，亦不能感，感亦必轻，故多无病，病亦易愈。正气弱者，虽即微邪，亦得易袭，袭则必重，故最多病，病亦难痊。治之者，明此标本轻重之道，以投顾主逐客之方，则重者轻，而轻者愈。要知精神内长于中，邪气自解于外，精神耗散于内，即我身之津液气血无所主宰，皆可内起为火、为痰而成邪，岂必待外因所致哉！倘不知此，徒知或从表以发散，或从里以克削，现在已有之虚，不为补救，未来无影之邪，妄肆祛除，有是病者，病受何妨？无是病者，正气益困，以致精神疲惫，性命昏沉。若不急为猛省，峻加挽救之功，何以续一息于垂绝！奈俗以虚极，不可大补，些小调益，何异深沉海底，轻扶一臂之力，以望援溺之功哉！况有复加峻削寒凉者，更似入井而反下石耳。且诸病不论虚实，未有不发热者。然此热非从外来，即我所仗生生之少火，有所激而成壮火，

为壮热也，犹人天禀和平之性，有所触而为恼怒，不平之气，如物之不得其平而鸣，鸣之者，即是物也，调之者，和其物则宁，非必去是物也。壮火者，少火受伤，发泄之时也。恼怒者，和性受伤，乖变之际也。不为调之、益之，反为攻之、逐之，虚虚之祸，势不旋踵。故壮火即由少火之变，少火非火，乃丹田生生真元之阳气，一呼一吸，赖以有生，即人之受胎，先禀此命。经曰：一息不运则机缄穷。故此火也、气也，皆为无形，有神有情，而为生身之至宝，是真阳之宗也，元气之本也，化生之源也，长生之基也。命门坎宫，是其宅也，蒸腐水谷，化生精华，得其平则安其位，万象泰然，生生无穷。失其平，则离其位而为壮火，反为元气之贼，浮游乎三焦，蒸烁乎脏腑，炮炽乎肌肉而为病矣。不治此火，则何以去病？然欲去此火，更何以得生？只有因所因以调之、安之、从之、抚之，以平为已。则火不去，而安全无恙，病既退而元气无伤，则火原为我用之至宝矣。若恶其热而欲直灭其火，非灭火也，是犹灭气也。鱼一刻无水即死，人一刻无气即亡，气可灭乎！况以有形无情之药，妄攻有情无形之气，欲不受伤，其可得乎！但火空则发，若不大为填塞其空，焉可御其乘空炎上之势？若欲火退而后补，孰知火之为害甚速，而与元气势不两立，所谓壮火蚀气，火炽气日消亡。且火之为用，每挟风木之象，力穷乃止，止则火息，阳亡脱证具备，方议补之，已无受补之具矣。况有进浓云骤雨之药，益令龙雷妄炽，以速焚烁之害哉！倘禀受壮盛，或从寒凉折之而愈者，但病愈之后，必真气渐衰，精神不长；纵先天真元不足者，若从本调治，则病去之后，发生之势日隆，后天之长反旺，故曰：识得标，只取本，治于人，无

一损，正重此也。古人治病，重于求本，故令人寿命弥长。今人勿察其源，近从肤见，以寒治热，以热治寒，阴阳真假之象，从治正治之宜，顾本穷源之要，置之勿问，以致近害天柱日多，远害先后并薄矣。凡业司命者，可不潜心默会其旨乎！

诸病求源论

人之有生，初生两肾，渐及脏腑，五脏内备，各得其职，五象外布，而成五官，为筋、为骨、为肌肉皮毛、为耳目口鼻、躯身形骸。然究其源，皆此一点精气，神递变而凝成之也。犹之混沌未分，纯一水也，水之凝成处，为土、为石、为金。皆此一气化源，故水为万物之源，土为万物之母。然无阳则阴无以生，故生人之本，火在水之先也。无阴则阳无以化，故生人之本，水济火之次也。经所谓：阳生阴长，而火更为万物之父者此耳。是以维持一身，长养百骸者，脏腑之精气主之。充足脏腑，固注元气者，两肾主之。其为两肾之用，生生不尽，上奉无穷者，惟此真阴真阳二气而已。二气充足，其人多寿；二气衰弱，其人多夭。二气和平，其人无病；二气偏胜，其人多病；二气绝灭，其人则死。可见真阴真阳者，所以为先天之本，后天之命，两肾之根，疾病安危，皆在乎此。学者仅知外袭，而不知乘乎内虚；仅知治邪，而不知调其本气；仅知本气，而不知究其脏腑；仅知脏腑，而不知根乎两肾；即知两肾，而不知由乎二气，是尚未知求本者也。何况仅以躯壳为事，头疼救头，脚疼救脚，而不知头脚之根，在脏腑者，何以掌司命之任，而体好生之道欤？真犹缘木求鱼者也。故先哲曰：见痰休治痰，见血休治血，无汗不发汗，有热莫攻热，喘生毋耗气，遗精勿涩

泄。明得个中趣，方是医中杰，真求本之谓也。

脏腑心肾贵贱论

夫贵脏而贱腑，书未详明，医多忽略，视为寻常而不推究，以致轻重标本，不知其所矣。以脏腑统而言之，则脏如一家中之上人也，各藏其神魂意魄志，为神明之脏，以运用于上，传注于下，此所谓劳其心者也。腑如一家之中奴婢，块然无知者也，承接上令，各司乃职，溲便糟粕，传运其间，此所谓劳其力者也。劳力者，但劳其形骸，而不耗其神气，重浊象地，浊阴养之，如藜藿之民，习以为常，虽劳庸何伤也，故多无病，病而易治。劳心者所耗，皆其精华，而非糟粕，轻清象天，多动少静，七情之为害惟多，阴精之上奉实少，况如膏粱子弟，体质娇嫩，劳易伤，伤难复也，故易多病，病而难治。以五脏指而言之，惟心肾两家更劳，犹一家中之主人、主母，坎离互为其配，水火互为其根，盖神明之用，无方无体，诚难言也。然枢机万物，神思百出者，非心之用乎！更曰：思之为害甚于欲，以劳心过极，并及于肾，肾藏志也，所以有"无子责乎心，发白责乎肾"之语，以其阴精上耗也。离阴既耗乎上，坎水岂能独充乎下？况节欲者少，嗜欲者多，上下更有分消者乎？故其病更多、更深，而尤难治也。医者可不图微防渐，加意于心、肾二家，则自无病。既病矣，则以治膏粱者治脏，治藜藿者治腑，而于心肾更为之珍重，则病无不愈。故脏者，藏也，阴也。且藏而不宜见。经曰：阴者，真脏也。见则为败，败必死也。又曰：五脏者，藏精气而不泻也。六腑者，传化物而不藏也。故脏无泻法。至于肾者，尤为主蛰，封藏

之本，精之处也。有虚无实，更无泻之之理矣。

论富贵贫贱之病不同

凡医家治病之诚，当无存富贵贫贱之分，然欲求病之情，应有富贵贫贱之别，何也？富贵之人，多劳心而中虚，筋柔骨脆；贫贱之人，多劳力而中实，骨劲筋强。富贵者，膏粱自奉，脏腑恒娇；贫贱者，藜藿苟充，脏腑恒固。富贵者，曲房广厦，玄府疏而六淫易客；贫贱者，茅茨陋巷，腠理密而外邪难干。富贵者，纵情极欲，虑远思多，销铄无非心肾之脂膏；贫贱者，少怒寡欲，愿浅易足，所伤无非日生之气血。故富贵之病多从本，贫贱之病每从标，实有异耳。

补药得宜论

夫虚者宜补，然有不受补者，乃补之不得其当也，必须凭脉用药，不可问病执方。六脉一部，或大或小之间，便有生克胜负之别。一方分两，或加或减之中，便存重此轻彼之殊。脉有真假，药有逆从。假如六脉洪大有力者，此真阴不足也，六味地黄汤。右寸更洪更大者，麦味地黄汤。如洪大而数者，人谓阴虚阳盛，而用知柏地黄汤则误矣。如果真阳盛实，则当济其光明之用，资始资生，而致脉有神，疾徐得次，以循其常经矣。惟其真阳不足，假阳乘之，如天日不彰，而乃龙雷之火妄炽，疾乱变常也，宜六味加五味子、肉桂，助天日之阳光，以逐龙雷之假火。若至弦数、细数，则更系真阴真阳亏损，便当重用六味少加桂、附，以火济火，数既可从，承乃可制，火既制而阴易长矣。况脉之微缓中和，胃之气也，不微而洪

大，不缓而弦数，近乎无胃，用此既补真阳，以息假阳，复借真火，以保脾土，此补肾中真阴真阳之至论也。更有劳心运用太过，饥饱劳役失调，以致后天心脾气血亏损者，设以根本为论，徒事补肾，则元气反随下陷，化源既绝于上，肾气何由独足于下，纵下实而上更虚矣。理宜六脉浮大无力者，此中气不足，荣阴有亏，而失收摄元气之用，宜于温补气血之中，加以敛纳之味，如养荣汤，用五味子，更宜减去陈皮是也。六脉沉细无力者，此元阳中气大虚，大宜培补中州，温补气血。盖脾胃既为气血之化源，而万物之滋补，亦必仗脾胃运行而始得，故古方诸剂，必用姜、枣，即此义也。况中气既虚，运行不健，故用辛温鼓舞，使药力自行，药力不劳于脾胃之转输，如归脾汤之剂，木香十全汤之用肉桂是也。如六脉迟缓甚微者，则元阳大虚，纯以挽救阳气为主，轻则人参理中汤，重则附子理中汤，不得杂一阴分之药。盖阳可生阴，阴能化阳耳。如六脉细数，久按无神者，此先天后天之阴阳并亏也，早服八味地黄丸，晚服人参养荣汤去陈皮，或十全大补汤去川芎，生地换熟地可也。如两寸洪大，两尺无力者，此上热下寒，上盛下虚也，宜八味地黄汤加牛膝、五味子，服至尺寸俱平而无力，则照前方，另煎参汤冲服。如两尺有力，两寸甚弱者，此元气下陷，下实上虚也，宜补中汤升举之。地既上升，天必下降，二气交通，乃成雨露，此气行而生气不竭矣。先天之阳虚，补命门，后天之阳虚，温胃气；先天之阴虚，补肾水，后天之阴虚，补心肝。盖心为血之主，而肝为血之脏也。然更重乎太阴，盖脾者，荣之本，化源之基，血之统也。且一方之中，与脉有宜、有禁，宜者加之，禁者去之。如应用十全大补汤，而肺脉洪大者，则芎、芪

应去，而麦、味应加者也。盖芎味辛而升，芪味虽甘，气厚于味，故功专脾肺而走表也。六脉无力，则十全最宜，倘无力服参者，芪、术倍加，只用当归，勿用地、芍，盖重于补气，则归为阴中之阳，地、芍为阴中之阴耳。至于地黄一汤，依脉轻重变化，百病俱见神功。但六脉沉微，亡阳之证，暂所忌之。盖虽有桂、附之热，终属佐使，而地、茱一队阴药，乃系君臣，故能消阴翳之火也。其熟地重可加至二三两，山茱只可加至三四钱，盖酸味独厚，能掩诸药之长，况过酸强于吞服，便伤胃气矣。此张姑取数端，以证变化之无尽，学者类推之，而自得其神矣。

论补须分气味缓急

夫药之五味，皆随五脏所属，以人而为补泻，不过因其性而调之。五味一定之性，本定而不可变。在人以五脏四时，迭相施用，行变化而补泻之。然药之形有形，其气味寒热则无形，人之神无形，动而变，变而病，则有形，故以有形之药，而攻有形之病，更以无形之气味，而调无形之神气。大抵善攻克削之药，皆无神而与人气血无情，故可只为糟粕之需。善调元气之药必有神，而与人气血有情，故堪佐助神明之用。且五脏皆有精，五脏之精气充足，始能输归于肾，肾不过为聚会关司之所，故经曰：五脏盛乃能泻。设一脏之精气不足，则水谷日生之精，正堪消耗于本脏，焉有余力输归及肾哉！故补之之法，务调脏。脏平和，则肾水之化源自得。然轻清象天，经曰：形不足者，温之以气。浊阴象地，经曰：精不足者，补之以味。补者，谓彼中气所少何物，我即以此补，偿其不足也。味者，重浊厚味之谓，如地黄枸杞膏之类是也。奈何近用味

药者，仅存其名，体重之药每同体轻者等分，或用钱许几分，是有名而无实效。且欲峻补肾家者，用牛膝、杜仲之类，下趋接引，尚虑不及，反加甘草缓中，药势难以趋下，泥滞中脘矣。至如血少者养血，归、地、芍药之类是也。气虚者益气，参、芪、苓、术之类是也。真阴亏者补真阴，地、茱、麦、味之类是也。真阳损者补真阳，桂、附之类是也。如饥者与食，渴者与水，无不响应得宜。其血脱补气者，虽谓阳旺能生阴血，究竟因当脱势危迫，而补血难期速效，故不得已为。从权救急之方，苟非命在须臾，还须对证调补，气虚补气，血虚补血，阴亏补阴，阳亏补阳，虚之甚者补之甚，虚之轻者补之轻。虚而欲脱者，补而还须接，所以有补接二字，书未讲明。盖脱势一来，时时可脱，今用大补之剂，挽回收摄，若药性少过，药力一缓，脱势便来，故峻补之药，必须接续，日夜勿间断也，俟元气渐生于中，药饵方可少缓于外。虚病受得浅者，根本壮盛者，少年血气未衰者，还元必快。衰败者，还元自迟，必须补足，不可中止，工夫一到，诸候霍然。向来所有之病，大病内可除；向来不足之躯，大病内可壮。故人不求无病，病中可去病，病后可知调理樽节也。

辨伤寒感寒中寒外感内伤

伤寒、感寒、中寒及外感内伤，虚实迥别，治法悬绝，书未洞悉其详，后学何从辨别，误投误杀，莫可底止。盖伤寒者，冬月受寒，即病之名也。夫冬时杀厉之寒过甚，偶失调护，得以犯之，但阳气闭藏敛纳，中气不甚空虚，外邪何能重入？所以，身发壮热，由表入里，次第传经。善治之者，散其外邪，调其荣卫，而

病自已，岂其必俟传足六经，以竟其局耶！感寒者，外寒虽甚轻，然当时令阳气升浮在表，且我正气甚虚，足以感之，身或微热，或不热，六脉无力，神气困倦，当温以调之，而病自愈也。至于中寒者，由人中气元阳亏极，又遇强暴之寒邪，直中于中，手足厥冷，息微体倦，六脉沉细，语言无力，身不发热，即微热而口不渴，此时不急峻用温补以保之，则几希之元阳失散残灭，乃易易耳。书云：宜急温之，迟则不救。故术附、参附、理中、四逆，皆为此等设也。至于外感内伤，尤须剖明脉诀，以左关人迎脉大为外感。然外感之中，尤有内伤之辨，外感恶寒，虽近烈火不除；内伤恶寒，得就温暖即解。外感鼻气不利；内伤口不知味。外感邪气有余，故发言壮厉；内伤元气不足，故出言懒怯。外感头痛，常痛不休；内伤头痛，时作时止。外感手背热；内伤手心热。脉诀以右关气口脉大为内伤，此谓内伤饮食，有余证也，宜消之。至于书论治法云：外感少内伤多，只须温补，不可发散，此言元气内伤，非饮食之谓也。证属天渊，治者从何作主，故宜分饮食伤为有余，劳倦伤为不足，此即《内经》饮食劳倦，损伤脾胃之义。然内伤劳倦，中气即虚，外感虚人，略缓时日，未有表病而不累及里者，未有受病而不伤人正气者。初病当分内外，久则总致一虚，故诸病身发壮热者、脉洪数有力者、掀衣气粗者、语言不倦者、发渴喜冷者，皆为有余。若不发热及微热者，脉沉细弦缓无力者、里衣密处者、语言无力者、微渴喜热者，及不渴者，皆为不足。有余为阳证客病，不足为阴证主病耳。

辨伤寒中寒假热假胀

凡霜降以后，春分以前，天气严寒，调理不谨，感中其邪，头疼壮热，名为伤寒。其余二季，虽寒而不严，何有真伤寒之病也？然冬月严寒，何伤寒多而中寒者少？三季微寒，何伤寒无而中寒者偏多？盖冬主闭藏，天之阳气，人之阳气，并伏于内，所以外虽严寒，不能直入，乃名为伤，当从表散。表罢里和，毋拘三阴传变。若在春夏，天之阳气，人之阳气，升浮在外，加之不谨，外虽微寒，可以直中阴经，乃名为中，当急温补。即有发热者，乃虚阳浮表也，其脉必沉细而无神，宜补中气以敛虚阳。有头痛者，虚火冒土也，其脉必浮大而无力，宜温下元，以藏龙火，此引火归原之法，以治假热之证也。更有假胀者，凡人中气充足，健运不息，何有胀满之虞？若胃虚不能纳食，则有虚饱之患；脾虚不能化谷，则有倒饱作胀之虞。更有下元虚极，无根脱气，上乘胸火，盖肾主纳气，肺主出气，肾虚不能闭藏，则气竟出而不纳，肺虽司出，气奔太迫，有出无归，肺亦胀满，是以胸膈之间，胀闷难状，甚则攻刺冲心，大痛欲绝，此惟宜以补为消，从塞因塞用之法。心脾不足者，大补心脾，以使中气运行则快。若肾经虚寒者，温补下元，使真气封藏乃愈。此纳气藏源之法，以治假胀之证也。如不知此，一如消克顺气，益令虚气无依，上攻喘促而死。然气病用气药而不效者，缘气之藏者，无以收也。肺主气，肾藏气，故古人用补肾药加肉桂、五味子，以收浊气下归也。总之，表热多，由里阳外越；上热皆由下火上乘，虽有外邪感触，亦不过初受发病之端。况玩经云：邪之所凑，其气必虚。可见外邪感袭，亦由虚名。至于春夏阳气浮越，尤易正气外泄，倘不知此，轻投寒剂，则外浮耗散之阳，何自而归，内存几希之阳，复加扑灭，重则暴亡，轻则中满。奈何近医不识病情，凡五六月发热，概云瘟病、伤寒，稍见红点，即云时行瘟疹，投以寒凉，误人多矣。至于口干烦渴，喜冷浩饮，似属实热，然究其源，若非胃汁干枯，即系肾水燥槁，所以引水自救也。冰水入胃，津液愈凝，寒入丹田，虚火益上，虽系龙雷，亦能焚焦草木，故面赤眼红，牙焦舌燥，六脉洪数，竟似有余，投以寒凉，必致烦躁狂扰，津液燥竭而死。若能求源从治，用水中补火，热药凉饮之方，二三剂后，自然假阳之证潜消，而真寒之证毕露，不知此而以寒凉误人者更多矣。惟真伤寒实热便秘等候者，则从寒凉利下，先标后本可也。然须辨证的确，务审可寒则寒，可下则下，必期中病，否则，杀人如剑，慎之！

辨宗气卫气营气

《灵枢》曰：五脏者，所以藏精神魂魄者也；六腑者，所以受水谷而化物者也。其气内于五脏，而外络支节。其浮气之不循经者为卫气，其精气之行于经者为营气，阴阳相随，内外相贯，如环之无端，故经曰：治病之道，气内为宝。真万世医旨之格言也。《灵枢》曰：审察卫气为百病母。盖人身之中，惟气而已。宗气者，丹田先天之大气也，犹天地之有太极也。卫气者，健运周身之阳气也，犹太极之动而生阳也。营气者，根中守固之阴气也，犹太极之静而生阴。天地间惟气以为升降，而水则从气者也，故天包水，水承地。一元之气升降于太虚之中，水不得而与也，故潮之往来，特随气耳，非潮自

能然也。人身亦惟以气为主，而血则犹水，不可以血即为营气也，彼谓血即为营者，非经旨也。《灵枢·营卫生会》篇谓：营气化血，以奉生身。则营气始能化血，焉可以为营耶？故气而云宗者，元气之宗也；气而云卫者，固表而捍外也；气而云营者，守营而固中也。宗气也，卫气也，营气也，可不细辨欤！

别证论

凡治适病者易，治失病者难。今工者尽难，盖知虚实之变幻，寒热假真之不齐也。庸者反易，盖不知虚虚实实之利害，阴阳造化之深微，常多一时之偶中也。况千端万绪，宁能悉诸简编，即载籍极博，尤必赖乎灵敏。丹溪曰：医者，临机应变，如对敌之将，操舟之工，自非随时取中，宁无愧乎！洁古云：运气不齐，古今易辙，旧方新病，难相符合。许学士云：予读仲景书，守仲景法，未尝守仲景方，乃为得仲景心也。故医术之要，先寻大意，大意既晓，则条分缕析，脉络分明。《内经》曰：知其要者，一言而终。不知其要，流散无穷。历观名论，皆以别证为先，嗟嗟！别证甚未易也。脉有雷同，证有疑似，水火亢制，阴阳相类，太实有羸状，误补益疾，至虚行盛势，反泻含冤。阴证似乎阳，清之必毙；阳证似乎阴，温之转伤。盖积聚在中，实也。甚则嘿嘿不欲语，肢体不欲动，或眩晕眼花，或泄泻不实，皆大实有羸状，正如食而过饱，反倦怠嗜卧也。脾胃损伤，虚也，甚则胀满而食不得入，气不得舒，便不得利，皆至虚有盛候，正如饥而过时，反不思食也。脾肾虚寒，真阴证也，阴盛之极，往往格阳，面目红赤，口舌破裂，手扬足掷，语言错妄，有似乎阳，正如严冬惨肃，而水

泽复①坚，坚为阳刚之象也。邪热未解，真阳证也。阳盛之极，往往发厥，厥则口鼻无气，手足逆冷，有似乎阴，正如盛夏炎灼，而林木流津，津为阴柔之象也。大抵证既不足凭，当参之脉理，脉又不足凭，当取诸沉候、久候。彼假证之发现，皆在表也，故浮取脉而脉亦假焉；真证之隐伏，皆在里也，故沉候脉而脉可辨耳。且脉之实者，终始不变；脉之虚者，乍大乍小，如与人初交，未得性情善恶之确，必知交既久，方能洞见情性善恶之真。适当乍大之时，便以为实；适当乍小之时，便以为虚，岂不误甚！必反复久候，则虚实之真假判然矣。然脉辨已真，犹未敢恃，更察禀之厚薄，证之久新，医之误否，合参其究，自无遁情。且脏之发也，类于腑；血之变也，近于气。调气者，主阳而升；调血者，主阴而降。差之毫厘，失之千里，独不思人以生死寄我，我岂可以轻试图功！彼祸人者，无足论矣。即偶中者，讵可对袭影哉！然难明者，意。难尽者，言。惟愿有志仁寿者，读书之外，而于起居嗜卧，触类旁通。至于临证，即病机浅易，必审察昭昭，既标本彰明，必小心翼翼，明矣，慎矣！必以精详操独断之权，毋以疑惧起因循之弊，设有未确阙疑，务以脉候反复参详，宁可多从本处用力，要知医为司命，功专去病以长生，慎勿舍生而治病，犹徙宅亡身，标本何在！未大虚而过加温补，所误不至伤生，继以寒凉投之，其功愈效。若不足，误加苦寒克削，犹死者不复生，断者不可续，纵加温补，莫可挽回，试思古云：阳气一分不尽则不死，诚然也。

化 源 论

　　夫不取化源而逐病求疗者，犹草木将萎，枝叶蜷挛，不知固其根蒂，灌其本源，而但润其枝叶，虽欲不槁，焉可得也？故经曰：资其化源。又曰：治病必求其本。又曰：诸寒之而热者，取之阴；热之而寒者，取之阳，所谓求其属也。垂训谆谆，光如日月，无非专重源本耳。苟舍本从标，不惟不胜治，终亦不可治。故曰：识得标，只取本，治千人，无一损。如脾土虚者，温暖以益火之原；肝木虚者，濡润以壮水之主；肺金虚者，甘缓以培土之基；心火虚者，酸收以滋木之宰；肾水虚者，辛润以保金之宗。此治虚之本也。木欲实，金当平之；火欲实，水当平之；土欲实，木当平之；金欲实，火当平之；水欲实，土当平之。此治实之本也。金为火制，泻心在保肺之先；木受金残，平肺在补肝之先；土当木贼，损肝在生脾之先；水被土乘，清脾在滋肾之先；火承水制，抑肾在养心之先。此治邪之本也。金太过，则木不胜而金亦虚，火来为母复仇；木太过，则土不胜而木亦虚，金来为母复仇；水太过，则火不胜而水亦虚，土来为母复仇；火太过，则金不胜而火亦虚，水来为母复仇。皆亢而承制，法当平其所复，扶其不胜。经曰：无翼其胜，无赞其复。此治复之本也。至于阴阳生克，虚实真假，意会无穷，难可言尽。即六淫易著，然风兼寒当从温散，兼热当从辛凉，寒独寒当从温补，兼湿当从温渗，中暑当从清解，伤暑当兼益气，湿外受当从发散，内生当从燥渗，湿寒温散，湿热清利，燥本枯槁之象，大半火烁，金水受伤，然亦有阴寒太过，津液收藏，犹肃杀凛冽之后，阳和之水，而成坚冰燥裂矣。

---

① 复　原为"腹"，据文义改。

火之源，源在水中，而与元气势不两立，故有火者，必元气伤者半，阴水亏者半，正治益炽，从治乃息。惟骤受外邪者，暂行清利。但六淫皆为客气，未有不乘内伤。伤多伤少，孰实孰虚，标本既明，轻重乃别，斯无误矣。医司人命，可不慎欤！

评伤寒论

夫人之有生者，皆精气神具备而成之也。少年遇事敏捷，老大应物模糊，亦精气神之强弱殊之。其间盛衰修短，疾病安危，总不外此三者，故鱼一刻无水即死，人一刻无气即亡。试思人之能行能立能坐，及能运用持重，高声大语，皆赖一气为之。假气一弱，则行立坐卧、持重言语皆无力矣。设遇外邪，乘虚而袭，正气愈伤，身益狼狈，不能起床矣。气足而神生，气弱而神困矣。气化而精生，气虚而精散矣。经曰：精者，身之本也。故藏于精者，春不病温。要知外邪之触，必乘正气之虚。治之者，乘其表邪初客，急为疏解，使无深入以伤于里，继以调和之剂，则表邪散而中气和，自可相安无恙。若外感少，内伤多，只须温补，不必发散，正气得力，自能推出寒邪。盖元气极虚之人，虽即微邪，易能感受，惟助正气一旺而健行，则微邪不攻自退。若不顾正气之虚，而徒以逐邪为事，则元气转伤，犹迫良民而为寇，即微邪反乘虚伏匿而为病矣。况有毫无外感，因劳而发热者，谓之劳发，只须补中，尤忌疏解。即有头痛、恶风、口渴等症，殊不知头痛者，非虚火上浮，即血虚作痛也。恶风者，阳虚不能卫表也。口渴者，脏腑津液不足，或肾虚引水自救也。以脉消息，病无遁情，不论浮沉大小，但重按无力，便非实证，奈何

泥于上古多歧传经支离等语？凡有发热头痛，即用古方太阳经药，重加发散，津液耗亡，欲不口干发热，其可得乎？复谓阳明经证见矣。忍饿以虚其里，疏散以虚其表，化源之机既绝，阴道之消烁日深，欲不胁痛、耳聋，其可得乎？复谓少阳经证见矣。芩柴和解之剂一投，引邪深入之害实大，以致脾虚气弱，欲不腹满嗌干，其可得乎？复谓太阴经证见矣。重为峻攻其里，脾阴愈耗，欲不口干大渴、便秘、烦躁，其可得乎？复谓少阴经证见矣。寒凉峻利之药一投，肝肾之阴愈槁，欲不烦满、舌卷囊缩，其可得乎？尚谓厥阴经证见矣。不知种种症候，皆由调治失宜，以令邪气日深，正气日消所致，直至手足厥冷，脉细欲绝，乃认虚寒，方议温补，已无及矣。故古人伤寒类方，初则麻黄、葛根、柴胡等汤，继则调胃、大小承气，末列回阳救急汤、温经益元等汤，重用参、芪、姜、桂、术、附，以追失散之元阳。殊不知寒凉久进，热药难温，克削久投，补药难挽，奈何后人不详此旨，徒遵上古证治真伤寒之旧例，引治今人禀赋虚弱者之类同，凡遇本元虚损，发热、口干、烦躁，正气不足之证，以作外邪深入有余之治，纵得苟延残喘，而不至精神消耗殆尽者未之有也。盖古人传经等论，不过明其寒邪，自阳及阴，由表入里。然邪之所凑，岂有定位！况阴阳相关，表里输应，表病不解，里亦随病，阳病不除，阴亦随伤，此表里阴阳本气为病之必然，岂必待有邪传递所致乎！故始或因外邪感袭者亦有之，然继则累及阴阳本气自病矣，故名伤寒，复云病热。伤寒者，已往之病原，病热者，现在之实害，寒既为热，则所伤之寒早已消弭。经曰：藏于精者，春不病温。原由阴精不足，而致病热、病温。今既病而阴精愈消愈竭，此时虽寒邪消散，

奈真阴正气受伤，更热更损，莫可发生，以制阳光，故久热不已耳，岂寒邪既出表入里而为热，复能变寒，由里出表再传而为二候、三候乎？此必无之理也。若能以外邪为始病之因，以阴阳本气自病，为继病之实，善为调之适之，则何有久热不解之候也。如始终以寒邪为实迹，传变为定期，反复攻逐，是犹缚妻子以为贼，指路人以为父，何其冤哉！抑皆未究致热之所由来，而不达经，所谓"阳强不能密，阴气乃绝，阴平阳秘，精神乃治"之至理也。况天人一理，相生所以相继，相克所以相成，故天之火，深藏于水土之中。凡井水气蒸，土中温暖，则地表清肃，犹人之丹田，元阳封固，则火不浮游于上，中宫脾元充足，则火不散越于表。盖火之藏纳，不外乎水土之中。故发热者，即我身内之火，因正气虚而不能按纳，邪乘虚而激出之，乃阴阳本气反常之变，实非外来之火也。凡遇客邪一退，脾元虚者，调中以敛阳；阴中水虚者，补水以配火；阴中火虚者，补火以藏原，则故物仍归病斯愈矣。如不知此，竟以火为外邪，重汗以亡其阳，阳无归原之力矣；重下以耗其阴，阴无配阳之能矣；复加寒凉峻削，脾元益伤，肌表之浮阳，何能敛纳？将此身内必妄之火驱灭，必欲其尽，将此有限之精神磨灭，必欲其完，以有形之猛剂，攻无迹之阴阳。况火者，生身之始，而精气神，亦因之以生者也。试思人与物，不热则无气矣。故气生于火，而火为气之祖也。人但恶火之为热而清之，独不思火去而气亦绝矣。虽欲不死，其可得乎！此张心痛时表，幸慈寿者进思之。务求要领，毋事支离，必详虚实，勿拘故套。既知百病之来，莫不乘虚而入，则以正虚为本，而外邪为标，保精气神，以治客病则客病退，而正气无伤。若伤精气神，以治客病，则病不退，而正气徒耗，舍本从末，适足以伤生矣。惟初病正气尚旺，客病牢固者，急为驱逐，勿致蔓延，若一概瞻顾因循，犹似闭门留寇，岂其治乎！

乙癸同源论

古称乙癸同源，肾肝同治，其说维何？盖火分君相，君火者，居于上而主静；相火者，居乎下而主动。君火惟一，心主是也。相火有二，乃肾与肝。肾应北方壬癸，于卦为坎，于象为龙，龙潜海底，龙起而火随之；肝应东方甲乙，于卦为震，于象为雷，雷藏泽中，雷起而火随之。泽也，海也，莫非水也，莫非下也，故曰乙癸同源。东方之木，无虚不可补，补肾即所以补肝；北方之水，无实不可泻，泻肝即所以泻肾。至于春升，龙不现则雷无声，及其秋降，雷未收则龙不藏，但使龙归海底，必无迅发之雷，但使雷藏泽之，必无飞腾之龙，故曰肾肝同治。东方者，天地之春也，勾萌甲坼，气满乾坤，在人为怒，怒则气上，而居七情之升，在天为风，风则气鼓，而为百病之长，怒而补之，将逆而有壅绝之忧，风而补之，将满而有胀闷之患矣。北方者，天地之冬也，草黄米落，六宇萧条，在人为恐，恐则气下，而居七情之降，在天为寒，寒则气惨，而为万象之衰，恐而泻之，将怯而有癫仆之虞，寒而泻之，将空而有涸竭之害矣。然木既无虚，又言补肝者，肝气不可犯，肝血自当养也。血不足者濡之，水之属也。肝木之源，木赖以荣，水既无实，又言泻肾者，肾阴不可亏，而肾气不可亢也。气有余者伐之，木之属也，伐木之干，水赖以安。夫一补一泄，气血攸分，即泄即补，水木同府。总之，相火易上，身中所苦，泄木所以降气，补水所以制火，气即火，火即气，同物而异名也。故知气有余，便是火者，愈知乙癸同源之义矣。然时医多执"肝常有余"之说，举手便云平肝，殊不思经曰东方木也，万物所以始生也。《圣济经》云：四时之所化，始于木；十二经之所养，始于春。女子受娠一月，是厥阴肝经养之，肝者，乃春阳发动之始，万物生化之源，故戒怒养阳，使先天之气相生于无穷，是摄生之切要也。盖春属肝木，乃吾身升生之气，此气若有不充，则四脏何所禀？如春无所生，则夏长秋收冬藏者，将何物乎？五行之中，惟木有发荣畅茂之象，水火金土皆无是也。使天地而无木，则世界黯淡，其无色矣。培之养之，犹恐不暇，而尚欲剪之、伐之乎！故养血和肝，使火不上炎，则心气和平，而百骸皆理。况肾主闭藏，肝主疏泄，是一开一合也。俗云：肝有泻无补，不知六味地黄丸、七宝美髯丹等剂，皆补肝之药也，人特习而不察耳。

运 气 论

五运有太过，有不及。太过者，甲丙戊庚壬五阳干也。不及者，乙丁己[①]辛癸五阴干也。王冰曰：苍天布气，尚不越乎五行，人在气中，岂不应乎天道？故随气运阴阳之盛衰，理之自然也。经曰：不知年之所加，气之盛衰，虚实之所起，不可以为工。虽然运气之理，亦不可泥。又有内外两因，随时感触，虽当太过之运，亦有不足之时，不及之运，亦多有余之患。倘专泥运气，能无实实虚虚，损不足益有余乎？况岁气之在天地，亦有反常之时，故冬有非时之温，夏有非时之寒，春

有非时之燥，秋有非时之暖，犯之者病。又如春气西行，秋气东行，夏气北行，冬气南行。卑下之地，春气常行，高阜之境，冬气常在。天不足西北而多风，地不满东南而多湿。百里之内，晴雨不同，千里之外，寒暄各别。方土不齐，而病亦因之。虽然，西北固厚，安能人人皆实？东南固薄，安能人人皆虚？且如久旱则亢阳，久雨则亢阴，阳盛人耐秋冬而不耐春夏，喜阴寒而恶阳暄，阴盛人耐春夏而不耐秋冬，喜晴明而恶阴雨，此乃天气变常，人禀各异，又为法外之遗也。善言运气者，随机观变，方得古人未了之旨。缪仲醇曰：五运六气者，虚位也。岁有是气至则算，无是气至则不算，既无其气，焉得有其药乎？无益于治疗，有误乎来学，将以施之治病，譬如指算法之稀奇，谓事物之实有，岂不误哉！其云：必先岁气者，谓此年忽多淫雨，民病多湿，药类用二木，苦寒以燥之，佐以风药，风能胜湿，此即必先岁气之谓也。其云：毋伐天和者，即春夏养阴，秋冬养阳，春夏禁用麻黄、桂枝，秋冬禁用石膏、知母、芩、连、芍药，此即毋伐天和之谓。然尚有舍时从证之时也。谓不明五运六气，检遍方书何济者，正指后人不明五运六气之所以，而误于方册所载，依而用之，动辄成过，则虽检遍方书，亦何益哉！故张仲景、华元化、越人、叔和，并未尝载有是说，即六经治法之中，亦并无一字及之。且见性理所载，元儒草芦吴氏，天之气运之中，亦备载之，益信其为天运气数之法，而非独医家治疗之书也。况传流既久，天地人物气化转薄，亦难可以同年而语矣。故宜知之者，以明天气岁气立法之常也；不可执之者，以处天气岁气法外之

---

① 己　诸本均作"巳"，形近之误，据文义改。

变也。天有寒暄早晚不同，人有盛衰时刻迥别，岂可以干支司岁一定之数，以定无穷时刻盛衰之变哉！

治 法 提 纲

夫治病者，当知标本。以身论之，外为标，内为本；阴为标，阳为本；六腑属阳为标，五脏属阴为本；脏腑在内为本，十二经络在外为标。以病论之，人之元气为本，病之邪气为标；先受病机为本，后传病证为标。故治病必求其原，而先治其本。古圣之至论，但急则治其标，缓则治其本。后哲之变迁，然病在于阴，毋犯其阳，病在于阳，毋犯其阴，犯之者是谓诛伐无过。病之热也，当察其源，火果实也，苦寒、咸寒以折之，若其虚也，甘寒、酸寒以摄之。病之寒也，亦察其源，寒从外也，辛热、辛温以散之，动于内也，甘温以益之，辛热、辛温以佐之。经曰：五脏者，藏精气而不泄也，故曰满而不能实。是有补而无泻者，此其常也。脏偶受邪，则泄其邪，邪尽即止，是泻其邪，非泻脏也。脏不受邪，毋轻犯之。世谓肝无补法，知其谬也。六腑者，传导化物糟粕者也，故曰实而不能满。邪客之而为病，乃可攻也，中病乃已，毋尽剂也。病在于经，则治其经，病流于络，则及其络，经直络横，相维辅也。病从气分，则治其气，虚者温之，实者调之。病从血分，则治其血，虚则补肝补脾，而心实则为热为瘀。热者清之，瘀者行之。因气病而及血者，先治其气；因血病而及气者，先治其血。因证互异，宜精别之。病在于表，毋攻其里；病在于里，毋虚其表。邪之所在，攻必从之。受邪为本，现证为标，五虚为本，五邪为标。如腹胀由于湿者，其来必速，当利水除湿，则胀自止，

是标急于本也，当先治其标。若因脾虚渐成胀满，夜剧昼静，病属于阴，当补脾阴，夜静昼剧，病属于阳，当益脾气，是病从本生，本急于标也，当先治其本。举二为例，余可类推矣。病属于虚，宜治以缓，虚者精气夺也。若属沉痼，亦必从缓。治虚无速法，亦无巧法，盖病已沉痼。凡欲施治，宜有次第，如家贫年久，室内空虚，非旦夕间事也。病属于实，宜治以急，实者邪气胜也，邪不速逐，则为害滋蔓，故治实无迟法，亦有巧法，如寇盗在家，宜开门急逐即安，此病机缓急一定之法也。故新病者，阴阳相乖，补偏救弊，宜用其偏。久病者，阴阳渐入，扶元养正，宜用其平。若久病误以重药投之，徒增其竭绝耳。至如药性之温者，于时为春，所以生万物者也。药性之热者，于时为夏，所以长万物者也。药性之凉者，于时为秋，所以肃万物者也。药性之寒者，于时为冬，所以杀万物者也。夫元气不足者，须以甘温之剂补之，如阳春一至，生机勃勃也。元气不足，而至于过极者，所谓大虚必挟寒，须以辛热之剂补之；如时际炎蒸，生气畅遂也，热气有余者，须以甘凉之剂清之，如凉秋一至，溽燔如失也。邪气盛满，而至于过极者，所谓高者抑之，须以苦寒之剂泻之，如时值隆冬，阳气潜藏也。故凡温热之剂，均为补虚，寒凉之剂，均为泻实。然元气既虚，但有秋冬肃杀之气，独少春夏生长之机，虚则不免于热，倘不察虚实，便以寒凉之剂投之，是病方肃杀，而医复肃杀之矣，其能久乎。故无阳则阴无以生，无阴则阳无以化，盖物不生于阴，而生于阳，如春夏生而秋冬杀也，如向日之草木易荣，潜阴之花卉易萎。经曰：阴阳之要，阳密乃固。而此言阳密则阴亦固，而所重在阳也。又曰：阳气者，若天与日，失其所则

折寿而不彰，故天运当以日光明。此言天之运，人之命，俱以阳为本也。伏羲作《易》，首制一画，此元阳之祖也。文王衍《易》，六十四卦，皆以阳喻君子。乾之象曰：大哉乾元，万物资始。此言阳为发育之首。阳之德也，自古圣人，莫不喜阳而恶阴。即丹溪主于补阴，亦云实火可泻，芩、连之属；虚火可补，参、芪之属。今人但知有火，而不分虚实，喜用寒凉者，是欲使秋冬作生长之令，春夏为肃杀之时，令斯民折寿而不彰乎！

制方和剂治疗大法

《灵枢》曰：人之血气精神者，所以奉生而周于性命者也。经脉者，所以行血气而营阴阳，濡筋骨，利关节者也。卫气者，所以温分肉，充皮肤，肥腠理，司开合者也。志意者，所以御精神，收魂魄，适寒温，和喜怒者也。是故血和则经脉流行，营复阴阳，筋骨劲强，关节清利矣。卫气和则分肉解利，皮肤调柔，腠理致密矣。志意和则精神专直，魂魄不散，悔怒不起，五脏不受邪矣。寒温和，则六腑化谷，风痹不作，经脉通利，肢节得安矣。故虚实者，诸病之根本也。补泻者，治疗之纲纪也。经曰：邪之所凑，其气必虚。凡言虚者，精气夺也。凡言实者，邪气胜也。是故虚则受邪，邪客为实。经曰："邪气盛则实，精气夺则虚"者此耳。倘邪重于本，则以泻为补，是泻中有补也。本重于邪，则以补为泻，是补中有泻也。且升降者，病机之要括也。升为春气，为风化，为木象，故升有散之之义。降为秋气，为燥化，为金象，故降有敛之之义。如饮食劳倦，则阳气下陷，宜升阳益气，泻利不止，宜升阳益胃，郁火内伏，宜升阳散火，因湿洞泄，宜升阳除湿，此类宜

升之之也。如阴虚则水不足以制火，火空则发而炎上。其为证也，咳嗽多痰，吐血鼻衄，头疼齿痛，口苦舌干，骨蒸寒热，是谓上热下虚之候，宜用麦冬、贝母、枇杷叶、白芍药、牛膝、五味子之属以降气，气降则火自降，而气自归元，更又益之以滋水添精之药，以救其本，则诸证自瘥。此类宜降之之也。更有塞因塞用者，如脾虚中焦作胀，肾虚气不归元，以致上焦逆满，用人参之甘，以补元气，五味子之酸，以收虚气，则脾得健运，而胀自消，肾得敛藏，而气自归，上焦清泰而逆满自平矣。通因通用者，如伤寒挟热下利，或中有燥粪，必用调胃承气汤下之乃安。伤暑滞下不休，得六一散清热除积乃愈，然治寒以热，治热以寒，此正治也。如热病而反用热攻，寒病而反用凉剂，乃从治也。盖声不同不相应，气不同不相合，大寒大热之病，必能与异气相拒，善治者乃反其佐，以同其气，复令寒热参合，使其始同终异也。如热在下而上有寒邪拒格，则寒药中入热药为佐。《内经》曰：若调寒热之逆，冷热必行，则热药冷服，下膈之后，冷体既消，热性随发。寒在上而上有浮火拒格，则热药中入寒药为佐，下膈之后，热气既散，寒性随发，情且不违，而致大益，病气随愈，呕烦皆除，所谓寒因热用，热因寒用，使同声易于相应，同气易于相合，而无拒格之患，经曰"必先其所主，而伏其所因"也。譬之入火可以湿伏，可以水灭。病之小者似之。大者则若龙雷之火，逢湿则焰，遇水益燔，太阳一照，火即自息，此至理也。用热远热者，是病本于寒，法应热治，所投热剂，仅使中病，毋令过焉，过则反生热病矣。用寒远寒者，是病本于热，法应寒治，所投寒剂，仅使中病，毋令过焉，过则反生寒病矣。故益阴宜远苦

寒以伤胃，益阳宜远辛散以泄气，祛风勿过燥，清暑毋轻下，产后忌寒凉，滞下忌敛涩。然天地四时之气，行乎六合之间，人处气交之中，亦必因之而感。春气生而升，夏气长而散，长夏之气化而软，秋气收而敛，冬气藏而沉。人身之气自然相通，其生者顺之，长者敷之，化者坚之，收者肃之，藏者固之，此药之顺乎天者也。春温夏热，元气外泄，阴精不足，药宜养阴。秋凉冬寒，阳气潜藏，勿轻开通，药宜养阳，此药之因时制用，补不足以和其气者也。然既戒勿伐天和，而又防其太过，所以体天地之大德也。昧者舍本从标，春用辛凉以伐肝，夏用咸寒以抑火，秋用苦温以泄金，冬用辛热以涸水，谓之时药。殊失《内经》逆顺之理，夏月伏阴，冬月伏阳，推之可知矣。然而一气之中，初同末异，一日之内，寒燠迥殊。且有乖戾变常之时，大暑之候，而得寒证，大寒之候，而得热证。证重于时，则舍时从证；时重于证，则舍证从时。六气太过为六淫，六淫致疾为客病，以其天之气从外而入也。七情动中为主病，以其人之气从内而起也。此用药权衡主治之大法，万世遵守之常经，虽圣哲复起，莫可变更也。然有性禀偏阴偏阳，又当从法外之治，假如性偏阴虚，虽当隆冬，阴精亏竭，水既不足，不能制火，阳无所依，外泄为热，或反汗出，药宜滋阴，设从时令，误用辛温，势必立毙。假如性偏阳虚，虽当盛夏，阳气不足，不能外卫其表，表虚不任风寒，洒淅战栗，思得热食，及御重裘，是虽天令之热，亦不足以敌真阳之虚，病属虚寒，药宜温补，设从时令，误用苦寒，亦必立毙。故变通合宜之妙，存乎其人。且人禀天地阴阳之气以有生，而强弱莫外乎天地之运气，当天地初开，气化浓密，则受气常强，及其久

也，气化渐薄，则受气常弱。故上古之人，度百岁乃去，今则七十称古稀矣，盖天地风气渐薄，人亦因之渐弱，以致寿数精神，既已渐减，则血气脏腑，亦应因之渐衰，故用药消息，亦必因之渐变，不可执泥古法，轻用峻利。况时当晚季，嚣竞日深，斫丧戕贼，难解难遏，于是元气转薄，疾病丛生，虚多实少，临证施治，专防克伐，多事温补，痛戒寒凉，抵当、承气，日就减少，补中、归脾，日就增多，此今日治法之急务也。设使病宜用热，亦当先之以温，病宜用寒，亦当先之以清，纵有积滞宜消，必须先养胃气，纵有邪气宜祛，必须随时疏散，不得过剂，以损伤气血。气血者，人之所赖以生者也。气血充盈，则百邪外御，病安从来? 气血一亏，则诸邪辐辏，百病丛生。世人之病，十有九虚，医师之药，百无一补，岂知用药一误，则实者虚，虚者死，是死于药，而非死于病也。且古人立方，既有照胆之朗识，复尽活人之苦心，有是病方下是药，分两多而药味寡，譬如劲兵，专走一路，则足以破垒擒王矣。后人既无前贤之识，见徒存应世之游移，分两减而药味多，譬犹广设攻治，以庶几于一遇，嗟乎! 术虽疏而心更苦矣。品类既繁，攻治必杂，病之轻者，因循而愈，病之重者，岂能一得乎! 然药虽有大力之品，终属草木之华，必藉人之正气为倚附，方得运行而获效。如中气馁极，虽投硝、黄，不能迅下也。荣阴枯槁，虽投羌、麻，不能得汗也。元阳脱尽，虽投热药，不觉热也。真阴耗极，虽投寒药，不觉寒也。正气重伤，虽投补药，不觉补也。非医者立见不移，病人专心守一，焉有日至功成之益哉!

药　论

概用药之弊也，始于执流而忘源，信方而遗理，泥成方之验，不解随人活泼，胶章句之迹，未能广会灵通。王太仆曰：粗工褊浅，学问未精，以热攻寒，以寒疗热，治热未已而冷疾顿生，攻寒日深而热病更起，热起而中寒尚在，寒生而外热不除，欲攻寒，则惧热不前，欲疗热，则思寒又止，岂知脏腑之源，有寒热温凉之主哉！夫药有君臣佐使，逆从反正，厚薄轻重，畏恶相反，未得灵通，而漫然施疗，许学士所谓猎不知兔，广络原野，术亦疏矣。君为主，臣为辅，佐为助，使为用，制方之原也。逆则攻，从则顺，反则异，正则宜，治病之法也。必热必寒，必散必收者，君之主也。不宣不明，不受不行者，臣之辅也。能受能令，能合能公者，佐之助也。或击或发，或劫或开者，使之用也。破寒必热，逐热必寒，去燥必濡，除湿必泄者，逆则攻也。治惊须平，治损须温，治留须收，治坚须溃者，从则攻也。热病用寒药，而导寒攻热者必热，如阳明病发热，大便硬者，大承气汤，酒制大黄热服之类也。寒病用热药，而导热去寒者必寒，如少阴病下利，服附子、干姜不止者，白通汤加入尿、猪胆之类也。塞病用通药，而导通除塞者必塞，如胸满烦惊，小便不利者，柴胡加龙骨、牡蛎之类也。通病用塞药，而导塞止通者必通，如太阳中风下利，心下痞硬者，十枣汤之类。反则异也。治远以大，治近以小，治主以缓，治客以急，正则宜也。轻清成象，重浊成形，清阳发腠理，浊阴走五脏，清中清者，荣养于神，浊中浊者，坚强骨体，辛甘发散为阳，酸苦涌泄为阴，气为阳，气厚为阳中之阳，气薄为阳中之

阴，薄则发泄，厚则发热，味为阴，味厚为阴中之阴，味薄为阴中之阳，薄则疏通，厚则滋泄，亲上亲下，各从其类也。畏者，畏其制我，不得自纵。恶者，恶其异我，不得自知。畏恶之中，亦可相成，在因病制方轻重多寡之间也。至于相反，两仇不共，然大毒之病，又须大毒之药以劫之，虽相反之中，亦有相成之妙。神化在是，顾良工用之耳。奈何近医舍至灵至变之玄理，而执不灵不变之成方，方果若斯之奇，则上古圣贤，千言万卷，只为赘余，而今之学者，神圣工巧，一切可废矣。不知方之为言仿也，仿病而有方也。其将立也，因是病而后成，融通不滞。其既立也，非是病则勿用，确然难移。是以《素问》无方，《难经》亦无方，非无方也，为仿，为活法也。汉世才有方，为备于仿也。今奇方疗疾，倘果可以发无不中，则昔者轩、岐、扁、仓，神灵之智，慈济之仁，岂不及此，何不每一病只立一方，使后人彰明显著，用无不当，而乃广为昭析，多立文词，以累后学，纷赜难穷，效无十全哉！虽然，方不可泥，亦不可遗，以古方为规矩，合今病而变通，既详古论之病情，复揣立方之奥旨，或病在上而治反在下，病在下而治反在上，病同而药异，病异而药同，证端蜂起，而线索井然，变现多危，而持执不乱，诚为良矣。倘此旨未达，逐证寻求，既治其上，又攻其下，既疗其彼，复顾其此，本之不揣，药无精一，如着百家衣，徒为识者笑，救头救脚之讥，宁能免夫。要知一身所犯，病情虽多，而其源头，只在一处，治其一，则百病消，治其余，则头绪愈多，益增别病。盖古今亿万人之形体虽殊，而其相传相成之脏腑阴阳则一；百病之害人虽异，而治法不外乎气血虚实之间。虚实既明，而寒热亦在其中。正强邪

盛者，亟祛邪以保正，正弱邪强者，亟保正以御邪，务使神气勿伤，长有天命。盖岐黄仁术，原重生命以治病，故每重本而轻标，何今之人，徒知治病而不顾生命，每多遗本顾末，不惟不胜治，终亦不可治也。故能于虚实寒热邪正处灼然明辨，则益心之阳，寒亦通行，强肾之阴，热亦痊可。发舒阳气，以生阴精，滋养阴精，以化阳气，或养正而邪自除，或驱邪而正始复，或因攻而为补，或借补而为攻，治千万种之疾病，总不出乎一理之阴阳。苟临证狐疑，不知所重，姑以轻和之剂，以图万一之功，昔有直入之兵，焉望捷得之效？因循待毙，亦何异于操刃杀人！此皆不求至理，徒守成方者之误也。

论医者病家得失

夫医也者，近之治身，消患于未兆，远之治人，广惠于无穷。然非研求《灵》《素》，得心应手，勿能及也。至于病者听医，犹听神明，然医良而听之宜也。若学术未工，则自信不确，而病家疑信居半，尤宜然也。但病有浅深，则效有迟速，倘病在腠理，而不奏功于响应，诚罪在医术之庸，若势近膏肓，效安斯于旦夕，且不效夕更，夕不效旦更，则虽有神圣，亦不能尽其技矣。故天下尊医，医亦不自尊，病家急而求医，医亦急而求术，古之人艺精而试，今之人艺试而精，古之人以法治病，今之人以病合法，古之人因证处方，今之人以方处证。殊不知先贤徒详病情，不设方剂者，盖不欲以一定之迹，应无穷之变也。因庸下者，苦于莫窥玄奥，证治无从守式，于是汉世以降，方法繁兴，如奕之有势，反正逆从势之用也。运气不济，古今易辙，风土异宜，强弱异禀，贵贱异境，老少异躯，新久异

法，内外异因，局之变也。若执一定之势，以应千变之局，其有不败者几希！故贵学者，熟详天地阴阳，参透生人原始，如何生发之机无穷，如何化源之机乃绝，如何而诸危证可以回生，如何而诸轻证得以变重。立定大纲，总其要领，脏腑经络既明，标本虚实识透，始由至奇至繁至远之文章，终归最平最纯最近之一理，千变万化，经所谓一言而终也。

论富贵贫贱嗣育得失

富贵之家，衣食有余，生子常夭；贫贱之家，衣食不足，生子常坚者。何故？盖贫家之子，不能纵欲，虽拂意而不敢怒；富家之子，得纵其欲，稍触便怒。怒多肝病多，肝木乘脾之患始矣。是以贫家之育虽薄，而成全反胜于富家，其暗合育子之理有四：薄衣淡食少怒寡欲，一也；无财少药不为庸医所误，二也；在母腹中，劳役不息，气血动用，筋骨坚实，三也；母既劳役，胞络转运，多易生产，胎病稀少，四也。谚云：见哭即歌，不哭必偻罗。言虽鄙而切当。岂知号哭者，小儿所以散惊泄热，去风除寒，化食行气之端也。故渔户人家，生子必多，筋骨坚实，盖由母寒子寒，母热子热。在胎之时，风霜暑热先已备尝。出胎之后，肌肉苍厚，筋骨坚持，邪不能袭。富贵之家，丰衣美食，肢体脏腑，无不娇嫩。先天既禀柔脆，后天复加饱暖太过，外感内伤接踵为累，用药消磨，其困益增，譬如阴地草木，不见风日，何能秀郁耶？纵得成人，一生多病。况藜藿则肠胃坚厚，小饮则元精不淆，多忧则神气常敛，寡欲则淫毒鲜少，而膏粱者，俱不能及也。

评赵氏医贯说

谚云：秀才学医，如菜作齑。以其明于理，而《易》过于医，医与儒皆不外乎一理也。然运用枢机，主宰一身者，皆心也，故古圣贤，养心正心明心，千言万语谆谆，独重乎心，以心为主，而医家亦以心为君主之官也。独赵氏一书，强引《内经》"十二官危"之一语，反复立论，独尊命门以为君主，其历陈气血之根，生死之关，生人之本，却病之原，真假之象，阐发殆尽，诚有功于医学者不鲜矣。但古圣贤俱以心为主，赵氏独尊命门为君主，而欲外乎心，医与儒竟二途矣。鄙见于此，不无窃有议焉。盖古圣贤，以心为主者，以修身立行起见也。赵氏以命门为主者，以尊生立命起见也，此正赵氏之济世一片苦心，强引之而主之，盖人为万物之灵者，伏此心也。故经曰：君主之官，神明出焉。但肾主智，心主思，心之气根于肾也。心知将来，肾脏已往，不失神明闲脏之职也。卧以入阴，心之神通于肾也。离属阴而配水，火属阳而配水，然水生于金，能复润母燥，火生于木，反能害母形，故易以离火为兵戈，火上有水为既济，水在火下为未济，明其水火不可相离，阴阳互为其根也。递相济养，是谓和平，摄处稍偏，灭害立至。故夫人生于天地万物，总不外乎阴阳。水火者，阴阳之迹也。偏尚不可，敢孰为之轻，孰为之重乎？且觉悟庶类，聪知聪明者，皆心也，肾能之乎？故经曰：心为君主之官，信不谬矣。况相火之动，多由乎君火。相字之义，更不虚也。但心之能神，若无真阴上奉，其能之乎？犹之虽圣明在上，而必以民为邦本也。由此观之，则心为君主，而肾为之根，尊卑之义昭然。但利害之机，

实休戚相关见，且无情之草木，其花叶荣茂，必赖乎根本培固而始能，况人禀气血有情，五行具伐之体，可不顾天一生水，地二生火之义存焉。

先天根本论

夫玄黄未兆，天一之水先生，胚体未成，两肾之元先立。盖婴儿未成，先结胞胎，其象中空，一茎直起，形如莲蕊。一茎，即脐带。莲蕊，即两肾也。而氤氲一点元阳之为命者，寓于中焉。水生木而后肝成，木生火而后心成，火生土而后脾成，土生金而后肺成。五脏既成，六腑随之，四肢乃具，百骸乃全。《仙经》曰：借问如何是玄牝，婴儿初生先两肾。未有此身，先有两肾，故肾为脏腑之本，十二脉之根，呼吸之主，三焦之源，而人资之以始者也。故曰：肾水者，先天之根本也。一点元阳，则寓于两肾之间，是为命门。盖一阳居二阴之间，所以位乎北，而成乎坎也。人非此火，无以运行三焦，腐熟水谷。《内经》曰：少火生气。《仙经》曰：两肾中间一点明，逆为丹母顺为人。夫龙潜海底，龙起而火随之。元阳藏于坎腑，运用应于离宫，此生人之命根也。乃知阳火之根，本于地下，阴火之源，本于天上，故曰：水出高源。又曰：火在水中。夫水火者，阴阳之征兆，天地之别名也。独阳不生，孤阴不长。天之用在于地下，地之用在于天上，则天地交通，水火混合而万物生焉。古之神圣，察肾为先天根本，故其论脉者曰：人之有尺，犹树之有根，枝叶虽枯槁，根本将自生。伤寒危笃，寸口难稽，犹诊太溪，以卜肾气。夫精也者，水之华也。神倚之，如鱼得水，气依之，如雾覆渊。神必依物，方有附丽，精竭神散，势之自然。方其为婴孩

也，未知牝牡之合，而勃然峻作，精之至也。纯纯全全，合于天方，溟溟清清，合于无沦，年十六而真精满，始能生子，精泄之后，乾破而为离，真体已亏，不知节啬，则百脉空虚，不危何待！世有以固精采补者，是大不然，男女交接，必扰其肾，外虽不泄，精已离宫，必有真精数点，随阳之痿而溢出，如火之有烟焰，岂能复返于薪哉！是故贵寡欲。然损精伤肾，是非一端。若目劳于视，精以视耗；耳劳于听，精以听耗；心劳于思，精以思耗；体劳于力，精以力耗，随事节之，则精与日俱积矣，是故贵节劳。肾司闭藏，肝主疏泄，二脏皆有相火，其系皆上属于心。心，君火也。怒伤肝而相火动，则疏泄者用事，而闭藏者不得其职，虽不交合，精已暗耗矣，是故贵息怒。酒能动血，饮酒则身面俱赤，是扰其血也。数月不近色，精已凝厚，一夜大醉，精随薄矣，是故宜戒酒。经曰：精不足者，补之以味。然膏粱之味，未必生精，恬淡之味，最能益精。《洪范》论味，而曰稼穑作甘。世间之物，惟五谷得味之正，淡食五谷，大能养精。吴子野云：芡实本温平，不能大益，人谓之水中丹者，何也？人之食芡也，必枚啮而细嚼之，未有多嚼而急咽者也。舌颊齿唇，终日嗫嚅，而芡无五味，腴而不腻，是以致玉池之水，转相灌注，积其功，虽过乳石可也。以此知人，能淡食而徐饱者，大有益于脾肾。经曰：胃为水谷气血之海，化荣卫而润宗筋。又曰：阴阳总宗筋之会，而阳明为之长。故胃强则肾充而精气旺，胃病则精伤而阳事衰也。《灵枢》曰：生之来谓之精。此先天元生之精也。《素问》曰：食气入胃，散精于五脏。此水谷日生之精也。然日生之精，皆从元精所化，而后分布其脏，盈溢则输之于肾，故曰：五脏盛乃能泻。若饮食之精，遇一脏有邪，则一脏之食味化之不全，不得与元精俱藏而时自下矣。故肾之阴虚，则精不藏；肝之阳强，则气不固。若遇阴邪客于窍，与所强之阳相感，则精脱而外淫矣。阳强者，非真阳之强，乃肝之相火强耳。夫五脏俱有火，惟相火之寄于肝者，善则发生，恶则为害，独甚于他火。其阴器既宗筋之所聚，凡人入房，强于作用者，皆相火充其力也。若遇接内，与阴气合，则三焦上下内外之火，翕然下从，百体玄府悉开，其滋生之精，尽会于阴器以跃出，岂止肾所藏者而已哉！有年老弥健，或问其故，曰曾读《文选》，石韫玉而山辉，水含珠而川媚，于斯二语，悟得葆精之道。故足于精者，百疾不生；穷于精者，万邪蜂起。先哲洞窥根本，力勉图全，遇证之虚者，亟保北方，以培生命之本。水不足者，壮水之主，以制阳光，六味丸是也。火不足者，益水之元，以消阴翳，八味丸是也。只于年力方刚，尺脉独实者，微加炒枯知、柏，抑其亢炎。奈昧者遂为滋阴上剂，救水神方，不问虚实而概投之，不知知母多则肠胃滑，黄柏久则肠胃寒，阳明受贼，何以化荣卫而润宗筋？髓竭精枯，上呕下泄，而幽潜沉冤，此皆守河间"有热无寒"之论，丹溪"阳常有余"之说，贻祸如此其烈耳！致《求正录》云：朱刘之言不息，则轩岐之泽不彰，诚斯道之大魔，亦生民之厄运也。虽其言未免过激，然亦补偏救弊之一片苦心也。

后天根本论

夫人囿地一声之后，命曰后天。后天之根本，脾胃是也。脾胃属土，土为万物之母，《易》曰：至哉，坤元！万物资生。是以胃者，卫之源。脾者，荣之本。

脾胃者，即后天元气也。《针经》曰：荣出中焦，卫出上焦。然卫为阳，益之必以辛；荣为阴，补之必以甘。辛甘相合，脾胃健而荣卫通。经曰：脾胃者，仓廪之官，五味出焉。又曰：食入于胃，散精于肝，淫气于筋，浊气归心，淫精于脉，脉气流经，气归于肺。饮入于胃，游溢精气，上输于脾，脾气散精，上归于肺，通调水道，下输膀胱，水精四布，五经并行，合于四时五脏阴阳，揆度以为常也。是知水谷入胃，洒陈于六腑而气至焉，和调于五脏而血生焉，行于百脉，畅于四肢，充于肌肉，而资之以为生者也。故曰：安谷者昌，绝谷者亡。盖婴儿既生，一日不再食则饥，七日不食，则肠胃竭绝而死矣。人之有脾胃，犹兵家之有饷道也。饷道一绝，万众立散；脾胃一败，百药难施。上古圣人，见土为后天之根本，故其著之脉者曰：四时皆以胃气为本，有胃气则生，无胃气则死。是以伤寒当危困之候，诊冲阳以察胃气之有无。冲阳应手，则回生有日；冲阳不应，则坐而待毙矣。东垣先生，深窥经旨，独著《脾胃论》，以醒提聋聩，其言胃中元气盛，则能食而不伤，过时而不饥。脾胃俱旺，能食而肥。脾胃俱虚，不能食而瘦。善食而瘦者，胃伏火邪于气分则能食，脾虚则饥肉削。或曰：血实气虚，则体易肥；气实血虚，则体易瘦也。凡七情戕其内，六气攻其外，皆足以致虚，惟饮食与劳倦两端，其关尤大。经曰：饮食自倍，肠胃乃伤。又曰：水谷之寒热，感则害人六腑。夫饮者，水也，无形之气也。经曰：因而大饮则气逆，或为喘咳，或为水肿，或为呕吐之类。食者，物也，有形之血也。经曰：因而饱食，经脉横解，肠澼为痔。或为胀满，或为积聚，或为诸痛，或为吐利之类，此所谓饮食伤也。经曰：有所劳倦，形气衰少，谷气不盛，上焦不行，下脘不通，胃气热，热气熏胸中，故内热。又曰：劳则气耗。劳则喘息汗出，内外皆越，故气耗矣。有所劳倦，皆损其气。气衰则虚火旺，旺则乘脾。脾主四肢，故困热无气以动，懒于言语，动则喘之，表热自汗，心烦不安，此所谓劳倦伤也。盖人受水谷之气以生，所谓清气、营气、卫气，皆胃气之别名也。胃为水谷之海，五脏六腑皆受灌输，若起居失度，饮食失节，未有不伤脾胃者也。脾胃一伤，元气必耗，心火独炎，心火即下焦阴火，心不主令，相火代之，火与元气，势不两立，一胜则一负，阴火上冲，气高而喘，身热而烦，脾胃之气下陷，谷气不得升浮，是春生之令不行，无阳以护其营卫，乃生寒热。经曰：劳者温之，损者温之。又曰：温能除大热，最忌苦寒，反伤脾胃。东垣于劳倦伤者，立补中益气汤，纯主甘温，兼行升发，使阳春一布，万物敷荣。易老于饮食伤者，立枳术丸，一补一攻，不取速化，但使胃强不复伤耳！此皆炎黄之忠荩，后进之标的也。罗谦甫更发其旨，故云脾虚少食，弗可克伐，补之自然能食，是则更有法焉。东方之仇木宜安，恐木实则侮土而厥张也。西方之子金宜顾，恐子虚则窃母以自救也。若夫少火，实为生气之元，故中央之土，虚者则有补母之论存焉。许学士云：肾虚不能化食，譬如釜中水谷下无火力，何能熟耶？严用和云：房劳过度，真阳衰弱，不能上蒸脾土，中州不运，以致饮食不消，胀满痞塞，须知补肾，肾气若壮，丹田火盛，上蒸脾土，土温自治矣。统而论之，脾具坤顺之德，有乾健之运，坤德或惭，补土以培其卑监，乾健稍弛，益火以助其转运，此东垣、谦甫，以补土立言，学士、用和，以壮火垂训。土强则出纳自如，火强是转输不息。

火为土母，虚则补其母，治病之常经也。世俗一遇，脾胃虚滞，便投曲、卜、楂、芽、香、砂、根、朴，甚而黄连、山栀，以为脾胃良方，而夭枉者，不可胜数矣。不知此皆实则泻子之法，因脾胃有积聚实火，元气未衰，邪气方张，用破气之剂，以泻肺金主气之脏，若虚而伐之则愈虚，虚而寒之，且遏绝真火生化之元矣。有不败其气，而绝其谷乎？最可异者，以参、术为滞闷之品，畏之不啻砒毒。独不闻经云：虚者补之，劳者温之，又曰"塞因塞用"乎？又不闻东垣云：脾胃之气，实则枳实、黄连泻之，虚则白术、陈皮补之乎？又不闻丹溪云：实火可泻，芩、连之属，虚火可补，参、芪之属乎？且饮食初伤，壅成湿热，元气未败，黄连、楂、曲，暂其宜也。但土喜暖而恶寒，过剂则脾阳愈弱，而转化愈难矣。至若病稍日久，元气必虚，阳气不充，阴寒为崇，反服黄连，无异于入井而反下石耳。经曰：饮食劳倦损伤脾胃，始受热中，末受寒中，则始宜清热，终宜温养，灼然有辨，岂无先后次第乎？且圣人治未病不治已病，故观既济之象曰：君子以思患而预防之。随之象曰：君子以向晦入晏息。颐之象曰：君子以节饮食。岂非明饮食劳倦之足以伤生耶？故养生家，尤亟于养气，行欲徐而稳，言欲定而恭，坐欲端而直，声欲低而和，常于动中习静，使此身常在太和元气中，久久自有圣贤气象。《长生秘典》曰：内劳神明，外劳形质，俱足夭折，惟房劳较甚，为其形与神交用，精与气均伤也。又曰：久立久坐，久行久卧，皆能伤人。元气胜谷气，其人瘦而寿；谷气胜元气，其人肥而夭。泰西水曰：饮食有三化，烹者糜烂，名曰火化；细嚼缓咽，名曰口化；蒸变传送，名曰胃化。一化得力，不劳于胃。《医说》云：饮食到胃，俱以温和为妙，不问冷物热物，但细嚼缓咽，自能温矣。《秘典》曰：食饱之后，解带摸腹，伸腰徐行，作喷以通其秘，用呵以去其滞，令饮食下行，方可就坐。饱坐发痔，曲腰而坐成中满。醉后勿饮冷，饱后勿便卧，食后勿怒，怒后勿食，冷热之物，不宜互食。《尊生编》云：饮以养阳，食以养阴，食宜常少，亦勿令虚，不饥强食，不渴强饮，则脾劳发胀。朝勿令饥，夜勿令饱，淡食则多补，五辛善助火。《调食法》云：宁少毋食多，宁饥毋食饱，宁迟毋食远，宁热毋食冷，宁零毋食顿，宁软毋食硬。此六者，调理脾虚之要法也。语云：修养不如节劳，服药不如忌口。斯言虽鄙，颇切理要，诚能如此调摄，则土强而脏腑俱安，后天之根本不损，营卫中和，长有天命矣。

冯氏锦囊秘录杂证大小合参卷二

海盐冯兆张楚瞻甫纂辑
孙　显达惟良
门人王士增允能同校
男　乾亨礼斋

太极图说

《易》有太极，是生两仪，周子惧人之不明，而制为太极图。无极而太极，无极者，未分之太极也。太极者，已分之阴阳也。一中分太极，中字之象形，正太极之形也。一即伏羲之奇，一而圆之，即是无极，既曰先天太极。天尚未生，尽属无形，何为伏羲画一奇，周子画一圈，又涉形迹矣。曰：此不得已，而开示后学之意也。人受天地之中以生，亦具有太极之形，在人身之中，可不究心乎？

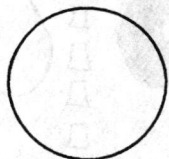

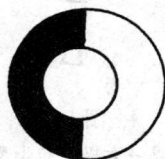

阳水阴水相火真水命门图说

命门在人身之中，对脐，附脊骨，自上数下，则为十四椎，自下数上，则为七椎。《内经》曰：七节之旁有小心，此处两肾所寄，左边一肾属阴水，右边一肾属阳水，各开一寸五分，中间是命门所居之宫，即太极图中之白圈也。其右旁一小白窍，即相火也。其左旁之小黑窍，即天一之真水也。此一水一火，俱属无形之气，相火禀命于命门，真水又随相火，自寅至申，行阳二十五度，自酉至丑，行阴二十

图 1-1　太极图

五度，日夜周流于五脏六腑之间，滞则病，息则死矣。人生男女，交媾之时，先有火会，而后精聚，故曰火在水之先。人生先生命门火，此褚齐贤发前人之所未发。世谓父精母血，非也。男女俱以火为先，男女俱有精，但男子阳中有阴，以火为主，女子阴中有阳，以精为主，谓阴精阳气则可，男女合此，二气交聚，然后成形，成形俱属后天矣。后天百骸俱备，若无一点先天火气，尽属死灰矣。然元阳君主之所以为应事接物之用者，皆从心上起

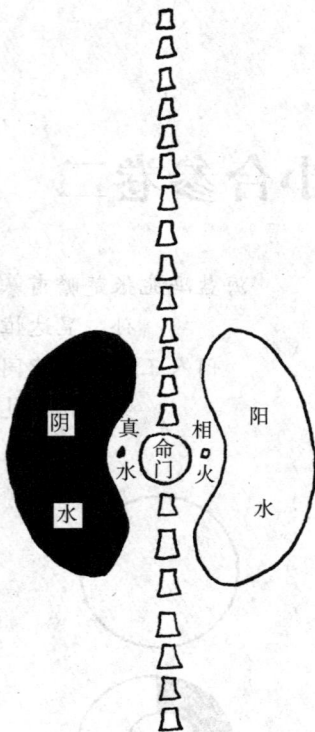

图 1-2

两肾在人身中合成一太极，自上数下十四节，自下数上七节命门左边小黑圈是真水之穴，命门右边小白圈是相火之穴，此一水一火俱无形，日夜潜行不息。

经论，故以心为主。至于栖真养息，而为生生化化之根者，独藏于两肾之中，故尤重于肾，其实非肾，亦非心也。李时珍曰：命门，为藏精系胞之物。其体非脂非肉，白膜裹之，在脊骨第七节，两肾中央，系着于脊下，通二肾，上通心肺，贯脑，为生命之原，相火之主，精气之腑，人物皆有之。生人生物皆由此出。男女媾精，皆禀此命火以结胎。人之穷通寿夭，皆根于此。

　两肾俱属水，左为阴水，右为阳水，以右为命门，非也。命门在两肾中间。

仰人骨度部位图

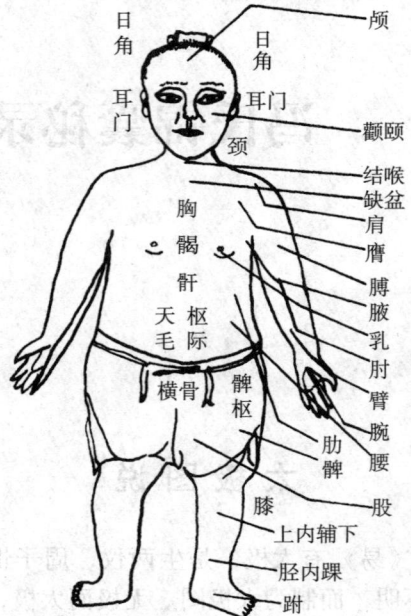

图 1-3

伏人骨度部位图

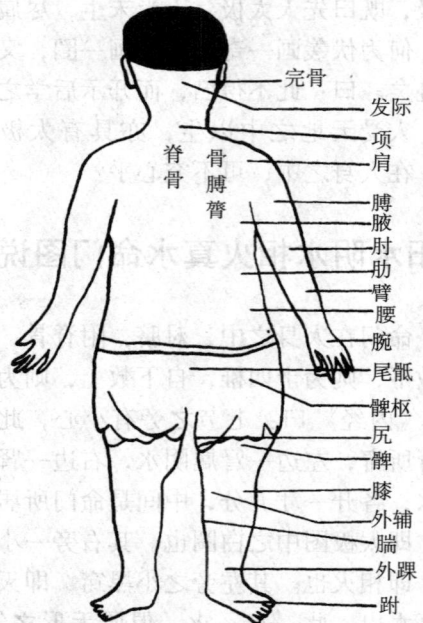

图 1-4

改正内景之图

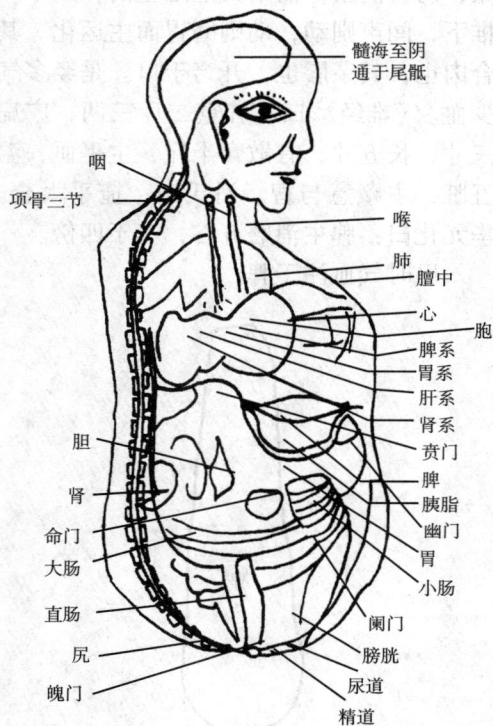

髓海至阴
通于尾骶

咽
项骨三节

喉
肺
膻中
心
胞
脾系
胃系
肝系
肾系
贲门
脾
胰脂
幽门
胃
小肠

胆
肾
命门
大肠
直肠
尻
魄门

阑门
膀胱
尿道
精道

图 1-5

心系七节，七节之旁中有小心，
以肾系十四椎下，由下而上亦七节。

《内经》无命门之名。命门始于越人
《三十六难》，而曰肾有两，左为肾，右
为命门，男子藏精，女子系胞。夫右肾既
藏男子之精，则左肾将藏何物？女子之
胞，何独偏系于右耶？盖命门居两肾之
中，而不偏于右，即妇人子宫之门户也。
子宫者，肾藏脏精之腑也，当关元、气海
之间，男精女血，皆聚于此，为先天真一
之气，所谓坎中之真阳，为一身生化之
源，在两肾中间而不可偏于右。两肾属
水，有阴阳之分，命门属火，在二阴之
中。《脉经》以肾脉配两尺，但当云左尺
主真阴，右尺主真阳，而命门则为阳气之
根，随三焦相火，以同见于右尺则可耳。
若谓左主于肾，而右偏为命门，此千古传

说之伪也。

冲任皆起于胞中，而上行于背里，即
子宫也，为男子藏精之所，惟女子于此受
孕，因名为胞。旧图有精道循脊背，过肛
门，且无子宫命门之象，皆误也，今改正
之。

肺者，相傅之官，治节出焉，为生气
之源。其形四垂，附着于脊之第三椎中，
中有二十四空，行列分布，以行诸脏之
气，为脏之长，为生气之源，为心之盖。
是经多气少血。其合皮也，其荣毛也，开
窍于鼻。《难经》曰：肺重三斤三两，六
叶二耳，凡八叶，主藏魄。肺叶白莹，谓
为华盖，以覆诸脏，虚如蜂巢。下无透
窍，吸之则满，呼之则虚，一呼一吸，消
息自然，司清浊之运化，为人身之橐籥。

寅时气血注于肺

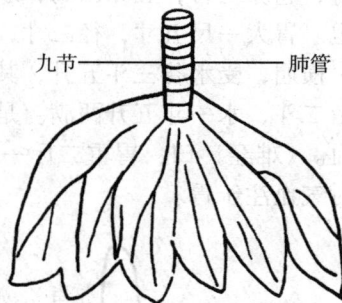

九节　　　　　　肺管

图 1-6　肺图

肺者，市也，乃百脉朝会之所也。凡饮食入胃，不
敢自专地道，卑而上行，朝于肺，肺乃大道，下济
而光明。

大肠为传道之官，变易出焉，上受胃
家之糟粕，下输于广肠，旧谷出而新谷可
进，故字从肉从易。又，畅也，通畅水谷
之道也。回肠当脐，左回十六曲，大四
寸，径一寸半，长二丈一尺，受谷一斗，
水七升半。广肠传脊，以受回肠，乃出滓
秽之路，大八寸，径二寸，寸之大半，长
二尺八寸，受谷九升三合八分合之一。是
经多气多血。《难经》曰：大肠二斤十二

两，肛门重十二两。按：回肠者，以其回叠也；广肠者，回肠之更大者；直肠，又广肠之末节也，下连肛门，是为谷道。后阴一名魄门，总皆大肠也。

卯时气血注大肠

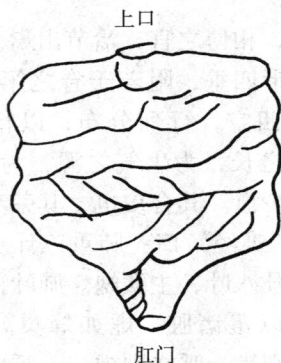

上口

肛门

图 1-7　大肠图

大肠上口即小肠下口

胃者，仓廪之官，五味出焉，水谷气血之海也。胃大一尺五寸，径二寸，长二尺六寸，横屈，受水谷三斗五升，其中之谷，常留二斗，水一斗五升两满。是经常多气多血。《难经》曰：胃重二斤一两。

辰时气血注于胃

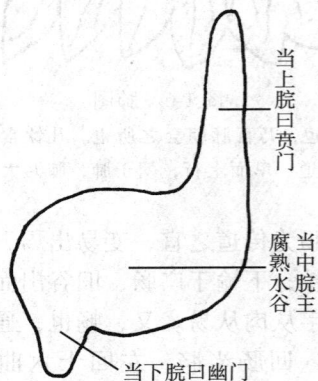

当上脘曰贲门

腐熟水谷　当中脘主

当下脘曰幽门

图 1-8　胃图

胃之上口名曰贲门，饮食之精气从此上输于脾肺，宣播于诸脉。胃者，汇也，号为都市，五味汇聚，何所不容？万物归土之义也。胃之下口即小肠，上口名曰幽门。

脾者，仓廪之官，五味出焉。形如刀镰，与胃同膜，而附其上之左俞，当十一椎下，闻声则动，动则磨胃而主运化。其合肉也，其荣唇也，开窍于口。是经多气少血。《难经》曰：脾重二斤三两，广扁三寸，长五寸，有散膏半斤，主裹血，温五脏，主藏意与智。滑氏曰：掩乎太仓。华元化曰：脾主消磨五谷，养于四傍。

巳时气血注于脾

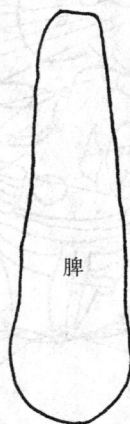

脾

图 1-9　脾图

遗篇《刺法论》曰：脾为谏议之官，知周出焉。脾者，卑也。在胃之下，裨助胃气以化谷也。脾胃属土，上俱从田字，胃俱正中，田字亦中，脾处于右，田亦偏右。

心包络一经，《难经》言其无形。滑伯仁曰：心包络一名手心主，以脏象校之，在心下横膜之上，竖膜之下，其与横膜相粘而黄脂裹者，心也，脂膜之外，有细筋膜如丝，与心肺相连者，心包也。此说为是，言无形者非。又按《灵兰秘典论》云："十二官独少心包一官，而多膻中者，臣使之官，喜乐出焉"一段，今考心包藏居膈上，经始胸中，正值膻中之所，位居相火，代君行事，实臣使也。此一官即心包无疑矣。

戌时气血注心包

心者，君主之官，神明出焉。心居肺

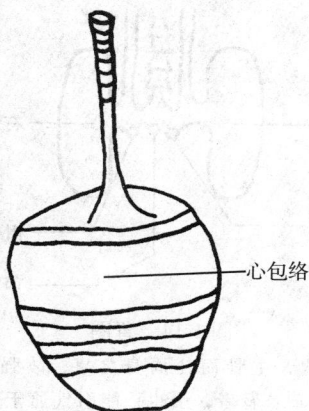

图1-10 心包络图

包络者，护卫心主，不使浊
气干之，正犹君主有宫城也。

管之下，膈膜之上，附着脊之第五椎。是
经常少血多气。其合脉也，其荣色也，开
窍于舌。《难经》曰：心重十二两，中有
七孔三毛，盛精汗三合，主藏神。心象尖
圆，形如莲蕊，其中有窍，多寡不同，以
导引天真之气。下无透窍，上通乎舌，其
有四系，以通四脏。心外有赤黄裹脂，是
为心包络。心下有膈膜与脊胁周回相着，
遮蔽浊气，使不得上熏心肺也。

午时气血注于心

小肠者，受盛之官，化物出焉。后附
于脊，前附于脐上，左回叠积十六曲，大
二寸半，径八分，分之少半，长三丈二
尺，受谷二斗四升，水六升三合之大半。
小肠上口，在脐上二寸，近脊，水谷由此
而入，复下一寸，外附于脐，为水分穴，
当小肠下口，至是而泌别清浊，水液渗入
膀胱，泽秽而入大肠。是经多血少气。
《难经》曰：重二斤十四两。

未时气血注小肠

膀胱者，州都之官，津液藏焉，气化
则能出矣。膀胱当十九椎，居肾之下，大
肠之前，有下口，无上口，当脐上一寸。
水分穴处，为小肠下口，乃膀胱上际，水

液由此别回肠，随气泌渗而入，其出其
入，皆由气化。入气不化，则水归大肠而
为泄泻；出气不化，则闭塞下窍而为癃
肿。后世诸书，有言其有上口无下口，有
言上下俱有口者，皆非。是经多血少气。
《难经》曰：膀胱重九两二钱，纵广九
寸，盛溺九升九合，口广二寸半。

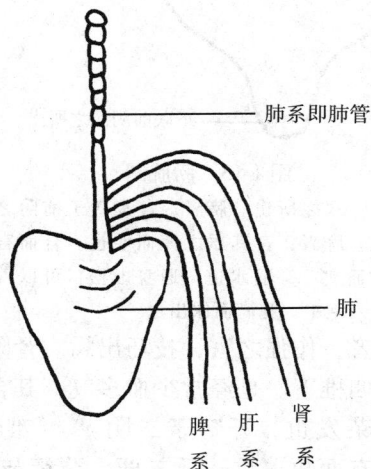

图1-11 心图

心者，惺也。言心气旺则惺惺而运其神明也。厄言
曰：心，深也，言深居高拱，相火代之行事也。

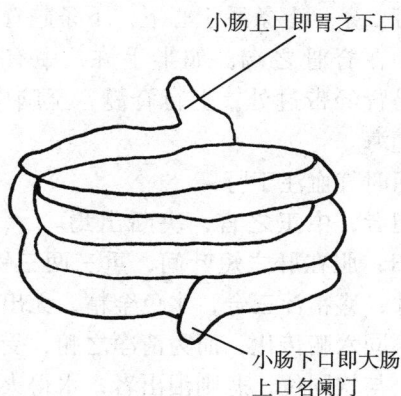

图1-12 小肠图

小肠上口即胃之下口，
小肠下口即大肠上口名曰阑门。

申时气血注膀胱

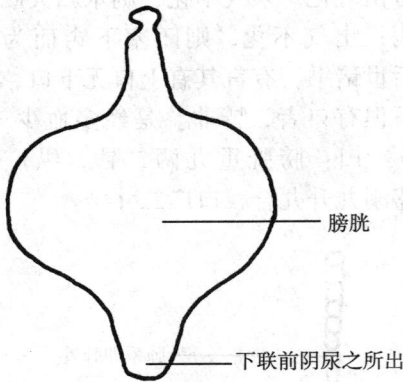

图 1-13　膀胱图

下连前阴，尿之所出。膀者，言其横于前阴之旁，以通水也。胱者，言其质之薄而明也。合而言之，以其由虚而实，旁通水道，通身虚松，可以蓄水，渐渍而渗入胞中，胞满而尿出也。

　　肾者，作强之官，技巧出焉。肾附于脊之十四椎下。是经常少血多气。其合骨也，其荣发也，开窍于二阴。《难经》曰：肾有两枚，重一斤二两，藏精与志。华元化曰：肾者，精神之舍，性命之根。肾有两枚，形如豇豆相并，而曲附于脊之两旁，相去各一寸五分，外有黄脂包裹，各有带二条，上条系于心下，下条趋脊下大骨，在脊骨之端，如半手许，中有两穴，是肾经带过处，上行脊髓，至脑中，连于髓海。

　　酉时气血注于肾

　　胆者，中正之官，决断出焉。《难经》曰：胆在肝之短叶间，重三两三铢，长三寸，盛精汁三合，水色金精，无出入窍，不同六腑传化，而为清净之腑，受水之气，与坎同位，悲则泪出者，水得火而煎，阴必从阳也。是经多血少气。华元化曰：胆者，中清之腑，号曰将军。主藏而不泻。

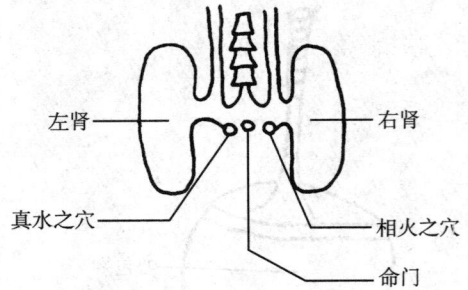

图 1-14　肾图

肾者，任也，主骨而任周身之事，故强弱系之。《甲乙经》曰：肾者，引也，能引气通于骨髓。厄言曰：肾者，神也。妙万物而言也。命处于中，两肾左右开合，正如门中枨阑，故曰命门。一阳处二阴之间，所以成坎也。静而合，涵养乎一阴之真水；动而开，鼓舞乎龙雷之相火，静为阳本，阴为阳基也。

子时气血注于胆

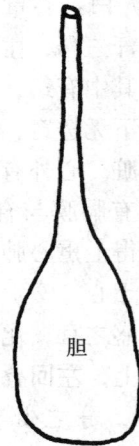

图 1-15　胆图

《六节脏象论》曰：凡十一脏皆取决于胆也。胆者，担也，犹人之正直无私，有力量，善能提当者也。厄言曰：胆者，澹也，清净之府，无所受输，淡淡然者也。

　　肝者，将军之官，谋思出焉。肝居膈下，并胃着脊之九椎。是经多血少气。其合筋也，其荣爪也，主藏魂，开窍于目，其系上络心肺，下亦无窍也。《难经》曰：肝重四斤四两，左三叶，右四叶，凡七叶。滑氏曰：肝之为脏，其治在左，其藏在左胁左肾之前，并胃着脊之第九椎也。

丑时气血注于肝

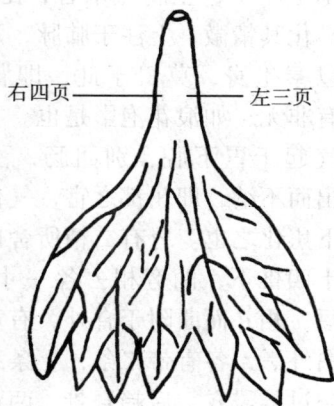

图1-16　肝图

肝者，干也。其性多动而少静，好干犯他脏者也。

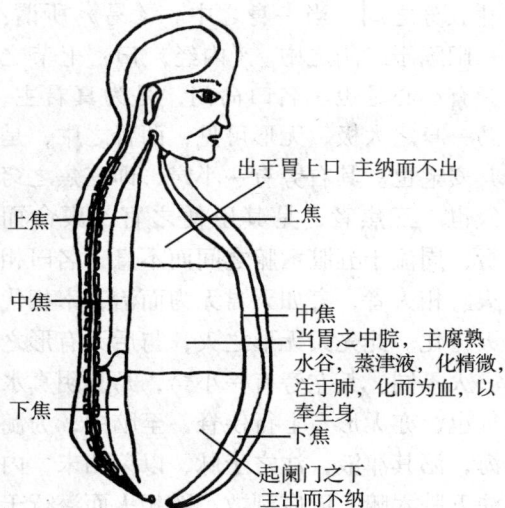

图1-17　三焦图

三焦者，决渎之官，水道出焉。是经少血多气。《中藏经》曰：三焦者，人之三元之气也。主升降出入，总领五脏六腑，营卫经络，内外左右上下之气。三焦通则内外左右上下皆通，其于周身灌体和内调外，营左养右，导上宣下，号曰中清之府，莫大于此也。形色最赤，总护诸阳，非无状而空有名者也。

亥时气血注于三焦

内景图说

症者，证也。病有于内，而证验于外。治者，必内景经络，传次胜克，是阴是阳，或虚或实，认病的确，然后议药。药者，所以胜病者也。故既贵乎识病，尤贵乎识药。药之阴阳，性之善恶，功之缓急，气之升降，味之厚薄，有毒无毒，有情无情，既得病情之至理，复知药性之玄微，则焉用而不中病情也？奈迩来习医者众，惟读本草，更记成方，以方合病，偶中为奇，而夭枉不可胜数，遂成议药不识病之世界，岂天道好杀恶生使然耶！至于脏腑内景，各有区别。咽喉二窍，同出一脘，异途施化，喉在前主出，咽在后主吞。喉系坚空，连接肺本，为气息之路，呼吸出入，下通心肝之窍，以激诸脉之行，气之要道，以行肌表脏腑者也。咽系柔空，下接胃，本为饮食之路，水谷同下，并归胃中，乃粮运之关津，以司六腑之出纳者也。二道并行，各不相犯。盖饮食必历气口而下，气口有一会厌，当饮食方咽，会厌即垂，厥口乃闭，故水谷下咽，了不犯喉。若言语呼吸，则会厌开张，故当言语，则水谷乘气送入喉脘，遂呛而咳矣。喉下为肺，两叶白莹，谓之华盖，以覆诸脏，虚如蜂窝，下无透窍，故吸之则满，呼之则虚，一吸一呼，本之有源无有穷也，乃清浊之交运，人身之橐龠。肺之下为心，心有系络，上系于肺，肺受清气，下乃灌注，其象尖长而圆，其色赤，其中窍数，多寡不同，上通于舌，下无透窍。心之下有心包络，即膻中也。象如仰盂，心即居于其中，九重端拱，寂然不动。凡脾、胃、肝、胆、两肾、膀胱，各有一系，系于包络之旁，以通于心。此间有宗气积于胸中，出于喉咙，以贯心脉而行呼吸，即如雾者是也。如外邪干犯，则犯包络，心不能犯，犯即死矣。此下有膈膜，与脊胁周回相著，遮蔽浊气，使不得上熏心肺。膈膜之下有肝，肝有独叶者，有二三叶者，其系亦上络于心包，为血之海，上通于目，下亦无窍。肝短叶中有胆附焉，胆有汁，藏而不泻，此喉之一窍也。施气运化，熏蒸流行，以成脉络者如此。咽至胃长一尺六寸，通谓之咽门。咽下是膈膜，膈膜之下有胃，盛受饮食而腐熟之，其左有脾，与胃同膜而附其上，色如马肝赤紫，形如刀镰，闻声则动，动则磨胃，食乃消化。胃之左有小肠，后附脊膂，左环回周叠积，其注于回肠者，外附脐上，其盘十六曲。右有大肠，即回肠，当脐左回周叠积而下，亦盘十六曲。广肠附脊，以受回肠，左环叠积下辟，乃出滓秽之路。广肠左侧为膀胱，乃津液之腑，五味入胃，其津液上升，精者化为血脉以成骨髓，津液之余，流入下部，得三焦之气施化，小肠渗出，膀胱渗入，而溲便注泄矣。凡胃中腐熟水谷，其精气自胃口之上口曰贲门，传于肺，肺播于诸脉，其滓秽自胃之下口曰幽门，传于小肠，至于小肠下口曰阑门，泌别其汁，精者渗出小肠，而渗入膀胱，滓秽之物，转入大肠，膀胱赤白莹净，上无所入之窍，只有下口，其出其入，全假三焦之气化施行，气不能化，则闭格不通而为病。如入气不化，则水归大肠而泄泻；出气不化，则闭塞下窍而为癃肿矣。此咽之一窍，资生气血，转化糟粕，而出入者如此。三焦者，上焦如雾，中焦如沤，下焦如渎，有名无形，主持诸气，以象三才，故呼吸升降，水谷腐熟，皆待此通达，与命门相为表里。上焦出于胃上口，并咽以上，贯膈而布胸中，走腋，循太阴之分而

行，传胃中谷味之精气于肺，肺播于诸脉，即膻中、气海所留宗气是也。中焦在中脘，不上不下，主腐熟水谷，泌糟粕，蒸津液，化其精微，上注于肺脉，乃化为血液，以奉生身，莫贵于此，即肾中动气，非有非无，如浪花泡影是也。下焦如渎，其气起于胃下脘，别回肠，注于膀胱，主出而不纳，即州都之官，气化则能出者，下焦化之也。肾有二精所舍也，生于脊膂十四椎下，两旁相去各一寸五分，形如豇豆，相并而曲附于脊外，有黄脂包裹，里白外黑，各有带二条，上条系于心包，下条过屏翳穴，后趋脊骨。两肾俱属水，但一边属阴，一边属阳，越人谓左为肾，右为命门，非也，命门即在两肾各一寸五分之间，当一身之中。《易》所谓：一阳陷于二阴之中。《内经》曰：七节之旁有小心是也。名曰命门，是为真君主，乃一身之太极，无形可见，两肾之中，是其安宅也。其右旁有一小窍，即三焦之窍穴也。三焦者，是其臣使之官，禀命而行，周流于五脏六腑之间而不息，名曰相火。相火者，言如天君无为而治，宰相代天行化。此先天无形之火，与后天有形之心火不同。其左旁有一小窍，乃真阴真水气也，亦无形，上行侠脊，至脑中，为髓海，泌其津液，注之于脉，以荣四末，内注五脏六腑，以应刻数，随相火而潜行于周身，与两肾所主后天有形之水不同。但命门无形之火，在两肾有形之中，为黄庭，故曰五脏之真，惟肾为根。人之初生受胎，始于任之兆，惟命门之一点先具，而后有肾，则与命门合，二数备，是以肾有两歧，而命门居其于中也。由是肝、心、脾、肺，相继相生，五脏成而百骸备矣。可见命门真火者，立命之本，为十二经之主。肾无此则无以作强，而技巧不出矣；膀胱无此，则三焦之气不化，而水道

不行矣；脾胃无此，则不能蒸腐水谷，而五味不出矣；肝胆无此，则将军无决断，而谋虑不出矣；大小肠无此，则变化不行，而二便闭矣；心无此，则神明昏，而万事不能应矣。譬之元宵之鳌山走马灯，拜者、舞者、飞者、走者，无一不具也，其中间惟是一火耳，火旺则动速，火微则动缓，火熄则寂然不动。治病者，的以命门真火为君主，而加意于火之一字。夫既曰立命之门，火乃人身之至宝，何世之养身者，不知保养节欲，而日夜戕贼此火；既病矣，治病者，不知温养此火，而日用寒凉，以直灭此火，焉望其有生气耶？然命门之火，乃水中之火相依，而永不相离也。火之有余，缘真水之不足也。毫不敢去火，只补水以配火，壮水之主，以镇阳光。火之不足，因见水之有余也，亦不必泻水，就于水中补火，益火之原，以消阴翳。所谓原与主者，皆属先天无形之妙，非曰心为火，而其原在肝，肾为水而其主属肺。盖肾、心、脾、肝、肺，皆后天有形之物也。须以无形之火，配无形之水，直探其根本之穴宅而求之，是为同气相求，斯易以入也。所谓知其要者，一言而终也。若夫风寒暑湿燥火，六者之入于人身，此客气也，非主气也，主气固，客气不能入。今之谈医者，徒知客者除之，慢不加意，于主气何哉！纵有言固主气者，专以脾胃为一身之主，焉知坤土是离火所生，而艮土又属坎水所生耶？即为仙为佛，不过克全此火而归之耳！

阴 阳 论

阴阳之理，变化无穷，不可尽述。夫言阴阳者，或指天地，或指气血，或指乾坤，此对待之体，其实阳统乎阴，天包乎地，血随乎气。故圣人作《易》，于乾则曰，大哉乾元，乃统天；于坤则曰，至哉坤元，乃顺承天。古人善体《易》义，治血必先理气。血脱益气，故有补血不用四物汤之论。如血虚发热，立补血汤一方，以黄芪一两为君，当归四钱为臣，气药多而血药少，使阳生阴长，盖阳统乎阴，血随乎气也。又如失血暴甚欲绝者，以独参汤一两，顿煎服，纯用气药。斯时也，有形之血，不能速生，几微之气，所当急固，使无形生出有形。盖阴阳之妙，原根于无也，故曰无名。天地之始，生死消长，阴阳之常度，岂人所能损益哉！圣人裁成天地之化，辅相天地之宜，每寓扶阳抑阴之微权，防未然而治未病也。然生而老，老而病，病而死，人所不能免，但其间有寿夭长短之差，此岐黄之道所由始。神农尝药，按阴阳而分寒热温凉、辛甘酸苦咸之辨。凡辛甘者属阳，温热者属阳，寒凉者属阴，酸苦者属阴。阳主生，阴主杀。司命者，欲人远杀而就生，甘温者用之，辛热者用之，使其跻乎春风生长之域。一应苦寒者俱不用，不特苦寒不用，至于凉者亦少用。盖凉者秋气也，万物逢秋风不长矣。或时当夏令，暑邪侵入，或过食炙煿辛热而成疾者，暂以苦寒一用，中病即止，终非济生之品也。

夫人身之阴阳，相抱而不脱，是以百年有常。故阳欲上脱，阴下吸之，不能脱也。阴欲下脱，阳上吸之，不能脱也。故犹天上地下，阴阳之定位。然地之气，每交于上，天之气，每交于下，故地天为泰，天地为否。圣人参赞天地，有转否为泰之道。如阳气下陷者，用味薄气轻之品，若柴胡、升麻之类，举而扬之，使地道左旋，而升于九天之上。阴气不降者，用感秋气肃杀而生，若瞿麦、萹蓄之类，抑而降之，使天道右旋，而入于九地之下。此东垣补中益气汤，开万世无穷之利，不必降也，升清则浊自降矣。

春秋昼夜，阴阳之门户。一岁，春夏为阳，秋冬为阴；一月，朔后为阳，望后为阴；一日，昼为阳，夜为阴。又按十二时，而分五脏之阴阳。医者凭此，以明得病之源，而施治疗之术。冬至一阳生，夏至一阴生，此二至最为紧要。至者，极也。阴极生阳，绝处逢生，自无而有阳极生阴，从有而无，阳变阴化之不同也。若春分秋分，不过从其中平分之耳。其尤重者，独在冬至。故《易》曰：先王以至日闭关。闭关二字，须看得广，观《月令》云：是月斋戒掩身，以待阴阳之所定，则不只闭市之关矣。盖以其乃一阳生复之始，故量重之也。

经曰：相火之下，水气承之；水位之下，土气承之；土位之下，风气承之；风位之下，金气承之；金位之下，火气承之；君火之下，阴精承之。亢则害，承乃制也。如冬至阴盛极，阳生承之，此所谓阴盛亢则害，阳承乃制之。夏至阳盛极，阴生承之，此所谓阳盛亢则害，阴承乃制之。然冬至一阳生，当渐向暖和，何为腊月大寒，冰雪反盛？夏至一阴生，当渐向清凉，何为三伏溽暑酷热反炽乎？曰：此将来者进，成功者退，陷微之际，未易以明也。盖阳伏于下，则逼阴于上，井水气蒸，而坚冰至也；阴盛于下，则逼阳于上，井水寒而雷电合也。今人病面红、口渴、烦躁、喘咳者，谁不曰火盛之极，抑孰知其为肾中阴寒所逼乎？以寒凉之药进而毙者，吾不知其几矣，冤哉！

朔望分阴阳者，初一日为死魄，阴极阳生。初三日而朏，十三日而几望，十五则盈矣。渐至二十以后，月廓空虚，海水东流，人身气血亦随之，女人之经水期月而满，满则溢，阴极而少阳生，始能受孕，故望以前属阳。

阳一而实，阴二而虚，盖阴之二从阳一所分，故曰秉全体。月有盈亏，人之初生，纯阳无阴，赖其母厥阴乳哺而阴始生，是以男子至二八而精通，六十四而精已绝，其女子至二七而经始行，四十九而经已绝。人身之阴只供三十年之受用，可见阳常有余，阴常不足。况嗜欲者多，节欲者少，故自幼至老，补阴之功，一日不可缺。此阴字指阴精而言，不是泛言阴血，今之以四物汤补阴者误也。王节斋云：水虚成病者十之八九，火虚成病者十之一二，微得其意矣。褚侍中云：男子阴已耗，而思色以降其精，则精不出而内败，小便道涩如淋，阳已痿而复竭之，则大小便牵痛，愈痛则愈便，愈便则愈痛。然阴中有水有火，水虚者固多，火衰者亦不少，未有精泄已虚，而元阳能独全者。况阴阳互为其根，议补阴者，须以阳为主，盖无阳则阴无以生也。

男子背阳而负阴，女子背阴而负阳，人身劈中，分阴阳左右。男子右属火而为气，左属水而为血。女子右属水而左属火。凡人半肢风者，男子多患左，女子多患右，岂非水不能营耶？

有根阴根阳之妙，不穷其根，阴阳或几乎息矣。谈阴阳者，曰气血是也。讵知火为阳气之根，水为阴血之根，盖观之天地间，以日为火之精，故气随之，月为水之精，故潮随之。然此阴阳水火，又同出一根，朝朝禀行，夜夜复命，周流而不息，相偶而不离。惟其同出一根而不相离也。故阴阳又各互为其根，阳根于阴，阴根于阳，无阳则阴无以生，无阴则阳无以化，从阳而引阴，从阴而引阳，各求其属，而穷其根。世人但知气血为阴阳，而不知水火为阴阳之根，能知水火为阴阳，而误认心肾为水火之真，此道之所以不明也。试观之天上，金、木、水、火、土五星见在，而日、月二曜所以照临于天地间者，非真阴真阳乎？人身心、肝、脾、肺、肾五行具存，而所以运行于五脏六腑之间者，有无形之相火，行阳二十五度，无形之肾水，行阴二十五度，而其根则原于先天太极之真，此所以为真也。一属有形，便为后天而非真矣，非根矣。谓之根如木之根，而枝叶所由以生者也。故人之一气运行升降浮沉者，皆由生气根于中而神居之，主阴阳动静之机。其机动而清静者，则生化治，若机动而烦扰者，则苛疾作，亦由根之固不固也。

既有真阴真阳，何谓假阴假阳？此似是而非，多以误人。如人大热发躁，口渴舌燥，非阳证乎？视其面色赤，此戴阳也。切其脉尺弱而无力，寸关豁大而无伦，此系阴盛于下，逼阳于上，假阳之证，以假寒之药，从其性而折之，顷刻平矣。如人恶寒身不离复衣，手足厥冷，非阴证乎？视其面色滞，切其脉涩，按之细数而有力，此系假寒之证，寒在皮肤，热在骨髓，以辛凉之剂，温而行之，一汗而愈。凡此皆因真气之不固，故假者得以乱其真，假阳者不足而示之有余也，假阴者有余而示之不足也。故河间曰：夏热太甚，林木流津，火极似水也。冬寒太甚，流水冰坚，阴极似阳也。

阴脉有沉有紧有数，仲景统以微细言之，盖沉必重按，始得紧数，亦在沉细中见，不似阳证浮大而紧数也。薛氏曰：人知数为热，不知沉细中见数为寒甚，真阴寒证，脉常有七八至者，但按之无力而数耳，宜深察之。

有偏阴偏阳者，此气禀也。太阳之人，虽冬月身不须绵，口常饮水，色欲无度，大便数日一行，芩、连、栀、柏，恬不知怪。太阴之人，虽暑月不离复衣，食饮稍凉，便觉腹痛泄泻，参、术、姜、桂，时不绝口，一有欲事，呻吟不已。此两等人者，各禀阴阳之一偏者也。今之为医者，制为不寒不热之方，举世宗之，以为医中王道。岂知人之受病，以偏得之，用药以救其偏，故以寒治热，以热治寒，此方士之绳墨也。然而苦寒频进，而积热弥炽，辛热比年，而沉寒益滋者何耶？此不知阴阳之属也。经曰：诸寒之而热者取之阴，诸热之而寒者取之阳，所谓求其属也。故云：寒之不寒，是无水也；热之不热，是无火也。无水者，壮水之主，以镇阳光；无火者，益火之原，以消阴翳，达至理于绳墨之外也。

阴阳者，虚名也。水火者，实体也。寒热者，天之淫气也。水火者，人之真元也。淫气凑疾，可以寒热药攻之。真元致病，即以水火之真调之。然不求其属，投之不入，先天水火，原属同宫，火以水为主，水以火为原，故取之阴者，火中求水，其精不竭；取之阳者，水中寻火，其明不熄。斯大寒大热之病，得其平矣。至于高世立言之士，犹误认水火为心肾，无怪乎后人之憒憒也。

夫天包地外，地处天中，天地一太极也。以人论之，一阳陷于二阴，阴中有阳，男子阴内阳外，女子阳内阴外，人之一太极也。以物论之，谷属金而糠性热，麦属阳而麸性凉，物物具有一太极也。然二者，阴也，后天之形。一者，阳也，先天之气。神由气化，气本乎天，故生发吾身者，即真阳之气也。形以精成，精生于气，成立吾身者，即真阴之精也。经曰：女子二七天癸至，男子二八天癸至。又曰：人年四十，而阴气已半。所谓阴者，即吾之精造吾之形也。人生全盛之数，惟此前后二十余年，越此，则形体渐衰。故丹溪引曰：日月之盈亏，谓阳常有余，阴常不足。立补阴丸为神丹，不知天癸未至，本由乎气，而阴气自半，亦由乎气，是形虽属阴，而气则自从阳也。故人身通体之温者，阳气也。及其既死，则形存气去，此阳脱在前，阴留在后，生也由乎阳，死也亦由乎阳，阳来则生，阳去则死，阳全阴固，阳脱阴败，故经云：阳气者，若天与日，失其所，则折寿而不彰。可见人生仗此一点真阳，而为通行不息，孰谓阳常有余，而以苦寒之味伐之乎？《庄子·养生篇》曰：指穷于为薪火传也，不知其尽也。盖言火之传于薪，犹神之传于形，薪有尽而必穷，火无形而不灭，自古及今，只是此火传而命续，由夫养得其极也。世岂知其尽而更生哉！指尽前薪之理，故火传而不灭。心得纳养之中，故命续而不绝。明夫养生，乃生之所以生也。

少年人惟恐有火，高年人惟恐无火。无火则运化难而易衰，有火则精神健而难老。是以火者，人性命之根，况釜底加薪，则釜中津气上腾，而得水上火下，既济之象，但阳气以潜为贵，潜则弗亢，潜则可久，如盏中加油，则灯愈明，炉中覆灰，则火不熄也。

天癸之义，每多以精血为解，是不详《内经》之旨也。玩《内经》云：女子二七天癸至，月事以时下。男子二八天癸至，精气溢泄。则天癸在先，而后精血继之，天癸非精血之谓，明矣。天癸者，天一所生之真水也。在人身是谓元阴，即曰元气。人之未生，此气根于父母，谓之先天元气。人之既生，此气蕴于我身，谓之后天元气。但气之初生，真阴甚微；及其既盛，精血乃旺。然必真阴足而后精血化，是真阴在精血之先，精血在真阴之后。夫先天之真阴，为后天精血之根也。若以天癸即精血论，则女子七七、男子八八而天癸绝，其周身之精血，何以仍运行于营卫之中，而未尝见其枯竭也？则知天癸非精血，明矣。

五 行 论

经曰：平，如何而名？木曰敷和，火曰升明，土曰备化，金曰审平，水曰静顺。其不及奈何？木曰委和，火曰伏明，土曰卑监，金曰从革，水曰涸流。太过何谓？木曰发生，火曰赫曦，土曰敦阜，金曰坚成，水曰流衍。不恒其德，恃己而凌犯他位。则所胜来复。所胜者，必来复仇。政恒其理，则所胜同化。若不肆威刑，政理和恒则胜己，与己所胜者，皆同治化。由是言之，医道与治道亦有相通者矣。

以木、火、土、金、水配心、肝、脾、肺、肾，相生相克，素知之矣。诸书有云：五行惟一，独火有二。此言似是而非。论五行俱各有二，奚独一火哉？若论其至，五行各各有五，五五二十五，五行各具一太极，此所以成变化而行鬼神也。今以五行之阴阳生死言之，木有甲木属阳，乙木属阴。人身之胆，是甲木，属足少阳，肝是乙木，属足厥阴。甲木生于亥而死于午，乙木生于午而死于亥。火有丙火属阳，丁火属阴，人身之相火属手少阳，心火属手少阴，丙火生于寅而死于酉，丁火生于酉而死于寅。水有壬水属阳，有癸水属阴，人身之肾水属足少阴，膀胱属足太阳，壬水生于申而死于卯，癸水生于卯而死于申。土有戊土属阳，己土属阴，人身之胃土属足阳明，脾土属足太阴，戊土生于寅而死于酉，己土生于酉而死于寅。金有庚金，有辛金，庚金属阳，辛金属阴，人身之肺金属手太阴，大肠金属手阳明，庚金生于巳而死于子，辛金生于子而死于巳。欲察病情者，专以时日之生旺休凶，而验其阴阳之属。如胆火旺，则寅卯旺而午未衰；肝火旺，则午未甚而亥子衰。五行各以其类推之。

独土金随母寄生，故欲补土金者，从寄生处而补其母，是以东垣有隔二之治，是从母也。有隔三之治，又从母之外家也。土金惟寄生，故其死为真死，惟水火从真生，故其死不死，绝处逢生也。归库者，绝其生气而收藏也。返魂者，续其死气而变化也。水火随处有生机，钻木可取，击石可取，圆珠可取。方诸取水，掘地取水，承露取水。若金死不救，土死不救，木死不救，是以五行中，独重水火，而其生克之妙用，又从先天之根也。

世人皆曰水克火，赵氏独曰水养火。世人皆曰金生水，赵氏独曰水生金。世人皆曰土克水，而赵氏独于水中补土。世人皆曰木克土，而赵氏独曰升木以培土。若此之论，颠倒拂常，谁则信之？讵知君相二火，以肾为宫。水克火者，后天有形之水火也。水养火者，先天无形之水火也。海中之金，未出沙土，不经煅炼，不畏火，不克木，此黄钟根本。人之声音，出自肺金，清浊轻重，丹田所系，不求其原，徒事于肺，抑末也。今之言补肺者，人参、黄芪；清肺者，黄芩、麦冬；敛肺者，五味、诃子；泻肺者，葶苈、枳壳。病之轻者，岂无一效？若本源亏损，毫不相干。盖肺金之气，夜卧则归藏于肾水之中，丹家谓之母藏子宫，子隐母胎。此一脏名曰娇脏，畏热畏寒。肾中有火，则金畏火刑而不敢归。肾中无火，则水冷金寒而不敢归，或为喘胀，或为咳嗽，或为不寐，或为不食，如丧家之狗。斯时也，欲补土母以益子，喘胀愈甚；清之泻之，肺气日清，死期迫矣。惟收敛者，仅似有理，然不得其门，从何而入？《仁斋直指》云：肺出气也，肾纳气也。肺为气之主，肾为气之本。凡咳嗽暴重，动引百

骸，自觉气从脐下逆奔而上者，此肾虚不能纳气归元也。毋徒事于肺，或壮水之主，或益火之原，火向水中生矣。若夫土者，从火寄生，即当随火而补。然而补火有至妙之理，阳明胃土，随少阴心火而生，故补胃土者补心火，而归脾汤一方，又从火之外家益补之，俾木生火，火生土也。太阴脾土随少阳相火而生，故补脾土者补相火，而八味丸一方，合水火既济而蒸腐之，此至理也。人所不知，盖混沌之初，一气而已，何尝有土？自天一生水，而水之凝成处始为土，此后天卦位，艮土居坎，水之次也。其坚者为石，而最坚者为金，可见水、土、金，先天之一原也。又有补子之义，盖肺为土之子，先补其子，使子不食母之乳，其母不衰，亦见金生土之义。又有化生之妙，不可不知，甲木戊土所畏，畏其所胜，不得已以己妹嫁之，配为夫妇，此甲己化土。凡化物以龙为主，其间遇龙则化，不遇龙则不化，张仲景立建中汤，以建脾土。木曰曲直，曲直作酸，芍药味酸，属甲木，土曰稼穑，稼穑作甘，甘草味甘，属己土，酸甘相合，甲己化土。又如肉桂，盖桂属龙火，使助其化也。仲景立方之妙类如此。又以见木生土之义，盖土无定位，旺于四季，四季俱有生理，故及之至于木也者，以其克土，举世欲伐之，赵氏以为木藉土生，岂有反克之理？惟木郁于下，故其根下克。盖木气者，乃生生之气，始于东方，盍不观之为政者，首重农事，先祀芒神。芒神者，木气也，春升之气也。阳气也，元气也，胃气也，同出而异名也。栽培树木者，雨以润之，风以散之，日以暄之，使得遂其发生长养之天耳。及其发达既久，生意已竭，又当敛其生生之气，而归于水土之中，以为来春发生之本，此天地春生冬藏之义也，焉有伐之之理？东垣《脾胃

论》中，用升柴以疏木气，为谆谆言之详也。申明五行之妙用，专重水火耳。

论五行各有五

以火言之，有阳火，有阴火。有水中之火，有土中之火，有金中之火，有木中之火。阳火者，天上日月之火，生于寅而死于酉；阴火者，灯烛之火，生于酉而死于寅。此对待之火也。水中火者，霹雳火也，即龙雷之火，无形而有声，得雨而益炽，见于季春而伏于季秋，以五月一阴生，水底冷而天上热，龙为阳物，故随阳而上升，至冬一阳来复，故龙亦随阳下伏，雷亦收声，人身肾中相火，亦犹是也。平日不能节欲，以致命门火衰，肾中阴盛，龙火无藏身之位，故游上而不归，是以上焦烦热、咳嗽等症。善治者，以温肾之药，从其性而引之归原，使行秋冬阳伏之令，而龙归大海，此至理也。奈何今之治阴虚火衰者，以黄柏、知母为君，而愈寒其肾，益速其毙，良可悲哉！若有阴虚火旺者，此肾水干枯而火偏盛，宜补水以配火，亦不宜苦寒之品以灭火，故云：壮水之主，以镇阳光，正谓此也。如灯烛火，亦阴火也，须以膏油养之，不得杂一滴寒水，得水即灭矣。独有天上火入于人身，如河间所论六气暑热之病，及伤暑中暑之疾，可以凉水沃之，可以苦寒解之。其余炉中火者，乃灰土中无焰之火，得木则烟，见湿则灭，须以炭培，实以温煨，如人身脾土中之火，宜以甘温养其火，而火自退。经曰：劳者温之，损者温之，甘能除大热，温能除大热者此也。

空中之火附于木中，以当有坎水滋养，故火不外见，惟干柴生火，燎原不可止遏，力穷方止。人身肝火内炽，郁闷烦躁，须以辛凉之品发之。经曰：木郁则达之，火郁则发之。使之得遂其炎上之性。若以寒药下之，则愈郁矣，热药投之，则愈炽矣。

金中火者，凡山中有金银之矿，或五金埋瘗之处，夜必有火光，此金郁土中而不得越，故有光辉发见于外。人身皮毛空窍中，自觉针刺蚊咬，及巅顶如火炎者，此肺金气虚，火乘虚而现，肺主皮毛故也。经曰：东方木实，因西方金虚也。补北方之水，即所以泻南方之火。

以水言之，有阳水，有阴水，有火中之水，有土中之水，有金中之水，有木中之水。阳水者，坎水也，气也。《阴阳消息论》曰：坎以一阳陷于二阴，水气潜行地中，为万物受命根本。盖润液也，气之液也。《月令》于仲秋云，煞气浸盛，阳气日衰，水始涸，是水之涸，地之死也。于仲冬云：水泉动，是月一阳生，是水之动，地之生也。谓之火中之水可也，谓之土中之水亦可也。阴水者，兑，泽也，形也。一阴上彻于二阳之上，以有形之水普施万物，下降为资生之利泽，在上即可谓雨露之水，在下即为大溪之水。人之饮食入胃，命门之火，蒸腐水谷，水谷之气，上熏于肺，肺通百脉，水精四布，五经并行，上达皮毛，为汗为涕，为津为唾，下濡膀胱，为便为液。至于血，亦水也，以其随相火而行，故其色独红，周而复始，滚滚不竭，在上即可为天河水，在下即为长流水，始于西北天门，终于东南地户，正所谓"黄河之水天上来，奔流到海不复回"。故黄河海水，皆同色也。

金中之水，矿中之水银是也。在人身为骨中之髓，至精至贵，人之宝也。木中水者，巽木入于坎水而上出，其水即木之脂膏，人身足下有涌泉穴，肩上有肩井穴，此暗水潜行之道。凡津液润布于皮肤之内者，皆井泉水也。夫水有如许之不同，总之归于大海。天地之水，以海为宗；人身之水，以肾为源。而其所以昼夜不息者，以其有一元之乾气为太极耳。此水中之五行也。明此水火之五行，而土木金可例推矣。经曰：纪于水火，余气可知。

七 情 论

夫七情本属无形，然出于有形，五脏神明之用，而寓于盈虚气血之间，无日不有也。节制有常，何病之有？作用太过，胜克相乘，便为内伤。元气之邪，本出五脏之虚滞，则不去而为实，祸起萧墙，盗泄精滋，贼害情性，非若外邪先由皮毛以渐而入，只伤躯壳气血者，比如过喜则伤心，而神浮肺散。经曰：暴喜伤阳。《灵枢》曰：喜乐无极，则伤魄。如过怒则伤肝，而魂飞精散。经曰：暴怒伤阴。如过忧则伤意，而气滞神衰。经曰：虽不中邪，病从内生，名曰脱营。《灵枢》曰：忧愁不解则伤意。如多思则伤脾，而意郁倦怠，昼思过度则伤阳，夜思过度则伤阴。经曰：思则心有所存，神有所归，正气留而不行，故气结。《灵枢》曰：怵惕思虑则伤神。如过悲则气促神乱，火热亢极，反兼水化，五液俱出。《灵枢》曰：悲哀动中则伤魂。如恐则伤肾，精却气下。《灵枢》曰：恐惧不解则伤精。如惊则气乱。经曰：惊则心无所倚，神无所归，虑无所定，故气乱矣。然徒知受惊伤于心，而不知五脏俱能伤。盖五脏皆藏神，神也者，虚灵变化之谓，非决然无知者也。且人之气血，昼夜循环不息，气血所至之处，遇惊所触，则真气耗散，而患不足之病。若气血错乱而致逆滞，则患有余之证。有余者，病机也。不足者，正气也。如房劳时受惊，则所伤在肾，饮食时受惊，则所伤在胃之类。但惊气先入心者，以心主神也，夹别证而伤及他脏者，以无形之惊气易散，而有迹之疾病难消也。明此则七情内起之病，与六淫外来之邪迥不同矣。百病立名虽繁，然不越阴阳、五行、生克、六淫、七情、五火与饮食劳倦相挟传变而已。经所谓：知其要者，一言而终；不知其要，流散无穷者，此耳。

盈 虚

夫盈虚消息之理，可不默悟其机而保之，则长养化育之道得矣。盖人禀阴阳之气化，从无形而有形，皆生于虚也。故孕育之道，犹月满则亏，月亏乃盈，岂非生于虚哉！及至氤氲之气方凝，赖母气以煦之，血以濡之，渐得长养成形。离胞之后，更赖乳之血气滋培，肠胃渐充，继以饮食调养，先天无形之气，蓄之于内，后天有形之味，养之于外，魂、魄、神、志、意之五志既全，喜、怒、忧、思、悲、恐、惊之七情便有。迨至养之既极，则男子内蓄少阴八数之气，女子内蓄少阳七数之气，盛满于中，阴阳气和，精气盈溢，始得生子。总莫非从无形阴阳之虚，而变化有形之实，及长养太极，则有形之实，仍归无形之虚，能悟其理，凝神保精，则天真长固，得尽天年。经所谓：从欲快志于虚无之守，故寿命无穷。倘耗真竭精，则不能尽天度之数，而形神早坏矣。张陈至理，幸珍生者保之。

烦 躁

合而言之，烦躁皆热也。析而言之，烦者阳也；躁者阴也。火客于肺则烦，火入于肾则躁。大抵心火旺则水亏金烁，惟火独炽，故肺肾合而为烦躁。烦为热之轻，躁为热之重，独烦不躁者多属热，独躁不烦者为虚寒。躁者坐卧躁急，或身体不欲近衣，或欲坐卧泥水井中，乃无根之火，寒逼使然，为外之假热，实阳气欲亡之候也。热药冷服，其躁自定，误投凉剂，立见倾危。仲景曰：少阴病，吐利，手足厥冷，烦躁欲死者，吴茱萸汤主也。盖吐利厥冷，而至于烦躁欲死，肾中之阴气上逆，将成危候，故用吴茱萸以下其逆气，而用人参、姜、枣以厚土，则阴气不复上干，此之温经兼用温中矣。仲景又曰：少阴病，四逆，恶寒而身蜷，脉不至，不烦而躁者，死。盖四逆恶寒身蜷，更加脉不至，阳已去矣。阳去故不烦，然尚可施种种回阳之法。若其人复加躁扰，则阴亦垂绝，即欲回阳，而基址已坏，不能回也。

喜　怒

喜笑皆属心火，盖火得风而焰，笑之象也。古人治一男笑不休，口角流涎，用黄连解毒汤加半夏、竹叶、竹沥、姜汁而愈。一妇笑不休，用温盐汤，探吐出热痰五升而愈。怒者，乃阴气盛而闭遏其阳，则不得伸越而发也。丹溪治善怒方，香附细末六两，白汤每服五钱，此疏肝快郁之义也。然有心肾之阴不足，而遇事易烦发怒者，又宜滋肝阴心血，而非香燥疏肝快气之药所宜也。

论 司 天

司天主上半年六个月，在泉主下半年六个月。

子午　少阴君火司天，阳明燥金在泉。

卯酉　阳明燥金司天，少阴君火在泉。

辰戌　太阳寒水司天，太阴湿土在泉。

丑未　太阴湿土司天，太阳寒水在泉。

寅申　少阳相火司天，厥阴风木在泉。

巳亥　厥阴风木司天，少阳相火在泉。

歌诀曰：子午少阴君火天，阳明燥金应在泉，丑未太阴湿土上，太阳寒水两连绵，寅申少阳相火旺，厥阴风木地中联，卯酉却与子午倒，辰戌巳亥亦皆然。

凡应天为天符，如木运之岁，上见厥阴；火运之岁，上见少阴、少阳；土运之岁，上见太阴；金运之岁，上见阳明；水运之岁，上见太阳。盖此五者，司天与运气相会，天气下降，如合符运，故名天符。更凡承岁为岁直，如木运之岁，岁当亥卯；火运之岁，岁当寅午；土运之岁，岁当辰戌丑未；金运之岁，岁当巳酉；水运之岁，岁当申子。此五者，岁之所直，故曰承岁，为岁直。更凡火运之岁，上见少阴，年辰临午；土运之岁，上见太阴，年辰临丑未；金运之岁，上见阳明，年辰临酉。此三者，乃天气运气，与年辰俱会，故云三合为治。然岁直又为岁位，三合亦为天符。《六微旨大论》曰：天符岁会，曰太一天符，谓天运与岁俱会也。凡天符中之己丑己未戊午乙酉，岁会中之戊午己丑己未乙酉，皆天符岁会相同，并名曰太一天符也。太一者，至尊无二之称也。三者分之贵贱，则天符之岁，犹之执法之臣，法不可假，故邪中执法，其病速而危。如戊子日，戊为火运，子为火气，亦是天符，此日得病者因半，岁会之岁，犹之行令之臣，当有主之者在，故邪中行令，其病徐而持。如甲辰，甲为土运，辰为土支，乃岁会也。年月日时，同太一天符之岁，犹之君主之贵人也。故邪中贵人者，其病暴而死。如戊午日，戊为火运，午为火支，又为火气，即太一天符，此日病者死。

详 五 运

甲己应土运　诀曰：甲己之年丙作首，夫丙属火，火生土故也，土爱暖而恶寒，宜温剂以助之。

乙庚应金运　诀曰：乙庚之岁戊为头，夫戊属土，土生金故也，金爱清而恶燥，宜平剂以清之。

丙辛应水运　诀曰：丙辛之年从庚起，夫庚属金，金生水故也，水爱暖而寒则凝，宜热剂以温之。

丁壬应木运　诀曰：丁壬壬上顺行流，壬上顺流之则为癸，癸属水，水生木故也，木性寒而怕燥，宜和剂以平之。

戊癸应火运　诀曰：戊癸之年何方发，甲寅之上好追求，甲属木，木生火故也，然火性本热而恶热，宜凉剂以解之。

以上五运，皆宜天干化法论也。凡五运，以甲己土运为尊，六气以少阴君火为尊，故以甲己土运为南政，乃南面而行令，其余四运为北政，以臣事之，则面北而受令者也。故天元纪大论曰：甲己之岁，土运统之；乙庚之岁，金运统之；丙辛之岁，水运统之；丁壬之岁，木运统之；戊癸之岁，火运统之。太始天地初分之时，阴阳析位之际，天分五气，地列五行，五行定位，布政于四方，五气分流，散支于十干，当是黄气横于甲己，白气横于乙庚，黑气横于丙辛，青气横于丁壬，赤气横于戊癸，故甲己应土运，乙庚应金运，丙辛应水运，丁壬应木运，戊癸应火

运。太古圣人望气以书《天册》，贤者谨奉以纪天元。帝曰：其于三阴三阳合之奈何？区曰：子午之岁，上见少阴；丑未之岁，上见太阴；寅申之岁，上见少阳；卯酉之岁，上见阳明；辰戌之岁，上见太阳；巳亥之岁，上见厥阴。少阴所谓标也，厥阴所谓终也。标谓上首也。终谓当三甲六甲之终。凡午未申酉戌亥之岁为正化，正司化令之实；子丑寅卯辰巳之岁为对化，对司化令之虚，此其大法也。厥阴之上，风气主之；少阴之上，热气主之；太阴之上，湿气主之；少阳之上，相火主之；阳明之上，燥气主之；太阳之上，寒气主之。所谓本也，是谓六元。三阴三阳为标，寒暑燥湿风火为本。故云：所谓本也，天真元气分为六化，以统坤元生成之用，故天有风气以为厥阴之主；天有热气以为少阴之主；天有湿气以为太阴之主；天有相火以为少阳之主；天有燥气以为阳明之主；天有寒气以为太阳之主。则有此天之六元，以为之本，征其应用，只是真元之一气，故曰：六元也，须知天地之运五，而火热居三。可见，天地间热多于寒，火倍于水，而人之病化又可推也。惟运分为五，则地纪五岁一周之数，从兹始也。惟标分为六，则天气六期一备之数从兹始也。天地之道，变化之微，其由是也。此承上文而明五运所统，三阴三阳所合，合者为标，而主之者为本也。

五 脏 标 本

经曰：五脏者，中之守也。盖言身形之中，五神安守之所也。夫肝者，在天为风，在地为木，在人为肝，通窍于眼，在时为春，在方为东，在色为青。经曰：东方木也，万物所以始生也。又曰：脏真散于肝，肝藏筋膜之气也。肾水为母，心火

为子，与胆为腑，克土养筋，故久行则伤筋。司藏魂，其类草木，其畜鸡，其卦巽，其性仁，其充筋，其华爪，其谷麦，其应四时，上为岁星，是以春气在头也。其音角，角者触也，象阳气触动而生也。其数八，其病在筋，其臭臊，其声呼，其气嘘，其液泪，其味酸。有余怒，不足悲。外应爪甲色青，然欲如青玉光泽，不欲如蓝。《灵枢》曰：爪厚者胆亦厚。更肝主风，风喜伤肝，病主惊风，痘主水泡，若恚怒气逆，则伤肝气。若燥气盛则病，其病候面青筋急多怒，眼痛目闭，不欲见人，或两目连扎，脐左动气。若肝实，则直视大叫，呵欠项急顿闷，目赤多怒，头眩痛引两胁小腹之下。若虚则目昏胸痛，咬牙吹气，筋缩拘拳，恐惧如人将捕。若绝则唇腮反青，四肢多汗。然肝绝者，八日死。平脉则春旺七十二日，脉弦缓而长。然春弦者，端直之状，细弱而长。其贼脉则浮涩而短，与夫面白亦逆，其危脉弦，如张弓弦。

心者，在天为热，在地为火，在人为心，在时为夏，在方为志，在色为赤，通窍于舌。经曰：南方火也，万物所以盛长也。又曰：脏真通于心。心藏血脉之气也。肝木为母，脾土为子，小肠为腑，克金主血。若久视则伤血，司藏神，其类火，其畜羊，其卦离，其性礼，其华面，其应四时，上为荧惑星，其病在脉。其音徵，徵者，止也，物盛则止也。其数七，其臭焦，其声言，其气呵，其充血，其液汗，其味苦，外应掌色赤，然赤如帛裹朱，不欲如赭。《灵枢》曰：心应脉。皮厚者脉厚，脉厚者小肠厚，更心主热，热则伤心，病主惊热，痘主红斑。若忧愁思虑则伤心，寒气胜则病，其病候面赤喜笑，心烦掌热而口干，开目妄语，脐上动气。若心实，则上窜咬牙，口干喜笑，身

热汗血，而筋胁膺背痛满，或叫哭而搐。若心虚，则恍惚多惊，忧烦少色，咳嗽舌强，腰背酸痛。若心绝，则摇头直视，形如烟熏。然心绝者，一日死。平脉则夏旺七十二日，而脉洪缓，洪者浮大而散，来疾去迟。其贼脉，则沉濡而微，与夫面黑亦逆，其危脉钩，如操带钩。

脾者，在天之湿，在地为土，在人为脾，在时为四季，在方为中央，在色为黄，通窍唇口。经曰：脾脉者，土也，孤脏以灌四傍者也。又曰：脏真濡于脾，脾藏肌肉之气也。心火为母，肺金为子，与胃为腑，克肾水，主养肌肉。若久坐则伤肉，司藏意智，其类土，其畜牛，其卦坤，其性信，其华在唇四白，其谷稷，其应四时，上为镇星，其病在肉。其音宫，宫者中也，土位居中，为五行建极也。其数五，其臭香，其声歌，其气呼，其液涎，其味甘，外应四肢而色黄，然黄欲如罗裹雄黄，不欲如土。《灵枢》曰：脾应肉。肉䐃䐃，肉分理也。坚大者胃厚，更脾主湿，然湿则伤脾，风气胜则病，其病之候则必面黄，善思善嗜，体重卵痛，四肢不收而怠惰。脾实则肢体重着而不举，腹胀尿秘而善饥，昏睡身热而饮水，脾虚则少气，吐泻生风，或乳食不消，肿胀肠鸣，四肢无力。脾绝则脐突唇反，环口黧黑，柔汗发黄。然脾绝者，十二日死。平脉则寄旺于四季之末，各一十八日。其脉温厚，盖因气行脏腑之间，故平和不得见，其衰乃形焉。贼脉，则弦长而紧，与夫面青皆逆。危脉则状如鸡雀啄，止而复来。

肺者，在天之燥，在地为金，在人为肺，在时为秋，在方为西，在色为白，通窍于鼻。经曰：西方金也，万物所以收成也。又曰：脏真高于肺，以行荣卫阴阳也。脾土为母，肾水为子，大肠为腑，克

木主气，若久卧则伤气，司藏魄，其类金，其畜马，其卦乾，其性义，其华毛，其候鼻，其谷稻，其应四时，上为太白星，其病在皮毛。其音商，商者强也，象金性之坚强也。其数九，其臭腥，其声哭，其气唉，其液涕，其味辛，外应皮毛而色白，然贵如白玉光泽，不欲如恶。《灵枢》曰：肺应皮，皮厚者大肠厚。更肺主燥，然燥则伤肺，病则为嗽，痘主脓疱。若热气胜则病，其病之候，则面白悲哭，手掐眉目鼻面，嚏涕吐衄，喘咳寒热，胁有动气。肺虚则叹息，呼吸少气，鼻涕咽干，喘乏咳血而唇白。肺实则闷乱喘促，咳嗽上气，鼻塞，胫股肩痛而胸满。肺绝则汗出发润，喘而不休，毛发气出。然肺绝者，三日死。平脉则秋旺七十二日，而脉浮毛，毛者稀软之状，轻虚似浮。其贼脉浮大而牢，与夫面赤皆逆。危脉则毛如风吹。

肾者，在天之寒，在地为水，在人为肾，在时为冬，在方为北，在色为黑，通窍于耳。经曰：北方水也，万物所以合藏也。又曰：脏真下于肾，肾藏骨髓之气也。肺金为母，肝木为子，膀胱为腑，克火主骨。若久立则伤骨，司藏精与志，其类水，其畜彘，其卦坎，其性智，其华在发，其谷豆，其应四时，上为辰星，其病在骨。其音羽，羽者，舒也，阳气将复，万物舒生也。其数六，其臭腐，其声呻，其气吹，其液唾，其味咸，下应腰肾而色黑，然黑欲如重漆光泽，不欲如炭。《灵枢》曰：肾应骨。密理厚皮者，三焦膀胱厚。更肾主寒，然寒则伤肾，病主为疝，痘主黑陷。若淫欲过度，则伤肾。湿气胜则病，其病之候，则面黑恐欠，足寒逆气，腹痛飧泄而后重，脐下动气。肾实则腹膨胀而体重，少气不言，骨痛飧泄并小便少。肾虚则欲坠下缩身，面青㿠白，

颅囟开解，下窜畏明，心悬如饥，胸痛引脊，厥逆溲多而耳鸣。肾绝则反目直视，狂言遗尿，腰折骨枯。然肾绝者四日死。平脉则冬旺七十二日，而脉沉濡石，石者，沉濡而滑，举指来疾。其贼脉，则缓而大，并面大黄皆逆。其危脉则石如转索，去如弹石。此是脏腑之大略。然心为血之主，而肝又为血之脏，是以血出之于心，而纳之于肝也。抑肺为气之主，而肾又为气之藏，是以气出之于肺，而纳之于肾也。至于脾胃，尤为后天元气之本，化源生发之机，五脏六腑之大源，气血精微，莫不赖之以长养也。

脏腑手足阴阳所主

足厥阴肝　　手少阴心　　足太阴脾
手太阴肺　　足少阴肾　　足少阳胆
手太阳小肠　足阳明胃　　手阳明大肠
足太阳膀胱　手少阳三焦　手厥阴心包络

经曰：阴阳之三也，何谓？气有多少异用也。阳明何谓也？两阳合明也。厥阴何也？两阴交尽也。此明三阴三阳及阳明、厥阴之义也。太阴为正阴，次少为少阴，又次为厥阴。太阳为正阳，次少为少阳，又次为阳明。以其气有多少异用，故各有三者之分耳。厥者，尽也。

凡人一身共十四经络，肝与胆为表里，膀胱与肾为表里，胃与脾为表里，此为足之阴阳也。小肠与心为表里，三焦与心包络为表里，大肠与肺为表里，此为手之阴阳也。手之三阴，从脏走至手；手之三阳，从手走至头；足之三阳，从头下走至足；足之三阴，从足上走入腹。更有任脉，直行于腹，督脉直行于背。其十四经络。经脉者，行血气，通阴阳，以荣于身者也。络脉者，本经之旁支而别出，以联

络于十二经者也。本经之脉，由络脉而交他经，他经之脉亦由是焉。人身之气，经盛则注于络，络盛则注于经，传注周流，无有停息，昼夜流行，与天同度，终而复始。然荣行脉中，五十周无昼夜阴阳之异；卫行脉外，五十周有昼阳夜阴之分。荣卫之行，以宗气之呼吸为领神，卫气平旦生，日西衰，荣气伏而不露，见者为经脉，浮而常露，见者为络脉。若荣卫有伤，外邪虚袭，滞而不行，病由斯作。手太阴肺经，左右各十一穴，是经多气少血；足太阴脾经，左右各二十一穴，是经多气少血；手阳明大肠经，左右各二十穴，是经气血俱多；足阳明胃经，左右各四十五穴，是经气血俱多；手少阴心经，左右各九穴，是经多气少血；足少阴肾经，左右各二十七穴，是经多气少血；手少阳小肠经，左右各十九穴，是经多血多气；足太阳膀胱经，左右各六十三穴，是经多血少气；手厥阴心包络，左右各九穴，是经多血少气；足厥阴肝经，左右各十三穴，是经多血少气；手少阳三焦经，左右各二十三穴，是经多气少血；足少阳胆经，左右各四十三穴，是经多气少血；兼以任脉中行二十四穴，督脉中行二十七穴，而人身周矣。医能明此，则药饵针灸，所向自能应手矣。

督脉行背部之中行，为阳脉之都纲，故曰：阳脉之海。任脉行腹部之中行，为阴脉之总任，故曰：阴脉之海。因以督任名之，奇经八脉之二也。是以背为阳，腹为阴也。脉有奇常，十二经者，常脉也；奇经八脉，则不拘于常，故谓之奇经。盖人之气血，常行于十二经络，其诸经满溢，则流入奇经。其有八焉，督脉督于后，任脉任于前，冲脉为诸脉之海。阳维则起于诸阳之会，而维持诸阳。阴维则起于诸阴之交，而维持诸阴。阴阳自相维持，则诸经常调和畅。有带脉者，束之犹带也。两足跷脉者，有阴有阳。阳跷得之太阳之别，起于跟中，循外踝，上行入风池。阴跷本诸少阴之别，起于跟中，循内踝，上行至咽喉，交贯冲脉，犹圣人图设沟渠，以备水潦，斯无泛滥之患。故人身之有经络，犹天地之有河道，血脉之运行经络，犹源泉之传流河道，河道壅塞则水势之泛滥无拘，源泉枯涸，则地道之脉气闭塞，人身之血气于经络亦然也。然医家之识经络，犹舟子之谙道途，否则，何以行之？

详 五 邪

书言虚邪、实邪、贼邪、微邪、正邪，何以别之？盖从后来者为虚邪，如肺病因脾土之邪所致。然金生于土，是从后来，兼金中有土，土能御水，无水则火至矣，故为虚邪。从前来者为实邪，如肺病因肾水之邪所致，然水生于金，是从前来，兼金中有水，则火不能至，是子能制鬼矣，故为实邪。从所不胜来者为贼邪，如肺病因心火之邪所致，盖火能克金，是从吾所不胜者而来乘之，故为贼邪。从所胜来者为微邪，如肺病因肝木之邪所致，然金能克木，是从吾所能胜者而来乘之，既胜则不能为害，故为微邪。如但得肺家之病，而无外邪相干者，此谓正邪。姑举一脏，可类推也。

五脏部位气色外见

大人重问、切，小儿重望、闻，故气色、详揭、审机数篇，单论幼科。

夫医之望、闻、问、切四要，犹人之四肢，一肢废，不成其为人，一要缺，不成其为医。经曰：望而知之谓之神，闻而知之谓之圣，问而知之谓之工，切而知之谓之巧。望而知之者，望见五色，以知其病之所处也。闻而知之者，闻其五音，以别其病之所出也。问而知之者，问其所欲五味，以知其病之所起所在也。切而知之者，诊其寸口，视其虚实，以知其病在何脏腑也。故初近患人，先望而闻，次问而切，诚不易之次第。今病家惟令切脉，以试医士知否，殊不知寒热虚实，在于经络，可以切脉而知，若得病之由，及所伤之脉，岂能以诊而悉之乎？故医者不可不问其由，病者不可不说其故。苏东坡曰：吾疾必尽告医者，使胸中了然，然后诊脉，疑似不能惑也。吾求愈疾而已，岂以困医为事哉！况小儿血气未定，易大易小，寸口难凭，非四者合衡揆度，何因洞见精微？谨将望闻诸要，汇集后篇。经曰：精明五色者，气之华也。五脏之华，皆上著于面，故直鼻上下候五脏，挟鼻两旁候六腑。又鼻候肺，目候肝，舌候心，唇候脾，耳候肾，皮候大小肠，肉候胃，爪候胆，膝理候三焦、膀胱。其肝青、心赤、肺白、肾黑、脾黄者，是各脏之气色也。肝旺于春，心旺于夏，肺旺于秋，肾旺于冬，各七十二日，脾寄旺于四季之后，各一十八日，是其本位。然有时乎不春不冬，而面变青黑者，非肝之与肾也。不秋不夏，而面变赤白者，亦非心之与肺也。盖五脏之气，随证变形，而无一定。如忽然青黑者主乎痛，忽然赤者主乎热，忽然白者主乎冷，忽然黄者主乎积。可见非系于时，非拘于位也。又如心主额与发际，肝主眼与左脸及太阳，脾主唇之上下及鼻准，肺主右脸及太阴，肾主耳轮及下颏。其色亦有或于本位呈见，或露于他部者有矣。大抵得部者顺，即移位于无刑者不妨。若露他部，而又相克者，斯为逆矣。如泻痢日久脾虚，而唇之上下色变为

黑，是肾乘脾，木反克土，名为强胜者，即为逆也。进而申之，凡五位总作青色者，主惊积不散，欲发风候，更必神彩不稳，上上下下。凡五位总作红色者，主痰积壅盛，惊悸不宁，更必神彩无光，恍恍惚惚。凡五位总作黄色者，主食积癥聚，更必其神散漫，昏昏沉沉，其候寒热潮发，饮食不欣，气粗烦满，困倦喜睡，或呕哕，或泻痢。凡五位总作白色者，主肺气不利，大肠滑泄，水谷不分，欲作吐痢，其眸凝浊，失其精神，朦朦胧胧。凡五位总作黑色者，主传不顺证变作逆候，表里有亏，脏腑欲绝，其血不荣，其气不卫，荣卫失序，经络流注，凝滞于脉，为疾危恶，其神昏闷，沉沉默默，必为人不久者矣。更凡额红者，主心经有风热，睡卧不宁，惊悸热燥。若青黑色者，主心中有邪，惊风腹痛，手瘛疭而啼叫。若青黑甚者，主心腹疼甚。若微黄色而皮干燥者，主有盗汗。若头发干黄燥者，主惊疳骨热，潮热微渴。若昏黑者，证必逆候。更凡左脸红者，主肝风热，身热拘急。若青黑者，主惊或腹痛。若浅赤色者，主乎潮热。更凡右脸红者，是伤风热。若浅赤者，亦主潮热，或大便坚，气粗壅嗽。若青白色者，主咳嗽恶心。若青黑者，主惊风欲发，或盘肠内钓，腹痛等证。更凡鼻上赤色者，主身热而不思饮食。若深黄色者，主小便不通。若鼻孔干燥气粗有声者，主有衄血。若青色者，主儿吐乳。若淡白者，主泄泻不食。若鼻中干燥者，又主二便不利。若鼻孔黑燥，仰起者，主肺家绝，并手足无纹，唇中无痕者，并为不治。更凡下颏赤色者，主膀胱热，然膀胱与肾为表里，有热则水道不利，故令小便不通。更凡两目赤者，是心肝热，主风热烦燥。若黄色者，主脾积而口臭不食。若青色者，主肝风热而惊。若目胞浮肿者，

主久嗽恶心，或食积成痞。若目睛黄赤者，主早晚发热。若眼尾有细碎红纹者，主惊风内钓。若目鲜者，亦主乎惊。若揩拭眉眼者，主欲生风。若眼朦胧者，主乎肝热，多变雀目。若两目胞肿，早晚面浮者，主脾受积。更凡印堂青色者，亦主受惊。若青紫黑者，主客忤祟冲。若青黑色者，主腹痛多啼，兼红主惊热，白为无病。更凡山根青色者，亦为惊候。若紫色者，伤于乳食，黑者必危。更凡两眉红者，主儿夜啼。若眉中心淡白色者，主泄泻粪白，食物不化，然久病而红者，必死。更凡两颐赤者，主啼哭惊热，兼色黄者为吐。更凡正口常红者为无病。若干燥者主脾热。若白者为虚。更凡人中黑者，主乎腹痛虫动。若点点黑者，主乎吐痢。若两边黄者，主乎伤食。若上下俱青者，主乎乳食不化而便青粪。更凡唇红面赤者为伤寒。若唇白者，主涎吐呕逆，或吐血便血衄血。若红赤干燥而皱者主渴。若红赤而不皱者主口臭，大便不通，夜间心烦不睡而癫叫。若黄而口臭者，又主脾积。若红赤者，亦主衄血。若唇口动者，主乎惊热。若唇口紫色者，主吐涎而虫痛。若唇青者，主乎脾寒，或时肚痛，乳食减少。然亦有气血虚怯，为冷所乘，而故青者。若口滴清水者，主乎欲生重舌，又或口疮，然亦有因脾冷流涎者，更有舌裂、舌衄、舌上芒刺者，是皆热极为阳毒也。若生疮者，是心脾热也。若舌卷者，主惊。若舌干、舌白、舌黑、舌燥、舌胎、舌黄、舌赤肿者，主乎大便不通，然久泻痢后而舌黑者死。更凡耳前赤者，主乎耳聋。若微黄者，主乎肾惊，睡中咬牙。若耳轮干燥者，主骨蒸热。若面青白者，主乎吐泻，或惊风欲发，或屈身啼哭。然凡既观其色，更宜稽诸其时，假如春病面青，是为顺候，如至白色，最为难疗，以

其金克木故也。其余仿此类推。总红赤为热，青色为惊，黄为吐痢或积，黑者，非疳即危证也。更凡诸色上行者，其病益甚，下行如云彻散者，其病方已。兼五色各有脏部，有外部，有内部。如色从外走内，其病从表入里。如色从内走外，其病从里出表。病生于内者，宜先治其阴，而后治其阳，反则益甚。病生于阳者，宜先治其外，而后治其内，反则益甚。然难尽者言，无穷者理，故一定之形迹，宜知之以为常，变能之神化，贵随机而异用，在人之神圣工巧，类推之而无尽也。

病源详揭 儿科

凡病昼则增剧，夜则安静者，是气病而血不病，或脾气虚也，当补脾气。夜则增剧，昼则安静者，是血病而气不病，或脾阴虚也，当补脾阴。昼热夜静，是阳气旺于阳分，昼静夜热，是阳气下陷入阴中。若昼夜俱热，是重阳无阴也，昼静夜寒，是阴血旺于阴分也。夜静昼寒，是阴气上溢于阳中也。昼夜俱寒，是重阴无阳也。昼寒夜热，病名阴阳交，变而死矣。欲冷者知为热，欲热者知为寒，好静者知为虚，好动者知为实，恶食知伤食，恶风知伤风。凡日中得病，夜半则愈，夜半得病，日中则愈，是阳不和，得阴则和，阴不和得阳即和之义耳。大喜后乳食，多成惊痫。经曰：暴怒伤阴，暴喜伤阳。更曰：伤阴则泻，伤阳则惊。大喜后饮水多成喘急，故曰水伤三焦，令气息喘急。更曰汗后饮水亦成喘，盖喜属心，汗亦属心，湿热之气，流入肺家，令生喘也。大哭后乳食，多成吐泻，哭属肺而即哺乳食，则令伤肺，肺气逆则吐，更肺与大肠为表里，故泻也。大哭后饮水，多成嗽噎，亦因哭属肺，而即饮水，则令气逆不

利也。大饥后乳食，多成腹痛，盖食不可急，急则不细，乃伤脾气，多成积聚癖块，故腹痛也。大饥后饮水，多成泄泻肚疼，盖饥后饮水，则冷湿伤脾，是以腹痛，湿胜则泻。大饱后饮水，多成气逆，经曰：饮多则肺叶布，故气逆上奔也。大饱后迎风，多成暴厥，因食气上冲心肺之间而未散，卒被水冷所激，故暴厥不醒，如中风也。大惊后乳食，呕吐心痛，盖心主惊，惊后乳食，则少阴受邪，故即心痛，兼惊后乳食，则少阴气节不通，故吐逆也。大惊后饮水，久成不语，盖心主惊，惊后饮水，则伤心气。夫心通于舌，舌本无力，故不能语，然亦能成水痢癖。《宝鉴》曰：水痢癖者，因饮水被惊而成也。当风乳儿，则成嗽吐腹膨，盖迎风饮乳，则风冷入肺，故作嗽吐。经曰：形寒饮冷则伤肺，肺伤则咳嗽。兼肺主气，气伤则腹膨，当风饮水，则成雀目青盲。《素问》云：风气通于肝。当风饮水，则水停于肝，肝气通于目，故成雀目青盲也。夜露下乳儿，多成呕吐。盖冷乳不散，停滞胸膈，故气逆呕吐也。夜露下饮水，多成泄泻。《素问》曰：湿胜在内，攻于脾胃，脾胃受湿，则水谷不分而泄泻也。正食便乳，则成疳黄口臭，牙中出血，又曰乳食并餐，必成痰癖。方汗便乳，则成心疳壮热，盖汗者，心之液，正汗便乳，则伤其心，心伤则液散，皮肤枯燥，故成心疳，而面黄脸赤，身体壮热，大汗脱衣，得偏风半身不遂。母食辛热面物乳儿，多成龟胸，盖龟胸因肺热胀满所致。若母恣食辛热之物，流入乳络，令儿肺热而然也。母食酸咸煎煿乳儿，令儿成渴，盖小儿脏腑软弱，感母之气，脏腑生热，热则烦燥，故渴不止。又曰：母食酱

肉饮水，则成渴痢。母醉卧当风，乳儿失音。盖因风冷酒毒气乱之乳，入于喉掩之间故也。母大饱乳儿，则令身热喘急，盖大饱则胸膈气息未调，若便乳儿，是以身热喘急。又曰：醉饱伤劳，乳儿多成疳病。饮水便乳则成痰热惊风。书曰：饮水并伤乳，则乳不得下而为痰结在胸，是以为热为痰，作吐作泻，或作惊痫。饮酒食肉乳儿，令成天钓，盖烦闷之毒，流入乳中，即便乳儿，是以邪热伤心，心神惊悸，壮热抽掣，而成天钓。嗽后饮乳，则成痰喘惊噎，盖嗽者肺也，肺气方逆，而与乳，则痰聚不散，气道不利，关节不通，是以痰嗽作喘，惊噎成风矣。嗽后饮水，则成鼻齆①多涕，盖嗽主肺，而鼻为肺窍，嗽后饮水，则肺气受寒，是以涕下不止而鼻齆矣。悲喜未定即乳，则成涎嗽。盖心主喜而肝属悲，悲喜未定即乳，则伤肝心，是以风火交激成痰，流滞于肺，故为涎嗽。悲喜未定，饮水则成吐血。盖悲喜未定，则血气未和，饮水则逆其气，气逆则胜血，气上奔而血亦为之吐出也。儿啼未定便乳，则生瘿气。盖见啼未定，则息候未调，便即与乳，则气逆不得消散，故结聚而成瘰疬瘿气也。儿啼未定饮水，则成胸高喘急，盖气逆之际，寒冷所加，则气伤于肺，是以痰结喘急，肺胀胸高矣。母方淫泆情乱乳儿，则令吐泻，身热啼叫，必发惊痫。其母试浴未干乳儿，则生疮疥，盖湿热之气，流入乳络，水湿有伤心脾，脾主肌肉，故湿热熏蒸而然也。拭浴未干饮水，则成头疼身热，盖外既受寒，内又饮冷，则表里俱伤故也。此皆保婴之要旨，而病之由生，可不详欤！

---

① 齆（wèng）　鼻病。鼻道不畅，发音不清。

审 机 儿科

凡儿十岁以前，忽然面上如青纱盖定，从发际至印堂者，不论病之深浅，六十日必死。若至鼻柱，一月须亡。更到人中，不过十日。其色盈面，即日哭伤，并诸病虽愈，如赤色出于两颧，大如拇指者，必复卒死。黑色出于庭间，大如拇指者，虽不病而亦卒死。两脸青色者，主多啼作呕，脏腑不和也。鼻燥黄色者，必积热溺涩，或衄血气粗也。鼻燥白色者，必吐泻伤脾，感冷肺逆也。鼻中痒甚者，是肺气盛，而五疳传惊也。鼻下赤烂者，是肝气盛，而肺疳见证也。鼻如烟筒者，是火烁金，而惊中危证也。至如鼻孔仰起者，死证也。目鲜青色者，书曰：睛青主癖块。又曰：目鲜将发搐。然发疮痍亦然。目睛黄色者，是积热骨蒸，或泻痢癥癖也。眼深黑色者，是吐泻内吊，惊搐慢脾也。眶肿睛黄者，是积热久嗽，或伤脾作呕，或夜热疮痍也。印堂青色者，主胎热、胎惊、腹痛、夜啼也。更凡身热而眉攒不舒者，主头疼。不热而然者，主腹痛下痢。或热壅三焦，并凡病机将发亦然。若眉间杂色者，白主霍乱绞痛，黄主积热虚浮，赤必感风头楚，青主惊搐相乘，黑者危在旦夕。更嘴唇中白色者，主呕逆作泻，口渴肠鸣，将成内吊。唇中黄色者，主伤胃脾热，作胀下痢，溲短肌浮。唇中红色者，主内热有惊，或见疮疹。唇中青色者，主风寒相感，脾伤发惊。唇焦赤色者，主口秒脾伤，便闭气粗热甚。唇茧淡白者，主伤食复伤，热壅脾家，肠鸣腹鼓。唇间紫色者，主蛔刺攻冲，痛逆霍乱。唇深红色者，肺虚热也。唇白者，肺虚也。然白而泽者可治，白似枯骨者，并诸疾愈后，忽大喘唇白者皆死。更有舌上杂色，如黄者伤脾，白苔者焦渴，紫厚如荔枝壳者，主热聚三焦，破裂有血者，主邪热攻心，小便闭结，甚有青苔，或如白染者，并皆不治。耳前赤色者，主疳虫攻肾，耳鸣或聋。耳前黄色者，主惊入肾，或睡中戛齿。更有筋露青色于头面者，主惊啼烦燥。更有胃热而遍体金黄者，则必口秒目碧。更有鱼目定睛者，主夜死，盖肝属木，而外应睛，肝亡则筋绝，目不能转。又曰：瞳仁属肾，肾亡则水绝，是以瞳仁不转，子母俱绝，则近必死在申酉时，远死在庚辛日。盖二者皆属金，金能克木，故至期而死矣。更面青唇黑者昼亡。盖面青者，木来克土也。唇者脾也，黑者水也，今脾部而见水者，是脾绝而水反胜也，则近必死在寅卯时，远必死在甲乙日。盖二者皆属木，木能克土，故到期而死也。更凡面黄，而目或青或赤或白或黑者，皆为不死。若面青目赤，面赤目白，面赤目青，面青目黑者皆死。盖色中无黄，则胃气已绝矣。更凡青色见于太阴、太阳，及鱼尾正面口角，如大青蓝叶，或怪恶之状者，是肝气绝，主死。若如翠羽柏皮，只是肝邪，有怒病风病，惊病目病之属。若赤色见于口唇，及三阴三阳上下，如马肝之色，或死血之状者，是心气绝，主死。若如橘红马尾色者，只是心病，或有大热，怔忡惊悸，夜卧不宁，健忘之属。若白色见于鼻准，或于正面，色如枯骨，或如擦败残汗粉者，是肺气绝，主死。若如腻粉梅花者，只是肺邪，或中寒咳嗽，哮喘气虚之属。若黄色见于鼻，干燥而如土偶之形者，是脾气绝，主死。却如桂花杂以墨晕，只是脾病，饮食不快，四肢倦怠，胀闷泄泻，呕吐之属。若黑色见于耳或轮廓内外，命门悬壁，若污水烟煤之状者，是肾气绝，主死。若如鸟羽之泽者，只是肾虚，火邪乘水之属。

更颐下赤者，主肾热，《素问》云：肾热病者颐先赤，更若非时弄色者，主胎风客忤之属。书又曰：病重而面色不常不泽者死。更凡左脸赤色，身热脉弦者，主肝热病。《素问》云：以木之气，则应春合东，以南面正理之，则其左脸也，右脸青色者，主呕逆多痰。《素问》云：以金之气，则应秋合西，以南面正理之，则其右脸也。若目连眨者，主肝风热。若目直而黑者，主搐。若目直而青，身反折者，主惊。若咬牙甚者，发惊。若口吐涎沫而叫者，虫痛。若呵欠善嚏悸者，主发疮疹。若吐泻昏睡而露睛者，主胃虚热。若吐泻昏睡而不露睛者，主胃实热。并凡身热而饮水者，主热在内。若身热而不饮者，主热在外。若小便不通者，久则胀满。更凡吐稠涎痰热及血者，主热。若吐涎痰冷者，主湿。若吐沫及白痰绿水者，是胃虚冷。若泻黄红赤黑，是脾胃热毒。若尿深黄色者，久则尿血。若心痛而吐水者，主虫痛。若心痛而不吐水者，是冷痛。然有因素喜热物，有伤胃脘，死血凝滞作痛者有矣。更凡呵欠面赤者，风热；呵欠面青者，惊风；呵欠面黄者，脾虚惊；呵欠多睡者，内热；呵欠气热者，伤寒；呵欠喘急者，伤风；呵欠顿闷者，痘疮；呵欠久病者，是阴阳离也。更凡弄舌者，是脾微。热即饮水者，是脾胃虚，而津液少，不可遽作热治。若大病后而弄舌者，凶。若眼赤者，是肝家积热。若白日多睡，是脾家积热。若咳噫嗳气，是胃家积热。若牙疳口气，是奶食结毒。若龟胸者，是肺家风热久蓄。若龟背者，是客风伤肺。若耵耳者，是肾中湿热上冲。若开口睡者，是五脏毒盛。若睡时口中气温，喜合面卧，及上窜咬牙者，是心热也。盖心气热则心胸亦热，故欲就冷也。有气温而喜仰卧者，是心气实，故喜仰卧，而气得上下

通也。更凡目赤者，心热也；淡红者，心虚热也。青者，肝热也；浅淡者，肝虚热也。黄者，脾热也；浅淡者，脾虚热也。无精光者，肾虚。然病后而目无精光，如雾露罩定者，死。若爱吃布帛者，是肺生虫。爱吃火炭者，是肝生虫。爱吃盐者，是肾生虫。爱吃泥土者，是脾生虫。频食善饥者，是实火。善饥少餐者，是虚火。口秽唇肿者，是脾胃热盛。四肢多疮，是脾家湿火。时渴时泻者，是胃火。声哑气粗者，是肺痿也。若两脸赤色者，主午乘风热。肌肉憔悴者，必内热骨蒸。病欲得寒，欲见人者，病在腑也。病欲得温，不欲见人者，病在脏也。此病机之外见，见望法之所首重也。

审　声儿科

夫大笑不止者，心病也。喘急太息者，肺病也。怒而骂詈者，肝病也。气不足以息者，脾病也。欲言不言，语轻多畏者，肾病也。啼而不哭者，是声直无泪，主乎盘肠气钓，腹痛几绝也。哭而不啼者，是连声多泪，主惊入心也。嗞煎不安者是烦，主热在心经，精神恍惚。若吱哇不足者是躁，主风邪在心，为搐为视。言而微，终日乃复言者，此夺气也。声响如瓮中出者，是伤风也。声如从室中言者，是中气之湿也。语言无力，难布息者，内伤。言而不厌者，外感。声清而轻者，气清弱也。重浊者，痛也，风也。高喊者，热狂也。声急者，神惊也。声塞者，痰也。声战者，寒也。声噎者，气不顺也。喘者气促气短，有虚有实也。喷嚏者，知其风。呵欠者，知其倦而生风，阴阳上下相离，或脾困而病机将发也。衣被不敛，善恶随口不避亲疏者，神明之乱也。妄言错乱，目见异物者，邪热归心也。喉中有

声，谓之肺鸣，是火乘金位不得其平而故鸣。此三者，坏证也。至若五脏已夺，神明不守，而声嘶者死，视直沫多，渐至音哑者死。

冯氏锦囊秘录杂证大小合参卷三

海盐冯兆张楚瞻甫纂辑
男　乾亨礼斋
门人王崇志慎初同校
男　乾正立斋

敬陈纂集大小合参意

夫医专司命之重，学习可不精详？故毋论方脉、幼科、女科、外科，不可不广博群书，究心切脉，由博及约，则认病无差。理路既明，用药自当。即外科徒验外见之证，而不察脉候之微，则何以审气血之盛衰，阴阳之偏胜，而明脏腑之所属，以得治疗之无误也。至于幼科，尤宜参看方脉诸书。盖儿科谓之哑科，疾病痛苦，勿能告人，全赖治者细心详察。奈幼科诸书，理浅言略，难明病源。惟以小儿不节饮食为执见，最重消磨，更以纯阳之子为定论，恣投寒苦。孰知易停滞者，脾气必虚。若图见小效于目前，则便遗大害于日后。况芽儿易虚易实，言虚者，正气易于虚也，言实者，邪气易于实也。然邪凑之实，必乘正气之虚，不顾正气之虚，惟逐邪气之实，其有不败者几希！如寒伤荣也，温养荣阴。风伤卫也，辛调卫气。惟调荣卫和平而宣行，客邪不攻而自退，使正气自行逐贼，则邪退而正气安然。如浮云一过，天日昭明也。若投与气血无情之猛剂，则客邪虽散，正气亦伤，乘虚之邪，接踵可至。要知正气不至空虚，邪必不能凑而为实。至于云纯阳者，以无阴而谓，乃稚阳耳。其阳几何？阴气未全而复败，其阳将何所而望其生长耶？况天地之气化日薄，男女情性日嚣，幼稚之禀受日弱。有禀父之阳气不足者，多犯气虚中满；有禀母之阴血不足者，多犯阴虚发热。患痘则多犯肾虚内溃之证。此皆先天不足所致，近来比比皆然。若徒效上古克削寒凉，如肥儿丸、芦荟丸之类，则千中千死。即使火之有余，实因水之不足，壮水以制阳光，先贤之至论。服寒凉者，百不一生，古哲之格言。以不生之药，投欲生之儿，心何忍哉！至于脾胃自能消谷，偶有停滞者，缘消谷之脾胃病也。只助其能调其病而自已，故有助脾消化，推扬谷气者。有禀命门火衰，则补火生土者，有一消一补者，有纯以补为消者，盖恐宽一分，更耗一分元气也。人之有生，惟一气耳，易亏难复，可轻耗哉！况天地之气既薄，父母之气既衰，幼稚之禀既亏，可不根究先天之阴虚阳虚，而从方脉诸书，求源探本为治，靡不响应合宜，既能挽回此代赤子元气于后天，便是培值后代赤子元气于先天，诚为寿世无疆矣。若徒宗上古幼科浅略方论，则犹灌溉树木者，不顾根本而惟润饰枝叶，则欲望其生长，未之有也。况更加戕贼者乎！张所以有大小合参之集，幸高明鉴诸。

论 初 诞

夫天地肇分，阴阳始成，禀五行而具体，合四时以成形。一身象备一天，九脏类诸九有。父之精，白而轻清，母之血，黑而重浊，故阳胎气则轻清九分，阴胎气则重浊十分。盖阴气不胜其阳则成男，阳气不胜其阴则成女。妊娠十月各有所主，一月如珠露；二月绽似桃花；三月男女始分。男子先生左肋、左眼、左肾；女则反之。四月形体全；五月筋骨成；六月毛发生；七月游其魂，能动左手；八月游其魂，能动右手，而脏腑具；九月三转动，谷气入胃；十月满足神备而生。然究其实，则止二百七十日，实为定论。于中虚计一月，以应十月数也。故经曰：九九为上，八八次之，七七又次之。凡人之生，禀受二仪之气，会合三才之道。若三才各得其九，则三九二十七，即二百七十日而生，血气充足，精神纯实，相貌皆全，智性具通。八八者，三八二十四，即二百四十日而生。七七者，三才各得其七，三七二十一，即二百一十日而生。逾十月而生者，谓之太过。七八月而产者，谓之不及。太过者，血气荫之有余；不及者，血气养之不足。大抵人得中道，乃即纯粹，阴阳得所，刚柔兼济，气血俱和，百脉相顺，心智明通，精神全备，脏腑充实，形体壮健。观其颅囟，斯可知矣。未周之儿，颅囟坚合，睛黑神清，口方背厚，骨粗臀满，肚软脐深，茎小卵大，齿细发润，声洪睡稳，气壮声清，形紧色紫，此乃受气得中者也。如二三周囟尚解开，手足挛缩，齿发未生，膝如鹤节，或五岁不行，手细脊瘦，色白形萎，气怯气浊，此

皆受气不足者也。受气有六，筋骨肉血精气是也。筋实则多力；骨实则早行立；血实则形瘦多发；肉实则少病；精实则灵利，多语笑而不怕寒暑；气实则少发而体肥。然有外肥里虚，面㿠白色，腹中气响，呕吐乳食，或便青粪，头大囟开，此乃胎气最弱，调理失宜，多变慢惊。

先后天阴阳论

人之元气，一太极也。太极动而生阳，静而生阴。阳动则为火，阴静则为水。水者，精也。精者，元气之体所以立也。火者，神也。神者，元气之用所以行也。阳动阴静，初生精神，次生魂魄意，以配五行。五行立而五性具，五性具而七情生。夫水者阴也，火者阳也，一为肾，一属命门。命门谓之神门，男子藏精，女子系胞，元气之根本，精神之所舍也。故肾命门为元气之原，而居至阴之下。左尺肾水之真阴，则生左关肝木，肝木则生左寸之心火。右尺命门火之元阳，则生右关脾土，脾土则生右寸肺金，自下而生上，此先天之元气也。至于火生土，金生水，复自上而下，此后天之元气也。先天之元气，由无形以肇生五行，后天之元气，从有形之五行以环运先天，阴阳无形之气，阴阳合德，而生魂魄神志意之神，爰有喜怒忧思悲恐惊之情，此其性真之七情也。若过极则反损先天阴阳之气。

后天阴阳有形之气，何以别之？受生之初，即禀母脾胃之谷气，以养其形，是脾胃之谷气，实根于先天无形之阴阳，而更化生乎后天有形之气血也。苟从饮食劳役所伤，则损后天阴阳之气，而肾命门之真阴元阳不足，固不能为十二经之气血以立天元，脾胃之谷神不充，更不能为肾命门之真阴元阳以续命脉，而先后天厚薄之

所由也。先天元阴受伤，神多昏昧，至夜便多不安，及将睡时惊骇不寐，寐则怕人而不宁，心慌惊跳，神魂荡漾，此为神思间无形之火动也。治宜大补真阴，兼以安神，则火自降，而神自清。然先天无形元阴之气不足，切不可用参、术、黄芪，惟地黄丸补阴真阳之属，可以填之。盖甘温但补五脏之阳气，而甘寒则补五脏之真阴。然用补阴药而不愈者，乃功之未到，而虚之未回，药非百数，功非岁月，则不能挽回也。然此惟不服药便觉火动不安者，是其验也。

先天无形元气之阴者，即我肾水之母气，禀受元精之祖气也。其真阴之本体，则深藏于左肾之中，其真阴之妙用，则默运于精神之内，故曰无形也。苟有所伤其真阴，则令精神恍惚，夜卧不安，目则眈眈，羞明怕日，或恶人与火，喜静畏动，所喜所见皆阳也。此由父母多欲，素伤肾气，或因交感之际，偶从七情损其真阴，及至后天，己之色欲七情，复不樽节，先后并伤，欲不虚劳疾病，焉可得乎？治疗之法，当温存内养，保其残败之阴，补益阴阳，助其生长之力。然阳火易救，阴水难求，故先天元阴之真水不足，自非岁月计功，不能斡旋。盖一星之火，能烧万顷之山，一杯之水，难救车薪之火也。

小儿受病总论

夫小儿如草头之露，水上之泡，用药不可不谨也。然小儿之病，多因脾胃娇嫩，乳食伤积，痰火结滞而成。其证不一，举其尤者而言之。乳食伤胃，则为呕吐。伤脾则为泄泻。吐泻既久，则成慢惊，或为疳病。乳食停积，则生湿痰。痰则生火，痰火交作，则为急惊，或成喉痹。痰火结滞，则成痫吊，或为喘嗽。胎

热胎寒者，禀受有病也。脐风撮口者，胎元有毒也。鹅口口疮者，胃中湿热也。重舌木舌者，脾经实火也。胎惊夜啼者，邪热乘心也。变蒸发热者，胎毒将散也。丹毒者，火行于外也。蕴热者，火积于中也。中恶者，外邪乘也。睡惊者，内火动也。痢者，腹中食积。疟者，膈上痰结也。外感发热者，鼻塞声重也。内伤发热者，口苦舌干也。心痛者，虫所啮也。疝痛者，寒所郁也。积有常所，有形之血也。聚无定位，无形之气也。胃者主纳受也，脾者主运化也。脾胃壮实，则四体安康，脾胃虚弱，则百病蜂起。幼幼科者，可不以调理脾胃为切要哉！

脐　风_{胎证}

脐风者，由断脐之后，水洗失宜，以致水湿之气，流入心包络间，或当风解脱，为风邪所袭，以致贯脏伤肠，脐突肿烂，身体重着，四肢柔直，多啼不乳，唇青口撮，而出白沫，先撮口而渐成惊，即名脐风。若脐边紫黑，撮口不开，是为内搐不治，甚至啼叫不止，脐边青黑弩出，胸翻项软，乳不通喉，四肢皆厥，寒噎涎生，口干内搐，爪甲皆黑，握拳噤口，尤为死候也。更有热在胸膛，伸引弩气，亦令脐肿。若脐中不干，常出青黄水者，此必初生有伤六腑耳，宜药掺之。但此时仅如血块，不可用脑麝之膏贴之，并忌大寒大热之剂，盖肌肉未坚，脏腑柔脆，难以抵当耳！

脐风等证，须看上腭，如有白泡点子，须用银针轻轻试破，若有血出者，可愈。然最危候，十难一二，能过一腊方愈。尤宜察色观容，不可鲁莽。假如额赤，知为心热，鼻红知为肺热，左腮青知为肝有余，右腮白知为脾不足，颊白知为

肾虚。有脐突可畏者，是因在胎，母多惊悸，或因过食热毒之物，致生之日，儿因胸膛有热，是以频频伸引，呃呃作声，弩胀其气，抑入于中，故脐突耳。然脐为根本，风湿防护须严，一有所失，则脐肿不干，久而作瘙，入于经络，即成风痫，并撮口脐风，皆为恶候，故宜预用软绵包指，频拭口中牙根之上，有筋两条，便将竹刀轻轻剖断，以猪乳点之。又宜察看脐上，一有赤脉直上，即于赤脉尽头之处，以灸三壮，此皆预防良法也。

一凡小儿落胎之时，视其脐软者，无脐风也。如脐硬直者，定有脐风，速宜调治。

撮　　口胎证①

撮口者，因胎受风热，初生又感风邪入脐，流毒心脾而致也。然胎风、脐风等证，皆令气促舌强，撮口如囊而不乳，病原相类，候亦相同，发则面目黄赤，撮口不乳，气促喘急，啼声不出，舌强唇青，聚口撮面，饮乳有妨，治宜疏利，故书曰：小儿初生，血脉未敛，肌肉犹血，血凝且坚，方成肌骨。血若沮败，则不成肌肉，致令面目皆黄，闭目口撮，是皆血脉不敛也。总由在母胎中，挟于风热，既生之后，气血未调，当风洗浴，风入心脾，皆能撮口。因肠胃闭塞，郁结于中，是以腹中胀满，肚上青筋，撮口不乳，势甚危急。若不速与利下，则难救疗。如过一腊而不愈，口吐白沫，四肢觉冷者，不治。况小儿初生，其气尚盛，且有病则病当之。若一见前候，须急下之，愈后微加补益，否则根本一伤，终身多病。

噤风风噤口噤胎证

噤风、风噤、口噤者，均因胎受热毒，流入心脾，既生又为风邪侵袭而作。其症眼闭口噤，啼声渐小而不乳，舌上聚肉如粟米，口吐白沫，色赤鼻黄，如百日内见，名绝风噤。然噤风、风噤、口噤三证，与脐风、撮口证候相类，治法亦不大异，总为恶候。如逆瘙噤口，脐内流血不止者，死。若口开有物如蜗牛，或似黄头白虫者，宜内服竹沥、牛黄之类，外用猪油薄切擦消。及看上腭有白泡子，用指甲轻轻刮破，以京墨涂之。故初生须防三疾，一曰口噤；二曰撮口；三曰脐风。皆是急病，就中噤口尤甚，若过一腊，方免此厄。故略见牙关紧急，不便吃乳，啼声渐小，口吐涎沫，便须即照前法观看口舌，如法治之，然后服药。诸证病名虽异，病源则同。脐风、撮口、噤口者，多生于七日之中，及一月之内名之也。噤风、风噤者，以病生于百日之内，及一百二十日之前名之也。

辰砂僵蚕散

治撮口、脐风、锁肚。

辰砂水飞，五分　直僵蚕炒，一钱　天竺黄五分　珍珠三分　麝香一分

为末，每用少许，蜜调涂口，令自嚥下。

龙胆汤

治胎惊壮热，脐风撮口。

龙胆草　钩藤　小柴胡　黄芩炒　甘草　赤芍药　桔梗　茯苓各五分　大黄纸裹煨，一分

枣、水煎。古方有蜣螂二枚，去足、翅，除桔梗。

---

① 胎证　原本无，据目录补。

急救汤

治脐风。

猴狲粪，山中者良，不拘多少，煎汤喂之。家畜者，不用。

治撮口。

用牛黄一分，研，竹沥调匀，滴入口中。

又方　取蝎虎一个，江南名壁虎，装瓶内，用朱砂细末，亦入瓶内，封口月余，令食砂取出，其身赤色，阴干为末。每服一二分，酒下。

一方

治撮口。

穿山甲，用尾上甲三片，羊油炙黄色，蝎梢七个，共为细末，人乳汁调涂乳上，令儿吮之，用厚衣包裹，须臾汗出即愈。

保生汤

治胎气，锁肚，口噤。

防风七分　枳壳炒，五分　橘红四分茯神三分　荆芥穗三分　远志去心，四分　南星姜炒，五分　桔梗三分　甘草二分

加灯心，煎服。

定命散

治噤口不乳。

蝉蜕去嘴、脚，二七枚　全蝎去毒，二七枚为末，入轻粉少许，和匀，乳汁调服。

二豆散

治脐突肿。

赤小豆　淡豆豉　天南星去皮、脐白蔹各一钱

为末，用芭蕉自然汁调敷脐四旁，得小便自下即愈。

龙骨散

治脐内疮。

龙骨煅，一钱　轻粉五分　黄连一钱白矾煅，五分

为末，干掺脐中。

一方

用大红羊绒，烧灰为末，单敷效。

鼻塞鼻涕齆鼻鼻干 儿科

鼻塞者，盖肺气通鼻，于气为阳，若气受风热，则鼻间停滞而塞矣。若寒客皮肤或肺中风，及乳母夜睡，吹儿囟门，则寒停囟户，津液不收而多涕。若冷久不散，则脓涕结聚，使鼻不闻香臭而鼻齆。若挟热，则鼻干也。

开关散

香附子　川芎　荆芥穗　细辛叶　猪牙皂角　僵蚕各五钱

为末，入葱白捣成膏，用红帛盛，夜贴囟门。

川芎膏

治婴孩鼻塞。

川芎　细辛　蒿本　川白芷　麻黄甘草　杏仁　龙脑　麝香少许　羌活

为末，蜜丸桐子大，用新棉裹一丸，塞鼻孔中，男左女右。

牛黄犀角丸

治婴孩肺壅鼻干。

牛黄　犀角　川芎　升麻　细辛　麻黄　甘草　朱砂　龙脑　麝香

为末，蜜丸，芡实大。荆芥煎汤，研化，食后服。

眼闭证胎赤眼血眼 胎证

初生眼闭者，因母过食热毒之物，使儿五脏蕴热于内也。若畏明眼闭者，是禀精华不足也。胎赤眼者，因初生洗浴不洁，秽汁浸眼眦中，使睑亦赤烂，至长不痊，名胎赤眼。宜勿食毒物，内服清解，外煎洗净可也。更有血眼者，因儿将分

降，胞囊已破，其儿既降，血即送下，瘀压目眦，重则贯溃其睛，不见瞳仁，轻则外胞肿赤，上下眩烂。若投凉药，必寒脏腑，当用生地黄汤，流行气血。如红赤者，以熊胆点之。

生地黄汤

治初生儿眼不开，并血眼。

生地黄　赤芍药　川芎　当归　瓜蒌根　甘草各一钱

为细末，用少许，以灯心汤调服。

山茵陈汤

治眼闭，用此酿乳。

山茵陈叶　泽泻　瓜蒌根　猪苓　生甘草　生地黄

水煎，其母食后服。凡服一二剂，且捏去旧乳，第三服后，却令儿饮。

真金散

治胎赤眼。

黄连　黄柏　当归　赤芍药　杏仁

上用乳汁浸一宿，晒干，为极细末，用生地黄汁调一字，频频点眼，更用荆芥煎汤，温时洗净。

辟尘膏

治尘埃入目，揩成肿热，作痛啼哭。

上以油烟细墨，新汲井水浓磨，入玄明粉半钱，和匀为膏，用笔点目内四五次。忌酒热物。

脑冷脑热儿科

有脑浆水溜从鼻孔中出，日久不瘥，气息甚恶者，此脑冷也。若脑枕骨疼，闭目不开，或太阳穴寒痛，攒眉啼哭，两目赤肿者，此脑热也。然脑由于髓，髓由于精，况上病治下，脑冷者，温补其精血；脑热者，清其头目，凉其肝胆。所谓寒者温之，温之者补也；热者凉之，凉之者泻之也。

神仙二妙散

治小儿脑冷。

硫黄　黄丹炒　川白芷各等分

为细末，用少许，吹鼻中十余次，即止。

透顶散

治小儿脑热。

川芎末　薄荷末　朴硝各等分

研匀，用少许吹鼻中。

不　尿胎证

初生不尿者，因在胎之时，母食糟酒等毒，热气入胎，是以生下肚腹膨胀，脐肾皆肿。如脐四旁色见青黑及口撮者，皆死候也。如只不尿而不饮乳者，可与导塞行窍。更有二便不通，腹胀欲绝者，此因窍塞气凝，宜令母含温水，吸儿六心及脐下，以红赤为度，须臾自通，此疏壅导塞之验也。然小肠为心之府，水气窦行，随气而利。心气若壅，小便小通；心气若冷，小便洒晰；心气若寒，小便多旋；心气若热，小便难泄；心气积热，小便必先赤而后白。又肾主水，而膀胱为腑，水满膀胱，则通泄于小肠。小肠又上应于心，盖阴不可无阳，水不可无火，水火既济，则上下相交，荣卫流行，水道得所。若心肾不调，故内外关格而水道塞，传送失常而水道滑，热则不通，冷则不禁。若七日之内而肾缩者，亦初生受寒所致也。

葱乳汤

治不尿，用大葱白二三茎，每茎切作四片，用乳汁半小盏，同煎片时，分作四次服即通。如不饮乳者，服之即饮乳。

一方

治小便秘涩。

赤茯苓　麦门冬　灯心　车前子

水煎服。

掩脐法

治婴孩大小便不通，用连根葱白一茎，去土，生姜一块，淡豆豉二十一粒，盐一小匙，同研烂作饼，烘热掩脐，用帛扎定，良久气透自通，不通再用一饼。

导小赤散

治小儿心经内虚，邪热相乘，烦躁闷乱，传流下部，小便赤涩淋闭，脐下满痛。

生地黄　木通　甘草一方加黄芩

竹叶为引，水煎温服。

大便秘塞儿科

夫五味之精华而清者，乃养五脏，五味之糟粕而浊者，乃归大肠。有数日不便，腹胀闷痛，胸痞欲呕，咽燥秘塞，热气烦灼者，此热邪聚内，津液中干，大肠枯涩而气滞也。当即下之，否则内热久郁，气不行而滞不化，必变风候矣。

葱蜜汤

治婴孩虚秘，用葱白三茎，水煎去葱，入炒阿胶及生蜜溶化，食前服。

甘积汤

治婴孩虚秘。

甘草　枳壳各一钱

水煎，食前服。

三黄犀角散

治脏腑热秘。

犀角屑　大黄酒蒸　钩藤　栀子仁　甘草　黄芩各等分

为末，热汤调服。

啼哭无声胎证

声音者，虽出于肺，实根于肾。凡儿初生，声清响亮，神怡睡稳者，此禀赋充实，心肾不亏，水火既济者也。若发声不出，郁郁而为，呃呃而作，上下气不相乘者，此胎气不足，虽日投药饵，然根本已萎，无大益耳。惟有热伤风感而音哑者，非关胎元，亦宜急治，久则金水并伤，子母俱困矣。

咽瘀证胎证

咽瘀者，是因产际艰难，生下浴迟，以致胃寒，瘀血咽下。其候四肢寒栗，啼声不出，面脸青紫，舌上白苔，牙关紧急，手足牵拘，频哕多啼者是也。宜用淡豆豉、生姜、葱头之类，温胃疏解为主。若日久不痊，乳噎不下，手足时搐者，死。

鬼胎胎证

鬼胎者，因父精不足，母气衰弱，护养不调，神虚气怯，有七八月而生，或过十月而产。所言鬼者，即胎气怯弱，荣卫不充，萎削猥衰，禀赋不足，恒多夭死谓耳。岂言纳鬼气而成胎耶！间有形虽不足，筋骨坚强者，得善乳哺于后天，亦有成人之年。

口糜① 七星疮胎证 附马牙

满口生疮者，是名口糜。若白细点子，生于上腭者，名七星疮也。总不外乎心、肺、胃三经之蕴热，随所经而清利之。间有泄泻，脾元衰弱，不能按纳下焦阴火，是以上乘为口疮糜烂者，不可误投凉剂，宜用六君子理中汤之类。

小儿生下啼哭不乳，宜看牙龈之上，有白点如栖大者，名为马牙。急以银针挑

―――――――

① 口糜　原作"口糜"。"糜"通"糜"，以下径改。

去，即血出不妨。磨京墨浓搽，间日再看，再生再挑即安，否则脾元中气败绝，面青口撮而死。

一方

治口糜。

青黛二钱　芒硝一钱

为末，用少许敷口中，吐咽俱宜。

大连翘饮

治三焦积热，二便不利，眼目赤肿，丹毒口疮，重舌木舌，咽痛疮疡蕴热等症。

连翘　瞿麦穗　滑石　牛蒡子　车前子　木通　防风　山栀子　黄芩　荆芥穗　川当归　柴胡　赤芍　甘草　蝉蜕　竹叶十片　灯心十茎

水煎服。

五福化毒丹

治胎热蕴毒，胎毒口疮。

玄参　桔梗各五分　人参　青黛各一分　赤茯苓一分　甘草二分　马牙硝

为末，另研马牙硝二分，麝香三厘，和匀前药，蜜丸，薄荷汤下。

斗　睛胎证

斗睛者，因失误筑打，触着头面额角，兼或倒扑，令儿肝受惊风，遂使两目斗睛。或太阳受寒，筋寒则挛，故两眦牵引迸急，为睛斗也。

牛黄膏

治被惊斗睛诸症。

牛黄五厘　白附子炮　桂去皮　全蝎去毒　川芎　藿香叶　白芷　辰砂水飞，各一分　麝香少许

为末，蜜丸芡实大，薄荷煎汤，食后化服。

锁　肚胎证

锁肚者，由儿在胎中，母食诸热，令儿热毒壅盛于内，结于肛门，闭而不通。若至三日不通，急令其母温水漱口，吸儿前后六心，并及脐下，红赤为度。如再不通，必是肛门内合，当用物件透之，金钗为上，玉簪次之，须刺入二寸许。次将苏合香丸，纳入孔中，用内蜜丸，轻粉五分，温水化服，以粪出为快。若腹肚膨胀，不能乳食，作呻吟声，至于一七，难可生矣。

呃　乳[①]儿科

呃乳者，有因寒热不调，停留胸膈，结聚成痰者；有因过冷过饱者；有哺后即乳，乃成食癖等证者；亦有胃溢多次，导虚胃气者。然久呃不已，则神困气怯，渐虚成痫。总由乳母起居不调，乳哺不节所致，宜分寒热虚实以调之。

盐豉丸

治婴孩呃乳不止。

盐豉七粒，口内含去皮，腻粉一钱，为末，丸如黍米大。每服三丸或五丸，藿香叶煎汤，食前服。

护持调治诸法儿科

凡儿在胎，口有秽恶。若生下，速乘啼声未出，用棉包指，拭去口中恶汁。若一作啼声，恶即入腹，伏之于心。若遇天行时气，则热乘心，出而为斑。伏之于胃，出为疮疹；伏之于肝，则出水泡；伏之在肺，则出脓泡。一或感冒，其毒随

---

① 呃乳　《说文》："呃，不呕而吐也。"即吐乳。

发，故有用甘草、朱砂、牛黄，以下胎毒。然不若初生拭去秽汁，尤为有益无损也。

初诞之时，有于头额之前，发际中间灸之，盖取其能截风路也。故诸风笃证，昏迷沉绝，药力所不及者，于此灼艾，每有扶危之功。更有百会一穴，在项中旋毛之间，陷者是穴。若惊痫等候，灸之亦济危困。然书曰：夫灸者，本因河洛地土多寒，故儿生三日，灸囟以防惊。有东南地土多温，新生芽儿无病，万万勿宜逆灸。

凡浴时，须调和汤水，探看冷热。若不得所，令儿水惊，况冬久浴则伤风，夏久浴则伤热。其浴时当护儿背，盖风寒皆自此而入，成痫、成风。然浴水而煮以金银丹砂虎头骨之类，则除惊痫客忤。煮以铜铁等器，则辟恶气。煮以李楮桃根、黄连，则不生疮丹毒。煮以麦门冬子、荆芥、铅、锡，则安心气。至第三日，用桃、柳、梅、桑、槐树等根，煎汤浴之，亦除恶气疮毒之患，兼辟不祥。

凡小儿平常无病，忌服药饵，否则遇疾无效。

古人有忌客一腊者，盖恐客所触，致有客忤、发热等候。忌入庙堂者，恐神情闪烁，致生怖畏。更有令儿佩真降香者，盖以最能辟诸邪恶也。

凡一周之内，遍处娇嫩，筋血未固，谓之芽儿，切忌洗浴，以致湿热之气，郁聚不散，身生赤游丹毒，如胭脂涂染，肿而壮热，毒一入腹，则腹胀哽气，以致杀儿。更有洗后包裹失护，风邪所伤，以致身生白流，肿而壮热憎寒，鼻塞脑闷，痰喘咳逆，故儿切忌频浴。

凡浣衣不可露于星月之下，易惹邪祟。如偶失收，当用醋炭熏过，方可衣之。《心鉴》曰：有鸟名天地女，又名隐飞鸟，最喜阴雨夜过飞鸣徘徊。其鸟纯雌无雄，若落羽人家庭檐置儿衣中，令儿作痫，必死，化为其儿。故小儿生至十岁，浣衣不可夜露，亦古书相传之一说也。

凡当春夏月间，宜令地卧，使之不逆生长之气。如遇秋冬，宜就温和，使之不逆收藏之令。

有以甘菊为枕者，以其能清头目也。书又曰：拔剑倚门，令儿不惊者，以小儿神气未全也。

凡乳母每日须令摸儿项后风池，若壮热者，当即熨之，使微汗出即愈。

凡在春天，勿与护顶裹足，以致阳气不舒，因多发热，即至长年，下体勿令过暖，盖十六岁前血气方盛，如日方升，惟阴常不足耳。盖下体生阴，得寒凉则阴易长，过温暖则阴暗消，故《曲礼》云：童子不衣裘裳。

小儿不可就瓢及瓶中饮水，否则令儿言语多讷。

凡生下遍身无皮，但是红肉者，速以白早米粉干扑，候生皮方止。若遍身如鱼泡，碎则成水流渗者，用密陀僧研细干掺，仍服苏合香丸。若遍身黄肿如胆，眼闭呻吟腹胀者，缘母怀胎之时，服寒凉克削之药太过也。

婴孩周岁以前，须脸颅囟与证兼看，则补泻自得，吉凶易彰。诀曰：颅囟青筋，脉虚不荣；颅囟常陷，滑泄便便；颅囟肿起，风痰不止；颅囟久冷，吐痢青青；颅囟虚软，癫痫不免；颅囟扁阔，暴泄欲脱；颅囟歪长，风作即亡；颅囟连额，惊风易伤；颅囟未充，怕热怯寒；颅囟缓收，胎气不周；颅囟动数，神气昏弱；颅囟宽大，受疾恐害；颅囟未合，筋骨柔弱。

小儿面红色苍者，乃为童颜，外实也。大便色黄稠腻者，为内实也。并不须服药。

儿生三日，未乳之前，用牛黄一小豆大，蜜调成膏，乳汁化服，以下胎毒最妙。盖牛黄益肝胆，除热定精神，止惊悸，除百病。若胎热者尤宜。形色不实者少服。更有用淡豆豉浓煎下胎毒者，其毒即下，又能助养脾气，消化乳食。有月内以猪乳哺儿，可解痘毒惊痫，且无撮口、脐风之患。

凡母妊娠，必须饮食有节，寒热得调，起居有度，则胎受长养，气和神适，生子必伟。兼须忌食热毒诸物，生儿免有脐突疮痫之患。及生之后，又须养血和气，使乳汁安平，则儿自受其益。

儿生六十日后，则瞳子成而能笑认人，切忌生人怀抱，及见非常。百日则任脉成，能自反复。一百八十日，则尻骨成，母当令儿学坐。二百四十日则掌骨成，母当扶教匍匐。三百日则髌骨成，母当扶教儿立。三百六十日则膝骨成，母当扶教儿行，此皆育儿一定之法。若日捧怀抱，重袭棉裘，不令出见风日，不令着其地气，以致筋骨缓弱，数岁不行，一少失护，疾病乃生，此皆保育太过之罪也。更凡戏谑之物，不可恣乐，刀剑凶具，勿使摸捉。莫近猿猴，近则伤意；莫抱鸦雀，恐抱伤眼。儿方学语，勿令挥霍。会坐勿久，令腰似折。行莫令早，筋骨柔弱。雷鸣击鼓，莫令掩耳。睡卧得节，须令早起。饮食休过，衣勿重袭。常食羹蔬，休哺美味。甘肥酸冷，姜蒜瓜果，油腻生茄，切勿过食。夜莫停灯，昼莫说鬼，睡莫当风，坐莫近水。笑极与和，哭极与喜，笑哭之后，莫即与乳。心之有病，忌食盐卤；肺之有病，忌食焦苦；肝之有病，忌食辛辣；脾之有病，忌食酸味；肾之有病，忌食甘甜。助其他气，贻害于我。芡实、莲子，能通心气。石榴与柑，大涩肠胃。干柿煮薰，尤能益肺。蒸藕炊

豆，于肝有利。五味淮枣，脾家可意。肥腻鹅鸭，鱼虾油醋，腥膻并盐，肺病切忌。生冷甘甜，包气之味，笼炊等物，若犯脾病，亦所宜忌。心血髓肾，鸡羊熏灸，并凡煎炒，心病亦忌。至如湿面，肺头油腻，肝家有病，忌之亦急。食甜成疳，食饱伤气，食酸损志，食冷成积，食苦耗神，食咸闭气，食辣肺伤，食肥痰益，总食以淡薄滋味，则脾胃克消，百脉得润，脏腑气清，病从何生？故凡小儿切忌食肉太早者耳，否则脾胃乃伤。若再甘甜面食不禁，则令疳虫痢积。若食腰子心血脑髓之类，则令走马疳候。若食葱韭薤蒜，则令心气郁结，水窦不通，三焦虚热，神情昏昧。若食飞禽瓦雀，则生疮癣痛疥，燥渴烦闷。若食螺蛳、螃、蚬、鳗、鳖、虾、蟹等类，则令肠胃不禁，或泄或痢。至于鸡肉过食，则生蛔虫，尤宜切忌。心好酸者，其病在肝，好苦者在心，好甘者在脾，好辛者在肺，好咸者在肾，好热者内必寒，好寒者内必热，如作欲寒而午欲热者，此必有虚火升降耳。

凡足胫冷，腹虚胀，粪色青，吐乳食，眼珠青，面青白，脉沉微者，此内证已虚，忌投凉药。若足胫热，两腮红，大便闭，小便赤，渴不止，上气急，脉紧数者，此乃热证，忌投热药。

凡病在胸膈以上者，宜先食而后服药；病在四肢以下者，宜先服药而后食；病在四肢血脉者，宜空服而在旦；病在骨髓者，宜饱满而在夜；病在里者，不以时候。药性温热者，乳食前服；药性寒凉者，乳食后服；和平之剂，随意不拘。凡老人之病，药宜助火，谓其阴长而阳虚；小儿之病，药宜泻火，谓其阳多而阴少。然亦有老而实，少而虚者，故亦不可执一。况小儿难任非常之热，亦难任非常之冷，稍有所偏，风证立见，故治冷当热，

冷去而不热，治热当冷，热去而不冷，不为热过，不为冷误，斯谓良医。大概小儿诸病，肝脾二经居多，肝只有余，余者，是病气也，似重而易治。脾只不足，不足者，是元气也，似轻而难治。医者妄行攻克，滞虽暂消，脾胃转薄，平肝清热，肝未平而元气愈伤，薛氏谆谆补脾，万世婴儿之司命也。

有儿在胎之时，其母取冷过度，冷气入于胞胎，及生之后，又因悲啼未定，便即乳儿，使与冷气蕴蓄腹内，久而不散，脾胃乃伤，轻则呕乳粪青，重则腹中气响，逆气涎潮，以致难愈。须令燥湿和中，切不可误加削伐。若经吐泻津液自亡，虽有口渴唇焦，不可寒凉误用。及世有用朱砂等味，以坠胎毒，轻粉等品，以坠痰涎，损心损神，胎毒虽去，根本有伤，一生虚损，痰涎纵坠，脾弱成风，可不慎欤！

经曰：脾为黄婆，胃为金翁，脏腑气血咸赖之。有因变蒸唇肿头热，误以为伤食而克伐宣泄，以为胃惊。而凉药镇心，以致有伤脾胃，大便青色，吐利不已，脾土愈虚，肝盛胃冷，筋挛作搐，尚谓热极生风，复加凉药，不可挽回矣。

凡母抱儿，切勿哭泣，泪入儿眼，令儿眼枯。

凡夏中盛热，乳母浴后，不可乳儿，能使儿成胃毒，秋成赤白色痢。或湿热之气流入心脾，轻则乃生疮疥。更凡啼后，不可便乳，盖气逆不顺，乳则聚而为逆，能致变成惊风。更不可乳儿太过，过饱则溢，溢则导虚胃气，变为呕吐。故凡呕逆，先宜清乳，自然吐痊。然此因饱溢，勿作胃寒。更凡宿乳，须令捏去，弃乳须沃东壁之上为佳。若投于地，虫蚁食之，令乳勿汁，故乳母最宜得节，慎勿有乖。如以喜乳与儿，令儿痰喘成惊，又令癫狂上气。以怒乳与儿，则令小儿疝气，女子腹胀。以寒乳与儿，则令便青而啼，奶片不化，亦令咳嗽。以热乳与儿，则令呕吐，面黄不食。又能伤损肺气，令成龟胸。以气乳与儿，令儿面色黄白，泄泻腹胀，乳哺减少，夜啼呃乳。以病乳与儿，令儿能生诸疾，黄瘦骨蒸，嗞煎夜哭，盗汗虚羸。若壅乳不节，令成痰涎，涎壅生惊，更有吐逆。以魃乳与儿，则令腹急脏冷而泄泻，胸背皆热，夜啼肌瘦，如一积块。以醉乳与儿，则令恍惚多惊，腹急而痛，兼令身热。若母方吐即乳，则令儿虚羸。若乳母醉饱乳儿，则烦闷之毒，流入乳中，令儿邪热伤心，惊悸抽掣而成天钓。若母淫泆情乱即乳，则令吐泻身热啼叫，必发惊痫，如鸦声者，不治。更有出胎不吮乳者，其证有三：一因产妇取冷过度，胎中受寒，令儿腹痛，故不吮乳者；一因胎受热毒，令儿生下身体俱黄，小便赤色，身热便闭，多啼而不吮乳者；有因儿初出胎，恶秽入腹，以致腹满气短，不能吮乳者。此皆乳子之宜忌，为父母者之所当熟谙也。

凡剃头之日，须就温暖处避风，及剃之后，用薄荷三叶，杏仁三枚，去皮、尖，同捣烂，入生麻油三四滴，腻粉拌和，在儿头上擦之，可避风邪，及一切疥疮。剃头日期，宜于丑寅日吉，丁未日凶。五月、七月剃之，令儿短命。

夫人以脾胃为主，故乳哺须节，节则调脾养胃，否则损胃伤脾，百病猬生。夏忌热乳，乳则令儿呕逆；冬忌冷乳，乳则令儿咳痢。皆宜捏去而后与之。食后不可与乳，乳后不可与食。小儿肠胃怯弱，乳食并进，难于消化，初得成积，久则成癖成疳。故曰：忍三分寒，吃七分饱，频揉肚，少洗澡。吃热、吃软、吃少则不病，吃冷、吃硬、吃多则生病。

凡寒则加衣，热则除帛，过寒则气滞而血凝泣，过热则汗出而腠理泄，以致风邪易入，疾病乃生。更忌解脱，不可当风。然无风日暖，又当抱出游戏。如阴地草木不见风日，未有坚持者。又不可日置地间，令肚着地，以致脾宫受寒，腹痛泄泻。且五脏俞穴，皆系于背，肺脏尤娇，风寒一感，是以毫毛毕直，皮肤闭而为病，咳嗽喘呕，壮热憎寒，故儿最要背暖肚者，脾胃处也。胃为水谷之海，脾为健运之司，冷则物不腐化，多致肠鸣腹痛，呕吐泄泻，故儿更要肚暖。足系阳明胃脉所络，故曰：寒从下起。故儿更要足暖。头者，六阳之所会，诸阳所辖也。况脑为髓海，凉则坚凝，热则流泄，或囟颅肿起，头缝开解，目疾头疮，故头宜凉。心属离火，若外有客热，则内动心火，表里合热，轻则口干舌燥，腮红面赤，重则啼叫惊掣，多燥渴烦，故心胸宜凉。

凡儿初生，面上多变颜色者，号惺惺候，主一月内死。若印堂黑色者，主脐风，死。若囟门下陷，并赤肿热极而黑色者，死。若七日之内，面上赤点如麻子者，是怀胎受毒，须急早治。若面红忽紫者，主伤风、伤寒之候。若变黑色者，死。满面紫黑者，主慢惊，七日死。面目青色，主发搐半身。若七日之内，两脸赤如大豆片者，是胎受热，主一月死。若两脸如土色者，主七日内死。若腹有青筋者，不满百日而亡。若七日之内，眼上眩下生黑点如麻子者，是主天钓。青紫色者，主浴被风。若眼上眉下，白如线者，主咳嗽。若耳尖黑，耳后骨黑，耳穴中黑，鼻孔如煤，甲黑翻指，吼叫数声，或作鸦声，及寻父娘衣者，俱不救。若人中黑者，主九日内必死。并口吐白沫而面黑者，死。并口四角煤黑者，死。

凡小儿胎衣，藏时须用清水洗之，勿

染诸垢，次以清酒净之，乃纳钱一文于衣内，盛于新瓶，青帛裹之，密密紧盖，且置隐处，待满三日，然后依月吉地向阳高燥之处，入地埋之三尺，瓶上土厚一尺七寸，切须牢筑，令儿长寿智慧。若藏衣不谨，为猪狗所食者，令儿癫狂。虫蚁所食者，令儿病患疮。犬鸟食之，令儿兵死。若近庙社，令儿见鬼。若近深水洿池，令溺死。近故灶旁，令儿惊惕。近井旁者，令儿聋盲。弃道路街巷者，令儿绝嗣。当门户者，令儿声不出而耳聋。着水流下者，令儿青盲。弃于火里者，令儿生烂疮。着林木头者，令儿自绞。如此等忌，并不宜知谙。

胎　痫

胎痫者，因胎中受惊，或因食毒所感，其候身热面青，手足搐掣，牙关紧急，腰直身强，睛邪目闭，多啼不乳，频愈频发者是也。然与胎惊名异而实类，治法并宜参看。

定风膏

全蝎头尾全者四十九个，去毒，每个用生鲜薄荷一叶裹之，用丝缚定，火上焙燥，研为末，朱砂、麝香各少许，为末，蜜丸桐子大。钩藤煎汤，研化，食远服。

胎　惊

胎惊者，是儿在胎中，母调理乖常，饮酒嗜欲，或忿怒惊悸，有伤于心。心主血脉，应之于胎。降生之后，儿必精神不爽，面色虚白。初则温热，后乃颊赤多惊，物动即恐，声响即悸，咬牙颐赤，四肢拘挛，时搐烦闷，一啼气绝，遍身皆紫，时复厥冷，或印堂青色，壮热呗乳，睡中多惊，手足微掣，十指如数，身体强直，眼目多反，拳握翻睛，面青惊啼，涎潮呕吐，囟开腮缩，口吐涎沫，牙噤口撮，脐腹肿突，额见青筋，面肿腹胀，鸦声蛇眼，目碧眼合。然最恶候，极难疗愈。故知既有胎惊，便宜早治。若至已成风候，势所难疗。况小儿血脉柔弱，难堪重剂。若眉间红赤鲜碧者，可治。黯黑青碧者，必危。虎口指纹曲入里者，可治。反出向外，三关通度者，不治。若印堂浮紫，痰涎吐沫，搐搦不时者，皆为恶候。更有头面生疖，大如拳者，此名惊气，须当破之，而后合之。勿敷毒药，否则坏肌伤体，毒溃深而害愈甚。若脚上生疮如烂穴者，预知儿寿，不满五年。

至圣保命丹

治胎惊眼窜，手足抽掣，急慢惊风。

全蝎十四个，去毒 防风 天麻 白附子炮 南星 蝉蜕 僵蚕直者，各五钱 朱砂另研，水飞，一钱 麝香五分 金箔十片

为末，以粳米饭为丸，芡实大。每服一丸，薄荷汤下。

一方

治小儿在胎中受惊，故未满月而发惊。

用朱砂、牛黄、麝香各少许，为细末，取猪乳调服。

青金丸

化痰涎，镇惊邪，并解胎热。

人参 天麻煨 茯神 白附子炮 牛胆 南星炒，各二钱 甘草炙，一钱五分 青黛二钱 朱砂水飞，五分 麝香一分

为细末，蜜丸，桐子大。用钩藤煎汤，化服。

胎风

胎风者，由在胎之时，脏腑未具，神气未全，其母动静不常，沉酒房劳，或忧愁思虑，呼唤声高，自闻大声，心神伤动，兼又将养失宜，触冒寒暑，腠理开泄，风邪乃伤，入于胞中。儿生之后，邪气在脏，不能宣通。又或包裹一失，冷伤脐带，风触四肢，乳哺又乱，吐呃顿成。时或面青，时复面红，痰壅壮热，惊卧不安，手足摇动，身反强直，头面如火，撮口不乳，眉间青色，拘挛握指。然男握外，女握内为顺。若逆搐或偏搐，身冷而软，角弓反张，面青唇战者，皆为不治。然胎风证亦眼合，不可误作慢脾，妄投温药。

天麻丸

治胎风。

天麻 半夏姜制 防风 羌活 胆星 僵蚕 全蝎等分

为末，面糊丸，芡实大，朱砂为衣，钩藤煎汤下。

胎寒

胎寒者，在胎母受寒邪，或过食生冷所致。必腹痛肠鸣，便青下利，寒栗时发，握拳曲足，失治则成盘肠溏泻，口噤慢惊矣。若胎寒气痛不已，木香磨水，调乳香、没药服之。

白芍药汤

治胎寒腹痛。

白芍药一钱 甘草四分 泽泻八分 薄桂三分

姜、水煎服。如误汗下后，加人参、木香。发惊，加钩藤。

助胃膏

治胎寒内钓，胃气虚弱，腹肋胀满，呃乳便青。

白豆蔻 肉豆蔻面裹煨去油 人参 木香各五钱 丁香三钱 藿香叶 茯苓 白术炒黄 砂仁 桂枝 甘草炙，各一两 陈皮

二两　沉香二钱　山药二两

为末，蜜丸，炒米汤化下芡实大一丸。

胎　热

胎热者，是因在胎，其母过食热毒之物，或服热药，令儿降生，闻有血气，时时叫哭，食乳性急，身发壮热，色如淡茶，面赤目闭，口热如汤，大便黄赤，眼赤瘦损，或多虚痰，气息喘满，眼目眵泪，神困呵欠，呃呃作声，两便不利，或利而便血水，甚至手常拳紧，脚常搐缩，眼常斜视，身常掣跳，此皆胎中受热、受惊所致也。失治，重则发惊；轻则鹅口、重舌、紫赤丹瘤。宜先酿乳，次第解之，当以渐而愈。不可过用寒凉，变生吐利恶证也。

酿乳法

母子同服。

猪苓　赤茯苓　天花粉　泽泻　茵陈　山栀去壳　生甘草　生地黄

水煎服。

甘豆汤

治婴孩胎热。

甘草一钱　黑豆二钱　淡竹黄　灯心七茎

水煎。

朱砂散

治胎热有痰。

朱砂　牛黄　天竺黄　铁粉各一分　麝香五厘

为末，竹沥调服。

胎　黄

胎黄者，是母受热毒，传入于胎而成也。其候生下面目遍体俱黄，大便不通，身发壮热，尿如栀汁，乳食不思，啼叫不止。当用酿乳生地黄汤之类，仍忌食热毒为要。更有小儿身皮面目皆黄者，此黄病也。如身痛膊背强，大小便涩，一身面目指甲皆黄，小便如屋尘色，着物皆黄者，此黄疸也。渴者，难治。然此二证多成于大痛之后。更有生下半周，或及百日，不因病后而身微黄者，此胃热也。又有面黄而腹大多积，食土而渴者，此脾疳也。若自生下而身黄者，此胎疸也。然诸疸皆热，色深黄者是也。若淡黄兼白者，必胃怯或胃不和耳。

地黄汤

生地　赤芍药　天花粉　川芎　当归　猪苓　泽泻　赤茯苓　甘草　茵陈各等分

水煎服。

犀角散

治婴孩黄疸，一身尽黄。

犀角　茵陈　瓜蒌根　升麻　龙胆草　甘草　生地　水石煅

水煎服。

胎　肥

有生下遍身肌厚，血色通红，其面色亦红，而黑睛多，时时生痰，自满月以后，渐渐肌瘦，五心热而大便难，时时生涎，目白睛粉红色者，此名胎肥。是亦在母腹中，母食甘肥，湿热太过，流入胞中，以致形质虚肥，血分壅热也。宜内服大连翘饮，加减调服，外以浴体法浴之。

浴体法

天麻二钱　全蝎去毒　朱砂各五分　乌蛇肉酒浸　白矾　青黛各三钱　麝香一分

共研匀，水三碗，入药三钱，桃枝一握，同煎至十沸，温热浴之，但勿浴背。

大连翘饮

方见前口糜七星疮门。

胎 怯

有生下面无精光，肌肉瘦薄，大便白而身无血色，目无精彩，时时哽气多哕者，此即胎怯也。非育于父母之暮年，即生于产多之孕妇。成胎之际，元气即已浇漓。受胎之后，气血复难长养，以致生下怯弱。若后天调理得宜者，十可保全一二。故生下凡面红黑睛多者，胎实也。面黄白睛多者，胎怯也。

调元散

山药　茯苓　橘红　人参　白术炒　当归炒　甘草炙　枸杞各二钱　陈冬米三合

为末，每用圆眼汤下。

天　钓① 儿科

天钓者，由乳母醉酒嗜欲过度，烦毒之气入乳，遂使心肺生热，痰壅气滞，不得宣通，加之外挟风邪，内热不得发越，乃成此证。其候眼目翻腾，手足抽掣，或啼或笑，喜怒不常，惊悸壮热，双眸反上，唇多焦燥，甚者，爪甲皆青，如祟之状，其脉浮实而洪大，初发之时，必频频呵欠可验也。其证属阳，治宜解利风热而愈。名钓者，以眼上视而名之也。

盘肠内钓 儿科

凡气和乃升降安乐之由，气逆则郁结疾病之始。小儿有盘肠者，原非暴得，皆因气郁积久，荣壅卫结，五脏六腑无一舒畅，其气乘虚发作，不行上下，筑䐐肠胃之间，抵心而痛，气刺攻冲，隐隐脐上，如蛇之形，有声辘辘，连连而作，如猫吐恶，干啼口开，手足皆冷，肠中滞结，小便频数，上唇焦干，头汗多出，面青或黑，头腰必曲，不吃乳食，腹痛眉动，或时沉困，气冷大汗，甚至爪甲青黑。然此证有成于生下浴迟，感受寒冷，冷气匿于肠中，搏于小肠而然。或母妊娠之时，忧愁思虑，心气蕴结，触入胎中，至生之日，又或少感寒冷，与气相搏而成。亦有阴阳二证，阴则曲身而大便青沫，阳则伛体大叫，大便色青，干啼无泪，矢气肠鸣。如二证交互者，乃半阴半阳。治法宜顺气化痰，温行宣泄而已。书又曰：男名钓肠，女名盘肠，总气滞所致也。若遍身冰冷，唇脸青颤，腹满干啼，凑心刺痛，手足甲黑，气冷大汗者，死。更有内钓者，腹痛多啼，唇黑囊肿，粪青汗出，咬乳流涎，伛偻反张，腹胀目瞪，虎口脉绞入掌，眼内有红筋斑血，有类惊候。亦有阴阳之别。阴者，起于吐呃之后，胃气虚弱，精神昏愦，嗞喔不宁，手足瘈疭，啼叫沉困；阳者，起于身体发热，惊悸大哭，精神恍惚，或睡或醒，涎鸣气粗，手足抽搐，惊钓啼叫。书虽曰：天钓属阳，内钓属阴。总之，皆非阳证。以二证较之，特指其阴中之阳耳。治法不外温脏镇惊，顺气化痰。数证其候，仿佛最易互差。如内钓者，原因寒邪壅结，兼惊风而得，故易似惊候，惟眼有红丝斑血可验。盘肠最类虫痛，但额上有汗，腰曲干啼；虫痛又必呕吐清沫，痛有去来，随啼干哭，鼻头唇口皆乌。盘肠内钓，多因胎受寒冷，故令儿夜啼。盖阴盛于夜，阴极发躁，寒极作痛，故啼耳。

钩藤饮

治天钓。

钩藤　人参　犀角各五分　炙甘草二分　全蝎去毒，焙，二分半　天麻四分，煨

———————

① 天钓　病证名。惊风的一种类型，又名天吊惊风。

水煎服。

天竺黄散

治婴孩天钓，目睛吊上，四肢瘈疭。

天竺黄　炙甘草　腊茶各一钱　全蝎生薄荷叶裹，炙，七个　荆芥穗炒，五分　绿豆四十粒，半生半炒　白矾煅，五分　雄黄水飞，五分

为末，人参汤调服。如颊赤者，薄荷汤调下。

调中散

治婴孩盘肠气，腹内筑痛。

青木香　川楝子去皮、核　没药　人参　茯苓各五分　桂枝去皮，三分五厘　白牵牛二十五粒，一半生一半炒

用葱白二寸，盐一捻，水煎，食前服。

一方

治盘肠气钓。用葱一握，水煮汤淋洗儿腹，再以葱频熨儿脐，良久尿出痛止。

一方

治盘肠气钓。用乳香、没药、木香，水煎，食前服。

木香丸

治惊风内钓，肚痛惊啼。

没药　木香　茴香　钩藤各一钱　全蝎　乳香各五分

上将乳香、没药另研细，入诸药末，揉大蒜，糊丸，桐子大。每服二丸，钩藤灯心汤化下。

乳香丸

治惊风内钓，腹痛夜啼。

乳香五分　没药　沉香各一钱　蝎梢七个　槟榔一钱

为末，蜜丸，桐子大。每服二丸，菖蒲钩藤汤化下。

琥珀丸

急慢惊风，痰涎潮热，昏冒目瞪，内钓搐搦反张，腹痛，及夜啼不安。

辰砂　琥珀　僵蚕去嘴，炒　牛黄　南星牛胆制　乳香　白附子炮　代赭石醋煅，七次　全蝎去毒炒　天麻煨　蝉蜕　白术土炒，各一钱　麝香三分　龙脑一两

为末，蜜丸，薄荷汤下。

夜　啼 儿科

小儿夜啼者，有因胎热伏心，阴则与阳相刑，热则与阳相合，夜则阳衰，阴乃与阳相搏，脏气相击，故作痛而夜啼。其候面赤唇红，恍惚壮热，小便色赤，手足动摇，咂口弄舌，憎热燥闷，重则胸突头反也。有因胎惊而啼者，其候必一啼。若绝而面紫，手足厥冷，乍醒乍啼。然身体温凉，而大便青绿者，阴也。若身体发热，精神不清，睡中惊啼，二便赤黄者，阳也。若身热而便青白，或身凉而便赤黄者，半阴半阳也。至若啼时，口多涎沫，腰曲拘挛，面青泻青者，寒痰内钓也。若啼时多搐，手足张惶，紧抱父母，四顾恐怖者，此必因视非常之物，及客忤耳。如若目有所睹而惊哭者，此必邪祟所侵，其候虎口无纹，面色变易不常也。凡啼而不哭是痛，故直声来往而无泪。哭而不啼是惊，故连声不绝而多泪也。

万金散

治脏冷夜啼。一方有茴香、甘草。

当归　沉香　丁香　白术　人参　乳香　五味子　桂　赤芍药

水煎，食后服。

一方

治心经蕴热夜啼。

麦冬　生地各一钱　车前子六分　远志肉七分　茯神七分　钩藤五分　甘草生，三分　木通五分

灯心、水煎服。

蝉花散

治婴儿夜啼不止，状若鬼祟。

蝉蜕七个，用下半截，盖上半截能令夜啼耳。为末，薄荷汤入酒少许，调服。

花火膏

灯花　朱砂

研细末，蜜调，俟儿睡，抹唇口。

客　忤 儿科

婴孩卒然心腹刺痛，腹大而满，啼叫烦闷欲绝者，有因气血软弱，精神未全，外邪客气兽畜等物，触而忤之；或客气方去，入房喘息未定，便乳儿者，皆能成为客忤。其候惊啼，口出青黄白沫，水谷鲜杂，面色变易，腹痛喘急，反侧瘈疭，脉来弦急而数，状似惊痫，但此必眼下视而不上窜耳。治当镇惊辟邪，补心温气，勿大寒之剂，妄作惊风峻下，致成慢惊。更须视其口中左右，若悬痈小小肿核，即以竹针刺破，最宜急治，延久难愈也。若至四肢疲软而面黑目视无光，涎流不收，牙噤气冷者，不治。

雄麝散

治客忤腹痛危急。

雄黄一钱　明乳香五分　麝香一字

为末，每一字，鸡冠血调服。

黄土散

治卒中客忤。

灶中黄土、蚯蚓粪各等分，研细，水调涂小儿头上及五心上，为良。

物　触 儿科

物触者，因小心所爱之物，强夺取之，则令怒生，神随物散，不食不言，神昏如醉，四肢垂軃，有若诸恶症候，莫知所以，故须询其父母，遂其所欲，以药调理，宁神自安也。

沉香顺气散

治物触。

沉香　茯神　紫苏叶　人参　甘草
炙，各等分

为细末，用紫苏梗煎汤，调服。

白　虎 儿科

白虎者，如太岁在巳，白虎在辰；太岁在申，白虎在未。余皆仿此类推。神在其方，不知禁忌，出入稍犯，便能为病。身发微热，有时小冷，有时啼叫，屈指如数，手足不瘈疭者是也。

集香散

治婴孩白虎病。

降真香　沉香　乳香　檀香　人参
安息香　茯神　甘草　酸枣仁

水煎，入麝香半字调服。其药滓，房内烧之。

痓　病 儿科

痓病者，或因胎中所受，或因既生怙恃不节所致，卒发为厥，类似中风中恶惊风诸证。痰潮项反，脸色如蓝，口沫谵妄，渐至面脸枯涩，如大人传尸之患。若见面色蓝黑而偏搐，额青齿禁，唇眼俱颤，满头赤肿者，不治。

中　恶 儿科

中恶者，卒然手足厥冷，头面青黑，错言妄语，多恐见鬼，口噤牙紧，心腹刺痛，闷乱欲死是也。其脉紧细而微者可治，紧大而浮者必危。更有卒死者，亦中恶类也。凡人志弱心怯，则精神失守，乘年之衰，逢月之空，失时之和，谓之三虚。忤逆、邪恶、贼风等邪乘虚而入，致令阴气偏竭于内，阳气阻隔于外，二气壅闷不得升降，心腹暴痛，阳气散乱而不知人。气若还则复生，气不还则卒死。

至宝丹

治卒中恶，客忤诸痫急惊。

安息香一两五钱，为末，用无灰酒飞过，滤去沙石，约取一两，慢火熬成膏，入药 琥珀研 雄黄研，水飞 生玳瑁屑 朱砂各一两 银箔五十片，研 龙脑 麝香二钱五分 生乌犀角一两 牛黄五钱，研 金箔五十片，一半为衣一半为药

用生犀、玳瑁为极细末，匀入余药，将安息香膏，重汤溶化，搜和为剂。如干，加蜜为丸芡实大，参汤化下。

解颅鹤膝 儿科

解颅者，头缝开解则颅不合也。书曰：母虚羸瘦，父虚解颅。是由禀气不足，先天肾元大亏，肾主脑髓，肾亏则脑气不足，则颅解开。然人无脑髓，犹树无根，不过千日，则成废人。有以父精不足则解颅，眼白睛多为论者，有以属母之血虚热多而论者，其候多愁少喜，目白睛多，面㿠白色。若成于病后者，尤凶，宜久服地黄丸，外用封囟法可也。亦有因怀胎五月，忽被大风大雨雷电惊胎，以致颅骨开解者。然是证，若到年长不合，必至骨中蒸热，肉干皮黑，肢体柴瘦，骨节皆露，如鹤之脚，名为鹤膝，又名鹤节。大宜调补天元，以图万一。

小儿鹤膝，因禀受肾虚血气不充，以致骨肉瘦削，形如鹤膝，外色不变，膝内作痛，屈伸艰难。若焮肿色赤而作脓者，为外因可治。若肿硬色白不作脓者，是属本性难疗。属外因者，以荆防为主，佐以益气养荣。属本性者，以六味加鹿茸补其精血，仍须调补脾胃，以助化生之源。

囟 肿 儿科

囟填者，囟门肿起也。脾主肌肉。若乳哺不常，饥饱无度，或寒或热，乘于脾家，致使脏腑不调，其气上冲，为之填胀，囟突而高，如物堆垛，毛发短黄，骨蒸自汗也。更有风热伤肝，木郁思达，所以令肿者。更有肺热生风，肺主皮毛，亦令囟肿毛焦者。更有胎中受热所致者。然寒气上冲而肿者，牢靳坚硬；热气上冲而肿者，柔软红色。更有外因覆护过暖，阳气不得外出，亦令赤肿。寒者温之，热者凉之，外用封囟散可也。

囟 陷 儿科

囟陷者，有因脏腑有热，渴饮水浆致成泻痢，久则血气虚弱，不能上充髓脑，故下陷如坑，此乃胃虚脾弱之极，宜急扶元。若与枕骨并陷者，百难救一。亦有父精有损，母血虚衰，禀元不足，是以形容枯瘦，阴阳两亏，无时温壮而囟陷者。有因蓄热不除，渐至身羸发落，脚缩手拳，皮焦鹤膝，血绝筋衰而囟陷者。宜各随证调治。枕陷尤重于囟陷，不独小儿也。盖耳后方圆二寸，皆属于肾陷，则肾元败矣。

调元散

治禀受不足，颅囟开解，肌肉消瘦，齿语行迟。

山药一钱 人参 白茯苓 茯神 白术 白芍 当归 黄芪蜜炙 熟地黄各五分 川芎 甘草炙，各六分 石菖蒲四分 姜枣

水煎服。

人参地黄丸

治婴孩颅囟开解。此乃肾气不成，肾

主骨髓，脑为髓海，肾气不成，所以脑髓不足，故不合。

人参二钱　熟地黄四钱　鹿茸酒焙　山药　白茯苓　牡丹皮　山茱萸去核，各三钱

为末，蜜丸，芡实大。参汤调化，食远服，神效。

庄氏方

治解颅。

山茵陈　车前子　百合各五钱

为末，乌牛乳汁调，涂足心及头缝开处，帛裹，三日一换。

又方

驴头骨不拘多少，烧灰研细，以清油调敷头缝中。

一方

用狗头骨，炙黄，为末，鸡子清调涂。

全生汤

治感热囟门忽肿。

天麻　蝉蜕　防风　羌活　远志肉各五分　甘草一分　川芎　桔梗各四分　牛蒡子炒，三分

灯心、水煎服。

婴宁汤

治吐泻后，感寒囟陷。

人参五分　附子制，三分　木通　茯苓各七分　升麻煨，三分　川芎　枣仁炒，各四分　甘草炙，一分

姜、水煎服。

乌附膏

治囟陷。

绵川乌生用　雄黄二钱　附子生用，五钱

各为末，用生葱连根叶打成膏，空心贴囟上。

鹅　口 胎证

鹅口者，乃胎热蕴蓄心脾，上蒸于口，舌上遍生白屑，如鹅之口。更有小儿舌下有膜，如石榴子样，连于舌根，令儿言语，不发不转，可摘破之。若血出，无害。不止，烧发灰掺之。

垂　痈 胎证

垂痈、悬痈者，宛如芦箨盛水之状，治宜刺之，令泄去青黄赤血，盐汤洗拭，蜜调一字散少许，敷之，再生再刺可也。

重 腭 重 龈 胎证

重腭者，初生上腭有物胀起，宛如悬痈者是也。如着齿龈者，即名重龈。是脾胃挟热，气血不能收敛，治法速宜绵缠长针露锋，刺肿之处，去其恶血则消。若再生再刺，否则有妨乳食。总小儿出胎之后，血气收敛成血，则口肉舌上喉颊皆净。若血气不敛，胎毒上攻，则乃成矣。

滞　颐 儿科

脾液为涎，脾胃虚冷，不能收摄，故涎流出，而渍于颐间也。宜用温脾敛液为主。经又曰：舌纵涎下，皆属于热，当兼脉候参详可也。更有时时吐唾者，由肾气先天禀受不足，亥玄不能收摄精华，宜用地黄丸服之。

温脾丹

治脾冷滞颐。廉泉穴不能收摄所致。

丁香　木香各一两　半夏一两，同生姜六两，捣细，炒，令黄，去姜　青橘皮　白术　干姜炒，各五钱

为末，面糊丸，米饮下。一方加人参、肉豆蔻、甘草。一方加益智仁。

清脾饮

治脾经蕴热，而舌下廉泉穴，不能挟

制而下者。

　　人参四分　黄连酒炒，四分　茯苓八分
山药饭锅上蒸熟，炒黄，六分　米仁炒黄，一钱
　　石斛五分　石膏煅，一钱　半夏四分

　　微姜水拌，加莲子去心七粒，灯心七
茎，水煎，食远服。

考　变　蒸儿科

　　凡视芽儿之病，须审变蒸之期。当此
误投药石，蒸长生气全消。凡三十二日为
一变，六十四日为一蒸。三十二日一变
者，以人三十二齿相应也。其有二十八齿
者，以不足日变也。人有三百六十五骨，
内除手足中四十五碎骨外，则只三百二十
数，自生下一日，则主十段，十日即百
段，三十二日，则三百二十段为一变。其
骨之余气，自脑分入龈中而为齿，自生下
三十二日一变，而生癸肾脏气，属足少阴
经，主身热而耳骪俱冷，唇起白泡。六十
四日则二变一蒸，而生壬膀胱腑气，属足
太阳经，主寒热将发而频喷嚏，呃乳多
嗔，上唇微肿，肾与膀胱属水，水数一，
故先变生之。九十六日则三变，而生丁心
脏气，属手少阴经，主体热汗出，恐畏虚
惊。一百二十八日，则四变二蒸，而生丙
小肠腑气，属手太阳经，主壮热浑身，心
与小肠俱火，火数二，故二蒸成之。一百
六十日则五变，而生乙肝脏气，属足厥阴
经，主掌骨成而学匍匐。一百九十二日则
六变三蒸，而生甲胆腑气，属足少阳经，
主情昏神倦，眼闭不开，盖肝胆属木，木
数三，故三蒸成之。二百二十四日，则七
变而生辛肺脏气，属手太阴经，主情思恬
惶而爱多哭。二百五十六日，则八变四
蒸，而生庚大肠腑气，属手阳明经，主微
利肠鸣而肤热，盖肺与大肠属金，金数
四，故四蒸成之。二百八十八日，则九变

而生己脾脏气，属足太阴经，主身热吐
泻。三百二十日则十变五蒸，而生戊胃腑
气，属足阳明经，主不食腹痛，吐乳微
汗，盖土数五，故五蒸成之。心胞络为
脏，属手厥阴经；三焦为腑，属手少阳
经。二者俱无形状，故不变而又不蒸。若
至十变五蒸既讫，则共三百二十日矣，复
有三大蒸焉，以六十四日一蒸之数而计
之，则又有一百九十二日，与前变蒸之
数，共五百一十二日矣。自后再加一蒸，
而至五百七十六日之期，变蒸方定，儿乃
成人，方生寸脉。变者，变生五脏而易其
情态也。蒸者，蒸养六腑而长其骨节也。
凡变始得之一日以至七日，上唇中心，必
有白珠泡子，形如鱼目，白睛微赤，轻则
身热有汗而微惊，耳与尻冷，重则壮热，
或汗或不汗，脉乱不食而呕哕。如身、
耳、尻皆热者，则又兼犯他证也。其变兼
蒸者，必上唇微肿，如卧蚕类，身体壮
热，头额颅热，或乍热乍凉，唇口鼻干，
哽气吐逆而脉乱，汗出或不汗不食，时惊
多啼呃乳，自始得之一日至十三日，变蒸
既足，方无所苦。其三大蒸者，则必唇口
干燥，咳嗽喘急，闷乱哽气腹疼，身体骨
节皆痛，或目上视，时多惊悸。然七日之
内有病，但数呵其囟门，勿轻服药。若有
不惊不热，无他苦者，是受胎壮实则暗变
也。然前之论变蒸者，以天一生水，地二
生火，天三生木，地四生金，天五生土为
论，自内而长，自下而上之义也。复有以
东方甲乙木为首之义，则一变肝，二变
胆，三变心，四变小肠，五变脾，六变
胃，七变肺，八变大肠，九变肾，十变膀
胱。此主于子母相生之义，相生所以相继
也。更有以《素问》春应木，而亦以肝
为首，则一变肝，二变肺，三变心，四变
脾，五变肾。此主于夫妻相克之义，相克
所以相治也。然大抵阴阳造化，五行五脏

相生者顺，相克者逆，况变蒸者，是长养气血，滋荣五脏，相生之义，此理昭然者耶！

《灵枢》曰：人生十岁，五脏始定，血气已通，其气在下，故好走。二十岁，血气始盛，肌肉方长，故好趋。三十岁，五脏大定，骨肉坚固，血脉盛满，故好步。四十岁，五脏六腑十二经脉皆大盛以平定，腠理始疏，荣华颓落，发颇斑白，平盛不摇，故好坐。五十岁，肝气始衰，肝叶始薄，胆汁始减，目始不明。六十岁，心气始衰，善忧悲，血气懈惰，故好卧。七十岁，脾气虚，皮肤枯。八十岁，肺气衰，魄离，故言善误。九十岁，肾气焦，四脏经脉空虚。百岁五脏皆虚，神气皆去，形骸独居而终矣。

惺惺散

治小儿变蒸发热，咳嗽痰涎，鼻塞声重。

人参 白术 白茯苓 甘草 芍药 天花粉 桔梗各五钱 细辛二钱五分，去叶，只用根

为粗末。每服二钱，姜一片，薄荷一叶，水煎服。

齿 迟 儿科

经曰：丈夫八岁，肾气实，齿更发长。盖以阴阳交与，阴气不胜其阳则成男。阴精蕴蓄于内，阳中有阴，老阴之数极于十，少阴之数次于八，男为少阳之气，其数当七而反八者，因阴蓄于中，故以少阴合之。少阴者，肾经也。肾主骨，遇八则少阴之数正而肾气动，故男子八月而生齿，八岁而龀，明阴阳气和，乃能生成其形体也。又曰："女子七岁，肾气盛，齿更发长"者，亦以阴阳交合，阳气不胜其阴而成女。阳精蓄于内，阴中有

阳，老阳之数极于九，少阳之数次于七，女为少阴之气而属于八，今以少阳七数偶之者，亦阳蓄于内，故至少阳之数，则内蓄之气始动而肾气盛，故女子七月而生齿，七岁而龀。有齿迟者，禀受肾气不足而髓不强，齿为骨余，骨为肾余，骨之所络而为髓，髓不足，故不能上充于齿而迟也。若能调养血气，固本复元，则齿自生而骨力坚凝矣。更有二三岁后，或乳食互进，或醉后房劳，乳儿致成肾疳，啼时满口皆血，名曰宣露。或齿黑碎片，名曰崩砂。久则秽甚，牙根俱落，名曰腐龈。亦有风热相搏，忿怒烦劳，其齿痛肿者，是手阳明足太阳之脉系于齿，故牙根肿痛，名曰龋齿。有喜嗜甘肥而生虫，即名虫齿。若跌扑所伤者，或急疳所坠者，则久落难生矣。

芎黄散

治齿迟。

川芎四钱 山药 当归 芍药炒 甘草各三钱 熟地黄一两

为末，白汤调化，食后服，并将干药末搽齿根。

固齿膏

治齿根摇动。

何首乌 生地 牛膝各等分

旱莲草取汁，上煎百沸，将成膏，入食盐在内，每日取用漱口。

一方

治齿落不生。黑豆三十粒，将牛粪裹煨，令烟尽，入麝少许为末，先将挑破不出齿处，令出血，方涂药上。

发 迟 儿科

足少阴之经，其华在发。发迟者，胎元不足，血气有亏，不能上荣于发也。外用涂擦以治标，内进滋补以救本。

香粉膏

香薷一两　胡粉五钱　猪胆二钱五分

水煎香薷三分，入胡粉，猪胆调匀涂头上，一日三次。

语　迟 儿科

夫言为心之音，有由妊胎卒被惊恐，内动于胎，故令心气不足。舌本不通而不能言者，有因其父肾气耗损，而禀清阳之气不能上升者。如面黄肌弱，嗜饮便泻，手足心热，发枯若绒者，是病在脾而兼疳也。如颧赤多惊，五心厥热，烦啼不时者，是病在心也。如面青多筋，目急发逆，口㖞肢细，是病在肝也。如白睛多而颐㿠白，肌栗毛焦，时咳飧泄者，是病在肺也。如肢软色黧，齿迟睛白，气短神薄，是病在肾也。至于大病后而失音不语者，非肾虚不能上接清阳，即清阳之气自病也。

补心菖蒲丸

治心虚语迟。

人参五钱　石菖蒲二钱　丹参　赤石脂　天冬去心　远志　麦冬各二钱

为末，蜜丸，黍米大，米饮食远服三十丸。一方有当归、乳香、川芎、朱砂。

菖蒲丹

治数岁不语。

菖蒲一寸九节者，佳　远志　桂心　人参　黄连　枣仁各五钱

为末，蜜丸，枣汤下。

失　声 儿科

卒然失声者，有因寒气客于会厌，会厌不能发而无声。或风热聚于心胸，舌为心苗，故不能转运而无声。更有痰厥而候中声嘶，亦有食厥而清气不升，复有中恶客忤，或尸厥或𰵂䰄而然者。至若惊风衔沫，颐赤额青，目直睛白无声者，及诸久病之后，而卒然不语者，俱为不治。

菖蒲汤

治中恶惊搐失声。一方加薄荷。

石菖蒲　天麻　全蝎　僵蚕　附子制　羌活　人参　甘草炙　远志　荆芥　桔梗各等分

水煎服。

竹沥膏

治牙关紧急，失声不治。

竹沥　生地取汁　蜜各半合，同拌匀　桂为末　菖蒲为末，各一两

上拌匀，慢火熬成膏，取梨汁化下。

吉氏方

治病后失声。

枣仁一钱，炒　茯苓五分　朱砂二钱

为末，细丸，人参汤下。

行　迟 儿科

小儿三百六十日，则膝骨成，乃能行期也。有数岁不能行者，禀受肾元不足也。夫骨属肾，凭髓所养，肾气有亏，则不能充髓满骨，故软弱不能行者。复有重帏深闭，不见风日，或终日怀抱，筋骨不舒，是以难行者。又有离胎多病，肝肾俱虚，肝虚则筋弱，肾虚则骨柔，而不能行者。复有过食甘肥，有伤脾胃，乃绝化源，致成疳证，气血日惫而不行者。随证调治，亦有可复之天。

虎骨丸

治行迟。一方加羚羊角、黄芪。

虎胫骨酥油炙　白茯苓　肉桂去皮　防风　当归酒洗　干地黄酒洗　酸枣仁　牛膝酒洗　川芎各五钱

为末，蜜丸，黍米大，每三十丸，木瓜汤，食前服。

五加皮散

五加皮　川牛膝酒浸二日　木瓜各等分
为末，米饮下。

人参地黄丸

方见解颅门。

五软五硬五冷五缩
五反五紧五陷五肿
五喘五盲五恶候儿科

五软者，手、脚、腰、背、颈软是
也。五硬者，手、脚、腰、背、颈硬是
也。五冷者，手、脚、气、唇、面冷是
也。五缩者，手、脚、舌、唇、阴缩是
也。五反者，眼、唇、舌、项、脚反是
也。五紧者，咽、喉、口、唇、眼睛、手
脚、阴囊紧是也。五陷者，囟门、太阳、
眼轮、胸下、肩井陷是也。五肿者，手
心、人中、舌头、阴胫、膝胫肿是也。五
喘者，痘疮、惊风、虚喘、吐泻、下痢喘
是也。五盲者，疮痘、惊风、久渴、久
痢、久泻盲也。不论何病，总皆恶候。

又谓五软者，胎怯也。有因父精不
足，母血衰少而得者，有因母之血海既
冷，用药强补而孕者。有因受胎，母多痰
病，或年迈而有子者，或日月不足而生
者，或服堕胎之剂不去，而耗伤真气者。
是以生下怯弱，不耐寒暑，少为六淫侵
犯，便尔头项软，手足软，身软口软，肌
肉软，名曰五软。然头软者，肾肝之病
也。盖肝主筋，肾主骨。肝肾若虚，项软
无力，治虽渐痊，他年必发。手足软者，
四肢无力而手垂，懒于抬物，五岁而不能
行，脚软细小是也。身软者，阳虚髓怯，
六淫易攻，遍体羸弱谓耳。口软者，虚舌
出口，肌内软者，肉少皮宽，不长肌肉。
大概本于先天不足，而治独重于胃。盖胃
为水谷气血之海，五脏六腑之大源也。五

硬者，仰头取气，难以动摇，气壅疼痛，
连胸膈间，手心脚心冰冷而硬，此阳气不
营于四末也。经曰：脾主四肢。又曰：脾
主诸阴。手足冷而硬者，独阴无阳也，故
难治。肚筋青急者，木乘土位也。急用六
君子汤加炮姜、桂、升、柴，补脾平肝。
若面青而小腹硬者，性命难保矣。

小儿禀受肾气不足，而有五迟、五
软、解颅、鹤膝诸候，当以六味丸加鹿茸
补之。若精气未满而御女，致有头眩、吐
痰、发热、盗汗诸候，当用六味、八味二
丸及补中汤加减用之。然节斋谓小儿无补
肾法，盖以男子二八而精始满，既满之
后，妄用亏损，则可补之。如先天禀受不
足，理无可补，禀之若足，何待于补？孰
知诸脏有虚有实，而肾脏有虚无实。凡小
儿之阴气未成，即肾虚之日也。或父母多
欲而所禀复亏，更肾虚之候也。阴气不足
而不知补之，则阴绝而孤阳亦灭矣。何谓
可无补耶？此义惟立斋先生深知其奥，况
小儿因天禀不足致疾者恒多，则先天之不
足，难以或阴或阳为定论，张以六味八味
丸，以救小儿禀受阴虚阳虚者，全活甚
众，岂止阴气不足而已哉！凡小儿面青㿠
光，其出痘必主内溃不出，此即禀受肾中
元阳不足也，久服八味丸方可挽回。若进
肥儿丸，反速其死矣。

天 柱 骨 倒儿科

小儿有体肥容壮，不为瘦悴，孰知形
体过肥，中气愈弱，是盛于外而歉于内
也。忽然项软倾倒者，此名下窜。皆因肝
肾气虚，客邪侵入风府，转于筋骨。肝主
筋，肾主骨，肝肾既虚，筋骨俱弱，项垂
无力，名天柱倒。然有三因，有因吐泻日
久，元阳亏乏者，此宜调补胃气。有因肝
经伏热者，治宜轻剂凉肝。有因伤寒失

表，壅而热甚，筋热则舒弛而不收者，总系真阳大败之恶证，极难调理，随候加治，外用生筋等散贴项可也。大抵五硬五软，多由先天，而天柱骨倒，根乎先天，变生于后天也。

颈骨而称天柱者，谓其头以象天，名曰元首。承天之重，故云天柱也。天柱者，骨所立而筋所束，肝肾之所属，诸阳之所达，诚紧要重大之部位。一至骨倒，天象已危，岂小故耶？然因吐泻日久，元阳大败者，乃证之虚者，危者，极难调治。如因伤寒失表，风邪入肝筋纵者，或肝胆伏热，筋络舒弛者，尚可疏风清热，仍滋肝肾为主。肝肾之本不拔，筋骨得力，而或有起势也。

生筋散

治筋软无力，天柱骨倒。

木鳖子六个　蓖麻子六十个，并去壳

研细，先抱头起，摩顶上。令热津调涂之。

一方

贴项软。

附子去皮脐，二钱　天南星去脐，三钱

为末，用姜汁调，摊贴患处。

五加皮散

治项软行迟。

五加皮为末，酒调涂，敷颈骨上，再用酒调服。

虎骨丸

治脚软。见行迟门。

详虚实寒热大小总论合参

凡身寒脉细，二便如常，一切疾病患后及汗出不食者，是虚。若身热脉大，二便不利，能食闷瞀，烦燥甚渴者，是实。面红如桃花色者，里盛外实也。大便黄稠，小便清澈①者，阴阳分而脏内实也。

夏不畏热，冬不畏寒，手足温暖者，禀气壮实，而表里安和也。面㿠白色者，气血衰少也。便粪青色者，胃与大肠虚冷也。吐乳食者，胸胃有寒冷也。乳食不消化者，脾虚也。遇冬而恶寒，逢夏而中热者，禀气怯弱，阴阳俱虚也。诸候出者为虚，入者为实，言者为虚，不言者为实，缓者为虚，急者为实，濡者为虚，坚者为实，痒者为虚，痛者为实。外痛内快者，外实内虚，外快内痛者，外虚内实，心腹皮肤内外诸痛，按之而止者为虚，按之而痛者是实。凡皮虚则热，脉虚则惊，内虚则重，筋虚则急，骨虚则痛，体虚则惰，肠虚则泄。三阳实，三阴虚，则汗不出；三阴实，三阳虚，则汗不止。大凡诊治，先须察其新久虚实。虚则补母，实则泻子。如肺虚则痰实者，固当利下，先宜实脾，后与泻肺是也。凡肺病而复见肝证，咬牙呵欠者，易治，盖肝虚不能胜肺故也。若目直大叫，项急顿闷者，是肺病久虚，肝家强直反胜也，难痊。

验生死证诀大小总论合参

《灵枢》曰：腹胀身热脉大，是一逆也。腹鸣而满，四肢清，泄，其脉大，是二逆也。衄而不止，脉大，是三逆也。咳则溲血脱形，其脉小劲，是四逆也。咳，脱形，身热脉小以疾，是谓五逆也。如是者，不过十五日而死矣。其腹大胀，四末清，脱形泄甚，是一逆也。腹胀便血，其脉大时绝，是二逆也。咳溲血，形肉脱，脉搏，是三逆也。呕血，胸满引背，脉小而疾，是四逆也。咳呕腹胀，且飧泄，其脉绝，是五逆也。如是者，不过一时而死矣。

---

① 澈　诸本均作"彻"，以下径改。

凡面目俱黄而泽者，面黄目赤者，目睛光明彩润者，诸热神清安静者，虚证受补能食者，病势难危。太冲有脉，神气不脱，囟门不陷，颜色爪甲，皆不昏黯者，皆为可治。若目睛无光，瞳仁不转，爪甲唇背俱黑，啼哭无泪，不哭下泪，吃乳不收，舌出口外，汗出如珠者；唇不盖齿，口无津液，四肢垂冷，下泻黑血者；口作鸦声，喉中声嘶，口鼻干黑，手足口鼻皆冷者；面黑咬人，鼻黑身热，气喘不回，瞳仁中陷，鼻孔如煤，眼眶青色，脚直肚大而现青筋者；耳轮廓黑，唇青黑色，或如枯骨，赤贯瞳仁，囟突及陷，鱼口舒舌，不能啼哭，啼哭无声，胸陷及突，吐出蛔虫者；身主青黑等斑，遍体不暖，长嘘出气者；伤寒连剂无汗，诸病天柱骨倒者；小儿百日内外发搐，愈而复作，面黑神昏者；目白面黑，或面目俱赤卒叫者；面青唇黑，或面黑目直视者；手掌无纹，口唇满反，人中无痕，寻衣摸缝，汗出不流，而舌卷者；阴结阳结，目无精光恍惚者；遗泄不觉，牙齿黑色，妄语错乱者；卒肿面苍色黑者；手足爪甲肌肉俱黑者；热吐目赤，泻如屋漏水者；按脉无根，阴囊俱肿者；面目俱白，神色枯槁者；面无精光，不能饮食，身有尸臭气者；面黄目黑，面赤目黑，口不能闭，呻吟不止者；

病久而身有印疮点子起者；发直如麻，舌肿发惊，肉无血色者；发搐目斜，唇口俱动，脚面上直，手如抱头之状，身不知痛痒者；撮口如囊，泻粪赤黑，头汗肢冷，舌唇或紫肿者；头皮冷而按爪① 不起者；非时弄色②，面色如妆者；汤水药食入喉，腹中随有响声者；汗出发润，其身如洗者；青色从眉入目，青色连目入耳，青色入口鼻者；黑色多绕口鼻，青色从眉绕耳，鼻上青色腹痛，耳目口鼻起黑色或白色者；汗不出，出不止，热病得汗而热不去，久不食，忽食之而倍常者；及诸病大肉脱去，虎口三关，纹色通度者；发际一路青筋，或紫青筋如乱纹者；目胞上下青紫乱纹，或紫黑色者；目尾一条青黑筋直入鬓者；面色如死鸡肝，或如蓝色而无血润者；口鼻耳舌如土，目睛下陷不光者；鼻孔紫黑，其舌短缩，而唇焦黄或黑者；目白忽如火赤，后脑赤肿如鸡卵者；唇口目鼻，常常青黑者；鼻额向上，生青黑筋如罗纹无数者。并为不治。其克日之诀，以耳属肾，鼻属肺，唇属脾，舌属心，目属肝。肝部见此，忌庚辛日时；肺部见此，忌丙丁日时；心部见此，忌壬癸日时；脾部见此，忌甲乙日时；肾部见此，忌戊己日时。此推五行中绝以验者，然候甚繁，各载本门。

---

① 爪　诸本同，疑为"之"字之误。
② 色　诸本同，疑为"舌"字之误。

冯氏锦囊秘录杂证大小合参卷四

海盐冯兆张楚瞻甫纂辑
罗如桂丹臣
门人孙显达惟良同校
男　乾贞干臣

幼科发热证论

小儿气禀纯阳，血气壅实，故脏腑稍乖，阴阳气变，即壅盛于内，熏蒸于外，乃发热矣。盖阴不能以配阳，血不能以配气，故凡疾作，属火俱多。肝热则颊赤目直，手寻衣领，拘挛善惊，两眼赤痛。心热则烦叫唇鲜，上窜咬牙，虚痛志乱，口内生疮，小便赤肿。肺热则喘急不息，大便秘结，手捏眉口，鼻塞毛焦。脾热则口流涎沫，目黄肚大，啮齿好眠。心脾合热，则重舌木舌。胃热则口气作臭。肾热则耵耳多脓，流臭不已，下窜畏明。五脏蕴蓄风热毒气，则面赤如绯，五心烦热，四肢温壮，目涩多渴。若上冲咽喉，则与血气相搏，结聚壅盛，而成喉闭腮肿。若壅热不散，留滞胸膈，热则生风生悸矣。然发热者，轻重不同，有所谓翕翕发者，若合羽所覆，明其热在外而属表，乃风寒客于皮肤，阳气怫郁所致，宜汗而散之。所谓蒸蒸发热者，似熏蒸之蒸，明其热在内而属里，乃阳气下陷而入阴中也，当下以涤之。若经汗下而热不除者，此是表里俱虚，气不归元，阳浮于外也。不可再用凉药及再汗下，当和胃气，使阳气收敛于内，其热自止。若表证未罢，而邪复传里，是谓两感，则举按脉实，面黄颊赤，唇燥口干，口鼻气热，小便赤涩，大便坚硬，是表里俱热也。故发热恶寒者，是发于阳也。无热恶寒者，是发于阴也。有表而热者，谓之表热。非表而热者，谓之里热。然诸热属心，火之象也。小热之气，凉以和之，大热之气，寒以折之，甚热之气，则汗发之，发之不去，则逆制之，制之不尽，求其属以衰之。苦者，以治五脏，五腑属阴而居于内。辛者，以治六腑，六腑属阳而在于外。内者下之，外者发之，次宜养血益阴，其热自愈。然古有八十种之分，不可具载。总之，诸病无不热者，其热总是本身之火发现，必求其所因以调之，切勿徒事寒凉，益令伤此身中阳气也。有发早晚两度者，诸之惊热，世呼为潮热。此是荣卫壅实，五脏生热，熏发于外，故曰日晡潮热者，阳明实热也。实者，邪气实，当利大便。然久则为虚，非补土以藏阳，即滋阴而退火。有成于伤寒之后，余热不解者；有因痞气有块，阴伤不均者；有因癥瘕，并食冷成滞，脾胃不和者；有因脏腑虚怯，阴阳不和，或冒暑湿脾疳者；有因疮疹未出，及余毒不解者。然因积食等证而热者，则必肚热如火而脚冷，宜急下之。若形瘦多渴，骨蒸盗汗，头疮发穗，餐泥食炭，五心长热，吃食不长肌肉者，谓之疳热。若因心肺有热，当风解脱，是以风邪伤于皮毛，入于脏腑，而目涩头昏，胸膈烦闷，恶风壮热有汗者，谓之风热。若面赤头痛，唇焦咽疼，舌肿目赤，颊下结硬，口内生疮，痰实不利，涕唾稠粘，睡卧不安，谵语狂妄，谓之膈热。若在胎母服热药，及糟酒煿炙，热毒入胞，儿生之后，身体黄赤，眼闭呻吟，面赤身热，口热如汤，或生疮疥，谓之胎热。夜热则夕发旦止，客热则来去不定，寒热则发如疟状，血热则辰巳发热，惊热则癫叫恍惚，食热则肚背先热，积热则颊赤口疮而频渴，烦热则焦躁不安而善啼，虚热则困倦无力，癖热则涎嗽饮水。热而实者，必面赤气粗，口热烦渴，唇肿便难，掀揭衣被，烦啼躁叫。热而虚者，必面色青白，身则微热，口中气冷，两便皆利，手足心皆冷，恍惚神慢，嘘气软弱，虚汗自出。然虚热不可峻攻，盖热去则寒易起。又不可太补，盖余热得补则热复作，必求其属以衰之。所谓不求其属，投之不入。更有因邪热在心，心本属火，又为其热所乘，故乃炎上而焦，哭啼时有汗，面红便赤，口气亦热，仰身烦啼，畏见灯火，如见麻痘之状者。然凡欲出麻痘而热者，必中指、鼻尖及耳皆冷，乳食不贪，目涩眼赤，常如睡状，或时寒热，困乱心烦，耳后红丝缠绕是也。其候最似伤寒，但伤寒是从表入里，疮疹是从里出表耳。更有惊风热者，必咬乳流涎，仰视惊啼而入候证见。更有疫毒热者，因感冒四时不正之气，头痛壮热，与伤寒相似，但一时所行之证，人人相类是也。夜热有三：有因血热，有因宿食，有因疳劳者。更有温壮热者，是由脏腑不调，或内有伏热，或内挟宿寒，搏于胃气，故令不

和，血气壅塞，蕴积体热，名曰温壮。若大便黄而臭者，伏热也。若大便白而酸臭者，挟宿寒也。又曰：修灶缺唇，食姜余指。有因小儿在胎，其母好食姜辣，姜性至热，攻入血脉，传入经络，轻则令儿遍体生丹发疖，或头额生核，重则令儿发大痛疖，溃烂肌肉，十死一生，此谓之荣热。有小儿在胎，母伤和气，或饥饱劳役，或忧愁思虑，是以动之真气，乘袭虚邪，干乱神魂，流入胎脏，儿乃受之。既生之后，儿常昏困，腹急气粗，重则喘急，睡思不稳，狂啼烦哭，肌肉不滋，亦生疮痍，热发早晚，此谓之卫热。更有病久则血气虚，气虚则发厥，血虚则发热，气血俱虚，是以手足厥而身发热者。然凡病热而左脸先赤，是肝受热也。右脸先赤，是肺受热也。额上先赤，是心受热也。颐间先赤，是肾受热也。鼻上先赤，是脾受热也。有发热而吐酸口秽，头仰不卧，上热下冷，额汗胸胀，气逆多啼，掌心倍热，人迎脉实，头痛脉数者，此伤食也。若发热身重体疼而黄者，是湿也。若憎寒发热，恶风自汗，脉浮胸痞者，是痰也。若寸口脉微，则阳不足，故阴气上入阳中而恶寒。若尺部脉弱，则阴不足，故阳气下入阴中而发热。若失治焉，则阴阳不归其分，以致寒热交争而不已。盖阳盛则热，虚则寒，阴盛则寒，虚则热，总之阴阳相胜也。然寒为阴，热为阳，表为阳，里为阴。若邪客于表，则与阳争而为寒；邪入于里，则与阴争而为热；邪在半表半里，则外与阳争为寒，内与阴争为热也。若昼静夜热，是阳气下陷入阴；昼热夜静，是阳气旺于阳分；昼夜俱热者，是重阳无阴也。宜亟泻其阳，而峻补其阴，故昼病则在气，夜病则在血也。若身热而脉弦数，战栗而不恶寒者，是瘅疟也。若发热恶寒而脉浮数者，是温病也。若四肢

发热，口苦咽干，烦躁闷乱者，是火乘土位，湿热相合，故烦躁闷乱也。身体沉重，走注疼痛，乃湿热相搏，风热郁而不得伸也。若发热恶寒，大渴不止，烦燥肌热，不欲近衣，厥脉洪大，按之无力，或兼鼻干目痛者，是阴血虚发燥热也，治当补血。若不能食，身热自汗者，是气虚也，治宜补气。若滑泄频频，唇干咽燥者，是虚阳上浮也。尺寸脉俱满者，为重实，尺寸脉俱弱者，为重虚。脉洪大，或缓而滑，或数而鼓，此热甚拒阴，虽形证似寒，实非寒也。热而脉数，按之不鼓，此寒盛格阳，虽形证似热，实非热也。如大热而以手久按，重按之不甚热者，此皮毛之热，而热在表也。若重按久按之而愈热，轻按之而不甚热者，此筋骨之热，而热在里也。若不轻不重，按之而热者，此肌肉之热，而热在半表半里也。更凡壮热而恶风寒者，乃元气不足，是表之虚热也。若壮热而不恶风寒者，乃外邪所客，是表之实热也。若壮热而好饮汤者，是津液短少，里之虚热也。若壮热而好饮水者，是内火消烁，里之实热也。更凡掌中热者，腹中热；掌中寒者，腹中寒；肘所独热者，腰以上热；手所独热者，腰以下热；肘前独热者，胸前热；肘后独热者，肩背热；臂中独热者，腰腹热；肘后以下三四寸热者，肠中有虫。又胃居脐上，胃热则脐以上热。肠居脐下，肠热则脐以下热。肝胆居胁，肝胆热则胁亦热。肺居胸背，肺热则胸背亦热。肾居腰，肾热则腰亦热。可类推也。然凡重阳必阴，重阴必阳，阳主热，阴主寒，寒甚则热，热甚则寒，故曰：寒生热，热生寒。此阴阳之变。是以治寒者，须防热，治热者，尤须防寒也。凡诸热证，皆忌饮酒，否则抱薪救火，终于无功。若脉阴阳俱虚而热不止，及下痢发热，或热不为汗衰，或汗后

复热而脉躁，及狂言不能食者，皆为凶候也。

升麻葛根汤

治大人小儿时气瘟疫，头痛发热，肢体烦疼，及疮疹未发，疑似之间，并宜服之。

升麻　白芍　甘草各一钱　葛根二钱

水煎服。

人参前胡汤

治小儿感冒发热。

前胡一钱四分　柴胡　半夏汤泡，七次　黄芩　人参　桔梗　甘草各七分

姜、枣、水煎，温服。

七宝散

治感寒头昏体热，小儿乳母同服。

紫苏叶　香附子炒　橘皮　甘草　桔梗　白芷　川芎

姜、枣、水煎服。一方加麻黄。

清凉饮子

治小儿血气壅盛，脏腑生热，颊赤多涕，五心烦热，咽喉闭痛，乳哺不时，寒温无度，潮热往来，睡卧不安，手足振掉，欲生风候。

人参　川芎　防风　当归尾　赤芍药　大黄面裹煨　甘草

入灯心七茎，麦门冬去心七粒，同煎，不拘时服。

茯苓汤

治婴孩温壮，伏热来去。

柴胡　麦门冬去心　人参　赤茯苓　甘草　黄芩

加小麦二十粒，竹叶三片，水煎服。

滋肾丸

黄柏制，三钱　知母二钱　桂五分

为末，熟水丸，百沸汤下。

水鉴方

小儿百日内，忽作寒热，与寒药反作呕吐，与热药其病益加，乃于石室得秘

术。歌云：桃花阴末一钱余，甘草冲汤力更殊，蓝花只须一二字，灌之入口立消除。

发热症候不一，故诸方不可备载，各具本门。

方脉发热证论合参 附：恶寒

夫人居处清净，则阳气周密，邪不能害。若任事烦劳，则阳气解散，邪入伤人，七情伤气，饮食伤形，风寒暑湿伤阳，饮食男女伤阴，故经曰：邪之生也，或生于阴，或生于阳。生于阳者，得之风邪寒暑；生于阴者，得之饮食居处，阴阳喜怒。故发热症候不一，治各不同。有外感内伤之迥别，寒热补泻之有殊。如伤寒伤风，此外感也。自表入里，宜发表以解散之，此麻黄桂枝之义。以其感于冬春寒冷之日，即时发病，故谓之伤寒，而药用辛热以胜寒。若时非寒冷，则药当以随时处变矣。如春温之月，则当变以辛凉之药，如夏暑之月，即当变以甘苦寒之药。故云：冬伤寒，不即病，至春变温，至夏变热，其治法必因时而有异也。又有一种冬温之病，谓之非其时而有其病。盖冬寒时也，而反病温焉。此天时不正，阳气反泄，用药不可温热。又有一种时行寒疫，却在温暖之时，时本温暖，而寒反为病，此亦天时不正，阴气反逆，用药不可寒凉。又有一种天行温疫热病，多发于春夏之间，沿门阖境相同者，此天地之疠气，当随时令，参运气而施治，宜用河间辛凉甘苦寒之药，以清热解毒。以上诸证，皆外感天地之邪者也。若夫饮食劳倦，内伤元气，经曰：有所劳倦，形气衰少，谷气不胜，言胃虚谷少，不能胜任其劳倦也。上焦不行，言清气不升也。下脘不通，言浊阴不降也。胃气热，浊阴不降，故胃气

热。热气熏胸中，少火皆成壮火而上炎，故内热。此则真阳下陷，内生虚热，故东垣发补中益气之论，用人参、黄芪，甘温之药，大补其气而提其下陷，此用气药以补气之不足者也。又若劳心好色，内伤真阴，阴血既伤，则阳气偏胜而变为火矣。是为阴虚火旺痨瘵之证，故丹溪发阳有余，阴不足之论，用四物加知、柏，补其阴而火自降，此用血药以补血之不足者也。益气补阴，皆内伤证也。一则因阳气之下陷，而补其气以升提之，一则因阳火之上升，而滋其阴以降下之，一升一降，迥然不同矣。又有夏月伤暑之病，虽属外感，却类内伤，与伤寒大异。盖寒伤形，寒邪客表，有余之证，故宜汗之。暑伤气，元气为热所伤而耗散，不足之证，故宜补之，东垣所谓清暑益气者是也。又有因时暑热，过食冷物，以伤其内，或过取凉风，以伤其外，此则非暑伤人，乃因暑而自致之病。治宜辛热解表，或辛温理中之药，却与伤寒治法类者也。凡此数证，皆外形相似，而虚实大有不同，治法多端，不可妄谬。故必审其果为伤寒、伤风及寒疫也，则用仲景法。若果为温病、热病及温疫也，则用河间法。果为气虚也，则用东垣法。果为阴虚也，则用丹溪法。如是则药无误用而夭人性命者矣。今人但见发热之证，一概认作伤寒外感，率用汗药以发其表，汗后不解，又有表药以凉其肌，设是虚证，岂不误哉！更有一闻因虚而致发热者，遽用补药，又不知气血之分，或气病而补血，或血病而补气，害人亦多矣。故外感之与内伤，寒病之与热病，气虚之与血虚，水炭相反，治之若差，则轻病必重，重病必死矣，可不慎钦！

经曰：春气在经脉，夏气在孙络，长夏气在肌肉，秋气在皮肤，冬气在骨髓

中。是故邪气者，常随四时之气血而入客也。至其变化，不可为度。然必从其经气，辟除其邪。

发热之证，实非一端，前论已详，不复再举，今于发热证下，再具阳虚阴虚二者以申之。夫阳虚阴虚二证，凡昼夜发热，昼重夜轻，口中无味，阳虚之证也；午后发热，夜半则止，口中有味，阴虚之证也。阳全阴半，阳得以兼阴，阴不得以兼阳，自然之理也。阳虚之证责在胃，阴虚之证责在肾。盖饥饱伤胃，则阳气虚矣；房劳伤肾，则阴血虚矣。以药而论之，甘温则能补阳气，苦寒则能补阴血，如四君以补气，四物以补血是也。若气血两虚，但以甘温之剂以补其气为先，兼补其血，盖气旺则能生血也。若只血虚而气不虚，忌用甘温之剂以补其气，盖气旺则阴血愈消矣。故阳虚之与阴虚，甘药之与苦药，不可不详审而明辩之。虚热大禁发汗，退热不可过用凉剂，故有和取从折属之五法，皆可合宜采用。经曰：阴气不足则内热，乃真不足也。阳气有余则外热，乃假有余也。凡人元气素弱，或因起居失宜，或因饮食劳倦，或因用心太过，以致遗精白浊，自汗盗汗，或内热晡热潮热发热，口干作渴，喉痛舌裂，或胸乳膨胀，胁肋作痛，头颈时疼，眩晕目花，或心神不宁，寤而不寐，小便赤涩，茎中作痛，便溺余沥，脐腹阴冷，或形容不充，肢体畏寒，鼻气急促，一切热证，皆是无根虚火。但服十全大补，及益气汤之类，固其根本，诸证自息。若攻其风热则误矣。

阴虚发热，丹溪用四物加知柏，何如六味壮水之主，以镇阳光？八味益火之原，以消阴翳，为同气相求之妙。

有因大劳，复感风水暑热，或发似疟证，或发夜热咳嗽，医者但知有劳，而不知外邪内陷，误与补药，其邪留滞血脉之间，随气升降，其热如阴虚火动之状而游走经络，此又不可作阴虚火动治也。当以柴、葛、羌、防轻扬之剂，佐以参、归、抚芎、香附之类，以导散之。然阴虚火动之脉，则涩数而无力；外邪内郁之脉，则弦数而有力，是其异也。

有因饮食失宜，日晡发热，口干体倦，小便赤涩，两腿酸痛，一切阴亏证见，而系脾虚者，盖脾为至阴而生血，然禀气于胃，宜用甘温之剂，生发胃中元气而除大热。不可误用苦寒，复伤脾血。若果属肾经阴虚，亦因肾经阳虚，不能生阴耳。经曰：无阳则阴无以生，无阴则阳无以化。不可误投知柏，反伤胃中生气，宜滋肾中水火以固本，补脾土以滋化源，万举万当。

有称发热为劳发者，盖谓劳力辛苦不能收摄，以致元阳浮越在外也，即东垣所谓内伤。若一发散，不更元阳脱尽。若一苦寒，不更虚阳顿亡。

经曰：阳虚则外寒，阴虚则内热，阳盛则外热，阴虚则内寒。盖阳受气于上焦，以温皮肤分肉之间。今寒气在外，则上焦不通，上焦不通，则寒气独留于外，故寒栗也。若有所劳倦，形气衰少，谷气不盛，上焦不行，下脘不通，胃气热，热气熏胸中，故内热也。若上焦不通利，则皮肤致密，腠理闭塞，玄府不通，卫气不得泄越，故外热也。若厥气上逆，寒气积于胸中而不泻，不泻则温气去，寒独留，则血凝泣，凝则脉不通，其脉盛大以涩，故中寒也。若夜则恶寒，昼则安静，是阴血自旺于阴分也。夜则恶寒，昼亦恶寒，是重阴无阳也。夜则安静，昼则恶寒，是阴气上溢于阳中也。昼则发热，夜则安静，是阳气自旺于阳分也。昼则安静，夜则发热烦躁，是阳气下陷入阴中也。昼则发热烦躁，夜亦发热烦躁，是重阳无阴也。子午潮热，一切发热憎寒者，邪在半表半里也。烦属阳，为有根之火，多出于心也。躁属阴，为无根之火，多起于肾也。病热而脉数，按之不鼓动者，乃寒盛格阳，实非热也。形证似寒，按之而鼓指有力者，此为热盛拒阴，实非寒也。寸口脉微，为阳不足，阴气上入阳中，则洒淅恶寒也。尺脉弱，为阴不足，阳气下陷入阴中，则发热也。内伤发热，是阳气自伤，不能升达，降下阴分而为内热，乃阳虚也。故其脉大而无力，属脾肺，宜补中汤以升补阳气。若阴虚发热，是阴血自伤，不能制火，致阳气升腾而为表热，乃阳旺也，阴虚也。故其脉数而无力，属心肾，宜六味丸以培补阴血。然虽有阴阳气血之分，总不出脾胃阳气不足，无以输化所致，一切寒凉俱宜禁用。

凡不时发热者，阳浮在外，里无火也。倦怠少食者，中气不健运也。口干喜饮者，引火自救，里无水也。脉大无力为阳虚，脉数有力为阴虚。法当温补，以敛浮阳。脉虽鼓指有力，此真气虚而邪气实也。

伤寒发热，是寒邪入卫，阳气交争，而为外热。夫阳气主外，为寒所伤而失职，故为热。其脉紧而有力，是外之寒邪伤卫也，治主乎外。伤暑发热，是火邪伤心，元气耗散，而邪热客入于中，故发为热。汗大泄，无气以动，其脉虚迟而无力，是外之热邪伤荣也，治主乎内。凡病有感者，在皮毛为轻。有伤者，在肌肉稍重。有中者，属脏腑最重。

凡当外感内伤之后，身中之元气已虚，身中之邪热未尽，于此补虚则热不可除，于此清热则虚不能任，半补半清，终非良法，故补虚有二法，一补脾，一养胃。如疟痢后脾气衰弱，饮食不能运化，宜补其脾。如伤寒后胃中津液久耗者，新者未生，宜养其胃。二者有霄壤之殊也。清热亦有二法，初病之热为实热，宜用苦寒之药清之；大病后之热为虚热，宜用甘寒之药滋之，二者亦有霄壤之殊也。况人天真之气，全在胃中，津液不足，生津即是补虚，胃中阳气衰微，温暖即是补虚。脾阴不足，补气须兼润剂。脾气虚寒，补中更要回阳。然天真之源，尤在两肾，寒者温之，热者滋之，阳和得中，无过不及，则所谓少火生气，使气能煦，而血自濡矣。

虚实症候，皆可发热，辨认不真，治则舛错。大抵人迎脉大于气口为外感，气口脉大于人迎为内伤。浮数为外热，沉数为内热；浮大有力为外热，沉大有力为内热；浮大无力为虚，沉细有力为实。脉紧恶寒谓之伤寒，脉缓恶风谓之伤风；脉盛壮热谓之伤热，脉虚身热谓之伤暑。热而精神不倦，能言有力者为实；精神倦怠，懒言无力者为虚。初按则热，久按不热者，是里阳浮表也，为虚；初按则热，久按愈热者，是里热彻表也，为实。壮热时常不减，头足身体一样火烙者，为实；如乍热乍减，头热足冷者，此无根之火，浮越在表在上也，为虚。口干饮冷而多者为实，口干饮汤而少者为虚。身壮热而脉沉细，及极大极数，按之乍大乍小者为虚；身微热而脉洪数不改者为实。身热无汗，二便闭涩者为实；身热有汗，二便通调者为虚。有表而热属表，无表而热属里。发热恶寒者，阳也；无热恶寒者，阴也。时当秋冬收敛闭藏发热者多实；当春夏升生浮长发热者多虚。总热之来，由于里出，或外邪感凑，扰动清阳，或内滞蒸郁，酿成壮火，舍此二实之候，其余非气虚不能收摄元阳，即阴虚不能镇约雷火。潮热之证，有阴阳之分，平旦潮热自寅至申，行阳二十五度，诸阳用事，热在行阳之分，肺气主之，日晡潮热自申至寅，行阴二十五度，诸阴用事，热在行阴之分，肾气主之。一以清肺，一以滋肾。若气虚潮热，参、芪、熟附，所谓温能除大热也。血虚潮热，归、芍、骨皮，所谓养阴退阳也。

凡身虽热而脉和思食者，此表病而里不病也。薄粥浓饮，听其自然，只可节之，不可绝之。常见因热而绝其食，以致中气日虚，里不病者而亦病焉。若身热而脉微懒食者，此表病有余而里气不足也。只宜调脾养胃，以敛虚阳。火与元气，势不两立，元气复而火热自已，所谓甘温能除大热也。若身热而脉弦数无力者，此阴虚不能敛阳也，宜养阴以退之。若初病身热而脉浮洪有力者，外感也，从外治。若初病身热而脉沉数有力者，此内伤也，从内治。久则不分内外，未有元气不伤，便宜或从阳虚，或从阴虚，顾本为治。盖初病当分内外，久则总致一虚，此张之管见也。

病热有火者生，心脉洪是也。无火者，死，沉细是也。沉细或数者，死。浮而涩而身有热者，死。热而脉静者，难治。脉盛汗出不解者，死。脉虚热不止者，死。三消、诸失血后，蓐劳久痢诸虚，复发热者，皆为恶候。凡吃酒人，发热难治。若不饮酒人，因酒发热者，亦难治。缘酒性大热有毒，遇身之阳气本盛，得酒则热愈炽，阴气破散，阳气亦亡，故难治矣。然耗之未至于亡者，犹如可治也。

凡久病恶寒，当用解郁。凡背恶寒甚者，脉浮大无力者，是阳虚也。凡面热恶寒者，是寒郁热也。大凡阳虚则多恶寒，宜用参、芪之类，甚者，加附子少许，以行参、芪之气。

人参柴胡散

治邪热客于经络，肌热痰喘，五心烦燥，头目昏痛，夜有盗汗，妇人虚劳骨蒸。

白茯苓　赤芍药　人参　白术　柴胡　当归　半夏曲　葛根　甘草

姜、枣、水煎服。

鳖甲地黄汤

治虚劳烦热，心下怔悸，妇人血室燥涸，身体羸瘦。

柴胡　当归　麦门冬　鳖甲醋炙　石斛　白术麸炒　茯苓　熟地　秦艽各一钱　官桂三分　人参　甘草各五分　生姜一片　乌梅一个

水煎，温服。

知母散

治虚劳心肺蕴热，咳嗽脓血。用此解劳热调荣卫。

黄芪蜜炙，七分　白芍　生地　黄芩　麦冬　人参　白茯苓　桔梗　知母各一钱　甘草五分　生姜一片　小麦一撮　竹叶十片

水煎服。

乐令建中汤

治脏腑虚损，身体消瘦，潮热自汗，将成痨瘵。

前胡　细辛　黄芪蜜炙　人参　桂心　橘红　当归　白芍　茯苓　麦冬去心　甘草炙　半夏汤洗，七次

枣，水煎服。

秦艽鳖甲散

治骨蒸壮热，肌肉消瘦，困倦盗汗。

地骨皮　柴胡　鳖甲　秦艽　知母　当归

加乌梅一个，青蒿数茎，水煎服。

小草汤

治虚劳忧思过度，遗精白浊，虚烦不安。

小草　黄芪　当归　麦冬　酸枣仁　石斛　人参　甘草

姜、水煎，温服。

加味逍遥散

治血虚倦怠，发热口干，自汗盗汗，或月经不调，腹痛重坠，水道涩痛等症。

当归　白芍酒炒　白茯苓　白术土炒　柴胡各一钱　炙甘草　丹皮　栀子姜汁炒黑，各五分

水煎服。去丹皮、栀子，即逍遥散原方。

藏血者，肝也。一有拂逆，则将军之官，谋虑不决，而血治为之动摇。经曰：暴怒伤阴。成为血虚诸证，妇人尤甚也。以白术、茯苓，固其脾，恐木旺则土衰，所谓不治已病治未病也。经曰：肝苦急，急食甘以缓之，故用甘草。经曰：以辛散之，故用当归。经曰：以酸泻之，故用芍药。柴胡气凉，散其怒火。山栀味苦，抑其下行。丹皮和血通经，所以导血中之气，而无壅塞之虞。由是而察其平肝补血之法，可谓婉而至矣。

清心莲子饮

治热在气分，夜安昼甚，口渴便浊，或口舌生疮，咽干烦燥，小便赤淋，遇劳即发。

黄芩炒　麦冬　地骨皮　车前子　甘草各一钱五分　石莲肉　白茯苓　黄芪　人参各一钱

水煎服。

心脏主火，火者，元气之贼，势不两立者也。小肠与心为表里，心火妄动，小便必涩，故以门冬、石莲宁其天君，毋使有自焚之忧。黄芩、茯苓清其至高，毋使有销铄之患。参、芪之用，助气化以达州都。车前之功，开决渎以供受盛。甘草一味，可上可下，调和诸药，共抵成功。若小便既通，则心清而诸火自息，竟宜治本，不必兼标矣。

人参竹茹汤

治胃中有热，呕吐咳逆，虚烦不安。

人参五钱　半夏一两　竹茹一团，一方加橘红一两

分作六服。姜、水煎，温服。

补中益气汤

治劳倦内伤，身热心烦，头痛恶寒，阳虚自汗，懒言恶食，或喘或渴，或气虚不能摄血，脉洪大无力，或微细软弱，或疟痢脾虚，久不能愈，一切清阳下陷，中气不足之证，或虚人感冒风寒，不胜发表者，宜以此代之。中者，脾胃也。脏腑肢体皆禀气于脾胃，饥饱劳役，脾胃有伤，则众体无以禀气而皆病矣。阳气下陷则阴火上乘，故热而烦，非实热也。头者，诸阳之会，清阳不升则浊气上逆，故头痛。其痛或作或止，非如外感头痛不休也。阳虚不能卫外，故恶寒自汗。气虚故懒言。脾虚故恶食。脾胃虚则火上于肺，故喘。金受火克，不能生水，故渴。脾虚不能统血，则血妄行而吐下，清阳下陷则为泻痢。气血两虚则疟不止。总皆中气不足，变现诸证也。

黄芪一钱五分，炙　人参　炙甘草　归身　白术土炒，各一钱　陈皮五分　升麻　柴胡各三分

姜、枣、水煎服。

劳倦伤脾，心火乘土，而肺金受邪，脾胃一虚，肺气先绝。肺者，气之本，黄芪补肺固表为君；脾者，肺之本，人参、甘草补脾益气，和中泻火为臣；白术燥湿强脾，当归和血养阴为佐。升麻以升阳明清气，柴胡以升少阳清气，阳升则万物生，清升则浊阴降。加陈皮者，以通利其气。生姜辛温，大枣甘温，用以和营卫，开腠理，致津液诸虚不足，先建其中。中者何？脾胃是也。经曰：劳者温之。温能除大热。大忌苦寒之药，以伤胃土耳。大抵人年五十以后，降气常多，升气常少，

秋冬之令多，春夏之令少。若气禀素弱，内伤元气，清阳陷遏，并宜此药活法治之。脾为坤土，以应地气，地气升而发陈之令布，天气降而肃杀之令行，劳倦伤脾，土虚下陷。经曰：交通不表，名木多死，白露不下，菀槁不荣。此言肃杀成否之象，人应之，则变证百出，未央绝灭。东垣先生深达造化，故立温和之剂，温和者，春气之应，养生之道也。但以升麻提脾之右陷者，从右而升；柴胡提肝之左陷者，从左而升。地既上升，天必下降，二气交通，乃成雨露，此气行而生气不竭矣。治劳伤者，可不如是耶？古方黄芪一钱，其余三分五分，立斋常用参、芪各钱半，白术、当归各一钱，陈皮五分，升、柴各三分，进退加减，神应无穷。如病甚者，参、芪或三钱、五钱，随证加用。脾胃喜甘而恶苦，喜补而恶攻，喜温而恶寒，喜通而恶滞，喜升而恶降，喜燥而恶湿。此方得之，但用之于脾胃中元阳之气不足极当。若用之于脾胃中元阴之气不足，则恐不能相宜。盖气药多而血药少，且有升提味辛之品，阴虚者，浮火易升，虚气易逆耳。古今称补中益气汤为万世无穷之利，其义云何？此发前人之所未发，继仲景、河间而立，意深远矣。世人一见发热，便以外感风寒暑湿之邪，非发散，邪从何解？又不能的见风寒暑湿，对证施治，乃通用解表之剂，如九味羌活汤、败毒散、十神汤之类，甚有凉膈、白虎，杂然并进，因而致毙者多矣。东垣深痛其害，创立此方，以为邪之所凑，其气必虚，内伤者多，外感者间或有之。纵有外邪，亦是乘虚而入，但补其中，益其气，而邪自退，不必攻邪，攻则虚者愈虚，而危亡随其后矣。倘有外感而内伤不甚者，即于本方中酌加对证之药，而外邪自退，所谓仁义之师，无敌于天下也。至于饮食

失节，劳役过度，胃中阳气自虚，下陷于阴中而发热者，此阳虚自病，误作外感而发散之，益虚其虚矣，为害岂浅哉！又有一种内伤真阴而发热者，与内伤阳气相似，此当填补真阴，心肺在上，肾肝在下，脾胃处于中州，为四脏之主气者，中焦无形之气，所以蒸腐水谷，升降出入，乃先天之气，又为脾胃之主，后天脾土，非得先天之气不行，是方盖为此气因劳而下陷于肾肝，清气不升，浊气不降，故用升麻使由右腋而上，用柴胡使由左腋而上，非藉参、芪之功，则升提无力，所以补益后天中之先天也。升而降，降而升，务使气血和平而已。故陷而降，固不可有升无降，亦不可所谓有春夏而无秋冬，有生发而无收藏矣。

东垣一部《脾胃论》，俱以补中益气汤为主，无非培人后天元气之本，顾元气为生身之精气，而实祖于胃，故胃气有谷气、荣气、卫气、阳气之别，要皆元气之异称，而此气又根乎先天生气之气，少火生气，即为真阳之气。元气即是火，火即是元气，乃为生人立命之本。此火寄于肾肝，根乎相火。相火者，因君火不主令，而代君以行，故曰：相火以位，则此火本非邪火，何得谓元气之贼？元气在两肾命门之中，随三焦相火以温肉分而充皮毛，蒸糟粕而化精微，是元气即相火之所化，而非贼元气之物。其贼元气者，乃少火之变常为壮火，而非少火也。若即指为元气之贼，而曰"火与元气势不两立，一胜一负"为论，则生元气者，更有何火也？然诸脏有阴有阳，阴为血，阳为气，气虚不能敛纳中宫之元阳，血虚不能按藏下焦之雷火，皆虚热也。故宜甘温，并忌苦寒。但四脏有劳，皆致内伤，东垣独主脾胃，以劳倦伤脾，脾胃为元气之本也。

经曰：诸气膹郁，皆属于肺。又曰：

怒则气上，喜则气缓，忧则气消，恐则气下，寒则气收，热则气泄，惊则气乱，劳则气耗，思则气结。九气不同，百病多生于气也。夫人身之所恃以生者，此气耳。源出中焦，总统于肺，外护于表，内行于里，周流一身，顷刻无间，出入升降，昼夜有常，曷常病于人哉？及至七情交攻，五志妄发，乖戾失常，清者化而为浊，行者阻而不通，表失护卫而不和，里失营连而弗顺，气本属阳，及胜则为火矣。河间所谓五志过极皆为火，丹溪所谓气有余便是火也。人身有宗气、营气、卫气、中气、元气、胃气、冲和之气、上升之气，而宗气尤为主。及其为病，则为冷气、滞气、上气、逆气、气虚诸变证矣。无病之时，宜保之、养之、和之、顺之。病作之时，当审其何经何证，寒热虚实而补泻之。

东垣内伤外感辨

外感内伤症候相类，治法悬绝，不可不辨。伤于饮食劳役，七情六欲为内伤；伤于风寒暑湿为外感。内伤发热，时热时止；外感发热，热甚不休。内伤恶寒，得暖便解；外感恶寒，虽厚衣烈火不除。内伤恶风，不畏甚风，反畏隙风；外感恶风，见风便恶。内伤头痛，乍痛乍止；外感头痛，连痛无休，直待表邪传里方罢。内伤有湿，或不作渴，或心火乘肺，亦作燥渴；外感须二三日外，表热传里，口方作渴。内伤则热伤气，四肢沉困无力，倦怠嗜卧；外感则风伤筋，寒伤骨，一身筋骨疼痛。内伤则短气不足以息，外感则喘壅气盛有余。内伤则手心热，外感则手背热。天气通于肺，鼻者，肺之外候，外感伤寒则鼻塞，伤风则流涕，然能饮食，口知味，腹中和，二便如常。地气通于脾，

口者，脾之外候，内伤则懒言恶食，口不知味，小便黄赤，大便或秘或溏。左人迎脉主表，外感则人迎大于气口。右气口脉主里，内伤则气口大于人迎。内伤证属不足，宜温宜补宜和；外感证属有余，宜汗宜吐宜下。若内伤之证，误作外感，妄发其表，重虚元气，祸如反掌，故立补中益气汤主之。又有内伤外感兼病者。若内伤重者，宜补养为先；外感重者，宜发散为急。此汤惟上焦痰呕，中焦湿热，伤食膈满者，不宜服。

内伤之脉，右寸关必大，然初诊似滑，久按即软而无力，左脉平和不数，亦有弱者，但小于右手耳。乃气弱火盛之脉，数大为虚火，无力为气弱，若误作有余之火，妄用寒凉，则中气愈伤，火转甚矣。又有误为气口紧盛，作食滞者，然脉有力无力，已相迥别。况宿滞者，必恶心饱闷，神壮不倦。内伤者，必不痞不饱，倦怠无力，懒于言语，更可验也。

锦囊觉后篇

张因幼年多病，弃儒习医，从师访道，纂读群书，苦攻十载，方敢临证，悉遵古哲准绳，兢兢业业，全活颇多，阅历既久，心得精微，更难言尽。盖如先贤立法，外感而风伤卫者，辛温疏表；寒伤荣者，辛热发散；病尚未已，继以和解；和解不已，病传于里，则有攻下救里之法；病解而愈，乃用调元返本；病剧则危，亦有温经益元，坏证夺命等汤，纯以救本为事也。内伤而属劳倦者，即用调补，毋容别议。内伤而属饮食者，必先为消导，病尚未已，攻下继之，病愈之后，亦以调脾养胃。倘遇本元怯弱者，或消补并行，或补多消少，或先补后消，皆为成法，条分次第，未尝不善。然最宜于上古之人，禀

赋壮厚，及藜霍之民，中表坚实，既能任病消磨，复能任治荡涤，难伤浓厚之天元，无损百岁之大寿。不宜乎晚季之受气既薄，性复斫削，膏粱子弟，体质娇嫩，轻寒轻冷，便能伤表，遇劳遇食，易致伤中，一经受病，神气沮丧，再加攻克，益促虚危，既不能任病久磨，复不能任药次第，每有聚至，精神垂绝，方投峻补挽救，脱极者，追之何及？未脱者，侥幸全生。况如从前治法，只可暂去其病，而使精神还本，得尽中寿之年，不能永却其病，而使元气胜常，更获长生之术，殊不思经曰：精神内守，病安从来？又曰：邪之所凑，其正必虚。不治其虚，安问其余？而先贤治法，更有识得标，只取本，治千人无一损，皆至言也。要知易风为病者，表气素虚；易寒为病者，里气素弱；易热为病者，阴气素衰；易伤食者，脾胃必亏；易劳伤者，中气必损。非因邪气之有余，实由正虚之所召，未病已病，既病益虚，用药泻补，泻之愈虚其虚，补之惟偿其所泻，纵得痊可如常，精神仍是怯弱。须知病发有余之日，即正气不足之时，何如当受风为病也？辛温卫气以祛之，受寒为病也。辛温荣气以化之，受热为病也。甘苦阴气以胜之，因滞而病也。健中气以翼运之，因劳而病也。培元气以匡复之，使正气宣行以逐邪，邪消正复，邪不胜正而自化，化旧生新，客邪顿释于无事之中，正气复生于受伤之际，再加调养，不惟消弭新病，而旧患藉此搜除，未却病根，长生气血，讵不快哉！况精神之损益，由乎阴阳之盛衰，阴阳更由乎水火之消长，皆无形者也。而外感之六淫，及内伤之七情亦无形，惟饮食之滞有迹，然实由乎气化之所运亦无形。以无形之邪，而干无形之正，治之者，只可作无形之相，以气味性情相感相化以调之，不可作

有形之象，而攻无形之虚。书所谓攻之一字，仁人之所恶也。况受寒而变热，寒者，客邪致病之原由，热者，感触元阳之外越，寒既去而复疏之，益促虚阳之耗散，因食而伤胃，胃既伤而脾亦虚，脾胃之气既虚，脏腑之禀皆失，斯时食虽腐化于中，然内而脏腑，外而四肢，皆无气以动。食既化而复消之，难免重虚之患。故贵乎以脉消息，则有形之变证百出，总属无形之根本一源。有迹无形之病，仍取有迹无形之药，气类相从，投之可入。盖病之生也，必在人身气血之中，而用药以调病者，亦必取草木与气血有情者而投之，自能与血气相须而却病，则气血借药势而驱驰有力，药力护气血而攻逐无伤，正气既旺，邪得即解。若猛投狼虎险健恶毒之药，则未逐客邪，先伤正气，正气伤而邪愈固，名为逐邪，实为损正，故贵乎不治之治，无形神圣之用也。张临证三十年来，伤寒未经一遇。如古之壮热头痛太阳证者，不用麻、桂、羌、柴而病自已，何知有传经之论？大寒大热而为疟者，何事青、槟、陈、半、柴、黄，而寒热自平。腹痛赤白杂下而为痢者，焉赖香、连、青、陈、槟、朴而便自调。胸满噫气嗳臭恶食而为停滞者，不赖楂、曲、棱、术而食自消。肺胀痰壅而为咳嗽者，焉仗橘、半、桑、贝则痰嗽自痊！有迹之疾病既除，而无形之元气反长，因审其所因，求其所属，避其盛，因其衰，安其正，化其邪，还其元，胜其旧。经曰：毋致邪，毋失正，长有天命。此之谓欤。所谓仁义之师，无敌于天下也。此张于法外求全之法，而于《内经》"不治其虚，安问其余？"及前贤识标取本之义不背矣。

张按：人之赖以有生者，惟仗一点真阳之气耳。即百病发热，莫不由命火离宫。若火得安位，则百病俱已。故古人谆

谆慎用寒凉，而曰：服寒凉者，百不一生。又曰：误服寒凉者，立死。示人寒凉为害之甚而且速，以慎不可轻用误用。至于极虚极危之证，全以救阳为主，盖阳气一分不尽则不死。然阳气之尽也有二：凡六脉沉微，两尺无根者，此元气之元阳欲尽也，惟参、术、附子可以挽之。若六脉细数，两尺无根者，此元阴之元阳欲竭也，惟地、茱、桂、附可以挽之。追至龙雷假火之一退，其脉细数而变为沉微，则药之地、茱、桂、附者，亦当变为参、术、附子，故即吐血阴虚之证，每以脾胃药收功。然凡峻补之药，若遇六脉有根者，及尺脉不绝者，挽回易见其效。盖如树木有根，而加之脂膏灌溉，易得发生而蕃茂也。若六脉无神，及尺脉无根者，挽回最难见功。盖根气已失，惟图药力挽回，药力少缓，脱势便来，非重为陆续补接，不能以转生发之机。盖如栽培无根草木，全赖土以培之，水以滋之，日以暄之，使阳和之气，煦濡不绝，方可令无根而化生有根，必三五日少转，六七日乃复，展转进退，良非易也。然古人救脱之方，惟有人参一两，生附子半个，可谓大力救生之药矣。奈今人元阳之虚愈甚，而参力之补复微，每多投此，甚难见功。张思附子通经达络，必赖人参大力驾驭，否则通达迅速，元气转伤，故古人有参附、芪附、术附等汤，附子必兼人参、芪、术同用，既欲赖以通经，复可补其走泄。奈天地气化转薄，人与草木所禀皆虚，参力亦非昔比，倘人参一两，生附半个，则走多补少，焉能托住真元？故张凡治脱证，人参三四两，而熟附方投半个。极寒极危之证，即人参之力尚未足以挽之，盖参性和平，更必兼白术之补速而有刚性者，方

能力散沉寒，追复元阳。况阳虚重在胃也，若不重为托住中气，则虽有附子追复元阳之力，然未免通达之性，反寓走泄之机。如修理破房，若不先用大木架托梁栋，而妄将斧锯穿凿动摇，能保其房屋不为倾覆，而梁栋不为折裂乎？兼之脏腑沉寒固闭之证，而用温补之药，流通其气者，凡遇身形瘦小之人，则小剂煎浓，便可周及。若身形肥大之人，必大剂浩饮，方能遍达。且躯体丰厚，则禀阴气独重，非阳药倍加，不足以胜之。

余治翰苑熊老先生尊翁年七十余岁，食后受惊，随即大吐不已，饮食出尽，痰涎继之，目窜身热，面赤口张，头仰手搐，自午至戌，溃汗如雨。急延余诊，六脉豁大而空，因假阳上越也。以人参二两，炒白术三两，制附子五钱，五味子二钱，煎浓汁灌服，始乃搐定汗止，热退身宁。但昏迷不醒，次日照前方早晚各进一服，服至三日之外，始乃神清识人，能进薄粥。继用十全大补，及人参养荣等汤而安。又有周姓年方五十余岁，向来心肺之火有余，而脾肾之阳不足，常发喘证，一发垂危。时因夏月劳伤发热，误用香薷清暑，及六一散、冰水，酷嗜西瓜，以致下焦沉寒，上焦愈热，烦燥喘急，饮食久废，其脉乍大乍小，两尺无根，渐至乍有乍无，沉微迟缓，三至一止，时欲脱去，乃延余治。急以人参三两，白术四两，炮姜三钱，五味子二钱，制附子五钱，煎浓汁灌。服后脉气少起，神气少旺，药性少过，脱势便来。随即照方又服，每日人参用至八两，白术用至十两，附子用至二两，渐至尺脉有根，始无脱势，乃大加温补而痊。观此，则今人之虚较古更甚，人参之力，较古亦微，可洞见矣。

冯氏锦囊秘录杂证大小合参卷五

海盐冯兆张楚瞻甫纂辑
男　乾吉佑民
门人谢立相帝臣同校
男　乾德进修

小儿急慢惊风

急慢惊风，古所为阴阳痫。急惊属阳，阳盛而阴亏，慢惊属阴，阴盛而阳亏，故阳病烦躁，阴病沉缓也。然惊邪入心，则面红颊赤，惕惕夜啼；入肝则面目俱青，眼睛窜视；入肾则面黑恶叫，啮齿咬牙；入肺则面色淡白，喘息气乏；入脾则呕吐不食，虚汗多睡，面色淡黄。经曰：诸躁狂越，皆属心火；诸风掉眩，皆属肝木。风非火不动，火非风不发，风火相搏，而成惊风，故手少阴足厥阴主之。然火盛则金伤，水失其母，而火无所畏，且木无所制，则脾土又伤矣。

急　惊　风

急惊者，阳证也。小儿阳常有余，阴常不足，故易于生热，热盛则生风、生痰、生惊。且食饮难节，喜怒不常，经曰：暴喜伤阳，暴怒伤阴。书曰：伤阴则泻，伤阳则惊。小儿暴喜伤乳。夫乳甘缓恋膈，又兼外感寒邪，则痰涎壅塞，郁带熏蒸，内有食热，外感风邪，心家热盛则生惊，肝家风盛则发搐，肝风心火，二脏

交争，因乃痰生于脾，风生于肝，惊出于心，热出于肺。惊风痰热四证若具，八候生焉。搐、搦、掣、颤、反、引、窜、视是也。一曰搐。搐者，肘臂伸缩。书云：肝风则发搐。二曰搦。搦者，十指开合，或握拳，男握拇指，出外为顺，入里为逆，女则反之，出入相半者，难痊。三曰掣。掣者，肩头相扑，或连身跳起。四曰颤。颤者，或头或身，或手足口目，偏动不止。五曰反。反者，身仰向后，势如反张。六曰引。引者，臂如弯弓，男左手直，右手曲为顺，否则为逆。女则反之。七曰窜。窜者，直目似怒，男眼上窜为顺，下窜为逆，女则反之。八曰视。视者，男引睛视左为顺，视右为逆。但顺则无声，逆则有声，何也？左者，肝部也。引睛窜视者，又肝候也。以肝候而现于肝证，故无声而为顺。右者，肺部也。不视左而反视右，是肝木乘金，金欲克木，故相争有声而为逆。更必三焦烦闷，狂叫频频。其声浮者，易治，沉而不响者，难痊。更必睡卧不宁，牙关紧闭，便坚壮热，喉有锯声。如若牙关不紧，喉无痰鸣，此发痘疮之候而非惊也。然阳证急迫，治之不可稍缓，须急截风化痰，疏通顺气，凉脏镇惊，随候加减而已。截风不

可过用防风辛味之剂，以其辛能助火，能使热炽而致杀人。又不可过用脑麝等剂，以致阳亏阴盛而变慢惊，故治搐先于截风。搐者，肝家有风，其筋不舒转而致，风去而搐自止也。治风先于利惊，惊在则热炽，热炽则生风，惊散而风自已也。治惊先于豁痰，痰塞气壅，则百脉凝滞，惊何由而散也？治痰先于解热，盖痰非火不升，热退而痰自息也。最所要者，宜于详证处方。外感者，疏其表，内伤者，调其中，则有据之疾病既除，而无形之惊气自散。若于镇惊起见，一概牛黄、脑麝、朱砂，则反引外邪进入，为害益甚矣。其脉弦数浮洪，其纹色红而见于风气二关者为轻，现于命关者为重。如鼻中出血者，此热已泄，易治。若口中出血，啼哭无泪，寻衣摸缝，口鼻干黑，自头至足，偏动不止，其纹三关通度，色青紫黑，或纹射甲者，并皆不治。又有一证，身发壮热，噤口咬牙，宛似惊风，但发无度数，又似疟疾，此名锁肠疳，必死之候也。

慢　惊　风 附暑风

慢惊者，阴证也。夫心以神为主，神以阳为用，有因久吐泻，有因暴洞泻，脾胃虚弱，亡阳而成者；有因急惊过用寒冷，以致阳亏阴盛，心神镇坠而成者；有因伤寒下早，表邪未去，元气已虚，致风邪伏内，痰壅气塞而成者；有因久嗽不已，肺气受伤，肝木无制而成者。凡脉沉细迟缓，其纹色赤而微带青紫，伸来缩去于风关者，稍轻，于气关者，为重。其候手足必冷，口鼻气出亦冷，十指开撒，手足瘛疭，昏睡露睛，涎鸣微喘，腮间现纹紫赤，眉间唇间青紫，惊跳搐搦，虚热往来。然证属阴，治宜详察。如果无阳证，须速生胃回阳，于温暖剂中，少加截风化

痰，疏通顺气，镇心定魄，随候加减。便闭当使不闭，不可再经迅攻，便泻当使不泻，仅可分利阴阳。若身热者，是虚热使然耳。如证原由急惊传变，手足热而果有阳证，不可过用温暖燥热之剂。盖小儿易虚易实，可图度用之，均平阴阳而已。若爪甲青黑者，主肝绝。目睛下陷，黑睛或无光者，主骨绝。身额汗出如珠，不流者，是卫气已亡，心气欲绝。咬人是齿痒，主胃绝。呕吐频频，泻遗无度，面色如土，喘急腹胀，斑色紫黑，口秽唇坚，绕口青黑者，主脾胃绝。气急痰鸣，鼻管中黑，鱼口鸦声，主肺绝。舌黑，下便黑血，额颊深赤，如涂胭脂，主心绝。吹鼻不嚏，下药不得，口中有痰枯塞者，是五脏咸伤。囟肿囟陷，挖舌囊缩，啼哭无泪，眼下青纹，胃中作痛，四肢瘫软，目闭失神，天柱骨倒，唇青眼红，脚心不知痛痒，咬齿摇头，拳禁胸高，心陷气喘，目睛红色，咬唇不休，赤脉上贯瞳神，风关纹色青黑，或至纯黑，直透命关，或纹射甲者，并皆不治。

又有冒暑而手足微搐，眼闭昏睡，身热头痛，面赤大渴，候与慢惊相似，此名暑风。须当解暑，不可妄投惊剂。

喻嘉言曰：惊风一证，乃古人凿空妄谈。后之小儿，受其害者，不知千百亿兆。盖小儿初生，阴气未足，性禀纯阳，惟阴不足，阳有余，故身内易至生热，热盛生痰，生风生惊，亦所恒有，乃以惊风命名，随有八候之目。然小儿腠理不密，更易感冒寒邪，寒邪中人，必先中太阳之经，太阳之脉，起于目内眦，上额交巅入脑，还出别下项，侠脊，抵腰中，是以病则筋脉牵强，遂有抽掣搐搦，角弓反张，种种不通名目，妄用金石脑麝开关镇坠之药，引邪深入脏腑，千中千死。徒据八岁以前无伤寒之说，而立惊风一门，殊不知

小儿不耐伤寒，故初传太阳一经，早已身强多汗，筋脉牵动，人事昏沉，病势已极，汤药妄投，危亡接踵，何由得至传经解散，故言小儿无伤寒也。小儿易于外感，故伤寒为独多，而世所妄称惊风者，即是也。是以小儿伤寒，要在三日内即愈为贵。若至传经，则无方以耐之矣。且伤寒门中，刚痉无汗，柔痉有汗，小儿刚痉少，柔痉多，世医见其汗出不止，神昏不醒，便以慢惊为名，妄用参、芪、术、附，闭塞腠理，热邪不得外越，亦为大害，但比金石略差减耳。所以凡治小儿之热，切须审其本元虚实，察其外邪重轻，或阴或阳，或表或里，但当彻其外邪出表，不当固其入里也。仲景原有桂枝法，若舍而不用，从事东垣内伤为治，毫厘千里，最宜详细。

百日内发搐

搐证已具悉于前矣。更有百日内发搐，凡真者不过三两次必死，假者发频不为重，真者内生风痫，假者外伤风冷。盖血气未实，不能胜任，乃发搐也。欲知假者，口中气热，脉洪而不沉细，面红而不青黯者是也。治之可用发散。

慢 脾 风

慢脾风者，急惊传慢惊，慢惊而后成脾风。故脾风者，纯阴之证也。盖由慢惊，亦有虚热而便闭，痰塞气壅，便误为实热，妄用巴、黄，以下痰行便；或投脑、麝，以通窍凉脏，致使阴气愈盛，阳气愈虚，幸不死而成此候。又有一名虚风，因吐泻日久，风邪入于肠胃，乃大便不禁，面色虚黄，脾气已脱，真元已亏，继此发热，即是慢脾，故不必皆由急惊传

至。男子以泻得之为重，女以吐得之为重，其候面青舌短，头低眼合，吐舌咬牙，声音沉小，睡中摇头，四肢微搐，冷而不收，身则有冷有热，痰涎凝滞，神志昏迷，手空摸人，沉沉喜睡，逐风则无风可逐，疗惊则无惊可疗，乃至重之候，十难救一二也。其脉沉微迟缓，其纹红紫丝于风关者轻。若青丝紫丝黑丝，隐隐相杂于风关者重，于气关者为更重。治法大要，生胃养脾，回阳益志，镇心定魄，化痰顺气而已。若眼半开半合，手足不冷，二便皆难。此尚有阳证，须温和化痰理气，不可即用回阳。然亦不可因有阳证而用清凉之剂，此仅虚火往来会成，如阳证耳。若至身额汗多，频呕腥臭，泻遗黑色，气急殊常，是脾胃绝。及命关有青黑紫丝，隐隐相杂，或至射甲，纯黑色者，并皆不治。

凡诊三岁以上，须看男左女右，虎口三关。左手之纹应在心肝，右手之纹应在脾肺。青者，主惊。紫者，风邪在表。淡红者，寒热在表。深红者，伤寒痘疹。青而红者，惊热。纹乱则病久。纹细则腹痛多啼，乳食不消。纹粗直射甲，惊风恶候。纹黑者，不救。见于风关为轻，气关为重，过于命关，为难治。然介宾曰：三关乃手阳明之浮络，不足以候脏腑之气。且有病无病，纹色常见，难有浓淡之殊，何足辨其雷惊水惊，或风或食之确？近者习以为常，全不究脉，及考《内经》，并无三关名目，惟《脉经》云：有察手鱼之色，是概言诊法，非独小儿也。故诊小儿者，必察气口之脉，面部之色，呼吸之声，或兼察手鱼可也。但小儿三岁以下，纯阳之体，脉来周行快而应指疾，七至为率，太过为数，不及为迟。且小儿易虚易实，动静之间，脉有变迁，故脉之七八，亦难为准，必于色候手鱼兼察可也。寸口

者，脉之大会。但小儿气血未定，其脉常大常小，常数常滑，寸口难凭。故取三关占之，亦谓此处为手太阴肺经散见之余耳。

小儿睡中惊动者，因脏腑娇嫩，血气未固，神气浮越，且多由心肾不足所致。盖天之神气在于日月，人之神气在于两目，寤则栖于心，寐则归于肾。心肾既虚，则神无所依，气无所归，不能宁摄，故睡中惊动也。若平居闻响跳掣，睡中惊哭者，由肝肺有亏，魂魄受伤，精神失守故也。宜补肝肺，不可用惊风药治之。即惊风多是热证，盖心有热而肝有风，二脏乃阳中之阳，二阳相鼓，风火相搏，肝魂心神浮越而成矣。惟宜导去心经邪热，其惊自散。且每脏俱有阴阳，如肝气为阳为火，肝血为阴为水，肝气旺则肝之血愈衰，火妄动则水被煎熬益甚，火旺阴消，势所必至。况小儿多禀肾阴不足，虚火内动，热极生风，风从火出，非外证也。故尤宜滋水，是以最忌风药者，辛能助热，风能燥血也。忌辛药者，走散真阴也。忌惊药者，寒伤胃气也。忌泻肺者，子气虚而母愈虚也。忌伐肝者，肝未平而脾先困也。用药太温，则消元阳。用药太冷，则伤真气。截惊截搐者，未得病原之至，轻攻轻下者，何如固本之方？有余者，病气也。不足者，元气也。邪气盛则实，正气夺则虚，故宜思患预防，斯少失矣。若至口中出血，或泻黑血，恶叫两三声者，是心绝也。目睛反转，爪甲青黑者，是肝绝也。泻无止息者，是脾绝也。吐止又吐者，是胃绝也。两目不开不合，忽作鸦声者，是肺绝也。口吐白沫者，是肾绝也。并四肢俱软，神昏气促，通关不嚏者，并皆不治。

慢惊者，属木火土虚也。未虚则搐而力小，似搐而不甚搐，经曰：木不及曰委和，其症摇动注恐，谓手足搐动，腹注泄，心恐悸也。火虚则身口气冷，土虚则吐泻露睛，故其治合宜温补。至于慢脾，阴气极盛，胃气极虚，病传已极，总归虚处，惟脾所受，故曰脾风，即慢惊传变而为极虚之候，初非别有一名也。

凡急惊手足发搐，切不可按伏，待其自定，盖风力遍行经络，自然息止不伤。夫筋乃肝之合，若一用力按束，则经络为风邪痰气所闭，气血偏胜，致成痼疾，至老难治矣。

惊疳吐泻，症候虽四，其原则一。惊者，火乘肝之风木也。疳者，热乘脾之湿土也。吐者，火乘胃膈而上行也。泻者，火乘脾与大肠而下注也。夫乳者，血从金化而大寒，小儿食之，肌肉充实。然其体为火，故伤乳过多，反从湿化，湿热相兼，吐利作焉。医者过用燥热峻攻，则去湿留热，热病生焉。或谓小儿纯阳之体，多以清凉施治，其说亦误。盖女子二七，男子二八，而天癸至。天癸者，阴气也。阴气未至，故曰纯阳，原非谓阳气有余之论，特稚阳耳。稚阳之阳，其阳几何？使阳本非实，而误用寒凉，则阴既不足，又伐其阳，多致阴阳两败，脾肾俱伤，又将何所依赖而望其生长耶？故贵宜审其禀赋，阴阳偏盛，而济之以平，斯无弊矣。

急惊多在初病，尚为实证。或因惊触，或因风热，或因痰热，或因食郁，随所因而施治，佐以惊门类药，从标清理。至于慢惊、慢脾，乃投治未当，由客病而累及本病，客邪之去期难定，依希之元气无几，苟不顾本却邪，犹徙宅而忘身矣。此时绝不可用惊门类药。脾虚者，力补脾元；阴虚者，力滋真水；虚火旺者，甘温退之；虚寒甚者，温补保之。正气得力，微邪自解。治客病者，以其元气未甚虚，不必便为瞻顾，去病以保命也。扶正气者，以其元气既甚虚，不容再有迁延，以致命也。治病而不顾人元气，徒存治病之名，而无保命之实，噫嘻！

小儿惊风及泄泻，并宜用五苓散，以泻内火，渗土湿，盖内有肉桂能抑肝风而扶脾土也。

论　五　痫 儿科

五痫，皆先天元气不足而成，须以河车丸、八味丸、十全汤，久服方愈。设泛行克伐，清热化痰，复伤元气，则必不时举发，久而变危，多至不救。故其所发，必在劳役恼怒之后，火升猝然仆倒，心虽为君王虚灵，至此有邪停滞，而灵气不能为之用矣。可见火起本于肾，邪滞在于心。邪者，即火升水泛，非外入也。治者可不以固肾为本，而调心为佐乎？

痫者，恶病也。总因血气不敛，神志未全，有风邪所伤；有惊怪所触；有浣衣夜露，纯雌落羽所污；有乳哺失节，停滞结癖于经络而气不通。书曰：蓄气而作搐，结气而成痫。其证有五：一曰惊痫俗名羊痫，惊痫者，心证也。其状神魂恍惚，叫号大震，面赤目瞪，吐舌露齿，心下烦躁，其脉洪紧。二曰风痫俗名犬痫，风痫者，肝证也。直目上窜，手足拳挛，或作抽掣，屈指如计数，痰热壅上，唇面皆青，其脉洪弦。三曰食痫俗名牛痫，食痫者，脾证也。胸膈胀闷，面色痿黄，眼睛直视，四肢不收，其脉浮缓。四曰癫痫俗名鸡痫，癫痫者，肺证也。面如枯骨，口吐涎沫，目白反视，心神昏乱，躁狂摇动，其脉微沉。五曰尸痫俗名猪痫，尸痫者，肾证也。面黑而晦，振目视人，口吐清沫，不动如尸，其脉则沉。故小儿如有痰热，胸膈烦闷，不欲乳哺，昏睡不安，常作惊悸，此即发痫之渐，须为预治，此

皆论癫痫之痫证也。又书曰：吐虚成慢惊，泻虚成慢脾，吐泻虚而成阴痫。壮热惊搐者，是为阳痫。慢惊眼必开，慢脾眼必闭，阴痫眼必半开半合，阳痫眼必半鲜半青而窜。又曰：仰卧属阳，覆卧属阴。其病始发，身体即热，抽掣啼叫，面色光泽。脉浮在表者，为阳痫，病在六腑易治。如始不发热，口不啼叫，面色黯晦，手足青冷而不抽掣，脉沉在里者，为阴痫，病在五脏难疗。此又论夫惊痫之痫证也。如面色变易不常，见人羞怕，此是挟邪怪耳。然诸痫不能言者，是风伤于气。致掩其音，或血滞于心，气不通达。治者，当分阴阳寒热，别脏腑虚实而治之。如惊痫者，阳是证也。此因邪气在心，血滞于窍，积惊成痫，治宜先为通行心经，调平心血，顺气化痰。风痫者，阳证也。此或汗出脱衣，风乘虚入，故抽掣等候，治宜先为散风。食痫者，亦阳证也。是因恣餐无度，或乳哺失节，停滞宿秽，结成乳癖于经络，脾胃损伤，不能消化五谷，必大便酸臭，先寒后热是也。治先为之消食养脾，次各以定痫等剂主之。如图治不早，必传五脏而为诸痫。若肺痫、肾痫，又属阴证，尤非易治，更不可投以寒剂。如眉间青黑者，吐痢不止者，胸陷声绝者，心下胀起者，并皆不治。其痫初发，须观其耳后高骨，必现青纹，纷纷如线，急与抓破出血，令儿啼叫数声，使得气通为妙。然四肢柔软，发而时醒者，谓之痫。如四肢强硬，终日不醒，此又是痉痓，痓而非痫也。

论　痉　痓 儿科

痉痓者，虽似于痫，而实更重于痫也。其证有二：一曰刚痓。刚痓者，发时谵语，面红眼赤，摇头痵疭，牙紧手张，

项背强直，痰涎壅盛，卒为噤口，昏愦烦渴，小便赤涩，身热无汗而反恶寒者是也。一曰柔痓。柔痓者，大便滑泻，不语不渴，必手足冷而后身热汗出，而不恶寒者是也。经曰：肺移热于肾为柔痓。夫肺主气，肾主骨，有因伤寒四五六日，寒已伏内而为热，热移于肺，肺为肾母，故传于子，肾又传子，而热移肝，是以筋骨受热，乃迟缓不收，手足无力，而为柔痓矣。如发热无汗，此为表实，治宜汗之。发热汗出，是为表虚，此不可汗。若再汗之，必致阳亡。经曰：阳气者，精则养神，柔则养筋。过汗则阳亡，阳亡则不能养筋，而痓病愈甚矣。经曰：诸暴强直，皆属于风；诸痓项强，皆属于湿。此原不可以散风发汗为治。又有谵语口干，痰涎烦渴，大便滑泻，手足微寒，此乃刚柔不分之证，治法须顺气消痰，痰消则风散，气顺则神清。又曰：举身强直，谵语，昏睡反张，终日不醒者，为痓为刚。如手足水冷而无力，大便滑泻，不语不渴者，为痓为柔。总至重之候，十难救一二也。

论　癫　狂 儿科

癫狂者，似痫非痫，似痓痉又非痓痉，发则异常，或啼或哭，乍喜乍悲，是谓之癫。如妄言不食而歌，弃衣而走，是谓之狂。书曰：多喜为癫，多怒为狂。又曰：重阴则癫，重阳则狂是也。如发时卧地，嚼舌吐沫，或作猪羊等声，发而身软时醒者，此亦痫证也。然五痫痓痉癫狂等证，名虽异而原则同，并宜急治。如少缓之，则风涎流滞经络而不退，必致损伤于心，心伤则神去，神去则死，纵得侥幸于万一，亦必语滞少神，已亡其智而为废人矣。

论　湿　痹 儿科

湿痹者，证似痓候，其脉沉细，关节疼痛，而觉烦闷者是也。此因雾露所伤，湿气存于腠理，故觉疼痛。因寒极生热则烦，湿气不散则闷，更有大便快而小便闭，舌有白苔，是因湿气下行故泻，阴阳不分故闭，丹田有热，胸中有寒，湿热熏蒸，故有白苔，治宜利其小便，以宣泄腹中湿气。若误下之，则额上汗出，微喘发哕而死。

抱龙丸

抱者，保也。龙者，肝也。肝应东方青龙木，木生火，谓生我者，父母也。肝为母，心为子，母安则子安，盖心藏神，肝藏魂，神魂既定，惊纵何生？故曰：抱龙丸。

琥珀　人参　天竺黄　檀香　茯苓各一两五钱　炙甘草去节，三两　枳壳炒　枳实炒，各二两　辰砂五两　山药炒，一斤　牛胆南星一两　金箔百片

为末，取新汲水和丸，如圆眼大，阴干。用葱白汤，或薄荷汤下。如痰壅嗽甚，生姜汤下。心悸不安，灯心汤加珍珠末下。

霹雳散

牙皂　细辛　川芎　白芷　踯躅花

为末，用灯心蘸点鼻内，得喷嚏为验。药忌火焙。

青州白丸子

治风痰涌盛，呕吐涎沫，口眼㖞斜，手足瘫痪，小儿惊风，及痰盛泄泻。

白附子生用　南星生用，二两　半夏水浸，生衣，生用，七两　川乌去皮、脐，生用，五钱

为末，绢袋盛之，水摆出粉，以尽为度，贮磁盆，日暴夜露，春五夏三，秋七

冬十日，晒干，糯米糊丸，绿豆大。每服二十丸，姜汤下。瘫痪酒下，惊风薄荷汤下，三五丸。

此足厥阴太阴药也。痰之生也，由风由寒由湿，故用半夏、南星之辛温，以燥湿散寒，川乌、白附之辛热，以温经逐风。浸而暴之者，杀其毒也。此治风痰之上药也。然热痰迷窍，非其所宜。

消惊丸

治小儿惊风，镇心利痰解热。

人参　天麻煨　茯苓　朱砂　全蝎去毒,炒　僵蚕炒　羚羊角　犀角各一钱　麝香一字　胆南星四钱

为细末，蜜丸，芡实大。菖蒲煎汤，研化，食后服。

至圣宁心丹

治婴孩安神退惊，止焦啼宁眠。

人参　防风　天麻煨　蝎梢去毒　龙脑煅　真茯神　甘草炙　酸枣仁各一钱　朱砂水飞,五分　麝香一字

为极细末，白米饭和丸，如芡实大。用麦门冬去心煎汤，研化，食远服。

开牙散

细辛　南星　朴硝各一钱　全蝎五枚　麝香五分

为末，以少许和乌梅擦牙，兼用细辛、皂角、荆芥末，吹入鼻中。

琥珀散

治急慢惊风，涎潮昏冒，目瞪惊搐钓肚。

辰砂　琥珀　牛黄　僵蚕　全蝎　南星牛胆制　白附子炮　天麻　代赭石　乳香　蝉蜕各一钱　麝香五分　龙脑一字

为末，三岁半字，薄荷金银汤下。慢惊加附子。

抱龙丸

治痰嗽惊风，时作潮热。

牛胆南星一两　天竺黄五钱　辰砂

雄黄各二钱五分　麝香一钱,另研

为末，浓煎甘草水，煮面糊丸，芡实大。薄荷汤下一丸。

安神散

治搐搦。

用全蝎四个，糖水浸一宿，南星大者一个，开一穴，入蝎在内，以南星末盖其口，用面裹，火煨，令赤色，取出放地坑上一宿，去南星，用蝎为末。每服一字，磨刀水调下。

王监京墨丸

治痰热惊积。

青黛　使君子煨热　芦荟　川墨　胆星各二钱　腻粉　麝香五分　龙脑一字

为末，面糊丸，桐子大。每服一丸，薄荷汤磨下。楚州王监，此药著名，大利痰热，惊积疳积。

定志丸

治惊退后，神未定。

琥珀　茯神　远志肉姜制　人参　白附子炮　天麻煨　天冬　酸枣仁炒　炙甘草各一钱

一方加珍珠、金箔、麝香，为末，蜜丸。辰砂为衣，薄荷灯心汤下。

调中汤

和脾胃止吐泻，正气温中。

人参　白术　茯苓　甘草　白芷　藿香　石莲子去心　天麻煨　橘皮　半夏曲　白扁豆姜汁炒,各五分

姜、枣、水煎服。

理中汤

治吐泻手足厥冷。

人参　白术炒　干姜炮　甘草炙

姜、枣、水煎。恶寒加附子，名曰附子理中汤。

保命丸

安神定魄，止啼镇惊。

犀角　琥珀　甘草　人参各二钱　天

麻煨 茯神各三钱 全蝎制,十二个 僵蚕
朱砂 防风各一钱 麝香一字

为末,白米饭和丸。麦冬汤下。

治急慢惊风方

用蚯蚓一大条,白颈者更妙,去泥不
见水,急惊用上半截,慢惊用下半截,雄
黄研末,为丸,如芡实大,朱砂为衣。每
服一丸,用姜汤下。

酿乳法

治慢惊昏睡多啼,凡面黄,脉细者,
难治。

人参 木香 藿香洗 沉香 陈皮
神曲炒 麦蘗炒 丁香各等分

上锉散。每服三钱,姜十片,紫苏十
叶,枣三枚,煎。乳母食后,捏去乳汁服
之,即仰卧霎时,入乳之后,略令儿吮,
不可过饱,亦良法也。

生附四君子汤

助胃回阳。

上以四君子汤加生附子四分之一,厥
逆者对加。每一钱,姜三片,煎熟,以匙
送下。

异功散

温中和气,治吐泻不思饮食,及虚冷
病。

人参 茯苓 白术 甘草炙 橘红
木香煨,各等分

上锉散。每服三字,姜、枣煎。一方
无木香。

术附汤

治慢脾风,身弓发直,吐乳贪睡,汗
流不已。

大附子一个,炮 白术一两 肉豆蔻二
个,曲煨 甘草 木香各五钱

上㕮咀。每服二钱,姜、枣、水煎
服。

安神丹

治小儿心神不宁,困卧多惊,痰涎壅
盛。

朱砂 远志去心 人参各二钱五分 乳
香五钱,各另研 酸枣仁去壳,二钱

为末,蜜丸,如桐子大。每服一丸,
金箔为衣,人参汤化下。

钩藤汤

治诸痫痉瘈。

橘红 钩藤 胆星 天麻 僵蚕 人
参 远志 犀角 石菖蒲

加灯心,水煎。临服加牛黄、珍珠
末。

铁粉丸

治癫发不时,烦闷吐涎。

龙齿 轻粉 天麻煨 胆星炒,各三钱
牛黄一钱 没药二钱 麝香五分

或腊日,或端午日,将前药为末,用
水丸,荆芥汤下。合时与取水时,切忌妇
人、鸡、犬、猫见。

惊风门要药

清风热,如柴胡、黄芩、葛根、防
风、桔梗、荆芥、生甘草、连翘、天花
粉、栀子草、龙胆、犀角、羚羊角、黄
连、淡竹叶、灯心、滑石、芦荟之类,随
候采用。

散风寒,如防风、羌活、紫苏、前
胡、桂枝、细辛、麻黄、生姜、葱白之
类,随候采用。

消食去滞,如山楂、枳壳、木香、陈
皮、腹皮、大黄、朴硝之类,随候采用。

镇惊安神,如天麻、茯神、远志、枣
仁、钩藤、菖蒲、丹参、麦冬、当归、芍
药、朱砂、珍珠、灯花①、龙脑、金箔、
龙齿、麝香、檀香、安息香、苏合香、乳
香、琥珀、代赭石之类,随候采用。

---

① 灯花 诸本同,疑为"灯心"之误。

豁痰利气，如橘红、白附子、白芥子、苏子、莱菔子、僵蚕、胆南星、半夏、天麻、贝母、郁金、姜黄、杏仁、前胡、天竺黄、雄黄、牛黄、珍珠、轻粉、礞石、巴霜、蜈蚣之类，随候采用。

温补脾胃，如肉桂、白术、炮姜、煨姜、丁香、炙甘草、藿香、茯苓、黄芪、人参、附子、肉果、山药、木香、砂仁、白扁豆、紫河车、陈黄米、莲肉之类，随候采用。

方脉痫病合参 附：颤振、瘛疭

《纲目》曰：癫痫即头眩。痰在膈间，则眩微不仆，痰溢膈上，则眩甚，仆倒于地而不知人，名之曰癫痫。大人曰癫，小儿曰痫，其实一疾也。然与中风、中寒、中暑、尸厥等仆倒不同。凡癫痫仆时，口中作声，将醒时吐涎沫，醒后又复发，时作时止而不休息。中风、中寒、中暑、尸厥之类，则仆时无声，醒时无涎沫，后不复发，间有发者，亦非如癫痫常发状也。

痫与痉，略相类而实不同。其病发则身软时醒者谓之痫，身强直反张如弓，不时醒者谓之痉。痫病随其痰之潮作，故有时而醒；痉病比痫为更甚，而有挟虚者，故其昏冒而遂致丧亡者多矣。故丹溪曰：乃气虚而兼有火有痰，宜用人参竹沥之类，切不可作风治而用风药。

夫痫，痰火所致，前人有称为风痫者，刘河间谓由热甚而风燥，为其兼化，涎溢胸膈而瘛疭昏冒僵仆也。然病痫者，涎沫出于口，冷汗出于身，清涕出于鼻，皆阳跷、阴跷、督、冲四脉之邪上行，盖肾不任煎熬，沸腾上行为之也。昼发属阳跷，夜发属阴跷，此奇邪为病，不系五行阴阳十二经所拘，当从督冲二跷四穴奇邪之法治之。

按：痫病，古方或云风，或云惊痫，或云癫痫，由此疾与中风、癫狂、急慢惊相类，故命名不同也。原其所由，或在母腹中受惊，或因闻大惊而得。盖小儿神气尚弱，惊则神不守舍，舍空则痰涎归之，或饮食失节，脾胃有伤，积为痰饮，以致痰迷心窍而作者。治法必当寻火寻痰而论。前人多用镇坠清心之药，固可以治热，可以清痰。若有顽痰胶固者，此药未易驱逐。在上者必先用吐，吐后方用平肝之剂，如青黛柴胡龙荟丸之类。更有痰实在里者，亦须下之。故丹溪曰：痫属惊与痰，不必分五等。大率行痰为主，黄芩、黄连、瓜蒌、半夏、南星，随痰火多少治之。

按：痫证，病本痰热，宜用辛寒之剂，然有用附子何也？盖痫乃痰瘀结于心胸之间，每遇火动则发，非附子热性走而不守，则焉能流通结滞，开散顽痰乎！此从治之法，乃劫剂也，不得已而用之。亦犹中风之证，本风火阳邪，而用乌、附也。故辛热之药，只宜施之于肥白多痰之人，用诸药而不效者。若夫黑瘦多火人，不宜用也。

颤振者，非寒禁鼓栗，乃木火上盛，肾阴不充，下虚上实，实为痰火，虚为肾亏，法则清上补下。瘛，缩也。疭，伸也。伸缩不止，手如拽锯，搐之类也。筋急而缩为瘛，筋弛而缓为疭，伸缩不已为瘛疭，俗谓之搐是也。汗多不止为虚，无汗能食为实。

谓热瞀瘛，皆属于火，热胜风搏，并于经络，风主动而不宁，风火相乘，是以瞀瘛生焉。治以祛风涤热之剂，折其火热，瞀瘛立愈。若妄加灼艾，或饮以发表之剂，则死不旋踵矣。

方脉痉瘈合参 附：瘈风

丹溪云：痉当作瘈，传写之误耳。考之诸书，亦未有能辩之。有云病以时发者谓之瘈，不以时发者谓之痉，及按《灵》、《素》、仲景以下诸书，云痉云瘈，字虽两般，治多雷同，殆亦不必犁而为二也。大抵痉乃病之名，瘈乃病之状，原其有刚柔二种，以病发之时，而经筋脉络僵劲，角弓反张，故曰痉，痉是劲急也，是以其病发之状象而名之也。不然，何历代诸公，或以治痉之方治瘈，或以治瘈之方治痉也。诸皆能效，治既同而不殊，则证当一而不二。更有瘈风者，因劳汗遇风，其候其治，与痉同法，但须审其劳损何脏，如因肾气虚损者，即为肾瘈风也，宜随证施治。

按：痉发作，则通身战掉，皆因气虚血虚，挟痰火所致，正犹火炎而旋转也。火能燥物，而使气液之不足，世人不谙，误认为风而用风药，风能胜湿，是不足之中而又不足矣。多因病后汗后血少不能养筋而然，切不可作风治，而纯用风药也。《玉匮金钥》曰：休治风，休治燥，治了火时风燥了。夫火为风燥之本，能治其火，则是散风而润燥，何风燥之有哉！此痉证所以宜补气液而兼散痰火，张常以十全大补，少佐附子，行参、芪之性以补卫，引归、地之性以养荣，则内起之风火潜消，而痉不治自愈矣。

夫人之筋，各随经络结束于身。血气内虚，外为风寒湿热之所中，以风散气，故有汗而不恶寒，曰柔痉。血寒泣，无汗而恶寒，曰刚痉。原其所因，多由亡血，筋无所营，邪得以袭之，所以伤寒汗下过多，与病疮人发汗，产后过汗，致成斯疾者，概可见矣。诊其脉皆沉伏弦紧，但阳缓阴急，则久久拘挛，阴缓阳急，则反张强直。二证各异，不可不别。

书曰：风病下之则痉，复发汗，必拘急。又曰：疮家虽身疼痛，不可发汗，汗出则痉。可见多因汗下而致痉，皆由坏证而成，则不专于风寒湿之外传明矣。若属风寒湿所伤，有汗者脉必浮缓，无汗者脉必浮紧。若脉沉细者，湿所伤也。

按：风搐一证，本与痉证不同。夫痉证属湿，然土极必兼风木动摇之化。风搐属木，木旺必见金燥紧敛之形，故曰诸风掉眩，曲直摇动皆风木之用。阳主动，阴主静，由火盛制金，金衰不能平木，木旺而自病，此宜吐下之。是虽不可与痉同论，然可引以证痉之风热内作者。

伤寒发汗太过，多成痉证。若身热足寒，项强恶寒，头热面肿，目赤头摇口噤，背反张者，太阳痉也。若头低视下，手足牵引，肘膝相构，阳明痉也。若一目左右斜视，并一手足搐搦者，少阳痉也。治法，在表，无汗汗之，有汗止之，阳明痉属里下之，少阳痉半表半里和之，所谓各随其经也。

方脉癫狂合参

按：《内经》言癫而不言痫，古方以癫痫或并言，或言风痫，或言风癫，或言癫狂，所指不一。盖痫病归于五脏，癫病属之于心，故今所以风痫另立一门，而癫狂合为一门也。

人生而有癫疾者，经曰：病名为胎病，此得之在母腹中时，其母有所大惊，气上而不下，精气并居，故令子发为癫疾。以其病在头巅，故曰癫。治之者，或吐痰而就高越之，或镇坠痰而从高抑之，或内消其痰邪，使气不逆，或随风寒暑湿之法，轻剂发散，上焦部位针灸脉络而导其气，皆可使头巅脉道流通，孔窍开发而不致昏眩也。

丹溪曰：癫属阴，狂属阳，癫多喜而狂多怒，脉虚者可治，实则死。多因痰结于心胸，治当镇心神，开痰结。亦有中邪而成此疾，则以治邪法治之。癫者，神不守舍，狂言如有所见，经年不愈，心经有损，是为真病。如心经蓄热，当清心除热。如痰迷心窍，当下痰宁志。若癫哭呻吟，为邪所凭，非狂也，烧蚕纸酒水，下方寸匕。卒狂言鬼语，针大拇指甲下即止。癫疾春治之，入夏自安，宜助心气之药。

阳虚阴实则癫，阴虚阳实则狂，宜大吐下除之。又曰：狂为痰火盛实，癫为心血不足，癫多喜笑，尚知畏惧，证属不足，狂多忿怒，人不能制，证属有余。经云：诸阳为狂，诸阴为癫。狂病宜大吐下。

经云：悲哀动中则伤魂，魂伤则狂妄不精，不精则不正。此悲哀伤魂而狂，当用温药补魂之阳，仲景地黄汤之类。又云：喜药无极则伤魄，魄伤则狂，狂者意不存人，此喜药伤魄而狂，当用凉药补魄之阴，即辰砂、郁金、白矾之类。

狂之为病少卧，少卧则卫独行阳而不行阴，故阳盛阴虚，治当令昏其神。得睡则卫得入于阴，阴得卫填则不虚，阳无卫助则不盛，故阴阳均平而愈矣。经又曰：阳厥强怒，饮以铁落。狂怒出于肝，肝属木，铁落，金也，以金制木之意。又曰：夺其食即已。夫食入于阴，长气于阳，故夺其食即已。是以古有治阳厥狂怒，骂詈亲疏，或哭或歌，六脉举按无力，身表如冰，发则叫呼声高者，因据《内经》"夺其食即已"之义，故不与之食，乃以大承气汤下之，得脏腑积秽数升，狂稍宁，数日复发，下如此五七次，行大便数斗，

疾瘳身温，脉生良愈，此《内经》夺食法也。然有因心血不足，神无所依，神志先虚，是以神明变乱者，宜补不宜泻。

痫发于平旦，足少阳；晨朝发者，足厥阴；日中发者，足太阳；黄昏发者，足太阴；夜半发者，足少阴。随证加入引经药，均属痰热，不必分阴阳，但有虚实之别耳。

癫、痫、狂，大相径庭，诸书皆合而不分，殊不知形证各异也。夫狂为暴病，癫为久疾。又以大人曰癫，小儿曰痫，亦非。癫者，或狂或愚，或歌或笑，或悲或泣，如醉如痴，言语有头无尾，秽洁不知，积年累月不愈，欲呼为失心风，此属心血不足，志愿不遂者有之。

狂者疾发，猖狂刚暴，如伤寒阳明大实，发狂骂詈，不避亲疏，甚则登高而歌，弃衣而走，逾墙上屋，非力所能，或与人言所未尝见之事，如有邪依附者是。痫病昏不知人，眩仆倒地，不省高下，甚而瘈疭抽掣，目上视，或口眼㖞斜，或作六畜之声。经言巅疾厥狂，久逆之所生。总之肝胆谋虑不决，屈无所伸，怒无所泄，木火上炎，心火炽盛，神不守舍，或因惊而得，或思念过多，心血日涸，脾液不行，痰迷心窍，皆足以致癫狂。丹溪谓：重阴者癫，属阴，故多喜；重阳者狂，属阳，故多怒。则阴阳寒热，有大不同者矣。然未有不由心神耗散，气虚不能胜湿而生痰，阴虚不能胜热而生火，即《内经》所谓：主不明则十二官危，使道闭塞而不通，形乃大伤也。痫病为五脏兼病，属虚者多，非若癫为心病，而多因于实也。盖得之先天内外之伤，而邪气深入于根本，以害其生气之原。邪正混乱，天枢不发，卫气固留于阴而不行，不行则阴气蓄满，郁极乃发，发则命门之相火，自下焦逆上，填塞其音声，惟迫出其如畜鸣

而已。遍身之脂液，与脾之涎沫迫而上炎，流出于口，百脉筋骨，不胜冲逆，故卒倒不知也。火气退乃醒。此时若邪气从病发而散，则不复作。若邪不散，仍与生气相乱，或邪虽退，而生气之原尚虚，当时不治，则邪易入而复作也。盖胎元之始，七节之傍，命门穴在其后，脐在其前，胎在其中，故子脐系于胞蒂，随母呼吸，母呼亦呼，母吸亦吸，通母生气，食母谷气，以化育内外之形者，皆此肾间动气所致也。当母受惊之邪，子在母腹，随呼吸得之，与肾间动气混合其中，当小儿初生之阳，如日方升，邪不易入，故痫未发，必待复感之邪入深，而与所感母腹之邪相搏而后作，故毋论大人小儿，有此疾者，纵得禀赋强壮，终因邪害其生命之原，难得中寿。若发频而智愚者，仅至四十，阴气衰半而已。小儿质弱目瞪者，则不过岁月，远亦难出成人之年，盖肾间生命之气，虚而不复，故不得寿也。其脉沉小急疾者，及虚而弦急者死。

信乎外邪之乘，必乘虚而袭，而内邪之袭，亦必乘虚而发。张治旗下张宅一妇人，产后两月，忽患癫疾，久发不愈，或连日不食，或一食倍进，或数日不寐，或间宿一寐，其脉乍洪乍小，左寸两尺常弱，消痰镇心安神之药，遍投莫效。余思诸躁狂扰，火之病也。二阴一阳，火之原也。主智闭藏，肾之用也。产后未久，少阴虚也。乃以八味汤加牛膝、五味子大剂冷服，其所食鸭肉猪肘之类，悉入肉桂同煮食之，如是调治数日，乃一日稍轻，一日如故，乃心脾亦不足，故主信而为病也。朝服加味八味汤，晚服归脾汤，去黄芪、木香，加白芍、麦冬、五味子、肉桂，服后渐安，月余痊愈。故小热为病，壮水足以制之，即正治也。大热为病，火势猖狂，亢之则害，承之乃制，非从治不

可。况肾为水脏，更为火脏，张凡遇牙疼目病咽痛诸证，两尺并弱，久治不效者，悉用加味八味汤，大剂温和浩饮，莫不随手而愈。要知火安其位，万象泰然，诚格言也。

邪祟论

《内经》十八卷，未尝有片语及邪祟。其言邪气盛则实者，指六淫之邪耳，非世俗所谓神鬼妖怪也。丹溪云：虚病痰病，有似邪祟，盖神既衰乏，邪因而入，血气两亏，痰客中焦，妨碍升降，不得运用，以致十二官各失其职，视听言动，皆为虚妄，以邪治之，其人必死。有因思想郁结太过，以致心灵真神虚损，运用精气，偏聚一脏，即所谓邪气胜则实。乃有大力倍于平时，癫狂日久不倦，惊惕如痴，如中鬼邪者，或阳明内实，登高而歌，弃衣而走，杀人不避水火，骂詈不避亲疏者，此皆神明摇乱之证。古人有祝由一科，龙树咒法之治，皆移精变气之术，但可解疑释惑，使心神归正耳。何邪祟之可祛哉！虽然山谷幽阴，时有猿精狐怪，庄房日久，或多怨鬼愁魂，花木精多为孽，鸡犬岁久兴妖，然必因虚而入。盖正气虚，则阳明之气不足以胜其幽潜，更必因心而客。盖邪心起，则淫乱之神，适足以招其类聚；或畏惧深，则疑似之念，适足以惑其心灵，乃致面黄肌瘦；或奇梦惊心；或昏倦嗜卧；或语言错乱；或嗜好失常；或饮食久绝而神色不变；或危笃垂毙而忽尔康强；或妄言祸福而明征不谬；或叫号震击而猛悍非常；或两脉而如出两人；或一脉而浮沉不等，乍疏乍数，乍大乍小，或促或结，或滑或实。凡遇此证，但以补虚安神为主，祛邪逐祟为佐。有痰者吐之消之，有积者下之攻之，用禁咒灸

法，以治其外，正言激论，以醒其心，未有不愈者。若张皇无主，纯用攻击，不惟不能去病也。

五脏所藏，乃魂、魄、神、意、智耳。五脏和则所藏安，气血调和，何病之有？若或多思想，或多恼怒，或多惊恐，或多悲哀，或多扰抑，七情偏胜，五脏失和，则偏害之病生矣。经曰：邪气胜则实，所以发也。逾墙上屋，力强不倦，及将愈也，乃有倦色，始能寐矣。经所谓正气夺则虚也。然究其源，莫不由气血之衰，正气之弱而得，故有虚极之证，误投寒凉峻削，则虚火上乘，狂跳不止者，得虚火归原则已。有妇人肝肾素虚，一受胎孕即发，产后便愈者，有小儿先天心肾不足，或后天病中调理失宜，因成是病，情窦既开，所发愈密者，观此正虚邪实可见矣。治法，凡当邪气盛时，暂为清理，以衰其邪，即《内经》夺食之意。及其稍缓，便培本元，调和气血。若徒事克伐，不惟癫狂难瘳，抑且难保其生命矣。

龙脑安神丸

治男子妇人五种癫痫，无问远年日近，发作无时，诸药不效者。

茯神三两 人参 地骨皮 甘草 麦门冬去心，各二两 朱砂水飞，二两 乌犀屑一两 桑白皮取末，一两 龙脑三钱，研 麝香三钱，研 马牙硝三钱，研 牛黄五分 金箔三十五片

为末，蜜丸，弹子大。金箔为衣，温水化下。

郁金丹

治痫疾。

川芎一两 蜈蚣黄脚、赤脚，各一条 防风 郁金 猪牙皂角 明矾各一两

为末，蒸饼丸，桐子大。空心茶清下十五丸。

冯氏家藏五痫丸

治癫痫不问新久，并宜服之。

南星泡 乌蛇肉浸酒一宿，去皮骨，焙干 白矾各一两 辰砂二钱五分 全蝎二钱，去尾，炒 半夏酒洗，焙，一两 雄黄一钱五分 蜈蚣半条，去头足，炙 僵蚕炒，一两五钱 白附子炮，五钱 麝香三分 皂角四两

先将皂角捣碎，水半升，揉汁，与白矾同熬干为末，入各药末，姜汁打面，糊丸，如桐子大。每服三十丸，姜汤下。

参砂丸

治风痫。

人参 蛤粉 朱砂各等分

共为细末，猪心血为丸，如桐子大。每服三十丸，食远薄荷汤下。

归神丹

治癫痫诸疾，惊悸，神不守舍。

颗块朱砂二两，猪心内酒浸 金箔二十片 白茯苓 酸枣仁 罗参 当归各二两 银箔二十片 琥珀 远志姜制 龙齿各一两

为末，酒糊丸，桐子大。每服三十丸，麦冬汤，或枣仁汤下。

黄芪汤

汗多气虚发痉。

黄芪蜜炙，二钱 人参 白术 茯苓 白芍炒，各一钱 甘草炙，八分 桂枝五分

水煎服。

当归散

血虚及去血过多发痉。

当归酒洗，二钱 川芎 熟地 防风 黄芪各一钱 芍药一钱五分 甘草五分

水煎服。

控涎丹

治痰迷心窍，时作癫狂，狂言如有所见。

甘遂去心 紫大戟去皮 白芥子各等分

为末，煮面糊丸，桐子大，晒干。临卧，淡姜汤下三十丸，以下利去痰饮为愈。

牛黄泻心汤

治心经邪热，狂语，精神不爽。

龙脑研　牛黄研　朱砂研，各一钱　大黄生，一两

为末。每服三钱，生姜、蜜水调下。

宁心膏

妇人失血过多，心神不安，言语不常，不得睡卧。

辰砂研　酸枣仁炒　人参　白茯神　琥珀各七钱五分

滴乳香一钱，研，共为细末，和匀。每服一钱，浓煎，灯心枣子汤，空心调下。

茯神散

治妇人心虚，与鬼交通，妄有所见闻，言语杂乱。

茯神一两五钱　茯苓　人参　石菖蒲各二两　赤小豆五钱

上㕮咀。每服八钱，水一盏半，煎至八分，通口食前服。

辰砂散

治风痰诸痫，狂言妄走，精神恍惚，乍歌乍哭，饮食失常，疾发仆地，医药无效者。

辰砂光明有墙壁者，一两　酸枣仁五钱，炒　乳香五钱

上各为末，量病人能饮酒几何，先令恣饮，但勿令吐，至静室中，以前药作一帖，温酒一盏调之，令顿饮。如饮酒素少者，但随量取醉。服药讫，便置床枕令卧。如病浅者，半日至一日醒。病深者，二三日方醒。宜令家人伺之，但勿惊唤觉，须待其自醒，则神魄定矣。万一惊寤，不可复治。正肃吴公少时心病，服此二剂，五日方寤，遂瘥。盖酒能昏神也。一方加人参。

济世方

治失心。

郁金七两，须四川蝉肚者真　明矾三两

为末，薄糊丸，桐子大。每六十丸，汤水任下。昔有妇人癫狂数年不愈，后遇至人，授此方，初服觉心胸中有物脱去，神气洒然，再服顿苏。此药善去郁痰，凡病得之忧惊，痰裹心窍者最宜。

保命当归承气汤

当归　大黄各一两　芒硝七钱　甘草五钱

每二两，水一大碗，姜三片，枣十枚，煎至一半，温服。若阳狂奔走，骂詈不知亲疏，此阳有余，阴不足。大黄、芒硝去胃中实热，当归补血益阴，甘草缓中，加姜、枣者，引入胃也。以大利为度，经所谓：微者逆之，甚者从之。此之谓也。

茯苓丸

常服治心疾良验。

人参　石菖蒲　远志　茯神　辰砂飞　南星　半夏曲　真铁粉各等分

为末，姜汁糊丸，桐子大，辰砂为衣。每服十丸加至三十丸，夜卧姜汤下。

蕊珠丸

治心恙及邪祟。

猪心血　朱砂一两　干青靛花一匙

将猪心血、靛花研匀，朱砂和丸，桐子大。每二十丸，茶酒下。甚者不过三服。

治癫痫经验方

先服此一剂伐邪。

竹茹一钱　半夏曲八分　枳实　橘红　甘草炙，各五分　山楂炒黑，一钱五分　玄明粉　灯草各三分

加姜、枣，水煎服。

第二次服方，可服三剂。又服前方一剂，又再服此方三剂。

人参一钱五分　黄芪五分　归身一钱　百合二钱五分　生酸枣仁三分　熟酸枣仁四

分　贝母　小草各一钱　麦冬五分　甘草梢三分　白芍药吴茱萸炒过，八分　茯神　酒红花二分

　　加姜、枣，水煎服。

　　第三方　服前二方半月，觉神气稍完，继服此药。

　　紫河车一具，洗净，砂锅煮烂，入盐少许，与服后，半月勿服药，觉少减，又服前方一剂，第二方三剂，将二药间服。

小儿疳证总要

　　二十以上，其证为痨，二十以下，其证为疳，总皆气血虚损，同出而异名也。有因幼少乳食，肠胃未充，食物太早，耗伤真气而成者。有因肥甘肆进，饮食过餐，积滞日久，面黄肌削而成者。有因乳母寒热不调，或喜怒房劳之后，乳哺而成者。有因病后失调，元气未复而成者。如身体虽肥润，而内气如火，善饥善渴，小便赤色，此为骨蒸。继此朝凉夜热而即成疳。若平时小便变色，或黄赤恶臭，淋闭溺难，浑浊如米泔者，此为溲白。于此失治，则阴阳不分，为泻为痢，渴热不去，为疟为淋，而变成疳。论脏则有五疳，成疳又有五候。如春日眼目多痛，吐痢频频，疳虫泻痢，白膜遮睛，筋青脑热，此乃风疳之候。风疳者，肝脏受热所致，甚至肉削骨露，眼成雀盲，左胁结硬，频频吐涎，眼角有黑气者，死。如夏日身发壮热，脸赤唇红，舌疮眼赤，五心昏热，胸膈烦闷，盗汗频渴，小便赤涩，口中苦燥，此乃惊疳之候。惊疳者，心脏受热所致，甚至热消津液，饮水不已，食则惊啼，舌上黯黑，形容枯槁者，死。如面黄肢热，泻下酸臭，减食餐泥，腹大脚细，吐逆中满，水谷不化，睛黄眼肿，合面昏睡，此乃食疳之候。食疳者，脾经受伤所

致，又名肥疳。甚至吃土不已，泻痢频频，水谷难消，饮食恶进，面黄肌削，唇白腹高，人中平满者，死。如秋日发热恶寒，鼻下两旁湿疮赤痒，咳嗽不已，咽喉哑痛，毛焦气胀，喘急多饥，此乃气疳之候。气疳者，壅热伤肺所致，甚至面如枯骨，咳逆气促，泻频白沫，身上粟生斑黑者，死。如内证，则脑热肚痛，寒热往来，滑泄频频，口臭干渴，耳内疮脓，外证则身体壮热，足冷如水，面䵟爪黑，疮疥肌削，齿龂口疮，俗名走马。盖齿属肾，肾气一虚，则虚火壅于上焦，故乃口臭，名曰臭息。继此齿黑，名曰崩砂。更若龂烂，名曰溃槽。如热血逆出，名曰宣露。甚至牙为脱落，名曰腐根。其根既腐，病纵得痊，齿不可再，此乃急疳之候。急疳者，肾疳也。一名骨疳。乃肾脏久受伤损所致，甚至饮水好咸，小便如乳，耳焦牙黑骨枯者，死。又有冷疳者，多渴溏泻，好卧冷地，减食咳逆，目肿面䵟，体软唇坚，肚大筋青，眼膜羞明，身瘦肢冷是也。又有肥热疳者，身体肥热，焦渴自汗，酷喜瓜果，肚胀肠鸣，尿白泻酸，多睡多啼，善食灰土炭米等物是也。精液既耗，脏腑枯槁，则燥渴不已，名为疳渴。中气不足，健运失常，泻痢久作，名为疳泻、疳痢。五心烦热，毛长皮枯，胸骨高起，时时咳嗽，名为疳嗽。又有蛔疳，是因乳哺不调，食肉太早，停蓄肠胃而为虫，其候皱眉多啼，腹痛吐沫，肚胀青筋，唇口紫黑，肠头作痒，然证类似脾疳。又有脊疳，乃虫食脊膂，身热羸瘦，烦痛下痢，齿啮爪甲，拍背如鼓鸣，脊骨如锯齿，十指生疮，其证类似肝疳。又有脑疳，头皮光急，头疮如饼，头热如火，发结如穗，囟门肿高，是因脑中素受风热，或难产，或临产多欲所致耳，然证似心疳。又疳肿胀者，是因虚中有积，故

令肚胀紧胀，脾又受湿，故四肢头面皆浮也。又疳痨者，肚胀脐突，肉削骨露，潮热往来，五心烦热，盗汗喘嗽，骨蒸枯悴而生疮疥是也。又有干疳者，谓五脏津液枯竭也。又有无辜疳者，因浣衣夜露，为无辜落羽所污，小儿服之，令身体发热，日渐黄瘦，便痢脓血者是也。《心鉴》曰：其脑后项边有核如弹，按之转动，软而不痛，其间有虫如米粉，如不速破而去之，则虫随热气流散，遍体生疮，一入脏腑，便痢脓血，须以银针刺破，贴以膏药可也。其自然疳者，起于久痢久泄，久热久寒，久渴久吐，久汗久疟，久咳久血久淋而成也。其丁奚者，手足极细，项小骨高，尻削体瘦，腹大脐突，号哭胸陷，乃生谷癥。其哺露者，虚热往来，头骨分开，翻食吐虫，烦渴呕哕，柴骨枯露。总因脾胃虚弱，不能传水谷以资精血，是以精血枯涸，肌肤枯黯而成也。更有疳虫，或如发丝，或如马尾，出于头顶腹背之间，黄白及赤者，生，紫黑青者，死。又有冷热疳者，外则卧地烦燥，内则滑泄无时，肌肉日削，饮食渐减是也。然治寒以温，治热以凉，此用药之常法。殊不知疳之受病，皆虚所致，即热者，亦虚中之热，寒者，亦虚中之寒，积者，亦虚中之积。故治积不可峻取，治寒不可骤温，治热不可过凉。虽积者，疳之母，而治疳先于去积，然遇虚极者而迅攻之，则积未去而疳愈危矣。故壮者，先去积而后扶胃气，衰者，先扶胃气而后利之。书曰：壮人无积，虚则有之。可见虚为积之本，积反为虚之标也。如恶食滑泻，脚心不知痛痒，乳食直下，牙龈黑烂，头项软倒，舌白喘促，四肢厥冷，干呕寒噎，下痢肿胀，刺痛气短，耳焦肩耸，面色如银，肚硬如石，皮发紫疮，鹤膝解颅，粪门如筒，肌肉青黑，口舌臭烂，口吐黑血，吐利蛔虫，流涎臭秽者，并为不治。

疳　眼

小儿肥甘恣食，寒暑不适，生冷油腻伤脾，糖面炙煿助火，因循积渐，酿成疳疾。渴而易饥，善食而瘦，发竖下泄，腹胀鼻干，久久不治。脾弱肝强，化源既绝，肾阴自亏，木失所养，肝火自燥其窍，遂成目眚。多生翳膜，睫闭不开，眵泪如糊。乃中州弱而清阳不升，肝火盛而浊阴不降所致。治当升清降浊，以白术、人参，先补脾胃为君，柴胡、枳壳，疏肝抑气为臣，苍术、茯苓、泽泻，渗湿降浊为佐，羌活、蔓荆、升麻、川芎、薄荷诸风药，既散风火，且借上达之性以为使，疳与目疾咸获其效矣。

魃　病 儿科

魃病者，儿将周岁，母复有妊，儿饮其魃乳，又谓爱乳。以成斯证。或有母患他病，儿饮其乳，以类母病者有焉。盖母之血气若调，乳则长养精神，血气一病，乳则反生他病。母既妊娠，精华下荫，气则壅而为热，血则郁而为恶。小儿神气未全，易于感动，其候寒热时作，微微下痢，毛发鬇鬡，意殊不悦，甚至面色痿黄，腹胀青筋，泻青多吐，日渐尪羸，乳食不进，竟成疳状。又有谓受妊之时，或因大实大虚，饥饱劳役，大暑大寒，风雨雷电，及阴阳不等，犯禁亦成此候。俗以孕在胎中，因儿饮乳，其魄识嫉而致儿病，故谓胎妒。

骨　蒸 儿科

蒸热之病，多起于足阳明。其始也，

火上冲而能咳，火消烁而善饥。盖胃为气血之海，气血不足，邪火杀谷，水谷之精不足济之，渐成口秽烦燥，夜热朝凉，毛焦口渴，气促盗汗，形如鹄立，谓之消瘅。若大便日有十余，肢瘦腹大，频食多饥，谓之食并。再失调治，邪火不退，相传相变，耗烁精滋，五脏俱困。如传诸肝，则多怒善恐，颊痛转筋，遇卯酉时则较重。传诸脾，则神怠肉肿，足冷肠鸣，辰戌丑未时则较重。传诸肺，则咳逆膈胀，背楚恶寒，遇午后则较重。传诸心，则五心燔灼，唇鲜口苦，当午则较重。传诸肾，则虫食脊髓，宣露柴骨，遇阴分则较重。此皆邪火为害，而耗伤精血致病者也。若至年大，情窦既开，损伤精血而成骨蒸者，此又是精血受伤，致成骨蒸者也。当于精血根本处求之。

痿　黄 儿科

痿黄者，犹树木之精滋不足，故萎而黄也。在人为病，本于脾胃有伤，故土色自见也。盖脾恶湿，有为湿蒸，则厥腹膨胀，手足浮肿，黄中带黑，唇燥口秽者，宜服苍术、半夏、泽泻之类。有得之久病者，其候毛焦体热，阴囊光亮，目黄胕肿，屡食善饥，黄甚如疸者，宜用茯苓、薄、桂、厚朴之类。又有得之风热之后，气短神倦，黄中带白，如新出鹅羽，俗名鹅白者，宜针破其手足指尖。盖食指，大肠络也，引乃疏壅导塞之意耳。内服扶脾开胃导水之药为主。有得之食伤者，其候噫逆酸楚，颐浮唇白，黄中带赤，烦燥口秽，宜用莪术、枳壳、卜子、山楂之类。

龟胸龟背 儿科

龟胸者，胸高胀满，形如覆掌，多因乳母酒面五辛无度所伤，或夏月烦燥，热乳宿乳与儿。盖肺气最清，为诸脏华盖，水气泛溢，肺为之浮，日久痰滞，则生风热，一触诸辛，肺气昏乱，是以唇红面赤，咳嗽喘促，溏泻蒸热，由此而成疳，由疳而成龟胸矣。如药后而复作传变，目睛直视，痰涎壅上，或发搐者，难治。龟背者，多因未满半周，强令坐早，失护背脊，以致客风吹扑，传入于髓，寒则体痿，故传变成斯。又谓五脏皆系于背，凡五脏受过，而成五疳，久则虫蚀脊髓，背骨似折，高露如龟矣。书曰：腮肿疳还盛，脊高力已衰，肾无生气，骨无坚长，故为恶证也。

三才膏

治骨蒸痿黄。

天门冬去心　地黄　人参各等分

水煎成膏，白汤调服。

大肥儿丸

治五疳，脾虚泄泻骨蒸。

人参　山楂　白术土炒　陈皮　蓬莪术　厚朴　神曲　黄连　胡黄连　青皮　茯苓　白芍　地骨皮　泽泻　肉豆蔻　槟榔　川芎　柴胡　使君子去壳　甘草　干蟾煅，各五钱　五谷虫一两

为末，蜜丸如弹，米汤下。

香蔻饮

治疳泻。

黄连　诃子煨去壳　木香　缩砂炒　茯苓　生肉豆蔻

姜、水煎服。

杰圣丸

治小儿疳病通用。

芦荟　五灵脂　好夜明砂焙　砂仁

陈皮 青皮 莪术_煨 使君子_煨 木香_各
一钱 蛤蟆_{日干炙焦} 黄连_{各三分}

为细末，用雄猪胆二枚取汁，和丸，
麻子大。每服十五丸，米饮送下。

煮肝散

疳眼翳膜羞明。

夜明砂 蛤粉 谷精草_{各一两}

为末。每服一钱，五七岁以上二钱，
用雄猪肝如匙大一片批开，掺药在内，以
麻扎定，米泔水半碗煮之。肝熟捞出，倾
汤碗内熏眼，肝分三次嚼食，仍用肝汤咽
下，日三服，不拘时。大人雀目，空心
服，至夜便见。如患久不效，日作二服。

鸡肝散_{锦囊秘方}

神治疳积坏眼白翳，一服即红，再服
即退。

透明雄黄_{一钱五分，研碎} 桑白皮_{五六钱，}
_{焙燥，捣粗末} 鸡内金一个，瓦上炙燥，捣碎

用药掺雄鸡软肝上，酒酿煮熟，去药
食肝，忌铁器。

画眉膏

断乳。

栀子_{三个，烧，存性} 雌黄 轻粉 辰
砂_{各少许}

为末，香油调匀，俟儿睡着，浓抹两
眉，醒来自不思乳。未效再用。

治疳积眼神效。

芙蓉花_{阴干，四两} 肉果_{煨，一个} 胡黄
连_{五钱} 雄鸡软肝_{一个}

白酒煮去筋膜，和前药为丸，作三四
服。白酒化下。

一方

治肾疳，腐根宣露臭烂。

雄黄_{如绿豆大七粒} 淮枣_{去核，七个}

上黄每粒藏枣内，将铁线缠定，于油
灯上烧，以外黑内干为度，出火气为末，
擦牙根，唾去流涎，血止为度。

追虫丸

苦楝根 贯众 木香 桃仁_{去皮、尖，}
_炒 芜荑_炒 槟榔_{各一钱} 当归 鹤虱_{炒，}
_{各一钱五分} 轻粉_{一角} 干蟾_{去头足，酥炙} 黄
连_{炒，各一钱} 使君子肉_{二十五粒}

为末，细丸。肉汁汤下。

疳门要药

清疳热，如用黄连、胡黄连、黄芩、
栀子、地骨皮、石斛、五谷虫、青黛、滑
石之类，随候采用。

消疳化积杀虫，如草龙胆、芦荟、雄
黄、贯众、干蟾、三棱、蓬术、枳实、山
楂、使君子、杏仁、雷丸、槟榔、阿魏、
芜荑、石决明、神曲、香附、青皮、木香
之类，随候采用。

滋阴养血，如生地、熟地、当归、白
芍、丹皮、地骨皮、知母、黄柏、泽泻之
类，随候采用。

健脾开胃培元，如山药、茯苓、白
术、缩砂、陈皮、白豆仁、芡实、人参、
甘草、米仁、肉果、莲肉、陈米之类，随
候采用。

论 吐_{儿科}

经曰：诸逆冲上，皆属于火。诸呕吐
酸，皆属于热。又曰：寒气客于肠胃，厥
逆上出，故痛而呕。呕吐者，阳明之气，
下行则顺，今逆上行，故作呕吐，有热、
有寒、有食也。然始有因伤乳过满而溢，
以致导虚胃气，渐成斯证者有之。凡有声
有物，开口而作者，名曰呕。有物无声
者，名曰吐。有声无物者，谓之哕。又有
呧乳者，乳自流出，似檐水射出之象。噎
者，心胸上下气逆郁筑。哕者，膈虚胃寒
以致哕，哕作声，无物可出也。然候不
一，如儿初生，有因母有伏痰，得之胎气

使然者；有因拭口不净，恶水流毒所致者；有饮食乍乖，又触惊怒，胃气受伤，恶食胃痛而致者。若耳后红纹两颊红紫，气粗作吐者，此发痘疹之候。如肤削神困，囟动不停，不思乳食，是胃气虚弱，不能消纳，此为虚吐。如面青唇白，清涎夹乳，喜热恶寒，四肢凄清，此为冷吐。至如胃有实火，则吐黄水而味苦，胸前烦燥。若乘厥阴而入肝，则为酸为逆，多怒烦啼，此为热吐。如咳嗽气急，吐清水而膈闷者，是胃有寒邪，中有顽痰，已而成热，此为痰吐。若饮食不化，酸臭上逆，恶食不渴，胃痛潮热者，是伤食、伤寒也。若黄痰稠涎，作噎、作呕者，皆火之征也。如面白毛焦，或面有白斑点子，唇红或紫，昏困时吐，不醒人事，胃口时痛时止，而呕清水者，虫吐也。如唇黑多哭，夹痰吐乳者，是伤脾也。如身上发热，咳嗽痰鸣，夜间烦燥，鼻青吐乳者，是客风伤肺也。如早晚发热，山根青色，吐而不睡者，是惊吐也。治吐之法，当辨新久寒热。如初吐当导利以顺气下行。吐久者，须防胃虚生风。故治吐证，贵扶胃气为要。如吐不已，可微止之，无使太泄胃气。惟有风疾及夹痰吐者，不可遽止，否则，风无定处，更入外风，痰热相生，必成惊候。其余诸吐实起，及微呃乳，便当调治。如呃不已即成吐，吐之不已即成呕，呕之不已即成噎，噎之不已即成哕。至此胃气大衰，精神渐脱矣。若至呕吐不已，日渐沉困，囟陷囟肿，青筋大露者，非频吐不食，昏沉语塞，喘急大热，常呕腥臭者，皆死。又有时时吐唾者，多因肾气衰冷，不能藏蓄津滋，润泽心肺，久必渐为黄瘦，宜煎地黄料浩饮之。又有胃气衰冷，不能运行津液所致者，此宜温补胃气。又有心脾蕴热，经曰：舌纵涎下，皆属于热者，宜清理之。属肾、属胃、属脾，为虚、为寒、为热，常以色脉辨之。

论　泻　儿科

夫泻证不同，溏、泄、滑、利、洞五泻是也。溏者，似泻非泻，糟粕不聚，其色似脓。泄者，无时而作，泻出不知。利者，直射溅溜，气从中脘。滑者，水谷直过，肠胃不化。洞者，顿然下之如桶，散溃不留。当以脉候参详，而虚实迥别矣。寒泻者，其色必白。热泻者，色必黄赤。或粪沫射出而远，火性迅速，元阳直走，毋轻视也。然有久寒之后，因虚而生火者；有因热极而伤寒者；有因实而致虚者；有因虚不运化而似实者；有因伤后频伤，色白似寒者；有因伤久燥涩色黄，津液耗亡作渴而似热者；有因木来克土，色青似惊者。更泄证所属有五，胃泄、脾泄、大肠泄、小肠泄、大瘕泄。胃泄者，饮食不化，其色必黄。脾泄者，腹胀满而泄注，食即吐逆。大肠泄者，食已窘迫，大便色白，肠鸣切痛。小肠泄者，泄短而便脓血，少腹必痛。大瘕泄者，数至圊而不能便，茎中亦痛。更有食积泻者，积聚停饮，痞膈中满，胁肋疼痛，昼凉夜热，厥口吐酸。脉实者，先利而后补，虚者，先补而后利。如春月伤风咳嗽而泄者，是表里俱虚，木旺而土亏也。冬月受寒而泄泻者，不治即成慢脾也。中湿而泄泻者，必肠鸣肚痛，手足俱寒，宜宣利其水可也。然泄泻、疟痢，同乎一原，皆由暑月脾伤所致。饮食为痰，充于胸膈则为疟。饮食为积，胶于肠胃则为痢。饮食始伤，即泻为轻，停滞既久，乃发疟痢为重。又凡水泻而腹不痛，肌肉虚浮，身体重着者是湿。如完谷不化者，为气虚。如腹痛肠鸣，卒痛一阵，水泻一阵者，是火。如昏闷痰多，时泻时止，或多或少者，为痰。

如痛甚而泻，泻后而腹痛减者，为食积。如面垢烦躁，渴饮水浆，背寒自汗，头热呕吐者，为伤暑。然泻本属湿。或饮食伤脾，治法不外乎渗湿、消导、分利、补脾数法而已。然尤宜分寒热新久。如泻久而元气下陷者，宜升提之。肠胃虚滑不禁者，宜收涩之。利水不可施于久病之后，收涩不可投于初起之时。面赤渴泻者，暖剂宜禁。泻久作渴者，凉剂忌投。盖暴泻非阴，久泻非阳。渴者，当致不渴方愈，谓其邪热去，脾气复，津液生也。不渴者，当致微渴才痊，谓其积滞去，阴阳和也。如泻时止时发者，可发散脾间湿气，后与扶脾可也。若交寅时而泻者，谓之晨泻，宜为温补肾阳。盖肾开窍于二阴，而失闭藏之职也。故有脾虚、肝虚、肾虚，谓之三虚。有因湿、因火、因痰、因虚、因暑、因积、因风、因冷，谓之八证。若吐乳泻黄，是伤热乳也。吐乳泻青者，是伤冷乳也。粪如臭鸡子而肚膨，手纹紫色而身热者，是疳泻也。粪青夜啼，或时惊悸者，是惊泻也。初泻微黄，良久则色青者，为脏冷也。便青而夹白脓，稠粘如涎者，是亦肠寒。久则令儿腹痛鸣啼，面白形青，渐成阴痫。总脾者，一身之祖，百脉之源，病则十二经皆病矣。

论　吐　泻 儿科

凡脾虚则泻，胃虚则吐，脾胃俱虚，吐泻并作。先吐而后泻者，是中焦之气不和，不能消纳，必面赤唇红，烦渴溲短，厥脉洪数，乃受热之征也。先泻而后吐者，或饮食乍加，夜睡肚冷，或寒湿伤脾，脾伤胃弱而成，必面白神倦，不热不渴，厥脉沉濡，是虚寒之可征矣。又有夏月，外伤于暑，内伤于食，阴阳不能升降，乃乖膈而陡发者；又有阳气不振，而吐泻不止者；亦有乳母冒暑，儿饮热乳而然者。凡黄赤红色为热，白色为寒，青黑为痛。然吐则伤气，泻则伤血，气虚则发厥，血虚则发热，气血俱虚，则身热而手足厥，继此必成慢风，可不慎欤！惟疳泻不成风候，久则亦患无辜，终为虚乏。如泻注而脉浮大数者，死。或泻而腹胀脉弦者，死。唇亦生疮，眼多赤脉者，死。久痢作呕，有声无物，唇鲜渴逆者，死。洞泻不止者，死。如屋漏水而不止，食入则呕，昏沉眼窜，手足口鼻皆冷者，死。舌黑有芒刺，此阴竭而孤阳上浮也。大渴不止者，此肾败也。俱死。

霍乱大小总论合参 附恶心

霍乱者，多得之于夏月外感湿热风暑，内伤饮食生冷，阴阳否隔，清浊相干，上下奔迫，气乱肠胃之间，阳不降，阴不升，邪正相逆，中脘节闭，击搏于中，卒然吐泻而挥霍变乱，心腹大痛，呕吐泻利，憎寒壮热，头痛眩晕。邪在上焦，先心痛则先吐；邪在下焦，先腹痛则先泻；邪在中焦，心腹并痛，则吐泻齐作。阳明润养宗筋，吐泻骤亡津液，失其所养，甚则转筋入腹而毙。在小儿脾胃虚弱，乳食易停，兼外冒寒暑，则邪正相攻，脾虚则泻，胃虚则吐，脾胃俱虚，吐泻并作，亡阳变风者有焉。治法则宜定吐安胃为先，次以随证止泻为要。然湿霍乱死者少，干霍乱死者多。干霍乱者，忽然胀满，心腹绞痛，上不得吐，下不得泻，躁乱昏愦，关格阴阳，遍体转筋，手足厥冷，痰壅腹胀，顷刻之间，升降不通，便致闷绝，误进饮食，立致杀人，此乃寒湿太甚，脾被绊而不能动，气被郁而不能行，脾土郁极，不能发越，以致火热内扰，所以卒痛，手足厥冷，恶心呕哕，俗名搅肠痧①者，言其痛之甚也。不可过于攻，过攻则脾愈虚；不可过于热，过热则火愈炽；不可过于寒，过寒则火捍格，须反佐以治，然后郁可开，火可散也。北方刺青筋以出气血，南方括手足以行气血，俱能散病。然出气血，又不若行气血之为愈，况霍乱乃气病，而非血病，刺青筋固能散气，然血亦因之以伤。人之一身，气常有余，血常不足，今不足者，又从而伤之，是不足之中又不足矣。少壮之人，幸或得免，衰老之人，多致于死，何则？夫气为血之先导，血为气之依附，今阴血既虚，则阳失其所依，必然躁越，不死何待？况阳虚必恶寒，阴虚必发热，热则阴血愈消。经曰：阴虚则病，阴竭则死。惟宜以热童便入浇盐少许，三饮而三吐之，宣提其气，盐涌于上，溺泄于下，则中通矣。或有单用淡盐汤探吐之，总不出宣通发越之义。盖既有其入，必有其出，今有其入，而不得其出者，否塞也，多死。得吐后，方可用药调理。《脉诀》曰：滑数为呕，代者霍乱。微滑者生，涩数凶断。又曰：滑而不匀，必是吐泻霍乱之候。脉代勿讶，故凡吐泻，脉见结促代，或隐伏，或洪大，皆不可断以为死。果脉来微细欲绝，少气不语，舌卷囊缩者，方为不治。

夫中者，上下四旁之枢机。若中脘之气健旺有余，则驱下脘之气于大小肠，从前后二阴而出。惟其不足，则无力运之下行，反受下脘之浊气，以致胃中清浊混乱，为痛为胀之所由也。经曰：太阴所至为中满，霍乱吐下，清气在阴，浊气在阳，营气顺脉，冲气逆行，清浊相干，乱于肠胃，则为霍乱。吐泻之后，甚则转筋，此兼风也。手足厥冷，气少唇青，此

兼寒也。身热烦渴，气粗口燥，此暑病也。四肢重着，骨节烦疼，此兼湿也。转筋者，以阳明养宗筋，属胃与大肠，今暴吐下，津液顿亡，内外伤感，冷热不调，阴阳相搏而攻闭，诸脉枯削，宗筋失养，必致挛缩，甚则舌卷囊缩者，难治也。凡遍身转筋，肢冷腹痛欲绝，脉洪者，易治。脉微弱渐迟者，死。及阳气已脱，或遗尿不知，或气少不语，或膏汗如珠，或大躁欲入水，或四肢不收者，皆死。

如吐利不止，元气耗散，病势危笃，或口渴喜冷，或恶寒逆冷，或发热烦躁，欲去衣被，此阴盛格阳也。不可以其喜冷欲去衣被为热证，当以理中汤。甚者，附子理中汤。不效，则四逆汤。并宜冷服。

恶心者，无声无物，心中欲吐不吐，欲呕不呕。虽曰恶心，实非心经之病，皆在胃口之上，有痰、有热、有虚，皆宜用生姜，随证佐药，盖以生姜能开胃豁痰也。

伤食大小总论合参 附伤饮

停食者，必胸膈痞塞，恶食噫气，如败卵臭，身热颅汗，掌中倍热，烦啼不能仰卧，见食憎恶，且亦头痛发热，状如伤寒，但身不痛为异，其脉右手气口紧盛。治法：伤食初起，必兼辛散，不可骤用苦寒。盖食得寒则愈凝，得热乃能腐熟，惟宜导痰消食健脾。若至已成糟粕，日久生热，须假凉药一二味以降之，故礞石丸内用黄芩也。亦有郁怒扰抑伤脾，不思饮食者，尤宜行气调中。如冷物停滞者，炮姜、豆蔻辛温之药，以消导之。宿食已消，而中焦未和者，六君子以养之。食多而滞者，消其滞，食少而不能化者，助其

----

① 痧　原作"沙"，同音假借，以下径改。

脾。至有身不壮热，脉不洪大而实，但胸中胀极者，此无根失守之气，逆奔于上，乃能极胀大，虚证也。盖胸为受气之所，非可藏纳有形之物，当用塞因塞用之法，以大补为消。

东垣曰：宿食不化，则独右关脉沉滑。又曰：浮而滑者，宿食也。又曰：脉弦者，伤食。书又曰：人迎紧盛伤于寒，气口紧盛伤于食。夫人迎乃左寸也，为足阳明之别脉，而何以伤于寒者，反人迎紧盛乎？气口乃右寸也，为手太阴之动脉，而何以伤于食者，反气口紧盛乎？盖人身之气血，运行不息，流注于各经而见动脉。若寒伤于肺，皮毛外束，邪火燔灼于肺金，以故太阴不能朝百脉而持权衡，阳明一经，独有浊气，故气血之所注，只就胃中之无邪者而输将之。《灵枢》以人迎候阳主外，则知人迎为阳明之腑脉，专主乎表，故人迎紧盛，而知寒伤乎肺也。若食伤于胃，则精微无由上输于肺，而金无所养，致失其灌溉脏腑流行三焦之职，由是血只盛乎一经，而不能宣通上达也。《灵枢》以气口候阴主中，则知气口为太阴之脏脉而主乎里，故气口紧盛，而知食伤乎胃也。后世以左右手关前一分为人迎气口，而以辨内外伤，纷无定说。又曰：何谓人迎？喉旁取之。互参诸书，庶不淆于左表右里之说，而合于《内经》矣。李时珍曰：两手六脉，皆肺之经脉也。盖脉行始于肺，终于肝，而复会于肺，肺为气之门户，寸口曰气口者，因肺主气，气之盛衰，见于此也。凡五脏六腑，两手寸关尺者，皆手太阴肺金之一脉也。但分其部位以候他脏之气耳，故曰肺朝百脉，而寸口为之大会也。然岐伯曰：气口亦太阴，何也？盖五味入口，藏于胃，以养五脏，五脏六腑之气味，皆出于胃，变见于气口，所以，气口虽为手太阴，而实足太

阴之所归，故曰气口亦太阴也。饮食内伤，亦头疼发热，胸满呕吐，噫气如败卵臭，心口按之必痛，见食恶食，俗呼夹食伤寒，两寸脉必弦紧，右关弦大有力，或浮滑而疾。然饮与食又当分别，饮者，水也，伤无形之气。食者，物也，伤有形之血。

内外之伤，既已分明，所伤轻重，尤须酌量，然后投之以药，无不确当，故曰用药无据，反为气贼。经曰：约方犹约囊也。囊满勿约则输泄，方成勿约则神与气勿俱。故古人桂枝汤、承气汤下俱云：若一服汗出即止，得更衣即止，不必尽剂，其慎如此。盖得圣人约囊之旨也。经曰：上工平气，中工乱脉，下工绝气。盖因不知表里轻重，无据而乱投之也。

脾主四肢，四肢热，即五心烦热也。火性上行，若郁而不达，则消烁真阴，而肌肤筋骨如火之热也。若饮食填塞至阴，则清阳不得上行，故不能传化也。经曰：火郁发之。盖火之为性，扬之则光，遏之则灭。今为饮食抑遏，则生道几乎息矣。使清阳出上窍，则浊阴自归下窍，而饮食传化，无抑遏之患矣。东垣圣于脾胃，治之必主升阳。欲医知降而不知升，是扑其少火也，安望其卫生耶？

男子以气为主，故宜右手脉盛；女子以血为主，故宜左手脉盛。然人之身，气为卫，血为荣，无分男女，皆以胃气为主。经曰：胃为水谷气血之海，化营卫而润宗筋。又云：阴阳总宗筋之会，而阳明为之长。盖胃气者，中气也。《易》颐之象曰：君子慎言语，节饮食。慎言语则中气不散而上越，节饮食则中气不滞而下行。

阴阳应象论云：水谷之寒热，感则害人六腑。是饮食之伤，伤于寒热也。痹论云：饮食自倍，肠胃乃伤。是饮食之伤，伤于饥饱也。古人治法，分上中下三等而

治之。在上者，因而越之，瓜蒂散之类；中者消化，神曲、麦芽、山楂、三棱、广茂之类；在下者，引而竭之，硝黄、巴豆、牵牛、甘遂之类。若饮食尚在胃脘，未曾蒸腐而成糟粕，妄行攻下，中气被伤，传导失职，燥热愈甚，宜有结胸之变也。古人又分寒热而治之，伤热物者，以寒药治之，伤寒物者，以热药治之，如伤冷物二分，热物一分，则用热药二停，寒药一停，若备急丸是也。当随证加减。然饮食之病，伤寒物者居多，盖热则行而寒易凝也。

当今方家以平胃散为脾胃之准绳，孰知平胃者，胃中有高阜，则使平之，一平即止，不可过剂，过剂则平地反成坎矣。今人以为常服者，误也，不若枳术丸为胜。夫枳术丸乃洁古老人所制，用枳实一两，白术二两，补药多于消药，先补而后消。以荷叶裹饭烧熟为丸，盖取荷叶色青得震卦之体，有仰盂之象，中空而清气上升，烧饭为丸，以取谷气，洁古枳术一方，启东垣末年之悟，补中益气自此始也。但洁古专为有伤食者设，今人以此丸为补脾药，朝服暮饵，更有益之橘、半、香、砂者，则又甚矣。吾恐枳实一味，有推墙倒壁之功，而人之肠胃中，既已有伤，墙壁不固，能经几番推倒乎？至若山楂、神曲、麦芽三味，举世所常用者，然山楂能化肉积，凡年久母猪肉煮不熟者，入山楂一撮，皮肉尽烂。又产妇儿枕痛者，用山楂二十粒，砂糖水煎一碗服之，儿枕立化，可见其破气破血，不可轻用。曲糵者，以米与水在磁缸中，必藉曲以酿成酒，必藉糵以酿成糖，脾胃在人身非磁缸比，原有化食之能，今食不化者，因其所能者病也。只补助其能而食自化，何必用此消克之药哉！脾气一受伤于食，再受伤于药，而复能还原健运者，鲜矣。

大凡元气完固之人，多食不伤，过时不饥。若人先因本气不足，致令饮食有伤，前药一用，饮食虽消，但脾既已受伤，而复经此一番消化，愈虚其虚，后日食复不化，犹谓前药已效，汤丸并进，展转相害，羸瘦日增，良可悲哉！窃痛此弊，因申言之。凡太平丸、保和丸、肥儿丸之类，其名虽美，然名之美者，其药必恶，故以美名加之，以欺人耳目，非大方家所用也。故医有贫贱之医，有富贵之医。膏粱之子弟，与藜藿之民不同，太平之民，与疮痍之民不同。乡村闾巷，顽夫壮士，暴有所伤，一服可愈。若膏粱子弟，禀受虚弱，奉养柔脆，以此施之，贻害不小。若脾胃惟东垣为圣，选而用之，以调中益气、补中益气二方，出入增减。真知其寒物伤也，本方中加热药如姜、桂之类。热物伤也，加黄连之类。真知有肉食伤也，加山楂数粒。酒食伤也，加葛花一味。随证调理，此东垣之法，方家之绳墨也。

如有食填太阴，名曰食厥，即木郁也。上部有脉，下部无脉，不吐则死，急以阴阳盐汤探吐其物即愈。盖厥阴少阳属木，于令为春，乃人身生发之气也。食者，阴物也。脾胃者，坤土也。饮食填塞，太阴不能健化，则生气不能上升而木郁矣。吐去上焦有形之物，则木得条达，而遂其升生之性以愈矣。如有食积肠腹绞痛，手不可按者，不得不下。审知其为寒积，必用巴豆感应丸。审知其为热积，必用大黄承气汤。下之不当，死生立判，慎之哉！然为积为食所伤者，乃有形之物也，宜消之，重则吐下。或为饮酒所伤者，是无形之物致病，而无形之元气受伤，饮宜发汗或利小便，酒宜发汗，或补元气，不可妄行利下，使既伤无形之元气，复损有形之阴血，益增其病矣。况经曰：大积大聚，其可犯也，衰其大半而止。过者死，况其饮乎？

造化生物，天地水火而已。生之者天，成之者地也。故乾知大始，坤作成物。至于交合变化之用，则水火二气也。天运水火于地之中，则物生矣。然水火不可偏盛，大旱物不生，火偏盛也。大涝物亦不生，水偏盛也。煦之以阳光，濡之以雨露，水火和平而物始生，自然之理。人之脏腑，以脾胃为主，然脾胃能化物，实由于水火二气，非脾胃所能也。火盛则脾胃燥，水盛则脾胃湿，皆不能化物，乃生诸病。如消渴者，火偏盛而水不能制也。水肿者，水偏盛而火不能化也。制其偏而使之平，则治之之法也。"制其偏而使之平"一句甚好。所谓制者，非去水去火之谓。人身水火，原自均平，偏者，病也。火偏多者，补水配火，不必去火。水偏多者，补火配水，不必去水。譬之天平，此重则彼轻，一边重者，只补足轻之一边，决不凿去码子，盖码子一定之数，今人欲泻水降火者，凿码子者也。

伤食必因于脾弱，治者必以助脾顺气，俟其腐熟而去之。滞去之后，尤当补养脾胃，庶不再伤。若妄用攻下，耗伤津液，积滞转固，或即攻去，脾胃愈虚，停滞接踵，中气一伤，变生百病矣。故经曰：平人皆禀气于胃。《灵枢》曰：胃满则肠虚，肠满则胃虚，更虚更满，故气得上下，五脏安定，血脉和，则精神乃居。故神者，水谷之精气也。可不重欤！

伤饮者，乃无形元气受伤也。惟宜参苏饮倍人参加木香微汗之，或五苓散加葛根微利小便，使上下分消，与治湿同法。醒后独参汤最宜。有强酒胀满欲呕者，以盐花擦牙，温水漱下如汤沃雪，即时通快，是盐能下走而通水也。

脾胃方论大小合参 附下气

《灵枢》曰：人有髓海，有血海，有气海，有水谷之海。凡此四者，以应四海也。胃者，水谷之海。冲脉者，为血之海，又十二经之海。膻中者，为气之海。脑为髓之海。又曰冲脉者，五脏六腑之海也。五脏六腑皆禀焉。又曰：人受气于谷，谷入于胃，以传于肺，五脏六腑，皆以受气，胃升精于肺，肺散精于脏腑。其清者为营，浊者为卫，《素问》曰：营者，水谷之精气，卫者，水谷之悍气。营在脉中，阴性精专，随宗气以行于经隧之中。卫在脉外，阳性慓悍滑利，不入于脉而行，行于皮肤分肉之间，其浮气之不循经者为卫气，其精气之行于经者为营气。周营不休，五十而复大会，阴阳相贯，如环无端。昼行于阳，夜行于阴，太阴主内，太阳主外，各二十五度，分为昼夜。夜半后而阴衰，平旦阴尽而阳受气矣。日西而阳衰，日入阳尽而阴受气矣。夜半而大会，阴阳交会。万民皆卧，命曰合阴。平旦阴尽而阳受气，如是无已，与天地同纪。其始入于阴，常从足少阴注于肾，气行于阴则寐，故少阴病，但欲寐也。肾注于心，心注于肺，肺注于肝，肝注于脾，脾复注于肾，为周营，出于中焦，中脘穴为中焦，胃中谷气传化精微为血。卫出于下焦，脐下一寸阴交穴为下焦，其阳气上升为卫气。营卫者，精气也。水谷之精气，血者，神气也。盖精能生神，神无所丽，必依精血，故血之与气，异名同类焉。

《灵枢》曰：脾小则脏安，难伤于邪也。脾大则苦凑眇眇音眇，胁下软肉处也。而痛，不能疾行。脾高，则眇引季胁而痛。脾下，则下加于大肠，则脏苦受邪。脾坚，则脏安难伤。脾脆，则善病消瘅，易伤。脾端正，则和好难伤。脾偏倾，则善满善胀也。何以知其然也？黄色小理者，脾小；粗理者，脾大；揭唇者，脾高；唇下纵者，脾下；唇坚者，脾坚；唇大而不坚者，脾脆；唇上下好者，脾端正；唇偏倾者，脾偏倾也。

人以胃气为本者，以其滋养万物。食入于胃，受土之气也。以脾为本者，以其磨化万物，布五味，以养五脏，荣养百骸，润泽四肢。故胃气调和，则乳哺消化，脾胃虚冷，则宿食不行，大法温胃补脾为主。若惊惕热甚而不食者，是心脾为子母，当用泻心之剂。若因心虚而脾气亦衰，故恍惚不食者，当以补心之剂，兼与扶脾，所谓火能生土，母能令子实也。若面白无光，瘦弱腹痛，口中气冷，不思食而吐水者，是胃气虚冷，法当暖胃扶脾。故胃虚则有呕吐不食之症，胃实则多痞满内热之虞。且旦则阳气方长，谷气易消，故能食。暮则阴气方进，谷不能化，故宜少食。若临晚而倍能食者，是阴虚而邪火杀谷也。然调脾胃者，其人昌；伤脾胃者，其人亡。脾具坤静之德，而有乾健之运，化生精气，清气上升，糟粕下降，浊者为卫，清者为荣。阴阳得此，谓之囊龠，使一弱焉，则健运之令不行，化生之功失职，厥病之由，靡不始此。婴儿不知饥饱，保育之功，在于父母。奈情深姑惜，不知宿食未消，新食又进，药之恐儿苦口，节之恐儿饿腹，以致脾胃愈伤，百病踵作矣。

积滞必用消导。消者，散其积也。导者，行其气也。脾虚不运，则气不流行，气不流行，则停滞而为积，或作泻痢，或成癥痞，以致饮食减少，五脏无所资禀，血气日以虚衰，因致危困者多矣。故必消而导之，轻则用和解之常剂，重必假峻下

之汤丸。盖浊阴不降，则清阳不升，客垢不除，则真元不复，如戡定祸乱，然后可以致太平。若积因于脾虚不能健运药力者，或消补并行，或补多消少，或先补后消，洁古所谓养正而积自除，故前人破滞削坚之药，必假参、术赞助成功。经曰：无致邪，无失正，绝人长命，此之谓也。东垣曰：胃乃脾之刚，脾乃胃之柔，饮食不节，则胃先病，脾无所禀而后病，劳倦则脾先病，不能为胃行气而胃后病。然脾为十二经之海，脾胃既虚，十二经之邪不一而出，故百病皆从脾胃生也。处方者，可以此为重乎？

夫天包地外，地处天中，以生为长，以收为藏，玄穹不尸其功，而功归后土。故土膏一动，百昌莫不蕃茂，土气一壮，万物莫不归根。是以膏沐之沃土，可以发育，灰沙之燥土，全无生气也。故万物悉从土出，名为万物之母，其在人身，则脾胃主之，气血精神津液，筋骨脏腑百骸，莫不禀气于胃也。故胃者，卫之源，脾者，荣之本。《针经》曰：荣出中焦，卫出上焦。然脾者，坤土也。主乎静而属阴。胃者，乾土也。主乎动而属阳。然脾具坤柔之德，而有乾运之功，脾喜燥而恶湿，胃喜湿而恶燥。《灵枢》曰：胃欲寒饮恶热，肠欲热饮恶寒。《内经》曰：脾胃者，仓廪之官。胃为水谷之海，五脏六腑之大源，水谷皆入于胃。脾与胃以膜相连，为胃行其津液。是以食气入胃，散精于肝，淫气于筋，淫精于脉，输精于脾。饮入于胃，游溢精气，上输于脾，脾气散精，上归于肺。脾胃为人后天元气之本，而饮食为人化源生发之机，故曰纳谷为宝，安谷者昌。若胃虚不能容受，故不嗜食。脾虚不能运化，故有积滞。所以然者，皆由气虚也。是以东垣创立《脾胃论》，而定补中益气汤，以开万世补后天

元气之祖。所以真气，名元气者，正生身之精也，惟胃气足以滋之。故胃之一腑若病，则十二经之元气皆为不足，津液皆为不行，四肢百骸，皆失营运，九窍不通，而百病生矣。故治百病者，未有不以健脾胃为首重也。谓之健者，因脾虚不能运动，故助其脾之力，以使健运也。然进健脾扶胃而终不能饮食者，不知更有补母之法焉。盖补土者，莫先于补火，如人不思饮食，此属阳明胃土受病，须补少阴君火，归脾汤正补心火以生胃土也。如人能食而不化，此属太阴脾土受病，须补少阴相火，八味丸正补相火，以生脾土也。岂知补火之神功，更兼滋水之妙用，盖脾胃能化万物，实由于水火二气之中，五行相克为用，相克即所以相成，水不得土，籍何处以发生？土不得水，燥槁何能生物？故土以成水柔润之德，水以成土化育之功，水土相资，故脾为太阴湿土，全赖以水为用，故曰：补脾不若补肾者。既补肾中之火，尤补肾中之水。补火者，生土也。补水者，滋土也。太阴湿土，全仗以湿为用，苟不知此，而徒以辛香燥热，以为助脾开胃，适足致为燥裂，无用之土矣。犹天之不雨，地土不能湿润，则水土不和，而生化之令不行。且造化生物，惟有阳和一气，即如鸭卵，以火暖而雏，蚕子以人怀而出，阳春一转，草木甲坼，触类旁通，化育之理昭然矣。

肥人体倦，脾胃不和，食不饱闷，此胃有湿痰，郁滞中焦，以致清阳不升，浊阴不降，痞塞填满，二便阻塞，宜用四君，如陈、半、升、柴，则脾胃自强，清升浊降，郁化滞行，津液四布，湿流燥润，二便如常，精神饮食俱健矣。

胃中元气盛，则多食而不伤，过时而不饥。脾胃俱旺，则能食而肥。脾胃俱虚，则不能食而瘦。饮食不节则胃病，胃病则气短，精神少而生大热，宜甘温以除之。形体劳役则脾病，脾病则怠惰嗜卧，四肢不收，宜调补以健之。平人饮食入胃，先行阳道，而阳气升浮，散满皮肤，充塞头顶，则九窍通利也。病人饮食入胃，先行阴道而阴气降沉，遂觉至脐下，辄欲小便，当脐有动气，按之若痛，故九窍不利也。经曰：阴精上奉其人寿。谓脾胃既和，谷气上升，春夏令行，故其人寿。阳精所降其人夭。谓脾胃不和，谷气下流，收藏令行，故其人夭。又曰：人以水谷为本，故安谷则昌，绝谷则亡。水去则荣散，谷消则卫亡。荣散卫亡，将何以立？故血不可不养，卫不可不温。然人之元气充足，皆由脾胃之气无所伤损也。

下气属心虚，经云：夏脉者，心也。心脉不及，下为气泄者是也。河间云：肠胃郁结，谷气内发，而不能宣通于肠胃之外，故善噫而下气也。如癫痫痨瘵，若气下泄不止者，必死。此真气竭绝，肠胃腠理闭塞，谷气不能宣通于肠胃之外，故从肠胃中泄出。此气者，肠胃生养之气也。

有胃病之后，而胃脉和平，其心肾肝肺之脉，反不能安其常者，此因中央气弱，不能四迄，如母病而四子失乳，故现饥馁之象耳。更有食后迷闷倦怠，辄欲小便者，即是元气下陷也，宜补中益气汤，倍加蜜酒炒升麻。然安佚之人多犯之，盖气无神运则下降也。

方脉呕吐哕合参

呕吐以半夏、橘皮、生姜为主，河间谓呕乃火气炎上者，此特一端耳。胃中有热，膈上有痰者，二陈汤加炒山栀、黄连、生姜。有久病呕者，胃虚不纳谷也，用人参、白术、煨姜之类。有痰膈中焦，食不得下者；有气逆者；有寒气郁于胃口者；有气滞心肺之分，乃新食不得下而反出者；有胃中有火，与痰而呕者，注船大吐，渴饮水者，童便饮之最妙。呕吐证忌用利药者，此言其常也。然大小肠膀胱热结而不通，上作呕吐隔食，若不用利药开通发泄，则呕吐何由而止？总上焦实热者，宜清利之。中有停滞者，宜消导之。更有虚极头晕作吐者，宜补之。有下焦虚寒，而水谷不受者，尤宜温补，不可少误。

　　古人以呕属阳明，多气多血，故有声有物，气血俱病也。吐属太阳，多血少气，故有物无声，血病也。哕属少阳，多气少血，故有声无物，气病也。独东垣以呕、吐、哕俱属脾胃虚弱，或寒气所客，或饮食所伤，致上逆而不得下也。洁古老人又从三焦以分气、积、寒之三因。邪在上脘之阳，则气停水积，饮之清浊混乱，为痰、为饮、为涎、为唾，变而成呕。邪在上脘之阴，则血滞而谷不消，食之清浊不分，为噎、为塞、为痞、为满、为痛、为胀，变而成吐。邪在中脘之气交，尽有二脘之病，当从三焦分气、积、寒之三因。上焦在胃口，上通天气，主纳而不出。中焦在中脘，上通天气，下通地气，主熟腐水谷。下焦在脐下，下通地气，主出而不纳。故上焦吐者，皆从于气，气者，天之阳也，其脉浮而洪，其症食已即吐，渴欲饮水，治当降气和中。中焦吐者，皆从于积，有阴有阳，气食相假，其脉浮而弦，其症或先痛后吐，或先吐后痛，法当去积和气。下焦吐者，皆从于寒，地道也。其脉大而迟，其症朝食暮吐，暮食朝吐，小便清利，大便不通，法当通其闭塞，温其寒气。后世更为分别，食刹则吐谓之呕。刹者，顷刻也，食才入口即便吐出。食入则吐，谓之暴吐。食才下咽，即便吐出。食久则吐，谓之反胃。

食久则既入于胃矣，胃中不能别清浊，化精微，则复反而出。食再则吐，谓之翻胃。初食一次不吐也，第二次食下则吐，直从胃之下口翻腾上出。且食暮吐，暮食朝吐。积一日之食至六时之久，然后吐出，此下焦病也。以上诸证，吐愈速则愈在上，吐愈久则愈在下。古方通以半夏生姜为正剂，独东垣云：生姜止呕，但治表实气壅。若胃虚谷气不行，惟当补胃，推扬谷气而已。故服小半夏汤不愈者，服大半夏汤立愈。挟寒者，喜热恶寒，肢冷脉小；挟热者，喜冷恶热，燥渴脉洪；气滞者，胀满不通；痰饮者，遇冷即发；食积者，消导乃安。吐而诸药不效，必假镇重以坠之，如灵砂丹、养正丹之类。吐而中气久虚，必借谷食以和之。宜白术炒焦黑色，陈皮、茯苓、半夏、甘草、陈仓米、苡仁、谷柏，时时呷陈米饮。上焦伤风，闭其腠理，经气失道，邪气内着，先吐后泻，身热腹闷，名曰漏气。下焦实热，二便不通，气逆不续，呕逆不禁，名曰走哺。干呕气逆，恶心，胃伤。呕苦，邪在胆经。吐酸者，责之肝脏。呕清水者，多气虚。吐蛔虫者，皆胃冷。必须详别其因，方可对证用药。

　　吐伤津液必渴，不可误认火热之病，投以凉药，为害不小。盖谷气久虚，胸中虚热，发而呕哕，但得五谷之阴以和之，则呕哕自止。若投辛温，愈增燥热。若投异味，胃弱难受也。如果面赤恶热，烦躁引饮，脉洪滑，或弦数，乃属火病。呕家多服生姜，乃呕吐之圣药也。气逆者，必散之，故以生姜为主。胃虚谷气不行，当以参、术补胃，推扬谷气而已。喜热恶寒，四肢凄清，六脉迟小而弱，此伤于寒也，宜二陈汤加丁香十粒，甚则附子理中汤，并须冷服，盖冷遇冷，则相须而入，自不吐出。热呕则食少即出，喜冷恶热，烦躁引饮，脉数而洪，宜二陈汤加姜炒黄连、炒黑栀子、炙枇杷叶、竹茹、干葛、生姜，入芦根汁服。其闻谷气而呕，药下亦呕，关脉洪者，并用芦根汁以治其热。面赤口干，头痛恶心，烦躁不宁，属于酒毒者，宜凉以折之，宜二陈加姜炒黄连、栀子、苏叶、葛根，热服乃效。吐蛔为胃中冷甚，则蛔厥，以致呕吐，诸药不止，别无他证，乃蛔在胸膈间作扰，见药则动，动则不纳药，药出而蛔不出也，当以治蛔为主，或加川椒以伏之，或加乌梅以安之。吐酸水或绿水，脉弦急出寸口，属肝火逆上，宜二陈汤加吴茱萸、炒黄连、柴胡之类。无声无物，心中欲吐不吐，欲呕不呕，虽曰恶心，实非心经之病，皆在胃口上，痰饮为患，宜二陈或六君子汤，必多用生姜，盖能开胃下气豁痰也。甚者，理中汤。治酸必用茱萸去梗，汤浸半日。为君，佐二陈，或平胃散。气郁者，加香附。热结者，加炒黄连、炒栀子。尤须断厚味，必蔬食自养，则病易安。此病宜从治，不宜寒凉也。在东垣则全用温药，在丹溪虽用黄连，亦兼茱萸、苍术之类，盖得热则行，火旺而脾健运矣。呕家忌服瓜蒌、杏仁、莱服子、山栀、苏子。一切有油之药，皆能犯胃作吐，惟于丸药中，带香热行散不妨。脉弱而呕，小便复利，身有微热，见厥者死。呕吐大痛，色如青菜叶者，死。

哕之一证，古人辨认不一。有以咳逆为哕者，有以呃逆为哕者，有以干呕为哕者，皆非认证之的也。咳逆者，火来乘金之肺病也。呃逆者，即俗所谓冷噎，声发则头摇肩耸。有属于胃寒，窒塞阳气，不得宣越而致者；有属于膈上有痰，为怒所郁，痰热相搏，气不得降而作者。皆胃病也。有属于冷极于下，迫火上冲，气自脐下，直冲于胸嗌之间而作者。此阴证也。

干呕者，张口大声，乃燥热之气，冲于阳明，逆气上行而致也。至于哕者，乃哕哕作声，似恶心而有声，似干呕而声小，多发于久病危证，阴阳相离。故经曰：病深者必发哕，属于胃中虚寒者居多，间亦有痰有热者，更多得之于阴气已竭。阳火无根，浮于胸中，上焦阳气不足以御，一任龙雷阴火，冲逆而作，故其标属于胃，究其本原于肾。中焦哕逆，其声短，是水谷之病，为胃火，易治。下焦哕逆，其声长，是虚邪之病，为阴火，难治。哕声频密相连者为实，可治。半时哕一声者，为虚，难治。暴病而卒然发哕者，必痰也、食也、血也，怒气所干也，是病之易治者也；久病而渐次发哕者，若伤寒，若下痢，若产后，若虚劳，是病之难治者也。虚实寒热之间，而治法有迥别矣。何古方治哕，概以丁香柿蒂散为主方，此药不能清气利痰，不能补虚降火，且无大力，岂可统治斯疾耶？

方脉泄泻合参

凡泄泻水，腹不痛者是湿，宜燥渗之。饮食入胃不住，或完谷不化者是气虚，宜温补之。腹痛肠鸣泻水，痛一阵，泻一阵，是火，宜清利之。时泻时止，或多或少，是痰积，宜豁之。腹痛甚而泻，泻后痛减者，是食积，宜消之。实者，宜下之。如脾泻已久，大肠不禁者，宜涩之。下陷者，宜升提之。

河间曰：泻而水谷变色者为热，不变色而澄澈清冷者为寒。若肛门燥涩，小便黄赤，水谷虽不变，犹为热也。此由火性急速，食下即出，无容克化，所谓邪热不杀谷也。然泄泻之证，虽分湿火寒虚痰食六者之殊，必以渗湿燥脾为主。湿则导之，火则清之，寒则温之，虚则补之，痰则豁之，食则消之，是其治也。虽然六证既明，三虚不可不察，脾虚、肾虚、肝虚是也。脾虚者，饮食所伤也。肾虚者，色欲所伤也。肝虚者，忿怒所伤也。饮食伤脾，不能运化，色欲伤肾，不能闭藏，忿怒伤肝，木邪克土，皆令泄泻。然肾泄、肝泄，间必有之，而脾泄恒多，盖人终日饮食，必有所伤，便致泄泻。又尝论之，泄泻痢疟，同乎一源，多由暑月脾胃气虚，饮食伤积所致，饮食才伤便作，则为泄泻为轻，饮食停积既久，则为疟痢为重。而疟与痢，又有分别，饮食为痰，充乎胸胁则为疟疾，饮食为积，胶乎肠胃则为痢疾，故有无痰不成疟，无积不成痢之论也。

人之一身，脾胃为主，胃司纳受，脾司运化，然胃阳主气，脾阴主血，奈世之治脾胃者，不分阴阳气血，概用辛温燥热助火消阴之剂，遂致胃火益旺，脾阴愈伤，清纯冲和之气，变为燥热，胃脘干枯，大肠涩结，脾脏渐绝而死。独不思土虽恶湿，然亦必赖湿润，乃得化生万物，岂可徒知偏用辛热之剂乎？况肾开窍于二阴，若肾气衰弱，则不能蒸腐水谷，世人但见泄泻，概用参、术补之，殊不知参、术乃补脾胃中州阳气之药，不能补至阴闭藏主蛰之司也。胃属土而肾属水，肾泻而用补脾，则土愈胜而水愈亏，一阳之火，若无二阴敛纳，何能处于釜底而为蒸腐五谷之具耶？

胃之上口为贲门，水谷于此而入。胃下口为幽门，水谷之滓秽，自此入于小肠。小肠十六折，水谷赖以缓行，阑门为小肠下口，水谷自此泌别，分秽为浊入大肠，分水为清入膀胱。如水谷不分，清浊不别，则皆入大肠，而成泄泻，此其由也。然有火、湿、暑、风、痰、寒、食、积八证之殊，有肝虚、脾虚、肾虚三虚之

别。若食入口即下，此为直肠泄，难治。下利日十余行，脉反实者，死。腹大胀，四末清，脱形泄甚，不及一时，死。下则泄泻不止，上则吐痰不已，为上下俱脱，死。泻久而脉洪大急数，皆难治。六腑气绝于外者，手足寒，五脏气绝于内者，利不禁，甚者，手足不仁，为难治。

脏腑泻利，其证多端，东垣先生制《脾胃论》一篇，专以补中益气汤，升提清气为主，但未及乎肾泄也。故仲景云：下利不止，医以理中汤与之，利益甚，理中者，理中焦也。此利在下焦，当以理下焦法则愈矣。赵以德云：泄泻之病，其类多端，得于六淫五邪饮食所伤之外，复有杂合之邪，似难执法而治。先师治气，暴脱而虚，顿泻不知人，口眼俱闭，呼吸甚微，几欲绝者，急灸气海，饮人参膏十余斤而愈。治积痰在肺，致其所合大肠之气不固者，涌出上焦之痰，则肺气下降，而大肠之虚自复矣。治忧思太过，脾气结而不能升举，陷入下焦，而成泄泻者，开其郁结，补其脾胃，使谷气升发也。治阴虚而肾不能司禁固之权者，峻补其肾，而闭藏之司得职也。

肾泻者，五更时泻也。肾者，胃之关也。前阴利水，后阴利谷，肾属水，水旺于子，肾之阳虚，不能健闭，故将交阳分则泻也。脾泻者，脾之清阳下陷，不能运化阑门，元气不足，不能分别水谷，不痛而泻也。两证皆出于肾命火衰，不能上生脾土，故杨仁斋曰：肾命之气，交通水谷，自然克化。肾司开阖，又曰：肾开窍于二阴，可见不但仅主小便，而大便之能开能闭者，肾操权也。肾既虚衰，则命门之火熄矣。火熄则水独治，故令水泻不止，其泻每在五更，天将明也。盖肾属水，其位在北，于时为亥子。正当亥子水旺之秋，故特甚也。惟八味丸张见去丹皮

加补骨脂、菟丝子、五味子，用山药糊丸
更妙。以补真阴真阳，则肾中之水火既
济，而开阖之权得职，命门之火旺，火能
生土，而脾亦强矣。古方有椒附丸、五味
子散，皆治肾泄之神方，不可不考也。薛
氏云：脾胃虚寒下陷者，用补中益气汤加
木香、肉果、补骨脂。脾气虚寒不禁者，
用六君子汤加姜、桂。命门火衰，脾土虚
寒者，用八味丸。脾肾气血俱虚者，用十
全大补汤，送四神丸。大便滑利，小便闭
涩，或肢体渐肿，喘咳唾痰，为脾肾亏
损，宜金匮加减肾气丸，即《难经》有
五泄之分，胃泄、脾泄、大肠泄、小肠
泄、大瘕泄。其大瘕泄者，即肾泄也。里
急后重，数至圊而不能便，茎中痛，世人
不知此证，误为滞下治之，祸不旋踵。此
是肾虚之证，欲去不去，似痢非痢，似虚
弩而非虚弩，盖痢疾后重，为因邪压大肠
坠下，故大肠不能升举而重，治以大黄槟
榔，泻其所压之邪而愈。又有久泻，大肠
虚滑，元气下陷，不能自收而重，乃用涩
剂，固其脱，升其坠而愈。其虚坐弩责，
此痢后积已去尽，无便而但虚坐耳。此为
亡血过多，清气下陷，倍用归芎芍药，佐
以升提，和之而愈。惟肾虚后重者，亦数
至圊而不能便，必茎中痛，或大便不能
得，而小便先行而涩，或欲小便而大便反
欲去而痛。褚氏《精血论》云：精已耗
而复竭之，则大小便道牵痛，愈痛则愈
便，愈便而愈痛，须以补中益气汤，倍升
麻，送四神丸，又以八味地黄丸料加五味
子、补骨脂，多服乃痊。此等症候，以痢
药致损元气，肢体肿胀而毙者，不可枚
举。肾既主大小便而司开阖，故大小便不
禁者，责之肾，然则大便不通者，独非肾
乎？金匮真言论云：北方黑色，入通于
肾，开窍于二阴。故肾气虚，则大小便
难，宜以地黄、苁蓉之属补其阴，少佐辛

药致津液而润其燥。洁古云：脏腑之秘，
不可一概治疗，有热秘，有冷秘，有实
秘，有虚秘，有风秘，有气秘，老人与产
后，及发汗利小便过多，病后气血未复
者，皆能成秘，禁用硝黄、巴豆、牵牛等
药。世人但知热秘，不知冷秘。冷秘者，
冷气横于肠胃，阴凝固结，津液不通，胃
气闭塞，其人肠内气攻，喜热恶冷，宜以
八味地黄丸料，大剂煎之，冷饮即愈。或
局方半硫丸，碾生姜调乳香下之，或海藏
已寒丸，俱效。海藏云：已寒丸虽热，得
芍药、茴香润剂，引而下之，阴得阳而
化，故大小便自通，如遇春和之阳，冰自
消矣。然不若八味丸更妙矣。东垣云：肾
主五液，津液盛则大便如常。若饥饱劳
役，损伤胃气，及食辛热厚味，而助火
邪，伏于血中，耗散真阴，津涂亏少，故
大肠结燥。又有老人气虚，津液衰少而结
者，肾恶燥，急食辛以润之是也。体法东
垣之论，不用润燥汤、润肠丸之类，惟六
味地黄丸料煎服自愈。如热秘而又兼气虚
者，以前汤入人参五钱，此因气虚不能推
送，阴虚不能濡润故耳。

经曰：春伤于风，夏生飧泄，邪气留
连，乃为洞泄。又曰：清气在下，则生飧
泄。又曰：湿胜则濡泄。又曰：暴注下
迫，皆属于热，诸病水液，澄澈清冷，皆
属于寒。此经言风湿寒热四气皆能为泻
也。又言清气在下，则生飧泄，此明脾虚
下陷之泄也。统而论之，脾土强者，自能
胜湿，无湿则不泄，故曰湿多成五泄。若
土虚不能制湿，则风寒与热皆得干之而为
病。治法有九：一曰淡渗。使湿从小便而
去，如农人治涝，导其下流，虽处卑滥，
不忧巨浸。经云：治湿不利小便，非其治
也。又云：在下者，引而竭之是也。一曰
升提。气属于阳，性本上升，胃气注迫，
辄尔下陷，升、柴、羌、葛之类，鼓舞胃

气上腾，则注下自止。又如地土淖泽，风之即干，故风药多燥，且湿为土病，风为木药，木可胜土，风可胜湿，所谓下者，举之是也。一曰清凉。热淫所至，暴注下迫，苦寒诸剂，用涤燔蒸，犹当溽暑伊郁之时，而商飚飒然倏动，则炎歊如失矣。所谓热者，清之是也。一曰疏利。痰凝气滞，食积水停，皆令人泻，随证祛逐，勿使稽留。经曰：实者泻之。又曰：通因通用是也。一曰甘缓。泻利不已，急而下趋，愈趋愈下，泄何由止？甘能缓中，善禁急速，且稼穑作甘，甘为土味，所谓急者，缓之是也。一曰酸收。泻下日久，则气散而不收，无能统摄，注泄何时而已？酸之一味，能助收肃之权，经云散者收之是也。一曰燥脾。土德无惭，水邪不滥，故泻皆成于土湿，湿皆本于脾虚，仓廪得职，水谷善分，虚则不培，湿淫转甚，经云虚者补之是也。一曰温肾。肾主二便，封藏之本，况虽属水，真阳寓焉，少火生气，火为土母，此火一衰，何以运行三焦，熟腐五谷乎？故积虚者，必挟寒，脾虚者，必补母，经云寒者温之是也。一曰固涩。注泄既久，幽门道滑，虽投温补，未克奏功，须行涩剂，则变化不愆，揆度合节。所谓滑者，涩之是也。夫是九者，治泻之纲领，而不能出其范围矣。刘宗厚曰：饮食入胃，输精心肺，气必上行，然后下降。若脾胃有伤，湿热相合，阳气日虚不能上升，脾胃之气，下流肝肾而成泄利者，法当填补中气，用味薄风药升之、举之，则阴不病而阳气生矣。此东垣发前人所未发也。

夫始泻而属热者，邪气胜则实也。终变为寒者，真气夺则虚也。久病而热者，内真寒而假热也。久泻虚寒者，乃真候也。凡每早大泻一行，若只空心服热药亦无效，须于夜食前，再一服方妙，盖暖药虽平旦服之，至夜药力已尽，无以敌一夜阴寒之气耳。

泄泻而属脾胃者，人固知之矣。然门户束要肝之气也。守司于下，肾之气也。若肝肾气实，则能闭束而不泻泄，虚则闭束失职，而无禁固之权矣。且肾为胃关，故肾泻必在子后五更之分也。盖人生二五妙合而成左右两肾，肾间动气，即先天元阳之祖气，此气自子后一阳生，生即渐渐上升，历丑寅卯辰巳，而六阳已极，则入离宫，午后一阴生，即白气变为赤液，渐渐降下至坎宫，复为白气，昼夜循环，升降不息，经所谓少火生气，医家所谓真阳之火，名为相火也。道家所谓君火，乃先天祖气也。方此火之自下而上也，行过中焦，必经脾胃，则能腐熟水谷，蒸糟粕而化精微，脾气散精，上归于肺，通调水道，下输膀胱，是谓清升浊降，既济之象也。经曰：阴平阳秘，精气乃固。苟不慎摄生之道，则精神日损，肾之真气渐衰，而子复一阳，不以时生，不能上升，水谷无由腐熟以传化，故寅为三阳之候，阳微既不能应候而化物，且不能胜阴而上升，故五更或黎明而泻，其泄亦溏，俗名鸭溏，是为肾泄，亦名大瘕泄，是阳之亡，气之脱也，则补火尤要于补气。

凡天久淫雨，湿令大和，人多腹疾，泻且痛者，胃苓汤加炮姜、肉桂最宜。

保婴至宝锭子药锦囊秘方

神治婴孩风痰发热，惊疳吐泻，积滞等症。

留白广陈皮一两，炒　莱菔子拣红润者，洗净，晒干，炒，一两　蓬术一两，炒　三棱一两，炒黄　麦芽炒熟，另磨净末，一两　厚朴一两，姜汁炒　苍术一两，炒深黄　香附子一两，炒　草豆蔻拣粗绽者，炒，一两　鹅眼枳实取新切而紧小者，炒，一两　山楂肉一两五钱　神曲二两，打糊为锭上各制度为细末，神曲糊和剂成锭，每锭约重三四分，每岁磨服半锭，不论何病，俱用生姜汤磨下。此方传流甚久，先师秘授，婴儿吐、泻、惊、疳、发热诸证神效，张发心广济，敬陈此方，幸勿轻视。

木香散 锦囊秘方

神治久泻脾虚，及变慢脾风候。

木香晒　甘草炒黄　肉果面裹煨，粗纸打去油　诃子肉炒黄，各五钱　苍术炒黄　泽泻炒　厚朴姜汁拌炒　茯苓焙　干姜炒深黄　车前子焙　广皮炒　白术土炒　木通焙，各一两　猪苓炒，二两　肉桂去皮，三钱

不见火，为末，生姜炒砂仁汤调下，量人大小轻重。

加味平胃散 锦囊秘方

神治水泻。

留白广皮炒　白扁豆炒黄，各二两四钱　苍术炒深黄，三两二钱　厚朴姜汁炒，一两六钱　甘草一两，炒　木通炒，八钱

共为细末，姜汤调下，量人大小轻重。

锦囊新制加减五苓散

神治脾虚湿热作泻。

留白广皮三两，炒　苍术四两，炒黄　白术五两，炒黄　白茯苓六两，焙　甘草二两，炙　白扁豆六两，炒黄　泽泻二两，炒

共为细末，每用黑沙糖调，煨姜汤下，量人大小轻重。

枳术丸

消痞除痰，乃消也。健脾进食，乃补也。

枳实一两，炒　白术二两，炒

为末，荷叶包陈米饭煨干，为丸。

东垣曰：白术甘温，补脾胃之元气，其味苦，除胃中湿热，利腰脐间血，过于枳实克伐之药一倍。枳实苦寒，泄胃中痞闷，化胃中所伤，是先补其虚而后化其伤，则不峻矣。荷叶中空色青，形仰象

震，在人为少阳胆生化之根蒂也。饮食入胃，营气上行，即少阳甲胆之气也。胃气、元气、谷气甲胆上升之气一也。食药感此气化，胃气何由不上升乎？烧饭与白术协力滋养谷气，补令胃厚不至再伤，其利广矣。

消食丸

砂仁　橘皮　蓬术　麦芽　香附　神曲各等分

为末，曲糊丸，紫苏或姜汤下。

遇仙丹

蓬术　木通　枳实　槟榔　青皮　甘草　小茴香

水煎服。

六君子汤

去陈皮、砂仁，即四君子汤。

白术　茯苓　陈皮　甘草　人参　砂仁

枣、水煎服。有方加神曲。有方加半夏。

不换金正气散

藿香叶　厚朴姜炒，各二钱五分　甘草炙，一钱五分　苍术制，四钱　人参　茯苓　木香各一钱　半夏曲三钱　陈皮二钱

姜、枣、水煎服。

养脾丸

白术　茯苓　干姜炮　黄连酒炒　木香　肉豆蔻面裹煨，各一钱

共为细末，面糊丸。灯心、糯米汤下。

脾泄泻方

菟丝子一斤　干姜半斤　大枣一斤

捣丸，每早米汤送下三钱。

受肚泻方

陈黄米半斤　莲肉半斤　花椒二两，炒研

每早空心黑沙糖调姜汤下，不拘多少。

参苓白术散

治脾胃虚弱，不进饮食，或呕，或泻。

人参　茯苓　白术土炒　甘草炙　山药炒　白扁豆炒，各四两　砂仁炒　桔梗炒　薏苡仁炒　莲肉炒，去心，各二两

共为细末，姜、枣汤调服。

脾胃属土，土为万物之母。东垣曰：脾胃虚则百病生，调理中州，其首务也。脾悦甘，故用人参、甘草、苡仁；脾喜燥，故用白术、茯苓；脾喜香，故用砂仁；心生脾，故用莲肉益心；土恶水，故用山药治肾；桔梗入肺，能升能降，所以通天气于地道而无否塞之忧也。

附子理中汤

治脾胃虚寒，饮食不化，或手足厥冷，肠鸣切痛，或痰气不利，口舌生疮，或呕吐泄泻等症。去附子即名人参理中汤。

人参去芦，一两　白术土炒，二两　干姜炮，一两　甘草炙，二两　附子制熟，一枚

每服八钱，水煎服。

人有元阳，命曰真火，此火一衰，则不能生土，而资生之本大虚，今以附子回少火，干姜暖中州，而参、术、甘草为之补气，气旺则火足而脾土自能健运。经曰：气主煦之。又曰：寒淫所胜，平以辛热。即补火之谓也。夫心上肾下肝左肺右，而脾独居中，中气空虚，四脏不能相生，得此方以理之，则万物之母安而四脏皆得禀矣，故曰理中汤。去参、术即名四逆汤，为四肢厥逆者设也。

七气汤

治七情郁结，霍乱吐泻。

半夏汤洗　厚朴　白芍　茯苓各二钱　桂心　紫苏　橘红　人参各一钱

姜、枣、水煎服。

通脉四逆汤

附子大者，一枚，生用　干姜一两　甘草炙，二两

冷服。面赤者，格阳于上也。加葱九茎以通阳。

喻嘉言曰：阳虚之人，虽有表证，其汗仍出，其手足必厥。才用表药，立至亡阳。不用表药，外邪不散，故用前汤加葱为治。如腹痛者，真阴不足也，加芍药二两以敛阴。咽痛，阴气上结也，加桔梗一两以利咽。利止脉不出，加人参二两以助阳补气血。呕吐，加生姜二两以散逆气。以上皆通脉四逆汤加减法也。

白术膏

补胃健脾，和中进食。

白术十斤，取于潜出者，先煮粥汤待冷浸一宿，刮去皮，净，切片，用山黄土蒸之，晒干，再以米粉蒸之，晒干。上用水百碗，桑柴火煎至三十碗，加白蜜二斤，熬成膏。每服一酒杯，淡姜汤点服。

太阴主生化之元，其性喜燥，其味喜甘，其气喜温。白术备此三者，故为中宫要药。配以白蜜和其燥也，且甘味重则归脾速。陶氏颂云：百邪外御，六腑内充。味重金浆，芳逾玉液，岂无故而得此隆誉哉！

胃苓汤

即五苓散、平胃散合。

苍术制，一钱五分　厚朴制　陈皮　白术炒　泽泻　猪苓各一钱　茯苓一钱二分　甘草五分　肉桂四分

姜、枣、水煎服。

保和丸

山楂六两　神曲二两　半夏制　茯苓各三两　陈皮　连翘　莱菔各一两

为末，炊饼丸，白汤下。

治中汤

人参　甘草炙　干姜炮　白术炒　青皮　陈皮各等分

上用水煎服。呕甚者，加半夏。

建中加木瓜柴胡汤

桂枝二两五钱　芍药　甘草各一两　胶饴半升　生姜一两五钱　大枣六枚　木瓜　柴胡各五钱

每服一两，水煎去渣，入饧两匙服。

人参安胃汤

治脾胃虚热呕吐，或泄泻不食。

人参一钱　黄芪二钱，炒　生甘草五分　炙甘草五分　白茯苓四分　白芍七分　陈皮三分　黄连二分，炒

水煎服。

脾胃虚伤，补中益气，或四君子、异功散可也。此独于其温剂中加芍药之酸寒、黄连之苦寒，盖因乍虚而内有燥热，故暂用以伐其标也。白术为补胃正药，何不用乎？此名安胃与补胃不同，胃气纯虚，术为要品，今虽虚而有燥热，则胃不安未至纯虚也。故不用术耳。以三钱之参、芪，投以二分之炒连，与世之肆用苦寒者不同也。

藿香正气散

治外感风寒，内伤饮食，头痛寒热，或霍乱泄泻，或作疟疾。

桔梗　大腹皮　厚朴　升麻　茯苓各一钱　甘草炙，五分　藿香一钱五分　紫苏一钱

姜、枣、水煎服。

正气强旺，则外无感冒之虞，脾胃健行，则内无停食之患。稍有不足，外感内伤交作，以甘、桔、紫苏辛甘散其外邪，厚朴、大腹苦辛通其内滞，藿香为君主，内可和中，外可解表，统领诸剂成功，正气赖以复矣，故名藿香正气。

橘皮竹茹汤

治久病虚羸，呕逆不已。

橘皮　竹茹各一钱五分　人参　生姜煨　甘草各一钱　大枣二枚

久病而虚，肺金失下降之令，心火肆炎上之权，呕逆所由也。滋以生姜、橘皮辛温，导其下降；竹茹、生草甘寒，禁其上炎；人参、大枣强胃扶脾而安其转输之职，呕自止矣。如因于寒者，以丁香代竹茹，毋守株而不变也。

大半夏汤

治胃虚呕吐。

半夏汤洗，五钱　人参三钱　白蜜二钱

水二碗，和蜜扬之二百四十遍，煮八分温服。

治干霍乱神方

用生明矾、食盐各六七分，共研极细，用热水凉水各碗许调和，令患人顿饮。即探吐之，如此一二次，无不愈者。

姜橘汤

橘皮去白　生姜留皮，各三钱

水一盏，煎六分服。

葛花解醒汤

专治酒积，上中下分消。

白豆蔻　砂仁　葛花各一钱　木香一分　青皮六分　陈皮　白茯苓　猪苓　人参各三分　白术炒　神曲炒　泽泻　干姜各四分

水煎服。

曲蘖之积，令人腹痛，盖中州受伤，气逆而湿郁也。豆蔻、砂仁推逆气有功，且兼辛散之力。葛花独入阳明，令湿热之毒从肌肉而解，故以三味为君，解上焦之醒也。茯苓、猪苓、泽泻，令湿热之毒从小便而出，故以三味为臣，解下焦之醒也。参、术、木香、二皮、干姜，中气赖以调和湿热，捣其巢穴，解中焦之醒也。

桂枝麻黄汤

方见伤寒门。

张子和曰：飧泄以风为根，风非汗不出，有病此者，腹中雷鸣，水谷不分，小便滞涩，服涩药温药不效，灸中脘脐下数十，燥热转甚，津液枯竭，延予视之，脉

浮大而长，身表微热，用桂枝麻黄汤加姜、枣煎，连进三大剂，汗出终日至旦而愈。次以胃风汤，和其脏腑，食进而安。经曰：春伤于风，夏必飧泄。故可汗而愈。按：风属木，脾属土，木克土故泄也。

四神丸

治脾肾虚寒，大便不实，饮食不思。

肉果_{面煨} 五味子_{各二两} 补骨脂_{四两} 吴茱萸_{水浸，一两}

为末，生姜八两，红枣一百枚，煮熟，取枣肉去皮，和丸桐子大。每服四钱，空心米饮下。

茱萸断下丸

治脏腑虚寒，腹痛泄泻，大效。

吴茱萸_{炒，二两} 赤石脂 干姜_{各一两五钱} 缩砂仁 艾叶_炒 肉豆蔻 附子_{制，各一两}

共为细末，面糊丸。每服三钱，米饮送下。

二神丸

破故纸_{炒，四两} 肉豆蔻_{生，二两}

为末，以枣四十九个，生姜四两，同煮烂，去姜取枣肉和丸。每服五十丸，盐汤下。

椒附丸

治泄泻久重，其人甚虚。

椒红_炒 附子_{炒，各五钱} 山萸肉_{二两} 桑螵蛸_炙 鹿茸_{酒蒸，焙} 龙骨_{各三钱}

为末，酒糊丸。每服五十丸，空心米饮下。

当归厚朴汤

治肝经受寒，面色青惨，厥而泄利。

当归_炒 厚朴_{制，各二两} 官桂_{三两} 良姜_{五两}

每服三钱，水煎服。

经曰：肾司闭藏，肝司疏泄，肝肾气虚，为病泄泻，何也？盖肾者，所处在下，大小二便之门户，而肝者，又为门户约束之具，肝肾气实，则能闭、能束，故不泄泻。肝肾气虚，则闭束失职，故泄泻也。又肝者，脾之贼，肝经正虚邪盛，木能克土，亦作泄泻。此当归厚朴汤所以实肝而止泻也。

香茸丸

治日久冷泻。

鹿茸_{五钱，酒浸，炙} 乳香_{二钱} 肉豆蔻_{一两}

每个作两片，入乳香在内，面里煨，为末，陈米饭丸。每服五十丸，空心米饮下。

天下受拜平胃散

治脾胃不和，呕吐痰水，胸膈痞滞，饮食不甜。

厚朴 陈皮_{留白} 生姜 炙甘草_{各二两} 南京小枣_{二百枚，去核} 茅山苍术_{米泔水浸一宿，去皮，晒干，五两}

水五升，煮干，捣作饼子，晒干，再研为末。每服二钱，盐汤点服。泄泻，姜五片，乌梅二个，水盏半，煎服。一方加藿香、半夏曲。

养胃汤

治脾胃虚冷，不思饮食，呕吐翻胃。

人参 丁香 砂仁 肉果 附子_炮 白豆蔻 甘草 沉香 橘红 麦芽 神曲_{各三钱五分}

共为细末。每服二钱，姜、盐汤下。

旋覆花汤

治中脘伏痰，吐逆眩晕。

旋覆花_{去梗} 半夏_{汤泡七次} 干姜_炮 橘红_{各一两} 槟榔 人参 甘草_炙 白术_{各五钱}

每服四钱，姜、水煎服。

济生竹茹汤

治热呕，或因饮酒过度而呕者。

葛根 甘草_炙 半夏_{汤泡}

加竹茹、生姜煎服。

小柴胡加竹茹汤

治发热而呕哕，胃热多渴不食。

柴胡二钱　半夏汤洗　橘皮各一钱　竹茹一块　黄芩　人参　甘草炙，各七分

姜、水煎服。有方加枇杷叶、赤茯苓、麦冬。

四柱散

治真阳耗散，脐腹冷痛，泄泻不止。

白茯苓　附子泡，去皮、脐　人参　木香湿纸裹，火煨

上等分，㕮咀。每服四钱，水一盏，姜五片，盐少许，煎七分，空心温服。一方加肉豆蔻、诃子，名六柱散。

吐泻门要药

消食化痰，如枳实、枳壳、陈皮、半夏、草豆蔻、莱菔子、山楂、厚朴、香附、麦芽、神曲之类，随候采用。

清热平胃，如香薷、黄连、木瓜、藿香、木通、石斛、陈皮、厚朴、甘草、泽泻、猪苓、苍术、滑石之类，随候采用。

温补止泻，如肉果、吴茱萸、肉桂、丁香、木香、诃子、赤石脂、龙骨、人参、茯苓、山药、砂仁、益智、米仁、白术、炙甘草、白豆蔻、陈米、莲肉、白扁豆、煨姜、乌梅之类，随候采用。

方脉燥结合参 附肠交

燥结之证，有虚实二者之分。或因风寒，邪从外入，或因七气，火自内起，此是湿热怫郁，燥结有时，乃为实也。实则宜荡涤肠胃，开结软坚，如大黄、硝石、枳实、厚朴、承气汤之类是也。或因病久，饮食少进，或因吐泻汗后，津液暴亡，或因年高精血干枯，妇人产后亡血，皆能秘结，此是血液枯涸，不能润泽而燥结，乃为虚也。虚则宜滋养阴血，润燥散热，使火不行燥热之令，肠金自化清纯之气，津液入胃，脾土健行，自不秘结矣，如归、地、桃仁润燥汤之类。如常饮食煮猪血脏汤，加酥食之，血仍润血，脏仍润脏，胃强能食者，间服润肠丸微利之，苟不审虚实而轻用硝、黄、巴豆，杀人如反掌也。故东垣曰：凡人胃强脾弱，约束津液，不得四布，但输膀胱，故小便数而大便难者，用脾约丸。若由阴血枯槁，宜滋金水，使阴道一长，津液内生，何燥结之有哉。

经曰：北方黑色，入通于肾，开窍于二阴。肾虚则津液竭而大便燥，然肾恶燥，急食辛以润之，以苦泄之，或六味料加苁蓉、人乳、白蜜，服之最宜。故大便秘结，专责之少阴一经，证状虽殊，总之津液枯干，盖肾主五液，津液足则大便如常。若饥饱劳役，损伤胃气，失于输化，及过食辛热厚味，则火邪伏于血中，耗散真阴，血液少而燥结矣。分而言之，更有胃实、胃虚、热秘、冷秘、风秘、气秘、血秘之分。胃实而秘者，脉浮而数，善饮食，小便赤。胃虚而秘者，脉沉而迟，不能饮食，小便清利，体重便硬。若面赤身热，六脉数实，时欲得冷，或口舌生疮，大肠热结，此热秘也。若面白或黑，六脉沉迟，小便清白，喜热恶冷，此由冷气横于肠胃，凝阴固结，津液不通，实非燥粪，此冷秘也。若由亡血血虚，津液不足，此血秘也。若气不升降，谷气不行，其人多噫，此气秘也。风搏肺脏，传于大肠，或素有风病者，此风秘也。东垣曰：实秘、热秘，即阳结也，宜散之。虚秘、冷秘，即阴结也，宜温之。《准绳》曰：胃实而秘者，能饮食，小便赤，秘物也。胃虚而秘者，不能食，小便清利，秘气也。然脏得血而能液，若肾阴既虚，不能

津液骤生，欲求速效，未有不致危困，然登厕用力劳苦，势亦难堪，只有大滋津液，以为不治之治也。下脘即幽门，胃之下口也。人身上下有七门，皆下冲上也。幽门上冲吸门，吸门即会厌气喉，上掩饮食者也。冲其吸入之气，不得下归肝肾，为阴火相拒，故膈噎不通，浊阴不得下降而大便干燥不行，胃之湿与阴火俱在其中，则腹胀作矣。治在幽门，使幽门通利，泄其阴火，润其燥血，生其新血，则幽门通，吸门亦不受邪，膈噎得开，胀满俱去，浊阴得归下地道也。脉浮在气，杏仁、陈皮主之。脉沉在血，桃仁、陈皮主之。俱用陈皮者，以手太阴与手阳明为表里，肺气不降，大肠难传送也。然须兼用滑润，如生首乌、麻仁、归梢、苁蓉之类。如欲坐井中者，两尺脉按之必虚，或沉细而迟，但煎理中汤极冷而服，不应不可用猛剂，宜蜜煎导之。冷秘，蜜煎中加草乌头末。热者，猪胆汁导之亦可。如因久病，虽多日不便，然因饮食久少，糟粕何从而得，日数虽多，不甚后急，只须补理气血，中气一旺，自能健运，调摄饮食，新谷既充，自能推送旧谷，切不可通利，以致变生虚脱危证。阳结脉沉而数或促，阴结脉伏而迟或缓。老人虚人脉雀啄者，不治。

肠　交

肠交者，其病大小便易位而出。或因大怒，或因醉饱，遂至脏气乖乱，不循常道，法当宣吐，以开提其气。若脉虚者，尤宜升清降浊，补气淡渗为主，使阑门清利，得司泌别之职则愈。忌服破气燥热之剂。

脾约丸

治肠胃燥热，大便秘结。

麻仁二两，另研　杏仁五两五钱，去皮、尖，炒　枳实麸炒　厚朴姜汁炒　芍药各八两　大黄一斤

为末，蜜丸，如桐子大。白汤送下。

约者，约结之约，又约束也。经曰：饮入于胃，游溢精气，上输于脾，脾气散精，上归于肺，通调水道，下输膀胱，水精四布，五经并行。今胃强脾弱，约束津液不得四布，但输膀胱，小便数而大便硬，故曰脾约。麻仁甘平而润，杏仁甘温而润，经曰：脾欲缓，急食甘以缓之。《本草》曰：润可去枯。是以麻仁为君，杏仁为臣，枳实苦寒，厚朴苦温，凡破结者，必以苦，故以为佐。芍药酸寒，大黄苦寒，酸苦涌泄为阴，故以为使。丹溪曰：既云脾约，血枯火燔，金受邪而津竭，必窃脾之母气以自救，金衰则土受木邪，脾失转输，肺失传化，理宜滋阴降火，金行清化，脾土健旺，津液既润，何秘之有？此方惟热甚而禀实者可用，热虽甚而虚者，愈致其燥涸之苦矣。

润肠丸

治风结血秘，胃中伏火。

羌活　归尾　大黄煨，各五钱　麻仁　桃仁去皮、尖，各一两

除二仁另研如泥外，为末，蜜丸，桐子大。每早白汤下五十丸，或加煨皂角仁赤妙。盖其性得湿则滑，滑则燥结自除。

益血润肠丸

熟地六两　杏仁去皮、尖，炒　麻仁各三两，以上三味俱杵膏　苏子　荆子各一两　枳壳麸炒　橘红各二两五钱　当归三两　阿胶炒　肉苁蓉各一两五钱

为末，以前三味膏同杵千余下，仍加炼蜜丸，如桐子大。每服六十丸，空心白汤下。

半硫丸

治年高冷秘、虚秘，及痃癖冷气。

半夏汤泡,七次　硫黄明净者,研极细,用柳木槌子杀过

上以生姜自然汁同熬,入干蒸饼搅匀,入臼内杵数百下,如桐子大。每服十五丸至二十丸,无灰酒或姜汤任下,妇人醋汤下。

通幽汤

治幽门不通,上冲吸门,噎塞不开,气不得下,大便艰难。名曰:下脘不通,治在幽门。

当归身　升麻　桃仁研,各一钱　红花　甘草炙,各三分　生地黄　熟地黄各五分　麻仁三钱

或加槟榔末五分,本方加大黄,名当归润肠汤,治同。

此手足阳明药也。当归、二地,滋阴以养血;桃仁、麻仁、红花,润燥而行血;槟榔下坠而破气滞。加升麻者,天地之道能升而后能降,清阳不升则浊阴不降,经所谓地气上为云,天气下为雨也。

韭汁牛乳饮

治胃脘有死血,干燥枯槁,食不作痛,翻胃便秘。

韭菜汁　牛乳等分

时时呷之。有痰阻者,加姜汁。本方去牛乳加陈酒治血膈。韭汁专消瘀血。

此足阳明药也。韭汁辛温益胃消瘀,牛乳甘温润燥养血,瘀去则胃无阻,血润则大肠通,而食得下矣。

麻仁苏子粥

治产后大便不通,许叔微曰:妇人产后有三种疾,郁胃则多汗,多汗则大便秘,故难于用药。及老人风秘,俱宜此粥。

大麻仁　紫苏子等分

共研,再用水研取汁煮粥。

此手阳明药也。麻仁阳明正药,滑肠润燥,利便除风;苏子兼走太阴,润肺通肠,和血下气,行而不峻,缓而能通。故老人产妇气血不足者,所宜用也。

治大小便不通。

用连根葱一二茎,带土生姜一块,淡豆豉二十一粒,盐二匙同研烂,捏作饼子烘热掩脐中,以帛扎定,良久气透自通,否则再换一饼。

蜜导法

方见伤寒门。

猪胆汁导法

方见伤寒门。

冯氏锦囊秘录杂证大小合参卷六

海盐冯兆张楚瞻甫纂辑

男　乾元龙田

门人王崇志慎初同校

孙　大业功垂

头痛头风大小总论合参

经曰：风气循风府而上，则为脑风。新沐中风，则为首风。又曰：头痛耳鸣，九窍不利，肠胃之所生。总之，头为诸阳之首，以象天，六腑清阳之气，五脏精华之血，皆会于头，为至清至高之处，故为天象，谓之元首，言其至尊，不可犯也。凡手之三阳，从手走头。足之三阳，从头走足，以为常度，则无头痛之患。若外因风寒雾露之触，内因痰火湿热之熏，痛由起矣。至于真头痛者，其脑尽痛而手足寒，且青至节，且发夕死，夕发旦死。盖四肢为诸阳之本，痛尽脑而寒至节，则元阳亏败，气血虚极，阴邪直中髓海于泥丸宫中，非药所能愈，盖其根先绝也。书又曰：脑为髓海，受邪则死，灸百会穴，猛进大剂参、附，亦有生者焉。

头痛、头风，非二证也，在新久去留之分耳。浅而近者，名头痛，其痛卒然而至，易于解散速安也。深而远者，名头风，其痛作止不常，愈后遇触复发也。手足三阳之脉，皆上循于头，为诸阳之会，六阴脉至颈而还，惟厥阴上入颃颡，连目系出额，故当于七经辨之，属痰者居多。

然有风寒湿热火痰，及气虚血虚，食郁疮毒之别，皆能伤于脉道而为病也。伤于太阳则在后，阳明在额，挟鼻与齿，少阳两角，厥阴属巅顶，而多吐涎，须寻风寻火，在气在血，晰其虚实表里，而便得病情矣。

经之论头痛，风也、寒也、虚也。皆六气相侵，与真气相搏，经气逆上，干于清道，不得运行，壅遏而痛也。天气六淫之邪，人气五贼之变，皆能相害，或蔽覆其清明，或瘀塞其经络，与气相搏，郁而成热，脉满而痛。若邪气稽留，脉满而气血乱，则痛乃甚，此实痛也。寒湿所侵，真气虚弱，虽不相搏成热，然邪客于脉外，则血泣脉寒，卷缩紧急，外引小络而痛，得温则止，此虚痛也。因风痛者，抽掣恶风。因热痛者，烦心恶热。因湿痛者，头重而天阴转甚。因痰痛者，昏重而欲吐不休。因寒痛者，绌急而恶寒战栗。气虚痛者，恶劳动，其脉大。血虚痛者，善惊惕，其脉芤。头痛自有多因，古方必兼风药者，以高巅之上，惟风可到。味之薄者，阴中之阳，自地升上者也。在风寒湿者，固为正用，即虚与热者，亦假引经，且散其抑遏也。若疏散太过而痛，及服辛散而反甚者，不防用酸收以降之。若年衰气弱，清气不能上升，而浊阴犯之，以作痛者，宜升阳补气而自愈。若血虚之头痛，必处眉尖后，近发际而上攻头目，宜用芎、归养血而自愈。然新而暴者，但名头痛，深而久者，名为头风。头风必害眼者，经所谓东风生于春，病在肝。目者，肝之窍，肝风动，则邪害空窍，且由精髓脑之不足，而外邪易于以深入也。

厥头痛者，手三阳之脉，受风寒而伏留不去，上干于头，其气不循经隧而逆行，故名曰厥。

久头痛病，略感风寒便发，而至寒月重绵厚帕包裹者，此属郁热。本热而标寒，世人不识，率用辛温解散之药，暂时得效，误认为寒，殊不知因其本有郁热，毛窍常疏，故风寒易入。外寒束其内热，闭逆而为痛，辛热之药，虽能开通闭逆，散其标之寒邪，然以热济热，病本益深，恶寒愈甚矣。惟当泻火凉血为主，佐以辛温散表之剂，以从治法治之，则病可愈，而根可除也。

头痛多主于痰。痛甚者，火多。盖火性炎上，其痛如劈，有可吐者，有可下者，东垣曰：湿热在头而痛者，当以苦以吐之，如瓜蒂散、浓茶之类是也。痰厥头痛，非半夏不能除。有属于风者，有属于寒者，有属于半寒为偏头痛者，有属于湿者，有属于火郁者，有属于外感有余，有属于内伤不足，伤食伤酒，种种症候，皆以头痛，总由清阳不升，浊阴上犯也。

感冒头痛，宜防风、羌活、藁本、白芷，即所谓新沐中风为首风。风热在上头痛，宜天麻、蔓荆子、台芎、酒制黄芩。肥白人头痛，是气虚，宜黄芪、酒洗生地、南星。形瘦苍黑之人头痛，是血虚，宜当归、川芎、酒黄芩之类。太阳头痛，恶风寒，脉浮紧，其痛在巅顶与两额角，川芎、羌活、独活、麻黄之类为主，为冲头痛。少阳头痛，脉弦细，往来寒热，其痛连耳根，柴胡、黄芩为主。阳明头痛，自汗，发热恶寒，脉浮缓长实，其痛连目眦，鼻干，齿颊目疼，升麻、葛根、石膏、白芷为主。太阴头痛，必有痰，体重或腹痛，或痰癖，脉沉缓，以苍术、半夏、南星为主。少阴头痛，足寒气逆，为寒厥，其脉沉细，麻黄细辛附子汤主之。厥阴头项痛，或吐痰沫厥冷，其脉浮缓，以吴茱萸汤主之。然太阴、少阴，有身热而无头痛，厥阴有头痛而无身热。若身热又头痛，属阳经也。血虚头痛，连鱼尾相连者，当归、川芎为主，以润风燥，经所谓头痛耳鸣，九窍不利，肠胃之所生也。气虚头痛，人参、黄芪为主，以升清阳，经所谓上气不足，脑为之不满，头为之苦倾是也。偏头痛者，少阳相火也。有痰者多，在左属风属火，多血虚，宜薄荷、荆芥、川芎、当归，在右属痰、属热，多气虚，宜苍术、半夏、酒芩为主。若属湿痰，川芎、南星、苍术为主。气血俱虚头痛，调中益气汤，内加川芎三分，蔓荆子二分，细辛二分，其效如神。厥逆头痛者，所犯大寒，内至骨髓，髓者，以脑为主，脑逆故令头痛，齿亦痛，以羌活附子汤主之。肾虚头痛，即经所谓下虚上实，由相火上冲，气逆上行，痛不可忍，用补中汤加芎归，或姜附理中汤。太阴头痛，必有痰也。少阴头痛，足寒而气逆也。太阴、少阴二经，虽不上头，然痰与气壅于膈中，头上气不得畅而为痛也。痰厥头痛，所感不一，发时恶心，呕吐痰水，甚则手足厥冷，吐去痰涎，其痛见减，虽由乎痰，然痰之始也，必有本，是知方者，体也，法者，用也。徒知体而不知用者弊。若体用不失，可谓上工矣，宜以白术半夏天麻汤主之。痰厥头痛，非半夏不能除，眼黑头旋，风虚内作，非天麻不能解。平人头痛属火与痰者多。若肥人，多是湿痰，二陈加苍术，人瘦多是血虚与火，酒炒芩、连、荆、防、薄荷、芎、归之类。巅顶痛甚，加藁本、酒炒升、柴。东垣曰：顶巅痛，须用藁本去川芎。

头痛不可专泥风药，愈虚其虚，使风入于脑，永不可拔。亦不可偏于逐火，使风火上乘空窍而从眼出，如腐之风火相煽而成危焉。诊云：医得头风瞎了眼，此之谓也。

总之，头痛、头风，皆因清阳之气有亏，精华之血有损，不能交会卫护于首，以致浊阴外邪犯之。若从标疏散清理，不过徒取近功。然益虚其虚，旋踵愈甚，张每重用八味汤加牛膝、五味子，食前早晚服之，浊阴降，真阴生，雷火熄，真火藏，上下肃清，不惟头病既痊，精神亦可倍长矣。

头摇大小总论合参

头摇者，本属于风，实因于火，经所谓：诸风掉眩，皆属肝木。木得风则摇动，乃肝经火盛而生虚风也。故高年病后，辛苦人多犯之，因气血虚，而火犯上鼓动也。是以小儿有病，摇头三年不止者，以河车入常服药中而愈。

《灵枢》曰：邪之所在，皆为不足。故上气不足，脑为之不满，耳为之苦鸣，头为之苦倾，目为之眩，中气不足，溲便为之变，肠为之苦鸣，下气不足，则为痿厥。

眉眶骨痛大小总论合参

眉眶骨痛有二，俱属肝经风热与痰，或作风痰，其治类痛风。然脑为髓海，而肾主骨，多由肾阴不能养骨髓，少以致

脑，虚火起于中，寒束于外，疼之所始也。凡高骨之处，及眉毛所生之地，皆属本脏之精气荣养。若其脏之精气亏损，则其地之毫毛骨肉不荣矣。故《灵枢》曰：足太阳之上，血气盛则美眉，眉有毫毛。由是观之，眉棱骨痛者，此肝血既失其养，而肾水亦不荣于骨矣。故主三年之内，有大风疾至，明其根本既拔，而外邪乘袭也。治之者，必宜滋补肝肾为主，少佐风药，以使上达。如不知此，徒以辛热发散为事，则阴道愈亏，益增其害矣。

头重大小总论合参

东垣曰：头重如山，湿气在头也，红豆散搐鼻取之。盖病在头脑，若药攻肠胃，是诛伐无过矣。故于鼻内取之，犹物在高巅之上，必用射而得之也。

颈　项　痛

邪客三阳则痛，寒搏则筋急，风搏则筋弛，左属血，右多属痰。丹溪治一人，项强痛甚，不可以回顾，作痰客太阳经治之，用二陈汤加酒芩、羌活、红花，服二剂而愈。有闪挫及失枕而项强痛者，皆由肾虚不能荣筋也，六味地黄汤加秦艽。

菊花散
治风热上攻，头痛不止。

甘菊花　石膏　防风　旋覆花　枳壳　蔓荆子　甘草　羌活各一钱五分

姜、水煎服。

红豆散
治头重。

羌活　连翘　红豆

三味等分，为末，搐鼻。

一方
治头痛连眼痛，此风痰上攻，须用白

芷开之。

川芎　白芷　防风　藁本　细辛　当归　雨前芽茶各等分

水煎服。

不卧散

治头痛不可忍者。

元胡索七枚　青黛二钱　猪牙皂角肥实者，刮去皮及子，二两

为末，水丸，小饼子，如杏仁大。用时令病者仰卧，以水化开，竹管送入，男左女右，鼻中觉药味至喉少酸，令病者坐，却咬定铜钱一个，于当门齿上，当见涎出成盆即愈。

芎归汤

治着湿头痛身重，眩晕痛极。

附子　白术　川芎　桂心　甘草

姜、枣、水煎服。

顺气和中汤

治气虚头痛，此药升阳补气自愈。

黄芪一钱五分　人参一钱　甘草炙，七分

白术　陈皮　当归　芍药各五分　升麻　柴胡各三分　细辛　蔓荆子各二分　川芎

水煎，食后服。

白归汤

治血虚头痛。

川芎　当归　白芍

水煎服。一方加甘菊去心蒂。

四神散

治妇人血风，眩晕头痛。

菊花　当归　旋覆花　荆芥穗各等分

为末。每服一钱，用葱白茶末煎汤，食前温服。

祛风清上丸

治风热上攻，眉棱骨痛。

酒芩　白芷一钱五分　防风一钱　柴胡一钱　荆芥八分　川芎一钱二分　羌活一钱　甘草五分

水煎，食后服。

芎辛导痰汤

治痰厥头痛。

川芎　细辛　南星各一钱五分　半夏　茯苓各一钱二分　陈皮　片芩酒炒，一钱二分　枳实一钱　甘草五分

如挟风热甚者，加石膏三钱，菊花一钱，姜、水煎，食后服。

芎附散

治产后败血作梗，头痛诸药不效。

大附子一枚，酽醋一碗，用火四畔炙透，蘸醋令尽，去皮、脐，加川芎一两，并为细末。每服一钱，茶清调下。

凡头内如虫蛀响，名天白蚁，用茶子细末吹鼻中。

古一妇人，患偏头痛，鼻塞不闻香臭，常流清涕，或作臭气，遍服头痛药不效。人无识此，或曰脑痛，但服局方芎犀丸，不十数服，忽作喷涕，突出一挺稠脓，其疾即愈。

芎犀丸

治年久偏正头疼，不闻香臭。

川芎　石膏　薄荷各四两　朱砂四两，内用一两为衣　人参　茯苓　甘草炙　细辛各二两　犀角生用、镑　栀子各一两　阿胶蛤粉炒，一两五钱　麦冬去心，三两

为末，蜜丸，弹子大，朱砂为衣。每服一丸或二丸，食后茶清化下。

方脉雷头风合参

雷头风者，结核块于头上而痛者是也。用茶调散吐之，次用神芎丸下之，后服消风散热。又曰：雷头风者，痰结核块，先有于头上，随遇而发，或劳役酒色，及食煿炙动风发毒之物，或红或肿而痛作矣。憎寒壮热，状如伤寒，急则治其标，针而血出，风散火灭，痛因减去。东垣曰：病在三阳，盖三阳之脉，皆会于头

也。不可过用寒药，宜清震汤治之，用荷叶者，取色青而香，形仰象震，如类象形也。

神芎丸又名显仁丸

所谓实者下之，能去膈上滞痰，一切热证，除痰饮，消酒食，清头目，利咽膈，能令结滞宣通而愈。

大黄锦纹者　黄芩中枯者，各二两　牵牛　滑石各四两

为末，水丸或蜜丸，小豆大，温水下十丸至十五丸。每日二服。

茶调散又名二仙散

瓜蒂　茶叶

为末。齑汁调服，取吐。

清震汤

升麻　苍术　薄荷

为末。每服五钱，水煎七分，烧全荷叶一个，研细调药，食后温服。

又曰：前论俱以结核疙瘩，而用风药论治，且指震为雷，恐犹未尽也。夫此病未有不因于痰火者。盖痰生热，热生风，故核块疙瘩，皆有形可征。痰火上升，壅于气道，兼于风化，则自然有声。轻则如蝉之鸣，重则如雷之响，以声如雷而为名。或以其发如雷之迅速也。设如前论尽作风热治之，恐认标而忘其本，故复附痰火一方于后。

白僵蚕五分　粉草二钱　半夏牙皂姜汁煮，一两　连翘五钱　片芩七钱，酒炒　陈皮去白，盐煮　桔梗各五钱　大黄酒蒸九次，二两　薄荷叶三钱　白芷二钱　天麻五钱，酒浸　青礞石二钱

为末，水泛①为丸，如绿豆大。食后临卧，茶吞二钱，以痰利为度。后用清痰降火煎药调理。

头风白屑，肝经风盛也。大便实，则泻青丸，虚则消风散。

外用山豆根，浸油涂之，或以乳汁调涂。

又方用白芷、零陵香各等分，为末，浸香油涂之。候三五日，篦去，二三次，永不再生。

方脉头眩晕合参

头眩之证，多生于痰，中风之渐也。有因寒痰、湿痰、热痰、风痰，有因气虚挟痰，有因血虚挟痰。夫寒痰湿痰作眩，或因外感寒湿，或因内伤生冷。热痰风痰作眩，或因外感风暑，或因内动七情。气虚眩晕，或因脾虚，不进饮食，或因胃弱，呕吐泄泻。血虚眩晕，男子每因吐血下血，女子每因崩中产后。夫头痛头眩者，乃病之标，必治其病之本而痛方已。如产后眩晕，只补其血，脾虚眩晕，只补其气，即所谓治其病之本也。

《原病式》曰：静顺清谧，水之德也。动乱劳扰，火之用也。脑者，地之所生，故藏阴于目，肾水至阴所主，二者，喜静谧而恶动扰。静谧则清明内持，动扰则掉摇散乱，故脑转目眩也。经曰：诸风掉眩，皆属肝木。此证乃痰在上，火在下，火炎上而动其痰。眩言其黑，晕言其转，虽曰无痰不能作眩，亦本于气血虚而后痰火因之。风以感入于脑，故助痰火而作眩晕，诚因上实下虚所致。所谓下虚者，血与气也。所谓上实者，痰火泛上也。急则治痰火，缓则补元气。又或因七情郁而生痰，痰因火动，随气上厥，此七情致虚而眩晕也。淫欲过度，肾家不能纳气归元，使诸气逆奔而上，此气虚而眩晕也。吐衄崩漏，肝家不能收摄荣气，故使诸血失道妄行，此血虚眩晕也。详其脉候而分其端，因其端而治其本，病无不愈。

———————————

① 泛　原作"法"，诸本同，据文义改。

总之，犹树木根本不固，而枝叶为之动摇，纵有外触，亦气血两虚，而痰浊不降也。

眩晕不可当者，以大黄酒炒为末，茶汤调下，此治痰火有余之证也。昔有一妇，患赤白带年余，头眩坐立不得，睡之则安，专治带疾，带愈，其眩亦安，此以证治气血不足者也。如头面喜暖，手按则晕定者，此阳虚也，宜补其阳。如面红耳热，遇烦晕甚者，此阴虚也，宜滋其阴。

芎术除眩汤
治感寒湿，头目眩晕。

甘草　川芎　附子　白术　官桂

姜、水煎，食前服。

固本理眩汤
治气虚头眩神效。

人参一钱五分　天麻煨，一钱二分　当归一钱　白术炒，二钱　橘红盐汤煮，五分　白芍酒炒，一钱五分　茯神一钱二分　半夏一钱　五味子四分

姜、枣、水煎服。

白附子丸
治风痰上厥，眩晕头疼。

全蝎炒，五钱　白附子炮　南星炮　半夏　旋覆花　甘菊　天麻　川芎　橘红　僵蚕炒　干姜生，各一两

为末，生姜半斤，取汁，打糊丸，桐子大，煎荆芥汤下五十丸。

喝起散
治妇人血风攻脑，头旋闷倒，用喝起草，即苍耳草也。取嫩心，不拘多少，阴干为末。每服二钱，酒调服。

方脉大头病合参

头痛肿大如斗是天行时疫病也。

夫身半以上，天之气也。身半以下，地之气也。邪热客于心肺之间，阳明、少阳之火复炽，且感天地四时瘟疫之气，所以上焦壅热不散，得犯清道，温热上乘，巅顶而为肿，木挟火邪而为痛，甚至溃裂脓血，复染他人，所以谓之疫疠。轻者，名发颐，肿在两耳前后，有以承气下之，泻胃中之实热，是诛伐太过矣。治法不宜速药，速则过其病，所谓上热未除，中寒复生，必伤人命，宜用缓药，徐徐少与，再视肿势在于何分，随经治之。阳明为邪，首大肿，少阳之邪，出于耳前后也，大概普济清毒饮主之。黄连、黄芩味苦，泻心肺热以为君，橘红、玄参苦寒，生甘草甘寒，泻火补气以为臣，连翘、鼠粘、薄荷味苦辛平，板蓝根味甘寒，马勃、僵蚕味苦平，散肿消毒以为佐，升麻、柴胡苦平，行少阳阳明不得伸之郁气，桔梗味辛温，为舟楫不令下行，如是调治，方可保全。

普济消毒饮
神治天行疫毒，大头诸病。

黄芩酒炒　黄连酒炒，各五钱　橘红　玄参　连翘　鼠粘子　板蓝根　马勃　生甘草　柴胡　桔梗　僵蚕炒，各二钱　新升麻七分　人参三钱

为末，汤调服之。或蜜丸噙化。或有加防风、当归、川芎。如大便硬，加酒煨大黄利之。肿热甚者，砭法刺之。

一方有薄荷一钱，无人参。

一方
治大头天行病，此为湿气在高巅之上，勿用降药。

羌活　酒芩　酒蒸大黄

水煎服。

又方
治大头疫如神。

贯众三钱　葛根二钱　甘草一钱五分　白僵蚕一钱

加黑豆，水煎服。

人中黄，解疫毒最妙，用甘草制造

者，方见本草下。

方脉面热面痛合参 附须发病

《灵枢》曰：手面与身形也，天寒则裂地凌冰，或手足懒堕，然而其面不衣何也？曰：十二经脉，三百六十五络，其血气皆上于面而走空窍，其精阳气上走于目而为睛，其别气走于耳而为听，其宗气上出于鼻而为臭，其浊气出于胃，走唇舌而为味，其气之津液，皆上熏于面，而皮又厚，其肉坚，故大热甚寒，不能胜之也。

东垣曰：饮食不节则胃病，胃病则气短，精神少而生大热，有时而火上，独燎其面。盖阳明经多气多血，又兼挟风热上行，诸阳皆会于头面，故令面热如醉，治宜先为散其风热，或以调胃承气汤加黄连犀角，疏下两三行，彻其本热，散其风热，以升麻汤加黄连主之。

手足六阳之经，皆上至于头，而惟阳明胃脉起鼻交頞中，入上齿中，挟口环唇，循颊车，上耳前，过客主人，故人之面部，阳明之所属也。其或胃中有热，有郁火则面热，升麻汤加黄连。胃中有寒，则面寒，宜先以附子理中汤温其中气，次以升麻汤加附子主之。若风热内甚而上攻，令人面目浮肿，或面鼻紫色，或风刺瘾疹，随证治之。

面黄面白鼻冷，乃阳气大弱，宜大剂参、芪加附子主之。面痛为火，盖诸阳之汇，皆在于面，而火，阳也，心之华在面，而心，君火也。然暴痛多由火实，久病多因血虚，盖胃主正面，而以肠胃为市，因饮食之热毒聚于中，则发于外，故为痛。更有过劳与饥则痛者，此中气不足也。

须发病

发乃血之余，焦枯者，血不足也。忽然脱落，头皮多痒，须眉并落者，乃血热生风，风木摇动之象也。病后疮后产后发落者，精血耗损，无以荣养所致也。然须属肾，禀水气，故下生，阴虚阳盛，则须白而有光。发属心，禀火气，故上生。劳心过度，则火上炎而血耗，故发白而早落。所属虽殊，然乌须黑发，无出乎滋补精血二者而已。故《灵枢》曰：足阳明之脉，血气盛则髯美长，血少气多则髯短，气少血多则髯少，血气皆少，则无髯也。

升麻加黄连汤

治面热。

升麻 葛根各一钱 白芷七分 甘草炙 白芍各五分 酒黄连四分 生犀角末 川芎 荆芥穗 薄荷各五分

水煎，温服。

升麻加附子汤

治面寒。

升麻 葛根 白芷 黄芪 附子炮，各七分 甘草炙 人参 草豆蔻各五分 益智仁三分 连须葱头二茎

水煎，温服。

柏连散

治面上热毒恶疮。

胡粉 黄柏炙 黄连各等分

为末，猪脂调敷。

一方治指爪抓破面皮，用生姜汁，调轻粉敷好无痕。

玉容散

治面上黑野雀斑。

甘松 山奈 茅香各五钱 白芷 白僵蚕 白及 白附子 天花粉各一两 肥皂二个 绿豆粉一两 防风 藁本 零陵香各三钱

为细末，每洗面用之。

古一人登厕，被臭气熏触，隐忍良久，明日满面皆黑色，月余不散，相士断云：不出月必死。一良医令以沉、檀香各一两，锉碎，安炉中，烧熏帐内，以被盖定，令病者瞑目端坐，候香尽方可出帐，明白引鉴照之，面上黑色渐散矣。盖臭腐属水，香属土，土胜水也。

女人发易落而不润者，用榧子三个，胡桃二个，侧柏叶一两，捣浸雪水，梳发则润不而落。

头　疮 儿科

头疮者，乃脏腑不和之气上冲，血热之毒上注，小儿阴气未足，阳火有余，故最多犯之，宜内服连翘、荆防、花粉、贝母、玄参、赤芍、牛蒡、生地，清凉解毒，凉血和血之剂矣。俟毒气少解，方外用药以涂之，切不可骤加寒凉涂遏，以致热毒内攻不救。盖小儿脏腑娇嫩，易入难出也。

连床散

治满头癞疮，及手足身上，阴器肤囊，抓烂淋漓。

黄连五钱　蛇床子二钱五分　五倍子一钱二分半　轻粉二十五贴

为细末，先以荆芥葱白煎汤，洗拭候干，清油调敷。

香薷煎

治小儿白秃，不生发燥痛。

陈香薷二两　胡粉一两　猪脂五钱

水一大盏，煎香薷取汁三分，去滓，入胡粉猪脂和匀涂上，日日频用之。

方脉颊车病合参

咽痛颔肿，脉洪大面赤者，羌活胜湿汤加黄芩、甘、桔各五分。丹溪治两腮肿，用细辛、草乌等分，为末，入蚌粉，猪脂调敷，口含白梅，置腮边良久，出涎，肿退消时，肿必先向下。

古一人因惊骇后，常用手指甲掐住两颊，遂致两颊破损，心中懊侬不安，脉数而实，诸药不愈，用活幼方中牛黄清心凉膈丸，敷服而愈。

羌活胜湿汤

方见儿科湿门。

千金方

治卒中风，头面肿，杵杏仁如膏敷之。

又方

治痄腮如神，用鸡子清，或醋调赤豆末敷之。

一方

治喉下诸般肿痛，用蜗牛飞面研匀，贴肿处。

儿科目病

经曰：目者，五脏六腑之华，荣卫魂魄之精常营也。又曰：诸脉者，皆属于目，目得血而能视，故脏腑精气皆上注于目而为之睛。白睛属肺，黑睛属肝，瞳仁属肾，上下胞属脾，两眦属心，而内眦又属胆与三焦，上纲属太阳膀胱、小肠，下纲属阳明大肠。五脏五色各有所司。心主赤，赤甚者，心实热也；赤微者，心虚热也。肝主青，青甚者，肝热也；淡青者，肝虚也。脾主黄，黄甚者，脾热也；淡黄者，脾虚也。目无精光，及白睛多而黑睛少者，肝肾俱不足也。昼视通明，夜视罔见者，禀受阳气衰弱，遇夜阴盛，则阳愈衰，故不能视也。赤脉翳物，从上而下者，属足太阳经，从下而上者，属足阳明经。若上眼皮而下，出黑白翳者，属太阳寒水。从外至内者，属少阳风热。从下至上而绿色者，属足阳明及肺肾合病也。然翳膜者，风热内蕴也。邪气未定，谓之热翳而浮于外。邪气既定，谓之冰翳而沉于内。邪气若深，谓之陷翳，此宜升发以消之。更有痦眼者，因肝火湿热上冲，脾气有亏，不能上升清气，故生白翳，睑闭不开，眵泪如糊，久而脓流，遂致损目。雀目者，上午能视，临晚失明，此因肝气衰弱也。盖木生于子，旺于卯，绝于申，所以午上而能视，至申酉而失明。况目得血而能视，午后肝气渐衰，且阴虚则火必盛，弱阴不能以胜强火，故夜转剧。天明以阳用事，阳主动，浊阴暂消，故稍明。大要治肝养血，兼理脾胃为主。更有目闭而不能开者，有因过服寒凉之剂，致使阳气下陷，不能升举而然。有因胃气亏损，眼睑无力而然，并宜升阳益胃。更有暴赤肿痛，风火炽盛者，有因多泪羞明，肝心积热者，一宜疏风散火，一宜凉血清肝。若风沿烂眼者，是膈有热也。若时时作痒者，是脓溃生虫也。若眼睑连扎者，是肝经风热也。若初生目黄壮热，大便秘结，面赤眼闭者，此胎热也。更有痘后精血既亏，余毒上侵，及斑疮入眼者，有视物不明，不肿不痛，但见黑花而无精光者，此皆肝肾并虚也。若外无翳膜内障如云，视物不见，俗名青盲者，若非肾水枯涸，则必久病成痦。脉洪大者，养血为先，脉沉细者，补阳为上。盖如天无日色，虽有火镜，何能使晶光相射乎？若吐泻后，而眼如上膜，不能开举，及无精光者，此精滋泻脱，元神已亡也，难治。更有热毒眼小，积毒眼小者，更有时气流行而肿赤者，然治法总忌寒凉及单行发散。盖寒则凝，热则行，而风则燥耳。况目病虽由火热，然多因初感风寒，腠理闭密，火热不得外泄，上乘空窍而为病。若散其外感，则火热泄而痛自止，兼之养血凉血退翳诸剂，必兼风药，始能上达头目。且火郁则发之，以减其盛势。若概用寒凉，则邪愈凝滞，亦不可发汗，汗则津液耗而血亦燥，燥则其疾愈甚矣。更有以目疾血瘀血热，而投以破血凉血之剂者，或投以寒凉损脾之剂者，皆为不可。盖脾为至阴，归明于目，况目得血而能视，血少则热，火愈动而目愈昏。夫血者，水之精脉也。精光者，木之华叶也。脾胃者，木之根本也。故莫若以上病治下之法，用引火藏原之方，服于食前，峻补其肝肾，则浊阴降而上热自除，下阴足而目光自返，陷翳自浮，冰翳自化。倘翳膜过厚者，另以养荣药中，佐以消障疏风之味，服于食后，则标本俱得其功，上下咸受其益。张因幼年读书过劳而常目病，今看书写字略多，便易于举发，发时惟以八味丸加牛膝、五味子者，每日食前各进五六钱，一日共有一两五六钱矣。外用以黄连钱余，入铜青分许，煎浓汁，洗净，两三次，俟红障少淡，再入人参二三分于内，温和洗之，则光还而能视物如故矣。

生犀散

治小儿目内淡红者，心虚热。

犀角　地骨皮　赤芍药　柴胡　干葛　甘草

水煎，食后服。

罗氏煮肝丸

见儿科痦病门。

还明散

草决明炒，三钱　白蒺藜炒，去刺，四钱　防风二钱

为细末，用猪肝一块，竹刀薄剖，入末药在内，饭上蒸熟，去药食之。

龙胆饮

治痦眼流脓生翳，此湿热为病。

羌活　龙胆草各三钱　青蛤粉五钱　黄

芩炒，二钱　蛇蜕五分　麻黄二钱五分　谷精草五分

为末。每服二钱，茶清送下。

一方

治暴发肿赤作痛。

羌活　荆芥　升麻　黄芩　桔梗　甘草　薄荷　归尾　赤芍　连翘　川芎

如血热壅痛者，加龙胆草、石膏。白睛红障者，加桑白皮、菊花。水煎服。

洗眼神方

黄连七分　当归一钱　郁李仁打碎，一钱　荆芥八分　杏仁去皮、尖，七粒　防风一钱　胆矾　明矾各三分

水煎，温和净目避风。

又方

治目痛星障俱效。

朴硝一钱　绿矾一分

用红枣七个，去核，入药枣内，用水一大碗，锅中水亦一大碗，隔汤煎，锅中水干为度，露一夜用。

一方

治瞳子散大。

山茱萸　枸杞子　山药蒸，各三两　丹皮一两　熟地四两　泽泻五钱　五味子七钱　当归身二两

为末，蜜丸，圆眼汤下。

一方

治倒睫拳毛，用三棱针出血立愈。又法，用木鳖子一个，去壳为末，绵裹塞鼻，左眼塞右，右眼塞左。

猪肝散锦囊秘方

治疳积，眼合不开，翳障遮睛。

谷精草晒燥，研细，四分　石燕煅，醋淬，研细，六分　紫口蛤蜊煅，研，一钱

用不见水雄猪肝，竹刀剖开，将药入内，线扎煮之，去药食肝。

鸡肝散锦囊秘方

治疳积，初起红障。

雄黄一钱　石膏煅，一两

共为细末，雄鸡软肝一个，酒酿顿熟，蘸药钱余，食之。

儿科耳病

耳者，宗脉之所聚，肾气之所通也。有小儿肾经气实，其热上冲于耳，遂使津液壅而为脓，或为清汁，然足厥阴之与足阳明，手少阴之与足太阳，为证尤甚。推其所致之由，其原有七：有实热，有阴虚，有因痰，有因火，有气闭，有肝风，有胎元。及发而为病也，证有五焉，鸣、痛、聋、肿、聤① 是也。实热者何？即肾气有余，积热上冲，津液壅结，故成聤耳。聤耳之名，更有五般。常出黄脓者，谓之聤耳；常出红脓者，谓之脓耳；耳内疳臭者，谓之㫱耳；白脓出者，谓之缠耳；耳内虚鸣，时出青脓者，谓之囊耳。其名虽异，总由积热上壅，或风水入耳所致。若不速治，久则成聋，法宜清火养血，或去湿化毒。阴虚者何？其候手足心热，体瘦色黑，口渴肠燥，两尺脉大，时或作痒，耳聋及鸣，所主在滋阴疏肝。因痰者何？其候气壅口燥，不痛而痒，体重脉弦，耳鸣聤耳者是也，所主在二陈、竹沥之类。因火者何？或暴怒之乍乘，或情欲之自肆，或因有余之火，或因不足之火，故耳聋及痛者，所主在芩、连、归、药之类。气闭者何？有因怒伤及肝，痰生于火，或一时卒中，或久病气虚，故耳聋及鸣者，所主在舒郁调血，外用导引宣通之法。肝风者何？有因火壅上焦，忽作大痛，或流或胀者，有因纵怒纵酒，湿热相乘，耳肿及痛者，所主在平肝除热疏风。胎元者何？是因父母不谨，故先天之毒攻

————————

① 聤　诸本均作"停"，以下径改。

冲，脓臭流处成疮，四旁肿赤，时发时愈，所主在化毒滋肾。更有风入于脑，停滞于手太阳之脉，则令气塞耳聋。若风湿相搏，则生耳疮。更有以手指月，遂使两耳之后生疮者，名曰月蚀疮及冻耳虫伤拨损之类，外因者，并从外治。更有耳根及牙床肿痛者，属上焦风热，阳明、少阳二经受病也，当用清胃辛凉而散之。实热盛者，酒蒸大黄，微利之。至若大病后而耳聋者，是血枯而气弱也，当服地黄丸以疗之。若耳中忽作大痛，如有虫在内奔走殊痛，或出血或水，或干痛不可忍者，用蛇蜕火烧存性为末，鹅管吹入立止。取蛇之善脱，以解散郁火也。

龙骨散

治脓耳。

枯矾　龙骨煅，各一钱　黄丹二钱　胭脂一钱　麝香少许　海螵蛸五分

为细末，以绵杖子捩去脓水，用一字掺在耳内，日一用之，勿令风入。

犀角饮

治风热上壅，耳门肿痛，脓水流出。

菖蒲　犀角　赤小豆　赤芍药　木通　玄参　甘菊花各一钱　甘草五分

姜、水煎服。

滋阴肾气丸

熟地　五味子　当归尾　丹皮　干山药　柴胡　茯苓　泽泻　生地

蜜丸，辰砂为衣，白汤下。

益肾散

治肾虚耳聋。

磁石炙　巴戟去心　川椒炒，各一两　沉香　石菖蒲各五钱

为末。每服二钱，用猪肾一枚，细切，和以葱白、少盐并药，湿纸十重裹煨，令熟，空心嚼，酒送下。

耵耳方

治风热搏之，浔液结聊，成核塞耳。

猪脂生　地龙各等分

研末，以葱汁和，捏如枣核，绵囊入耳，令润挑出。

一方

治脓耳，用蓖麻子去皮七粒，枣肉七枚，打成膏，绵裹入耳中，一日一易。又方，用寒水石，煅为末，加麝香吹。又方，用橄榄核烧灰，加麝，吹耳中。如治冻耳，清油调敷。

一方

治耳烂，用贝母末，加轻粉干掺。

一方

治小儿耳后生疮者，名曰月蚀疮。

黄连　枯白矾　胡粉　蛇床子各等分

为末，敷之。

诸虫入耳方

用椒末一钱，醋半杯，浸良久，少少滴入，自出。有用桃叶打烂，塞亦出。有用麻油灌入，有用生葱、生姜、生韭汁俱可。臭虫入耳，猫尿滴入自出。

儿科鼻病

夫鼻为肺窍。经曰：天气通于肺。若肺胃无痰火积热，则平常上升，皆清气也。肺家有病，则鼻不利，如伤热之不散，或伤寒之久郁成热，皆能使塞而不利。若平人而多涕，或黄或白，或带血如脓状者，皆肾虚所致，不可过用凉药。更夫嚏者，鼻出声也，俗名喷嚏。经曰：是阳气和利，满于心，出于鼻，故为嚏。向日而嚏者，金畏火也。伤风多嚏者，火郁于肺也。拨孔即嚏者，金扣乃鸣也。更有风邪客于皮毛，是以津液不收，致流清涕，头楚若锯者，名曰鼻鼽。更有金不生水，则六阳虚火上升，而成鼻干者。更有鼻渊者，谓其涕下不止，如彼水泉，故名

之也。经曰：是胆移热于脑。盖胆脉起于目锐眦，上抵头角，入络于脑，然阳明之脉，亦挟鼻络目，傍约太阳之脉者也。今因脑热，则足太阳逆，与阳明之脉俱盛，泊于额中，是以鼻额酸痛，涕下不止矣。更有寒邪未尽，虚热渐炽，是以脓涕结聚，香臭不闻，此名鼻齆。更有热血入面，为寒所拂，是以污浊凝滞，则成鼻齆。或得之酒刺生面，上焦火盛者。更有鼻生紫赤刺瘾疹，俗呼肺风。更有风湿之气，壅成内热，或因气痔，故鼻下两旁，疮湿痒烂，是名鼻疳，欲呼鼻蜃疮。不甚痛，汁所流处，即成烂疮。更有肺中积热，六阳上蒸，或成赤鼻者。更有或心或肺或胃，蕴热过极，迫血妄行，上干清道，而为鼻衄者。更有温热之气，外郁皮毛，内应太阴，故三焦之火，得以上炎，为鼻生赘，如灶火上炎，而成煤也。又有胃中食积，热痰流注，是以上疗而鼻生息肉，犹湿地得热而生菌也。治宜利膈去热，切勿因碍伤动，否则便成鼻痔矣。更脑病者，其候有二：若清水流出而不痛者为寒；若流黄臭水而痛者为热；久而不愈，即名脑漏。治法当内服清利胆热，外于囟会、通天二穴灸之。

菊花散

治鼻塞。

甘菊　防风　前胡各五钱　细辛　桂心各二钱五分　甘草一钱五分

为末，临卧荆芥汤下。

宣明防风散

治鼻渊浊涕。

黄芩　甘草炙　人参　川芎　麦冬去心，各五钱　防风二钱五分

为末，百沸汤。每服一钱。

茜根散

治衄血不止。

阿胶蛤粉炒　茜根　黄芩各一两　生地

侧柏叶各一两　甘草炙，五钱

水煎服。

一方

治鼻衄，用山茶花为末，童便姜汁酒调下。有加郁金者。又方，用大蒜捣泥，随左右贴足心。又法，左鼻衄，以线扎左手中指，右如之，两鼻者，双手俱扎。

轻黄散

治息肉。

轻粉一钱　雌黄五钱　杏仁一钱，去皮尖　麝香少许

先将杏仁捣成泥，余药研细匀，收磁盒盖定，夜卧点米粒许于鼻中，夜一次。

治赤鼻酒齇

黄柏　苦参　槟榔各等分

为末，以猪脂调敷。

消鼻痔方

瓜蒂炒　甘遂各四钱　白矾枯　螺青炒　草乌尖各五分，炒

为末，用真麻油搜和丸，如鼻孔大，将药纳鼻，达痔肉上，其肉化为水，一日一次。

一方

治鼻下一道赤者，名曰蜃。以黄连末敷之。

儿科唇口病

唇本脾之外候，然足阳阳之脉，亦起于鼻而环于唇，故凡停滞伤脾，必气粗唇坚而发肿，名曰唇肿。至有伤寒，或发惊候，是以眉棱骨痛，厥热眩闷，气秒颐浮，或舌苔，或齿击，或狂逆，则又色白肿甚，名曰蚕唇。至若胃伤极而唇糜，壮热秒甚见痘者，名曰胃烂唇枭，十救一二。如忧愁劳极，满唇破裂者，亦名口糜。如风寒乍乘，唇青带白者，宜温胃驱风。如吐后而唇白者，治宜养胃调气。如

怒气上冲，唇青者，治宜顺气，平肝和胃。更有唇口蠕动者，脾虚不能收摄也。误治为痰，则津液愈枯，筋脉失养，抽搐诸候来矣。

口疮者，心脾蕴热也。小儿阴气未生，阳热偏盛，又因将养过温，心脾积热，熏蒸于上而成疮，治宜泻心化毒，清凉为主。若月内诸病，而口无涎沫者，凶。

清胃散

治舒舌弄舌。

防风　黄芩　天花粉　厚朴姜炙　枳壳　黄连　陈皮　甘草

水煎服。

青液散

治鹅口重舌，及舌疮。

青黛　朴硝各一钱　龙脑一字

为末，鹅翎少许，敷上。

千金方

治舌口一切诸疮。

升麻　射干各三两　柏叶一升　苦竹叶　地黄汁各五合　大青二两　生玄参汁三合　蔷薇根白皮　生芦根各五两　赤蜜八合

水四升，先将药煎至一升，去滓，入玄参汁，再煎，下地黄汁，各煎两沸，下蜜煎浓，安舌上细咽。

一方

治小儿心有客热，满口生疮。用天南星末，醋调贴脚心。又有用吴茱萸末，米醋调涂，俱妙。

口角疮烂方

用乱头发，煅存性，为极细末，猪脂调敷。

方脉目病合参

经曰：夫心者，五脏之专精也。五脏各有其精而心专之。目者，其窍也。目为肝窍，然能辨别事物，故又为心窍。华色者，其荣也。是以人之有德也，则气和于目。水之精为志，火之精为神，水火相感，神志俱悲，是以目之水生也。谚曰：心悲名曰志悲，志与心精共凑于目也。泣涕者，脑也。脑者，阴也。髓者，骨之充也。故脑渗为涕。志者，骨之主也。是以水流而涕从之者，其行类也。脑为髓海，与肾流通。神不守精，精神去，目涕泪出也。由是观之，哭而无泪者，肾气脑髓枯槁也。目之红肿赤痛者，水精不足也。目之青白内障者，火精不足也。

泣涕久而目盲者何？《灵枢》曰：心者，五脏六腑之主也。目者，宗脉之所聚也，上液之道也。口鼻者，气之门户也。故悲哀愁忧则心动，心动则五脏六腑皆摇，摇则宗脉感，液道开，故泣涕出焉。液者，所以灌精濡空窍者也。泣不止则液竭，液竭则精不灌，目无所见矣，故命曰夺精。经曰：瞳子黑眼法于阴，白眼赤脉法于阳，故阴阳合传于精明，此则眼具阴阳也。又云：五脏六腑之精气，皆上注于目而为之精。然肾脏主藏精，故治目者，以肾为主。虽为肝窍，子母相生，肾肝同一治也。其精之窠为眼，骨之精为瞳子，筋之精为黑眼，血之精为络，其窠气之精为白眼，肌肉之精为约束，裹撷筋骨气血之精，而与脉并为系，上属于脑，后出于项中，此眼具五脏六腑也。后世以大眦赤者属心，君火为实火，小眦赤者属心包，相火为虚火。上下两胞属脾，白眼属肺，黑眼属肝，瞳仁属肾，谓之五轮，本诸此也。又有八廓之说，无义无据，不可宗也。

目者，五脏六腑之精也，故精散则视歧。又营卫魂魄之所常营也，神气之所生也。故神劳则魂魄散，志意乱。且目者，心使也。心者，神之舍也。故精神乱而不转，卒然见非常处也。且人之有两眼，犹天之有日月也。视万物，察纤毫，日月有时晦者，风云雷雨之所致也。目有时失明者，四气七情之所害也。凡在腑为表，当除风散热，在脏为里，当养血安神。如暴赤肿痛，昏涩翳膜眵泪，斑疮入眼，皆表也，风热也，宜表散以去之。如昏弱不欲视物，内障见黑花，瞳神散大，皆里也，由血少神劳肾虚也。宜养血补水，安肾以调之。久则有瘀，当以破血生新之味兼用。白珠属阳，白珠痛者，则昼甚；黑珠属阴，黑珠痛者，则夜甚。或有体肥气盛，风热上行，目昏涩者，此由脑中浊气上行也。重则或为痰厥，亦能损目，若常使胸中气清，自无此病。若瘦人眼痛，多是血少血热也。有病眼逢春夏便发者，此肝肾虚，而且多郁火也。又有因服目疾凉药过多，阳气因损者，久之眼渐昏弱，乍明乍暗，不能视物也。有视物不明，见黑花者，肾气弱也。有暴失明者，眼居诸阳交会之所，而阴反闭之，阳亡已极而阴邪内满，当有不测之患焉。

目闭不开者，足太阳之脉，为目上纲，足阳明之脉，为目下纲，平则约束，热则筋纵，故目不能为之开也。海藏曰：目暝者，肝气不治也。

眼赤肿痛，古方有药，内外不同，在内汤散，则用苦寒辛凉之药以泻火，兼利小便以导肝经风热。在外点洗，则用辛热辛凉之药以散其邪，故点药莫要于冰片，而冰片大辛热，故借以拔出火邪。古方用烧酒洗眼，或用干姜末、生姜汁点眼者，皆此意也。盖赤眼是火邪内炎，上攻于目，故内治用苦寒之药，是治其本。然火邪既客于目，从内出外，若外用寒凉，以阻逆之，则郁火内攻，不得散矣。故点药用辛热，洗眼用热汤，是火郁则发之，从治法也。世人不知冰片为劫药，而误认为寒，常用点眼，遂致积热入目，而香窜走

泄清光，则昏暗障翳，故云眼不点不瞎者此也。又不知外治忌寒凉，而妄将冷水冷药挹洗，尝致昏瞎者有之。

眼疾所因，不过实虚二者而已。虚者，眼目昏花，肾经真水之微也。实者，眼目肿痛，肝经风热之甚也。热焉则散其风热，虚焉则滋其真阴，虚热相仍，则散风热，滋真阴兼之，此内治之法也。至于久而失调，热壅血凝，而为攀睛瘀肉、翳膜赤烂之类，不假点洗外治之法，则何由而愈？盖病情有标本，治法有内外，又尝论之。气有余便是火，故散火在于抑气，古方多用枳壳、柴胡者是也。血不足则阴虚，而补阴在于滋水，故古方必用归、芍、地黄者是也。常使血能配气，水能制火，则眼疾胡为而作也。

肝开窍于目，胆汁减则目暗，目者，肝之外候，胆之精华也。故诸胆皆治目疾。点服说云：病有内外，治各不同，内疾既发，非服不除，外疾既成，非点不退。内疾始盛，浚流不如塞源，伐枝不如去根，不服药而除者，未之见也。外障既成，如物污须濯，镜垢须磨，不点而去者，未之有也。若内障不服而外点，反激其火，动其血气，无益反损。若外障已成，虽服药不发不长，而所结不除，必内外夹攻，方尽其妙。然目眦白珠属阳，故昼痛，点苦寒药则效。黑珠属阴，故夜痛，点苦寒药则反剧，则点药外治之法，亦当以阴阳区别矣。

倒睫拳毛者，其毛入眼中央是也。由伏热内攻，阴气外行，而目急皮缩之故，当去其内热火邪，使眼皮缓，则眼毛立出矣。故眼楞紧急缩小者，即倒睫拳毛之渐也。盖阳主散，阳虚则眼楞紧急而为倒睫拳毛。阴主敛，阴虚则瞳子散大而为目昏眼花。故东垣治眼楞紧，用参、芪补气为君，佐以辛味疏散，而忌芍药、五味之酸

收。治瞳子散大，用地黄补血为君，佐以五味子酸味收敛，而忌茺蔚子、青葙子之辛散，一开一阖，大有径庭矣。

华元化云：目形类丸，瞳神居中，而前如日月之丽东南而晦西北也。有神膏神水神光，真气真血真精，此滋目之源液也。神膏者，目内包涵膏液，此膏由胆中渗润精汁，积而成者，能涵养瞳神，衰则有损。神水者，由三焦而发源，先天真一之气所化，目上润泽之水是也。水衰则有火胜燥暴之患，水竭则有目轮大小之疾，耗涩则有昏眇之危，亏者多盈者少，是以世无全精之目。神光者，原于命门，通于胆，发于心，是火之用也。火衰则有昏瞑之患。瞑者，目闭不开，是肝气不足也。火炎则有焚烁之殃，虽有两心而无正轮。心，君主也，通于大眦，故大眦赤者，实火也。包络为小心，小心，相火也，代君行令，通于小眦，故小眦赤者，虚火也。若君主拱默，则相火自然清宁矣。真血者，即肝中升运滋目注络之血也。此血非肌肉间易行之血，从天一所生之水，故肝肾同源也。真气者，即目之经络中往来生用之气，乃先天真一发生之元阳。真精者，乃先天元气所化，精汁起于肾，施于胆，而后及瞳神也。凡此数者，一有损，目则病矣。大概目圆而长，外有坚壳数重，中有清脆肉包，黑稠神膏一函，外则曰稠神水，神水以滋神膏，水外则皆血，血以滋神水，膏中一点黑莹，是肾胆所聚之精华，惟此一点烛照，鉴视空阔无穷者，是曰水轮，内应于肾，此方壬癸亥子水也。五轮之中，惟瞳神乃照。或曰瞳神，水耶、气耶、血耶、膏耶？曰：非气、非血、非水、非膏。乃先天之气所生，后天之气所成，阴阳之妙蕴，水火之精华。血养水，水养膏，膏护瞳神，气为运用，神即维持，喻以日月，理实同之，

男子右目不如左目精华，女子左目不如右目光彩，此皆各得其阴阳气分之正也。人之邪正寿夭贵贱，皆可验目而得之，岂非人身之至宝乎！

经曰：目眓眓无所见者，阴内夺。又曰：脱阴者，则精丧而目盲，此房劳目昏也。左肾阴虚，益阴地黄丸，或六味地黄丸。右肾阳虚，补肾丸，或八味地黄丸。若能远视，不能近视者，阳气有余，阴气不足也。海藏云：目能远视，责其有火，不能近视，责其无水。《秘要》云：阴精不足，阳光有余，病于水者，故光发见散乱而能收敛。近视，治之在心肾，心肾平则水火调而阴阳和。夫水之所化为血，在身为津液，在目为膏汁。若贪淫恣欲，饥饱失节，形脉劳甚，过于悲泣，皆能斫耗阴精，阴精亏则阳火盛，火性炎而发见，阴精不能制伏挽回，故越于外而远照，不能近之而反视也。治之当如何？壮水之主，以镇阳光。若能近视不能远视，阳气不足，阴气有余也。海藏云：目能近视，责其有水，不能远视，责其无火。《秘要》云：此证非谓禀成近窥之病，乃平昔无病，素能远视而忽然不能者也。盖阳不足，阴有余，病于火者，故光华不能发越于外，而但能近视耳，治之在胆肾。胆肾足则水火通明，神气宣畅而精光远达矣。夫火之所用为气，在身为威仪，在目为神光。若纵恣色欲，丧其元阳，元阳既惫，则云霾阴翳，肾中之阴水，仅足以回光自照，焉能健运精汁以滋于胆，而使水中之火，远布于空中耶？《灵枢》曰：精脱者，耳聋；气脱者，目不明。治之当何如？益火之原以消阴翳。又有阳虚不能抗阴者，因饮食失节，劳役过度，脾胃虚弱，下陷于肾肝，浊阴不能下降，清阳不能上升，天明则日月不明，邪害空窍，令人耳目不明。夫五脏六腑之精，皆禀受于

脾土，而上贯于目，此精字乃饮食所化之精，非天一之元精也。脾者，诸阴之首也。目者，血气之宗也。故脾虚则五脏之精气皆失所司，不能归明于目矣。况胃气下陷于肾肝，名曰重强，相火挟心火而妄行，百脉沸腾，血脉逆上，而目病矣。若两目暗昏，四肢不怠者，用益气聪明汤。若两目紧小，羞明畏日者，或视物无力，肢体倦怠，或手足麻木，乃脾肺气虚，不能上行也，用神效黄芪汤。若病后，或日晡，或灯下，不能视者，阳虚下陷也，决明夜光丸，或升麻镇阴汤。如不知此而徒以滋阴清凉为事，则苦寒伤胃，中气愈虚，饮食少而运化迟，气血不生，精华俱耗，诸阴之首有亏，而欲眼目光明者，鲜矣。

张子和云：目不因火则不病，白轮病赤，火乘肺也。肉轮赤肿，火乘脾也。黑水神光被翳，火乘肝与脾也。赤脉贯目，火自甚也。能治火者，一句可了。但子和一味寒凉治火，不若独补水以配火，亦一句可了。况目病而有火者，则为浮翳外障，虽肿痛难忍，无害于目也。若病目而无火者，便为冰翳内障，虽无所苦，必致于丧明矣。治目者，岂可专以去火为事耶！譬诸灯烛而无火，则不能济其光明之用矣。

五轮虽分五脏，实肝肾致病居多，非肝荣不足，暴赤肿疼，即肾水有亏，昏花内障，气虚则目无精光，血虚则黑睛散大。除初病风热，应用疏散外，其余俱宜肝肾二家，滋荣补水为主。久患而阳光不足者，补水之中，更兼补阳，阳光一壮，精明乃能昭著。若过用寒凉之药，浮翳为冰翳，外障成内障矣。

外 障 内 障

外障者，有火者也。翳膜浮红肿痛，非若冰翳、陷翳之沉于内也。经云：目痛，赤脉从上下者，太阳病；从下上者，阳明病；从外走内者，少阳病。以其主表，必连眉棱骨痛，或脑项痛，或半边头肿，治法宜温之散之。如简要夏枯草散、选奇汤之类。盖夏枯草禀纯阳之气，可胜浊阴，能散诸郁，补肝血，缓肝火，故治厥阴目痛夜甚者如神耳。至于内障者，无火者也。在睛里昏暗，与无患之人相似，惟瞳仁里有隐隐青白者是也。然无隐隐青白者亦有之，此真阳已竭于中，而精光方绝于外，惟峻补元阳，或可复明一二。若或迟滞，虽大补无及也。

盖黑睛连目系，属足厥阴、足太阳、手三阴三经。此三经血气有亏，则邪乘虚入，经脉郁结，从目系而入黑睛，内起翳障，遮蔽瞳神，所谓脑脂不清，流下作翳也。治宜按脉随经，以疏浊阴，不使上攻，调补真阴，以使内养。如脉缓气弱者，主以参、芪、术、草。若妄用消障克削，是速其丧明也。至于眼科多用羚羊角，以其入厥阴经最捷，且清肺也。惟翳在黑珠而有热者最宜，倘非厥阴经而用之，则犹开门揖盗，阳虚之证，益冰其翳矣。

夫玄府者，乃大气升降出入之门户也。眼鼻口舌，皆有神识为用，清明者，其神全也。血气者，人之神，神衰则清明减，而火独炎上，火与元气不两立，火既炽则玄府闭塞，攻耳则聩，攻目则矇，口鼻舌可类推矣。一人眼目久患，滋阴清凉，久服不效，诊之两手微弱，乃以八珍加麦冬、五味子，一月而全愈。要知饮食不运，肠胃枯涩，发落皮皱，噎膈淋闭，目昏耳聋，悉由气液血脉有亏，不能升降出入，于是浊火炎上，而乱其神明，百病皆然，岂止耳目。若徒用四物，脾胃转伤，化源之机一绝，血气生发无由。如树木根本壮实，而后华叶蕃茂。血者，木之津液也。神光者，木之华叶也。脾胃者，木之根本也。可不重欤！

丹溪曰：诸经脉络，皆走于面，而行空窍，其清气散于目而为精，走于耳而为听。若心事烦冗，饮食失节，脾胃气亏，心火太甚，百脉沸腾，邪害空窍，而失明矣。况脾为诸阴之首，目为血脉之宗，脾虚则脏之精华皆为失所，不理脾胃，养神血，乃治标而不治本也。《薛氏医案》载张给事目赤不明，服祛风散热药，反畏明重听，脉大而虚，此因劳心过度，饮食失节，以补中益气加茯神、枣仁、山药、山茱、五味顿愈。又劳役复甚，用十全大补加前药而痊。一少年酒色过度，两目肿痛，两尺洪大，以六味丸料加麦冬、五味，数剂顿明。此皆治本而不顾标，所以为效最捷。若兼以眼药，则徒事虚文，既无专功，便无捷效矣。

卒然目无精光者，此阳气大虚也。丹溪曾治一人，目忽不见，他无所苦，急煎人参膏与之服，二日方见。一人予以磁石药，服之即死。

《医余录》云：有患赤眼肿痛，脾虚不能饮食，肝脉盛，脾脉弱，用凉药治肝，则脾愈虚，用暖药治脾，则肝愈盛，但于温平药中倍加肉桂，杀肝而益脾，一治两得矣。

一人生平好饮热酒，忽目盲脉涩，此因热酒所伤，胃中污浊之血，凝滞于内，阻隔清阳之气，不能归明于目也。丹溪以苏木作汤，调人参末与之，服二日，鼻及手掌皆紫黑，此病退而滞血已行，乃与四物加苏木、桃仁、红花、陈皮，煎调人参末，服数日而愈。此丹溪以血蓄于中，则冲和胃气伤矣。故消瘀药中，佐以人参，则胃气得以行，蓄血因之下，滞既去而元气无伤，眼目自著光明之用矣。

凡目忽不明者，皆为阳虚气脱，宜用补气之药追回者。然有卧湿冒湿而得之者，又宜于温补剂中，加以白术、茯苓燥湿之味。若视歧者，精散也。肾胆之汁不足，心肝之火独炎，则阳光失其倚而神水不能敛，重则瞳神散大也。

患目昏者，不拘时候，静坐闭息，以两目轮左转七遍，右转七遍，紧闭少时，忽大睁开，久行勿间，则郁火浊阴运出，清阳精气独光。

治翳当辨其起自何经？及翳形何色？各加引经药。如东垣治一妇，绿色自下而上，知其阳明来也。但绿非五脏正色，殆肺肾相合而为病也。乃就画家以墨调腻粉合成色，谛视之，与翳同，则肺肾为病无疑矣。乃以泻肺肾之邪为君，以阳明药为使，服之甚效。他日复病者三，其所从来之经，与翳色各异，因思必经脉不调，以致目病不已，询之果然，遂用养血滋阴药作丸，服之而永不发，观此则辨色分经，讵可忽哉！

治眼有以三棱针刺出血而愈者，即《内经》"血宜决之"义。然必初起血盛而热者宜之，在太阳阳明二经方可，盖二经气血俱多故耳。他经出血，其病转剧，故曰：刺太阳、阳明则目愈明；刺少阳、阳明则目愈昏。

东垣治一人，因用猪肉煎饼，与蒜醋同食，复大醉而卧热炕，次日瞳子散大，视物不真，诸方不应，乃以酒炒芩、连，泻热为君，归身、生地，养血凉血为臣，五味子酸收瞳神散大，人参、二冬、地骨皮、生甘草、枳壳，苦甘补中，抑气为佐，柴胡引经为使，服之顿愈。

丹溪治一壮年人，早起忽视物不见，就睡片时，异见而不明，食减倦甚，其脉缓大，重则散而无力，意其中湿所致，询之果卧湿地半月，乃以白术为君，黄芪、陈皮为臣，附子为使，十剂而愈。皆治本之神见也。

海藏治一女，及笄而病，目三年红肿难开，服散风清热之药反生翳，从锐眦遮瞳神，右目之翳，从下而上，其脉短而实。洁古曰：短为有积。经曰：从内走外者，少阳病；从下上者，阳明病。乃少阳、阳明有积滞于中，抑遏脏腑，以致清阳不升，浊阴不降，乃以去积之药，加黄连、龙胆草，每早化服一丸，一日便下黑血块，如黑豆大，而甚坚硬，由是翳退目明矣。

《夏子益奇疾方》云：目睛忽垂至鼻，如黑角塞，痛不可忍，或时时大便血出痛，名曰肝胀。羌活一味煎汁，服数盏自愈。

锦囊外障内障总论

凡脏腑之精华，皆上注于目，然所以能光烛远近者，阳之用也，济之以令光明不竭者，阴之力也。阴阳合德则为精明，非气血独能充其力也。盖气血只为阴阳之标，非即可以称精华。而阴阳实为气血之本，所以能致精华也。阴亏则热，故病于目也。红赤暴痛，眼珠刺疼，夜则更甚。然虽极肿极疼，若视物则能见，岂非阴虚则热，而邪火乘之，益耗其精华，无为以佐助清阳之用，所以赤肿刺疼，虽不能开目，而开则视物仍见，可见阴病而阳不病，是为有火者也。阳虚则寒，故病于目也。白翳遮睛，珠不甚痛，或全不痛，但如青盲，仍能开目，而视物则不见，岂非阳虚则寒，而浊阴犯之，遂失其如天与日之光而彰乎？乃阳气自病，是为无火者也。热者，补其真阴，六味汤。寒者，补其真阳，八味汤。如是则阴阳自复，复能合德而为精明之用矣。张幼年时苦病目，

及长而知医，寤寐求之，始得其理，既自济获效，复以是法济人，不论老幼男女，产后痘后，投无不应。经所谓：知其要者，一言而终，诸病真阴真阳之谓欤！或以为疑，请以浅近易见之理而喻之，犹灯之能明者，火也，资其明之用者，脂膏也，有脂膏而无火，何以能明？有火而无脂膏，则燎然猛烈，力穷乃止，二者偏废其一，便难以成光明之象矣。所谓火中求水，其源不竭，水中求火，其明不灭，一属有形，惟其无形，故能生出有形，盖造化之理，皆生于无也。

锦囊洗眼神方

真川黄连三钱　杏仁八粒，去皮，生用　粉甘草六分，生用　胆矾一分　铜青三分　大元枣一枚

上味秤极准，不得加减分厘，头煎与二煎和匀，用新棉花收之，乘热擦眼，以喉中作苦为度。余者晒干，可藏数十年。此料可治十数人，不拘风火时眼，频洗立效，老眼昏花流泪者，洗之仍如少年。

龙胆草散

治风毒热气攻冲，眼目暴赤，瘾涩羞明，及肿痛多眵，迎风有泪，翳膜攀睛，胬肉瘾痛。

龙胆草洗去芦　菊花去根　木贼　草决明微炒　甘草炙，各二两　香附子炒，去毛　川芎不见火，各四两

为末。每服三钱，用麦门冬汤入砂糖少许调，食后服。或米泔调下亦可。

杞苓丸

专治男子肾脏虚耗，水不上升，眼目昏暗，远视不明，渐成内障。

白茯苓去皮，八两　真枸杞四两，酒浸　当归二两，酒洗　青盐一两，另研　菟丝子二两，酒浸蒸

为末，蜜丸，桐子大。每服七十丸，食前热汤下。

生熟地黄丸

治血虚阴虚，眼目昏花。

生地黄　熟地黄　金钗石斛　玄参各一两

为末，蜜丸，桐子大。每服五十丸，空心服。

二百味草花膏

治目赤流泪痛痒，昼不能视，夜恶灯光。

羖羊胆　蜂蜜

入蜜胆中，蒸熟候干，细研为膏，每合少许，或点目中。又法，腊月入蜜胆中，纸笼套住，悬屋檐下，待霜后扫取点眼。

此足少阳、厥阴药也。羊胆苦寒，益胆泻热，蜂蜜甘润，补中缓肝，曰二百味草花膏者，以羊食百草，蜂采百花也。时珍曰：肝开窍于目，胆汁减则目暗。目者，肝之外候，胆之精华也，故诸胆皆治目疾。

又方

治内障。

羖羊肝一具，新瓦上焙干　熟地二两　菟丝子　蕤仁　车前子　麦门冬　地肤子去壳　泽泻　五味子　嫩防风　黄芩　白茯苓　杏仁炒　枸杞子　茺蔚子　苦葶苈　青葙子各一两　细辛五钱　上甜肉桂去皮，三钱

上为末，炼蜜丸，桐子大。每服三四十丸，日三服，白汤送下。一人久病目，方士为灸肝俞，遂失明，服此良愈。以余药与一盲者服，一日，觉灯下有一线如门缝中火光，次早翳膜俱烈如线。又服月余，目明如初。

乌贼骨，去目中浮翳，细研和蜜点之。

蕤仁膏

蕤仁净仁，一两，用纸裹，压去油　白硼砂一钱　麝香三分

共研细末，磁罐贮之，每用少许，点眼。专去翳障。

光明拨云锭子

治远年近日一切眼疾。

炉甘石一斤煅过，用黄连半斤，水二碗，煎五七沸，淬七次，只取净末，二两　硼砂一两　片脑一钱　麝香二分　海螵蛸二钱　珍珠一钱　血竭三钱　乳香　没药各一钱

研极细末，以后黄连膏子和剂，捏成锭子，净水磨化点。

和剂黄连膏子

黄连八两　当归　龙胆草　芍药　大黄　黄柏　黄芩　川芎　生地黄　白芷　防风　木贼　羌活　红花　薄荷叶　菊花各等分

用水七八碗，浸药三日，煎成膏子，和前药成锭子。

又方

治眼赤肿作痛，用生地酒浸，捣烂厚涂眼上。又用草乌、南星、干姜、桂枝为末，醋调贴两足心。

羊肝丸

治目疾内障。

夜明砂净淘　蝉蜕　木贼去节　当归一两，酒洗　羊肝四两，煮熟或生用

以羊肝去筋膜，水煮，捣烂和丸。

此足厥阴药也。蚊，食血之虫，夜明砂，皆蚊眼也。故能散目中恶血而明目。木贼轻扬而善磨木，故能平肝散热而去障。蝉善蜕，故能退翳。当归能入厥阴养血而和肝。用羊肝者，羊性属火，取其气血之属能补气血，肝则性冷，故引诸药入肝以成功也。

一方

治一切翳障神效，每日用柿饼一个，谷精草五钱，水煎八分，食远服，其饼亦食之。

菊睛丸

治肝肾不足，眼目昏暗，常见黑花多泪。

枸杞子三两　苁蓉酒浸，炒　巴戟各一两　甘菊二两

蜜丸，桐子大。每服五十丸，食后酒盐汤送下。

简要夏枯草散

治目珠痛，夜则痛甚，或用苦寒药点上反疼甚者，神效。盖夏枯草夏至阴生则枯，禀纯阳之气以胜浊阴，补养厥阴血脉，故治厥阴郁火目疼如神。

夏枯草　香附子各一两　甘草四钱

为末。每服一钱五分，茶清调下，才下咽即痛减。

宝鉴甘菊丸

治内障。凡男子肾虚，眼目昏暗，或见黑花，常服明目暖水脏，活血驻颜壮筋骨。

甘菊花　熟地各一两　枸杞四两　山药五钱

为末，蜜丸，桐子大。每服三四十丸，空心食后服。

兔矢汤

治疮疹入眼，及昏暗联翳。

兔矢二钱，茶清调下，或吞服。须待疮疹瘥后服之。此足厥阴、阳明药也。兔者，明月之精，得金之气，其矢名玩月砂，能解毒杀虫，故专能明目，又可兼治瘖疳也。

飞丝芒尘入目，用陈京墨浓磨点之。

方脉耳病合参

经云：耳者，肾之窍也。肾主藏精者也。故精脱者，则颊黑而耳聋。耳者，宗脉之所聚也。以窍言之，水也。以声言之，金也。以经言之，手足少阳，俱会其中也。有从内不能听者，主也。有从外不能入者，经也。肾和则能闻五音矣。

又曰：耳聋少气嗌干者，肺虚也。又曰：头痛耳鸣，九窍不利，肠胃之所生也。肠胃不足，故气弱不充，伤寒及大病之后，多有此证，以补中益气汤治之。耳聋多恐者，肝虚也。经云：肝虚则目䀮䀮无所见，耳无所闻，善恐，治法用四物汤加防风、羌活、柴胡、菖蒲、茯神主之。

耳聋皆属于热，然有左耳聋者，有右耳聋者，有左右耳俱聋者，不可不分经而治也。左耳聋者，少阳火也，龙荟丸主之。右耳聋者，太阳火也，六味丸主之。左右耳俱聋者，阳明之火也，通圣散、滚痰丸主之。凡有所忿怒过度，则动少阳胆火，从左起，故使左耳聋也。有所色欲过度，则动太阳膀胱相火，从右起，故使右耳聋也。有所醇酒厚味过度，则动阳明胃火，从中起，故使左右耳俱聋也。左耳聋者，妇人多有之，以其多忿怒也。右耳聋者，男子多有之，以其多色欲也。左右耳俱聋者，膏粱之家多有之，以其多肥甘也。

新聋多热，少阳阳明火多故也。旧聋多虚，肾常不足故也。一宜散风清热，一宜滋肾通窍。故大病后耳聋，须用补阴降火。然在病后，则气血俱虚，必诊两手之脉，孰胜而为之治。若脉大无力，或右手细小沉弱者，阳气大虚也，宜甘温之剂，仿阳生阴长之义，少加血药佐之。若纯视为阴虚，而用滋阴降火之剂，则阳气愈弱，非惟耳聋不痊，反增恶心胸满泄泻之患矣。

经曰：肾开窍于耳。夫肾之为脏，水脏也。天一生水，故有生之初，先生二肾，而一阴藏焉。又有相火存乎命门之中，每挟君火之势，而侮所不胜，经所谓一水不能胜二火也。况又嗜欲无节，劳役过度，或中年之后，大病之余，肾水枯

涸，阴火上炎，故耳痒耳鸣，无日不作也。经曰：阳气万物，盛上而跃，故耳鸣也。是以鸣甚如蝉，或左或右，或时闭塞。然有作肾虚治而不效者，何也？此有痰火上升，郁于耳中而为鸣，郁甚则壅闭矣。凡遇此疾，若平昔饮酒厚味，上焦素有痰火者，只作清痰降火治之。多因先有痰火在上，又感恼怒而得，怒则气上，少阳之火，客于耳也。若是肾虚而鸣者，亦是膀胱相火上升，故鸣必不甚，其人必多欲，当兼见劳怯之证。

有气逆而聋者，所属有二。凡手太阳气厥而耳聋者，其候聋而耳内气满也。手少阳气厥而耳聋者，其候耳内浑浑烹烹，此皆气逆而聋也。治法宜四物汤加降火通气之药。然脏气逆而为厥聋，必有眩昏之证，风聋必有头痛之证。劳役伤其气血，淫欲耗其精元，昏昏瞆瞆是谓劳聋也。必有虚损之证，其声嘈嘈眼见黑花，此乃虚聋证也。

凡耳聋因湿热痰及气实者，并宜槟榔丸，或神芎丸下之。如耳湿肿痛者，用凉膈散加酒炒大黄、黄芩酒浸、防风、荆芥、羌活主之。

耳者，虽足少阴之所主，然人身十二经络，除足太阳、手厥阴，其余十经络，皆入于耳，惟肾开窍于耳，故治耳者，以肾为主。然心亦开窍于耳，何也？盖心窍本在舌，以舌无孔窍，因寄于耳，肾为耳窍之主，心为耳窍之客，肾治内之阴，心治外之阳，清净精明之气，上走空窍，而听斯聪矣。若二经不调，阴阳不和，皆令暴聋。然五脏开于五部，分阴阳言之，在肾肝居阴，故耳目二脏①，阴精主之。在心脾肺居阳，故口鼻舌三窍，阳精主之。是以五脏不和，则七窍不通。凡一经一络有虚实之气入于耳者，皆足以乱其聪明，此言暴病者也。若夫久聋者，于肾亦有虚

实之异，左肾为阴，主精，右肾为阳，主气，精不足，气有余，则聋为虚。若瘦而色黑，筋骨健壮，此精气俱有余，固脏闭塞是聋为实，乃高寿之兆。二者，皆禀受所致也。若耳聋颊黑者，为脱精肾惫，用安肾、八味、苁蓉等丸选而用之。若肾经虚火，面赤口干，痰盛内热者，六味丸主之，此论阴虚者也。至于阳虚者，亦有耳聋。经曰：清阳出上窍。胃气者，清气、元气、春升之气，同出而异名也。今人饮食劳倦，脾胃之气一虚，不能上升而下流于肾肝，故阳气闭塞，地气冒明，邪害空窍，令人耳目不明，此阳虚耳聋，须用东垣补中益气汤主之。有因心气虚实不调，虚则不能治其阳，下与阴交，实则恃阳强而与阴绝，经曰：至阴虚，天气绝是也。宜以补心丸加减主之。更有地气冒明者，或忧愁不解，阴气闭塞，不与阳通，或内外湿饮痞隔，其气不得升降，而耳中赤，浑浑烹烹者，宜以升阳除湿之剂主之。然以阴精阳气而论，则耳目二窍，阴精主之。阴精主者，贵清凉而恶烦热。阳气主者，贵温暖而恶寒凉。洁古老人尝有是论，信乎耳目之不可以温补也！《仁斋直指》云：肾通于耳。所主者精，精气调和，肾气充足，则耳得听斯聪矣。故能调养得所，气血和平，则其聋渐轻。若不知自节，日就烦劳，不禁欲，不戒性，不戒酒，及炙煿厚味，虽服药无效也。

又有耳痛、耳鸣、耳痒、耳脓、耳疮，亦当从少阴正窍，分寒热虚实而治之，不可专作火与外邪。凡耳鸣以手按之而不鸣，或少减者，真虚也。手按之而愈鸣者，火实也。昔王万里时患耳痛，魏文靖公，劝以服青盐、鹿茸，煎雄附为剂，且言此药，非为君虚损服之，曷不观

① 脏　疑为"窍"字之误。

《易》之坎为耳痛，坎水藏在肾，开窍于耳，在志为恐，恐则伤肾，故耳痛。气阳运动常显，血阴流行常幽，血在形，如水在天地之间，故坎为血卦，是经中已著病证矣，竟饵之而愈。

人身有九窍，阳窍七，耳目口鼻是也。阴窍二，前后二阴是也。阳气走上窍，若下入阴位，则有溺泄腹鸣之候。阴气走下窍，或上入阳位，则有窒塞耳鸣之候。高年之人，肾水已竭，真火易露，故肾中之气易出难收，浮越上窍，窍内有声如蛙鼓蚊锣，是以外入之声，与内声相混，听之不清，至年迈阴气内竭，不能上通，而失听斯聪矣。非若少壮之人，浊阴遮蔽其窍，外声不得内入，故用菖蒲、麝香，透气导达为事也。故治高年逆上之气，全以磁石为主，取其重能达下，性主下吸，兼用地黄龟胶群阴之药佐之，更助五味子、山茱之酸收之，令阴气自旺于本宫，而不上触于阳窍，由是空旷无碍，耳之受声，犹谷之受响，故耳之妙用，全在虚而能受也。

固本耳聪丸

治心肾不足，诸虚耳聋。

熟地四两，焙　柏子仁焙，去油　人参一两，焙　石菖蒲五钱，蜜酒拌，焙　远志肉甘草炙，一两，焙　五味子七钱　白茯神一两，人乳拌炒　山药二两，炒黄

为末，蜜丸。早晚食前食远，白汤各服三钱。

通气散

治暴怒气闭肿胀。

茴香　石菖蒲　人参　延胡索　陈皮　木香各一钱　羌活　僵蚕　川芎　蝉蜕各五钱　穿山甲二钱　甘草一钱五分

为末，酒调服。

治耳痛不可忍者，用磨刀铁浆滴入耳内即愈，神效。

耵耳诸方俱前耳病门参看。

方脉鼻病合参

鼻塞不闻香臭者，俗谓肺寒，而用解利辛温之药不效，殊不知多因肺经素有火邪，故遇寒便塞也。治法清肺降火为主，佐以通气之剂。如原无鼻塞旧证，但一时偶感风寒而致窒塞声重，或流清涕者，自作风寒治之。然气虚之人，气弱不能上升，则鼻塞滞，所谓九窍不通，肠胃之所生也，多服补中益气汤自通。

肺开窍于鼻，阳明胃脉，亦挟鼻上行。脑为元神之府，鼻为命门之窍，人之中气不足，清阳不升，则头为之倾，九窍为之不利。经曰：天气通于肺。若肠胃无痰火积热，则平常上升皆清气也。故十二经脉，三百六十五络，其气血皆上升于面，而走空窍，其宗气出于鼻而为臭，谓阳气、宗气者，皆胃中生发之气也。若因饥饱劳役，损伤脾胃，则生发之气弱，而营运之气不能上升，乃邪塞空窍，故鼻不利而不闻香臭也。治法宜养胃实营气，阳气宗气上升则通矣。然《难经》云：心主五臭，肺主诸气。鼻者，肺窍也。反闻香臭者，何也？盖以窍言之，肺也。以用言之，心也。若因卫气失守，寒邪客于头面，鼻亦受之，不能为用，是以不闻香臭矣。经云：五气入鼻，藏于心肺，心肺有病，鼻为之不利也。视听明而清凉，香臭辨而温暖，治法宜先散寒邪，后补胃气，使心肺之气，得以交通，则鼻利而香臭闻矣。

鼻流浊涕不止者，名曰鼻渊。乃风热烁脑而液下渗，或黄或白，或带血如脓状，此肾虚之证也。经曰：脑渗为涕。又曰：胆移热于脑。《原病式》有曰：如以火烁金，热极则反化为水。然究其原，必

肾阴虚而不能纳气归元，故火无所畏，上迫肺金，由是津液之气，不得降下，并于空窍，转浊为涕，津液为之逆流矣。于是肾肝愈虚，有升无降，有阳无阴，阴虚则病，阴绝则死，此最宜戒怒以养阳，绝欲以养阴。断灸焫，远酒面，以防作热。然后假之良医，滋肾清肺为君，开郁顺气为臣，补阴养血为佐，俾火息金清，降令胥行，气畅郁分，肺窍无壅，阳开阴阖，相依相附，脏腑各司乃职，自慎以培其根，药饵以却其病。间有可愈者，苟或骄恣不慎，或误投凉药，虽仓扁不能使其长生矣。

鼻为呼吸之门户，热气蒸于外，则为肺风赤鼻，不独因于酒也。热气壅于内，则为息肉鼻疮。故息肉者，上焦积热，郁塞而生也。

凡鼻头白者，血亡也。赤者，血热也。盖面为阳中之阳，鼻居面中，一身之血，运至面鼻，皆为至清至精之血。若血亡无以运，则色白而不荣。血热而沸腾，则独红而且赤。盖肺之为脏，其位高，其体脆，性畏寒，又恶热，故多酒之人，酒气熏蒸，则为鼻齄准赤，得热愈红，热血得冷则凝，污而不行，故色紫黑。其治之法，亡血者，温补之。热血者，清利之。寒凝者，化滞生新，四物汤加酒芩、酒红花之类。气弱者，更加酒浸黄芪以运之。其酒齄鼻，治法亦然也。久患鼻浓涕极臭者，即名脑漏。气虚者，补中益气汤。阴虚者，麦味地黄汤。

菖蒲散

治鼻内窒塞不通，不得喘息。

菖蒲　皂角等分

为末，每用一钱，绵裹塞鼻中，仰卧片时。

治鼻不闻香臭，多年不愈者，皆效。

用生葱分作三段，早用葱白，午用中段，晚用葱末段，塞入鼻中，令气透方效。

济世方

治鼻息肉。盖息肉因胃中有食积热痰流注，故宜兼治其本。

蝴蝶矾二钱　细辛一钱　白芷五分

为末，以旧绵裹药，纳鼻中，频频换之。

鼻中生肉赘，臭不可言，痛不可摇，以白矾加硇砂少许，吹上化水而消，内服清湿热之药。

肺风红鼻方

枇杷叶去毛，蜜制，四两　连翘二两，去实　栀子四两，童便炙炒黑色　玄参酒浸一宿，焙干　桑白皮一两，去粗皮，蜜制

共为细末。每服三钱，甘草汤下，再用后敷药。

雄黄五分　麝香一分　明矾一钱　半夏二钱　硫黄一钱

共为细末，清晨用水调搽，临睡浓些，饮淡酒，能戒酒更妙。

鼻渊神方

茄花阴干　赤小豆各等分

共为细末，吹之，不三次而愈。

苍耳散

治鼻流浊涕不止，名曰鼻渊。

辛荑仁　苍耳子　香白芷　薄荷叶

为末。每服二钱，葱茶清，食远调下。

鼻衄不止，用乳发烧灰存性，细研水服，并吹鼻中。又方，用白及末，新汲水调服。

又法，用湿纸数十层，安顶中，以火熨之，纸干立止。又法，以线扎中指中节。左孔出血，扎左手；右孔扎右；两孔出，俱扎。

芎犀丸

治鼻流涕不止，鼻塞头痛。见前头风

门。

儿 科 舌 病

重舌者，心脾有热也。盖心候于舌而主血，然脾脉络于舌下，火土又子母也。有热即与血气俱盛，其状附舌下而近舌根，生形如舌而微短小色异，亦宜针刺。如至生着颊里及上腭者，即名重腭。若着齿龈者，即名重龈。

木舌者，因脏腑壅滞，心脾积热，其气上冲，是以舌肿尖大，塞满口中。若不急治，则致害人，更不可用手去按，按则舌根乃损，长成语言不正。如至啼叫无声，面色频变而惊疼者，不治。然舌病固属心脾，但肝脉亦络舌本，故伤寒邪传厥阴，则舌卷囊缩，概可见矣。

弄舌者，是脾脏小热，舌络微紧，时时舒舌，治之勿过用凉药，即有饮水者，亦脾虚津液不足耳。若于大病之末而弄舌者，凶。凡出长而收缓者，名曰舒。微露即收，舌干肿涩者，名曰弄。若舌上无故出血者，名曰舌衄。总心脾热证也。

一捻金散

治鹅口口疮。

雄黄一分　硼砂一分　龙脑少许　甘草五分

为末，干掺患处。或用蜜调搽。

青液散

治鹅口重舌，口疮垂痈。

龙脑一钱　青黛　朴硝各一钱

一方有牛黄，为末，蜜调，用鹅翎敷上少许。

天南星散

治重腭重龈。

天南星，生，去皮、脐，为极细末，用醋调涂脚心，男左女右。厚皮纸贴，如干时，再用醋润。

麦门冬散

治胃中客热，口气作臭，齿龈痛肿。

人参一钱　赤茯苓　麦门冬　天门冬　生地　熟地　白茅根去皮，各二两

水煎服。

当归连翘汤

治心脾有热，重舌木舌。

当归尾三钱　连翘三钱　川白芷二钱　甘草一钱

水煎服。

千金方

治舌肿。用黄柏以竹沥浸一夜，点舌上。

一方

治舌出口数寸，以冰片为末，敷愈。

消毒犀角饮

治内蕴邪热，咽膈不利，重舌木舌，一切热毒等症。

鼠粘子四钱，微炒　荆芥　甘草　黄芩各一钱　防风　犀角各五分

水煎服。

黑参丸

治口舌生疮。

玄参　麦冬　天冬各等分

为末，蜜丸，绵裹，噙化咽津。

儿 科 喉 病

咽喉者，一身之总要，水谷之道路也。若胸膈之间，蕴积热毒，致生风痰，壅滞不散，发为咽喉之疾，或内生疮，状如肉腐，窒塞不通，吐咽不下。如单肉蛾、双肉蛾，及痄腮肿胀，甚者内外皆肿，上攻头面，治宜先吐风痰，以通咽膈，然后解热毒，清肺胃，迟则不救。其单双肉蛾，可针即针，有不可针者，亦用吹点劫药，吐去风痰，以图捷效，次服煎剂，盖急证难于久待也。痄腮肿胀者，重

则磁锋刺去恶血，轻则或涂或点，次投汤剂，散风清热解毒消痰自愈也。

喉痹者，即缠喉风类也。其候面赤气粗，咽喉肿闭，乃蓄热生风，积聚毒痰而作。甚者，内壅肉瘤一块，气闭不通。若至鼻面青黑，寒噎头低，痰胶声锯者不治。更有脏寒，亦能令人咽闭，而吞吐不利者，盖诸证下寒过极，则上热反盛，不独此也。其候与前论娥证相近，而治法不能无异，大抵无形肿闭者为痹，有形肿痛者，即是娥耳。先吐风痰者，急则治其标也。后解热毒者，缓则治其本也。至于上热下寒者，用热药食前冷服之，不可误服凉药也。

牛蒡子汤

治喉痹。

牛蒡子　玄参　升麻　桔梗　犀角　黄芩　木通　甘草各等分

水煎服。

化毒汤

解风热上攻，咽喉肿痛。

桔梗二钱五分　薄荷　荆芥　甘草　山豆根各一钱五分，俱焙，为末　牙硝　硼砂　朴硝　雄黄　朱砂各一钱，俱不见火，研为细末

和匀，干敷舌上，或温浓茶调搽，少咽下亦可。

雄黄解毒散

治痰热上攻，缠喉喉痹，双鹅肿痛，汤药不下，咽痛颊肿，用此吐之。

雄黄一两　巴豆去油，十四个　郁金一钱

为末，醋糊丸，如黍米大，热茶清下七丸至十丸，吐出顽涎即苏。如口噤，以物挖开灌之，缠喉急痹，缓治而死。雄黄能破结气，郁金能散恶血，巴豆能下稠涎，下咽无不活者。

又方

治喉痹。

用陈年霜梅，入蜒蚰令化，每患喉痹等证，用梅噙于口中，神效。

方脉喉病合参

经曰：一阴一阳结，谓之喉痹。一阴，少阴君火也。一阳，少阳相火也。手少阴心脉挟咽，足少阴肾脉循喉咙，其人膈间素有痰涎，或因饮酒过度，或因忿怒失常，或因房室不节。盖饮酒过度，胃火动也，富贵者多犯之。忿怒失常，肝火动也，妇人多犯之。房室不节，肾火动也，男子多犯之。火动痰上，而痰热燔灼，壅塞咽嗌之间。痰者，火之本，火者，痰之标，火性急速，所以内外肿痛，水浆不入，乃外证之最危者。治疗之法，急则治标，缓则治本。治标用丸散以吐痰散热，治本用汤药以降火补虚。奈何治者但云治脾肺火，而未云降肝肾火也。必须以《内经》从治之法，切不可骤用寒凉，益促其危耳。故实火须用正治，虚火须用从治，须分明白，不可少误。

咽与喉，会厌与舌，四者同在一门，其用各异。喉以纳气，故喉气通于天。咽以纳食，故咽气通于地。会厌管乎上，以主开合，掩其气喉，令水谷能进食喉而不错。四者交相为用，阙一则饮食废而死矣。云喉痹者，谓喉中呼吸不通，言语不出，而天气闭塞也。云咽痛及嗌痛者，为咽喉不能纳唾与食，而地气闭也。云喉痹咽嗌痛者，谓咽喉诸病，天地之气闭塞也。嗌即咽之低处。

咽在后主食，喉在前主气。十二经中，唯足太阳主表，别下项，余经皆内循咽喉，尽得以病之，而统在君相二火。喉主天气，属肺金，变动为燥，燥则涩而闭。咽主地气，属脾土，变动为湿，湿则肿而胀，皆火郁上焦，致痰涎气血结聚，

咽喉肿达于外，麻痒且痛，为缠喉风。肿于两旁为喉痹，其单蛾、双蛾、木舌、舌胀、缠喉风、走马喉风，病同于火，故不分也。惟缠喉走马，杀人最速。子和曰：治喉痹，用针出血，最为上策。《内经》火郁发之，发谓发汗，出血者，乃发汗之一端也。喉痹多属痰热，重者，用桐油探吐。肺绝喉闭，其脉浮散而微细，其声如鼾，有如痰在喉中响者，此为肺绝之候，宜速用人参汤调入竹沥姜汁服之。若早者，十全七八，次则十全三四，迟则十不救一。缠喉风亦属痰热，谓其咽喉里外皆肿者是也。亦用桐油，以鹅翎探吐。喉闭者，取山豆根汁，含咽即开。有药不能进者，急取病人两臂捋数十次，使血聚大指上，以发绳扎住拇指，针刺指甲缝边出血，如放沙一般，左右手皆然，其喉即宽。咽疮喉痛，多属虚热、血虚，虚火游行无制，客于咽喉也。虚者，八味加牛膝、五味子，煎与食前冷服。实者，黄连、荆芥、薄荷、姜汁、硝蜜噙化。喉痛必用荆芥，阴虚火炎上必用玄参。有方，用茜草一两，作一服者，以其能降血中之火也。有咽痛而诸药不效者，此非咽痛，乃是鼻中生一条红线如发，悬一黑泡，大如樱珠，垂挂到咽门而止，难用深取，宜用土牛膝根，即鼓槌草，独条直而肥大者，捣碎入好醋三五滴，同研取汁，滴入鼻中二三点，即系断珠破，吐出瘀血立安。痰结块在喉中，如梗状者，梅核气也，宜噙化丸。阴虚咳嗽，久之喉中痛者，必有疮，名肺花疮，坎离加玄参、甘、桔，不可用冰片吹药，恐辛散疮转溃也。

喉与咽不同，喉者，肺脘呼吸之门户，主出而不纳。咽者，胃脘水谷之道路，主纳而不出。盖喉咽司呼吸，主升降，此一身之紧关橐龠也。经曰：足少阴所生病者，口渴，舌干咽肿，上气嗌干及痛。《素问》云：邪客于足少阴之络，令人咽痛，不可纳食。又曰：足少阴之络，循喉咙通舌本。凡喉痛者，皆少阴之病，但有寒热虚实之分，少阴之火，直如奔马逆冲而上，到此咽喉紧锁处，气郁结而不得舒，故或肿或痛也。其症必内热口干面赤，痰涎涌上，尺脉必数而无力，盖缘肾水亏损，相火无制而然。须用六味地黄、麦冬、五味大剂，作汤服之。又有色欲过度，元阳损亏，无根之火游行无制，客于咽喉者，须八味肾气丸，大剂煎成，冰冷与饮，引火归原，庶几可救。此论阴虚咽痛者，如此治法，正褚氏所谓上病疗下也。其间有乳蛾缠喉，二名不同，肿于咽两旁者为双蛾，易治。肿于一边者为单蛾，难治。如有恶寒表证，用荆防败毒散散之。不恶寒而无表证者，惟为辛凉清利，外用鹅翎蘸米醋搅喉中，去尽痰涎，复以鹅翎探吐之。令着实一咯，咯破蛾中紫血即溃，或紫金锭磨下即安，慎勿轻用刀针。古方有用巴豆油染纸作燃子，点火吹灭，以烟熏鼻中，即时口鼻流涎，牙关自开，再用此搐患处即愈。

有阴气大虚，虚火无制，孤阳飞越，客于咽喉，遂成咽痛者，脉必浮大，重取必涩，去死为近，宜人参一味浓煎，细细饮之。如作实证，用以清降之药，祸在反掌。愚见人参必同童便、制附子同煎，温和食前顿服，则监制虚火下归乃愈。如单用人参细细饮之，恐浮火益炽，亦非稳当。奈世人但知有热咽痛，不知有寒咽痛也。经曰：太阳在泉，寒淫所胜，民病咽痛颔肿。陈藏器用附子去皮、脐，炮，炙，切片，以蜜涂炙，令蜜入内，噙咽其津，甘味尽更易之。仲景云：下利清谷，里寒外热，脉微欲绝，面赤咽痛，以通脉四逆汤。又曰：冬月伏寒，在于肾经，发则咽痛下利，附子汤温其经则愈。又有司天运气，其年乡村相染。若恶寒者，多是暴寒折热，寒闭于外，热郁于内，切忌胆矾酸寒之剂点喉，反使阳郁不伸。又忌硝黄等寒剂下之，反使阳陷入里，祸不旋踵，须用表散，若甘桔汤之类。东垣曰：夏伤寒伏于肾少阴之经，多咽痛者名肾伤寒也，宜热药冷饮之。

又有喉间作痛，溃烂久而不愈，此必杨梅疮毒，须以萆薢汤为主，随证佐以别药。

甘桔汤

治少阴咽痛。

桔梗　甘草各等分

每服五钱，水煎服。

龙脑破毒散

治急慢喉痹，咽喉肿塞不通。

盆硝四钱　白僵蚕微炒，去嘴，为末，八钱　甘草生末，八钱　青黛八钱　马勃末三钱　蒲黄五钱　麝香一钱　龙脑一钱

为末，藏贮磁盒，每用一钱，新汲水调咽，如是喉痹即破，出血便愈。若非喉痹，自然消散，诸般热肿，用药五分擦在舌上，咽津即愈。

噙化三黄丸

治咽喉痛大效。

山豆根一两　硼砂二钱　龙脑少许　麝香少许

为末，用毒鱼胆为丸，绿豆大。每服三五丸，噙化咽津。

七宝散

治喉痹。

僵蚕直者，十个　牙皂一挺，去皮、弦　全蝎十个，头角全者，去毒　硼砂　雄黄　明矾各一钱　胆丸五钱

为末，每用一字，吹喉中即愈。

一方

治乳蛾。用野芥菜捣汁，醋调，以鹅翎探入喉中，吐出涎水即愈。

乳蛾喉癣方

用白矾一块，挖空，入巴豆一粒，火沸过，去豆为末，吹入少许。

通天达地散

治诸喉病，痄腮肿毒俱效。

连翘　防风　贝母　荆芥　玄参　枳壳　甘草　白芥子　赤芍　天花粉　桔梗　牛蒡子　黄芩　射干

加灯心，水煎服。

一方

治缠喉风，用白矾细末五分，乌鸡子一个，二味调匀，灌喉中立效，活人甚多。

绛雪散

治咽喉肿痛，不能咽物，及口舌生疮。

龙脑五分　硼砂一钱　朱砂三钱　马牙硝五分　寒水石煅熟，二钱

研匀，每用一字掺于舌上，津咽之。

三因蜜附子法

治感寒咽闭不能咽。

大附子一枚，生，去皮、脐，切作大片，蜜涂炙令黄，每用一片，口含咽津，候甘味尽，再换一片含之，以效为度。

方脉口唇病合参 附：呵欠

口者，五脏六腑所贯通也，为脾之窍，脏腑之气，皆由此出入，若门户也。脏腑有偏胜之疾，则口有偏胜之证。故肝热口酸，心热口苦，或口舌生疮，脾热口干，肺热口辛，肾热口咸，胃热口淡或口臭。更有因谋虑不决，肝移热于胆而口苦者；盖肝主谋虑，胆主决断。倘事或胆不决则恚怒，胆汁上溢而口苦。有脾胃气弱，水乘土位，而口酸者；有膀胱移热于小肠，而口糜溃烂者。然口舌生疮，初起

不可便用凉药敷掺，恐寒凝不散，内溃奔走，久而难愈，必先用辛升散而后清凉，使郁火达外，再视其所因而治之。更有中气不足，脾胃虚衰，不能敛纳下焦阴火，被逼上炎，以致虚阳口疮。丹溪所谓劳役过度，虚火上炎，游行无制，舌破口疮者，又当从理中汤加附子治之。若作实热，误投凉药，则所害不止口疮矣。口疮者，上焦实热，中焦虚寒，下焦阴火，各经传变所致，当分别治之。如发热作渴饮冷，实热也。轻则用补中益气，重则用六君子汤。饮食少思，大便不实，中气虚也，用人参理中汤。手足逆冷，肚腹作痛，中气虚寒，用附子理中汤。晡热内热，不时而热，血虚也，用八物加丹皮、五味、麦冬。发热作渴吐痰，小便频数，肾水虚也，用八味丸。日晡发热，或热从小腹起，阴虚也，用四物、参、术、五味、麦冬，不应，则用加减八味丸。若热来复去，昼见夜伏，夜见昼伏，不时而动，或无定处，或从脚起，乃无根之火也，亦用前丸及十全大补加麦冬、五味，更以附子末，唾津调抹涌泉穴。若概用寒凉，损伤生气，为害匪浅！或问虚寒何以生口疮，而反用附子理中耶？盖因胃虚谷少，则所胜者，肾。水气之逆而承之，反为寒中，脾胃衰微之火，被迫炎上，作为口疮。经曰：岁金不及，炎火乃行，复则寒雨暴至，阴厥乃格，阳反上行，民病口疮是也，故用参、术、甘草，补其土，姜、附散其寒，火得所助，则接引退舍矣。

《折衷》云：脾脏应肾，通口气，脾胃为合，足阳明胃之经，其脉挟口环唇，故脾胃受邪，则唇为之病，风则动，寒则紧，燥则干，热则裂，气郁则生疮，血少则涩而无血色。然六腑之华亦在唇。经云：脾胃、大肠、小肠、膀胱、三焦者，仓廪之本，营之居也，其华在唇。且肝脉、督脉、冲脉、任脉皆络于唇，一有受邪，则唇为之病。凡唇白者，主唾涎呕逆，诸失血证也。唇黄者，主脾受积热也。唇红紫者，主虫啮积痛也。唇青者，主血虚脾寒也。唇红者，主烦躁渴饮也。又有伤寒狐惑，上唇生疮，虫食其脏，下唇有疮，虫食其肛者。然唇者，肌肉之本也。人中平满者，为唇反，唇反者，肉先死也。

《灵枢》曰：冲脉、任脉，皆起于胞中，为经络之海，别而络唇口。血气盛则充肤热肉，血独盛则淡渗皮肤，生毫毛，妇人有余于气，不足于血，以其数脱血也。故冲任之脉，不荣口唇而须不生，宦者，去其宗筋阴器，伤其冲脉，血泻不复，皮肤内结，唇口不荣，故须不生。其有天宦者，天生阳气不举，不能御妇，未尝被伤，不脱于血，然其须不生，何也？曰：此天之所不足也。其冲任不盛，宗筋不成，有气无血，唇口不荣，故须亦不生。由此观之，唇口不独脾胃也。

呵欠者，脾胃中气不足，精神劳倦所致也。经曰：足阳明之脉，是动则病，振寒善伸数欠。欠者，阳引而上，阴引而下，乃精与神不相依，而阴与阳不相守也。

方脉舌病合参

经曰：舌乃心之苗。又曰：中央黄色，入通于脾，开窍于口，藏精于脾，故病在舌。又曰：心脉系舌本，脾脉络舌旁，系舌下，故发为病，或生疮，或重舌、木舌诸证，皆二经之所致也。然肝脉亦络舌本，故风寒所中，则蜷缩而不言，七情所郁，则热肿满而不消，心热则裂而疮，脾热则滑而苔，脾闭则白苔如雪，肝壅热则血上涌。若舌无故自痹者，不可作风热治，盖由心血不足，血虚火烁耳，理中汤合四物汤治之。

昔有人舌上生疮，久蚀成穴，服凉药不效，此下元虚寒，虚火不降，投养正丹遂愈。

龙石散

治上膈壅热，口舌生疮，咽嗌肿塞。

朱砂—钱五分，研　寒水石煅通赤，三钱二分　脑子二分半，研

为末，每日三五次，夜卧掺贴。

口疳吹药神方锦囊秘方

甚者，加西牛黄一分更好。

冰片二分　人中白煅，二钱　麝香—分　铜青三钱五分

上研极细，冷浓茶净口，吹少许，候痰涎流尽，再吹一二次即愈。

一方

治舌肿，用百草霜为末，好醋调敷立效。

升麻散

治上膈热壅，口舌生疮，先用此升发。

升麻—两五钱　赤芍药　人参　桔梗　葛根　薄荷　防风各—钱　甘草五分

水煎，食后服。

三黄丸

治三焦实热。

黄芩春四两、夏秋六两、冬三两　大黄春三两、夏一两、秋二两、冬五两　黄连春四两、夏五两、秋冬三两

为末，蜜丸。每服百丸，食后白汤下。

加味龙胆泻肝汤

治胆痹口苦。

柴胡—钱　黄芩七分　人参　黄连　天冬　麦冬　山栀　生甘草　龙胆草　知母各五分　五味子七粒

水煎服。

加味甘露饮

治胃经客热口臭，牙宣赤眼口疮，上焦消渴，此心肺胃药也。

熟地　生地　天冬　麦冬　枇杷叶去毛　黄芩各—两　茵陈　枳壳　石斛　甘草各—两　犀角五钱

为粗末。每服三五钱，水煎服，食后临卧温服。

香薷汤

治口臭。用香薷煎浓汤含之。丹溪云：香薷能治口臭如神。

治口疮，用砂仁火煅存性为末，掺上即愈。又方用槟榔火煅存性为末，入轻粉敷之。

内府治口臭方

用连翘为末，糊丸，食蒜韭之后，茶吞二三钱，口中浊乱，化为清气，甚效。

红芍药散

歌曰：心痛口疮，紫桔红苍，三钱四两，五服安康。上件紫菀、桔梗、红芍药、苍术各等分细末，羊肝四两，批开掺药末三钱，用麻扎定，火内烧令熟，空心食之，白汤送下，大效。

顺气豁痰汤

治舌痹或麻，此因痰气滞于心胞络。

半夏用白矾、生姜、皂角煮过，一钱五分　茯苓　橘红　瓜蒌去油　贝母　黄连　桔梗　香附便制　枳壳各—钱　甘草四分

姜、水煎服。

理中汤

方见中寒门。

治舌肿胀方

口不能开合，以蓖麻子，棉纸取去油，将此纸作捻，灯上点着，吹灭将烟熏之，良久则消。

昔人年二十余岁，口臭如登厕。医者曰：肺金本主腥，金为火所乘，火主臭而

然也。久则成腐，腐者，肾也。亢极则反兼水化，其病在上，宜涌之，如法果愈。

儿科齿病

走马疳者，多因气虚受寒，郁热在内，或食甜酸盐腻之物，积滞日久，蕴热上冲，齿焦黑烂，间出清血，血聚成脓，脓臭成虫，侵蚀口齿，甚有腮颊穿破，乳食难进，气喘热作而危矣。治法宜内服清解，先去积热，外用温盐水净，吹以去涎拔热之药，切不可纯以寒凉敛遏，以致郁热无从发泄，厥溃更深矣。以走马名之者，盖齿属肾，肾气一虚，则虚火邪热，直奔上焦，势如走马耳。

牙痛者，阳明胃火也。宜内服清胃之剂，外用擦药，拔散火邪。然有气虚，脾胃不足，或服寒凉过多，抑遏阳气于脾土之中，是以身反发热者，当以火郁汤，或补中益气汤，不应，则用八味地黄汤加牛膝、五味子以导下之。盖牙本骨之余，多属肾经虚火所致耳。

牛黄散

治口疳。

牛黄一分　人中白四分　青黛四分　冰片一分　象牙烧灰，四分　珍珠乳炙，七粒　白马蹄烧灰，四分　胡黄连　血竭各四分　麝香少许

为细末，冷浓茶净患处吹之。

升阳清胃汤

治牙疳牙痛。

升麻六分　煅石膏一钱二分　连翘一钱　生地一钱二分　牛蒡子一钱，研　丹皮八分　桔梗四分　甘草三分　荆芥四分　薄荷四分

加灯心，水煎。

清凉散

青黛　芦荟　胡连　黄柏　儿茶　硼砂各五分　冰片一分

用冷浓茶，净口吹之。

治小儿走马牙疳，一时腐烂即死，此方极效。

用妇人溺桶中白垢火煅，一钱　铜绿二钱　麝香一分　冰片　牛黄各一分

研细，敷上立愈。

牙疳方

干姜　南枣各烧存性　枯白矾等分

为末，敷之即愈。

方脉齿病合参

经曰：男子八岁，肾气实而齿更，三八真牙生，五八则齿槁，八八而齿去矣。女子亦然，以七为数。盖肾主骨，齿者，骨之标，髓之所养也。凡齿属肾，上下断属阳明，上龈痛，喜寒饮而恶热饮，取足阳明胃，下龈痛，喜热饮而恶寒饮，取手阳明大肠，故病有恶寒热之不同也。凡动摇疼痛出血，或不出血，齿缝疏豁，全具欲落之状者，皆属肾也。经曰：肾热者，色黑而齿槁。又曰：少阴经病者，面黑齿长而垢，其虫疳龈肿，不动而溃烂痛秽者，此属阳明。或诸经错杂之邪，与外因为患，俱分虚实而治，肾经虚寒者，安肾丸、还少丹，重则八味丸。其冬月大寒犯脑，连头痛齿牙动摇疼痛者，此太阳并少阴伤寒也。仲景用麻黄附子细辛汤。凡肾虚者多有之。如齿痛摇动，肢体倦怠，饮食少思者，脾肾亏损之证，安肾丸、补中益气并服。如喜寒恶热者，胃血伤也，清胃汤。恶寒喜热者，胃气伤也，补中益气汤。

齿者，骨之余，肾之标，寄于龈，养于气血。上龈属足阳明胃，下龈属手阳明大肠。然齿者，骨也，本乎乾元以资始。龈者，肉也，本乎坤元以资生。譬之木生

于土，藉土以为养也。故齿之为病，手阳明、足阳明、足少阴三经之所致。盖上下龈属阳明金也，齿属少阴水也，故阳明实，则荣荫其齿而坚牢，阳明虚，则齿失所养而浮齼。故凡动摇脱落，牙脆剥下，齿缝渐稀，畏冷畏热，浮齼不坚，隐隐而痛，乃肾之本虚，以致标亦虚焉。至于生虫浮肿，牙宣出血，臭秽腐烂者，乃肠胃湿热壅盛，所谓热胜则肉腐也。虚者补之，湿热者泻之，胃火壅者清之，风寒外束者散之，外以末药擦之，甚而龈烂齿落者，犹土崩而木倒也。其治在龈，龈坚则齿自固矣。走马疳者，热毒上攻，虚脏所受，肾脏主虚，齿为骨余，上奔而溃，势如走马，故名之。

牙床肿痛，齿痛动摇，或黑烂脱落者，此属阳明湿热。盖齿虽属肾，而生于牙床上下，乃属阳明大肠与胃，犹木生于土也。肠胃伤于美酒厚味，以致湿热上攻，则牙床不清，为肿为痛，或出血，或生虫，由是齿不得而安。如地土不坚，而树木为之摇动矣。此宜泻阳明之湿热，则牙床清宁，齿自安固。如调理不退，落齿一二个者，多死不治。

凡齿痛遇劳即发，及午后甚者，或口渴面黧及遗精者，皆脾胃虚热，用补中益气，及六味丸，或十全大补汤。

海藏云：牙齿等龋，臭秽不可近，数年不愈，当作阳明蓄血治。好饮者，多有此证，桃仁承气汤，为末，蜜丸服之，甚效。然牙得清凉而痛甚者为寒，口吸凉风而痛止者为热。

牙痛之证，有因伤胃而素有湿热，故上浮于牙龈之间，遇风寒或冷饮所郁，则湿热不得外达，故作痛也。其病情有标本之分，用药有温凉之异，当以寒为标，故外擦漱之药，宜用荜拨、细辛之类，辛温以散寒开郁，兼可拔散郁热也。以热为

本，故内服之药宜用生地、丹皮、连翘、薄荷之类，辛凉以散热清中。如此内外交攻，标本俱得，岂有不愈者乎？若骤发大痛者，多属龙火。如疾风暴雷，焚灼草木，最速最烈，必用从治之法，热药冷饮，则火得其原而归之矣。若投正治，妄用寒凉，益增其病，至若痛不可忍，牵引入脑，喜寒恶热，脉洪数有力者，凉膈散，倍加酒蒸大黄泻之。

定痛羌活汤

治风热攻注，牙根肿痛。

羌活　防风　川芎　生地各一钱　升麻一钱二分　细辛四分　荆芥　独活　薄荷各六分　石膏二钱　甘草五分

水煎，食后服。如恶热饮者，加龙胆草酒洗。湿热甚者，加黄连、山栀。

安肾丸

治肾虚牙齿齼落隐痛，久服固精补阳。

青盐炒　补骨脂盐水炒　山药　石斛　白茯苓　巴戟去心　菟丝子酒炒　杜仲姜汁炒，各一两　肉苁蓉酒浸　白蒺藜炒，各二两

蜜丸，桐子大。每服七八十丸，空心淡盐汤下。

石膏汤

治胃有实热牙痛，或上牙肿痛。

升麻　知母各一钱　石膏一钱五分　大黄酒蒸，二钱　山栀　薄荷　茯苓　连翘各八分　朴硝六分　甘草五分

水煎，食远服，频频口咽即愈。

一方

治牙痛甚者，为末，擦噙即愈。

防风　羌活　青盐　细辛　荜拨　川椒等分

为末。

又方

雄黄一钱　樟脑五分

研细末，痛时擦上，涎出即止。

擦牙散

用清凉药转痛者，用从治之药擦之。

荜拨　川椒　薄荷　荆芥　细辛　樟脑　青盐

为末，擦牙痛患处，拔出热涎。

一方

神治牙痛。

芹艾一两　大蜂窝一个

用好醋同二味煎浓，漱口一日即愈。

又方

用牛蒡子，生研绵裹塞痛处，漱去苦水即愈。

又方

牙痛百药不效，用荔枝壳，包青盐烧灰存性，擦牙痛处屡验。

齿衄固齿擦药方

上好食盐块煆，四两　骨碎补四两　生软石膏四两　鲜槐花二两

捣烂为团，晒干，再磨末擦牙甚妙，且能固齿。

锦囊新定颊肿齿疾神方

治尺脉无力，虚火上攻，寒束内热，颊肿齿疼者，神效。

羌活二钱　细辛八分　石膏三钱　制附子一钱

水三盅，煎一盅，食前服。

固齿方

雄鼠骨　当归　没石子　熟地　榆皮　青盐　细辛各等分

上研为细末，绵纸裹成条，置牙床上，则永固不落矣。常有人齿缝出血者，

以六味地黄加骨碎补大剂一服即瘥。间有不瘥者，肾中火衰也，再加五味子、肉桂而愈。

沉香白牙散

揩齿莹净令白，及治口臭。

沉香　麝香各五分　细辛　升麻　藁本　藿香叶　甘松　白芷各一钱二分五厘　石膏一两　寒水石一两

为末，早晚擦牙。一方加青盐。

擦牙至宝散锦囊秘方

雄鼠骨一副，其鼠要八两以上者，越大越好，连毛用草纸包七层，再用稻草包紧，黄泥封固，用火煨熟，去肉拣出全骨，酥油炙黄，研为细末，入后药　北细辛一钱五分，洗净土晒　破故纸五钱，青盐水炒　香白芷三钱，青盐水炒　白石膏五钱，青盐水炒　全当归五钱，酒炒　怀生地三钱，酒炒　绿升麻二钱，焙　没石子雌雄一对，酒煮火烘　真沉香一钱五分　骨碎补五钱，去毛净，蜜水炒　旱莲草五钱，酒炒

上为细末，同鼠骨末，合在一处，拌匀，用银盒或铅盒盛之，每早擦牙漱咽，久而不断。牙齿动摇者，仍可坚固，不动者，永保不动，甚之少年有去牙一二，在三年以内者，竟可复生，颇小而白，久则如故，妙不可言。

擦牙固齿散

生软石膏五钱　骨碎补六钱，去皮，蜜水拌，晒干，微火焙　青盐六钱　槐花五钱，晒燥　寒水石五钱　没石子五钱，酒煮火烘

共为细末，每日擦牙固齿最佳。

冯氏锦囊秘录杂证大小合参卷七

海盐冯兆张楚瞻甫纂辑
侄　谦益恭存
门人孙显达惟良同校
男　乾元龙田

方脉心脾病合参

真心痛者，手足青至节，旦发夕死，夕发旦死，寒邪伤其君主也。盖心为君主，义不受邪，受邪则本经自病，必死不治。今之治例，皆言胞络受邪，在腑不在脏，在络不在经，而非真心痛也。以其在心之部位而名，或心之脉络，或手心主之脉络，或胃脘，或胸膈，或食伤，或寒伤，或气逆，或痰饮，或死血，或虫，或郁火，皆致痛也。盖胃属湿土，列处中焦，为水谷之海，五脏六腑，十二经脉，皆受气于此，壮者邪不能干，弱者着而为病。其冲和之气，变至偏寒偏热，因之水停食积，皆与真气相搏而痛，惟肝木之相乘者为尤甚，肾气上逆者次之。胃病者，腹膜胀，胃脘当心而痛，上支两胁，咽膈不通，盖胃脘逼近于心，移其邪而易得攻害也。

《脉经》曰：有忧愁思虑伤心而痛者，其人劳倦，即头面赤而下重，心中痛彻背，其脉弦，此心脏伤所致也。盖心主血而统性情，因于怵惕思虑，伤神涸血，于是清阳不升，浊阴不降，以致食饮风冷热悸虫疰之九种，乘虚侵凌也。

虫痛者，发作懊憹，肿聚往来，上下行痛，痛有休作，心腹中热善渴，涎出而色乍青乍白乍赤，呕吐清水者，蛔也。

大虚心痛者，宜补之。如大实心痛者，当食受恼，卒然发痛，大便或秘，久而心胸高起，按之至痛，不能饮食，宜利之。

寒厥心痛者，手足逆而遍身冷汗，便溺清白，大便通利不渴，气微力弱，急以术附汤温之。寒厥暴痛，非久病也。朝发暮死，急当救之，是知久病无寒，暴病非热也。

夫心痛有九种，曰饮、曰食、曰风、曰冷、曰热、曰悸、曰虫、曰疰、曰去来痛者，除风热冷属外所因，余皆不内外因。更妇人恶血入心脾经，发作疼痛，尤甚于诸痛。更有卒中客忤，鬼击尸疰，使人心痛，亦属不内外因，以意推度施治。

心膈之痛，须分新久。若明知身受寒气，口食寒物而病，于初得之时，当用温散，或温利之。其病得之稍久，则成郁矣。郁则蒸热生火。若再欲温散温利，宁无助火添病耶！故古方多以山栀为君，加热药为向导，而开郁行气，则邪易伏，病易退。然向安之后，若纵恣口味，病必复作。

大概皆以诸痛属实，痛无补法，痛随利减，为不易之法，不知形实病实，便闭不通者，乃为相宜。若形虚脉弱，食少便泄者，岂容混治？须知痛而胀闭者多实，不胀不闭者多虚；拒按者为实，可按者为虚；痛不移者为血，痛无定者为气；喜寒者多实，受热者多虚；饱则甚者多实，饿则甚者多虚；脉实气粗者多实，脉虚气少者多虚；新病年壮者多实，久病年衰者多虚；补而不效者多实，攻而愈剧者多虚。痛在经者脉多弦大，痛在脏者脉多沉微。表虚而痛者，阳不足也，非温经不可。里虚而痛者，阴不足也，非养荣不可。上虚而脾伤也，非补中不可。下虚而脾肾败也，非温补命门不可。若泥痛无补法，为害不浅。

食积与痰饮作痛者，胃气亦藉所养，故卒不便虚，日数虽多，不食无损。若痛止便吃物，痛必复作，须三五服药后，以渐将息可也。痛甚者，脉必伏，用温药附子之类，不可用参、术，盖诸痛不可补气。胃中有热而作痛者，非山栀子不可，须佐以姜汁，多用台芎开之。有因平日喜食热物，以致死血留于胃口作痛者，必日轻夜重。甚则用桃仁承气汤下之，轻则用韭汁消其血，桔梗开提其气。虫痛者，面上白斑，唇红，时吐清水，痛定便能食，时作时止，有块往来，上下行者是也，治以苦楝根、锡灰之类。然上半月虫头向上易治，下半月虫头向下难治。凡服药先以肉汁及糖蜜食下，引虫头向上，然后用药打出。脉坚实不大便者，下之。心痛，用山栀子并劫药止之。若又复发，可用玄明粉一服立止。左手脉数热多，脉涩者，有死血。右手脉紧实痰积，弦大必是久病。有脾痛，大小便不通者，此是痰隔中焦，气聚下焦。心痛者，脉必伏，以心主脉，不胜其痛，故伏也。不可因其脉伏神乱，

疑为心虚，而用地黄、白术补之。盖邪得温则散，泥则不散，温散之后，可用阴阳平补。中宫气不清则痛，有挟痰与火，或日久成积，古方用陈皮、香附、甘草为君，因所挟而兼用，痰加海粉，火加栀子，积加醋蓬术，死血加干漆。胃中若有清痰留饮，腹中漉漉有声，及手足寒痛，或腰膝脊胁抽痛，恶心烦闷，时吐黄水，甚则摇之作水声，用小胃丹，或控涎丹，彻去病根而止。丹溪曰：草豆蔻一味，性温能散滞气，利膈上痰。若果因寒而痛者，用之如鼓应桴。若湿郁结痰成痛，服之多效。若因热郁而痛者，理固不可，但以凉药兼之，如炒芩、连、栀子之类，其效犹捷。东垣草豆蔻丸，治寒厥心痛，大获奇效。若久热郁热已甚者，诸香燥药断不可用也。

术附汤

治寒厥暴痛，脉微气弱。

甘草炙，一两　白术四两　附子一两五钱

每用一钱，姜、枣、水煎服。一方，治心痛，用荔枝核烧存性，为末，醋汤下二钱。

丹溪方

痰饮停积，胃脘作痛。

螺蛳壳墙上年久者，煅　滑石　苍术山栀　香附　南星各二两　枳壳　青皮木香　半夏　砂仁各一两

上末，生姜汁浸面糊为丸，绿豆大。每三四十丸，姜汤下。春加川芎，夏加黄连，冬加吴茱萸。

又方

治痰厥心痛，用半夏油炒为末。每服二钱，姜汤下。

丹溪方

治死血胃脘痛者。

玄胡索一两五钱　肉桂　滑石　红花红曲各五钱　桃仁三十个

为末，汤浸面糊为丸。

又方

神治心痛，用香附子、高良姜各等分，为末，白汤调服二钱。

丹溪方

治火痛。

黄连　山栀子炒，各二钱　陈皮　茯苓各一钱五分　半夏一钱　草豆蔻七分　甘草四分

姜、水煎，食前服。

失笑散

有心痛百药不效，用此而愈。

五灵脂　蒲黄等分

为细末，醋调二钱，熬成膏，入水一盏，食前温服。有瘀血作痛，加玄胡、没药。

干漆丸

治九种心痛，腹胁积聚滞气。

干漆二两，捣碎、炒去烟、细研，醋煮面糊丸，如桐子大。每服十五丸，热酒下，醋汤亦好，日进二服。

蚕砂散

治男妇心气痛不可忍。

晚蚕砂不拘多少，滚水泡过，滤净，白汤调服，立止。

梅硫丸

酸热以收散寒，如服辛剂反甚，必服酸剂立愈。

冰梅去核，一个　生硫黄

为末，捣匀可丸为度，作一丸，白汤下，立愈，病不再作。

济世方

治心痛。用豨莶草捣汁，醋汁相和服，立效。昔有人服此，吐虫二条，终身不发。

绿矾止痛方

用绿矾七八分，好酒化下，再不发。

衍义方

治心痛。用铜青一味，淡醋汤些小服之。

手拈散

治心痛最妙。括曰：草果玄胡索，灵脂并没药，酒调二三钱，一似手拈却。

化虫丸

鹤虱　槟榔　胡粉炒　苦楝根去厚皮，各五十两　白矾飞，十二两

为末，面糊丸，桐子大。凡小儿虫痛，一岁五丸，温水入香油一二点，打匀下之，米饮亦得，其虫自下。

烧脾散

治饮啖生冷果菜，停留中焦，心脾冷痛。

干姜炮　厚朴姜炒　草果仁　缩砂仁　甘草炙　神曲炒　麦蘗　陈皮　高良姜炙，各等分

为末。每服三钱，热盐汤点服。

一方

用胡椒四十九粒，乳香一钱，为末，男用姜汤下，女用当归汤下。

锦囊心痛神方

用烧铁浮起白沫如枯矾样者，研极细，白汤调服二分，不愈，再一服，永不再发。

扶阳助胃汤

治寒客肠胃，胃脘当心而痛，得热则已。

干姜炮，一钱五分　拣参　草豆蔻　甘草炙　官桂　白芍　陈皮　白术各一钱　附子炮　吴茱萸　益智各五分

姜、枣、水煎温服。

一方

用枯矾为末，蜜丸芡实大。每服一丸，空心细嚼，淡姜汤下。若有虫者，苦参煎汤下，盖白矾有去热涩之功。

愈痛散

治急心痛胃疼。

五灵脂去沙石 玄胡索炒，去皮 蓬莪术煨 当归 良姜炒，各等分

为末。每服三钱，热醋汤调服。

槟榔散

治男妇心脾痛。

五灵脂 槟榔各等分

为末。每服三钱，隔夜先将猪肉盐酱煮熟，令患人细嚼吐出，以引虫头向上，然后煎菖蒲汤调药服之，以杀虫也。

方脉胸胁病合参

经曰：南风生于夏，病在心，腧在胸胁，此以胸属心也。肝虚则胸痛引背胁，肝实则胸痛不得转侧，此又以胸属肝也。夫胸中实肺家之分野，其言心者，以心之脉从心系却上肺也；其言肝者，以肝之脉贯膈上注肺也。然胸痛即膈痛，其与心痛别者，心痛在歧骨陷处，胸痛则横满于胸中两胁间也。其与胃脘痛别者，胃脘痛在心之下，胸痛在心之上也。

《素问》曰：胸痛少气者，水气在脏腑也。水者，阴气也。阴气在中，故胸痛少气也。是以胸中阳气，如离照当空，旷然无处，设地气一上，则窒塞有加，故浊气在上，则生膜胀。胸痹者，阴气上逆之候也。仲景微则用薤白白酒以益其阳，甚则用附子干姜以消其阴，世人不知胸痹为何病，习用豆蔻、木香、三棱、神曲等药，坐耗其胸中之阳，益增其困矣。

有饮食失节，劳役过度，以致脾土虚乏，肝木得以乘其土位，而为胃脘当心而痛，上攻两胁，膈噎不通，其脉沉弦者，宜归脾汤加白芍，以姜、枣为引煎服。

戴氏曰：房劳肾虚之人，胸膈多有隐痛，此肾虚不能纳气，气虚不能生血之故。气与血犹水也，盛则流畅，虚则鲜有不滞者，所以作痛，宜破故纸之类补肾，芎、归之类补血。若作寻常胁痛治则殆矣。

膈间一点相引作痛，而吸气皮觉急者，此有污血也。用滑石、桃仁、黄连、枳壳之类为末，以萝卜汁煎熟饮之。以上论胸痹。痰流气郁而胸胁痛者，其脉沉涩而细。风寒者，脉浮弦而数。食积者，脉沉弦而伏。痰饮者，或弦滑，或结促。死血者，脉沉而涩。虚者，脉弦而细数或大而无力。火者，脉洪滑而数。当分条类析，明别左右施治。经曰：左右者，阴阳之道路，气之所终始也。又曰：肝木气实则胁病。夫实者，指邪气而言。经曰：邪气盛则实是也。又曰：少阳所谓心胁痛者，言少阳盛也。盛者，心之所表也。心气逆则少阳盛，足少阳脉，循胁里，出气街，心主脉，循肺，出胁故尔。

经曰：胃之大络，名曰虚里，贯膈络肺，出于左乳下，其动应衣，脉宗气也。大凡左乳之下，其动应衣，此宗气之泄也，故谓之死。

丹溪曰：两胁走痛是痰实者，可用控涎丹。左胁痛为肝经受邪，宜柴胡疏肝散。右胁痛，为肝经移病于肺，宜推气散。食积痛，凡痛有一条杠起者是也，当于积门参看。气弱人胁痛，脉细紧或弦，多从劳役怒气得者，八物汤加木香、青皮。肥白人气虚，发寒热而胁下痛，用参、芪补气，加柴胡、木香、青皮调气。瘦人发寒热胁痛多怒者，必有瘀血，宜桃仁、红花、柴胡、青皮、大黄、滑石，去滞气必用青皮，乃肝胆二经之药。若二经血不足者，先当补血，少加青皮。痰饮停伏胁痛，宜导痰汤。胁下痛而大便秘结者，木香槟榔丸。虚寒作者，必用辛温补剂，加调气药。

解痛以琥珀膏贴之，或白芥子水研敷之，或吴茱萸醋研敷之，韭菜炒熨亦可。

人有房劳内伤，胁下一点痛者，名干胁痛，难愈，当大补气血以养肝，大滋肾水以补母。左胁痛、胃脘痛二证，妇人多有之，以其忧思忿怒之气，素蓄于中，发则上冲，被湿痰死血阴滞其气，血不得条达，故清阳不升，浊阴不降，肝木不舒，得以乘机侵侮而为病也，故治妇人诸痛诸疾，必以行气开郁为主，破血散火兼之。谚云：香附缩砂，妇人之至宝，山药茯苓，男子之佳珍，此之谓也。以上论胁痛。

瓜蒌薤白白酒汤

治胸痹喘息，咳唾短气。

大瓜蒌一个捣碎　薤白半斤　白酒七升

三味同煎，温服。

旋覆花汤

治胸中嘈杂汪洋，冷涎泛上，兀兀欲吐。

旋覆花　橘红　半夏　茯苓　甘草　厚朴　芍药　细辛

姜、水煎服。

推气散

右胁痛。

片姜黄　枳壳麸炒　桂心各五钱　甘草炙，二钱

为末。每服二钱，姜汤调下。

柴胡泻肝汤

郁怒伤肝，左胁痛。

柴胡一钱二分　甘草五分　青皮　芍药各一钱　黄连炒　山栀炒　龙胆草各八分　当归一钱二分

水煎服。

桃仁化滞汤

去瘀血，治胁痛。

桃仁九个　红花　川芎　柴胡　青皮各八分　芍药一钱　香附一钱　归尾一钱五分

水煎服。

左金丸

治肝经火实，右胁满痛。夫肝木居于左，肺金处于右，左金者，谓金令行于左，而平肝木也。盖黄连泻心火而不使乘金，则肺得清肃，而肝木有所制矣。

黄连六两，炒　吴茱萸一两，盐汤泡

为末，水发为丸，如椒目大，白滚汤下。

当归龙荟丸

肝木实火，两胁痛之要药。

当归　龙胆草各酒洗　山栀　黄连　黄芩各一两五钱　芦荟　大黄酒煨，各五钱　木香一钱五分　黄柏一两　青皮一两　柴胡五钱　麝香少许

为末，神曲糊丸，桐子大，姜汤下三五十丸。

沉香降气丸

治一切气不升降，胁肋刺痛，胸膈痞塞。

沉香　槟榔各二钱五分　人参　诃子煨，去核　大腹皮炒，各五钱　白术　紫苏叶　香附子炒　神曲炒　麦蘖　乌药各一两　陈皮　甘草炒　姜黄各四两　京三棱煨　蓬莪术煨　益智炒，去壳　厚朴去皮，姜炙，各二两

每服三钱，白汤送下。

方脉六郁合参

气血冲和，万病不生，一有怫郁，诸病生焉。郁者，滞而不通之义，故脉亦沉而涩也。然气郁则生湿，湿郁则生热，热郁则成痰，痰郁则血不行，血郁则食不消，而成癥痞。六者，相因为病，治当顺气为先，气调而郁亦散矣。故诸病多生于郁，然郁皆在中焦，苍术、抚芎总解诸郁，随证加入诸药，开提其气以升之。假如食在气上，提其气则食自降矣。郁者，结聚而不得发越，当升者不得升，当降者不得降，当变化者不得变化，此为传化失

常，六郁之病见矣。六郁者，气郁、血郁、痰郁、火郁、湿郁、食郁是也。六者是以气为主，气行则郁散矣。六郁不及风寒者，风寒郁则为热也。气郁者，胸胁痛，脉沉涩，宜香附、苍术、抚芎、木香、槟榔。湿郁者，周身走痛，或关节痛，遇阴寒则发，脉沉缓，宜白芷、苍术、川芎、茯苓。痰郁者，动则喘急，或背膊一片冰冷，四肢麻痹，寸口脉沉滑，宜海石、香附、南星、半夏、瓜蒌、苍术。热郁者，瞀闷，小便赤涩，脉沉数，口干目赤，宜山栀、青黛、香附、苍术、抚芎。血郁者，四肢无力，能食便红，脉沉涩，宜桃仁、红花、青黛、香附、抚芎。食郁者，嗳酸腹饱，恶心不能食，人迎脉平和，气口脉紧盛，宜苍术、香附、楂曲、麦芽、砂仁、针砂。经曰：木郁达之。宜用吐剂令条达也。火郁发之。宜用汗剂令疏散之。土郁夺之。宜用下剂令无壅滞也。金郁泄之，宜渗泄解表，利小便也。水郁折之，折之制其冲逆也。然百病不出乎气血痰三者，而用药亦随之。气用四君子汤，血用四物汤，痰用二陈汤，郁用越鞠丸。盖气血痰三病，多有兼郁者，或郁久而生病，或病久而生郁，或误药杂乱而成郁，治病以郁法参之。或气或血或痰，施以四君四物二陈加减为妙。

经曰：忧恐悲喜怒，令不得以其次，故令人有大病矣。盖五志之火，触发无常，不依传次也。然七情致病，乃发于至情太过，郁结于内而成病也。情则神识有知，无迹可寻，触境乃发。若凭有形无知之药，以攻有情无迹之病，纵能疏通以前之郁滞，焉能解其后来复结之万绪乎？况以疏气平肝舒郁为事，益令气血日伤，惟宜以识遣识，以理遣情，所谓心病还须心药医耳！病去之外不无心脾气血受伤者，用气血心脾之药以调理之。

越鞠丸 又名芎术丸

解诸郁。

苍术　香附 此味能横行胸臆，必须用童便浸过，焙干用，否则燥热　抚芎　神曲　栀子炒，各等分

为末，水丸如绿豆大。每服五十丸。

吴鹤皋曰：越鞠者，发越鞠郁之谓也。香附开气郁，苍术燥湿郁，抚芎调血郁，栀子解火郁，神曲消食郁。陈来章曰：是理气也，气畅而郁舒矣。

丹溪曰：郁为燥淫，燥乃阳明秋金之位，肺属金主气，主分布阴阳，伤则失职，不能升降，故经曰：诸气膹郁，皆属于肺。又郁病多在中焦，中焦脾胃也。水谷之海，五脏六腑之主，四脏一有不平，则中气不得其和而先郁矣。此方药兼升降。凡将欲升之，必先降之，将欲降之，必先升之。苍术辛烈雄壮，固胃强脾，能径入诸经，疏泄阳明之湿，通行敛涩，湿者用之而能发。香附阴中快气之药，下气最速，一升一降，故郁散而平。抚芎足厥阴药，直达三焦，俾生发之气，上行头目，下行血海，为通阴阳血气之使，不但专开中焦而已，胃主行气于三阳，脾主行气于三阴，脾胃既布，水谷之气得行，则阴阳脏腑不受燥金之郁，皆由胃气而得通利矣。

方脉气滞合参

夫气为人身之主，乃生死之关也。周流顺行，则无病矣。逆则诸病生焉。男子宜养其气，以全其神，妇人宜平其气，以调其经。或内伤七情者，喜怒忧思悲恐惊是也。喜则气散，怒则气逆，忧则气陷，思则气结，悲则气消，恐则气怯，惊则气乱。外感六淫者，风寒暑湿燥火也。风伤气者，为疼痛；寒伤气者，为战栗；暑

伤气者，为热闷；湿伤气者，为肿闷；燥伤气者，为闭结；火伤气者，为瞀瘈。有虚气，有实气。虚者正气虚，实者邪气实。丹溪有云：气实不宜补，气虚宜补之。虽云气无补法，若痞满壅塞实胀，似难于补。若正气虚而不补，则气何由而行？经云："壮者气行而愈，怯者著而成病"，此气之确论也。故一切气滞食积腹胀痛者，宜消导也。一切气虚为病者，宜补气也。然滞者，亦由气弱而不能健运，究竟亦非实也。张按：结为积聚，气不舒也。逆为狂厥，气不降也。即瘤之为留，亦气之凝，单行克伐无益也。破滞气高者，须用枳壳。盖枳壳者，损胸中至高之气，二三服即已。又云：滞气用青皮，然多用并伤真气，故禀受素壮而气刺痛，暂用枳壳、乌药。若肥白气虚之人，气刺痛者，宜参、术加木香。张按：气以形载，形以气充，惟气与形两相维持，气和则生，气戾则病，岂可以作有形治也。捍卫冲和不息之谓气，扰乱妄动变常之谓火，当其和平之时，外护其表，复行于里，周流一身，循环无端，总统于肺气，曷尝病于人也？及其七情五志，乖戾失常，清者变而为浊，行者遏而反止，表失卫护而不和，里失健悍而少降，营运渐远，肺失主持，妄动不已，五志厥阳之火起焉，上燔于肺，气乃病焉。气本属阳，反胜则为火矣。河间曰：五志过极，皆为火也。切不可概用香辛燥热削伐太过之剂，加青皮、陈皮、三棱、蓬术、益智、官桂、甘草之类，此惟可劫滞气，冲快于一时，以其气久抑郁者，借此暂行开发之意耳。要知气乃氤氲清虚之象，若雾露之着物，虽滞易散，苟太用香辛散气、燥热伤气之药，则真气耗散，浊气上腾，犹曰：肾气不能摄气归原，遂与苏子降气汤之类，则湿痰甚者，亦或当之，质弱者，何堪峻削？况肺

受火邪，子气亦弱，降令不行，火无以制，相扇而动，本势空虚，命绝如缕，以无形之气，而作有形之治，一旦火气狂散，喘息奔急而死矣。

修养法曰：凡患气血凝滞者，闭息澄心，先以左手摩滞处七七遍，右手亦然，复以津涂之，七日可开。

方脉跌扑损伤诸痛合参

凡跌扑损伤，蹉折挫闪，虽由外触，势必内伤，气血凝滞，红肿或青，痛不可忍，故始须用甘辛温散，行气破瘀，则痛自退，肿自消，如独活、白芷、荆、防、芎、归、没药、古文钱、鹿角灰、苏木、赤芍、红花之类，以水酒煎药，冲入童便尤妙。及其外伤平复，尤宜以滋补气血筋骨之药调之。肢本全仗血气，伤损必加补养。然在上先消瘀血，在下先为补养。更审胃气，盖去血过多，脉微欲死，独参汤加童便，接住元气为急。甚有肢冷脉微者，参、术、附子大剂挽之，势与产妇同也。脉来和缓者生，急疾芤者死，宜虚细不宜数实，切宜避风，切不可饮冷水，血见寒则凝，但一丝血入心即死。世以自然铜为接骨药，惟图速效，但铜非煅不可服。若新出火者，火毒金毒相扇，虽有接伤之功，而燥散之祸甚于刀剑，不可多用。发明经云：从高坠下，恶血流于内，不问何经之伤，俱作风中肝经治之。盖血者，肝之主，恶血必归于肝，滞于胁下。凡寒凉破血行经，不可轻用。

紫金散

治打扑伤折，内损肝肺，呕血不止，或有瘀血停积，心腹胀痛。

紫金藤皮二两　降真香　续断　补骨脂　琥珀另研　无名异煅、酒淬七次　蒲黄　牛膝酒浸　当归酒炒　桃仁不去皮、尖，各

一两　大黄纸裹、煨　朴硝另研，各一两五钱

为末。每服二钱，浓煎苏木当归酒下。并进三服，利即安。

一方

韭汁和童便饮，散其瘀血。骨折者，蜜和葱白，捣匀厚封，酒调白及末二钱服。

鸡鸣散

治从高坠下，瘀血凝积，以此药推陈致新。

大黄酒蒸，一两　当归尾五钱　桃仁七粒，不去皮、尖

为末，酒一碗，煎，去渣，五更鸡鸣时服，取下恶血即愈。

没药乳香散

治打扑损伤，痛不可忍。

白术五两　当归焙　白芷　没药另研　肉桂去皮　乳香另研　甘草炒，各一两

为末。每服二钱，温酒调下。

接骨散

治跌扑闪肭，骨折疼痛。

黄麻烧灰，二两　头发烧灰，一两　乳香五钱

为末。每服三钱，温酒调服，立效。

又方

凡一切破伤血出，以飞面遏上，则血止结好，不复溃脓。又方，治刀斧一切破伤，多年陈石灰细末，掺上立愈。又方，接骨用土鳖又名地鳖，生捣十余个，冲酒服之。又方，以骨接正，用生螃蟹捣烂，冲酒服之。其渣罨伤处，骨内谷谷有声即好。

茴香酒

治打坠凝滞瘀血，腰胁疼痛。

破故纸炒　茴香炒　辣桂各一钱

为末。每服二钱，酒调服。

一方

打扑损伤见血，取葱新折者，煻火煨热，剥皮，其间有涕，便将罨伤处，仍多煨，陆续换易热者，立愈。

续骨散

用半两重古铜钱七个，桑柴火烧红，好醋淬之，研极细，再入珍珠末一分，乳香、没药少许，同研细，酒调下。

没药散

专治箭伤，止血定痛。

定粉一两　枯白矾二钱，另研　没药另研　乳香另研，各一两　风化石灰各研

为末，和匀掺上。

筋断用旋覆花根，即金沸草根，杵汁滴伤处，将渣封疮上，半月筋自续。

金丝膏药

治打扑伤损，闪肭疼痛，风湿气痛。

当归　川芎　苍术　香白芷　赤芍药　木鳖子　大黄　草乌头各五钱　香油四两　沥青半斤　松香半斤　乳香另研　没药另研，各二钱五分

前八味同香油四两熬去渣，沥青、松香，看熬软硬，冬软些，夏硬些，乳香、没药，摊时用之。伤损愈后，肌肤青肿，用茄子种，通黄极大者，切片一指厚，瓦上焙干，为末，酒调二钱，临睡服，一夜消尽无痕。

方脉肩背臂痛合参

肩背痛不可回顾，及脊痛项强，腰似折，项似拔者，此太阳气郁不行，经脉不运也，宜通气防风汤。因湿热肩背沉重而痛者，当归拈痛汤。因汗出小便数而欠者，此风热乘脾，脾气郁而肩背痛也，宜升麻柴胡汤。有痰饮流注，肩背作痛，宜导痰汤。有肾气不循故道，气逆挟背而上，致肩背作痛，宜和气饮加盐炒小茴香少许。有劳力或看棋书久坐，而致脊背疼者，补中益气汤或八物汤加黄芪。有醉饱

后其痛欲捶者，是脾不能运，而湿热作楚也，宜助脾胜湿，更须节饮。然背者，胸之府，故肺主气而居胸中，肺气滞则血脉涩，肺气虚则不能运行阳道，肺中有痰，流注肩背，皆能作胀疼。一少年新婚且劳，胸间与肩背作痛，脉则右寸关虚大无力，投以补中益气汤，一服减，二服全愈。

凡臂为风寒湿所搏，或痰流气滞，或提挈重物，皆致臂痛。盖饮伏于内，停滞中脘，脾主四肢，脾滞而气不下，故上行攻臂而痛，其脉沉细者是也。若因持重劳伤，血虚不能荣筋，而致臂痛者，其脉必洪大。然有肿者，有不肿者。因于风寒者，五积散加羌活。因于湿者，蠲痹汤加苍术。因于痰者，导痰汤。因于气者，乌药顺气散。因提重伤筋者，去劳散，或和气饮加姜黄，盖姜黄能入臂故也。若坐卧为风湿所袭，但遇外寒即痛者，羌活散。若饮酒太过，湿痰流注者，二陈加南星、苍术、桂枝、酒芩。有血不荣筋者，四物加姜黄、秦艽。有气血凝滞，经络不行所致者，舒筋汤。

东垣曰：臂痛有六道，各加引经药乃验，以两手伸直垂下，大指居前，小指居后而定之。前廉痛者属阳明，以升麻、干葛、白芷行之。后廉痛者属太阳，以藁本、羌活行之。外廉痛者属少阳，以柴胡行之。内廉痛者属厥阴，以柴胡、青皮行之。内前廉痛者属太阳，升麻、白芷、葱白行之。内后廉痛者属少阳，细辛、独活行之。

当归拈痛汤

治湿热为病，肢节肩背遍身疼痛，流注手足，痛不可忍。

白术一钱五分　羌活　黄芩酒炒　茵陈酒炒　甘草炙，各五钱　人参　当归　苦参酒洗　升麻　葛根　苍术各二钱　猪苓　泽泻　知母　防风各三钱

每用一两，水煎服。

治背痛方①

姜黄四两　甘草炙　羌活　白术各一两

每服一两，水煎服。

治臂痛方②

威灵仙八分　南星　半夏　白术　香附　酒芩各一钱　苍术二钱　陈皮　茯苓各五分　甘草少许

酒、水煎服。

舒筋汤　又名通气饮

治臂痛不以举，及肩背诸病。

片子姜黄四两　甘草炙　羌活各一两　赤芍药　海桐皮去外皮　白术　当归各二两

每服五钱，姜、水煎，临服磨入沉香少许，腰以下食前服，腰以上食后服。

方脉腰腿痛合参　附：肾着

腰痛者，有肾虚，有湿热，有痰，有气滞，有跌扑瘀血。脉大无力为虚，弦为阴虚，涩为死血，沉滑为痰，沉细为气，濡弱为湿，紧数为风。感寒而痛，其脉必紧，腰间如冰，得热则减，得寒则增。伤湿而痛，如坐水中，身重脉缓，天阴必发。风则脉浮，痛无常处，牵引两足。热则脉洪数，发渴便闭，行动若锥针作痛，脉涩而大便黑，小便或黄或黑，日轻夜重，此有瘀血也。气滞而痛，胀闷难当，脉必沉弦或伏结。若兼痰积者，脉必兼滑也。妇人腰痛，或经不调而有热，或浊气下坠而多带，腰痛一阵，下白一番是也。童子腰痛，先天不足也。看书久坐，对弈而腰背痛者，皆属于虚。然肥人或兼湿痰，瘦人血少阴虚，诸痛甚而面上忽见红

_____

①　原本无方名，据目录及内容补。
②　原本无方名，据目录及内容补。

点者，多死。诸腰痛甚者，不可用补气及寒凉药。初必加温散，和血快气，后必加补肾药。如续断、菟丝、肉桂、枸杞、杜仲、牛膝之类，各加制附子少许，为引下向导最妙。风者散之，麻黄、防风、羌、独活。寒者温之，姜、附、桂、茸。挫闪者行之，当归、桃仁、红花、骨碎补。瘀血者逐之，牵牛、桃仁、大黄、延胡、橘皮、血竭。湿痰流注者导之，苍术、香附、白芷、橘皮、半夏、茯苓。然必以快气药佐之，使痰随气运。

《灵枢》曰：肾小则脏安难伤，肾大则善病腰痛。又有肾高、肾下、肾坚、肾脆、肾端正、肾偏倾之不同，观此则多得之先天也明矣。乃失调受邪而为病，经曰：太阳所至为腰痛。盖足太阳膀胱之脉所过，经虚则邪客之。东垣曰：大抵寒湿多而风热少。寒热腰痛，皆本肾虚。然既挟邪气，则须除其邪。如无外邪，则惟为补肾而已。故有房室劳伤，肾虚腰痛者，是阳气虚弱，不能运动故也。经曰：腰者，肾之府，转摇不能，肾将惫矣，宜肾气丸、鹿茸、羊肾、茴香丸之类，以补阳之不足也。膏粱之人，久服汤药，醉以入房，损其真气，则肾气热而腰脊痛不能举，久则髓减骨枯，发为骨痿，宜六味地黄丸、凤髓丹之类，以补阴之不足也。亦有郁怒伤肝，忧思伤脾，皆足以致腰痛，随所属以调之。然言太阳腰痛者，外感六气也，肾经腰痛者，内伤房欲也。夫腰为肾之外候，诸脉贯于肾而络于腰，肾气一虚，腰必痛矣。跌扑之伤，不涉于虚，其于风寒湿热，虽有外邪，亦必乘虚而犯。究之，犯者为标，肾虚乃其本也。夫以欲竭其精，以耗散其真，肾脏虚伤，膀胱安能独足耶？但当分阴阳二证，身体疲倦，小便清利，脉细无力，为阳虚；小便黄赤，虚火时炎，脉洪无力，为阴虚。丹溪

曰：久腰痛，必用官桂开之。

肾着为病，是因经虚受湿得之。其体重腰冷，如坐水中，饮食如故，自利不渴，腰重如带五千钱，治宜流湿，兼用温暖之药，则阳气充足，自能运动而愈矣。

腿痛者，有属湿者，六脉沉濡或伏，两膝隐隐作痛，或麻木作肿，遍身沉重，天阴益甚，初宜微表，后兼分利。有属湿热者，脉濡细而数，痛自腰胯以至足肿，或上或下，或肿或红，小便赤涩，宜渗湿清热，当归拈痛汤。有属痰流注者，脉沉滑或弦，腰脐一块，互换作痛，及恶心头眩者，痰也。昔肥今瘦者，痰也，宜豁痰行气，羌独、二术、二陈加减豁痰汤。有属阴虚者，脉细而数，或两尺洪盛，肌体羸瘦，足心及胫俱痛，不能任地，宜滋阴降火，四物加知、柏、牛膝、杜仲。有属阳虚者，脉沉弱虚大，两足浮肿，大便不实，小水短少，痛不能动，属命门火衰，真阳虚极，补中益气加桂、附，或金匮肾气丸。下部道远，非乌、附不能达也。湿热浊痰郁久，非乌、附不能开也。然在前廉为阳明，白芷、升麻为引；后廉太阳，羌活、防风为引；外廉少阳，柴胡为引；内廉厥阴，青皮、吴茱萸为引；内前廉太阴，苍术、白芍为引。治无遗法矣。

煨肾丸

肝肾脾损，腰疼腰冷，神效。

川草薢　杜仲姜汁炒　牛膝　破故纸　胡芦巴　菟丝子　肉苁蓉　沙苑蒺藜各一两　肉桂去皮，五钱

酒煮猪腰子为丸。每服五、七十次，空心盐酒送下。

金刚丸

肾损骨痿，不能起床。

川草薢　杜仲炒

照前法丸服。

麋茸丸

肾虚腰痛，不能转侧。

麋茸一两，鹿茸亦可用　菟丝子一两　舶上硫黄五钱

为末，以羊肾二对，酒煮烂去膜，研如泥，和丸，桐子大，阴干。如羊肾不敷，入酒糊佐之。温酒或盐汤服五十丸。

鹿角散

新角刮去黑皮，取白者，炒黄为末，酒服一钱，日进三服。陈者不用，角中心黄亦不用。

此方治腰痛神效。东垣曰：鹿角能去恶血者是也。

治阴虚脉大者。

杜仲　龟板　黄药　知母　枸杞子五味子各等分

为末，猪脊髓为丸。每服五、七十丸，空心盐酒送下。

丹溪治老人跌扑腰痛。

苏木　归身头　陈皮各一钱　人参黄芪　木香　木通各五分　桃仁九枚

煎汤送下，自然铜末子五分。

脉涩者，瘀血也。用熟大黄汤，治堕坠闪挫，腰痛不能屈伸。

大黄锉如指大　生姜切片，各五钱

二味炒，令焦黄，以水一盅，浸一宿，五更去渣服，天明取下如鸡肝者，即恶血也。

治腰痛，用威灵仙，此治痛之要药。为末。每服二钱，以猪腰子一枚，批开掺药在内，湿纸煨熟，五更细嚼，酒下。

独活寄生汤

见后中风门。

东垣川芎肉桂汤

卧寒湿之地，腰胁痛不能转侧。

羌活一钱五分　柴胡　肉桂　苍术当归梢　甘草炙　川芎各一钱　独活　红曲炒，各五分　防风　防己各三分　桃仁五个，去皮、尖，研

水酒煎，食远热服。

如神汤

治男妇腰痛极效。

玄胡索　当归　桂心　杜仲各等分

为末，酒下三钱。

速效散

治腰痛不可忍。

川楝子用肉，以巴豆去壳五个同炒赤，去巴豆　茴香盐炒，去盐　破故纸炒，各一两

为末。每服一钱，食前热酒调服。

青娥丸

治肾经虚冷，腰腿重痛，常服壮筋补虚。

破故纸炒，四两　杜仲四两，炒断丝　生姜二两五钱，炒干

为末，用胡桃仁三十个，研膏，蜜丸，桐子大。每服五十丸，盐酒下。

肾着汤

治肾虚伤湿，身重腰冷，如坐水中，不渴，小便利。

干姜炮　茯苓各四两　甘草炙　白术各二两

每服五钱，水煎，空心服。

渗湿汤

治寒湿所伤，体重如在水中，小便利，大便溏。

苍术　白术　甘草炙，各一两　茯苓干姜炮，各一两五钱　橘红三钱五分　丁香二钱五分

每服四钱，姜、枣、水煎服。

腹痛大小总论合参附：腹中诸病

经脉流行，环周不休，通则不痛，何病之有？若寒气客于经脉之中，则脉气涩滞而不行，客于脉外，血亦凝泣而不和，气滞血凝，是以卒然而痛也。客于脉外者，痛易止，客于脉中者，痛不休。有心

背相引而痛者，寒气客于背腧之脉，内通于心，故心背相引而痛也。有胁肋与少腹相引而痛者，因寒气客于厥阴之脉，则血涩脉急，故胁肋与少腹及阴股相引而痛也。有痛而呕者，因寒气客于肠胃，则气不得下行，乃厥逆上出，寒不去则痛生，阳上行则呕逆也。有腹痛而泄者，因寒气客于小肠，小肠为受盛之府，寒邪客之，则不得结聚，故传入大肠，所以痛泄也。有痛而便闭不通者，必热气留于小肠，乃肠中作痛。瘅热焦渴，热渗津液，故痛而大便坚闭。夹热痛者，必身体燔灼，面赤肢烦，手足心热。夹冷痛者，必面色青白，甚则唇口爪甲皆青，痛处欲按以热，口出清涎。更有积滞未消，面黄腹胀，夜热昼凉而腹痛者，并风冷入脾，脾胃积冷，以致中满疼痛，岁月不已者。寒则温之，热则清之，实则通之，虚则调之，此治之法也。然《内经》之论腹痛，独引寒淫者为多，以寒邪之闭塞阳气最甚也。但六淫七情损伤荣卫，致病多端，岂特寒也哉！故极要体认真切，方投剂有功。有寒热，脉沉而迟者寒，脉浮而数者热。有虚实，脉散大而无力者虚，脉弦有力者实。有痰涎，脉滑者痰，沉弦者饮。有积聚，脉沉弦而伏者积，或伏或弦者聚。有虫痛，脉多沉滑或乍大或乍小。有死血，脉沉而涩或结或促。中脘痛，太阴脾也。当脐痛，少阴肾也。少腹痛。厥阴肝及冲、任、大小肠也。寒痛者，欲得热手按，及喜热食，面青白色，吐泻不渴，其脉沉迟绵绵而痛无增减者是也，以姜、桂、附子之属温之。热痛者，热手按而不已，脉洪大而数，时痛时止时吐也。然有得热物而痛亦止者，盖辛热能冲开郁结，气道疏通，暂得少愈，但阴血日亏，燥火愈炽，不久复发，迁延岁月，此为积热。轻者，山栀、黄连、白芍、香附之类；重

者，调胃承气汤下之。然热痛有热物按之而暂止者，有熨之而愈者。虚痛者，以手重按痛处而止者是也，宜参、术、白芍加温暖药。实痛者，痛甚胀满，手不可近，按之愈痛，或消或下。详证施治，在上作痛者，多属食，治宜温脾行气以消导之，不可用寒药，盖饮食得寒则滞，得热则化。若痛渐下，日久不愈者，宜推荡之。其初不可下，盖食物未腐，尚在胸膈耳。痰痛者，必小便不利，痰隔中焦，气闭下焦，上下不相流通故痛，治当导痰开郁。伏饮作痛者，或吐或下，视形气何如，当与痰饮门相参施治。虫痛者，有块耕起往来，便吐清水，腹热善渴，而上有白斑点，唇若涂朱，痛后便能食，或偏嗜一物，其痛时作时止，其脉或大或小，面色乍青乍白是也。食积死血痛者，痛有常处而不移动者是也，宜桃仁承气汤。感暑而痛，或泄痢并作，其脉必虚，宜十味香薷饮之类。感湿而痛，大便溏泄，小便不利，其脉必濡，宜胃苓汤。食积痛，常欲大便，利后而痛减者是也，宜温宜消。久者，遇仙丹、神芎丸择而下之。气滞而痛，必腹胀而脉沉，宜木香顺气散，元阳运行，其痛自愈。绞肠痧痛，极是急速，先与盐汤探吐，或委中并十指出血，内服藿香正气散。酒积痛，酒伤则发，宜泄其积，痛自止也。

凡痛初得，元气未虚，必推荡之，此通因通用之法。虚弱与久病，宜升之、消之。心腹痛者，必宜温散。此是郁结不行，阻气不运故痛。所以芍药虽治腹痛，然只治血虚之腹痛，至于诸腹痛皆不可用，盖诸痛皆辛散，而芍药酸收耳。如禀受素弱，饮食过伤而腹痛者，当补脾胃以兼消导。如跌扑损伤而腹痛者，乃是瘀血，宜桃仁承气汤加当归、苏木、红花，水酒煎服下之也。凡肥人腹痛者，属气虚

兼湿痰，宜人参、苍白术、半夏。夫痰岂能作痛，殊不知气郁则痰聚，痰聚则碍气道，不得运行，故作痛也。肾中阳虚作痛者，大温补之。大抵胃脘下大腹痛者，属食积、外邪；绕脐痛者，属痰火积热；脐下少腹痛者，属寒、或瘀血、或溺涩。

一室女时患腹痛，食少面黄肌瘦，幼科治以退热消积，女科治以通经行血，大方以虚而议补，俱不效。后有识者，曰：脉大而尺独数，肌肤甲错，甲错，不滑泽也。此小肠有痈，脓已成而将溃矣。亟与葵根一两，银花三钱，甘草节一钱，皂刺、陈皮各二钱，再剂而脓血大溃，更以太乙膏同参、芪治之。一月始安。

腹中水鸣 附：腹中畏寒、腹中窄狭

腹中水鸣而痛，亦有因于火，有因于郁者。丹溪曰：腹中水鸣，乃火击动其水也。盖水欲下，火欲上，相触而然，二陈汤加芩、连、栀子。亦有脏寒而水声泪泪者，宜分三阴部分而治。中脘太阴，当脐少阴，小腹厥阴，各从其宜温之。又有胁下水气，土弱不能制水，故腹中雷鸣下利，谓之协热利者。又有肠胃空虚而鸣者，宜参、术之类补之。经云：脾胃虚则肠鸣腹满。又云：中气不足，肠为之苦鸣。

腹中畏寒者，不惟中气、阳气太虚，由于命门真火，亦甚亏损之。

腹中窄狭，须用苍术。若肥人自觉腹中窄狭，乃是湿痰流灌脏腑，气不升降。燥饮用苍术，行气用香附。如瘦人自觉腹中窄狭，乃是热气熏蒸脏腑，宜黄连、苍术。

小 腹 痛

小腹痛者有二：凡尺脉洪大者，为阴不足，宜六味汤。尺脉沉微者，为阳不足，宜八味汤。在妇人多属瘕证，亦宜温补肝肾。在伤寒家蓄血在下焦，宜抵当、桃仁承气之类。若因气郁而痛，青皮主之。寒者，桂枝、吴茱萸温之。若因疝、奔豚、瘕聚者，当按本门施治。凡脐下痛而人中黑者，多死。

撞气阿魏丸

治五种噎疾，九种心痛、痃癖、气块、冷气攻刺，丈夫疝气，妇人血气。

茴香炒 青皮去白 甘草炒 陈皮去白 蓬莪术 川芎各一两 生姜四两，切片，盐半两，腌一宿 胡椒 白芷 肉桂去皮 缩砂 小茴香炒，各五钱 阿魏酒浸一宿，同面为糊，各一钱五分

为末，阿魏和面糊丸，芡实大，每药一斤，用朱砂七钱为衣。每服三五粒。丈夫气痛，炒姜盐汤下。妇人血气痛，醋汤下。

集效丸

治虫啮腹痛，作止有时，或梗起往来。

大黄炒，一两五钱 鹤虱炒 槟榔 诃子皮 芜荑炒 木香 干姜炒 附子七钱五分

蜜丸，食前乌梅汤下，妇人醋汤下。

此手、足阳明药也。虫喜温恶酸而畏苦，故用姜、附之热温之；乌梅、诃皮之酸伏之；大黄、槟榔、芜荑、鹤虱之苦杀之；木香辛温，顺其气也。

雄槟丸

治腹痛胃痛，干痛有时。

雄黄 槟榔 白矾等分

饭丸，每五分，食远服。

化虫丸

治肠胃诸虫为患。

鹤虱 胡粉炒 苦楝根 槟榔一两

芜荑 使君子五钱 枯矾二钱五分

为末，面糊丸，一岁儿可服五分。

御痛汤

治火痛。

黄连姜汁炒 山栀仁炒，各二钱 橘红

茯苓各一钱五分 半夏一钱 草蔻仁七分

甘草四分

姜、水煎，食前服。

星半安中汤

痰积作痛。

南星 半夏各一钱五分 滑石 香附

枳壳 青皮 木香 山栀仁炒黑 苍术

砂仁 茯苓 橘红各一钱 甘草四分

姜、水煎服。

苦楝丸

治奔豚，小腹痛，寒也。

苦楝 茴香 大附子

三味酒煮，焙干，每两入玄胡末五钱，全蝎、丁香各十八个，为末，酒糊丸，食前温酒下五十丸。

小肠痛作痛者，其身甲错，腹皮急，按之濡如肿状，腹常痛，或绕脐生疮，急宜下之。

方脉足病合参

初起发寒热，殊类伤寒，第脚膝痛或肿是也。虽始或因坐卧湿地，涉水履冰，然久必变而为热，故均属湿热也。经曰：诸湿肿满，皆属脾土。又曰：伤于湿者，下先受之。盖脾主四肢，足居于下而多受湿，湿郁成热，湿热相搏，其痛作矣，故古名为壅疾。当用宣通之剂，如羌活导滞汤、当归拈痛汤之类，使气不壅而痛自愈矣。古无脚气之说，《内经》名厥，两汉间名缓气，宋齐之后谓脚气。凡肿者，名湿脚气。湿者，筋脉弛长而软，或浮肿，或生臁疮之类是也，治宜利湿疏风。如不肿者，名干脚气，干即热也。筋脉蜷缩挛痛，枯细而不肿是也，治宜润血清燥。有从外感者，有从内伤者，其为湿热，则一而已。北方高燥，多饮湩酪，肉食醇酒，湿热下流所致。南方卑下多湿，血气虚弱之人，或遇房失，负重远行，冲冒雨雪，寒湿乘虚所致。大抵风寒暑湿之气，中于诸阳则病在外，其证多在足外踝及足背，宜散之而愈。中于诸阴则病在里，其证多在足内踝及臁内，宜温利之。外证自汗走注为风胜，无汗疼痛挛急为寒胜，肿满重着为湿胜，烦渴热顽为暑胜。如四气兼有，但推其多者为胜。麻者为风，痛者为寒，肿者为湿，寒胜则虫，皮肤中如虫行之状。热胜则纵。足六经皆能致病，惟手六经不与焉。寒则温之，热则寒之。在表则散，在里则下。若大虚气乏，间作补汤，随病冷热而用之，不可拘执。其人黑瘦者易治，肥大赤白者难愈。黑人耐风湿，赤白人不耐风湿。瘦人肉硬，肥人肉软耳。其用药当分虚实寒热表里，如黄柏、苍术乃湿热必用之药也。防己、独活，治腰以下至足，湿热肿盛也。木瓜取入肝走筋也。赤茯、木通，渗利其湿也。肉桂、乌、附，散寒湿也。木香、槟榔、香附、乌药，宣行气道之剂也。红花、桃仁，活血行凝之剂也。牛膝、杜仲、草薢、虎骨，壮筋骨之剂也。参、芪、白术、归、芍、地黄，补养气血之剂也。合宜而用，则或攻或补，皆可奏功。

脚气初起甚微，多不令人识也。食饮嬉戏，气力如故，惟卒起脚屈弱不能动为异耳。南北所感，虽有内外之殊，然皆由肾虚也。妇人病此者，亦血海虚而得之，与男子肾虚同也。若入腹冲心，呕吐不止，危在顷刻，宜八味丸温以逐之。入肾则腰脚肿，小便不通，目额皆有黑气，冲胸，喘而呻吟，左尺脉绝者，死。盖肾虚阳衰之人多犯此。肾乘心，水克火也。故肾虚脚气，当以金匮肾气丸预为服之也。

南方自外而入者，只下胫肿痛，北方自内而致者，乃或至于手节也。治法初用解散，次必推荡大便，以导其邪气。经曰：卧出而风吹之，凝于肤者为痹，凝于脉者为泣，凝于足者为厥。至真要大论云：太阴之胜，火气内郁，流散于外，足胫胕肿，饮发于中，胕肿于下。凡内伤酒食，脾胃营运之气有亏，不能上升，乃下流乘其肝肾之位，注于足胫，加之房事不节，邪气乘虚，乃为脚气，久而不愈，遂成痼疾。坚硬如石，谓之石疽。肉色赤紫，皮肉溃烂，名为缓疽，惟宜温补。脚气或见食呕吐，憎闻食气，腹痛作泻，或二便阻塞，或精神昏愦，或妄语错乱，或壮热头痛，有类伤寒，名脚气攻心，多死。黑瘦者，易治；肥白肉厚者，难愈。

东垣曰：凡脚气补药，及用汤渫洗皆医之大禁也。此为南方外感湿气肿痛而言，非为北方内受湿气注下肿痛而言也。若内受湿气，不能外达，宜淋渫开导泄越其邪。脚湿气流于下，生疮肿痛久而不愈，乃脚气下注成漏也。用升提之药，提起其湿，随以气血用药。有脚气冲心者，宜四物汤加炒黄柏、萆薢，再于涌泉穴，用附子末，津唾调敷上，以艾灸之，泄引其热下行。一禁嗔，嗔则心烦，烦则脚气发。二禁大语，大语则伤肺，肺伤亦发。三禁露足当风入水，两足尤不宜冷。更宜戒嗜欲，节饮食为要。

其脉浮弦者风，濡弱者湿，洪数者热，迟者寒，微者虚，牢坚者实。结则因气，散则因忧，紧则因怒，细则因悲。

有肾脏风毒壅积，腰膝沉重者，宜威灵仙末，蜜丸如桐子大。初服酒下八十丸，平明微利恶物，如青脓、桃胶，即是风毒积滞也。如未动，夜再服一百丸，取下后，吃粥补之，仍当温服补药为妙。然风毒中人，随脏皆得。心肺二脏经络所起，在十手指；肝脾肾三脏经络所起，在足十趾。

脚跟痛，有因痰，有因血热。血热者，四物加黄柏、知母、牛膝之类；痰者，用二陈加南星、黄柏、防己。若脚指拳缩无血，乃肾气不足，血气不荣也，惟宜补以荣也。然足跟乃肾脉发源之所，肾经所过之地，诸骨承载之本。凡或热或肿或痛者，皆中三阴虚热所致。母梁谓火起于九泉，阴虚之极也。少年酒色过度者，多犯此证。

一膝肿痛不消，防成鹤膝风。以膝肿如鹤，足胫细，脉多弦紧是也。乃三阴经阴虚，寒湿流注为患。如环跳穴，在胯眼。乃脚根彻痛不已，外皮如故，脉沉数或滑者，防生附骨疽，乃毒气附着于骨而成。张按：究竟有何毒气？乃肾经阳和之气不足，故肾部隧道骨缝之间气不宣行，阴血凝滞，内郁湿热，为溃为脓也。所以有久服八味丸，令人无骨疽之语。谓骨暖气行，血无壅滞，毒何生焉？人多误为湿热，及至脓成，气血大亏，已不可救矣。不知鹤膝风与附骨疽，俱肾虚者多患之，因真气衰弱，邪气得以深袭。前人用附子者，以温补肾气，又能行药势、散寒邪也。故体虚之人，为冷气所袭，经久不消，极阴生阳，寒化为热而溃也。若误用寒凉，必成废疾，或挛曲偏枯，或痿弱不起，或坚硬如石如石疽，或日久始溃皮肉俱腐为缓疽。下部道远，非桂、附不能下达也。况肾主骨，而臀以下俱属肾，非桂、附不能入其经而宣行也。

活人苡仁酒

治脚痹。

苡仁 牛膝_{各一两} 海桐皮 五加皮 独活 防风 杜仲_{各一两} 熟地_{一两五钱} 白术_{五钱}

为粗末，入绢袋内，用好酒五升浸，春、秋、冬二七日，夏月七日。分作数服，逐贴浸酒，空心每服一盏或半盏，日三四服。常令酒气醺醺不绝，久服觉皮肤下如数百条虫行，即是风湿气散。

羌活导滞汤

脚气初发，一身尽痛，或肢节肿痛，便溺阻隔，先以此导之，后用当归汤。

大黄_{酒煨，一两} 羌活 独活_{各五钱} 川归 防己_{各三钱} 枳实_{麸炒，二钱}

每服七钱，水煎服，取微利则已。

济世方

治一切脚气神效。用川山甲前两足者，烧存性，研细，入麝少许，多少随人斟酌。要服此药，须去房事，晚间忌进饮食，至夜深腹空时调服，坐卧随意，及鸡鸣再一服，痛立止。过一二日，便能步履如常，神效。

千金松叶酒

治脚气、十二风痹，不能行。用松叶六十斤，锉细，以水四石，煮取四斗九升，以酿米五斗，如常造酒法。另煮松叶汁，以渍米并馈饭，其酿封七日后，澄饮之，取醉。得此酒力者甚众。

熏洗用香紫苏半斤，忍冬花四两，木馒头四个，苏木二两，为粗末，以水煎数沸，桶盛分三次添用，只一次洗完，永除病根。

三将军丸

治脚气入腹冲心，大便不通。

吴茱萸 木瓜 大黄_{各等分}

米糊丸，绿豆大。每服五十丸，粳米、枳壳汤下。未应，再加服，以通为度。

杉木节汤

治脚气冲心，或心胁有块，毒胜痰逆，痞满喘急，汗流搐搦，昏闷上视，咬齿，甚至垂绝不知人。

杉木节_{一大升} 橘叶_{一升，无叶用皮亦可} 大腹皮_{七个，连皮锉碎}

以童便三升，煎一升半，分二服。若一服得快利，停后服。

麻黄左经汤

治风寒湿流注足太阳经，腰足挛痹，关节重痛，憎寒发热，无汗恶寒。

麻黄_{去节} 干葛 细辛 白术_{米泔浸} 茯苓 防己 羌活 桂心_{不见火} 甘草 防风_{各等分，一方加威灵仙}

姜、枣、水煎，空心服。

六物附子汤

治四气流注于足太阴经，骨节烦疼，四肢拘急，自汗短气，小便不利，手足或时浮肿。

附子_{炮，去皮、脐} 桂心 防己_{各四钱} 炙甘草_{二两} 白术 茯苓_{各三两}

姜、水煎，食前温服。

虎潜丸

治肾阴不足，筋骨痿软，不能步履。

黄柏_{盐、酒炒} 知母_{盐、酒炒} 熟地黄_{杵膏，各三两} 虎胫骨_{二两，酥炙} 锁阳 当归_{各一两五钱} 陈皮 白芍_{酒炒} 牛膝_{各二两} 龟板_{四两，酥炙}

为末，煮羯羊肉，捣为丸，桐子大。淡盐汤下。

人之一身，阴气在下。阴不足则肾虚，肾主骨，故艰于步履。龟属北方，得天地之阴气最厚，故以为君。虎属西方，得天地之阴气最强，故以为臣，独取胫骨，从类之义也。草木之药，性偏难效，气血之属，异类有情也。黄柏、知母，去骨中之热；地黄、归、芍，滋下部之阴。阴虚则阳气泄越而上，用锁阳以禁其上行，加陈皮以导其下降。精不足者，补之以味，故用羊肉为丸。命曰虎潜者，虎，阴也，潜，藏也，欲其封闭气血，而退藏于密也。

趁痛散

治湿气攻注，腰脚疼痛，行步无力。

杜仲炒断丝，一两五钱　肉桂去皮　延胡索　草薢　没药　当归酒洗，焙，各二两

为末。每服三钱，空心温酒送下。

加味二妙丸

治两足湿痹疼痛，或如火燎，从足附上热起，渐至腰膝，麻痹痿软，皆湿热为病，此药神效。

败龟板酥炙，自败者佳。如无，以熟地代之　草薢酒洗　防己　当归酒洗，各一两　黄柏酒浸一宿，晒干　川牛膝去芦，酒洗，各二两　苍术米泔浸一宿，切片，晒干，四两

上为细末，酒煮，面糊丸如桐子大。空心淡盐汤送下。

滋肾舒筋健步丸

治痰湿手足不便，血虚筋骨软弱。

当归酒洗　白芍酒洗　牛膝酒洗　杜仲酒炒，一两　防风　羌活　独活酒浸一宿，焙　木瓜酒浸，焙　川芎　防己酒浸，焙，各七钱　肉桂去皮，四钱　茅山苍术米泔制，二两　白术二两　熟地黄酒洗，一两二钱　桑寄生酒炒，六钱

共为细末，酒丸桐子大。每服百丸，空心淡盐汤下。天阴姜汤下，酒服亦可。一方：加虎胫骨，酥炙，一两。

治脚气方

累试神效，绝胜诸方。

麻黄三两，去根留节，炒黄　僵蚕二两，炒为末　乳香另研　没药各五钱　丁香一钱

各研为末，和匀。每服一两，好酒调下，取醉，出汗至脚为度。俟汗干即愈。后用五枚汤洗。用桃、柳、梅、槐、桑，取嫩枝煎汤，先饮好酒三杯，洗脚止痛为妙。

加味四斤丸

治肝肾俱虚，精血不足，足膝酸疼，步履不随，风寒湿气脚痛。

虎胫骨酥炙　天麻　宣木瓜一个，去瓜瓤　肉苁蓉各一两，酒浸、焙　没药　乳香各五钱　川乌一两，炮、去皮　川牛膝一两五钱，酒浸

为末，入木瓜膏，和酒杵捣为丸，如桐子大。每服七十丸，空心温酒、淡盐汤送下。

当归拈痛汤

见前肩背门。

方脉痿证合参

痿者，手足痿软无力，百节缓纵不收也。经曰：五脏使人痿，盖言五脏皆有痿也。又曰：肺热叶焦，则皮毛虚弱急薄，着则生痿躄也。盖言肺主皮毛，为脏之长，心之盖也。若肺热叶焦，则皮毛虚弱急薄，着则生痿躄也。且肺热则肾受热气，故足挛躄，不得伸以行也。心主身之血脉，血热则下脉厥而上，上则下脉虚，虚则生脉痿，枢折而不能提挈，胫纵而不任地也。肝主筋膜，肝热则胆泄口苦，筋膜干则筋急而挛，发为筋痿也。脾主肌肉，脾热则胃干而渴，肌肉不仁，发为肉痿也。肾主骨髓，肾热则腰脊不举，骨枯而髓减，发为骨痿也。又曰：大经空虚，发为肌痹，传为脉痿。入心太甚，费竭精气，宗筋弛纵，发为筋痿。居处相湿，则肌肉不仁，色黄而蠕动，是谓肉痿。故曰：肉痿者，得之湿地也。有远行劳倦，遇大热而渴，渴则阳气内伐，阴气内消，乃热舍于肾，肾者水脏也，水不胜火，则骨枯而髓虚，故足不任身，腰脊不举，发为骨痿。故曰：骨痿生于大热也。凡此五

痿，与柔风脚气相类，但柔风脚气皆外因，痿则内脏不足耳。

治痿者，独取阳明何也？盖阳明为五脏六腑之海，主润宗筋，宗筋主束骨而利机关也。宗筋，谓阴毛中横骨上下，脐两旁之竖筋也。凡人身上下前后，无处不达。阳明虚则宗筋纵，带脉不引，故足痿不用也。且四肢皆禀于胃，必因于脾，乃得禀也。脾为太阴，其脉贯胃，行气于手足之三阴；胃为阳明，行气于手足之三阳。若脾病，则不能为胃行其津液，以达四肢，四肢不得禀水谷之气，筋骨肌肉无气以生，乃痿。然脾太过，亦令人四肢不举，经所曰：土太过，则敦阜。阜者，高也；敦者，厚也。既厚又高，其治则泻，以令气弱阳衰，土平而愈，乃膏粱之疾也。若脾虚则不用，经所谓土不及则卑监也。其治宜培本为主。

《内经》治痿独取阳明，乃治痿之大概。欲使宗筋润，能束骨而利机关，是澄其源而流自清。以其原皆自于肺，故以五痿之所主者而参治之，庶得以尽其用。经曰：各补其荥而通其输，调其虚实，和其逆顺。可见，治法不专于阳明也。

手阳明大肠经，肺之腑也。足阳明胃经，脾之腑也。治痿之法，惟取阳明一经，何也？经云：诸痿生于肺热。盖五行之中，惟火有二。肾虽有二，水居其一。阳常有余，阴常不足，故经曰：一水不胜二火，理之必然。肺金体燥而居上，主气化，畏火者也。脾土性湿而居中，主四肢，畏木者也。夫火性炎上，若嗜欲无节，则水失所养，火寡于畏，而侮所胜，肺得火邪而热矣。木性刚急，肺受热则金失所养，木寡于畏，而侮所胜，脾得木邪而伤矣。肺热则不能管摄一身，脾伤则四肢皆不为用，而诸痿之病作矣。泻南方则肺金清而东方不实，何脾伤之有？补北方

则心火降而西方不虚，何肺热之有？故阳明实则宗筋荣润，自能束骨而利机关矣。治痿之法，无出于此。故曰：风炎既炽，当滋肾水，是以东垣先生取黄柏为君，黄芪等补药辅之为佐。然有兼痰积者，有湿多者，有热多者，有湿热相半者，有挟气者，临病制方，难于一定。且厚味发热，乃先哲格言，但是患痿之人，若不淡薄食味，必不能安全也。

夫筋脉短劲，肝气内锢，须明金伐木荣之道。惟金失其刚，转而为柔，是以木失其柔，转而为刚。故治此患，专以清金为第一义也。然清金尤先于清胃，否则，饮酒而热气输于肺矣，厚味而浊气输于肺矣，药力几何，能胜清金之任哉？如金不清，则大敌在前，主将懦弱，焉望其成功耶！

夫风、痿之别，凡痛则为风，不痛则为痿。经曰：痛则为实，不痛则为虚。曰风曰痿，虚实二者而已。东垣曰：气盛病盛，气衰病衰，何则？盖人之气血充实，则风寒客于经络之间，邪正尚能交攻，而疼痛作矣。人之气血虚弱，则痰火郁于肢节之内，而正不能胜邪，乃痿痹作矣。故丹溪曰：痿证切不可作风治而用风药，亦以风为实，而痿为虚也。曰散邪，曰补虚，岂可紊乱！兼忌妄用燥烈之药，致伤真阴真气，药势偏有所助，则胜克流变，其害益甚矣。

痿证，若草木失于培植，枝叶枯槁，根本尚未大伤，以其不咳嗽，不吐血，不发寒热，为异于虚劳耳。故久沾床褥而形色绝无病状，亦并无痛楚麻木若痹证也。盖痹证，由于三气外伤，病在经络血脉之中，气血闭涩者也，尚可作有余论。痿证由于气血不足，病在五脏六腑之中，不能充固者也，当纯从不足治。

夫痿，热证也。本于内脏不足，而其

原则由于肺，论治则独取阳明。盖真气受于天，与谷气并而充身。谷始入于胃，以溉五脏。真气者，天之道；谷气者，地之道。真气与谷气并，而后形气之道立。阳明虚，则五脏无所禀，不能行气血而奉生身者，弱矣。阳明主润宗筋，宗筋，足之强弱所系，故曰偏枯痿易，四肢不用者，脾病也。经曰：四肢皆禀气于胃，必因于脾，乃得禀也。今脾病不能为胃行其津液，水谷日虚，气日以衰，脉道不利，筋骨肌肉皆无气以生，而四肢不举。经又曰：岁土太过，中满食减，四肢不举，是四脏之痿，又独重于阳明者明矣。及后世诸贤言论，有主乎虚损成患者，有主于实邪为病者，当兼以脉候辨之。有曰精虚血耗，内脏不足而成痿者；有曰燥金气郁，血液衰少，不能荣养百骸而成痿者；有曰阳明湿热熏蒸于肺，困水之上源而成痿者；有曰使内太过，水少不能胜心火，火烁肺金而六叶焦以成痿者；有曰肾主骨而藏精，肝主筋而藏血，嗜欲无度，则肝肾虚而成痿者。凡此皆论内伤不足为病，而总归于热。故曰：痿病无寒，不可作寒治。又曰：痿属湿热，不可作风治，当以清热、补精、养血为主。观此则知痿病之无外感也明矣。但始因气热而成，不可骤用辛热峻补之剂耳。其以实邪为病立论者，有曰劳心太过，心气热则火独光，肾脉随火上行而痿者；有曰燥金受邪，寒水生化之源绝，而湿热下流肾肝而痿者；有曰醇酒膏粱，命门相火过盛，逼阴于外而痿者；有曰长夏服热药太过，阳明火邪内伏而痿者；有曰肺气不舒，郁遏成火而痿者；又曰湿痰聚于中焦，手足软而痿者；有曰肾肝气虚，风邪袭虚而痿者。即经文治痿独取阳明，亦非谓阳明之本虚立见，否则，何以病痿之人，饮食日盛，形体日肥，而足终痿易不用？岂水谷入海，阳明

气旺，独不能运化精微，以强筋骨乎？此乃火邪伏于胃中，但能杀谷，而不能长养血气，以生津液，灌溉百骸，是以饮食倍于平人，而足反为之不用。此所谓壮火食气，胃热消谷善饥是也。阳明之热邪，原是肺热中传来，故治痿独取阳明者，非补阳明也。治阳明火邪，毋使干于气血之中，则湿热清而筋骨强，足痿自起。此经不言补而言取者，取出阳明之热邪耳！凡此皆以实邪为病立论也。然病名虽一，而脉候自殊，虚实之间，岂无辨乎？要知虚者，乃正气虚；实者，乃邪气实。岂有气血精髓充足，而筋骨为之受病者乎！

五兽三匮丹

治因气血耗损，肝肾不足，两脚痿弱。

鹿茸酥炙　麒麟竭　虎胫骨解片，酥炙　牛膝酒浸　狗脊燎去毛，各等分

上修事为末，即五兽丹料也。

辰砂一两，为末　附子大者一个，去皮、脐，剜旋去心，空入辰砂于内　宣木瓜一个，剜心，仍剥去皮，入上附子于内，以旋附子末盖附子口，正坐于银、石罐中，重汤蒸十分烂，附子断白为度，即三匮丹也

上为三匮丹，研膏，调五兽末，匀为丸，如鸡豆大。木瓜酒下。

五加皮酒

治筋痿拘挛疼痛，不便屈伸。

五加皮半斤　苍耳子六两　枸杞子薏苡仁各四两　生地黄二两　木香五钱

以好酒一大埕，将药用囊盛悬埕中，浸七日，取出，焙干为末，炼蜜丸，如桐子大。空心酒吞八、九十丸。其酒听饮，但常使酒气相接为妙。

十全散

治气血诸虚，四肢不用，男妇诸虚不足，五劳七伤，拘急疼痛，面色痿黄，脚膝无力，脾肾气弱等症。

人参 黄芪 白术 茯苓 甘草 肉桂 当归 川芎 熟地 白芍各等分

为粗末。每服四五钱，姜、枣、水煎服。

桂、芍药、甘草，小建中汤也。加黄芪，即黄芪建中汤也。人参、白术、茯苓、甘草，四君子汤也。当归、川芎、地黄、芍药，四物汤也。以其气血俱虚，阴阳并弱，法天地之成数，故名曰十全散也。

滋肾舒筋健步丸

见前足病门。

痿门诸方，当于前足病门参看。

方脉厥证合参 附：麻木

凡阴阳不相顺接便为厥也。经曰：手之三阴，从腹走手；手之三阳，从手走头；足之三阳，从头走足；足之三阴，从足走腹。是三阴三阳俱相接于手足者也。阳气内陷，不与阴气相顺接，故手足逆冷也。然有阴厥，有阳厥。阴衰于下则热，阳衰于下则寒。故阳厥者，是热深则厥，盖阳极则发厥也，不可作阴证而用热药治之，否则，精魄绝而死矣。急宜大小承气汤，随其轻重治之。阴厥者，始得之，身冷脉沉，四肢逆，足蜷卧，唇口青，或自利不渴，小便色白，此其候也。治之以四逆、理中之类。尸厥者，飞尸卒厥也。此即中恶之候，因犯不正之气，忽然手足逆冷，肌肤粟起，头面青黑，精神不守，或错言妄语，牙紧口噤，或昏不知人，头旋晕倒，此是卒厥客忤，飞尸鬼击。凡吊死问丧，入庙登冢，多有此病。以苏合香丸灌之，候稍苏，随证调治。痰厥者，乃寒痰迷闷，四肢逆冷，宜姜附汤，以生附代熟附。蛔厥者，乃胃寒所主。经曰：蛔者，长虫也。胃中冷，即吐蛔。宜理中汤

加炒川椒五粒，槟榔五分，吞乌梅丸，效。蛔见椒则伏也。气厥者，与中风相似，何以别之？风中身温，气中身冷。以八味丸、顺气散，或调气散之类。食厥者，醉饱后感风寒，着恼怒而致，治宜吐之。手足麻者，为气虚。手足十指麻木，丹溪谓胃中湿痰死血，然中气不足，不能达四肢者居多。

苏合香丸

专能顺气化痰，并治传尸骨蒸痨瘵，卒暴心痛，中恶诸厥，鬼魅瘴疟。

沉香 麝香研 诃子煨，去核 丁香 青木香 香附炒，去毛 荜拨 白术 白檀香 熏陆香另研 乌犀角 朱砂研飞，各二钱 安息香另研为末，用无灰酒一升，熬膏 龙脑研末 苏合香油入安息香膏内，各一钱

为末，研匀，用安息膏，并炼蜜和丸，如樱桃大。空心温水或酒化下。

补气汤

治皮肤间有麻木。

黄芪 橘皮 甘草各一两 白芍一两五钱 泽泻三钱

每服一两，水煎服。加肉桂更效。

姜附汤

方见中寒门。

理中汤

方见中寒门。

四逆汤

方见中寒门。

方脉转筋合参

有于睡中，或于伸欠而筋转于足大指，上至腰腿结痛者，此多属血热血燥，不能荣筋，宜四物加红花、酒芩、南星之类。又有因奉养过厚，酿成湿热，而饮冷感寒，或睡中受寒，以至寒遏其热，寒主收引劲急，故筋转而疼者；有吐泻津液暴

伤，筋失所养，以致转筋入腹者。并宜温养脾胃，化痰顺气，使中气运行，而四末之转筋自愈也。

一方

治脚气转筋，疼痛挛急。用松节二两，锉如米粒，乳香一钱，以瓦器内慢火炒焦为末。每用一二钱，热木瓜酒调下。但是筋病皆妙，不独脚转筋也。

冯氏锦囊秘录杂证大小合参卷八

海盐冯兆张楚瞻甫纂辑
男 乾元龙田
门人孙显达惟良同校
男 乾贞干臣

风 门儿科

《内经》谓：新沐中风为首风，饮酒中风为漏风，入房汗出中风为内风，入中为肠风，在外为泄风，及心、肝、脾、肺、肾、胃风之形状不同。又曰：风者，百病之长也。清净则肉腠闭拒，虽有大风苛毒，勿之能害。否则天有八风，乘虚感袭。《灵枢》曰：风从南来，名曰太弱风。其伤人也，内舍于心，外在于脉，其气主热。风从西南方来，名曰谋风。其伤人也，内舍于脾，外在于肌，其气主弱。风从西方来，名曰刚风。其伤人也，内舍于肺，外在于皮肤，其气主燥。风从西北方来，名曰折风。内舍于小肠，外在于手太阳脉，脉闭则结而不通，故善暴死。风从北方来，名曰太刚风。其伤人也，内舍于肾，外在于骨与肩背之膂筋，其气主寒。风从东北方来，名曰凶风。其伤人也，内舍于大肠，外在于两胁腋骨下及肢节。风从东来，名曰婴儿风。其伤人也，内舍于肝，外在于筋纽，其气主身湿。风从东南方来，名曰弱风。其伤人也，内舍于胃，外在于肌肉，其气主体重。此谓八风，圣人避兹如矢石焉。经曰：虚邪贼风，避之有时。贼风者，如月建在卯寅，卯寅属木，风从西来，则对冲之金克木。月建在巳午，巳午属火，风从北来，则对冲之水克火。月建在申酉，申酉属金，风从南来，则对冲之火克金。月建在辰戌丑未，四者皆为属土，风从东来，则对冲之木克土。月建在子，风从南来，对冲之火反胜也。月建在酉，风从东来，对冲之木反胜也。皆为贼风，并宜避之。如肝中风，则踞坐而举头不得，左胁疼痛，诸筋挛急，头目眴动，上视多怒。心中风，则但能仰卧，倾侧不能，发热失音，其舌焦赤。脾中风，则腹满身黄，唇黄踞坐，四肢不收，皮肉眴动。肺中风，则偃卧胸满，喘息咳嗽，燥闷汗出，目能视人，口不能言。肾中风，则踞坐面浮，腰脊痛引少腹，风入颔颊之间，则口歪而牙紧。风客咽喉，则出声之窍塞而失音。风与气搏则气被痰隔而出锯声，搏于筋脉，因寒则拘急挛痛而脉浮紧，因热则弛缓不随而脉浮洪。浮者在表宜汗，实者在里宜泄，促者在上宜吐。然治风当先理气，不可专服风药，攻之愈急，则风势愈甚，务调荣卫通畅，则风可不治自愈矣。

通关散

治卒暴中风，牙关紧急，药不得下。

细辛　薄荷　猪牙皂角　雄黄各二钱

为末，每用少许，吹入鼻中，俟喷嚏后，然后进药。如不嚏者不治。牙关紧甚，前药中加麝香少许，或用乌梅或白梅，去核，同药擦牙。酸先入筋，使牙关酸软则开，亦木能克土之义，盖牙龈属阳明胃土也。或有单用乌梅擦牙龈，涎出即开。夫阳明之脉，循颊车入齿缝，风寒中之，轻则战栗鼓颔，重则口噤不开。若中风而口开不噤者，又是脱证，而筋先绝也，不治。

稀涎散

主中风暴仆，痰涎壅盛，此药取吐。

牙皂四条，去皮、弦、炙　白矾二两，枯

共为末，每进三字，水下。

夫清阳在上，浊阴在下，天冠地履，无暴仆也。若浊邪逆涌，清阳失位，故暴仆而多痰。先治其标，后治其本。白矾酸苦，经曰：酸苦涌泄，故此为君；皂角辛咸，经曰：辛以散之，咸以软之，故以为佐。咽喉疏通，能进汤液便止。若攻尽其痰，则无液以养筋，令人挛急偏枯，此大戒也。

加减乌药顺气饮

治中风，风痰壅盛。

乌药　防风　枳壳　陈皮　僵蚕　白芷　麻黄去节　羌活　半夏　白姜炮　甘草　南星

姜、枣同煎。

独活汤

治中风湿日久，腰背手足疼痛，痿痹不仁

独活　当归酒炒　白术麸拌炒　黄芪蜜炙　薄桂去皮　牛膝酒浸，各二钱　甘草炙，一钱

生姜、葱白同煎服。

排风汤

治中风昏愦，狂语失音。

白藓皮　白术　芍药　桂心　川芎　当归　杏仁　防风　甘草　独活　麻黄　茯苓

姜、枣同煎。

小续命汤

治中风不省人事，涎鸣反张，失音厥冷。

麻黄　人参　黄芩　川芎　芍药　甘草　杏仁　防己　肉桂各八分　防风一钱　附子炮，去皮、脐，四分

姜、枣、水煎服。

防风通圣散

治诸般风热，或斑疹不快，热极黑陷，惊风发热，卒中不语。

防风　川芎　当归　薄荷　大黄　芍药　麻黄　连翘　芒硝　石膏　黄芩　桔梗　滑石　山栀　荆芥　白术　甘草

锉散。每服三钱，生姜、葱白同煎。

三化汤

治中风，内有便溺之阻隔，以此导之。

厚朴姜制　大黄　枳实　羌活各等分

水煎服，微利则已。

方脉中风合参

人有卒暴僵仆，或偏枯，或四肢不举，或不知人，或死或不死者，世以中风呼之，方书亦以中风治之。考诸《内经》，则曰：风者，百证之始也。又曰：风者，百病之长也。又曰：风者善行而数变。又曰：风之伤人也，或为寒热，或为热中，或为寒中，或为疠风，或为偏枯，或为风。其卒暴僵仆不知人，四肢不举者，并无所论，只有偏枯一语而已。及观《千金方》则引岐伯曰：中风大法有四：一曰偏枯，二曰风痱，三曰风懿，四曰风痹。偏枯者，半身不遂。风痱者，身无痛，四肢

不收。风懿者，奄忽不知人。风痹者，诸痹类风状。《金匮》中风篇曰：寸口脉浮而紧，紧则为寒，浮则为虚，寒虚相搏，邪在皮肤，浮者血虚，络脉空虚，贼邪不泻，或左或右，邪气反缓，正气即急，正气引邪，㖞僻不遂。邪在于络，肌肤不仁；邪在于经，脊重不伸；邪入于腑，则不识人；邪入于脏，舌即难言，口吐涎沫。由是观之，则知卒暴僵仆不知人，偏枯四肢不举等症，固为因风而致者矣，故用续命、排风等汤治之。及后刘河间、李东垣、朱彦修三贤者所出之论，始与昔人异矣。河间曰：中风瘫痪者，非肝木之风实甚而卒中之，亦非外中于风，由乎将息失宜，心火暴盛，肾水虚衰，不能制之，则阴虚阳实，而热气怫郁，心神昏冒，筋骨不用，而卒倒无所知也。多因喜怒思悲恐，五志有所过极，而卒中者，由五志过极，皆为热甚故也。俗云风者，言末而忘其本也。东垣云：中风者，非外来风邪，乃本气病也。凡人年逾四旬，气衰之际，或因忧喜忿怒伤其志者，多有此疾，壮岁之时无有也。若肥盛则间有之，亦是形盛气衰而如此。彦修曰：西北气寒，为风所中，诚有之矣。东南气温而地多湿，有风病者，非风也，皆湿土生痰，痰生热，热生风也。三贤者之论，河间主乎火，东垣主乎气，彦修主乎湿，反以风为虚象，而与昔人所论大异矣。以三氏为是，则三氏未出之前，固有从昔人而治愈者矣。以昔人为是，则三氏已出之后，亦有从三氏而治愈者矣。盖昔人三氏之论，皆不可偏废，但三氏以相类中风之病而立论，故使后人狐疑而莫决。殊不知因于风者，真中风也。因于火，因于气，因于湿者，类中风而非中风也。如《内经》所谓：三阴三阳发病，为偏枯痿易，四肢不举，亦未尝必因于风而后能也。夫风火气湿之殊，望

闻问切之间，岂无所辨乎？辨之为风，则从昔人以治，辨之为火、气、湿，则从三氏以治，如此，庶乎析理明而用治当矣。

中风一证，轻重有三，治各不同。中血脉者，病在半表半里，外无六经之证，内无二便之闭，但见口眼歪斜，半身作痛，不可过汗，以虚其卫，不可大下，以伤其荣，惟当养血顺气，以大秦艽汤及羌活愈风汤和之。中腑者，其病在表，多着四肢，故肢节废，脉浮恶风，拘急不仁，外有六经之形证，内无便溺之阻隔，宜疏风汤及小续命汤汗之。中脏者，其病在里，多滞九窍，故唇缓，二便闭，不能言，耳聋鼻塞，目瞀痰涎昏冒，宜三化汤及麻仁丸下之。然凡中血脉中腑之病，切勿用龙、麝、牛黄，盖麝香入脾治肉，牛黄入肝治筋，龙脑入肾治骨，引风深入骨髓，如油入面，莫之能出。且闭证或宜，脱证深所切忌也。并勿概用大戟、芫花、甘遂，泻大肠大便之药，否则损其阴血，真气愈虚，何能驱邪出处？

中风之风乃内虚暗风，系阴阳两虚，而五脏本气自病，为内夺暴厥也。然阴虚者为更多，与外来风邪迥别。急者参、芪、术、附，固本为先，缓者顺气化痰，以救其标，补阳养阴，以固其本。阴甚虚者偏于阴，阳甚虚者偏于阳，阴阳两虚甚者，气血峻补，则虽外有风候之假象，不治自愈。所谓养血风自灭，盖指内起之风，由于阴虚内起之火耳。若用辛温风燥之药，焉能治病？徒速其毙。至于丹溪以瘫痪，分左右，别气血，四君四物为治，皆非至论。盖左半虽血为主，非气以统之则不流，右半虽气为主，非血以丽之则易散，故肝胆居左，其气常行于右，脾肺居右，其气常行于左，往来灌注，是以生生不息也。

中络者，邪方入卫，尚在经络之外，

故但肌肤不仁。中经则入荣脉之中，骨肉皆失所养，故身体重着。至中腑、中脏，则离外而内，邪入深矣。中腑必归于胃者，胃为六腑之总司也。中脏必归于心者，心为神明之主也。风入胃中，胃热必盛，蒸其精液，结为痰涎，胃之大络入心，痰涎壅盛，堵其出之窍，故中腑不识人也。轻者风入胃中，反倍能食，是风能生热，热能杀谷也。诸脏受邪，迸入于心，则神明无主。故中脏者，舌纵难言，廉泉开而流涎沫也。廉泉穴在舌下，窍通于肾，津液之所出也。

中风之证，有因外感，有因内伤。言风者外感也，言气、言火、言痰者，内伤也。然外感者亦因内有郁热，腠理疏豁，中气不固，暴风得而中之。内伤者，气上逆而为火，火亢极而生风，风行水动，水涌为痰，故气也、火也、痰也，其实一源流也。为治之法，外感者，分中血脉、中腑、中脏之异而治之，内伤而缓者，先用开关利窍，次用固本调元，急则只为取本，毋容次第，盖命在须臾，缓则援生不及也。严用和曰：人之元气强壮，外邪焉能为害？必真气先虚，荣卫空疏，邪能乘虚而入。若内因七情者，法当调气，不当治风，即外因六淫者，亦当先救本气，后依所感六气治之。

肥人多中气，以盛于外而歉于内也。然中气与中风相类，但中风身温有痰涎，多不能治，中气身凉无痰涎，须臾便醒。何也？盖中风、中气，一源流也，皆由忿怒所致。人之喜怒思悲恐五志，惟怒为甚，所以为病之暴也。少壮之人，气血未虚，真水未竭，适因怒动肝火，火畏于水，不能上升，所以身凉无痰涎，须臾便醒者，水旺足以降火也，名为中气。许学士云：暴怒伤阴，暴喜伤阳，忧愁不已，气多厥逆，往往得中气之证，不可作中风

治也。若衰老之人，气血俱虚，真水已竭，适因怒动肝火，火寡于畏，得以上升，所以身温有痰涎。其多不能治者，水竭无以降火也，名为中风。然亦有少壮而中风不治者，男子乃色欲过多，下元水亏，不能制火，女人乃产后经后，去血过多，不能配气，适因忿怒动火，而气无所附，故随火而发越矣。阴也，血也，岂不为阳气之根本乎？经曰：肾气内夺，则舌喑足废。治法之大概，以气药治风犹可，以风药治气则不可；以血药治风、以气药治痰均可，以风药治血、以痰药治气均断不可也。

用药之法，寒因热用，热因寒用，乃正治也。今中风瘫痪之证，本风火阳邪，而用乌、附等热药治之，何哉？盖中风瘫痪乃湿痰死血，结滞于脏腑经络之间，非乌、附等热药，焉能开散流通！此非正治，乃从治也。经曰：从少从多，各观其事。则从治之药，只可为引经而已。况风本于热而生，岂可概谓虚寒？用附子取效者，必中寒阴毒之证，及肥白人多湿者，丹溪所谓肥白人多湿，少用乌、附行经是也。若中风阳毒之证忌之，但至瘫痪既久，则痰火怫郁。若于辛凉药中而无香热之药为之向导，则将捍格而不能入也。况此时阳证多系假象，盖真火既已上升而为病矣，有何真阳仍存坎宫而不动耶！能此则无是病矣。所以乌、附为对证之宜，但必兼滋补，但可制其僭热矣。惟中脏阴寒之证，又宜纯阳，忌用阴药，盖略兼阴药，则阳药便难小效，甚有益令阳亡，试不思无阴则阳无以化，当此依希之阳，能经阴药所化乎？所以参、术、芪、附等汤，不入地黄、当归者此耳。

凡饮食如常，但失音不语者，名曰哑风，只宜小续命汤去附子加石膏、菖蒲各一钱。

凡初中昏倒，宜急掐人中，俟其苏醒，方用痰药，或用吐法。若脱势急迫，不能姑待者，急为补精、补神、补气，以为性命之需，慎勿降火、降痰、降气，益促丧生之速。河间、东垣专治本而不治风，可谓至当不易之论，学者必须以阴虚阳虚为主，自后医书杂出，而使后学狐疑不决。丹溪曰：有气虚、血虚、湿痰，左手脉不足及左半身不遂者，以四物补血，加竹沥、姜汁。右手脉不足及右半身不遂者，以四君补气，佐以竹沥、姜汁。如气血两虚而挟痰者，以八物汤加南星、半夏、竹沥、姜汁。平正通达，宜人盛宗之，但持此以治而多不效，何也？盖治气血痰之标，不治气血痰之本也。况气虚、气滞而血脉不能运动者，岂可谓之死血？气虚、气闭而津液为凝结者，岂可谓之湿痰？人之四肢，如木之枝干，人之气血，荣养乎四肢，犹木之浆水，灌溉乎枝叶。木有枝叶，必有根本，人之气血，岂无根本乎？人有半身不遂，迁延不死者，如木之根本未甚枯，而一边枝干先萎耳。人有形容肥壮，忽然倒仆而即毙者，如木之根本已绝，其枝叶虽滋荣，犹枯杨生华，何可久也？忽遇大风而摧折。观此则根本之论明矣。气血之根本者何？火为阳气之根，水为阴血之根，而火与水之总根，两肾间动气是也。此五脏六腑之本，十二正经之源，呼吸之门，三焦之根，又名守邪之神。经曰：根于中者，命曰神机，神去则机息。根于外者，名曰气立，气止则化绝。今人纵情嗜欲，肾气虚衰，根先绝矣。一或内伤劳役，六淫七情少触，皆能卒中，此阴虚阳暴绝，即内夺暴厥之证也。须以参附大剂，峻补其阳，继以地黄丸、十补丸之类，填实真阴。又有心火暴甚，肾火虚衰，兼之五志过极，以致心神昏闷，卒倒无知，其手足牵掣，口眼歪斜，乃水不能荣筋，筋急而纵也。俗云：风者，乃风淫末疾之假象，风自火出也。须以河间地黄饮子峻补其阴，继以人参、麦冬、五味子之类，滋其化源，此根阴根阳之至论。若夫所谓痰者，何独中风为然。要知痰从何处来，痰者，水也，其源出乎肾。仲景曰：气虚痰泛，以肾气丸补而逐之。观此，凡治中风者，既以前法治其根本，则痰不治而自化矣。惟初时痰涎壅盛，汤药不入，暂用稀涎散之类，使咽喉疏通，能进汤液即止。若欲尽攻其痰，顷刻立毙矣。

偏枯者，本乎精神内耗不足，而气血不能周及也。然不足之中，仍有虚实之别。经所谓土太过则敦阜，令人四肢不遂，证之实者也，其治当泻不当补。又有脾胃虚弱，水谷之精气不周，气血偏虚，为邪所中，证之虚者也，其治当补不当泻。虚者正气虚，实者邪气实，泻者泻其邪，补者补其正。又名之左瘫右痪者，盖气顺血涩则为瘫痪。瘫痪者，筋脉拘急拳挛也。血顺气虚，则为痪疯，痪疯者，抬动不能也。瘫者，坦也。筋脉弛纵，坦然不举。痪者，涣也。血气散漫，涣然不收。求本以论，总皆气血不足，亦不必以左右分，而以湿痰死血为定论。至于拘挛，则急多而缓少，乃寒多而热少，经所谓寒则筋挛是也。其治莫如养血温经，使阳气以和柔之，阴津以灌溉之，如补中汤加附子，六味丸加肉桂、附子行参、芪之力，而阳和自转，肉桂通行血脉，而筋节自荣。其痪疯者，或伸或缩，而动不止，火之象也。本于肝家风热火燥，搏于经络，则手足为之抽搐，经曰：火郁之发，民病痪疯是也。虽然亦有寒伤荣，血凝而拘急者；有热伤荣，血燥筋枯而拘急者；有寒伤卫，气虚不能摄而弛纵者；有热伤卫，筋软不收而弛纵者。当兼脉候辨之，大概不外乎血虚不能荣筋，而燥气乘之。故其治亦不外乎滋补肝肾，灌溉筋脉，俾水旺火熄，风木自平也。然治之即愈则可，若延久治之，则经脉闭塞，药力难以流通，便成痼疾矣。

舌喑者，中风而舌不转运，舌强不能言是也。经曰：喉咙者，气之所以上下。会厌者，声音之户。舌者，声音之机。唇者，声音之扇。横骨者，神气所使，主发舌者也。然心之本脉，系于舌根；脾之络脉，系于舌旁；肝脉循阴器，络于舌本；少阴之脉，走喉咙，系舌本。是四经之脉，皆上于舌。邪中其经，则痰涎闭其脉道，舌不能转运而为之喑矣。有喉喑者，劳嗽而失音，即喉咙声哑是也。故喉喑者，喉咙之声嘶，而舌本自能言。舌喑者，舌本不能言，而喉中之声音如故，中风而舌喑者，舌与喉俱病，而音声不能发于会厌也。然有外感内伤之因。外感者，风寒火热之邪也。经云：风寒客于会厌，则厌不能发，故无音。又曰：诸热暴喑，皆属于火。内伤者，心、肺、肾三经致病，亦多由痰火壅塞上窍，气血两虚，不能上荣，则舌机不转也。有肾虚而气不归原，内夺而胞络内绝，不能上接清阳之气者；有元气不足，肺无所资者；有血衰而心失所养者。盖心为声音之主，肺为声音之户，肾为声音之根。经曰：三焦之气通于喉咙，气弱则不能上通矣。治者能于根本用力，则丹田清阳之气，自然宣扬振作，故古人每以独参汤、地黄饮子取效也。然中风不语之证有六：有失音不语者，有舌强不语者，有神昏不语者，有口噤不语者，有舌纵语涩不语者，有麻舌语謇不语者，可不详欤！

口噤者，足阳明之病，颊车穴主之。盖阳明经络，挟口环唇，循颊车，而诸阳筋脉，皆上于头，三阳之筋，并络颔颊夹于口。风寒乘虚而客其经，则筋挛急，牙关紧而口噤。又有风热太甚，痰涎滞膈，风喜伤肝，复能燥物，是以筋燥劲迫而口噤。此皆实邪之为病，而中风门之闭证也。若在脱证，则诸阳之气脱去，形骸管束无主，故口开舌纵不收矣。

肾者藏精，主下焦地气之生育，故冲、任二脉系焉。二脉同肾之大络，起于胞中，其冲脉因称胞络，为十二经脉之海，遂名海焉。冲脉之上行者，渗诸阳，灌诸经；下行者，渗三阴，灌诸络而温肌肉，别络结于跗。因肾虚而胞络内络不通于上，则肾脉循喉咙挟舌本，故不能言。二络不通于下，则痱厥也。

中风一证，多由肝阴不足，肾水有亏，虚火上乘，无故卒倒，筋骨无养，偏枯不遂，故滋肾养肝，治本之至要。奈有肝无补法一语，举世尽以伐肝平肝为事，殊不知言不可补者，言肝气也，非肝血也。盖厥阴为风木之脏，喜条达而恶抑郁，故经云：木郁达之。夫肝藏血，人卧则血归于肝，是肝之所赖以养者血也。肝血虚则肝火旺，肝火旺则肝气逆，肝气逆则气实为有余，有余者，病气也。殊不知肝气有余，固不可补，补则气滞而不舒，非云血之不可补也。肝血不足则为筋挛、角弓、抽搐，为目眩、爪枯、头痛，为胁肋、少腹疼痛、疝痛诸证，凡此皆肝血不荣。故即肝气之有余，实由于肝血之不足，可不补乎！然补肝血，又莫如滋肾水，水者木之母也，母旺则子强，是以当滋化源，盖肝血之不足，亦由于肾水之失养也。若谓肝无补法，而以伐肝为事，愈疏而愈虚，病有不可胜言矣。

中风一证，宜从洁古、东垣之论，以中腑、中脏、中血脉为辨证之的。洁古云：中腑多着四肢，中脏多滞九窍。东垣云：中腑则肢节废，中脏则性命危，中血脉则口眼㖞斜。凡脉直行者为经,傍支者为络。经有十二,络有十五。盖更有阳跷过六腑,主持诸表,阴跷通贯五脏,主持诸里,脾络则脏腑阴阳表里上下诸经通贯,名曰大络,故共十五也。但方书所载,混言外有六经之形证,以大小续命汤为主。夫人身脏腑有十二经,手有三阳三阴,足有三阳三阴,其中风之有六经形证也,手之六经乎?足之六经乎?六经之证,惟伤寒有之,或谓中风六经形证,即是伤寒六经形证,至有引伤寒六经之证,以解中风六经之证,其言大谬。夫伤寒六经,只伤足而不伤手,故一日巨阳,二日阳明,三日少阳,至传入足三阴经,四日足太阴,五日足少阴,六日足厥阴,以渐传变,由表入里,故仲景有麻黄、桂枝、大小承气之法。若中风为暴病卒倒,难分经络,惟有脏腑血脉之别。或中于足之六经,或中于手之六经,非若伤寒有次第传经者也。故论中风则十二经皆有见证,而不只于足六经也。

遗尿,系元阳真气亏极,必须大用参、术、芪、附、盖志①、五味,以保元阳脱势,时时服之补接,诚活命之第一关也。盖人之所赖以生者,此阳气也。此气一亏,时时可脱,故服补药,亦宜时时接之,不可不慎,不可不知。

东垣之论专以气虚为主,纵有风邪,亦是乘虚而袭。经曰:邪之所凑,其气必虚,当此之时,岂寻常药饵能通达上下哉!急以人参、乌、附大剂煎服即苏,此诚有通经达络之能,斩关夺旗之力。然每服必用人参两许,补助真气,驾驱其邪,否则不惟无益,适足以取败。观先哲芪附、参附等汤,其义可见。若遗尿手撒,口开鼻鼾,虽为不治,然服前药多有生者。喻嘉言曰:脏为阴,可胜纯阳之药,腑为阳,必加阴药一二味,制其僭热,经

络之浅,又当加和荣卫并宣导之药。刘氏之论,则以风为末,而以火为本,然火之有余,缘木之不足也。刘氏原以补肾为本,观其地黄饮子可见矣。但治中风之证,凡势在危迫之际,当纯以补阳为要。阳者,生之本也,阳生而阴自长,盖补阴力缓,恐不及矣。况阳气大虚,虽有假火,若略兼阴药,则阴翳之火骤消,亡阳之势益露,挽回何及!迨至危势渐平,又当兼以填补真阴。其阴虚有二:有阴中之水虚,有阴中之火虚。火虚者专以河间地黄饮子,水虚者当以六味地黄丸。故至当之治法,总以固阳为保生之首重,继以滋补精血为去病之根基。风自火出,火自阴亏,阴血一得,风火自熄,不知此而以风燥致毙者多矣。

筋脉束骨,何处无之?脉皆起于手足指端,故十二经皆以手足名之。脉为血之隧道,荣则和柔,亏则不遂,热则弛纵,寒则拘挛,故《准绳》曰:凡风痹偏估,未有不因真气不周而病者。治之不用黄芪为君,人参、归、芍为臣,防风、桂枝、钩藤为佐,而徒以乌、附、羌、独,涸荣而耗卫者,未之能愈也。凡精神短少,运用太过,一时接续不来,便有无故卒倒之患。若天真未竭,尺脉有根者,须臾自醒,倘天真已竭,尺脉无根者,则元阳溃散,目开鼾声,遗尿汗涌,脱势具备,难望其有生矣。故平时能于根本用力,善保水火,则气血自然和平,断无是病。既病而未至根本大伤,水火偏绝,则调理得当,水火犹可和平,气血何难渐复。倘不知此,正当气血亏极发露之时,元阳走散依稀之际,见其搐搦治风,见其涎涌治痰,驱逐克削,标病纵减,正气益伤,重则暴亡,轻则痼疾。故能于水火立命之处

————————
① 盖志 诸本同,疑"益智"之误。

看明，气血生长之源参透，则外假之象虽变现百出，亦有主见于胸中，不为所惑矣。况玩《灵枢经》曰：虚邪偏客于身半，其入深者，内居荣卫，荣卫衰，则真气去，邪气独留，发为偏枯；其邪气浅者，脉偏痛。又曰：痱之为病也，身无痛者，四肢不收，志乱不甚，其言微知可治；甚则不能言，不可治也。可见必由真气去而邪气独留，及志不乱，言微知为可治，志乱不能言为不可治，则知全以正虚为本，外邪为标者，十之一二，何必拘以中风局、中风方，纷纷立论乎！况人受水火之真以成，而后脏腑具备，渐有筋骨形骸，故脏腑之根，系于真水真火，阴阳氤氲，酿成气血，流行脏腑，灌溉百骸，故水火为本，气血为标也。凡真阴真阳亏极，则邪气乘虚直中于脏，内脏受伤，害人性命。若气血不足，未至根本亏极，则邪不能直达于里，或中腑，或中血脉，则形骸受伤，乃有偏枯痿痹。要知真阳亏极，我身之阴寒，可以聚而乘之，非谓必有外寒也。真阴亏极，我身之风火，可以动而乘之，非谓必外有风火也。所谓内起之风，由于内起之火耳！识得标，只取本，乃治法万全之要领，何况当此大虚，顷刻存亡之证，以风火痰气之假象，而失其生人精气神之根本，岂能奏功万一乎？祛风适足以走泄元神，清火无非以消灭阳气，治痰则不足之真阴愈加销烁，理气则丹田之浮泛，益令无根，虚阳变至亡阳，闭证变成脱证。凡中风牙关紧闭，两手握固为闭证，可治。若口开手撒，眼合遗尿，鼾声，为脱证，难治。此皆治标者之罪也。张治中风多证，癥瘕参究机关，从无一失，有案另陈，敢此特表。

世人卒然仆倒，昏不知人为中风，以卒死者为中脏，痰涎壅盛者为痰厥，不知总由真气太弱，痰火泛上者十居八九。若

虚极而阳暴脱，则尿出而死矣。此时乃无形之神气欲绝，急用参、术、附子大剂补接，亦有活者。若以风火痰而作有形之疾病为治，妄用他药，便无生理，戒之戒之！

或问：人有半肢风者，必须拘以左半身属血，右半身属气乎？曰：未必然。人身劈中分阴阳水火，男子左属水，右属火，女子左属火，右属水。男子半肢风者多患左，女子半肢风者多患右。即此观之，可见以阴虚为主。又有身半以上俱无恙如平人，身半以下软弱麻痹，小便或涩或自遗，属气乎，属血乎？此亦足三阴之虚证也。经曰：荣虚则不仁，卫虚则不用。不仁，肌肤不知痛痒也。不用，手足不为人用也。仅以气血分阴阳，未尝以左右分气血也。要知气血周流无间，岂可以行于右者皆谓之气，行于左者皆谓之血乎？

夫天地之道，春气始于左而终于右，秋气始于右而终于左，夏气始于上而终于下，冬气始于下而终于上。人身亦然，左中上下，靡不周及。故诸阳之经，皆起于手足，而循行于身，风寒客于肌肤，随其虚处而停滞，如手足气血难到之处，邪易袭矣。气血不足，运行难周，所以有偏枯之名也。《内经》但言左右者，阴阳之道路，未尝以人身之气血分左右也。人之气血，周流一身，气如橐籥，血如波澜，气为血行，血为气配，阴阳相维，循环无端，何尝有左右之分！自丹溪论半身不遂，谓在左属血虚，在右为气虚，由是以左右分属气属血者，从兹始矣。夫以脾肺在右，而右半身不遂者，主乎脾肺之为病；肾肝在左，而左半身不遂者，主乎肾肝之为病则可。若必主乎右气左血以立论，岂血仅行于左而不行于右耶？气仅行于右而不行于左耶？是气血在人身已分离

而不相属矣。气行血行，气滞血滞，血气相维，何有左右之分也？若果属血虚，亦当兼以补气，盖气有生血之功；果属气虚，亦当兼以养血，盖血有和气之力。若以血气分治，则愈致阴阳乖格，岂能调和气血，而治偏枯耶？

经曰：肝主筋。又曰：诸筋者，皆属于节。是以人之曲伸动履皆筋使然。夫筋体坚硬，藉血气滋养，乃得柔和，故少壮之与老年，筋力可见矣。气虚血弱之人，大病后，伤寒汗下后，筋失所养则发痉，霍乱吐泻，津液暴伤则转筋，其理更可见矣。但肥白人多兼湿痰流滞，黑瘦人多因血液衰涸，故凡有手足渐觉不遂，或臂膊及髀股肢节大拇次指麻痹不仁，或口眼歪斜，语言謇涩，或胸膈迷闷，吐痰相续，或手足少力，肌肉微掣，或六脉弦滑而虚软无力，虽未至于倒仆，其中风晕厥之候，可指日而待，须预防之，当节饮食，戒七情，远房事，此至要者也。其应服药饵，察其两尺虚衰者，以六味、八味地黄，切补肝肾。如寸关虚弱者，以六君子、十全大补之类，急补脾肺，才有卫益。若以搜风顺气，及清气化痰等药，适所以招风取中也。若失调理而既中矣，如正气不足之证，只保正气，不必驱邪，此时真阴失守，孤阳飞越，或非桂、附，何以追复失散之元阳？其痰涎上涌者，水不归源也。面赤烦渴者，火不归原也。惟桂、附能引火归原，一引水火既归，则水能生木，木不生风而风自息矣。如邪气有余，若痹证之类，虽以扶正气为主，不可不少用祛邪之法，如易老天麻丸之类。至于挛者，有因热而筋膜干缩者，有因寒而筋脉拘急者，有因血虚而勿荣于筋者，有因邪盛而留阻关节者，可不细辨欤！

阴虚有二：阴中水虚，病在精血，阴中火虚，病在神气。盖阳衰则气脱，而神气为之昏乱，阴亏则形坏，而肢体为之废弛。真火为阳之本，真水为阴之根，水火不固，阴阳亡矣。精神内夺，外邪中焉，必根本绝而枝叶枯槁也。

中风小便不利，若非脏腑津液燥槁，即由汗多津液外亡，因所因而治之，小便自利。若不知此，徒加渗利，愈令津液重亡，元阳走泄，为害不浅。若小便疾出不能忍者，乃真气虚极，不能固禁收摄也。脱极则为遗，总四肢百骸，何物不仗气血濡润？何处不仗神气收摄？故真元衰败于中，精神耗散于外，则百骸皆失其主矣。欲动则不遂，正不足也。欲静则自动，风假象也。僵卧如尸者，神气欲脱而未尽也。回阳固本者，保命卫生之学也。养正而邪自除，探本穷源之见也。先攻后补者，从俗好恶之情，未得病情至理也。

中风稍瘥，有多食倍常者，因风木盛则克脾，脾受克，求助于食，当泻肝理风以安脾，脾安则食自如常也。虽然亦因脏腑之脂膏耗竭，有阳无阴，所以孤阳用事，如中消者然，虽多食，未必长其精华，然借食尚堪抵其消耗，惟为补养精血，俾脂膏足而自复如常，何必泻肝理风为事哉！

论口眼㖞斜

夫口眼㖞斜，皆血脉受病，有筋病、脉病之分，多属胃土也。经曰：足阳明与手太阳筋急，则目为僻，眦急不能正视，是胃土之筋病㖞斜也。又曰：足阳明之脉，挟口环唇，是胃土之脉病㖞斜也。以口目常动，故风生焉。耳鼻常静，故风息焉。然筋者，血所养，脉者，血之府，经云：脉勿荣则筋急。兼之邪乘虚袭，中于寒则筋急引颊，口㖞目歪；中于风热，则筋脉纵缓，或燥槁牵引，皆令㖞僻。然气血无病，则虽热未必缓，虽寒未必急，其寒其热，多由气血之虚所致，故不必以偏于左者，为左寒右热，偏于右者，为右寒左热。凡拘急之所，即气血所亏之处。总之，寒者病也，热者气也。气所不及之处，即为寒矣、病矣，岂有一经而寒热之邪并中，一病而寒热之气两殊者耶？明乎此，则凡百病之客乎一人也，虽有症候错杂，究其原则在一也。

《灵枢》言：足阳明之筋，颊筋有寒则急引，有热则筋弛纵。故左寒右热，则左急而右缓，右寒左热，则右急而左缓，阳气不得宣行故也。经曰：邪之所凑，其气必虚，偏枯㖞僻，或左或右，血脉不周而气不匀也。治宜补正气，行滞气，疏风气，使气匀则风顺矣。

论厥类中风

王节斋云：人有饮食醉饱之后，或感风寒，或着气恼，食填太阴，胃气不行，须臾厥逆，昏迷不省，名曰食厥。若误作中风中气，治之立毙，惟以阴阳淡盐汤探吐之，食出即愈。经曰：上部有脉，下部无脉，法当吐，不吐则死。

有形体肥胖，平素善饮，忽舌本强硬，语言不清，口眼㖞斜，痰气上涌，肢体不遂，此肥人多中气，以盛于外而歉于内，兼之酒饮湿热，证乃成矣。须用六君子加煨葛根、神曲，多用人参以挽之，故元戎曰：酒湿之病，亦能作痹证，口眼㖞斜，半身不遂，舌强不正，浑似中风。当泻湿毒，不可作风病治之而汗也。

卢砥镜曰：经云，神伤于思虑则肉脱，意伤于忧愁则肢废，魂伤于悲哀则筋挛，魄伤于喜乐则皮槁，志伤于盛怒则腰脊难以俯仰也。昔有孀妇，十指拳挛，掌重莫举，肌肤疮驳，风药杂进不应，乃以舒郁调气血而愈。

一久病滞下忽昏仆，目上视，脉无伦，溲注，汗大泄，丹溪曰：此阴虚阳暴绝也。得之病后而酒且内，急治人参膏而灸其气海，顷之手动，又顷之唇动，参膏成，三饮而苏，服尽数斤而愈。凡人大病后，及妇人产后，多有此证。夫丹田气海，与肾脉相通，人有生之初，先生命门，胞系在脐，故气海、丹田，实为生气之源，十二经之根本，故灸而效。

华佗救阳脱方

用附子一个，重一两，切作八片，白术、干姜各五钱，木香二钱，同煎。先用葱白一握，炒熟熨脐下，次候药冷，灌服，须臾又进一服。

有妇人先胸胁胀痛，后四肢不收，自汗如雨，小便自遗，大便不实，口紧目瞤，饮食懒进十余日，或以为中脏，甚忧。立斋视之，曰：非也。若风既中脏，真气既脱，恶证既见，焉能延至十日？乃候其色，面目俱赤而或青，诊其脉，左三部洪数，惟肝尤甚，乃知胸乳胀痛，肝经血虚，肝气否塞也。四肢不收，血虚不能养筋也。自汗不止，血热津液妄泄也。小便自遗，肝经热甚，阴挺失职也。大便不实，肝木炽盛克脾土也。遂用犀角散四剂，诸证顿愈。又用加味逍遥散调理而安，后因郁怒，前证复作，兼发热呕吐，饮食少思，月经不止，此木盛克土而脾不能摄血也。用加味归脾为主，佐以逍遥而愈。后每遇怒或睡中手足搐搦，复用前药即愈。

唐柳太后病风不能言，脉沉欲脱，群医束手相视，许胤宗曰：此饵汤药无及矣。即以黄芪防风煮汤数十斛置床下，气腾腾如雾熏蒸之。是夕语，更药之而起。

有人平居无疾，忽如死人，身不动摇，默默不知人事，目闭不开，口噤不言，或微知人，恶闻人声，但如眩冒，移时方寤，此由出汗过多，血少，气并于血，阳独上而不下，气壅塞而不行，故身如死，气过血还，阴阳复通，故移进方寤，名曰郁冒，亦名血厥。妇人多有之。厥有阴阳，阳厥补阴，壮水之主，阴厥补阳，益火之原。

阳气衰乏者，阴必凑之，令人五指至膝上皆寒，名曰寒厥，宜六物附子汤。阴气衰于下，则阳凑之，令人足下热，热甚则循三阴而上逆，谓之热厥，宜六味地黄丸。肝藏血而主怒，怒则火起于肝，载血上行，故令血菀于上。血气乱于胸中，相薄而厥逆，谓之薄厥，宜蒲黄汤。诸动属阳，故烦劳则扰乎阳，而阳气张大，劳火亢矣。火炎则水干精绝，是以迁延至夏，内外皆热，水益亏而火益亢，孤阳厥逆，如煎如熬，故曰煎厥，宜人参固本丸。五尸之气，暴淫于人，乱人阴阳气血，形气相离，不相顺接，故令暴厥如死，名曰尸厥，宜苏合香丸。寒痰迷闷，四肢逆冷，名曰痰厥，宜姜附汤。胃寒即吐蛔虫，名曰蛔厥，宜乌梅丸加理中汤。气为人身之阳，一有拂郁则阳气不能四达，故令手足厥冷，与中风相似，但中风身温，中气身令，名曰气厥，宜八味顺气散。

人生负阴而抱阳，食味而被色，寒暑相荡，喜怒交侵，况研削多端，气血精神耗竭，乌得而无暴脱暴死之证？故中风之证，因贼风虚邪之触而发者，不过十之一二，多属内为气血两虚。气虚则阴血不长，阴衰则热极生风，虚风内鼓，神气外驰，因而乃发。发则诸气上逆而化火，诸热亢极而化风，诸液结聚而为痰，诸水潮涌而为涎。斯时也，有升无降，有出无入，一如疾风暴雷，龙腾水涌之势，一时暴绝，出其不意，所以绝无外感头疼身热，畏风畏寒诸证，实因气虚为本，风痰

为标，而外触者，不过标中之兼证也。

凡牛黄丸与苏合丸所治有异，热阻关窍，宜牛黄丸，寒阻关窍，宜苏合丸。若手撒口开遗尿等死证，急用参附峻补，间有生者。若牛黄苏合入口即毙，盖寒热阻闭之证，可作有形之治。若真元暴脱之证，必求无形有神之大药，方能力挽无虞。其用风药以治风，热药以治热，毒药以攻毒，气药以行气，此用药之大法，盖同气相求，衰之以属也。至于反佐逆从之变，因病制宜，变化无穷，法不能以定之。

中风脉候吉凶

凡脉浮弦无力为风，浮滑不清为痰，浮数有力为火，沉弦有力为气，沉实有力为便结，沉涩而数为血凝。凡下元无根，则两肾脉不应，或沉滑微细，若尺浮而无力，肾气不足，尺洪而弦数，肾阴大亏。若痰塞气满，并逆于上，有升无降，则虚弦搏急，一如沸釜，或精神元气一时暴绝，则虚散而欲绝。脉来缓滑，或浮滑，或滑数，有神者，易治。或弦滑或浮数，或洪大者，难治。若两尺绝无，下元已绝，寸关虚豁而空大，真气已散，或举之搏大，按之绝无，孤阳无依者死。

口开、手撒、遗尿者属气虚，为阳暴绝也，速宜大料参附补救之。如因无血而不能滋养其筋，是以举动则痛者，为筋枯也，不治。诸中或未苏，或已苏，或初病，或久病，忽吐出紫红色者，死。

一凡中风口开为心绝，手撒为脾绝，眼合为肝绝，遗尿为肾绝，气喘面黑鼻鼾为肺绝，及吐沫直视，喉如鼾睡，肉脱筋痛，面赤如装，发直摇头上窜，或头面青黑，汗如缀珠，并脉大数无伦者死。

参附汤

人参一两　附子半个，生用

水煎，温服。

稀涎散

治中风口噤，单蛾双蛾。

江子仁六粒，每粒分作二片　牙皂三钱，切片　明矾一两

先将矾化开，后入二味搅匀，待矾枯为末，每用三分吹入，诸病皆愈。痰涎壅盛者，灯心汤下五分，在喉者即吐，在膈者即下。

易老天麻丸

天麻祛风　牛膝强筋　萆薢祛风湿，强筋骨　玄参壮水制火，各六两　当归十两，和血　杜仲七两，使筋骨相生　生地一斤，益真阴　羌活去骨节风，十两　附子炮，一两，行经

蜜丸。一方有独活五两。

活络丹

治中风手足不仁，经络有湿痰死血。

川乌炮，去皮、脐　草乌炮，去皮　胆星六两　地龙即蚯蚓，洗，焙干　乳香去油　没药另研，三两三钱

酒丸，酒下五七十丸。

河间地黄饮子

治肾气虚弱，语言謇涩，足膝痿废。

熟地　巴戟去心　山茱　肉苁蓉去甲　附子炮　五味子　石斛　白茯苓　石菖蒲　远志去心　肉桂　麦门冬去心

上各一钱，入薄荷少许，姜、枣、水煎服。

肾之脉，出然谷，循内踝，上踹及股，故虚则足痿不能行。其直者，挟舌本，故虚则舌謇不能言。地黄、巴戟、茱萸、苁蓉，精不足者，补之以味也。附子、官桂，阳不足者，温之以气也。远志、菖蒲，使心气下交也。麦冬、五味，壮水之上源也。茯苓、石斛，走水谷之府，化荣卫而润宗筋者也。不及肝者，肝肾同治也。诸脏各得其职，则筋骨强而机关利矣。謇涩痿废，夫复何虑！

术附汤

见湿门。

三生饮

治中风，卒然昏愦，不省人事，痰涎壅盛，语言謇涩等症。

生南星一两　生川乌去皮　生附子五钱，去皮　木香二钱

每服一两，加人参一两，煎。

此足太阴、阳明、厥阴，手少阳药也。南星辛烈，散风除痰。附子重峻，温脾逐寒；乌头轻疏，温脾逐风，二药通行经络，无所不至，皆用生者，取其力峻而行速也。重加人参，所以扶其正气，少佐木香，所以行其逆气也。

胃风汤

治风冷客于肠胃，飧泄完谷不化，及肠风下血。又治风虚能食，牙关紧闭，瘈疭肉眴，名曰胃风。

人参　白术土炒　茯苓　当归酒洗　芎藭　芍药酒炒　肉桂各等分

加粟米百余粒，煎。此即十全汤去黄芪、地黄、甘草。

史国公药酒方

治中风，语言謇涩，手足拘挛，半身不遂，痿痹不仁。

羌活　防风　白术土炒　当归酒洗　牛膝酒浸　川萆薢　杜仲姜汁炒，断丝　松节杵　虎颈骨酥炙　鳖甲醋炙　晚蚕砂炒，二两　秦艽　苍耳子炒，捶碎，四两　枸杞五两　茄根八两，蒸熟

为粗末，绢袋盛，浸无灰酒三十斤，煮熟退火毒服，每日数次，常给醺醺不断。

蠲痹汤

治中风，身体烦痛，项背拘急，手足冷痹，腰膝沉重，举动艰难。

黄芪蜜炙　当归酒洗　赤芍酒炒　羌活

防风　片子姜黄酒炒　甘草炙

加姜、枣煎。

润肠丸

治外无六经之形证，惟便溺阻隔者，当以此导之，老人尤宜。

桃仁　麻仁各研成泥　大黄酒煨，各一两五钱　当归尾　白芍药　升麻　枳实麸炒

陈皮各五钱　生甘草　人参各三钱　木香　槟榔各二钱

除麻仁、桃仁外，为末，却入二仁泥，蜜丸，梧子大。每服七八十丸，温水食前下。

三痹汤

治血气涩滞，手足拘挛，风寒湿痹等疾。

川续断　杜仲去皮，姜炒　防风　桂心　人参　茯苓　生地黄　白芍药　甘草　川芎　当归　黄芪　川牛膝　川独活　细辛　秦艽各等分

加姜、枣煎。

此足三阴药也。喻嘉言曰：此方用参、芪四物，一派补药，纳于防风、秦艽以胜风湿，桂心以胜寒，细辛、独活以通肾气，凡治三气袭虚而成痹，患者宜准诸此。

独活寄生汤

治肝肾虚热，风湿内攻，腰膝作痛，冷痹无力，屈伸不便。肾，水脏也，虚则寒湿之气凑之，故腰膝作实而痛。冷痹者，阴邪胜也，肝主筋，肾主骨。《灵枢》曰：能屈而不能伸者，病在筋，能伸而不能屈者，病在骨。

独活　桑寄生如无真者，以续断代之　秦艽　防风　熟地黄　当归酒洗　芍药酒炒　川芎酒洗　杜仲姜汁炒断丝　牛膝　人参　茯苓　甘草　桂心　细辛等分

每服四钱。此即前方除黄芪、续断，加桑寄生。

此足少阴厥阴药也。独活、细辛入少阴，通血脉，偕秦艽、防风，疏经升阳以祛风。桑寄生益气血，祛风湿，偕杜仲、牛膝，健骨强筋而固下。芎、归、芍、地，所以活血而补阴。参、桂、苓、草，所以益气而补阳。辛温以散之，甘温以补之，使血气足而风湿除，则肝肾强而痹痛愈矣。丹溪曰：久腰痛必用官桂以开之，腹胁痛亦然。

大防风汤

去风顺气，活血壮筋，治痢后脚弱不能行履，名曰痢风。或两膝肿痛，脚胫枯腊，名曰鹤膝风。

防风　人参　羌活　川芎　白芍　甘草　牛膝各一钱　附子六分　白术一钱五分　黄芪　当归　熟地黄　杜仲各二钱

姜、枣同煎。

豨莶丸

治中风口眼㖞斜，时吐涎沫，语言謇涩，手足缓弱，诸痹皆效。

豨莶草，五月五日或六月六日收采，其叶用蜜酒拌，九蒸九晒，晒干为末，蜜丸，桐子大。每服百丸，空心温酒送下。不但搜风，尤能胜湿，湿去则脾胃健而筋骨强，中风挟湿者，服之尤宜。

大醒风汤

治中风痰涎壅盛，半身不遂，历节痛风。

天南星生用　防风　独活　附子生，去皮、脐　全蝎微炒　甘草

姜、水煎温服。

涤痰汤

治中风痰迷心窍，舌强不能言。

南星姜制　半夏　枳实麸炒　茯苓　橘红　石菖蒲　人参　竹茹　甘草

姜、水同煎。

天仙膏

治卒暴中风，口眼㖞斜。

天南星大一个　白及二钱　大草乌头一个　僵蚕七个

为末，用生鳝鱼血调成膏，敷㖞处，觉正洗去。

又方，用鳝鱼血入麝香少许，涂之即正。

续命丹一名神授保生丹

治男妇左瘫右痪，一切风疾。

天南星米泔水浸七日，每日换水，去皮、脐，薄切，晒干，寒天加二日，六两　川乌头清水浸法如前　草乌头清水浸法如前，去皮、脐、尖，各六两　地龙去土，水洗，晒干，四两　滴乳香研　五灵脂清水淘，去沙石，晒干，用姜汁浸，晒十日，每日添姜汁，直候其色转黑，六两　没药　白僵蚕去嘴、足、丝，炒　羌活　天麻各二两　生蝎去毒、晒干，生用　辰砂研　白附子生用　轻粉研　雄黄研，各一两　片脑一钱五分　麝香研，一两二钱五分

为末，姜汁煮糯米饭，搜和作剂，石白内杵丸成锭，晒干，瓦罐收贮。每服一锭，姜汁和好酒磨化，临卧通口热服。以衣被厚盖，汗出为度。服药后忌诸动风之物三七日。

大秦艽汤

治外无六经之形证，内无便溺之阻隔，血弱不能养筋，手足不能运动，舌强不能言。

秦艽　石膏　甘草　川芎　当归　羌活　生地黄　防风　黄芩　白芍　白芷　白术　独活　熟地黄　细辛　白茯苓

姜、水煎服。如心下痞，加枳实。

真珠丸

治肝虚为风邪所干，卧则魂散而不守舍。

真珠母三钱，另研　当归　熟地黄　人参　酸枣仁　茯神　柏子仁各一两　犀角　沉香各五钱

为末，蜜丸，桐子大，辰砂为衣。每服四五十丸，薄荷汤食后吞下，一日三服。

换骨丹

治口眼㖞斜，半身不遂，一切风痫，暗风瘫痪。

歌曰：我有换骨丹，传之极幽秘，疏开病者心，扶起衰翁臂。气壮即延年，神清目不睡，南山张仙翁，三百八十岁。槐皮芎术芷，仙人防首蔓，十件各停匀，苦味香减半，龙麝即少许，朱砂作衣缠，麻黄煎膏丸，大小如指弹。修合在深房，勿令阴人见，夜卧服一粒，遍身汗津满，万病自消除，神仙为侣伴。

麻黄煎膏　思仙术　槐角子取子　桑白皮另取末　川芎　白芷　威灵仙　人参　防风　何首乌　蔓荆子各一两　苦参　五味子　广木香各五钱　麝香少许，研　朱砂研，为衣，不拘多少　龙脑少许，研

为末，以麻黄膏和杵一万五千下，每两分作十丸。每服一丸，以温酒食后临卧一呷咽之，重衣盖覆，当出汗即瘥。方加调补，及避风寒。思仙术者即杜仲也。

虎胫骨酒

治中风偏枯，四肢不随，一切诸风挛拳。

石斛　石楠叶　虎胫骨炙　防风　当归　茵蓣叶　牛膝　杜仲去粗皮，炒　川续断　川芎　金毛狗脊燎去毛　川巴戟去心，各一两

锉如豆大，以绢囊盛药，无灰好腊酒一斗渍之，十日后随量饮之。

又方

治风瘫不能行动。

防风　萆薢　当归　桔梗　虎骨　败龟板　牛膝　枸杞　秦艽　晚蚕砂炒黄色　羌活　干茄根饭上蒸过　苍耳子　苍术炒七次，捶碎　五加皮各二两

锉碎，用绢袋盛药，以无灰酒一斗，

浸坛内，密固煮滚，封七日。开取时不可以面向罐口，恐药气冲眼。每日早、午、晚间，病人自取酒一小盏服之，不许多服。病痊酒尽，以药渣晒干为末，酒糊为丸，桐子大。每服五十丸，酒送下，日三服。

中风门要药

　　祛风豁痰顺气，如天麻、白附子、白僵蚕、独活、羌活、麻黄、防风、钩藤、石菖蒲、薄荷、白芷、桂枝、肉桂、生附子、全蝎、南星、胆星、半夏、玄明粉、白花蛇、陈皮、乌药、川芎、桔梗、杏仁、枳实、川乌、秦艽、防己、竹沥、荆芥、檀香、丁香、沉香、木香、牙皂、牛黄、麝香、苏合香、雄黄、安息香、朱砂、珍珠、琥珀、生姜、大枣、葱白之类，随候采用。

　　补真火以追复失散之元阳，如肉桂、附子、人参、炮姜、炙黄芪、白术、炙甘草之类，随候采用。

　　填真阴以敛孤阳之浮越，如熟地、生地、当归、芍药、枸杞、肉苁蓉、巴戟、山茱萸、乳制茯苓、河车、人乳、山药、泽泻、麦冬、五味子、姜炭、制附子之类，随候采用。

　　养肺金以平肝木，补肾水以润肝荣，如熟地、麦冬、五味子、当归、白芍、枣仁、丹参、柏子仁、茯苓、茯神、贝母、玉竹、石斛、蒺藜、远志、银柴胡、天麻、郁李仁、麻仁、玄参之类，随候采用。

　　补精血以实骨髓，调荣卫以舒经络，如人参、熟地、当归、杜仲、续断、豨莶草、五加皮、松节、何首乌、鹿茸、虎胫骨、牛膝、秦艽、忍冬藤、内桂、桂枝、豆淋酒、羊肉之类，随候采用。

伤　风 儿科

　　凡少感微风，顿然头疼鼻塞，咳嗽喷嚏，呵欠喘急，身热脉浮，停寒凄清，此谓伤风。因肺主皮毛，传入肺经，故多咳嗽。其虎口三关指纹红紫而长，其脉左寸人迎脉大，为外感证也。或云肝以候风，当左关。复有伤风而自利，腹胀而手足冷者，此脾怯也，当与和脾而兼发散。有潮热多睡，气粗呕吐，乳食不消，大便黄白而咳嗽者，此乃脾肺受寒，不能入仓而故吐也。如潮热而日依期发者，或壮热不已者，此必欲成痫候也。若伤风而多泪，胁痛目肿咳嗽者，此伤风兼肝也。舌苦颜赤汗流咳嗽者，此兼心也。面黄唇肿，减食恶心者，此兼脾也。颐白睟肿，上气喘急，肌粟毛焦者，此兼肺也。腰疼而嗽者，此兼肾也。

　　《灵枢》曰：小骨弱肉者，善病寒热，何以候骨之大小，肉之坚脆？颧骨者，骨之本也，颧大则骨大，颧小则骨小。皮肤薄而其肉无䐃，无䐃者，肉无分理也。其臂懦懦然。欲知髓之虚满，又验臂之厚薄，故臂薄者，其骨必小，其髓不满，脑为髓腑，风池、风府内通于脑，脑髓不充，则邪易入以为病也。

升麻葛根汤

　　治脾脏发咳，右胁痛，痛引肩背及阳明发斑等症。

　　升麻　白芍药　甘草各二钱　葛根三钱
　　水煎服。

　　右胁者，脾胃之乡，肩者手阳明之脉。斑由胃热，胃主肌肉，升麻、葛根直入阳明而逐其邪热，佐以芍药，使以甘草，和其营，俾无伏匿之邪也。其治发斑，只宜于将出者，若已出而用之者，重虚其表，反增斑烂矣。

二陈汤

半夏　白茯苓　甘草　橘红

用姜、水煎。

此方半夏豁痰燥湿，橘红消痰利气，茯苓降气渗湿，甘草补脾和中。补脾则不生湿，燥湿渗湿则不生痰，利气降气则痰消解，治痰之圣药也。有嫌半夏性燥，代以他药，失其旨矣。如热痰加芩、连，寒痰加姜、桂，湿痰加苍、白二术，食积痰加曲蘖、山楂，风痰加南星，燥痰加瓜蒌、青黛，郁痰加枳壳、香附，老痰加海石、朴硝，合宜之妙尽矣。

解肌汤

治发热有惊。

防风　山楂　桔梗　紫苏　天花粉　薄荷　陈皮　枳壳各五分　茯苓三分　甘草二分

水煎服。

小柴胡汤

见伤寒门。

麻黄汤

见伤寒门。

风　　热 儿科

风热者，其证有二：有素因痰火郁热在内，热极生风，或为风寒所束，不得发越，此热为本，寒为标，治宜辛凉轻剂，清热散风。若热甚生风者，但治其热而风自消。风未生热者，但治其风而热自愈也。

解肌汤

疏导风热。

桔梗　防风　木通　山楂　枳壳　前胡　陈皮　川芎　甘草

姜、水煎。如气粗，防发疮疹者，加蝉蜕。如内热加黄芩。如咳嗽加桑皮、杏仁。

方脉伤风合参

伤风虽病之小者也，然谚云：不醒即成痨，盖由乎金水二脏不足，阳气不能卫之于外也。经曰：伤于风者，头先受之，故必头痛。经曰：阳浮者，热自发，阴弱者，汗自出，故必发热自汗。若肉腠闭拒，虽有大风苛毒，弗之能害。经曰：肉不坚，腠理疏，则善病风。又曰：虚邪贼风，阳先受之，盖风者天之阳，风伤于卫，卫者人之阳，以类相从也。治法不可发散太过，不可补益太早，更当审的内因外因为治。外因者为有余，秋冬与辛温，春夏与辛凉，解肌表而从汗散。内因者为不足，固其卫气，兼解风邪。若专发表，则重虚其虚。要知邪之所凑，其正必虚，倘徒事疏解，则已受之邪，从此而去，未来之邪，何时而已耶？若既从发表之后中而仍恶风自汗如故者，此营卫伤而气血不充也，当调荣养卫为主。若谓邪犹未尽，再加疏表，虚虚之祸，不可胜言。如素有痰热壅遏太阴、阳明二经，内有窠囊，则风邪易于外束，若为之招引者。然所谓风乘火势，火逞风威，互相鼓煽者，必外加辛凉，以解其束，内加清热化痰以去其窠，则绝表里相牵为患之害矣。勿谓秋毫之小病，若屡发渐变大疴，常多轻视忽略，不守禁忌，攻补误设，以致由浅入深，侵淫脏腑，气血日衰，金枯水涸，百病皆牢，变成痨瘵，不可疗矣。

伤风者，书所谓新咳嗽而鼻塞声重者是也。凡有汗恶风，脉浮数为伤风，外有六经之形证，如头项痛腰脊强，宜以桂枝汤或九味羌活汤治之。然轻重不一，由乎人之里气虚实，而感冒随有深浅矣。初起则寒，故药宜辛温发散，郁久则热，故药宜辛凉和解，切不可初用寒凉，以致外邪不得疏散，郁火不得发越，则肺气益伤，犹引贼破家矣。至有脾肺两虚，腠理不密，而数伤风者，愈发则愈虚，愈虚则愈感，惟补中益气汤最宜。

参苏饮

治外感内伤，发热头痛，呕逆咳嗽，痰塞中焦，眩晕泄泻。

人参 紫苏 干葛 前胡 半夏姜汁炒 茯苓 陈皮 甘草 枳壳麸炒 桔梗 木香

加姜、枣煎。外感多者去枣加葱白。肺中有火去人参加杏仁、桑白皮。泄泻加白术、扁豆。咳嗽甚者去木香、人参。

此手足太阴药也。风寒宜解表，故用苏、葛、前胡。劳伤宜补中，故用参、苓、甘草、橘、半除痰止咳。枳、桔开膈宽肠，木香行气破滞，使内外俱和，则邪散矣。

九味羌活汤

见伤寒门。

和解散

治伤风鼻塞咳嗽，胸胁吊痛，发热口渴。

紫苏 杏仁 陈皮 半夏 前胡 薄荷 葛根 桔梗 甘草炙 桑白皮

姜、枣、葱白同煎。

人参败毒散

见伤寒门。

桂枝汤

见伤寒门。

方脉风热合参

风热者，咳嗽喉疼面热，即热伤风也。凡素有痰火郁热在内，热极生风，或为风寒所束，不得发越，此热为本，寒为标，治宜清热散风。经云：火郁则发之。又有风寒外束者，可发。若素患阴亏不足，又值过于温暖，以致咽疼、音哑、咳嗽者，宜于辛凉之中，佐以滋阴润肺。辛凉邪得外解，甘苦正得内和，不得骤用苦寒；以致郁热在内，正不得伸，邪不得解，更伤肺金清气矣。

二陈汤

见前伤风门。加桔梗、天花粉、玄参、薄荷、酒芩、前胡。如嗽不转，加瓜蒌仁。如夜嗽多加知母。如喉疼减半夏。如痰盛加贝母、枳壳。如肺热气壅，轻则加桑白皮、地骨皮，重则加石膏。

方脉破伤风合参

丹溪曰：破伤风证多死，最急证也。始因出血过多，或风从疮口而入，或疮早闭合，瘀血停滞于内，血受病而属阴，始虽在表，随易传脏，故此风所伤，极多难治。其症身热自汗，口噤搐搦，势急非常药可治。故丹溪曰：非全蝎不开，兼以防风风药。凡破伤风邪，初受在表者，宜用发散，同伤寒表证治法，用防风、羌、独、芎、归、麻黄、南星、白芷、全蝎、赤芍、细辛、藁本、蔓荆、天麻、半夏、陈皮之类，随候加减。半表半里者，宜用和解药。如发散不解，邪传入里，脏腑闭塞，惊而发搐，宜用天麻、蜈蚣、雄黄、僵蚕、巴霜、朱砂、南星、全蝎之类为丸。或用羌、防、芎、归、赤芍、黄芩、大黄之类，煎服下之。若病日久，气血渐虚，邪气入胃者，宜养气血为主，兼以风药，如当归、地黄、芎、芍、防风、白芷之类。如伤骨疼痛者加乳香。

四恶证不可治，一头目青黑，二额上汗珠不流，三眼小目瞪，四身汗如油。

如圣散

治破伤风，止血定疼。

苍术六两 川乌头炮，去皮，四两 防风

草乌头炮，去皮　细辛二两五钱　天麻　川芎　两头尖炮，去皮，四两　白芷各一两五钱　蝎梢微炒　雄黄　乳香各五钱

为末。每服一钱，酒调下。

一方

治破伤风。用全蝎十个，为末。酒调，一日三次服之。

一字散

治破伤风。

金头蜈蚣一条去头、足，炙　天麻五钱　草乌头去芦，五钱　香白芷少许　全蝎十个

为末。每服一字。发热清茶下，发寒温酒，或半夏、茯苓下。

治破伤风，血凝心，针入肉三分如神。方用乌鸦翎烧灰，存性，细研。酒服一钱，或白滚汤下。

方脉胃风合参

胃风者，因食后风冷而致其候，胀满食饮不下，形瘦腹大，恶风头汗，隔塞不通，其脉右关弦而缓带浮，宜用胃风汤主之。又曰：胃风之证，治呕而愈呕者是也。此皆好食甘甜之物，膏粱之味，积久成热，因而生风，非一朝一夕之故也。宜用川乌一两，洗净，去皮、脐，不去尖，以浆水一碗煮干，每枚切作一片，复用浆水一碗煮尽，切作四片，每细嚼一片，以少温水下，少顷，呕遂止。古书之治法如此，临证宜审用之。

胃风汤

风冷入于肠胃，泄下鲜血，肠胃湿毒，下如豆汁。

人参　茯苓　川芎　当归　桂　白术　白芍各等分

加粟米百粒，水煎服。如腹痛加木香。

方脉痛风五痹合参附：麻木虚痒

经曰：风寒湿三气杂至，合而为痹也。风气胜者为行痹，行痹者，行而不定也，今称为走注疼痛，俗名流火及历节风。寒气胜者为痛痹，痛痹者，疼痛苦楚，关节浮肿，世称为痛风及白虎飞尸。湿气胜者为著痹。著痹者，留著其处而不移，世称为麻木不仁，或痛著一处，始终不移者是也。凡风则阳受之，故为痹行，寒则阴受之，湿则皮肉筋骨受之，故为痹著而不去，皮肤不仁。是以夫痹从风寒湿之所生也。

经又曰：以冬遇此者为骨痹，以春遇此者为筋痹，以夏遇此者为脉痹，以至阴遇此者为肌痹，以秋遇此者为皮痹。此以所遇之时，所客之处命名。以时令配五脏所合而言也，至阴者六月也。又曰：其入脏者死。其留连筋骨间者疼久，其留皮肤间者易已。又曰：痛者寒气多也，有寒故痛也。其不痛不仁者，痛久入深，营卫之行涩，经络时疏，故不痛，皮肤不营，故为不仁，盖痹在于骨则重，在于脉则血凝而不流，在于筋则屈不伸，在于肉则不仁，在皮则寒，故此五者则不痛也。凡痹之类，逢寒则急，逢热则纵，皆由内虚为本，可以风名，不可以作风治也。

《统旨》曰：风痹者，游行上下，随其虚邪，与血气相搏，聚于关节，筋脉弛纵而不收也。寒痹者，四肢挛痛，关节浮肿。湿痹者，留而不移，汗多，四肢缓弱，皮肤不仁，精神昏塞。热痹者，脏腑移热，复遇外邪客搏经络，留而不行，阳遭其阴，故痛痹煽然而闷，肌肉热极，体上如鼠走之状，唇口反裂，皮肤色变。经言：只有风寒湿三痹，此更有热者，盖郁久成热，热在三气之内变生者耳。三气合

而为痹，则皮肤顽厚或肌肉酸痛，此为邪中周身，搏于血脉，积年不已，则成瘾疹风疮，搔之不痛，头发脱落，治宜疏风凉血。总由营卫舍虚，外邪留居，血气凝结而成也，大抵湿多则肿，热多则痛，阴虚则脉弦数而重在夜，阳虚则脉虚大而重在日。

痹者，闭也。五脏六腑正气，为邪气所闭，则痹而不仁。痹虽有五，多由体虚之人，腠理空疏，为风寒湿三气，侵入于皮脉肌筋骨，不能随时驱散，留滞于内，久而为痹。其为病也，寒多则掣痛，风多则引注，湿多则重著。然风寒湿三气客于经络，为病不一，或为痛，或为痒，或为麻痹不仁，或为手足缓弱，所以然者，有新久轻重之分，有湿痰死血之异耳。治以攻补兼施，而标本兼顾也。薄桂味薄，能横行手臂，领南星、苍术等药至痛处成功，威灵仙治上体痛风，汉防己治下体痛风。然虚弱人并当以气血药兼之，方能有力运行药势。

痛风者，古名痛痹，俗谓之白虎历节风，即四肢骨节走痛也。夫气行脉外，血行脉内，昼行阳，夜行阴，各二十五度，得寒则行迟而不及，得热则行速而太过，内伤外感则疾作矣。彼痛风者，因血受热已自沸腾，或再涉冷受湿取凉，热血得寒，污浊凝涩，荣卫难行，坚牢闭碍，邪正交战，所以作痛。夜痛甚者，行于阴也。治当以辛烈暴捍之剂，流散寒湿，开郁行气，破瘀豁痰，舒风和血，开发腠理，则怫郁开，血行气和自愈。大约有余则发散攻邪，不足则补养气血。然亦有数种治法不能无异。或因风热，或因痰，或在风湿，或因血虚，或湿痰浊血，流注为病。在下焦而道路远者，非乌附气壮者不能行，故用为引经。若以为主治，非徒无益也。总肢节肿痛，因经络感受风寒，郁

久成为湿热，流注肢节之内。痛者，火也。肿者，湿也。其治宜疏风燥湿，佐以调补气血以助药力运行，终以滋养肝肾，以壮筋坚强，此其治也。然痛要在势如刀割，尚属邪正相争之象，若至全然不痛，则邪正混为一家，相安于无事矣。

《内经》论痹，四时之令，皆能为邪，五脏之气，各能受病，六合之中，风寒湿居其半，所谓"杂至"与"合"，则知非偏受一气可以致痹。又云：风胜寒胜湿胜者，则知但分邪有轻重耳。皮肉筋骨脉各有五脏之合，初病在外，久而不去，则各因其合，而内舍于脏，在外者祛之犹易，入脏者攻之实难，治外者散邪为亟，治脏者养正为先。治行痹者散风为主，御寒利湿仍不可废，大抵必参以补血之剂，盖治风先治血，血行风自灭也。治痛痹者散寒为主，疏风燥湿仍不可缺，大抵必参以补火之剂，非大辛大温，不能释其凝寒之害也。治着痹者利湿为主，祛风解寒亦不可缺，大抵必参以补脾补气之剂，盖土强可以胜湿，而气足自无顽麻也。病退之后内节欲以保精髓，慎寒冷以祛外邪，戒酒面以杜湿热，服补养以生气血，则病不复发矣。

痹之为证，有筋挛不伸，肌肉不仁，与风证相似。但风则阳受之，痹则阴受之，故多重着沉痛。其三气之中，风气胜者为行痹，故走而不留，不拘上下，左右关节之间，流走而痛，或三日五日，又移一处，俗名流火，又名白虎风，言其往来而痛，一如虎咬之状，日轻夜重也。寒气胜者为痛痹，因血脉寒凝，痛在一处而不移，俗名白虎飞尸。湿气胜者为着痹，上下脉理滞塞不通，致令肌肉先麻而后木，木而不知痛痒，即所谓不仁，经又以所遇之时，所客筋骨皮肉脉之处而命名，非行痛着三者之外，另有骨筋之诸痹也。崔紫

虚曰：风寒湿气合而为痹，浮紧兼涩，三脉乃备，则紧涩之脉，重痛沉着之证，皆纯阴也。当助阳温散之药，方为对病。

《灵枢》曰：卫气不行，则为麻木。丹溪曰：麻是气虚，木是湿痰死血。然则曰麻，曰木者，以不仁中分而为二也。虽然亦有气血俱虚，但麻而不木者，亦有虚而感湿，麻木并作者，又有因虚而感风寒湿三气乘之，故周身掣痛。麻木并作者，古方谓之周痹，治法宜先汗而后补也。当以类而推治。然麻木者，不仁之渐也。麻为木之微，木为麻之甚，古方名为麻痹。《原病式》曰：麻者亦犹涩也。由水液衰少而燥涩，气血壅滞而不得滑泽通行，气强攻冲而为麻也。俗方治麻多用乌、附者，令气行之暴甚，冲开道路，得以通利，则中气行而麻自愈也。然乌、附只能温行，更必须兼以补益，盖麻木未有不由于气血两虚也。或谓麻木为风，虽三尺之童，皆以为然。然如久坐而起，亦有麻木，假如以绳缚系释之，亦觉麻木，久则自已者，此非因风邪，乃气不行也，故不须治风，当补其肺中之气，则麻木自去。亦有因阴火乘其阳分，火动于中为麻木者，当兼治阴火则愈，不必去火补阴，而火自熄也。大抵诸脉有余，痹在表，诸脉不足，痹在里。

风者，四时八方之气，从鼻而入，乃天之气也。痰者，五谷百物之味，从口而入，脾胃之湿所结，乃地之气也。故风胜者，先治其风，痰胜者，先治其痰，风与痰相等，则治风兼治痰，此定法也。经云：风之伤人也，先从皮毛而入，次传肌肉，次传筋脉，次传骨髓。故善治者，先治皮毛，次治肌肉，由此观之，乃从右而渐入于左也。皮毛者，右肺主之，肌肉者，右胃主之，筋脉者，左肝主之，骨髓者，左肾主之，从外入者，转入转深，故治皮毛治肌肉不使其深入也。又曰：湿之伤人也，先从足始，此则自下而之上，无分左右者也。从外入者，以渐而驱之外，从下上者，以渐而驱之于下，此其治也。

十指麻木，丹溪云：是乃胃中有湿痰死血，宜二陈汤加苍术、白术、桃仁、红花、附子。

有或腿足或肩背，一块肌肉木者，此阳气不足，不能周及，以致阴寒凝泣也。

身上虚痒者，是血不荣于腠理也。用四物汤加黄芩煎调浮萍末服之。

五痹汤

治风寒湿之气，客留肌体，手足缓弱，麻顽不仁。

片子姜黄一两　羌活　白术　防己各二两　甘草微炙，五钱

每服五钱，姜、水煎。病在上，食后服，病在下，食前服。

羌活汤

治白虎历节风毒，攻注骨节疼痛，发作不定。

羌活二两　附子　秦艽　桂心　木香　川芎　当归　牛膝酒浸　甘草炙，各五钱　桃仁去皮、尖，麸炒　防风　骨碎补各一两

每服四钱，姜、水煎，温服。

虎骨散

治白虎风，肢节疼痛，如虎啮状。

虎骨酥炙，二两　甘草炙　全蝎去毒，各五钱　麝香一分　天麻　防风　牛膝酒浸　僵蚕去丝、嘴，炒　当归酒浸　乳香另研　白花蛇酒浸，取肉，二两　桂心不见火，各二两

为末。每服三钱，豆淋酒调服。

续断丸

治风湿流注，四肢浮肿，肌肉麻痹。

当归炒　川续断　草薢各一两　川芎七钱五分　天麻　防风　附子各一两　乳香　没药各五钱

为末，蜜丸如桐子大。每服四十丸，

温酒米饮任下。

三痹汤

方见前中风门。

麝香丸

治白虎历节，疼痛游走，昼静夜剧。

川乌大者三个，生用　全蝎二十一个，生用　黑豆二十一个，生用　地龙五钱

为末，入麝香半字，研匀，糯米糊丸绿豆大。每服七丸，甚者十丸，夜卧须令膈空，温酒下，微出冷汗一身便瘥。

虎骨丸

治经络凝滞，骨节疼痛，筋脉挛急，遇阴寒愈痛。

乳香　没药各另研　赤芍药　熟地　当归　血竭五钱　虎胫骨酥炙黄

为末，用木瓜一枚，切破去核，入乳香末在内，以麻线缠定，勿令透气，以好酒六升，煮酒尽，取木瓜，去皮，研如泥，入熟蜜少许，杵和为丸，如桐子大。每服五十丸，看病上下服。

治白虎风历节骨肿痛，以酽醋五升，热煎三四沸，切葱白二三升，煮一沸，滤出，布帛包裹患处熨之。以瘥为度。

活血丹

治遍身骨节疼痛如神。

熟地黄三两　当归　白术　白芍　续断　人参各一两

为末，酒糊丸，桐子大。或作五剂，煎服更效。

二妙散

治筋骨疼痛因湿热者。有气加气药；血虚加血药；痛甚者加生姜汁热辣服。

黄柏炒　苍术米泔浸，炒

为末，沸汤入姜汁调服，二物皆有雄壮之气。表实者加酒少许佐之。若痰带热者先以神芎丸下之，次以趁痛散类调治。

治酒湿痰痛风。

黄柏酒炒　威灵仙酒炒，各五钱　苍术

羌活　甘草三钱　陈皮　芍药各一钱

为末。每服一二钱，沸汤入姜汁调服。

活络丹

见前中风门。

方脉疠风合参

大风病是受得天地间杀物之风，古人谓之疠风者，以其酷烈暴悍耳。须分在上在下。在上者，以醉仙散，取臭涎恶血于齿缝中出。在下者，以通天再造散，取恶物陈虫于谷道中出。所出虽有上下道路之殊，然皆不外乎手足阳明二经。盖肠胃为市，无物不受，脾肺二经之腑，脾主肌肉，肺主皮毛，乃腑病及于脏也。治此病者，须看其疙瘩与疮。若上先见，在上体多者，病在上也。下先见，在下体多者，病在下也。上下同得者，在上复在下也。胃与大肠无物不受，此风之入人也。气受之则在上多，血受之则在下多，气血俱受者甚重，是非医者神手，病者铁心，罕有得愈。若从上或从下，以渐而来者，皆为可治。但人易缓忽，不能断味绝色，则难免再发。再发则终不救矣。

风起于八方，应其时则物生，违其时则物杀。凡人中气不足，如持虚受物，乃感受此杀物之气，变而成湿，久而成热，气浊血污，历传脏腑，生虫溃肌，流行为害。虫食心则足底穿膝肿，食肝则眉落，食肺则鼻崩声哑，食肾则耳鸣啾啾、耳弦生疮、或痹或痛，如针刺状，食身则皮痒如虫行。自头面来为顺风，自足心起者为逆风，总由湿热之毒，污结而成也。先以再造散下之，稀粥调理，勿妄动作劳，后以醉仙散，取臭涎恶血于齿缝中出，或吐或利以泄越其邪，面黑渐白而安。

大风证者，所因不一，或色欲当风，

或醉卧湿地，或乘热脱衣，或汗出入水，或空心饥饿山行，感山岚瘴气，或劳役奔走途中，冒寒雨阴露，皆由内伤形体，不知避忌，外感风湿毒气，入于皮毛血脉肌肉筋骨之间，当时失于驱散，停积既久，以至营卫不行，内外熏蒸，内则生虫，外则生疮，脏腑经络皆受患矣。眉毛先落者，毒在肺；面发紫泡者，毒在肝；脚底先痛或穿者，毒在肾；遍身如癣者，毒在脾；目先损者，毒在心。此五脏受病之重者也。古人谓大风疾，三因五死。三因者，一曰风毒，二曰湿毒，三曰传染。五死者，一曰皮死，麻木不仁；二曰脉死，血溃成脓；三曰肉死，割切不痛；四曰筋死，手足缓纵；五曰骨死，鼻梁崩塌，与夫眉落眼盲，唇翻声嚏，皆为难治。所以然者，由邪正交攻，气血沸腾，而湿痰死血，充满于经络之中，热胜则肉腐，故生虫生疮，痛痒麻木也。治法内通脏腑，外发经络，养荣益卫，补正逐邪，大剂峻服久服，而虫疮痛痒麻木自愈矣。亦须首尾断酒戒色，忌食发风动气、荤、腥、盐、酱、炙、煿、生冷之物，清心寡欲，方保无虞。

疠疡所患，非止一脏。然其气血无有弗伤，兼证无有弗杂，况积岁而发现于外，须分经络之上下，病势之虚实，不可概施攻毒之药，当先助胃壮气，使根本坚固，而后治其疮。盖病有变有类之不同，而治法有汗有下有砭刺攻补之不一。兼证当审重轻，变证当察后先，类证当详真伪，而汗下砭刺攻补之法，又当量其人之虚实，究其病之源委而施治焉。盖虚者，正气虚也。实者，病气实也。再造散治其病在阴者，用皂角刺直达病所，出风毒于荣血中。肝主血，恶血留止，属肝也。且虫亦生于厥阴，风木所化，用此以治其脏气，杀虫为主。白丑者，专入胃与大肠，

既走下焦血分，复去气中湿热，追虫取积，从大小便而利出之。郁金者，因性轻扬，善治郁遏气血之凝滞，因味苦辛，善消阳毒积热之亢炎，以大黄引入肠胃荣血之分，利出瘀血虫物。醉仙散治其病在阳者，用鼠粘子解散阳明风毒，遍身恶疮，胡麻逐诸风，润皮肤，蒺藜散恶血而清胃，通鼻气而祛风，防风为诸风之总司，瓜蒌根解烦热之要领，枸杞润肾燥而祛风，蔓荆散风淫而明目，苦参专攻湿热，扫除溃疡，以祛赤癞眉落之毒。八者祛风散毒，上下内外周而至矣。

风有三十六证，而疠风为最酷，感之难免于死者，以其更多不守禁忌也。经曰：脉风盛为疠，疠者，恶也。脉主血，血热而杀疠之气袭之，则血脉凝泣，卫气不行，其气不清，鼻为呼吸之所要，宗气由之出入也，今营运之气不能上升为用，故鼻柱腐坏，肌肉溃疡也。经文治法，有发汗与刺血二法，汗出以泄荣卫之怫热，刺肿以出恶血之留蓄。子和曰：一汗抵千针，盖以刺血不如汗之周遍也。尤宜助胃气以固根本，实卫气养荣血以继之。盖原其本，皆由嗜欲劳动气血，不避邪风冷湿，使湿气与胃气相干而致，是正虚为本，而湿热是标也。虽名曰风，不可纯作风治。

一贫妇因无膏粱厚味，故服醉仙散外，又服加减四物汤百余剂，半年之间，月经行而风证亦愈，故贵薄滋味也。

洗药方

地骨皮　荆芥　苦参　细辛各等分

锉片，每用二两，水煎熏洗，遍身血出为效，务要汤宽，浸洗良久方佳。

敷药方

治疮大烂，遍身涂之，不烂不必敷也。

黑狗脊二两，如无以，杜仲代之　蛇床子

一两　寒水石　白矾枯　硫黄各二两　朴硝

为末，腊猪油或香油调敷。

柏叶汤

用东南枝上柏叶一秤，水一桶，煎三沸，去渣瓷盛，旋熬蚕砂调服。初服甚苦涩，三五日后甜，十日四肢沉重，便赤白痢，一月后发出疮疥瘩破，用乌龙散搽之。

乌龙散

乌龙尾即倒吊尘灰，二钱　乌鸡子皮

共为末，搽之。

一法用苍耳叶为君，以苦参为佐，更以酒煮乌蠡鱼，细研糊丸，桐子大。每服五六十丸，加至七八十丸，热茶清下，日三服，一、二月而安。入紫萍尤妙。

加减大造苦参丸

治大风疮，及诸风赤白癜风神效。

苦参一斤　蔓荆子　牛蒡子　何首乌禹余粮　黄荆子　枸杞子　蛇床子各三两　防风　荆芥　角刺　胡麻子半生半熟苍耳子各十两　香白芷一两五钱

为末，用皂角捣烂熬膏，入前药为丸，桐子大。每服五十丸，茶酒任下。

醉仙散

须量人大小虚实用之。症候重而急者，先以再造散下之，方投此药，须断厚味盐醋椒果茄子，煎炒烧炙等物，只可淡物淡粥，及煮淡熟菜，或乌梢白花蛇以淡酒煮熟食之，以助药力也。

胡麻子　牛蒡子　蔓荆子　枸杞子四味俱炒黑色，各一两　白蒺藜　瓜蒌根　苦参防风

上为细末，每一两，入轻粉一钱，拌匀。每服一钱，茶清调，晨午夕各一服。服后五七日，先于牙缝内出臭涎，浑身痛，昏闷如醉，后利下恶物臭积为效。

通天再造散

须调补气壮，方服此药。

郁金五钱　皂角刺一两，独生者去尖　大黄炒，一两　白丑头末，六钱五分，半生半熟

上为末。每服五钱，日未出时，以无灰酒调，面东服之，当日必利下恶物，或臭脓，或虫。如虫口黑色，乃是年深者，赤色是近日者，数日后进一服，无虫积乃止。

浴法：用桃、柳、桑、槐、楮五枝，浓煎汤，大缸坐没颈浸一日，汤如油为效。

又法，紫背浮萍，煎汤浸，妙。

一方

用苍耳草于五月五日、六月六日，五更时带露采，捣汁，熬膏作锭子，取一斤半重鲤鱼一尾，剖开，连肚肠入药在内，以线缝之，用酒二碗，慢火煮干为度，令患人吃尽鱼，不过四五尾即愈。忌盐百日。

一方

治大风肌顽麻木，皮肤瘙痒，遍身疥癫瘾疹，面上游风，或如虫行，紫白癜风，贼风攻注，腿脚生疮。

川乌　白芷　苦参　胡麻　荆芥　防风各三两　当归　川芎　独活　羌活　白蒺藜　赤芍药　白附子　山栀子各一两何首乌　大风子去壳　威灵仙　地龙各二两蔓荆子一两五钱

为末，先取乌蛇一条，好酒浸，煮熟，去骨取肉晒干，或焙，同为末，酒糊丸，桐子大。每服四十丸，茶汤下。

一方

治大风疮，令眉发再生。用柏叶，九蒸九晒，为末，蜜丸，如桐子大。日三服，夜一服，白汤下。每服五六十丸，百日后生眉发。

马齿苋膏

治两足血风疮，并两肩背风湿疮疼痒至骨。

马齿苋切碎,焙干,五钱　黄丹飞　黄柏　枯白矾　孩儿茶各三钱　轻粉一钱

为末,和匀,后入轻粉,用生桐油调,摊于厚桐油纸上,用葱椒汤洗净患处,贴之。

冯氏锦囊秘录杂证大小合参卷九

海盐冯兆张楚瞻甫纂辑
男　乾吉佑民
门人孙显达惟良同校
男　乾德进修

寒　门 儿科

夫严冬凛冽，万象收藏，犯之者反少，以其能知避也。若夫早晚寒热，风雨非时，形寒饮冷，皆人自致之寒也。肺为脏首，受寒则喘嗽气逆，发热毛焦。胃为腑首，受寒则呕逆恶心，渴烦发热。质薄者受即陡成，质厚者积久病发，如经曰：冬伤于寒，春必温病，此积久而发者也。如中寒之证，手足厥冷，寒颤口噤，口吐涎沫，不能啼哭者，此受即陡成者也。更有胎中受寒，生下面色青白，四肢厥逆，盘肠气钓，噤口不开，脏寒腹痛，而为胎寒者，此又积之最深者也。然寒证最类于热，因逼阳在外在上，但知其显而不知其微，切宜深察。如脉数者，或饮水者，或烦渴动摇者，皆为热病。若新咳嗽者，水液清澈，而尿不涩者，手足厥冷者，大便完谷不化，身凉不渴，脉迟者，皆属寒证。但手足厥冷，固多属寒，间亦有阴阳偏倾，不能宣行，是以阳气蓄聚于内，不能营运四肢，所谓热深厥亦深者，又宜细辨。故曰：寒热如水火，误治即杀人。丹溪曰：寒证须投热药，然热药须加凉剂以向导之，或热药冷饮，使同声易于相应，

经所谓从而逆之也。

理中汤加附子名附子理中汤
治脏腑中寒，四肢强直。
人参　干姜炮　甘草炙　白术各等分
水煎服。

一方
干姜　橘红　半夏　白术麸炒　厚朴姜汁炒　茯苓　桂心　甘草
水煎服。

一方
用食盐，同吴茱萸炒，绢包，熨儿脐腹。

方脉寒门合参

夫天气下降则清明，地气上升则晦塞，故阴邪为害，不发则已，其发必暴。是以中寒一证，乃仓卒感受天地大寒肃杀之气，其病即发，非若伤寒之邪，由表循经，以渐而深也。有卒中天地之寒者，有口得寒物者，然邪之所凑，其气必虚，治法主乎温散，多从补中益气汤，用参、芪以托住正气，加入温散药以治之。气虚甚者，少加附子，以行参、芪之势。是证多因中气大虚，肤腠疏豁，故外寒内冷，得以感中，不分经络，惟当温补，其脉沉

细，手足厥冷，息微身倦而懒言动，虽身热而不渴者是也。宜急温之，迟则不救，必藉姜、桂、附子之猛，方能胜病，即四君元老之剂，不可以理繁治剧也。与热证相似，而大不同，盖逼阳在外，易相类耳。凡阴邪上冲，孤阳扰乱，急进纯阳之剂，以驱阴气，辟乾坤而揭日月，光明之用，岂不彰哉！若脉数有力者，或壮热饮水者，烦躁动摇者，方为热病。寒热如水火，误治则杀人，可不细辨欤！

夫寒证或外受或内伤，皆当时受病之名。若稍久则郁而成热，故伤寒经名病热也。然有终不能成热者，由其人阳气素虚，向已阴盛阳微，今一感外寒，微阳益损，焉能有力变热也？然阴证俗论必归房劳，又必归伤寒，而不及杂病，且专责男子，而不及妇人小儿，殊为可怪。夫阴证即虚寒证，亦即亡阳证也，男女老幼杂病伤寒皆有之。如产妇亡血及崩漏过多，又如卒然大吐血不止，与霍乱吐泻无度，或因汗吐下太过，及为寒凉药所伤，或暑月恣意追凉，冬月忍饥劳倦，为寒所中，凡此之类，皆能令人元气暴脱，忽变为手足厥冷，体疲无气，脉微欲绝，与房欲脱阳之证，无丝毫异，而治法总不外人参、附子、肉桂、干姜救之。急则生，缓则死，同归一辙，胡可歧为二也？能明乎此，则阴证未尝必犯于有欲之人及伤寒一证也。总之，阴阳调和，则百病不生，及其既病，则阴阳不调可知矣。偏之轻者，其病亦轻，用平和之药以调之。偏之甚者，其病必笃，苟非峻用偏寒偏热之药，以救其偏，何能有济？今人见病危笃，药益轻平，勿任怨尤，重惜名誉，真心救世者，万勿如此。当寒即寒，当热即热，当攻即攻，当补即补，倘逡巡退缩，不寒不热，不补不攻，谚所谓：不治病，不损命。嗟嗟！既不治病，复不损命，有是理乎？

夫病有虚而热，虚而寒，从未有寒而不虚者。盖虚而热，则非真热矣，虚而寒，则为真虚矣。况至纯以沉寒病见，则为阳亡气脱之势，岂特虚而已？故凡一切寒证，皆为虚论，纵有外寒直中，亦由元阳内虚。试思古人中寒，必用参、术、姜、附，而曰"宜急温之，迟则不救"之语可知矣。且书曰：阳气一分不尽，则不死，中寒者，阳气依稀之际也，故治宜温补，不待言矣。然更须审明脏腑，盖脏为阴，必用纯阳之药方效；腑为阳，必加阴药一二味，制其僭热始安。然寒者阴也，夫脏亦阴也，物聚以类，故寒多中脏，寒必伤荣也。

姜附汤

治中寒，昏不知人，身体强直逆冷，口噤不语，及脐腹疼痛，霍乱转筋，一切虚寒。

干姜一两　附子生，去皮、脐，细切，一枚

每服三钱，水煎，食前温服。如挟湿气虚，加参、术。

术附汤

见湿门。

理中汤

见前儿科寒门。

参附汤

见中风门。

生料五积散

治感冒寒邪，头疼身痛，项强拘急，伤寒发热，头疼恶风。

桔梗　苍术米泔水浸去粗皮　陈皮　麻黄去根节　枳壳麸炒　厚朴　干姜　白芷　川芎　甘草炙　茯苓　肉桂　芍药　当归　半夏汤泡七次

生姜、葱白、水煎，热服。胃寒用煨姜。

夫寒湿属阴，燥热属阳，善用药者，以苦寒而泻其阳，以辛温而散其阴，未有病不愈。故防风通圣散，为泻热燥之圣药，生料五积散，为散寒湿之圣药。

四逆汤

治阴证脉沉身痛，自利不渴。

附子三钱 甘草 干姜各一钱五分

水煎服。

脾为太阴，而四肢厥冷，出于真水无光无气以布也。此方直达中州，追复阳气，但寒证必虚，此方温而不补，何若理中更为神圣？

白通汤

治少阴下利脉微者，如服而不应，阴盛格拒，阳药不能达于少阴，加人尿、猪胆汁为引，取其与阴同类。服后脉暴出者死，微续者生。如脉不出，加人参二两以助之，盖寒未有不极虚者。

葱白四茎 干姜一两 附子一枚，泡

水煎一盏服。服后更用葱熨脐上法，或艾灸关元、气海，内外协攻，务令一时之内，阴散阳回。或用酽醋拌炒麸皮，袋盛，热熨脐间亦妙。

六味附子汤

治寒厥。

附子 肉桂 防己各四钱 炙甘草二钱

白术 茯苓各三钱

葱熨法①

治阴证。用葱白一大握，如茶盏大，用纸卷紧，快刀切齐，一指厚片，安于脐中，以热熨斗熨之，待汗出为度。一片未效，再一片熨之。内服附子理中汤。

寒门要药

辛散表寒，如防风、羌活、紫苏、川芎、细辛、元胡、麻黄、桂枝、生姜、葱白之类，随候采用。

温散中寒，如炮姜、厚朴、草豆蔻、白豆蔻、丁香、益智仁、砂仁、草果、香

附子、炙甘草、煨木香、吴茱萸、藿香、紫苏、艾叶、煨姜、煨肉果之类，随候采用。

温补下寒，轻则如破故纸、巴戟天、吴茱萸、枸杞子、菟丝子、鹿茸、鹿角胶之类。重则如肉桂、附子、人参、炮姜之类。人参性本温平，今列于桂、附之内者，盖病有虚而寒，有虚而热，未有寒而不虚者，未有虚寒而不温补相兼者也。

暑 门 儿科

婴儿之患，夏秋为甚，盖火土旺于长夏，正当金水受伤，稚阳阴微，已失天和，加之暑热，阳气浮于外，生冷戕于中，夏失长养，则不能生金而病于秋。故《素问》有夏伤于暑，秋必痎疟。亦有即发为病，入心则身热头疼，心烦口渴，或喘或满，而不知人；入肝则眩晕；入脾则嗜卧；入肺则喘满；入肾则消渴。更有面垢昏倦，毛耸恶寒，吐利烦渴，状如伤寒，头疼身热，四肢厥冷，但身体不痛为异，兼暑能耗气，气耗则脉虚散无力。然静而得之者为中暑，动而得之者为中热。更有冒暑以致五心烦热，头额亦温，小便赤少，面合地卧。暑喜伤心，蒙蔽心窍，则昏闷不醒，手足搐搦，角弓反张，身热如冷，状似惊候，名为暑风者。或有吐泻不已，火性疾速，元阳骤亡，而变慢惊者。有伤暑暴注洞泻，有伤暑作呕吐酸者，经曰：诸呕吐酸，暴注下迫，皆属于热。故虽时当长养之令，实伏阴在内之时，调摄可不慎欤！

六和汤

治气不升降，霍乱转筋，呕吐泄泻，寒热交作。

———————

① 葱熨法 原作"一方"，据目录改。

缩砂仁　半夏　杏仁　人参　甘草炙
赤茯苓　藿香叶　白扁豆姜汁炒　木瓜
香薷　厚朴姜汁制

姜、枣、水煎服。

清膈饮子

治小儿伏热，呕吐烦渴，五心热，小便赤少。

香薷三钱　淡竹叶　人参　半夏曲
檀香各二钱　甘草一钱　茯苓三钱　粳米五钱

姜、枣同煎，食远冷服。

六一散一名益元散、一名天水散

治伤暑。一方加辰砂，名辰砂益元散。一方加青黛，名青黛益元散。

滑石六两，研细，水飞　甘草一两，晒燥

为末，新汲水或冷灯心汤下。

天生白虎汤

治中暑。捣西瓜汁，滤去渣，灌即醒。

去桂五苓散

治小儿伏暑作渴。

猪苓　白术　赤茯苓各五钱　泽泻七钱五分

为末，用车前子、灯心同煎汤调服。如吐不止，加生姜自然汁。

方脉暑门合参

暑为阳邪，心属离火，故暑先入心，从其类也。六月暑气尽出于地上，此气之浮也。经曰：夏气在经络，长夏气在肌肉，表实里必虚，气热则走泄，故经曰：脉虚身热，得之伤暑。然盛热之气着人，有冒、有伤、有中，三者有轻重之分，虚实之辨。若腹痛、水泄者，胃与大肠受之；恶心者，胃口有痰饮也。此二者，冒暑也，可用黄连香薷饮为主，随证加减。盖黄连退暑热，香薷消蓄水。若身热头疼，躁乱不宁，或身如针刺者，此热伤在肉分，为伤暑也，当以白虎汤加柴胡。如气虚者，加人参。若咳嗽寒热，盗汗不止，脉数者，热在肺经，为中暑也。此乃盛火乘金，急治则可，迟则不救，宜用天水散之类，却暑清肺，或生脉饮加减主之。东垣论暑证，同冬月伤寒，传变为证不一，彼为寒邪伤形，此则暑热伤气。若元气虚甚，有一时不救者，与伤寒阴毒，顷刻害人实同也。

脉盛身热，谓之中热，乃有余之证。其候头疼壮热，大渴引饮，宜清凉之剂。脉虚身热，谓之中暑，乃不足之证。其候头痛恶寒，形面拘垢，宜用温散之剂。甚有阴寒之极者，法当补阳气为主，先哲大用姜、附，此《内经》舍时从证之法也。若香薷饮者，乃散阳气导真阴之剂。时珍曰：香薷乃是夏月解表之药，犹冬月之用麻黄。若气虚房劳用之，反成大害。

长夏炎蒸，湿土司令，故暑必兼湿。凡儿便秘烦渴，或吐或利者，以湿盛则气不得施化也。故治惟宜扶脾和胃，以助施化，湿自散矣。

暑风者，夏月卒倒，不省人事者是也。有因火者，有因痰者。夫火，君、相二火也。暑，天地二火也。内外合而炎烁，所以卒倒也。痰乃人身之津液，因暑气鼓激而为痰，碍塞心之窍道，手足不知动蹑而卒倒也。如人实者，二证皆可用吐。经曰：火郁则发之。吐即发散也，吐醒后，可用清剂调治，切不可饮以冷水及卧湿地，闭绝三焦流通之气，为害不小。

注夏者，属阴虚而元气不足。凡夏初春末，头疼脚软，食少体热者是也，宜补中汤，去升、柴加炒柏、白芍主之。

夫时至于夏，天道南行，属火而热，在人则心应之。然寒则伤形，热则伤气，人与天地同一橐籥，夏月天之阳气浮于地表，人之阳气浮于肌表，况被盛暑所伤，肤腠疏豁，气液为汗，发泄于外，是表里之气俱虚矣。不善摄生者，暑热伤于外，生冷戕于中，若之何而能运化也。是以水谷停积而为湿热，发为呕吐，为泄泻，甚则吐泻俱作而挥霍乱也。若不即病，则湿热怫郁于内，他日为疟为痢之所由也。人谓伏阴在内者，阴字有虚之义。若作阴冷，其误甚矣。

暑为阳邪，故蒸热。暑必兼湿，故自汗。暑湿于心则烦，于肺则渴，于脾则吐利，上蒸于头，则重而痛。暑能伤气，故倦怠。夏至日后，病热为暑。暑者，相火行令也，人感之，自口齿而入，伤心包络之经，暑喜伤心故也。其脉虚或浮大而散，或弦细芤迟。盖热伤气，则气消而脉虚弱。治法大略宜清心，利小便，补真气为要。热渴者，并宜滋水。盖渴则阳气内伐，热舍于肾，令人骨乏无力。总由火盛则金病水衰，肾与膀胱俱竭之状。当急救之，滋肺气以补水之上源，所以有生脉散，既扶元气，复保肺生津耳。

凡行人或农夫，于日中劳役得之者，为中暍。是动而得之，阳证也。其病必苦头痛，发燥热而恶热，扪之肌肤则火热，而汗大泄，无气以动，大渴引饮，乃天热外伤元气也。宜清暑益气，用香薷、黄连、扁豆、人参、黄芪、五味、知母、石膏之类。若吐泻脉沉微者，不可用凉药。

凡无病之人或避暑热，纳凉于深堂大厦、凉台冷馆、大扇风车得之者，是静而得之，阴证也。其病必头痛恶寒，身形拘急，肢节疼痛而心烦，肌肤大热而无汗，此为阴寒所遏，使周身阳气不得伸越。宜辛温之剂以解表散寒，发越阳气，散水和脾则愈，用厚朴、紫苏、干葛、藿香、羌活、苍术之类。此名为中暑，实亦伤寒之类耳。若外既受寒，内复伤冷，则于前药再加干姜、缩砂、神曲之类。此非治暑也，治因暑而致病者也。

既伤暑热，复伤生冷，当此阳外阴内之时，复犯外热内寒之证，尤宜先治其内，温中消食，次治其外，清暑补气，仍以理脾为主，而于前阴阳二条内，相兼取用。盖夏月阳气浮外，阴气伏内。若饮食劳倦，内伤中气，或酷暑劳役，外伤阳气者，常多患之。法当调补元气，佐以解暑。若阴寒之证，宜用大顺散，桂、附大辛热之药，此《内经》舍时从证之良法。今人患暑证殁，而手足指甲青黯，此皆不究其因，不温其内，泛用香薷饮之类所误。夫香薷饮乃散阳气导泄真阴之剂也，有是证而服之，斯为对证。若未患暑病先服预防，适所以招暑也。如人元气素虚，或房劳过度而饮之者，为祸尤甚。若欲预防，惟生脉散为夏令最宜。

风寒湿皆地之气，系浊邪，所以俱中足经。暑乃天之气，系清邪而且属火，所以多中手少阴心经，其证多与伤寒相似。但伤寒初病，未至烦渴，暑初病即渴，伤寒脉必浮盛，暑脉虚弱，为不同耳。

暑乃六气之一，即天上火，惟此火可寒水折之，非比炉中火、龙雷火也。然暑伤心，心属南方火，从其类也。小肠为心之腑，利心经暑毒，使由小肠出，故青蒿、香薷为要药。暑病不得发汗者，盖暑热伤气，汗为心液，汗多亡阳耳。

有因伤暑，极饮冷水，或医者过投冷剂，致吐利不止，外热内寒，烦躁多渴，甚欲裸形，状如伤寒。此阴盛格阳，宜用温药香薷饮加附子，或五苓汤佳。妙在肉桂，并宜冷服。盖三伏之中，伤寒发热，与伤暑发热，症候相似，而治天渊。辨认不真，祸如反掌。经曰：脉盛身寒，得之伤寒；脉虚身热，得之伤暑。夫寒伤形，不伤气，所以脉盛。热伤气，不伤形，所以脉虚。且心主脉，肺朝百脉，肺旺则四脏之气皆旺，肺虚则脉绝短气也。伤寒发热，寒邪伤卫，邪客于表，故无汗，属有余证，主治在外。伤暑发热，热邪伤荣，元气有伤，故多汗，为不足证，主治在内。总暑热之邪，易伤元气，况腹中阳虚，阴伏在内，故圣人立法，未有不顾天元之真气为主。

有因冒暑，吐极胃虚，百药不入，粒米不受，病甚危笃，急用人参一钱，黄连五分，姜汁炒焦，糯米一撮。水煎一小盅，候冷，茶匙徐徐润下，少顷，再入一匙，得数匙不吐，尽一小杯，便可投药食矣。若脉沉迟微细，手足厥冷者，又宜温补，以热药冷饮之法，则黄连又所禁用矣。

四月属巳，五月属午，火太旺则金衰。六月属未，土太旺则水衰。故在夏候，宜滋养金水二脏为主，盖肾水藉肺金以补其不足，今当金水两衰，子母俱困，故古人于夏月独宿淡味，兢兢业业，意有在也。十月属亥，十一日属子，正火气潜藏，必养其本然之真，以助来春生发之气。且春末夏初，无头疼脚软诸病，故经曰：冬藏精者，春不病温。

人当酷暑，则身中之阳，体天道浮越地表而难藏，百脉之阴，感时令树木流津而莫敛，中气疏泄而耗散，一阴来复而始生，火太旺则金水受伤，阳既虚则心脾俱困，卫生君子，可不谨诸！

五物香薷饮

驱暑和中通用。

香薷　扁豆炒　厚朴姜汁炒　茯苓　甘草

水煎，温服。

生脉散

生津止渴，治热伤元气，气短倦怠，口干出汗。

人参一钱　麦冬二钱　五味子八分

水煎服。

火气赫曦，则金为所制，而绝寒水生化之源，故气短、倦怠、出汗者，皆手太阴本证也。人参补气为君，所谓损其肺者，益其气也。五味子酸敛，能收肺家耗散之金。麦门冬甘寒，濡肺经燥枯之液。三者皆扶其不胜，使火邪不能为害也。司天属火之年，时令燥热之际，尤为要药。

人参白虎汤

治伏暑发渴，呕吐身热，脉虚自汗。

人参二钱五分　知母二钱　石膏四钱　甘草一钱

加粳米一合水煎。

香朴饮子

治大人、小儿伏热吐泻，虚烦作乱。

人参　半夏汤泡七次　香薷各八分　苏叶　木瓜　广皮　乌梅　扁豆各七分　泽泻六分　甘草三分

枣、姜同煎。

十味香薷饮

消暑气和脾胃。

香薷　人参　陈皮　炒白术　炙黄芪　炒扁豆　茯苓　厚朴姜汁炒黑色　木瓜　炙甘草

水煎，冷服。

六味五苓散

治伏暑热，及胃湿而泄泻烦渴，小便不利。

赤茯苓　泽泻　猪苓　炒白术　官桂　车前子

加生姜、灯心，水煎温服。

治暑风卒倒法

凡人中暑，先着于心，一时昏迷，切不可饮以冷水，并卧湿地，以致闭绝三焦流通之气，且与暑气相击，祸在反掌。其法先以热汤或童便灌之，及用布蘸热汤熨脐并气海，令暖气透脐腹，俟其苏醒，然后进药。若途中卒然晕倒，宜急扶在阴凉处，灌以童便，或搅地浆饮之。

大顺散

冒暑过饮，脾胃受湿，水谷不分，霍乱呕吐，脏腑不调。

甘草三斤，炒焦黄 干姜炒 杏仁去皮、尖，炒焦枯 肉桂去皮，不见火，各六两四钱

为末。每服三钱。如烦躁，井花水调下，或沸汤点服亦可。

清暑益气汤

治长夏湿热蒸人，四肢精神困倦，身热喘烦，心下膨闷，或利，或渴，自汗体虚。

人参 白术土炒 陈皮 神曲炒 泽泻各五分 黄芪炙 苍术制 升麻各一钱 甘草 干葛各三分 五味子九粒，杵

热伤元气，清浊不分，经曰：浊气在上，则生䐜胀；清气在下，则生飧泄。黄芪、二术为元气之保障，人参、五味为治节之藩篱，升麻、葛根引清气上升，神曲、泽泻分浊气下降，陈皮和胃，炙草和中。根本充实，清浊不淆，虽有湿热之邪，无所客矣，故曰清暑益气汤。

暑门要药

清散暑气，如薄荷、扁豆、香薷、木瓜、陈皮、厚朴、滑石、川黄连、生甘草、麦门冬、赤茯苓、连翘、黄芩、黑山栀、木通、泽泻之类，随候采用。

清暑调元，如人参、麦冬、生地、五味子、香薷、扁豆、黄连、茯苓、生甘草之类，随候采用。

湿 门儿科

夫天下默然而受其累者，湿之谓乎。脾为身主，最苦于湿，惟最苦者，最易受焉。如上部所积，遇湿则为痰；下部所积，遇湿则为痢。如值太阴湿土司天者，此气化之湿也。如淫雨袭虚，或寝卧卑处，而受地土蒸湿，或汗湿久沾，或冒露奔走，此外感之湿也。如嗜瓜果，饮乳酪，啜酒浆，喜生冷，此内伤之湿也。如因母有湿病，或体肥则多湿者，此禀受先天之湿也。然轻清为天，重浊为地，故土湿犯病者，厥体必重。治法惟宜渗湿，而利小便。不可发汗，并忌向火烘袭，致湿内淫，变生别病。然湿本土气，而火热能生土湿，故夏热则万物湿润，秋凉则湿复燥干。湿病本不自生，多因火热怫郁，而水液不能宣行，即停滞而生水湿，虽为湿证，而又兼热证也，故湿热相因者此耳。

小除湿汤

白术 半夏 甘草 陈皮 厚朴 苍术

姜、水服煎。

参术散

治小儿初受湿气，身体头疼，发热，恶风多汗，面浮作呕，小便不利。

人参 猪苓 干姜炮 白术 泽泻 赤茯苓 木通 灯心七茎 车前子一捻

水煎服。

除湿汤

治中湿吐泻，助脾去湿。凡湿气伤筋，手足软弱不能抬举，疼痛等症。

人参 橘红 藿香叶 苍术米泔水浸炒 大腹皮 茯苓 半夏姜汁制 白术 甘草各一钱

水煎服。

方脉湿门合参附：湿热

湿为阴邪，经曰：地之湿气，感则害皮肉筋脉。又曰：诸湿肿满，皆属于脾。湿者，土之气，土者，火之子，故湿能生热，热亦能生湿。然湿有自外入者，有自

内出者。东南地卑多湿，故多从外入，凡重腿脚气者居多。治当汗散，久者宜疏通渗泄。西北地高，人多食生冷湿面，乳酪饮酒，故寒气怫郁，湿不能越，以致腹胀水鼓，或通身浮肿，按之如泥不起，此皆自内而出也。宜辨其元气虚实，而通利二便，更须对证施治，不可执一概拘。

苍术乃治湿之要药，上下部湿皆可用。若脾胃受湿，沉困无力，怠惰好卧，宜去湿痰，燥湿健脾，须用苍、白二术、半夏、茯苓之类。凡治上部湿，宜苍术功烈，下部湿，宜升麻提之。外湿宜表散，内湿宜淡渗。下焦湿肿及痛，并膀胱有火邪者，必须酒洗防己、黄柏、知母、龙胆草、苍术之类。

有在天之湿，雨露雾是也。在天者本乎气，故先中表之荣卫。有在地之湿，泥水是也。在地者本乎形，故先伤肌肉筋骨血脉。有饮食之湿，酒水乳酪是也。胃为水谷之海，故伤于脾胃。有汗液之湿，谓汗出沾衣，未经解换者是也。有太阴脾土所化之湿，不从外入者也，阳盛则火胜，化为湿热；阴盛则水胜，化为寒湿。其证发热恶寒，身重自汗，筋骨疼痛，小便秘涩，大便溏泄，腰痛不能转侧，跗肿肉如泥，按之不起。

经曰：因于湿，首如裹。湿气蒸于上，故头重。又曰：湿伤筋，故大筋缫短，小筋弛长，缫短为拘，弛长为痿。又曰：湿胜则濡泄。故大便溏泄，大便泄则小便涩。又曰：湿从下受之，故跗肿。又曰：诸湿肿满，皆属脾土。故腹胀肉如泥，湿气入肾，肾主水，水流湿，各从其类，故腰痛。东垣曰：治湿不利小便，非其治也。又曰：在下者，引而竭之。圣人之言，虽布在方册，其不尽者，可以意求。夫湿淫从外而入里，若用淡渗之剂以除之，则降之又降，是复益其阴，而重竭

其阳，阳气愈削，而精神愈短，是阴重强，阳重衰，反助其邪之谓也。故用升阳风药，兼实脾土以除湿即瘥。用羌、独、升、柴、防风根、炙甘草、制白术、炒白芍，水煎热服。大法云：湿淫所胜，风以平之。又曰：下者举之，得阳气升腾而愈。又曰：客者除之。是因曲而为之直也。犹土在水中则为泥，得和风暖日，则成土矣。圣人之法，可以类推，举一而知百也。

有脚气类伤寒，发热恶寒，必脚胫间肿痛，俱从湿治。《千金方》有阴阳之分。阴脚气胫处肿而不红，阳脚气肿而红者是也。有湿热发黄，一身尽疼。发热者，当从郁治。凡湿热之物，不郁则不黄，当用逍遥散，切禁茵陈五苓散，用之者十不一生。

凡伤寒必恶寒，伤风必恶风，伤湿必恶雨，如伤湿而兼恶寒无汗，骨节疼痛，脉濡而浮，四肢痿弱，此表中湿也，名曰湿痹，宜渗泄分利，五苓加减。仲景有甘草附子汤，内用白术、炙草、桂枝、附子四味。取白术固中扶脾而燥湿，桂枝疏泄鼓舞以外散，附子辛热以除阴寒凝滞，炙草温中甘缓，取暂以中留，勿任附子速下也。制方之妙，备得其宜矣。若关节重痛，浮肿喘满，腹胀烦闷，昏不知人，其脉必沉而缓，或沉而微细，此名中湿，宜除湿汤。有破伤处，因澡浴湿从疮口而入，其人昏迷沉重，状类中湿，名曰破伤湿，宜白术酒。

湿热之原，因寒温饥饱失常，喜怒劳役过度，以伤脾胃，脾胃为水谷之海，调则运行水谷而致精华，伤则动火，熏蒸水谷而为湿热，且胃司纳受，脾司运化，今脾既不能运化，则饮食停积而湿热愈生矣。治法：壮者暂攻湿热，虚者攻补兼施，而补脾消谷导水，三者不可缺一也。

若一既妄治，愈攻愈虚，肿痛日甚，五皮、五子反泻其气，卒至夭枉矣。

丹溪曰：首为诸阳之会，其位高，其体虚，其气清，故清明系焉。倘为湿热熏蒸，清道不通，沉重不利，似乎有物以蒙之，久而不治，湿郁为热，热而不去，热伤于血，而不能养筋，故大筋软短，而为拘挛，湿热伤筋，不能束骨，故小筋弛长，而为痿弱。王太仆曰：素常气疾，湿热加之，气湿热争，故为肿也。阳气渐盛，阴气渐微，致邪伐正，气不宣通，故四肢发肿，盖诸阳受气于四肢也。

二妙散

主湿热为患，腰膝疼痛，不能行动。

黄柏乳润一宿　苍术泔浸七宿

二味等分，为末，空心酒服三钱。

湿性就下，故病在中半以下。湿则生热，湿热相搏，其痛乃作。黄柏味苦，苦胜热，且能下行，故以为君。苍术性燥，燥胜湿，且能辛散，故以为臣。黄柏可去热中之湿，苍术可去湿中之热，两者相绾，各有妙用，故曰二妙。

术附汤

治风湿相搏，腰膝疼痛，中气不足，四肢重著。

白术四两　附子炮，去皮、脐，一两五钱

每服三钱，姜、枣、水煎，热服。

甘草附子汤

炙甘草　附子　炒黄白术　桂枝

姜、枣、水煎服。

加味平胃散 锦囊秘方

治脾胃不和，伏暑水泻，不进饮食。

苍术米泔浸，五斤　厚朴姜汁炒　广皮各三斤二两　甘草炒，三十两　加扁豆炒，三斤　木通一斤

加此二味，尤得醒脾、分利之功，其效更捷。为末。每服五钱，姜、枣、水煎服，或用姜汤调服。

升阳除湿汤

治脾胃虚弱，肠鸣腹痛泄泻等症。

升麻　柴胡　防风　神曲　泽泻　猪苓各一两五钱　苍术一两　陈皮　甘草　大麦芽各三钱

水煎，食后热服。脾胃寒，加益智仁、半夏、姜、枣煎。

防己黄芪汤

治风湿相搏，客在皮肤，四肢少力，关节烦疼，脉浮身重，汗出恶风。

防己一钱　甘草五分　白术八分　黄芪一钱二分

姜、枣、水煎服。如气上冲，加桂枝。

生附汤

治受湿腰痛腿重。

附子五分　苍术炒，一钱　杜仲姜炒，一钱　牛膝酒浸，焙　厚朴姜制　干姜生　白术　茯苓　甘草炙，各七分

姜、枣、水煎，食前服。

御院平胃散

调气暖胃，化宿食，消痰饮，辟风寒冷湿。

制厚朴　橘皮　苍术米泔水浸　甘草　茯苓　人参

姜、枣、水煎服。

一方，枣肉，小丸，空心姜汤下，五十丸。

三花神佑丸

治一切水湿肿病，大腹实胀喘满。

轻粉一钱　大黄一两　牵牛二两　芫花醋拌炒　甘遂　大戟各五钱

为末，水丸豆大。初服五丸，每服加五丸，温水下，日三服。

黑虎散

神治寒湿筋骨疼痛。

川乌一两　草乌去皮，半两　苍术半两　生姜一斤，取汁　葱八两，五味捣和一处，晒干，

入后药　五灵脂　乳香去油　没药去油,各五钱　甲片土炒　自然铜火煅,醋淬

共为细末,醋丸。好酒空心服,壮者一钱一分,弱者七、八分。

一切寒湿脚气风气,肩臂腿痛及偏正头风,于大伏天,以新瓦数块,晒极热,轮流熨于患处。如此数日,无不愈者。盖寒湿侵入皮肤筋骨之间,得太阳之真气,则阴寒顿解,且借瓦性燥烈之土,而湿气赖以收之,故其效如神。

湿门要药

祛湿利水,如独活、苍术、白芷、川椒、赤茯苓、茯苓皮、木通、萆薢、秦艽、金银花、天麻、南星、半夏、防风、猪苓、威灵仙、防己、五加皮之类,随候采用。

扶脾渗湿,如白茯苓、白术、升麻、人参、附子、肉桂、炮姜、炙甘草、白扁豆、猪苓、泽泻、炒黄米仁、山药之类,随候采用。

燥　门儿科

夫六气之中,惟燥治之尤难。盖燥万物莫甚于火。火者,十二经皆有之,当其阴阳和,脏腑强,荣卫固,寒热调,喜怒平,则诸经各适,火焰不冲,燥从何来?一有所伤,火乃踵起。如风郁不散,则因风火动而燥者;或热壅不除,因热愈热而燥者;或久病之后,阴虚火动而燥者。在外则皮毛枯槁,在上则咽干口燥,在中则烦渴不已。经曰:诸涩枯涸,干劲皴揭,皆属于燥。涸者,无水液也。干者,不滋润也。劲者,不柔和也。皴揭者,皮肤起裂也。涩者,如诸物湿则滑泽,干则涩滞。然乾为天而为燥金,坤为地而为湿土,故涩滞者,皆燥金之化,所以秋脉乃涩,皆因燥之使然。然燥之标由于风与火,而燥之本实根于脾与肾。盖脾精不能转输,而肾阴不能上奉,所以肺失化源,自见其象耳。治宜生津养血,滋阴润燥。倘寸强尺弱,由乎釜下无火,而锅盖干燥者,用水中补火之法。

凉膈散

见伤寒门。

黄连解毒汤

黄连　黄柏　山栀各等分。一方有黄芩

水煎服。

六味地黄汤

见痨瘵门。

方脉燥门合参

燥干者,肺金之体本燥,金受热化而更燥涩也。盖风能胜湿,热能耗液,经曰:风、热、火,同阳也;寒、湿、燥,同阴也。然燥、湿,小异也。燥金虽属秋阴,其性异于寒湿,反同于风、热、火也,如大便干涩,乃大肠受热,化成燥涩。又如瘫痪中风,皆因火热耗损血液,玄府闭塞,不能浸润,金受火郁不能发声,经云:肺主声,肢痛缓戾者,风湿热相致,而遂以偏枯,语音涩,手足不随也。经曰:诸涩枯涸,干劲皴揭,皆属于燥。夫金为生水之源,生化之源一绝,则不能溉灌周身,荣养百骸,故枯槁而无润泽也。经曰:金木者,生成之终始。又曰:木位之下,金气承之。盖物之化从于生,物之成从于杀,生之重,杀之轻,则气弹散而不收,杀之重,生之轻,则气敛涩而不通。敛涩则伤其分布之政,不惟生气不得升,而收气亦不得降,所以为燥涩也。更有肺、胃、肾三经,蕴蓄燥湿之气,而为三消之证者有焉。喻嘉言曰:胃

中津液干枯，虚火上炎之证，用寒凉药而火反升。徒知与火相争，用知母、贝母屡施不应，不知胃者，肺之母气也，《金匮》麦门冬汤，用麦冬、人参、粳米、甘草、大枣，大补中气，大生津液，则火退则津生，何燥之有？

火之累人已甚矣，况至于燥，又深于火之一层，盖由火至燥也。夫金体本燥，所以又能生水者，赖坤阴上输，得以水精四布，虽燥体而不至于燥也。迨至脾荣不足，肾阴又亏，火烁金伤，真脏乃见，生意既穷，化源复竭，金无生水之功，木失涵金之象，子母不能相生，阴道机关绝灭。由是心主血而血无以生，脾统血而血无以统，肝藏血而血无以藏，五内虚火愈炎，脏腑燥槁日甚，理宜重浊味药，峻补真阴，轻扬辛散，清理郁火，倘系丹田浮越之孤阳，理宜引归而藏纳者，当于补阴汤中，佐以收敛，弗事清理可也。但燥热之证，虽以有余，实为不足，一至补阴之功得力，则证渐见虚寒，万勿轻用寒凉，脾胃亦伤，化源之机更绝，所谓土死不救矣。故治火证，尚得当用寒凉，至于燥证，惟宜投以润剂。治风燥莫如养血，清热燥莫如壮水，奈古哲未之悉何也？张陈一得之管见，高明以为然否？至于更有冷燥一证，虽见便秘燥结，实由阴寒过极，如阳和之水，遇隆冬而成层冰燥裂也。古方有半硫丸之设，意深远矣。

地黄饮子

治消渴咽干烦躁。

人参　生地　熟地　黄芪　天门冬　麦门冬　泽泻　石斛　枇杷叶去皮、毛　枳实麸炒　甘草

水煎服。

甘露神膏锦囊秘方

治一切燥热，咳嗽吐血，干痨等症，神效。

甘露于草木上张布，设法收之，一盅　蜂白蜜大半盅　人乳一盅　人参自一二钱至四五钱

随证轻重，煎汁一盅，四汁并作一处，重汤炼浓，温和日服。

清心莲子饮

治心经蕴热作渴，小便赤色涩痛。

黄芩　麦冬　地骨皮　车前子　茯苓　黄芪　人参　柴胡各一钱　石莲子去心，二钱　甘草八分

水煎温服。

燥门要药

消火抑燥，如玄参、天花粉、桃仁泥、杏仁、瓜蒌子、苏子、玄明粉、生地、麦冬、黄芩、黄连、黄柏、大黄、丹皮、石斛、知母、竹沥、荆沥、诸油、诸乳、梨汁、藕汁之类，随候采用。

滋阴润燥，如麦冬、天冬、生地、熟地、玉竹、肉苁蓉、当归、芍药、阿胶、五味子、枸杞子、山萸肉、柏子仁、河车膏、牛膝、血余、蜂蜜、人乳、童便、胡桃、麻仁、黑芝麻之类，随候采用。

火　门儿科

夫火也，天非此则不能生物，人非此则不能有生，此论夫真火也。有属后天真火衰亡，是以邪火炽盛，而有虚火、实火、湿火、风火、郁火、阴火、五脏火、六腑火，游行不归经火，然总不可过投寒剂，而必欲其无火。譬如釜下无火，饭安得熟？但可暂抑亢炎以治标，因所因以调之而救本，则火各归诸经，而依然清凉世界矣。凡发而为病也，经曰：诸热瞀瘛；诸禁鼓栗，如丧神守；诸逆冲上；诸躁狂越；诸病浮肿，疼酸惊骇，皆属于火。诸痛痒疮，皆属心火。瞀者，神昏也。瘛

者，肉动抽掣也。因邪热伤神则瞀，亢阳伤血则瘈，是手少阳三焦经也。诸禁鼓栗，如丧神守者，盖心藏神，而主火。凡一气盛极，则胜我者反来制之，故心火热极，则乃寒生，是以鼓栗诸禁，如丧失保守形体之神矣，是手少阴心经也。诸逆冲上者，火性炎上之征也。诸躁狂越者，因热甚于外，则肢体躁扰，热甚于内，则神志躁动。狂者，狂乱而无定止。越者，乖越礼法而失常，因肾主志，心火旺则肾水衰，故失志而狂越躁动，烦热不宁者，又火之象，且火入于肺则烦，火入于肾则躁也。诸病浮肿者，以热胜于内，阳气郁滞也。为疼酸者，火在经也。惊骇者，火在脏也。总皆不离乎火。虽然浮肿酸疼，属于寒湿者不少，惊骇不宁，属于不足者恒多，故曰：有邪之热，内热而躁，无根之火，外热而躁。内热者，小便必浑浊，无根者，小便必清长。诸疮痛痒者，火盛则痛，火微则痒，皆属于心也。然心为君火，命门为相火，君相虽有二火，论其五行，则一于热也。五行之理，阴中有阳，阳中有阴，孤阴不长，孤阳不成，一物全备，五行递相济养，是谓和平。若变互克伐，是为兴衰，变乱失常，灾害由生，故水少火多，为阳实阴虚而病热，水多火少，为阴实阳虚而病寒。水生于金，能复润母燥，火生于木，反能害母形，故易以离火为兵戈，火上有水为既济，水在火下为未济，乃至理也。明乎此，则火之本源，洞见其微矣。

火者，气不得其平也。五脏六腑各得其平，则荣卫冲和，经脉调畅，何火之有？失其常度，则冲射搏击而为火矣。丹溪曰：气有余便是火。有本经自病者，如忿怒生肝火，劳倦生脾火之类是也。有五行相克者，如心火太盛，必克肺金，肝火太甚，必克脾土之类是也。有脏腑相移

者，如肝移热于胆则口苦，心移热于小肠则淋闭之类是也。又有他经相移者，有数经合病者。相火起于肝肾，虚火由于劳损，实火生于亢害，燥火本乎血虚，湿火因于湿热，郁火由于抑遏。又有无名之火，无经络可寻，无脉证可辨，致有暴病暴死者，诸病之中，火病为多，不可不察也。有以泻为泻者，大黄、芩、连之类是也。有以散为泻者，柴、葛升阳散火之类是也。有以滋为泻者，地黄、天冬壮水之主以制阳光是也。有以补为泻者，参、芪、甘草泻火之圣药是也。

三黄汤

治积热结滞脏腑，大便秘结，心膈烦躁。

黄连　黄芩　大黄煨,各等分
水煎服。

黄芩汤

治心肺蕴热，口疮咽痛膈闷，小便淋浊不利。

黄连　栀子仁　黄芩　麦门冬　木通
生地黄　泽泻　甘草各等分
水煎服。

四顺清凉饮

治一切积热丹毒，并喉咙热痛。

当归　甘草炙　赤芍药　大黄各等分
水煎服。

方脉火门合参

夫火之为病，其害甚大，其变甚速，其势甚彰，其死甚暴。盖以火性疾速，燔灼焚焰，飞走狂越，消铄于物，莫能御之。游行乎三焦，虚实有两途。曰君火者，犹人火也，曰相火者，犹龙火也。凡火性不妄动，不违于道，则禀位听命运行，造化生存之机得矣。奈何人在气交之中，多动少静，欲不妄动，其可得乎？故

凡动者，皆属火化。火一妄行，元气受伤，势不两立，偏胜则病，移害他经，事非细故，动之极也，病则死矣。经所谓一水不胜二火之火，然出于天造君相之外，又有厥阳脏腑之火，根于五志之内，而因六欲七情激之。其火随起者，如大怒则火起于肝，醉饱则火起于胃，房劳则火起于肾，悲哀动中则火起于肺，心为君主，自焚则死矣。故丹溪曰：火出五脏。经所谓一水不胜五火之火，盖五脏各有火，五志激之，其火随起。诸寒为病，必身犯寒气，口食寒物而得也，非若诸火为病，皆自内作者也。凡脉虚则浮大，实则洪数，药之所主，各因其属。如君火者，心火也，可以湿伏，可以水灭，可以直折，黄连之属，可以制之。相火者，龙火也，不可以水湿折之，从其性而伏之，惟黄柏之属可以降之。虽然，泻火之法，岂止如此，虚实多端，不可不察。以脏气司之，黄连泻心火，黄芩泻肺火，芍药泻脾火，柴胡泻肝火，知母泻肾火。此皆苦寒之味，能泻有余之火耳。若饮食劳倦，内伤元气，火不两立，为阳虚之病者，宜以甘温之剂除之，如黄芪、人参、甘草之属。若阴微阳强，相火炽盛，以乘阴位，日渐煎熬，为血虚之病者，宜以甘寒之剂降之，如当归、地黄之属。或心火亢极，郁热内实，为阳强之病者，宜以咸冷之剂折之，如大黄、朴硝之属。若肾水受伤，真阴失守，无根之火，为阴虚之病者，宜以壮水之剂制之，如生地黄、玄参之属。若右肾命门火衰，为阳脱之病者，宜以温热之剂济之，如附子、干姜之属。若胃虚过食冷物，逼退阳气于脾土，而为火郁之病者，宜以升散之剂发之，如升麻、葛根之属。倘不明此而治之，难免实实虚虚之祸矣。

夫火与元气，势不两立，故火之盛者，即气之衰也。是以元气者，水火之根，气血之母，虽为有生之本，实为无形之虚。凡有所伤，多患不足，故有余之疾病，皆正气之衰微。盖人身五脏六腑、十二经络、三焦包络，皆一气之流行，安有所谓火哉？火者，即气之不得其平而为之也，故曰捍卫冲和不息之谓气，扰乱变动之谓火。五行各一，惟火有二。曰君火，人火也；相火，天火也。凡动皆属火，而其所以易于动者，皆相火之助也。相火寄于肾肝，见于天者，犹之龙雷，东垣谓为元气之贼，以其暴悍酷烈，有甚于君火也。使善处而制之以静，则元阳蓄焉。五火寂然不作，惟有补裨造化，为生生不息之用，有何贼之患哉？所以六气之序，君火在前，相火在后，前者肇物之生，后者成物之实，此君相二火之用也。若夫所谓火与元气，势不两立，一胜一负，此论壮火而非少火也。然阳火利于正治，阴火利于从治。凡自劳役辛苦及感冒而致者，皆为伤其阳火也，补中汤。自劳心思虑及房欲而得者，皆为伤其阴火也，地黄汤。有谓阳盛则阴衰，火盛则水衰，故用大苦大寒之药，抑阳而扶阴，泻其亢甚之火者，而救其欲绝之水也。然非实热不可轻投，盖有根之火，有病病以当之，无根之火，元气受伤而立败，故曰：误服寒凉者立死。此治阴阳二火之大略，实至当不易之经纶也。

火郁当发，兼宜审看何经？如轻者可降，重者则从其性而升之。丹溪云：实火可泻，如黄连解毒汤之类。虚火可补，如四物汤之类。气有余便是火，不足者是气虚。人壮气实火盛癫狂者，可用正治，人虚火盛狂者，若投正治即死，宜补阴，火即自降。凡火盛者不可骤用凉药，必兼温散。有可发者，如风寒外束者可发，郁火可发。气从左边起者，乃肝火也。气从脐下起者，乃阴火也。气从脚下起入腹如火者，乃虚之极也。盖火起于九泉之下，其证多死，倘能清心绝欲，养阴滋肾，使真阴得复，亦可挽回。若徒事服药，而不守禁忌，多致不救。外用附子末津调敷涌泉穴，乃引火下行之义也。阴虚火动者难治。凡小便降火最速。龟板补阴，乃阴中之至阴也。生甘草缓火邪，木通下行，泻小肠火。人中白泻肝火，须风露中二三年者佳。人中黄大凉，治疫病须多年者佳。山栀子仁大能降郁火，从小便泄去，其性能屈曲下降，亦能治痞块中火邪。

清心汤

即凉膈散加黄连。

连翘　山栀子　大黄　薄荷叶　黄芩　甘草　朴硝　黄连

加蜜少许，竹叶十片，水煎温服。

大金花丸

治诸热寝汗咬牙，尿血淋闭，衄血喘嗽。

黄连　黄柏　黄芩　大黄各等分

如自利，去大黄加栀子，名栀子金花丸，又名既济解毒丸，为末，水丸，如小豆大。每服二、三十丸，新汲水下。

防风当归饮子

治脾肾真阴虚损，肝心风热郁甚，或表热而身热恶寒，或里热而躁热烦渴，或邪热半表半里，进退出入不已，而为寒热往来，蓄热极深，里热极甚，阳极似阴而寒战，腹满烦渴躁热者，一切风热壅滞等证，用此宜通气血并效。

防风　当归　白芍　柴胡　黄芩　人参　甘草　大黄各一两　滑石六两

每服三钱至五钱，姜、水煎服。

按：前方大黄泻阳明之湿热，从大便出，滑石降三焦之妄火，从小便出，黄芩以凉膈，柴胡以解肌，防风以清头目，人参、甘草以补气，当归、芍药以补血，泻心肝之阳，补脾肾之阴，而无半味辛香燥热之药，真治风热燥热湿热挟虚之良剂。但因虚致火者，非其所宜。

滋肾丸

治不渴小便闭，邪热在血分也。

知母二两，酒浸，阴干　肉桂二钱五分　黄柏二两，细锉，酒拌阴干，炒

上知母、黄柏气味俱阴，以其同肾气，故能补而泻下焦火也。桂与火邪同体，故曰：寒因热用。凡诸病在下焦，皆不渴也。熟水为丸，百沸汤下。

火门要药

清散外入之火，如薄荷、黄芩、防风、荆芥、连翘、升麻、葛根、黄连、黄柏、大黄、犀角、羚羊角、柴胡、赤芍药之类，随候采用。

清理中郁之火，如山栀、便制香附、青黛、青蒿、龙胆草、黄连、黄芩、射干、芦根、石膏、竹茹、竹叶、兰叶、葛根、连翘之类，随候采用。

滋降下起之虚火，如龟甲、鳖甲、地黄、丹皮、玄参、麦冬、五味子、地骨皮、牛膝、黄柏、秋石、童便、人中白之类，随候采用。

温熄肝肾龙雷之火，如黑姜、附子、肉桂、熟地、山茱、丹皮、山药、茯苓、泽泻、麦冬、牛膝、五味子之类，随候采用。

滋养脾胃炉中之火，如人参、黄芪、白术、当归、炮姜、附子、补骨脂、炙甘草、五味子之类，随候采用。

冯氏锦囊秘录杂证大小合参卷十

海盐冯兆张楚瞻甫纂辑
男　乾元龙田
门人罗如桂丹臣同校
男　乾吉佑民

伤寒大小总论合参

伤寒一证，幼科方论甚少，故为总论合参，庶由深而得浅易耳。

仲景曰：冬时严寒，万类深藏，君子固密，不伤于寒，冒触之者，乃名伤寒。然小儿之伤寒，与大人无异，所异治者，夹惊而已。但八岁以下无伤寒，不过感冒伤风，故散利败毒，尤非幼稚所宜也。凡冬日受寒，至春阴与阳气相搏而发，先夏至日者为病温，后夏至日者为病暑。惟自霜降以后，春分以前，体中寒邪杀厉之气，而即壮热头疼者，方是正伤寒也。复有冬日大温而病，名曰冬温，至三四月或有暴寒卒冷，其时阳气尚弱，为寒所折，病热则轻，五六月阳气已盛，为寒所折，病热则重，七八月阳气已衰，为寒所折，病热亦微，此皆时行瘟疫，为类伤寒也。故君子春夏养阳，秋冬养阴，顺天地之刚柔，冒触之者，其病伏焉。经曰：春伤于风，邪气留连，乃为洞泄。风气通肝，肝以春旺，木胜脾土，故洞泄生也。夏伤于暑，秋为痎疟。夏热已甚，秋阳复收，阳热相攻，则为痎疟。痎，老也，亦曰瘦也。秋伤于湿，上逆而咳，秋湿既胜，冬

水复旺，水来乘肺，故咳逆病生。发为痿厥。湿气内攻则咳逆，外散筋脉则痿弱。冬伤于寒，春必温病。冬寒且凝，春阳气发，寒不为释，阳怫于中，寒怫相持，故为温病。其有即发而为病者，谓之伤寒，言其病之原也。《内经》谓之病热，言其病之候也。盖风则伤卫，寒则伤荣，荣得寒则痛，卫得风则热。风寒一伤，使人毫毛笔直，皮窍闭而为热，名曰伤寒。始病三日，病传三阳。一二日太阳受病，其络上连风府，故必身热头疼，腰脊卒强，脉则尺寸俱浮。二三日阳明受病，其脉起于鼻，络于目，故必鼻干目疼，身热而卧不宁。经曰：胃不和，则卧不安。脉则尺寸俱长。三四日少阳受病，其脉循胁通耳，故胁痛而耳聋，脉则尺寸俱弦。如脉不沉细而带数，且犹恶风恶寒，见人藏身，引衣密隐，是为表证，未入于腑，俱可取汗而已。若四五日，尺寸俱沉细者，是太阴受病也。其脉布胃中，络于嗌，故必腹满而嗌干，脾经壅而成热。五六日少阴受病，尺寸俱沉，其脉贯于肾，络于肺，故必口燥舌干而渴，至此而热气渐深矣。六七日厥阴受病，尺寸俱缓，其脉循阴器，络于肝，故必烦满，舌卷囊缩而搐。此热气已尽聚于内，极深极重，阳热既极，阴

气消亡，故必出头露面，扬手掷足，掀衣气粗，口渴烦躁。如有便结等候，宜用大承气汤下之，以承领其一线之阴，使阴气不尽，为阳所劫，因而得生者多矣。既有下多亡阴之大戒，复有急下救阴之活法。故曰一二日可发表而散，三四日宜和解而痊，五六日便实，方可议下，七八日不解，又复再传。如遇传分不依日数，或两感等证则又不可一例也。如不两感于寒，不加异气，则七日太阳病衰，头痛少愈；八日阳明病衰，身热少歇；九日少阳病衰，耳聋微闻；十日太阴病衰，腹减如故而思饮食；十一日少阴病衰，渴止津生，已而能嚏；十二日厥阴病衰，囊缩自愈，小腹亦平，其邪皆去，则病人精神自爽也。若至六七日而头痛更甚，此又于太阳传起，以至厥阴，名曰二候。若至十三日而病复如是，是谓三候。一候则病，二候病甚，三候病必危矣。正气内虚，邪气独胜，故热不已也。脉若尺寸俱沉陷者，是属阳亡，必死之候。然伤寒有合病、有并病，或呕、或痢者，何也？合病者，三阳俱受其邪，脉候皆现，相合同病，而不传者是也。并病者，如太阳病尚未解，即并与阳明俱病，二阳相并，而共病是也。然阳气太盛，则里气不宁，因上逆而为呕，或下行而为痢矣。脉若阴阳俱盛而紧涩者，是伤寒病热未痊之脉也。如再感于寒，则寒热相搏，变为温疟。若阳脉洪数，阴脉实大，此内外俱热之脉也。如更感温热之气，则又变为温毒。温毒者，表里俱热，为病最重也。然伤寒再经，有阳结，有阴结。阳结者，不大便而能食，其脉浮数者是也。阴结者，大便硬不能食，其脉沉迟者是也。阳结必于十七日而解，阴结必于十四日而解者，何也？十七日，是传至少阴肾经也。肾为水，阳为火，水制火，故结自解也。十四日是传至阳明胃

也。胃属土，阴为水，土制水，故结自解也。总阳遇阴解，阴遇阳解耳。然伤寒治法，宜和解便宜和解，可汗便宜汗之，可下便宜下之。阳盛阴虚，则邪乘虚而入于里，下之则除其内邪而愈，汗之则竭其津液而死；阴实阳虚，则邪仅客于腠理而未能入，汗之则邪自解而愈，下之则邪尽入而凶。亦有身战大汗而解者，是邪与正争，正气胜邪，乃大汗而解。有不汗不战而解者，因内无津液，故不汗耳，其身必微痒。若欲解而身反大热者，是邪气还表也。至若热久而不已者，是内亡津液，阴虚不能退阳。胃虚者，补土以藏阳，阴虚者，养阴而退火，则余热自已也。若在初起一二日间，又非津液枯少，如连汗三剂而不汗出者，是邪气恣盛，阳不能胜，必成大疾而死。若谵语狂烦者，是阳证也。其脉浮大者生，沉细者死。又若额上汗多而喘，小便下利而频，是阳气上逆，阴气下流，而阴阳离矣。如体形不仁，振振恶寒者，是荣卫绝而阳亡也。如水浆不入者，是胃气绝也。如发热不已，身汗如油，喘不休者，是正气脱而邪气胜也。此等之证，并决必死。

小儿之伤寒，二三日散得为妙。盖元气未足，不能耐病。如日久深入经络，则搏耗气血，而成慢惊者有之；或邪气不散，余热不退者有之；或行动不调，变成劳复者有之；或脾虚饮食不化，为食复者有之；或邪热未退，复感于寒，变疟疾者有之。凡暮热朝凉为阴虚，若日晡潮热为胃实，盖平旦属少阳，日中属太阳，日晡属阳明，伤寒证中，日晡潮热为胃实，无虚证耳。

伤寒专祖仲景。凡读仲景书，须将伤寒与中寒分为两门，逐一辨明，庶不使阴阳二证混乱。夫伤寒治之得其纲领，分以邪正虚实，真假寒热，则治之不难也。若

求之多歧，则支离矣。先以阳证言之，夫既云伤寒，则寒邪自外入内而伤之也。其入则有浅深次第，自表达里，先皮毛，次肌肉，又次筋骨肠胃，此其渐入之势也。风寒之初入，必先太阳，寒水之经，使有恶风、恶寒、头痛、脊痛之症。寒郁皮毛是为表证，脉浮紧无汗为伤寒，以麻黄汤发之，得汗为解。然邪之所凑，岂有定所，亦不必拘以传毕六经而方愈。故仲景立法，言在表发汗，在中和解，在里攻下，随其邪之所在而驱散之，不过使邪热退而正气复行耳。若浮缓有汗为伤风，用桂枝汤散邪，汗止为解。若无头疼恶寒，脉又不浮，此为表证罢而在中，中者何？表里之间也，乃阳明少阳之分，脉不浮不沉，在乎肌肉之间，谓皮肤之下也。然有二焉，若微洪而长，即阳明脉也。外症鼻干不眠，用葛根汤以解肌。脉弦而数，少阳脉也。其证胁痛耳聋，寒热往来而口苦，以小柴胡汤和之。盖阳明少阳不从标本，从乎中治也。若有一毫恶寒，尚在表也。虽入中，还当兼散邪，过此为邪入里，为实热。脉沉实洪数有力，外症不恶风寒而反恶热，谵语大渴，掀衣气粗，扬手掷足，四肢燥热，身轻易于转侧，六七日不大便，明其热入里而肠胃燥实也。轻则大柴胡汤，重则三承气汤，大便通而热愈矣。以阴证言之，初起便怕寒，手足厥冷，或战栗，身静气短少息，目不了了，水浆不入，二便不禁，喜向壁卧，闭目不欲见人，唇口不红，倦卧不渴，腹痛腹满，呕吐泄泻，或口出涎沫，面惨息冷，引衣自隐，身重难于转侧，不发热而脉沉迟，或细数无力，此自阴经受寒，即真阴证。不从阳经传入热证治例，更当看外证何如，轻则理中汤，重则姜附汤、四逆汤以温之，不可少缓。经所谓：发热恶寒者，发于阳也。无热恶寒者，发于阴也。

此法人皆知之。至于发热面赤，烦躁，揭去衣被，脉大无力者，人皆不识，认作阳证，误设寒药，死者多矣。不知阴证，不分热与不热，不论脉之浮沉大小，但指下无力，重按全无，便是伏阴，急与五积散一服，通解表里之寒。若内有沉寒，必须姜、附温之。若作热治，而用凉药，则渴愈甚而躁愈急，岂得生乎？此取脉不取证也。

寒中于表宜汗，寒中于里宜温，盖人之一身，以阳气为主。经曰：阳气者，若天与日，失其所，则折寿而不彰。寒者，阴惨肃杀之气也。阴盛则阳衰，迨至阳竭阴绝则死矣。仲景著书，先从伤寒以立论者，诚欲以寒病为纲，而明其例也。其在三阳者，则用桂、麻、柴、葛之辛温以散之。其在三阴者，非假姜、附、桂、萸之辛热，参、术、炙草之甘温，则无以袪其阴冷之邪，而复其若天与日之阳也。诸伤寒湿者，视此皆可以类推为治矣。何后人不明病情之至理，竟将伤寒立一门，设一局，过求其端，反增其惑，尚异立设，流散无穷。凡遇病者头疼发热，即谓伤寒，太阳受邪，实非其病，必加是法，默受夭枉，不可胜数。张深悯其厄，谨竭鄙见，有《评伤寒论》一篇，列于一卷之内，痛言其弊，幸高明鉴诸。

六腑属阳，若阳经受寒，邪先发于太阳。五脏属阴，若阴经受寒，邪必发于太阴。阳经发病，必先疏表清利邪热，六七日后愈。阴经发病，必须温托，扶正却邪。脏病无泻法，二七后乃愈。故伤寒者，由皮毛而后入脏腑，初虽恶寒发热，而终为热证，其人必素有火者。中寒者，直入脏腑，始终恶寒，而并无发热等症，其人必无火者。一则发表攻里，一则温中散寒，两门判然明白，何至混杂于中，而使后人疑误耶？然相传拘于七日者，盖以五脏之传，十二时奇而传一经，则七日始能传遍也。况天地之气，七日来复，人之胃气，亦从七日复也。

太阳经，表之表也，行身之背。阳明经，表之里也，行身之前。少阳经，半表半里也，行乎两胁之旁。过此则少阴、太阴、厥阴，俱入脏而为里。凡伤寒温疫初发，邪在于表，必头疼身热，病属三阳，即于此时急表散之。如冬月即病，宜用辛温、辛热以汗之。春温夏热，宜用辛凉、辛寒、甘寒以汗之，汗后身凉脉静，无所伤犯，病不复作而愈。如投药濡滞，或病重药轻，不散之于表，致邪热内结，病属三阴，须下乃愈。内虚之人，不胜下药，多致危殆。种种难治，皆失于不早散也。

中寒之证，身强口噤，眩运无汗，或自汗者，腠理素虚而阳微也。伤寒发热，中寒不发热，以此为异，盖阳动阴静，阴寒既郁而成热，遂从乎阳，传变不一，靡有定方。不热者，阴邪一定而不移，则不变也。外寒所受皆同，惟里之有火无火，所以为中为伤乃异耳。

《医贯》云：阴毒病者，肾本虚寒，或伤冷物，或感寒邪，或汗后亡阳，以致手足指甲皆青，腹中绞痛，四肢逆冷，虚汗恍惚，郑声呕吐，倦怠身痛，六脉沉微，或尺衰寸盛，或沉细而急者，四逆汤、理中汤。无脉者，通脉四逆汤。阴毒，甘草汤，脐中葱熨气海、关元，著艾灸之，乃用温和补气之药，通其内外，以复阳气。若俱不效，死证也，五日内可治，六七日不可治。然阴证而见阴候，人易知之，至于反常，则不易晓，如发热面赤烦躁，揭去衣被，饮冷脉大，误认为阳证，投寒药死者多矣。必须凭脉下药，不问浮沉大小，但指下无力，按至筋骨全无力者，必有伏阴在内，所以逼阳在外，断不可与凉药，所谓阳欲暴脱者，外显假热

也。故读伤寒书而不读东垣书，则内伤不明，而杀人多矣。读东垣书而不读丹溪书，则阴虚不明而杀人多矣。读丹溪书而不读薛氏书，则真阴真阳不明而杀人亦多矣。东垣曰：邪之所凑，其气必虚。世间内伤者多，外感者间而有之，此一"间"字，当作五百年间出之间，甚言其无外感也。东垣《脾胃论》与夫《内伤外感辨》，深明饥饱劳逸发热等证，俱是内伤，悉类伤寒，切戒汗下，以为内伤多，外感少，只须温补，不必发散，正气得力，始能推出寒邪。外感多而内伤少，温补中少加发散，以补中益气汤一方为主，加减出入。如内伤兼伤寒者，以本方加麻黄；兼伤风者，本方加桂枝；兼伤暑者，本方加黄连；兼伤湿者，本方加羌活。实万世无穷之利，东垣特发明阳虚发热之一门也。然世间真阴虚而发热者十之六七，亦与伤寒无异，反不及论，何哉？今之人一见发热，则曰伤寒，须用发散，发散而毙，则曰先贤之治法已穷，岂知丹溪发明之外，尚有不尽之旨乎？予尝于阴虚发热者，见其大热面赤口渴烦躁，与六味地黄大剂，一服即愈。如见下部恶寒足冷，上部渴甚躁极，或欲饮而反吐，即以六味汤中加肉桂、五味，甚则加附子，冷饮下咽即愈，以此活人多矣。再举伤寒口渴一症言之，邪热入于胃腑，消耗津液故渴，恐胃汁干，急下之以存津液。其次者，但云欲饮水者，不可不与，不可多与，并无治法，纵有治者，徒知以芩、连、栀、柏、麦冬、五味、花粉，甚则石膏、知母以止渴，此皆有形之水，以沃无形之火，徒使与火相争，安能滋肾中之真阴也？若以六味地黄大剂服之，其渴立愈，何至传至少阴，而成燥实坚之证乎？既成燥实坚之证，仲景不得已而以承气汤下之，此权宜之霸术，然谆谆有虚人老弱人之禁，故以

大柴胡代之，陶氏以六乙顺气汤代之，岂以二汤为平易乎？代之而愈，所丧亦多矣。况不愈十之八九哉！当时若多用六味地黄饮子大剂服之，取效虽缓，其益无穷。况阴虚发热者，小便必少，大便必实，其上证口渴烦躁，与伤寒无异，彼之承气者，不过因亢则害，下之以承真阴之气也。今直探其真阴之源而补之，如亢旱而甘霖一施，土水皆濡，顷刻为清凉世界矣，何不可哉？况肾水既虚矣，复经一下之后，万无可生之理，慎之，慎之！此赵氏之创论，实探本穷源之学也。

按：阴盛格阳，阳盛格阴，二证至为难辨。盖阴盛极而格阳于外，外热而内寒，阳盛极而格阴于外，外冷而内热，经所谓："重阴必阳，重阳必阴，重寒则热，重热则寒"是也。当于小便分之。便清者，外虽躁热，而中必寒；便赤者，外虽厥冷，而内实热。再看口中燥润及舌苔浅深，盖舌为心苗，应南方火，邪在表，则未生苔，邪入里，津液搏结则生苔而滑，苔白者，丹田有热，胸中有寒，邪在半表半里也。热入渐深，则燥而涩，热聚于胃矣，宜用承气、白虎。若热病口干舌黑，乃肾水行于心火，热益深而病笃矣。然亦有苔黑属寒者，必舌无芒刺，口有津液。即小便之赤白，口中之润燥，舌苔之滑涩，亦皆因乎津液之荣枯，未足凭以遽断寒热也。故尤宜以脉之有力无力细辨之。总之，医家治者，须随机应变，活泼泼地，不可胶执一方，不可泥滞一药，不必以药治病，惟以药治脉可也。古今气运不同，旧方新病，何能符合？只可读其书，广其义，考其方，得其理，潜心默究，自得其神，即罗氏譬之折旧料而改新房，务必工稳耳。

外感头痛，常常而痛，痛犹外束也。内伤头疼，时作时止，痛犹内胀也。此由血虚，而虚火冲入泥丸宫也。内伤手心热，手背不热；外感手背热，手心不热。

治阴证以救阳为主，治伤寒以救阴为主。然伤寒纵有阳虚当治，必看其人血肉充盈，而阴分可受阳药者，方可回阳。若面黧舌黑，身如枯柴，一团邪火内燔者，则阴已先尽，焉敢回阳，益劫其阴耶？

《伤寒论》曰：阴证得阳脉者，生。阳证得阴脉者，死。人皆奉其言，未知绎其义。夫正虚邪旺，久而不瘥，但与补正，则邪自除，此必见虚衰之阴脉也。正气实者，多见阳脉，正气虚者，多见阴脉。证之阳者，假实也。脉之阴者，真虚也。陈氏曰：心察阴证，不论热与不热，惟凭脉用药，百无一失。不论脉之浮沉大小，但重按无力便是伏阴，忌用凉剂，犯之必死。然则沉小者，人果知为阴脉，不知浮大者，亦有阴脉也。凡内伤元气者，脉皆无力，不可不辨。是知诸病，千变万化，只虚实二字尽之，不独伤寒一证也。盖一实一虚，邪正相为胜负，正胜则愈，邪胜则死。正气实者，即感大邪，其病亦轻。正气虚者，即感微邪，其病亦甚。故凡气实而病者，但去其邪，攻之无难。挟虚而病者，不补其虚，邪何能退？奈有伤寒无补法之语，以致虚证伤寒，固执束手待毙，良可叹也！独不观仲景为伤寒之祖，立三百九十七法，脉证之虚寒者，一百有余，定一百十三方，用参者三十，用桂、附者五十余，即东垣、丹溪、节庵，亦有补中益气，回阳返本，温经益元等汤，未尝不补也，孰谓伤寒无补法耶？况今人患挟虚伤寒者，十尝六七，虚证类伤寒者，十有八九。每因此语为误，虚而不补，且复攻之，危亡立待。殊不知发散而汗不出者，津液枯槁，阴气不能外达也。人知汗属于阳，升阳可以解表，不知汗生于阴，滋水即所以发汗也。清解而热不退者，阳无阴敛，阴不足也。人但知寒凉可以去热，不知养阴即所以退阳也。元阳中虚，以致阴寒内袭者，壮元阳即所以散外寒也。脾胃正虚，而元阳不能藏纳，以致余热潮热不已者，补脾胃即所以敛浮阳也。要知正气不足，则邪气有余，正不胜邪，邪必不解，正气一壮，邪无容地，不散表而表自解，不攻邪而邪自退。今人不论虚实，一见发热等症，便以攻邪为主，邪气未去而正气受伤，此皆一言之祸也。自仲景以来，名贤代起，立言不患不详，患其多而惑也。陶节庵曰：得其要领，易于拾芥，脉证与理而已。求之多歧，则支离繁碎，如涉海问津矣。脉证者，表里、阴阳、虚实、寒热也。理者，知其常通其变也。多歧者，蔓衍之方书也。

夫秋冬伤寒，真伤寒也。春夏伤寒，寒疫也。与受久而后发之温病、热病，自是两途，岂可同治？且人惟知有外伤寒，而不知有内伤寒，即讹作房劳阴证，非也。凡冷物伤中而得，便是内伤阴证，不独房劳然也。房劳未常不病，阳证头痛发热者，但不可轻用凉药耳。若以曾犯房劳，便为阴证，必用温药。若以并无房事，便为阳证，必用凉药，不据脉而惟问候，则杀人多矣。故曰：阳证多得之于风寒暑湿，邪生于太阳，外入者也。阴证多得之于饮食起居七情，邪生于少阴，内起者也。伤寒内伤者，十居八九。救里解表，霄壤不同。桂枝下咽，阳盛则毙，承气入胃，阴盛则亡，可不辨乎？合而言之，真知其为阳虚也，则用补中益气汤；真知其为阳虚直中也，则用附子理中汤；真知其为阴虚也，则用六味肾气汤；真知其为阴虚无火也，则用八味肾气汤。其间有似阴似阳之假证也，则用寒因热用之法从之，不可少误，惟以补正为主，不必攻邪，正气得力，自然推出寒邪，汗出而

愈。攻之一字，仁人之所恶也。百战百胜，战之善者也。不战而屈人之兵，善之善者也。故曰：善战者，服上刑。

有元气素弱，色欲过度，腠理疏豁，寒邪乘虚而直入于三阴之经，故曰：阴证，乃初起不见热证之暴病也。若不即治，反逼虚阳上攻，而见面赤烦躁等热证，名阴盛格阳，一名阴极似阳，其躁时欲坐卧于泥水井中，口虽烦渴，不欲饮水，如脉洪数无力者，是阴虚而假虚阳上乘也，八味地黄汤加牛膝、五味子主之。六脉沉微无力者，阳虚之真象也，参、术、附、桂之类主之。有病本属阳，未传入里，误服凉药，过饮冷水，变为阴证，或过食冷物，或食后复饮冷水，变为食阴之病者，皆当从阴治，但重在温中，故只用炙草、术、附、姜、桂，而不用地、茱、桂、附也。若脉虽无力，外症身热，自汗体倦，手足心热，忽时作寒，口不知味，出言懒怯者，此属内伤元气，自当补中，如人参养荣汤，或补中益气汤，不必用峻补及桂、附大热之药也。然人之有生者，惟赖一阳气也。凡亡阳六脉沉微者，则元阳欲脱，命悬如缕，即峻加补益，无如草木之性，亦必假人正气以生。若人本气不固，药力从何鼓舞？势如脱空填补，故少旺复虚，虚复峻补，药力一过，势复虚赢，惟宜细心详察，阴长救阳，阳长救阴，接续勿间，不可少偏，不可少缓。务使阳先生而阴后长，勿使阴气胜而阳乃亡。七日五脏传遍，半月节令一交，则真气借此发生根固，方无暴脱。然脱证惟以救阳为重者，盖人阳气一分不尽则不死，故阳为生长之机。若以补阴，阴道难长，徒使亡阳也。况命火安于位者，百病不生。凡诸疾之作者，必由真火离于位也。是以治者，百病虽殊，可不保重此火，以为去病之基耶？张陈管见，明者达之。

凡七分外感，三分内伤，则治外感药中，宜用缓剂小剂，及姜、枣和中为引，则无大动正气之患。若七分内伤，三分外感，则用药全以内伤为主，略加表药一味，或热服以助药势，则邪自散。盖中虚之人，稍有外感，即能致病。非若壮实之人，必邪气重盛，方能发病也。况外感微邪，只犯气分清道，原不传经犯内，故无重汗重下之法，惟调和荣卫，则邪自解于表，调和谷气，则元自复于中。若妄攻绝食，益虚其虚，愈增其困矣。

温病郁病论

《医贯》曰：冬时严寒杀厉之气，触冒之而即时病者，乃名伤寒。不即发者，寒毒藏于肌肤，至春变为温，至夏变为暑病。暑病者，热极重于温也。既变为温，则不得复言其为寒，不恶寒而渴者是也。其麻黄、桂枝，为即病之伤寒而设，与温热何与？受病之原虽同，所发之时则异，仲景治之，当别有方，缘皆遗失而无征，是以各家议论纷纷，至今未明也。然则欲治温病者，将如何？予有一法，请申明之。经曰：不恶寒而渴者是也。不恶寒，则知其表无寒邪矣。曰渴，则知肾水干枯矣。盖缘其人素有火者，冬时触冒寒气，虽伤而亦不甚，惟其有火在内，寒亦不能深入，所以不即发。而寒气伏藏于肌肤，自冬至三四月，历时既久，火为寒郁于中亦久，将肾水熬煎枯竭。盖甲木，阳木也，藉癸水而生，肾水既枯，至此时强木旺，无以为发生滋润之本，故发热而渴，非有所感冒也。海藏谓新邪唤出旧邪，亦非也。若复有所感冒，又当恶寒矣。予以六味地黄滋其水，以柴胡辛凉之药舒其木郁，随手而应。此方活人者多矣，又因此而推广之。凡冬时伤寒者，亦是郁火证，

其人无火，则为直中矣。惟其有火，故由皮毛而肌肉，肌肉而脏腑，今人皆曰寒邪传里，寒变为热，既曰寒邪，何故入内而反为热？又何为而能变热耶？不知即是本身中之火，为寒所郁而不得泄，一步反归一步，日久则纯热而无寒矣。所以用三黄解毒，解其火也。升麻、葛根，即火郁发之也。三承气，即土郁则夺之。小柴胡汤，木郁达之也。此理甚简而易，只多了传经六经诸语，支离多歧。凡杂证有发热者，皆有头疼项强，目痛鼻干，胁痛口苦等症，何必拘为伤寒局伤寒方以治之也。予于冬月正伤寒，独麻黄、桂枝二方，作寒郁治，其余俱不恶寒者，作郁火治，此赵氏之创论也。闻之者，孰不骇然？及阅虞天民《至人传》曰：传经伤寒是郁病，及考之《内经》，帝曰：人伤于寒，而传为热，何也？岐伯曰：寒气外凝，内郁之理，腠理坚致，玄府闭密，则气不宣通，湿气内结，中外相薄，寒盛热生，故人伤于寒，转而为热，汗之则愈，则外凝内郁之理可知。观此则伤寒为郁火也，明矣。

经曰：木郁则达之，火郁则发之，土郁则夺之，金郁则泄之，水郁则折之。然调其气，过者折之，以其畏也。所谓泻之，注《内经》者，谓达之、吐之也，令其条达也。发之、汗之也，令其疏散也。夺之、下之也，令其无壅凝也。泄之，谓渗泄解表，利小便也。折之，谓制其冲逆也。谓凡病之起，多由于郁，郁者，抑而不通之义，《内经》五法，为因五运之气所乘而致郁也。丹溪云：气血冲和，百病不生，一有怫郁，诸病生焉。又制为六郁之论，立越鞠丸以治郁，曰气、曰湿、曰热、曰痰、曰血、曰食，而以香附、抚芎、苍术，开郁利气为主，谓气郁而湿滞，湿滞而成热，热郁而成痰，痰滞而血不行，血滞而食不消化，此六者，相因为

病者也。此说出而《内经》之旨始晦，《内经》之旨又因释注之误则复晦，此郁病之不明于世久矣。苟能神而明之，扩而充之，其于天下之病，思过半矣。且以注《内经》之误言之，其曰达之，谓吐之，吐中有发散之义。盖凡木郁，乃少阳胆经半表半里之病，多呕酸吞酸症，虽吐亦有发散之益，但谓无害耳。焉可便以吐字赅达字耶？达者，畅茂调达之义，王安道曰：肝性急，怒气逆，肤胁或胀，火时上炎，治以苦寒辛散而不愈者，则用升发之药，加以厥阴报使而从治之。又如久风入中为飧泄者，及不因外风之入而清气在下为飧泄者，则以轻扬之剂，举而散之。凡此之类，皆达之之法也。火郁则发之。发之，汗之也，东垣升阳散火汤是也。使势穷则止，其实发与达不相远，盖火在木中，木郁则火郁，相因之理。达之，即所以发之，即以达之之药发之，无有不应者，但非汗之谓也。汗固能愈，然火郁于中，未有不蒸蒸汗出，须发之得其术耳。土郁夺之，谓下夺之，如中满腹胀，势甚而不能顿除者，非方轻之剂可愈，则用咸寒峻下之剂，以劫夺其势而使之平，此下夺之义也。愚意谓夺不止下，如胃亦土也，食塞胃中，下部有脉，上部无脉，法当吐，不吐则死。《内经》所谓高者因而越之，以吐为上夺，而衰其胃土之郁，亦无不可。金郁泄之，如肺气膹满，胸凭仰息，非解利肺气之剂，不足以疏通之，只"解表"二字，足以尽泄金郁之义，不必更渗泄利小便，而渗利自在其中。况利小便，是涉水郁之治法矣。独水郁折之难解，愚意"然调其气"四句，非总结上文也。乃为"折之"二字，恐人不明，特反复说此四句，以申明之耳。意谓水之郁而不通者，可调其气而愈。如经曰：膀胱者，州都之官，津液藏焉，气化则能出矣。肺为肾水上源，凡水道不通者，升举肺气，使上窍通则下窍通。其过者，淫溢于四肢浮肿，如水之泛滥，须折之以其畏。水之所畏者，土也，土衰不能制之，而寡于畏，故妄行。兹惟补其脾土，俾能制水，则水道自通，不利之利，即所谓泻之也。如此说，则"折"字与"泻"字于上文接续，而"折之"之义益明矣。然东方先生木，木者，生生之气，即火气空中之火，附于木中，木郁则火亦郁于木中矣。不特此也，火郁则土自郁，土郁则金亦郁，金郁则水亦郁，五行相因，自然之理，朱子所谓节节推去，可知可尽，惟其相因也。予以一方治其木郁，而诸郁皆因而愈。一方者何？逍遥散是也。方中惟柴胡、薄荷二味最妙，盖人身之胆木，乃甲木少阳之气，气尚柔嫩，象草穿地，始出而未伸，此时如被寒风一郁，即萎软抑遏而不能上伸，不上伸则下克脾土，而金水并病矣。惟得温风一吹，郁气即畅达，盖木喜风，风摇则舒畅，若寒风则畏矣。温风者，所谓吹面不寒杨柳风也，木之所喜也。柴胡、薄荷，辛而温者。惟辛也，故能发散。温也，故入少阳。古人立方之妙如此。其甚者，方中加左金丸，左金丸只黄连、吴茱萸二味，黄连但治心火，而吴茱萸则气燥，肝气亦燥，同气相求，故入肝以平木，木平不生火，火平不刑金，金平能制木，不直伐木而佐金以制木，此左金之所以得名也。犹未也，继用六味，加柴、芍以滋肾水，俾水能生木。逍遥散者，风以散之，地黄饮者，雨以润之，木有不得其天者乎？此法一立，木火之郁既舒，自不下克，土亦滋润无燥熇之病，金水自得相生，予谓一法可通五法者，如此岂惟是哉！推之大之，其益无穷。凡寒热往来，似疟非疟，恶寒恶热，呕吐吞酸嘈杂，胸痛胁痛，小腹胀闷，头晕盗汗，黄疸温疫，疝气飧泄等症，皆对证之方，推而伤风、伤寒、伤湿，除直中外，凡外感者，俱作郁看，以逍遥散加减出入，无不获效。如小柴胡汤、四逆散、羌活汤，大同小异。然不若此方之响应也。神而明之，变通之妙存乎人耳。倘一服即愈，少顷复发，或频发而愈甚，此必属下寒上热之假证也，则此方不可复投，当改用温补之剂，如阳虚以四君子汤加温热药，阴虚者则以六味汤中加温热药。其甚者，必须用热药冷饮之法，使不拒格而不入也。是经所谓病有微甚，治有逆从，先殚心竭虑，阐明至理，以创于前，但相传既久，气化转薄，后学可不细心揣摩，更神化之以继于后。

两　感　证

夫两感于寒而病者，必死之候也。如一日太阳与少阴俱病，则发热恶寒，头痛口干，烦躁而渴。二日阳明与太阴俱病，则腹满身热，谵语不食，睡卧不宁。三日少阳与厥阴俱病，则胁痛耳聋，囊缩而厥，水浆不入，不省人事。总阴阳俱病，表里俱伤，腑脏之气不得通于上下，荣卫之精，不得行于内外，病至六日，六经俱绝，不可救治。然何为而两感也？如一日太阳与少阴俱病，则太阳者，腑也，邪自背俞而入，人之所共知也。少阴者，脏也，邪自鼻息而入，人所不知也。鼻气通于天，故寒邪无形之气从鼻而入，肾为水脏，物以类聚，故肾受之。经曰：天之邪气，感则害人五脏。内外两感，脏腑俱病，欲表之则有里，欲下之则有表，表里既不能一治，故云两感者不治。然所禀有虚实，所感有浅深，虚而感之深者必死，实而感之浅者犹有可治。表证多者，先解其表，里证多者，先攻其里，所谓治有先

后，要在临时变通，治得其宜，恒多无害。

论伤寒受邪不独太阳经

夫人之平时，荣卫周流，无少间断，一旦邪气入内，阻碍正气，不得流行，郁而为热。仲景曰：在表发汗，在中和解，在里攻下，随其所而驱散之，不过使邪热退而正气复行，此先贤立法之准绳也。然前人壮实，尚堪任此攻下，今人虚弱，何能当此推敲？使元气既受伤于病，复受伤于药，惟图不治之治可也。况人之经络，三阳三阴，分布一身，邪之所凑，岂有定所？黄仲理云：风寒六气之邪伤人，或入于阳经，或中于阴络，孰为之先？孰为之后？乌可专以太阳为受邪之始？故各经皆能受邪，但太阳经受邪居多，为差等尔，故取仲景六经见证，七方发散以先之。若夫阴经受邪，则不复传变，惟用前方温经散寒而已，惟阳经受邪，初用麻黄、桂枝以表散之。传入半表半里，又取小柴胡汤和解以继之。邪传于里，理宜攻下，又取大柴胡汤、调胃承气等汤下之，此治真伤寒表、中、里三证之大略也。至于冬温为病，非其时而有其气也。冬时严寒，当君子闭藏，而反发泄于外，专用补药而带表药，如补中益气之类。

论伤寒受病不独足六经

一阳子曰：伤寒传足不传手，非穷理之言也。草窗刘子，指足经所属水土木，以水遇寒而涸冰，土遇寒而坼裂，木遇寒而凋枯，故寒喜伤之。手经属金与火，金遇寒而愈坚，火体极热，寒不能袭，故寒不能伤。昧者奇之，竟将人身荣卫经络上下截断，不相联络矣。夫寒邪袭人，必先

皮毛灼热，鼻塞气粗，肺主皮毛，是手太阴肺辛金先受病矣，故先贤有桂、黄等汤。然汗法舍皮毛何自而解？迨至热邪入里，大便闭结，手阳明大肠庚金病矣，故先贤有硝、黄、朴、实之用。然下法舍大肠何自而通？刘子谓金遇寒而愈坚之言可信乎？阳气怫郁，舌苔言妄，手少阴心下火病矣，先贤所以有泻心数法。亢极动血，上下烦蒸，手厥阴心胞火、手少阳三焦火病矣，治有三黄、柴、芩数条。小便癃秘，手太阳小肠丙火病矣，治有五苓、导赤之例。刘子谓火热寒不能伤之言可信乎？经云：伤寒则为病热。既云病热，则无水冰土坼木枯之象，而有金烁火亢之征矣。刘子之言，不亦谬甚。

伤寒门夹证诸论①

论 结 胸

伤寒下早，邪流注而为结胸。若心下胀满，按之如石硬而痛，手不可近，燥渴谵语，大便实秘，脉来沉实有力者，名曰大结胸。然滞在胸膈，未可即下，尚宜消导。俟邪热壅盛于里，糟粕结实于下，乃攻而去之。邪热得解，元气无伤，所谓下药宜迟者此也。如按之而心胸不痛，惟胸高气粗者，名曰小结胸。是邪气填于胸中，未尽入腑，但宜小柴胡汤加入枳、桔，未可下也。若头有微汗，身不甚热，时时噫气，胸亦微滞，名曰水结胸，由水饮过多，停聚心下也，治宜利之。如利而小水不通，头汗出者，乃阳脱也，不治。若时时懊憹，躁闷舌干，手足大热，酷喜饮冷，此为热实结胸。如无狂躁，手足微冷，胸痞噫气者，此名寒实结胸。更有脏结与结胸不异，但结胸在阳分而不欲食，

脏结在阴分而饮食如故，兼必时时下利也。凡病在二三日间，卧则心下烦满，起则微觉稍爽者，须知心下必有结矣。盖卧则气壅上逆而为烦，起则气降散而觉爽，但此尚未结实，若一下之，则邪因虚而更结，或为旁流下痢矣。复有阳明病，时谵语潮热，然果内有实热而当消谷引食矣。若反不欲食，而小腹绕脐硬痛，小水短赤而渴者，是胃有燥屎也，可即下之。若频频欲食，食而不多者，是胃有虚热，虽硬，亦非燥屎，不可下也。若小腹痛而大便黑，小水自利，身黄谵妄，燥渴，脉沉实者为蓄血，宜桃仁顺气汤，下尽黑物则愈。若按之而小腹胀满不硬痛，小水不利者，乃溺涩也，宜利之。但勿过利，以耗竭津液耳。大凡下后神清气爽，身凉思食者，邪气退而正气复也。如反身热烦躁者，是正气散乱于内，邪气纵横于中也。并发紫黑斑点者，并为死候。其脉动而中止，少能自还，更来小数者，名曰结阴。结阴者，主内，邪气恣结也。如动而不还，即来而微动者，名曰代阴。代阴者，主内，正气衰极欲绝也。故曰结脉可生，代脉必死也。

论伤寒痞证

凡发热恶寒，其脉浮者，伤于阳也。若下太早，则邪尽入于里，而为结胸。如不发热而恶寒，其脉沉紧者，伤于阴也。若早下之，则邪聚结于心下而为痞。经曰：浊气在上，则生䐜胀。又曰：病发于阴，而反下之，因作痞是也。然必结心下者，以阴受气之处也。结胸则满而痛为实，痞则满而不痛为虚。痞满下利者为虚，便闭者为实。若小便不利，其状如痞，攻而不散者，是水饮内蓄，以致津液

---

① 伤寒门夹证诸论　此标题原无，据目录补。

不行，治宜散水则愈。若心下痞而恶寒者，是表里证俱未解，当先解表，后与攻痞可也。大抵诸痞皆热，故攻之多寒剂，所以诸泻心汤，皆治伤寒痞满。盖满在心胸，不在胃也。或杂病痞满，有寒热虚实之不同，《保命集》云：脾不能行气于四脏，结而不散则为痞。凡伤寒之痞，从外之内，故宜苦泻。杂病之痞，从内之外，故宜辛散。更有素因有积，又遇伤寒，寒气入里，与积相合而为痞，乃使脏气结而不通，此亦为脏结，必痛引少腹，入阴筋而死。

辨　温　热

温热之病，因外感内伤触动郁火，自内而发之于外。初则表里俱热，宜用辛凉之剂，两除表里之热。久则表热微而里热甚，又宜如承气汤苦寒之剂以泻之，则热退身凉，而病自已也。倘不谙伏气温热之证，表里俱热者，而认作即病伤寒之证，用麻黄汤辛温之剂以发表，则内热愈甚，而斑黄狂乱之证起矣。或未用辛凉之剂以解表，便用承气汤苦寒之剂以攻里，则表热未去，而结胸虚痞之证见矣。

伤寒夹惊变惊

伤寒门中杂证惟此小儿多犯而与大人异治

夹惊者，因邪热乘心，热极生风，是以手足为之动摇，精神为之恍惚，咬乳面红，痰壅气喘，喉有锯声，口噤目窜而变惊候也。如痰热皆在上焦横扰者，可即吐之。若三焦俱窒者，可即下之。然中病即止，不可尽剂。盖吐则伤气，气虚者悸，下则亡血，血虚者惊，故有过剂之后，而变慢惊者多矣。

伤寒夹食

夹食者，有病先病时病后而得，如食后外感，停滞胸次，既病而为胀满，大便酸臭，腹痛气急者，此即病先所得是也。如胃气衰微，邪热入伏，以致消谷引食。若胃气未虚，必与邪气相争而吐者，易治。如胃弱而既不能化，又不能争，以致热结胸膈者，此脾胃虚弱，即病时所得是也。如病少痊，恣食无度，以致停滞发热者，此为食复，即病后所得是也。宜随证虚实施治，实者，消导为先，虚者，佐以养胃。

伤寒发斑

斑有温毒，有热毒，有胃烂。温毒者，即冬受寒，至春阳与阴气相搏而发是也。热毒者，是暑气伏胃，因遇寒而发是也。胃烂者，或误下而热乘虚入胃，或失下而热不得外泄，毒气入胃深极也。故斑者，毒也。毒者，乖戾失常，偏阴偏阳之至也。外因六气相感，胃有热毒熏蒸，胃主肌肉，热甚伤血，里实表虚，令周匝遍体，状如咬啮，红赤者生，紫黑者死，以热极而胃烂也。舌苔唇裂者，不治。治宜解毒清凉，不可表药取汗，盖表虚里实，发汗则益令开泄，更增斑烂矣。其阴证发斑者，或因汗吐下后，中气虚乏，或因欲事耗损真阳，或因过服凉药，遂成阴证，寒伏于下，逼其无根失守之火，上熏肺胃，而发斑点，其色淡红，隐隐见于肌表，与阳证发斑，色紫赤者不同。此胃气极虚，若服寒药，立见危殆。吴鹤皋曰：以参、芪、桂、附而治斑，法之变也。医不达权，安足语此？若因风热挟痰，而作瘙痒成块者，此轻证也。当与解毒辛散则愈。

内伤斑者，乃内伤元气，不足之病，

因气血两虚，亦身痛心烦作热，但脉虚大，懒于言动，倦怠自汗为异耳。若妄作外感有余治，立见倾危，速进补中益气汤，熟眠热止而愈。丹溪曰：内伤发斑者，胃气极虚，一身之火，游行于外，宜补以降之，大建中汤最佳，内用参、芪、归、芍、炙草、半夏、桂、附，以姜、枣、水煎服。若内有伏阴，误服凉药，逼其虚阳浮散于外，而为阴斑。脉虽洪大，按之无力，或手足逆冷过肘膝者，先用炮姜理中汤，以复其阳，次随证治，不应加附子。

伤寒发疹

疹与斑实无大别，惟斑隐隐于皮肤之间，视之则得，疹则累累于肌肉之上，手摸亦知。斑则六淫相感而发，疹则毒气久蓄而成。斑以清凉化毒为主，疹以透肌托里为先。然疹属阳，头面宜先发至为止，且疹属心火，斑属三焦无根之火，其上侵于肺则一也。虽皆蕴热日久，阳乘于阴，而致斑点外作。大抵斑有虚阳，疹多实热，故内伤发斑，虚火游行于外者，宜补中益气汤加葛根、芍药，或调中汤补而降之。疹则始宜透托，次宜清解而已。然疹之虚者，可以治斑之法治疹，斑之实者，可以治疹之法治斑，故不必以斑疹分，但当以虚实判可也。

伤寒发狂

狂者，阳毒也。是因伤寒失下，阳毒热壅于上，以致狂走妄言，面赤咽痛，潮热独语，如见鬼怪，噫气躁逆，五心烦热，唇肿口哕，或遍体发黄，其脉则实，此阳证之顺者也。只须下之乃安。如发狂难制，以醋炭气入鼻即定，方可察其阴阳也。至若小便自遗，瞳仁不转，直视妄言者，此是肾绝，盖肾藏精志，因下利过多，致亡津液，精夺志失，变为如狂，乃坏证也。又若四五日间，表邪尽入于里，少腹硬满，皮见青紫筋，大便黑，小便利而狂者，是下焦有蓄血不行也，治须为之下血。其大便黑者，血瘀也。小便利者，血病而气不病也。盖此因太阳热入膀胱，与血相搏，则蓄结于少腹而为狂。经曰：热结膀胱，其人如狂。又曰：血并于下，乱而喜忘。如血不胜热，被热迫下行，则热亦随血散而愈矣。然狂为阳实，躁为阴虚，候虽相近，而虚实迥有不同，治者不可不辨。

伤寒辨阳狂阴躁

凡治狂证，须分阳狂阴躁，方用药无差。如初起头疼发热，恶寒方已，复登高而歌，弃衣而走，逾墙上屋，骂詈叫喊，大渴欲死，脉来有力者，此邪热传里，阳盛发狂，当用寒药下之，是为阳狂。如见舌卷囊缩者，不治。若病起无头疼，身微热，面赤烦躁，脉来沉微无力，乃寒极而发躁，指甲面颜青黑，冷汗不止，心腹硬结如石，躁渴欲死，是乃阴证似阳，当用热药温之，此为阴躁。凡见厥冷下利，谵语遗尿，直视，躁不得卧，其脉无力欲绝者，不治。故曰：脏受寒邪，不温则死。夫气为阳，气虚则寒，故温亦是补，又名救里者，以阳虚大危，亟当救援也。若自病起而无热，但狂言烦躁不安，精采不与人相当者，此为如狂。乃热结膀胱，太阳经之里证也，宜利之，若下之则死。凡先烦后躁，可治。先躁后烦，死。独躁不烦者，死。盖躁无暂安，为脏厥耳。更有卧寐不宁者，乃胃中津液干枯，不能内营其魂魄也。惟为生津，俾胃和而卧自安也。

伤寒狂言谵语郑声辨

狂言者，大开目与人语，语所未尝见

之事者是也，实也。谵语者，合目自言，言所日用常见常行之事者是也，虚也。郑声者，声战无力，不能接续，造字出于喉中者是也。乃虚之更甚者也。如气息不促，手足颇温，其脉沉细者，急以白虎汤加人参、五味、麦冬，助其元气，或浓煎独参汤，徐徐呷之。若其脉微细，大小便自利，手足冷者，尤宜温补之，四逆、理中，均为对证之药矣。凡昼日烦躁，虚阳扰乱，外见假热也。夜安静不呕渴，脉沉微，无大热，阴气独治，内系真寒也。阴虚之极，阳必厥，阳虚之极，阴必躁，当用姜、附，直从阴中回阳，不可以昼日烦躁而疑之也。但服药或用热药冷饮之法，或加阴药一二，以为热药向导之方，制方之宜，存乎其人。故古方凡用辛热回阳，必佐归、芍敛阴，使阳回而阴不被劫也。然诸谵语脉浮大者，生；沉小四逆者，死。即所谓阳病见阴脉也。

伤寒发黄

发黄之证，是邪热伏于阳明，郁塞熏蒸而现于外，必大便结小便闭，热结于中，而不得泄也。治宜可下下之，次以清热和解为要。其证有三：凡两目或黄或赤，六脉洪大有力，燥渴者，为阳毒发黄，宜下之。若小水不利或赤，小腹胀满不痛，脉来沉细有力，渴而大便实者，为湿热发黄，宜清利小水。若环口黧黑，柔汗发黄者，此是脾绝。盖脾主唇口，脾失精华，则黧黑见，脾气绝，则柔汗形，故真脏色见也。脾为精液之本，阳气之宗，脾绝者，必死之候也。并发黄而寸口无脉，鼻气冷者，兼下痢而心腹满，脉沉细者，俱死。

伤寒发衄附：火逆证

衄者，是肺经热，其肺气受伤，不能卫血也。故凡脉浮紧，鼻燥音哑无汗者，即宜汗之自解，否则邪无由泄，入于里，攻于肺，迫于血，而衄斯作矣。然衄后而热退，精神爽者，是邪从衄解，即大热而精神亦爽者，是内热亦泄，因邪气还表，故身大热，皆愈之兆，俗名红汗。若在五六日间而衄者，此余热未清，错经妄行所致，可与导血归经，亦必即愈。如衄后而反大热，烦渴而躁，诸症并作者，此血损气伤，邪乘虚而纵横于中，为邪胜正也，难治。然衄虽多属于肺，若在二日间者，系阳明热在经中，迫血妄行。阳明脉起于鼻，络于口，其候必欲漱冷水而不欲咽。不欲咽者是里无热，可见其在于阳，而未入于阴也。若在三日间者，是邪热乘肝，肝不藏血也。若在四日间者，是太阴脉布胃中，胃气攻冲，脾不能为之统血也。更有以火灸劫汗，以致助其里热，迫血上行，轻则从鼻而出，重则从口而来。自腰以下，重而必痹，痹者，痛也。即名火逆。乃治之不得其法，而人自致之病也。

伤寒发渴

夫渴者，邪热入脏，津液枯竭，而脏腑精华不足也。故四五六日之间而渴者，是邪已传阴分，理之所宜。若一二三日间，尚在三阳传变而渴者，理之所逆。盖里既热甚，而表证未罢，是谓两感。如表证既退而渴者，是邪尽入于里也。便结便须下之，以去其热邪。若两感者，宜和解之。若素不渴，而药后乃渴者，是水气散，阳气复，里气温，故渴也。故渴者当至不渴，不渴者当至微渴为愈，均平阴阳之义也。然伤寒以思饮水为欲愈。若不与，则不愈。若恣饮又恐水停，故宜少饮之，再思再与。若六脉洪数，重按久按有力，果系实证阳证，方可与以新汲凉水，否则恐有上热下寒者，使忌误服寒冷矣。

伤寒呕吐

凡有物有声者，谓之呕。有声无物者，为之干呕。无声有物者，谓之吐。如内觉烦躁，睡卧不宁，吐酸而呕者，热气逆于胃也。吐白水者，寒邪客于胃也。饮水即呕者，水停心下也。吐蛔者，胃中虚冷也。如汗出遍体，自腰以下独无而呕者，是津液不得下行，热气上逆而致也。如呕吐而又发热者，此是半表半里之证。然吐中便有发散之义，若吐后表热益甚者，则邪乘虚入胃矣。如食后而即吐者，此胃气与邪相争而然。然胃气未脱，名曰小逆。如反能食，胸胀烦躁，时时酸气上行，既不能化，又不能吐者，是邪气胜胃，不能与邪相搏，名曰大逆。若在病愈之后，呕吐不了者，是因汗下太过，阳明胃虚耳，治宜温胃。

伤寒霍乱

霍乱起于病初者，是寒邪伤于里也。在上焦则吐，在下焦则泻，在中焦则既吐又泻。若吐泻后而伤寒之证不罢，则必乘脾胃虚弱，而再传吐泻，是为重虚，乃危候也。更有不吐不泻，而卒微微腹痛，渐甚不知人事者，名曰干霍乱，即俗所谓痧气。世有于股边颈后刮伤，名曰刮痧。或于足弯青筋刺之，令其出血，名曰放痧。总脾主四肢，导四关之气以宣通脾家之郁滞也。丹溪曰：放痧出血气，不若刮痧行血气之为愈也。并忌五谷热物。

伤寒二便不通

二便虽出于二肠，然莫非皆属于阴也，莫非皆属于肾之开窍也。有因过汗亡阴，热耗津液，以致小便秘涩，而大便燥结者，或热结大小二肠，以致津液不行，热无以泄者，由此而谵妄发狂，及发黄等证随焉。血虚者，润剂通之，热结者，苦寒下之。

伤寒发喘

喘之为证多矣，总因肺气上逆也。如未汗而喘，是邪在表，气不利也，宜疗以解肌。发惊而喘，疗以镇心。痰壅腹满而喘，疗以荡涤。发疹而喘，疗以透托。停饮而喘，疗以散水。至若直视烦满气粗，身汗如油，喘而不休者，此坏证也。

伤寒遗尿

遗尿者，小便自出而不知也。大抵热盛神昏遗尿者，可治。若阴证下寒，逆冷遗尿，脉沉迟欲脱者，不治，宜四逆汤加益智仁主之。厥阴囊缩逆冷，脉沉遗尿者，宜四物加茱萸汤。阳不回者，死。若汗下之后，热不解，阴虚火动而遗尿者，用人参三白汤加黄柏、知母、麦冬、五味、归、地主之。

伤寒呃逆

呃逆属胃寒者，人果知用丁香、柿蒂散温之矣。然有其气，自脐下直冲于胸嗌间呃忒者，此阴证呃忒也。其病本不在胃，因内有伏阴，或误服寒药，遂至冷极于下，迫火上冲，发为呃忒而欲尽也。真气虚脱，多不可治。有病人烦躁，自觉甚热，他人以手按其肌肤则冷，此皆为无根失守之火，散乱为热，非实热也。乃水极似火，阴证似阳。若不识此，误用凉药，下咽则死，当用羌活附子汤加官桂、人参、木香、陈皮、半夏、砂仁，急温其下，真阳回，阴火降，呃忒自止。若概以丁香、柿蒂，病大药小，误人多矣。

伤寒咳嗽

夫咳有声而痰微，嗽有痰而声微，总

因肺气逆而不收，冲击咽喉，如痒如梗。然受寒而即咳嗽，此寒未变热，治为寒嗽。及至四五六日而咳嗽者，是寒已成热，治为热嗽。如停饮而咳者，治宜渗泄或利之。如臭痰作咳，胸痛频频，此发肺痈之候也。如舌干口燥，火气上升，咳逆不止，其脉洪大者，是心火乘肺也。如久嗽不已，稠痰夹血，是肺气受伤也。实者，清火以安肺，虚者，滋水以涵金。

伤寒舌苔①

白苔者，是热聚丹田，寒留胸膈，湿气熏蒸所致，治宜燥湿和中。又曰：滑白色者，邪未入腑，半表半里也，宜和解之。热入渐深，则燥而涩矣。舌上黄苔者，胃腑有邪热也，宜下之。舌上有黑苔，生芒刺者，所属有二：非水来克火为寒极，即火极似水为热极，以脉迟数无力有力辨之，一宜理中汤，一宜大承气汤。然十有九死之证也。

伤寒口糜喉肿

口糜者，因心脾受热，郁火熏蒸，治宜清理心脾。其脉则洪大有力，而为实热者也。更有脾元中气不足，不能按纳下焦阴火，以致口糜生疮，宜服附子理中者，不可不知。至于喉肿者，有阳毒，有阴毒。如面赤脉洪或吐脓血，是火气上冲，心肺受热，是为阳毒。如四肢冷，而脉沉细，是寒积于肺，寒极生热，温热熏蒸，此为阴毒。治阳以清肺化毒，治阴用引火归原。

辨伤寒阴阳二厥

凡足有三阳三阴，阳脉在五指，阴脉聚足心，集于膝下膝上，故经曰：阳气衰于下，则为寒厥，阴气衰于下，则为热厥。盖阳气衰则阴气胜，故自足心上至膝而俱冷，是谓阴厥。然过膝者，不治。阴气衰则阳气胜，故必热，自五指而至足心，是谓阳厥，然热极反兼寒化，即所谓热深厥亦深，故阳厥必热极而发厥，兼以烦渴脉数，身复时温，便秘尿赤，谵语昏愦者是也，宜承气汤下之。阴厥必身不热，而便不秘，脉迟微细而口不渴，引衣自盖，下利者是也，宜四逆汤治之。然阳厥极深，至于身冷脉微欲绝，为热极而将死矣，急以大承气下之，则厥愈者，所谓寒药反能生脉，而令身暖也。若误以热药助其阳，则阴气暴绝，阳亦绝而死矣。若阴已先绝，而阳亦将绝，于此时而复下之，则阴阳俱竭，而亦死矣，可不细辨欤！

伤寒阴证似阳

凡面赤目赤引饮，脉来七八至，按之则散者，此无根之脉也。并夹阴中寒，面色青而脉沉厥冷，囊缩舌卷，下利清谷，里寒外热者，并身痛脉沉厥冷，脉微欲绝者，并用四逆汤加减主之，皆不可视为阳证。

凡身热面赤眼红，六脉无力，或豁大而空者，此下元虚惫，阳浮于上，谓戴阳之证也。阳已戴于头面，若再加表散或寒凉，则孤阳浮越，危亡立至矣。故陶节庵以人参、附子等药，收归阳气于下源，而加葱白透表，以散外邪，此顾本逐客之妙用。

伤寒下痢

夫痢之为证，有因热毒流入脏腑而成者，有因寒邪入胃而成者，有因药品迅攻而成者，亦有结胸而下漏水者，更为凶证也。凡下痢，如表证已罢，即须下之，此

---

① 苔　原为"胎"，径改。

通因通用之法也。至若腹中急痛而甚，时时干呕，火气上逆，唇鲜口渴，下如屋漏水，或如烂肉汁者，并痢后而便血者，并皆不治。

伤寒失音

失音之源不一，有因痰壅气闭，有因失血惊恐，有因邪热冲心，心气耗损，有因火疗金伤，不能宣布。然咽喉音声如故，而舌不能转运者，为舌喑。如舌能转运言语，而咽喉音声则无者，为喉喑。舌喑多因于心肾，喉喑多因于肺胃。

伤寒奔豚

奔豚者，因过汗过下，而浊气犯上也。汗者，心之液，过汗则心虚，过下则脾损，肾无所制，水不畏火，上逆凌心，必脐下悸动，发自少腹，上至心下，名曰奔豚。奔豚者，肾积也，治宜补脾泻肾而已。

伤寒腹痛

腹痛有寒热二候，如烦满气粗，口渴噫气，倍食停滞，或蓄血结聚者，是属热也。若肠鸣泻痢，时时少痛，不甚不已，口吐苦涎，重按则愈，此属寒也。如身发大热而腹痛，酷喜重裘按肚者，此表热内寒也。

伤寒蓄血证

蓄血俗名内伤，或积劳，或多怒，或饱后行房，或负重努力，或登高坠下，或奔逐过急，皆致蓄血。其证多发热而类外感，但不头痛不作渴，天明少间，至午复剧，汗多至颈而还，自汗无气以息，目光短，不得卧，不思饮食，二便自利，小便或赤，大便或泻，小腹急，大便黑，小便自利，如狂喜忘者是也。治宜辛温行血，

佐以咸寒，如桃仁、红花、延胡、郁金、归尾、苏木、降香、赤芍、五灵脂、蒲黄、红曲、牛膝、韭汁、花蕊石、大黄之类。瘀血行后，宜补脾和肝，调和气血为主。海藏曰：大凡血证，皆不饮水，惟气证则饮水。蓄血发躁，而内不渴，虽漱水而不欲咽也。

伤寒囊缩

囊缩者，有阳有阴。阳证囊缩者，因热极筋枯而燥缩也，急用大承气汤下之。阴证囊缩者，因寒极筋劲而收缩也，急用四逆汤加吴茱萸汤温之。妇人无囊，观其乳头缩者是也。凡治此证，先灸关元、气海、丹田及蒸熨脐法甚效。至于阴缩者，肝筋寒也。阴挺者，肝筋热也。

伤寒循衣摸床

凡循衣摸床，直视谵语，脉弦者，生。脉涩者，死。小便利者，可治。以其肺气犹降，膀胱犹能化气而肾水未枯也。不利者，不可治，谓津液枯竭也，此乃肝热乘肺，元气虚衰，不能主持，阴阳二气俱绝，名撮空证也。极虚之候，不论伤寒何病，俱以大剂参、芪，或八珍、或独参汤峻补之，多有活者。若大便秘结，撮空谵语燥渴者，此为实热，宜承气汤下之。

伤寒身重肉苛

病有身重不能转侧者，有身疼不能转侧者，何也？身重不能转侧者，下后血虚，津液不荣于外也。身疼不能转侧者，风湿相搏于经也。二者颇类，虚实不同，治则各异。若证恶而觉身重倍常者，死。以阴阳气离，形骸独留，无气升举，故身倍重也。其肉苛者，虽着衣絮，犹尚苛也。由发汗过多，损伤荣卫，肉失所养，故顽痹不仁，痛痒不知也。用羌活冲和汤

类加桂枝、当归、木香主之。

伤寒摇头

头者，诸阳之会，阳脉有乖，则头为之摇动。经曰：诸风掉眩，皆属肝木。多因气血虚弱，而风火上乘，鼓动以致之。然有心绝而摇头者，有风盛而摇头者。盖阴根于阳，阳根于阴，阴阳互根，气血周流无间。若心绝则神去而阴竭，阳独无根，不能自主，所以头摇。经云：阳毒留形，体如烟熏，直视摇头是也。至于太阳发痓，则风盛于上，风主乎动，是以头摇。经所谓：独摇头，卒口噤，而背反张者是也。言摇头中有痛也。言者为虚，不言为实，均是摇头。析而分之，曰虚邪、曰实邪、曰真邪，当随证施治，外灸百会、风府等穴，其摇即定。

伤寒鼻塞

鼻为肺窍，肺为脏首，寒欲客肺，肺则与邪相搏，是以肺液为涕，气壅而塞，此为寒也。久则郁而为热，火烁金燥，津液不濡，荣卫凝滞，清气不升，是以肺窍为之不通，此为热也。寒者温之，热者清之。

伤寒自汗

寒多中荣，风多中卫，荣得寒则痛，卫得风则热，寒伤于荣，则无汗而为伤寒，风伤于卫，则有汗而为伤风，荣卫俱虚，因必自汗。盖荣行脉中，卫行脉外，荣虚则不能守脉中，气虚则不能卫脉外，以致汗出。汗者，血也。寒则凝滞，故痛。热则妄行，故汗。汗出而渴者，主发疮痍。汗出而不渴者，主热将散也。如身热汗极，昏睡不言，筋挛背强，其脉沉微，此是欲变风候也。如头有汗而身无汗，心胸懊恼，是中有停滞，而津液不得

下行也。若身热微微，昏沉多睡，身有汗而独头无，且寸口脉微者，是亡阳之候。如阴证诸候俱备，但身首俱有微汗者，未可谓之纯阴。盖阴脉皆至颈而还，今达阳部，故知非也。

伤寒劳复食复

劳复者，因伤寒初愈，血气未平，早作劳动，致损真气，触其余毒而病，谓之劳复。食复者，因胃中稍和，即为倍食，胃气未充，不能消化，或邪热内伏，未经尽去。因与谷气相搏而病，此谓食复。劳者调之，食者消之。更有伤寒口欲言，舌不能转，眼睛不慧，反能食者，为除中，邪火杀谷之象也。

伤寒瘥后女劳复

瘥后因交合而复者，名女劳复。其候体重少气，头重不举，目中生花，腰背痛，小腹里急绞痛，或引阴中拘挛，或憎寒发热，时时阴火上冲，头面烘热，心胸烦闷者是也，宜烧裈散之类。小腹急痛，脉沉足冷，用当归四逆汤加熟附、茱萸之类。若见卵缩入腹，脉见离经者，死。然有男子病新瘥，未与妇人交接，感动其情，思其欲事，心切而得病者，其治亦与女劳复同。

伤寒瘥后阴阳易

阴阳易者，因瘥后交合，而无病之人反得病者是也。其候大便不通，心神昏乱，惊惕不安，体重少气，少腹里急，及引阴中拘挛，热上冲胸，头重不欲举，眼中生花，膝胫拘急是也。然肾经亏败，真阳虚损，故有寒无热，脉虚足冷，宜人参四逆汤，调下烧裈散，阴头微肿则愈。若妇人病未平，复有犯房事，小腹急疼，腰膝俱痛，四肢不仁，无热者，当归白术

散。凡阴阳易，极难调理，须分寒热施治。若舌出数寸者死。

伤寒瘥后发肿

伤寒愈后浮肿，若因水气者，宜利之。若胃虚食少者，宜五苓散加苍术、陈皮、木香、砂仁之类。胃不虚者，以商陆一味，煮粥食之，亦妙。伤寒大病瘥后足肿者，不妨。但节饮食，戒酒色，胃气强，肿自消也。

伤寒瘥后遗毒

伤寒汗下不彻，余邪结在耳后一寸二三分，或两耳下俱硬肿者，名曰遗毒，宜速消散，缓必成脓，以连翘败毒散治之。如项肿痛，加威灵仙；大便实，加大黄、穿山甲。如发肿有脓不消，或已破未破者，但用内托消毒散，加角刺、升麻、金银花、甘草之类。然古人方书之论如此，但实多由于久热伤阴。盖少阳、少阴，阴亏已极，因乃虚火上冲，所以腮颊耳后肿痛也。经曰：荣气不从，逆于肉里，乃生痈肿。况耳后方圆一寸，皆属于肾，有何毒之谓欤？治宜以滋阴化痰，散郁和肝而肿自愈。如熟地、麦冬、土贝母、生白芍、甘桔、连翘之类，略佐青皮、柴胡少许足已。若尺脉甚弱者，竟用上病疗下之法，投以引火归原之药，则肿不治而自散。若误认以毒为事而攻之，不惟肿结，愈固而愈甚，必致变生别病而危矣。此张之鄙见也。

伤寒瘥后碗头疮

碗头疮者，亦有汗下后余毒不尽，故瘥后而发碗头疮也。只以黄连、甘草、归尾、红花、防风、苦参、荆芥、连翘、羌活、白芷之类煎服，外用芒硝、赤小豆、青黛为末，以鸡子清和猪胆汁调敷疮上最效。勿劫其靥，待其自脱。或瘥后小便涩有血者，亦是余热毒也，名曰内外疮，亦皆有靥。若不出脓者死，宜用黄连解毒汤加生地、归尾、连翘、木通、滑石、牛膝、萹蓄、琥珀、甘草梢之类。

伤寒身痒

凡阳明反无汗，皮中如虫行者，胃主肌肉，阳明久虚也，宜术附汤、黄芪建中汤主之。如风热盛，身痒发热无汗，口燥舌干，大小便秘涩者，宜防风通圣散加羌活主之。如风虚身痒者，宜小续命去附子加白附子主之。如血虚身痒者，宜四物汤加浮萍、蒺藜、防风主之。

论大头伤寒治法

发于鼻额红肿，以至两目盛肿而不开，额上面部皆赤而肿者，属阳明也。或壮热气喘，口干舌燥，咽喉肿痛不利，脉来数大者，用普济消毒饮主之。如内实热盛者，用通圣消毒饮。若发于耳之上下前后，并头角红肿，此属少阳也。或肌热，日晡热，寒热往来，口苦咽干，目疼胁下满，宜小柴胡加花粉、羌活、荆芥、芩、连主之。若发于头上，并脑后项下及目后赤肿者，此属太阳也，宜荆芥败毒散主之。若三阳俱受邪，并于头面耳目鼻者，以普济消毒散，外用清凉救苦散敷之。治法当先缓后急，则邪伏也。先缓者，宜退热消毒，虚人兼扶元气，胃虚食少者，宜助胃气，候其大便内结热甚，方以大黄下之，拔其毒根，此先缓后急之法也。盖此毒先肿于鼻额，次肿于目，又次肿于耳，从耳至头，上络后脑，结块则止。若不散，必成脓也。俗云大头天行，亲戚不相访问，染者多不救。泰和间多有病此者，医以承气加蓝根下之，稍缓，翼日如故，下之又缓，终莫能愈，渐至危笃。东垣视之曰：夫身半以上，天之气也。身半以下，地之气也。此邪热客于心肺之间，上攻头而为肿盛，以承气泻胃中之实热，是为诛伐无过，遂处普济消毒饮子，全活甚众。

伤寒误药伤人

阳盛阴虚，则邪乘虚入里，下之则愈，汗之则竭其津液而死。阴盛阳虚，则邪客于腠理而未能入，汗之则愈，下之则引贼破家而死。若应用小柴胡汤和解，误用承气汤致身热黄者，死。中暑热病，误用燥剂者，死。肾虚受寒，内逼浮阳之火泛上，面赤烦躁，身有微热，渴欲饮水，不能下咽，大便或闭、或利，小水淡黄，或呕逆，或气短，或郑声，或咽痛，状似阳证，误投寒凉者，立死。阴证身热，面赤足冷，烦躁揭去衣被，脉来数大无力，若不急用加减五积散冷服，而误用凉药者，死。伤寒汗多，复利小便者，死。阳明病潮热汗多，小便因少，若利之，加喘渴者，死。湿病，若发其汗，使人耳聋不知痛处，死。病人烦躁，自觉甚热，他人以手按其肌肤，殊无大热，此为无根失守之火，用凉药者，死。

辨伤寒太阳经再传

伤寒六经传变，自表入里，三阳为表，三阴为里，自浅而深，六经传尽，必无出而再传之理。成氏以六日厥阴传经已尽，七日当愈不愈，再自太阳传出，复至厥阴，十三日不愈，谓之过经坏病。此等注释，谬误殊甚。马玄台辩之，谓太阳至厥阴，犹人入户升堂，以入于室，太阳为三阳，最在外，阳明为二阳，在太阳之内，少阳为一阳，在阳明之内，此三阳之在表也。太阴为三阴，在少阴之内，少阴为二阴，在太阴之内，厥阴为一阴，在少阴之内，此三阴之在里也。故一日始于太阳，二日传阳明，三日传少阳，四日传太阴，五日传少阴，六日传厥阴。经文之论，次第相传，亦言其大概耳。所云七日不愈再传经者，七日行经未尽，仍在太阳一经也。如仲景所谓，太阳病头痛七日自愈，以行其经尽也。若欲再作经者，针足阳明，使经不传则愈。可见太阳一经，有传之七日以上者，则阳明、少阳，亦可羁留，过经不解，故针阳明中土，使不再传，此谓行其经未尽，未尝曰传其经尽也。若云六经传尽，复自厥阴出外，而再传太阳，则有二阴三阴一阳二阳以格之，有容自外入内，又自内而越于外之理。风寒之邪，郁久成热，入人脏腑，岂两阴交尽于里，复能变寒，而从皮毛之外，再入太阳以为害者哉！成氏之谬，不辨可知也。

论伤寒汗药宜早下药宜迟

伤寒之病，莫先于分经表里。治表里之法，莫先于分汗下缓急。汗下迟早一差，变证百出。是以前人论治伤寒，有曰汗药宜早，下药宜迟，此二语紧要法也。曰宜早者，谓风寒之邪自表而入，即当速为发表，邪从表解，免其传里而病，即仲景所谓觉病须臾，即宜早治，不避晨夜是也。曰宜迟者，谓风寒之邪，传入于里，攻下必须在正阳阳明之腑。俟邪热壅盛于里，下之则去其邪热而愈，所谓应犯而犯，似乎无犯。若邪热未盛于里而早下之，则正气受伤，旁流阴寒之气乘虚痞聚，即仲景所谓下早恐成痞气与结胸是也。此云迟早，论治法之先后，非论时刻之早晚也。奈有以发汗当在午前阳分，攻下当在午后阴分，以早迟两字，竟以日候之早晚论之，支离穿凿，莫此为甚。且有既不明伤寒治法，又不识杂证类伤寒，往往妄投汗下之药，以致虚人元气，变证丛生，未有不因之而毙者矣。

论伤寒可下不可下

经曰：中满者，泻之于内。又曰：土郁夺之。谓下之令其疏泄也。然欲攻病邪之标，必先审正气之本。如伤寒寸脉弱而无力者，切忌发吐，尺脉弱而无力者，切忌汗下，俱宜小柴胡汤和之。若小便数而赤，大便结而脉沉实者，日数虽少，邪已传里，病宜下之。失下则聚热不散，发黄、发狂等症生焉。如脉浮大，小便清长，日数虽多，病未传里，未成热结，不可下也，下之则虚其阴。阴气弱于中，阳邪攻于内，所谓引贼破家也。并宿滞未熟，表邪未尽，亡血溃疡，动气恶心，六脉无力，睡卧安宁，虚结年高，病久产后，均忌大下。内伤元气不足，有食停滞，当补泻兼施，补中益气，加熟大黄，润而行之。更有太阳、少阳并病，是半表半里之证，宜和之者也。若误下之，则太阳表邪入里而为结胸，少阳里邪攻于肠胃而为脏结，或开肠洞泄，便溺不禁而死。故身热恶寒，邪在表也，可汗不可下。发热恶热，热在里也，可下不可汗。邪在半表半里，汗下俱禁之人，皆曰汗多亡阳，不知下多亦亡阳，以亡阴中之阳，故曰亡阴耳。若不呕不渴，睡卧安宁，身无大热，惟心下觉痛，时欲进食，下痢频频，舌有白苔者，是寒在胸中，热聚丹田。此谓脏结，因邪结于中，气不得通于下，故心下觉痛也。至若白苔不退，是上焦寒盛，寒盛则其结愈固，伤寒以阳盛为顺，阴盛者，逆候也。如至五六日间，胸无结滞，但日中烦躁不眠，至夜微能安静者，是过下过汗而阴阳亡也。盖昼主阳，在昼则阳气欲复，因虚不胜邪，故烦躁不宁也。夜稍安静者，阳虚不能与之争，邪热遇阴，故少解也。如阴阳未脱者，至夜而阴复之，至日而阳复之，则数日阴阳渐复，邪气自当潜退矣。如逐日更甚者，此下气散乱于内，邪气纵横于中也，不治。然伤寒汗下之后，不可便用参、芪大补，宜用小柴胡汤加减和之。若即加大补，则邪气得补，而热复盛，所以谓伤寒无补法此也。惟挟虚类伤寒，脉见无力者，并劳力伤寒者，不在禁补之例。更宜须分阴阳二证。阴证者，身静重语无声，气难布息，口鼻气冷身凉，水浆不入，二便不禁，面上恶寒是也。阳证者，身动轻语有声，口鼻气热，身烙是也。更当以脉之有力无力辨之。

伤寒可吐不可吐

经曰：在上者，因而越之。凡尺脉有力强健者，可吐。食滞中脘，胀闷恶心，头痛身热，寸脉滑盛者，可吐。痰满胸膈，不得升降，因而小便不通者，可吐。肝气郁结，中脘痛闷者，可吐。若尺脉微弱，两寸不滑，胸膈不闷者，不可吐。脾胃素虚，面色痿黄，右寸大而无力者，不可吐。中气虚而痞胀，不能运化者，不可误吐。吐后心火既降，阴道必强。大禁房室悲忧，致增他病，咎归于吐。

辨伤寒可汗不可汗

凡脉浮大者，日数虽多，在表宜汗。若六七日后，邪热少退，胸膈亦和，是表里已平也。而如咽喉干燥，汗出无多，此乃津液枯竭，不可发汗，汗则亡阳。更淋家不可发汗。夫淋是太阳热传膀胱也，汗之则津液愈竭，客热愈增，以致膀胱虚燥，小便便血。衄家不可发汗。夫衄则上焦已亡血矣，汗之复竭上焦津液，血不荣则筋不舒，阴既虚则目不瞑而成痉痓。少阴病，脉沉细数，病为在里，不可发汗。

少阴病，但厥无汗而强发之，必动其血，或从口鼻，或从目出，是名下厥上竭，难治。脉动数微弱者，不可发汗。脉沉迟在里者，不可发汗。腹中左右有动气者，不可发汗，及产后溃扬，年高病久，气虚血虚，均不可发汗。故夫汗者，治在表也。然汗法有三：一曰温散。天遇寒胜之时，人逢阴胜之脏，夫阳气不充，则表不能解，虽身有大热，必用辛温。一曰凉解。炎热炽盛，表里枯涸，阴气上营，亦不能汗，宜用辛凉。一曰平解。病在阴阳之间，既不可温，又不可凉，但宜平用，期于解表而已。凡已得汗而脉尚躁盛者，此阴脉之极也，死。脉尚躁而不得汗者，此阳脉之极也，死。若得汗而脉静者，生。

凡病人神采外扬者，病发常多汗而躁急，盖神既外扬，津无管束而妄泄。经所谓：阳虚阴必凑之，必须内守，方可逆挽。老子所谓：知其雄，守其雌，知其白，守其黑，对证之药也。若夫用药，必取草木之性下达而味沉重者，恒使勿缺。如灌园而频频沃之，以杜其枯竭也。所以伤寒过经热不止，或发汗不彻，用紫苏煎汤，纳入大壶，置被中接汗，内服辛凉之药，使汗易出，而勿耗伤阴分也。

辨伤寒未解将解

凡至七日，邪传阴分已足，如身微热，面有黄色，手足微温，精神清爽，此是阳气欲复，阴气欲解，虽有卒然大热汗出，此邪气远表，即解之候也。如热而不已，昏沉烦躁，此又是邪气胜正，阴极成热，乃必死之候。如七八日间，口噤不言，烦扰身热或战，此是阴阳争胜。如三部脉皆至，而目眦黄者，此正气胜邪，其证即愈。即在一二日间，病传太阳、阳明，候当头疼发热，睡卧不宁，其脉浮大。如反睡卧安宁，口不烦渴，精神清爽，脉来沉迟而实，呼吸息数无乖，此外虽感冒，阴旺不受邪触，故不见于脉，当三阳传足而愈，又不可作阳病见阴脉者论也。然阳病必至七日而愈，阴病必至六日而愈者，以阳病法火，火数七，阴病法水，水数六耳。

伤寒望色

鼻色青，主腹中痛。若冷者，死。鼻色微黑者，有水气。鼻色黄，主小便难。鼻色白者，属气虚。鼻色赤者，属肺热。鼻色鲜明者，有留饮。鼻孔干燥者，必衄血。鼻色燥如烟煤者，阳毒热极。鼻孔冷滑色黑者，阴毒冷极。鼻流浊涕者，属风热。鼻流清涕者，是肺寒。鼻孔癖胀者，肺热有风。唇口焦红者，吉。唇口焦黑者，凶。唇口俱肿赤者，是热极。唇口俱青黑者，是寒极。唇口舌苔断纹者，难治。唇口燥裂者，是脾热。唇青舌卷者，死。唇吻色青者，死。环口黧黑者，死。口张气直出者，死。齿燥无津液者，是阳明热极。前板齿燥兼脉虚者，是中暑。齿如热者，难治。耳黑枯燥者，是肾惫。目赤唇焦舌黑者，属阳毒。目里黄色暗者，属湿毒。目黄兼小便利，大便黑，小腹满痛者，属蓄血。目瞑者，将欲衄血。目白睛黄不渴，脉沉细者，属阴黄。两眦黄者，病欲愈。开目见人者，属阳。闭目不欲见人者，属阴。睛昏不识人，目反上视，睛小瞪，目直视，目斜视，目睛正圆，戴眼反折，眼胞陷下，此八者，皆死证。目睛微定，暂时稍转动者，属痰。目中不了了，睛不和，不明白者，此因邪热结实在内。不了了者，谓见一半目，不见一半目是也。眼眶黑者，亦主内有痰。舌肿者，难治。舌出者，死。面颧颊赤，在午后，此虚火上升，不可作伤寒治。面赤脉数无力，此伏阴病，假热也。面赤脉沉细，此少阴病，外热内寒，阴盛格阳，宜温。误用寒凉者，死。面赤脉弦数，此少阳病，宜小柴胡和解。面部通赤色，此阴阳表证未解，宜解肌，不可攻里。面唇青，是阴寒极。面青兼舌卷囊缩，亦是阴寒。面青兼小腹绞痛，是夹阴伤寒。面目身黄，兼小水短涩，是湿热。面目身黄，小腹胀满硬痛，小便利，是蓄血伤寒。面白，为无神，或汗多是脱血所致。面白人不宜大汗。若汗下吐后，神昏谵语者，坏病也。直视喘满下利者，死。脉沉肢冷者，死。若黑气在鱼尾，相牵入太阳者，死。黑气自人中入口者，死。黑气入耳目鼻舌者，死。面黑人在伤寒内涉虚，不宜参、术大补，盖气多实故也。

伤寒问因

口苦是胆热，口甜是肝热，口淡是胃热，舌干口燥是胃家热极。心下满，若因下早者，为痞气。若手按拍之有声又软者，是停水。若手按则散者，此虚气。若手按硬痛者，是宿食。凡喜明而向外睡者，属阳而元气实。喜暗而向壁睡者，属阴而元气虚。凡病初起，觉不舒快少情绪者，是夹气伤寒。凡病起觉蜷卧，骨腿酸疼胁痛者，是劳力伤寒。凡耳聋因邪气入深者，难治。然有兼虚证者，或因少阳证者，不可不知。

伤寒论脉撮要

左右手脉俱急紧盛，是夹食伤寒。右手脉来空虚，左手脉来紧盛，是劳力伤寒。左手脉来紧盛，右手洪滑，或寸脉沉伏，身热恶寒，隐隐头痛，喘咳烦闷，胸胁体痛，是夹痰伤寒。左手脉来紧涩，右手脉沉数，心胸胁下，小腹有痛处，是血郁内伤外感。

杂病以弦为阳，伤寒以弦为阴。杂病以缓为弱，伤寒以缓为和。两手无脉曰双伏，一手无脉曰单伏，必有正汗也。寸口阳脉中或见沉细者，但无力者，为阳中伏阴。尺部阴脉中，或见沉数者，为阴中伏阴。寸口数大有力为重阳，尺部沉细无力为重阴。寸脉浮而有力，主寒邪，表实宜汗。浮而无力，主风邪，表虚宜实。尺脉沉而有力，主阳邪在里，为实宜下。无力主阴邪在里，为虚宜温。寸脉弱而无力，切忌发吐。尺脉弱而无力，切忌汗下。初按来疾去迟，名曰内虚外实。去疾来迟，名曰内实外虚。尺寸俱同，名曰缓，缓者，和而生也。汗下后脉静者生，乃正气复也。躁乱身热者，死，乃邪气胜也。温之后脉来歇至者，正气脱而不复生也。纯弦之脉名曰负，负者，死。按之解索，名曰阴阳离，离者，死。阴病见阳脉者，生。阳病见阴脉者，死。

按：阴脉有沉、有紧、有数，而仲景统以微细言之。盖沉必重按始得，紧数亦在沉细中见，不似阳证浮大而紧数也。薛氏曰：人知数为热，不知沉细中见数为寒甚。真阴寒证，脉常有七八至者，但按之无力而数耳，宜深察之。故曰：脉数为热，浮数为表热，沉数为里热，数而有力为实热，无力为虚热，况细数乎？

鬼脉　得病之初，便谵语发狂，六部无脉，大指之下，寸口之上，有脉动者是也。

反关脉　如病人六部无脉，便不可言其无脉，要在掌后切看，脉来动者，是反关脉也。

心脏　心病舌强笑面赤，躁烦掌热口干谵，脐上动气洪紧数，反得沉微命不全。

肝脏　肝家面青目痛闭，筋急怒容脐左气，脉当弦急或兼长，浮涩短兮名不治。

脾脏　脾家不食面皮黄，体重肢痛喜卧床，动气当脐脉缓大，弦长而紧是凶殃。

肺脏　肺家面白带忧愁，吐血寒温喘嗽求，脐右气兮沉细涩，大而牢者死根由。

肾脏　肾家面黑爪甲青，耳闭足寒泄腹疼，脐下气兮脉沉滑，缓而大者死之形。

伤寒六绝脉歌括

雀啄连来三五啄，屋漏半日一点落。弹石硬来寻即散，搭指散乱真解索。鱼翔似有亦似无，虾游静中跳一跃。寄语医家仔细看，六脉一见休下药。

伤寒用药大法

标本逆从既明，和剂之药须识。表汗用麻黄，无葱白不发。吐痰用瓜蒂，无豉不涌。去实热用大黄，无枳实不通。温经用附子，无干姜不热。竹沥无姜汁，不能行经络。蜜导无皂角，不能通秘结。非半夏、姜汁不能止呕吐。非人参、竹叶不能止虚烦。非柴胡不能和解表里。非五苓散不能通利小便。非天花粉、干葛，不能消渴解肌。非人参、麦冬、五味，不能生脉补元。非犀角、地黄，不能止上焦之吐衄。非桃仁承气，不能破下焦之瘀血。非黄芪、桂枝，不能实表间虚汗。非茯苓、白术，不能去湿助脾。非茵陈不能去疸。非承气不能制狂。非枳桔不能除痞满。非陷胸不能开结胸。非羌活不能治感冒。非人参败毒，不能治春温。非四逆不能治阴厥。非人参白虎不能化斑。非理中乌梅不能治蛔厥。非桂枝麻黄不能除冬月之恶寒。非姜附汤不能止阴寒之泄利。非大柴胡不能去实热之妄言。太阴脾土，性恶寒湿，非干姜、白术不能以燥湿也。少阴肾水，性恶寒燥，非附子不能以温润也。厥阴肝木，藏血荣筋，非芍药、甘草不能以滋养也。此皆经常用药之大法，然机变应之无穷。

伤寒用桂枝辨

书曰：发汗宜桂枝汤者，是用桂枝以发汗也。复曰：无汗不得服桂枝。又曰：发汗过多者，却用桂枝甘草汤，是用桂枝以闭汗也。其一药二用者何说？盖桂为百药长，善通血脉，故用以止烦出汗者，非桂能开腠理而发出汗也，以其调荣血，则卫气自和，邪无容地，遂自汗出而解矣。汗多用桂枝者，亦非桂枝能闭腠理而止汗也，以其调和荣卫，则邪从汗出，邪去而汗自止矣。昧者不解其止汗发汗之意。凡见病者，便用桂枝，殊不知，如遇太阳伤风自汗者，及中风自汗者，固获奇效，倘系太阳伤寒无汗，而骨髓无寒者，而亦用之，为害岂浅浅乎？故仲景曰：无汗不得服桂枝。又曰：桂枝下咽，阳盛则毙者此耳。

伤寒用药相配合宜论

麻黄得桂枝，则能发汗；芍药得桂枝，则能止汗；黄芪得白术，则止虚汗。防风得羌活，则治诸风；苍术得羌活，则止身痛。柴胡得黄芩治热，附子得干姜治寒。羌活得川芎，则止头疼；川芎得天麻，则止头眩。干葛得天花粉则止消渴；石膏得知母则止渴。香薷得扁豆则消暑；黄芩得连翘则消毒。桑皮得苏子则止喘；杏仁得五味则止嗽。丁香得柿蒂、干姜则止呃；干姜得半夏则止呕。半夏得姜汁则回痰；贝母得瓜蒌则开结痰。桔梗得升麻开提血气。枳实得黄连则消心下痞，枳壳得桔梗能使胸中宽。知母、黄柏得山栀则降火；豆豉得山栀则治懊侬。辰砂得酸枣则安神；白术得黄芩则安胎。陈皮得白术则补脾；人参得五味、麦冬则生肾水。苍术得香附开郁结；厚朴得腹皮开膨胀。草果得山楂消肉积；神曲得麦芽能消食。乌梅得干葛则消酒；砂仁得枳壳则宽中。木香得姜汁则散气；乌药得香附则顺气。芍药得甘草治腹痛因虚；吴茱萸得良姜止腹痛因寒。乳香得没药，大止诸痛；芥子得青皮治胁痛。黄芪得大附子则补阳；知母、黄柏得当归则补阴。当归得生地则生血；藕汁磨京墨则止血。红花得当归则活血；归尾得桃仁则破血。大黄得芒硝则润下；皂荚得麝香则通窍。诃子得肉果则止泻；木香得槟榔治后重。泽泻得猪苓则能利水；泽泻得白术则能收湿。此用药相得之大端也。

伤寒治法补遗

一治伤寒必须直攻毒气，不可补益。盖邪气在经络中，若随证早攻之，只三四日可愈。若却行补益，则毒气流炽，反致危困。

一伤寒神虽昏乱，而小便仍通者，乃阴气未绝之征，尚可治之。

一伤寒不思饮食，切不可用温脾健胃之药，以致反增热毒，为害不浅。但为因邪去病，里和自能思食。

一伤寒温疫，其不可治及难治者，必属下元虚证。如家中传染者，缘家有病人，则日夕忧患而饮食少进，少则气馁，时与病人相近，感其病气从口鼻而入，故宜清阳明，舒郁滞，兼理劳伤为要。有余误作不足，犹无大害，不足误作有余，立见倾危。

一伤寒虚热内炽，胃中津液干枯，必仗甘寒气味之药，方可和之。但方宜小，服宜频。如极饥人得食，必渐渐与人，故一昼夜频进五六剂，为浸灌之法，则邪热得以渐解，元气得以渐生。若小其剂，复旷其日，亦无及矣。

一伤寒自利，当分阴阳二证，切不可概投补药、暖药、止泻药，以致杀人。惟自利身不热，手中温者，属太阴；身冷四肢逆者，属少阴、厥阴；其余身热下利，得皆阳证也。

一凡冒露感雨，湿气内攻而胸前凝滞者，此但可燥湿和中。若误下之，则湿气下行，损伤脾气，随必变痢，久则血液注下，即俗名五色痢，变为四肢冰冷，手足开撒，昏沉神倦，尺寸沉微，泻遗无度。男子谓之亡阳，小儿谓之慢脾。

一伤寒、温疫，三阳证中，往往多带阳明者，以手阳经属大肠，与肺为表里，同开窍于鼻，足阳阳明经属胃，与脾为表里，同开窍于口。凡邪气之所入，必从口鼻，故见阳明证者独多。

伤 寒 死 证

如至四五六日，狂言直视，小便遗失者，肾绝也。直视摇头，形体甚黑者，肾克火而心绝也。大小肠痛极者，小肠为心腑，大肠为肺腑，火克金而肺将绝，因乃汗出如油，喘而不休矣。爪甲青黑，不知人事，面青作搐，舌卷囊缩者，肝绝也。大便似死血甚黑者，或水谷不化，药食直下，环口黧黑，唇反者，脾绝也。伤寒以阳为主，如手足如冰，足冷过膝，皮肉瞤动，自汗无度，是阳已脱也。阳先绝色青，阴先绝色赤，并为不治。若头重视身，天柱骨倒，元气已败，必死。大便浊气极臭者，死。阴阳毒过六七日者，死。但欲寐，息高者，死。汗油发润，喘不休，死。尺寸俱虚，热不止者，死。大发湿家汗则痉，热而痉者，死。目睛正圆者，死。卵缩入腹，脉见离经者，死。痉后小便涩有血，名内外疮。若黑靥不出脓者，死。热盛躁急不得汗出，是阳脉极，死。舌上黑苔，生芒刺，刮不去易生者，死。鼻衄自汗者，死。胃寒发呃，丁香、茴香、柿蒂、良姜汤调服。如脉不出，加胆汁合生脉散。其脉又不出，或暴出者，皆死。大肉脱去者，死。

赤膈类伤寒

凡胸膈赤肿疼痛，头疼身痛，发热恶寒，此名赤膈伤寒，宜防荆败毒散加瓜蒌子、黄连、黄芩、紫金皮、玄参、赤芍、升麻、白芷。如证有表复有里，胸膈赤肿疼痛者，防风通圣散加瓜蒌子、黄连、紫金皮。如表证已退，大便燥实，胸膈肿痛者，凉膈解毒，加瓜蒌子、枳壳、桔梗、紫金皮、赤芍药，又宜棱针刺肿处出血。如半表半里，胸膈肿痛者，柴胡枳桔汤加瓜蒌子、紫金皮、赤芍药。

黄耳类伤寒

凡耳中策策痛者，是风入肾经也，不治则变恶寒发热，脊强背直，如痓之状，曰黄耳伤寒。此不可作正伤寒治，宜小续命去附子加僵蚕、天麻、羌、独，次用防荆败毒散加细辛、白芷、蝉蜕、黄芩、赤芍、紫金皮。

解㑊类伤寒

解者，肌肉解散。㑊者，筋不束骨，解㑊之证，似寒非寒，似热非热，四体骨节，解散懈惰，倦怠烦疼，饮食不美，食不知味，欲呼为砂病。《内经》名为解㑊。原其因，或伤酒，或中湿，或感冒风寒，或房事过多，或妇人经水不调，血气不和，皆能为证，与砂病[①]相似，实非砂病也。治宜先用热水，蘸搭臂膊，而以苎麻刮之。甚者，更以铁刺十宣及委中出血，皆能使腠理开通，血气舒畅而愈，宜

服苏合香丸。

砂病类伤寒

砂病者，惟岭南闽广之地，溪毒砂风，水弩射工，蜮短狐虾须之类，俱能含砂射人。被其毒者，则憎寒半热，百体分解，似伤寒初发之状。彼土人治法，以手扪摸痛处，用角筒入肉，以口吸出其砂，外用大蒜煨捣膏，对贴疮口即愈。诸虫惟虾须最毒，若不早治，十死八九。其毒深入于骨，若虾须之状，其疮类乎疔肿。彼地有鸂鶒鹦鹉等鸟，专食以上诸虫，故以此鸟毛粪烧灰服之，及笼此鸟于病者身畔，则其砂闻气自出而愈也。

伤寒百合病

伤寒百合病者，行住坐卧不定，如有鬼神。苏颂曰：病名百合，而以百合治之，未识其意。士林曰：亦清心安神之效也。

附：论岭南诸病

春秋时月，人感山岚瘴雾毒气，乃发寒热，胁膈饱闷，不思饮食，此毒气从鼻口入内也。治当清上焦，解内毒，行气降痰，不可发汗。盖岭南气温，易出汗耳。重则寒热不退，轻则为疟。南方气升，故岭南人得此病者，卒皆胸膈痰涎壅塞，饮食不进，与北方伤寒，只伤表而里自和者不同也。

治温疫不染病法

瘟疫，众人一般病者，是谓之天行时疫。治有三法，宜补、宜散、宜降热，甚者加童便，或人中黄于三法中。凡入病家，须避其邪气，不使染着，以雄黄末涂

[①]　砂病　诸本同，疑为"痧病"。

鼻孔，其行动从客位而入。凡男子病秽气出于口，女子病秽气出于阴门，其相对坐立之间，必须识其向背。

妊 娠 伤 寒

凡有表证宜汗者，用羌活冲和汤加柴胡、当归、芍药、苏叶、葱白之类，速散表邪，毋使入内，是即安胎之第一义也。若里实热证，大便不通燥渴者，则亦当用大黄转药，须酒制用，更兼四物以护之，则无损于胎矣。设患真寒脉伏厥冷者，则用姜、桂、附子，盖附、桂虽热，然用黄连、甘草制之，则无害矣。况有大寒大热之病，不急为除去，反足以损胎。有病则病当之，但中病即已，毋过其制，外用井底泥、青黛、伏龙肝末调匀，涂于孕妇脐中二寸许，如干再涂，以保胎孕也。倘肠胃虚寒，而畏寒泄泻者忌之。

产 后 伤 寒

产后伤寒，不可轻易汗下，恐产时伤力。其发热者，有因去血过多，有恶露不尽，有三日蒸乳，或早起劳动，或饮食停滞，俱有发热恶寒，状类伤寒，不可便用发表攻里之剂。但产后恶露不尽，发热恶寒者，必胁肋胀满，连大小腹，有块作痛。产后饮食停滞，发热头痛者，必有噫气作酸，恶闻食臭，胸膈饱闷，右关脉紧。若产后蒸乳，发热恶寒者，必乳间胀硬疼痛。令产妇揉乳，汁通，其热自除，不药而愈矣。若果产后不谨，虚中感冒者，当以四物汤加入风药，尤宜审其正气之虚实而邪感之重轻以汗之。至于热邪传里，燥渴便秘，而脉沉实，热甚谵语者，重则下之，用四物加柴胡、黄芩、枳壳、熟大黄，轻则蜜导。下后用四物汤加干姜少许，参、术大用，以温补其血气。若热邪传至半表半里，用四物汤合小柴胡汤主

之。然当产后气血大虚，诸病以大补气血为主，虽有杂证，以末治之，况汗下乎？

遵古汇集伤寒诸方

上古之人，当天地初开，气化浓密，则受气常强，且性成淳朴，天真得全，度百岁乃去。及其久也，气化渐薄，则受气当弱，况斫丧戕贼，难遏难解，以致寿数精神既已渐减，则血气脏腑亦因渐衰。故用药消息，亦宜因之渐变。况伤寒一证，因古时人强气壮，天非重邪，不能感触，药非峻剂，不能逐之。且先贤有照胆之朗识，故药味少而分两多，使邪气亟夺而不为正气之害也。今人气禀既弱，轻寒薄冷，便能受伤，小剂疏利，足以驱散。倘病小药大，人弱药猛，元气大伤，反增其困，甚有因而致毙者有之。且四时杂病，皆有发热、头疼、口渴之候，岂可便为太阳、阳明之证耶！或冬月伤寒，麻黄、桂枝尚堪抵受，四时类证，陷胸、承气何以克当？故传经之论，诸贤甚谓其多歧而支离，其汗下峻削之方，后哲久置之高阁而勿用。张因先贤之立法难遵，或有人强邪重者之可采，贵后人之别证的确，而或汗、或下、为攻、为补之，得宜以古人之成法，合今病而变通，正洁古所云：运气不齐，古今易辙，旧方新病，难相符合。许学士云：予读仲景书，守仲景法，未尝用仲景方，乃为得仲景心也。

麻黄汤

仲景曰：太阳病，头痛发热，身疼腰痛，骨节疼痛，恶风无汗而喘。亦治太阳阳明合病，喘而胸满，脉浮而紧者，麻黄汤主之。并治哮证。

麻黄三两，去节　桂枝二两　甘草一两，炙　杏仁七十枚，去皮尖

水九升，先煮麻黄，减二升，去沫，

纳诸药，煮取二升半，温服，八合，覆取微汗，中病即止，不必尽剂。无汗再服。

时珍曰：仲景治伤寒无汗用麻黄，有汗用桂枝，未有究其精微者。津液为汗，汗即血也。在营则为血，在卫则为汗。寒伤营，营血内涩，不能外通于卫，卫气闭固，津液不行，故无汗发热而恶寒。风伤卫，卫气外泄，不能内护于营，营气虚弱，津液不固，故有汗发热而恶风。然风寒皆由皮毛而入，皮毛肺之合也，证虽属太阳，然面赤怫郁，咳嗽有痰，喘而胸满，非肺病乎？盖皮毛外闭，则邪热内攻，故用麻黄、甘草，同桂枝引出营分之邪，达于肌表，佐以杏仁，泄肺而利气，使邪尽从外解耳。凡伤寒即发于冬寒之时，寒邪在表，闭其腠理，非辛温不能散之，此麻黄、桂枝等剂，所以必用也。温病、热病发于暄热之时，郁热自内达外，无寒在表，则非辛凉苦寒苦酸之剂不能解之，此桂枝、麻黄等，所以不可用也。然前哲谓冬不用麻黄，夏不用桂枝者，盖以冬主闭藏，不应疏泄，夏本炎热，不可辛温，经所谓：必先岁气，毋伐天和也。又曰：麻黄惟冬月寒邪在表，腠密无汗者，必用。是何与前说相反耶？戒不用者，明时令之，常虑轻用也。言必用者，发病机之理，虑遗用也。或舍时从证，或舍证从时，临证变通，存乎其人。倘一概疑惟，惟以轻和之剂代之，必有阴受其夭折矣。

大青龙汤

仲景曰：太阳中风，脉浮紧，发热恶寒身疼痛，不汗出而烦躁者，大青龙主之

麻黄六两，去节　桂枝二两　甘草二两，炙　杏仁四十枚，去皮尖　生姜三两，切　大枣十二枚，去核　石膏如鸡子大一块，捣碎

水九升，先煮麻黄，减二升，去上沫，纳诸药，煮取三升，温服一升，取微汗。一服汗，停后服。

成氏曰：此中风见寒脉也。浮则为风，风则伤卫，紧则为寒，寒则伤荣，荣卫俱病，故发热恶寒，身疼痛也。风并于卫者，为荣弱卫强，寒并于荣者，为荣强卫弱，今风寒两伤，则荣卫俱实，故不出汗而烦躁也。青龙者，东方甲乙木神也，专主生发之令，万物出甲，开甲则有两歧，肝有两叶以应之，所以谓之青龙。中风脉浮紧，为中风见寒脉，伤寒脉浮缓，为伤寒见风脉，是风寒两伤也。桂枝汤解肌以祛风，而不能已其寒，麻黄汤发汗以散寒，而不能去其风，故特取大青龙以两解之。麻黄甘温，桂枝辛热，寒则伤荣，以甘缓之，风则伤卫，以辛散之，故麻黄为君，桂枝为臣也。甘草甘平，杏仁甘苦，苦甘为助，佐麻黄以发表。大枣甘温，生姜辛温，辛甘相合，佐桂枝以解肌。石膏辛甘微寒，夫风，阳邪也，寒，阴邪也，风伤阳，寒伤阴，阴阳两伤，非轻剂所能独散也，必须轻重之药同散之，是以石膏为使，而专达肌表也。陶氏曰：此汤险峻，须风寒俱甚，又加烦躁方可与之，不如桂枝麻黄各半汤为稳。桂枝麻黄各半汤者，即二方合用是也。

小青龙汤

治伤寒表热未罢，心下有水气，干呕而咳，或渴，或利，或噎，或喘，小腹满，小便不利，短气不得卧。

麻黄去节　桂枝　芍药酒炒　细辛　甘草炙　干姜各三两　半夏　五味子半升

每服五钱，姜、水煎服。

白虎汤

主伤寒传入于胃，表里俱热，脉大而长。仲景曰：浮滑。

知母六两　石膏一斤，打碎　甘草二两，炙　粳米六合

水一斗，煮米熟汤成，温服一升，日三服。

传胃，则邪入里矣。仲景言浮滑，以表邪亦未解也。成氏曰：白虎汤解内外之邪。白虎，西方金神，应秋而归肺。热甚于内者，以寒下之。热甚于外者，以凉解之。中外俱热，内不得泄，外不得发，非此汤不能解也。夏热秋凉，汤名白虎，言秋气至而热去也。知母苦寒，经曰：热淫所胜，佐以苦甘。又曰：热淫于内，以苦发之，故以知母为君。石膏甘寒，热则伤气，寒以胜之，甘以缓之，故以石膏为臣。甘草、粳米，味皆甘平，脾欲缓，急食甘以缓之，故以甘草、粳米为使。太阳中暍，得此顿除，热见白虎而尽矣。立秋后不可服，服则不能食，多成虚羸。按：石膏一物，入甘温队中则为青龙，从清凉同气则为白虎，夫风寒皆伤，宜从辛甘发散矣，而表里又俱热，则温热不可用，欲并风寒表里之热而俱解之，故立白虎一法，以辅青龙之不逮也。

桂枝汤

仲景曰：太阳中风，头痛，阳浮而阴弱，阳浮者，热自发，阴弱者，汗自出，啬啬恶寒，淅淅恶风，翕翕发热，鼻鸣干呕，本方主之。古人用辛散者，必用酸收，故桂枝汤中用芍药，犹兵家之节制也。

桂枝　芍药　生姜各三两　甘草二两，炙　大枣十二枚，去核

水七升，微火煮取三升，服一升，覆令微汗，不可令如水淋漓。若汗出病瘥，不必尽剂。若不汗，更服至二三剂。

仲景以发汗为重，解肌为轻，中风不可大汗，过汗则反动营血，虽有表邪，只可解肌，故以桂枝汤少和之也。

成氏曰：阳脉浮者，卫中风也。阴脉弱者，荣气弱也。风并于卫，卫实而荣虚，故发热汗出。卫虚则恶风，荣虚则恶寒，荣弱卫强，恶寒复恶风者，以汗出则腠理疏，亦恶风也。翕翕者，若合羽所覆，热在表也。鼻鸣干呕者，风壅气逆也。与桂枝汤和荣卫而散风邪，桂味辛热，用以为君者，桂犹圭也，宣导诸药，为之先聘，辛甘发散为阳之义也。芍药味苦酸寒，甘草甘平，用以为臣佐者，经曰：风淫所胜，平以辛凉，佐以苦甘，以甘缓之，以酸收之，桂枝辛甘为阳，臣以芍药之酸收，佐以甘草之甘平，不令走泄阴气也。生姜辛温能散，大枣甘温能和，二物为使者，经曰：风淫于内，以甘缓之，以辛散之也。姜、枣固能发散，此又不专发散之用，又以行脾之津液而和荣卫者也。麻黄汤不用姜、枣专于发汗，则不待行化而津液得通矣。

夫卫属阳，阳气者，不能卫外而为固则有汗。成云：卫实何耶？盖邪气盛则实，非正气也。既曰：邪实则热在表矣，其恶风又何耶？盖汗能开腠故也。既曰：热在表则汗出而腠开，亦宜解矣。乃不解者，又何耶？赵嗣真所谓惟脏腑可分表里，皮肤骨髓，但分浮、浅、深、沉，俱属于表。若以皮肤为表，骨髓为里，则麻黄汤证，骨节疼痛，其可谓有表复有里耶？然则不解者，骨髓之邪自在，正与啬啬恶寒之义相合，所谓热在皮肤，寒在骨髓也。如骨髓无寒，则桂枝不宜与矣。论曰：桂枝下咽，阳盛则毙，其此之谓乎？

大承气汤

伤寒阳邪入里，三焦大热，痞满燥实，四证俱全，发热谵语，脉沉实者。

枳实五枚　厚朴半斤　芒硝三合　大黄四两，酒洗

王海藏曰：邪气居高，非酒不到，大黄若用生者，则遗高分邪热，病愈后变生目赤，喉痹，头肿，膈上热疾也。水一斗，先煮枳、朴，取五升，去渣，纳大黄，煮取二升，去滓，纳芒硝，微火一二

沸，温服得利则止。

承，顺也。邪入胃者，郁滞糟粕，秘结壅实，气不得顺也。通可去滞，泄可去闭，气得以顺，故曰：承气，大满大实有燥屎，乃可投也。如非大满，则生寒证而为结胸痞气之属矣。仲景曰：欲行大承气，先与小承气，复中转矢气者，有燥屎也，可以大承气汤攻下，不转矢气，慎不可攻！

小承气汤

治伤寒阳明证，谵语便硬，潮热而喘，及杂病，上焦痞满不通。

大黄四两　厚朴二两，姜炒　枳实三枚，麸炒

锉如麻豆大，分作二服，水一盏，姜三片，煎至半盏，绞汁服，未利再服。

三一承气汤

治伤寒腹满，咽干烦渴，谵妄，心下按之硬痛，大小便秘，阳明胃热，发斑脉沉可下者。

大黄锦纹者　芒硝　厚朴　枳实各五钱　甘草半两

每服一两，姜、水煎至一盏，入芒硝一沸，通口服。

谓胃承气汤

治诸发热和解，不恶寒但发热，蒸蒸然，心下满硬，或痛，烦渴咽干，滑数而实，诸腹满实痛，烦渴谵妄，小便赤，大便硬，脉滑实紧者。

大黄酒浸　芒硝一两　甘草炙，五钱

每服斟酌多少，先煮二味，熟去渣，下硝，再煮二三沸，顿服之，以利为度，未利再服。

六一承气汤

以代大承气、小承气、调胃承气、大柴胡、三乙承气汤、大陷胸等汤，真神药也。治伤寒热邪传里，大便结实，口燥咽干，怕热谵语，揭衣狂妄，扬手掷足，斑黄阳厥，潮热自汗，胸腹满硬，绕脐疼痛等症。

大黄　枳实　厚朴　甘草　黄芩　柴胡　芒硝　芍药

先将水二盅，滚三沸，后入药，煎至八分，临服时入铁锈水三匙调服，立效。取铁性沉重之义，最能坠热开结如神。此不传之秘也。

桃仁承气对子

治热邪传里，热蓄膀胱，其人如狂，小水自利，大便黑，小腹满痛，身目黄，谵语燥渴，为蓄血证，脉沉有力，宜此汤下尽黑物即愈。未服前而血自下者，为欲愈，不宜服。

桃仁　桂枝　芒硝　大黄　芍药　柴胡　青皮　当归　甘草　枳实

姜、水煎好，入苏木煎汁三匙服。

桃仁承气汤

治蓄血中焦，腹中急结，下利脓血。

桃仁五十个，去皮尖　桂心　芒硝　甘草各二两　大黄四两

水二碗，煎一碗，去渣，纳芒硝，待沸温服。

腹中急结，缓以桃仁之甘，中焦蓄血，散以官桂之辛温。盖甘以缓之，辛以散之也。热甚血凝，或干闭，或下脓血，非硝黄不足以彻其藩篱。入甘草，欲其委曲搜剔，不欲其一往而尽耳。按：犀角地黄汤，治上焦之血，抵当汤，治下焦之血，此治中焦之血。《准绳》曰：宜用桂心。旧本作桂枝者误也。喻嘉言曰：用桃仁以达血所，加桂枝以解外邪，大抵因外邪者，用桂枝专治蓄血者，则桂心可也。

抵当汤

治伤寒日深，表证仍在，蓄热下焦，脉微沉，不结胸发狂者，小腹胀而硬，小便自利者，瘀血证也。或阳明蓄热而狂，大便虽硬而反易，其色黑者，有蓄血也，

并宜。

桃仁七个　大黄二钱五分　水蛭炒　虻

虫各十个，去翅足，炒

上分作二服，水一盏，煎半盏，温

服，未下再服。

大柴胡汤

治阳邪入里，表证未除，里证又急。

柴胡八两　黄芩三两　枳实四枚，炙

芍药三两　生姜五两　半夏半斤　大枣十二

枚，去核　大黄二两，酒洗

水一斗二升，煮六升，去滓，再煎一

升，日三服。

成氏曰：大满大实则有承气汤。如不

大坚满，惟邪热甚而须攻下者，必须轻缓

之剂，乃大柴胡也。伤寒可下则为热，折

热必以苦，故以柴胡为君，黄芩为臣。经

曰：酸苦涌泄为阴，泄实折热，必以酸

苦，故以芍药、枳实为佐。辛者，散也，

散逆气者，必以辛。甘者，缓也，缓正气

者，必以甘。故用半夏、姜、枣为使也。

加大黄，功专荡涤，不加恐难攻下，应以

为使也。表证未除者，寒热往来，胁痛口

苦尚在也。里证又急者，大便难而燥实

也。此为两解之剂。

小柴胡汤

治伤寒五六日，往来寒热，胸胁苦

满，胁痛耳聋，默默不欲食，心烦喜呕，

或胸中烦而不呕，或渴，或腹痛，或胁下

痞，或心下悸，小便不利，或不渴，身有

微热，或咳者，此邪在少阳经，半表半里

之证也。

柴胡八两　黄芩　人参　甘草炙　生

姜各三两　半夏半升　大枣十二枚，去核

水一斗二升，煮取六升，去滓，再

煎，取三升，温服一升，日进三服。

成氏曰：邪在表则寒，在里则热，半

表半里，故寒热往来。在表则不满，在里

则胀满，只言胸胁苦满，知在表里之间，

少阳行身之侧，胸胁为少阳之部，其脉循

胁络于耳，故胸胁痛而耳聋。在表则呻

吟，在里则烦乱，经曰：阳入之阴则静，

默默者在表里之间也。在表则能食，在里

则不能食，不欲饮食者，邪在表里之间，

未至于不能食也。在表则不烦呕，在里则

烦呕。心烦喜呕者，邪在表，方传里也。

经曰：热淫于内，以苦发之，柴芩之苦，

以发传邪之热。里不足者，以甘缓之，参

草之甘，以缓中和之气。邪半入里，则里

气逆，辛以散之，半夏以除烦呕。邪在半

表，则荣卫争之，辛甘解之，姜、枣以和

荣卫。此为半表半里之剂，太阳经之表

热，阳明经之标热，皆不能解也。若夫阳

气虚寒，面赤发热，脉沉足冷者，服之立

至危殆。即大便不实，脉息小弱者，皆在

所禁。信乎用方不当，皆可杀人，不独峻

剂也。近世医家，不分表里寒热虚实，凡

见发热，概用此方去参投之，取其平稳。

设遇虚证，岂不误甚！

大陷胸汤

伤寒下之早，从心下至少腹硬满而

痛，手不可近者，大结胸也，此方主之。

甘遂一钱，为末　芒硝一升　大黄二两

水六升，先煮大黄，取二升，去滓，

纳硝，煮一沸，纳甘遂末，温服一升，得

快利，止后服。

三阳经表证未解，用承气以攻里者，

下之早也。下早则里虚，表邪乘之而入，

三焦皆实，故心下至少腹痛不可近也。成

氏曰：诸阳受气于胸中，邪气与阳气相

结，不可分解，高者陷之，故曰陷胸。陷

胸破结，非若寒直达者不能，是以遂为

君。经曰：咸味涌泄为阴。又曰：咸以软

之，是以芒硝为臣。荡涤邪寇，将军之职

也，是以大黄为使。伤寒诸恶，结胸为

甚，非此驶剂不能通利。

小陷胸汤

下早，热结胸中，按之则痛，小结胸也。

半夏汤洗，半升　黄连一两　瓜蒌实大者，一枚

水六升，先煮瓜蒌，取三升，去滓，纳诸药，煮取二升，分二温服。

只在胸中不及于腹，按之则痛，不按犹未痛也，故曰：小结胸。经曰：苦以泄之，辛以散之。黄连泄胸中之热，瓜蒌泄胸中之气，半夏散胸中之痰。一服未能即和，再服微解下黄涎便安也。

凉隔散一名连翘饮子

治伤寒燥热，怫结心烦，懊侬不眠，脏腑积热烦渴，头昏唇焦，咽燥喉痹，目赤烦躁，口舌生疮，咳唾稠粘，谵语狂妄，肠胃燥涩，便溺闭结，风热壅滞，疮疹发斑，黑陷将死。

连翘一两　山栀　大黄　薄荷　黄芩各五钱　甘草一两五钱　朴硝二钱五分

为粗末。每服五钱，水煎温服。一方有黄连。

栀子豉汤

主汗吐下后，心烦不得眠，心中懊侬。

栀子十四枚　香豉四合，绵裹

水四升，先煎栀子，取二升半，去滓，纳豉，煮取一升半，分二服。温进一服，得快吐，止后服。

经曰：高者因而越之，下者引而竭之，中满者泻之于内，其有邪者，渍形以为汗，其在皮者，汗而发之。治伤寒之妙，虽有变通，终不越此数法也。邪气自表传里，留于胸中为邪，在高分则可吐。所吐之证，亦自不同。如不经汗下，邪气蕴郁于膈，谓之膈实，应以瓜蒂散吐之。若汗吐下后，邪气乘虚留于胸中，谓之虚烦，应以栀子豉汤吐之。经曰：酸苦涌泄为阴，是以栀子为君。烦为热胜，涌

热者，必以苦，胜热者，必以寒，香豉苦寒，是以为臣也。

半夏泻心汤

主伤寒下早，心下①满而不痛者为痞。

半夏半升，洗　黄连一两　黄芩　干姜　人参　甘草炙，各三两　大枣十二枚，去核

水一斗，煮六升，去滓，煎取三升，温服一升，日三服。加甘草一两，即甘草泻心汤，治痞硬吐痢。加生姜四两，即生姜泻心汤，治痞硬噫气。

成氏曰：结而不散，壅而不通，为结胸，陷胸汤为直达之剂。塞而不通，否而不泰为痞，泻心汤为分解之剂。痞与结胸有高下焉。邪结在胸中，故曰陷胸汤。留邪在心下，故曰泻心汤。泻心者，必以苦，黄连、黄芩皆苦寒，经曰：苦先入心，以苦泄之。故黄连为君，黄芩为臣，降阳而升阴也。散痞者，必以辛，半夏辛温，干姜辛热，经曰：辛走气，辛以散之，故半夏、干姜为佐，抑阴而行阳也。甘草甘平，参、枣甘温，阴阳不交为痞，上下不通为满，欲通上下，交阴阳者，必平其中。中者，脾胃也。脾不足者，以甘补之，故参、枣、甘草为使。上下得通，水升火降，则痞热自消矣。

真武汤

太阳病，发汗过多，心悸有水，或呕，或利，头眩筋惕，身重眴动，振振欲擗地者，此方主之。

茯苓二两　白术二两　芍药　生姜各三两　附子制，一枚

水八升，煮三升，温服七合，日三服。

真武，北方水神也。心肾之真阳盛，则水皆内附，而与肾气同其收藏矣。肾之

----

① 下　原无，据《伤寒论》原文补。

阳虚，不能制水，则泛滥为病，故上凌心而为眩悸，中侮土而致呕泻也。方名真武，盖取固肾为义，肾阳足而水自安，医者畏附而不投，病者亦甘毙而不悟，于是夭折者多矣。

人参败毒散

治伤寒头痛，憎寒壮热，项强睛暗，鼻塞声重，风痰咳嗽，及时气疫疠鬼疟，诸疮斑疹等症。

人参　羌活　独活　柴胡　前胡　川芎　枳壳　桔梗　茯苓一两　甘草五钱

每服一两，加生姜、薄荷，煎服。

喻嘉言曰：暑湿热三气门中，推此方为第一。三气合邪，岂易当哉！其互传则为疫矣。方中所用皆辛平，更有人参大力者，扶正以祛邪。病者日服二三剂，使疫邪不复留，讵不快哉！奈何俗医减人参，曾与他方有别耶？又曰：伤寒宜用人参，其辨不可不明。盖人受外感之邪，必先汗以驱之，惟元气旺者，外邪始乘药势以出。若素弱之人，药虽外行，气从中馁，轻者半出不出，重者反随元气缩入，发热无休矣。所以虚弱之体，必用人参三五七分，入表药中，少助元气，以为驱邪之主，使气得药一涌而出，全非补养衰弱之意也。即和解药中有人参之大力者居间，外邪遇正，自不争而退舍，否则，邪气之纵悍，安肯听命和解耶？不知者，谓伤寒无补法，邪得补而弥炽，即痘疹疟痢以及中风、中痰、中寒、中暑、痈疽产后初时既不敢用，而虚人之遇重病有可生之机，悉置不理矣。古方表汗用五积散、参苏饮、败毒散，和解用小柴胡、白虎汤、竹叶石膏汤等方，皆用人参，领内邪外出，乃得速愈，奈何不察耶？外感体虚之人，汗之热不退，下之、和之热亦不退，大热呻吟，津液灼尽，身如枯柴，医者技穷，正为元气已漓，故药不应耳。倘元气未漓，先用人参三五七分，领药深入驱邪，何至汗和不应耶？东垣治内伤外感，用补中益气加表药一二味，热服而散外邪，真有功千古。伤寒专科从仲景至今明贤方书无不用参，何近日医家单除不用，全失相传宗旨，使体虚之人百无一活，曾不悟其害之也。嘉靖已未，江淮大疫，甚至口疮赤眼，大小腮肿喉闭，当从中治，而用少阳、阳明二经药，并用败毒散倍人参，去前胡、独活，服者尽效。万历已卯大疫，用本方复效。崇祯辛巳壬午，大饥大疫，道馑相望，汗和药中惟加人参者多活。更有发斑一证最毒，惟加参于消斑药中，全活甚众。凡饥馑兵荒之余，气候失和，加之饮食起居不节，以人之虚逢天之虚，致患时气者，尤宜此法。若用正伤寒之治，大汗大下，岂不误甚！

建中汤

主伤寒腹中急痛。

胶饴一升　甘草一两，炙　桂枝三两，去皮　芍药六两　大枣十二枚，去核　生姜三两，切

水七升，煮三升，去滓，纳胶饴，微火消解，温服一升，日三服。呕家不用建中，恐甘缓在上也。

阳气传太阴而痛，其证有二：腹满便闭按之痛者，实也，宜下之。肠鸣泄利而痛者，虚也，宜与建中汤。成氏曰：脾应中央，一有不调，则荣卫失所育，津液失所行，必以此汤温建中脏，故建中名焉。胶饴甘温，甘草甘平，脾欲缓，急食甘以缓之，故以饴为君，甘草为臣。桂枝辛热，辛，散也、润也。荣卫不足，润而散之，芍药酸寒，酸，收也、泄也。津液不逮，收而行之，是以桂枝、芍药为佐。生姜辛温，大枣甘温，胃者，卫之源，脾者，荣之本，卫为阳，益之必以辛，荣为阴，补之必以甘，辛甘相合，脾胃健而荣

卫通，是姜、枣为使。

普济消毒散

见头痛门。

九味羌活汤

主两感伤寒，及四时不正之气，憎寒壮热，头疼身痛，口渴，人人相似者。

羌活　防风　苍术一钱五分　细辛五分川芎　白芷　生地黄　黄芩　甘草一钱

生姜、葱白、水煎服。

吴昆曰：非其时而有其气，长幼之病多相似。药之辛者，得天地之金气，于人则为义，故能匡正而黜邪。羌活、苍、细、芎、芷，皆辛物也，邪在太阳治以羌活，邪在阳明治以白芷，邪在少阳治以黄芩，邪在太阴治以苍术，邪在少阴治以细辛，邪在厥阴治以川芎，防风为诸药之辛，徒生地去血热，甘草和诸药，而除气中之热。易老自序云：冬可治寒，夏可治热，春可治温，秋可治燥，是诸路之应兵也。但阴虚气弱之人，非所宜与！

葛根汤

治太阳病，项背几几（音姝），无汗恶风。鸟之短羽者，动则引颈，几几然，状病人项背难舒之貌也。

葛根四两　麻黄　生姜各三两　桂枝芍药各二两　甘草炙，二两　大枣十二枚

水煎服。

按：此出太阳例，阳明药也。

柴胡桂枝汤

治伤寒发热潮热，脉弦自汗，或渴，或利。

桂枝二钱　黄芩　人参　白芍各四钱五分　甘草炙　半夏　柴胡四钱　大枣二枚生姜泡，一钱

水煎服。

按：此出太阳例，少阳经药也。

麻黄附子细辛汤

治感寒脉沉，或微细，反发热，或但欲寐者。

麻黄　细辛二两　附子泡，去皮，一枚

先煮麻黄，去沫，纳诸药煎。

按：此少阴经药也。盖欲寐，脉微细，少阴证也。太阳膀胱与少阴肾相为表里，肾虚，故太阳之邪直入而脉沉，但余邪未尽入里，故表热也。此证谓之表里传，非两感也。

当归四逆汤

治感寒手足厥冷，脉细欲绝者。

当归　桂枝　白芍　细辛各三钱　大枣三枚　甘草炙　通草各二钱

上，水煎服。

按：此厥阴经药也。

桂枝麻黄各半汤

治伤寒见风脉，发热，自汗，或无汗。

桂枝二钱　白芍　生姜　甘草炙　麻黄各一钱五分　杏仁十一个，去皮尖　大枣二枚

上，水煎服。

按：此足太阳、手足太阴、手少阴经药。出太阳例，治风寒之剂也。

夫仲景论以上六经药，然其中有发表解肌温经不同。盖风寒有浅深，荣卫有虚实故也。学者审此，则用药汤液之源，可得而悉。

逍遥汤

治有汗伤寒瘥后，血气未平，劳动助热，复还于经络，有因与人交接而复发。如不易而有病者，谓之劳复。若因交接，而无病之人反得病者，谓之阴阳易，曾见舌出数寸而死者多矣。此证最难治，必宜此汤。

人参　知母　竹青　黄连卵缩腹痛倍加甘草　滑石　生地　韭根　柴胡　犀角

姜、枣、水煎，临服入烧裈裆末一钱半，调服，有粘汗出为效。不粘汗出再服，以小水利，阴头肿，则愈。

再造饮

治有患头疼发热，项脊强，恶寒无汗，用发汗药二三剂，汗不出者。如不识此，遂以麻黄重药及火劫取汗，误人多矣。此因阳虚不能作汗，名曰无阳证。

黄芪 人参 桂枝 甘草 细辛 附子制 羌活 防风 川芎 生姜煨

水三盅，枣二枚，煎一盅，加炒芍药一撮，煎三沸，温服。

益元汤

治有患身热头疼全无，但作躁闷面赤，饮水不得入口，是元气虚弱，无根虚火泛上，名曰戴阳证。

附子制 甘草 干姜 人参 五味 麦冬 黄连 知母 葱 艾

姜、枣、水煎，临服入童便三匙，顿冷服。

不换金正气散

治脾虚受邪，痰停胸膈，寒热为疟。

厚朴姜制 藿香 半夏 苍术泔浸，糠炒 陈皮各一钱 炙甘草五分

姜、枣、水煎热服。

正气，指中气也。中气不和，水湿不行，则痰生为患，苍、朴、陈、甘，所以锄胃土之墩阜，而使之平也。佐以藿香，一身之滞气皆宣，助以半夏，满腹之痰涎尽化。俾正气得以转输，邪无由乘袭，可贵孰甚焉，故名不换金也。

人参养胃汤

治外感风寒，内伤生冷，憎[1]寒壮热，头目昏疼，不问风寒夹食停痰，俱能治之。

半夏 厚朴姜制 苍术各一两 人参五钱 橘红七钱五分 藿香叶 草果去壳 茯苓各五钱 甘草炙，二分五钱

每用五钱，姜三片，乌梅一个，煎六分，热服，兼治饮食伤脾并疟证。若寒多者，加附子，名十味不换金散。

八解散

治四时伤寒头疼，体热恶风多汗，呕吐恶心，咳嗽喘满痞闷。

人参 茯苓 甘草 陈皮 藿香 白术 厚朴姜制 半夏各一两

每服五钱，生姜、葱、枣，水煎服。

十味和解散

治外感内伤寒邪，头痛发热。

白术 桔梗 人参 甘草 当归 陈皮 枳壳 赤芍药 防风 厚朴

生姜、葱白，水煎热服。

五苓散

治伤寒中暑，大汗后胃中干，烦躁不眠，脉浮，小便不利，微热烦渴，及表里俱热，饮水反吐，名曰水逆。或攻表不解，当汗而反下之，利不止，脉浮，表不解，自利，或一切留饮，水停心下，两感中湿，昏躁霍乱，吐泻惊风。

猪苓 茯苓 白术各五钱 泽泻一两 桂枝去皮，一钱五分

为末。每服三钱，热汤下。夏月大暑，新水调服立愈，加滑石二两尤佳。

化斑汤

治斑毒。

人参六分 石膏 玄参 知母 甘草各一钱 糯米一撮

水煎服。

竹叶石膏汤

伤寒时气，表里俱虚，遍身发热，心胸烦闷，得汗已解，但内无津液，虚羸少气，欲吐及诸虚烦热与寒相似，但不恶寒，胸不疼头不痛，不可汗下者，并效。

石膏一两六钱，研 半夏二钱五分，汤洗七次 人参二钱 麦门冬去心，五钱五分 甘草炙，二钱

每服五钱，入青竹叶十片，生姜三

---

① 憎 原作"增"，据文义径改。

片，粳米百余粒，水煎服。

加味温胆汤

治心胆虚怯，触事易惊，梦寐不祥，异象感惑，气郁生涎，短气悸乏，自汗浮肿，饮食无味。

枳实　半夏　竹茹　茯苓　甘草　香附子　人参　柴胡　桔梗　麦门冬　橘红

姜、枣、水煎服。

古方逍遥散

柴胡　薄荷　当归　芍药　甘草　白术　茯苓

姜、水煎服。加味者，加丹皮、山栀子。

四逆汤

治伤寒里寒下利，阴病脉沉，厥逆等症。

方见中寒门。

回阳救急汤

即四逆汤加减。治寒邪直中阴经真寒证，初病起无身热，无头疼，只恶寒，四肢厥冷战栗，腹疼吐泻不渴，引衣自盖，蜷卧沉重，或手指甲唇青，或口吐涎沫，或至无脉，或脉来沉迟无力。

熟附子　干姜　人参　甘草　白术　肉桂　陈皮　五味子　茯苓　半夏

姜、水煎。临服加麝香三厘，调服，以手足温和即止，不得多服。

温经益元汤

治汗后大虚，头眩肉瞤，自汗自利不止。

熟地　人参　白术　黄芪　甘草　芍药　当归　生地　茯苓　陈皮　肉桂　大附子

姜三片，枣一枚，糯米一撮，水煎，温服。

坏证夺命饮

治伤寒汗下后不解，或投药错误，致困重垂死昏沉，或阴阳二证不明，七日以后皆可服。

人参一两，为片，水二盏，于银石器内，熬至一盏，温服。病人喜冷，以新水沉冷服之，渣再煎服。连进数服，服至鼻尖上润汗出，是其应也。

丁香柿蒂汤

治久病呃逆，因于寒者。

丁香　柿蒂各二钱　人参去芦，一钱
生姜五片，水煎服。

呕为火气上冲，呃为寒气阻塞，亦有中气不续而呃者。洁古老人以丁、姜之辛温正治，以柿蒂之涩寒从治，人参为佐，俾真气得以展布耳。呃在中焦，谷气不运，其声短小，得食乃发。呃在下焦，真气不足，其声长大，不食亦然。临证者，不可不辨也。

蜜煎导法

治阳明病汗下后，体虚气弱，津液枯竭，脏腑闭塞，大便不行，须宜蜜导之。用蜜二两，铜器中微火煎之，凝如饴状，搅之勿令焦，入皂角末、盐少许，捻作挺子，如指许，长二寸，头锐，纳谷道中，以手握住，欲大便时去之。

猪胆汁导法

以大猪胆一枚，和醋少许，套芦管上，灌谷道中，挤汁入之。如一食顷，当大便矣。

解大黄法

凡过用大黄，以致泻利不止者，用乌梅二枚，炒粳米一撮，干姜三钱，人参、炒白术各五钱，生附子皮一钱二分，炙甘草一钱，升麻少许，灯心一握。水二大盏，煎之去渣后，入炒陈壁土一匙，调服即愈。

以上麻黄、承气、陷胸诸方，皆前贤为当时人禀强壮，且感触重邪，冬月正伤寒而设也。东垣曰：世间内伤者多，外感者间亦有之。独不思经曰：邪之所凑，其正必虚乎？养葵曰：此"间"字，当作五百年间出之间，甚言其无也。况流传既久，天气、人气，气化转薄，更难同年而语矣。凡早晚有寒热感触，及伤食伤酒诸病，皆有头疼、发热、口渴等候，岂可即谓太阳、阳明之证？投以古方峻削，非其病而服其药，即有其病，以今人之弱质，用古方之猛剂，热必被其夭杵者多矣。故存古人传经之论者，以便知其伤寒局方之原，立法之所始也。遵列古方先后汗下次第及按者，以便知其用药方之体，而备于仿也。继集诸贤之说者，以便明其古今变化之理而慎于用也。张有评伤寒一论，谨陈于一卷之内，幸高明详之，勿以人之性命生死大关，轻徇旧方，桂、麻、硝、黄之小试，阳亡阴竭，犹水覆难收，而断者不可续。此张不揣固陋，反覆痛陈，阐明积弊，勿敢附和，有误将来，破先贤之定例，或胃微愆，全后人之生命，谅有小补，幸尊生者鉴诸！

冯氏锦囊秘录杂证大小合参卷十一

海盐冯兆张楚瞻甫纂辑
男　乾元龙田
门人王崇志慎初同校
男　乾亨礼斋

吐　血儿科

经曰：营者，水谷之精也。调和于五脏，洒陈于六腑，乃能入于脉也。生化于脾，总统于心，藏受于肝，宣布于肺，施泄于肾，濡润宣通，靡不由此。夫吐血者，是营卫气逆也。经曰：咳则有血者，阳脉伤也。夫心者，血之主；肺者，气之主。气主嘘之，血主濡之，荣养百骸，溉灌筋脉，荣卫相济，升降上下，自然顺适，不失常道。若一有所偏，疾斯作矣。或外干六淫，内因七情，气乃留而不行，血乃壅而不濡，内外抑郁，不能流注，是以热极涌泄，宁无妄动之虞，郁久奔升，难御猛行之锐。血犹水也，决诸东则东流，决诸西则西流，气之使血，其势相然者耶，是以气逆而血亦逆矣。且气有余便是火，火乘于血，得热妄行，流溢无拘，上奔而为吐血也。有因饮食太饱，胃寒不能消化，故吐所食之物。气血相冲，因伤肺胃亦令吐血者有之。然阳明主乎多血，若为热郁内逼，即令妄行，故小儿吐血属胃者，十有七八。更有尚在襁褓而吐血者，多由重帏暖阁，火气熏迫，或过啖辛辣，流于乳络，儿饮之后，停滞不散，积

温成热，热极上崩，是以或吐、或衄，或下为尿血者有矣。若久嗽气逆，面目浮肿而嗽吐血者，是肺虚损也，随证治之。

辰胶散

治小儿吐下血。

阿胶炒　蛤粉各一钱　辰砂水飞

为末，用藕汁白蜜调服。

又方

消瘀止血，用藕节晒干，为末，人参白蜜同煎汤调服。

犀角地黄汤

治血虚火盛，吐衄妄行，溺血便血。

犀角镑末　生地黄　白芍药　牡丹皮各一钱五分

水煎去渣，入犀角末服之。如忿怒致血者，加山栀、柴胡。

凡禀阴气至纯者，莫过于犀角；得浊阴下降者，莫过于地黄。白芍酸收，丹皮清降，凉血止血之要品，泻南实北之神方也。因于怒者，气必逆上，故加山栀以屈曲下行。肝喜疏泄，故加柴胡以达其木郁。本用四味，独名犀角地黄者，所重在二味，白芍、丹皮不过佐助耳。

当归补血汤

治气血虚热，面赤烦渴，脉大而虚。

黄芪炙，一两　当归酒洗，二钱

水煎，空心服之。

东垣曰：经云脉虚血虚。又云：血虚发热。此多得于饥饱劳役，证类白虎，惟脉不长实为辨耳，误服白虎汤必死。黄芪乃甘温补气之剂，此本血虚，何反用之为君耶？经曰：治病必求于本。又曰：阳生阴长，故血虚补气，治其本也。佐以当归之润，正与阴血相投，二物并行，则上下表里，无处不到，故名补血汤。

双荷散

治卒暴吐血。

藕节七个　荷叶顶七个

同蜜擂细，水煎去滓，温服。

天冬汤

治思虑伤心，吐血衄血。

人参五钱　远志去心，甘草水煮　白芍药
天门冬去心　麦冬门去心　黄芪　藕节
阿胶蛤粉炒　没药　当归　生地黄各一两
甘草炙，五钱

每服四钱，姜、水煎温服。

方脉吐血咳血咯血唾血合参

经曰：阳明厥逆，喘咳身热，善惊衄吐血。又曰：大怒则形气绝，而血菀于上。又曰：脾移热于肝，则为惊衄，胞移热于膀腕，则癃而尿血。又曰：结阴者，便血一升，再结二升，三结三升。夫血者，生化于脾，总统于心，藏受于肝，宣布于肺，施泄于肾，灌溉一身。目得之而能视，耳得之而能听，手得之而能摄，掌得之而能握，足得之而能步，脏得之而能液，腑得之而能气，出入升降，濡润宣通，靡不由此也。饮食日滋，故能阳生阴长，取汁变化而赤为血，注之于脉，充则实，少则涩，生旺则诸经恃此长养，衰竭则百脉由此空虚。血盛则形盛，血弱则形衰，神静则阴生，形役则阳亢。故血者，

难成而易亏，失调则变生于反掌，火载则上行，挟湿则下行，为病种种。妄行于上则吐衄，衰涸于中则虚劳，枯槁于外则消瘦，妄反于下则便红，移热膀胱则溺血，渗透肠间为肠风，阴虚阳搏则为崩中，湿蒸热瘀则为滞下，热极腐化则为脓血，火极似水，血多紫黑，热胜于阴则为疮疡，湿滞于血则为瘾疹，凝涩于皮肤则为冷痹，蓄之在上则为妄，蓄之在下则为狂，跌扑损伤则瘀血内聚。血行清道出于鼻，血行浊道出于口，咳血衄血出于肺，呕血出于肝，吐血出于胃，痰涎血出于脾，咯血出于心，唾血出于肾。耳血曰衄（音二），鼻血曰衄，肤血曰血汗，口鼻俱出曰脑衄，九窍俱出曰大衄，便血清者属营虚有热。浊者属热与湿，色鲜者属火，黑者火极，血与泄物并下者，属有积，或络脉伤也。尿血因房劳过度，阴虚火动，营血妄行。血色黑黯，面色枯白，尺脉沉迟者，此下元虚冷，所谓阳虚阴必走也。有呕吐紫凝血者，《原病式》云：此非冷凝，由热甚销烁，以为稠浊，热甚则水化制之，故赤兼黑而紫也。有汗血者，由大喜伤心，喜则气散，血随气行也。下血，先见血后见便为近血，自大肠来。先有便后见血为远血，自肺胃来。肠胃本无血，由气虚肠薄，血渗入而下出也。东垣曰：除伤寒家衄血外，凡杂病见血，多责其热。血上行为逆，其治难；下行为顺，其治易。故血上行，或唾、或呕、或吐，忽变而下行为恶痢者，吉兆也。丹溪曰：口鼻出血，皆是阳盛阴衰，有升无降，血随气上，越出上窍，法当补阴抑阳，气降则血自归经矣。有阳气本虚，复为寒凉伤之，以致肃杀之气，色脉并见，并而不浮，尺小于寸，右弱于左，色夭而血黯者，用生脉散加肉桂一钱，熟附子一钱，甘草五分，继以理中八昧，相须间服，喘嗽痰

血，皆为平复。故《三因方》云：理中汤，能止伤胃吐血，以其方最理中脘，分别阴阳，安定气血。凡患人果身受寒气，口食冷物，邪入血分，血得冷而凝，不归经络而妄行者，其血必黑黯，其色必白而夭，其脉必微迟，其身必清凉，不用姜、桂，而用凉血之剂殆矣。

凡用药者，要认血来本原，不可妄治，以致变乱。夫治血，当明血出何经，不可概曰吐血、衄血，多是火载血上，错经妄行，越出上窍，过用寒凉。夫火者，无形之气也，非水可比，安能称载？盖血随气行，气利则血循经，气逆则血乱，气有余即是火也。实由气逆而血妄行，兼于火化，因此为甚。经曰：怒则气逆，甚则呕血，暴瘅内逆，肝肺相搏，血溢鼻口是也。又东垣曰：血妄行上出于鼻口者，皆气逆也。况血得寒则凝，得热则行，见黑则止。迹此观之，治血若不兼之调气，而纯以寒凉是施，则血不归经，且为寒所凝滞，虽暂止而复来也。且脾统诸血，寒凉伤脾，脾虚尤不能约束诸血，其变证可胜言哉！然调气更莫如导火，火归而气自顺矣。

吐血者，荣气溢入浊道，留聚膈间，满则吐血，名曰内衄。然先哲皆以为热，其因于寒者，理亦有之。何则？寒邪属阴，荣血亦属阴，风伤卫，寒伤荣，各从其类。人果身受邪，口食寒物，邪入血分，郁遏内热，无从发泄，血乃沸腾在上则从口而出，在下则从便而出。若此者，实病机之所有，焉得为尽无也？但其血色之黑，与吐血因热极而反兼水化者相似，兹则宜于脉证间求之。脉微迟而身清凉者，寒也。洪数而身烦热者，热也。寒则温之，热则清之，治法大不同矣。若吐血发渴者，名为血渴，宜四物汤，或十全大补汤

凡内伤暴吐血不止，或劳力过度，其血妄行，出如涌泉，口鼻皆流，须臾不救，急用人参一两，或二两，为细末，入飞罗面二钱，新汲水调如稀糊，不拘时啜服，或用独参汤亦可。古方纯用补气，不入血药，何也？盖阳统乎阴，血随乎气，有形之血，不能速生，无形之气，所当急固，令无形生出有形也。若有真阴失守，虚阳泛上，亦大吐血，又须八昧地黄汤，固其真阴，以引火归原，正不宜用人参，及火既引之而归矣。人参又所不禁，阴阳不可不辨，而先后之分，神而明之，存乎其人。况人参虽谓补阳，乃阳中之阴药。若与白术、黄芪同用，峻补后天元气之阳。与附子、鹿茸同用，大补先天元气之阳。与当归、地黄同用，则补阳中之阴。率领群阴之药，上至阳中之阴分，所佐一异，功用便殊矣。

凡失血之后，必大发热，名曰血虚发热。古方立当归补血汤，用黄芪一两，当归二钱，名曰补血，而以黄芪为君，阳旺能生阴血也。如丹溪于产后发热，用参、芪、归、芎，黑姜以佐之。或问曰：干姜辛热，何以用之？盖姜味辛，能引血药入气分而生新血，况炒黑则止而不走。若不明此理，见其大热，六脉洪大，而误用发散之剂，或以其象白虎汤证，而误用白虎，立见危殆，慎之哉！

曹氏云：吐血须煎干姜、甘草作汤与服，或四物理中汤亦可，如此无不愈者。若服生地黄、藕汁、竹茹，去生便远。《仁斋直指》云：血遇热则宣流，故止血多用凉药。然有气虚挟寒，阴阳不相为守，荣气虚散，血亦错行，所谓阳虚阴必走耳。外必有虚冷之状，法当温中，中温则血自归经络。可用理中汤加南木香，或干姜甘草汤，其效甚著。又有饮食伤胃，或胃虚不能传化，其气逆上，亦能吐衄，

木香理中汤，甘草、干姜汤最宜。出血诸症，每以胃药收功，切不可投以苦寒之剂。故曰：实火之血，顺气为先，虚火之血，养正为先，气壮自能摄血也。

《褚氏遗书》云：喉有窍，咳血杀人；肠有窍，便血杀人。便血犹可治，咳血不易医。喉不容物，毫发必咳，血既渗入，愈渗愈咳，愈咳愈渗。饮溲溺者，百不一死；言之太过。服寒凉者，百不一生。的确之论。血虽阴类，运之者，其阳和乎。玩"阳和"二字，褚氏深达阴阳之妙者矣。时珍曰：小便性温不寒，饮之入胃，随脾之气上归于肺，下通水道，而入膀胱，乃其旧路，故能治肺病，引火下行。其味咸而走血，故治血病。便当乘热即饮，则真气尚存，其行自速，冷则惟有咸寒之性而已。若炼成秋石，则真元之气渐失，不及童便远矣

海藏云：胸中聚集之残火，腹里积久之太阴，上下隔绝，脉络部分，阴阳不通，用苦热以定于中，使辛热以行于外，升以甘温，降以辛润，化严肃为春温，变凛冽为和气，汗而愈也。然余毒土苴犹有存者，周身阳和，尚未泰然，胸中微躁而思凉饮，因食冷物，服凉剂，阳气复消，余阴再作，脉退而小，弦细而迟，激而为衄血、吐血者有之，心肺受邪也。下而为便血、溺血者有之，肾肝受邪也。三焦出血，色紫不鲜，此重沓寒湿，化毒凝泣，水谷道路浸渍而成。若见血证，不详本末，便用凉折，变乃生矣。

黄柏、知母，既所禁用，治之将何如？若与前所论理中温中无异法，何必分真阴真阳乎？殊不知温中者，理中焦也，非下焦也，此系下焦两肾中先天之真气，与心、肺、脾、胃后天有形之体，毫不相干。且干姜、甘草、当归等药，俱入不到肾经，惟仲景八昧肾气丸斯为对证。肾中

一水一火，地黄壮水之主，桂、附益火之原，水火既济之道，盖阴虚火动者，乃肾中寒冷，龙宫无可安之穴宅，不得已而游行于上，故血亦随火而妄行，今用桂、附二味纯阳之火，加于六味纯阴水中，使肾中温暖，如冬月一阳来复于水上之中，龙雷之火，自然归就于原宅，不用寒凉，而火自降，不必止血而血自安矣。若阴中水干而火炎者，去桂、附而纯用六味，以补水配火，血亦自安，亦不必去火。总之，保火为主，此仲景二千余年之玄秘，岂后人可能笔削一字哉！

凡肾经吐血者，俱是下寒上热，阴盛于下，逼阳于上之假证，世人不识，而为其所误者多矣。宜以假寒治之，所谓假对假也。但此证有二：有一等少阴伤寒之证，寒气自下肾经而感，小腹痛，或不痛，或呕，或不呕，面赤口渴，不能饮水，胸中烦躁，此作少阴经外感伤寒看，须用仲景白通汤之法治之，一服即愈。又有一等真阴失守，命门火衰，火不归原，水盛而逼其浮游之火于上，上焦咳嗽气喘，恶热面红，呕吐痰涎出血，此系假阳之证，须用八味地黄引火归原。然兹二方，俱是大热之药，但上焦烦热正盛，复以热药投之，入口即吐矣。须以水探冷，假寒骗之，下嗌之后，冷性既除，热性始发，太阳一照，龙雷之火自息，因而呕哕皆除。倘有方无法，何以通拒格之寒也？若误为实热而服寒凉，顷刻立化，慎之哉！

血之来也，虽火以迫之，然此火宜导以归原，则血亦归经，切忌凉药，则反激浮火逆上，且伤胃气，脾愈不能统血矣。更宜养肝，使肝气平而血有所归，切忌伐肝。盖经曰：五脏者，藏精气而不泻者也。肝为将军之官，而主藏血，吐血者，肝失其职也。若再伐之，则无力摄血收

藏，而血愈不止矣。更宜行血不宜止血。盖吐血者，气逆上壅，而血不行经络也。行血则血循经，不止自止。若勉强止之，则瘀血凝滞，胸胁胀满，发热恶食，反成痼矣。况血生化于脾，而脾又统血，倘不以调理脾胃为主，而概用四物纯阴伤胃，徒增其病矣。故《医贯》曰：服寒凉者，百不一生，服溲溺者，百不一死。然而久则能伤胃气，甚言寒凉之不可用也。

失血一证，危急骇人，医疗鲜效，或暴来而顷刻即毙，或暂止而终亦必亡，敢问有一定之方，可获万全之利否？请备言之。凡血证先分阴阳，有阴虚有阳虚。阳虚补阳，阴虚补阴，此直治之法，人所共知。又有真阴真阳，阳根于阴，阴根于阳。真阳虚者，从阴引阳，真阴虚者，从阳引阴。复有假阴假阳，似是而非，多以误人。此"真假"二字，旷世之所不讲，举世之所未闻，在杂病不可不知，在血证为尤甚也。既分阴阳，又须分三因，风寒暑温燥火，外因也。过食生冷，好啖炙煿，醉饱无度，外之内也。喜怒忧思恐，劳心好色，内因也。跌扑闪肭，伤重瘀蓄者，不内外因也。既分三因，而以必以吾身之阴阳为主，或阴虚而挟内外因也，或阳虚而挟内外因也。盖阴阳虚者，在我之正气虚也。三因者，在外之邪气有余也。然经曰：邪之所凑，其气必虚，不治其虚，安问其余？或曰：吐衄血者，从下炎上之火，暑热燥火，固宜有之，何得有风寒之证？殊不知六淫之气，俱能伤人。暑热者，十之一二，火燥者半，风寒者半，而火燥之后，卒又归于虚寒矣。经曰：岁火太过，炎暑流行，肺金受刑，民病血溢血泄，是火气能使人失血也。又云：太阳司天，寒淫所胜，血变于中，民病呕血、血泄、衄衊、善悲，是寒气能使人失血也。又云：太阴在泉，湿淫所胜，民病血

见，是湿气能使人失血也。又云：少阴司天之政，水火寒热，持于气交，热病生于上，冷病生于下，寒热凌犯，而争于中，民病血溢血泄，是寒热凌犯，能使人失血也。又云：太阴司天之政，初之气，风湿相薄，民病血溢，是风湿相搏，能使人失血也。又云：岁金太过，燥气流行，民病反侧咳逆，甚而血溢，是燥气能使人失血也。六气俱能使人血溢，何独火乎？况火有阴火、阳火之不同，日月之火与灯烛之火不同，炉中之火与龙雷之火不同。又有五志过极之火。惊而动血者，火起于心；怒而动血者，火起于肝；忧而动血者，火起于肺；思而动血者，火起于脾；劳而动血者，火起于肾。能明乎"火"之一字，而于血之理，思过半矣。

河间先生，特以五运六气暑火立论，故专用寒凉以治火，而后人宗之，不知河间之论，但与仲景《伤寒论》对讲，各发其所未尽之旨耳。非通论种种不同之火也。自东垣先生出，而论脾胃之火，必须温养，始禁用寒凉。自丹溪先生出，而立阴虚火动之论，亦发前人所未发。可惜大补阴丸、补阴丸，二丸中俱以黄柏、知母为君，而寒凉之论，又盛行矣。养葵先生特撰阴阳五行之论，以申明火不可以水灭，药不可以寒攻，其利溥哉！

六淫中虽俱能病血，其中独寒气致病者居多，何也？盖寒伤荣，风伤卫，自然之理。又太阳寒水，少阴肾水，俱易以感寒。一有所感，皮毛先入，肺主皮毛，水冷金寒，肺经先受。血亦水也，故经中之水与血，一得寒气皆凝滞而不行，咳嗽带疾而出，问其人必恶寒，切其脉必紧，视其血，中间必有或紫或黑数点，此皆寒淫之验也。医者不为详审，便以为阴虚火动，而概用滋阴降火，病日深而死日迫矣。赵氏尝用麻黄桂枝汤一服，得微汗而

愈，盖汗与血一物也。夺血者无汗，夺汗者无血，赘方于后，以为因寒致血者之治法。

麻黄桂枝汤

治吐血，外感寒邪，内伤蕴热。东垣治一贫士病脾胃虚，与补药愈后，继居旷室，卧热炕，咳血，吐血，东垣谓此久虚弱，冬居旷室，衣服单薄，是重虚其阳，表有大寒，壅遏里热，火邪不得舒伸，故血出于口。当补表之阳，泻里之虚热。因思仲景治伤寒脉浮紧，当与麻黄汤发汗而不与之，遂成衄血，却与麻黄汤立愈，与此甚同，因作此汤，一服而愈。

人参益上焦元气不足，而固其中也　麦冬保护肺气　桂枝辛甘发散寒气　当归和养气血　麻黄去根，发散外寒　炙甘草和药性，补脾　黄芪助表达卫　五味子保敛肺气　白芍药和肝以抑麻黄、桂枝之性

水三盏，先煎麻黄一味，令沸去沫，入余药，同煎至一盏，去渣，热服。只一服而愈，不再作。

此足太阳、手足太阴药也。《纲目》曰：观此一方，足以为万世模范矣。盖取仲景麻黄汤与补剂各半服之。但凡虚人当服仲景方者，当以此为则也。

独有伤暑吐衄者，可用河间法，暂抑阳光。究竟暑能伤心，心气既虚，暑气故乘而入之，心主血，故吐衄。心既虚而不能主血，亦不宜过用寒凉以泻心，须以清暑益气汤中加丹皮、生地，兼暑伤气，其人必无气以动，以参、麦助气，使气能摄血，斯无弊也。

凡治血证，前后调理，须按三经用药，以心主血，脾统血，肝藏血，而归脾汤一方，三经之主剂也。远志、枣仁补肝以生心火；茯神、龙眼，补心以生脾土；参、芪、术、草，补脾以固肺气；木香者，香先入脾。总欲使血归于脾，故以归脾汤名。有郁怒伤脾，思虑伤脾者，尤宜。火旺者，加山栀、丹皮；火衰者，加丹皮、肉桂。又有八味丸以培先天之根，治无余法矣。

仲景伤寒证中有云：误发少阴汗，动其经血者，下竭上厥，为难治。盖下竭者，阴血竭于下也。上厥者，阴气逆于上也。夫血与气，两相维附，气不得血则散而无统，血不得气则凝而不流，故阴火动而阴气不得不上奔，阴气上奔，而阴血不得不从之上溢，阴血上溢则下竭矣，血既上溢，其随血之气散于胸中，不能复返本位，则上厥矣。阴气上逆，不过至颈而止，何能越高巅清阳之位？是以喉间窒塞，心忡耳鸣，胸膈不舒也。然岂但窒塞不舒已哉！阴气久居于上，势必龙雷之火应之于下，血不尽竭不止也。气不尽厥亦不止也。所以仲景为难治者此耳。然于法外而求至当之治法，则以健脾中阳气为第一义。盖龙雷之火，必阴云四合，然后遂其腾升之势，若天日清朗则退藏不动矣。故用凉药清火者，皆以水制火之常法，施之于阴火，未有不助其疟者也。健脾之阳一举有三善焉：一者，脾中之阳气旺，如天清日朗而龙雷潜伏也；一者，脾中之阳气旺，而胸中窒塞之阴气，如太空不留纤翳也；一者，脾中之阳气旺，而饮食运化精微，复能生其下竭之血也。况地气必先蒸土为湿，然后上升为云。若土无蒸而不湿，则地气于中隔绝矣，天气不常清乎？且万物以土为根，元气以土为宅，可不重欤！仲景云：阴旺能生阴血，盖言人之真阳盛旺，自能化生阴血耳。令人不悟其理，但见阴血不足，便用人参、黄芪补之，初用一二服之间，火得温补，略见一效，以为中病，久泥于方，不无反助火邪，盖令咳嗽气促，肌肉消烁，往往以致危亡，良可悯哉！但血本不病，因气虚而

血无所倚，故血亦消亡者，只补其气，则血自复，即所谓阳旺能生阴血，无阳则阴无以生也。

立斋先生遇星士张东谷谈命，时出中庭，吐血一二口，云久有此证，遇劳即发。先生曰：此劳伤肺气，其血必散，视之果然，与补中益气汤加麦冬、五味、山药、熟地、茯神。远志服之而愈。翼早请见云：服四物黄连山栀之类，血益多而倦益甚，得公一匕吐血顿止，精神如故，何也？先生曰：脾统血，肺主气，此劳伤脾肺，致血妄行，故用前药健脾肺之气，而嘘血归原耳。

肺为华盖，至清之脏，有火则咳，有痰则嗽。肺主气，气逆为咳，肾主水，水泛为痰，肾脉上入肺，循喉咙，其支者从肺络心，属胸中，故病则俱病也。涎唾中有少血散温者，此肾从相火炎上之血也。若血如红缕，从痰中咳出者，此肺络受热伤之血也。若咳出白血浅红色，似肉似肺者，必死。凡唾中带血，咯出有血，或血丝，属肾经。鼻衄出血，咳嗽有血，属肺经。呕吐成盆成碗者，属胃经。自两胁逆上吐出者，属肝经。溺血属小肠、膀胱经。下血属大肠经。牙宣出血属胃、肾虚火。舌血谓之舌衄，汗孔出血谓之肌衄，心与肝也。又惊而动血者属心，怒而动血者属肝，忧而动血者属肺，思而动血者属脾，劳而动血者属肾。

童子之证，须看先天父母之气，而母气尤为重。凡惊风痘疹，肾虚发热，俱以母气为主。如母有火者，其子必有火；母脾虚者，子必多脾病；母火衰者，子必从幼有肾虚证，如齿迟、行迟、囟门大开，肾疳等证，皆先天不足，从幼调补，亦有可复之天。

肺不特衄血，亦能咳血、唾血。胃不特呕血，肝亦呕血。盖肺主气，肝藏血，肝血不藏，乱气自两胁中逆而出之。然总之是肾水随相火炎上之血也。肾主水，水化液为痰、为唾、为血。肾脉上入肺，循喉咙，挟舌本，其支者，从肺络心，注胸中，故病则俱病也。但衄血出于经，衄行清道，吐血出于胃，吐行浊道，喉与咽二管不同也。盖经者，循经之血，走而不守，随气而行，火气急迫，故随经直犯清道，上脑而出于鼻为衄。其不出于鼻者，则为咳咯，从肺窍而出于咽也。胃者，守营之血，守而不走，存于胃中者也。若胃气虚，不能摄血，或为火逼，故令人呕吐，从喉而出于口也。吐血之热在腑，衄血之热在经，杂病衄血为里热，伤寒衄血为表热。今人一见吐衄，便以犀角地黄为必用之药，以犀为水兽，可以分水，可以通天，鼻衄之血，从任督而至巅顶入鼻中，惟犀角能下入肾水，引地黄滋阴之品由肾脉而上，故为对证。凡阴虚火动，吐血与咳咯者，可以借用成功。若阳虚劳力及脾胃者，俱不宜也。

凡有实热者，舌苔必燥而焦，甚则黑，脉来必重按有力也。然有釜下无火，津液不行，干舌燥涩而焦黑者，不可不知。假热者，舌虽有白苔而必滑，口虽渴而不能饮水，饮而不欲咽，面虽赤而色必娇嫩，身作躁而欲坐卧于泥水中，脉来重按空虚，此为辨也。

有饮酒过多，伤胃而吐血，从吐后出者，以葛花解醒汤加丹皮倍黄连佐之，上下分消，酒病愈，血亦愈矣。有过啖炙煿辛热等物，上焦壅热，胸腹满痛，血出紫黑成块者，可用桃仁承气汤从大便导之，此釜底抽薪之法，此皆内之外因，不从本源而得，故可寒凉克削，所谓应犯而犯，似乎无犯也。有曰血从下出者顺，上出者逆。一应血溢血泄、诸蓄妄行之证，苟非脾虚泄泻，羸瘦不禁者，皆当以大黄醋制，和生地汁及桃仁泥、丹皮、丹参、阿胶、黑荆芥、玄明粉、赤芍。当归之属，折其锐气，从大便导之，使血下行，以转逆为顺，然后区别治之。或问失血复下，虚何以当？殊不知，血既妄行，迷失故道，不去蓄利瘀，转逆为顺，则以妄为常，何以御之？且如妇人之于血也，经水足而为胞胎，则蓄者自蓄，生者自生，及至产育而为恶露，则去者自去，生者自生，何虚之有？不知此而从事于芩、连、栀、柏，辅四物而行之，未有不伤气血而败脾胃者。血既下行之后，多用薏苡仁及百合、麦门冬、鲜地骨皮；嗽渴加枇杷叶、五味子、桑白皮；有痰加贝母，皆气薄味淡，西方兑金之本药。如可用独补者，以地黄、麦冬，金水二脏之药相佐用之，虽然书曰：失血家须用下剂破血，盖宜施之于蓄妄之初也。又曰：亡血家不可下，盖切戒之于亡失之后也。

阴虚之证，大抵上热下寒者多。始而以寒凉进之，上焦非不爽快，稍久则食减。又以为食滞不化，加神曲、山楂，再久而热愈盛，痰嗽愈多，烦躁愈甚，又以药力欠到，寒凉倍进，而渴泻腹胀之证作矣。乃以枳壳、腹皮宽中快气之品，不毙何待？是故咳嗽吐血，未必成瘵也。服四物、知、柏不已，则瘵成矣。胸满膨胀，未必成胀也。服楂、曲不已，则胀成矣。面浮跗肿，未必成水也，服渗剂之药不已，则水成矣。气滞膈塞，未必成噎也，服宽快之药不已，则噎成矣。戒之哉！

夫涩可去脱，然气脱专以气药，血脱兼以血药，亦兼气药者，盖气乃血之帅也。若阳脱者，见鬼，阴脱者，目盲，此神脱也。若补阳助阴，又非涩剂所能收也。

丹溪云：吐血成碗吐出者，甚有出而盈盆者，多是阳盛阴虚，故血不得下行，因火势炎上而涌出，脉必大而芤，大者，发热，芤者，血滞与失血也。多属阳明，以其多血多气也。

吐血有三种：有内衄、有肺疽、有伤胃。内衄者，出血如鼻衄，不从鼻孔出，是近在心肺间，津液出，还流入胃中，或如豆羹汁，或如切䐐，䐐，音勘，凝血也。血凝停胃中，因即满闷，便吐，或出数斗至一石者是也。得之于劳倦饮食过常也。肺疽者，因酒后热毒满闷，吐之时，血从吐后出，或一合半合，半升一升是也。伤胃者，因饮食大饱之后，胃中冷，不能消化，便烦闷，强呕吐，使所食之物与气共上冲蹙，因伤裂胃，令吐血色鲜正赤，小腹绞痛。若自汗出，其脉紧而数者，为难治也。前人言，诸失血证，身热则死，寒则生，亦大概言之，岂无热生而寒死乎？必兼脉证而后可也。

治血必求血属之药，四物是也。川芎，血中气药，通肝经，性味辛散，能行血滞于气也。地黄，血中血药，通肾经，其性味寒，能补真阴之虚也。当归，血中之主药，通肝经，性辛温，分用有三治，全用能活血，各归其经也。芍药为阴分之药，通脾经，味酸寒，能凉血，治血虚腹痛也。然特论治血病而求血药之属者也。若气虚血弱，又当从仲景血虚，以人参补之，阳旺则生阴血也。若四物汤者，独能主血分受伤，为气不虚。其辅佐之属，若桃仁、红花、苏木、血竭、丹皮者，血滞所宜；蒲黄、阿胶、地榆、百草霜、棕榈灰者，血崩所宜；乳香、没药、五灵脂、凌霄花者，血痛所宜；苁蓉、锁阳、牛膝、枸杞子、益母草、败龟板者，血虚所宜；乳酪、血液之物，血燥所宜；干姜者，血寒所宜；生地、苦参，血热所宜。特取其证治之大概，以明血药之属，岂可以四君、四物，便足以尽气血之用！

嗽出痰内有血者，名咳血。其因有二：热壅于肺者易治，不过凉之而已；久嗽损于肺者，难治，此已成劳也。痰中带血丝者，此阴虚火动，劳伤肺脏也。盖血虽生于心，统于脾，藏于肝，然实宣布于肺。静则归经，热则妄行，火伤肺络，血随咳出，或带痰中为咳血，吐出多者，为吐血。若喉中常有血腥，一咯血即出，或鲜、或紫、或细屑者，谓之咯血。若鲜血随唾而出者，谓之唾血。二者皆出于肾。亦有瘀血内积，肺气壅逼，不能下降者；更有口中津唾，皆是紫黑血水，如猪血之色晦而不鲜，形瘦体热盗汗者，为有怫郁所致也。然唾血责在下焦，盖阳火煎迫而为之也。肾主唾，足少阴少血多气，故其证为难治。然咯血亦以为病最重，而且难治者，亦以其肺手太阴之经，气多血少。又肺者，金象，为清肃下降之脏，金为火所制，迫而上行，乃为咯血，逆之甚矣。经曰：上气见血，下闻病音，谓喘而咯血，且咳嗽也。是以吐血、衄血、下血员去多，然从肝、胃、大肠而来，三经气血俱多，故身凉脉微无害；咳血、咯血，是从心、肺、肾而来，三经皆气多血少，气多则火易生，血少则火易炽，故渐见脉洪而数，身热咳嗽，失血虽少，多致不起。

一方治服药而血不止，是肺上有窍也。用白及末、猪肺，煮熟蘸食，日三四次。窍为及末填满，血自止也。欲知何脏之血，吐在水碗之内，浮者肺血，沉者肝血，半浮半沉者心血。各随所见，以羊肺、肝、心熟蘸及末食之。然须静养绝欲，方可施治。凡咳血、咯血，最是恶证，其初甚微，渐至不救，以其从心肺来之病也。

有负重为物所压，或持重远行，忽心口痛，口鼻出血，俗名伤力吐血，乃肺胃内膜伤损挣破也。若用凉药，愈遏愈出，卒至胃损咳嗽而死。急以人参细末，飞罗面，童便调服最佳。或白及末，童便调下亦可，但不可服凉药耳。

诸证失血皆见芤脉，随其上下以验所出。大凡失血，脉贵沉细，设见浮大，后必难治。以一发血证，身凉脉小者，易治，正气复也。身热脉大者难治，以邪气胜也。

腹胀便血，脉大时绝是逆也。如此者，不及一时而死。

方脉鼻衄齿衄舌衄肌衄合参

鼻气能通于脑，血上溢于脑，故从鼻而出，名为鼻衄。若因风寒暑湿，流传经络，涌泄清道而致者，皆外所因。积怒伤肝，积忧伤肺，烦思伤脾，失志伤肾，暴喜伤心，皆能动血，随气上溢而致者，皆内所因。饮酒过多，炙煿辛热，或坠车损扑而致者，皆不内外因也。《原病式》曰：衄者，阳热怫郁于足阳明经。丹溪曰：衄血出于肺。言肺者，以窍言也。言阳明者，以血海言也。又有洗面而衄，日以为常，犹风行水动，面热而阳明之火上升，血亦随之。若产后口鼻有黑气及鼻衄者，名胃绝，此证多不可治。遇有此者，急取绯线一条，并产妇顶心发两条，紧系中指节即止。衄不止而头汗者，死。

凡血从齿缝中，或齿根出者，谓之齿衄。有风壅，有肾虚。风壅者，消风散，外以祛风擦牙散。肾虚者，以肾主骨，齿者骨之余，虚火上炎，服凉药而愈甚者，此属肾经下虚上盛，宜盐汤下安肾丸，仍用青盐炒香附黑色为末，擦之。然少阴气多血少，故其血必点滴而出，齿亦隐隐而痛，多欲者犯之。亦有胃热而牙龈出血者，阳明气血俱多，火旺则血如潮涌，善饮者多犯此，宜清其热，清胃散主之。

有毛窍中出血者，名曰肌衄。因阳气怫郁于内，不能敷扬于外，致阴血上乘阳分，留淫腠理，日久阳气开发，则阴血不能归经，故血从毛窍出也。宜开郁清气凉血之剂。如相火内动而乘阴分，以致热血沸腾者，宜滋阴降火之剂。前人主乎肺热，以肺主皮毛也，用男胎发烧灰扑之。有因大喜伤心，喜则气散，血随气而溢于表者，宜凉心以敛之。

胸前有一孔，常出血水，名曰心漏，用嫩鹿茸去毛，酥炙，附子，炮，去皮、脐，盐花共末，枣肉为丸。每服三十丸，空心酒下。兼治肾虚腰痛如神。

舌衄者，舌上无故出血如线不止，或如簪孔者是也。宜香薷汁一升，日三服，外以槐花炒末，干掺之。

耳中出血，少阴火动也。龙骨烧灰，吹入即止。

血分三部，药有轻重。犀角地黄汤，治上血，如吐衄之类。桃仁承气汤，治中血，如血蓄中焦下痢脓血之类。抵当汤丸，治下血，如蓄血如狂之类。此治有余血证之大概也。

大蓟散

治辛热伤肺，呕吐血，或一碗半升，名曰肺疽。

大蓟根　犀角屑　升麻　桑白皮　杏仁去皮尖　蒲黄　桔梗各二钱　甘草炙，五分

分作二服，水煎。

独参汤

治吐血暴甚，昏晕不止。

人参一两为末，用鸡子清调如稀糊，以匙挑服，五更服之尤妙。或用童便冲参汁俱可。

藕节散

治吐衄不止。

藕汁　生地黄汁　生蜜五匙　大蓟汁各三合

和匀，每服一小盅，不拘时服。

款花补肺汤

人参　麦冬各一钱二分　五味子十五粒　款冬花　紫菀　桑白皮炒，各一钱　当归一钱五分　芍药　知母　贝母　茯苓　橘红各八分　甘草五分

水煎服。

丹溪方

治见血后，脾胃弱，精神少，血不止者。

人参一钱　黄芪二钱　五味子十三粒　芍药　甘草　当归　麦冬各五分

水煎服。

必胜散

治男妇血妄流溢，或吐，或唾，或衄。

小蓟　人参　蒲黄　当归　熟地　川芎　乌梅去核，各一两

每服六钱，水煎服。

一方

治诸血上行，用韭菜汁、姜汁、童便，磨郁金饮之，其血自清。如无郁金，以山茶花代之。或用藕节捣汁饮之。或用茅根绞汁饮之，日三服。

一方

治妇人经血逆行，或血腥吐血，韭汁冲童便立效。

滋阴保肺汤

黄柏盐水炒　知母　天冬一钱二分　当归一钱五分　芍药　生地　橘红　紫菀　桑白皮炒，各八分　大粉草五分　阿胶一钱二分，蛤粉炒　五味子十五粒

水煎服。

白及散

治咯血并肺损咳血。

白及一两　藕节五钱

为细末。每服一钱，白汤调下。白及下咽直至血窍，窍填而血止也。

茜根散

治鼻衄不止。

茜根　阿胶蛤粉炒　黄芩　侧柏叶
生地各一两　甘草五钱

姜、水煎服。

清宁膏

润肺不伤脾，补脾不碍肺，凡劳嗽血
必不可缺，极有效验。

麦门冬去心　生地黄酒炒，各十两　广
橘红二两　龙眼肉八两　桔梗　甘草各二两

煎成膏，加苡仁八两，淘净，炒熟，
真苏州薄荷净叶五钱，忌火，川贝母二
两，糯米拌炒，米熟去米，俱为极细末，
拌匀煎膏，时时挑置口中噙化。

紫菀汤

治痨热久嗽，吐血吐痰。

紫菀洗净，炒　阿胶蛤粉炒成珠　知母忌
铁　贝母去心，各一钱　桔梗　人参　茯苓
甘草各五分　五味子十二粒，杵

水煎，食后服。

痨而久嗽，肺虚可知，即有热证，皆
虚火也。海藏以紫菀保肺为君，故用紫
菀、阿胶。以清火为臣，故用知母、贝
母。人参、茯苓为佐者，培土以生金。以
甘桔为使者，载药以入肺，五味兹肾经不
足之水，收肺家耗散之金，为久嗽所最
宜。

蜡煎汤

治虚劳久咳嗽，多气喘，或咯脓血。

杏仁去皮尖，炒黄，另研　人参　麦冬去
心　干山药　贝母去心　白茯苓　百合
甘草炙　阿胶各等分

为末，将杏仁拌匀。每服二钱，水一
盏，入黄蜡，皂角子大一块，同煎七分，
食后热服。

人参固本膏

治肾虚肺热，喘嗽烦渴，咯血肺痿。

人参一两　天冬　麦冬　生地　熟地

各四两

以二冬二地熬成膏，以人参细末和
匀，时时挑少许，口中噙化。

天一生水，故肾为万物之元，乃人身
之本也。奈人自伐其元，则本不因而劳热
作矣。热则火刑于金，而喘嗽生焉。二地
补肾为君，精不足者，补之以味也。二冬
保肺为巨，虚则补其母也。火刑金而肺气
衰，非人参莫可救援，东垣所谓无阳则阴
无以生也。况肺主气，气根于丹田，人参
大补元气，气者，水之母也。人参之用，
无所不定，以气药引之则补阳，以血药引
之则补阴，倘泥于肺热伤肺之说，则孤阴
不长，不几坐而待毙耶？

肺痈神汤

肺痈者，劳伤气血，内有积热，外受
风寒，胸中满急，隐隐作痛，咽干口燥，
时出浊唾腥臭。若吐脓如米粥者，死，脉
滑数，或实大。凡患者右胁按之必痛，但
服此汤，未成即消，已成即溃，已溃即
愈，屡用屡验者也。

桔梗　金银花　黄芪炒　白及各一钱
薏苡仁五钱　甘草节　陈皮各一钱二分
贝母一钱六分　甜葶苈八分，微炒

姜、水煎，食后徐徐服。新起加防风
一钱，去黄芪。溃后加人参一钱。久不敛
加合欢皮一名夜合，即槿树皮一钱。

十灰散

治痨证吐咯嗽血，用此止之。

大蓟　小蓟　柏叶　荷叶　茅根　茜
根　大黄　山栀　牡丹皮　棕榈皮各等分

各烧灰，存性，研细，用纸包碗，盖
地上一夕，出火毒，用时将白藕捣汁，或
萝卜汁，磨京墨半碗，调服五钱，食后
下。如病势轻，用此立止。如血出成升斗
者，用花蕊石散止之。

血属阴，反从火化，故其色赤，为阳
所动，则血菀于上，使人薄厥。黑属壬

癸，见黑则止者，火见水而伏也。故用灰与墨汁，苦涩之味，苦能胜火，涩可固脱，更得童便引之下行，尤尽折服之妙，胜于萝卜藕汁也。

花蕊石散

五内崩损，涌喷出血斗升，用此止之。

花蕊石火煅存性，研如粉，用童便一盅，煎温调末三钱，甚者五钱，食后服。如男用酒一半，女用醋一半，与小便一处，和药服之，使瘀血化为黄水，次以后独参散补之。

独参散

止血后服此药补之。

大人参二两

上水二盅，枣五个煎，不拘时，细细服之，服后宜熟睡一觉，次服诸药除根。

一方

神治血证。用生韭、生藕、鲜荷叶、京墨、侧柏叶、生地，各取汁一杯，冲童便服，其生地、柏叶研烂，以童便和，方能得汁。

济生麦冬散

治衄血不止。

麦冬　生地各等分

每服一两，水煎服。

肘后方

齿血不止，以苦竹茹醋浸一宿，含之。

本事方

治一切牙痛风热，龈出鲜血，以至崩落口臭。

大黄米泔浸软，切　生地黄大者，薄切

二味旋切，各用一二片合定贴所患牙上，一夜即愈，未瘥再如前用。

犀角地黄汤

治血积胸中，吐血衄血。

见儿科吐血门。

归脾汤

治思虑伤脾，心多健忘，其血妄行。

见健忘门。

方脉痨瘵合参

首列丹溪、节斋，专主滋阴降火，以寒凉立论数篇，理浅易窥，以寒治热，似乎平正，殊不知苦寒入胃，生意潜消焉。望其滋生化育，或禀赋偏阳之人，希可偶合，暂抑阳光，终非久服调养，此其弊也。后列诸贤补水配火及水中补火、调心补肾、扶脾保肺诸篇，理奥难明，以温除热、补脾保肺、养阳生阴，似拙似迂，实乃根本，澄源之至要，有得无失，愈远愈佳，此其功也。二者并存，学者细心熟玩，为功为弊，一目了然，便知有所趋向，以理浅者，首揭之，犹易入门而可登堂入室也。

五脏各一，惟肾有二，左藏真水，右为相火，少年之人，嗜欲无节，致伤真阴，相火尤旺，火寡于畏，自下冲上，自里达表，故名骨蒸痨瘵。其证有二：火冲于上焦者，发热之中则兼喘嗽、痰血、肺痿、肺痈等证。火结于下焦者，发热之中则兼淋浊燥结，遗精盗汗，腹痛惊悸等证。然火与元气，势不两立，一胜则一负。经曰：少火生气，壮火蚀气。可见火为元气之贼，火既炽而气伤矣，气伤则不能运化水谷，水谷停留，而为湿热，生虫生积之所由也。治之之法，滋降阴火，是澄其源也。消痰和血，取积追虫，是洁其流也。医者可不补虚为主，而兼去邪乎？

人之一身，阴常不足，阳常有余，况节欲者少，过欲者多，且夜气宜静，静则神藏，宵欢纵恣，反扰动之，精血既亏，相火必旺，火旺则阴愈消，而痨瘵咳嗽、咯血、吐血等证作矣。故宜常补其阴，使与阳齐，则水能制火，水升火降，斯无病矣。故丹溪先生发明补阴之说，谓专补左尺肾水也。古方滋补药，皆兼补右尺相火。不知左尺原虚，右尺原旺，若左右平补，依旧火胜于水，只补其左制其右，庶得水火俱平也。右尺相火，固不可衰。若果相火衰者，方宜补火，但世之人火旺致病者，十居八九，火衰成疾者，百无二三。且人在年少，肾水正旺，似不必补。然欲心正炽，妄用太过，至于中年，欲心虽减，然少年斫丧既多，焉得复实？及至老年，天真渐绝，只有孤阳，故补阴之药，少以至老，并不可缺。丹溪发明先圣之旨，以正千载之讹，其功甚哉！

痨热之证，不尽属阴虚，亦有阳邪入里，传为骨蒸，渐成羸瘦者。故《玄珠》曰：五行六气，水特其一耳。一水既亏，岂能胜五火哉？医不知邪气未除，便用补剂，邪气得补，遂入经络，至死不悟。夫凉剂能清火养水，热剂能补火燥水，理易明也。惟无热无积之人，脉微无力，方可补之，必察其胃中及右肾，二火果亏，后用补剂可也。

葛先生曰：万病莫若痨证，最为难治。耽嗜酒色，耗散真元，呕血吐痰，发热倦怠，面白颊红，口燥咽干，遗精白浊，盗汗自汗，重则半年而毙，轻则一载而亡。滑伯仁曰：患痨病者，当治于微病之初，莫治于已病之后。若正气既衰，邪气独盛，服药无效，针灸无功。节斋曰：男子二十前后，色饮过度，损伤精血，必生阴虚火动之病，睡中盗汗，午后发热，哈哈咳嗽，倦怠无力，饮食少进，甚则痰涎带血，咯唾阴血，咳血、吐血、衄血，身热，脉沉数，肌肉消瘦，此多痨瘵，最重难治。轻者用药数十服，重者期以岁年。然须病人坚心定志，绝房室，息妄想，戒恼怒，节饮食，以自培其根，否

则，虽服良药无用也。此病治之于早则易，若到肌肉消烁，沉困着床，尺脉沉取细数则难为力矣。又忌大服人参，若曾服过多者，亦难治。诚恐阴虚火盛者，气得补愈盛，而反耗其阴血矣。今制一方于后，凡见潮热盗汗、咳嗽倦怠，趁早服之。

川芎　熟地　天冬去心、皮　知母蜜水拌炒，一钱　白芍炒　白术各一钱三分　生地黄酒浸　甘草炙，各五分　黄柏蜜水拌炒　陈皮各七分　干姜三分，炒紫色

上锉，用姜、水煎，空心温服，随证加减。

以上方论，专主滋阴降火，以寒治热。凡右尺洪大有力，或性禀偏阳者，借此暂抑阳光。然终非济生之本。

凡五脏六腑，气血不足为虚，虚甚而脏腑经络有亏为损，故《内经》之论虚痨，惟是气血两端，毋论劳心劳力，皆能损伤精血，而其房劳更甚者，盖形与神俱劳，而精与气均损，皆足以渐染成痨也。至巢氏始分五脏之痨，七情之伤，甚而分气、血、肌、精、筋、骨之六极，又分脑、髓、玉房、胞络、骨、血、筋、脉、肝、心、脾、肺、肾、膀胱、胆、胃、三焦、大小肠、肉、肤、皮、气之二十三蒸，《本事方》更分传尸、鬼疰，至于九十九种，其凿空附会，使学者惑于多歧，用方错杂。宜遵《内经》为式，第于脾肾分主气血，及以真阴真阳究心，则了然矣。

身中有三：曰元精、曰元气、曰元神。三者，乃身中之真精真气真脉也。精乃脏腑之真，非荣血之比，故曰天癸。气为脏腑之大经，为动静之主，故曰神机。脉为天真委和之大气，经谓其名有三，曰命之本，气之神，形之道，其机运升降，皆随气而动，因血而荣，精气资始，相生

不失，以养一身，为人之司命，形质之体用也。若精不足则气失资化，气不足则血失所荣，血不足则气无所附，天真散乱，而病生焉。气虚则恶寒，血虚则发热，寒热交困，气血愈伤，百病踵至矣。

《灵枢》曰：两神相搏，阴阳夫妇。合而成形，当先身生，是谓精。上焦开发，宣五谷味，熏肤充身泽毛，若雾露之溉，溉，灌。是谓气。腠理发泄，汗出溱溱，是谓津。谷入气满，淖泽注于骨，骨属屈伸，泄泽补益脑髓，皮肤润泽，是谓液。中焦受气取汁，变化而赤，是谓血。壅遏营气，约束也。令无所避，是谓脉。精脱者耳聋，肾衰。气脱者目不明，清阳不升。津脱者，腠理开，汗大泄。如油如珠者，谓之绝汗。液脱者，骨属屈伸不利，筋失所养。色夭，脑髓消，胫酸，耳数鸣。血脱者，色白，夭然不泽，其脉空虚。脉为血府。

《灵枢》曰：人之血气精神者，所以奉生而周于性命者也。经脉者，所以行血气，而营阴阳，濡筋骨，利关节者也。卫气者，所以温分肉，充皮肤，肥腠理，司开阖者也。志意者，所以御精神，收魂魄，适寒温，和喜怒者也。是故血和则经脉流行，营覆阴阳，筋骨劲强，关节清利矣。卫气和则分肉解利，皮肤调柔，腠理致密矣。志意和则精神专直，魂魄不散，悔怒不起，五脏不受邪矣。寒温和则六腑化谷，风痹不作，经脉通利，肢节得安矣，此人之常平也。五脏者，所以藏精神血气魂魄者也。六腑者，所以化水谷而行津液者也。

心肺属阳在上，损则色败；肾肝属阴居下，损则形萎。虚证不属于气，即属于血，五脏六腑莫能外焉。究之独重乎脾肾，肾系先天元阳，脾生后天气血，水为万物之元，土为万物之母，二脏安和，一

身皆治，百疾不生。盖脾具坤柔之土德，实有健运之乾功，土为金母，金乃水源，脾安则土不凌水，水安其位，故脾安则肾安也。肾兼水火，肾安则水不挟肝上泛而凌土湿，火能益土，蒸腐而化精微，故肾安则脾愈安也。孙真人云：补脾不如补肾。许学士云：补肾不若补脾。两先生深知二脏为生人之本，又知二脏有相赞之功，故其说似背，其旨实同也。救肾者，必本于阴血，血主濡之，血属阴，主下降，虚则上升，当敛而抑，六味丸是也。治脾者必本乎阳气，气主煦之，气为阳，主上升，虚则下陷，当升而举，补中益气汤是也。是补肾理脾，法当兼行矣。然方欲以甘寒补肾，其人减食。又恐不利于脾，方欲以辛温快脾，其人阴伤，又恐愈耗其水，两者并衡，而较重脾土，以脾上交于心，下交于肾故也。若肾大虚而势危困者，则于峻补真水之中，再补真火，则不独肾家之水火和平，而补土之功，亦寓于中矣。

丹溪治阴虚之证，用四物加黄柏、知母，今用之而不效何哉？盖人禀偏阳偏阴之质原不同，古今厚薄之异复迥别，即丹溪云：实火可泻，虚火可补，痨证之火虚乎实乎？焉可泻也！此不过暂抑阳光则可。若久赖以滋阴长养，即偏阳之人，亦不能变天地阴寒肃杀之气，而为阳和长养也。且阴既虚矣，火必上炎，而归、芎气辛味温，非滋虚降火之药，川芎上窜，尤非阴虚阳浮者所宜。生地甘寒，非胃弱痰多者所宜。知、柏苦寒，虽似滋阴，其实燥而损血，非龙火所宜，且伤胃也。血药常润，且脾伤也。阴惨之药，何能化育乎？且虚痨之疾，百脉空虚，非粘腻之物，不能实也。精血枯涸，非滋润厚味濡之，不能润也。惟当调心补肾，温养滋补，气血渐长，本元自复，以久取效，始

终尤以脾胃为主。如吐血病，每以脾胃收功，咳嗽证，兼脾肾药为主，去病之功已在于斯，其发生气血，长养精神，为心肾化源之机者，尤在于是也。故食少不能生化精血，纵加峻补，不能成功。且见痨证之死，多死于泄泻，泄泻之因，多由于寒凉，诚可痛戒矣。但有辄以桂、附温热为事者，此惟火衰者宜之，倘燥热之人，内无精血者，不堪当此猛剂，能无助火为害哉！故独用热药者，犹釜中无水而进火也。过用寒药者，犹金釜下无火而添水也，非徒无益而反害之。

夫脾为至阴化源之本也。但当甘温生发胃中元气，而热自除。若以滋阴降火为事，则既伤胃中生发之气。况虚人之气有降无升，秋冬肃杀之气多，而春夏生长之气少，病既肃杀，而药复肃杀之，能不速其毙乎？况虚人中气脾胃衰弱，自不能渗湿，运化饮食，致变精微，乃遂其阴火蒸烁，犹水煮为盐，酿成湿热而成痰，不思壮其资生之本，而偏用清热消痰之剂，则脾愈虚，愈虚愈湿，愈湿而痰愈多，益令胃伤而减食，脾伤而泄泻，所谓治热未已，而中寒复起矣。

夫阳者气，阴者血，元阳亏败，则阳虚生外寒，寒邪损阳，肺为气主，肺损而下终于肾，真阴亏败则阴虚生内热，热邪损阴，肾为精本，肾损而上及于肺，故有真阴真阳之论。精为阴，人之水也。气为阳，人之火也。水中不可无火，无火则阴胜而寒病生。火中不可无水，无水则阳盛而热病起。水亏者，大补真阴，火虚者，大补元阳。然真阳之衰败，由于真阴之亏损，故配水配火之功，潜心默会，治痨之法尽矣。

五劳者，五脏之劳，皆因动作勉强，用力过度曰劳。又曰：受气贪欲则为劳。经云：痨之成也，男子因精不足，妇女因血不流。夫男女以精血为本，精亏血闭，而痨已成。然男女皆有精，不必以男精女血为辨，总不外乎五脏之有伤。治者，须当审明伤于何脏？或阴或阳，对脏对证而调补之。如饥与食，渴与饮，方能有济。如忧愁思虑，或曲运神机则伤心，心伤则脉极。持重远行，或尽力谋虑则伤肝，肝伤则筋极。饮食劳倦，或意外过虑则伤脾，脾伤则肉极。形寒饮冷，或预事而忧则伤肺，肺伤则气极。醉以入房，或矜持志节则伤肾，肾伤则骨极。精极者，即脏腑精气衰竭，齿发枯落，形体皆极也。故有五劳之名，如志劳、心劳、思劳、忧劳、瘦劳是也。六极之谓，如气极、血极、筋极、骨极、精极是也。七伤之别，如阴寒、阴痿、里急、精枯、精少、精清、阴下湿、小便数、临事不举是也。然痨病本不自主，或抑郁成痨，多气成痨，伤风不醒成痨，男女失配，积想成痨，积热成痨，久疟成痨，嗜欲成痨，过饮成痨，传染成痨，产怯成痨。所因虽殊，未有不因虚弱劳伤心肾，精血耗损而得。精竭血燥，则痨生焉。盖心主血，肾主精。心本热，虚则寒，肾本寒，虚则热，肾水既少，岂能反为寒病？经云：足少阴虚，则口苦舌干，足下热而痛，故治水虚火实而热者，惟宜重浊补阴为主。有专事温热补阳为治者，以为人之阴中有水有火，水虚者固多，火衰者亦不少，未有精已竭而元阳不衰者，故议补阴以阳为主。况肾本寒，补助实资于温，可以发扬肾气，则阴阳交蒸而精生。虽然贵宜审其阳虚阴虚，而济之以配水配火，救其偏而使之平，则无弊矣。大寒则愈虚其中，大热则愈竭其内，补阴之外更有补养脾胃一法。盖土为万物之母，水为万物之源，治虚补其生我，治痨补其助我，土健则金生，金生则水旺，水旺则虚火有制矣。但补肾者，主乎阴精，救脾者，主乎阳气。甘寒补肾，不利于脾，辛温快脾，愈伤其水。故贵宜补肾之中不脱扶脾，补脾之中不忘滋肾。且虚劳咳嗽，肺金之病也。然脾喜温燥，肺喜清润，保肺则碍脾，补脾则碍肺。若是则惟有补阴剂中，佐以补火一法，以补土之母，则火降下而肺金自宁，元阳藏纳而脾宫健运。盖脾有生肺之能，肺无扶脾之力，故补脾尤要于保肺，滋水必兼乎保火，脾元固而化源生，真阳固而阴道长矣。但药能治病补虚，不能移情易性，大宜绝房欲，节饮食，戒恼怒，远忧虑，以却痨病于未牢。若至声哑咽痛，肉脱泄泻，痰多声嘶汗出，一侧眠，肛门生疮，脉弦数而细，或浮洪而大，如是等候，虽有卢扁，难为力矣。张三锡曰：劳伤五脏皆能成痨，独肺痨莫治。盖肺中药饵难及，滋阴清肺，在肺难见其功，于脾易增其病耳。

人身之阴，难成而易亏，所谓受于天，与谷气并而充身者也。然益阴之药，必无旦夕之效。夫精气久已衰微，欲使水中之火，温养胃气而滋化源，惟有缓以图之，不宜于助阳，亦不宜于抑阳。盖助阳必至亡阴，抑阳必用纯阴，纯阴之剂，与胃气不相宜，更得秋冬肃杀之气矣。助阳之药能扶胃气于片刻，饮食亦因而加倍，有似神强气旺，未有不骤喜者。久之阳愈盛而阴愈烁，故助阳抑阳，岂可施于阳虚之人乎？先贤治痨，不敢过用参、芪，正恐阳旺而阴消耳。

《精血篇》曰：男子精未满而御女以通其精，则五脏有不满之处，异日必有难状之病，诚至言也。

有形之阳，与无形之阳，何也？无形之阳即命门之相火也。昼则动而施用于心，夜则静而归藏于肾，生气之原，无形之虚，故曰无形也。有形之阳，即君主之心火，心火乃我后天日用之火，而生于命门，故心胞络系于命门，而相火附焉。经言七节之旁，中有小心，正谓此也。然心火，若不生于命门，则《内经》不言益火之源，以消阴翳。夫"源"字之义，有"母"字之理存焉。是以君火，乃有形之实，可以水灭湿折；相火乃无形之虚，不可以水灭湿折，惟当从其性而伏之。由此观之，则无形之阳与有形之阳，判然明白矣。

经曰：二阳之病发心脾，有不得隐曲，女子不月，其传为风消，为息贲者，死不治。谓二阳之病发于心脾，心脾之所以病者，在于不得隐曲。盖心主血，脾统血，妇人百病皆自心生。若忧思抑郁，扼腕不可告人，以致心气结而心火燔，是由心血亏耗，而出纳之用已竭，且母能令子虚，脾不健运则食少，食少则胃气益虚，肺失所养，气乃滞而不行，水精不能四布，无以滋长肾阴。肾主二便，肾虚则大肠无所禀，而传道失常，经云：饮食入胃，游溢精气，上输于脾，脾气散精，上归于肺，大肠主津，小肠主液，肾少母荫，则心火转炽，而小肠之腑伤，脾不散精，则肺金少养，而大肠之腑涸，所谓二阳之病发心脾也。盖水谷之气入胃，清者为荣，浊者为卫，人身荣血充溢，又以奉生身者，全赖谷气之盛，化其精微，荣于脏腑，今胃既少纳受，大肠少传送，则胃与大肠之津液俱干，将何荣血而充经脉乎？此胞脉闭而经血涸，月事不以时下也。夫万物遇风而萎瘪，风消者，肌肉尽削，如风消之也。息贲者，肺阴枯竭，胸中膻中之气，呼吸壅塞，息贲而喘急也。病传至此，已属大危，若犹未也，庶可施治于未然。后贤有云：童男室女，积想在心，多致劳损。在男子则神色先散，女子则月水先闭，此之谓欤！

阴阳交而天地泰，精气全而人身安，人身一小天地也。人中以上，眼与耳、鼻窍俱偶，即《易》之坤；人中以下，口暨二便窍俱奇，即《易》之乾。阴在上，阳在下，所以保泰也。阴主受而阳主施，所施过于所受，则病生焉。故贵节欲以保其天真。"精气"二字从米，是精气皆生于米也。故曰：得谷者昌，失谷者亡。人之所恃以生者，精气也，卫气也，荣气也。精气者，从肾之所生；卫气者，从肺之所生；荣气者，从肝心之所生。三者之气，虽各有所自，然合而一之则均以脾胃为本。经曰：脾者，孤脏，以灌四旁。又曰：五脏皆禀气于胃，故古人有补肾不如补脾之论也。

八味丸者，张仲景所制之方也。君子观象于坎，而知肾中具水火之道焉。夫一阳居于二阴为坎，此人生与天地相似也。今人入房，盛则阳事易举者，阴虚火动也；阳事先萎者，命门火衰也。真水竭则隆冬不寒，真火息则盛夏不热。是方也，熟地、山萸、丹皮、泽泻、山药、茯苓，皆濡润之品，所以壮水之主，肉桂、附子，辛润之物，能于水中补火，所以益火之原，水火得其养，则肾气复其天矣。益火之原，以消阴翳，即此方也。益脾胃而培万物之母，其利溥矣。《精要》云：久服必肥健而多子，以见壮补精血之验也。仲景曰：气虚有痰，用肾气丸补而逐之。又曰：八味丸者，水泛为痰之圣药。丹溪云：久病阴火上升，津液生痰不生血，宜补血药以制相火，其痰自除。易老云：八味丸治脉耗而虚，西北二方之剂也。金弱水胜火少炎亏，或脉鼓按之有力，服之亦效。

张按：人身所生疾病，未有不因阴阳失调，水火偏胜。况痨怯本由脏腑气血内起之病，治之者，尤宜于阴阳水火，条分

缕析，调之适之，以平为已，则病不攻而自退。八味丸一方，诚如用兵之八阵，立法周匝，不能出其范围也。盖无阳则阴无以生，所以有桂、附，无阴则阳无以生，所以有熟地、山萸。先天之真阴真阳，既已并补，更入并茯苓、山药，以助脾胃，使化源有自，而后天之生发无穷，牡丹皮以去阴分之伏热，泽泻以泻龙雷之邪火宿水，更同茯苓淡渗，搬运诸药下趋。盖一泻一补，则补势得力。倘有君无使，则独力难行，其中变化神而明之，难以言尽。如左尺洪数，而阴甚不足者，熟地可加。右尺微细，而阳甚不足者，桂、附可加。左关无力，肝气不足者，山萸可加。右关无力，脾胃不足者，茯苓、山药可加。胃火骨蒸倍甚者，丹皮可加。阳余阴亏之甚者，桂、附可减。胃弱中气虚寒之甚者，丹皮可去。燥涸有阳无阴者，泽泻可去。孤阳浮越，肾气不能敛纳者，更加五味子，以助山萸之酸收。阳虚精血亏甚者，更加鹿茸、河车精血有情之品，以助峻补草木之功。肾虚不能纳气，气留上焦。上实下虚者，更入牛膝以助下行。脾肾虚寒，不能蒸腐闭藏而为晨泻者，更入补骨脂、菟丝子，以兼补脾肾之阳，为先天后天之药，是皆佐使之所宜，可以共剂而赞助成功者也。至如白术、当归、人参、黄芪、仙茅、首乌之类，俱有大力。但性禀不同，所类非一，何能逐队争功？且补气补血，与补真阴真阳，尚有异也。倘混施加入，各持己力，紊乱经络，彼此牵制，非徒无益也。至如枸杞、覆盆、莲肉之类，力量太缓，多加一味，多缓一分，难图速效矣。

八味丸有以淡盐汤送之者，取盐能润下而软坚，有虚火者，引而下之也。米汤送之者，取脾果恬淡之真味，生精最速，因补肾以及脾也。白汤送之者，不疾不

徐，不热不燥也。温酒送之者，取行药力更快，冬天可以御外寒也。有煎补中益气汤送之者，必因元气下陷之证，既欲固其根本，复虑走下太速，下实上虚，更提中气以升之，使三焦元气常在也。煎理中汤以送下者，必脾肾沉寒，先理中宫，可能达下也。煎生脉散以送之者，取金能生水，使子母相生，肺之气注于肾而为卫也。如此煎汤送丸，皆因病急不能久延，标本须得并顾，故借煎药之锐气，以开前导之先功，运送水火之神丹，镇纳丹田，以保元阳之永固。煎剂之功少过，丸饵之性复萌，从根本以及三焦，阳和常在，意深远矣。况人生百病虽多，而最重莫大于风痨臌膈四证。是药久服，真火固注丹田，虚风何由骤起？中风之证，可无虑矣。甘温能除大热，滋补精血易生，骨蒸伏热，无地可容，痨证之成，自难牢固。真火既充于下，元气自长于中，健运如常，中满何有？臌证之患更无虑也。釜下有火，锅饭自熟，游溢精气，水精四布，燥涩膈噎，何患成之？大证既可消弭，小病断难沉困，诚卫生之至宝，立命之神丹。张特创此服法，以补古人之未尽。

钱氏减桂、附，名曰六味地黄丸，以治小儿，谓小儿纯阳故也。凡肾虚不能制火者，此方主之。肾中非独水也，命门之火并焉。肾不虚则水足以制火，虚是无所制而热证生矣。名曰阴虚火动，河间所谓肾虚则热是也。今人足心热，阴股热，腰脊痛，率是此证，乃咳血之渐也。熟地、山茱味厚者也，经曰：味厚为阴中之阴，故能补少阴滋肾水。泽泻味咸，咸先入肾，地黄、山药、泽泻皆润物也。肾恶燥，须此润之，此方所补之水，无形之水，物之润者亦无形，故用之。丹皮者，牡丹之根皮也。丹乃南方之火色，牡而非牝，属阳，味苦辛，故入肾而敛阴火，益

少阴平虚热。茯苓味甘而淡，甘从土化，土能防水，淡能渗泄，故用之以制水脏之邪。熟地温而丹皮凉，山药涩而茯苓渗，山茱收而泽泻泻，补肾而兼补脾，有补而复有所泻，相和相济，以成平补之功，乃平淡之神奇，所以谓古今不易之良方，益脾胃而培万物之母，壮水之主，以镇阳光，即此药也。六味加五味子名曰都气丸，述类象形之义也。

滋阴降火者，乃谓滋其阴则火自降，当串讲，不必降火也。盖二尺各有阴阳水火，互相生化，当于二脏中各分阴阳虚实，求其所属而平之。若左尺脉虚弱而细数者，是左肾之真阴不足也，用六味丸。右尺脉迟软，或沉细而数欲绝者，是命门之相火不足也，用八味丸。至于两尺微弱，是阴阳俱虚，用十补丸。此皆滋其先天之肾源，实万世无穷之利。自世之补阴者，率用黄柏、知母，反戕脾胃，多致不起，不能无遗憾于世。

病热作渴，饮冷便秘，此属实热。恶寒发热，引衣蜷卧，四肢逆冷，大便清利，此属真寒，人皆知之。至于烦扰狂越，不欲近衣，欲坐卧泥水中，此属假热之证，甚者烦极发躁，渴饮不绝，舌如芒刺，两眦燥裂，面如涂朱，身如焚燎，足心如烙，吐痰如涌，喘急咳嗽，大便秘结，小便淋沥，六脉洪大无伦，却似承气、白虎汤证。然承气、白虎，入口即毙，此肾阴虚极，阳无所附，浮散于外，非实火也，当急以加减八味丸料一斤，纳肉桂一两，水顿煎五六碗，冰冷与饮，诸症自退，翌日必畏寒脉脱，真候自现矣。当峻补其阳，急以附子八味丸煎服自愈，此证与脉俱变其常，不可以常法治之者也。若有产后及大失血后，阴血暴伤，必大发热，亦名阴虚发热，此"阴"字正谓气血之阴，若以凉药正治立毙，正所谓

象白虎汤证，误服白虎汤必死。然虽阴气大虚，亦不用四物，盖有形之血不能速生，几希之气所当急固，烦用独参汤类，使无形生出有形来，此阳生阴长之妙用也。然气虚血虚均是内伤，何以辨之？盖阴虚者，面必赤，无根之火戴于上也。若是阳证，火入于内，面必不赤，其口渴甚，肾水干枯，引水自救也。口虽渴而舌必滑，脉虽数而尺必无力，甚者，尺虽洪数而按之必不鼓，此为辨耳。虽然，若其人曾服过凉药，脉必反有力而鼓指矣，是逼阳于外，假有力也。戴复庵云：服凉药而脉反加数者，火郁也。宜升宜补，切忌寒凉，犯之必死。毫厘之差，枉人性命，慎哉！

有肾虚火不归经，大热烦渴，目赤唇裂，舌上生刺，喉如烟火，足心如烙，脉洪大无伦，按之微弱者，宜十全大补汤，吞八味丸。或问燥热如此，复投桂、附，不以火济火乎？曰：心胞相火，附于命门，男以藏精，女以系胞，因嗜欲竭之，火无所附，故厥而上炎，且火从肾出，是水中之火也。火可以水折，水中之火不可以水折。桂、附与火同气而味辛，开腠理，致津液，通气道，踞其窟宅而招之，同气相求，火必下降矣。是则桂、附者，固治火之正药欤！

坎，乾水也，气也。即小而井，大而海也。兑，坤水也，形也。即微而露，大而雨也。一阳陷于二阴为坎，坎以水气潜行地中，为万物受命根本，故曰：润万物者，莫润乎水。一阴上彻于二阳为兑，兑以有形之水，普施于万物之上，为资生之利泽，故曰：说万物者，莫说乎泽。明此二水，可以悟治火之道矣。心火者，有形之火也。相火者，无形之火也。无形之火，内燥热而津液枯，以五行有形之兑水制之者，权也。吾身自有上池真水，气

也，无形者也。无形之水沃无形之火，常而可久者也，是为真水真火。升降既宜，而我既济矣。医家不悟先天太极之真体，不穷无形火水之妙用，而不能用六味、八味之神剂者，其于医理，尚欠大半，此赵氏之论，深得水火之原，而得水火不易之治法矣。

张按：百病之来，莫不因火，而火之发，莫不因虚，而虚之本，莫不由肾。盖水为万物之原，火为万物之父，其原其父并根于肾也。凡肾元充足者，则万象俱安，而疾病无矣。故有心病而兼肾者，脾病而兼肾者，肝病而兼肾者，肺病而兼肾者。四脏有病，不脱乎肾。且人之赖以有生者，全仗阴阳水火为用，而肾乃阴阳水火之总根。设阴阳失调，水火偏胜，百病生焉。而治法之救阴者，无非壮水，补阳者，无非益火。然肾为水脏，更为火脏，故救阴补阳者，不求水之主，火之原，舍水火之脏而弃六味、八味，则不得其门，从何而入？犹植树者，而欲合其根，焉可望其生发耶！惟脾胃骤虚且寒，则温补自从中治，而有补中理中之设，久则亦责之于肾，更有八味加补骨脂、五味子之设也。其余不论内外，眼目口齿，胎产男妇百病，且属阴虚阳虚及假阴假阳之证，莫不尊此为圣药。

真阴不足，则孤阳无依，游火易于浮越，故宜甘温甜静之剂以养之，酸咸敛纳之味以藏之。人但知气有余便是火，不知火之余即是气，或为喘满，或为烦闷。有余者，病气也，病气之有余，正气之不足也。凡饮食之气滞，可以利之、行之、顺之、理之。若浮越之阳气，惟宜导之、纳之、敛之、塞之。以补为消，此气乃生身之本，非同饮食之滞也。若用顺气之药，适足以开走泄元气之端，辛燥之药，反足以致耗竭津液之患，即芎、归、陈皮之

类，辛香而润，亦可引动无根之气，升越失守之火，上乘而为患也，故并宜戒之。且元气既伤，胃气必弱，香美之食入口未甘，何况异味药饵？虽开胃扶脾之品，宁无伤脾倒胃之虞！故尤宜切忌异香恶味之药，到口便伤胃气，何能入腹奏功？此张之鄙见也。

四物以补血，四君子以补气。四君子，温药也，补气而兼能生血。四物，滞剂也，未能补血，先伤胃气，且味辛温，不能以补真阴。张长沙用人参生新血，阳生阴长也，以血难骤补，恐缓不及事，故血脱而补气。夫参色黄白，而味甘温，形色气味，俱能补气生血，近世以其难得，而以芪、术代之，孰知力小难成大功，且性味更相悬绝。盖黄芪固表，专升卫气，白术燥湿，能闭浊气，非若人参之冲和而纯粹，可以补接真神，而为虚灵之用也。诸虚以人参为君，犹人以谷气为主，但视虚实为增损耳。长沙治伤寒之圣，外感且然，而况于内伤者乎？气虚则生脉散，不言芪、术，血虚则三才丸，不言四物，洞然于中矣。

丹溪治阴虚发热，于血药四物汤，亦分阴阳。血药之动者为阳，芎、归是也。血药之静者为阴，地、芍是也。血之阴不足者，虽芎、归辛温，亦不用。血之阳不足者，虽姜、桂辛热，亦用之，此深得补阴之旨者矣。然天地之道，阳常有余，阴常不足，而人身亦然。故血者，难成而易亏，况草木无情，安能生血？不过以地、芍能养五脏，芎、归能调营中之气，阴阳调和，而血自生耳。若夫失血太多，气息几微之际，慎勿与之！盖四物阴类，非所以生物者也，当重用参、芪，故曰：脱血者，先益其气。盖有形之血，不能速生，而无形之气，所当急固。若与四物，则芎、归辛窜，耗气动血，反致气血俱亡而死矣。故诸虚损及胃虚气弱之人，皆不宜多服。

夫精生于血，而阴从阳长，故补气补血均不可少。然气有生血之功，血无益气之理，故曰：独阴不长。又曰：血脱补气。又曰：甘温能除大热。皆以春夏之令可以发育，秋冬之气不能生长，且虚痨受补者可治，不受补者不治。葛可久神于治痨，其方多用人参、丹溪专主滋阴，然用人参者，十有六七。自好古肺热伤肺之说一起，从而和之者有人，以致后学持疑莫决，殊不知金气大伤，非参不能保之，且土旺而金生，勿拘拘于保肺，木旺而火熄，毋汲汲于清心，要知火与元气，势不两立，一胜则一负，非此空中生出有形之药，何能以嘘既败之阳和，而挽回垂绝哉！若不知虚火宜补，而误投苦寒，变证百出，莫可救矣。

吴鹤皋曰：凡人之身，有真火焉，寄于右肾，行于三焦，出入于甲胆，听命于天君，所以温百骸，养脏腑，充九窍者，皆此火也，为万物之父。若此火一息，犹万物无父，故其肉衰而瘠，血衰而枯，骨衰而齿落，筋衰而肢倦，气衰而言微矣。

神方不啻百种，而大法不出有三，曰阳虚、曰阴虚、曰中气虚。阳虚者，先天禀受之真阳虚也。即火衰不能蒸腐水谷，以致饮食难化，腿膝无力，小便频白不禁，脉沉缓无力者是也，须益火之原，八味地黄丸。阴虚者，天一真阴亏损也。咳嗽夜热，盗汗沾衣，脉多弦数者是也，须壮水之主，六味地黄丸。中气虚者，脾胃受伤，手心热，怠惰懒食，气口脉大无力，即东垣内伤不足之证是也，须补中益气汤。如此则析理明而用治当矣。

痨而久嗽，肺虚可知，即有热证，皆虚火也。海藏以保肺为君，故用紫菀、阿胶；以清火为臣，故用知母、贝母；参、苓为佐者，扶土以生金；以甘、桔为使者，载药以入肺；五味子滋肾经不足之水，敛肺家耗散之金，久嗽者所必收也。痨瘵而用滋阴凉血者常也。但生地、阿胶、麦冬、丹皮之类，皆性寒而润，胃虚食少者用之，则复伤脾胃后天之元气。虽丹溪有"气病补血，虽不中病，亦无害也"之语，而不知其害已伏于中，渐至胸膈痞闷，饮食减少，变证百出，此皆阴滞之性，损其冲和之气也。至若虚极之证，细心调摄，药性纯粹，止可保其和平，久则可望气血渐长。若调摄稍失，药性少有低昂，病情寻窦变生，便有莫可御之势。盖因中气甚弱，无力可以抵当，犹小船不能重载，微寒则寒病生，微热则热病起，微润则泻，微燥则涸，少偏气分，肺病为殃，少偏血分，脾病乃起，兢兢调摄，难见其功，少有偏枯，即生大患，何况气病补血而无害者乎？

骨蒸发热，脉细数而咳嗽，午后甚者，秦艽鳖甲散最效。按：秦艽、柴胡，风药也，热极生风，骨蒸，非此不能引邪从毫窍而出。鳖属阴而用甲者，骨以及骨之义。乌梅味酸，引诸药入骨，而收其热。青蒿味苦，能泄热而杀虫。当归味辛，能活血而宣滞。地骨皮，地为阴，骨为里，皮为表，自阴至表，以治在外无汗之骨蒸也。知母上清肺金而泻火，下润肾燥而滋阴，故治有汗之骨蒸也。立方周匝工稳极矣。骨蒸初起，血液未至干涸者宜之。

痨瘵主乎阴虚，凡自子至巳属阳，自午至亥属阴，阴虚则热在午后子前。寤属阳，寐属阴，阴虚则盗汗，从寐时出。升属阳，降属阴，阴虚则气不降，痰涎上逆，吐出不绝。脉浮属阳，沉属阴，阴虚则浮之洪大，沉之空虚。宜用滋阴降火之剂，又须远嗜欲，薄滋味，静心调养助之。

张常治极虚之证，对面人事不清，而户外之事，反能知之，及见亡人鬼怪者，此皆阳亡不足之象，而即自己游魂所致，但与补虚挽救而兼敛纳之，则神魂安而见闻灭矣。

紫河车，真阴不足之人，可煮而食之，甚有奇功，但男用女胎，女用男胎为妙，否则，若得雄壮妇人者亦可。凡病似呆非呆，似痴非痴，精神不正，以此食之，功效不可尽述。

有临危索肉索饭，饱食而逝者，此脾虚津华竭绝，肉食力小，不能以挽之也。盖脾虚则救助于谷食，津涸则求救于脂膏，惟浓厚参汤，可以挽之。若肉食者，只填有迹之空虚，焉能补无形之竭绝哉！

虚劳不服参、芪，为不受补者，死。劳嗽声哑者，死。一边不能睡者，死。久泻者，死。大肉去者，死。吐血浅红色，似肉似肺，谓之咳白血，必死。从上下者，骨痿不能起于床者，死，谓从肺病而之肾也。从下上者，皮聚而毛落者，死，谓从肾病而之肺也。久而嗽血，咽痛无声，为自下传上，不嗽不痛，久而溺浊，脱精泄泻，为自上传下，皆死证也。久病脉沉细数者，死。骨肉相失，声散呕血，阳事不禁，日凉夜热者，死。脉结者，三年内死。脉代者，三月内死。左手脉细，右手浮大劲急，为正虚邪盛，必死。脉细数，骨蒸，干咳声哑，寒热似疟者，必死。

《脉经》曰：呼出心与肺，吸入肾与肝。盖言心肺浮而在上，浮者主出，故呼出心与肺焉。肝肾沉而在下，沉者主入，故吸入肾与肝焉。脾位居中，其脉在浮沉之中，故浮取候阳，沉取候阴。凡六部重手沉取损小，轻手浮取实大，谓之阳盛阴虚。轻手浮取损小，重手沉取实大，谓之阴盛阳虚。以尺寸论之，则阳主寸，阴主尺，寸浮者损小，尺沉者实大，谓之阴盛阳虚。寸浮者实大，尺沉者损小，谓之阳盛阴虚。

寸口脉浮而迟，浮则为虚，迟则为劳。脉大为劳，极虚亦为劳。凡诊虚弱细弦，皆为不足，阴阳俱虚之脉，惟平旦见之，日中则洪数矣。浮而大，浮而弦者，皆为火盛阴虚之脉，暮多见之。至数多而数者，为至脉，即阴虚痨证也。至脉缓而无力，属气虚。数而无力，属血虚。

久病形肉俱脱，脉来虽似和缓，亦多不治。盖迁延日久，客病无矣。元阳亏极，火极微矣。虽无六淫攻袭之苦，然气血断难恢复，几希一线牵带未完，故脉疾徐得次，虽是和缓，然实无神也。况肌肉者，脾之所主，土为万物之母，形肉脱者，土崩在而脾绝矣。经曰：形肉已脱，九候虽调，犹死也。虚痨热毒积久，则生恶虫，食人脏腑，其证蒸热，咳嗽胸闷背痛，两目不明，四肢无力，腰膝酸疼，卧不能寐，面色㿠白，两颊时红，常怀忿怒，梦与鬼交，同气连枝，多遭传染，甚而灭门，法当补虚以复元，杀虫以绝其根，能杀其虫，虽病者不生，亦可绝其传痊。凡视此病者，不宜饥饿近之。虚者，须服补药，宜佩安息、麝香之类，则虫邪不敢侵袭也。

四君子汤

治一切阳虚气弱，脾衰肺损，面色枯白，饮食少思，四肢无力，体瘦面黄，皮聚毛落，脉来细软。

人参　白术土炒　茯苓各二钱　甘草一钱，炙

姜、枣、水煎服。

脾者，万物之母也。肺者，气之母也。脾胃一虚，肺气先绝，脾不健运，故饮食减少，则营卫无所滋养。脾主肌肉，故体瘦面黄。肺主皮毛，皮聚毛落。脾肺皆虚，故脉来细软也。是方以人参补五脏之元气，白术补五脏之母气，茯苓致五脏之清气，甘草调五脏之乖气。四药皆甘温，甘得中之味，温得中之气，犹之不偏不倚之君子也。展布德泽，以行春之令，经曰：气主煦之。

四物汤

治一切血虚，日晡发热。

当归酒炒　生地黄各三钱　白芍药二钱　川芎一钱五分

水煎服。

经曰：血主濡之。四物皆濡润之品，故为血分主药。地黄甘寒，入心、肾，以沃血之源；当归辛温，入心、脾，而壮主血摄血之本；芍药酸寒，入肝家，而敛疏泄之血海；川芎阴中之阳，可上可下，通足三阴而行血中之气。然吴氏曰：失血太多者，禁勿与之。四物皆阴，阴者，天地闭塞之令，非所以生万物者也。

八珍汤

治气血俱虚，恶寒发热，烦躁作渴，大便不实，饮食不进，小腹胀痛，眩晕昏愦等症。

人参　白术　茯苓　甘草　当归　川芎　地黄　白芍

姜、枣、水煎服。

气为卫，属阳，荣为血，属阴，此人身中之两仪也。纯用四物，则独阴不长，纯用四君子，则孤阳不生，二方合用，则气血有调和之益，而阴阳无偏胜之虞矣。经曰：气血正平，长有天命。

十全大补汤

治劳伤困倦，虚证蜂起，发热作渴，喉痛舌裂，心神昏乱，眩晕眼花，寤而不寐，食而不化。

人参　白术土炒　黄芪蜜炙　熟地酒炒，各二钱　茯苓一钱　当归一钱五分　白芍　川芎　甘草炙，各八分　肉桂去皮，五分

水煎服。

丹溪曰：实火可泻，芩、连之属；虚火可补，参、芪之属。凡人根本受伤，虚火游行，泄越于外。若误攻其热，变成危证，多致难救。此方以四物补血，四君子补气，又加黄芪助阳固表，肉桂导火归原。薛立斋曰：饮食劳倦，五脏亏损，一切热证，皆是无根虚火，但服此汤，固其根本，诸症悉退。《金匮》曰：虚者十补，勿一泻之，此方是也。

六味地黄丸

治肾经不足，发热作渴，小便淋秘，气壅痰嗽，头目眩晕，眼花耳聋，咽燥舌痛，牙齿不固，腰膝痿软，自汗盗汗，诸血失音，水泛为痰，血虚烦躁，下部疮疡，足跟作痛等症。

熟地黄八两，酒煮杵膏　山茱萸酒润去核，炒　干山药炒黄，各四两　牡丹皮酒洗，微炒　白茯苓人乳制焙　泽泻淡盐酒拌炒，各一两

为末，蜜丸，如桐子大。空心淡盐汤下四钱。

按：肾恶燥，脾恶湿，补阴药中多是湿药，只肾虚而脾胃壮实者宜。若脾肾两虚则不可也。惟此六味丸、八味丸及八物肾气丸，专补肾虚，兼理脾胃，不湿不燥，于脾肾两虚者，甚得其宜矣。肾者，水脏也。水衰，则龙雷之火无畏而亢上，故壮水之主，以制阳光。地黄味厚为阴中之阴，补肾填精，以为君。山茱味酸归肝，乙癸同治之义，且肾主闭藏而酸敛之性与之宜也。山药味甘归脾，安水之位，故用为臣。丹皮亦入肝，其用主宣通，所以佐茱萸之涩也。茯苓亦入脾，其用主通利，所以佐山药之滞也。且色白属金，能培肺部，又有虚则补母之义。至于泽泻，有三功焉：一曰利小便以清相火；二曰行地黄之滞，引诸药速达肾经；三曰有补有泻，无喜功增气之虞，故用为使。此方为益肾之圣药，而昧者薄其功缓，盖用药者，有四失也。一则地黄非怀庆则力浅；一则地黄非九蒸则不熟；一则疑地黄之滞而减之，则君主弱；一则恶泽泻之渗而减之，则使者微。蹈是四失，焉望其药之有功乎？

六味加黄柏、知母各二两，名知柏八味儿。治阴虚火动，骨痿髓枯，主水，所谓壮水之主，以制阳光也。尺脉旺者宜之。

本方加五味三两，名都气丸。治劳嗽。本方加五味二两，麦冬三两，名八仙长寿丸。再加紫河车一具，并治虚损劳热。本方加杜仲、牛膝各二两，治肾虚腰膝酸痛。本方去泽泻加益智仁三两，治小便频数。

七味地黄丸

治肾水不足，虚火上炎，发热作渴，口舌生疮，牙龈溃烂，咽喉作痛，或形体憔悴，寝汗发热。即六味丸加肉桂一两，临用去皮，忌火，勿出气。

肾水不足，虚阳僭上，必用此方，以引火归原。夫五志之火，可以湿伏，可以直折，龙雷之火，惟当从其性而伏之。肉桂惟热，与火同性，杂在下焦壮水药中，能引无根虚火，降而归经。且肉桂之质，在中半以下，其性专走肾经，本乎地者亲下之义。况相火寄于甲乙之间，肝胆水旺，则巽风动而烈火焰明，古人谓北方不可泻，泻肝即所以泻肾。《本草》曰：木得桂而枯，取其义也。经曰：热因热用，此之谓也。或者畏其热而遗之，岂达造化降升之微乎？黄柏、知母治相火，仅可施于壮实。若虚火而误用之，则肾因泻而愈虚，愈虚而火愈炽矣。

八味地黄丸

治命门火衰，不能生土，以致脾胃虚寒，饮食少思，大便不实，脐腹疼痛，夜

多溲溺，或阴盛格阳，内真寒而外假热等症。张按：脾胃虚寒之至者，丹、泽甚非所宜。减此二味，加牛膝、杜仲、鹿茸、五味子更佳。即七味丸加熟附子一两，切片，微火焙。

肾有两枚，皆属于水，虽有左右之分，初无水火之别，考之《内经》，昭然可览。《仙经》曰：两个一般无二样，中间一点是真精。又曰：两肾中间一点明。夫真精者，明也。即命门相火也。命门乃穴名，而其穴在两肾中间，盖一阳生于二阴之间，所以成乎坎，而象天之北也。经曰：少火生气，人无此火，生化之源几乎息矣。非附子健悍，不足以嘘既槁之阳春。王太仆曰：益火之原，以消阴翳，此方是也。

按：六味地黄丸专补左尺肾水，八味丸既补左尺肾水，兼补右肾相火。少年水亏火旺，宜服六味；老年水火俱亏，宜服八味丸。况老年肾脏真水既虚，邪水乘之而为湿热，以作腰痛足痿，痰唾消渴，小便不禁，淋闭等症，非桂、附之温散而能治之乎？昧者畏其热，殊不知所补之火乃真阳之元也。真阳之元一得，阴翳之火潜消矣。

全匮肾气丸

治脾肾大虚，腰重脚重，小便不利，肚腹肿胀，四肢浮肿，喘急痰甚，已成蛊证，其效如神。

熟地黄四两　白茯苓三两　山茱萸去核
干山药炒　川牛膝酒炒　牡丹皮酒洗，炒
肉桂去皮，各一两　附子制熟，五钱

为末，蜜丸，桐子大。空心白汤下。

土为万物之母，水为万物之源，身中所最重者也。若脾虚则土不能制水，肾虚则水不能安位，逆行而泛滥于皮肤，妄加攻逐，祸不旋踵。八味丸脾肾要药，佐以车前泄太阴之水，佐以牛膝开少阴之窍，

则小便行而胀自已，且有益于真元也。

八物肾气丸

平补肾气，坚齿驻颜。

熟地八两　山茱萸　山药各四两　泽泻
牡丹皮　白茯苓各三两　五味子　肉桂
去皮，各一两

为末，蜜丸。每服六七十九，空心白汤下。

六君子汤

治气虚脾弱，食少痰多。

人参　白术土炒　茯苓　半夏制熟
陈皮各二钱　甘草一钱，炙
姜、枣、水煎服。

半夏燥湿，治痰之本，陈皮利气，泄痰之标，标本既得，攻补互行，补而不滞，攻而不峻，故曰六君子。经曰：壮者气行则愈，怯者着而为病。六君子者，壮其气矣。气壮则升降自如，清以奉上，浊以归下，尚有何物可停为滞耶？加香附、藿香、砂仁，名香砂六君子汤，其用稍峻矣。

甘露神膏

神治一切干痨虚损。

方见燥门。

锦囊新定痨嗽膏滋药方

心肺脉俱洪大有力者，宜之。

熟地十两　生地五两　丹参三两　丹皮
三两　薏苡仁六两　地骨皮二两　紫菀二两
款冬蕊二两　牛膝三两　麦冬四两　姜炭
六钱　白蜜六两，另炼，入药

以上用清水煎，取头汁、二汁，去渣，慢火炼成膏滋，入后药，并炼蜜，收入磁器中藏贮。白茯苓三两，研净末，川贝母，去心，二两四钱，研净末，二味并炼蜜，收入前膏，每食远，白汤化服五钱，日三服。

滋肾百补丸

当归四两，酒浸　知母二两，酒浸　沉香

五钱　黄柏_{酒炒褐色}　山药　菊花　杜仲_炒　楮实_{各二两}　青盐_{一两，炒}　菟丝子_{四两，酒炒}　熟地_{八两}

为末，酒糊丸，或蜜丸，桐子大。每服五十丸，空心白汤下。

玄菟固本丸

生地黄_{酒浸}　熟地黄_{酒浸，蒸，俱不犯铁器}　天冬_{去心}　五味子　茯神_{各四两}　莲肉　人参　枸杞子_{各二两}　干山药_{炒，二两}　菟丝子_{一斤，酒煮数沸，捣烂压作饼，晒干，净称半斤}

为末，蜜丸。每服五十丸，加至八九十丸，空心白汤，或淡盐汤下，温酒俱可。

明目益肾丸

枸杞　当归　菟丝子　生地_{俱酒浸}　茯神_{各一两}　知母　黄柏_{酒炒，各七钱}　山药　巴戟_{去心}　人参　天冬_{去心}　甘菊　五味子_{各五钱}

为末，蜜丸，桐子大。空心盐汤下五十丸。

一方

治瘰癧。

青蒿一斗五升，童便三斗，文武火熬，约童便减至二斗，去蒿再熬至一斗，入猪胆汁七枚，再熬数沸，再入甘草末，收之，每用一匙，白汤调服。

琼玉膏

调养气血，驻美容颜，一切虚劳干咳并治。

生地_{十六两，取汁}　人参_{三两，取净末}　白茯苓_{取净末，五两}　白蜜_{六两}

上以地黄汁同蜜熬沸搅匀，用绢滤过，将参苓细末和匀，纳磁瓶中，封口，入砂锅内，重汤煮透，每用白汤点服。

干咳者，有声无痰，火来乘金，金极而鸣也。故丹溪以地黄为君，令水盛则火自息也。损其肺者，盖其气，故用人参以

鼓生发之元。虚则补其母，故用茯苓以培万物之本。白蜜为百花之精，味甘归脾，性润悦肺，且缓燥急之火。四者皆温良和厚之品，诚堪宝重，郭机曰：起吾沉瘵，珍赛琼瑶，故有琼玉之名也。

参乳丸

大补气血，一切虚怯最宜。

人参末　人乳粉

等分，蜜丸，或化或吞俱可。制乳粉法：取无病少妇乳，用银瓢，或锡瓢，倾乳少许，浮滚水上炖，再浮冷水上，一炖立干，刮取粉用，如摊粉皮法。

按：人参大补元气，人乳乃血液所成，大补阴虚，服之交补气血，润燥降火，以人补人也。单饮恐湿脾滑肠，惟制为粉，且同人参则有益无损。须用一妇之乳为佳，乳杂则气杂，又宜旋制旋用，久则油膻无效。

斑龙丸

诸虚百损，殊有奇效。歌曰：尾间不禁沧海竭，九转灵丹都慢说，惟有斑龙项上珠，能补玉堂关下穴。

鹿茸_{酒炙}　鹿角胶_{炒成珠}　鹿角霜　阳起石_{煅红酒淬}　酸枣仁_炒　肉苁蓉_{酒浸去甲}　柏子仁_炒　黄芪_{酒炙，各二两}　当归_{酒炒}　黑附子_炮　熟地_{杵膏，各八钱}　辰砂_{五钱}

为末，酒糊丸，桐子大，空心酒下。

肾气虚则督脉伤而精竭，鹿性热而得天地之阳气最全，以鼻向尾能通督脉，故足于精者也。鹿、胶、霜三物同用，盖以阳气在头，取其全耳。阳起石、苁蓉、附子，取其直入少阴。酸枣、柏子、辰砂，皆安神之品。《仙经》曰：神足则气旺，气旺则精生也。黄芪、当归和上下之气血。酒糊为丸，通表里隧道，且助药势，令诸品无微不达。命曰斑龙者，龙配东方属木为阳，且取其雄矫，此方为健阳而设，故以名之。如真阴下损，亢阳上乘

者，不宜轻投，反济其火。

獭肝丸《肘后》

治鬼疰传尸痨瘵。此五疰之一，其疰使人寒热，沉沉默默，不知所苦，而无处不恶，死后传后人，乃至灭门。

獭肝一具，须从獭身取下，不尔多伪，阴干，为末，水服二钱，日三服。

獭肝治鬼疰，此何以故？凡物恶人而僻处，昼伏而夜出者，皆阴类也。故假之治阴疾，独用其肝者，肝为厥阴藏魂之脏也。然昼伏夜出者，狐鼠皆然，不独獭也。《本草》云：诸肝皆有叶数，惟獭肝一月一叶，其间又有退叶，独异于他兽，此其所以能治鬼疰也。

䗪虫丸

治五痨七伤，内有干血，肌肤甲错，两目黯黑。

大黄十两，酒蒸　黄芩二两，炒　甘草三两　桃仁去皮、尖，炒　杏仁去皮、尖，炒　芍药各四两，炒　干漆一两，炒　地黄十二两　水蛭百枚，炙黄　虻虫去翅、足，炒　蛴螬各一两五钱，炒　䗪虫一两，去头、足，炒

蜜丸，豆大，酒服五丸，日三服。

劳伤之证，未有无瘀血者也。瘀之日久，则发而为热，热涸其液，则干枯于经络之间，愈干愈热，愈热愈干，而新血皆损，则无以润泽肌肤，故甲错也。目得血而能视，营气不贯于空窍，故黯黑也。仲景圣于医者，洞见此证，补之不可，凉之无益，而立此方。经曰：血主濡之，故地黄为君；坚者削之，故以大黄为臣。统血者脾也。经曰：脾欲缓，急食甘以缓之。又曰：酸苦涌泄为阴，故以甘草、桃、杏、芍药为佐。经曰：咸走血，苦胜血，故以干漆之苦，四虫之咸而为使。吴氏曰：浊阴不降，则清阳不升，瘀血不去，则新血不生。今人一遇痨证，便用滋阴，服而不效，坐以待毙，岂知去瘀乃可生

新，犹浣衣垢尽而加浆水也。

消遥散

治血虚烦热，肝体疼痛，口干盗汗，嗜卧，月水不调，寒热如疟，咳嗽骨蒸。

白茯苓　白术土炒　当归　白芍酒炒　柴胡各一钱　甘草五分

水盅半，加煨姜、薄荷煎八分服。加山栀、牡丹皮，名加味逍遥散。

肝虚则血病，归、芍养血而敛阴。木盛则土衰，术、草和中而补土。柴胡升阳散热，合芍药以平肝，使木得条达。茯苓清热利湿，令心气安宁。煨姜暖胃祛痰，能润中解郁。薄荷搜肝泻肝，理血消风。诸症自已，所以有消遥之名。

一方

治男子妇人，骨蒸痨瘵，憎寒壮热。

青蒿春夏用叶，秋冬用子。用子不用叶，用根不用茎，四者混用，反为痼疾。必用童便浸过，方有功验，无毒　大鳖甲醋炙　白术　地骨皮　白茯苓　桑白皮炙　粉草炙　拣人参　北柴胡　瓜蒌实各五钱

为末。每服二钱，姜汤调服。

太上混元丹

治劳损五脏，补真气。

紫河车一具，用少妇首生男子者良。东流水洗断血脉，入麝香一钱在内，以线缝定，用生绢包裹，悬胎于沙瓮内，入无灰酒五升，慢火熬成膏。沉香另研，朱砂另研飞过，各一两，人参、肉苁蓉酒浸，乳香另研，安息香酒煮去沙，白茯苓各二两，为末，入河车膏子，和药末杵千百下，丸如桐子大。每服七十丸，空心温酒送下。沉香汤送下，尤佳。服之可以轻身延年。

人参养荣汤

治脾肺气虚，发热恶寒，面黄肌瘦，倦怠短气，食少作泻。

白芍一钱五分，酒炒　人参　陈皮　黄

芪蜜炙　当归酒炒　白术土炒　甘草炙　桂心各一钱　熟地姜汁炒　茯苓各七分半　五味子炒，杵　远志去木，各五分

姜、枣、水煎服。

阳春至而万物荣，肃杀行而万物槁，脾为坤土，肺属乾金，经曰：脾气散精，上输于肺，此地气上升也。肺主治节，通调水道，下输膀胱，此天气下降也。于象为泰，脾肺气虚，则上下不交，阴阳否隔，故面黄肌瘦，亦犹夫物之槁也。人参、五味温其肺，芪、术、甘、苓温其脾，陈皮、芍药温其肝，地黄、桂心温其肾，当归、远志温其心，五脏互相灌溉，脏脏气血自生，脏脏之邪气难匿。温者，阳春之气也，春气荣而一身之中，有不欣欣向荣者乎？故曰荣养汤。薛立斋曰：气血虚而变现诸症，莫能名状，勿论其病，勿论其脉，但用此汤，诸症悉退，可谓有回春之识矣。

遇仙灸

治瘵捷法。取癸亥日，二更后，六神皆聚时，解下衣，直身平立，以墨点记腰上两旁陷处，谓之腰眼穴。然后上床合面卧，每穴灸七壮，痨虫或吐、或泻而出，取后用火焚之，弃于江河，恐害人故也。灸后宜服将军丸。

将军丸

治传尸痨瘵，追虫取积。

锦纹大黄九蒸晒焙　麝香一钱，研　贯众　牙皂去皮，醋炙　桃仁去皮、尖，炒　槟榔　雷丸各一两　芜荑五钱　鳖甲醋炙黄，一两

为末，先将蒿叶二两，东边桃、柳、李、桑叶各七片，水煎至七分，入蜜一大盏，再熬至成膏，入前药末，及麝香、安息香，捣丸，桐子大。每服三十丸，食前，枣汤下。

大补阴丸

降阴火，补肾水。

黄柏炒褐色　知母酒浸，炒，各四两　熟地酒蒸　龟板酥炙，各六两

为末，猪脊髓和蜜丸，桐子大。每服七十丸，空心淡盐汤下。

四者皆滋阴补肾之药。补水即所以降火，壮水之主，以制阳光是也。加脊髓者，取其能通肾命，以骨入骨，以髓补髓，盖人身肾命，系于脊骨也。此方惟右尺洪大有力者宜之。

古庵心肾丸

此方补精益血，清热润燥，治心肾之圣药。

熟地　生地俱怀庆者，酒浸，竹刀切片　山药　茯神各三两　龟板去裙，酥炙　山茱萸肉酒浸，去核　枸杞子甘州者，酒洗　牛膝各二两　牡丹皮　鹿茸火去毛，酥炙，一两　当归酒洗　泽泻　辰砂一两五钱，为衣　生甘草五钱　黄柏一两五钱，盐酒炒褐色　黄连酒洗，一两

为细末，蜜丸，桐子大。每服五十丸，渐加至一百丸，空心温酒下，或淡盐汤下。

按：年高之有患无子者，有恶其白发者，盖无子责乎肾，发白责乎心，何则？肾主精，精盛则孕成，心主血，血胜则发黑。若嗜欲无穷，而亏其本然之真，忧虑太过，而损其天然之性。心，君火也，肾，相火也。君火动则相火翕然从之，相火动则天君亦瞀乱而不宁矣。故发白者，古方皆责之于心，盖以心之所藏者神，神之所附者血，血之所扰者火也。心火动则血沸腾，血沸腾则神不安，神不安则梦寐纷纭，而髭发渐白矣。然天地间不过阴阳五行而已，五行有相生者，有相制者。夫心火上炎，由乎肾水亏乏不能制耳，是发白不独由于心也。无子者，古方皆责之于肾，盖以肾之所藏者精，精盈而有子，精

亏则乏嗣耳。然肾精之妄泄，由乎心火之所逼，或心肾之气皆虚，不能摄精所致耳。是无子不独由于肾也。夫心恶热，肾恶燥，是方补血生精，宁神降火，清热润燥，不独施于发白无子二者，其惊悸怔忡，遗精盗汗，目暗耳鸣，腰痛足痿，诸症无不治也。

七宝美髯丹

治气血不足，赢弱周痹，肾虚无子，消渴淋沥，遗精崩带，痈疮痔肿等症。

周痹者，周身痿痹也，由气血不足。无子由肾冷精衰。消渴、淋沥，由水不制火。遗精由心肾不交。崩带疮痔由营血不调。

何首乌大者，赤、白各一斤，去皮，切片，黑豆拌，九蒸九晒　牛膝酒浸，同首乌，第七次蒸至第九次　甘州枸杞子酒拌　白茯苓乳拌　当归酒浸　菟丝子酒浸蒸，八两　破故纸黑芝麻拌炒，四两，净

蜜丸，盐汤调酒下，并忌铁器。

此足少阴、厥阴药也。何首乌涩精固气，补肝坚肾为君，茯苓交心肾而渗脾湿，牛膝强筋骨而益下焦，当归辛温，以养血，枸杞甘寒而补水，菟丝子益三阴而强卫气，补骨脂助命火而暖丹田，此皆固本之药，使荣卫调适，水火相交，则气血太和而诸疾自已也。

唐郑相国方

治虚寒喘嗽，腰脚酸痛。肺虚则痰多喘嗽，肾虚则腰脚酸痛。

破故纸十两，酒蒸为末　胡桃仁二十两，去皮，研烂

蜜调如饴，每晨酒服一大匙，不能饮者，熟水调。忌芸苔、羊血。芸苔，油菜也。

此手太阴、足少阴药也。破故纸属火，入心胞、命门，能补相火，以通君火，暖丹田，壮元阳。胡桃属木，能通命门，利三焦，温肺润肠，补养气血，有木火相生之妙。气足则肺不虚寒，血足则肾不枯燥，久服利益甚多，不独上疗咳嗽，下强腰脚而已也。

异类有情丸

鹿角霜取角之新者，用桑柴火，水煮十二时，以软为度，将竹刀切去黑皮，取白者春细为细霜　龟板八字文具者，醇酒浸七日，酥炙透黄，为末　鹿茸新如紫茄者，熏干，酒洗，酥炙透，为细末　虎胫骨新而真者，酥炙透，为细末

上霜、板末各三两六钱，茸、胫末各二两四钱，重罗极细，火炼白蜜入獖猪骨髓为丸。每空心盐汤下五七十丸。丈夫中年觉阳衰者，便可服。

此方，鹿，纯阳也。龟、虎，阴也。血气有情，各从其类，非金石草木例也。如厚味善饮之人，可以猪胆汁一二合和剂中，以寓降火之意。

龟鹿二仙胶

大补精髓，益气养神。

鹿角血取者，十斤　龟板自败者，五斤　枸杞子甘州者，三十两　人参清须者，十五两

上用铅坛熬胶，初服酒化一钱五分，加至三钱空心下。

人有三奇，精、气、神，生生之本也。精生气，气生神，精伤无以生气，气伤无以生神。故曰：天一生水，水为万物之元。精不足者，补之以味，故鹿角为君，龟板为臣。鹿得天地之阳气最全，善通督脉，足于精者，故能多淫而寿。龟得天地之阴气最厚，善通任脉，足于气者，故能伏息而寿。二物气血之属，又得造化之玄微，异类有情，竹破竹补之法也。人参为阳，补气中之怯，枸杞为阴，清神中之火，故以为佐。是方也，一阴一阳无偏胜之忧，入气入血，有和平之美，由是精生而气旺，气旺而神昌，庶几可享龟鹿之年矣，故曰二仙。

瑞莲丸

定心暖肾，生血化痰。

苍术主脾。一斤，纳酒浸四两，醋浸四两，米泔浸四两，生用四两　枸杞子主肝。二两，甘州者，佳　北五味子主肺。二两　熟地黄主血。二两，酒浸、蒸　破故纸主脾、肾。二两，炒　莲肉主心。去皮，一斤，酒浸软，猪肚内煮极烂，取出焙干，为膏，每一斤纳猪肚二个

为末，煮猪肚膏同酒糊丸，桐子大。每服四五十丸，空心温酒下。

是斋双补丸

平补气血，不燥不热。

熟地八两。补血　菟丝子八两。补气

为末，酒糊丸，如桐子大。每服七十丸，人参汤下。

天王补心丹

宁心保神，益血固精，壮气力强志，令人不忘，清三焦化痰涎，去烦热，除惊悸，疗咽干。

生地黄四两，酒洗　白茯苓一用茯神　人参各一两　远志五钱　石菖蒲　桔梗五钱　玄参炒　柏子仁炒，研，去油　天冬去心，炒　丹参炒　枣仁炒　麦冬去心，炒　五味子炒，一两　炙甘草　百部　当归酒洗，一两，炒　杜仲姜汁浸，炒，断丝

为末，蜜丸，每两作十丸。灯心枣汤食远临卧服，或作小丸亦可。一方无石菖蒲、炙甘草、百部。

一方

治心气虚损。

用猪腰子一枚，水二碗，煮至一碗半，将腰子细切，入人参五钱，当归身五钱，同煎至八分。取腰子吃，以汁送下，久服为妙。

补心神效丸

一方加辰砂。

黄芪蜜炙，焙　茯神　人参　生干地黄远志去心，各四两　柏子仁　酸枣仁泡七次，去壳

为末，蜜丸，桐子大。每服五十丸，米饮温酒任下。

地黄饮子

治肾气虚弱，语言謇涩，足膝痿厥。见中风门。

还少丹

见伤痿门。

二至丸

补腰膝，壮筋骨，强肾阴，乌髭发。

冬青子即女贞实，冬至日采，不拘多少，阴干，蜜酒拌蒸，过一夜，粗袋擦去皮，晒干，为末，瓦瓶收贮，或先熬旱莲膏，旋配用　旱莲草夏至日采，不拘多少，捣汁熬膏，和前药为丸

一方加桑椹干为丸，或桑椹熬膏和入。临卧酒服。

此足少阴药也。女贞甘平，少阴之精，隆冬不凋，其色青黑，益肝补肾。旱莲甘寒汁黑，入肾补精，故能益上而荣上，强阴而黑发也。李时珍曰：女贞上品妙药，古方罕用，何哉？

扶桑丸

除风湿，起尪羸，驻容颜，乌髭发，却病延年。

嫩桑叶去蒂洗净曝干一斤为末，巨胜子，即黑芝麻，淘洗四两，白蜜一斤。将芝麻擂碎，熬浓汁和蜜，炼至滴水成珠，入桑叶末为丸。一方，桑叶为末，用芝麻蒸捣，等分蜜丸。早盐汤、晚酒下。

此足少阴、手足明阳药也。桑乃箕星之精，其木利关节，养津液，故凡熬药俱用桑柴。其叶甘寒，入手足阳明，凉血燥湿除风。巨胜，甘平色黑，益肾补肝，润腑脏，填精髓。八谷之中惟此为良。夫风湿去，则筋骨强，精髓充，则容颜泽，却病乌髭宜也。

歌曰：扶桑扶桑高入云，海东日出气氤氲。沧海变田几亿载，此树遗根今尚存。结子如丹忽如漆，绿叶英英翠可扪。

真人采窃天地气，留与红霞共吐吞。濯磨入鼎即灵药，芝术区区未可群。飡松已有人仙去，我今朝夕从此君。叶兮叶兮愿玉汝，绿阴里面有桃津。

救阴理痨汤

治阴虚火动，皮寒骨热，食少痰多，咳嗽短气，倦怠焦烦。

生地二钱，姜汁酒炒透　当归身一钱，酒洗　麦冬去心，二钱　白芍一钱，酒炒　北五味三分　人参六分　炙甘草四分　莲子三钱，去心，不去衣　苡仁三钱　橘红八分　丹皮一钱

加枣一枚，煎一盅，作二次，徐徐呷之。

救阳理痨汤

治劳伤气耗，倦怠懒言，动作喘乏，表热自汗，心烦，遍身作痛。

嫩黄芪三钱，酒炒　人参二钱　当归身一钱五分，酒炒　白术二钱，土炒　炙甘草五分　陈皮去心，八分　北五味四分，打碎　上肉桂去尽皮，七分　煨姜三片　大枣二枚

水煎服。

张按：正气强旺，则外无感冒之虞，脾胃健行，则内无停食之患，七情无过，则神无伤损之失，如是，疾病何由而作也？故百病之作，必由正气之虚，治者求其所因以调之，则百病不攻而自退。盖人之躯壳，犹屋之墙垣也。人之肠胃，犹屋之内房也。人之气血，犹屋中之家人也。倘墙垣不固，盗贼乘虚而入，自宜谨守房户，广集家人，则盗贼焉能为患？自当潜踪远循矣。若不知所重，妄行祛逐，故用大汗药以耗其表者，如自破其墙垣者也；用迅下药以竭其里者，如自毁其户者也；用消克药以伤其气血者，如杀自屋中之家人也。非关外邪，实由自败，致邪失正，绝人长命，可深叹也。况有劳倦内伤中气，而不能安纳下焦阴火以发热者，误用发散之药汗之，则益耗其阳，而愈竭其

阴。如中气不能健运，而不思饮食者，误用克伐之药消之，则愈伤中气，益增痞闷。耗其阴而发热不已者，再加发散寒凉，中气虚而痞闷不食者，再加消导克削，则已伤已弱之元气，何当无据无义之妄攻？正微不能主宰，势必随药力而变生别证，名治病而实做病，似救生而实伤生也。张以养荣归脾之意，合成一方，名为养荣归脾汤。滋阴即所以发汗，导火即所以除热，固正即所以却邪，补心即所以养胃，益火即所以补土，清肺即所以纳气，降浊即所以升清。五脏既调，百骸俱健，自能神清思食而愈矣。

锦囊新定养荣归脾汤

治一切劳伤发热，咳嗽吐血，似疟非疟，懒食倦怠，寸洪尺弱诸症。

熟地八钱　酸枣仁二钱，炒、研　鸡腿白术三钱，炒黄　白芍一钱二分，酒炒　白茯苓一钱五分　牛膝二钱　麦冬二钱，炒燥　五味子六分　上肉桂去皮，八分

加灯心、莲子，水煎，食前温服。

锦囊加减地黄丸十方

天地而无水火，何以展造化之功？人身而无水火，何以济化生之道？六味地黄补阴阳之小剂，八味地黄救阴阳之大药，水中寻火，其明不熄，火中求水，其精不竭，补中有泻，久服而无偏胜之害，泻少补多，邪去而补愈见其效，相和相济，五脏俱宜，根本既荣，枝叶自茂，神功周匝，莫能外焉，欲出范围，反似画蛇添足矣。今人多择补药，任意加入，客倍于主，责任不专，本方之功，反退处于虚位，或嫌地黄之滞而减之，则君王弱，或嫌泽泻之泻而减之，则使力微，或以首乌并用为君，则一药二君，安所适从？或有配入人参、黄芪，则补肾之药达阴经，补气之药走阳分，而两持勿得其所，反扰浮动之虚阳，无所引而归经矣。更有入枣

仁、当归、白术以兼心脾三用，殊不知熟地之补精血，尤赖山茱之酸涩以固之。至于当归，味辛而走，乃血分而非精分药也。酸收辛散大有不同，血与阴精尚有区别，且六味、八味各具阴阳，使水火熏蒸，酿成精血，茯苓、泽泻世人尚兼渗燥，何况白术以燥为功，单走脾胃，入之则反耗蒸酿之势，真阴何自而生？至于枣仁，乃心脾上焦气分之药，全非肾家精血之宜，况一上一下，势勿可以并周，食远食前服法自当有异，设遇症候不同，难以地黄原方纯用者，或将分两轻重变通，或佐助可以入队之药一二，则本方之力量既存，而辅翊发生之功愈见，倘专以心脾气血为事者，则本门各有专方，何以借此混加杂乱，徒负虚名，而损实效？张据管见，谨附合宜加减十方于后，幸高明鉴诸。

二妙地黄丸

治湿热内郁而为便浊。取二妙散以配六味，故名之。

熟地黄八两，微火焙燥　山茱萸去核，四两，酒拌炒　牡丹皮四两，焙　白茯苓三两，焙　怀山药四两，炒黄　汉泽泻三两，淡盐水拌，晒干，炒　用黄柏七钱　熟附子五钱。二味盐酒同浸一宿，各拣开，黄柏炒褐色，附子焙燥　茅山苍术二两，切大块，米泔水浸透，切片，黑芝麻拌炒黄

如湿多热少，附子七钱，黄柏五钱。如湿少热多，附子五钱，黄柏七钱，同浸，各制度共为细末，用金石斛四两，煎浓汁，入白蜜二十两，同炼为丸，每早晚食前，白汤各服三钱。忌食酒、面、鸡、鱼，湿热炙煿之物。

育脾固肾地黄丸

治肾虚晨泻。

熟地黄八两，姜酒煨，捣烂入药　山茱萸去核，五两，酒拌蒸，晒干，炒　白茯苓四两，焙　怀山药六两，炒黄　泽泻三两，淡盐、酒拌，晒干，炒　五味子二两　补骨脂四两，盐酒浸一宿，炒香　菟丝子酒洗，晒干炒，另磨净末，六两，即入药丸，勿使出气

为末，用熟地揭烂入药。如干，加饴糖浆为丸，每早米饮汤送下四钱，临晚食前白汤送下三钱。戒酒、面，以杜湿热。

双补地黄丸

取熟地、山茱以补肾精，莲肉、菟丝以固肾气，故名双补。

熟地黄八两，微火焙燥　牡丹皮三两，酒拌炒　山茱萸去核，四两，酒拌蒸，晒干炒　白茯苓三两，焙　怀山药四两，炒黄　泽泻三两，淡盐酒拌，晒干，炒　建莲肉去心，六两，炒　菟丝子酒净晒干，炒，另磨细末，四两，入药勿使出气

为末，炼蜜丸，每早空心白汤送下四五钱。

清心滋肾地黄丸

熟地黄八两，清水煮，捣烂入药　牡丹皮三两，焙　山茱肉去核，四两，酒拌蒸晒干，炒　怀山药四两，炒黄　茯苓三两，人乳拌，晒干，焙　泽泻二两，淡盐水拌，晒干，炒　远志肉二两，甘草浓汁煮透，晒干焙　五味子一两，每个铜刀切作二片，蜜酒拌，蒸，晒干，焙　麦门冬去心，三两，焙

为末，用熟地捣烂入药，加蜜杵好为丸，每早空心，莲子去心、衣，煎汤送下四钱。

阿胶地黄丸

治金水两脏受伤，咳嗽吐红。

熟地膏用熟地一斤，将八两煮汁，去渣，入八两汁肉内，煮烂成膏　牡丹皮三两，焙　山茱萸四两，去核，酒拌，蒸，晒干，炒　白茯苓三两，人乳拌透，晒干，焙　怀山药四两，炒黄　泽泻二两，淡盐水拌炒　麦门冬去心，四两，炒　真阿胶三两，切块，蛤粉拌炒成珠

为末，用熟地膏入药，加炼蜜为丸，每早空心白汤，或淡盐汤送下四钱。

滋金壮水地黄丸

养阴配阳，滋金壮水。

熟地黄用三斤，煮汁，去渣，炼成膏十二两
山茱萸六两，去核，酒拌，蒸，晒干，炒　牡
丹皮四两，焙　茯苓四两，人乳拌透，晒干，焙
怀山药六两，炒黄　泽泻三两，淡盐水拌。晒
干，炒　牛膝四两，淡盐水拌炒　麦门冬去心，
五两，炒

为末，用熟地膏入药，加炼蜜杵好为
丸，每早空心白汤送下四钱。

加味七味丸

清肺金补肾水，纳气藏源，引火归原。

熟地黄八两，清水煮，捣烂入药　山茱萸
去核，四两，酒蒸，晒干，炒　牡丹皮三两，炒
茯苓三两，人乳拌透，晒干，焙　怀山药四两，
炒黄　泽泻二两，淡盐酒拌，晒干，炒　五味子
一两，每个铜刀切作二片，蜜酒拌，蒸，晒干，焙
麦冬去心，三两，炒　肉桂临磨刮去粗皮，一两，
不见火

为末，用熟地捣烂入药，加炼蜜杵好
为丸，每早空心淡盐汤送下四钱，或生脉
饮送服。

和肝滋阴地黄丸

女科龙宜此方。

熟地黄八两，酒煮捣烂入药　山茱萸去核，
四两，酒拌，蒸，晒干，炒　牡丹皮二两，酒焙
茯苓三两，人乳拌透，晒干，焙　山药四两，炒黄
泽泻二两，淡盐酒拌，晒干，炒　当归身三两，
酒拌炒　白芍三两，蜜水拌晒干，炒　肉桂临磨
刮去粗皮，一两，不见火

为末，用熟地捣烂入药，加炼蜜杵好
为丸，每早空心白汤送下四钱，冬天酒服。

滋阴八味丸

熟地黄八两，清水煮，捣烂入药　山茱萸
四两，去核，酒拌，蒸，晒干，炒　牡丹皮三两，
焙　怀山药四两，炒黄　茯苓三两，人乳拌透，
晒干，焙　泽泻二两，淡盐水拌炒　麦门冬三两，
炒　五味子一两，每个铜刀切作二片，蜜酒拌蒸，
晒干，焙　肉桂临磨刮去粗皮，一两，不见火　制
附子一两，切片焙

如肾家偏于气分不足者，去麦冬、五
味，加牛膝三两、杜仲三两，俱用盐酒拌
炒，为末，用熟地捣烂入药，加炼蜜杵好
为丸，每早空心送下四钱。如肺气不足
者，生脉饮送服。有浮水未归原者，淡盐
汤送服。如偏于阳虚者，独参汤送服，或
白汤送服。

壮阳固本地黄丸

治元阳衰惫已极。

熟地黄二斤，酒煮，去渣，熬浓膏十二两
山茱萸去核，六两，酒拌，蒸，晒干，炒　山药
六两，炒黄　白茯苓四两，人乳拌透，晒干，焙
泽泻三两，淡盐酒拌炒　鹿茸去毛、骨，酥，酒炙
黄，三两　补骨脂四两，酒盐浸一宿，炒香　五
味子二两，蜜酒拌蒸，炒　枸杞八两，另熬膏，四
两　紫河车一具用银针挑破血筋，用长流水净，
可酒净，酒煨，捣烂　鹿角胶四两，用酒溶化
肉桂临磨刮去粗皮，一两五钱，不见火　制附子
一两五钱，切片、焙

为末，用熟地、河车、枸杞、鹿角四
膏入药，杵好为丸。每早空心参汤送服四
五钱，临晚食前，温酒送服三四钱。

补火丸

治冷劳气血枯竭，肉瘠齿落，肢倦言
微。

吴鹤皋曰：凡人之身有真火焉，寄于
右肾，行于三焦，出入于甲胆，听命于天
君，所以温百骸，养脏腑，充九窍者，皆
此火也，为万物之父。故曰：天非此火，
不能生物，人非此火，不能有生。此火一
息，犹万物无父，故其肉衰而瘠，血衰而
枯，骨衰而齿落，筋衰而肢倦，气衰而言
微矣。

硫黄一斤　猪大肠二尺

将硫黄末，实猪肠中，煮三时取出去
肠，蒸饼丸，桐子大。每服十丸，日渐加
之。服硫黄者，忌食诸禽兽血。此足少阴
命门药也。硫黄，火精也，亦号将军，故

用之以补火，以其大热有毒，故用猪肠烂煮以解之。庸俗之人忌而罕用，盖不知其有破邪归正，返滞还清，消阴回阳，化魄生魂之力也。

戴元礼曰：诸凉药皆滞，惟黄连寒而不滞。诸热药皆燥，惟硫黄热而不燥。有真阳虚衰，桂、附所不能补者，非硫黄不能补之。《本草》称为救危妙药，道家以之服食，尊之为金液丹，固人所可常服者。且硝与磺，一阴一阳，皆同类之物，今人惟知用芒硝，而不敢用硫黄，可见今人之不逮古人矣。

石膏散

治劳热骨蒸，四肢微瘦，有汗，脉长者。

劳热之证，不尽属阴虚，亦有阳邪入里，变为骨蒸，令人先寒后热，渐成羸瘦者。有汗，胃实是也。脉长，阳明证也。

石膏，研细，每夕新汲水调服方寸匕，取热退为度。

此足阳明药也。石膏大寒质重，能入里降火，味辛气轻，能透表解肌，虽寒而甘，能缓脾益气，火劳有实热者，非此不为功，故《外台秘要》、《名医录》载之。《玄珠》曰：五行六气，水特其一耳。一水既亏，岂能胜五火哉！医不知邪气未除，便用补剂，邪气得补，遂入经络，至死不悟。夫凉剂能清火养水，热剂能补火燥水，理易明也。劳为热证，明矣，尚可补乎？惟无热无积之人，脉微无力，方中补之，必察其胃中及右肾二火果亏，后用补剂可也。

夫痨瘵为害，由于气血之亏损，血不足则火热为殃，气不足则阴寒为害。惟为调补气血，则寒热自平。然草木无情，故大寒大热之药，先哲尚谆谆垂戒，况石药燥悍，岂可尝试耶？存此大寒大热石药二方，以广识见耳。

芎归血余散

治传尸痨瘵，去鬼杀虫。出《医宗必读》。

室女顶门生发一小团，皂角汤洗净，醋浸一宿，晒干，纸捻火烧，存性 川芎五钱 当归三钱 木香 桃仁去皮，炒，各二钱 安息香 雄黄各一钱 全蝎二枚 江上大鲤鱼生取头，醋炙

上为末，分四服。每服井水一大碗，净室中煎七分，入红硬降真香末五分，烧北斗符入药。月初五更，空心向北，仰天咒曰：瘵神瘵神，害我生人，吾奉帝敕，服药保身，急急如律令。咒五遍，面北服药毕，南面吸生气入口腹中，烧降香，置床下，午时又如前服药。

北斗符式

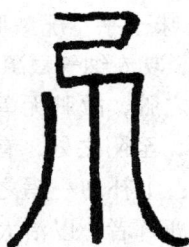

用黄纸一方，新笔净水，研透明朱砂书此符，书时念前北斗咒。

锦囊固本十补丸方按

经曰：浊中浊者，坚强骨髓。又曰：精不足者，补之以味，非地黄性禀地道之至阴，重浊味厚者，其能补阴乎？但色黄而得土之正气，故走心脾。蒸晒至黑，则减寒性而专温补肝肾矣。但肾阴既亏，则木失所养，而肝血定难有余，故虚则补其母，使母能生子，即熟地是也。更虚则复补其子，恐子虚而窃母气，故用山萸以益肝，且精欲固而畏脱，萸味酸涩，更可为收固精髓之用，以助肾家闭藏之职也。山药甘咸，既补脾而入肾，从化源也。茯苓

淡渗，搬运下趋，精华既可入肾，而无泽泻久服伤阴之弊，但肾最居下，非牛膝之猛力下行者，其能达之乎？况同杜仲，则坚强筋骨，以为熟地之佐使。然万物生于阳，而不生于阴，如春夏发生长养而秋冬肃杀闭藏，故用地、茱一队阴药，更兼肉桂之甘辛，以补命门之真火，附子之健悍，以嘘既槁之阳和，使阴从阳长，盖无阳则阴无以生也。但虑草木无情，更借异类与精血有情之品，其鹿茸乎，鹿禀纯阳之质，茸含发生之气，且草木而峻补，令无情则俱变有情。然补此火也，而得安其位，则水也，便得归其源，乃成一阳陷于二阴之坎象，万病俱无，长生之兆，奈人在气交之中，多动少静，动则化火，诚恐辛温之药，乘势僭越于上，再入酸以敛之，咸以降之之五味子乎？况敛肺金而滋水，生津液而强阴，功专纳气藏源之用。经曰：五脏者，神明之脏，故脏无泻法。至于肾者，藏精之所，至阴之处，有虚无实，有补无泻，书曰：十补勿一泻之，此方之谓欤。张常用无鹿茸者，以治大人小儿肾元不足，脾胃虚弱者，较之八味获效尤胜。

固本十补丸

熟地八两，铜刀切块，酒水各半，煮烂捣烂入药　山茱萸肉五两，酒拌蒸，晒干，炒　怀山药六两，炒黄　白茯苓四两，人乳拌，晒干，焙　雄牛膝四两，淡盐酒拌，晒干，炒　厚杜仲三两，淡盐酒拌，晒干，炒　鹿茄茸一具拣饱满紫润者，去毛骨，锯厚片，切小方块，酥，拌炒松黄　北五味子一两二钱，每个打扁，蜜酒拌，蒸，晒干，炒　制附子一两五钱，切片，微火焙燥　上肉桂一两五钱，临磨刮尽粗皮，不见火，不出气

上各制度，共为细末，用熟地捣烂入药，加炼蜜，杵好为丸。每早空心淡盐汤送服五六钱，随进饮食压之。

养荣益卫补心清肺育脾和肝滋肾膏子丸方锦囊新制

人参三两，切片，隔纸焙　熟地八两，切，焙　枣仁三两，炒熟　当归身二两，酒拌，晒干，炒　鸡腿白术四两，人乳拌，晒干，炒　白芍二两，蜜酒拌，晒干，炒　白茯神二两四钱，焙　远志肉去心，甘草汁煮透，晒干，一两五钱，焙　雄牛膝二两，酒拌，晒干，炒　麦门冬去心，二两，拌老米，炒燥，去米用　五味子一两二钱，打扁，蜜酒拌，蒸，炒　肉桂临磨刮尽粗皮，八钱

上各制度，共为细末，入后膏子为丸，每晚食远，圆眼汤送服四钱。

煎膏子方

熟地六两，切块　酸枣仁三两，捣碎，炒熟　当归身二两，酒拌，晒干，炒　鸡腿白术四两，人乳拌，晒干，炒黄　白芍一两五钱，蜜酒拌，晒干，炒　白茯神二两四钱　远志肉去心，甘草煮透，晒干，一两五钱　怀牛膝二两，酒拌，晒干　五味子一两，捣碎　麦门冬去心，二两，用老米同拌，炒黄　肉桂临煎刮去尽粗皮，八钱

上先用建莲子，去心、衣，二斤，入清水煎取头汁，二汁去莲子，入前药，煎取头汁，二汁滤去渣，慢火炼成极浓膏滋，入前药，细末为丸。

此方上补君火，以生阳明胃土，下补相火，以补太阴脾土，既补火以生土，复补水以滋土，则地自得化育之功。盖土为湿润之土，此土有用，若成燥裂之土，则为无用之土。土在人为病，即燥涩膈噎是也。况心气既能下降，则肾阴自能上交，肺得清肃下输，金水相生不竭，肝血既充，肾阴愈足，木既向荣，土不受克，脏腑相生，精神自长，龙火既已下藏，阴精自能上奉矣。

却 病 十 法

心如木石，观四大假合，一也。烦恼现前，以死譬之，二也。常将不如我者，巧自宽慰，三也。造物劳我以生，遇病却

闲，反生庆幸，四也。痛苦不适，宿业难逃，惟欢喜领受，五也。家室和睦，无交谪之言，六也。众生各有病根，常自观察克治，七也。风露严防，嗜欲淡薄，八也。饮食宁节毋多。起居务适毋强，九也。高人良友，讲开怀出世之谈，十也。

病有十不治

恣纵恬淫，不自珍重，骄恣背理，不遵医戒，一也。窘苦拘囚，无潇洒趣，轻听佞言，过求速效，二也。怨天尤人，广生懊恼，忧思想慕，处事乖戾，三也。今日预愁明日，一年常计百年，四也。室家聒噪，动成荆棘，但索药方，妄为加减，药材滥恶，五也。听信祷赛，广行杀戮，奉侍匪人，煎丸失法，六也。寝兴不适，饮食无度，诊视不勤，药不对病，七也。讳疾忌病，攻补妄投，不明药理，旦暮更医，八也。过服汤药，荡涤肠胃，九也。以死为苦，难割难舍，十也。

淳于意曰：病有六不治：骄恣不论于理，一不治；轻身重财，二不治；衣食不适，三不治；阴阳脏气不定，四不治；形羸不能服药，五不治；信巫不信医，六不治。六者，有一则难治也。又有六失：失于不审；失于不信；失于过时；失于不择医；失于不识病。六失有一，即为难治。

夫饮食失节，损伤脾胃，劳役过度，耗散元气，思虑无穷，损伤心血，房欲过度，耗伤肾水，此四者，人常犯之，虽智者慎之，亦难免无一伤也。伤之甚者，则内成痨瘵，诸虚百病生焉。良工未遇，峻剂复攻，则轻病变重，重病变危，可胜叹哉！预为调摄者，晚服保合太和丸，以培元气脾胃之亏，可以壮气而增力，任劳而用事，助困而不倦，御寒而耐饿，早服坎离既济丸，以补心血肾水之损，由是添精

而养神，升水而降火，却病而除根，延年而益寿，王道平和之剂，能收万全之功，卫生君子，禀赋薄弱者，不可一日无此也。

保合太和丸

白术炒黄　当归酒洗，各四两　茯苓白芍酒炒，各二两　人参　山药　陈皮带白　莲肉　半夏姜制　枳实麸炒　麦芽炒　山楂肉　香附童便炒　黄连姜汁炒　龙眼取肉，各一两　白蔻去壳，三钱　甘草炙，五钱

为细末，荷叶煎汤，入大米，煮稀粥为丸，桐子大。每服六七十丸，食后临卧，米汤送下。

坎离既济丸

熟地黄酒蒸，姜汁浸，焙，四两　生地黄酒浸　天冬去心　麦冬去心　怀山药　山茱萸酒蒸，去核　甘枸杞　肉苁蓉酒洗，蒸　黄柏酒炒　知母酒炒　当归酒洗　白芍药酒炒，各二两　白茯苓　丹皮各一两五钱　泽泻　五味子　拣参　远志甘草水泡去心，各二两

上忌铁器，为细末，蜜丸，如桐子大。每服百丸，空心盐汤黄酒任下。忌三白。凡人年过四十以后，气血渐衰，可加斑龙胶四两。

制斑龙胶法

此胶能生精养血，益智宁神，畅三焦，培五脏，补心肾，美颜色，却病延年，虚损中之圣药也。

鹿角连脑盖骨者，佳，去盖，净，五十两，自解者，不用。截作三寸段，新汲井泉水浸洗去垢，及角内血腥秽水，同人参、天门冬去心、川牛膝各五两，甘枸杞子八两，五味药，同鹿角入净坛内，注水至坛肩，用箬壳、油纸，封固坛口，大锅内注水，大甑蒸之，文武火密煮三昼夜。时常加入沸汤于锅内，以补干耗。取出滤去渣，将汁复入砂锅内，熬成胶听用和药。其角粗渣，名鹿角霜也。

张按：以上二方，立意甚佳，盖晨补

先天，暮调后天。但太和丸中消补居半，而半夏、枳实、麦芽、山楂、黄连、香附、豆蔻、陈皮，岂堪长饵？既济丸中，生地、天冬、黄柏、知母，宁可久需？何如朝用地黄丸，晚用归脾汤料作丸，工稳极矣。

附：呼吸静功要诀

人生以气为本，以息为元，以心为根，以肾为蒂。天地相去八万四千里，人心肾相去八寸四分，此肾是内肾，脐下一寸三分是也。中有一脉，以通元息之浮沉，息总百脉，一呼则百脉皆开，一吸则百脉皆阖，天地化工流行，亦不出乎呼吸二字。夫呼吸常在心肾之间，则气血自顺，元气自固，七情不炽，百病不治自消矣。《内经》曰：阴气者，静则神藏，躁则消亡。故内养工夫所重，无非一静字也。

调息一法，贯彻三教，大之可以入道，小用亦可养生，息调则心定，真气往来，自能夺天地之造化，息息归根，命之蒂也。故迦文垂教，以视鼻端，自数出入息，为止观初门。王龙溪曰：古之至人，有息无睡，故曰向晦入晏息。晏息之法，当向晦时，耳无闻，目无见，四体无动，心无思虑，如种火相似，先天元神元气，停育相抱，真意绵绵，开合自然，与虚空同体，故能与虚空同寿也。世人终日营扰，一点灵光，尽为浊气所掩，精神困惫，夜间靠此一睡，始彀① 一日之用。东垣曰：夜半收心，静坐片时，此生发周身元气之大要也。

积神生气，积气生精，此自无而之有也。炼精化气，炼气化神，炼神还虚，此自有而之无也。

夫数息之法，摄心之意也。摄心在数，则勿散乱。如心息相依，杂念不生，则止勿数，任其自然。每子午卯酉时，或不拘时候，静室中厚褥铺于榻上，解衣宽带，平直其身，纵任其体，不倚不曲，盘脚大坐，瞑目视脐，以绵塞耳，心绝念虑，随意呼吸，一来一往，上下于心肾之间，勿亟勿徐，任其自然。坐一炷香后，觉得口鼻之气不粗，渐渐和柔。又一炷香后，觉得口鼻之气似无出入，然后缓缓伸脚，开目去耳塞，下榻行数步，又偃仰榻上，少睡片时起来，啜淡粥半碗，勿劳恼怒，以损静功。每日专心依法行之，两月自见功效。

经云：恬淡虚无，真气从之，精神内守，病安从来？《胎息经》云：气入身来谓之生，神去离形谓之死。知神气者可以长生，固守虚无，以养神气，神行气行，神住气住，若欲长生，神气须注。丘长春曰：息有一毫未定，命非已有。《仙经》曰：人在气中，如鱼在水中，鱼一刻无水即尽，人一刻无气即亡，神是性兮气是命，神不外驰气自定。又曰：阳气一分不尽则不死。东垣曰：气乃神之祖，神乃气之子，气者，精神之根蒂也。桑榆子曰：精化为气，气化而神集焉。元气充满，神必备矣。忧患动中，则知见因而暂亏，气亦权有不至者，神犹母也，气犹子也，以神召气，如以母召子。

《灵枢》曰：出入废则神机化灭，升降息则气立孤危。是经所谓根于中者，命曰神机，神去则机息。根于外者，命曰气立，气立则化绝。故非出入，则无以生长壮老已，非升降，则无以生长化收藏，是以升降出入，无器不有。有情无情，皆有四者。故器者，生化之宇，凡有形者，皆谓之器。器散则分之，生化息矣。人之生

---

① 彀（gòu） 通"够"

也有涯，故器散而分则阳归于天，阴返于地，生化息矣。故无不出入，无不升降。化有小大，小物大物。期有远近，大年小年。四者之有，升降出入。而贵常守，反常则灾害至矣。故曰：无形无患，此之谓也。

后天气与先天气同出而异名，先天氤氲于无形，后天有形而可见，其实一而已矣。故曰：采先天，练后天，相制化，作神仙。善养气者，行欲徐而稳，立欲定而恭，坐欲端而直，声欲低而和，使此身常在太和元气中，久久自有圣贤气象。息有四相，呼吸有声者，风也，非息也，守风则散。虽无声而鼻中涩滞者，喘也，非息也，守喘则结。不声不滞，而往来有迹者，气也，非息也，守气则劳。所谓息者，不声不滞，不出不入，绵绵密密，若存若亡，心不着境，无我无人，神气相依，是息相也。更有何息可调？至此则神自返，息自定，心息相衣，水火相媾，息息归根，金丹之母。

十六字诀曰：一吸便提，气气归脐，一提便咽，水火相见，不拘行住坐卧，舌搅华池，抵住上腭，满口津生，咽下咽咽响，百脉自调匀，随于鼻中，吸清气一口，以意目力，同津送至脐下一寸三分，略存一存，谓之一吸。随将下部，轻轻如忍便状，以意目力，从尾闾提起，上夹脊双关，直至玉枕，透入泥丸，谓之一呼。周而复始，咽时有津固妙，无津亦谷谷然咽之，不拘多寡，只要每日无间，久行精神强旺，百病不生，盖真水灌灵根之法也。

凡心静则神悦，神悦则福生，人能化毒性以救死，养喜神以延生，必去身灾，兼除人患。

发宜常梳，面宜常擦，胸宜常护，目宜常运，耳宜常凝，口宜常闭，齿宜常叩，气宜常提，津宜常咽，浊宜常呵，背宜常暖，腹宜常摩，囊宜常裹，肢节宜常运动，皮肤宜常干浴，大小事宜闭口勿言。

男子二八而天癸至，女子二七而天癸至，交合太早，斫丧天元，乃夭之由。男子八八而天癸绝，女子七七而天癸绝，精血不生，入房不禁，是自促其寿算。人身之血，百骸贯通，及欲事作，撮一身之血，至于命门，化精以泄。夫精者，神倚之，如鱼得水，气依之，如雾覆渊，不知节啬，则百脉枯槁，交接无度，必损肾元，外虽不泄，精已离宫，定有真精数点，随阳之痿而溢出，如火之有烟焰，岂能复返于薪哉！

任督二脉导引秘旨

夫人身之有任督，犹天地之有子午也。人身之任督，以腹背言，天地之子午，以南北言，可以分，可以合，分之以见阴阳不离，合之以见浑沦无间，此修真者之周行也。惜夫举世昏昏，自趋歧径，炼日月，采精华，运气机，行火候，朝呼三魂，暮摄七魄，种种旁门，岂离任督？独舍正路而不由，惜哉！知之者，四门外闭，两目内观，心如止水，身似空壶，缔观黍米之珠，权作黄庭之主，含光嘿嘿，调息绵绵，握固内守，注意玄关，顷刻而真元内还，未几而一阳来复，两肾如汤煎，膀胱似火热，任督犹车轮，四肢若山石，鼓巽运坤，天机自动，微以意定，则水火自然升降，不知身之为我，我之为身，神之为气，气之为神。不规中而自规中，不胎息而自胎息，此是最上一乘，慎勿身中摸索。重于修者，其知所务哉！

精欲漏时，提气守泥丸，微呵一二次，勿使心气下从，虽有走漏，可无大伤。切忌子后行房，阳方生而顿灭之，一度伤于百度。

孙真人曰：大怒交合，成痈疽。疲倦入房，虚损少子。寡欲固佳，清心尤要。苦劳心耗散心血，纵寡欲，精气难生，盖精生于血也。故内养神气，则根本固矣。但身体常使小劳，则百达和畅，气血长养，精神内生，经络运动，外邪难袭，譬言水流不污，户枢不朽，皆因运动故也。常当内视五脏，了了分明。鼻引清气，口吐浊气，欲出气少，入气多。头勿向北卧，头边勿放火炉。居处凡有小隙进风，受病最大，切谨避之。食毕嗽口数遍，令人齿固。勿食一切脑子，损人。凡遇大风暴雨，震雷昏雾，皆是诸煞恶神经过，宜入室闭户，烧香静坐避之，否则损人。

学道之人，须要真功真行，澄心定意，抱元守一，固气存神，此真功也。修仁蕴义，济贫拔苦，先人后己，与物无私，此真行也。云房真人曰：有功无行如无足，有行无功步不前，功行两全足自备，谁云无分作神仙？

脊骨二十四节，从下起第一节，是尾闾，此骨如金鼎，上有九窍，名下关。从此数起上至第十八节，名中关。又上至玉枕、天柱三节，直至顶门为上关，名泥丸宫，是为上丹田。泥丸、尾闾二穴，乃一气升降，成阴成阳之都会也。

鼻有两窍，口有一窍，其三窍，此是神气往来之门。人身火有内外，外火有质，藉谷气而生，内火无形，随神意而起。内火有三种：精为民火，气为臣火，神为君火。君火者，心火也，性火也。性火发动，如木出火，身焚乃止。《仙诀》曰：性火不动则神定，神定则气定，气定则精定。三火既定，并会于下丹，是谓三华聚鼎。

运气之法，先闭目端坐，鼻吸精气，降至丹田，转过尾闾，随即提起，如忍大便状。自侠脊双关，透上直至泥丸宫，转下鹊桥，汩然咽下，仍归气海。初行功时，焚香一柱为度，渐增三注，功行七日为止。初时行三日，发大汗，以攻阴邪，进热粥以发汗，渴则漱玉泉以咽下之，饥则炊热粥以食之，如患在上身，收气当存想其处，放气则散于下身，患在下身，收气亦存想其处，放气则归于丹田，患在遍身，当分经络，属上属下，运法亦如之。

十 二 段 锦

一叩齿　齿为骨余，常宜叩击，使筋骨活动，身神清爽。每叩三十六数，小解闭口咬紧，解毕方开，永无齿疾。

二咽津　将舌抵上腭，久则津生满口，便当咽之，咽下汩然有声，以多咽为妙，使灵液灌溉五脏，则火自降矣。

三浴面部　将两手自相摩热，覆而擦之，自颈及发际，如浴面之状。

四鸣天鼓　双手于耳，以指头弹脑后两骨，二十四次，其声状大为佳。

五运膏盲穴　此穴在肩上背心两边，药石针灸不到之处，常将两肩扯转七次，能散一身诸症。

六托天　将两手握拳，以鼻收气，运至泥丸，即向天擎起，随放左右膝上。如前法，每行三次。

七左右开弓　要闭气将两手伸直，右手作攀弓状，两眼梢随右手左右各行三次，泻三焦之火。

八擦丹田　将左手托肾囊，右手擦丹田三十六次，后将左手换转，如前法行。

九摩内肾穴　要闭气，将两手搓热，向背后擦肾经、命门，各三十六次。

十擦涌泉穴　用左手抱住左脚，右手擦左脚心三十六次，换转右脚，如前行。

十一摩夹脊穴　此穴在背脊之下，大便之上，统一身之血脉，运之大有益。

十二洒腿　足不运则气血不和，行动不能爽健，须将左足立定，右足提起，洒七次后，换右足立定，如前行。

清 心 说

运气功夫，加以十二段锦，则血气流通，宿疾自去。但此心不清，或为钱财女色，或为意气，或预料将来，追悔既往，种种妄想，欲火煎熬，则真阴消铄，前功尽弃矣。当回想病时，譬不复生。凡钱财女色，一切身外余物，尽情放下，此即却病之方，长生之诀也。故曰：酒色财气伤人物，多少英雄被他惑。若能打退四凶魔，便是九霄云月客。至于采药，用女人之精，烧银炼炉火之术，此外道邪魔，天上无贪财好色之神仙也。

玄 牝

《悟真篇》云：要得谷人常不死，须凭元牝立根基，真精既返黄金室，一颗明珠永不离。夫身中一窍，名曰元牝，受气以生，实为府神，三元所聚，精神魂魄会于此穴，乃金丹还返之根，神仙凝结圣胎之地也，古人谓之太极之蒂，造化之源，混沌之根，归根窍，复命关，灵台绛宫，皆一处也。然在身中束之，非心、非肾，非肝、非肺，非脾、非胃，非脐轮，非尾闾，非膀胱，非谷道，非两肾中间一穴，非脐下一寸三分，非明堂泥丸，非关元、气海。然则果何处也？曰：我得妙决，名曰规中，一意不散，结成胎仙。《参同契》云：真人潜深渊，浮游守规中，此其所也。《老子》曰：多言数穷，不如守

中，正在乾之下，坤之上，震之西，兑之东，坎离交媾之乡，一身之正中，不依形而立，惟体道而生，似有似无，若亡若存，在允执厥中而已。纯阳曰：穷取生身受气初。平叔曰：劝君穷取生身处，元气之所由生，真息之所由起。白玉蟾又谓：修丹之士，真息不住，则神化无基矣。此窍先天而生，后天相接，先后二气，总为混沌。天得之以清，地得之以宁，人得之以灵。谭真人曰：开灏气之门，所以收其根，知元神之囊，所以鞱其光。若蚌内守，若石内藏，所以为珠玉之房，皆直指也。然此一窍，亦无边旁，更无内外，若以形体色相求之，则又错谬，故曰：不可执于无为，不可形于有作，不可泥于存想，不可着于持守。《丹经》或谓之圆高中起，状如蓬壶，或谓之状如鸡子，或谓之其白如棉，其运如环，此固明示玄关之要，显露造化之机，学者苟不探其玄，便守之以为蓬壶，存之以为鸡子，想之以为连环，执着为有，存无入妄，岂不大可笑耶？要知玄关一窍，玄牝之门，乃神仙聊指造化之机耳，如以乾坤法天地，坎离比日月是也。玄牝之旨，备于斯矣。杏林曰：一空玄关窍，三关要路头，忽然轻运动，神水自周流。在脐之上，约以三指仿佛，其内谓之玄关，不可以有心守，不可以无心求。有心守之，终莫之有，无心求之，愈见其无。若何可也？盖用志不分，乃可凝神，澄心绝虑，调息令匀，寂然常照，勿使昏散，候气安和，凝神入定，于此定中，观照内景，才若意到，其兆即萌，便觉一息，从规中起，不闭不数，任其自然，静坐而嘘，如春沼鱼，动极而返，如百虫蛰，氤氲开合，其妙无穷。如此少时，便须忘气合神，一归混沌，心不动念，无去无来，不出不入，湛然常住，是谓真人之息，神气交感，是其候也。前

所谓元气之所由生，真息之所由起，此意到处，便见造化，此息起处，便见玄关，非高非下，非左非右，不前不后，不偏不倚，采取在此，文媾在此，烹炼在此，沐浴在此，温养在此，结胎在此，脱体在此。黄帝三月内视，即此道也。

大抵玄牝为阴阳之源，神气之宅，神气为性命之药，胎息之根，胎息为呼吸之祖，深根固蒂之道。胎者，乃藏神之府，息者，化胎之源，胎因息生，息因胎住，胎不得息胎不成，息不得胎神无主。原夫人之未生，漠然太虚，当父母媾精，其兆始见，混沌三月，玄牝立焉。玄牝既立，系如瓜蒂，婴儿在胎，暗注母气，母呼亦呼，母吸亦吸，凡百动荡，内外相感，何识何知？但有一息焉。及期而育，天翻地覆，人惊胞破，如行大巅失足之状，头悬足撑而出之，大叫一声，其息即忘，故随性随情，不可拘也。况乳以沃其心，巧以玩其目，爱以牵其情，欲以化其性，浑然天真散之于物，胎之一息，无复再守也。神仙教人修炼，必欲返其本，而复其初，重生五脏，再立形体，无质生质，结成圣胎，静心守一，外想不入，内想不出，终日混沌，如在母腹，神定以会乎气，气和以合乎神，神即气而凝，气炼神而住，于寂然大体歇之场，恍惚无何有之乡，灰心冥冥，注意一窍，如鸡抱卵，似鱼在渊，呼至于根，吸至于蒂，绵绵若存，再守胎中之一息也。守无所守，其息自住，得此息住，泯然若无，离心于心，无所存注，杳冥之内，但觉虚空之中，灵为造化之主宰，时节若至，妙理自彰，药既生矣，火斯出焉。故采药之时，谓之坎离合，火出之际，谓之乾坤交，其坎离之合也，则万象内攒于丹鼎，在乎立基百日之间见之。其乾坤之交也，则一点下降于黄庭，在乎立基百日之后见之，当此之时，身心混融

与虚空等，不知神之为气，气之为神，亦不知天地何如，亦不知我为恁物，如太虚之未分，三才之未露，浑沦凝结之未凿，动静阴阳之未形，忽然一点灵光，朗如虚空，生日之状，似此奇妙，非存想，非作为，自然而然，亦不知其所以然而然，还返之理，于斯尽矣。若舍玄牝自然之胎息，而外求药物，惑矣。

神者，一身之主也。究竟反因乎精气，何也？盖神本无体，以气为体，精无定形，以气而形，体物有三，根本则一，主虽惟神，养其精气，神必附物，精能凝神，三者互用，不可相离。

古曰：圣人传药不传火，从来火候少人知。夫所谓不传者，非秘而不传也。采时为之药，药之中有火焉。炼时为之火，火之中有药焉。能知药而取火，则定里见丹成，自有不待传而知者矣。故曰：药物阳内阴，火候阴内阳，会得阴阳理，火药一处详，此其义也。火，本南方离卦，离属心，心者，神也，神即火也，气即药也。神不乱，气归神，以火炼药而成丹者，即以神驭气而成道也。然火候口诀之要，尤当于真息中求之，盖息从心起，心静息调，息息归根，金丹之母，必以神驭气，以气定息，橐籥之开合，阴阳之升降，呼吸出入，任其自然，专气致柔，含光默默，行住坐卧，绵绵若存，如妇人之怀孕，如小龙之养珠，渐采渐炼，渐凝渐结，工夫纯粹，打成一片，动静之间，更宜消息，念不可起，念起则火炎，意不可散，意散则火冷，但使操舍得中，神气相抱，一意冲和，包裹混沌，斯谓之火，种种相续，丹鼎常温，无一息之间断，无毫发之差殊。如是炼之一刻，有一刻之周天也。如是炼之百日，谓之立基。如是炼之十月，谓之胎仙。以至元海阳生，水中火起，天地循环，造化反复，皆不离乎一息

也。所谓沐浴温养，进退抽添，其中皆密合天机，潜符造化，初不容我力焉。平叔云：慢守药炉看火候，但安神息任天然，噫！圣人传药不传火之旨，尽于斯矣。

张庄简公云：夏至节嗜欲，冬至禁嗜欲，四时皆损人，但二至为阴阳消长之际，尤损人耳。

人从欲中生死，谁能无欲？但始则浓厚，渐则淡泊。渐则念头初起，过而不留，又渐则虽有念，如嚼蜡无味，又渐则并无念，斯为真工夫耳。古箴云：不怕念起，只怕觉迟。

四月属巳，五月属午，火太旺则金衰，六月属未，土太旺则水衰。古人于夏独宿淡味，保养金水二脏，正嫌火土旺耳。《内经》曰：冬不藏精者，春必病瘟。十月属亥，十一月属子，气潜伏，当养其真，而为来春发生之本。此时，若恣欲戕贼，至春阳气轻浮，必有瘟疫。此五个月为一年之虚。若上弦前，下弦后，月廓月空，为一月之虚。风雾大雷虹电，暴寒暴热，日月薄蚀，愁怒惊悲，醉饱劳倦，谋虑勤勤，为一日之虚。若病患初退，疮痍正作，尤不止一日之虚。值此四者，可不养天和，远房室哉！

昔有行道人，陌上见三叟，年各百余岁，相与锄禾莠。往拜问三叟，何以得此寿？上叟前致词，室内姬粗丑；二叟前致词，量腹接所受；下叟前致词，暮卧不覆首。要哉三叟言，所以寿长久。洞阳真人曰：饮食有节，脾土不泄，调息寡言，肺金自全，动静以敬，心火自定，宠辱不惊，肝木以宁，恬澹无欲，肾水自足。

伊川先生曰：吾受气甚薄，三十而浸盛，四十五而后完，今生七十二年矣。较其筋骨，于盛年无损也。若待老而保生，犹贫而后蓄，虽勤亦无及矣。

《杂志》曰：流水之声，可以养耳；青禾绿草，可以养目；观书绎理，可以养心；弹琴学字，可以养指；逍遥杖履，可以养足；静坐调息，可以养筋骸。

《要记》曰：一日之忌，暮无饱食；一月之忌，暮无大醉。大饱伤肺，大饥伤气，久视伤血，久卧伤气，久立伤骨，久行伤筋，久坐伤肉。暴喜伤阳，暴怒伤肝，穷思伤脾，极忧伤心，过悲伤肺，多恐伤肾，多惊伤胆，多食伤胃。醉饱入房伤精，竭力劳作伤中，夜寝语言大伤元气。早起不在鸡鸣前，晏起不在日出后。冬则朝勿饿，夏则夜勿饱，此皆却病之要诀，而长生者之一助也。

《长生秘典》曰：内劳神明，外劳形质，俱足夭折。惟房劳较甚，为其形与神交用，精与气均伤也。于大饥大饱、劳后病后、大寒大暑、节令气交、雷电风雨、四离四绝、朔望日期及女人经行未净、产后未满百日，均忌入房，犯之轻则致病，重则夭枉。故交合多，则沥枯杀人，产乳众，则血枯杀人。然寡欲固佳，清心尤要，或重男室女，积念郁滞，则心脾受伤，气血日亏，变成痨瘵。劳心过度，心火上炎，不能下交于肾，则丹田阳气渐衰，且心血耗损，由是肝无以藏，脾无以统，五内枯涸，久亦成痨。尊生者，可不慎欤！

冯氏锦囊秘录杂证大小合参卷十二

海盐冯兆张楚瞻甫纂辑
男　乾吉佐民
门人孙显达惟良同校
男　乾德进修

论 咳 嗽儿科

咳谓无痰而有声，肺气伤而音不清。嗽谓无声而有痰，脾湿动而痰气侵。咳嗽谓有痰有声，因伤肺气，继动脾湿也。然痰之标在于脾，痰之本在于肾，故有宜燥剂以消之者，有宜润剂以化之者。在小儿由风寒乳食者居多，宜从燥以消之，辛以豁之，半夏、陈皮、前胡之类是也。经虽曰：五脏六腑皆能令人咳，然必脏腑各受其邪而与之，终不能离乎肺也。因痰而嗽者，痰为重，主治在脾。因咳而动痰者，咳为重，主治在肺。以时而论之，咳于春，春气上升也。咳于夏，火气炎上也。咳于秋，湿热伤肺也。咳于冬，风寒外感也。以一昼夜而计之，清晨咳者属痰火，上昼嗽者属胃火，午后嗽者属阴虚，黄昏嗽者，火气浮于肺经，五更嗽者，食积滞于三焦。肺实而嗽者，必顿嗽抱首，面赤反食。肺虚而嗽者，必气逆虚鸣，颜白飧泻。肺热而嗽者，必痰腥而稠，身热喘满，鼻干面红，手捏眉目鼻面。肺寒而嗽者，必嗽多痰薄，面白而喘，毛粟肠鸣，恶风多涕。然嗽之为病，虽主乎肺，实从于心，心气过盛，则火烁金，治当抑心滋

肺。若脾气虚冷，则不能相生，是以肺气不足，风邪外袭，痰湿内生，治宜补其脾肺。若脾实中痞，则热气上蒸，治宜泻脾清肺。故心乘肺为贼邪，肝乘为微邪，肾乘为实邪，脾乘为虚邪，肺自病者，为正邪，凡一咳即出痰者，脾虚不胜湿而痰滑也。有连咳十数声不出痰者，肺燥胜痰湿也。滑者，宜南星、半夏之属燥其脾。若利气之剂，所当忌也。涩者，宜枳壳、苏子、杏仁之属利其肺。若燥脾之剂，所当忌也。大抵脾气不足，则不能生肺家之气，风邪易感，故患肺寒者，皆脾虚得之。患肺热者，多脾实得之。若至唇缩胸陷，喉有锯声，鼻干焦黑，咳嗽气粗，心腹胀痛者，死。若嗽久音哑，直视手牵，鸦声腹胀，喘急多惊者，必变风候而死。若䠛䠙而声嘶如锯，唇面皆青，项下凹陷，涎如胶漆，口生腥臭，喘甚唇缩者，死。至于小儿百日内嗽，名为乳嗽，肺叶尤娇，最易伤损，更须急治，久则血脉贯脸，两眶紫黑，或眼白红赤如血，谓之血眼，当用生地、黑豆，共研成膏，掩于眼上，则眶黑自消，血随泪出而愈。

论　喘儿科

喘急者，气为火所郁，而积痰在肺胃也。膏粱之人，奉养太过，及过爱小儿，皆能积热于上，而为喘咳，宜以甘寒之剂治之。《脉经》云：肺盛有余，则咳嗽上气，喘渴心烦，胸满短气，皆冲脉之火行于胸中而作，系在下焦，非属上也。盖杂病不足之邪，起于有余病机之邪，自是标本病传。凡饮食劳役，喜怒不节，及水谷之寒热，感则害人六腑，皆由中气不足，故膜胀腹满，咳喘呕食，宜皆以大甘辛热之剂治之。又曰：寸口阴脉实者，肺实也。肺必胀，上气喘逆，咽中塞如呕状，自汗，皆肺实之证。右寸阴脉虚者，肺虚也。必咽干无津，少气不足以息。然实者，肺中邪气实也。虚者，肺中正气虚也。故华佗云：盛则为喘，减则为枯。《活人》云：发喘者，气有余也，非言肺气盛及有余，乃言肺中之火盛，及火有余也。故泻以苦寒之剂，非泻肺也，泻肺中之火，实补肺也。《金匮》又曰：实喘者，气实肺盛，呼吸不利，肺窍壅塞。若寸沉实，宜泻肺。虚喘者，气短肾虚，先觉呼吸少气，两胁胀满，左尺大而虚，此肾虚证，治宜补肾。勿谓小儿无欲肾实，如禀先天不足者，尤为真虚耳。故实则清理其上，虚则温补其下，况上病疗下，治法之要领也。然大抵初喘多属外因，宜从标治，或因风痰壅塞者，必兼壮热咳嗽，鼻塞头疼；因痘疹未出者，必兼惊厥烦躁，身热足冷；因停滞胀满者，必兼呕吐恶食，嗳臭肚疼；因惊痫痰热者，必兼抽掣搐搦，面青啼叫；因痰哮大喘者，必发秋冬暴冷，张口抬肩。如非前证，继诸病后，非子令母虚，即脾肺两困，多从本治。况有短气少气，似喘非喘，更难与喘同例也。诸喘久而不愈者，不妨先用劫药一二服即止，既止之后，因痰治痰，因火治火可也。然喘胀二证相因，并皆小便不利，故喘则必胀，胀则必喘，先喘而后胀者，主于肺，先胀而后喘者，主于脾。经曰：肺朝百脉，通调水道，下输膀胱。又曰：膀胱者，州都之官，津液藏焉，气化则能出矣。是小便之行，由于肺气之降下而输化。若肺受邪而喘，则失降下之令，以致水溢皮肤而生肿满，此是喘为本，肿为标，治宜清金降气为主，而行水次之。更脾主肌肉，恶湿克水。若脾虚不能制水，则水湿妄行，外侵肌肉，内壅溢上，因肺气不得下降而喘乃生，此是肿为本，喘为标，治当实脾行水为主，而清金次之。肺证而用燥脾之药，则金得燥而喘愈加。脾病而用清金之药，则脾得寒而胀愈甚矣。如无故喘声陡发如锯，身不热而目窜者；鼻孔、胁肋、心胸俱为开张者；腹硬青筋，口吐涎沫，面无神色而唇白者；诸病小痊之后，勿交子午时喘鸣者；喘促目急，黑睛出汗，印堂青色者。皆为不治。其脉滑而手足温者，生。脉涩四肢寒者，死。经曰：喘鸣肩息者，脉实大也。缓则生，急则死。盖喘鸣肩息者，阳证也。脉当实大，更实大中而缓，则邪气渐退，故可得生。若实大中而急，则邪气愈增，病当死矣。

论　哮儿科

哮、吼、喘者，喉中如拽锯，如水鸡之声音是也。如气促而连属不能以息者，即谓之喘。夫哮以声响名，喘以气息言耳。喉如鼾声者为虚，喉如水鸡声者为实。丹溪曰：治哮必用薄滋味，专主于痰，宜大用吐药，吐药中宜多用醋，不可纯用凉药，兼当带表散，盖此是寒包热也。亦有虚而不可吐者，慎之。总是痰火内郁，风寒外束而然。亦有过啖咸酸，邪入腠理而致者，治法须审其新久虚实可也。

一朱姓儿，三岁，哮喘大作，声闻邻里，二三日不止，身热汗出。一医投以滚痰丸利之，下泻二三次，其势更甚，六脉洪数，胸胁扇动，扶肚抬肩，旦夕无宁刻，粒米不能食，头汗如雨，数日不寐，势甚危迫，乃延余治。余曰：误矣。夫声出于气喉，连喘数日，下元已伤矣。今以峻利药，从食喉下之，伐及无辜，下元更虚极矣。所以有扶肚抬肩，恶候来也。令以人参、麦冬各一钱，五味子七粒，肉桂三分，水煎温服，一日二剂，服后而哮声顿减。至夜复作，次日往视，余曰：此气少复，而阴未有以配之也。乃以八味之加牛膝、麦冬、五味子者，内熟地，每剂五六钱，桂、附，每剂各四分，水煎冷服，午前午后各一剂。服后而竟熟睡，醒来饮食大进，其声悉止。次日往视，喘热惧已。但劳力运动，喘声微有，此未还元之故也。以生脉饮调理三四日，精神全复。

款花五味子汤

治小儿久嗽。

款冬花　五味子　麻黄　马兜铃　杏仁去皮、尖，各二钱　甘草炙，一钱

水煎，食远眼。

人参宁肺汤

治小儿肺胃俱寒，涎喘气急，不得安眠。

人参　五味子　茯苓　白术　陈皮去白　甘草炙，各三钱

姜、枣、水煎，食远服。

杏苏散[①]

治小儿喘急，咳嗽不止。

杏仁去皮、尖，炒　紫苏子炒　陈皮去白　赤茯苓　桑白皮　大腹皮　半夏曲　甘

草炙，各一钱

姜、水煎，食远服。

贝母膏

治风热天哮。

黑玄参焙　山栀炒　天花粉焙　川贝母焙　枳壳焙　橘红　百部炒　黄芩焙　杏仁去皮、尖、炒，各一两　桔梗焙　粉甘草焙，各五钱　薄荷焙，七钱净叶

蜜丸，弹子大。灯心汤或竹淡叶汤化下。

润肺化痰膏

大白梨汁一斤　白茯苓四两，乳制，晒干，研极细末　麦冬四两，熬汁　川蜜一斤　川贝母二两，去心研末　核桃肉四两，去皮，净，捣烂

先将梨汁熬熟，次将蜜炼熟，入前药在内，再熬成膏。如痰有血，入童便四两在内，每早空心白汤调半茶盅服。

清化丸

治肺郁痰喘。

贝母　杏仁　青黛

为末，蜜和姜汁丸，口含噙化。

千金方

治初生十日至五十日，卒得嗽逆吐乳。

生姜七片　桂心二钱　甘草　款冬花　紫菀各三钱　杏仁　蜜各一钱　山栀一钱五分

上微火煎如饴，涂唇化下。

吉氏治乳駒方

天竺黄　蚌粉煅

等分研，和蜜调涂乳上，令吮。

补肺阿胶散

治肺虚久嗽作喘。

人参　阿胶各一两三钱，炒　白茯苓　马兜铃去老梗　糯米各五钱　杏仁二十一粒，制　甘草四钱，炙

---

① 散　原作"饮"，据目录改。

为末，取二钱，水煎服。

定喘汤

治齁嗽无不取效。

见方脉喘哮门

方脉咳嗽合参

夫咳嗽之所以累人者，以其难于立止也。然欲治肺而止嗽，则益害肺而嗽愈甚。盖肺受病而为嗽者，必有因以迫之，治其因则嗽自愈。若不详所自，而徒事于肺，则气无所归，或邪无所散，肺愈苦而嗽愈甚矣。凡伤风久而肺气已虚，发热咳嗽，服发散药而嗽愈甚，或被发散太过者，当用收敛之剂补之。然虚嗽有二：日间嗽多，吐痰白沫，或恶心者，为气虚，宜六君子汤加款冬、五味子。如夜嗽多，口渴，痰不易出，发热，为血虚，宜六味地黄料加麦冬、五味子。若咳而脉紧者，咳而羸瘦，脉形坚大者，咳而脱形，发热，脉小坚急者，咳而呕，腹胀且泄，其脉弦急者，皆死不治。

肺属金，主于皮毛，所主者气。肾属水，主于骨髓，所藏者精。气轻浮易上而难下，精沉重易下而难上，此物性之自然。有肺之盛者，即热之作也。气得而上蒸，则不能下生于肾，而肾受邪，故治肾病必先求之于肺，是清其源而滋其化也。经曰：五脏六腑皆令人咳，非独肺也。盖五脏各以其时受病，非其时各传以与之。有自外得者，肺主皮毛，风寒暑湿之邪，自皮毛入内，传脏腑而为嗽也。有自内发者，七情饥饱，内有所伤，则邪气上逆。肺为气出入之道，故五脏之邪上蒸于肺而为嗽也。然风暑湿有不为嗽者，盖因所感者重，不留于皮毛，径伤脏腑，而成伤寒温热诸病。七情亦有不为嗽者，盖病尚浅，只在本脏，未传入肺，所以伤寒以有

嗽为轻，而七情饥饱之嗽，必久而后发为重也。夫津液既凝为痰，则不复生血，以周润三焦，故口燥咽干，大便秘结，面如枯骨，毛发焦槁，妇人则因此月水不通。若能化去败痰，自然服饵有效。然不得过行燥削，使痰湿既消，津液亦槁，去湿留热，又非其治矣。务使化痰复为津液，犹化盗贼复为良民可也。

丹溪曰：咳嗽有风寒、有火、有痰、有劳、有肺胀。风寒者，鼻塞声重，恶寒面白，脉弦微是也，宜发散行痰。又有声哑及喘嗽，遇冬则发，此寒包热也。解表则热自除，感冷则咳，膈上有痰也，宜解表豁痰。火者有声，痰少面赤是也。劳者，盗汗出兼痰多吐红，作寒热是也，宜补阴清金。痰者，嗽动便有痰出，痰出嗽止是也，主豁痰。肺胀者，肺为火伤，遂成郁遏，动则喘满，气急声重，或左或右不得眠，此痰挟瘀血，碍气而病，宜养血以流动乎气，降火疏肝以清痰。若嗽而胁下痛者，宜疏肝气，以青皮挟痰药，二陈汤加南星、香附、青黛、青皮、白芥子、姜汁。若血凝气作嗽者，桃仁去皮、尖，大黄酒炒，姜汁丸服。然治咳多用生姜，以其辛散也。初嗽多用发散者，因肺气壅遏，得解散而宽也。若痰因火动，逆上作嗽者，先治火，次治痰，借其火下而痰亦下也。如久嗽脉涩，或虽洪大，按之不鼓，属肺虚，宜五味、款冬、紫菀、兜铃之类，敛而补之。如日数虽久，而脉滑数有力，尚属有余实火，还宜清肺，寻火寻痰而治之。凡饮水一二口而暂止者，并饮酒后而嗽甚者，热嗽也。呷热汤而暂停者，并饮酒后而嗽减者，冷嗽也。咳与嗽，本两字义，《内经》作一证连言之，咳者，气动也，阳也。嗽者，兼血也，阴也。故曰咳者，有声无痰，本伤乎气；嗽者，有痰无声，本伤乎血。声痰俱发，气

血俱伤，其本虽殊，其标则一。

经曰：秋伤于湿，冬必咳嗽，是知脾无留湿，虽伤肺气，不为痰也。假令湿在肝经，谓之风痰；湿在心经，谓之热痰；湿在脾经，谓之湿痰；湿在肺经，谓之气痰；湿在肾经，谓之寒痰。宜随证治之。咳而无痰者，以辛甘润其肺。咳而嗽者，治痰为先，故以南星、半夏胜其痰，而嗽自愈，枳壳、陈皮利其气，而痰自下。若气从脐下逆奔而上者，乃肾虚不能收气归元，切勿徒事于肺，当以破故纸、安肾丸主之。

夫咳嗽生痰上气，多因阴血不足，虚火虚气上浮而为患也。欲消其痰，转耗其血，欲行其气，更泄其元。况从来痰药入腹，其痰不过暂开复闭，有损无功。理宜以微阳之药开其痰，继以纯阴之药补其根，迨至痰之开者复闭，而所用生血之药，早已从天而降，日续一日，久久而血生，血生而气返血室，如浪子归家，复能振作立业。所藉以驱胶结之痰，即此气也。此际略加化痰之药，则痰去气存，自然瘁可。然饮食最直致慎，不但肥甘生痰，厚味伤阴，即平旦至日中，行阳二十五度，饮食易消，故不成痰，日中至合夜，行阴二十五度，饮食不消，故易成痰，是以释教过午戒食，亦护身之一则也。

丹溪云：干咳嗽极难治，此系火郁之甚，乃痰郁火邪在肺，上以苦桔梗开之，下用补阴降火药，不已即成劳，宜重补阴，盖肺为华盖，五脏六腑，火自内起，熏蒸焚灼，水涸金伤。若至久咳声哑，是肺管破也，不治。在初起者，是寒包热，辛以散之。

《衍义》云：有妇人患热久嗽，身如炙，肌瘦将成肺痨，以枇杷叶、本通、款冬花、紫菀、杏仁皮各等分，大黄减半，

如常制蜜丸，樱桃大，食后夜卧，含化一丸，未终剂而愈。又有久嗽不已，饥则胸中大痛，须视上唇有白点如粞者，此虫啮其肺也。用百部膏一味，加乌梅、槟榔与服，下其虫则愈。肺虫其形如蚕，令人咳嗽声嘶也。

古方治火郁干咳嗽者甚少，治风寒湿咳嗽者甚多，盖不分内外所因，新久之异也。夫形寒饮冷，新咳嗽有痰，固当以温寒散湿为主，如人参、半夏之类。若夫气动火炎，久咳嗽无痰，又当以清热润燥为先，如天冬、麦冬、知母、贝母、石膏、瓜蒌之类。世人徒知肺主皮毛，外感风寒为寒，不知传里郁久变为热也。况五脏之尊，心虽为主，而肺居其上。肺为华盖，下覆四脏，合天之德，通达风气，性爱温而恶寒恶热，心火若炎，上蒸其肺，金被火伤则叶萎，倚着于肝，肝发痒则嗽。更有心肝虚弱，不能传阳于下焦，遂至正阳俱跻，变成嗽矣。肺嗽因萎，倚着于肝而成病者，犹木扣金鸣也。先养肺金，抑心肝虚热而和其肾则愈。凡此者，皆他脏受邪，火自内起，熏蒸焚灼而作咳嗽者，亦良多矣。

咳虽肺病，五脏六腑皆能致之，然总其纲领，不过内伤、外感而已。风寒暑湿伤其外，则先中于皮毛。皮毛为肺之合，肺邪不解，他经亦病，此自肺而后传于诸脏也。劳欲情志伤其内，则脏气受伤，先由阴分而病及上焦，此自诸脏而后传于肺也。凡自表而入者，病在阳，宜辛温以散邪，则肺清而咳愈。自内而生者，病在阴，宜甘以壮水，润以养金，则肺宁而咳愈。治表者，药不宜静，静则留连不解，变生他病，故忌寒凉收敛，经所谓肺欲辛是也。治内者，药不宜动，动则虚火不宁，燥痒愈甚，故忌辛香燥热，经所谓辛走气，气病无多食辛是也。然治表者，虽

宜动以散邪，若形病俱虚者，又当补中气而佐以和解。倘专于发散，恐肺气益弱，腠理益疏，邪乘虚入，病反增剧也。治内者，虽宜静以养阴，若命门火衰，不能归元，则参、芪、桂、附，在所必用，否则气不化水，终无补于阴也。至夫因于火者，宜清；因于湿者，宜利；因痰者，消之；因气者，理之。随其所见之证而调治。在老人虚人，皆以温养脾肺为主，稍稍治标可也。若欲速愈而亟攻其邪，因而危困者多矣。

肺受火伤，则气逆而为咳，脾有停湿，则生痰而作嗽，虽分六腑五脏之殊，而其要皆主于肺。盖肺为清虚之府，一物不容，毫毛必咳。又为娇脏，畏热畏寒，火刑金故嗽，水冷金寒亦嗽。故咳嗽者，必责之肺，以肺为气之主而出声也。然治之之法，不在于肺，而在于脾，不专在脾，而反归重于肾。盖脾者，肺之母，肾者，金之子，虚则补其母，虚则补其子，故经曰：咳嗽烦冤者，肾气之逆也。

如外感风寒而咳嗽者，今人率以麻黄、枳壳、紫苏之类，发散表邪，谓从表而入者，自表而出。如果形气病气俱实者，一汗而愈。如果形气病气稍虚者，宜以补脾为主，而佐以解表之药。盖脾主中气，肺主皮毛，惟其虚也，故腠理不密，风邪易以入之。若脾肺不虚，邪何从而入耶？古人所以制参苏饮中必有参，桂枝汤中有芍药、甘草，解表中兼实脾也。脾实则肺金有养，皮毛有卫，则已入之邪易以出，而后来之邪无自而入矣。若专以解表，则肺气益虚，腠理益疏，外邪乘间而来者，何时而已耶？须人参、黄芪、甘草以补脾，兼桂枝以驱邪，此不治肺而治脾，虚则补其母之义也。有火灼肺金而咳嗽者，宜清金降火，今之医书中论清金降

火者，以黄芩、天冬、麦冬、桑皮清肺金，黄连降心火，石膏降胃火，四物知柏降阴火，贝母、瓜蒌、竹沥、枇杷叶润肺而化痰。以上治法，岂不平正通达耶？殊不知清金降火之理，似是而实非，补北方正所以泻南方也，滋其阴即所以降火也。独不观启玄子壮水之主，以制阳光乎？前已详言黄柏、知母之不宜用，与夫寒凉诸药之害矣。然王节斋云：凡酒色过度，损伤肺肾真阴者，不可服参、芪，服之过多则死，盖恐阳旺而阴消矣。自此说行而世之治阴虚咳嗽者，视参、芪如砒毒，以黄柏、知母为灵丹，使患此证而服此药者，百无一生，良可悲也。盖病本起于房劳太过，亏损真阴，阴虚而火上，火上而刑金，故咳。咳则金不能不伤矣，宜先以壮水，如六味地黄之类，补其真阴，使水升而火降，随即以参、芪救肺之品，以补肾之母，使金水相生而病易愈矣。世之用寒凉者，肤浅庸工，固不必齿，间有知用参、芪者，不知先壮水以镇火，而遽投参、芪以补阳，反使阳火愈旺，而金益受伤，此所谓不识先后者也。有脾胃先虚，土虚不能制水，水泛为痰，子来乘母而嗽者矣。又有初虽起于心火刑金，因误服寒凉，以致脾土受伤，肺益虚而嗽者，乃火位之下，水气承之，子来救母，肾水复火之仇，寒水挟木势而上侵于肺胃，水冷金寒，故嗽。前病未除，新病愈甚，粗工不达此义，尚谓痰火难除，寒凉倍进，岂不殆哉！斯时也，须用六君子汤加炮姜以补脾肺，八味丸以补土母，而引冰归源。

有嗽而声哑者，盖金实不鸣，痰火郁于中也。金破亦不鸣，肺气伤于内也。实则清之，破则补之，皆治肺之道也。又须知少阴之络入肺中，循喉咙，挟舌本。肺为之标，本虚则标弱，故声乱咽嘶舌萎，

声不能前，以救本为主。亦有喉燥失音者，古方用猪脂二斤，熬油去渣，入白蜜一斤，再炼成膏，一匙一匙，挑服润之。有大声喊叫，喉破失音者，不可作火治，而用凉药，须大补，八珍加甘桔，倍参、芪作伤损治。然足少阴脉挟舌本，而足太阴脉络舌旁，手少阴脉系舌本。若三脉虚则痰涎乘虚，闭塞其脉道，而舌不能转运言语也。若三经血少，不能营舌，亦令人暗，故久病失血后，及误汗下后，心家气血衰，不能鼓舌者，并用独参汤、八物加减。有痰加竹沥。《衍义》云：有暴嗽服诸药不效，或教之进生料鹿茸丸、大菟丝子丸方愈。故有本有标，却不可以其暴嗽而疑骤补之非，所以易愈者，亦觉之早故也。

　　吐血多起于咳嗽，咳嗽血者，肺病也。方家多以止嗽药治肺，兼治血而不效，何也？盖诸书虽分咳血、嗽血出于肺，咯血、唾血出于肾，然实咳、嗽、咯、唾皆出肾，盖肾脉入肺循喉咙，挟舌本，其支者，从肺出络心，注胸中，故二脏相连，病则俱病，而其根在肾，肾中有火有水，水干火燃，阴火刑金，故咳。水挟相火而上，化为痰入于肺，肺为清虚之府，一物不容，故嗽中有痰唾带血而出者，肾水从相火炎上之血也。岂可以咳嗽独归之肺耶？《褚氏遗书·津润论》云：天地定位，水位乎中，人肖天地，亦有水焉，在上为痰，在下为水，伏皮为血，从毛窍中出为汗，可见，痰也、水也、血也，一物也。血之带痰而出者，乃肾水挟相火炎上也。又云：服寒凉百不一生，饮溲溺百不一死。童便一味，可为治血之要。然暴发之际；用之以为降火消瘀之急剂则可，若多服亦能损胃。褚氏特甚言寒凉之不可用耳。若是则黄柏、知母既所禁用，童便又不宜多服，治之当如何？曰：惟六味地黄，独补肾水，性不寒凉，不损

脾胃，久服则水升火降而愈。又须用人参救肺补胃药收功，使金能生水，盖滋其上源也。又有一等肾不泛上，上侵于肺，水冷金寒故嗽。肺气受伤，血无所附，故亦吐血。医见嗽血者，火也，以寒折之，病者危，而危者毙矣。须用八味丸补命门火，以引水归原，次用理中汤补脾，以补肺之母，则肾水归而血复其位矣。

　　治久嗽用诃子，味酸苦，有收敛降火之功。五味子收肺气，乃火热必用之剂。杏仁收肺中风热，然肺寒有火，因于寒者，为宜。桑皮泻肺气，然性不纯良，用之多者，当戒。或用兜铃，以其去肺火、补肺也。多用生姜，以其辛能发散也。瓜蒌子甘能润肺，寒能降火，以肺受火逼，失降下之令，今得甘缓润下之助，则痰自降，宜其为治嗽之要药。此皆见病治病之方，发于暂者，藉斯获效。若频愈频发，此根于中而深者，岂标药所能治乎？宜早服六味九以滋肾，午服六君子以补脾，则标本俱顾，不治嗽而嗽自愈也。咳而膺乳痛，即看痰色如何？若浓浊如脓，或黄，或赤，口中臭，即从肺痿肺痈治。以脉数而虚者，为肺痿，脉数而实者，为肺痈。

　　久嗽必用熏法。用款花以鸡子清和蜜拌润款花，入有嘴壶中烧，以口含壶嘴，吸烟咽之。若胸中闷，须举起头，以指捻住烟，少顷再吸。五日一次，至六日饱食羊肉馄饨。妙。肺与大肠为表里，若火郁于腑，肺气不得下降，因而咳多，大便闭涩，而脉沉实滑数者，大柴胡汤下之，或用竹沥姜汁下王隐君滚痰九。

　　食醋呛喉，哮嗽不止，诸药不效者，甘胆九妙。用甘草去皮二两，作二段劈开，用猪胆五个浸三日，取出，火上炙干，为末，蜜丸。每服四五十丸，临卧茶清送下。

　　肺主皮毛，平人荣卫周流，内气自皮肤腠理宣达于外，卫护一身，一为风寒外

束，内气不畅，变从中起，所以气升痰上而为咳嗽，必从辛散，内郁自宽，邪退正安，而嗽自止。且肺为华盖，性最清肃，倘饥饱劳役，七情内伤，则浊阴上升；或酒肉膏粱，炙煿厚味，则湿热上蒸，肺不得宁静，皆令为咳。夫肺主气，运行血液，周润一身，今肺受邪迫，气从火化，液变为痰，有升无降，气血日衰，成为痨瘵。治者寻源，用药对证无差，方可望其功成勿毁也。若以古载五脏六腑之咳，分门求治，则反有歧路亡羊之叹！

咳嗽之脉，浮风紧寒，数热细湿，房劳涩难。右关濡者，饮食伤脾，左关弦短，疲极肝伤，浮短伤肺，法当咳嗽。洪滑多痰，弦涩少血。脉出上鱼，逆气喘急。浮直而濡者，易治。上气喘急，面浮肿，肩抬胸扇，脉浮大者，死。久嗽脉弱者，可治。实大数者，死。咳而脱形，身热脉小，坚急而疾，是逆也，不过十日死。咳嗽羸瘦，脉形坚大者，死。咳嗽脉沉紧者，死。浮软者，生。沉小伏匿者，死。咳而呕，腹满泄，弦急欲绝者，死。经曰：荣气之行，常与卫气相随，久嗽损气，则血亦不足，液化为痰，真阴日亏，所以久嗽必成痨。

锦囊咳嗽方按

肺最居上，气最清肃，苟无因以迫，何有咳嗽不宁之患乎？迫之者，不外乎外因风寒，内因痰、火、气而已。然初感风寒者，自作风寒正治。倘稍郁久成热，则娇脏易伤，发散寒凉，俱宜禁用。盖每多肾水向已有亏，肺金久失滋养，借此传染之伤风新咳，顿成紧急痨瘵之沉疴，倘识认不早，从标清理，后救无及。张常遇此证，其候壮热憎寒，咳嗽频甚，痰唾稠粘，精神困倦，肌肤日瘦，六脉弦洪而

数，久按无神。当此之际，若欲消痰，适足助其燥槁之势，此痰乃水泛所化，非痰药所能消之者也。若欲清火，适足以伤胃气，此火乃无形之火，非寒凉所能折之者也。若欲理气，适足以耗散真元，此气乃丹田至宝之元气，因无阴相济，不得已而上浮，非桑皮、橘红所能理者也。津滋日耗，销灼日增，阴愈亏而火愈盛，荣行脉中，故脉洪数无伦，亦迫于势也。水中之真火上炎，彻骨之大热乃壮，火乘金候，焚灼难堪，苟非重用火中补水之方，奚堪涸辙燎原之势？每用或八味，或去附子，倍加熟地，更入牛膝、麦冬、五味子作汤，大剂，日二剂，食前温服，裨真火藏源，龙雷自熄。真阴一得，焦灼稍回，渐见无汗之骨蒸，为有汗而热解。然虚火一退，若真元虚极者，倦怠必来，补气之功，便宜接续，真阴衰极者，真阳一复，燥涸难除，补水之功，又须倍加，当此热病而热药，势可骇人。然本病而本治，实切至理，每臻神效，敢具后方。

加减八味地黄汤

是方不论春夏秋冬，凡咳嗽不止，痰唾稠粘，身热骨痛，头眩目胀，或时畏寒，六脉弦数，肌肉日瘦，夜不能寐，甚有两颊之间肿硬者，俱投服而愈，精神更长。是所谓火中求水，其源不绝也。

怀熟地八钱至一两余　丹皮一钱　山茱萸二钱　茯苓三钱五分　山药二钱四分　泽泻盐水炒，一钱　牛膝一钱　麦冬三钱　五味子六分　肉桂临煎刮去粗皮，一钱

如尺脉无神者，加熟附子一钱，水三大碗，煎一碗，食前温服。日二剂，不煎渣。服后随进饮食压之。数剂后，热退嗽减。六脉洪缓无力，身体倦怠，照前方冲参汤服。愈后，每早淡盐汤吞服八味丸四五钱，随以后方培养荣卫之膏滋一大丸，白汤化服，是犹点灯之添油膏也。

怀熟地十二两　怀生地囫囵清水净，切片，六两　麦冬去心，五两　天冬去心，三两　丹皮四两，胃脉不甚大者，减一两　生白芍二两，肝脉大极者，加一两　生米仁六两　地骨皮二两，清水净　牛膝三两，寸强尺弱者，加一两

以上清水煎，取头汁，二汁去渣，熬成极浓膏滋，入后药收成大丸。

拣人参三两二钱，微火焙燥，研极细末　白茯苓微火焙燥，研净末，三两　白茯神微火焙燥，研细，二两四钱　上阿胶蛤粉拌炒成珠，研细末，三两　炼老白蜜三两

上入前膏滋内，丸成大圆，每圆重四五钱。每早空心白汤化服一丸，于服八味丸之后。如尽尚弦数，咽干口燥者，此水少不能以配之也。当令每日以熟地二三两，麦冬四五钱，煎浓汁二三碗，浩饮代茶。如是调理，当即愈也。

润肺饮

生地二钱五分　麦冬去心，二钱　土贝母去心、切片，一钱五分　天花粉一钱　苦桔梗八分　生甘草四分　广橘红盐汤泡，八分　白茯苓一钱　肥白知母一钱

水煎，食后服。

越婢加半夏汤

治肺胀喘嗽，鼻扇肩抬。

麻黄六两　石膏半斤　生姜三两　甘草一两　半夏半升　大枣十五枚

水六升，先煮麻黄去上沫，纳诸药，煮取三升，分温三服。

观音应梦饮

定喘止嗽。诸载《本草》胡桃条下。

人参一钱　胡桃二枚，去壳留衣

姜、枣、水煎，临卧煎服。

唐郑相国方

治虚喘嗽，腰脚酸痛。肺虚则痰多而喘嗽，肾虚则腰脚酸痛。

破故纸十两，酒蒸为末　胡桃肉二十两，去皮，研烂

蜜调如饴，每晨酒服一大匙。不能饮者，热水调。忌芸薹、羊血。芸薹，油菜也。

此手太阴、足少阴药也。破故纸属火，入心包、命门，能补相火以通君火，暖丹田，壮元阳。胡桃属水，能通命门，利三焦，温肺润肠，补养气血，有木火相生之妙。气足则肺不虚寒，血足则肾不枯燥，久服利益甚多，不独上疗喘嗽，下强腰脚而已也。

一方

治咳嗽劫药。

五味子五钱　甘草二钱五分　五倍子风化硝各一钱

为末，蜜丸含化。一方用生诃子一枚，含之，咽津瘥。

补肺汤

治肺虚咳嗽。

人参　黄芪蜜炙　五味子炒　紫菀各一钱　桑白皮蜜炙　熟地黄各二钱

入蜜少许，和服。

肺虚而用参、芪者，脾为肺母，气为水母也。用熟地者，肾为肺子，子虚必盗母气以自养，故用肾药先滋其水，且熟地亦化痰之妙品。丹溪曰：补水以制相火，其痰自除也。咳则气伤，五味酸温，能敛肺气，咳由火盛，桑皮甘寒，能泻肺火，紫菀辛能润肺，温能补虚，合之而名曰补肺，盖金旺水生，咳嗽自止矣。

嗽烟筒

治痰嗽久远者。

佛耳草　款冬花各二钱　鹅管石　雄黄各五分

为末，以鸡子清刷纸上，卷药末作筒，烧烟，以口吸入喉内，细茶、生姜汤送下。

加味理中汤

治肺胃俱寒，咳嗽不已。

甘草炙　半夏汤泡　茯苓　干姜不炒

白术　橘红　细辛　北五味　人参各等分

每服三钱，姜、枣、水煎服。

杏仁煎丸

治老人久患肺喘，咳嗽不已，睡卧不安。

杏仁去皮、尖　胡桃肉汤泡去皮、衣，各等分

上研为膏，入炼蜜和丸，弹子大。每服一二丸，食后临卧细嚼，姜汤送下。

一方

取痰。

人参用芦　藜芦各二钱　猪牙皂角去皮、弦，泡，一钱　防风去皮　细辛去土，各一钱五分

用酸浆水一碗，食后温服，候吐痰觉胸中爽快，用冷葱汤时饮，以止为度。

辰砂半夏丸

治一切痰饮咳嗽。

用大半夏一斤，汤泡七次，晒干为末，用生绢袋盛贮，于磁盆内，净水洗出去渣，将洗出半夏末就于盆内，日晒夜露，每日换新水，七日七夜，澄去水，将半夏粉晒干，每半夏粉一两，入飞过朱砂末一钱，生姜汁糊丸，桐子大。每服七十丸，淡姜汤食后服。

黄芩半夏丸

治上焦有热，咳嗽生痰。

黄芩末一钱　制过半夏粉一两

两味和匀，姜汁丸，桐子大。每服七十丸，淡姜汤，食后服。

治咳嗽方

蜂蜜四两　姜皮四两　香油四两　白矾五分　杏仁半两，不去皮、尖

捣烂入铜锅内同熬，随意服之。忌荤腥。

团参饮子

治忧思喜怒，饥饱失时，致伤脾肺，咳嗽脓血，憎寒壮热，渐成痨瘵。

人参　紫菀茸洗　阿胶蛤粉炒　百合蒸

细辛洗去叶、土　款冬花　杏仁去皮、尖，炒　天冬汤泡，去心　半夏汤泡七次　经霜桑叶　五味子各一两　甘草炙，五钱

每服四钱，姜、水煎。食后温服。

人参蛤蚧散

治三年肺气上喘咳嗽，咯唾脓血，满面生疮，遍身黄肿。

蛤蚧一对全者，河水浸五宿，换水洗去腥，酥炙黄　杏仁去皮、尖　人参　甘草炙，各五钱　知母　桑白皮　茯苓　贝母各三两

为细末，磁盆内盛，每日用茶点二钱，神效。

一方

治久嗽肺胃虚损，咽喉枯燥，用此清润。惟音哑者，不宜服。

人参一钱　麦冬二钱　蜜水炒桑皮一钱五分　薏苡仁三钱　生甘草四分　盐水泡橘红六分　白茯苓一钱二分　鲜百合七片　北五味子五粒

用猪肺管一个，煎汤三盅，去浮沫并管，入药煎至一盅，温和徐徐咽。

方脉喘证合参

喘有寒、有热、有水病。寒喘遇寒则发，热喘发于夏，而不发于冬。水病者，小便涩，胸膈满闷，脚微肿是也。更有肺热、有肺虚、有胃热、有肾虚，最宜分别。

夫呼吸急促者，谓之喘，喉中有响声者，谓之哮。然痰盛而喘，则治痰为本，而利气为标。气实而喘，则气反为本，痰反为标。哮喘未发，以扶正为要，已发，以攻邪为主。若自少腹下，火气冲于上而喘者，宜补阴以敛之。凡咳不得卧，其脉浮，按之虚而涩者，为阴虚，去死不远，慎勿下之，下之必死，大宜补阴壮火，火归则为气为痰，俱不泛上矣。

若久病肺虚而发喘者，必少气而喘，右寸脉微，或虚大无力，宜阿胶、人参、五味补之。新病气实而喘者，寸脉沉实，痰涎壅盛，呼吸不利，宜桑白皮、苦葶苈泻之。凡喘正发时无痰，将愈时却吐痰者，乃痰于发之时闭塞不通，故喘甚。当于其时，开其痰路则喘易安也，宜桔梗汤及枳壳、瓜蒌、杏仁之类，引出其痰，候痰出喘退，却调其虚实。

喘者，张口抬肩者是也。短气者，呼吸虽数，而不能相续，似喘而不摇肩，似呻吟而无痛者是也。戴复庵曰：短乏者，下气不接，上呼不来。语言无力，宜补虚，四柱饮木香减半，加山药、黄芪各一钱。东垣曰：胸满少气短气者，肺主气，气不足乃尔。气短，小便利者，四君子汤去茯苓加黄芪。更曰：少气短气，治法各异。夫短气有虚有实，治法有补有泻，故曰短气有属饮，脉必弦滑，宜苓术甘桂之类渗之，或从小便中去之。一属气虚，脉必不足，若少气，则纯属不足也，治惟有补而已。

中年人病后，气促痰嗽，腿足冷肿，腰骨大痛，面目浮肿，太阳作痛，悉属命门火衰，阳虚之候，用八味丸料佳。若作痰治立危。

妇人产后喘，乃急证极危多死，此名孤阳绝阴，因所下过多，荣血暴竭，卫气无依，独聚肺中，故令喘促，喉中气急也，宜浓煎独参汤，或大料芎归汤。若恶露不快，散血停凝，上熏于肺，亦令喘急者，但去恶露，而喘自定。

经曰：诸逆冲上，皆属于火。华佗云：肺气盛为喘。《活人书》云：气有余则喘。后代集证类方，不过遵此而已。独海藏云：气盛当作气衰，有余当认作不足，肺气果盛与有余。则清肃下行，岂复为喘？以其火灼真阴，衰与不足而为喘焉。所言盛与有余者，非肺之气也，肺中之火也。海藏之辨，发千古之精奥，惜乎启其端，未竟其火之所由来。夫火之有余，水之不足也。阳之有余，阴之不足也。凡诸逆冲之火，皆下焦冲任相火，出于肝肾者也。肾水虚衰，相火偏胜，壮火食气，销灼肺金，乌得而不喘焉？丹溪云：喘有阴虚，自小腹下火起而上，宜四物汤加青黛、竹沥、陈皮入童便煎服。如挟痰喘者，四物加枳壳、半夏，补阴以化痰。夫谓阴虚发喘，丹溪亦发前人之未发。但如此治法，实流弊于后人。盖阴虚者，肾中之真阴虚也，岂四物汤阴血之谓乎？其火起者，下焦龙雷之火也，岂寒凉所能降乎？其间有有痰，有无痰者。有痰者，水挟木火而上也，岂竹沥、枳、半之能化乎？须用六味地黄加麦冬、五味大剂煎饮，以壮水之主，则水升火降而喘自定矣。盖缘阴水虚，故有火，有火则有痰，有痰则咳嗽，咳嗽之甚则喘耳。

夫呼随阳出，吸随阴入，一升一降，阴阳乃和，苟有乖戾，则气上不行，升而不降，否塞膈中，气道奔迫，乃喘急而有声也。故经曰：不得卧而息有音者，是阳明之逆也。又曰：起居如故，而息有音者，此肺之络脉逆也。然又有一等似火非火，似喘非喘。经曰：少阴所谓呕咳上气喘者，阴气在下，阳气在上，诸阳气浮，无所依归，故上气喘也。乃真元耗损，喘出于肾气之上奔。其人平日若无病，但觉气喘，非气喘也，乃气不归元也。视其外证，四肢厥逆，面赤烦躁，恶热，似火非火也，乃命门真元之火离宫而不归也。察其脉两寸虽浮大而数，两尺微而无力，或似有而无为辨耳。不知者，以其有火也，少用凉药以清之，以其喘急难禁也，佐以四磨之类以宽之。下咽之后，似觉稍快，少顷依然，岂知宽一分更耗一分，甚有见其稍快，误认药力欠到，倍进寒凉快气之剂，立见其毙矣。盖阴虚至喘，去死不远，幸几希一线，牵带命门，尚尔留连。善治者，能求其绪而接助真元，裨其返本归原，或可回生，然亦不可峻骤也。且先以八味丸、安肾丸、养正丹之类，煎人参生脉散送下，觉气若稍定，然后以大剂参、芪补剂，加破故纸、阿胶、牛膝之类，以镇于下，又以八味丸加河车为丸，日夜遇饥吞服方可。然尤须远房帏，绝色欲，经年积月，方可保全。不守此禁，终亦必亡而已。聪明男子，当自治未病，毋蹈此危机。

又有一等火郁之证，六脉俱涩，甚至沉伏，四肢悉寒，甚至厥逆，怫怫气促而喘，却似有余，而脉不紧数，欲作阴虚而按尺鼓指，此为蓄郁已久，阳气怫遏不能营运于表，以致身冷脉微，闷乱喘急。当此之时，不可以寒药下之，又不可以热药投之，惟逍遥散加茱、连之类，宣散蓄热，得汗而愈。愈后仍以六味地黄，养阴和阳方佳。此谓火郁则发之，木郁则达之，即《金匮》所云：六脉沉伏，宜发散，则热退而喘定也。然喘多不能卧，何也？肾者，水脏，主津液，主卧与喘也。卧则喘者，水气逆行乘于肺，肺得水而浮，气不得流通也。

病后产后，一切疮证，溃后发喘，即是短气，悉属气虚。虽素有痰火，若在年高病久，正气耗散，若误作有余，削伐寒凉，立见倾危，须大剂生脉散，扶接元气为急，或温补之，以导气导火归原，则为喘为痰，不治而自愈。然喘病因虚而死者十之九，因实而死者十之一。盖实者，攻之即愈，无所难也。虚者，补之未即见效，转折进退，良非易也。凡服温补药后，纵喜凉饮，而冷水切不可与。盖咽干口燥者，因虚火未下，津液未生故耳。若

一饮冷水则温热药力全消，毫无所济，况寒气一入丹田，龙雷愈为浮越矣。

方脉哮证合参

哮者，似喘而非，呼吸有声，呀呷不已，是痰结喉间，与气相系，故口之开闭，尽有音声。此由痰火郁于内，风寒束其外，食味酸咸太过，因积成热得之，必须避风寒，节其厚味，若味不节，则其胸中未尽之痰，复与新味相结，哮必更作矣。治法宜苏子、枳壳、桔梗、防风、半夏、瓜蒌、款冬、桑皮、杏仁、茯苓、甘草、白果之类。禁用凉剂，恐外寒难解；禁用热剂，恐痰火易升。如冬月加麻黄，夏月加石膏，挟寒者，多加生姜，以兼表散为主。至有一种真气虚极，无根脱气上冲，似哮似喘，张口环目，其气逆奔而上，出多入少者，法宜峻补，纳气归源，切勿从标，致成不救。

肾哮而火急甚者，不可骤用苦寒，宜温劫之，用椒目五六钱，研为细末，作二三次，生姜汤调服。喘止之后，因痰治痰，因火治火，盖火太盛，则寒药一时难制，病大敢与药亢，徒增其害，如贼势锋锐太盛，法当暂避其锋，以意取之自胜，经所谓方其盛时必毁，因其衰也，事必大昌。

张常治病后，及小儿痘后，忽喉声拽锯，不能睡卧，寸脉强而尺无力者，悉用八味加牛膝、五味，早晚各一剂而安。

戴氏曰：痰者，凡动便有痰声。火炎者，午进午退，得食则减，食已则喘，大概胃中有实火，膈上有稠痰，得食则坠下其痰，喘则暂止，稍久，食已入胃，反助其火，痰再升上，喘反大作。俗不知此，作胃虚治，以燥热之药，以火济火也。昔人病此，众作胃虚治不减，后以导水丸，

行五六次而安。

娄全善治一妇，年五十余，素有痰火，忽一日大喘，痰出如泉，身汗如油，脉浮而洪，似命绝之状，速用麦冬二钱，人参三钱，五味子一钱五分，煎服，喘定，汗止而愈。

《纲目》载一男子五十余岁，病伤寒咳嗽，喉中声如鼾，与独参汤一服而鼾声除，至二三剂咳嗽亦渐退，服二三斤，病始全愈。《本草》治虚喘，用人参一味为末，鸡子清投新汲水调下一钱。昔有二人同行，一人含人参，一人不含，俱走三五里，其不含者，大喘，含者，气息如故。可以验人参定喘之功矣。

哮喘者，因膈有胶固之痰，外有非时之感，则寒束于表，阳气并于膈中，不得泄越，壅热气逆，故声粗为哮，外感之有余也，气促为喘，肺虚而不足也。然哮证遇冷则发有二，有属内外皆寒者，治宜温肺以动寒痰。若属寒包热者，治宜趁八九月未寒之时，先用大承气汤下其痰热，至冬寒无热可包，哮自不发。

上气喘息，脉滑，手足温者，生。脉涩，四肢寒者，死。喘而上逆，脉数有热，不得卧，难治。身汗如油，汗出发润，喘不休者，死。直视谵语而喘者，死。凡作于大病之后者，多危。上喘咳而下泄泻者，死。

麦门冬汤

治火逆上气，咽喉不利。

麦冬七两　半夏一两　人参四两　甘草二两　粳米三合　大枣十二枚

上六味，以水一斗二升者，煮取六升，温服一升，日三夜一。

活人五味子汤

治喘促脉伏而数者。

五味子二钱　人参　麦冬　杏仁　橘红各二钱五分　姜三片　红枣三枚

水煎服。

又方

治寒包热而喘，必用发散。

橘红　半夏　枳壳炒　桔梗　黄芩炒　紫苏　麻黄　杏仁　甘草

如天寒加桂枝，水煎服。

东垣人参平肺散

治心火刑肺，传为肺痿，咳嗽喘呕，痰涎壅盛，胸膈痞闷，咽嗌不利。

桑皮一钱　知母七分　炙甘草　地骨皮　人参各五分　茯苓　天冬各四分　青皮　陈皮各三分　五味子三十粒

如热甚，加黄芩、紫苏叶、半夏各五分。

痰哮方

青瓜蒌一个　白矾五钱

为末，将瓜蒌打碎，入明矾在内，置新瓦上，阴干，冷调少许，嗽后咽下即愈。

血没散

治产后败血冲心，胸满上喘，命在须臾。

真血竭　没药各等分

为末。每服二钱，用童便好酒煎一大沸，温调下。方产时进一服，上床良久再服，其恶血自循经下行，更不上冲，免生百病。

参苏饮

产后血入于肺，面赤发喘，欲死者。

人参一两，为末　苏木二两

水二碗，将苏木煎至一碗，去渣，调人参末，随时加减服，神效。

定肺汤

治上气喘嗽。

紫菀　五味子　橘红　甘草　紫苏子　杏仁　桑白皮　半夏　枳壳　生姜五片　紫苏五叶

水煎。

定喘汤

治肺虚感寒，气逆膈热，而作哮喘。

白果二十个，去壳，切碎，炒黄色　麻黄
半夏姜制　款冬花各三钱　桑白皮蜜炙　苏
子各二钱　杏仁去皮、尖　黄芩一钱五分　甘
草一钱

水三盅，煎二盅，分二服，不用姜，
不拘时徐徐服。

括曰：诸病原来有药方，惟悉哮喘最
难当，麻黄桑杏加苏子，白果冬花效更
良，甘草黄芩同半夏，水煎热服不须姜，
病人得此真仙药，服后方知定喘汤。

此手太阴药也。表寒宜散，麻黄、杏
仁、桑皮、甘草，辛甘发散，泻肺而解表，
里虚宜敛，款冬温润，白果收涩，定喘而
清金，苏子降肺气，黄芩清肺热，半夏燥
湿痰，相助为理，以成散寒疏壅之功也。

方脉肺痿肺痈合参

夫人一身之气，全关于肺，肺清则气
行，肺浊则气壅，肺热则津不行，而肌肤
甲错，多生肺痈。痈者，壅也。肺气郁
热，久壅而成也。盖咳久伤肺，元气渐
虚，其人有寒热往来，自汗濈濈，口中有
浊唾涎沫，或咳嗽，唾中有红线脓血，或
多唾涎沫而无脓，寸口脉数而虚涩，或虚
洪者，名曰肺痿，热在上焦故也。如口中
辟辟燥咳，即胸中隐隐痛，咽燥喘渴，四
肢微肿，先吐血而后吐脓，胸中甲错，甲
错，肌不滑泽也。或偏热烙手，喜一侧于
右睡，而不能左卧，左疼则喘急不安，其
痰似脓血腥臭，以水验之则沉而不浮，其
脉数而有力者，名曰肺痈。因劳伤血气，
腠理开而受邪，寒搏于血，蕴结成痈，积
热不散，败血为脓，咳伤肺叶而成，按其
右胁必痛者是也。若已破入风者，不治。
吐脓如米粥者，难治。然痿为正气虚，痈

为邪气实，其肺痿治法在乎养血养神养气
清金，而治肺痈在于补养气血，而兼排脓
也。然肺痿亦有寒者，必头眩吐涎沫而不
咳，不渴而遗尿，此为肺中冷而心中有温
液也。古人用炙甘草、干姜治之，以补虚
劳也。古一妇人，二十余岁，胸膺间一
窍，口中所咳脓血，与窍相应而出，以人
参、黄芪、当归补气血之剂，加退热排脓
等药而愈。肺痿咳吐咽燥，欲饮水者，自
愈。张口短气者，危。

皂荚丸

治肺痈咳逆上气，时时唾浊，但坐不
眠。

皂荚刮去皮、弦，酥炙

为末，蜜丸，以枣膏和汤，服三丸。

喻嘉言曰：火热之毒结聚于肺，表
之、里之、温之，曾不少应，坚而不可攻
者，令服此丸，庶几无坚不入，聿成洗荡
之功，不可以药之微贱而少之也。本方加
蛤粉等分，为末，名皂蛤丸，治妇人风邪
客于乳房而成奶痈。每服二钱，酒下。此
药能导其汁，散其风邪，汗出而病自愈
矣。

人参养肺汤

治痿证咳嗽有痰，午后热并声飒。

人参　阿胶珠　甘草各一钱　柴胡四钱
桑白皮二钱　茯苓　五味子　贝母　杏
仁炒　桔梗炒　枳实各一钱五分

每服八钱，姜、枣、水煎，食后温
服。

肺痈方

用芥菜卤，煎一沸，入坛中封口，藏
于地内，隔三年取起，患者饮一杯，神
效。

紫菀散

治咳嗽，唾中有脓血，虚劳证，肺痿
变痈。

人参　桔梗　茯苓各一钱　阿胶炒

甘草　紫菀各五分　知母　贝母各一钱五分
五味子十五粒

水煎服。

甘桔汤

治咽痛肺痈吐脓。

桔梗炒，一两　甘草五钱

水煎，空心服，吐尽脓为效。

一方

治肺痈久不敛口者，用合欢树皮，即谨树皮，一名夜合，同白蔹二味煎服，最佳。

痰饮大小总论合参

人禀二气以生，有清有浊。阳之清者，为元气，阳之浊者，即为火。阴之清者，为津液，阴之浊者，即为痰。故痰者，乃血气津液不清，熏蒸结聚而成。一有此生，便有此气血津液，有此气血津液，便有此痰火。乃清浊邪正之气，变化必然之理，但不可使清浊混淆，邪害正气耳。经曰：太阴在泉，湿淫所胜，民病饮积。又曰：岁土太过，雨湿流行，甚则饮发。《内经》论痰，皆因湿土为害。《内经》有饮字而无痰字，至仲景始立五饮之名，而痰饮居其一。然脾为生痰之源，夫饮入于胃，游溢精气，上输于脾，脾气散精，上归于肺，通调水道，下输膀胱，水精四布，五经并行，何痰之有？惟脾虚不能致精于肺，下输水道，则清者难升，浊者难降，留中滞膈，淤而成痰。故治痰先补脾，脾复健运之常而痰自化矣。虽然人但知痰之标在于脾，而不知痰之本更在肾也。盖痰者，水也。有肾虚不能制水，水泛为痰，是无火之痰，痰清而稀。阴虚火动，火结为痰，是有火之痰，痰稠而浊。稠者为痰，稀者为饮，水湿其本也。得火则结为痰，随气升降，在肺则咳，在

胃则呕，在头则眩，在心则悸，在背则冷，在胁则胀，其变不可胜穷也。析而言之，痰有五，饮亦有五，而治法因之以变。在脾经者，名曰湿痰，脉缓面黄，肢体沉重，嗜卧不收，腹胀食滞，其痰滑而易出。在肺经者，名曰燥痰，脉涩面白，气上喘促，洒淅寒热，悲愁不乐，其痰涩而难出。在肝经者，名曰风痰，脉弦面青，四肢满闷，便溺秘涩，时有燥怒，其疾青而多泡。在心经者，名曰热痰，脉洪面赤，烦热心痛，口干唇燥，时多喜笑，其痰坚而成块。在肾经者，名曰寒痰，脉沉面黑，小便急痛，足寒而逆，心多恐怖，其痰有黑点而多稀。若其人素盛今瘦，水走肠间，辘辘有声，心下冷极，名曰痰饮。饮后水流在胁下，咳唾引痛，名曰悬饮。饮水流于四肢，当汗不汗，身体疼重，名曰溢饮。咳逆倚息，短气不得卧，其形如肿，名曰支饮。膈满呕吐，喘咳寒热，腰背痛，目泪出，其人振振恶寒，身瞤惕者，名曰伏饮。更有一种，非痰非饮，时吐白沫，不甚稠粘，此气虚不能约束津液，故涎沫自出，不可用利药，宜六君子汤加益智仁以摄之。嗟乎！五痰五饮，证各不同，稍或不详，妄投药剂，非徒无益，而反害之。至如脾肺二家之痰，尤不可混。脾为湿土，喜温燥而恶寒润，故二术、星、夏为要药。肺为燥金，喜凉润而恶温燥，故二母、二冬、地黄、桔梗为要药。二者易治，鲜不危困。每见世俗恶半夏之燥，一见有痰，便以贝母代之。若是脾痰则胃气易伤，饮食愈减矣。即使肺痰，亦毋过于凉润，以伤中州，稍用脾药，以生肺金，方为善治。盖即肺中之浊痰，亦以脾中之湿为母，故曰：治痰不理脾胃，非其治也。然天下无逆流之水，由乎风也。人身无倒上之痰，由乎气也。故善治痰者，不治痰而治气，气顺则

一身之津液亦随气而顺。更不治痰而补脾，脾得健运，而痰自化矣。

痰在人身，非血非气，生于脾土，谓之津液，周流运用，血气由之，如道路然，而不可无者。但湿盛过多，加以外感，固滞于中，或煽以相火上攻心臆，斯为患耳。凡有怪证，莫不由兹，故丹溪有十病九痰之论，但治其痰之所因，使津液各归其经，而非痰矣。故曰痰者，津液之病名也。苟气血清顺，则津液流通，何痰之有？惟气血浊逆，则津液不清，熏蒸成聚而变为痰。痰之本，水也，原于肾。痰之动，湿也，主于脾。古人用二陈汤为治痰通用者，所以实脾燥湿，治其标也。然以之而治湿痰、寒痰、痰饮、痰涎则是矣。若夫痰因火上，肺气不清，咳嗽时作，及老痰、郁痰，结成粘块，凝滞喉间，吐咯难出，此等之痰，皆因火邪炎上，熏于上焦，肺气被郁，故其律液之随气而升者，为火熏蒸，凝浊郁结而成。岁月积久，根深蒂固，故名老名郁，而其原则火邪也。病在上焦心肺之分，咽喉之间，非中焦脾胃湿痰、冷痰、痰饮、痰涎之比也，故汤药难治，亦非半夏、茯苓、苍术、枳壳、南星等药所能治也。惟在开其郁，降其火，清润肺金而消化之，缓以图治，庶可取效。故曰热痰者，痰因火盛也。痰即有形之火，火即无形之痰，痰随火而升降，火引痰而横行，变生诸症，不可纪极。火借气于五脏，痰借液于五味，气有余则为火，液有余则为痰，气能发火，火能役痰。故治痰者，必降其火，治火者，必顺其气也。

痰之为物，随气升降，无处不到，或在脏腑，或在经络，所以为病之多也。若夫寒痰、湿痰、热痰，则易治。至于风痰、燥痰、老痰，则难治也。胶结多年，如树之有笋，屋之有尘，石之有苔，托附

相安，驱导涌涤，徒伤他脏，此则闭拒不纳耳。分而治焉，寒则温之，湿则燥之，热则清之，风则散之，燥则润之，老则软之。总而治焉，用人参、甘草以补脾，半夏、白术以燥湿，陈皮、青皮以利气，茯苓、泽泻以渗水，是举其纲也。如寒痰加以附子、姜、桂，湿痰加以苍术、厚朴，食积痰加以曲糵、山楂，热痰加以芩、连、栀子，风痰加以南星、皂角，燥痰加以瓜蒌、杏仁，郁痰加以枳壳、香附，老痰加以海石、芒硝，是张其目也。虽然，痰证又有挟虚者，不可不加以补药而运之，则愈虚而津液愈凝，即药力而无正气以助之，则独力难行矣。故挟气虚者，加以四君，血虚加以四物，脾虚治以六君，肾虚治以八味、六味，分其表里上下，审其寒热虚实，未有不中病情者。若徒以燥湿消痰为事，血液潜耗，胃脘干枯，药助病邪，展转深涸，以无伤性命之轻证，变成膈噎不可救之沉疴矣。津液受病，化为痰饮，或吐咯上出，或凝滞胸膈，或留聚肠胃，或流注经络四肢，遍身上下，无处不到。其为病也，为喘咳，恶心呕吐，痞膈壅塞，关格异病，泄泻眩晕，嘈杂怔忡，惊悸癫狂，寒热痛肿，或胸间辘辘有声，或背心一点冰冷，或四肢麻痹不仁，百病中多有兼痰者。然更有新久轻重之殊，新而轻者，形色清白稀薄，气味亦淡，久而重者，黄浊稠粘，咳之难出，渐成恶味，酸辣腥臊咸苦，甚至带血而出。然痰生于脾胃，故治宜实脾燥湿，但随气而升，故尤宜顺气，气升属火，故顺气在于降火，热痰清之，湿痰燥之，风痰散之，郁痰开之，顽痰软之，食积痰消之，在上者吐之，在中者下之，中气虚者，更宜固中气以运之。若徒加攻削，则胃气愈虚，而痰愈多。况人之病痰火者，十之八九。老人不宜速降其火，虚人不宜尽去其

痰，攻之太甚则病转剧而致危殆。

丹溪曰：凡人身上中下有块者多是痰。然痰在皮里膜外，则遍体游行，肿而色白，滞而不痛，宜导达疏利。痰因火走则体多小块，色红痛甚，流走无定，宜解毒清火为主。痰胶固稠浊，及脉浮者，俱用吐法。眼胞及眼下如烟煤者，痰也，气虚不能摄涩，其痰不甚稠粘者，不可用利药，宜六君子汤加益智仁以摄之。中焦有痰则饮食虽少，胃气亦赖所养，卒不便虚，故病有痰者，必淹延久而不思食，胃亦不虚，若攻之尽则虚矣。内伤中气虚者，必用参、术佐以姜汁，以传送降下。痰在膈上，必用吐法，泻亦不能去。风痰多见奇证。湿痰多见倦怠软弱。热痰挟风，外证为多。痰在肠胃间，可下而愈，在经络中，非吐不可，吐中便有发散之义。黄芩治热痰，假其下火也。竹沥滑痰，非姜汁不能行经络。五倍子能治老痰。凡用吐药，宜升提其气便吐也，如防风、山栀、川芎、桔梗、牙茶、生姜、齑汁之类，或用瓜蒂散。苍术治痰成窠囊，一边行者极妙，痰挟瘀血则遂成窠囊。眩运嘈杂乃火动其痰，用二陈汤加山栀子、芩、连之类。噫气吞酸，此食郁有热，火气上动，以黄芩为君，南星、半夏为臣，橘红为使。热多加青黛。痰在胁下，非白芥子不能达。痰在皮里膜外，非姜汁、竹沥不能通。白芥子亦能散皮里膜外之痰气，惟善用者，能收奇功也。痰在四肢，非竹沥不开。痰结核化咽喉中，不能出入，用化痰药，加咸润软坚之味，如瓜蒌、杏仁、海石、桔梗、连翘，少佐朴硝，姜汁蜜和丸噙服之。海粉即海石，热痰能降，湿痰能燥，结痰能软，顽痰能消，可入丸散，不可入煎药。小胃丹治膈上痰热，能损胃气。凡治痰用利药过多，致脾气虚，则痰易生而多。天花粉大能降

膈上热痰。痰在膈间，使人癫狂，或健忘，或风痰，皆用竹沥，亦能养血，与荆、沥同，功治稍重，能食者，用此二味效速稳当。韭汁治血滞不行，中焦有饮，自然汁冷饮二三盏，必胸中烦躁不宁而后愈。

节斋论痰，而首揭痰之本于肾，可为发前人所未发，惜乎启其端，而未竟其说，其所制之方，皆治标之药，而其中寒凉之品甚多，多致损胃，惟仲景先生云：气虚有痰，用肾气丸补而逐之。吴菱山又云：八味丸治痰之本也。此二公者，真开后学之蒙瞆，济无穷之夭枉。盖痰者，病名也，原非人身之所有。非水泛为痰，则水沸为痰，但当分有火无火之异耳。肾虚不能制水，则水不归源，逆流泛滥而为痰，是无火者也，故用八味丸以补肾火。张常用加牛膝、五味子更效。阴虚火动则水沸腾，动于肾者，犹龙火之于海，龙兴而水附。动于肝者，犹雷火之出于地，疾风暴雨，水随波涌而为痰，是有火者也，故用六味丸以补水配火。张常用加牛膝、麦冬、五味子更妙，此不治痰之标，而治痰之本也。故善治于肾虚者，先以六味、八味壮水之主，益火之原，复以四君子，或六君子，补脾以制水。于脾虚者，既投以补中，理中实脾，复以六味、八味，制水以益母，使子母互相济养，而治痰之道尽矣。

庞安常有言，有阴水不足，阴火上升，肺受火侮不得清肃下行，由是津液凝浊而生痰。不生血者，此当以润剂，如门冬、地黄之属滋其阴，使上逆之火得返其宅而息焉，则痰自清矣。投以二陈，立见危殆。有肾虚不能纳气归原，原出而不纳则积，积而不散则痰生焉，八味丸主之。然《蒙筌》谓地黄泥膈生痰，为痰门禁药，以姜汁炒之。嗟乎！若以姜汁炒之，

则变为辛燥，地黄无用矣。盖地黄正取其濡润能入肾经，若杂于脾胃药中，则土恶湿，安得不泥膈生痰？八味、六味丸中诸品，皆少阴经的药，群队相引，直入下焦，名曰水泛为痰之圣药，空腹服之，压以美膳，不留胃中，此仲景制方立法之妙。

张按：脏腑津液受病为痰，随气升降，理之常也。若在皮里膜外，及四肢关节曲折之地，而脏腑之痰何能流注其所？此即本处津液遇冷遇热，即凝结成痰而为病，断非别部之津液受病成痰，舍其本位而移于他部者。况气本无形，故能无微不达，而液随气运，亦可藉气周流。若至津液受病成痰，则变为有形而凝滞，焉能随气流通于至微至密之所耶？

六味地黄汤

八味地黄汤

并见痨瘵门。

六君子汤

治气虚脾弱，食少痰多。

人参　白术土炒　茯苓各一钱　半夏橘红各一钱五分　甘草炙，五分

姜、水煎服。

控涎丹一名妙应丸

治有余痰饮。

甘遂去心　紫大戟去皮　白芥子各等分

为末，糊丸，桐子大。临卧淡姜汤下七丸至十丸。加朱砂二钱，全蝎三钱，治惊痰极效。

治酒痰方[①]

青黛　瓜蒌

为末，姜、蜜丸。嚼化救肺。

一方

治痰嗽。

贝母　南星各一两　滑石　黄芩酒洗，一两五钱　白芥子五钱　风化硝二钱五分，取其轻浮速降

为末，汤泡蒸饼，丸桐子大。每服五十丸，白汤下。

小胃丹

芫花好醋浸一宿，瓦器炒令黑　大戟长流水煮一时，再水洗，晒干　甘遂长流水浸半日，再水洗，晒干，各五钱　黄柏一两，焙　大黄湿纸裹煨，勿焦，切，焙干，再酒洗，炒熟，焙干，一两五钱

为末，糊丸麻子大。每服二三十丸，临卧津液吞之，或白汤一口送下。取其膈上之湿痰热积，以意消息之，欲利则空心服。

二陈汤

见伤风门。

茯苓丸

治中脘停痰，臂痛难举，手足不得转者。

半夏四两　茯苓二两　枳壳一两　风化硝五钱

为末，神曲、姜汁糊丸，桐子大。每服三十丸，姜汤下。

隐君礞石滚痰丸

治实热老痰，非此不化，功效若神。

大黄酒略蒸　黄芩各八两　青礞石消煅，一两　沉香五钱

为细末，水丸，川椒大。量人强弱，多少用之，白汤下。

痰不自动，因气而动，气不自升，因火而升，积之既久，依附肠胃，回薄曲折之处，以为栖泊之窠，自谓之老痰变现之证，莫可名状，非寻常药物可能疗也。故用大黄为君，以开下行之路；黄芩为臣，以抑上僭之火；礞石慓悍之性，游行肠胃，踔其回薄曲折之处，荡而涤之，故以为佐；奔驰于上中下焦，开飞门、魄门之窍者，沉香之力也，故以为使。然必服之得法则效如响应，用水一口，送过咽即便

———————

① 原文无标题，据目录及内容补。

仰卧，令药在咽隔间徐徐而下，半日不可饮水，不可起身行坐言语，直待药气除逐上焦痰滞，然后动作。大抵服罢，喉间稠粘壅塞不利者，乃痰气泛上药力相攻故也。少顷药力既胜，自然宁贴。若欲速为利下者，再饮白汤催之。

内经半夏汤

治痰盛夜不得寐。

秫米一升，即小米之糯者　半夏五合

用千里水八升，扬之万遍，取清五升，入前药煮一升半。每服一杯，日进三服，以知为度。病新发者，覆杯即卧，汗出则已，久者，三服而已。

岐伯曰：卫气行于阳，阳气满不得入于阴，阴气虚，故目不得瞑。阳者，动也，辟也。阴者，静也，合也。故行于阳则动而醒，行于阴则静而卧。阳光亢上，则气有余而膈有痰。经曰：合夜至鸡鸣，天之阴，阴中之阴也。气行于阴而阴不足，则阳愈狂而阴愈格，静反为动，合反为辟，神气散而不守，故目不得瞑。秫米甘平，益阴气而利大肠；半夏辛温，通痰窍而泄小便。二便俱通，气可立降，阳不乘阴，卧可立至。经曰：阳强不能密，阴气乃绝，阴平阳秘，精神乃至。此之谓也。

一方

解郁清火消痰。

天冬去心　黄芩酒炒　海粉另研　瓜蒌另研　橘红各一两　桔梗　香附子捶碎，盐水浸，炒　连翘各五钱　青黛另研，二钱　芒硝另研，三钱

为末，炼蜜入姜汁少许，和丸，龙眼大。或嚼化一丸，或嚼烂清汤细咽之，或为细丸，淡盐汤送下五六十丸。

本门诸方内有未备者，悉于咳嗽、喘哮、癫狂，凡属痰病诸门参看。

论怪病多属痰

人身之病，四百有四，载之《素问》、《灵枢》者已详八九。外不过风寒暑湿燥火六气之淫，内不过喜怒忧思惊恐悲七情之伤，变见于脏腑经络皮毛之间而为病，安有所谓怪也？即有云怪病者，如入庙登冢，飞尸鬼击客忤，亦由人之本气不足，邪乘虚袭，见为谵妄邪祟，若有神灵所凭。故《灵枢》有青黄赤白黑尸鬼之证，何一非五脏素虚而为之形也？庸工不晓病机，一遇不识之证，辄去怪病多属痰，况痰非人身之所素有，及津液既病而成痰，则亦随所在经络而见证，岂可借此一语，藉以为口实耶！

儿科盗汗自汗

汗者，心之液，而血之异名。古云小儿盗汗不须治者，以其神气未全，血脉流溢，易于渗泄，言其未甚者耳。若汗久不已，则气血亏损，何以为长养之用耶？盖阳主气，气为卫，阴主血，血为荣。人之一身，负阴抱阳，平则宁，偏则病。故阴虚阳必走，而发热汗出，如水热而涌；阳虚阴必乘，故发厥汗出，如水冷而流。其自汗者，谓不因发散，不因劳动，或昏或睡，自然而出。宜速为治，久则亡阳。亡阳则气怯，气怯则脉虚，脉虚则神散，神散则不能主持，而为惊为搐。然又不可强止，止则闭遏阳气，而作热烦躁矣。盗汗者，睡熟则出，醒则复收，意同盗贼之义也。有因血气未固，肤腠未密，过加温暖，熏蒸生热，热搏于心，心为邪胜，而津液不能内藏者；有伤冷伤热，冷热交争，阴阳不顺，津液泄越者；有心虚惊恐，神气不能收摄精华者；有餐冷物过

度，致伤脾土，土虚不能制其水液者。大法养心育脾，滋阴降火为要。盖本元充实者，睡则神气敛纳于内，本元不足者，睡则神气浮越于外，汗亦因之流溢，醒则惕然气聚，汗亦因之收藏。总由阴不平，阳不秘耳。有头汗者，是邪传诸阳，津液上凑也。手足汗者，胃主四肢，阳明湿热也。更有脾虚自汗，亦多出额上，沾粘人手，尤宜速救胃气，否则亦令阳亡。又有因汗后病后，重亡津液，阳气偏盛，水不胜火，是以脏腑积热，熏灼肌体，消烁骨髓，变成骨蒸，日晚发热，肌削颊赤，口干黄瘦，夜有盗汗，五心烦热，四肢倦困，饮食减少，成为痨疾者。然人赖卫气固其表，所以肌肉温，皮肤充，腠理肥。若卫气一虚，则肌肉不温，皮肤不充，腠理不肥，津液无拘，为之妄泄。气不卫则六脉不充，血不荣，则神不备。治之者，若不调补气血，而用闭遏强止之方，则里病未除，更增留热肌表之患矣。然有汗之而无汗者，是津液内竭，或寒中荣深，而腠理闭也。汗之而大汗不止者，因元阳本虚，受邪亦轻，治者误汗之过也。

团参汤

治小儿虚汗、盗汗。然心血液盛，亦发为汗，故宜收敛心气。

人参　当归炒，各二钱

共锉散，用雄猪心一个，切三片。每服二钱，猪心一片，井水同煎，食远服。一方加黄芪二钱，蜜炙。

牡蛎散

治小儿自汗。

牡蛎煅　黄芪蜜炙　生地黄

入浮麦、麻黄根同煎，食前服。

止汗散

人参　白术　茯苓　黄芪蜜炙　当归　甘草炙，各一钱

用生姜一片，入麦麸同煎，食前服。

扑汗方

牡蛎　麻黄根各一两　赤石脂　糯米粉　煅龙骨各五钱

为极细末，绵包药，扑于身上。

方脉自汗盗汗合参

自汗属气虚、阳虚、血虚、湿痰，宜人参、黄芪，少佐桂枝。阳虚，制附子亦可少用。火气上蒸胃中之湿，亦能作汗，凉膈散主之。自汗盗汗，并忌生姜，以其开腠理也。盗汗属血虚阴虚，小儿不须治，当归六黄汤甚效。但药性寒而人虚者，兼用黄芪、甘草补气之味。麻黄根治盗汗甚捷，盖其性能行周身之表，引诸药至卫分而固腠理也。盗汗发热，因阴虚者，四物加黄柏，兼气虚加参、芪、白术。盗汗者，表里汗出，非任自汗而自出也，多因心虚所致，宜敛心气益肾水，使阴阳调和，水火升降，其汗自止。经曰：阳气有余，为身热无汗；阴气有余，为多汗身寒。饮食饱甚，汗出于胃；惊而夺精，汗出于心；持重远行，汗出于肾；惊惶恐惧，汗出于肝；摇体劳苦，汗出于脾。然肥人多自汗，以其多气虚也。瘦人多盗汗，以其多阴虚有火也。但脏腑尽有津液，一经劳倦所伤，皆足以致汗出。然血之与汗，异名同类，故夺血者无汗，夺汗者无血。

五脏六腑表里之阳，皆心主之，以行其变化，随其阳气所在之处而生津，亦随其火扰所在之处泄而为汗，是汗尽由心出也。醒而出汗曰自汗，属阳虚。睡而出汗曰盗汗，属阴虚。汗者心之阳，寝者肾之阴，一则阳虚不能固表，一则阴虚不能闭藏也。有胃腑旁达于外为手足汗者，有胃热熏蒸头颅自汗而属实者，故外感初证多自汗。海藏曰：与凉膈散、三黄丸，三日

病已。盖肾主五液，化为五湿，肾水上行，乘心之虚，心火上炎而入肺，欺其不胜，皮毛以是而开为汗出也。先以凉膈散泻胸中相火，次以三黄丸泻心火以助阴，则肾水退舍而还本脏，玄府固闭而汗自已矣。此可以证初起实热为汗之一见，然非概可以有余之法治不足也。

经曰：心之液为汗。东垣曰：坤土主湿，在人为脾胃。夫人之汗，犹天地之阴气，为雾为雨也。《内经》独主于心，东垣又指脾胃而言，盖心属火主热，脾胃为土主湿，湿热相搏，为汗明矣。如天气下降，地湿上升，乃成霖雨。又如甑中烧酒，非汤火熏淘，则不能成涓滴也。然人身清阳之气上行达表，实腠理而固皮毛，谓之卫气。卫气象天，天包地外，一气统摄，犹卫气包护一身。经云：阳密乃固。阳密者，即腠理密也。此气主于肺，而本于胃，故胃充则卫实。自汗、盗汗之证，为病虽一，其源不同。自汗者乃阳虚气虚有湿，盖阳气虚则不能卫护肌表，故醒时津津然而汗出也。盗汗者，乃阴虚血虚有火也，阴血虚，则不能荣养于中，故睡里凑凑然而汗出也，肾多主之，以其闭藏之令失守也。然自汗阳虚，古今之定论，但真阴衰弱，亦令自汗。盖阴虚则火动，乘于阴位，阴精被火煎熬而出，犹干竹而以火燃之，亦有油也，不可概用参、术、黄芪与桂枝敛之，但补其阴，则火自潜伏而汗自止矣。当兼以脉候辨之。

方书多言血与汗异名而同类，丹溪因之，遂有在内为血，在外为汗之论，似乎血即是汗，汗即是血矣。奚知血与汗之由来，有不可以同类并言者？经云：心主血，血生于心。又云：肾主五液，入心为汗。又云：汗者，心之液，此言汗为心之液，而非曰心之血。血生于心，统于脾，藏于肝，其源则自水谷之精气，受于中

焦，变化取汗，和调于五脏，洒陈于六腑，以奉生身者也。若夫汗则为人身之津液，因腠理疏豁，皮毛不能外护，暑湿热邪干之，则津液而为汗。是汗乃身之阳气所化，故经曰：阳加于阴谓之汗，此可以气言，而不可以血类也。且夏天毫窍不密，汤水入胃，汗即流溢，津液外耗，小便短少，冬天腠理闭密，汗不外溢，小便频多，此更可见汗属津液，而非可血类也更明矣。况人之一身有涕、泪、涎唾、便溺，皆属一水之化，而发于九窍之中。鼻之所出曰涕，目之所出曰泪，口之所出曰唾、曰涎，二阴之所出曰便溺，而皮肤之所泄则曰汗，汗若可以血类之，则涕泪涎唾便溺，亦可以血言之矣。但心为君主，汗为心液，汗多之害，与亡血之害不甚远耳，非若便溺之无大关害也。

夫自汗属阳虚有湿，盗汗属阴虚有火，古哲之定论。然经曰：阳者卫外而为固也，但火与元气势不两立，故火盛则阳衰，阳衰则卫虚，其所虚之卫行阴，当瞑目之时，正气无力以固其表，故腠理开，津液泄而为汗，迨寤则目张，其行阴之气复还于表而汗止矣。谓之盗汗，经名寝汗也。自汗盗汗，虽分阴虚阳虚，然悉属于卫。且卫气者，实由谷气之所由化，肺脏之所分布，即天真之阳，必得是而后充大，无是则衰微，变证百出，岂止汗乎？

汗由血化，血自气生，在内为血，在外为汗。然汗者心之液也，而肾又主五液，故汗证未有不由心肾虚而得者。心阳虚不能卫外而为固，则外伤而自汗，不分寤寐，不因劳动，而自能出也。肾阴衰不能内营而退藏，则内伤而盗汗，睡则汗出，醒则倏收。经曰：津脱者，腠理开，汗大泄也。然二者之汗，各有冷热之分，因寒气乘阳虚而发者，所出之汗必冷；因热气乘阴虚而发者，所出之汗必热，虽

然，亦有热火过极，亢则害，承乃制，反兼胜己之化，而为冷者有之，此又不可不察也。较而论之，则自汗为甚，盖盗汗真元犹未尽虚，自汗则真元耗散，腠理皆开，肺失统气之权，不能固表，故毫窍疏豁，任其溃泄，势必阳亡阴竭而后已。故自汗阳虚，治当补气以卫外，盗汗阴虚，治当滋阴以荣内，一以温热补益，一以清凉滋补，总不外收敛固密为主。至若肺虚固其皮毛，脾虚者收其中气，心虚者益其血脉，肝虚者禁其疏泄，肾虚者助其封藏，更当观五脏，宜温宜补，或润或燥，不得胶乎一定也。

仲景曰：汗多则亡阳，阳去则阴胜也。重虚其表，阳虚极矣，甚为寒中。有服止汗固表药不应，愈敛愈出，止当理心血，盖汗乃心之液，心无所养，不能摄血，故溢而为汗也，宜大补黄芪汤加酸枣仁。有微热者加石斛。凡治自汗，既用人参、黄芪，当必少佐桂枝、防风，以助其达表之力。阳虚甚者，更必少加附子，以翼参、芪之功。内伤虚损，总用补中益气汤，少加麻黄根制附子为佐助，但升、柴须少用，而必蜜炙以抑其升发暴悍之性。又欲其引参、芪至表，复不可缺。食滞中宫，热气聚胃而上炎，则头汗出。然在病后产后，悉属阳虚，误治必死。当心汗出，名心汗，乃思虑伤脾，以生脉散或补心丹治之。至阴之处，或两腿挟中，行走劳动，汗出腥秽，此下焦湿热不行也，以渗湿热为主。遇饮食汤饭，鼻上多汗，此肺虚乘热也，宜益肺凉血。两胁之下动辄有汗，此肝虚乘热也，宜补肝养血。饮食汗出如洗，日久心虚液耗，令人消渴偏风，宜及早治之。脾经湿热，淫于四肢，使手足心常有汗，宜抑阳流湿。平人半身出汗，夏月半身有汗，此皆气血不足所致，夭之兆也。凡衄血吐血，头额汗多，

而身上无汗，为阳亡阴竭，及汗出不至足者死。汗出发润，如油之粘，如珠之缀，及淋漓如雨，揩拭不逮者，即三阳绝汗也，不治。脉不为汗衰者，死。额汗如雨，喘促弄色[1]，四肢厥冷，汤药俱呕者，死。大如贯珠，转出不流者，六阳气绝也，死。

玉屏风散

治自汗不止，气虚表弱，易感风寒。

黄芪炙　白术炒，各二两　防风一两

黄芪补气，专固肌表，故以为君；白术益脾，脾主肌肉，故以为臣；防风去风，为风药卒徒而黄芪畏之，故以为使。以其益卫固表，故曰玉屏风。黄芪得防风而功益大，取其相畏而相使也。卒中偏枯之证，未有不因真气不周而病者，故黄芪为必用之君药，防风为必用之臣药，黄芪助真气者也，防风载黄芪助真气以周于身者也，且有治风之功焉。许胤宗治王太后中风口噤，煎二药熏之而愈，况服之乎？

调中益气汤

治劳伤元气，肢体倦怠，脾肺虚弱，自汗盗汗，内热作渴等证。

黄芪一钱　人参　甘草炙　当归　白术各五分　白芍药　柴胡　升麻各三分　陈皮二分　五味子十五粒

水煎，温服。

此方即补中益气加白芍、五味而已。补中益气，纯用甘温，但行春升之令，此加酸敛兼持秋肃之权，气虚多汗，散而不收，如夏气之蒸溽也。金商一奏而炎歊如失矣。盖有升有降，能发能收，则天地交通，苑蒌生遂。此东垣先生别行一路，以广补中之妙者乎。

大补黄芪汤

----

[1] 色　诸本同，疑为"舌"字之误。

治自汗虚弱。

黄芪蜜炙　防风　川芎　山茱萸　当归　白术炒　肉桂　甘草炙　五味子　人参各一两　白茯苓一两五钱　熟苄二两　肉苁蓉一两

每服五钱，枣、水煎温服。

芪附汤

治气虚阳弱，虚汗不止，肢体倦怠。

黄芪蜜炙　附子泡，去皮、脐，等分

每服四钱，水煎。临卧服。

参附汤

人参三钱　制附子一钱

水煎服。

黄芪建中汤

治气血虚而自汗。

黄芪　肉桂各一钱五分　白芍药三钱　甘草一钱　煨姜五片

枣二枚，水煎一盅，入稠饧一大匙，再煎一沸服。

当归六黄汤

治盗汗发热，火实阴虚之圣药。

黄芪　当归　生地黄　熟地黄　黄芩　黄连　黄柏

水煎服。

盗汗者，乘人之睡而出，有如盗也。阴虚而睡，则卫外之阳乘虚陷入阴中，表液失其固卫，故濈濈然汗出。觉则阳气用事，卫气复出于表，汗即止矣。当归、地黄滋阴之药也，芩、连、黄柏降人之药也，盗汗之余，腠理不固，故以黄芪补表，但既曰阴虚，则元气有降而无升？肃杀之气方深而复用肃杀之剂，毋乃犯虚虚之戒乎？惟火高气强者，不得已而暂用之，不然寒凉损胃，祸弥深耳。

张见阴虚不足，蒸蒸内热，津液妄泄为汗者，此方主之。

熟地七八钱　丹皮一钱五分　山茱二钱　茯苓一钱五分　山药二钱四分　泽泻盐水炒，一钱　麦冬二钱　五味子八分　地骨皮一钱　生白芍一钱二分

加灯心、莲子，水煎，食前温服。虚极者，冲参汤服。

张见阳虚不能敛汗者，此方主之。

人参二三钱　炙黄芪一钱　炒黄白术三四钱　五味子八分

水煎，食前服。虚极者加熟附子八分，炙甘草六分。

张见心气不足，脾气亦虚，津液妄泄为汗者，以归脾汤去木香加五味子主之。以上三法，皆求本之治，不止汗而汗自止，所谓不治之治也。

丹溪用二桑叶，焙干，为末，空心米饮调服，最止盗汗。

团参汤

方见前。

一方

治当心汗出，用人参、当归各二两，猪心一个，带血剖开，入参、归缝好，煮熟去药食之。

盗汗良方

麻黄根　牡蛎煅为粉，各二两　黄芪蜜炙　人参各二两　煅龙骨打碎　地骨皮各四两　大枣七个

水六盅，煎二盅半，分六服，一日饮尽。

独胜散

专治盗汗。用五倍子末，加枯矾津调，填满脐中，以绢缚定最效。

消渴大小总论合参

三消病者，消渴、消中、消肾是也。上消主肺，中消主胃，下消主肾，故曰消渴，燥干也，燥金又受热化而燥涩也。郁而成燥者，由风能除湿，热能耗液也。消中者，胃中蓄热，善食而瘦，燥热郁甚，

消渴多饮，小便多出，此因狂阳心火，燥其三焦，而水液不能宣行，周身不得润泽，故瘦悴黄黑，虽消渴多饮，而水液不能浸润于肠胃之外，惟下注而为小便多出，俗未明此，妄为下焦虚冷，误人多矣。消肾者，燥热消渴，瘦弱面黑，小便浊淋，有脂液如膏者是也。此三者之论，与大人所犯俱同。至于小儿，则更有大渴、热渴、疳渴三证。大渴者，起于吐泻之后，盖脾胃一伤，津液虚耗，则生邪热，愈致精华内涸，唇干舌燥而大渴也。热渴者，起于血气盛实，此是脏腑之燥热也。又有因冒触暑毒，因热脏燥，津液不生，唇焦舌干，而为热渴者。疳渴者，好餐肥腻，恣食甘酸，骨蒸盗汗，黄瘦腹胀，口臭唇干而成疳渴。饮水最多，小便无度，然病久则发痈疽，或变肿病。盖消渴日久，小便无度，则精气不能外输，而津液愈竭，津竭则经络涩，经络涩，则荣卫不行，血气凝滞，故成疳也。兼脾土虚，则肾水盛，肾水盛则反来克土，土虚不能渗湿而生热，湿热相搏，不能传化，故发于皮肤，遍身水肿胀满也。又曰：渴而饮不止，小便涩者，则成癖。治之之法，或补脾以生津，是补肺之母，滋肾以壮水，是顾肺之子，治燥金之至理也。若至目胞黑肿，皮下浮青，气促如锯，喉出烟焰，目白黄沉，唇肿白烂，肚腹膨胀而喘急，身肿满而浮紫黑斑者，并为凶候也。凡渴家不可发汗，虽有外邪，当从轻治，以津液之源竭也。

渴而多饮为上消，肺热也。多食善饥为中消，胃热也。渴而小便数，膏浊不禁为下消，肾热也。皆火盛而水衰也。经曰：心移热于肺，传为膈消。又曰：二阳结，谓之消。二阳者，阳明也。手阳明大肠主津，病消则目黄口干，是津不足也。足阳明胃主血，热则消谷善饥，是血中伏

火，血不足也。未传能食者，必发脑疽痈疮。不能食者，必传中满鼓胀，皆不治之证也。

凡血证皆不饮水，惟气证则饮水。气分渴者，喜饮冷水，宜寒凉渗剂，以清其热。血分渴者，喜饮热水，宜甘温酸剂，以滋其阴。上轻中重下危，如上中平，则不传下矣。故肾消者，乃上消之传变，肺胃之热入肾，消烁肾脂，饮一溲二，溲如膏油，令肾枯燥，盖肺主气，肺无病则气能管束津液精微，使之上潮咽嗌，荣养筋骨血脉，其余者为溲，肺病则津液无气管束，而精微亦随溲下如膏油也。河间分论渴为上焦，岂中下二消，无渴可言耶！但明下消小便浊而有脂液，治宜养阴，以分其清浊耳。肾消小便甜者为重，水生于甘，而死于咸，小便本咸而反甘，是生气泄，脾气下陷入肾中，为土克水也。

上消者，舌上赤裂，大渴引饮，逆调论云：心移热于肺，传为膈消者是也。以白虎汤加人参治之。中消者，善食而瘦，自汗，大便硬，小便数。叔和云：口干饶饮水，多食亦饥虚，瘅成消中者是也，以调胃承气汤治之。下消者，烦躁引饮，耳轮焦干，小便如膏，叔和云：焦烦水易亏，此肾消也，六味丸治之。古人治三消之法如此，然人之水火得其平，气血得其养，何消之有？其间摄养失宜，水火偏胜，津液枯槁，以致龙雷之火上炎，熬煎既久，肠胃脂消，五脏干燥，令人四肢瘦削，精神倦怠，故治消之法，无分上中下，先治肾为急，惟六味、八味，及加减八味丸，随证而服，降其心火，滋其肾水，则渴自止。否则燔灼脏腑，四脏皆消，心火自焚而死矣。白虎、承气，皆非所治也。娄全善云：肺病本于肾虚，肾虚则心寡于畏，妄行凌肺故肺病消，仲景治渴而小便反多，用八味丸补肾救肺，后人

因名肾消也。故渴者津液枯涸，干燥所使也。干燥者，真阴亏极，虚热所致也。是以渴证下消者，名曰强中，肾水亏，心火亢也。

经曰：大肠移热于胃，善食而瘦，谓之食㑊。东垣曰：善食而瘦者，胃中火伏则能食，脾虚则肌肉削矣。

《总录》谓：不能食而渴者，未传中满，能食而渴者，必发脑疽背痈。盖不能食者，脾之病，脾主浇灌四旁，与胃行其津液者也。脾胃既虚，则不能敷布其津液，故渴。其间纵有能食者，亦是胃虚引谷自救。若概用寒凉泻火之药，如白虎、承气之类，则内热未除，中寒复生，能不未传鼓胀耶？惟七味白术散，人参生脉散之类，恣意多饮，复以八味地黄丸，滋其化源，才是治法。及能食而渴，发疽者，乃肥贵人膏粱之疾也。数食甘美而肥多，故其上气转溢而为消渴。不可服膏粱芳草石药，其气慓悍，能助燥热。经曰：治之以兰，消陈积也。亦不用寒凉，其发痈疽者，何也？经曰：膏粱之变，饶生大疔，此之谓也。其肾消而亦有脑疽背痈者，盖肾主骨，脑者髓之海，背者太阳经寒水所过之地。水涸海竭，阴火上炎，安得不发而为痈疽也？其疮甚而不溃，或赤水者是，甚则或黑或紫，火极似水之象，乃肾水已竭不治。若峻补其阴，能食便调，神安，无别恶证，或可救也。

消渴本乎热也，而热有内外虚实之分。若传经之热，液耗而渴，气分受病，当与寒凉淡渗之剂，速清其热，热去而阴生矣。若胃虚亡液，阴虚而渴者，血受病也，当与甘温酸辛之剂，滋益其阴，阴生而燥除矣。

或曰：人有服地黄汤，而渴仍不止者何也？曰：此方士不能废其绳墨而更其道也。盖心肺位近，宜制小其服，肾肝位远，宜制大其服。如高位中消，可以前丸缓而治之。若下消已极，大渴大燥，须加减八味丸料一斤，纳肉桂一两，水煎六七碗，恣意冰冷饮之，熟睡而渴病如失矣。处方之制，存乎人之通变耳。

或问曰：下消无水，用六味地黄丸，可以滋少阴之肾水矣。又加附子、肉桂者何？盖因命门火衰，不能蒸腐水谷，水谷之气，不能熏蒸，上润乎肺，如釜底无薪，锅盖干燥，故渴。肺亦无所禀受，不能四布水精，并行五经而为津液矣。其所饮之水，未经火化，直入膀胱，正谓饮一升，溺一升，饮一斗，溺一斗。试尝其味，甘而不咸可知矣。故用附子、肉桂之辛热，壮其少火，灶底加薪，枯笼蒸溽，槁禾得雨，生意维新，惟明者知之。昔汉武帝病渴，张仲景为处此方，治下消之证，饮水一斗，小便亦一斗，用此以折其水，使不顺趋。夫肾水下趋则消，肾水不上腾则渴，舍此安能治哉？至圣玄秘，诚良方也。疮疽痊后，及将痊，口渴甚者，舌黄坚硬者，及未患先渴，或心烦躁渴，小便频数，或白浊阴痿，饮食少思，肌肤瘦消，及腿肿脚瘦，口齿生疮，服之无不效也。成无已曰：桂犹圭也，引导阳气，若执以使。

上消者，谓心移热于肺；中消者，谓内虚胃热。皆认火热为害，故或以白虎或以承气，卒致不救。总之，是下焦命门火不归原，游于肺则为上消，游于胃即为中消，以八味肾气丸引火归原。使火在釜底，水火既济，气上熏蒸，肺受湿气而渴疾愈矣。有一等渴欲引饮，但饮水不过一二口即厌，少顷复渴，饮亦不过如此，但不若胃渴者饮水无厌也，此是中气虚寒，寒水泛上，逼其浮游之火于咽喉口舌之间，故上焦一段，欲得水救，若到中焦，以水见水，正其所恶也。治法如面红烦躁者，理中汤送八味丸。又有一等渴欲饮水，但饮下少顷即吐出，吐出少顷复求饮，药食毫不能下，此是阴盛格阳，肾经伤寒之证，仲景以白通汤加人尿胆汁，热药冷探之法，一服即愈，女人多有此证。东垣又曰：手阳明大肠，手太阳小肠，皆属足阳明胃。大肠主津，小肠主液，大肠、小肠受胃之阳气，乃能行津液于上焦，溉灌皮毛，充实腠理。若饮食不节，胃气不充，大肠、小肠无所禀气，故津液涸竭焉。

夫君相二火得其平，则烹炼饮食，糟粕去焉，不得其平，则燔炙脏腑，津液耗焉。盖心火甚于上，为膈膜之消；甚于中，为肠胃之消；甚于下，为膏液之消；甚于外，为肌肉之消。上甚不已，则消及于肺，中甚不已，则消及于脾，下甚不已，则消及于肾，外甚不已，则消及于筋骨。四脏皆消尽，则心自焚而死矣。故治消渴，不减滋味，不戒嗜欲，不节喜怒，则病难已。

丹溪曰：消渴宜饮缫丝汤，能引清气上朝于口。盖蚕与马同属午也，心也，作茧退藏之义，能抑心火而止渴也。渴家误作火治，凉药乱投，夭人生命，必多服生脉散为佳。

经既云：饮一溲二，死不治。何仲景复用肾气丸以治饮一斗、溲一斗之证？盖病尚浅，犹或可治，若溲而过于饮，亦无及矣，方内须以五味易桂、附，从四时及脉理增减可也。此证多因酒色过度，施泄过多，以致水火不交，肾水下泄，故不宜用凉心剂也。久而小便不臭，反作甜气，则生气泄矣。有浮脂溺面，此精不禁，真元竭矣，不治。

五脏六腑四肢，皆禀气于脾胃，行其津液，以濡润养之。夫消渴之病，本湿寒之阴气极衰，燥热之阳气太盛故也，治当补肾水。阴气之虚，而泻心火；阳热之实，除肠胃燥热之甚，济身中精液之衰，使道路散而不结，津液生而不枯，气血和而不涩，则病自已。况消渴者，因饮食服饵之失宜，肠胃干涸，而气不宣平，或精神过违其度而耗乱之，或因大病阴气损而血液衰，虚阳慓悍而燥热郁甚之所成也。若饮水多而小便，名曰消渴。若饮食多而不甚渴，小便数而消瘦者，名曰消中。若渴而饮水不绝，腿消瘦而小便有脂液者，名曰肾消。一皆燥热太甚，三焦肠胃之腠理，怫郁结滞致密，纵复多饮于中，终不能浸润于外，荣养百骸，故渴不止，小便多出或溲数也。

时珍曰：舌下有四窍，两窍通心气，两窍过肾液。心气流于舌下为神水，肾液流入舌下为灵液，道家谓之金浆玉醴。溢为醴泉，聚为华池，散为津液，降为甘露，所以灌溉脏腑，润泽肢体，是以修养家咽津纳气，谓之清水灌灵根，人能终日不唾，则精气常留，颜色不槁。若久唾则损精气成肺病，皮肤枯涸，故曰：远唾不如近唾，近唾不如不唾。人若有病，则心肾不交，肾水不上，故津液干而真气耗矣。《难经》曰：肾主五液，入肝为泪，入肺为涕，入脾为涎，入心为汗，自入为唾也。

消渴，养肺降火生血为主。三消皆禁用半夏。消渴若泄泻者，用白术、白芍药之类。内伤病后燥渴不解者，此余热在肺经也，用参、芩、甘草少许，生姜汁调冷服。天花粉，消渴属热者之神药也。一小儿唇红如丹，即发渴候，红甚焦黑则危。

《夷坚志》消渴杀虫方，治消渴有虫，耗其精液而成者，用苦楝根取新白皮一握，切、焙，入麝香少许，煎，空心服，虽困顿不妨，取下虫三四条，类蛔而色红，其渴乃止。盖饮醇食炙，积成胃热，湿热生虫，理固有之。

人参石膏汤

治膈消上焦燥渴。

人参五钱　石膏一两二钱　甘草四钱
知母七钱

东垣加黄芩、杏仁。每服一两，水二
盏，粳米一撮，煎服。

玉泉丸

治烦渴口干。

麦门冬去心　人参　茯苓　黄芪半生半
蜜炙　乌梅焙　甘草各二两　瓜蒌根　干葛
各一两五钱

为末，蜜丸，弹子大。每服一丸，温
水嚼下。

黄连猪肚丸

治中消。

黄连　粱米　瓜蒌根　茯神各四两
知母　麦门冬去心，各二两

为末。用大猪肚一个，洗净入药于
内，以线缝口，置甑中炊烂，取出药，
研，以猪肚为膏，再入蜜搜和前药，杵丸
桐子大。每五十丸，人参汤下。一方加人
参、熟地，除知母、粱米，用小麦。

鹿茸丸

治失志伤肾，肾虚消渴，小便无度。

鹿茸去毛，炙　熟地黄　黄芪　五味
子　鸡胵胵麸炒　肉苁蓉酒浸　山茱萸
破故纸炒　牛膝酒浸　白茯苓　人参各七钱
五分　麦冬去心，二两　地骨皮　玄参各五钱

为末，蜜丸，桐子大。每服三十丸，
米汤下。

加减肾气丸

治肾气不足，心火上炎，口舌干燥，
多渴引饮，肌体瘦损。

熟地黄酒蒸　山茱萸　白茯苓　山药
炒　牡丹皮　泽泻　五味子　鹿茸各一两
官桂不见火　沉香不见火，各五钱

为末，蜜丸桐子大。每服七十丸，盐

汤米饮任下。弱甚者，加附子五钱。

竹叶黄芪汤

治胃虚火盛而作汤。

竹叶二钱　黄芪　生地　麦冬　当归
川芎　甘草　黄芩　石膏　芍药　人参
水煎服。

清心莲子饮

地黄饮子

并见燥门。

六味地黄丸

见痨瘵门。

方脉惊悸怔忡健忘合参

惊者，恐怖之谓。经曰：东方青色，
入通于肝，其病发惊骇。肝应东方，于卦
为震，于象为风，风木多震动，故病为惊
骇。凡外有危险，触之而惊，心胆强者，
不能为害。心胆怯者，触而易惊，气郁生
涎，涎与气搏，变生诸症。或短气，或自
汗，眠多异梦，随即惊觉，卧多惊魇，口
中有声，或热郁生痰，或气郁生痰。丹溪
曰：惊则神出于合，舍空得液，痰涎永系
于胞络之间，变生诸症。此论惊也。悸
者，心下筑筑然跳动也。经曰：心痹者，
脉不通，烦则心下鼓。闭而不通则病，热
郁而为涎，涎成则烦，心下鼓动，鼓者，
跳动如击鼓也。《原病式》云：水衰火
旺，心胸躁动。《伤寒论》曰：心为火而
恶水，水停心下，筑筑然跳动，不能自
安。亦有汗吐下后，正气虚而悸，不得卧
者，丹溪责之虚与痰，症状不齐，总不外
于神劳而血耗，心伤而火动，火郁而生涎
也。或因怒气伤肝，或因惊气入胆，母令
子虚，因而心血不足，又或遇事繁冗，思
想无穷，则心阴耗损，而神明为之不安
矣。然更有由于胆虚者，盖胆以温为候，
虚则寒，寒则不眠，而多惊悸，口苦呕

涩，所以有温胆汤也。

恐者，与惊有异。夫惊从外来，而恐由内起。经曰：在脏为肾，在志为恐。又云：精气并于肾则恐。恐者，肾之情志。下章之言他脏者，亦莫不由于肾也。肝藏血，血不足则恐。肝者，肾之子也，水强则胆壮，水薄则血虚，而为恐矣。胃为恐，胃属土，肾属水，土邪伤水则为恐也。心怵惕思虑则伤神，神伤则恐惧自失，心藏神，神伤则心怯，所以恐惧自失，火伤畏水之故。经文论恐，有肾肝心胃四脏之分，而肝胆于肾，乙癸同源也，胃之于肾，侮所不胜也；心之于肾，畏其所胜也。故恐之证，属肾之本志，而旁及于他脏，治法则有别焉。治肾伤者宜味厚，治肝胆者宜养荣，治阳明者壮其气，治心君者镇其神。惊则安其神，而散乱之气可敛；恐则定其志，而走失之精可固。

怔忡者，心中跳动不安，惕惕如人将捕，有思虑便动者，皆属血虚也。若时作时止者，或痰因火动也。瘦人是血少，肥人多属痰，若真觉心跳者，尤属血少，宜四物朱砂安神丸之类。如因惊而得者，盖惊则神出舍，舍空则痰生也。

健忘者，为事有始无终，言谈不知首尾，有因精神短少者，亦有因痰者，亦有肾虚伤志者。经曰：肾盛怒而不止则伤志，喜忘其前言。丹溪曰：此证皆由忧思过度，求望高达，所愿不遂，损其心胸，以致神舍不清，遇事多忘，病在心脾。凡思伤脾，故令转昏遗忘，治之以归脾汤，兼理心脾，神宁意定，其证自除。总之，不耐于事务之扰扰者，则血气之阴者将竭，故失其清明之体，而善忘也。夫药固有安心养血之功，不若宁神静虑，返观内守为龙胜也。经又曰：上气不足，下气有余，肠胃实而心气虚，虚则荣卫留于下，久之不以时上，故善忘也。上气者，心家

之清气也；下气者，肠胃之浊气也；荣卫留于下，则肾中之精气不能时时上交于心，故健忘也。又曰：血并于下，气并于上，乱而喜忘。血并于下，则无以养其心；气并于上，则无以充其肾；水下火上，坎离不交，乱其揆度，故善忘也。夫心知将来，肾藏已往，故《内经》之论，健忘俱责之心肾不交，心不下交于肾，浊火乱其神明，肾不上交于心，精气伏而不用，火居上则因而为痰，水居下则因而生躁，扰扰纭纭，昏而不宁，故补肾而使之时上，养心而使之善下，则神气清明，志意常治，而何健忘之有？

人之所主者心，心之所藏者神，神之所养者血，心血一虚，神无所依，此惊悸怔忡之所肇端也。曰惊悸，曰怔忡，岂可无辨乎？心虚而郁痰，则耳闻大声，目击异物，遇险临危，触事丧志，心为之忐，使人有惕惕之状，是为惊悸也。心虚而停水，则胸中渗漉，虚气流动，水既上乘，心火恶之，心不自安，使人有怏怏之状，是为怔忡也。然有触而心动曰惊，无惊而自动曰悸，悸者即怔忡也。治法不过调养心血，和平心气，因痰因火因湿，随证治之，尤以血虚为主。

经曰：尝贵后贱，虽不中邪，病从内生，名曰脱营。盖心为君主，神明出焉，肺为相辅，主行荣卫，日夜五十度，此营气之所行也。若君主有伤，则十二官相使，各失乃司，使道闭塞而不通，由是经营之气脱去，不能灌溉，周身百脉，失其天度，形乃大伤矣。尝富后贫，名曰失精，谓心有所郁，而气不舒畅也。总心为君主之官，神明出焉。思虑过度，耗其心血，失去精灵，则神明伤而成心劳，故怔忡健忘也。宜静以养之，使百骸听命，外邪安得而犯？设为七情所郁，则六淫得以伤之，外邪与内火交炽，暗中亏损，不待

岁月，牢固不可拔矣。故无论富贵贫贱，病生于内者难治，伤于外者易愈。老子曰：毋劳尔形，毋摇汝精，毋使汝思虑营营。是以农夫寒暑耘耨，而无寒暑之疾，相习以忘，而勿伤其君主也。寒热燥湿，有形之病，忧愁思虑，无形之疾。有形之病，可以寒热攻之，无形之疾，必须喜以胜愁，慰以解忧，然后用药有功。心专神明用事，非他脏可比，谚云：心病须心药医也。古无怔忡之名，曰心掣，心悬者是也。

大抵惊则不自知，而证属阳，从外入也。书曰：寸口脉动为惊，惊者，其脉止而复来，其人目睛不转，不能呼气者是也。恐者自知，如人将捕之状，不能独卧，而证属阴，从内出也。悸即怔忡，心中如有物撞，谓之忡，忽然跳跃谓之怔，此血自内虚也。凡志由心出，事由心定，当养血以补心。健忘，心中若了了，口欲言而忽然中止，甚则随语随忘，此平素失意抑郁，而涎饮渗于心窍，更多由肾虚而不能藏已往也。治宜养心滋肾，兼开导其痰，亦须补其太阴，盖心肾不交，原于脾之失养也。

又有虚烦者，心中扰乱，郁郁不宁也。因津液去多，五内枯燥，荣血不足，阳胜阴微，或肾水下竭，心火上炎，故虚热而烦生焉，甚则至于躁也。多由大病之后，精神短少，不能任事而畏烦者亦有之。然人之所生者，神也，所托者，形也。神大用则伤，形大劳则敝，形神离则死，故圣人重之。

方脉不寐合参

夫胆为清静之府，与肝相连，以肾为源，当其阴阳和则开合得所，动静合宜，昼得乾动之功，夜得坤静之义。若有浊气，如火如痰者扰之，则不眠。无清气，若天若日者举之，则多眠。更有肺金魄弱，肝魂无制，寐中而觉神魂飞扬者；更有肝受实邪，疏泄用事，不能敛纳，而致魂归于肝者；更有心阴虚而不能寐者；更有胃不和而卧不安者；更有肾水下竭，心火上炎，而烦躁不安者。以脉条分，焉有不中病情者乎？

经曰：胃者，六腑之海，其气下行，阳明逆不得从其道，故不卧。又曰：胃不和，则卧不安。寤从阳而主上，寐从阴而主下，胃气上逆则壅于肺，而息有音，不得从其阴降之道，故卧不安也。又曰：卧则喘者，水气之客也。水病者，其本在肾，其末在肺，故为不得卧，卧则喘者，标本俱病也。此皆经言因病而致不得卧，未论及不得卧之自为病也。经又曰：卫气不得入于阴，常留于阳，留于阳则阳气满，阳气满则阳跷盛，不得入于阴，则阴气虚，故目不瞑矣。行阳则寤，行阴则寐，此其常也。失其常，则不得静而藏魂，所以目不得瞑也。此经概言卫气不得入于阴而不得卧，尚未能尽心肾神交，而入阴之至理也。若心主血而藏神，若元阴不足，则不能生血，血少则神无所依矣。夫人之神，寤则栖心，寐则归肾。故寐者，心神栖归于肾舍也。心虚则神不能归舍于肾，故不能成寐。然肾虚，则不能藏纳心神于舍，故寐而不能沉，并不能久，是以壮年肾阴强盛，则睡沉熟而长，老年阴气衰弱，则睡轻而短。且有形之阴水既亏，则无形之相火流烁，以致神魂散越，睡卧不宁，故不寐、健忘两证，虽似心病，实多由乎肾虚也。此张心求之理，并及以补所遗。

《灵枢》曰：阳气尽，阴气盛，则目瞑。阴气尽，阳气盛，则寤矣。所以夜半之时，万民皆卧，命曰合阴。盖斯时卫气已尽,营气方盛故耳。寐至夜半之后,则阴气已尽,阳气方盛,故多寤者。老人阴虚,尤多犯此,是以少阴之病,但欲寐嗜卧耳。

大抵卫独行阳,则阳盛阴虚为不卧,卫久陷阴,则阴盛阳虚为多卧,此定论也。故人久坐夜宴,及劳神过度,反不得眠,是卫气久留于阳,则阳气满而阳主动,其理可见矣。然有因劳心过度,或房劳所伤,乃使神思间无形之阴不足,以致虚火乘心,患经月昼夜不寐,虽寐而恍惚不宁者,须澄心息虑,内观养神。如用补阴药而反梦遗者,此神中之火已降,诚佳兆也。不必疑于此而另更别药。人有形体壮盛,而病飞走狂越,似乎痰火有余之证,用栀、柏、芩、连、知母寒凉之剂,而火愈作者,此正是神思间之火动,而真水不足以配之,用药者不求属,故无效也。当救肾水,其火自降,即《内经》所言寒之不寒,是无水也。

天王补心丹

终南宣律师课诵劳心,梦天王授以此方,故名。治思虑过度,心血不足,怔忡健忘。

人参隔纸焙　山药炒黄　麦冬去心、炒　当归酒洗,各一两,焙　生地酒炒、洗　天冬去心,各二两三钱三分,炒　丹参八钱,酒拌炒　百部焙　茯神焙　甘草炙　柏子仁去油,另研　菖蒲去毛,蜜酒拌炒　杜仲各六钱六分,酒炒　远志肉三钱三分,甘草汁煮,晒干,焙　茯苓一两五钱四分,焙

为末,蜜丸桐子大,朱砂为衣,临卧含化,或灯心汤化服。

一方无茯苓、山药、百部,且分两不同。

加味定志丸

治痰迷心膈,惊悸怔忡。

远志二两　人参一两　菖蒲二两　白茯苓三两　琥珀　郁金

为末,蜜丸,朱砂为衣。每服三十丸,米汤下。

益营汤

治思虑耗伤心血,怔忡恍惚。

当归酒浸　黄芪　小草　酸枣仁去壳炒　柏子仁炒　麦冬去心　茯神　白芍　紫石英各一两,炒　木香不见火,五钱　人参五钱　甘草炙,五钱

每服四钱,姜、枣、水煎服。

许学士珍珠母丸

治肝虚内受风邪,卧则魂散而不收,状若惊悸。

珍珠母另研末,三钱　当归　熟地各一两五钱　人参　茯神　酸枣仁　柏子仁　犀角各一两　沉香　龙齿各五钱

为末,枣丸桐子大,朱砂为衣。每服四五十丸,金银薄荷汤下,日午及夜服。

一方多虎睛一对,麝香一钱。

古有一患神气不宁,每卧则魂飞扬,觉身在床而神魂离体,惊悸多魇,通夕无寐,医皆以为心病而治之不效。一曰:此以脉言之,乃肝经受邪,非心病也。肝气因虚,邪气袭之,肝藏魂者也,游魂为变。平人肝不受邪,卧则魂归于肝,神静而得寐,今肝有邪,魂不得归,是以卧则魂飞扬,若离体也。肝主怒,故小怒则剧。处此二方,服一月而病悉除。此方用珍珠母为君,龙齿佐之。珍珠母入肝经为第一,龙齿与肝同类也。龙齿、虎睛,今人例以为镇心药,殊不知龙齿安魂,虎睛定魄,各言其类也。盖东方苍龙木也,属肝而藏魂,西方白虎金也,属肺而藏魄,龙能变化,故魂游而不定,虎能专静,故魄止而有守。凡治魄不宁者,宜以虎睛,治魂飞扬者,宜以龙齿。万物有成,理而不失,在夫人达之而已。

生枣汤

治胆实多睡，热也。酸枣仁生为末，茶姜汁调服。

熟枣汤

治胆虚不眠，寒也。酸枣仁炒为末，竹叶汤调服。

远志汤

治心虚烦热，夜卧不宁，及病后虚烦。

远志去心　黄芪　当归　麦冬　石斛　酸枣仁炒，各一钱二分　人参　茯神各七分　甘草五分

水煎。烦甚，加竹叶、知母。

归脾汤

治思虑伤脾，不能摄血，健忘怔忡，惊悸不寐，心脾作痛，嗜卧少食，大便不调，身痛盗汗，月经不调。

人参　白术土炒　茯苓　龙眼肉去核　酸枣仁炒，各二钱　远志去骨　当归身各一钱　木香生用　甘草炙，各五分　黄芪炙，一钱五分

姜、水煎服。

心藏神而生血，脾藏意而统血。思虑太过则两脏受伤，而血不归经。心血不足则健忘、怔忡，惊悸不寐。脾血不足则嗜卧少食，体倦肢痛，不能统血，遂致妄行，甚则气郁而心脾作痛，在女人则带下而月经不调。兹取参、苓、芪、术、炙草，甘温可以补脾，龙眼、枣仁、归身、远志，濡润可以养心，佐以木香者，盖思虑所伤，三焦气阻，藉其宣畅调气舒脾，则气和而血和，且平肝可以实脾，而血之

散于外者，悉归中州而听太阴所摄矣，故命之曰归脾汤。

孔子大圣枕中汤

常服令人聪明。

龟甲　龙骨　远志　菖蒲等分

为末，酒服方寸匕，日三服。

龟者，介虫之长，阴物之至灵者也。龙者，鳞虫之长，阳物之至灵者也。借二物之阴阳，以补吾身之阴阳，假二物之灵气，以助吾心之灵气也。又人之精与志皆藏于肾，肾精不足则志气衰，不能上通于心。远志苦泄热而辛散郁，能通肾气上达于心；菖蒲辛散肝而香舒脾，能开心孔而利九窍，去湿除痰；又龟能补肾，龙能镇肝，使痰火散而心肝宁，则聪明开而记忆强矣。

状元丸

教子第一方。

菖蒲去毛　远志甘草水煮去心，各一两　白茯神　巴戟天水煮去心，各五钱　人参地骨皮各三钱

为末，用白茯苓二两，糯米二两，共为粉，用石菖蒲三钱，煎浓汤去渣，打糊为丸。每食后午时临睡，各服三五十丸。

二丹丸

安神定志，和血，治健忘。

熟地　天冬　丹参各一两五钱　茯苓　甘草各一两　远志　人参各五钱　麦冬二两

为末，蜜丸桐子大，朱砂为衣。每服五十丸，白汤下。

冯氏锦囊秘录杂证大小合参卷十三

海盐冯兆张楚瞻甫纂辑
男　乾元龙田
门人王崇志慎初同校
男　乾泰坦公

疟疾大小总论合参

疟者，《内经》谓痎疟，《灵枢》名岁露。有寒疟、温疟、瘅疟，种种不同。经曰：痎疟皆生于风，不过言其一端耳。然风寒暑湿，邪自外来，饮食居处，邪由内作，始发也，毫毛伸欠，身体拘急，寒栗鼓颔，寒去未几，内外皆热，头痛如破，渴欲饮冷，经所谓阴阳相移也。有因夏伤于暑，热气盛藏于皮肤之内，舍于荣气之中，因得秋气，汗出遇风，暑热既伏于荣，风寒又居于卫，遂闭其汗，而不得出。然荣专在内，无自而发，卫行于外，二邪随之以出入焉。卫气昼行于阳，邪气得而外出，此疟之所以发也。夜行于阴，邪气得而内入，此疟之所以蓄也。凡阴阳不可相离，惟有病者，阳气上行，阴气下行，行极则返，则阴阳遇而相争，故经曰：阴阳上下交争此也。疟之始发，阳并于阴，阴实则三阳虚，阳虚则外寒，阴实则内寒，故寒栗鼓颔，中外皆寒，阳火不能温，骨寒而痛，由是阴气逆极，同并于阳，是以外之阳气实，而内之阴气虚。阳盛则外热，阴虚则内热，中外皆热，故发喘而渴，急欲饮冷，冰水不能寒。然有间

日而发者，邪气内薄于五脏，横连募原，与卫气其道远，其行迟，卫气每日独发于外，阴邪附着于内，独发者其行速，内着者其发难，是以间日一发耳。自始作之后，日晏一日，而至后日早一日者，邪初客于风府，自项脊循脊下行，日下一节，风府者，在于项上，项骨有三椎，下至尾骶骨，共计二十四节，凡卫一日一夜，行五十度已毕，次日则复出于足太阳经之睛明穴，上至于顶，转行后项，大会于风府。疟之始发也，邪在风府，卫至风府，邪随卫出而病作。其后也，邪自风府日下一节，与风府相远，不得与卫气同作，卫气行至邪舍，邪始得随卫气而发焉，是以日晏一日也。至二十五日，邪已下至尾骶骨而行毕，则入脊内，注于伏脊之脉，从肾上贯肝膈，上行缺盆之中，其气日高，能随卫气而出，故较之于前而日早耳。有间数日而发，或渴或不渴者，是邪气深客于内，不得随卫气以出，故至间数日而发耳。其有渴或不渴者，阴并于阳，则阳胜而热甚故渴，阳并于阴，则阴胜而热不甚，故不渴也。有每日依期而至，忽乃错乱无定，或早或晏者，是正气稍复，邪无容地，而疟将好也。然经曰：夏伤于暑，秋必痎疟。又曰：此应四时者也。冬日为

疟者，冬气严冽，阳气伏藏，不与寒争，故寒必不甚。秋时病疟者，清气已凉，阳气下降，热藏肌肤，热极则寒，故其寒也必甚。春日病疟者，春气温和，阳气外泄，腠理开发，故必恶风。夏日病疟者，暑热熏蒸，津液外泄，故必多汗。有先寒后热者，因先伤于寒，后伤于风，寒气属阴，风气属阳，先感阴气而后感阳，故先寒后热，以寒为病机，故经名寒疟。先热后寒者，因先伤于风，后感于寒，先感阳而后感阴，故先热后寒，以风为病机，故名温疟。但热而不寒者，是阳气盛而独发，故但热不寒也。此表里俱热，令人消烁肌肉，故经谓瘅疟。痰疟者，因乘凉饮冷，饥饱失时，当风卧湿，脾胃不和，化而为痰，存积中脘，遇感乃发，故又名湿疟。牝疟者，寒多热微，或竟寒不热。瘴疟者，乍寒乍热，乍有乍无。疫疟者，一岁之间，长幼均似。鬼疟者，梦寐不详，多生恐怖，本因脾虚感袭，实非鬼疫致邪。然世以符咒压之而愈者，盖疟因脾虚，而脾主信，符咒之佩身，则心有所恃，脾有所信，中气一壮，外邪自解。劳疟者，经年不瘥，前后复发，结成癥癖，一名疟母。此因治之失宜，营卫亏损，邪伏肝经，胁下有块。此证当以补虚为要，若徒以攻块为事，多致不救。虚疟者，正气虚极，邪乘虚袭，必先参、术托住正气，毋使下陷也。然经虽有五脏疟，及脾、胃、膀胱疟之分，总在半表半里，属少阳一经，而脾胃为之主，气虚者多发于昼，血虚者多发于夜，气血俱虚者，昼夜并作也。治疟大法，无汗者要有汗，散邪为主而带补。有汗者要无汗，扶正为主而带散。若过汗之，则大耗津液，变生别病。故必察其邪之浅深，证之阴阳，令其自阴而阳，自脏而腑，由晏而早，散而越之，邪去则安。更有老疟并夜发者，是邪

客阴分，当用血分药内加升提，引出阳分，方与散截为宜。凡在阳分者易治，阴分者难疗。有恶饮食者，必自饮食而得，可与消导为妙。若胃伤恶食，脉虚无力者，又以温补为功。总有余者泻之，不足者补之。经曰：方其盛时必毁，因其衰也，事必大昌。盖以邪气正盛，治而泻之，则必毁伤真气，不若因邪气已衰，而补其经气，则邪气自退，故必大昌。丹溪所言三日一发者，受病一年，二日一发者，受病半年，一日一发者，受病一月，亦不过言受病之深浅耳。邪受浅者，病在三阳，邪随卫气出入，而一日一作。深者病在三阴，不能随卫气并出，或间日，或三四日而一作。作愈迟者，病愈深也。得之于暑月者十有七八，盖因时当中表气虚，水谷停聚，为痰饮于胸胁矣，风暑入内，血液稽留于经络矣。夏时毛窍疏通而不为病，秋气收敛，表邪不能发越，故进退不已，往来寒热，势如凌虐人之状，所以名疟。人之荣卫，昼行阳，脊与背也。夜行阴，胸与腹也。行至病所而不通，乃作寒战，中外如冰，此寒气发于内也。寒已而内外皆热，此邪火盛于外也。寒多热少，宜豁痰开郁发散，热多寒少，宜清热补虚，而兼发散。总以理脾保土为主，而青皮、槟榔之类，不可久用也。发在夏至后，处暑前者，此三阳受病，伤之浅者，近而暴也。发在处暑后，冬至前者，此三阴受病，伤之重者，远而深也。

自子至巳属阳，自午至亥属阴，卫虚则先寒，荣虚则先热。然疟本暑邪，法当解肌，且有无痰不成疟，无食不成疟之语，或当消导，然更莫不由于中气不足而得。若元气先虚之人，误投破气克伐之药，则中气虚而愈虚，不但邪不得解，势反内陷，必便脓血，多成腹胀，驯至不救，往往而是。

　　世间似疟非疟者多，何一见寒热往来，便以截疟丹一截，不止则再截，止而复发复截，以致委顿，其或因而致毙。经曰：阳虚则恶寒，阴虚则恶热，阴气上入于阳中则恶寒，阳气下陷于阴中则恶热。凡伤寒后，大病后，产后，痨瘵等证，俱有往来寒热似疟，甚或一日二三度发者，并作虚治，但有阳虚阴虚之别，阳虚者补阳，如理中汤、六君子汤、补中益气汤加姜、桂，甚则加附子，诸方中必用升、柴，以提出阴中之阳，水升火降而愈，医书中有论及者矣。至于阴虚者，其寒热亦与正疟无异。而阴疟中又有真阴真阳之分，人所不知。经曰：昼见夜伏，夜见昼止，按时而发，是无水也。昼见夜伏，夜见昼止，倏忽往来，时作时止，是无火也。无水者壮水之主，以镇阳光，六味汤主之。无火者益火之原，以消阴翳，八味汤主之。世人患久疟而不愈者，非疟不可愈，乃治之不如法也。

　　风与暑，阳邪也。寒与水，阴邪也。然风为阳中之凉气，暑为热中之寒邪，合是四者而言，无非皆属乎寒，故俗呼为脾寒病，谓寒邪客于肌肉之间，而脾应肉也。及疟之将发，必先手足厥冷，以脾主四肢也。经言暑者，言时气也。寒者，言病气也。虽邪气自浅而深，郁寒成热，然终不免寒为本，热为标耳。久而不解，纵实必虚，非大补真气，大健脾胃，不得瘳也。疟发必有寒有热，盖外邪伏于半表半里，正在少阳所主之界，出与阳争，阴胜则寒，入与阴争，阳胜则热，即纯热无寒为瘅疟、温疟，纯寒无热为牝疟，要皆自少阳而造其极偏，故补偏救弊，亦必还返少阳之界，使阴阳协和而后愈也。谓少阳而兼他经则有之，谓他经而不涉少阳则不成其为疟矣。少阳乃东方甲木之象，故其脉自首尾轻重，总不离乎弦也。疟之不离

少阳，犹咳之不离于肺也。然疟有因水，有因血者，惟水饮所以作寒热，惟瘀血所以憎寒热，故用常山能逐水也。若是血证，宜加当归、桃仁行血之品为佐。盖疟昼发属气，夜发属血，《保命集》云，疟夜发者，乃邪气深远，而入血分，为阴经有邪，宜加桃仁于桂麻汤中，发散血中之风寒。

　　李士材曰：常山生用多用则吐，与甘草同用亦吐，若酒浸炒透，但用钱许，每见奇功，未见其或吐也。世人泥于老人久病忌服之说，使良药见疑，沉疴难起，抑何愚耶？时珍曰：常山、蜀漆，劫痰截疟，须在发散表邪，及提出阳分之后，用之得宜，其效如神。然疟药每以黄昏煎好，露一宿，五更时温服者，以疟为暑邪，凡暑得露则散也。

　　《医贯》云：有渴甚者，发时饮汤不绝，以六味丸一料，纳肉桂一两，水煎探冷，连进代茶，遂熟睡，渴止而热愈。又有恶寒恶热如疟无异，面赤如脂，口渴不甚，吐痰如涌，身以上热如烙，膝以下自觉冷，此真阳泛上，肾虚之极，急以附子八味地黄汤，大剂冷饮而热退，继以人参建中汤调理。

　　截者，堵截也。兵精粮足，寇至方可堵截，壮盛之体，三四发后，疟势少减，可以截之，其虚弱之人，始终不能截也。误截因致腹胀别病，不可不慎。即服药亦有避忌，疟将来，可服药阻其来，将退，可服药追其去，若疟势正盛，服药与之混战，徒自苦耳。至于多热而久不解者，其人必本阴虚，法当益阴除热，非生鳖甲、牛膝不能除也。多寒而久不解者，其人必本阳虚，非参、芪、白术，甚至桂、附不能除也。凡久疟不止，乃属元气虚寒，盖气虚则寒，血虚则热，胃虚则恶寒，脾虚则发热，阴火下流，则寒热交作，或吐涎

不食，泄泻腹痛，手足厥冷，寒战如栗，若投以清脾、截疟二饮，多致危殆。惟人参、煨姜各一两煎汤，于发前三时服，或发日五更连进二剂，无不愈者。无力服参者，气虚，以白术代之，血虚，以当归代之。或人参、常山各五钱同炒，去常山，以人参煎汤，未发前服亦效。故曰：脉实证实，攻邪以治标；脉虚证虚，补正以治本。疟者，风寒暑湿之邪，为外感三阳经病也。奈严氏有无痰不作疟之论。夫痰本人身之津液，随邪之所在，而成病之名，若指痰为疟之本，反以疟为痰之标，则疟将已矣，痰匿何所？疟将作也，痰发何经？痰胡为而既已其病？胡为而复发其病？可见痰之因于疟，非疟之因于痰，更非因痰以致疟也，明矣。独不观诸经曰：疟者，阴阳更胜也。阴胜则寒，阳胜则热。又曰：阳盛则热，阳虚则寒。疟者，虐也。阴阳既失其调，复当疟证凌虐，况更有脾胃虚极，木来悔土者，有久疟伤阴，壮热不已者，若因痰主见为治，投以燥烈克削吐痰截疟之法，危亡立至矣。

小柴胡汤

治往来寒热，口苦耳聋，胸胁痛，心烦喜呕。

柴胡二钱　黄芩一钱　人参七分　甘草六分　半夏一钱

姜、枣、水煎服。

截疟饮

虚人久疟不止，大效。

黄芪酒炙，一钱　人参　白术炒　茯苓各一钱五分　砂仁　草果　橘红各一钱　五味子八分　甘草六分　乌梅三枚　生姜十八片　枣二枚

水煎服。

治三日疟阴分者，虚极者加人参一两。

制首乌忌铁，二两　牛膝一两　当归五钱

生鳖甲醋炙，一两　广橘红三钱

水煎。空心服，立愈。

清脾饮

治壮盛人疟疾，热多寒少，小便涩，脉弦数。

青皮去瓤炒　厚朴姜汁炒　白术土炒　黄芩炒　半夏制　柴胡　茯苓　草果　甘草

姜、水煎服。

吴氏曰：清脾，非清凉之谓，乃攻其邪，而脾部为之一清也。半夏除湿化痰，开气散表，佐以草果、厚朴，则中州之垢肃清，然疟脉自弦，肝风必鼓，柴胡、青皮，可以散厥阴之邪，木壮必乘脾，白术、茯苓，可以固太阴之土，黄芩清其火，甘草缓其急，而疟邪可解矣。虽然此为壮实者设也，用之太过，反深沉痾，必致绵延难愈，甚而变成他证，卒难救药，有司命之责者，其可不惕然知戒耶！

锦囊新授治疟神方

神治久发寒热不已，用上好甜香肉桂，去尽粗皮钱余，疟将作时，囫囵预含口中，则寒退热轻，神爽思食而愈，真神方也。

鬼哭丹

治疟三二日一发者。

常山一斤，醋浸，春五夏三日、秋七冬十日　槟榔各四两　半夏　贝母各二两

为末，用鸡子清，面糊为丸，桐子大。每服三十丸，隔夜临睡冷酒吞服。次日早进一服。

三疟神方锦囊秘方

神治年久不愈，服之即止。

人参八分　白术炒黄，一钱　青皮四分　陈皮六分　猪苓四分　泽泻四分　甘草三分　柴胡六分　黄芩八分　茯苓八分　半夏八分　常山酒炒，六分　草果六分　姜皮三片　枣二枚

水煎七分，发日五更服。

常山饮

疟初起不宜禁，禁则邪气未尽，变生他证，疟久不已者，用此截之。

常山烧酒炒，二钱 草果煨 槟榔 知母各一钱 贝母一钱五分 乌梅二钱，一方有穿山甲

姜三片，枣一枚，半水半酒煎，露一宿，日未出时，面东空心温服，渣酒煎，将发时服。

赵以德曰：知母性寒，入足阳明，治独胜之热，使退就太阴，草果温燥，治足太阴独胜之寒，使退就阳明，二经和，则无阴阳交错之变，是为君药；常山主寒热疟，吐胸中痰结，是为臣药；甘草和诸药，乌梅收敛，生津退热，贝母去痰，除结散郁，槟榔除痰癖，破滞气，是为佐药；穿山甲穴山而居，遇水而入，乃能出入阴阳，贯穿经络于荣分，以破暑结之邪，为使药也。惟脾胃有郁痰者，用之收效。

鳖甲饮子

疟久不愈，为痰疟，多成癖于左胁之下，名曰疟母。疟属少阳胆经，胆与肝相表里，久疟属在血分，血亦肝所主也，当以鳖甲为君，随证虚实，而施佐使之药。

鳖甲醋炙 草果仁 黄芪 白术 白芍 厚朴姜制炒 槟榔 橘红 川芎 甘草 姜七片 枣一枚 乌梅少许

水煎温服。

露姜饮

用生姜四两，和皮捣汁一碗，夜露至晓，空心冷服。大治脾胃聚痰，发为寒热。

一方

常山末二钱，酒浸炒透，即不发吐。为乌梅肉四枚，研烂为丸，此截疟必效之方。世俗畏常山发吐，不知其有神功，但

炒透即不吐耳。又方，生鳖甲，不见汤煮者，醋炙黄，为末，乌梅肉为丸。每服三钱，必效。

祝由科方①

见张子和《儒门事亲》。神治诸疟疾。

咒曰：吾从东南来，路逢一池水，水里一条龙，九头十八尾，问伊食恁的，只吃疟病鬼。

上面东念一遍，吹气在果子上，念七遍，吹七遍，令病人于临发日五更，鸡犬不闻之时，面东立食之，于净室中安顿，忌食生冷荤腥，此法十治九愈，无药处可以救人，其果，桃、杏、枣、梨皆可，而大枣尤妙。

又法于五月五日午时，用桃仁一个，两半劈开，半写日字，半写月字，蓖麻子一粒，同捣。念曰：道法不须多，南辰共北河，都来两个字，降尽世间魔。念完预将朱砂、雄黄等分细末为衣，临时男左女右，手中握过恶时，永不再发。

积论大小总论合参

积聚大小一辙，但人大气壮无积，人小气弱积多，故积论偏重哑科。

夫不言痢、泻、疳三者，而仅言积，治未病之源也。更不言六聚，而先言五积，从其难者而言之也。聚与积总因食物不化，阴血凝聚，源同而名异。经曰：积者五脏所生，聚者六腑所成。气之所积名曰积，气之所聚名曰聚。聚者，阳气也，故阳浮而动，其气运转不定，遇滞即止，发无本根，痛无常处，气旺渐消，不治自已。积者，阴气也，故阴沉而伏，蓄积一处而不行，发有常处，其痛不离其部，阴

---

① 方 原无，据目录增。

属里，治之为难，积有常所，有形之血也。聚无定位，无形之气也。积块者，疾与食积，死血也。凡面黄浮肿，腹胀虚鸣，小便如油，毛发焦黄，下痢赤白，目珠黄赤，遍体虚肿，当腹倍热，遇食肚疼，昏因多睡者，皆是积候，宜急治之。若至面白喘急，或面黑眼直，干呕不食，泻住又泻，腹急如鼓，项软口噤，手足俱细者，并为不治。然有五脏为积之名，癥、瘕、痞、癖，四证之别，食、乳、气，三积之分，虚、实、惊，诸积之异。先举五脏之积而详之，肝之积名曰肥气，在左胁下，形如覆杯，有头有足，如龟鳖状。心之积名曰伏梁，起于脐上，大如手臂，上至心下。脾之积名曰痞气，在于胃脘，覆大如盘。肺之积名曰息贲，在右胁下，覆如大杯。肾之积名曰奔豚，发于少腹，上至心下，如豚奔走之状，或上或下，亦无定时，此五积之候也。癥者，按之应手，亦如五积之不移。瘕者，假物成形，如血鳖石瘕之类。痞者，皮厚也，在肌肉之间而可见者也。癖者，僻也，内结于隐僻，外不可见也。乳积者，吐泻兼作，气息酸臭，因乳哺失调所致也。食积者，腹坚热渴，或泻或呕，肠鸣腹痛，因饮食过餐而得也。气积者，腹痛啼叫，痢如蟹渤①，因物触忤儿，或食母气乳而得也。虚积者，乳食不化，一身浮肿，虚中受积也。实积者，肚热粪硬，身热而渴，嗜食善饥，实热蕴积也。惊积者，因惊时与食，口秽面黄，当腹疼痛是也。治之之法，寒者温之，热者清之，实者行之，虚者调之，惊者和之，治积惟有挨积、磨积、消积、化积，而无迅下之理。丹溪云：凡积不可用下药，徒损真气，病亦不去。况积之成也，正气不足，而后邪气踞之。如小人在朝，由君子之衰也。正气与邪势不两立，一胜则一负，邪气日

昌，正气日削，不攻去之，危亡从及。然攻之太急，正气转伤，初中末之三法，不可不明也。初者，病邪初起，正气尚强，邪气尚浅，则任受攻。中者，受病渐久，邪气较深，正气较弱，任受且攻且补。末者，病魔经久，邪气侵凌，正气消残，则任受补。盖积之为义，匪朝伊夕，所以去之亦当有渐，攻之愈亟，则伤正气，正伤则不能运化，而邪愈固矣。更宜审明何经受病，受伤何物，从其因以治之。

昔张子和动辄言下，下之当也。仲景三承气，审之详密，可下、不可下、急下，何积何药，分毫不爽。寒积，巴豆感应九。热积，大黄承气汤。血积，桃仁、红花。下水，牵牛、甘遂。水中之血，虻虫、水蛭。虫积，槟榔、雷丸。今人畏而不敢下者，不明之罪，无忌而妄用者，杀人之罪。稍虚者，当扶助正气，消息推荡之，慎勿孟浪戕人天年。

五积当从郁论，《难经》所谓因受胜己之邪，传于己之所胜，适当旺时，拒而不受，因留为积，此皆抑郁不伸而受其邪，故五积六聚，治同郁断。伏梁者火之郁，肥气者木之郁，痞气者土之郁，息贲者金之郁，奔豚者水之郁。郁者气不舒，而抑郁成积，不独聚可以气言也。故治积之法，以理气为先，则津液流行，积聚何由而成？然更不可不兼以补也。盖壮者气行则已，怯者著而成病，故积之为积，本于气虚血弱之人，故曰：壮人无积，虚则有之。善治积者，不必问其何经何脏，必先调其中气，使能饮食，气血既旺，积滞自消，即壮实而宜消者，亦当以补气补血之药兼服。经曰：大积大聚，其可犯也。衰其半而已，故消积及半，纯与甘温调养，使脾土健运，则余积不攻自退，所谓

———————————
① 渤　诸本同，疑"沫"字之误。

养正则邪自除，犹满朝皆君子，则一二小人，自无容身之地。若欲积尽而后止，胃气之存也无几矣。

积聚痞块之证，皆内为喜、怒、忧、思、悲、恐、惊七情所致。若以五脏传克成积，不亦求之太过乎？盖气血荣卫，一身上下周流，无时少息，一旦七情感动五志之火，火性炎上，有升无降，以致气液水谷，不能顺序，稽留而积也必矣。丹溪曰：气不能成块成聚，夫块乃有形之物，乃痰与食积，死血而成。凡在中为痰饮，在右为食积，在左为血块，何以明之？夫左关肝胆之位，藏血液，右关脾胃之位，藏饮食，所以左边有积，则为血块，右边有积，则为食积，而其中间则为水谷出入之道路，五志之火，熏蒸水谷，而为痰饮，所以中间有积则为痰饮也。治法因所因，从其类以治之。大抵积之初，多属寒，而积之久则为热矣。宜知新久之异，以分辛温、辛平、辛凉三者之宜。然人积块疝气，心腹等痛，本多属热，而方中又多用桂、附热药，却又不发药毒者。盖因诸积诸痛，喜温而恶寒，热药与病情相和，况积久成郁，而火邪深矣。若见寒愈逆，见热愈喜，两热相从，是即所谓亢则害，承乃制，从治法也。世人见其投热不为热误，遂以是证为属沉寒痼冷，恣投热剂，以致真气破蚀，阴血干枯，不可为矣。抑尝论之，医为病所困者，惟阴虚之难补，久积之难除，故玉山自倒，阴虚之谓也。养虎遗患，久积之谓也。人之罹此二者，须节欲以养性，内观以养神，澹泊自如，从容自得，然后委之于医，方能为尔保也。

癥瘕痞癖

癥者，是因伤食得之，痛刺胁肋，心胸烦闷，饮食不下，吐逆恶心，日久不治，渐成癥结，又曰食结，其证属阴，阴主静，故癥定于一处而不移。

瘕者，是因伤血得之，其状胸膈烦闷，痛引少腹，时或攻筑，上抢心胸，虽不阻食，渐成瘕结，又曰血结。然此与癥总因荣卫俱虚，风寒袭于外，饮食滞于中，久而不化，而邪并于阴而为癥，邪并于阳则为瘕。瘕者，假物象形，动而不息，去来无常，或两胁间有块如石，按之则痛，不按则轻，久而不已，面黄肌瘦，肚硬而胀，腹现青筋，昼凉夜热，食减餐泥，成为疳积，治宜调脾养胃，磨积消疳，非一日一夕可愈也。

痞者，是因伤气得之，其候心腹膨胀，肚大胁满，痛刺往来，住在左肋，面黄肌瘦，倦怠无力，久而不治，渐成痞块，痞者，塞也，结者，实也，凡热气蕴于胸膈之间，停饮聚于腹胁之内，于是荣卫不得流行，脏腑不得宣通，而乃成结也。不可迅下，否则邪反坚结，经所谓着而不去，其病为实矣。惟宜安胃理脾，佐以顺气化滞。若胸中气不通，泰而如痞者，乃正气不运所致，不可作有形攻治，盖胸为受气之所，虚则受而不能行实，非物也，故曰：痞者，否也。

癖者，是因积得之，其证如肠澼之疾，便利无度，似痢非痢，似虫非虫，或下鲜血，肚腹干痛，心胸满闷，久而不治，则顽结不散，有类痞状。盖由乳哺失调，停滞为积，久则血膜并聚，胁傍结癖，时时作痛，或发潮热，又有食癖、乳癖、疳癖、惊癖、痰癖之分，其伤气血一也。若至面色紫黑，肚胀如鼓，凑心刺痛，忽泻鲜血，唇舌皆黑，干呕气促，皮焦斑紫，吐泻出虫，肠鸣自利，体虚发搐，面青流涎，手足心肿，面黑泻黑者，并皆不治。

大红丸

治血块血蛊，一切大人小儿积痞。

真血蝎　乳香各一两　辰州箭头朱砂五钱　巴豆四钱

研极细末，初研散开，研至自润成块，磁盒盛之，看人大小虚实，小儿麻子大三粒，大人糯米大三粒，俱温水送下。若热水作痛，倘积重多年者，先用史君子生熟各三个，上午食之，下午方服前药，前晚不可夜饭，置净桶，看药与积俱下否，如药未出，积亦未出，将温酒一杯催之。

七转灵应丹

治新旧诸积诸气，妇人血瘕，小儿疳积，一切心痛。诸般蛊积。

白芜荑五钱，取末四钱　牵牛五两，取头末三两　槟榔五两，取净末三两　大黄五两，取净末三两　木香五钱，取净末三钱　雷丸四两，取净末三两　锡灰一两，煅取净末三钱

共取各净药末，一处拌匀，葱白一斤，煮沸汤，露一宿为丸，如黍米大。每服三四钱。老年幼弱减半，俱用葱白汤露一宿，早晨空心冷下，取出病根。如欲大便，须在内房，不可见风，日晚用温粥补之，忌生冷、硬物、荤腥一月，后用四君加减，补助胃气。一方有史君子一两，鹤虱五钱。

一方

治酒积面黄黑色，腹胀不消。

用甘遂一钱为末，以猪槽头肉一两，细切捣烂，和末作一丸，纸裹火煨令香熟取出，临卧细嚼酒咽，取出病根。

消积丸

广皮　三棱　莪术　槟榔　青皮　卜子　枳实　草豆蔻　麦芽各一两　木香七钱　神曲二两　山楂肉　厚朴各一两五钱

为末，黑沙糖丸，每丸一钱，空心白汤下。

消块丸

即《千金方》硝石大黄丸。须度虚实用。

硝石六两　人参　甘草各二两　大黄八两

为末，以三年米醋三升，置瓷器中火煎，先纳大黄，不住手搅，使微沸一刻，乃下余药又一刻，微火熬，探可丸则取丸之，如鸡子中黄大，每一丸，米饮下，服后当下如烂肉，或米泔赤黑等色，下后避风冷，啜软粥，将息之。

一方

治男子痞块，妇人血块极妙。药性不猛而效速。

阿魏一两　木耳四两，为末　蜜六两　生漆滤去渣，净，四两

上用锡罐一个，盛药封固，于锅内水煮三炷香，取起冷定。每服二茶匙，烧酒送下，日进三服。忌油腻发气物。

治血块丸

丹溪曰：瓦垄子能消血块。

海粉醋煮　三棱　莪术醋煮　红花　五灵脂　香附各等分　石碱减半

共末为丸，白术汤吞下三十丸。

胁间生毒如鳖形，以鲜虾羹食之，即不痛者，乃真鳖瘕，白马尿治之最妙。喜饮油者，乃误吞发入冒，血裹化为虫，雄黄五钱，水调服。

肥儿丸

小儿脾疳痞积，黄瘦肚大，口臭餐泥，消虫进食。

胡黄连　神曲炒　麦蘗炒，各五钱　槟榔去脐，一个　肉豆蔻面裹，煨去油　木香一钱　史君子去壳，各二钱五分

为末，蒸饼丸，黍米大，米饮服。

三圣膏

石灰十两，筛过极细，炒红，用好醋熬成膏，入大黄末一两，官桂末五钱，搅匀，瓦器封贮，纸摊烘暖，贴患处。

酒积　　轻者，葛根、神曲、黄连、白豆蔻；甚者，用甘遂、牵牛。

气积　　轻者，木香、枳壳、厚朴、橘红；甚者，枳实、牵牛。

血积　　轻者，干漆、桃仁、牡丹、归尾、赤芍药、红花；甚者，大黄、虻虫、水蛭、穿山甲、花蕊石。

痰积　　轻者，半夏、瓜蒌；甚者，滚痰丸；老痰，海石、瓦楞子；痰在皮里膜外，白芥子。

水积　　轻者，五苓散；甚者，商陆、甘遂、芫花。

茶积　　轻者，姜黄、芝麻；甚者，茱萸、椒、姜。

癖积　　轻者，三棱、蓬术；甚者，巴霜、大黄。

谷积　　轻者，麦芽、谷芽、神曲、砂仁；甚者，鸡内金。

肉积　　轻者，山楂、阿魏；甚者，硇砂、硝石。

蛋积　　白豆蔻、橘红、豆豉、姜汁。

果积　　丁香、肉桂、麝香。

面积　　萝卜子、姜酒煎。

鱼鳖积　　紫苏、橘皮、木香、姜汁，白马尿专治鳖瘕。

狗肉积　　杏仁、山楂。

虫积　　雄黄、锡灰、槟榔、雷丸、芜荑、榧子、使君子、川楝子。

疟积　　鳖甲、草果。

虫痛大小总论合参

造化化生之理，莫不假于湿热，即木朽生虫，腐草为萤，难成形于草木而寄生，实由湿热气变而化育。人腹中之虫也，亦由肥甘不节，生冷过餐，久郁成热，湿热酿蒸，为虫为积，犹未发而为害也。久则脏腑虚弱，或胃冷胃热，或再食甘肥，乃即动焉。动则往来上下，攻刺心腹，叫号啼哭，仰身挥手，心神闷乱，吐涎吐沫，或吐清水，乍瘥乍甚，腹上青筋，恶心似痫，但目不斜，手不搐搦，面无正色，或青或黑者是也。更蛔痛者，亦因食物太早，吃物太粗而成也。动则攻心刺腹，乍作乍止，忽往忽来，爱甜怕食，口吐清水，高声啼叫，唇口紫黑。凡诸腹痛，脉必沉弱而弦，若反大者，即是蛔也。且诸虫皆生于肝，故虫痛者，肝脉倍大，甚有诸蛔团聚，痛极而厥，多似慢惊，惟唇口独紫为异。治法：实而甚者取之，虚而轻者安之。不受药者用川椒以伏之，有用肉汁调药者，饵其虫头向上，以药除之也。若贯伤心者不治。

丹溪曰：虫本湿热所生，脏腑虚则侵蚀。《千金方》云：劳则生热，热则生虫。心虫曰蛔，脾虫曰寸白，肾虫如刀截丝缕，肝虫如烂杏，肺虫如蚕，皆能杀人。惟肺虫为急，居肺叶内，蚀人肺系，故成瘵疾，咯血声嘶，药所不到，治之为难。虫蛊之生，由饮食不节，伤饥过饱，喜啖腥脍，多食生冷，酷嗜曲蘖，爱食肥甘，脏腑虚弱，湿热内淫，则生虫积也。凡服取虫药，必在上半月为妙，盖上半月虫头向上，下半月虫头向下也。三虫者谓长虫、赤虫、蛲虫也。虫名共有九种，而蛲虫尤多。病人寸白虫，从食牛肉饮白酒所成，相连一尺，则杀人，服药下之，尽出乃佳。又有伏虫、肉虫、肺虫、胃虫、弱虫、蛔虫。然蛲虫惟小儿多患之，大人亦有，令人口吐清沫，心痛烦躁，乍作乍止。其余各种，总不利于人。胃中若有者，宜化虫丸速除之。凡腹内热，肠胃虚，虫行求食，上唇有疮曰惑，虫食其脏，下唇有疮曰狐，虫食其肛。得此疾者，十无一生也。凡腹中痛，其脉当沉弦，若反洪大，必有蛔虫。盖热则生虫，故脉洪大。大凡偏嗜一物，中必有虫，即以所好之物，加入下虫杀虫之药于中，无不应手取效。若中气虚而虫不安者，便调补脾胃自安，诸虫逢椒则伏，遇苦则安，见酸则静也。应声虫者，古有患此，每语则有声相应，偶读《本草》至蓝，遂默然。乃取蓝捣汁饮之，少顷吐一肉块，长二寸余，人形悉具，其声遂已。又一人读至雷丸不应，服雷丸亦愈。

秘方万应丸

治大人小儿腹内有虫，及积气块痛，小儿疳病。

三棱　莪术各醋炒　陈皮麸炒　橘红　麦蘖炒　史君子切片，晒　神曲炒黄　雷丸去皮　干漆炒烟尽，各五钱　槟榔一两　芜荑一钱五分　鹤虱略炒　胡黄连炒　甘草炙，各三钱　木香　良姜陈壁土炒　砂仁各一钱

为末，醋米糊丸，绿豆大。空心姜汤下四五十丸。一方加锡灰。

化虫散

治小儿蛔厥腹痛，多似慢惊，但唇口紫者是。

史君子去壳，十个　雷丸　鹤虱　甘草炙　大黄各三钱

为末，用猪肉煮汁调，空心服。人大二钱，人小一钱。

槟榔遣虫散

治婴孩蛔虫咬心，吐涎疼痛。

槟榔炒，存性　鹤虱　贯众　干漆炒，存性　芜荑　雷丸　川楝子　史君子去壳　雄黄　黄丹炒　锡灰炒，不见星，如灰　木香各二钱　轻粉一钱　巴豆去皮、心、油，十个

共为细末，酒煮糊丸，如黍米大，五更早用猪肉葱油煎，将肉细嚼莫吞，引虫头向上，吐去肉，用猪肉汁送下，至巳时取下虫积，方可进食。五岁可服七分，十岁服一钱。大人亦可服。

化虫丸

治一切疳虫，攻刺心腹，疼痛不已，叫哭合眼。

胡椒炒　鹤虱　槟榔　苦楝皮各五钱　白矾枯一钱二分

为末，面糊丸麻子大。量儿大小加减，米饮下。

虫痛好食茶叶者，每日食榧子七枚，以愈为度。

灵矾散

治小儿虫咬，心痛欲绝者，服此吐出虫即愈。

五灵脂末二钱　白矾火枯，五分

为末。每服二钱，温水冲服。

又方

以皂矾细末六七分，好酒下之立愈。

一方

用苦楝根皮，东引者佳，去粗皮，一味煎浓汤，食前饮之，其虫成团泻下，神效。

化虫丸

治一切虫病，大者即下，小者尽化为水。

鹤虱去土　胡粉炒　苦楝根皮东引不出土者　槟榔各一两　史君子　芜荑各五钱　枯白矾一钱五分

为末，水丸，上旬空心米饮下。

饮食入胃，非湿与热，则不能腐化。若酷嗜肥甘，则湿热愈甚，积久生虫，虫以湿热为巢穴。鹤虱等七味，皆有杀虫之能，且除湿热，能直捣其巢穴矣。虫类多种，治各不同。此方无所不宜，虫剂之总司也。但服之有法，无不神效。须初一至初十虫头向上，宜先饿半日而使虫饥，次早五更用油煎肉一片嚼之，虫闻肉香头皆向上，随以药服之，须臾，或葱汤，或白汤，助药力下行，则虫尽下矣。

古方杀虫，如雷丸、贯众、干漆、百

部、铅灰之类，皆所常用者也。有加附子、干姜者，壮正气也。加苦参、黄连者，虫得苦而伏也。加乌梅、诃子者，虫得酸而软也。加藜芦、瓜蒂者，欲其带虫吐出也。加芫花、黑丑者，欲其带虫泻下也。用雄黄、川椒、蛇床、樟脑、水银、槟榔者，治疮疥之虫也。用胡桐泪、莨菪子、韭子、蟾酥者，治龋齿之虫也。用川槿皮、海桐皮者，治风癣之虫也。用青葙子、覆盆叶者，治九窍䘌蚀之虫也。用败鼓心、桃符板、虎粪骨、故尸枕、獭尸、鹳骨者，驱痨瘵之虫也。

古一人项间生瘤，痒不可忍，惟以火灸，一医剖之，出虱无数而愈。又有阴毛中多生阴虫，痒不可当，肉内挑出皆八足而扁，或白或红，以银杏擦之，或银朱熏之皆妙。

儿科痢疾

痢者，古名滞下，经谓肠澼。洁古云：壮盛人无积，虚人则有之。可见积由虚召，皆因脾胃既虚，饮食不节，七情不适，肠胃怫郁，气血有伤，酿成脓血而为滞下也。然卒成有五，积渐有七。有因饮食冷热不调，脾胃骤伤者；有因受暑而发者；有因风寒相感而发者；有因吐泻失调而发者；有因误食毒物冷物，与惊恐相乘而得者。此为乍乘五证也。其七证者何？有因食积日久而成者；有因气虚夹寒而成者；有因脾气久伤不能统血而下血者；有因湿热伤脾而成者；有因阳气下陷，积乘脾败而成者；有因膏粱炙煿太过，燥热蕴积者；有因疫气时行，秽毒相感者。凡伤气则白，伤血则赤，气血俱伤，赤白乃出，黄是食伤，绿是伤湿，然总因湿热，犹脓出痈肿，虽有赤白之分，实无寒热之别，其理其治，与妇人之赤白带同也。以

痢之数而总计有八：曰冷、曰热、曰疳、曰惊、曰冷热不调、曰休息、曰瀼痢、曰蛊毒。其冷痢色白、热痢色赤；疳痢黄白下无时度；惊痢青色；冷热不调之痢，赤白之色相兼，休息痢粪黑而如鱼肠，愈而复作；瀼痢肚大停积而又下，饮食不为肌肤，气臭而大便闭涩；蛊毒痢则下紫黑。其治之法，必审挟寒挟热，或虚或实，热者即可用实治，寒者便当同虚论也。至如痢久发热者，阴虚也。孔甚痛者，热流于下也。禁口痢者，胃口热甚，或疫气秽毒，传入脏腑，毒气上冲也。故宜黄连、石莲肉、忍冬花之类，以通心解毒主之。如后重而由肺气郁于大肠者，以苦梗开之，实热者下之，气虚者提之，血虚者调之。然治痢虽云和血则便脓自愈，行气则后重自除，此可加治于衰老弱幼元气之虚者，若夫壮实精盛，而当初起之时，必须下之，即经所谓迎而夺之也。一至五日以后，则脾胃渐虚，又当以消导升散行气和血矣。病久挟虚，又当以滋补气血，收涩滑脱矣。故后重则宜下，腹痛则宜和，身重则除湿，脉弦则去风，脓血稠粘，则以重剂竭之，身冷自汗，以毒药温之，风邪内缩宜汗之，鹜溏为利当温之，在外者发之，在里者下之，在上而未成积者涌之，在下而已成痢者竭之，表热者内疏之，小便涩者分利之，盛者和之，去者送之，至者止之，治痢之格言也。然脾胃为水谷之海，无物不受，常兼四脏，故五脏热毒而五液俱下为五色痢者，实者通利为先，虚者调血理气。至有毒气侵胃，是以饮食不餐，肛门宽大，深黑可畏，肚腹疼痛，里急后重，频滴鲜血者，名曰刮肠。日夜频，并饮食直过者，名曰滑肠。与前禁口五色并为恶候。经曰：肠澼便血，身热则死，寒则生，肠澼下白沫，脉沉则生，浮则死。《脉经》又曰：肠澼下脓血，脉沉

小流连者生，数疾且大有热者死。及手足厥冷无脉，灸之不温，脉去不还，及微喘者；唇如朱红者；下如鱼脑者；下如尘腐色者；下纯血者；下如屋漏水者；下如竹筒注者；不食痢多，手足冷者；久痢身热汗出者；肠疼渴喘，体肿如吹者；秋深久痢，呕逆昏沉，烦躁形脱者；久泻变痢，而为脾传肾者；及下痢黑色，腹胀喘粗，唇枯目陷，瞳神散大，及生云翳赤脉者；头温足冷，口臭生痰，贪酒痢多，肚皮陷落，面色青黑，泻如痛脓，或如臭鸡子气，其肾黑缩，唇青焦赤，汗出如雨，目闭不开，长气鸦声，面如绯纸，胸陷口开，手足甲黑，口吐白虫或白沫青血，项软鱼口，肚如雷鸣，泻下黑血而腥臭者；及久痢舌黑者，五脏伤也；久痢舌黄者，脾气败也。并皆不治。

方脉痢疾合参

夫痢生于积滞，然积物欲下，而气滞不能与之下，日夜百度，下迫窘痛，治先通利之，即《内经》通因通用之法。故仲景谓可下者，悉以承气汤下之。大黄之寒，其性善走，佐以厚朴之温，善行滞气，缓以甘草之甘，饮以汤液，荡涤肠胃，滋润轻快，积行即止。禁用砒、丹、巴、硇等药，恐其暴悍毒烈，有伤肠胃清纯之气。然前人专主寒治之说，以痢发于秋，是暑月郁热所致，其理甚著，其议论亦和平，但不详所以致郁热者，多因暑热酷烈，过饮冰水，过食生冷，热为寒郁，久而为沉寒积冷者亦有之，不可泥定是热，当辨证切脉。大凡下热痢用大黄，下寒痢用巴豆，有是病而服是药，详按古人之成法，不容毫发差谬。然王海藏又云：暑月血痢，不用黄连，阴在内也。此亦一端之见。凡腹痛后重，小便短少，口渴喜冷饮，大肠口燥结，是为挟热下痢，理当香、连、大黄、芩、芍、枳壳、槟榔，清利荡涤之剂，趁其初起，人强积重而行之。若腹痛，口不渴，喜热饮，小便清长，身不热，腹喜热手熨者，是为挟寒下痢，须理中、姜、桂温之。至于初起受病，原系热痢，迁延日久，各证不减，或反加重，理当别治，竟作虚看，须用补中益气，一升一补，倍加参、芪温补。如小腹重坠，切痛奔豚，此兼属少阴证，急加吴茱萸、肉桂、破故纸、肉果，甚则加附子。如有纯血者，加炒黑干姜，虚回而利自止。若必待血清利止而后补，补亦晚矣。

夏秋泄泻疟痢，同乎一源，多由暑湿伤脾所致。饮食才伤，便作泄泻为轻，停滞既久，变成疟痢为重。而疟与痢又有分别，饮食为痰，充乎胸膈则为疟，饮食为积，胶乎肠胃则为痢。古云：无痰不成疟，无积不成痢。故当初起，人强积盛之时，轻则三棱、莪术、槟榔、枳壳、枳实、青、陈、木香之类，重则酒制大黄利之，不可姑息，犹养虎遗患也。况有积者，病当之，无损于人也。若因循日久，元气已虚，积气独盛，攻补莫施，便成坏证。况诸痢疾，虽属里证，然多染时行，故七日前甚者，积多人壮，虽密不死，善于调理，七日后，其症当渐愈。若初起不甚，人多忽略，七日之后，积气逗留，人衰胃弱，痢势大作，每多难治，不可不知。但世间似痢非痢者多。东垣云：饮食有伤，起居不时，损其胃气，则上升清华之气反从下，是为飧泄。久则太阴传少阴，而为肠澼，里急后重，脓血相错，数至圊而不能即便者，专用补中益气汤为主，使升降之道行，其痢不治而自愈。又有一等阴虚似痢者，即五泄中大瘕泄是也。经曰：里急后重，数至圊而不能便，必茎中痛，其症红白相杂，里急后重，悉似痢疾，必小便短涩而痛，或不通而痛，或欲小便而大便先脱，或欲大便而小便自遗，两便牵引而痛，此肾虚之危证，急以八味地黄丸加补骨脂、肉豆蔻、阿胶、兼理中汤，加升麻、桂、附，相继间服，庶可挽回。世以痢药致毙者，不可枚举。

有一等噤口痢者，汤药入口随出，在下缠住急迫，多因热毒炽盛，逆冲胃口，胃气伏而不宣，急用黄连，以吴茱萸炒过，拣去茱萸，人参等分，入糯米一撮浓煎加姜汁，细细呷之，但得二三匙咽下，便不复吐矣。如吐再服。有一等寒气逆上者，用温补之药调之，其病易治。

有一等五色痢者，五脏蕴热，熏腐脏腑，五液俱下，故其色皆见于外，极危证也。须用金银花、酒炒黄连、归、芍、木香、乳香之类，清热解毒，和血主之。

有一等休息痢者，经年屡月愈而复发，此系寒积在大肠底，诸药所不到，独巴豆一味研炒蜡丸，空腹服之，再不复发。此亦通因通用之法也。

后重有二：邪气坠下者，圊后少减，未几复甚，及里急不得便者，皆实也，火也。虚努不收者，圊后不减，以得解愈虚故也。及里急频见污衣者，皆虚也、寒也。此可以辨虚实。然肾司闭藏，肝主疏泄，二经气虚，则各失其职，肝虚不能疏泄而后重，肾虚不能闭藏而禁固，治宜温补肝肾，更须早晚食前服。盖暖药虽平旦服之，至夜药力已尽，无以敌一夜之阴寒，故独早服亦无效也。张尝治痢证，密甚无度，里急后重，口渴恶食，少腹倍痛，痢色或红或白，甚至血水，小便不利，其脉寸强尺弱者，俱用六味加五味子、肉桂，早晚各服而愈。

有疟后痢，有痢后疟者。夫既为疟后，发泄已尽，必无暑热之毒，复为痢疾，此是元气下陷，脾气不能升举，似痢非痢也。既为痢后，下多亡血，气随痢散，阴阳两虚，阳虚则恶寒，阴虚则恶热，故寒热交战，似疟非疟也。俱作虚论，用补中益气，加温补自愈。痢因于湿，湿生于土，故或寒或热，皆能脓血。盖五行之理，热因火化，寒因水化，惟湿土寄于四季，从乎火则阳土有余，而湿热为病，从乎水则阴土不足，而寒湿生灾。可见湿为内主，而寒热为之外因。白者，寒滞肠胃之气道，赤者，热伤肠胃之血络。白者为轻，气滞于脂膏，而未伤其血络也。赤者为重，热伤血络，而深入于阴分也。湿热虽分气血之伤，积滞实由饮食之化，生冷炙煿，酝酿日久，湿从冷生，热从暑袭，冷热郁遏，湿热成焉。夏月湿热太甚，客气盛而主气弱，渗入大肠，脂膜腐烂，痢疾之由，始于此矣。红者，湿热中之热化也。白者，湿热中之冷化也。治痢大法，始当推荡，久当温补而尤宜以顾胃气为主。盖百病以胃气为本，而于痢为尤要，故能食者轻，不能食者重，绝不食者死，是痢之赖于胃气者，如此其重矣。而尤莫要于补肾阴。盖痢属脾肾二经，夫肾为胃关，开窍于二阴，未有久痢而阴不亡者，未有阴亡而肾不虚者，故欲治痢而不治肾阴者，非其治也。徒知见在者，有形之疾病，不知可虑者，无形之元气。盖有形之疾病无期，而无形之元气易竭也。元气既虚，不补何复？补元气者，治痢之本也。然元气在脾肾之中，故痢之为证，多本脾肾，脾司仓禀，土为万物之母，肾主蛰藏，水为万物之元，二脏皆根本之地也。补中气以扶脾胃，助命门以复真阴，则元气旺而健运，得阴阳和而闭藏固，何有肠胃怫郁而为患哉！

一孕妇疟、痢齐发，医治两月余，疟止而痢愈甚，又加腹痛，饮食少进，养葵视之曰：虚寒也。以补中益气加姜、桂一服，痢止大半，再一服而反疟病大作，主人惊恐。赵氏曰：此吉兆也。向者疟之止，乃阴盛之极，阳不敢与之争，全服补阳之剂，阳气有权，敢与阴战，再能助阳之力，阴自退听，方中加附子五分，疟、痢齐愈，大服补剂，越三月产一子，产后甚健。故应犯而犯，似乎无犯。

经曰：下痢皆属于湿。又曰：下痢稠粘，皆属于火。下痢脓血，滞下，皆热证、实证也。然痢起于夏秋，湿蒸郁热，本乎天也。因热求凉，过食生冷，由于人也。气壮而伤于天者，郁热居多，气弱而伤于人者，阴寒为甚，湿土寄旺四时，或从于火，则阳土有余，而湿热为病，经所谓敦阜是也。或从于水，则阴土不足，而寒湿为病，经所谓卑监是也。言热者遗寒，言寒者废热，岂非立言之过乎？至以赤为热，白为寒，亦非确论，果则赤白相兼者，岂寒热同病乎？必以见证与色脉辨之，而后寒热不淆也。须知寒者必虚，热者必实，更以虚实细详之，而寒热愈明耳。胀满恶食，急痛惧按者，实也。烦渴引饮，喜冷畏热者，热也。脉强而实者，实也。脉数而滑者，热也。外此则属虚寒矣。然相似之际，尤当审察，如以口渴为实热似矣，不知凡系泻痢，必少津液，液亡于下，则津涸于上，安得不渴？更当以喜热喜冷分虚实也。以腹痛为实热似矣，不知痢出于脏，肠胃必伤，脓血剥肤，安得不痛？更当以痛之缓急，按之可否，腹之胀与不胀，脉之有力无力，分虚实也。以小便之黄赤短少为实热似矣，不知水从痢去，溲必不长，液以阴耗，溺因色变，安得不小便赤少？更当以色之泽与不泽，液之涸与不涸分虚实也。以里急后重为实热似矣，不知气陷则传运不健，阴亡则肠润乃枯，安得不里急后重？更当以病之新

久，质之厚薄，脉之强弱，分虚实也。细辨候之虚实，更察脉之盛衰，则病无遁情矣。

世之病痢者，十有九虚，医之治痢者，百无一补。气本下陷，而再行其气，后重不益甚乎？中本虚衰，而复攻其积，元气不愈竭乎？湿热伤血者，自宜调血，若过行推荡，阴血不转伤乎？津亡作渴者，自宜养阴，若但与渗利，津液不转耗乎？世有庸工，专守痢无补法，且曰不宜补早。不知因虚而痛者，愈攻则愈虚愈痛，每见有形之疾病未除，而无形之元气先脱，悔之晚矣。故脉来微弱者可补，形色虚薄者可补，疾后而痢者可补，因攻而剧者可补。尤有至要者，则在脾、肾两脏。如先痢而后泻者，为肾传脾，微邪易治；先泻而后痢者，为脾传肾，贼邪难医。是知在脾者病浅，在肾者病深，夫肾主禁固，肾为胃关，未有久痢脾虚而肾阴不损，肾阳不亡者，四君、归脾、十全、补中，皆补脾虚，未尝不善。若病在火衰，土位无母，设非桂、附大补命门，以复肾中之阳，以救脾家之母，则饮食何由而进？门户何由而固？真元何由而复耶？如畏热不前，仅以参、术补土，多致不起，大可伤也。

旧积者，湿热食痰也，法当下之。新积者，下后又生者也，或调或补，不可轻攻。若因虚而痢者，虽旧积亦不可下，但用异功散，虚回而痢自止。丹溪有先用参、术调补胃气，而后下者，亦妙法也。虚者宜之。及至秽积既尽，糟粕未实，便当以白芍、白术、茯苓固肠丸之类，调理脾胃，则新积不生。然痢必须节饮食，一切油腻肉面痛绝之，服药乃验。若宿垢未净，又增新者，肠胃何由而清？渐渐壅塞，脾病未愈，胃病又增，真至恶心不食，或禁口矣。

初起肠中有积，后重腹痛，又恶心，胸膈作胀，乃新饮食未曾化熟也。不可遽用凉药及下，凉则愈结，下则伤胃，须先消导之，俟下膈不恶心、不胀愈，方可攻下。如恶心甚者，先以淡盐汤探吐。如初热有里者宜下，恶寒者忌下。泻与痢不分，两证混言湿热而利小便，非也。盖淡渗之剂，功能利水，浊流得快，则泻自止。若痢疾乃垢秽之物，同于湿热，肠胃怫郁而成，出于大肠传送之道，了不干于胃气，故不宜过用渗利之药，以使重竭其阳，而涸其津液，是病降之，而药又降之也。但诸症小便清长，其病渐退之兆，况于痢疾乎？李时珍曰：血痢已通，而痛不止者，乃阴亏气郁，药中加川芎，气行血调，其病立止。或言下痢为寒者，非也。寒则不能消谷，何由后化为脓也？下痢赤白，或言寒热相兼者，尤非也。寒热异气，岂能并行于肠胃而为痢乎？本一于湿热，但有伤气伤血之轻重耳。大肠气虚下陷而后重者，宜四君子加升、柴，亦有元气大亏，肠中无气，而不能推送者，只须参、芪、苓、术，大补中气，若大肠血虚后重者，四物汤加参、术。丹溪曰：里急者，腹中不宽快也。亦有虚坐而大便不行者，皆为血虚。盖肠中无津不能润运，虽当补血，亦必兼以补气，若单于补血，徒伤脾胃，盖气有生血之功也。阴虚有火，又加暑热交攻，不宜便补，更不宜燥，惟微寒清平之剂调之。如再不愈，方以清润之剂补之。复有毒痢一证，或痧毒内陷，下脓血，各药不效者，当于和血行气药中，加以解毒，如忍冬花、炙乳香、香连之类。产后痢疾，积滞虽多，腹痛虽极，不可用大黄等药行之，致伤胃气，遂不可救，但用人参、白芍、当归、红曲、醋炒升麻、益母草、煨木香、留白广皮、炙甘草足矣。如血虚，可加炒阿胶二钱。

凡胎前滞下，宜用黄芩、黄连、白芍、炙甘草、橘红、红曲、枳壳、莲肉，略用升麻，未满七月，勿用滑石。夫冬月伤寒，已称病热，至夏秋暑、热、湿三气交蒸，互结之热，十倍于冬月矣。外感三气之热，而成下痢，必从外而出之。是故下痢，首用辛凉以解表，次用苦寒以清里，一二剂愈矣。失于表者，外邪但从里出，不死不已，故虽百日之远，仍用逆流挽舟之法，引其邪而出之于外，则死证可活，危证可安。《金匮》以下痢脉反弦，发热身汗者，自愈。夫久痢之脉，深入阴分，沉涩微弱矣，忽然而转弦脉，浑是少阳生发之气，非逆挽之法乎？脉细、皮寒、气少、泄利前后、饮食不入，是谓五虚死，惟用参、附，十可救一。

痢后脚渐细而软弱，名为痢风，不治而成鹤膝风。治宜温补肝脾肾，不可仍用燥脾之药也。

痢后痛风，遍身疼甚，系肠胃湿热，恶血未净，复还经络，所以留滞隧道作痛也。直四物汤加桃仁、红花、牛膝、陈皮之类，亦有气血虚而疼痛者，不可不审。

白痢自大肠，赤痢自小肠，此丹溪以赤白分气血言也。大肠为传导之官，痢属伤肠胃之血络，动脏腑之脂膏，故赤白俱并入大肠而下。若小肠则为出溺之所，未见小肠为下痢之腑也。谓心主血，心与小肠表里，故赤痢本小肠之所化则可，若谓从小肠而来，未之有也。

凡治滞下，与大肠滑泄自利不同。滑泄有可涩之道，故古人间有用粟壳、诃子以止其滑，若滞下本属湿热涩滞，法宜疏利，最忌兜涩。大肠为肺之腑，大肠既有湿热留滞，则肺家亦必有郁滞不清，古人用药，每利肺气，知其性喜通利，清脏以及腑也。倘误用兜涩，则湿热无所宣泄，肺气不得下行，非惟痢疾增剧，湿热熏蒸，上干乎肺，则胀满气逆，不眠恶食诸症见矣。

喻嘉言治痢，直肠无度，大用四君子汤调赤石脂、禹余粮末，频频与服，而腹反大痛不可忍，此正所谓通则不痛，痛则将有不通之意矣。仍服之果愈，后用四君子倍茯苓全安。

下利身热脉弱者自愈，汗出者亦自愈，脉虚小沉涩者顺，实大浮者死，手足温者生，厥者死，利屋漏鱼脑纯血者死。

感应丸

新旧冷积并妙，虽有巴豆，不令人泻，积消痢止。

南木香　肉豆蔻　丁香各一两五钱　干姜炮，一两　百草霜一两　巴豆七十粒，去皮、心，研去油　杏仁一百二十四粒①，去皮尖

前四味为末，外入百草霜与巴豆、杏仁另研，七味同和匀，用好黄蜡六两溶化成汁，以重绢滤去渣，更以好酒一升，于砂锅内煮蜡数沸，倾出，酒冷，其蜡自浮于上，取蜡四两，用清油一两，铫内熬令香热，次下蜡同化成汁，就铫内乘热拌和前药末，丸如豆大。每服三十丸，姜汤空心送下。赵养葵、李时珍并言其神效。

黑灵丹锦囊秘方

治痢疾神效。

广皮炒　三棱炒　青皮炒，各二两　连翘焙　黑丑炒，另取头末　干姜炒黑　槟榔焙，各七钱五分　百草霜一两，即烧杂草锅煤　砂仁三钱，焙　肉果面煨，粗纸打去油　肉桂各五钱，去粗皮，不见水

上为末，用黑沙糖调，白痢生姜汤，红痢砂仁汤，或甘草汤下。大人三钱，小儿自八分以至二钱。

香连丸

治下痢赤白，腹痛不快，里急后重。

黄连二十两　吴茱萸十两，同炒，去茱萸，用黄连　木香四两八钱，不见火

为末，醋糊丸如椒目大，陈米汤下。

大黄丸

初起壮实者可用。

川大黄切片，蜜蒸，一斤　白芍药酒拌炒，六两　甘草炙，三两　槟榔四两　木香一两，不见火　枳壳四两，炒

为末，蜜丸，如赤豆大，白莱菔汤送下三钱。

乌金丸

神治痢疾。

锦纹大黄不拘多少切片，以无灰酒拌，九蒸九晒，为末，再以酒丸如椒目大。每服三钱，空心白汤送下，神效。饮食忌进半日，小便如栀子汁色，则湿热之气，从小便而出矣。曾服此者，痢疾虽重，不变坏证。

导气汤

治下痢脓血，里急后重，日夜无度。

芍药一两　当归五钱　大黄二钱五分　黄连一钱　黄芩一钱五分　木香　槟榔各一钱

每用二两，水煎，食前温服。

一方

用野菜于三月三日黎明带露采取阴干，五月五日午时炒黄磨末。凡痢疾二三日，方可服之即止，每用二三钱，沙糖调。红痢，砂仁汤；白痢，姜汤下。又方，五月五日采谷树头嫩叶，阴干，炒黄，为末，照上服之亦效。

当归丸

治冷留肠胃，下痢纯白，腹痛不止。

当归　芍药　附子　白术　干姜　阿胶蛤粉炒　厚朴各一两　乌梅肉二两

为末，醋糊丸，桐子大。每服五十丸，空心米饮下。

一方

① 一百二十四粒　会成堂、集贤堂本均作"二十四粒"。

治肠风血痢。

用鲫鱼一个，破开去肠胆垢，入白矾二钱，烧灰存性，为末，米饮调服神效。

姜茶散

生姜　茶茗各等分

煎服，取其姜助阳，茶助阴，一寒一热，调平阴阳，不问赤白冷热，用之皆良。

芍药汤

芍药一两　当归　大黄各四钱　黄连　黄芩各五钱　肉桂二钱五分　槟榔三钱　木香　甘草炙，各二钱

每服五钱，水煎温服。如痢不减，加大黄。

一方

治噤口痢，用黄连半斤，咬咀，生姜四两，切作片，与黄连同炒，待姜焦黄色，去姜，只取黄连为细末，用陈米饭捣烂，丸桐子大。每服七八十九，赤者陈米饮下，白者陈皮汤下，赤白相兼者，陈米橘皮汤下。又方，用石莲肉日干，为末。每服二钱。陈仓米饮调下，便觉思食，仍以日照东方壁土炒真橘皮为末，姜、枣略煎佐之。

一方

治虚滑甚者，用椿根白皮东引者，水浸一日，去黄皮，每两配人参一两，煨木香二钱，粳米三钱，煎汤饮之。

补中益气汤

见发热门。

八味地黄汤

见痨瘵门。

便　血儿科

儿生七日之内，有便血者，由母食酒面炙煿过多，在胎受之。女子则热毒入心，小便尿血；男子则热毒入肺，大便便血。治法不可过投凉药。至于长大便血者，因脏气衰弱，风邪乃入，是以或积冷蓄热，或湿毒传于肠胃，冷热交攻，损伤血气，渗入肠中而便血也。亦有上焦心肺积热，流注大肠而便血者，故宜分或冷或热，或湿或风，或虚及新久之异以治之。不可纯用寒凉，及单行单止，凉则令血凝泣，行则流走不已，止则无可归经，即用凉药，必用辛味为佐，久不愈者，当用温剂，如黑姜、归、芍、参、术之类，使脾能统血，血有所归也。多兼酸涩之药者，是欲少敛之也。药多用酒炒者，是欲升举之也。收敛止塞之后，仍必和气血厚肠胃，使阴络无复伤之患耳。

槐花散

治肠胃有湿，胀满下血。

苍术　厚朴　陈皮　当归　枳壳各一两　槐花二两　甘草　乌梅各五钱

每用五钱，水煎，空心服。

聚金丸

治肠胃积热，或酒毒下血。

黄连四两，酒炒一两，姜汁炒一两，灰火煨一两，生用一两　黄芩　防风各一两

为末，煮面糊丸，桐子大。每服五十丸，米泔浸，枳壳水下。

芍药黄连汤

治大便后下血，腹中痛，谓之热毒下血。

芍药　黄连　当归各五钱　淡桂五分　炙甘草二钱　大黄

每服一两，水煎服。如痛甚者，加木香、槟榔。

煎红丸

治脏腑虚寒，下血不止，面色痿黄，日久羸瘦。盖失血证乃火使之然，言虚则可，言寒则不可也。然久则火势已衰，脏腑虚寒兼备矣。丹溪云：下血久不愈者，后用温剂。

侧柏叶炒黄　鹿茸火去毛，醋煮　附子泡去皮、脐　川续断酒浸　阿胶蛤粉炒　黄芪　当归去芦，酒浸，一两　白矾枯，五钱

为末，醋煮米糊丸，如桐子大。每服七十丸，空心米饮下。

一方

治便血不论新久，神效。

用白矾细末，七八分，大人一钱五分，调入鸡子内煎热，切作细块，空心白汤吞下。

方脉肠风脏毒合参

丹溪曰：肠风独在胃与大肠出，兼风者，宜苍术、秦艽、芍药、香附之类。肠风者，邪气外入，随感随见，所以色清。脏毒者，蕴积毒久而始见，所以色浊。治肠风以散风行湿，治脏毒以清热凉血。又要看其虚实新久，新者实者降之泻之，虚者久者升之补之。血之在身，有阴有阳。阳者顺气而行，循流脉中，调和五脏，洒陈六腑，谓之营血；阴者居于络脉，专守脏腑，滋养神气，濡润筋骨。若感内外之邪而受伤，则或循经之阳血，至其伤处，为邪气所沮，漏泄经外，或居络之阴血，因留着之邪，溃裂而出，则皆渗入肠胃而泄矣。世俗率以肠风名之，不知风乃六淫之一耳。若肠胃受火热二淫，与寒燥湿怫郁其气，及饮食劳力，伤其阴络之血者，亦可谓之肠风乎？《针经》曰：阳络伤则血外溢而吐衄，阴络伤则血内溢而便溺是也。不可纯用寒凉药，必加辛散为佐，久之不愈，宜理胃气，兼升举药。盖精气、血气皆生于谷气，大便下血，多以胃药收功，徒用苦寒而不理脾胃，是绝气危生之下工也。

肠胃本无血，而有下血者，大肠之病也。大肠何以病下血？邪以感之也。盖阴络不伤，肠胃不虚，虽有外邪，亦不能患。惟醉饱房劳，坐卧风湿，恣啖生冷，以致湿热阴络受伤，外邪得以乘之。经云：阴络伤，则血内溢而便血。又云：结阴者便血一升，再结二升，三结三升，此言阴气内结，不得外行渗入肠间，乃寒湿生灾，而阴邪之胜也。外邪者何？风寒暑湿热是也。风喜伤肝，肝伤则不能藏血而下者；醉后饮冷，寒饮内伤，血为寒凝，渗入大肠而下者；内外伤湿，湿伤凝胃，随气下流而致者；膏粱人厚味酒色，藜藿人劳役过度，以致热积下焦而致者。然湿毒下血者，腹中不痛；热毒下血者，腹中多痛。更有内伤阳气不足，下焦之阴，无元阳以维之而下血者，书所谓病人面无色，脉浮弱，手按之绝者，下血是也。有脾虚阳气下陷，不能统血，以致血随气降而下者，盖阴必从阳，血必从气，脾为气血生化之源，故必赖补中升阳，以胃药收功。有以先便后血者为远血，由足阳明随经入胃，先血后便者为近血，由手阳明大肠随经下渗。有以心肺为远血而属阳，肝肾为近血而属阴以论者，名为肠风脏毒，实非外感之风、肿热之毒之谓。盖阳明之气不能上越，下陷大肠，肠胃之脉随气虚陷，陷久则湿热蕴毒，随气陷而先至，其腹不痛，血清而色鲜者，名曰肠风，邪气外入，随感而见者也，谓之挟寒下血。后人因古方多用荆防升散，而窒之为风，实非风也。脏毒者，肠风日久，气血俱虚，下陷日甚，大肠湿热蕴积，遂生窠穴，为积血之器，从便之前后而来，其腹则痛，血浊而色黯者，名曰脏毒，内伤蕴积，久而始发者也，谓之挟热下血，虽有毒名，实非毒也。肠风者，风邪淫乎肠胃也。脏毒者，湿邪淫乎肠胃也。若血射如线者，虫痔也。肠风脏毒之血，自肠脏而来，五痔之血，自肛门蚀孔处出也。

凡下血，身凉血寒者生，身热血温者死。

一方

治积热便血。

苍术　陈皮各一两五钱　黄连　黄柏　条芩各七钱五分　连翘五钱

为末，生苄膏六两，合丸桐子大。每服五七十丸，白汤下。

肠风黑散

治肠风下血，或在粪前后，并皆治之。

荆芥二两　乱发　槐花　槐角各一两，烧　甘草炙　猬皮炒，各一两　枳壳去白，三两，炒一两

共将所烧药同入瓷瓶内，盐泥固济，烧存三分性，出火毒，同甘草、枳壳捣罗为末。每服三钱，水煎，空心服。

一方

治肠风下血。

干樗根白皮　人参各等分

为末。每服二钱，空心，米饮下。

又方

用椿根白皮取北引者，去粗皮，酒浸晒干，为末，枣肉丸桐子大，每酒服三五十丸。

槐角丸

治五种肠风下血，痔瘘脱肛下血并服。

槐角炒，一两　地榆　黄芩　防风去芦　当归酒浸一宿，焙干，去芦　枳壳去白，麸炒，各八两

为末，酒糊丸，桐子大。每服三十丸，空心米饮下。

黄连散

治肠风下血，疼痛不止。

黄连　鸡冠花　贯众　川大黄　乌梅各一两　甘草炙，五钱

为末。每服二钱，温米饮调下，日三服。

丹溪治脏毒下血，车前草连根一握，生姜一小块，和新水捣烂，去渣取汁，候血欲下时，腰间必觉重，即服此一盏，少顷渐觉冷下腹中，登厕便不见血矣。

一方

治脏毒下血，用黄连四两，酒浸，春秋五日，夏三日冬七日，晒干为末，以乌梅肉六两同捣为膏，丸桐子大。每服二三十丸，空心白汤下。

脱肛大小总论合参

夫肺与大肠为表里，肛者，大肠之门也。肺实则温，温则内气充而有所蓄，虚则寒，寒则内气馁而不能收，是以肠头出露矣。多得于久痢不止，里急后重，努力肛开，外风所吹而致者；或伏暑暴注洞泻，肠头不禁者；或禀赋怯弱，易于感冷，啼叫努气，大肠虚脱者。盖泻痢未有不因风暑湿热伤脾，脾虚则肺气既弱，大肠亦虚，土为金母，母虚不能生金，是以少被风冷，则肠头即为虚脱。治宜补脾温胃，使金受母之益而上升，次投固肠之剂，外用熏掺等方。若久出而坚者，先以温暖药汤浇软，渐渐纳入。若肠头作痒者，多因大肠湿热生虫而蚀肛门，上唇有疮，虫蚀其脏，下唇有疮，虫蚀其肛，久则齿根无色，舌上尽白，四肢倦怠，唾血如粟，心内懊憹，而为危证，初治宜服化䘌丸，外用生艾、川楝根煎汤熏洗，至若蚀肛透内者不治。

肛门为大肠之使，大肠受热受寒，皆能脱肛。且大肠者，传导之官，肾者，作强之官，酒色过度，则肾虚而盗泄母气，肺因以虚，大肠气无所主，故令脱肛。小儿血气未壮，老人血气已衰，皆有此证。又按：丹溪所论，脱肛因气虚血虚者固

多，亦有因气热血热者，宜兼脉候详察。气虚者补气，参、芪、术、草、制升麻之类。血虚者，四物汤。血热者凉血，四物汤加炒柏。气热者，条芩、升麻之类，并宜升提。

谷道痒痛，多因湿热生虫，欲成痔瘘，宜以雄黄和艾烧烟熏之，或用桃叶一斛蒸之极热，纳小口瓶中，坐熏立死。

龙骨散

治小儿大肠虚，肛门脱出。

龙骨二钱五分　诃子煨，去核　没石子二个　赤石脂　罂粟壳去盖、蒂、瓤，醋炒，各二钱

为极细末，米饮调化，食前服。

伏龙肝散

治小儿阴证脱肛。

伏龙肝一两　鳖头骨五钱　百药煎二钱五分

为细末，用紫苏煎浓，候温和，清油同调敷。又方，用五倍子为末，每用二钱，入白矾，水煎洗。又方，用木贼，烧灰存性，为末，搽肛门上，按入即愈。

又方

浮萍为末干贴。又方，用陈壁土泡汤，先熏后洗。

一方

用槐花、槐角等分，炒黄色，为末，用羊肉蘸药炙热食之，以酒送下，或以猪膘去皮，蘸药炙食亦可。

论　　痔儿科

痔者，肛门之旁，生疮肿痛者是也。亦有生疮有孔，恶水不干，而为漏者，皆由母食酒面煿炙，在胎受之。或因后天失调，心经蕴热，热传于肺，注于大肠而成者，宜内服凉血解毒，外用熏洗可也。

方脉痔漏合参

痔漏其名有五，曰牝、曰牡、曰气、曰血、曰酒。又有肠风痔、脉痔、雌雄痔，皆五痔之别名也。初生俱在肛边，状如鼠乳，或结小核痒痛注闷，甚者身热恶寒。皆由房劳饮酒过度，久嗜甘肥，不慎醉饱，以合阴阳，劳扰血脉，肠澼渗漏，冲注下部而成。治法：始觉便服秦艽、槐角、连翘、土贝之类，外用熏洗以取内消。倘仍恣嗜欲，则腐溃脓血，逗留日久，旁穿窍穴，即变为漏，乃须补气血，慎调摄，方可以渐取功。

痔漏之源，受病者，燥气也。为病者，湿热也。由乎酒色过度，温而生热，充于脏腑，溢于经络，坠于谷道左右，冲突为痔。虽见证于大肠，实阴虚而火实所致。经所谓开窍于二阴，久则溃而成漏。然痔轻而漏重，痔实而漏虚，治痔不过凉血清热，治漏初则凉血清热燥湿，久则涩窍杀虫，兼乎温散。或曰痔漏，火是根源，何故而用温涩？殊不知痔止出血，始终是热，漏流脓水，始是湿热，终是湿寒，不用温药，何以去湿而散寒乎？非止痔漏，百病中多有始热而终寒者，即如泻泄呕吐，初则肠胃气实为热，久则肠胃气虚为寒。丹溪下血条云：下血久不愈者，后用温剂，正此义也。

手阳明大肠，庚金也，清燥主收，司行津液，以从足阳明胃土之化，旺则生化万物，人或醉饱入房，酒热留着，忍精不泄，流注篡间，前阴之气，归于大肠，木乘火势，而侮燥金，火就燥，则大便闭而痔作矣。受气者，燥气也。为病者，胃湿也。故东垣曰：肠头成块者，湿也。作大痛者，风也。大便燥结者，兼受火热也。是湿热风燥，四气合邪，法当泻火润燥疏

风，和血止痛，是其治也。

漏疮① 须先服补药生气血，用参、术、芪、芎、归为主，大剂服之，随以附子末唾和作饼如钱厚，以艾灸之，漏大炷大，漏小炷小，灸令微热，不可使痛，干则易饼再灸，如困则止，来日又灸，直至肉平为效。亦有用附片灸，仍用前补剂，作膏贴之尤妙。痔漏初起须用芩、连之类，以凉大肠，枳壳以宽大肠，涩窍用赤白石脂、枯矾、黄丹、脑子之类。

加味槐角丸

治痔漏通用，及治肠风下血。

槐角　生芐　归身　黄芪各二两　川芎　阿胶　白芷各五钱　黄连　条芩　枳壳　秦艽　防风　连翘　地榆　升麻各一两

为末，蜜丸或酒糊丸，如桐子大。每服五十丸，渐加至七八十丸百丸，空心温酒，或米汤下。

此方槐角、生地，生血凉血为君；当归、川芎、黄芪、阿胶，补虚为臣；以诸药为佐使，黄连泻心火，条芩凉大肠，枳壳宽大肠，秦艽去大肠风，防风为血证上使，连翘为血证中使，地榆为血证下使，而连翘又能散经络中火邪，地榆又能凉血，升麻升散火邪，又与白芷引诸药入大肠经络，治痔漏经络之病也。

钩肠丸

治久漏虚漏，肛门肿痛生疮，时有脓血，及肠风下血，虚寒久不愈者。

瓜蒌二枚，烧存性　猬皮二个，烧存性　鸡冠花微炒，五两　绿矾枯，一两　白矾枯，二两　胡桃仁取仁，十五两，不去油，罐内烧存性　白附子　天南星生用　枳壳去穰，麸炒　半夏　诃子煨，各二两　附子去皮、脐，生用，一两

为末，醋糊丸，桐子大。每服二十丸，空心临卧温酒下。

一方

敷痔漏。

用田螺一个，挑开靥，入片脑一分，过一宿，取螺内水搽疮。先用冬瓜瓤煎汤，洗净搽之。

一方

治痔疮痔漏初起，人壮便秘，血分壅热者。

生地四两，水洗　防风　当归　九制大黄　槐豆炒　苍术米泔浸、炒　赤芍　地龙各二两　片芩一两五钱　金银花　枳壳麸炒　秦艽各一两

为末，蜜丸。空心白汤送下三钱。

一方

治痔。

用白鸡胆二三枚取汁，熊胆二分半，片脑半分，共研一处，藏磁盒内，勿使出气。用时以手指搽立效。

神茧散

治诸痔神效。

用蚕茧纳入男子指甲，以满为度，外用童发缠裹，烧灰存性，蜜调敷之。

鲫鱼散

治痔疮久不愈。

用鲫鱼一个，破去肠尽，入白矾令满，瓦上烧存性，为末，鸡毛卷药敷之立效。

痔疮虫䘌作痒，用槐白皮浓煎汁浸之，冷再换再浸。良久，欲大便当有虫出。

猪甲散

治诸痔。

用猪悬蹄甲为末，空心米汤调下二钱。

熏洗方

槐花　荆芥　枳壳　艾叶

————————
① 疮　原作"沧"，诸本同。当为"疮"，径改。

水煎，入白矾，先熏后洗。

又方

木鳖子七个，取仁研　白矾二钱

水煎，熏洗二三次。

一方

治痔疮有头。

用芫花根，洗净，木臼捣，以少水绞汁，于银铜器内，慢火煎成膏，将丝线于膏内度过，系痔疮头，系时微痛，候心躁痔落时，以纸捻蘸膏于窍内，永除其根。

治翻花痔方[1]

治翻花痔。

用荆芥、防风、朴硝煎汤洗之，次用木鳖子、郁金研末，入龙脑些少，水调敷，或用熊胆和匀贴之尤妙。

痔疮灸法

用大蒜一片，头垢捻成饼子，先安头垢饼于痔上，外安蒜，艾灸之。

---

[1]　原文无标题，据目录及内容补。

冯氏锦囊秘录杂证大小合参卷十四

海盐冯兆张楚瞻甫纂辑

罗如桂丹臣

门人孙显达惟良同校

男 乾元龙田

儿科肿胀

百病之始生，莫不由六淫七情所致，若夫肿胀，尤特甚焉。然有脾虚水肿、鼓胀、胀满、肤胀、虚肿、在脏、在腑之分。小儿脏腑娇嫩，乳食不节，脾一受伤，不能制水，流溢皮肤。然证有三：疳水、积水、惊水是也。疳水者，心脾虚损，面黄脚肿也。积水者，五积在腹，结化为水也。惊水者，重叠受惊，心火燥湿，过饮停蓄也。然水气而脉浮大滑实者生，以其在表，而未大虚也。沉细虚微者死，以其在里而虚极，兼之阳虚，则不能化阴也。有脾胃受湿，不能运化，气浮四肢，头面皆肿者，此名湿肿。有食毒并诸毒气停留胃脘，是以入腹作痛，此名毒气肿也。有伤寒下之太早，是以乘虚入腹而作肿者，此名伤寒肿也。更有虚肿者，凡诸大病之后，气血两虚，中气不固，皆能外浮而为肿，晨起面浮，午后足肿。若元气未耗，宜亟养胃调脾，则肿不治而自退。其水肿者，脾虚受湿，是以荣卫留止，脾失健运，肺失输降，水气上侵，目窠浮肿，腹大而白，足胫皆肿而如冰，手按成窟而即起，光肿如泡者也。失治则皮烂水流。若遍体成疮者，可治，虚陷者危矣。更有十种水之分，如气短不得卧者，为心水；两胁紧痛者，为肝水；大便鹜溏者，为肺水；四肢苦重者，为脾水；腰痛足冷者，为肾水；口苦咽干者，为胆水；乍虚乍实者，大肠水；腹急肢瘦者，膀胱水；小便闭涩者，为胃水；小腹急满者，小肠水。更有气聚膀胱，而致阴囊亦肿者。总而论之，肾虚不能行水，脾虚不能制水。胃为水谷之海，虚则不能传化，是以泛滥，反得浸渍脾土，于是三焦停滞，经络壅塞，气留于脏而为胀，水溢于皮肤而为肿。宜先益气补中，切勿徒投渗泄。鼓胀者，心腹胀满，旦食不能暮食，形如鼓胀，色苍黄，腹筋起，又名单鼓。外虽坚满，中空无物。胀满者，心腹痞胀，噫气妨食，气短烦渴，面黄皮薄而光，肢瘦肌栗而咳，溲短便闭，此乃脾虚之甚，治宜大补中气，佐以行湿，或补中益气、金匮肾气兼而服之。肤胀者，脾胃卒伤，风寒陡感，湿气泊流，周身尽肿，按其腹窅而不起，倦言懒食，吞酸恶心，治宜燥湿和中。然气虚而肿者，名曰气蛊。血虚而肿者，名曰血蛊。荣卫俱虚者，名曰气血蛊。凡肿先起于腹，而散于四肢者可治，自四肢而归于腹者难疗。并鼓胀而腹有青筋，胀满而大便滑泻，面青作喘者，单腹胀而面目手足硬者，唇黑肿伤肝，缺盆平伤心，脐突平伤脾，足心平伤肾，背平伤肺。男从足肿而上，女从身肿而下，或肉硬，或手掌平，外肾胀极，囊茎肿腐，脐间青黑，喘促烦渴，身浮青紫，或身似栀色，遍肤生斑，自利畏食，唇缩枯涩，小便不禁，及起紫黑斑点，渐若云片者，并皆不治。

大抵因水因湿者，下先肿，因风因火者，上先肿。阳水脉沉数，阴水脉沉迟。故腰以上肿宜发汗，腰以下肿宜利水。身热者在表宜汗，身不热者在里宜下。此常论也。然不可用大戟、甘遂之剂。倘水气乘虚复至，更将何以治之？即肿胀有因积而得者，倘去积而肿再作，小便不利者，若再用利药，小便愈闭，医多束手。盖此多因中焦气不升降，为寒所隔，水闭不行，惟服沉附汤类，小便自通，喘满自退矣。

肿胀症候，若脾虚气未出，腹胀不肿不喘者，或以补为消，或借消为补，务使脾能健运，肾能闭藏，则祖气有根而不拔，元气深藏而有源，何有为胀为满之患哉！若早不速治，则虚气已出，附肺而行，入于四肢面目，是以通浮。然此譬如行兵战寇，未出林也，攻之必获，既出林矣，攻之必失。至此又当以意渐收之，盖标证虽似有余，本证实由不足也。

方脉肿胀合参

帝曰：脉之应于寸口，如何而胀？伯曰：其脉大坚以涩者，胀也。邪盛则大，邪实则坚，涩者，气血虚而不流利也。洪大之脉，阴气必衰，坚强之脉，胃气必损，故大坚以涩，病当为胀。是以脾具坤静之德，而有乾健之运，故能使心肺之阳降，肝肾之阴升，而成天地之泰，是为平人。今也七情内伤，六淫外感，饮食失节，房劳致虚，脾土之阴受伤，转运之官失职，胃虽受谷，不能运化，是以心肺之阳不能降，肾肝之阴不能升，而成天地不交之否，清浊相混，隧道壅塞，郁而为热，热留为湿，湿热相生，遂成胀满。本无形之气为病，难作有形之证调理。有谓秋夏冬治之稍易，惟春最难者，以其木旺，而土受克，不能制水也。然轻者俱易，重者俱难，不独春也。名鼓者，以其中空外浮，取其象而名之也。更名蛊者，以其侵蚀之害，取其义而名之也。治者宜补其脾，又须养肺金以制木，使脾无贼邪之患，滋肾阴以制火，使肺得清化之令，脾肺肾之气交通，则水谷自然克化，却咸味，断妄想，无有不安。医者急于取效，病者苦于胀满，喜行利药以求通快，不知宽得一日半日，其胀满病邪愈甚，而元气转伤矣。又有标实而本虚者，泻之不可，补之无功，极为危险，全在杜微防渐，标本得宜，使脾肾之元阳生发，而阴邪之凝滞释然矣。

水肿鼓胀，皆因脾虚所致，然水肿轻而鼓胀重，何也？水肿则饮食如常，鼓胀则饮食不及常也。先头足肿，后腹大者，水也、肿也。先腹大，后四肢肿者，气也、胀也。治水肿则惟补脾导水而已，治鼓胀则补脾导水，兼以消谷，庶乎可也。虽然鼓胀有气、血、寒、热四者之殊，多由怒气伤肝，木邪克土，所以脾病而不能运化水谷也。又要养肺金以制肝木，使脾无贼邪，则运化行而水谷消矣。以此观之，治鼓胀之法，必以补脾制肝，导水消谷为主，看所挟而兼用药，挟气则散气，挟血则破血，挟寒则温寒，挟热则清热，自无不愈。其有不可治者，此乃脾虚之极，为真脏病也。真脏病者，由真火不能生土耳，岂止脾脏而已哉！

人有行房用力过度，则汗出于肾，经言：汗出于肾，逢于风，内不得入于脏腑，外不得越于皮肤，客于玄府，行于皮肤，传于胕肿。本之于肾，名曰风水。治宜滋肾散风，如四物汤加荆、防、羌、柴、防己之类。不可作脾虚湿肿，而用参、术，及利水之药，愈使风邪内陷。

火性炎上，水性润下，消渴证不交，而火偏盛也。水气证不交，而水偏盛也。治之之法，在制其偏而使之相济，故小火不能化大水，先必泻其水，后补其火。开鬼门是发汗，泻在表在上之水也。洁净府，谓利小便，泻在里在下之水也。水势既减，然后用暖药以补元气，此治实治热之次第也。若不明虚实寒热，专守下则胀已之一法，虽得稍宽于一时，真气愈衰，未几而肿胀再作，遂致不救矣。故涉虚者，温补脾肾，如肾气丸之类，补中微泻，使其渐次康复，然王道无近功，必以缓取效。古今明医，岂不知克伐之功速，而旷日持久，亦以中气既衰，恐蹈虚虚之祸耳。中满者，其证悉与鼓胀、水肿无异，何故属之气虚？气虚者，肾中之火气虚也。中满者，中空似鼓，虚满而非实满也。经曰：诸湿肿满，皆属于脾。又曰：其本在肾，其末在肺。皆聚水也。诸经虽皆有肿胀，无不由于脾肺肾者，盖脾土主运行，肺金主气化，肾水主五液。凡五气所化之液，悉属于肾，五液所行之气，悉属于肺，转输二脏，以制水生金者，悉属于脾。若脾不能散胃之水精于肺，而病于中；肺不能通胃之水道于膀胱，而病于上；肾不能司胃之关门时其输泄，而病于下。是以胃土不能制肾水，水逆而上行，传入于肺，故水虽制于脾，而实主于肾。盖肾本水脏，而元阳生气所由出。若肾中阳虚，则命门火衰，既不能自制阴寒，又

不能温养脾土，阴阳不得其正，则化而为邪也。治者惟知泄水，而不知益胃，或知益胃，而不知温肾，故多下之，强令水出，不依天度流转，故胃气愈虚，肾阳愈损，则发而不能制也。莫若行其所无事，则为上计，何举手便用《内经》，去菀陈莝，开鬼门，洁净府，如舟车丸、禹功散之类。若真知为水湿之气客于中焦，侵于皮肤，如水晶之光亮，手按之随起者，以前药一服而退。若久病大病后，或伤寒疟痢后，女人产后，小儿痘后，与夫元气素弱者，概以前法施之，脾气愈泄愈虚，不可复救矣。故治肿者，先以脾土为主，须补中益气，或六君子汤温补之，再以金匮肾气丸补土之母，裨脾强土旺，则能散精于肺，通调水道，下输膀胱，水精四布，五经并行矣。或者疑谓喘胀水满，又加纯补之剂，恐益胀满，必须补药中加以行气利水之品，此论似得病情，终非纳气藏源至理。盖肺气既虚，不可复行其气，肾水已衰，不可复利其水，纯补之剂，初时似觉不快，过时药力得行，则气归者自归，而行者自行，如土之在雨中则为泥，得和风暖日，则湿去而阳和自得，万物生长矣。

东垣曰：中满治法，当开鬼门，洁净府，泻之于内。谓脾胃有病，令上下分消其湿，下焦如渎，气血自然分化，或如大实大满，大小便不利者，从权以寒热药下之，此以论治有余之证也。至于补肾以治肿，其说难明，盖禹之治水，行其所无事也。若一事疏凿，则失之矣。今人之治水者，牵牛、大戟，粗工之小智，正禹之所恶也。间有五苓、五皮者，以为中正，亦转利转虚，肾气愈衰，而愈不能推送矣。故须用补肾。经曰：肾开窍于二阴，肾气化则二阴通，二阴闭则胃填胀。肾者胃之关，关门不利，故水聚而从其类也。经又

曰：肾主下焦，三焦者，决渎之官，水道出焉。膀胱者，州都之宫，津液藏焉。必待三焦之火化，始能出焉。其三焦之经，在上者，布膻中，散落心包；在下者，出于委阳，上络膀胱。上佐天道之施化，下佐地道之发生，与手厥阴为表里，以应诸经之使者也。是故肾虚者，下焦之火虚也。虽小便之清长，几由于肺金之输化，然膀胱之气旺，始能吸胸中之气以下行，但肾与膀胱为表里，膀胱之失运化，必由肾气之衰微，故始因大小不能化水，后则水大火不能化矣。经曰：三焦病者，气满，小腹光坚，不得小便，溢则水留而为胀，仲景金匮肾气丸补而不滞，通而不泄，诚治肿之神矣。

有一身之间，惟面与足浮肿，早则面甚，晚则脚甚。经云：面肿为风，脚肿为水，乃风湿所致也。虽然病后元气未复者，每多见此，盖由真气根本不固，故日中行坐，则气坠下而晚脚肿，夜中睡卧，则气升浮而早面浮。若概作风湿治之，益虚其虚。故以治不足之法，治有余则可，治有余之法，治不足则不可。

凡有癥瘕积块痞块，即是胀病之根，日渐月积，腹大如箕，若抱瓮然，是名单腹胀，不似水气散于皮肤面目四肢也。缘中州之地久窒，其四运之轴清者不升，浊者不降，互相结聚，牢不可破，实因脾土之衰微，而藏气之司失职，盖人之有身，赖中央以运四旁，今中央既竭，焉有精华四达，故憔悴枯槁，中腹如鼓，昧者猛用劫夺之药，暂消而复肿愈甚，疑其何物邪气若此之盛，岂知猛药所攻，即以此身之元气，转与此身为难首，实如驱良民为寇也。明乎此，则有培养一法，补益元气是也。则有招纳一法，脾虚下陷者，升举阳气，肾虚上浮者，纳气归源是也。则有解散一法，开鬼门洁净府是也。三者具不言泻，而泻在其中矣。

有气血郁而停滞，久之而血痹不行，湿热生虫，腹形充大，中实有物，名之为蛊。非如鼓胀腹皮绷急，而属于气，中空无物也，亦宜详辨。妇人有水分与血分之殊，心胸坚大而病发于上，先病水胀而后经断，谓之水分。血结胞门而病发于下，先因经断而后水胀，谓之血分。水肿皆起于房劳过度，先自胫肿，后腹大，按之随手而起者，水也。单腹胀乃脾虚之甚，必大剂参、术、桂、附。下元虚寒者，金匮肾气丸料，大剂作汤。初服必胀闷难当，久则正气旺，而得健运，胀消矣。乃《内经》塞因塞用之法，少用则滋壅于上，多服则峻补于下，盖中州虚乏壅滞，必赖大补而流通其气。

经言：营气循脉，卫气逆为脉胀。卫气既逆，乃循分肉之间，而为肤胀。故人身以气为主，失其和则为邪气，得其平则为正气。正气者，即真气也，元气也。一息不运则机缄穷，一毫不续则霄壤判。然气主于肺，肺为诸气之司，生于胃，胃为化源之所，原于肾，肾为根本之地，故气虚补虚者，定法也。气无补法者，俗论也。如痞闷壅塞，似难于补，不知正虚不补，邪由何行？然有补之而不效者，未知补之法也。凡一切气上，但知求于脾肺，而不求之肾耳。盖肾间动气，为五脏六腑之本，十二经络之根，呼吸之门，三焦之原，人或房劳不节，或思虑太过，皆能伤肾。故曰：思为之害甚于欲，肾既有伤，气无管束，遂多郁滞。肺出气也，肾纳气也，肾虚不能纳气，则气上而不下，是肺病而实肾病也。子病累及于母，治之者，无徒事于肺，当以补肾为本，补肾之要，尤在纳气为主。纳气之法，导火归之而已，盖火为气之根也。

经曰：浊气在上，则生䐜胀。故鼓

胀者，虽脾胃病，其原则实由于肾。盖脾为阴中至阴，为不迁之位，天为阳火也，地为阴水也，在人则为脾，同阴水之化。若中气充足，则元阳健运，否则阳气不能运化精微，聚而不改，为胀为满。宜入温补之剂，长养胃中生发之气，上行清道，浊阴自降，胀满自愈。倘以分消为事，图宽快于一时，则脾气因分消而愈虚，运化因愈虚而愈难，此治脾胃之论也，而未及于肾。夫肾虽为水脏，而命门之相火寄焉。命门之火衰，则真阳微而脾土弱，胀满生焉。经云：脏寒生满病。故欲补土者，尤莫如补肾中之真火，火旺则土强，而胀自愈。至于开鬼门，洁净府，乃治外感有形之实证，而非治内伤无形之气病也。

水肿者，脾病也。出于肺，而本于肾。三经之寒气为病，而实原于三焦之气不化，闭而不行，留溢为肿。脾制水者也，土受邪则水反侮之；肺生水者也，金气病则水不能输。然其本更在于肾，肾虽水脏，实元阳生气所由出也。若肾中之阳虚，则命门火衰，何能温养脾胃？是以阴寒上乘，至阴益困，不能为之健运矣。要知气即火也，阳也。精即水也，阴也。阳旺则化精而为气，阳衰则不能化，而水即为邪，火衰则不能化水，水盛则火不能化阴，不从阳而精气皆可化为水也。故水肿之水，实无水也，本于气之所化，真气旺，则水即为气，真气衰，则气即化水，因脾肺肾真元之气先亏而致之。盖肾居下焦属水，统摄阴液，为水之本；脾居中焦属土，合肌肉为水之堤防，主化谷生津，以灌溉诸经；肺居上焦属金，为水之化源，行荣卫而主治节，以通调水道。人或劳倦房室，以伤其脏，则在肾不能统摄宣通而停蓄矣，在脾不能堤防灌溉而泛滥矣，在肺不能生化通调而壅闭矣。三焦之

气闭塞，决渎之官郁遏，水道不通，津液亦闭，血脉不流，尽化为水，水因气闭，气因水壅，肿病日甚。观此则知得之于脾、肺、肾三经，更本于气也、火也，明矣。故经曰：三阴结谓之水。三阴结者，谓脾肺之脉俱寒结也。脾肺寒结，则气化为水矣。所以金匮肾气，内用桂、附以运动其枢机，则水自下，非若五苓之专于行水为事也。

凡治肿胀，其阴阳虚实，不可不辨。大抵阳证必热，热者多实；阴证必寒，寒者多虚。先胀于内，而后肿于外者，为实；先肿于外，而后胀于里者，为虚。小便黄赤，大便秘结，为实；小便清白，大便溏泄，为虚。滑数有力为实，弦浮微细为虚。色红气粗为实，色悴声短为虚。凡诸实证，或六淫外客，或饮食内伤，阳邪急速，其至必暴，每成于数日之间。若是虚证，或情志多劳，或酒色过度，日积月累，其来有渐，每成于经月之后。然治实颇易，理虚恒难。虚人气胀者，脾虚不能运气也。虚人水肿者，土虚不能制水也。水虽制于脾，实则统于肾，肾本水脏，而元阳寓焉。命门火衰，既不能自制阴寒，又不能温养脾土，则阴不从阳，而精化为水，故肾之真阳盛，则水皆内附，而与肾气同其收藏矣。水肿之证，多属火衰也。丹溪以为湿热，养肺金以制水，使脾无贼邪之患，滋肾水以制火，使肺得清化之机。夫制火固可保金，独不虑其害土乎？惟属热者宜之，若阳虚者，岂不益其病哉！

又有妇人内有积聚，似水胀而非水胀。经曰：石瘕生于胞中，寒气客于子门，子门闭塞，气不得通，恶血当泻不泻，血以留止，日以益大，状如怀子，月事不以时下者，可导而下。若寒气客于肠外，与卫气相抟，气不得荣，因有所系，

癖而内着，息肉乃生，大如鸡卵，稍以益大，如怀子状，按之则坚，推之则移，月事以时下，此肠覃也。

凡水道不利，而成肿满，盖不以清肺为急。盖膀胱之精液，必待肺气之降下而输化。曷不观之禽畜？有肺者有尿，无肺者无尿，此其义也。

凡鼓胀朝宽暮急者，血虚。暮宽朝急者，气虚。终日急者，气血皆虚。如因有故，蓄血而腹胀者，宜下死血。如因食积腹胀者，宜木香、槟榔、厚朴、香附之类消之。如因外寒郁内热而腹胀者，宜桂枝、麻黄温散之。总实者下之、消之，次补之。虚者补之、升之，以补为要。若脉沉忽大出者，死。腹胀寒热如疟者，死。腹胀便血，脉大时绝者，死。遍身通红，不治。腹胀身热者，死。泻后腹胀，而有青筋者，死。大便滑泄，水肿不消者，死。脉实大者可治，虚微者，难治。

金匮肾气丸

治脾肺肾俱虚，遍身肿胀，小便不利，痰气喘急，非此药不救。

白茯苓三两，乳拌　附子制熟，五钱　川牛膝一两，酒拌炒　肉桂一两，去皮　泽泻一两，酒拌炒　车前子一两，微焙　山茱萸去核，一两，酒拌炒　山药一两，炒黄　牡丹皮一两，酒拌炒　熟地黄四两，酒煮，杵膏

蜜丸，桐子大。每服四五钱，空心白汤下。

疏凿饮子

治通身水肿，喘呼气急，烦躁多渴，大小便不通，热药不得者。

泽泻　商陆　赤小豆炒　羌活去芦　大腹皮　椒目　木通　秦艽去芦　茯苓皮　槟榔各一钱

姜、水煎服。

敷药方①

治腹满如石，或阴囊肿大，先用甘草嚼，后用此。

大戟　芫花　甘遂　海藻各等分

为细末，用酽醋调面，和药摊于绵纸上，覆贴肿处，仍以软绵裹住。

舟车神祐丸

去一切水湿痰饮如神。

甘遂　芫花　大戟各一两，俱醋炒　大黄二两　黑牵牛头末，四两　青皮　陈皮　木香　槟榔各五钱　轻粉一钱

为细末，水丸，椒目大。空心服五丸，日三服。痞闷者，多服反烦满，宜初服五丸。每服加五丸，快利为度。戴人每令病者先服百余粒，继以浚川等药投之，五更当下，种种病出，轻者一二度，重者五六度，方愈。药虽峻急，为效极神。弱者当依河间渐次进。实者依戴治之。

大圣浚川散

大黄煨　牵牛取头末　郁李仁各一两　木香二钱　芒硝三钱　甘遂五分

诸湿为土，火热能生湿土，故夏热则湿，秋凉则燥。尝考戴人治法，假令肝木乘脾土，土不胜木，求救于子，己土以能生庚金。味辛者为金，大加生姜，使伐肝木。然不开脾土，无由行也。先以舟车丸通其闭塞之路，泻其所不胜，后以姜汁调浚川散大下之，是泻其所胜也。戴人每言导水丸必用禹功散继之，舟车丸必以浚川散继之。

禹功散

治寒湿水疝，阴囊肿胀，大小便不利，囊如水晶，阴汗不绝，谓之水疝。盖得之醉后而使内，湿热乘肾虚而流入也。大小便不通，湿郁为热而胀秘也。

黑牵牛四两　茴香一两，炒

为末，每一钱，姜汁调下。或加木香一两。此足少阴、太阳药也。牵牛辛烈能

———————
① 方　原无，据目录补。

达右肾命门，走精隧行水泄湿，兼通大肠风秘气秘，茴香辛热温散，能暖丹田，祛小肠冷气，同入下焦以泄阴邪也。

神芎导水丸

治一切因热积聚。

黄芩一两　黄连　川芎　薄荷各五钱　大黄二两　滑石　黑丑头末，各四两

为末，水丸。有血积者，加桂五钱。

绿头鸭或白鸭，治如常法细切，和米并五味煮粥，空腹食之，能消水肿。

鲤鱼重一斤者，煮汁和冬瓜葱白作羹食之，善消水肿。

鸡矢醴法

用羯鸡矢八合，炒微焦，以无灰好酒二碗，煎至碗半，滤取汁，五更热饮，则腹鸣，辰巳时，行二三次黑水，次日足有绉纹，又饮一次，渐绉至膝上而愈。

一方

土狗一名蝼蛄，焙干，为末。用上半节，即消上身之水，下半节，即消下身之水，左可消左，右可消右。方士以此为神奇。

抵当丸

下蓄血。

水蛭七个，石灰炒赤　虻虫八个，粳米炒　桃仁七个　大黄一两

为末，作四丸，水一盅，煎一丸，取七分，温服。当下血，未下再服。

麻黄甘草汤

治水肿，从腰以下俱肿，以此汤发汗。

麻黄去根、节，四两　甘草二两

每服三钱，水一盅，煮麻黄，再沸后，入甘草煎七分，温服。慎冒风，老人虚人，不可轻用。

禹余粮丸

许学士、朱丹溪皆赞此方为水胀之圣药。

蛇含石大者三两，铁铫盛，烧红钳出，入醋中，候冷研细　禹余粮石三两　真针砂五两，淘净炒干，用醋二盅，用余粮铫内煮干，更入铫内烧红，倾净砖地上，候冷研极细　羌活　木香　茯苓　川芎　牛膝酒浸　桂心　白豆蔻　大茴香炒　蓬术炮　附子炮　干姜炮　青皮　京三棱炮　白蒺藜　当归酒浸，各五钱

为末，入三味拌匀，蒸饼，丸如桐子大，食前白汤下三十丸，至五十丸。虚人老人俱可服，即于小便内旋去，不动脏腑，每日三服，更以温补之药助之，真神方也。最忌盐，一毫不可入口，否则发疾愈甚。

五苓散

方见伤寒门。加木香、茵陈，治水肿，从腰以下俱肿，以此利小便。仲景曰：腰以下肿，宜利水；腰以上肿，宜发汗也。

五皮散

治脾肺不能运行，气满皮肤，水停不利，以致面目虚浮，四肢肿满，心腹膨胀，上气促急。

桑白皮　生姜皮　大腹皮　茯苓皮　陈皮各一钱五分

水煎，日三服。切忌生冷、油腻、坚硬等物。

葶苈木香散

治暑湿伤脾，水肿腹胀，小便赤，大便滑。

葶苈二钱半，炒香　木香五分　茯苓　猪苓去皮，各二钱半　肉桂二钱　滑石三两　泽泻　木通　甘草各半两　白术一两

为末。每服二钱，白汤下，不拘时。

一方

治水肿臌胀。

苦葶苈　甘遂面裹煨熟，水浸冷用　商陆根　大戟各二钱半　大黄　芫花各一钱　轻粉少许　黑牵牛头末，一两

为末，入轻粉，再研。每服二钱，蜜水调服，下黑黄臭水为验。忌生冷盐酱之物。

金丹

苍术四钱半，米泔水浸　草乌一钱，去皮　羌活一两　巴豆一钱半，去皮、心、膜、油，另研

杏仁二十一个，去皮、尖、面炒，另研

为末，面糊丸，桐子大。每服十一丸，临卧姜汤下。忌盐、酱、房事、发病之物百日，上药极验。

一方

用黑雄猪肚一个，先以茶汤清油洗净，用活蛤蟆三个，每个口内放铜钱一文，铜钱上安胡黄连末少许，将蛤蟆活装入肚内，两头俱扎住，勿令走气。以文武火煮一日，次日五更取出蛤蟆，去皮、肠、肝不用，余肉连猪肚一同撕碎食尽，以好酒咽下。忌盐、酱、鸡、鹅、鱼、面、羊肉滞气之物，宜食猪肉、鸭。

锦囊秘方

淋洗囊肿神效。

连须葱白头二十一根，不必洗净，去土　川椒一两　麦芽一两，炒焦　地肤子一两

四味煎汤，淋洗囊上良久，次日再洗，以消为度。

涂脐膏

治水肿，小便涩少。

猪苓　地龙生　针砂醋煮　甘遂各等分

为末，葱汁研，成膏，敷脐中一寸厚，以帛缚之，水从小便出为度，日易二次。

一方

专治蛊证。

甘遂一两　广木香一两

为末。每服一钱五分，用猪腰子一个，竹刀劈开，去筋膜，掺药在内，薄荷裹定，外裹湿纸煨熟。临卧细嚼，温酒下，利去黄水为度，再服后药三剂。

人参白术汤

人参三钱五分　白术二钱　茯苓二钱　槟榔二钱　黄芪二钱　当归二钱　生地二钱

水煎，食前服。凡治鼓疾，一泻三补，无不应验。

十皮五子饮

治一切鼓肿胀，并气虚中满，单腹胀。

茯苓皮　草果皮　牡丹皮　地骨皮　五加皮　大腹皮　甘草皮　菟丝子　大腹子　车前子　生姜皮　木通皮　木瓜皮　紫苏子　葶苈子

水煎服之。如要断根者，将十五味药等分为细末，各一钱五分，用雄猪肝一个，不下水者，先将温水煮一滚，取出用竹尖钻孔数个，入药在内，蒸熟切片，捣蒜蘸食之，不过一二个，永不发也。

一方

治水肿尿涩。

用马兰同黑豆、小麦，酒、水煎服。

调中健脾丸

治单腹胀，及脾虚肿满，膈中闭塞，胃口作痛，并皆神效。不伤元气，颇有大益，勿轻视之。

人参二两　黄芪二两，蜜炙　陈皮三两，盐水拌炒　白术黄土拌炒　白茯苓二两　白芍药二两半，火煨　半夏三两，汤泡七次　苍术二两，米泔浸一宿，一两　泽泻二两，炒　香附米三两，童便浸一宿　黄连二两半，吴茱萸水浸一宿，炒　沉香六钱，另研，不见火　紫苏子一两半，炒　萝卜子一两半，炒　草豆仁一两半，酒拌炒　薏苡仁三两，炒　五加皮一两，炒　山楂肉三两，炒　瓜蒌煅，一两。煅瓜蒌法，用大瓜蒌二个，镂二孔，每个入川椒三钱，多年粪碱二钱，敲米粒大，俱纳入瓜蒌内，外以绵纸糊好，再用细纸斤盐泥封固，晒干，入火内，煅通红为度，取出，拣去泥，连黑皮一并入药

共为细末，煎荷叶大腹皮汤，打黄米

糊丸，如梧子大。每服百丸，日进三次，白汤下。

一方

治血鼓，腹如盆胀。

三棱煨　莪术　干漆炒烟尽　牛膝酒洗　虻虫糯米炒　琥珀　肉桂　硇砂　水蛭石灰炒赤　大黄各等分

为末，用生地黄自然汁，和米醋调匀为丸，如桐子大。每服十丸，空心温酒送下，童便下亦可。

蛊

鼓胀而名蛊者，取若虫侵蚀之义也。然方书有曰：凡聚虫蛇杂类，盛之以器，令相啖食至尽，余存其一，此名为蛊。最能变化，或随饮食入腹，食人五脏，急者刺痛卒死，缓者渐深羸瘦。更有误食蜈蚣物中毒，舌出口外而不收，识者以鸡血涂舌根上即收。

方脉噎膈翻胃关格合参

噎膈、翻胃、关格三者，名各不同，病原迥异，治宜区别，不可不辨也。噎之为病，饮食到口，咽喉之间，咽嗌不下，随即吐出，自噎而转，故曰噎。其槁在于吸门。吸门者，会厌之间也。病在上焦，多属胃脘枯燥，血液衰少，是阴亏火旺之病也。膈之为病，如饮食下咽，至膈不能直下，乃徐吐出，自膈而转，故曰膈。此膈膜之膈，而非隔截之隔也。其槁在于贲门。贲门者，胃之上中也。病在中焦，多属忧思恚怒，以致痰气郁结于上膈，或构难释之苦思，而枯脾中之生意者，是七情之病也。丹溪曰：惟男子年高者有之，少无噎膈。其反胃之为病，饮食倍常，食已下膈，而入于胃中，因下脘不能腐熟化运，或朝食暮吐，或暮食朝吐，或积至日余，胀闷难忍，复吐原物，完谷不化，自胃之下脘翻倒而出，故名翻胃。其槁在于幽门。幽门者，太仓之下口也。病在下焦，虽属胃病，而实由命门火衰，肾经虚寒之病也。凡男女老小皆有之。其关格者，粒米不欲食，渴喜茶水，饮之少顷，即吐出，复求饮复吐，饮之以药，热药入口即出，冷药过时而出，大小便秘，名曰关格。关者，二便俱秘，下不得出也。格者，吐逆水浆，上不得入也。惟女人多有此证，是阴阳易位，故上下同病，关无出之由，格无入之理，急证难从缓治，实者暂通，即补虚者，峻补为攻，盖由阳气在上，中焦气不升降耳。

噎膈多起于血液枯涸，挟郁而成，盖气郁则结滞，而痰横膈中，所以多吐痰水也。膈者，谓膈在心下，上下不通，若格拒之状，始则结于喉咙，觉有所碍，吐之不出，咽之不下，由气郁痰搏而然，久则渐妨饮食，而为噎膈也。噎者，饮食之际，气卒阻滞，饮食不下，而为噎也。

节斋曰：膈噎、翻胃之证，因火而成，其来有渐，病源不一，有因思虑过度，而动脾火者；有因忿怒过度，而动肝火者；有因久食煎炒，而生胃火者；有因淫欲忘返，而起肾火者。盖火气炎上，熏蒸津液成痰。初则痰火未结，咽膈干燥，饮食不得流利，为膈为噎，久则痰火已结，胃之上脘不开，饮食虽进，停滞膈间，须臾便出，谓之呕吐。至于胃之下脘不开，饮食虽进，停滞胃中，良久方出，谓之翻胃。丹溪云：年高者不治。盖少年气血未虚，用药劫去痰火，病不复生；年老气血已虚，用药劫去痰火，虽得暂愈，其病复作。所以然者，气虚则不能运化而生痰，血虚则不能滋润而生火也。切不可用香燥之药，若服之必死。宜薄滋味，盖其证属热而燥，倘药又香燥，则散气耗血，且厚味则助火生痰，不亦益助其病乎？所以并宜忌之。

养葵曰：噎膈，丹溪谓得之七情六淫，遂有火热炎上之化，多升少降，津液不布，积而为痰为饮，被劫时，暂得快，不久复作，前药再行，积成其热，血液衰耗，胃脘干槁，妨碍道路。其槁在上，则近咽之下，水饮可行，食物难食，食亦不多，名之曰噎。其槁在下，则与胃为近，食虽可入，难尽入胃，良久复出，名之曰膈，亦曰反胃。大便秘少，若羊矢然。必外避六淫，内节七情，饮食自养，滋血生津，以润肠胃，则金无畏火之炎，肾有生水之渐，气清血和则脾气运健，而食消传化矣。丹溪之论甚妙。但噎膈、翻胃，分别欠明，独喜其"火热炎上之化，肾有生水之渐"二句，深中病源，惜其见犹未真，以润血为主，而不直探乎肾中先天之原，故其立方，以四物牛羊乳之类，加之竹沥、韭汁，化痰化瘀，皆治标而不治本也。岂知《内经》惟曰：三阳结谓之膈。三阳者，大肠、小肠、膀胱也。结，谓结热也。大肠主津，小肠主液，大肠热结则津涸，小肠热结则液燥。膀胱为州都之官，津液藏焉，膀胱热结，则津液竭。然而三阳何以致结热？皆肾之病也。盖肾主五液，肾主二便，与膀胱为一脏一腑，肾水既干，阳火偏盛，熬煎津液，三阳热结，则前后闭涩，下既不通，必反于上，直犯清道，上冲吸门喉咽，所以噎食不下也。何为水饮可入，食物难下？盖食入于阴，长气于阳，反引动胃口之火，故难入。水者，阴类也，同气相投，故可入口。吐白沫者，所饮之水，沸而上腾也。粪如羊矢者，食入者少，渣滓消尽，肠亦干小而不宽大也。此证多是男子年高五十以外得之，又必其人不绝色欲。盖老人天真已绝，只有孤阳，大宜养阴为主。王太仆云：食入即出，是无水也。食久反出，是无火也。故噎涩大都属热，反胃大都属寒。无水者，壮水之主，无火者，益火之原。褚侍中云：上病疗下，直须以六味地黄丸料，大剂煎饮，久服可挽于十中之一二。又须绝嗜欲，远房帏，薄滋味可也。若曰温胃，胃本不寒；若曰补胃，胃本不虚；若曰开郁，则香燥之品，适以助火；若欲下以承气咸寒，则损胃，津液愈竭，无如补阴，焰光自灭也。

膈病最难疗治，盖欲健脾理痰，恐燥剂有妨于津液，方欲养血生津，恐润剂有碍于中州，若泥于舒郁快膈，则辛香助火，胃汁速干，去死不远矣。故东垣谓吐有三证，气、积、寒也。上焦吐者从气，食则暴吐者是也。中焦吐者从积，或先痛后吐，或先吐而后痛者是也。下焦从寒，脉沉而迟，朝食暮吐，暮食朝吐，小便利，大便秘者是也。法当通其闭，温其寒，专治下焦，散其寒，徐以中焦药和之而愈。盖命门火衰，釜底无薪，不能蒸腐胃中水谷，腹中胀满，不得不吐，所谓食久反出，是无火也。须用益火之原，先以八味地黄丸，补命门火，以扶脾土之母，徐以附子理中汤理中焦，万举万全。不知出此，而徒以山楂、神曲平胃化食，适以速其亡也。

又老人膈噎之病，由于血液枯槁，中州失转运之权，而不能荣养乎脏腑，故脉见缓弱而渐沉迟，此正气日渐衰微之象也。然所以能少延岁月者、以尚存一线中和之气，犹必待油干而灯始尽耳。医者，自当保其真气，勿使疏泄，润其枯涩，勿使壅塞，常使气能生血，庶能终其天年。丹溪所以有诸乳诸汁之治也。今人加以化痰破气之药，谓病生于郁结，而骤开之，或得效于顷刻，终必至干枯委顿而毙。盖阳明多血多气，为水谷之海，能受其新，方易其陈，非若少壮者，去其陈而已无余事，必药饵以去其病，静摄以还其元。盖书以为神思间病，谓养其神，清其思，而后津液归聚于胃中，譬如天朗气清，而水之朝宗者，自无风波振撼之忧。不观之膈噎之人，其水饮可受，食物难入，缘阴气消亡，不得不求助于同类耳。

夫反胃本于血液干槁，故莫如养血，养血又莫如滋水，水旺而津液自生，肠胃之传导得其职矣。又云：呕吐属于胃脘虚寒，故莫若辛温，辛温则莫不补火，补火而命门气暖，胃海之水谷可腐熟矣。故八味、六味，诚治反胃之要药，惟赵献可能独窥其秘。

噎病，本于精血枯槁，忧思郁结，津滋血液，不能下润而噎，故一见饮食便心中噎塞，机先病也。本无形之真气受病，故其治当以培真气为主。又曰：本于肾虚，任脉为病，气弱血枯，思虑劳役而成。气弱则运化不开，血枯则道路闭塞。人之任脉，上循咽嗌，自胃三脘直下。肾虚则任脉不润，丹田元阳之气，而无温暖蒸腐之功，由是中焦失传运润下之化，而成噎矣。故其治专以滋阴为主。

得药不反，虽思饮食，切勿便与粥饭，及诸饮食。惟每日人参五钱，陈皮二钱，老黄米一两，作汤细啜，以扶胃气，觉稍安，渐渐加人参，旬日半月间，方可小试陈米饮糜粥。盖仓廪未固，不宜便贮米谷，常见即食粥饭者，遂致不救。虚而胃液干，噎食不下，譬如人吃干物，则梗噎难下，必以茶汤润之乃可，其理易见。用生姜汁、白蜜、牛酥各五两，人参末、百合各二两，重汤煮膏，时进半匙，津下则脾胃渐开。最忌肥甘粘腻，恐复伤胃也。或少用白鲞牛鸭清汤，以助胃气。又有积血停内而致者，当消息逐之。大便涩

者，难治。痰多者，不必治痰，补以化之。口吐白沫者，不治。胸腹嘈痛如刀割者，死。年高者，不治。粪如羊屎者，不治。

关格者，《内经》以脉论，而非言病也。自仲景创其论，而诸家俱以关格为病名矣。如经曰：人迎四盛以上为格阳，寸口四盛以上为关阴，人迎与寸口俱盛四倍以上，为关格。关格之脉嬴，不能极于天地之精气则死。而景岳亦以为人迎独盛者，病在三阳之腑，寸口独盛者，病在三阴之脏。关格者，阴阳偏盛之极，为孤阳之逆候，实真阴之败竭也。论脉论病，议虽不同，而阴阳偏绝，为关为格之害则一，顾名求义，便可以得病之情矣。

关则不得小便，甚热之气，热在下焦，闭塞不便也。格则吐逆，甚寒之气，寒在胸中，遏绝不行也。关格者，谓膈中觉有所碍，欲升不升，欲降不降，欲食不食，寒热上下不通，此为气之横格也。必用吐，提其气之横格，而不必在出痰也。有痰宜吐者，二陈汤吐之，吐中便有降。有中气虚不运者，补气药中升降之。

关格者，忽然而来，乃暴病也。大小便秘，渴饮水浆，少顷则吐，又饮又吐，唇燥眼珠微红，面赤或不赤，甚者或心痛，或不痛，自病起粒米不思，滴水不得下胃，饮一杯吐出杯半，数日后，脉亦沉伏，此寒从少阴肾经而入，阴盛于下，逼阳于上，谓之格阳之证，名曰关格。关格者，不得尽其命而死矣。须以仲景白通汤，用《内经》寒因热用之法。经曰：若调寒热之逆，冷热必行，则热药冷服，下咽之后，冷性既除，热性始发，由是病气随愈，呕哕皆除，情且不违，而致大益。此和人尿、猪胆汁咸苦寒之物，于白通汤中，要其气相从，可去拒格之寒也。服药后脉渐出者，生；脉乍出者，死。陶

节庵杀车槌中有回阳返本汤，极妙，愈后须八味丸常服。又有一种肝火之证，亦呕而不入，但所呕者酸水，或苦水，或青蓝水，惟大小便不秘，亦能作心痛，此是火郁木郁之证，木郁则达之，火郁则发之，须用茱、连浓煎，细细呷之，再服逍遥散而愈，愈后须以六味丸调理。

四逆汤

四逆者，四肢厥逆也。治里寒外热，面赤烦躁，干呕，脉微欲绝。

附子一枚，生用 干姜一两 甘草炙，二两

回阳返本汤

治阴盛格阳，即四逆汤加生脉散、陈皮。

白通汤

复阳通脉。即四逆汤除甘草，加葱四茎，再加人尿、猪胆汁，名白通加人尿猪胆汁汤。

古方逍遥散

治血虚肝燥，骨蒸劳热，咳嗽潮热，往来寒热，口干便涩，月经不调。

柴胡一钱 薄荷 当归一钱 白芍一钱 陈皮 甘草五分 茯苓一钱 白术炒，一钱

姜、枣、水煎服。加丹皮、栀子名八味逍遥散。治怒气伤肝，血少目暗。

一方

治翻胃，用韭菜汁二两，牛乳一盏，生姜汁半两，和匀温服。

人参利膈丸

神治胸中壅滞，痰咳喘满，推陈致新，膈气之圣药。

木香 槟榔七钱五分 人参 当归 藿香 大黄酒浸 甘草 厚朴姜制 枳实各一两

为末，水丸，如桐子大。每服五十丸，温水送下。

锦囊秘授西洋药酒方

神治膈食翻胃，一切痢疾、水泻等症，立效。

红豆蔻去壳 肉豆蔻面裹煨，用粗纸包压去油 白豆蔻去壳 高良姜切片，焙 甜肉桂去尽粗皮 公丁香

各研净细末，戥准五分。先用上白糖霜四两，水一饭碗，入铜锅内煎化，再入鸡子清二个，煎十余沸，入干烧酒一斤，离火置稳便处，将药末入锅内打匀，以火点着烧酒片刻，随即盖锅，火灭，用纱罗滤去渣，入磁瓶内，用冷水冰去火气。随量多少饮之。

一方

治噎食，用碓嘴上细糠，蜜丸，如弹子大。每服一丸，噙化津液咽下。

又方

用杵头糠，布包，时时拭齿，另煎汤，时时呷之，即效。

代赭旋覆汤

治伤寒发汗，若吐、若下解后，但胃气弱而不和，虚气上逆，故心下痞硬，噫气不除。噫气，即俗所谓嗳气也。周扬俊曰：予每借用此方，以治反胃、噎食，气逆不降者，神效。

旋覆花即金沸草，三两 代赭石一两 人参二两 甘草三两 半夏半升 生姜五两 大枣十二枚

此足阳明药也。成氏曰：硬则气坚，旋覆之咸，以软痞硬。怯则气浮，代赭之重，以镇虚逆，代赭色赤体重，又能养阴血止反胃等证。辛者，散也。生姜之辛，以散虚痞。甘者，缓也。人参、甘草、大枣之甘，以补胃弱。

大半夏汤

治肥人痰盛，胃反呕吐。

半夏汤洗，五钱 人参三钱 白蜜三钱

水二盅，和蜜扬之，二百四十遍，煎

至八分服。

滋血润肠汤

治血枯及死血在膈，大便燥结。

当归酒洗，三钱　芍药煨　生地黄各一钱
五分　红花酒洗　桃仁去尖、皮，炒　大黄酒
煨　枳壳炒，各一钱

水盅半，煎七分，入韭汁半酒盅服。
一方，柿饼烧灰存性，酒下一钱，数服即
效。一方，甘蔗汁二碗，姜汁一碗。每服
一碗，日三服，即不吐。一方，雄猪肚烘
干，为末，每三钱，酒下。一方，千叶白
槿花，阴干，为末，老米汤，调送一钱，
日服三四次，颇有效。

一方

用芦根五两，水二杯，煎一杯温服，
时时呷之，尤效。

方脉吞酸嗳气合参

吞酸者，木气郁而不伸，痰饮因而阻
塞，湿热郁积于肝而出，伏于肺胃之间。
患者必戒忿怒，粝食蔬菜，以自养为妙。
盖莫不由中宫清气郁滞，败痰停饮宿食，
酝造而成也。所用之药，宜二陈加炒吴茱
萸，顺其性而折之，此反佐之法，尤须以
炒黄连为君，苍术、茯苓之类，皆不可
缺。有因湿热在胃，饮食入胃，湿热郁
遏，其食不得传化而为酸，如谷肉在器，
则作酸也。故脾伤是其本，痰火是其标。
亦有郁气伤脾者，实则古方逍遥散，虚则
归脾汤，加减服之。

凡中脘有饮则嘈，有宿垢则酸，然吐
酸《素问》为热，东垣又言为寒，何也？
盖吐酸与吞酸不同。吐酸是吐出酸水如
醋，乃平时津液随上升之气郁积而成，郁
积之久，湿中生热，故从木化，遂作酸
味，非热而何？其有积之既久，不能自涌
而出，伏于肺胃之间，咯不得上，咽不得

下，肌表得寒，则内热愈郁，而酸味刺
心，肌表温暖，腠理开发，或得香热汤
丸，津液得行，亦得暂解，非寒而何？言
热者，言其本，言寒者，言其末也。凡病
属热，有用寒药，独酸证，当兼热药以从
治。喻嘉言曰：甘温除热泻火之法，施于
作酸日，其酸转增，用必无功，故驱其酸
而返其甘。惟有用刚药一法，刚药者，气
味俱雄之药，能变胃而不受胃变者也。

嗳气者，即噫气也。胃中有郁火，膈
上有稠痰，皆脾不运，浊气阻塞也。又
云：噫气吞酸，此系食郁有热，火气冲
上，宜黄芩为君，南星、半夏、陈皮为
佐。

一方

吴茱萸一两，去枝、梗，煎少时，浸半日，晒
干　苍术米泔浸　黄连一两，陈壁土炒，去土
黄芩一两，如上土炒　陈皮各一两

或加桔梗一两，茯苓一两，为末，神
曲糊丸，绿豆大。每服二三十丸，时时津
液下。

黄连清化丸

黄连一两　吴茱萸浸炒，一钱　桃仁三十
四个，研　陈皮五钱　半夏一两五钱

为末，神曲糊丸，绿豆大。每服百
丸，姜汤下。

加味平胃散

治吞酸，或宿食不化。

苍术一钱　陈皮八分　甘草二分　神曲
炒　麦芽炒　厚朴各七分

上咬咀。每服五钱，生姜三片，水煎
服。

一方

治嗳气。

南星五钱　半夏五钱，制　软石膏六钱
香附一两

上作丸，或作汤服之。一方有炒栀子
五钱。

方脉呃逆合参

方书或作咳逆，或作哕气。

呃逆有因痰阻气滞者，有因血瘀者，有因火郁者，有因胃热失下者，此皆属实。有因中气大虚者，有因大下胃虚，阴火上冲者，此皆属虚。然戴复庵曰：热呃惟伤寒有之，他病暴起，多属寒也。半夏生姜汤最妙。呃在中焦，谷气不运，其声短小，得食即发。呃在下焦，真气不足，其声长大，不食亦然。寒热虚实，治法不一。古人治阴呃，每用桂、附、干姜、吴茱萸、丁香、茴香诸辛热药，多有收效者，治阳呃，用橘红竹茹汤。《玉机微义》曰：呃逆本由阴气已虚，阳火暴甚，直冲而上，出于胃，入于肺而作声。东垣用凉药者，所以泻热降火也。若阴证呃逆，以阴气先消，阳火亦竭，浮于胸中，亦欲散也。故不用寒药，而反以温药养胃，留其阳气，胃气一和，阳生则阴长也。大凡咳逆，脉散者不治。产后呃逆，此恶证也。急灸男左女右期门穴，极效。期门穴在乳下黑尽一指处是也。

丁香柿蒂汤

治久病呃逆，因于寒者。

丁香　柿蒂二钱　人参一钱　生姜五片

此足阳明、少阴药也。丁香泄肺温胃而暖肾，生姜去痰开郁而散寒，柿蒂苦涩而降气，人参所以补真气，使得展布也。火呃亦可用者，盖从治之法也。

橘皮竹茹汤

治久病虚羸，呕逆不已。亦治胃虚呃逆。

橘皮　竹茹　人参　甘草　半夏　麦冬　赤茯苓　枇杷叶

加姜、枣煎。

此足阳明药也。胃火上冲，肝胆之火助之，肺金之气不得下降，故呕。竹茹、枇杷叶、麦门冬皆清肺而和胃，肺金清则肝气亦平矣。二陈所以散逆气，赤茯所以降心火，生姜呕家之圣药，久病虚羸，故以人参、甘草、大枣，扶其胃气也。又《金匮》橘皮竹茹汤，亦治呃逆。

橘皮二升　竹茹二升　人参一两　甘草五两　生姜半斤　大枣三十枚

又一法。凡呃逆不止，用纸捻刺鼻中，得嚏即止。

方脉噎塞痞闷合参

东垣曰：堵塞咽喉，阳气不得出者，曰塞。阴气不得下降者，曰噎。初起七情郁悒，气不得畅，而胸膈迷闷也。其痞满者，非痞块之痞，痞与否同，乃胸腹饱闷而不舒畅也。本皆气病，但噎塞乃气滞初起之端，而痞闷乃久滞不散之象。丹溪曰：痞满与胀满不同，胀满内胀，而外亦有形，痞则内觉痞闷，而外无形，盖由阴伏阳蓄，气血不运而成，位于心下，填满痞塞耳。有因误下以致里气虚，邪乘虚而入于心之分野者。有因食饮痰滞，不能运行而作病者。有因湿热太甚，土乘心下而为痞者。古法用芩、连、枳实之苦以泄之，厚朴、半夏、生姜之辛以散之，参、术甘温以补之，茯苓、泽泻之咸淡以渗之，皆为要药。如脾气虚弱，转运不调，饮食不化，而作痞者，则以补为消，健运一得，虚痞自除矣。痞挟血而成窠囊，用桃仁、红花、香附、大黄之类。

东垣曰：痞满皆血证也。下多亡阴，谓脾胃水谷之阴亡也。心主血，心虚而邪陷于血之分，故致心下痞，宜理脾胃，以血药治之。若全用气药，则痞益甚，而复下之，气愈下降，必变中满鼓胀矣。用气药治痞而不效者，未明此理也。

清阳出上窍，故上满者，为气而非物；浊阴出下窍，故下满者，为物而非气。俱是热病，惟冷结膀胱，少腹满一证为寒，有手足厥冷为可辨。

橘连枳术丸

补脾和胃，泻火消痰。

白术三两，去梗　枳实一两，去瓤麸炒　陈皮一两　黄连一两，酒浸、炒

为末，荷叶煮汤，打米糊为丸，白汤食后下五十丸。

按：易老枳术丸方，用白术二两补脾，枳实一两消痞，取其补多消少。至东垣加橘皮一两以和胃，名橘皮枳术丸，则补消相半也。今更用白术三两、枳术一两、陈皮一两、黄连一两，名橘连枳术丸，仍补多消少，又兼清热也。丹溪云：心下痞，须用枳实、炒黄连是也。

平补枳术丸

调中补气血，消痞清热。

白术三两　白芍药一两五钱，酒炒　陈皮　枳实去瓤麸炒　黄连酒浸、炒，各一两　人参　木香各五钱

为末，荷叶煮浓汤，打米糊为丸，桐子大。每服五十丸，加至六七十丸，食远米汤下。

方脉嘈杂合参

嘈杂者，俗名心嘈。似饥非饥，似痛非痛，而有懊侬不宁之状，乃痰因火动，治痰为先。姜炒黄连，及山栀、黄芩、星、半、陈皮之类。如眩晕嘈杂，若非中气不足，亦是火动其痰，或六君子汤，或二陈汤加芩、连。若嘈杂不喜食者，是湿痰气郁，及肥人嘈杂，并用二陈少加抚芎、苍术、白术、香附，以补脾而兼舒郁化痰。若心嘈索食者，是胃虚有火也，宜用白术、黄连、陈皮作丸，白汤下之乃安。

淋证大小总论合参 附：茎衄溺血

淋者，小便淋沥，欲去不去，不去又来。经曰：脾受积湿之气，小便黄赤，甚则淋，此言湿传膀胱而成淋也。又曰：风火郁于上而热，其病淋，此言热传膀胱而成淋也。《内经》言淋无非湿与热而已，然有因忿怒，有因醇酒，有因厚味，大人则更有因房劳者。忿怒者，气动生火也。醇酒厚味者，酿成湿热也。房劳者，阴虚火动也。故诸淋，皆肾虚为本，而膀胱生热也。盖肾与膀胱为表里，凡水入小肠，则通于胞，行于阴而为溲。若肾气不足，热入膀胱，故水道涩而不利，欲出不出，淋沥不断，脐腹急痛，蕴作有时，或如豆汁膏血，甚有窒塞其间，令人闷绝者。凡小肠有气，则小便胀；有血，则小便涩；有热，则小便痛。更有肾虚气弱，囊中受寒夹冷，而小便淋沥者，其候必先寒战，而后溲便。盖冷气与正气交争，冷气胜，则寒战而成淋，正气胜，则战解而得便矣。然淋有五：石、膏、劳、热、血是也。石淋者，盖肾主水，为热所乘则化为石，正如汤瓶久在火中，底结白碱也。若遇小便，则茎中痛，不能流利，痛引膀胱里急，其砂石乃从小便出，甚有痛急昏闷，遍身有汗而后醒者。膏淋者，小便有肥脂如膏，浮于小便之上，此因肾虚不能制其肥液而下行也。劳淋者，所因有二，若因劳倦而作者，属于脾虚也；强力入房者，属于肾虚也。热淋者，三焦有热，热气传肾，流入于胞，溺黄而涩，间有鲜红同来者。血淋者，热之极也。盖心主血，外行经络，内行脏腑，若热盛搏血则失其常道，心与小肠为表里，乃下流而入于胞，与便齐出，则为血淋，脉必数而有

力。若血色黑黯，面色枯白，尺脉沉迟，此属下元虚冷也。若小腹硬满，茎中作痛欲死者，此血瘀也。然尿血而痛者为血淋，若尿血而不痛者，则又为溺血也。五淋之外，更有气淋、冷淋、虚淋、肉淋之别，实问候而异名，总不外乎水火不交，心肾气郁，遂使阴阳乖舛，清浊相干，自清而浊，自柔而坚，自无形而有形，要皆一火之化，犹水煮为盐，岂真有砂石出于水脏之内哉！治法并宜开郁行滞，破血滋阴，疏利小便，清解邪热，调平心火。心清则小便自利，心平则血不妄行，切弗误加补剂姑息。盖气得补则愈胀，血得补则愈涩，热得补则愈盛，源泉欲遏，厥溃更深矣。然通淋者，更宜清肺，盖肺为生水之源。其药加郁金、琥珀，开郁药也。青皮、木香，行气药也。蒲黄、牛膝，破血药也。黄柏、生地，滋阴药也。若内痛腰曲，无泪干哭，上唇焦干，脚冷额汗者，此小肠气痛也。当用疝门之药，如橘核、青皮、茴香之类。若小便尿血而不痛者，此为茎衄也。当用清利膀胱溺血之药，如山栀、小蓟、琥珀、归尾、生地、牛膝之类，务使脏腑和平，其血不治自愈。一加止遏，即为痛为淋矣。淋证无出于热，大法流行滞气，疏利小便，清解邪热，调平心火。然有隔二隔三之分。如膀胱有热不渴，则宜泻膀胱火，乃正治也。如口渴而肺燥不能生水，宜清金，此隔二也。如脾湿不运，而清气不升，故肺不能生水，则当燥脾渗湿，宣扬胃气，此隔三也。大忌发汗，以阴虚故耳。亦忌补气，以胀满故耳。又当分在气在血。渴者在上焦气分，宜黄芩、茯苓、泽泻、灯心、瞿麦、萹蓄淡渗之剂，以降肺金之火，以清膀胱之源。不渴在下焦血分，宜知母、黄柏、牛膝、发灰、茅根行血之剂，以补肾水之源。色欲过度，或体瘦之人，日久不

愈，属虚火，坎离丸主之。色白气虚，小水不通，宜吐。病在下，取之上也，清心莲子饮主之。老人气虚，不能施化，补中益气汤加淡渗。有虚劳汗多而赤涩者，却是五内枯燥，滋腴既去，不能生津，不宜过通小便，竭其肾水，惟当温养润肺，并诸失精血，及患痈毒人，或有便赤之症，亦是枯竭不润之故，并宜前法。至于不通为闭，经云：肝足厥阴之脉过阴器，所生病者，闭癃。又云：督脉者，女子入系廷孔，廷，正也，直也，言正中之直孔，即溺窍也。其孔，溺孔之端也。女人溺孔在前阴中横骨之下也。孔之上际谓之端，乃督脉外起之所。此虽以女人为言，然男子溺孔亦在横骨下中央。其男人循茎下至篡，与女子等，此生病不得前后。茎，阴茎也。不得前后，二便俱闭也。此虽督脉所生而实亦冲任之病，盖此三脉皆由阴中而上行，故为病如此。又云：膀胱不利为癃，不约为遗溺。不约者，不能约束收摄也。又曰：实则闭癃，虚则遗溺。夫闭与癃，二证也。新病为溺闭，盖点滴难通也。久病为溺癃，盖屡出而短少也。然太阳膀胱，但主藏溺，其主出者，皆肝经及督脉及三焦也，故曰：气化则能出。夫气化者，太阴肺也。以肺为气之主，而能生水也。若肺燥不能生水，气化不及州都矣。脾为肺之母，湿不运而精不升，不能生水之源，要皆热盛，而气不能通调也。夫肾肝在下，地道也。心肺在上，天道也。脾胃居中，气交之分也。故天之阳绝，而不交于地者，白露不下，人同乎天，其在上之阳，不交于阴，则在下之阴，无以为化，小便其能出乎？史国信曰：若欲便清，先分肝火，以其失疏泄之职。然肝火之旺，更由于癸水之失养也。故有实热者，非与纯阴之剂，则阳无以化。有大虚者，非与温补之剂，则水不

能行。《别录》云：小便不利，审是气虚，独参汤如神。《集验》云：中焦气不升降，为寒所隔，惟服附子，小便自通。丹溪以吐法通小便，如滴水之器，使上窍开，而下窍之水自出焉。然病源霄壤不同，治法亦贵揆情处变，岂可概以清热疏肝导水为事乎？

脉盛而大实者，生。虚小而涩者，死。下焦气血干者，死。

车前子散

治诸淋，小便痛不可忍。

车前子半两　淡竹叶　赤茯苓　荆芥穗　灯心草各二钱

作二服，水煎服。

一方

治血淋，诸热淋。

山茵陈　淡竹叶　木通　山栀子　滑石　甘草　猪苓　瞿麦　灯心

水煎。如大便闭结，加大黄。

琥珀散

治五淋，沙石淋。

滑石　琥珀各一两　木通　当归　木香　郁金　萹蓄各五钱

为末。每服五钱，空心竹叶煎汤下。

琥珀散

治五淋涩痛，小便有脓出血。

琥珀　海金沙　没药　生蒲黄各一两

为末，每三钱，浓煎，通草汤下，日二服。

一方

用蝼蛄七枚，盐二两，同于新瓦上，焙干，研细，温酒调服一钱即愈。又方，用苎根二茎，锉碎，水一碗，煎半碗顿服，即通。又方，用车前子一两，以绢袋盛，水煎温服，立瘥。又方，用地肤子，或茎叶一两，水煎温服，即北方扫帚秧上子是也。又方，用萱草根一握，捣取汁服，或嫩苗煮食之。

一方

治赤白沙淋。

白枯矾　乌梅肉

二味丸，赤用甘草汤，白用酒下。

参苓琥珀汤

治淋，茎中痛不可忍，相引胁下痛。

人参五分　茯苓四分　川楝炒，一钱　生甘草一钱　延胡索七分　琥珀　泽泻　柴胡　当归梢　青皮　黄柏各三分

水煎，空心温服。

一方

治尿血，用益元散，以甘草升麻煎汤，调服。

又方

用琥珀为末。每服二钱，灯心、薄荷①调下。

萆薢分清饮

治膏浊频数，澄白如油，名曰膏淋。

萆薢　石菖蒲　乌药　益智等分　甘草梢减半

水煎服。

水性就下，故淋沥不已。燥可去湿，故用菖蒲、乌药以平湿土之敦阜，益智入肾可纳气归源，肾水得令则自能闭藏，而小便有节。至于使水道转入大肠，分清渗浊者，独萆薢之力也，故曰萆薢分清饮。

小蓟饮子

治下焦结热血淋。

小蓟　生苄　滑石　通草　淡竹叶　蒲黄　藕节　当归　栀子　甘草

水煎，空心服。

丹溪治溺血，用夏枯草，烧灰存性，研细，空心米饮调服。以此草活血行气，有补养厥阴血气之功，盖前阴属厥阴也。

当归散

治妇人小便出血，或时尿血。

———————

① 薄荷　诸本同，其下当有"汤"字。

当归　羚羊角屑　赤芍药各半两　生地黄一两　刺蓟叶七钱五分

每服八钱。水煎，食前通口服。

鹿角胶丸

治房室劳伤，小便尿血。

鹿角胶五钱　没药另研　油头发灰各三钱

为末，用茅根汁打糊丸，桐子大。每服五十丸，盐汤送下。

八正散

治大人小儿，心经蕴热，脏腑闭结，小便赤涩，癃闭不通，五淋并皆治之。

车前子　瞿麦　萹蓄　滑石　大黄面裹煨　山栀　甘草　木通各一斤

每服灯心汤下。一方加木香。

五淋散

治肾气不足，膀胱有热，沙石诸淋。

赤茯苓六两　赤芍药　山栀子仁各十两　当归　甘草生用，各五两　条芩三两

每服四钱。水煎，空心服。

牛膝膏，以牛膝合许，清水浓煎，入麝少许，神治小便不利，茎中痛欲死，及妇人血结坚痛，故牛膝为治淋之圣药。但虚人当兼以补剂。

方脉小便不通合参

小便不通，有气虚、气秘、血虚，有痰，有热，宜各随证用药。气虚则参、芪、升麻，血虚则四物，痰则二陈汤，热则八正散，气秘则陈皮、香附之类，各煎与服，后煎渣探吐之，则清升浊自降也。若阳气虚，而患小便短少，及癃闭者，宜大补元气，其便自调，不必通利。盖元阳衰弱，不能运化以送出小便，故用独参汤以取效耳。大便亦然。老年病后，常多犯此。若因痰隔中焦，气滞于下然者，用二陈汤加木香、乌药以运之。

溲溺不通，非细故也。小腹急痛，状如覆碗，奔迫难禁，期朝不通，便令人呕，名曰关格，又自不通而毙矣。今人一见此证，却用五苓散之外，束手待毙。至于盐熨丹田，蝼蛄田螺罨脐之法，抑末也。若津液偏渗于肠胃，大便泄泻而小便不通者，宜五苓分利之。若水停心下，不能下输膀胱者，亦用五苓渗泄之。若六腑客热，转于下焦而不通者，用益元散以清之。若痰气闭塞，升降不通者，是气乘载其水也。宜二陈加升麻、木通、香附，先服后探吐以提之，气升则水自降下，譬如水注之器，上窍开而下窍通也。若遇肾经阴虚，阳无所附，或肾经阳虚，阴无所化而不通者，倘误用渗利，复伤真阳真阴，多致不救。

幼龄精未通而欲窦早开，老年精已竭而复耗，俱致精不出而内损，二阴枯涩，大小便道牵痛，愈疼则愈便，愈便则愈疼，治须补养，法同劳淋。若再攻下立危。

经曰：膀胱者，州都之官，津液藏焉，气化则能出矣。又曰：三焦者，决渎之官，水液出焉。可见，膀胱但能藏水，必待三焦之气化，方能出水。有服附子热药太过，消尽肺阴，气所不化，用黄连解毒而通者。有中焦气不升降，为寒所隔，服附子而小便自通者。有用茯苓陈皮甘草汤，送下木香、沉香末而通者，此皆气化之验也。以上治法，皆有余之振，谓膀胱中原有水，或为热结，或气秘，有水可通而通之也。至于不足之证，乃虚劳汗多，五内枯燥，脂膜既去不能生津，膀胱中原无水积而欲通之，如向乞人而求食，已穷而益穷矣。故东垣分在气在血而治之，以渴与不渴为辨。如渴而小便不利，此属上焦气分，水生于金，肺热则清化之源绝矣。当于肺分助其秋令，水自生焉。如天

令至秋，白露始降，须用清金之药，肺得清肃，则水道通调，如生脉散之类为当。又有脾虚者，盖因饮食失节，伤其胃，气陷于下焦，经所谓脾胃一虚，令人九窍不通，况肺金又藉脾土健旺，以资化源，则清气得以上升，使归于肺而输下也。用补中益气汤，以参、芪甘温之品，先调其胃气，以升、柴从九原之下而提之，则清升而浊自降矣。清肺者，隔二之治也。补脾者，隔三之治也。东垣虚则补母之妙用，此皆滋后天之化原者如此。如不渴而小便不利，此属下焦血分。下焦者，肾与膀胱也。乃阴中之阴，阴受热闹，塞其下流。经曰：无阳则阴无以生，无阴则阳无以化。若淡渗之药，乃阳中之阴 非纯阴之剂，阳何以化？须用滋肾丸，此气味俱阴，乃阴中之阴也。东垣先生治一人目睛突出，腹胀如鼓，膝以上坚硬，皮肤欲裂，饮食不下，便秘危急者，精思半夜而得之。以知、柏为君，肉桂为引，投之须臾，前阴如刀刺火烧，尿如瀑泉，肿胀遂消，即愈，此是阴虚阳无以化也。至于真阳真阴虚者，东垣未之论。如真阴虚者，惟六味地黄以补肾水，滋肾丸又所当禁，恐黄柏知母，苦寒泄水，复伤肾元也。又忌淡味渗泄之药，恐益涸其津液也。如真阳虚者，须八味丸。褚氏曰：阴已痿而思色，以降其精，则精不出而内败，小便道涩如淋，精已耗而复竭之，则大小便道牵痛，愈痛则愈便，愈便则愈痛。戴氏云：有似淋非淋，便中有如鼻涕之状，此乃精溺俱出，精塞溺道，故欲出不能而痛，宜大菟丝子丸、鹿茸丸，戴氏亦得褚氏之法也。至于便秘转筋，喘急欲死，不问男女孕妇产后，急用八味丸料煎饮，缓则不救。或疑桂、附辛热，不敢轻用，岂知肾气虚寒，如水寒冰冻之义，惟得阳和一至，而阴凝便可流通，舍此更有何物能以直达膀胱，而使雪消春水来耶？更有肠胃之中，中气馁弱，以致大小便欲行而止，二阴重滞不畅者，此气虚不能传送也。惟服独参汤，气得充畅，自能宣行二便矣。

有强忍房事，致胞转不通，非沉香不治，盖性沉下达，味辛性温，故多功于下部耳。

有孕之妇，多患小便不通，因胞被胎压下故耳。宜升举其气，或服补中益气汤，探吐之。仲景用八味丸酒服，或有令孕妇卧于榻上，将榻倒竖起，则胎不压而溺通，通后虚者，随即补之。

妇人久吐，小便不通，头汗出，乃气脱也，即死。

五苓散

治暑毒入心，发热大渴，烦躁便秘。邪在上焦而治在下焦者，使浊阴出下窍而清阳之上焦者，自能宣化矣。心邪不从心泻，盖脏无泻法，脏实而泻其腑也。通治诸湿，腹满水饮水肿，呕逆泄泻，水寒射肺，或喘或咳，中暑烦渴，身热头痛，膀胱积热，便秘而渴，霍乱吐泻，痰饮湿疟，身痛身重。此皆伤湿之见证也。湿胜则脾不运，土不能制水，溢于皮肤则肿胀，并于大肠则泄泻，水停心下则呕逆，水寒射肺则喘咳。暑先入心，故烦渴，肺病则金不能生水，膀胱热则阳不化阴，故便秘而渴。阴阳不利则霍乱吐泻，湿胜则身痛身重。总之，下不通利则阴阳不能升降，而变证多矣。且功专荡热滋燥，导饮生津，故亦为消痞良方。

猪苓　白茯苓　白术炒　泽泻　桂

为末。每服三钱，服后多饮热水，汗出而愈。

此足太阳药也。太阳之热，传入膀胱，故口渴而便不通。经曰：淡味渗泄为阳，故用二苓甘淡，入肺而通膀胱为君。水无当于五味，故淡能利水。茯苓走气分，猪苓走血分，然必上行入肺，而后能下降入膀胱也。咸味涌泄为阴，泽泻甘咸入肾，同利水道为臣。益土所以制水，故以白术苦温，健脾去湿为佐。然膀胱虽藏津液，必由气化而始能出，故用肉桂辛热为使。热因热用，引入膀胱，以化其气，使湿热之气，皆从小便而出也。若汗下之后，内亡津液而便不利者，不可用之，恐重亡津液而益亏其阴也。然治秘之道有三：一曰肺燥不能化气，故用二苓泽泻之甘淡，以泻肺而降气。一曰脾湿不能升精渗浊，故用白术之苦温，以燥脾而升精。一曰膀胱无阳不能化气，故用肉桂之辛热，以温膀胱而化阴，使水道通利，则上可以止渴，中可以去湿，下可以泻邪热也。然五苓利水，何以复能止渴生津？盖湿热壅于中焦，则气不得施化，故津竭而小便不通也。用五苓以利去湿热，则浊降清升，而脾能为胃行其津液，故津回而渴止类。

蒲黄汤

治心肾有热，小便不通。

赤茯苓　木通　车前子　桑白皮炒　荆芥　灯草　赤芍药　甘草微炒　蒲黄生　滑石各等分

为末。每服二钱，葱白紫苏煎汤，食前调下。

东垣滋肾丸

治肾虚蒸热，下焦邪热，口不渴，而小便秘。

黄柏酒炒，二两　知母酒炒，一两　桂一钱

蜜丸。

葱熨法

治小便闭，小肠胀，不急治，杀人。

用葱白三斤，切细炒熟，绢包分两袋，更替熨脐下，气透即通。又法炒盐半斤，囊盛熨小腹。又法以自爪甲烧灰，米

饮下。

涂脐方

治小便不通。

大蒜独颗者一枚　栀子七枚　盐花少许

上捣烂绵纸上贴脐，良久即通，未通，涂阴囊上立通。

八珍散

治大人小儿，小便不得或不通。

大黄　木通去皮　滑石　粉草　瞿麦　山栀　荆芥各等分

为末。每一钱，薄荷汤调，食前服。

方脉小便不禁合参

小便不禁频数，古方多以为寒，而用温涩之药，殊不知属热者多。盖膀胱火邪妄动，水不得宁，故不能禁而频数来也。故年老人多频数，是膀胱血少，阳火偏旺也。治法当补膀胱阴血，泻火邪为主，佐以收涩之剂，如牡蛎、山萸、五味之类，不可用温药也。盖病本属热，故宜泻火，因水不足，故火动而致小便多，小便既多，水益虚矣。故宜补血泻火以治本，收之涩之以治标。至于小便不禁，出而不觉者，属虚属寒，赤者是阴不足，白者是气虚，而元阳亏极也。

丹溪治一老人，患小便不利，因服分利之药太过，遂致闭塞，点滴不出。此因分降，而清阳之胃气下陷也。用补中益气汤，一服而通。但因先多用利药，损其肾气。遂致通后，遗尿一夜不止，复急温补其肾而后已。凡医之治是证者，未有不用渗利之剂，谁能固其肾气之虚哉！若有善法丹溪者，已明知其肺虚矣，乃以补中益气汤，送肾气丸，岂不上下相须，子母并益耶？《灵枢》言：手太阴之别，名曰列缺，其病虚则欠缺，小便遗失。肺为上焦，通调水道，下输膀胱，而肾又上连于

肺，为子母也。母虚子亦虚，自然之理。东垣云：小便遗失，肺金虚也。宜禁劳役，安卧养气，以黄芪、人参之类大补之，不愈，当责之肾。经曰：膀胱不约为遗溺。仲景云：下焦渴则遗溺失便。又云：下焦不归则遗溲。盖下焦在膀胱上口，主分别清浊溲便，下焦不归其部，不能约制溲便，故遗溺。如天暖衣厚则多汗，天冷衣薄则多溺，多溺者寒也。至于不禁，虚寒之甚，非八味丸不效。古方如菟丝子丸、鹿茸散、二气丹，俱可选用。戴氏云：睡着遗尿者，此亦下元虚冷，小便无禁而然，宜大菟丝子丸，猪胞炙碎煎汤下。凡遗尿皆属虚，刘河间为热甚客于肾部，干于足厥阴之经，挺孔郁结，甚而气血不能宣通，则痿痹，神无所用，故津液渗入膀胱，而漩溺遗失，不能收禁也。即《内经》淫气遗溺，痹聚在肾。此系热证，不可不知。考之薛按：有因劳发热作渴，小便自遗，或时闭涩者，作肝火血虚，阴挺不能约制为治。午前补中益气汤加山药、山茱，午后六味丸，月余悉退。故不禁之病，虽有热证，亦虚火多而实热少，倘以虚证误投泻火，顷刻危殆，慎之！大抵频数，尚有虚热，不禁，纯属虚寒也。世治遗失，但知补涩，不知荣卫不调，而使其正气冲和，运用各行其道，遽以敛剂投之，虽暂止而必复作。要知肺者，主气以下降，生水以下输。膀胱者，津液藏焉，气化则能出。水泉不止者，膀胱不能约束也。此两经者，实为总司。肺虚者为上虚，当补气，惟补中益气而已，此治肺虚而救其上源也。不愈，当分以治之。若膀胱虚，则为下虚，当涩脱，挟寒者，当温补，滑脱者，当收涩，挟热者，当清利。有因病淋，多服利药太过，致溺不禁者，大剂参、芪少佐熟附。妇人生产，因稳婆损胞，而致小便不禁者，须以

参、芪为君，芎、归为臣，桃仁、陈皮、茯苓为佐，煎以猪羊胞中汤，极饥时饮之，大剂连服，切不可缓，须令气血骤长，迟则难以成功矣。妊妇尿出不知，用炙桑螵蛸，益智仁为末，米饮二钱。若脾肺气虚，补中益气汤加益智仁。肝肾阴虚，六味丸。若胯中有热者，加味逍遥散。在老人多由下元不足，婴儿多由阳气尚微，不能约束，并宜温补。

有妇人病后，小便出屎者，此阴阳失于传送，名大小肠交也。先调阴阳，次为补中益气。

茯苓丸
治心肾俱虚，神志不守，小便淋沥不禁。

赤茯苓　白茯苓各等分

为末，以新汲水，先澄去筋膜控干，别取地黄汁，与好酒同于银石器内熬成膏，搜和丸，如弹子大。空心盐酒嚼下一丸。

水芝丸
治下焦真阳虚弱，小便频数，日夜无度。

莲肉去皮，不拘多少，用好酒浸一宿，猪肚一个，入酒，莲肉在内，水煮熟，取莲肉，焙干，为末，酒糊丸，芡实大。每服五十丸，空心米饮下。

补胯饮
治产时伤胯，小便漏出。

生黄丝绢一尺，剪碎　白牡丹根皮，用千叶者　白及各一钱

为末，水煮至绢烂如饧，空心顿服。服时不得作声，作声即不效。

桑螵蛸散
治阳气虚弱，小便不禁。

桑螵蛸三十个，炒　鹿茸酥炙　黄芪各三两　牡蛎煅　人参　赤石脂各二两

为末。每服二钱，空心粥饮调服。

又方

桑螵蛸同桑皮炒　远志　石菖蒲　龙骨煅　人参　茯苓　当归酒炒　龟甲醋炙，各一两

为细末，参汤调服二钱。

家韭子丸

治大人小儿，下元虚寒，小便不禁，或成白浊。

家韭子炒，六两　鹿茸酥炙，四两　苁蓉酒浸　牛膝酒浸　熟地黄　当归各二两　杜仲　石斛　干姜炮　桂心各一两　菟丝子酒浸　巴戟去心，各一两五钱

为末，酒糊丸，桐子大。每服百丸，空心盐汤温酒任下。

儿科遗尿白浊

小儿遗尿者，乃肾与膀胱俱虚，而冷气乘之。是以传送无度，亦有禀受阳气不足，而胞冷不能约制，其水出而不禁。亦有内虚湿热，是以不禁遗沥者有焉。色赤者为血热，白者气虚也。更有睡中自出者，谓之尿床。此亦肾与膀胱虚冷，至夜属阴，故小便不禁，睡中自出也。白浊者，其尿白如米泔，由乳哺失节，有伤于脾，致使清浊不分，久则成疳。先赤后白者，心热也。便下纯白者，疳证也。若小儿长大，而有赤白二浊者，其色虽殊，总归于火。赤浊者，湿热乘于血分也。白浊者，湿痰流下所致也。又有肾气虚寒，不能收摄精华，以是尿白如油，光彩不定，凝如膏糊者，久则肾败成痨。虚而挟热者，先行分利，虚而挟寒者，惟宜温补，当以脉候详之。

鸡肠散

治遗尿。

鸡肠一具，男用雌鸡，女用雄鸡，烧存性　牡蛎　茯苓　桑螵蛸炒，五钱　桂去皮　龙骨各二钱五分

为末，仍以鸡膍胵一具，鸡肠一具，烧存性，研细末。每用前药末一钱，温酒调化食。

方脉梦遗精滑白浊合参

丹溪专主乎热，以热则流通也，故用知柏、蛤粉、青黛。若内伤气血两虚，不能固守者，当大补气血以涩之。苦思想成病，其病在心，宜安神丸带补药。精滑主乎湿热，黄柏、知母降火，牡蛎、蛤粉燥湿。凡两尺洪数者，则火动而水不自安，必便浊遗精。苦心脉短小者，乃心血虚损，心不能摄肾也。数旬一遗，清之不止为虚寒，遗不满旬，涩之反甚为郁滞。因梦变而精出者，谓之梦遗。不因梦而自泄者，谓之精滑。耳闻目见，其精自出，名曰白淫。皆相火所动，久则有虚而无寒也。总之，遗精、淋浊，皆心虚而有热，心火妄动则不能下交于肾，故元精失守也。有肝火强盛，以致茎盛不衰，精出不止，名曰强中，多发消渴、痈疽。

左肾所藏者，精也，真水也。右肾所藏者，气也，相火也。梦遗、精滑之证，由人思想过度，以动心火。心火，君火也。君动则相火翕然而动，所以激搏真水而疏泄，倘再用燥热之药，犹积薪救火矣。惟宜安神养气，使精与神气相依而自固也。至于收涩滑脱之味，亦谓劫剂，中病则已，不可过投。况龙骨最能涸津，若过服之，晚年发燥热之所由也。或曰精泄已久，则为寒矣，殊不知，精属阴也，阴精虚而阳火愈炽。经云：阴虚生内热。未云阴虚生内寒也。且详古治梦遗方按，属郁滞者居大半。庸医不知其邪，但用涩剂固脱，愈涩愈郁，其病反甚矣。故治法曰：梦遗者治其心，精滑者固其真，满而

溢者疏其情，浊而赤者调其精，养其神，心安神宁，火来坎户，水到离宫，水火交养，遗浊皆清。慕欲不遂，而伤元阴，以致梦遗者，此神思间之火暗动故也。则当从其所欲，与清神中之火，梦遗自止。亦须看人之元气强弱何如？若元阳衰弱，而精神不固，致使精滑自遗者，加鹿角霜、牡蛎、鹿茸、锁阳，多加参、芪、附子以固之。

梦遗、精滑，多作肾虚，而用补涩之药不效，盖有属脾胃，饮酒厚味，痰火湿热者。夫肾藏精，精之所生，由脾胃饮食化生而输归于肾。今脾胃伤于湿热，内郁中气，浊而不清，则所化生之精，亦得浊气。肾主闭藏，阴静则宁，所输之精既有浊气，则邪火扰动，肾中水不得宁静，故遗而滑，此证与白浊同。丹溪论白浊为胃中浊气下流，渗入膀胱也。其有色心太重，妄想过用而遗滑者，自从心肾治之。

梦遗者，治以肾肝为主。《准绳》曰：病之初起，亦有不在肝肾，而在心肺脾胃之不足者，然必传于肝肾，而精乃走也。故心肾为水火之脏，法天生地施化成之道，藏精藏神，为五脏之宗主。若由他脏而致肾之泄者，必察四属，以求其治。经曰：阴阳之要，阳密乃固，阳强不能密，阴气乃绝，阴平阳秘，精神乃治，阴阳离决，精神乃绝。所谓阳强者，肝肾所寄之相火强也。阴绝者，肾中所藏之真阴绝也。肾为阴主藏，肝为阳主泄，肾之阴虚，则精不藏，肝之阳强，则火不秘，以不秘之火，加临不藏之精，有不梦、梦即泄矣。何故不为他梦，而偏多淫梦耶？经云：厥气客于阴器，则梦接内。盖阴器者，泄精之窍，主宗筋，足太阴、阳明、少阴、厥阴之筋，与夫冲、任、督三脉之所会，诸筋皆结聚于阴器，其中有相火寄焉。凡平人入房，强于作用者，皆此火充

其力，于是三焦上下内外之火，翕然下从，百体玄府悉开，其滋生之精，尽趋于阴器以泄，岂止肾之所藏者而已哉！若人元精坚固者，淫气不能摇，久度不泄，况于梦乎？纵相火动而成宵梦，梦亦不遗，此谓阴平阳秘，无病人也。今人禀赋原虚，色欲过度，肾阴衰惫，君火感物而动，动则相火翕然而随，虽不交会，其精已离其位而不固矣。当卧之时，壮者，阴平阳秘，无是病也。弱者，阴不强而阳不秘，故卧而即梦，梦而即遗也。由于肝火旺而妄行疏泄，肾气弱而不以闭藏，即肝火之旺，亦肾阴之虚，故治以肾肝为主。或问曰：阴虚火动而梦遗，服丹溪补阴丸，以滋阴降火而不效，何也？此未得滋阴之本意也。盖丹溪原以肾气丸，为滋阴之要药，今人不会其意，以知、柏为君，概用坎离固本之类，俱是沉寒泻火之剂，苦寒极能泻水，肾有补而无泻，焉能有裨于阴哉！独立斋发明丹溪之未发，专用六味补肾，而治屡效，纵有相火，水能滋木，水升而木火自息矣。倘脾胃不足，湿热下流者，以前丸为主，煎服补中益气以升提之。有用心过度，心虚不能主令，而相火夺权太过者，亦以前丸为主，而兼归脾汤。命门火衰，元精脱陷，玉关不闭者，用八味丸，或金锁正元丹，以壮真阳，使之涵摄阴精而不泄，此其治也。

夫精生气，气生神，精伤则无以生气，故瘦弱少气。气弱则不能生神，故目眊不明。精气不内固，水不能济火，故遗泄而精愈耗也。然百病皆生于心，百病皆根于肾，天一生水，地二生火，肾水不上升，心火不下降，梦遗所由来也。夫肾水不上，则气不固而阴虚，心火不下则妄动，而相火从之以阳旺，阳旺阴虚，则水火不交，经曰：阴阳离决，精气乃绝此也。梦遗本心火为病，然肝肾二经之火，

相挟以成之。盖心藏神，肝藏魂，肾藏精，梦中所生，即心之神，梦中所见，即肝之魂，梦中所泄，即肾之精也。心为君主，肝肾为相，梦中神游，则魂化为形，相火翕然鼓之，此精之所以泄。总由心气虚，不能入肾阴以藏，肾气虚，不能延心气以纳，心失拱默君主之德，肾失封蛰闭藏之功，而为不交不固之患矣。有梦而遗者，由思想所致，心虚不足，而不能摄肾也。无梦而遗者，多欲所致，肾精滑泄而不能禁固，相火妄动所致也。有醉饱劳倦，清气不升，脾精不运而遗者。有肾水不足，淫火熏蒸，精离其位而遗者。有相火旺，而脾胃有伤，水谷日生之精不得入与元精俱藏而遗者。有火炎上，而水下趋，心肾不变而滑者。有年壮气盛，久无色欲，精满而溢者。有脾虚下陷者，有痰火湿热扰动精府者。然治惟宜保心滋肾，因湿因热因寒而治之，更补中气，以使元阳升举，久服自愈。不可轻服涩药，盖人身气血，周流乃畅，岂可涩之使滞耶！若夫白浊者，其原在于脾胃之虚，其标在于膀胱之寒，初浊则属湿热，久浊则为气脱，气脱则下焦无火，而水不温，暴病非阴，久病非阳，大抵白浊伤于气，赤浊伤于血也。但阴窍有二，一窍通精，属肾，一窍通溺，属膀胱。两窍不并开者，入房则精窍开而溺窍闭，溲溺则溺窍开而精窍闭，故凡梦遗滑精，均从精窍而出，为肾经相火虚热之病。凡白浊五淋，均主溺窍而出，为膀胱湿热下流之病。然玩经曰：思想无穷，所愿不得，意淫于外，入房太甚，宗筋弛纵，发为筋痿，及为白淫。又考前哲诸论，则知浊病即精病，仍在精窍，与淋病之在溺窍者不同也。每见时医治浊，多以淋法治之，五苓、八正，不惟不效，反增沉困矣。

五脏皆有精，精者人之本，然肾为藏精之都会，听命于心君，若能遣欲澄心，精气内守，阴平阳秘，精元固密矣。或纵欲劳神，则心肾不交，关键不固。经曰：怵惕思虑则伤神，神伤则恐惧，流淫而不止。又曰：恐惧不解则伤精，精伤则骨酸痿厥，精时自下。又曰：五脏主藏精，伤则失守。又曰：肾者主水，受五脏六腑之精而藏之。又曰：厥气客于阴器，则梦接内。奈古今方论皆以遗精为肾气衰弱之病，若与他脏不相干涉，不知《内经》言五脏六腑各有精，肾则受而藏之。以不梦而自遗者，心肾之伤居多，梦而后遗者，相火之强为害。若五脏各得其职，则精藏而治，苟一脏不得其正，甚则必移害心肾之主精者焉。治之之法，独因肾病而遗者，治其肾；由他脏而致者，则以他脏与肾两治之。当以六脉参详，昭然可辨矣。

壮年未偶，时时梦遗者，为精气溢泄，不必过治，盖心有所思，夜见于梦，乃心火动而相火随之也。过为补益，则助其火，过为敛涩，则增其郁。

大智禅师云：梦遗不可全作虚冷治，亦有经络热而得之者。尝治一男子，至夜脊心热，梦遗，用珍珠粉丸、猪苓丸而遗止，脊热始除。又一男子，脉洪腰热，遗精，沉香和中丸下之，导赤散治其火而愈。故精滑多因寒，梦遗多因热也。

赵以德云：予治郑鲁叔二十余岁，攻举子业，四鼓犹未卧，遂成此病，卧间玉茎但着被与腿，便梦交接脱精，悬空则不梦，饮食日减，倦怠少气。此用心太过，二火俱起，夜不得睡，血不归肝，肾水不足，火乘阴虚，入客下焦，鼓其精房，则精不得聚藏而欲走，因玉茎着物，犹厥气客之，故作接内之梦，于是上补心安神，中调脾胃升其阳，下用益精生阴固阳之剂，不三月而安。

心肾为水火之脏，心神伤则火动，火动不已则肾水受伤，肾主藏精，所受五脏六腑输至之精，皆不得藏而时下矣，故为遗精梦泄。昔吴茭山有治遗精得法论，治一男子因病后用心过度，遂成梦遗之患，多痰瘦削。诸医以清心莲子饮，久服无效。诊其脉紧涩，知冷药利水之剂太过，致使肾气独降，服此愈剧矣。以升提之法，升坎水而济离火，降阳气而滋阴血，次用鹿角胶、人乳填补精血，不逾月而愈。因思梦遗多端，难作一途而治。有因用心积热而泄者，有因多服冷利之药而泄者，有久泄玉关不闭而泄者。治疗之法：积热者，当清心降火；冷利者，温补下元；肾气独降者，当升提，使水火自交，而坎离定位矣。

以上二按，皆以肾为主，而兼治心脾者，独有一等肾不虚而肝经湿热火旺者，茎中作痛，筋急缩，或作痒，或肿，或挺纵不收，白物如精，随溺而下，此筋疝也。用龙胆泻肝汤主之。张子和曰：遗溺、闭癃、阴痿、胕痹、精滑、白淫，皆男子之疝也。若血涸不月，月罢腰膝上热，足躄嗌干，癃闭，小腹有块，或定或移，前阴突出，后阴痔漏，皆女子疝也。惟女子不曰疝而曰瘕。

浊病在精窍，与淋病之在溺窍者不同。故患浊者，茎中如刀割火灼，而溺自清，惟窍端时有秽物，如疮之脓，淋漓不断，与溺道绝不相混，大抵由精败而腐者七十之八，由湿热流注与虚者十之二三。其伤精耗血，总属一也。然有赤白之分者，盖精为血之所化，浊去太多，精化不及，赤未变白，名曰赤浊，此虚之甚者也。譬如少年天癸未足，强力行房，所泄半精半血，壮年施泄无度，亦多精血杂出耳。有分赤白为气血，又以心虚有热，因思虑而得为赤，肾虚有寒，由嗜欲而得为白，然当以脉之滑数，而口渴便赤为热，脉之沉迟，而便清白为寒。总之心动于欲，肾伤于色，强忍房事，多服淫方，败精流溢，湿热郁滞而为患也。亦有胃中湿痰流注者，有属虚劳者，有因伏暑者，有思想太过，心动烦扰而精败下焦也。总五脏之伤，六淫之变，难以言尽，脉候参详，自无遁情矣。

张每见咳嗽肺虚之人，梦魂怪异，甚至户外之事，皆能闻见者何与？盖魄强者魂安。夫木性虽浮，肝则藏血藏魂，而隶于下焦，金性虽沉，肺则主气藏魄，而居乎至高。若肺燥而失其相傅治节之权，则肝为将军之官，无所畏制，遂飞扬而上越，不能自藏其魂耳。魄强魂安，今魄弱而魂不肯退藏，乃逐虚阳而放荡，此名离魂。魂既高矣，则出入无时，故户外事，皆能闻且见也。当急救肺之燥，则肝木有所制，而魂魄俱宁，且金能生水，肾更得有闭藏禁固之义。由此观之，肺弱肝强为遗者，亦比比矣。然肝之强，必由于肾水之水足，肺之弱，必由于心火之有余。

更有久旷之人，与女交合，泄而不止，谓之走阳。其女须抱定，勿使阴茎出户，急呵热气于口中，以指捻住尾闾即救矣。若女人惊而脱去者，十有九死，亟令童女，以口对口，补接其气，再灌以大剂独参汤，亦有活者。

阴窍漏气

阴窍漏气，属肾元大虚。盖肾主纳气，今虚则不能藏纳矣。治宜大补肾气，兼为敛纳，敛纳之后，佐以补中升提。

固精丸

治心神不安，肾虚泄精。

知母炒　黄柏酒炒，各一两　牡蛎二钱，
煅　龙骨二钱　茯苓　芡实　莲蕊　远志

去心、皮，三钱。一方有茱萸肉三钱

为末煮，山药糊丸，桐子大，朱砂为衣，莲子煎汤，服五十丸。

菟丝子丸

治肾气虚损，目眩耳鸣，倦怠梦遗。

石莲肉二两　菟丝子酒焙，五两　白茯苓焙，一两　山药三两，内一半打糊

为末，山药糊和丸，桐子大。每服五十丸，空心温酒盐汤任下。

威喜丸

治丈夫元阳虚惫，精气不固，小便白浊，余淋常流，梦寐多惊，频频遗泄。妇人白浊白带，并臻神效。

黄蜡四两　白茯苓去皮，切块，四两，用猪苓一两，同煮三十余沸，取出日晒，不用猪苓

上以茯苓末，溶黄蜡丸，如弹子大，每一丸，空心细嚼，津液咽下，以小便清为度。忌米醋，只吃糠醋。

瑞莲丸

治思虑伤心，赤白二浊。

白茯苓　石莲肉去心，炒　龙骨生用　天门冬去心　柏子仁炒，另研　紫石英火煅、研细　远志去心，甘草水煮　当归酒浸　酸枣仁炒　龙齿各一两　乳香五钱，另研

为末，蜜丸，桐子大，朱砂为衣。每服七十丸，空心温酒或枣汤送下。

水陆二仙丹

治赤白浊。

金樱子去子及毛，净，蒸熟，慢火熬成膏　芡实肉研为细粉，各等分

煎膏，同酒糊为丸，桐子大。每服三十丸，食前温酒下。一方，用乳汁丸，盐汤下。

赤脚道人龙骨丸

治白浊。

龙骨　牡蛎各五钱

为末，入鲫鱼腹内，湿纸裹入火内炮熟，取出去纸，将药同鱼肉丸，如桐子大。每服三十丸，空心米饮下。鲫鱼不拘大小，只以着尽上件药为度，更加茯苓、远志各五钱，尤佳。

芡实丸

治思虑伤心，疲劳伤肾，心肾不交，精元不固，惊悸健忘，遗精白浊，耳聋目暗。

芡实蒸　莲花须一两　茯神　山茱肉　龙骨生用　五味子　枸杞子　熟地黄酒蒸　韭子炒　肉苁蓉酒浸　川牛膝酒浸　紫石英煅七次，各一两

为末，酒煮山药，糊丸，桐子大。每服七十丸，空心盐汤下。

金樱丸

治精滑梦遗，及小便后遗沥。

金樱子　鸡头实各一两　白莲花蕊　龙骨煅，各五钱

为末，糊丸，桐子大。每服七八十丸，空心盐酒下。

一方

治梦遗白浊，初起半月，服之极验。

川萆薢去皮　川黄柏酒炒　麦门冬去心　菟丝子酒炒　北五味酒炒　远志去心，等分

加竹叶三片，灯心七茎，大黄少许，水煎。

定志丸

治心气虚损，白浊梦遗。

远志去心　石菖蒲各一两　人参　白茯苓各三两

为末，蜜丸，梧子大，朱砂为衣。每服七丸，加至二十丸，空心米汤下。

白羊肝丸

治遗精。

用大半夏八两，锉片　猪苓四两

为末，拌炒黄色，去猪苓，却将半夏为末，用白羊肾两对，去筋膜，无灰好酒，煮熟捣烂，和半夏末为丸，桐子大，晒干，将猪苓末炒熟，拌和药丸，安于磁

器，密封养药。每服三十丸，猪苓煎汤
下。

炼盐丸

治漏精白浊。

白盐不拘多少，入磁石器内，按实，黄泥封
固，火煅一日取出，铺阴地一宿　白茯苓　山药
炒，各一两

为末，入盐一两，研匀，枣肉和蜜
丸，桐子大。每服三十丸，空心枣汤下。

鹿茸丸

治精滑无度，阴窍漏气。

熟地酒煨，五两　山茱肉去核，三两，酒拌
蒸炒　茄茸一具，去毛、骨，酥炙　山药三两，
炒黄　五味子二两，蜜酒拌蒸，晒干，炒

为末，蜜丸，每早晚食前，白汤各服
四五钱。

玉华白丹

清上实下，助养本元，最治二便不
固，梦遗精滑等症。

钟乳粉炼成者，一两　白石脂净瓦上煅通
红，研细水飞　阳起石磁罐中煅令通红，取出酒
淬，放阴地上令干，各半两　左顾牡蛎七钱，洗，
用韭菜捣汁，盐泥固济火煅，取白者

上四味，各研令极细，拌和作一处，
研一二三日，以糯米粉煮糊为丸，如芡实
大，入地坑出火毒一宿。每服一粒，空心
浓煎人参汤，待冷送下，不僭不燥，可以
久服，大补真元，最劫宿疾。妇人无妊
者，当归地黄浸酒送下。凡服药后，以少
少白粥压之。忌猪羊血、绿豆粉。

白浊神方

萆薢四两，煮酒一斤，善饮者二斤，
煎一碗，露一宿，空心服。

一方

治男子遗精白浊，女人赤白沙淋。

用鸡子一个，连红白搅匀，入朱砂细
末一钱，拌和饭上炖熟，酒下，每日一
个，三个痊愈。

萆薢分清饮

方见淋病门。

清心莲子饮

方见燥门。

方脉阳痿

经曰：五脏皆有精，精者，人之本
也。肾为藏精之都会，听命于心君，若能
遣欲澄心，精气内守，阴平阳秘，精元固
密矣。或纵欲劳神，则心肾不交，关键不
固，经曰：怵惕思虑则伤神，神伤则恐
惧，流淫而不止。又曰：恐惧而不解则伤
精，精伤则骨酸痿厥，精时自下。又曰：
五脏主藏精，伤则失守，此皆痿之渐也。

经曰：男子二八肾气盛，天癸至。谓
天一所生癸水故名，今人专以言女人经
血，非也。精气溢泻，阴阳和，故能有
子。又曰：冲脉者，为十二经之海，五脏
六腑皆禀焉。起于胞中，出于气街，前行
于胸，伏行于背，下入于足，渗灌诸阳，
其出入皆少阴经以行。又曰：冲为血海，
血海男女皆一，不独女人也。诸经朝会，
男子则运而行之，女子则停而止之。运行
者，无积不满，动也。停止者，有积而能
满，静也。不满者，阳也，气也。能满
者，阴也，血也。故满者，以时而溢谓之
信，男子以气运，故阳气应日而一举，女
子以血满，故阴血应月而一下，其不应日
而举者，真阳之衰于内也。间数日而一举
者，真阳之渐生于中也。多日而竟不举
者，是真阳之绝于内也。不惟嗣育既难，
且非长生之象矣。

任脉者，起于中极之下，以上毛际，
循腹里，上关元，属阴脉之海，此人生养
之始，故女人尤重之。

督脉起于下极之俞，并于脊里，属阳
脉之海。督者，犹言都也，是人阳脉之都

纲也。任脉主任一身之阴血，督脉总督一身之阳气，而其原皆禀于冲也。然冲脉又禀少阴之气以行，夫此气也，即天一所生之义，朱子所谓禀于有生之初，《悟真篇》所谓生身受气初者是也。然天地之道，严冬之后，必有阳春，不收敛，不能发生。今人既昧收藏之理，纵欲竭精，能无内竭而致痿乎？况动者阳也，气也，火也。有火而后有阳，有阳而后有气。火有无形者也，可上可下。上盛则下虚，外盛则内虚，故必欲其闭藏，方能为阳气之用。在乎人身，心为君火，命门为相火，必心火动，而相火随之，未有心火不动而相火动者，奈有劳心过度及思虑无穷，心主神，过思则神驰于外，肾主精，过劳则精耗于中，君火伤而不能降，肾阴亏而不能升，元阳运用于上，孤阴日衰于下，经曰：阴阳离决，精气乃绝，以致上下不交，水火不媾，而为阳痿者，更多矣。况观衰了凡所论聚精之道，则恼怒纵酒，皆是耗损精气，图种玉者，可不知所重欤！袁了凡论，具女科嗣育门。

夫阳痿一证，经文谆谆言之，而后贤诸书，并无专门证论。以其事多隐曲，难以明言，犹恐后人复肆强阳，嗜欲无度，耗竭精气，与其强而纵欲，不若痿而绝欲也，所以置而不论。爰是阳痿一病，并无专门查考，往往少年犯此，无从调治，难于施化，致斩万世之传，恐亦非仁人之所乐闻也。况《易》曰：天地氤氲，万物化醇，男女媾精，万物化生。《灵枢》曰：两神相搏，合而成形，则媾精一道，实关阴阳之大端。书又曰：老年多欲者寿，以其阳强而固也。则少年阳痿而夭之义，已寓于中矣。若不广集经文，光明昭著，何以垂救于无疆，保全于先后哉！况能施而节，谓之节欲，至于卦数既终，体天道而绝之，谓之绝欲，是皆得养生之

道。诚有益于精气，犹富家节用，自然财源广蓄也。至于痿者，阳气败绝，阴道消亡，阴阳内竭之候，欲用而难施，有施而难化，一则能动而心以节之摄之，一则心欲动而物不为用也。此根本既伤，发生难长，虽经年绝欲，难见其功，少有感触，便觉其害，犹贫家猛力节俭，财源无自充足也。然四肢为身之卒伍卑贱，倘有痿痹，尚谓根本有伤，枝叶先萎，多方调补为事，此则更为宗筋之要领，阴阳之交会，冲、任、督三脉所流通，水火两肾之外候，生人活命之根本，诸经筋脉结聚之总都。若不内填精血，固注元阳，求其至理而充之，误取外治辛热强阳之法，益竭其内，尤非保生良法矣。故犯精滑者，当于梦遗门查看，难于得子者，当于女科嗣育门兼看。犯阳痿者，当于本门查看。三门互参，则固精种子，壮阳之道得矣。然阳者生人生物之本，天地造化之机也。得而保之，可以生发于无疆，得而纵之，是绝长养于化育，更非张之广集经文，专门方论之心矣。幸尊生者鉴诸。

阳痿之由，有因早年斫丧过度，以致壮年精血不生。盖男子虽二八精通，古人必三十而娶。女子虽二七癸至，古人必二十而嫁。皆欲阴阳完固，乃得坚壮强寿。今未冠之男，未笄之女，阴气早泄，未完而伤，未实而动，如花果萌芽伤损，而欲成实坚固者鲜矣。有因禀气不足，盖先天二阴中一点之阳，谓之祖气，此气禀之若旺，则后天虽有不节，其发生之势无穷。若禀受真阳不足，则阴精无自而生，虽投补血，总属后天，服之则旺，已之则衰，终非若祖气根深蒂固，生生不竭也。有因病后劳后不节，盖病后劳后，生气初萌而未旺，遂为损耗，以致精血重虚，生气复灭，由是萎顿不长矣。有因运用劳心，忧愁思虑，动作劳力太过，盖运用则火不内

藏，劳心则神皆外越，忧愁则阳气郁结，思虑则精华暗耗，劳力则中表气虚，尚有何力以充其用哉？更有因于子后行房，盖子后阳气初生，骤以竭之，生气消矣。有因嗜饮凉水太过，盖胃喜凉饮而恶热，肠喜热饮而恶寒，脏性之喜恶也。坎宫一点之阳，宜温以养之。不知节戒，恣饮寒凉，胃膈爽快于一时，而真阳受伤于无既矣。有因纵酒嗜味太过，过酒则耗散精血，过味则清气不升，皆足以致痿也。更有因于久旷，脉道闭绝，盖流水不污，户枢不朽，物之常也。惟阳气充足者，周行无间，无微不达，虽旷久而应日一举，阳虚不足者，运之则动，已之则静，久之则流行之脉络生疏，而虚阳不能单行于歧路，犹道路之愈亲愈近，日远日疏也。惟智者详之，当以养心补肾为根本，而以填精补血为佐助，补阳以为阴之主，补阴以济阳之用，则心肾交而阴阳和，静可养身延年，动则阳壮而生子矣。

夫阳道为宗筋之所会，肝肾之所钟，元阳之所聚。其有不足者，有肾虚精滑，有精冷精清，或临事而不坚，坚即流而不射。坚者，肝火强于外也。不射者，真阳弱于中也。有盗汗梦遗，有便浊淋涩，有腰急不能转摇，有好色以致阴虚，有劳热者，有虚寒者，是皆精气不足，而治之者，总不外乎肝肾二家，滋补精血元阳，盖乙癸同源也。

王节斋曰：男子阴痿不起，古方多云命门火衰，精气虚冷，固有之矣。然亦有郁火甚而致痿者。经云：壮火蚀气。譬如人在夏暑而倦怠痿弱，遇冬寒而坚强也。又曰：少年人阳痿，有因于失志者，但宜舒郁不宜补阳。经曰：肾为作强之官，技巧出焉。藏精与志者也。夫志从士从心，志主决定，心主思维，思维则或迁或改，决定则一定不移，此作强之验也。苟志意

不遂，则阳气不舒，阳气者，即真火也。譬诸极盛之火，置之密器之中，闭闷其气，使不得发越，则火立死而寒矣，此非真火衰也，乃闷郁之故也。宜其抑郁，通其志意，则阳气立舒，而其痿自起矣。

史国信曰：若欲兴阳，先滋筋力，然筋力之强，由于精血之所养，今人不滋补精血，而徒以热药为事者，犹釜中无水而进火也。惟人参能补无形之气，生出有形，实为补气壮阳之妙用，胜于热药多多矣。

凡思想无穷，不获如愿，以致元神萎弱者，当从其所愿，而神自复。若真火之气衰弱，不能充发后天元阳，而竭其化生之源者，多加参、芪、黑附。虽然偏阴偏阳之禀不同，所以补阴补阳之论各异，当于脉候辨之，而无误矣。

《精要》云：八味丸，久服多服，能令肥健多子。若阴虚甚，则多加熟地；阳虚甚，则多加桂、附；胃虚甚多加山药；胃虚寒，去丹皮；先天不足，加河车、鹿茸；气虚甚，参汤送服；脾虚甚，米饮送服；虚火甚，淡盐汤送服；冬天温酒送服；夏天生脉散送服；气虚下陷，补中汤送服；心脾不足，归脾汤送服。如是久服不间，则五脏平和，脏腑精血日长，输归于肾，不壮阳而阳自壮矣。今人厌常喜新，舍近求远，皆未得生精之至理，而参透药性之精微者也。

大抵媾精成胎之法，男子必前数日，调补精力强健，悉戒七情，扰乱真气，临事预使女人情动，已则心静神怡，若无其事，惟为收摄固注丹田，俟女人候至，然后任其百脉齐到，自然得子何疑？若心气先时妄动，精气定难坚固，是为妄泄，何能种玉？所谓阴先至而成男，阳先至而成女，经曰：阳与之正，阴为之主，阳施正气，万物方生，阴为主持，群形乃立，更

于女科嗣育门求之，其化生之精微得矣。

凡手指足指之岐处，犹道路之岐者，而人之来往必稀，手足之岐者，气血之运行难及，气血不及之处，便是痿弱无阳之所。所以手足指头，易冷易厥。其前阴之处，更为岐之甚者也，非至清真阳之气，不能达而温之，非至精真阴之血，不能荣而养之。故古人既立补养之方，内调其阴阳，复设温润之药，外导其脉络，如手足寒极，以热水淋洗，宣行阳气而自和暖也。然必内有阳气，而外导可以宣行。设阴阳内竭，而强导之，徒增燥热为害。或溃肌裂肤，或疳蚀腐烂，重则性命有伤，轻则败坏形体。皆因前贤方论既无，以致后人误药误用。今将可采之方，具之于后，倘功不掩过者，悉行去之，使后人有所趋向，勿使轻身试药也。

补骨脂丸

治下元虚败，脚手沉重，夜多盗汗，纵欲所致。

补骨脂四两, 炒香　菟丝子四两, 酒蒸　胡桃肉去皮, 一两　沉香一钱五分, 研细

蜜丸，桐子大。每服三十丸，空心盐汤温酒任下。中气大虚者，参汤送之。夏至日服起，冬至日止，日进一服。唐宣宗时，张寿太尉知广州得方于南番，诗云：三年时节向边隅，人信方知药力殊，夺得春光来在手，青娥休笑白髭须。

还少丹

治脾肾虚寒，血气羸乏，不思饮食，发热盗汗，遗精白浊，肌体瘦弱，牙齿浮肿等症。肾为先天之根本，脾为后天之根本，二本有伤，则见上项诸症。故未老而先衰，二本既固，则老可还少矣。

熟地黄二两　山药　牛膝酒浸　枸杞子酒浸, 两半　山茱　茯苓乳拌　杜仲姜汁炒断丝　远志去心　五味子炒　枳实酒蒸　肉苁蓉酒浸, 一两　小茴香炒　巴戟天酒浸

石菖蒲五钱

加枣肉蜜丸，盐汤或酒下。一方茯苓换茯神加川续断，名打老儿丸。因妇人年过百岁，打其老儿子，不肯服此丸故名。

此手足少阴太阴药也。两肾中间有命火，乃先天之真阳，人之日用云为，皆此火也。此火衰微，则无以熏蒸脾胃，饮食减少，而精气日衰矣。苁蓉、巴戟能入肾经血分，茴香能入肾经气分，同补命门之不足，火旺则土强而脾能健运矣。熟地、枸杞补水之药，水足则有以济火，而不亢不害矣。杜仲、牛膝补腰膝以助肾，茯苓、山药渗湿热以助脾，山茱、五味生肺液而固精，远志、菖蒲通心气以交肾，大枣补气益血润肺强脾，枳实助阳补虚，充肌壮骨，此水火平调，脾肾交补之剂也。

大造固真膏

填补精血，壮固元阳。

补骨脂六两, 盐、酒浸一宿, 炒香　胡桃仁酒蒸, 去皮, 三两, 另研　山药四两, 炒黄　山茱萸去核、酒蒸, 三两, 焙　菟丝子酒洗, 晒干, 炒燥, 别磨细末, 四两, 不出气　小茴香一两五钱, 焙　肉苁蓉酒洗, 去鳞甲, 二两, 焙　巴戟天酒洗, 去心, 二两, 焙　鹿茸去毛骨, 二两, 酥炙　五味子一两五钱, 蜜酒拌蒸, 晒干, 焙　人参二两, 锉片, 隔纸焙　熟地十二两, 酒煮, 去渣熬膏, 四两　枸杞子六两, 水煮, 去渣, 熬膏, 三两　于白术米泔水浸一宿, 锉片, 晒干, 六两, 人乳拌蒸, 炒黄, 水煮去渣, 熬成膏, 三两　紫河车一具, 酒洗净, 酒煨, 去筋膜, 熬成膏

上前药各制度，共为细末，用后四膏和剂。如干加炼老蜜少许，杵千下为丸，如桐子大。每早晚食前各服三钱，白汤温酒任下。

千金方

治阴痿不起。

雄鸡肝三具　菟丝子一升

为末，雀卵和丸，如小豆大。每服五

六十丸，酒下日二服。

种子药酒方

淫羊藿半斤　淮生地四两　当归二两　枸杞子二两　胡桃肉四两　五加皮二两，锉片浸酒

重汤蒸透，男女俱服之为良。如遇入房，调服人参细末一钱。

壮阳种子神方

何首乌赤白各一斤，米泔水浸三日，竹刀去皮，打碎　川牛膝八寸，同何首乌、黑豆五升，入砂锅，加水煮三炷香，如此三次，原汁收干在内，晒燥为末，其豆拣出，随常另服　甘枸杞酒浸，晒干　菟丝子酒浸，各八两　当归酒浸一宿　破故纸酒浸一宿，炒香，各六两　茯苓赤者牛乳浸一宿，白者人乳浸一宿，各一斤

上七味，为细末，勿犯铁器，炼蜜为丸，如桐子大。每日进三服，空心用酒，午后姜汤，临卧盐汤各服三钱。

千金方

治丈夫阴痿不起。用未连原蚕蛾二升，去头足翅，炒，研为细末，蜜丸，如梧桐子大。每夜酒服一丸。

一方

用人参细末一二钱，临晚食前，好酒或烧酒调服。

合欢保元膏

外用诸方甚多，功少害深者六七，盖不过辛热香窜，敛涩而已。惟此二方，一则温润和平，一则盐制得所，倘补药得力，久则阳强，亦勿从此外治，本病治标，终无济也。

人参一两　当归身一两二钱　白术一两五钱　枸杞子一两　大附子半只　川椒三钱

水煎成膏，入麝二分，藏锡盒中，临事津化用之。

种子金丹

此当湖张虎侯之秘方也。内有桂、附、倭硫之热，便有黄柏之苦寒以济之，有蟾酥之毒，有雄黄之解以除之，复虑燥热，苏油润之。昔人立方周匝极矣。士君子苦于阳痿必欲外治，惟此二方可无大害。

川附子一只　草乌一两　川乌一两　母丁香一两　紫梢花一两　官桂一两　雄黄五钱　蟾酥一两　良姜五钱　五倍子五钱　倭硫七钱五分　黄柏一两　牡蛎一两　蛇床子二两　苏合油一两

以上制度为末，白术煎膏溶化，蟾酥为锭。梦遗，水磨涂脐中。种子，酒磨润阳，午前用之，临事时洗去。

疝证大小总论合参

经曰：任脉为病，男子内结七疝，女子带下瘕聚。任脉起于中极之下，以上毛际，循腹里，上关元，总诸阴之会，故诸种疝证，无不由任脉为之原，诸经为之派耳。从少腹上冲心而痛，不得前后为冲疝。既上冲心，又不得大小便，能上而不能下也。肝所生病为狐疝。卧则入腹，立则出腹入囊，似狐之昼出穴而溺，夜入穴而不溺，故名狐疝也。盖环阴器，上抵少腹者，乃肝经之部分，是受疝之处也。一切疝证，非肝木受邪，即肝木自病，此言狐疝，乃肝经自病也。三阳为病，发寒热，其传为癫疝。三阳者，手太阳小肠、足太阳膀胱、足少阳胆也。小肠膀胱皆在下部，胆与肝为夫妇，且支脉出气街，绕毛际，故三阳皆能病疝也。癫者，顽痹不仁，睾丸肿大如升如斗者是也。黄脉之至也，大而虚，积气在腹中，有厥气，名曰厥疝。黄脉，土脉也。肝木乘脾，故大而虚也。厥者，逆也，言厥道上升也。肝部应春，于象为木，皆主上升，怒则气上，故为厥疝。脾传之肾，病名疝瘕，少腹冤热而痛出白。脾受所不胜之邪，传于所胜，则脾失运化之常。又寒水之脏，则稽

留成有形之痕，痕者，即方书所云状如黄瓜者是也。有气不得申曰冤，气聚而痛，白精自出。经曰：寸口脉沉而弱，疝痕少腹痛。又曰：脉急者，疝痕少腹痛。足阳明之筋病，溃疝，腹筋急。又曰：肝脉滑甚，为溃疝。既曰足阳明病溃疝，又曰肝滑为溃疝，则知此证，肝木乘胃也。溃者，裹大脓血，甚则下脓血也。脾脉微大为疝气，滑甚为溃癃。又曰：肾脉滑甚为溃癃。内则裹脓血，外则小便闭，名曰溃癃疝，此亦脾邪传肾也。

张子和曰：凡遗尿癃秘，阴痿胞痹，精滑白淫，皆男子之疝也。血涸不月，足躄咽干癃秘，小腹有块，前阴突出，后阴痔核，皆女子之疝也。但女子不名疝而名瘕。

疝者，是阴气积于内，复为寒气所袭而发，故《素问》以下论疝，皆以为寒。然不可单论曰寒，盖虽为寒郁而作，亦出醉饮无度，内蒸湿热痰积，流于厥阴，木性急速又为寒束，是以痛甚，证虽见于肾病，实本乎肝，厥阴肝脉络于阴器耳。可见内积湿热郁于中，外被寒郁束于外，且有痰饮食积，死血郁结为病，故谓专主肝经，而与肾绝无相干也。其候睾丸牵引少腹，或无形无声，或有形如瓜，有声如蛙，激搏而痛，无有定处，不堪忍者是也。其证有七：寒、水、癫、血、气、狐、筋是也。寒疝者，厥阴经中受寒，故筋挛卵缩，其状囊冷，结硬如石，阴茎不举，或控睾丸而痛，此必得之于久坐湿地，寒气郁于外也。水疝者，囊肿痛而状如水晶，阴汗时出，痒搔而出黄水，小腹按之而作水声，此必得之于醉酒房劳，汗出遇风，湿热乘虚，流结囊中，二便胀秘不通也。癫疝者，阴囊胀大如升斗，不痒不痛，此因感受湿气，是以阴核气结，亦有钓痛者。血疝者，状如黄瓜，在于小腹

两傍，横骨两端，俗名便痈。此乃得之重感春夏大燠，劳动使内，气血流溢，渗入脬囊，结成痈肿也。气疝者，上连肾区，下及阴囊，是或号哭忿怒，气郁急迫而胀疼，此必因父精怯阴痿，强力入房成胎，乃胎病也。狐疝者，其状如瓦，卧则入腹，行则乃出。筋疝者，阴茎肿胀，或溃脓而痛，里急筋缩，或茎中痛，痛极则痒，或阴不收，白物如精，而随溺出，此得于房劳，或邪术所致也。更有木肾者，盖心火下行，肾水自温，真阳下降，肾气自和，既温且和，焉有木强者哉！此因嗜欲内戕肾虚，以致阴阳水火不接，乃沉寒胀大而痛硬也。然五脏皆有疝证，故曰：肾脉大急沉为肾疝，肝脉大急沉为肝疝，心脉搏滑急为心疝，肺脉沉搏为肺疝，三阳急为瘕，三阴急为脾疝。三阳者，足太阳膀胱也。三阴者，足太阴脾经也。盖太阳受寒，血则凝而为瘕，太阴受寒，气则聚而为疝，故血为瘕，疝为气，间亦有气血相兼者，于此可见五脏之各有疝也。在小儿多因啼怒不止，有动阴气闭击于下，结聚不散而得之，或因胎妇啼泣过伤，令儿生下，小肠气闭，亦变此候。凡虎口纹赤者为胎疝，纹青者是啼怒所致也。更有阴肿者，是因少阴之经不足，而风冷乘之，少阴之经通于阴，风冷与血气相搏，故结聚成肿，及夫啼怒不止，气闭于下，加以水湿外袭，亦令阴肿。更有外肾肤囊赤肿通明，及女阴户肿胀而痛者，皆心火移热于膀胱，如光浮而不燥不痛者，此肝虚不能疏达也。若阴丸偏肿，结聚一边，独大极痛者，此名偏坠，非怒气伤肝，即寒束内热，或被暑邪所侵，传注膀胱，侵凌外肾也。是证专主肝经。治法：风则散之，寒则温之，暑则解热，湿则渗水，惊怒则调其心气，气水相搏，则行其小便。然未有不内因气结，外因寒湿，故宽小肠

之气，及温暖疏风渗湿，皆所必要。

　　经以任脉为病，而结七疝，总言病之原也。所云：冲、狐、癫、厥、瘕、㿗、癫癃，分言疝之状也。巢氏强分厥、癫、寒、气、盘、胕、狼之七种，宜张子和非之曰：此俗工所立，谬名是矣。及其立论，但辨阴器专属肝经受病，与小肠膀胱肾绝不相干，又分寒、水、筋、血、气、狐、癫之七名，此其谬与巢氏无异矣。不知经自有七疝，而任脉为七疝之原，疝为筋病，皆挟肝邪则可，若言只在厥阴，不几与经相反耶？学者当以《内经》为正，不得惑于多歧，大抵寒则多痛，热则多纵，湿则肿坠，虚者亦然，在血分者不移，在气分者多动也。盖睾丸有两，左丸属水，水生肝木，木生心火，三部皆司血，统纳左之血者，肝也。右丸属火，火生脾土，土生肺金，三部皆司气，统纳右之气者，肺也。故诸寒收引，则血泣而归肝，下注于左丸，诸气愤郁，则湿聚而归肺，下注于右丸，且睾丸所络之筋，非尽由厥阴，而太阴、阳明之筋，亦入络也。故患左丸者，痛多肿少，患右丸者，痛少肿多也。丹溪以疝始于湿热，盖大劳则火起于筋，醉饮则火起于胃，房劳则火起于肾，大怒则火起于肝，火郁之久，湿气便盛，浊液凝聚，并入血队，流于厥阴，肝性急速，为寒所束，宜其痛甚，此亦补前人之未备。或东南因此而感者多，亦未可为规则也。又有身体发热，耳后急生痄腮，红肿胀痛，腮病将退，而睾丸忽胀，一丸极大，一丸极小，似乎偏坠，而实非。盖耳傍乃少阳胆经之分，与肝经相为表里，少阳感受风热，而遗发于肝经也。又阴囊大而阴茎反缩于内，小便淋漓，行履滞碍，乃膀胱气也。盖肾与膀胱为表里，肾不能藏，为邪所客，遗于膀胱，小便渗入肾囊耳，宜渗利之。有阴茎全缩不

见，而阴囊光肿不痛，此因肝气虚损，不能舒达也，宜温补之。小儿偏坠，多因食积不消，脾湿下行，流入肝部。妇人小腹旁逼近阴处，并结胀痛，或皮内顶起如鹅子大，乃寒气聚于厥阴所致，小腹受寒，其病即发，是谓阴疝。女子前阴突出，后阴痔核，皆疝类也。但不谓之疝，而曰瘕。凡疝虽因虚而得，不可骤补，盖留而不行，其病则实，必先除所蓄之邪，然后补益，或补而兼温，则散而不滞矣。古人用五苓散，内加行气之药，盖猪苓、泽泻，分理阴阳，以和心与小肠之气，白术既渗腰脐间湿与死血，又助中气，以佐运行药力，茯苓淡渗而利膀胱水，桂能伐肝邪，而温散通行，茴香治小肠之气，金铃子、橘核去膀胱之滞，槟榔下气开导，少加木通，以导小肠之火，立方之工稳极矣。盖疝证未有不因内虚外袭，然必先疏泄其气，所谓通则不痛，若骤加补益，攻心入腹，变成危证。

　　疝属肝经湿热，为外寒所郁，则气不得通而痛甚是矣。然经曰：壮者气行则已，怯者着而成病。实由肾气怯甚，酒色无度，渗利不及，以致下流厥阴之分，或遇寒，或劳碌，则痛发作有时，乃湿热为标，而肾虚为本，故丹溪用参、术兼补也。大凡疝证，不断房事与厚味酒面，则不可治。疝证始于湿热在经，郁遏至久，又感外寒湿热，被郁而作痛，若只作寒论，恐有未尽。古方以乌头、栀子等分，加盐酒煎服之，名栀附汤，其效亦速。后因此方随证加减，无有不应。须分湿热多少而治之。丹溪曰：乌头治外束之寒，栀子治内郁之热，则内热外寒之理昭然矣。况二物皆下焦之药，栀子为乌头所引，则势下急速，不容少缓于胃中矣。若按之痛止者，尤属虚寒，须加肉桂，以姜汁丸服，若速欲定痛，用枳核、山楂核、荔枝

核、川楝子、吴茱萸，各炒为末，白汤调服。

心肺在上属阳，肾肝在下属阴。肾者，肝之母。肝者，肾之子。肾肝同病，乙癸同源也。故凡肝经有病，必推化源，于肾如疝，为足厥阴肝经病，其脉环阴器，抵小腹，控睾丸而痛者，皆肝之所属也。而《素问》又云：肾脉生病，从少腹上冲心而痛，不得前后为冲疝，则疝未尝不本于肾经为病者何？丹溪乃曰：疝主肝经，与肾经绝无相干，夫肾，水脏也，膀胱为之腑，膀胱为寒水所化，疝本寒湿之气所感，以寒召寒，其邪最速，而肾与膀胱为表里，经云：诸寒收引，皆属于肾，故疝之挛急，而上冲心胃者，正肾邪之为病也。今人病疝，一有房劳，则其病便发而不止，故《圣济录》云：嗜欲劳伤，肾水涸竭，无以滋劳，肝气则留滞内结，发为阴疝，是疝之发于肾虚者多矣。若以肾经绝无相干为论，而治法不从化源，日以伐肝疏导从事，则病愈剧而难疗。更有下部稍受微寒即发者，喻嘉言所谓地气上攻也。投以大剂参、术、姜、桂而安。然此浊阴之气结聚少腹，则阴盛极矣。切勿兼用四物补阴之药而护之，益增其病矣。

导气汤

治寒疝疼痛。

木香三钱　茴香二钱　吴茱一钱五分，汤泡　川楝子四钱

长流水煎服。

阴气积于内，复为寒气所加，荣卫不调，故成疝。川楝入肝，畅气舒筋，则无挛急之苦，故以为君。木香破气，善调营卫，故以为臣。茴香接引诸药入小肠，且开任脉，故以为佐。茱萸之性，彻上彻下，心腹俱通，故以为使。三焦一气得炅则宣，遇寒斯阻，故以温剂宣之，所以胜寒气而开魄门之路，水用长流，取其源远而通，引气下行耳。

乌药散

治小肠疝气，牵引脐腹疼痛。

乌药槌碎，姜酒浸一宿　木香　茴香　良姜炒　青皮去白　槟榔各五钱　川楝子十个，用巴豆七十粒，打破同麸炒，川楝子黑色，去麸与巴豆，只用川楝子

为末。每服一钱，温酒调下。痛甚者，炒生姜，热酒服。

一方

治阴丸肿大，痛不可忍。

荔枝核十四枚，烧存性，须用新者佳　沉香　大茴香炒　木香　青盐　食盐各一钱　川楝肉　小茴香各二钱

为细末。每服三钱，空心热酒调下。

茴香丸

治疝气，神效。

茯苓　白术　吴茱萸　山楂核各一两　枳实八钱　橘核三两　荔枝核一两　八角茴香一两，炒

炼蜜为丸，重一钱五分，空心细嚼一丸，姜汤送下。

当归四逆汤

当归尾七分　附子炮　官桂　茴香炒　柴胡各五分　芍药四分　延胡索　川楝子　茯苓各三分　泽泻二分

水煎，空心服。

木香楝子散

疝气久不愈者，服此神效。

石菖蒲一两，炒　青木香一两，炒　萆薢五钱　荔枝核二十枚，炒　川楝子三十个，巴豆二十枚，同炒黄赤色，去巴豆不用

为末。每服二钱，入麝香少许，空心炒茴香盐酒调下。

羊肉汤

治寒疝，腹痛里急。

当归三两　生姜五两，寒者加用　羊肉一斤

水八碗，煮取三碗，温服一碗，一日饮尽。

疝痛神效方

痛甚气冲心下，筑塞欲死，手足冷者。用硫黄不拘多少，火中熔化，即投水中去毒，研细，荔枝核、橘子核炒黄，陈皮焙燥，各等分，为末，饭丸桐子大。每服四五丸，酒下。甚者，不过六七丸，不可多也。

宽服散

治妇人阴疝。

槟榔　官桂　木香　沉香　大腹皮　青皮各一钱　香附　小茴香各一钱五分

姜、水煎服。

青木香丸

治肾冷疝气胀疼。

用吴茱萸一两，分作二分，酒醋各浸一宿，焙干，香附子一两，毕澄茄、青木香各半两，为末，米糊丸，桐子大。每服七十丸，空心盐汤下。或乳香葱白汤亦可。

一方

治疝气肿坠疼痛。

用猪脬一个，去尿，以小茴香、大茴香、破故纸、川楝子各等分填半满，入青盐一块，缚定，好酒煮熟，先食猪脬，以酒下之。将内药晒干，或焙干碾为末，酒糊丸。桐子大。每服五十丸，空心温酒，或盐汤下。

甘草黑豆汤

解百药毒，兼治筋疝，茎中痛胀不堪，春方邪术所致。

甘草梢二两　黑豆半升

水煎服。

葫芦巴丸

治大人小儿盘肠，奔豚疝气，偏坠阴肿。

葫芦巴炒，一斤　茴香炒，十二两　吴茱萸汤洗七次，炒，十两　川楝子炒，十八两　大巴戟去心，炒　川乌泡，去皮、尖，各六两

为末，酒煮，面糊丸，桐子大。每服十五丸，空心温酒下，小儿五丸，茴香汤吞下。一方，加黑牵牛。

偏坠初起，用穿山甲、茴香二味为末，酒调下，干物压之，外用煅牡蛎，高良姜等分，为细末，津调，涂于肿大之处，须臾火热，其痛即安。

一方

肥人肿疝寒热。

用五苓散加茴香煎服，神效。

木香金铃丸

治疝气，外肾肿痛，如神。

木香　乳香　没药　大附子泡去皮、脐　人参　全蝎　玄胡　小茴香盐水炒　川楝子去核，各等分

上为细末，好酒为丸，如桐子大。每服一百丸，空心黄酒下，其痛即止。

神妙丸

治疝气，小肠气，膀胱气，盘肠气，木肾气及偏坠下部等症。

木香　荔枝核一钱，半捣碎，炒黄色　硫黄熔化，倾入水，取出研末，三分　沉香　吴茱萸盐、酒炒，一钱　川芎盐水煮透，取起切片，五分　橘核各一钱　乳香一钱　大茴香一钱五分

上为末，酒丸。每服五十丸，空心米汤下。

香楝酒

治偏坠气。

南木香　大茴香　小茴香　川楝肉各三钱

上作一服，锅内炒至香，入葱白连须五根，用水一碗，淬入锅内，以碗合住，候煎至半碗，取出去渣，加好酒半碗和入炒盐一茶匙，空心热服。至痛者，一服立愈。

雄矾散

治阴肿，大如斗核痛。

雄黄一两　白矾二两　甘草五钱

水煎，先熏后洗，神效。

金铃子丸

治钓肾气，膀胱偏坠，痛不可忍。

川楝子五两，锉作五分，一分用斑蝥一个，去头、翅，同炒，去斑蝥。一分用茴香二钱，盐五分，炒熟，去盐，留茴香入药。一分用黑牵牛三钱，同炒，去牵牛。一分用破故纸三钱，同炒，留故纸入药。一分用萝卜子一钱，同炒，去萝卜子。是将楝子去核，同破故纸炒香，焙干为末，酒糊丸，桐子大。每服三十丸，温酒空心下。

又方

治阴囊溃烂，睾丸脱露，名为脱囊。用紫苏叶茎为细末，如烂，干敷，如未破，用香油调涂，将青荷叶包上，内服芩、连、甘草、木通、当归之类，多得保全，患者勿惧。

黄疸大小总论合参

夫疸病有宜清者，是壮年气实，湿热郁遏，小便短少，其脉实数，宜利小便，茵陈五苓散之类。有宜汗者，是湿热郁于表也。必身痛恶寒，宜桂枝黄芪汤之类。有宜温者，是脾胃有寒饮不运也，宜茵陈附子干姜汤。

经曰：中央黄色，入通于脾，黄者，脾之色也。人身之神，贵于藏而默用，见于外则内虚矣。疸者，因脾土有亏，失于运化，转输不及，湿热逗留，浊气怫郁而然。故书曰：疸不用分其五，同是湿热，实因脾虚为本，而湿热是标也。有因病久身痛，肩膊背强，二便俱涩，遍体面目爪甲，视物皆黄，溺如屋尘水者，此真疸也。若不因病后，但胃气乍伤，淡黄口

秽，目眶浮肿者，此胃热也。若淡黄色而妨食，不渴时泄者，此胃怯也。若蒸热深黄，腹胀嗜土，口渴溺黄者，此疳热也。若周身痛，面色如熏黄者，湿病也。若身不痛而色如橘黄者，黄病也。若因母久疟，或母病黄而致生下彻黄者，即胎黄也。又有潮热而二便赤涩者，乃脾土与心火相搏，名为阳黄。如脾肾虚寒，脉沉而细，身冷自汗，泻利溺白者，乃阳虚不能以化阴寒之凝聚，名为阴黄。更有脾弱而痿黄者。治法总宜理脾为上，而导水次之，大人多因虚损以生湿，久而成热，主乎脾肾。小儿多因实热以内郁，蒸而成湿，主乎肺胃，湿热相合而成疳，宜分阴阳，别虚实，以治之。实热者，其脉必洪数，若脉微涩者，即属虚弱也。仲景云：发黄小便自利，当与虚劳同，宜小建中汤。海藏曰：内感伤寒，劳役形体，饮食失节，中州变寒病生黄，非外感而得，只宜理中大小建中足矣，不必用茵陈也。盖脾胃为湿热所伤，久之气血渐弱，必兼补养，如参、术健脾，当归和血，秦艽散湿，使正气盛，邪自退也。

经曰：溺黄赤，安卧，目黄者，黄疸，已食如饥者，胃疸。经言溺赤，及已食如饥者，热之征也。安静嗜卧，湿之征也。黄为中央戊己之色，多属于太阴脾土，脾不能胜湿，复挟火热，郁而生黄，譬之盦曲相似，湿热相搏，其黄乃成。然湿与热，又自有别。湿家之黄，色暗不明，热家之黄，色光而润也。汗出沾衣，色如柏汁，此名黄汗。仲景谓汗出浴水，水从孔中，湿与热而成。食伤谓之谷疸，多因郁闷之人，而谷气抑郁，不得四达，脾受肝木之贼，谷入不能长气于胃阳，而反动风于脾阴，胃聚其湿热，而蒸为腐败之浊气，下伤膀胱，故食则头眩，小水不通，一身尽黄。诸失血后多面黄，盖面色

红润者，血荣之也，血去则面见黄色，譬诸树叶，春夏华而绿，秋冬萎而黄也，宜养荣汤、十全大补汤。疟后多黄者，脾阴虚而土色自见也，理脾为先。亦有通身俱黄，但不及耳目为异。酒伤名曰酒疸，酒为湿热之最，久积不行，上触而为呕恶，为懊憹，小水不利，不能食也。女劳疸微汗出而额色黑，手足心热，日晡发热而反恶寒，膀胱急而小便自利，或谓交接入水所致，相火从水中上炎，合于心之君火，烟焰之色，透于额矣，手足心热，内伤皆然。日暮阳明用事，阳明主阖，收敛一身之湿热，疾趋而下，膀胱因而告急，其少腹满，小便则自利，大便则黑而溏者，膀胱蓄血之验也。腹如水状，实非水也。正指蓄血而言也。如多渴而腹胀者，难治，此宜清热利水药中，加以消瘀行血，如琥珀、丹皮、红曲、红花、桃仁、延胡、蒲黄、五灵脂、韭汁之类。

有等肾虚，不能行水，以致水湿上浮，郁久则热，湿热上蒸，亦乃目睛面色俱黄，此宜以金匮肾气加麦冬作汤饮之。其两尺必迟缓无力，腿脚酸软可验。故小便色白自利，及有虚寒脉候，非大温补不可。盖阳气宣扬，阴黄自退，若误用凉药分利，水枯面黑而死。

夫黄疸者，暴病也，仲景以十八日愈，若食劳疸黄，俗名黄肿，乃久病也，甚有久不愈者。古人以针砂醋矾之类伐肝，以术米枣肉之类助脾，实人及田家作苦之人宜之。若禀质柔脆，以补为攻可也。椎秦艽一味，诸黄常用极妙，以能逐阳明经湿热，从外而散，其功效既臻，而性复和平，不险峻也。不可妄投凉药，愈伤脾胃。小便不利，无汗为实。小便自利，自汗为虚。小便色白，不变为无热。小便色变黄赤为湿热。年壮气实，脉大易愈。脉小溺利，不渴者生。脉洪泄利，而渴者死。寸口近掌处无脉，口鼻冷，有黑色起者，死。疸病渴者难治，不渴者易治。疸毒入腹，喘满者死。老人气虚脉微难瘥，黄疸日久，变为黑疸，死不治。气实者，急以土瓜根捣汁六合，顿服，黄水从小便出即愈。

茵陈五苓散

治酒积黄疸，小便不利，清热去湿。

茵陈　猪苓　茯苓　泽泻　白术土炒，各一钱　桂三分

水煎服。去茵陈即五苓散原方。

土虚则受湿，湿生热，湿热乘脾，中央之黄色乃见，酒亦湿热，故并治之。茵陈专理湿热，发黄者所必用也。佐以猪苓、泽泻，则水液分于膀胱，佐以白术、茯苓，则土旺可以胜湿，桂之为用，能令诸药直达热所，为向导之兵也。

小温中丸

治黄胖。宜藜藿者，以内无厚味，但燥湿而已。

针砂一斤，醋炒为末　苦参　山楂　吴茱萸　白术　苍术　川芎　神曲　香附

为末，醋糊丸，桐子大，米饮下五十丸，宜忌口。轻者不过五六两即愈。

又方

皂矾不拘多少，砂锅内烧赤，醋点之，蒸烂枣肉为丸。每服三十丸，食后姜汤送下，最佳。

三黄散

治三焦湿热发黄。如目黄是上焦湿热，胃疸是中焦湿热，溺黄是下焦湿热。

大黄炒，一两　黄连　黄芩各五钱

为末，用二钱，水煎服。

茯苓渗湿汤

治黄疸寒热呕吐。

茯苓　泽泻　茵陈　猪苓　黄芩　山栀　黄连　防己　白术　苍术　陈皮　青皮　枳壳

水煎服。

千金翼

治黄黑疸。

当归三钱　桂心六钱　干枣十七枚，去核
麦冬一合　大黄一钱　茵陈　黄芩　干
姜　茯苓　芍药　黄连　石膏　人参　甘
草各二钱。一方有黄芪

水煎作四服。

赤茯苓散

治黑疸。

赤小豆三十粒　茯苓　女萎各六铢　雄
黄一铢　瓜丁四铢　甘草一铢

水三升，煮豆、茯苓，取八合，余四
味为散，和服，令吐黄水。

小温中丸

治疸。又能去积食。

苍术中　川芎中　香附上　神曲下
针砂醋炒红下

黄芪散

治黄汗。

黄芪蜜炙　赤芍药　茵陈各二两　石膏
四两　麦冬去心　豆豉各一两

每服四钱，姜、水煎温服。

葛根汤

治酒疸。

枳实麸炒　栀子仁　豆豉各一两　甘草
炒，五钱　葛根二两

每服四钱，水煎，食远温服。

冯氏锦囊秘录杂证大小合参卷十五脉诀

海盐冯兆张楚瞻甫纂辑
男　乾德进修
门人王崇志慎初同校
男　乾正立斋

脉位法天论

夫色以候天，脉以候地，故脉形者，可以候天地阴阳也。圣人以左寸为心，左关为肝，左尺为肾，右寸为肺，右关为脾，右尺为命门者，法乎天也。盖天之北为坎，南为离，东为巽，西为兑，包乎外者为乾，居乎中者为坤。人生与天地相似，左手天之东也，巽位在焉。巽为木，故肝木居乎左关。左关之前为心者，法南之离也。左关之后为肾者，法北之坎也。右手天之西也，兑位在焉。兑为金，金者肺，《易》曰：乾为天、为金，是肺为金，而有乾象，故居右手，而位乎高。右关为脾者，脾为坤土，奠位乎中，以之而承乎肺下，此天高地下之义，乾坤象也。右尺为命门，命门者，火也，以水位而位火，此一阳生于二阴之义，正所以成坎也。

夫胃纳谷气，脾乃化之，其精微之气，先出于中焦，升则行于上焦，由肺而行五脏六腑，所以灌溉五脏也。其降则中焦行于下焦而营气生，其升则下焦至于上焦而卫气生，别出两行，营卫之道，其大气即宗气之抟而不行者，积于上焦，即胸中，又名膻中，命曰气海。上气海，主出

于肺，循咽喉而出入之。鼻中出气为呼，则气从是出。入气为吸，则气从是入，一呼脉行三寸，一吸脉行三寸，呼吸定息脉行六寸，积至一昼一夜，计有一万三千五百息，则脉之一十六丈二尺者，亦积行八百十丈矣。但谷化之精气，呼则出之，天地之精气，吸则入之，其大数，谷化之精气，出之者三分，则天地之精气，入之者一分，惟其出多入少，故人半日不再用谷，则谷化之精气衰，至一日则气少也。

脉　　论

夫脉禀二五之精以为体，藉水谷之所输而为用。所以符阖辟之机，动息而有准，显逆顺之理，断吉凶而有灵。其源也，由乎脐下肾间之动气，如橐龠鼓之于下。其流也，得乎胃饮食之精气，协呼吸应之于上。是以呼出心与肺，脉动二至，吸入肾与肝，脉亦二至，一呼一吸为一息，脉动四至。夫脾胃属土，万类资生，饮食入胃，谷气沸腾，上冲膈间，清者化荣血，浊者为卫气。肺先受之，循经出于两寸口，踊跃顺循而济诸经。土性和顺，故脉本缓，则参于四脏之中，故无专名，以为中和之主宰，则四脏四时，有不致独

见之偏也。故人以胃气为本。然脉之动形，即系气血运行踊跃之状。经曰：血无气则滞而不行，气无血则散而无依，气如橐籥，血如波澜，风行水动，气行血流，故脉皆此气此血而神之者也。血气生于脾胃饮食之多少，胃气根乎元气之盛衰，饮食之延纳，赖乎肺与大肠之传送。即十二经皆有动脉者，莫不宗此胃气也。谷气冲上，肺先承受，形如华盖，空而舍气，盖十二经脉皆叙于斯，为百脉之宗。所以饮食入胃，其气血即乘胃气，通贯于十二经之脉，如潮涌注百浦。其清者为荣血也，心主之，则先出于左手寸口、人迎，而下三部也。其浊者为卫气，肺主之，即充于右手寸口、气口，而下三部也。经曰：脉会于太渊。太渊者，肺之穴名，在两手寸口之位也。然十二经皆有脉动，如大肠脉，动于结傍之人迎，胃脉动于冲阳，脾脉动于箕门，心脉动于神门，小肠脉动于听宫，膀胱脉动于委中，肾脉在于太溪，心包脉在于天池、劳宫，三焦脉在于禾窌，胆脉在于听会，肝脉在于太冲，此十二经皆有动脉也。独取寸口，以决五脏六腑生死吉凶者，以其众脉皆会于手太阴之经，而为脉之大会也。然脏气不能自致手太阴，必因胃气以致于手太阴。又曰：寸关虽无，尺犹不绝，往来息均，踝中不歇，如此之流，何忧殒灭？以此观之，则肺为气之主，脉为气之体，胃为脉之用，肾为气之根也。

《灵枢》曰：经脉十二，而手太阴，足少阴、阳明独动不休，何也？肺脉动之不休者，以营气随宗气而行诸经，其诸经之脉朝乎肺也。胃脉动之不休者，以卫气出于胃，而行之不已也。肾脉动之不休者，以冲脉与肾脉并行，而行之不已也。此其所以异于诸经也欤！

左心、小肠、肝、胆、肾、膀胱。左手关前一分为人迎，肝胆之位，以候六淫所伤，六淫者，风、寒、暑、湿、燥、火也。及起居失宜，感冒时行不正之气。凡脉紧盛者，伤于寒，皆为外感有余之证。

右肺、大肠、脾、胃、命门、三焦。右手关前一分为气口，脾胃之位，以候七情所伤，七情者，喜、怒、忧、思、悲、惊、恐。及房劳、动作勤苦，与饮食无节。凡脉紧盛者，伤于食，皆为内伤不足之证。

七 诊 之 法

一静其心，存其神也。二忘外意，无思虑也。三均呼吸，定其气也。四轻指于皮肤之间，探其腑脉。浮也。五微重指于肌肉间，取其胃气。中也。六沉指于骨之上，以取其脏脉。沉也。七察病人脉息来数也。

浮法天象，于皮肤间，候太过。

中法人象，于肌肉间，候胃气。

沉法地象，于筋骨间，候不及。

浮，太过。为大、为长、为实、为紧、为弦、为浮、为芤、为滑。

中，胃气。凡脉不大、不细、不长、不短、不浮、不沉、不滑、不涩、应手中和，意思忻忻，难以名状者，胃气也。

沉，不及。为细、为短、为虚、为濡、为弱、为沉、为涩、为伏。

诊五脏动数止脉

诊心部脉：一动心，二动脾，三动肺，四动肾，五动肝。

诊肝部脉：一动肝，二动心，三动脾，四动肺，五动肾。

诊肾部脉：一动肾，二动肝，三动心，四动脾，五动肺。

诊肺部脉：一动肺，二动肾，三动肝，四动心，五动脾。

诊脾部脉：一动脾，二动肺，三动肾，四动肝，五动心。

以上不过明其生生循环不息之义，火生土，土生金，金生水，水生木，木生火，而无间断一息不运也。

六动	七动	八动	九动
十动	十一	十二	十三
十四	十五	十六	十七
十八	十九	二十	二十一
二十二	二十三	二十四	二十五
二十六	二十七	二十八	二十九
三十	三十一	三十二	三十三
三十四	三十五	三十六	三十七
三十八	三十九	四十	四十一
四十二	四十三	四十四	四十五

以上各就本经算起，动脉循环于五脏之中，周而复始，循遇何脏而得止脉，则以止脉之脏而断其吉凶。如四十五动之中，而无止脉见者，则是无病也。

论脉紧要诸条

先哲有言，脉有神机，微而莫显，胸中了了，指下难明。况胸中昧昧，而思指下全生，其可得乎？若不比类以晰其似，对举以别其殊，辩兼至以定名，察平脉以昭治，分六气以测证，按运政以观应，审真脏以知亡，则临视凭何而治，安之法奚赖？故逐条具后，使学者一览无遗矣。

热则脉数，寒则脉迟，沉主在里，浮主在表，虚者脉虚，实者脉实，涩为血枯气滞，滑为痰盛阴强。此八者，乃脉之大纲领也。长则气治，短则气病，数则烦心，大则病进，上盛则气高，下盛则气胀，代则气衰，细则气少，涩则心痛。此八者，乃病之见于脉也。

比类者，所以明相类之脉。洪与虚皆浮也。浮而有力为洪；浮而无力为虚。沉与伏皆沉脉也。沉脉行于筋间，重按即见；伏脉行于骨间，重按不见，必推筋至骨，乃可见也。数与紧皆急也。数脉以六至得名；紧则不必六至，惟弦急而左右弹，状如切紧绳也。迟与缓皆慢也。迟则三至，极其迟慢；缓则四至，徐徐不迫。实与牢皆兼弦大实长之四脉也。实则浮中沉三取皆然；牢则但以沉候取也。洪与实皆有力也。洪则重按少衰；实则按之亦强也。革与牢皆大而弦也。革则浮取而得；牢则沉取而见也。濡与弱皆细小也。濡在浮分，重按即不见；弱主沉分，轻取不可见也。细与微皆无力也。细则指下分明；微则似有若无，模糊难见矣。短与动皆无头尾。短为阴脉，其来迟滞；动为阳脉，其来数滑。促结涩代，皆有止者也。数时一止为促；缓时一止为结；往来迟滞，似止非止为涩；动而中止，不能自还，止有定数为代。

对举者，所以明相反之脉。浮沉者，脉之升降也。迟数者，脉之急慢也。滑涩者，脉之通滞也。虚实者，脉之刚柔也。长短者，脉之盈缩也。洪微者，脉之盛衰也。紧缓者，脉之张弛也。牢革者，脉之内外也。动伏者，脉之出处也。促结者，脉之阴阳也。濡弱者，脉之穷于进退也。芤弦者，脉之见于盛衰者也。经曰：前大后小，前小后大，来疾去徐，来徐去疾，去不盛来反盛，去盛来不盛，乍大乍小，乍长乍短，乍数乍疏，是又二脉之偶见者也。

兼至者，合众脉以成一脉也。浮而细，且软为濡。沉而细，且软为弱。浮而极细极软，似有若无为微。浮而且大且弦且长之合为革。沉而且大且弦且长之合为牢。且大且长，浮中沉皆有力为实。

平脉者，各部之本脉也。轻以取腑，重以取脏，诸阳脉为腑，诸阴脉为脏。然阴中有阳，阳中有阴，浮亦有脏，沉亦有腑，故取脉有权，不可执也。足厥阴肝，沉而弦长。足少阴肾，沉石而滑。足太阴脾，中和而缓。足少阳胆，弦大而浮。足阳明胃，浮长而涩。足太阳膀胱，洪滑而长。手少阴心，洪大而散。手太阴肺，浮涩而短。手厥阴心胞络，浮大而散。手少阳三焦，洪大而急。手阳明大肠，浮短而滑。手太阳小肠，洪大而紧。凡肝弦、心洪、脾缓、肺毛、肾石，俱要中和，太过固病，不及亦病。太过者，脉来强实是也，病在外。不及者，脉来虚微是也，病在中。

时令者，四时之变，脉与之应也。十二月大寒，至二月春分，为初之气，厥阴风木主令，经云：厥阴之至，其脉弦。春分至小满，为二之气，少阴君火主令，经云：少阴之至，其脉钩。小满至六月大暑，为三之气，少阳相火主令，经曰：少阳之至，大而浮。大暑至八月秋分，为四之气，太阴湿土主令，经曰：太阴之至，其脉沉。秋分至十月小雪，为五之气，阳明燥金主令，经曰：阳明之至，短而涩。小雪至十二月大寒，为六之气，太阳寒水主令，经曰：太阳之至大而长。

六气分合六部时日诊候之图

左 寸			左 关			左 尺		
浮	中	沉	浮	中	沉	浮	中	沉
小满立夏十五日	立夏谷雨十一日	谷雨清明五十五日	春分惊蛰十五日	惊蛰雨水十一日	雨水立春五十五日	大小寒寒十五日	小寒冬至十一日	冬至大雪五十五日

终之气，太阳寒水，初之气，厥阴风木，二之气，少阴君火。

右 尺			右 关			右 寸		
沉	中	浮	沉	中	浮	沉	中	浮
芒种夏至十五日	夏至小暑十一日	小暑大暑五十五日	立秋处暑十五日	处暑白露十一日	白露秋分五十五日	寒露霜降十五日	霜降立冬十一日	立冬小雪五十五日

三之气，少阳相火，四之气，太阴湿土，五之气，阳明燥金。

以平治之纪为例。若太过之纪，其气未至而至，从节前十三日为度；不及之纪，其气至而未至，从节后十三日为度。太过之岁，从左尺浮分起立春；不及之岁，从左关中分起立春。依次而推之，此六气至理，而方书所未发者。必于平旦，阴气未散，阳气未动，饮食未进，言语未吐之时，清心调息，逐部细究，则时令之病，可以前知。诊得六部俱平则已，若有独大、独小、独浮、独沉、独长、独短，与各部不同，依图断之，无不验者。假如左关中候，脉独弦大，已知雨水后，惊蛰边，有风热之病，盖弦主风，而大主热也。且左关又为风木之令故也。如右尺沉分，脉独缓滞而实大，已知芒种后，夏至边，有湿热之病，盖缓滞主湿，实大主热也。若缓滞虚大，乃湿热相火为患，盖缓滞为湿，而虚大为相火也。且在沉分，沉亦主湿，又在相火之位故也。久病之人，六脉俱浊滞，惟右寸中候，脉得从容和缓，清净无滞，已知霜降后，立冬边必愈。其余仿此而推之，百不一失也。

夫按政运者，所以明不应之脉。盖不应者，沉细也，有其诊则见矣。凡值此不应，乃岁运合宜，不必求治，误治之，反伐天和。

土运为南政，土位居中，面南行令故也。其余四运以臣事之，北面受令，故为北政。

甲己二年，为土运南政。如运少阴司天，则两寸不应，厥阴司天，则右寸不应，太阴司天，则左寸不应。少阴在泉，则两尺不应，厥阴在泉，则右尺不应，太阴在泉，则左尺不应。

乙丙丁戊庚辛壬癸八年，皆为北政。如遇少阴司天，则两尺不应，厥阴司天，则右尺不应，太阴司天，则左尺不应。少阴在泉，则两寸不应，厥阴在泉，则右寸不应，太阴在泉，则左寸不应。

如尺当不应而反浮大，寸当浮大而反沉细，寸当不应而反浮大，尺当浮大而反沉细，是谓尺寸反。经曰：尺寸反者，死。如右当不应而反浮大，左当浮大而反沉细，左当不应而反浮大，右当浮大而反沉细，是谓左右反。经曰：左右反者，死。

真脏者，所以明不治之脉。盖人以胃气为本。胃气脉者，应手中和，意思忻忻，悠悠扬扬，难以名状是也。太过不及者，病。但得真脏脉，不得胃气者，死。

经曰：脉气有余，形气不足生，是重以脉也。又曰：形肉已脱，九候虽调犹死，是重以形肉也。何经言之相反若是？此二者，均不可偏废也。夫脉气有余，里无大病也。形气不足，未至肉脱也。何死之虞？若至形肉俱脱者，必久病也。此时客病虽无所苦，然气血亏竭，依稀一线之气，留连未绝，所以九候如丝，似乎和缓之象。然形如柴立，大肉已败，脾主肌肉，土崩脾绝矣。虽无风雨之侵，油干灯自尽耳。

一以尺中为根。人之有尺，犹树之有根，水为天之一元，先天命根也。王叔和曰：寸关虽无，尺犹不绝，如此之流，何

忧殒灭，谓其有根也。若肾脉独败，是无根矣。一以沉候为根，经曰：诸浮脉无根者，皆死。是谓有表无里，谓之孤阳不生。夫造化所以亘万古而不息者，一阴一阳，互为其根也。阴既绝矣，孤阳岂能独存乎？二说似乎不同，实则一致。两尺为肾部，沉候之六脉皆肾也。然则两尺之无根，与沉取之无根，总属肾水绝矣。故曰：脉贵有神。有神者，即重按有根之谓，譬如树木根本一坏，虽猛力培植，终无发生之理。

寸脉浮大，阳也。又兼疾脉，此阳中之阳也，名曰重阳。尺内沉细，阴也。又兼迟脉，此阴中之阴也，名曰重阴。上部重阳，下部重阴，阳亢阴隔，癫狂乃成。六脉有表无里，如濡脉之类，此名脱阴。六脉有里无表，谓之陷下，如弱脉之类，此名脱阳。六脉暴脱，此阴阳俱脱也。经曰：脱阴者目盲，脱阳者见鬼，阴阳俱脱者危。

经曰：持脉有道，虚静为保，春日浮，如鱼之游在波。夏日在肤，泛泛乎万物有余。秋日下肤，虫蛰将去。冬日在骨，蛰虫周密，君子居室。故曰：知内者，按而纪之；知外者，终而始之。此六者，持脉之大法。

冲阳者，胃脉也，在足跗上即脚面也。五寸，骨间动脉，上去陷谷三寸。盖土者，万物之母，冲阳脉不衰，胃气犹在，病虽危，尚可生也。太溪者，肾脉也。在足内踝，后跟骨上即足跗后两旁圆骨，俗名孤拐骨。动脉陷中。盖水者，天一之元。太溪不衰，肾犹未绝，病虽危，尚可生也。太冲者，肝脉也。在足大指本节后，二寸陷中。盖肝者，东方木也，生物之始。此脉不衰，则生生之机尚可望也，故名生死之门，女人尤以此为主。盖以妇人主血，而肝为血海，且东方生物之

始也。气海穴，在脐下一寸半，气海者，男子生气之海也。丹田穴，在脐下三寸，即关元穴也，乃足少阴任脉之会及阴阳之门户，人身之根本，为精神藏聚之所，二处之动气，即脉之根源也。

经曰：荣行脉中，卫行脉外，是言荣卫所行之道路，岂足以尽脉之变化哉！故经曰：根于中者，命曰神机。脉之所以神其用者，皆元神上钟，而主宰其机，脏腑精华，而变现其体。若脉中惟以气血为用，则尺寸之脉，莫非气血也，皆可以按脉验病矣。

上鱼者，脉上于鱼际也。世人常有此脉。脉同病异，不可以一例论也。有两手上鱼者，有一手上鱼者。若平人神色充实而有此脉者，此天禀之厚，元神充满，上溢于鱼也，其人必寿。若人素无此脉，一旦上鱼者，此病脉也。《难经》曰：关之前者，阳之动也。脉当九分而浮，减者，法曰不及，过者，法曰太过，遂上鱼为溢，为外关内格，此阴乘阳之脉也。

阳实者，人知其脉之洪大矣，至其极也，而脉反匿伏焉。此乾之上九，亢龙有悔也。阴虚者，人知其脉之微细矣。至其极也，而脉反躁疾焉。此坤之上六，龙战于野也。是皆阴阳亢制之理，惟明者知之。

脉有乘侮。假令肺病而见心脉，虽云克我者为贼邪，然本脏实有以致之。经曰：邪之所凑，其气必虚，犹国无君子，故奸人得以乘之。又如肺病而见肝脉，我克者为微邪，然本脏之衰可占也。故经曰：气不足则己所胜者，轻而侮之，惟君子道消，故小人道长也。余脏可推。

男子以阳为主，两寸之脉，常旺于尺。若两寸反弱，尺反盛者，肾不足也。女子以阴为主，两尺之脉，常旺于寸。若尺反弱，而寸反盛者，上焦有余也。不足固病，有余亦病，所谓过犹不及也。

老弱之人，脉宜缓弱，若脉过旺者，病也。少壮之人，脉宜充实，若脉过弱者，病也。然犹有说焉。老者脉旺而不躁，此天禀之厚，引年之叟也，名曰寿脉。若脉躁疾，有表无里，此孤阳也，其死近矣。壮者脉细而和缓，三部同等，此天禀之静，清逸之士也，名曰阴脉。若脉来细而劲直，前后不等，可与之决死期矣。

病之阴脉，有沉有紧有数，而仲景统以微细言之。盖沉必重按始得，紧数亦在沉细中见，不似阳证浮大而紧数也。

薛氏曰：人知数为热，不知沉细中见数为寒甚，真阴寒证，脉尝有七八至者，但按之无力而数耳，宜深察之。

脉法倡自岐黄，不过测病情，决生死而已，安得有所谓《太素》也？自杨上善注《太素脉法》，征休征咎，比于神灵，皆风鉴者之流，托名《太素》，以神其说耳。然亦有可采之句，如曰：脉形圆净，至数分明谓之清。脉形散涩，至数模糊谓之浊。质清脉清，富贵而多喜，质浊脉浊，贫贱而多忧。质清脉浊，外富贵而内贫贱，失意处多，得意处少也。质浊脉清，外贫贱而内富贵，得意处多，失意处少也。富贵而寿，脉清而长，贫贱而夭，脉浊而促。清而长者，富贵而夭，浊而促者，贫贱而寿。此皆可采之句，实为穷通休咎之征，然亦不能外乎风鉴也。

锦囊删润脉诀

人身之脉，本乎荣卫。总论气血脉

息。① 荣者阴血，卫者阳气。荣行脉中，卫行脉外。脉不自行，随气而至。气动脉应，阴阳之义。气如橐龠，血如波澜，血脉气息，上下循环。十二经中，皆有动脉。手太阴经，可得而息。十二经动脉，肺为大会。此经为肺，上系吭嗌，脉之大会，经曰：脉会太渊。太渊，穴名，即寸口也。息之出入。初持脉时，诊脉法。令仰其掌。掌后高骨，是谓关上。关前为阳，关后为阴。阳寸阴尺，先后推寻。寸关与尺，两手各有。揣得高骨，上下左右。左手为阳，右手为阴。浮取为阳，沉取为阴。数躁为阳，迟慢为阴。有力为阳，无力为阴。长大为阳，短小为阴。男子之脉，女脉病同异。左大为顺；女之子脉，右大为顺。男尺恒虚，女尺恒盛。凡诊病脉，平旦为准。虚静凝神，调息细审。一呼一吸，合为一息。四至五至，平和之则。三至为迟，迟数冷结。迟则为冷。六至为数，数即热证。转迟转冷，转数转热。在人消息，在人差别。迟数既得，即辨浮沉。浮表沉里，浮沉表里。深浅酌斟。浮数表热，沉数里热。浮迟表虚，沉迟冷结。察其六部，六部主候脏腑，的在何处。一部两经，一脏一腑。左寸属心，合于小肠。关为肝胆，尺肾膀胱。右寸主肺，大肠同条。关则脾胃，尺命三焦。不特脏腑，身分三部。身亦如是。上下中央，三部分之。寸候胸上，关候膈下。尺候于脐，直至跟踝。左脉候左，左右。右脉候右。病随所在，不病者否。浮沉迟数，有内外因。浮沉迟数以应天人内外。外因风寒暑湿燥火。于天，内缘于人。天则阴阳，风雨晦明。人喜怒忧，思恐悲惊。外因之浮，则为表证。沉里迟寒，数则热盛。内因浮脉，虚风所

为。沉气迟冷，数躁何疑？表里寒热，风气冷躁。辨内外因，脉证参考。五脏脉候轻重。浮沉之脉，亦有当然。浮为心肺，沉属肾肝。脾者中州，浮沉之间。肺重三菽，皮毛相得；六菽为心，得之血脉；脾九菽重，得于肌肉；肝与筋平，重十二菽；惟有肾脉，独沉之极，按之至骨，举指来疾。脉理浩繁，总括于四，六难七难，专衍其义。析而言之，七表八里，又有九道，七表八里九道，脉病形状。其名乃备。浮而无力，是为芤脉；合则为四。有力为洪，形象可识。沉而有力，其脉为实；无力微弱，伏则沉极。脉迟有力，滑而流利；无力缓涩，慢同一例。数而有力，脉名为紧；小紧为弦，疑似宜审。合则为四，离为七八。天机之秘，神授之诀。举之有余，按之不足。泛泛浮浮，如水漂木。芤脉何似？绝类兹葱，指下成窟，有边无中。滑脉如珠，往来转旋，举按皆盛，实脉则然。弦如张弦，紧如细线。洪较之浮，大而力健，隐隐约约，微渺难寻。举无按有，便指为沉。似迟不迟，是谓之缓。如雨沾沙，涩难而短。迟则极缓，伏按至骨。濡则软软，弱则忽忽。既知七表，又知八里，九道之形，不可不记。诸家九道，九道脉。互有去取，不可相无，不可相有。过于本位，相引日长。短则不及，来去乖张。形大力薄，其虚可知。长短二脉，勿诊关中。盖寸关尺，一气贯通，焉能间断，长短何踪？惟于寸尺，二者常逢。促结俱止，促数结迟。代止不然，止难回之。三脉皆止，当审毫厘。牢比弦紧，转坚转劲。动则动摇，厥厥不定。细而一线，小而有力。弦大虚芤，脉曰改革。涣漫不收，其脉为散。急疾曰改，脉最易见。即脉求病，病

---

① 原系旁注，今改用五号仿宋字。"锦囊删润脉诀"
　一节中五号仿宋字皆同此，后不出注。

无不明。病参之脉，可决死生。然有应病，肾病不应。有不相应。此最宜详，不可执定。人安脉病，是曰行尸。人病脉和，可保无危。右寸气口，左寸人迎。人迎气口，别内外伤。气口脉大，主食内停。人迎脉大，主风外因。或云肝为风脏，胃为水谷之海，故以两关分人迎、气口，以候内因外因，未有以心辨风，以肺辨食者。内伤外感，按此搜寻。中风脉浮，滑兼痰气。中风痰气。其或沉滑，勿以风治。或浮或沉，而微而虚。扶危治痰，风未可疏。坚大急疾，其凶可知。伤寒热病，伤寒。脉喜浮洪。沉微涩小，证必多凶。汗后脉静，身凉则安。汗后脉躁，热甚必难。阳证见阴，命必危殆。阴证见阳，虽困无害。阳浮而滑，阴濡而弱，伤风。此名伤风，勿用寒药。阳濡而弱，阴小而急，此非风寒，乃湿温脉。阴阳俱盛，病热之极，浮之而滑，沉之散涩。惟有温病，脉散诸经。各随所在，不可指名。暑伤于气，所以脉虚。弦细芤迟，中暑。体状无余。中湿或涩或细，或濡或缓，是皆中湿，可得而断。劳倦内伤，劳倦内伤。脾脉虚弱，汗出脉躁，死证可察。疟脉自弦，疟脉。弦迟多寒，弦数多热，代散则绝。病久之脉，虚微无力，似乎不弦，细诊可得。五痹。风寒湿气，合而为痹。浮涩而紧，三脉乃备。脚气。脚气之脉，其状有四。浮弦为风，濡弱湿气。迟涩因寒，洪数热郁。风汗湿温，治法。热下寒热。腰痛。腰痛之脉，皆沉而弦。兼浮者风，兼紧者寒。濡细则湿，实则闪朒。指下既明，治斯不忒。尺脉虚弱，足疾痿痛。缓涩而紧。病为足痛，或是痿病。下痢。涩则无血，厥寒为甚。尺微无阴，下痢逆冷。无积不利，脉宜滑大。浮弦急死，沉细无害。热厥脉伏，便秘。时或而数。便秘必难，治不可

错。疝脉弦急，疝气。积聚在里。牢急者生，弱急者死。沉迟浮涩，疝瘕寒痛。痛甚则伏，或细或动。风寒暑湿，头眩。气郁生涎。下虚上实，皆晕而眩。风浮寒紧，湿细暑虚。涎弦而滑，虚脉则无。治眩晕法，尤当审谛。先理痰气，次随证治。呕吐反胃，反胃。浮滑者昌。弦数紧涩，结肠者亡。滑数为呕，呕吐。代者霍乱。微滑者生，涩数凶断。夏月泄泻，脉应暑湿。洪而数溲，脉必虚极。治暑湿泻，分其小便。虚脱固肠，罔有不痊。滑而不匀，必是吐泻。霍乱之候，脉代勿讶，厥逆迟微，是则可嗟。偏弦为饮，痰饮。或沉弦滑，或结或伏，痰饮中节。总痰之脉，势必弦滑。喘脉浮滑，喘证。手温并佳，四肢苦寒，沉涩难药。咳嗽所因，咳嗽。浮风紧寒，数热细湿，房劳涩难。右关濡者，饮食伤脾。左关弦短，疲极肝衰。浮短肺伤，法当咳嗽。五脏之嗽，各视本部。浮紧虚寒，沉数实热。洪滑多痰，弦涩少血。形盛脉细，不足以息。沉伏而紧，皆是死脉。惟有浮大，而嗽者生。外证内脉，参考称停。下手脉沉，气痛。便知是气。沉极则伏，涩弱难治。其或沉滑，气兼痰饮。沉弦细动，心腹痛脉。皆是痛证。心痛在寸，腹痛在关，下部在尺，脉象显然。心中惊悸，脉必代结。饮食之悸，沉浮动滑。癫痫之脉，癫痫。浮洪大长，滑大坚疾，痰蓄心狂。癫乃重阴，狂乃重阳。浮洪吉象，沉急凶殃。痫宜虚缓，沉小急实。或但弦急，俱死不治。鬼祟之脉，鬼祟。左右不齐，乍大乍小，乍长乍短，此皆邪脉，神志昏乱。汗脉浮虚，或涩或濡，软散洪大，渴饮无余。三消之脉，数大者生，细微短涩，应手堪惊。遗精白浊，当验于尺，结芤动紧，二证之的。鼻头色黄，小便必难，实大可疗，涩小知亡。便血则

芤，便血。数则赤黄，实脉癃闭，热在膀胱。诸症失血，失血。皆见芤脉，随其上下，以验所出。脉贵缓小，数大难治。水肿之证，水肿分阴阳虚实。有阴有阳，察脉观色，问证须详。阴脉沉迟，其色青白，不渴而渴，小便清涩，脉或沉数，色赤而黄，燥尿赤溺，兼渴为阳。胀满脉弦，臌胀。脾制于肝，洪数热胀，迟弱阴寒，浮为虚满，紧则中实，浮大可治，虚细危急。蓄血在中，蓄血。牢大却宜，沉涩而微，速愈者希。胸痞脉滑，胸痞分痰气。为有痰结，弦伏亦结，涩则气劣。肝积肥气，五积。弦细青色，心为伏梁，沉芤色赤，脾积痞气，浮大而长，其色脾土，中央之黄，肺积息贲，浮毛色白，奔豚属肾，沉急面黑，五脏为积，六腑为聚。积在本位，聚无定处。驶紧浮牢，小而沉实，或结或伏，为聚为积，实强者生，沉小者死。生死之别，病同脉异，提纲有云，不可不知。积脉弦紧，郁脉沉涩。气口紧盛，伤食。为伤于食，食不消化，浮滑而疾，噫气殊臭，胸膈痞塞，亦有头痛，身兼发热，但身不疼，是为食异。五疸实热，五疸。脉必洪数，其或微涩，证属虚弱。骨蒸劳热，劳热。脉数而虚，热而涩小，必殒其躯，劳极诸虚，浮软微弱，土败双弦，火炎则数，加汗加咳，非药可除。头痛阳弦，阳弦。浮风紧寒，风热洪数，湿细而坚。气虚头痛，虽弦必涩，痰厥则滑，肾厥坚实。男子久病，男子久病。验于气口，脉强则生，脉弱则死。女子久病，验于人迎，脉弱则死，脉强则生。痈疽浮数，痈疽。恶寒发热，若有痛处，痈疽所发。未溃脓时，脉宜洪大，及其已溃，洪大始戒，脉数发热，而疼者阳，不数不热，不疼阴疮。发痈之脉，弦洪相搏，细沉而直。肺肝俱数，寸数而实，肺痈。肺痈已成，数而无

力，肺痿之形，肺痈色白，脉宜短涩，死者浮大，不白而赤。诸虚脉细，诸虚。或缓无力，手分左右，虚分血气，右手脉弱，或数或大，重按无力，血虚须酌，左手弱迟，阳虚之势，脉若紧指，真气虚极，脉弦兼数，阴虚热疾。肠痈难知，肠痈。滑数可推，数而不热，肠痈何疑？迟紧未脓，下以平之，洪数脓成，不下为宜，沉细无根，其死可知。阴搏于下，阳别于上，血气和调，有子之象，手之少阴，其脉动甚，尺按不绝，此为有孕。少阴属心，心主血脉。肾为胞门，脉应于尺。或寸脉微，关滑尺数，往来流利，如雀之啄，或诊三部，浮沉一止，或平而虚，当问月水。妇人有病，而无邪脉，此孕无病，所以不月。滑疾不散，胎必三月，但疾不散，五月可别。男女之别，脉分男女。以左右取，左疾为男，右疾为女。沉实在左，浮大在右，右女左男，可以预剖。离经六至，产后。沉细而滑，阵痛连腰，胎即时脱。新产之脉，小缓为虚，实大弦牢，其凶可明。血瘕弦急，血瘕。而大者生，虚小弱者，即是死形。半产漏下，革脉主之，半产漏下。弱即血耗，立见倾危。诊小儿脉，小儿。浮沉为先，浮表沉里，便知其源，大小滑涩，虚实迟驶，各依脉形，以审证治。大凡妇人，妇人。及夫婴稚，病同丈夫，脉即同例。惟有妇人，胎证血气，小儿惊疳，变蒸等类，各有方法，与丈夫异，要知妇孺，贵识证形，问始之详，脉难尽凭。望闻问切，神圣工巧，愚者昧昧，明者了了。病咏诊法，脉状。大略如斯，若乃持脉，尤所当知。谓如春弦，夏名钩脉，秋则为毛，冬则为石。实强太过，病见于外，虚微不及，病决在内。四脉各异，四时各论，皆以胃气，而为之本。胃气者何？脉之中和，缓而和匀，不疾不徐，不

大不小，不浮不沉，意思欣欣，悠悠扬扬，久按有神，难以名状。过与不及，皆是偏颇。春主肝木，五脏配四季所主。夏主心火，脾土乘旺，则在长夏，秋主肺金，冬主肾水。五脏脉象，五脉配五运。与五运配，肝脉弦长，肝脉。厌厌聂聂，指下寻之，如循榆叶。益坚而滑，如循长竿，是谓太过，受病于肝。急如张弦，又如循刃，如按琴瑟，肝死之应。浮大如散，心脉。心和且安，累累如环，如循琅玕。病则益数，如鸡举足，死则带钩，后踞前曲。浮涩而短，肺脉。蔼蔼如盖，此肺之平，按之益大。病如循羽，不下不上，死则消索，吹毛扬扬。沉濡而滑，肾脉。肾平则若，上大下锐，滑如雀啄。肾之病脉，啄啄连属，连属之中，然而微曲，来如解索，去如弹石，已死之肾，在人审识。脾者中州，脾脉。平和不见，然亦可察，中大而缓，来如雀啄，如滴漏水，脾脏之衰，脉乃见此。又有肥瘦，肥瘦长短。修长侏儒，肥浮瘦敛，短促长疏。性急之人，五至为平，性缓之人，四至为则，身长之人，下指宜疏，身短之人，下指宜密。北方之人，南北老壮。每见实强，南方之人，恒多软弱。少壮脉大，老年脉虚。酒后脉数，饭后脉洪。远行脉疾，久饥脉空。室女尼姑，室子尼姑。脉多濡弱。纯阳之子，脉多洪数。各分诊法，不可一途。脉有反关，反关脉。动在臂后，别由列缺，不干症候。难尽者意，难穷者理，得之于心，应之于指。

七绝脉

一曰弹石，如指弹石，在筋肉间，劈劈然硬，寻即散者，肾绝也。二曰雀啄，如雀啄食，连连搏指，忽然止绝，良久复来，肝绝也。三曰屋漏，如屋残漏下，良久一滴，胃绝也。四曰解索，如索之解，指下散乱，无复次序，乍疏乍数，脾绝也。五曰虾游，如虾之游，在于皮肤，始则冉冉不动，少焉而去，久之忽然一跃，大肠绝也。六曰鱼翔，如鱼之翔，本不动而末强摇，似有似无，心绝也。七曰釜沸，如釜汤沸，在于皮肤，有出无入，涌涌如羹上波，肺绝也。

有等脉气尚得，而脉见三四至而一止者，或五六而一见者，必是伤精损血，房劳所致，或老痰气逆，不可攻也。如果不干斫丧者，或因跌扑伤损，瘀血积结于内，不散而然，或七情忧虑致虚，或恣食膏粱为补，以致食积痰结，壅塞于脏腑经络，而得此脉也。未可例为怪脉言之，然亦非享遐年之兆可知矣。

寸有尺无，尺有寸无必死，代脉必死。结、促、代，皆动而中止。结促脉能自还，生；代脉不能自还，死。至脉一呼再至曰平，三至曰离经，四至曰夺精，五至曰死，六至曰命尽。损脉。一呼一吸为一息，四五至为平，三至曰迟，六至曰数，若二至曰损，一至曰败，必死。

辨讹

盖夫诊候者，通神达微之事，总不能出乎《内经》之范围。《内经》之诊法，左寸候心与膻中为上焦，左关候肝与膈中为中焦，左尺候肾与小肠、膀胱为下焦，右寸候肺与胸中为上焦，右关候胃与脾为中焦，右尺候肾与大肠为下焦，前以候前，后以候后。上竟上者，胸、喉中事也。下竟下者，少腹、腰、股、膝、胫、足中事也。腑不及胆者，寄与肝部也。不及大肠、小肠、膀胱也。统于腹中也。左手为春为夏，为南为东，为前为外，右手为秋为冬，为西为北，为后为内。左之寸口，即人迎也，名曰前。前之所候，皆胸之前膺及膻中之事。右之寸口，即气口也，名曰后。后之所候，皆胸之后背及气管之事。此《内经》以生身之定位，而上下前后相候之法若此。故滑伯仁以左尺主小肠、膀胱、前阴之病，右尺主大肠、后阴之病，深得《内经》之旨。何高阳生之伪诀，以大小肠列于寸上三焦配于左尺，命门列于右尺，膻中置而不言，虽心与小肠为表里，肺与大肠为表里，殊不知经络表里，自有相通，而诊法上下，各有定位，岂可紊乱耶？此背经者一也。金匮真言篇曰：肝、心、脾、肺、肾，五脏为阴，胆、胃、大肠、小肠、三焦、膀胱，六腑为阳，此只十一经耳。则手厥阴之一经，竟何在乎？灵兰秘典篇曰：心者，君主之官，神明出焉。肺者，相傅之官，治节出焉。肝者，将军之官，谋虑出焉。胆者，中正之官，决断出焉。膻中者，臣使之官，喜乐出焉。脾胃者，仓廪之官，五味出焉。大肠者，传导之官，变化出焉。小肠者，受盛之官，化物出焉。肾者，作强之官，技巧出焉。三焦者，决渎之官，水道出焉。膀胱者，州都之官，津液藏焉，气化则能出矣。此以膻中足十二脏之数，是则配手厥阴者，实膻中也。及《灵枢》叙经脉，又有胞络而无膻中，然曰：动则喜笑不休，正与"喜乐出焉"之句相合。夫喜笑者，心火所司，则知与心应也。独膻中称臣使者，君主之亲臣也。由是则胞络即为膻中，断无可疑，膻中以配心脏，自有确据，乃伪诀竟不之及，则手厥阴为虚悬之位矣。背经者二也。《灵枢》曰：上焦出于胃上口，并咽以上，贯膈而布胸中；中焦亦并胃中，出上焦之后，泌糟粕，蒸津液，化精微而为血；下焦者，别回肠，注于膀胱，而渗入焉。水谷者，居于胃中，成糟粕，下大肠

而成下焦。又曰：上焦如雾，中焦如沤，下焦如渎。由是则明以上中下分三焦矣。伪诀列于右尺，不亦妄乎，背经者三也。心肝脾肺肾，俱各一候，惟肾一脏，而分两尺候者，为肾有两枚，形如豇豆，分列于腰脊之左右耳。伪诀以左为肾，右为命门，考诸明堂铜人等经，命门一穴，在督脉第十四椎下陷中，两肾之间，盖一阳居于二阴之中，所以位乎北而成乎坎也。且脉之应于指下者，为有经络循经，朝于寸口，《内经》并无命门之经络，何以应之诊而可列之右尺乎？背经者四也。但此案，张为高阳确有辨焉。盖天一生水，自左尺以至左寸，右尺以至右寸，五行相生，循环无间，故右尺确相火也。经曰：七节之旁，中有小心。小心者，命门相火是也。下者主下，非右尺而何？试思左尺洪者，阴水必亏，右尺弱者，阳气必损，岂非相火之明验欤！但当云命门相火，寄位于右尺则可，若谓右肾即为命门，则中有小心者，更为何物则不可。若以命门在中，而不寄位于右尺，则为右尺之相火，以为生土生金者，更何物也。况一阳陷于二阴者，指命门之部位而信也。一水介于二火之间者，指君相二火而言也。经曰：寒暑燥湿风火，天之阴阳也。木火土金水，地之阴阳也。五行惟火有二，君不主令，相火代之，相火之权大矣。岂不足寄于位，而现于脉乎？是亦君火以名，相火以位之义。况阳中有阴，阴中有阳，而此火原在水中者耶？若以命门在中，而不可列之右尺，则心肺胃皆中也。何以列在左寸右寸关乎？故以右肾即为命门断不可，若以命门不可列于右尺，则寸关金土之下，生生者，将何火以充其数耶！夫男女之异，惟茎户精血，及胞门子户耳。若夫象脉，自有定位，如左尺水，生左关木，左关木，生左寸火，君火付权于相火，故

右尺火，生右关土，右关土，生右寸金，五行循序相生，万古不易之理。伪诀乃曰：女人反此，背看之，而五行之理紊乱极矣。背经者五也。经曰：肾绝四日死，肝绝八日死，心绝一日死，肺绝三日死，脾绝十二日死。乃伪诀云：四十一止一脏绝，却后四年多命没。夫人岂有一脏既绝，尚活四年者乎？背经者六也。《内经》曰：形气有余，脉气不足，死；脉气不足，形气不足，生。仲景曰：脉病人不病，号曰行尸，以无旺气，卒眩仆不知人则死。人病脉不病，名曰内虚，虽困无苦。而伪诀云，健人脉病号行尸，病人脉健亦如之，是脉病与人病无别矣。背经者七也。脉理渊微，可以神领，难以言求，而况可以图示乎？如大小长短，或可图也。而迟数结促，皆以至数为名，岂可得而图乎？勉强牵合，背经者八也。有此八者，相传而不察，以讹就讹，正道沦亡，可不亟为正之。

冯氏锦囊秘录女科精要卷十六_{女科}

海盐冯兆张楚瞻甫纂辑
男 乾元龙田
门人谢立相帝臣同校
孙 大业功垂

月经门诸论

人身之病，四百有四，妇人之证，与男子无殊，其所异者，惟月经、孕育、胎前、产后、崩淋、带下、乳痛、阴疮诸病，为闺房隐曲。孙真人所谓，妇人之病，治疗倍难于男子者此也。

经曰：冲脉起于气街，并少阴之经，挟脐上行，至胸中而散，渗灌诸阳，下入于足，为十二经络之海。其出入皆少阴经以行，故为血海。然冲、任、督三者，一源而三歧也。冲自少腹后脐两旁而上行，渗灌诸经，为诸脉之海。任脉当脐中而上行，循腹以任于前，为阴脉之总。督脉起自少腹，循背以督于后，为阳脉之都纲。

冲为血海，诸经朝会，男子则运而行之，女子则停而止之。运行者，无积而不满，动也。停止者，有积而能满，静也。不满者，阳也，气也。能满者，阴也，血也。故满者以时而溢，谓之信。男子以气运，故阳气应日而一举，女子以血满，故阴血应月而一下。

冲、任二脉，奇经八脉之二也。经云：冲为血海，任主胞胎，二脉俱通，月事而下，既行而空，至七日后而渐满，如月之盈亏相似。当知血海之有余，以十二经皆然，非特血海之满也，故始得以行耳。

任脉者，起于中极之下，以上毛际，循腹里，上关元，至咽喉，故曰：阴脉之海。任者，妊也。此人生养之始，故曰：任脉。督脉者，起于下极之俞，并于脊里，上至风府，入脑上巅，循额至鼻柱，督之为言都也，是为阳脉之大纲也，故云阳脉之海。任脉主任一身之阴血，太冲属阳明，为血之海，故谷气盛则血海满，而月事以时下也。

妇人月水，本于四经，二者冲、任，二者手太阳小肠、手少阴心。然冲为血海，任主胞胎，二者相资，故令有子。小肠经属腑，主表为阳，少阴经为脏，主里属阴，此二经在上为乳汁，在下为月水。惟鸟兽无天癸而成胎，盖鸟兽惟知饮食交媾，故运精血往来，独聚于尾闾也。

经云：女子二七而天癸至。天谓天真之气，癸为壬癸之水。壬为阳水，癸为阴水。女子阴类，冲为血海，任主胞胎，二脉流通，经血渐盈，应时而下，天真气降，故曰天癸。常以三旬一见，以象月盈则亏，不失其期，故曰月信。然名天癸者，以其阴精也。盖肾属水，癸亦属水，由先天之气，蓄极而生，故谓阴精为天癸。王冰以月事为天癸者非也。男女之精，皆可以天癸称，若以女子之血为天癸，则男子之天癸亦为血耶？男女交媾之时，各有精，而行经之际，方有其血，未闻交媾时可以血言也。但女子之精，二七而至，其月事亦与此时同候也。

男子为阳，阳中有阴，阴中之数八，故一八而阳精升，二八而阳精溢。女子为阴，阴中有阳，阳中之数七，故一七而阴血升，二七而阴血溢。皆饮食五味之实秀也。经曰：饮食入胃，游溢精气，上输于脾，脾气散精，上归于肺，通调水道，下输膀胱，水精四布，五经并行。东垣谓脾为生化之源，心统诸经之血，心脾平和，则经候如常。苟或七情内伤，六淫外侵，饮食失节，起居不时，脾胃虚损，心火妄动，则月经不调矣。夫血生于脾土，故云脾统血。凡血病当用甘温之药，以助阳气，而生阴血也。

血者，水谷之精气也。和调五脏，洒陈六腑，在男子则化为精，在妇人则上为乳汁，下为月水。故虽心主血，肝藏血，实皆统摄于脾，补脾和胃，血自生矣。凡经行之际，禁用苦寒之药，饮食亦然。凡女子天癸未至之前为病，多从心脾，天癸既至之后，多从肝肾。

妇人经水与乳，俱由脾胃所生，谷气入胃，其清纯津液之气归于心，入于脉，变赤而为血，血有余，则注于冲任而为经水。经水者，阴水也，阴必从阳，故其色赤，禀火之色也。冲为血海，任主胞胎，若男子媾精，阴阳和合而成孕，则其血皆移阴于胎矣。既产，则胃中清纯津液之气，归于肺，朝于脉，流入乳房，变白为乳，是禀肺金之色也。若不自哺，则阳明之窍不通，胃中津液，仍归于脉，变赤而腹为月水矣。

夫男女各有精，凡房劳不节，皆能大伤精气，故曰精枯杀人。奈世人所论，独重男子，不知书云：女子嗜欲过于丈夫，感病倍于男子。况产蓐带下，三十六病，损气伤血，挟证多端，故女人尤宜清心节欲，便是调经却病之第一。

经病门诸论

凡女人禀赋旺，则十三岁即行，禀赋怯，则逾二七。常见禀赋羸弱，素多阴虚夜热，十八九尚未至者，必因时滋补，迟婚乃佳。倘阴气未全，骤合男子，多成痨怯。若女人天癸既至，逾十年无男子合则不调。未逾十年，思男子合，亦不调。未至合早，亦不调。不调则旧血不出，新血误行，或溃而入骨，或变而为肿，或虽合而难子，合多则沥枯虚人，产乳众则枯血杀人。其言经者，谓常候也。若阳太过，则先期而至，阴不及，则后时而来。其有乍多乍少，断绝不行，崩漏不止，皆由阴阳盛衰所致。阴气乘阳，则胞寒气冷，血不运行，经所谓天寒地冻，水凝成冰，故令乍少，而在月后。若阳气乘阴，则血流散溢，经所谓天暑地热，经水沸腾，故令乍多，而在月前。当别其阴阳，调其气血，使不相乖，以平为期也。

妇人月水不调，有因风冷乘虚，客于胞中，有伤冲任之脉。盖冲任之脉，起于胞中，将息顺理，则血气调和，六淫不能为害。若劳伤气血，风冷乘之，脾胃一伤，饮食渐少，荣卫日衰，肌肤黄瘦，皆由冲任劳损。故凡经行，最宜谨慎，否则与产后成病相类。

妇人以血为海，每因忧思忿怒郁气，气行则血行，气止则血止。忧思过度，则气结而血亦结；忿怒过度，则气逆而血亦逆。如不及期而来者，有火也，宜六味滋水，则火自平矣。不及期而来多者，本方加海螵蛸、柴胡、白芍、五味子。如半月或十日而来，且绵延不止，此属气虚，用补中汤。如过期而来者，火衰也，为寒为虚，为郁为痰，本方加艾叶、香附、半夏。如迟而色淡，本方加桂，此其略也。其间亦有不及期而无火者，有过期而有火者。凡紫黑色者，多属火旺之甚，亦有虚寒而紫黑者。若淡白则无火明矣，然更有挟痰而淡白者，有挟湿痰带黄而浑浊者，故当兼以脉之迟数，禀之强弱辨之。

经水者，阴血也。阴必从阳，故其色红，上应于月，月满则亏，月亏乃盈，其行有常，故名月经。为气之配，随气而行，气热则热，气寒则寒，气滞则滞。成块者，气之凝也。将行而痛者，气之滞也。行后作痛者，气血虚也。错经妄行者，气之乱也。色淡者，虚而有水混之也。紫者，气之热也。黑者，热甚也。今人一见紫黑成块作痛，率指为风冷乘之，用温热之剂，祸不旋踵。经曰：亢则害，承乃制，热甚则兼水化，所以热则紫，甚则黑也。《玉机》曰：寒则凝而不行。既行而紫黑，故知非寒也。且妇人性多忿郁，嗜欲倍加，脏腑厥阴之火，无日不有，非热而何？当以脉辨之而自见矣。

凡寒冷外邪初感，入经必痛，久则郁而为热，且血寒则凝，既行而虽紫黑，乃非寒。如伤寒而为病热也，明矣。

有经行前，脐腹绞痛如刺，寒热交作，下如黑豆汁，两尺沉涩，余皆弦急，此由下焦寒湿之邪，搏于冲任，痛极则热，热则流通，因寒湿为浊，故下如豆汁也。宜治下焦，以辛散苦寒血药治之。亦有血虚血涩者，以养血药佐以顺气。

经行体痛者，盖气血盛，阴阳和，则形体通畅。若外亏卫气之充养，内乏荣血之灌溉，故经行身痛也。或曰：血海有余者，时至而溢，血海不足者，时至而周身之血亦伤，故欲行而身体先痛也。至于经后腹痛，尤属气血俱虚，宜八珍汤。然亦有虚中有热者，宜逍遥散。亦有气滞而经行未尽者，宜四物加木香。

有经后发热倦怠，两目如帛蔽不明者，盖脾为诸阴之首，目为血脉之宗，此脾阴亏损，而五脏皆为失所，不能归明于目也。用补中汤、归脾汤，专主脾胃，调补气血，目得血而自能视矣。若误以清凉明目为事，反致变生大病。

有妇人经行，必先泻二三日，然后经下，诊其脉皆濡弱者，此脾肾两虚也。盖脾统血，经水将行，脾气运行，血海不能渗湿固中矣。肾主禁固，月事应时而下，癸元消耗于中，而失禁固之权矣。宜以归脾加减，温补脾肾为主。若经去过多，白带时下，日轻夜重，泄泻无时者，此阳虚下陷也，命曰脱阳，宜十全汤，或补中汤主之。

女子月事不来者，经云：二阳之病发心脾，有不得隐曲，故女子不月，其传为风消，为息贲者，死，不治。风消者，风热消削也。息贲者，传入于肺，喘息上贲也。二阳者，足阳明胃脉也。为仓禀之官，主纳水谷，乃不能纳受者，何也？此病由心脾所发耳。女子有不得隐曲之事，郁之于心，故心不能生血，血不能养脾，始焉胃有所受，脾不能运化，继则渐不能纳受，故胃病发于心脾也。由是水谷衰少，无以化精微之气，而血脉遂枯，月事不能时下矣。传为风消者，阳明主肌肉，血不足则肌肉不荣，有不消瘦乎？风之为名，火之化也。王注谓肠胃为病，心脾受之。何以谓心脾受肠胃之病？又以心血不流，为女子不月，脾味不化，为男子少精，岂女子无关于脾，而男子无关于心乎？况此节专为女子而发，未论及男子少精之义，学者详之。

妇人经闭不行者，有因脾胃久虚，形体羸弱，气血俱衰，以致经水断绝者。或因劳心过度，心火上行，不得下通胞脉，是以月事不来者。或因中消，胃热，善饥渐瘦，津液不生，血海枯竭，名曰血枯经绝者。有因冷客胞门，血寒凝泣而不下者。有因躯肥脂满，痰多占住血海地位，闭塞不行者。有因或挟寒或挟热，而污血凝滞不行者。有因食与湿痰，填塞太阴，经闭作痛者。寒热虚实之迥然不同，总不能遁乎脉之迟数有力无力间也。

血枯经闭者，指肠胃血少枯燥而言，故东垣分三焦治，悉以泻火补血为主。盖上焦心主血也，劳心过度，阴血随耗，而无以藏之于肝，由是血海枯矣。中焦胃为气血之海也，倘胃液不足，消谷善饥，则谷气不输。夫血者，水谷之精气，和调于五脏，洒陈于六腑者也。若化源既绝于中，经血自竭于下矣。下焦大肠主津，小肠生液，上为乳汁，下为月经。若二经津液不足，则二便尚然燥涩，何能经水运行不竭乎？然二阴之燥涩，更由肾水之失养也。明乎此，则以脉诊而分上、中、下所因以调之，久则望其转枯为润，经自流通。若妄用香燥辛热攻克，徒增其害矣。

夫人之生，以气血为本，人至有病，未有不先伤气血者。世有童男室女，积想在心，思虑过度，多致劳损，男子则神色先散，女子则月水先闭。盖忧愁思虑则伤心，心伤则血逆竭，血逆竭则神色先散，而月水先闭也。火既受病，则不能荣养其子，故不嗜食。脾气虚则金气亏，故发嗽。嗽既作则水绝，故四肢干。木气不畅，故多怒。鬓发焦，筋骨痿，五脏传变，而终死矣。此种痨瘵最难治，盖病起于五脏之中，药力所不可及也。若能改易心志，用药善于调理，或得九死一生耳。

妇人百病，皆自心生，如五志之火一起，则心火从而燔灼，以致心血亏耗，故乏血以归肝，而出纳之用已竭。经曰：母能令子虚，是以脾不磨而食少，所谓二阳之病发心脾者此也。二阳者，阳明也。因食少，故脾气亦失所养，而气滞不行，则无以滋肾阴，况月水全赖肾水施化，肾水既乏，则经水日以干涸，或先或后，淋沥无时。若不早治，渐至闭塞不通，而为劳极之证矣。

心属阳而主血，脾裹血以行气，女人假血为本，以气为用，血气稽留，则涩而不行，故多由心事不足，思虑伤脾，有所劳倦，谷气不输，肺金失养，肾水无滋，经血枯涸，以致三五不调，渐致闭绝虚损，内热骨蒸，痨瘵之证作，而率难以施治。惟养心则血生，脾健则气布。二者和则气畅血行，自能化精微而输荣血矣。不可概云死血，过于宣通，亦不可峻行温补。盖辛热之剂，反必燥涸精血，宜先以重浊滋阴，大剂主之。

经病有月候不调者，有月候不通者。然不调不通之中，有兼疼痛者，有兼发热者。不调之中，有趱前者，有退后者，则趱前为热，退后为虚也。不通之中，有血滞者，有血枯者，则血滞宜行，血枯宜补也。疼痛之中，有常时作痛者，有经前经后作痛者，则常时与经前作痛为血积，经后为血虚也。发热之中，有常时发热者，有经行发热者，则常时为血虚有积，经行为血虚有热也。大抵多内因忧思忿怒，外因饮冷形寒，盖人之气血周流，忽因忧思忿怒所触，则郁结不行，忽遇饮冷形寒，则恶露不尽，此经候不调不通，作痛发热之所由也。调其气而行其血，开其郁而补其虚，凉其血而清其热，气行血行，气止血止，故治血病，以行气为先，香附之类是也。热则流通，寒则凝结，故治血病，以热药为佐，肉桂之类是也。至于大病后经闭，系属气血两虚，惟宜补脾养血，元气充复，自然经通，此不治而治也。

妇人以血为主，经行与产后一般，最宜谨慎。其时若有瘀血一点未净，或被风寒湿热暑邪，或内伤生冷，或浣濯入冷，或误食酸咸，七情郁结，凝积于中，名曰血滞。或经止后，用力太过，入房太甚，及服食燥热，以致火动，则邪气盛而津液衰，名曰血枯。若经后被惊，则血气错乱妄行，逆于上则从口鼻出，逆于身则血水相搏，变为水肿。恚怒则气血逆于腰腿、心腹、背胁、手足之间重痛，经行则发。怒极伤肝，则有眩晕、呕血、瘰疬、血风疮疡等病，加之经血渗漏，遂成窍血生疮，淋漓不断，湿热相搏为崩带，血结于内变癥瘕。凡此变证百出，不过血滞与血枯而已，重则经闭不通，致成痨瘵，故犯时微若秋毫，成患重于山岳，是以治女人诸病，必先问经也。

《易》曰：天地氤氲，万物化醇，男女媾精，万物化生。孤阳独阴可乎？夫既处闺门，欲心萌而未遂，以致阴阳不调而交争，乃为乍寒乍热，有类疟状，久则为痨。又有经闭白淫，痰逆头风，膈气痞闷，面黔瘦瘁等证，皆寡妇之病，肝脉弦出寸口而上鱼际，皆气滞血郁而得。经曰：男子精盛而思室，女人血盛以怀胎。

血枯血隔，皆经闭不通之候。然枯之与隔，有如冰炭。枯者，竭也，血虚极矣。隔者，隔阻也，血本不虚，而或气或寒或积，有所逆也。隔者病发于暂，其证或痛或实，通之则行而愈。若枯者，其来有渐，冲任内竭，其证无形。夫既枯矣，大宜补养阴气。未至枯竭者，气血或可渐充，如用通经峻削，枯者愈枯，毙可立待。

血滞经闭宜破者，原因饮食毒热，或暴怒凝瘀积痰，直须大黄、干漆之类，推陈致新，俾旧血消而新血生也。若气旺血枯，起于劳役忧思，自宜温和滋补，或兼有痰火湿热，尤宜清之凉之，每以肉桂为佐者，热则血行也。但不可纯用峻药，以亏阴道，惟宜补益荣卫，调和饮食，自然血气流通。苟不以根本为事，惟图毒药攻之，是求千金于乞丐矣。

有妇人生女子年十五来诊，言十四时，经水自下，今经反断何也？缘妇人年十四时，亦经水下，反以断，以为避年，后当自下。此真气犹怯，禀赋素弱而然也。但固天元真气，使水升火降，则五脏自和而经脉通矣。故常有少女经脉已行一二次，复至一二年又不行，或有四季一行，或有三五复至，此本因禀受衰弱，血脉未充，故经行断续。但宜顺气养血，气血旺而自通，切勿攻之，反成其病。

女子二七天癸至，七七天癸竭。行早性机巧，行迟性鲁钝，通行则阴阳和合，始能有子。若年十四至二十岁不行，命如风烛，有病则死，间有不死，亦一生多病。然有四季行，有一年一次者，或一生不循经度者，晚年有癖疾，则难治。

男子生于寅，寅属木，阳中有阴，故男得八数。女子生于申，申属金，阴中有阳，故女子得七数。男以气为主，八八则卦数已尽，尽则阳精痿。女子以血为主，七七则卦数已终，终则经水绝。冲任虚衰，而地道不通，故无子。然有劳伤过度，喜怒不时，经脉衰微之际，又为邪气攻冲，则当止而复下，盖以冲任为经脉之海，手太阳小肠与手少阴心经为表里，主下为月水，上为乳汁。若劳伤经脉，冲任气虚，乃不能收摄气血，故令月事来而不断也。若年过五十而经行不止者，作败血论。一方用条芩二两，醋浸七日炙干，又浸七次，为末醋丸，空心酒送下，名芩心丸。或谓女人七数尽而经不依时者，血有余也，不必止之。

女子，阴类也。以血为主，上应太阴，下应海潮，月有盈亏，潮有朝汐，月事一行，与之相符，故谓之月水、月信、月经。经者，常也。天癸者，天一生水也。邪术家谓之红铅，谬名也。一月一行，其常也。或先或后，或通或塞，其病也。有行期只吐血、衄血，或眼耳出血，是谓倒经逆行。有三月一行者，是谓居经。有一年一行者，是谓避年。有一生不行而受胎者，是谓暗经。有受胎之后，月月行经而产子者，是谓胎盛，欲名垢胎。有受胎数月，忽大下血，而胎不陨者，是谓漏胎，此因气血有余不足，而异人常度矣。

有妇人月经来时，阴阳交合，精血相射，入于任脉，留于胞中，以致小腹结病，病如伏梁，水溺频涩，是名积精，多成经漏淋漓，俗云血沙淋是也。治当调和血气，使脏腑和平，瘀滞自消而愈。故凡妇人经行，血海既净而交合，则精凝血聚，可以成胎。若经适来而不禁房室，败血不出，积精相射，致有诸症，此人之最易犯者，不可不戒。

妇人月水循环，纤痾不作而有子。若兼潮热腹痛，重则咳嗽汗呕或泻，则气血愈伤，百病踵起，血滞积入骨髓，便为骨蒸。血滞积瘀，与日生新血相搏，则为潮热。血枯不能滋养百骸，则蒸热于内，血枯胞络火盛，或挟痰气食积寒冷，则为疼痛。气虚不能运化，则呕泻自汗。凡此诸病，皆令经候不调，必先去其病，而后可以经调也。

吴昆曰：无极之真，二五之精，妙合而凝，乾道成男，坤道成女。女以坤道用事，故治妇人者，以阴为主，方其二七天癸至，月事以时下者，女得坤之阴，阴中必有阳，故以七为纪，一七而齿，二七而天癸至也。人受天地之气以生，故能克肖天地。月，天之阴也。以月而盈，以月而亏，故女子之血，亦以三十日而一下也。血之下也，同于月，故曰月事。经曰：月事以时下，故能有子。是以月事不调，宜此方为主治，随其寒热虚实而斟酌加减，使月事调匀，则阴阳和而万物生，有子之道也。是方也，当归、芍药、地黄，皆味厚之品，味厚为阴中之阴，故能益血。析而论之，当归辛温能活血，芍药酸寒能敛血，熟地甘懦能补血。又曰：当归入心脾，芍药入肝，熟地入肾，川芎者，彻上彻下，而行血中之气者也。此四物汤，所以为妇人调经之要药。

经云：百病皆生于气。有七气，有九气。喜怒忧思悲恐惊，七气也。益之以寒热为九气。气之为病，男妇皆有之，惟妇人为尤甚。然血随气行，气滞则血为气并，或月事不调，心腹疼痛，或月事将行，预先作痛，或淋沥不断，寒热癥瘕，或痛连腰胁，上下攻刺，吐逆不食，肌肉消瘦，非特不孕，久为痨瘵，皆气之为病也。故调经养血，莫先以顺气为主。

妇人得阴柔之体，以血为本，阴血如水之行地，阳气若风之旋天，故风行则水动，阳畅则血调，此自然之理也。古方耗气以调经，殊失其本。夫太冲者，气也，任脉者，血也，气升则升，气降则降，血随气行，若独耗其气，血无所施，正气既虚，邪气必胜，而百病生焉，经安得调乎？况心生血，脾统血，胃为卫之元，养其心则血生，实其脾则血足，气胜则血行，安可独耗其气？此调经之至论也。行经之时，保如产母，当戒暴怒，远房室，多怒则损其冲任，多欲则伤其血海。一有抑郁，宿血必停，走于腰胁，注于腿膝，遇新血相搏，则疼痛不已，散于四肢，则麻木不仁，入于血室，则寒热不定，皆四气七情之所致也。但妇人郁滞居多，气郁而血亦滞，故调血者，以行气为先，岂耗气之谓欤！

或问调经以滋水为主，不烦补血何也？经云：女子二七而肾气盛，齿更发长，天癸至，任脉通，太冲脉盛，月事以时下。天者，天一之真，癸者，壬癸之水，月者水之精，以一月而盈，盈则昃，女人经水一月以时下，能有子，不以时下，或过期或不及皆为病，病则不能有子，所以必须调经，调经必须滋水为主。又问曰：同一红色，非血而何？曰：女人系胞之所，而养经之处，养之一月而行，行则虚矣。以时交感，投虚而受，人若有孕，此水即以养胎，不月矣。一生子，此水即化为乳而不月。乳之色白也，何为血乎？论其至，则血亦水也，从乎火化而色赤。乳亦水也，从乎气化而色白。况至七七而天癸绝，其所绝者，天癸水也。其流行之血，不见其枯涸，而仍行于经脉皮肤间也。即十四岁以前，皮肤中未常无血也。必俟二七而天癸之气至，方能任脉通，月事以时下。可见，不但由乎天癸之水，而后由乎天真之气也。故不须四物补血，必以六味滋水，滋水可兼补血，补血兼不得滋水。盖芎、归辛窜，难到肾家，并非融化真阴之品，况血乃后天，饮食入胃，游溢精气而成。若经水乃冲任所主，人身有奇经八脉，俱属肾经无形之脉，其冲任者，奇经之二，其脉起胞中，为经络之海，与手太阳手少阴为表里，上为乳汁，下为月水，女人独禀此水，以为生生之原，与男子二八之精同气，俱从天一之源而来，积则一月而满，满则溢，似血而实非血也。然冲任起于胞中，男子藏精，女子系胞，而为其用者，其间又恃一点命门之火，为之主宰，是以火旺则红，火衰

则淡，火太旺则紫，火太衰则白，所以滋水更当养火，甚则干涸不通者，虽曰火盛之极，亦由水虚之甚，亦不宜以苦寒之药降火，只宜大补其水，从天一之源以养之使满，满则自能流行而溢，万无有毒药可通之理也。

凡治病妇当先问娠，不可仓卒。盖既有病，则娠脉不能易辨。故凡看妇人病脉，不可纯用破气行血之药，恐有娠在疑似间也。

妇人之病，比之男子，十倍难疗。十四以上，阴气浮溢，百想经心，内伤五脏，月水去留，前后交互，瘀血凝滞，中道断绝，其中伤堕不可具论。嗜欲过于丈夫，感病倍于男子，加以爱憎嫉妒，所以为病根深，疗以难瘥。至于尼姑寡妇，独阴无阳，悒郁而伤心脾，尤非草木易于奏功也。

有因先病而后经不调者，有经不调而后生诸病者。如先因病而后经不调，当先治病，病去则经自调。若因经不调而后生病，当先调经，经调则病自除。

《脉经》曰：尺脉滑，血气实，妇人经脉不利。尺脉来而断绝者，月水不利。寸关如故，尺脉绝不至者，月水不利，当患少腹痛。肝脉沉，月水不利，主腰腹痛。

交加地黄丸

治经水不调，血块气痞，肚腹疼痛。

生芐一斤　老生姜一斤　延胡索　当归　白芍　川芎各二两　没药　木香各一两　桃仁去皮、尖　人参各一两五钱　香附半斤

上将地黄、生姜各捣汁，以生姜汁浸地黄渣，地黄汁浸生姜渣，各以汁尽为度。次将余药为末，共作一处，日干，同为末，醋糊丸，桐子大。空心服五十丸，姜汤下。

活血散

治冲任经虚，经事不调，不拘多少，前后并治。

白芍药　延胡索　当归　川芎各四两　肉桂皮一两

每服四钱，水煎，食后热服。

四制醋附丸

治妇人女子经候不调。

香附子，去毛一斤，作四分。一分好酒浸七日，一分小便浸七日，一分盐水浸七日，一分米醋浸七日，各焙干为末，醋糊丸如桐子大。每服七十丸，空心食前盐酒送下。肥人依方服，瘦人加泽兰叶、赤茯苓各二两。

按：香附子，血中之气药也。妇人假血为本，以气为用，今用香附子开郁行气，气行而血亦行矣。但气调而血枯血燥者，用之非徒无益也。

当归地黄丸

治妇人血气不和，月事不匀，腰腿疼痛。

当归　川芎　白芍药　熟苄各五钱　牡丹皮　延胡索各二钱五分　人参　黄芪各一钱二分半

为末，蜜丸，桐子大。每服三十丸，食前米汤下。

通经丸

治妇人室女，经候不通，脐腹疼痛，或成血瘕。

川椒炒去汗　蓬术炒去烟　青皮去白　干漆炒去烟　当归　干姜炒　大黄炒　桃仁炒　红花　桂心各等分

为末，将一半用米醋熬成膏，和余药，一半成剂，白中杵之；丸桐子大，阴干。每服五十丸，醋汤温酒空心下。

通经散

治室女月水不通，用雄鼠屎一两，烧存性为末，空心温酒调下一钱，神效。

血竭膏

治干血气。用锦纹大黄，酒浸晒干四两，为末，以好醋一升熬成膏，丸如鸡子大。每服一丸，热酒化开，待温临卧服，大便一二行，红脉自下，此药调经水之仙药也。

延胡索汤

治妇人室女，七情所感，血气相并，心腹疼痛，或连腰胁甚作搐搦，一切血气经候不调。

延胡索　赤芍药　片子姜黄　官桂不见火　当归去芦　蒲黄各五钱　甘草一钱五分　木香不见火　乳香　没药各三钱

每服四钱，姜、水煎服。如吐逆，加半夏、橘红各五钱。

蠲痛散

治妇人血气刺痛。

荔枝核烧存性，五钱　香附炒，一两

为末。每服二钱，淡盐汤下。

失笑散

治小肠气痛，妇人血气痛欲死者。

五灵脂　蒲黄各等分

为末。每服二钱，用醋一合，熬药成膏，入水一盏煎七分，热服。

小柴胡汤

治妇人伤风七八日，续得寒热，发作有时，经水适断，此为热入血室。其血必结，故如疟状。

柴胡八钱　半夏二钱　人参　甘草　黄芩　生地黄各三钱　麦冬二钱

每服八钱，姜、枣、水煎服。

治女人干血痨方

用陈麦曲四两，火煅存性，为末。每服一两，冲黄酒下，出臭汗为验，忌面食二十一日。

崩漏门诸论

经曰：悲哀太过，则心系急，肺布叶

举而上焦不通，热气在中，故血走而崩也。又曰：阴虚阳搏谓之崩，然有得之悲哀者，七情伤心之崩也。有得之劳力者，内伤劳倦之崩也。崩者，经血卒然大至，或清或浊，或纯下瘀血，如山之崩，热不可遏之谓也。有崩甚腹痛，人多疑恶血未尽，又见血色瘀黑，愈信恶血，不敢止截，殊不知血因经络之气以流行，故能色鲜而不滞，若一出经络，既失阳和，复无气运，犹天寒风静，水即为冰，停在腹中，便为瘀血，以瘀为恶，又焉知瘀之不为虚冷乎？瘀而腹痛，血行则痛止；崩而腹痛，血住则痛止。芎、归汤加姜、附，止其血而痛自止。若以色黑为瘀而去尽之，则经络中之乘虚而走者，何时而止耶？必气脱人亡而后已。更有涎郁胸中，清气不升，故经脉壅遏而降下，非开涎则不足以行气，非气升则血不能以归隧道，治宜二陈之类，先服后吐之，既开胸膈之痰涎，复散郁滞之浊气，则清升浊降，血归隧道而不崩矣。

冲任为经脉之海。凡血气调适，则外循经络，内荣脏腑，经下依时。若劳伤过极，冲任气虚，不能约制经血，乃为崩中暴下。治当大补气血，升举脾胃之气，微加镇坠心火，补阴泻阳而崩血止。若过凉剂投服，则抑遏阳气于气海，经血愈难宁静，古人多用烧干姜灰，或烧桂心灰，方书用治寒崩，非治寒也。取其散结，从治法耳。然更当分阴阳而治。夫气血，人身之阴阳也。阳主升，阴主降，阳根阴，阴根阳，一升一降，循经而行，无崩漏也。若阳有余，则升者胜，血出上窍，阳不足，则降者胜，血出下窍，故血随阳气而各升降。阳气者，风也。风能上升，然必须东方之温风，始能升生长养也。

妇人血崩，来如潮涌，明是热势妄行，然岂可用寒治？寒则血凝泣而热郁于中，害益深矣。治宜清补，兼为升提，血自循经，经自摄血，故亦不可骤止也，宜地黄、阿胶、芍药、麦冬、桑耳灰、木耳灰之类。久则亦多虚寒，而宜温补脾胃者，当以脉候之。然血证多兼用黑药者，以血者火之色也，黑者水之象也，血挟火势，令水化制之，故黑能胜红也。

经云：阴虚阳搏谓之崩。盖尺脉既虚，阴血已损，寸脉搏击，虚火愈炽，火迫妄行而为之崩，皆从胞络中出也。血久下行，已为熟径，则本宫血乏，十二经之血，皆从此渗漏矣。然胞络下系于肾，上通于心，故此证实关心肾二经，宜有阴虚阳搏之脉也。东垣用十二经引经之药，使血归十二经，然后用黑药止之。若不先服引血归经，则止血藏于何所？势必益增泛滥无拘矣。尤宜清心绝欲，则心得拱默之德，肾得闭藏之司，肝无妄泄之害矣。

崩者，倏忽暴下也。漏者，淋沥不断也。总由劳役过度而伤中，喜怒不节而伤肝，脾虚不能统血，肝伤不能藏血，而为崩中漏下。或悲思忧恐太甚，阳气内动，真阴愈虚，不能镇守包络相火，迫血而崩，故宜养血安神为主。若因脾胃气虚下陷，肾与相火相合，湿热下迫而致者，宜调脾养血为主。或大小新产，遽触房事，或经水未绝，欲炽而伤血海，皆致崩漏，并宜调气养血，于肝心脾肾四脏求之。

女子漏下恶血，或暴崩不止，多下水浆之物，皆由饮食不节，或劳倦伤脾，或心气不足。夫脾为至阴，滋荣周身者也。心主血脉，贯肾实脾者也。二者受病，病皆在脉，脉者，血之府也。心者，脉之神也。心不主令，胞络代之，心系者，胞络命门之脉也。主月事生孕，因脾胃虚而心包乘之，故漏下血水不止，当除湿去热，用升阳除湿汤，既提阳气之下陷，复假风药以胜其湿热之势也。若病愈，经血恶物已尽，必须以黄芪、人参、甘草、当归之类补之。若经血恶物下之不绝，因虚不能收摄者，当益脾胃，补气血，兼升兼止，因于热者，兼以清心凉血之药。

人之七情过极，则动五志之火，五志之火一甚，则经血暴下，如风动木摇，火燃水沸也。治崩次弟，初用止血，以塞其流，中用清热凉血，以澄其源，末用补血，以还其旧。若止塞其流而不澄其源，则滔天之势不能遏。若止澄其源而不复其旧，则孤子之阳无以立。故急则治标，缓则治本，本末勿遗，前后罔紊，方可以言治。

立斋曰：有妇人患崩，过服寒药，脾胃久虚，中病未已，寒病复起，烦渴引饮，粒米不进，昏愦时作，脉洪大而按之微弱，此无根之火，内虚寒而外假热也，十全大补加附子而崩减，日服八味丸而愈。又有久患崩者，服四物凉血剂，或作或止，有主降火为治，则更加腹痛，手足俱冷，此脾胃虚寒所致，先用附子理中汤，次用济生归脾、补中益气二汤而崩愈。崩且水泻，是前后二阴之气下脱也，参、苓、芪、术，佐升、柴大升大补为佳。如病人自觉寒冷如水时，欲喜暖，所下污水色如屋漏，或多白带，脉虽洪紧而无力，或沉伏者，此属浊气郁滞，冲任所致，宜以升散开结，平肝为要，必兼辛散，平以辛凉。其纯热纯寒之药，俱不可用，炒黄柏、苍术、香附、抚芎、半夏、青陈皮、白芷、柴胡、肉桂、炮姜之类最宜。

凡受热而色赤者，谓之阳崩。受冷而色白者，谓之阴崩。五脏皆虚，五色随崩俱下。一脏虚，随脏见色而下。色白如涕，肺脏之虚冷也。色青如蓝，肝脏之虚冷也。色黄如烂瓜，脾脏之虚冷也。色赤如绛，心脏之虚冷也。色黑如肝血，肾脏之虚冷也。五脏俱虚，五色相杂谓之五崩。

立斋曰：血崩兼心痛者，心主血，去血过多，心无所养，以致作痛也，宜十全汤倍参、术多服。如瘀血不行者，失笑散。阴血耗散者，乌贼丸敛之。然崩为急证，漏为缓证，崩必大怒伤肝，冲动血海，或火盛之极，血热而沸腾也。漏则房劳过度，伤损冲任二脉，气虚不能约制经血，或其人平素多火，血不能安，故不时漏泄。崩宜理气降火升提，漏宜滋阴补气养血，或兼制火也。

崩漏不止之证，先因心火亢甚，于是血脉泛溢，以致肝实而不能纳血，出纳之用遂废。经曰：子能令母实，是以肝肾之相火上挟心火之势，从而相扇，致令月水错经妄行，无时泛溢。若不早治，变为血枯，发热痨怯矣。

经云：阳络伤，血外溢，阴络伤，血内溢。又云：脾统血，肝藏血，故崩漏为患，因脾胃虚损，不能统血运行，或因肝经有火，血得热而下流，或因肝经有风，血乘风而妄动，或因怒动肝火，血热沸腾，或因脾经郁热，血不归经，或因悲哀太过，胞络伤而渗漏。治疗之法，脾胃虚弱者，四君子加芎、归。脾胃虚陷者，补中汤加白芍。肝经血热者，四物汤加柴胡、山栀。肝经风热者，加味逍遥散。若怒动肝火，亦用前药。脾经郁火者，归脾汤加山栀、柴胡、丹皮。悲伤胞络者，四君子加升柴、山栀。初起多从热，久则又当从寒。然阳强阴弱者，崩愈久而阴愈虚愈热，乃阴虚之假热，不可用寒凉正治也。故丹溪、东垣云：凡下血证，须四君子收功。又曰：气虚血虚，皆以四物加参、芪。因劳力者，参、芪加升麻。若大去血后，毋以脉诊，急用独参汤救之。其发热潮热，咳嗽脉数，乃元气虚弱，真阳不能内藏，真阴不能内守，假热之脉也，尤宜人参。此等症候，无不由脾胃先损，故脉洪大。察其中有胃气受补则可救，设遇寒凉，复伤脾胃生气，反不能摄血归源，是速其危也。盖诸血证，皆以胃药收功，盖脾能统血，而脾胃又为生化之源也。至于贵脱势，始富后贫，命曰脱营。由心气不足，其火内燔，血脉之中，经候不调，形体容颜似不病者，此心病不形于诊，至于饮食不节，则病矣。凡此宜劝解，以慰其心，再以大补血气，调益脾胃，微加镇坠心火，补阴泻阳，而经自调矣。

《脉诀》曰：崩漏下血，脉迟小虚滑者，生。疾急大实紧数者，死。尺寸虚者，漏血，脉浮者，死，不治。

胶艾汤

治劳伤血气，冲任虚损，月水过多，淋沥不断，及妊娠调摄失宜，胎气不安，或因损动，漏血伤胎。

阿胶炒　川芎　甘草炙，各二两　艾叶炒，一两　当归二两　熟地黄　白芍药各四两

每服五钱，水一盏，酒半盏，煎服。

柏子仁汤

治妇人忧思过度，劳伤心经，不能藏血，遂致崩中，下血不止。

鹿茸火去毛，酒蒸焙　香附子炒去毛　柏子仁炒，各二两　川芎　茯神去木　当归　小草各一两　甘草炙，五钱　川续断一两　阿胶一两，炒成珠

每服四钱，酒一盏，姜五片，煎七分，空心温服。

一方

治月水不止，用阿胶炒枯为末，好酒空心调服，或白汤亦可。

乌鸡丸

治妇人羸弱，血虚有热，经水不调，崩漏带下，骨蒸等疾，不能成胎。

用白毛乌骨公鸡一只，重二斤半许，闭死去毛肠净，用艾四两，青蒿四两，锉碎，纳一半在鸡腹，用酒坛一个，纳鸡并余艾蒿在内，用童便和水，灌令没鸡二寸许，煮绝干，取出去骨，余俱捣烂如薄饼状，焙干研为细末。

南香附去毛、净，一斤，分作四分，米泔水浸一分，童便浸一分，醋浸一分，酒浸一分，春秋二、夏一、冬四日，取出晒干　熟地黄四两，焙干　当归酒浸，洗，炒　白芍药酒炒　鳖甲醋浸，炙黄色　人参焙　生地黄怀庆者，勿犯铁，各三两　白术炒　黄芪蜜炙　川牛膝酒炒　牡丹皮酒炒　柴胡蜜酒炒　知母酒炒　贝母姜汁拌炒，各二两　地骨皮　干姜炒深黄　延胡索　黄连酒浸炒，各一两　秦艽一两五钱，蜜酒拌炒　川芎　白茯苓各二两五钱

上同香附子共为细末，和鸡末酒醋糊丸，桐子大。每服五六十丸，加至七八十丸，温酒或米饮下。忌煎炒、辛辣之物，及苋菜。

芩心丸

治妇人四十九岁以后，天癸当住，每月却行，或过多不止。

黄芩，新枝条者二两，以米醋浸七日，炙干，又浸又炙，如此七次，为末，醋糊丸桐子大。每服七十丸，空心温酒下，日三服。

十灰丸

治崩中下血不止。

黄绢灰　马尾灰　藕节灰　艾叶灰　赤松皮灰　蒲黄灰　莲蓬灰　油发灰　棕榈灰　绵灰各等分

为末，醋煮糯米糊丸，桐子大。每服百丸，米饮下。

备金散

治妇人血崩不止。

香附子四两，炒　当归一两五钱　五灵脂一两

为末。每服五钱，空心淡醋汤调下立

效。丹溪云：崩过多者，先用五灵脂末一服，当分寒热，五灵脂能行能止。

莲蓬散

治经血不止，用莲蓬烧灰存性，为末，白汤调服二钱。

带下门诸论

经曰：思想无穷，所愿不得，意淫于外，入房太甚，发为白淫。白淫者，白物淫衍如精状，男子因溲而下，女子阴中绵绵下也。本出于带脉，带者，奇经八脉之一也。腰脐间回身一周，如束带焉。八脉俱属肾经，人身带脉，统摄一身无形之水，下焦肾气虚损，带脉漏下，白为气虚，赤为有火，治法俱以补肾为主。白者多，赤者少。若脾虚者，六君子加升麻，气虚者，补中汤，肝虚者，逍遥散兼六味丸。

带下，任脉之病也。经云：任脉者，起于中极之下，以上毛际，循腹里，上关元，至咽喉，上颐循面。任脉自胞上过带脉，贯脐上。其病所发，正在过带脉之分淋沥，故曰带。男子遗精白浊，女子赤下白淫，皆因喜怒忧思，产育房劳，伤其荣卫。或素有湿热浊气，渗入膀胱，故秽白之物，如涕而下流不止，面色无光，腰腿酸疼，精神短少。世徒知下焦之虚寒，不知中焦之湿热，反用燥热温补之剂，偏助阳火。阳火既盛，阴血渐烁。譬如猪膏，烹之则融，冷则凝。中焦湿热，淫气不清，则为白带，所以火升水降，则上热下寒，下焦虚冷，凝结浊物。若热气熏蒸，则为腥腐之气，安得独言虚寒乎？法当清上实下，清浊自分，理脾养血，湿热自解，再为温补下元，使水升火降而带自除，故丹溪曰：赤属血，白属气、属痰，俱是胃中痰积，下流渗入膀胱，宜用升

举。肥人多属湿痰，瘦人带病少，如有者，亦属热痰，宜用星、半、苍术、海石、炒黄柏、青黛、川芎、椿树皮之属。

妇人多忧思郁怒，损伤心脾，肝火时发，血不归经，所以多患赤白带也。白带多是脾虚，盖肝气郁则脾受伤，脾伤则湿土之气下陷，是脾精不守，不能输为荣血，而下白滑之物矣。皆由风木郁于地中使然耳。法当开提肝气，补助脾元，以补中益气汤加枣仁、茯苓、山药、黄柏、苍术、麦冬之类，浓煎不时饮之，再用六味地黄加牡蛎粉、海螵蛸、杜仲、牛膝、蜜丸如豆，空心吞下五六钱。白带本属气虚，补气健脾，兼以升举。若如浓泔而臭秽特甚也，湿热甚也，宜苍术、白术、黄柏、茯苓、椿树皮之类，佐以升提。若如鸡子清者，脾肾虚极也，面色必不华，足胫必浮，腰腿必酸，宜五味子、八味丸，间用开脾养心之剂，如归脾汤之类。阴虚有火，宜八味丸中加五味子、菟丝子、车前、黄柏。叔和云：崩中日久为白带，漏下多时骨水枯，盖言崩久气血虚脱，虽有寒热之分，俱是气血流淫为病，总归属于虚处也。

妇女下赤白而不甚稠者，曰白淫，与男子白浊，同系于相火，如龙雷之搅而不澄清也。属足少阴、足太阴，治当清补为主。如有滑白稠粘者，谓之带下，属心胞手厥阴、少阳，即如男子自遗之精。甚如砂石之淋，原乎心胞，系乎脊，络于带脉，通于任脉，下抵涌泉，上至泥丸，治宜血肉之剂以培之。时人泥于常套，作流痰治，以牡蛎、龙骨、地榆、胶艾之类治之，和以四物，加以升提，殊不知根本损伤，以致腐败而来，涩彼塞滞不清之物，则益加其滞，升提不正之气，则愈增其郁，惟以六龙固本丸、十六味保元汤主之。十六味保元汤，治赤白带下，骨碎

补、贯仲去毛三钱、杜仲、小茴香盐酒炒一钱五分，人参二钱，黄芪一钱，巴戟二钱，当归一钱，石斛七分，升麻七分，山药一钱，生草六分，独活一钱，茯苓七分，莲蕊一钱，黄柏八分，圆肉三枚。六龙固本丸，山药四两，巴戟肉四两，山茱四两，川楝子二两，小茴香一两，补骨脂二两，青盐三钱，人参二两，莲肉二两，黄芪二两，川芎一两，木瓜一两。

带脉总束诸脉，使不妄行，如人束带而前垂也。妇人赤白带下之证，多是怒气伤肝，肝邪乘脾，则脾受伤而有湿，湿而生热，热则流通，所以滑浊之物，渗入膀胱而出也。古人作湿寒，而用辛温治之者非，丹溪作湿热而用苦寒治之者是。虽然，古人曾用辛温之药治之而愈者，殊不知用苦寒之药，是正治之法也，用辛温之药，是从治之法也。盖湿热怫郁于内，肚腹疼痛，赤白带下，非辛温之药从治而能开散之乎？若在湿热尚未怫郁，但止赤白带下，而无腹痛之证者，不若暂用苦寒之药，治之为当也。

一方

治妇人有孕白带。

黄芩炒　苍术各三钱　黄连炒　白芷各二钱　白芍二钱五分　椿根皮炒　黄柏炒，各一钱五分　山茱萸二钱五分

为末。糊丸，空心温酒下五十丸。

白带神方

用牡蛎，青色无沙眼者，为雄者，佳。炭火煅红，合地上冷定，再煅，如法七次，研细，空心用腐浆调下二钱，一二服便愈。

一方

治赤白带，湿胜而下者。

滑石炒　苍术盐炒　白芍各一两　枳壳炒　甘草各三钱　地榆五钱　干姜炮，二钱　椿根皮炒，一两

为末，粥丸，空心米饮下百丸。

当归煎

治赤白带下，腹内疼痛，不欲饮食，日渐羸瘦。

当归去芦，酒浸　赤芍药　牡蛎火煅，取粉　熟苄酒浸，蒸焙　白芍药　续断酒浸　阿胶各一两　地榆五钱

为末，醋糊丸桐子大。每服五十丸，空心米饮下。

威喜丸

治白带、白淫、白浊，便如米泔。

方见梦遗精滑门。

大效拱辰丸

治妇人血海虚冷，白带时下，脐腹刺痛，久服令人延年，精神充实，子嗣多育。

琥珀二钱　当归二两　沉香五钱　木香不见火，三钱　官桂不见火，五钱　人参　黄芪　鹿茸酥炙　酸枣仁　鹿角霜　延胡索　柏子仁各一两　乳香　没药　干姜各五钱

为末，蜜丸，如龙眼大。每服一丸，空心温酒化下。

人参黄芪散

治久患白带，瘦削无力，腰腹腿痛，饮食无味，面黄浮肿，小水淋沥，气虚血少。

川归身　茯苓各一钱　芍药炒　真地骨皮　白术八分　川芎　人参各八分　车前子五分　黄芪一钱　炙甘草五分　熟地一钱五分　鹿角胶如气虚者，入五茶匙

水一盅，枣二枚，煎服。

女科杂证门

热入血室

《金匮》曰：妇人伤寒发热，经水适来，昼日明了，暮则谵语，如见鬼状，此

为热入血室，治之无犯胃气及上二焦，必自愈也。此言发热病之初也。经水适来，邪盛而经气亦盛，寒邪伤荣，故邪与血搏。血属阴主夜，故昼则虽热而明了，暮则入阴分，邪挟阴气而为谵语，如见鬼状者，谵之甚也，此为热入血室。然血室虽在内，而表邪实未尝犯胃及上二焦，故治法亦惟和表邪，兼清血室之热足矣。误以为客邪入内攻之，则伐及无辜，导邪入内矣。故曰无犯胃气及上二焦，必自愈也。然冲为血海，即是血室，冲脉得热则逼血下行，男子亦有之，不独妇人也。

血 分 水 分

《金匮》曰：病有血分、水分，何也？经水前断，后病水，名曰血分，此病为难治。先病水，后断经，名曰水分，此病易治。盖去水，其经自下也。《圣济》曰：血分者，经水通之际，因寒湿伤其冲任，气壅不行，播在皮肤，邪气相搏，经血分而为水，发为浮肿，故曰血分。久不治，积成水肿，即难治。水分者，以水气上溢皮肤，散于四肢，发为浮肿。盖肾者，胃之关，关门不利，故聚水而从其类，病水而经乃断矣。《证治》又曰：经事不通，血入四肢，化为水，遂成肿满，非独产后为然，名曰血分。误作水治，其害不小，宜调经散。盖气者，水之母，血者，气所化，非气无以生血，非血无以养气。若经水不通，则血病气亦病，岂有水不通而能化血乎？血不通而化水者，乃是气壅不能化血而成水也，观桃仁丸可见矣。

炙 脔 梅 核

《金匮》曰：妇人咽中，有如炙脔，半夏厚朴汤主之。炙脔，干肉也。咽中贴贴，如有炙肉，吐之不出，吞之不下，此病不因肠胃，故不碍饮食、二便，不因表邪，故无骨痛寒热，乃气为积寒所伤，不与血和，血中之气，溢而浮于咽中，得水湿之气，凝结难移，男子亦间有之。药用半夏厚朴汤，乃二陈汤去陈皮、甘草，加厚朴、紫苏、生姜也。专治妇人七情之气郁滞不散，结成痰涎；或如梅核在咽，咯咽不下；或中脘痞满，气不舒畅；或痰饮中滞，呕逆恶心，并可取效。盖半夏降逆，厚朴散结，生姜、茯苓宣至高之滞而下其湿，苏叶味辛气香，色紫性温，能入阴和血，则气与血和，不复上浮也。

癥 瘕 疝 癖

疝者，近脐左右，各有一条筋脉急痛，大者如臂，次者如指，因气而成，如弦之状，故名曰疝。癖者，僻在两胁之间，有时而痛，故名曰癖。癥者，痛也。瘕者，假也，假物成形，推移乃动也。若伤食成块，坚而不移，名曰食癥。瘀血成块，坚牢不移，名曰血癥。积在肠胃之间，与脏气结搏坚牢，虽推之不移，名曰癥，言其病形可征验也。气壅塞而为瘕，言其气瘕塞不宣畅也。大抵推之不动为癥，推之动为瘕也。至疝与疝癖则与痛俱，痛即现，不痛即隐，在脐左右为疝，在两胁间为癖，在小腹牵引腰胁为疝，总因妇人脏腑虚弱，经行不忌生冷，痰血饮食，结聚成块，与脏气相持，日渐生长，牢固不安，得冷则发，大痛欲死。然有异于丈夫者，非因产后血虚受寒，或因经来取冷过度，不独饮食失节，多挟血气所成。其脉弦急者生，虚弱微细者危。善治者，调补脾胃为主，佐以消导。若形气充实者，调其气而破其血，消其食而豁其痰，衰其大半而止，不可猛攻，以伤元气。病重则病受之，病轻则胃气受伤矣。或云，待块消尽而后补养，则胃气之存也几希，不惟不胜治，终亦不可治也。

乳　证

妇人之乳，男子之肾，皆性命之根也。人之气血周行无间，寅时始于手太阴肺经，出于云门穴，穴在乳上；丑时归于足厥阴肝经，入于期门穴，穴在乳下。出于上，入于下，肺领气，肝藏血，乳正居于其间也。其足阳明之脉，自缺盆下于乳，又冲脉者，起于气街，并足阳明夹脐上行，至胸中而散。故乳房属足阳明胃经，乳头属足厥阴肝经。妇人不知调养，有伤冲任，且忿怒所逆，郁闷所遏，厚味所酿，以致厥阴之气不行，阳明之血热甚。或为风邪所客，则气壅不散，结聚乳间；或硬或肿，疼痛有核，乳汁不出，名曰吹乳。渐至皮肤焮肿，寒热往来，谓之乳痈。风多则硬肿色白，热多则焮肿色赤。不治则血不流通，气为壅滞，而与乳内津液相搏，腐化为脓。治之之法，凡初起寒热焮肿，即发表散邪，疏肝清胃，速下乳汁，导其壅塞，则病可愈。若不散而不易成脓，宜用托里。若溃后肌肉不生，脓水清稀，宜补脾胃。若脓出反痛，恶寒发热，宜调荣卫。若晡热焮肿作痛，宜补阴血。若食少作呕，宜补胃气。切戒凉清解毒，反伤脾胃也。

乳痈者，俗呼曰吹乳。吹者，风也。风热结泊于乳房之间，血脉凝注，久而不散，溃腐为脓。凡忽然壅肿结核色赤，数日之外，焮痛胀溃，稠脓涌出，此属胆胃热毒，气血壅滞，名曰乳痈，为易治。治法，青皮疏厥阴之滞，石膏清阳明之热，生草节解毒而行污浊之血，荆防散风而兼助药达表，瓜蒌、没药、青橘叶、角刺、金银花、土贝母、当归及酒佐之，毋非疏肝和血，解毒而已。加艾隔蒜灸二三十壮，于痛处最效。切忌刀针，伤筋溃脉，为害不小。

有因妇人所乳之子，膈有滞痰，口气焮热，含乳而睡，热气吹入乳房，凝滞不散，遂生结核。若初起时忍痛揉软，吮去乳汁，即可消散，失此不治，即成痈肿。亦有因小儿断乳后，不能回化，或妇人乳多，婴孩少饮，积滞凝结。又或经候不调，逆行失道。又有邪气内郁，结成痈肿。初发时切勿用凉药，盖乳本血化，不能漏泄，遂结实肿。乳性清寒，又加凉药，则阴烂宜也。惟凉药用之，既破之后则佳。如初发时，宜用南星、姜汁敷之，可以内消。更加草乌一味，能破恶血逐块，遇冷即消，遇热即溃。更加乳香、没药以定痛，内则用瓜蒌仁、十宣散、通气散间服之。然年四十以下者，治之多瘥，以气血旺故也。是五十以上，慎勿治之，多死，以天癸绝也。不治自能终其天年。若欲加治，惟调补气血为主。

妇人有忧怒抑郁，朝夕积累，脾气消阻，肝气横逆，气血亏损，筋失荣养，郁滞与痰，结成隐核，不赤不痛，积之渐大，数年而发，内溃深烂，名曰乳岩，以其疮形似岩穴也。慎不可治。此乃七情所伤，肝经血气枯槁之证。治法：焮痛寒热初起，即发表散邪，疏肝之中，兼以补养气血之药，如益气养荣汤、加味逍遥散之类。以风药从其性，气药行其滞，参、芪、归、芍补气血，乌药、木通疏积利壅，柴、防、苏叶表散，白芷除脓通荣卫，官桂行血和脉。轻者，多服自愈，重者，尚可延年。若以清凉行气破血，是速其亡也。

前 阴 诸 证

前阴所过之脉有二：一曰肝，二曰督脉。经曰：足厥阴之脉，入毛中，过阴器，抵少腹，是肝脉所过也。督脉起于小腹，以下骨中央，女子系廷孔，循阴器，男子循茎下至篡，与女子等，是督脉所过也。

妇人阴肿者，有因胞络虚损，风冷客之，与血气相搏而肿者；有因郁怒伤损肝脾者；有因房劳过度，湿热下流者；有欲胜而热甚生虫，以致肿痒并作者。皆宜戒房室而速治之，否则邪气渐盛，阴户溃烂不收矣。若气血虚弱，补中汤举而升之。肝经湿热，龙胆泻肝汤渗而清之。肝脾郁怒，元气下陷，湿热壅滞，朝用归脾汤加升柴，解郁结补脾气，夕用加味逍遥散，清肝火，生肝血，除热去湿。至于阴痒、阴疮，多属虫蚀所为，始因湿热，故生三虫。在肠胃间，因脏虚乃动其虫，侵蚀阴中精华，故时作痒，甚则痒痛不已，溃烂成疮，在室女寡妇尼姑多犯之，因积想不遂，以致精血凝滞，酿成湿热，久而不散，遂成三虫，痒不可忍，深入脏腑即死，令人发热恶寒，与劳相似。亦有房室过伤，以致热壅，肿痒内痛，外为便毒，莫不由欲事伤损肝肾，肾阴亏而肝火旺，木郁思达，肝经郁滞之火，走空窍而下注为痒、为虫，当用龙胆泻肝汤、逍遥散，以主其内，外用蛇床子煎汤熏洗，专用桃仁研膏，和雄黄末、鸡肝研饼，纳阴中以制其虫。若肢体倦怠，阴中闷痒，小便赤涩者，归脾汤加山栀、白术、甘草、丹皮。若徒以湿热为事，燥湿清热，则气血日衰，所害不止阴痒矣。

妇人阴冷，因劳伤子脏，风冷客之。若小便涩滞，小腹痞痛，龙胆泻肝汤。若小便澄清，饮食少思，大便不实，治以八味丸，八味治血弱不能荣养脏腑，津液枯涩，寒客于脏，阴冷者，甚效。

阴挺下脱，牵引腰腹膨痛者，或因胞络伤损，或因子脏虚冷，或犯非理房事，或因分娩用力所致，当以升补元气为主。若肝脾郁结，气虚下陷，补中汤。若肝火湿热，小便赤涩，龙胆汤。有阴中突出如菌，四围肿痛，便数晡热，似痒似痛，小便重坠，此肝火湿热而肿痛，脾虚下陷而重坠也。先以补中汤加山栀、茯苓、青皮，以清肝火升脾气，更以加味归脾汤调理脾郁，外以生猪油和藜芦末涂之而收。新室嫁孔痛，宜舒郁和血，四物加香附、红花。

有交接出血者，此肝火太旺，而疏泄过度，且肝虚不能藏血，脾虚不能摄血也，宜补中及归脾二汤消息用之。若六脉俱洪者，此肾阴而不能闭藏也，宜六味汤加麦冬、五味主之。

《金匮》云：胃气下泄，阴吹而正喧，此谷气既不能上升清道，复不能循经下走后阴，阴阳乖辟，如肠交之义是也。甚或簌簌有声，如后阴之失气状，宜补中汤加五味子主之。

疝 瘕

疝妇人瘕，或肝经湿热下注，或郁怒伤损肝脾，其候两拗小腹肿疼，或玉门掀肿作痛，憎寒壮热，小便涩滞，腹内急痛，或小腹痞闷上攻两胁者，肝经湿热郁滞也，龙胆泻肝汤。玉门肿胀者，肝火血虚也，加味逍遥散。若概投散血攻毒之剂则误矣。

足跟疮肿臁疮

妇人足跟足指肿痛，足心发热，皆因胎产经行失于调摄，亏损足三阴虚热所致。若肿痛或出脓，用六味丸为主，佐以八珍汤。胃虚懒食，佐以六君子汤。寒热内热，佐以逍遥散。晡热益甚，头目不清，佐以补中益气汤。凡发热晡热、内热，自汗、盗汗等症，皆阴虚假热也。故丹溪谓火起九泉，阴虚之极也。足跟乃督脉发源之所，肾经所过之地，诸骨承载之本，若不求其属，泛用寒凉，其为夭枉者多矣。男子酒色过度者，多患此证。

妇人两脚十指如热油煎者，此由荣卫气虚，湿毒之气，流滞经络，上攻心则心痛，下攻脚则脚痛。其脚指如焚，如脚气之类，经云：热厥是也。

妇人两臁生疮，或胎产调理失宜，伤损脾胃，或忧思郁怒，亏损肝脾，以致湿热下注。外臁属足三阳，易治，内臁属足三阴，难痊。若初起发肿赤痛，属湿毒所乘，人参败毒散。若漫肿作痛，或不肿不痛，属脾虚湿热下注，补中益气汤或八珍汤加萆薢、金银花之类。若脓水淋沥，体倦少食，内热口干，属脾气虚弱，补中汤加茯苓、酒芍。若午后发热体倦，属血虚，前汤加川芎、熟地或六味丸。若肢体畏寒，饮食少思，属脾肾虚寒，十全汤、八味丸。色赤属热毒，易治，色黯属虚寒，难治。

血风疮

妇人血风疮，因肝脾二经风热郁火血燥所致。其外症身发疙瘩，痒痛不常，搔破成疮，脓水淋漓，内症月经无定，小便不调，夜热盗汗，恶寒憎热，倦怠懒食。

宜先用加味逍遥散，或小柴胡汤合四物，多加胡麻子，后以归脾汤，加熟地去木香。

梦 与 鬼 交

梦与鬼交者，因血气虚衰，思想过度，神明耗损，外邪乘虚而犯之。其状时笑时泣，不欲见人，如有对忤者是也。其脉迟伏，或如乌啄，或绵绵而来，不知度数，乍大乍小，乍短乍长。总由七情亏损心血，神无所护而然。宜用安神定志等药，正气复而神自安；外以患人两手拇指相并，用线扎紧，当合缝处，半肉半骨之间，名鬼哭穴，灼艾七壮，果是邪祟，病者乞求免灸自去矣。然人之五脏各有所藏，心神、肝魂、肺魄、脾意、肾精与志也。若心之血虚，则神无所依，肝之血虚，则魂无所附，肺之气虚，则魄无所归，脾肾二脏虚，则意与志恍惚而不能主。神明之官一乱，魂魄已离其体，夜梦鬼邪。若有所见者，即我之魂魄也。岂真有所谓鬼邪祟魅与之交感者哉？立斋断以七情亏损心血，神无所护而然，真得病情之至理矣。

冯氏锦囊秘录女科精要卷十七女科

海盐冯兆张楚瞻甫纂辑
男　乾吉佑民
门人王崇志慎初同校
男　乾德进修

嗣育门绪论

夫天地之大德曰生，生之气，固流行遍满，何至于我而独斩耶？人之嗣续者，上接亘古之传，下衍无疆之脉，顾不甚重。祖宗至今不知几千百世，一旦至我而斩，孝子慈孙，可不吁天祷地，猛心自咎。了凡先生曰：爱者，生之本，忍则自绝其本矣。《素问》云：道者，能却老而全形，年皆百数，能有子也。故从无绝嗣之圣贤。何人不以好善乐道为本，再以人事副之，则麟趾呈祥，宁有限哉！

妇人无子者，或经不匀，或血不足，或有疾病，或交不时，四者而已。调其经而补其血，去其病而节其欲，无疾病而交有时，岂有不妊娠者乎？然更有二，凡肥盛妇人，禀受其厚，恣于酒食，不能成胎，谓之躯脂满溢，闭塞子宫，宜燥湿痰，如星、半、苍术、台芎、香附、陈皮，或导痰汤之类。若是瘦怯性急之人，经水不调，不能成胎，谓之子宫干涩无血，不能摄受精气，宜凉血降火，如四物加黄芩、香附，养阴补血，及六味地黄丸之类。然合男女，必当其年，男虽十六而精通，必三十而娶，女虽十四而天癸至，必二十而嫁，皆欲阴阳完实，然后交而孕，孕而育，育而其子坚壮强寿。今未笄之女，天癸始至，已近男色，阴气早泄，未完而伤，未实而动，是以交而不孕，孕而不育，育而子脆不寿。

天地者，形之大也。阴阳者，气之大也。惟形与气，相资而立，未始偏废，男女媾精，万物化生，天地阴阳之形气寓焉。语七八之数，七，少阳也，八，少阴也。相感而流通，故女子二七天癸至，男子二八而精通，则阴阳交合而兆始也。《易》曰：天地氤氲，万物化醇，男女媾精，万物化生。天地之道，阴阳和而后万物育，夫妇之道，阴阳和而后男女生，苟父精母血不及而有孕者，未之有也。是故欲求子者，必先审妇之月经调否。经者，常也，每月应期而来，按期而止，无易常也。期有不调者，或先或后，或一月两至，或间月一来，有绝闭不通，有频来不止，或先痛而后行者，或先行而后痛者，有黑色者，有紫色者，有淡色者，有白带、白淫、白浊者，是皆血气不调者也。诸如此类，必按证用药而调之。及夫男子之病，亦在所当知也。有肾虚精滑，有精冷精清，或临事不坚，坚则流而不射。坚者，肝火强于外也。不射者，真阳弱于中也。有盗汗梦遗，有便浊淋涩，有腰怠不能转摇，有好色以致阴虚，有劳热者，有虚寒者，或阳虚而气弱，或阴乏而精衰，是皆精气不足者也。诸如此类，亦必按证施药而补益之。若妇之经脉既调，男之真精亦足，所谓阴阳和，气血平，则百病不生，而有子且寿矣。然既和之以阴阳，又宜按之以方法，诀曰：三十时中两日半，二十八九君须算，落红满地是佳期，金水过时空霍乱。霍乱之时枉费工，树头树底觅残红，但解花开能结子，何愁丹桂不成丛？此盖以妇人月经方止，金水初生，此时子宫正开而虚，惟虚能受，乃受精结胎之候，正妙合太和之时，宜以人事副之，不失造化之妙也。过此佳期，则子宫闭而不受胎矣。然男女之别，各有要妙存焉。月经方过一日三日交合者，新血未盛，精胜其血，感者成男，且乾道成男之义也。四日六日交合者，新血渐长，血胜其精，感者成女，且坤道成女之义也。又云：阴血先至，阳精后冲，纵气来乘，血开裹精，精入为骨，阳内阴外，而成坎卦之象，是则精胜其血，故阳为之主，男形所由以成也。若阳精先入，阴血后参，横气来助，精开裹血，血入居本，阴内阳外，而成离卦之象，是则血胜其精，故阴为主，女形所由以成也。然天地交而万物亨，阴阳和而男女育，禀阳气之偏者成男，禀阴气之偏者成女，故曰：乾道成男，坤道成女。欲嗣之广者，必由斯而求之，亦由斯而得也。其或不然者，特侥幸于偶然耳，虽孕多堕也，虽产多难也，虽子多病也。

凡男子体厚脉沉小，年虽幼而阳不固，是禀元气不足也，宜多服人参膏，或加芪、术。中年阳道痿弱，身体益肥，姬妾多而不孕，是胃中脂膜虽盛，而气内怯也，补中益气汤加鹿角胶、枸杞、制附

子、锁阳、苁蓉之类，兼补相火，宜减厚味肥甘，使浊气清而真精固也。如脾胃不和，食少倦怠，每使内后益甚，而不能成胎者，是中气弱而不能施化也，多服补中益气汤。如黑瘦脉弦数，身体多热，肠胃燥涩不能成胎者，是阴水不足也，虽胎亦夭，宜六味加知、柏、归身、枸杞为丸服之，务使阴阳和平而能生子，不必定在热药也。

夫人至晚年无嗣，医皆责之于肾，肾以主精，精旺则孕成故也。殊不知肾主相火，心主君火，一君一相，本于天成，君宁相服，精血乃生，盖心之所藏者神，神之所附者血，血之所患者火也。心欲萌而火动，则血沸腾，而神元虚耗，不能下交于肾，肾水虚寒，精因之而妄泄。所以然者，由心火一动，则相火翕然从之，相火既动，则天君亦瞀扰而不宁矣。是以心肾有相须之义，善摄生者，贵有交养之方。尝观富贵之人，反多乏嗣，盖富多纵欲而伤精，贵每劳心而损神。要之，肾精妄泄，常因火迫使然，心火上炎，亦由水乏弗制也。且人年三十以往，精气渐减，不惟饮食男女之欲足以损败，一与物接，则视听言动，皆足以耗神散气，而况役志劳心者，复攻之以众欲乎？是以或伤精，或劳神，有一于此而不知节，非所以保天和而广嗣胤也。

男女交媾，凝结成胎者，虽不离精血，犹为后天滓质之物，而一点先天之气，萌于情欲之感者，妙合于其间，朱子所谓禀于有生之初，《悟真篇》所谓生身受气初者是也。医之上工，治无子者，语男则主于精，语女则主于血，著论立方，男子以补肾为要，女子以调经为先，又参以补气行气之说，察其脉络，究其盈亏，审而治之，自可孕也。然人身气血，各有虚实寒热之异，惟察脉可知，舍脉而独言

药者妄也。脉不宜大过而数，数则为热；不宜不及而迟，迟则为寒；不宜太有力而实，实者，正气虚而火邪乘之以实也，当散郁以伐其邪，邪去而后正可补；不宜太无力而虚，虚乃气血虚也，惟当调补其气血。又有女子气多血少，寒热不调，月水违期，皆当诊脉而以活法治之。务使夫妇之脉和平有力，交合有期，不妄用药，乃能生子也。其种子之道有四：一曰择地。地者，母血是也。二曰养种。种者，父精是也。三曰乘时。时者，精血交感之会是也。四曰投虚。虚者，去旧生新之初是也。然少年生子多羸弱者，欲盛而精薄也。老年生子多强壮者，欲少而精厚也。多欲者，子多不育，盖孕后不节，则盗泄母阴，以夺养胎之气。

严冬之后，必有阳春，是知天地之道，不收敛，则不能发生，故冬寒得闭藏之令者，则遇阳春，靡不发育，此自然之理也。今人既昧收藏之理，纵欲竭精，以耗真气，及其无子，复云血冷，又谓精寒，燥热之剂过投，而真阴益耗矣，安得而有子？故无子之因，不独在女，亦多由男，房劳过度，施泄过多，精清如水，或冷如冰，及思虑无穷，皆难有子。盖心主神，有所思则神驰于外，致君火伤而不能降；肾主智，有所劳则智乱于中，俾肾亏而不能升。上下不交，水火不媾而能生育者，未之有也。

夫五脏各有精，五脏平和，则脏藏之精华输归于肾，以资其用。盖肾为水脏，乃聚会关司之所，故种子有百脉齐到之论，而《内经》有五脏盛乃能泻之语也。袁了凡曰：聚精之道，一曰寡欲，二曰节劳，三曰息怒，四曰戒酒，五曰慎味。肾为精之府，凡男女交接，必扰其肾，肾动则精血随之而流，外虽不泄，精已离宫，未能坚忍者，必有真精数点，随阳痿而溢出，此其验也，故贵乎寡欲。精成于血，不独房室之交，损吾之精，凡日用损血之事，皆当深戒。如目劳于视，则精以视耗，耳劳于听，则精以听耗，心劳于思，则精以思耗，随事节之，则血得养而精与日俱积矣，故贵乎节劳。主闭藏者，肾也。司疏泄者，肝也。二脏皆有相火，其系上属于心。心，君火也。怒则伤肝，而相火动，动则疏泄用事，闭藏不得其职，虽不交合，亦暗流潜耗矣，故贵乎息怒。人身之血，各归其舍则常凝，酒能动血，饮酒则面赤，手足俱红，是扰其血也。血气既衰之人，数月无房事，精始厚而可用，一夜大醉，精随薄矣，故宜戒酒。经云：精不足，补以味。浓郁之味，不能生津，惟恬淡者能补精耳。盖万物皆有真味，调和胜，真味失矣。不论腥素，淡煮得法，自有一段冲和恬淡之气，益人肠胃。《洪范》论味而曰：稼穑作甘。世物惟五谷得味之正，若能淡食谷味，最能养精，如煮粥饭中，有厚汁滚作一团者，此米之精液所聚，食之最能生精，故宜慎味。

天地生物，必有氤氲之时，万物化生，必有乐育之候。猫犬至微，将受娠也，其牝者，必狂呼而奔跳，以氤氲乐育之气，触之不能自止，此天然之节候，生化之真机也。凡妇人一月经行一度，必有一日氤氲之候，于一时辰间，气蒸而热，昏而闷，有欲交接不可忍之状，此的候也。此时逆而取之则成丹，顺而施之则成胎矣。然男女交媾之时，均有其精，何常有血？褚氏、东垣、丹溪，俱以精血混言，几见男女媾精，而妇人以血施也。

女子系胞于肾，乃心胞络，皆阴脏也。虚则风寒乘袭子宫，则绝孕无子，非得温暖药，则无以去风寒而资化育之妙，宜用辛温之剂，必加引经至下焦，走肾及心胞，散风寒，暖子宫为要，更宜兼以补养气血之药。若不兼补养，徒事辛温，则反增燥热之势，何以为化育之机耶？故血海虚寒而不孕者，诚用暖药，但人之孕胎，阳精之施也，必阴血能摄之，精成其孕，血成其胞。若有真阴不足，阴虚则火旺，阳胜则内热而血枯，是以不能摄受精血者，又不可纯用辛温之药矣。《脉诀》曰：血旺易胎，气旺难孕，故贵乎以脉消息，所以不能废诊也。至于父少母老，生女必羸，母壮父衰，产男必弱，古人之成语。然有老者强，而少者弱，岂无变异其间乎！但有生之初，虽阳子之正，育而充之，必阴为之主。

有妇人年三十四，梦与鬼交，及见神堂阴司，舟楫桥梁，如此一十五年，竟无妊娠，此阳火盛于上，阴水盛于下。见鬼神者，阴之灵。神堂者，阴之所。舟楫桥梁，水之用。两手寸脉皆沉而伏，知胸中有实痰也。三涌三泻三汗，不旬日而无梦，一月而有娠。

妇人不孕，亦有六淫七情之邪伤冲任，或宿疾淹留，传遗脏腑，或子宫虚冷，或气旺血衰，或血中伏热，或脾胃虚损，不能荣养冲任，或有积血积痰，凝滞胞络。更当审男子形质何如？有肾虚精弱；有禀受不足，气虚血损；有嗜欲无度，阴精衰竭。各当求原而治。又当审其男女尺脉，若有尺脉细或虚大无力，用八味丸。左尺洪大，按之无力，用六味丸。两尺俱微细，或浮大，用十补丸。若徒用辛热燥血，不惟无益，反受其害矣。

世有妇人血气充实，饮食健旺，而生育则少，有血气不足，饮食减少，而生育偏多者，何？盖仙府清肌，恒存辟谷，楚宫细腰，得之忍饥，月满则亏，月亏乃盈，由斯以观，弱者易育，实者难胎，此定理也。

褚氏曰：男女之合，二情交畅，阴血先至，阳精后充，血开裹精，精入为骨，而男形成。阳精先入，阴血后参，精开裹血，血入居本，而女形成。此成胎以精血先后分男女也。

《圣济经》曰：天之德，地之气，阴阳至和，流薄一体，因气而左动则属阳，阳资之则成男，因气而右动则属阴，阴资之则成女，《易》称乾道成男，坤道成女，此男女之分别也。此成胎以左右阴阳之气动分男女也。

《易》云：乾道成男，坤道成女。父精母血，因感交会。精之泄，阳之施也。血能摄精，精成其骨，此万物之资始于乾元也。血则外护而成胞，精则内实而化育，此万物之资生于坤元也。阴阳交媾，胚胎始凝，胎所居名曰子宫。一系在下，上有两歧，一达于左，一达于右，精胜其血，则阳为之主，受气于左子宫而男形成，精不胜血，则阴为之主，受气于右子宫而女形成，孕成而始化胞也。此成胎以子宫之左右分男女也。

马玄台曰：男子先天之气，方父母媾精时，阴气不胜其阳则成男。凡书谓阴血先至，阳精后冲，纵气来乘，血开裹精，阴外阳内则成男，其义亦渺，大约阴气不胜其阳，则为男也。女子先天之气，方父母媾精时，阳气不胜其阴则为女。凡书谓阳精先入，阴血后参，横气来助，精开裹血，阴内阳外则成女，其义亦渺。大约阳气不胜其阴则为女也。此成胎以父母先天之阴阳相胜分男女也。

程鸣谦曰：信褚氏之言，则人有精先泄而生男，精后泄而生女者，何与？信东垣之言，则有经始断，交合生女，经久断，交合生男，亦有四五日以前交合无孕，八九日以后交合有孕，及双胎而一男一女者，何与？岂奇日受男，而偶日复受女之理乎？俞子木又谓：微阳不能射阴，弱阴不能摄阳，信斯言也。世有尪羸之夫，怯弱之妇，屡屡受胎，而血气方刚，精力过人者，往往有终身不育者，何与？丹溪论以妇人经水为主，然富贵之家，侍妾亦多，其中宁无月水如期者？又有经前夫频育，而娶此以图易，则不受胎，岂能受于彼，而不能受于此耶？大抵父母生子，如天地生物。《易》曰：坤道其顺乎，承天而时行，知地之生物，不过顺承乎天，则知母之生子，亦不过顺承乎父而已。知母之顺承乎父，则种子者，当以男子为主矣。岂可专贵之于妇人耶？在男子则不拘老少强弱，康宁病患，精之易泄难泄，只以交感之时，百脉齐到为善耳。若男女之辨，不以精血先后为拘，不以经尽几日为拘，不以夜半前后交感为拘，不以父母强弱为拘，只以精血各由百脉齐到者，别胜负耳。此精之百脉齐到，胜乎血则成男，血之百脉齐到，胜乎精则成女矣。百脉齐到者，畅遂之极，而无一毫勉强是也。此成胎以百脉齐到分男女也。

受胎总论

李东璧曰：《易》云：一阴一阳之谓道，男女媾精，万物化生，乾道成男，坤道成女，此盖言男女生生之机，阴阳造化之良能也。齐褚澄言：血先至裹精则生男，精先至裹血则生女，阴阳均至，非男非女之身，精血散分，骈胎品胎之兆。《道藏》言：月水亡后，一三五日成男，二四六日成女。东垣言：血海始净，一二日成男，三四五成女。《圣济经》言：因气而左动，阳资之则成男，因气而右动，阴资之则成女。丹溪乃非褚氏，而是东垣，主《圣济》左右之说立论，窃谓褚氏未可非也，东垣亦未尽是也。盖褚氏以

精血之先后言，《道藏》以日数之奇偶言，东垣以女血之盈亏言，《圣济》、丹溪以子宫之左右言，会而通之，理自得矣。

丹溪曰：或问双胎者，何也？曰：精气有余，歧而分之，血因分而摄之也。若男女同孕者，刚日阳时，柔日阴时，感则阴阳混杂，不属左不属右，受气于两歧之间也。亦有三胎四胎者，犹是而已。《人镜经》曰：精气盛则成二男，血气盛则成二女，精血皆盛，则成一男一女，精血混杂，则成非男非女。男不可为父，得阳道之亏者也。女不可为母，得阴道之塞者也。皆非纯气，或感邪祟鬼怪之气，则成异类也。

张按：经曰：阳予之正，阴为之主，盖谓阳施正气，万物方生，阴为主持，群形乃立。更观《易》论，坤道其顺乎天而时行，则知地之生物，顺承乎天，而母之生子，亦不过顺承乎父。则种子者，当以男子为主，岂可专责之于妇人哉！此诚天生地成之大道，阳施阴长之至理。每见男子六脉洪大，尺脉有力者，子多女少，六脉沉细，尺脉沉微者，子少女多，生男亦夭，此屡验也。况两神相搏，合而成形，神也者，无形之谓也。惟其无形，故能生出有形，盖造化之理，皆生于无也，岂日数糟粕有迹之谓欤！故神者，生身之本也。然必因乎精气何也？盖神本无体，以气为体，精无定形，以气而形，体物有三，根本则一，主虽惟神，养其精气，神必附物，精能凝神，三者互用，不可相离，平叔所谓穷取生身受气初。夫水之精为志，而火之精即神也。盖欲无火不动，惟此一点无形元阳之真火，以鼓无形默用之真神，经曰：根于中者，命曰神机，盖以神为机发之主，动用之道，不期然而然，物莫之知。若可以言语形容者，便非神之为用矣。更观邪淫苟合者，无心种

子，偶意为之，易成胎孕，盖心专神笃，欲火炽而氤氲之气浓密也。安居妙合者，专心种玉，而兢兢业业，每见无功，盖心耗神驰，欲火衰而氤氲之气反薄矣。可见莫非由于神也，莫非由于火也，更莫非重于阳之为用也。既禀天地之道，而阴阳之理不能外之，故阳旺多生男，阴旺多生女，即乾道成男，坤道成女之义也。更观古载生人之候，常多外因有感而成，即此情之感触，亦莫非神之为用，然神之为神，莫非火之为精也。若无火充其神，则无气以生其精，三者既失，则一团死灰矣。焉有阳和化育之道，情性感触之用哉！古云三月始胎，未有定仪，气类潜感，造化密移，此亦天地化工之所有，何得执而为尽无？先哲立言曰：阳生阴长。又曰：阳生阴化。云长云化，岂无用意其间乎？

孕一月名始膏，二月名始胚，三月名始胎。当胚膏之始，真气方遇，如桃花凝聚，其柔脆易伤也。食必忌辛辣，恐散其凝结，味必稍甘美，欲扶其柔脆。二气既凝，如泥在钧，如金在熔，惟陶冶之所成。食气于母，所以养其形，食味于母，所以养其精，形精为滋育，气味为本，故天之五气，地之五味，母食之而子又食之，外则充乎形质，内则滋乎胎气，母寒亦寒，母热亦热，母饱亦饱，母饥亦饥，因虚而感，随感而变。膏粱之家，纵恣口腹，暴怒淫欲，饮食七情之火，钟之于内，胎气受之，怯者，即变为病，壮者，毒不即发，而痘疹疮惊，贻祸于后焉。故胎前可不慎之调摄。

巢氏曰：妊娠一月，凝成一粒，如露珠然，乃太极动而生阳，名胚胎。天一生水，谓之胚，足厥阴脉养之，经水即闭，饮食稍异。二月名始膏，变成赤色，如桃花瓣，乃太极静而生阴，地二生火谓之

晖，足少阳脉养之，吐逆恶阻，或偏嗜一物，以见一脏之虚也。三月名始胎，手厥阴脉养之，形象始化，乃分男女，乃太极之乾道成男，坤道成女也。四月始受水精以成血脉，形像具，六腑成，手少阳脉养之。五月始受火精以成阴阳之气，筋骨已成，毛发始生，足太阴脉养之。六月始受金精以成筋，口目皆成，足阳明脉养之。七月始受木精以成骨，游其魂，能动左手，手太阴脉养之。八月始受土精以成皮肤，形骸渐长，九窍皆成，游其魄，能动右手，手阳明脉养之。九月始受石精，以成皮毛，百节毕备，三转其身，足少阴脉养之。十月足太阳脉养之，精神备足，受气而生。独君主无为，故无所养。然堕胎须防一三五七者，盖单月皆脏养胎，而三月又相火所主，胎最易动，尤宜慎之，当服清热凉血安胎之药。然诸经有多气少血者，有多血少气者，宜各以按月养胎之脏腑气血虚实调之，自无堕胎之患矣。

有养胎以五行分四时论者。凡人自受胎于胞门，则手足十二经脉，其气血周流，俱以拥养胎元，岂有逐月分经，某经养某月之胎之理？马玄台已驳之矣，故不具载。巢氏一月二月是论受胎之月数，为近理也。

《圣济》曰：或者以妊娠勿治，有伤胎破血之论，岂知邪气暴戾，正气衰微，苟执方无权，纵而勿药，则母将羸弱，子安能保？上古圣人，谓重身毒之，有故无殒，衰其大半而止，盖药之性味本以疗疾，诚能处以中庸，与疾适当，且知半而止之，亦何疑于攻治哉！慎之者，恐克削破血，有伤胎孕耳。其安胎之法有二：如母病以致动胎者，但疗母则胎自安。若胎气不固，或有触动，以致母病者，宜安胎则母自愈。

妇人年幼，天癸未行属少阴，天癸既

行属厥阴，天癸既绝属太阴。治胎产病从厥阴者，是祖气生化之原也。治法无犯胃气者，是后天化生之源也。及上中下三禁，谓不可汗、不可下、不可利小便，恐亡其津液，而伤其生气也。

夫二气交感，凝而成形。气血旺，则胎易成而无病，气血弱，则胎多病而难育。食气于母，所以养其精，食味于母，所以养其形，故胎元以脾胃饮食为本，母子咸赖之。令人膏粱厚味，抑郁气恼，而气血渐亏，痰火必炽，而恶阻、子痫、子肿等病作矣。然胎前诸症，皆以安胎为主，务使气血和平，则百病不生。若气旺而热，热则耗气血而胎不安，当清热养血为主。若起居饮食，调养得宜，绝嗜欲，安养胎气，则虽感别证，无大害也。丹溪曰：白术、黄芩为安胎之圣药，俗医谓温热剂可以养胎，不知胎前最宜清热，令血循经不妄行，故能养胎。如钟悬在梁，梁软则钟坠。白术益脾，以培万物之母，条芩泻火，能滋子户之阴，与其利而除其害，其胎自安，故黄芩安胎，为上中二焦药，益母草活血行气，有补阴之功，胎前无滞，产后无虚，以行气中有补也。胎至三月四月忽腹痛，惟砂仁及些少木香，能治痛行气以安胎也。八九月必须顺气，用枳壳、紫苏之属。但气虚者，宜补气以行滞，用参、术、陈皮、归、芍、甘草、腹皮。气实者，耗气以抑阳，用芩、术、陈皮、甘草加枳壳。如将临月胎热者，以三补丸加香附、白芍或地黄膏。血虚者，不外四物地黄，加以益母草，预为分娩地步也。至于世医安胎，多用艾、附、砂仁，为害尤甚。不知血气清和，无火煎烁，则胎安而固，气虚则提不住，血热则溢妄行，胎欲不堕，其可得乎？香附虽云快气开郁，多用则损正气；砂仁快脾气，多用亦耗真气。香燥之品，气血两伤，求以安

胎，适足以损胎矣。惟寒郁气滞者，宜之。

赵养葵曰：或问白术、黄芩，安胎之圣药，胎前必不可缺乎？曰：未尽然也。胎茎之系于肾，犹钟之系于梁，栋柱不固，栋梁必挠，所以安胎先固两肾，使肾中和暖，始脾有生气，何必定以白术、黄芩为安胎耶？凡腹中有热，胎不安者，宜用凉药。然腹中有寒，胎亦不安，必用温药。此常法也。况两肾中具水火之原，为冲任之根，而胎元之所系甚要，非白术、黄芩之所安也。如肾中无水，胎不安者，用六味地黄壮水，肾中无火者，用八味地黄益火。调经当用杜仲、续断、阿胶、艾叶、当归、五味，出入于六味、八味汤中为捷径，总之一以贯之也。诸书之所不及，余特表而出之，此赵氏之创论也。且脏性所禀之寒热不同，有脏寒不孕，服八味十补而始受娠者，则受娠之后，仍宜照常服之，盖脏腑服惯，则不觉桂、附之热，习以为常，竟相安于无事，更可长养胎元也。若停止暖药，加以条芩清热之品，要知能安补阳升举者，必不利补阴降下矣，势必反致坠胎之患，而且有损于胎元。极虚之人脏腑，春夏阳和，升长之气少，秋冬阴寒，降下之气多也。张常治恶阻久吐不止，脉微肢冷者，竟用附子理中汤加五味子，连服数日乃安，但必参、术、炙草倍加，则能乘载胎元，其姜、附之性，惟从参、术以温补中焦，即附子走下之力，不能独发以施其用矣。

古人用黄芩安胎，是因子气过热不宁，故用苦寒以安之。然气血旺，脾胃和，胎自无虞，一或有乘，其胎即堕，是以胎元全赖气血以滋养，而气血又藉谷气以化生，故脾为一身之津梁，主内外诸气，而胎息运化之机，全赖脾土，故用白术以助之。然惟形瘦血热，营行过疾，胎

常上逼，过动不安者，为相宜。若形盛气衰，胎常下坠者，非人参举之不安。形实气盛，胎常不运者，非香、砂耗之不安。血虚火旺，腹常急痛者，非归、芍养之不安。体肥痰盛，呕逆眩晕者，非半、苓豁之不安。此皆治母气之偏胜也。若因风寒所伤而胎不安，则桂枝汤、香苏散、葱白香豉汤，谅所宜用。伏邪时气，尤宜急下，此即安胎之要诀。下药中独芒硝切不可犯。若有客犯而用白术，使热邪留恋不解。若素患虚寒而服黄芩，则中气脾胃愈伤，皆反足以伤胎矣。

地之体本重，然得天气以包举之，则生机不息。若重阴冱寒之区，天日之光不显，则物生实罕，如其人之体肌肉丰盛，乃血之荣旺，但血旺易至气衰，久而弥觉其偏也。夫气与血，两相维而不可偏，气为主则血流，血为主则气反不流，非气之衰也，气不流有似乎衰耳。故一切补气药皆不可用，而耗气之药，反有可施，缘气得补则愈锢，不若耗之以助其流动，久之血仍归于统握中矣。湖阳公主体肥难产，南山道士进瘦胎方而产得顺利，盖肥满之区，胎处其中，全无空隙，以故伤胎之药，止能耗其外之气，而不能耗其内之真气，此用药之妙也。故胎前宜顺气，气顺则不滞，枳壳散、束胎饮，皆为气实肥盛安佚郁闷者立法耳。若气体虚弱，元气不足，或虚气胀满，或虚寒腹痛，必须参、术大补，岂谓胎前必用耗气药乎？

妇人妊娠，惟在抑阳助阴。然胎前药，最恶群队。若药无专一，则阴阳交错，别生他病，惟南山道士枳壳散，所以抑阳，四物汤所以助阴，但枳壳散少寒，单服恐有胎寒腹痛之患，以内补丸佐之，则阳不至强，阴不至弱，阴阳调而胎孕安。盖妇人平居，阳气微盛，无诸疾病，则受娠自能经闭以养胎。若阳气太盛，则阳搏于阴，乃经脉妄行，胎始不固，故贵抑阳助阴者此耳。

丹溪曰：世之难产者，往往见于郁闷安佚之人，富贵豢养之家。若贫贱辛苦者，无有也。方书只有瘦胎饮一按，其方为湖阳公主设也，实非极至之论。彼湖阳公主，奉养太过，其气必实，耗其气使之和平，故易产，此南山道士进瘦胎枳壳散，抑阳降气，温隐居加木香、当归佐之。若形肥人其气必虚，久坐其气不运而气愈弱，儿在胞胎，因母气不能自运，故难产，当补其母之气，则儿健易产矣。遂于大全方，紫苏饮加参、术补气药，随母形色禀性，参时加减，名曰达生散。人参、白术、白芍、当归、腹皮、紫苏、陈皮、甘草，加枳壳、砂仁，胜于瘦胎散多矣。

胎前用药，清热养血为主，而清热养血之后，惟以补脾为要，此培后天元气之本也。若养葵则不用芩、术，而以地黄饮加杜、续以补肾。夫胎系于肾，肾固则胎自安，此补脾不如补肾之要妙也。各具至理，察候用之。然劳神动怒，情欲之火，皆能堕胎，盖原其故，皆因于热。夫火能消物，造化自然。如惯堕之妇，或食少而中气不调，且不必养血，先理脾胃，次服补中益气汤，脾胃旺，饮食强，方能气血有自而生也。

女之肾脏系于胎，是母之真气，而子所赖以生长者也。受妊之后，宜令镇静，则血气安和，内远七情，外薄五味，大冷大热之物，皆在所禁，雾露风邪，不得乘间而入，亦不得交合阴阳，触动欲火，谨节饮食。若食兔缺唇，食犬无声，食杂鱼致疮癣，心气大惊而癫疾，肾气不足而解颅，脾气不和而羸瘦，心气虚乏而神不足，儿从母气，不可不慎。苟无胎动胎痛，泻痢风寒外邪，不可轻易服药。

《便产须知》曰：勿乱服药，勿过饮酒，勿妄针灸，勿向非常地便，勿举重登高涉险，勿恣欲行房，心有大惊，犯之难产，子必癫痫，勿多睡卧，时时行步，勿劳力过度，使肾气不足，生子解颅，衣毋太温，食毋太饱。若脾胃不和，荣卫虚怯，子必羸瘦多病。如犯修造动土，犯其土气，令子破形殒命。刀犯者，形必伤，泥犯者，窍必塞，打击者，色青黯，系缚者，相拘挛。若有此等，验如影响，切宜避之。经曰：何以知怀子之且生？曰：身有病而无邪脉也。身有病者，经闭也。经闭之脉，尺中来而断绝，无邪脉者，尺中之脉和匀而无病，故为胎也。然怀妊一月，则阴阳之精，尚未变化；二月则精气正变，其气熏蒸冲胃而为恶阻；至三四月则恶阻少止，脉甚滑疾，盖男女正成形质，其气尚未定也；至五六月以后，形质已定，男女既分；及八九十月，血气流通，故其脉平和，而如无娠，非医者，深明脉理，病者肯明其故，难以诊而知也。《脉诀》云：滑疾不散胎三月，但疾不散五月母，至六月后，则疾速亦无矣。然有始终洪数不变者，其气甚盛，不可一例拘也。

经曰：妇人足少阴脉动甚者，妊子也。又曰：阴搏阳别，谓之有子，足少阴肾脉也。动者，如豆厥厥动摇也。阴，尺中也。搏，谓搏触于手也，尺脉搏击，与寸脉殊别，则有孕之兆也。

女人以血为本，血旺是为本足，气旺则血反衰，故女人以血胜气者为贵。少阴动甚者，手少阴之脉也。心主血，动甚则血旺，血旺易胎，故云有子，即《内经》所谓妇人手少阴脉动甚，妊子是也。尺脉者，左尺足少阴肾之脉也。肾为天一之水，主子宫以系胞，孕胎之根蒂也。滑利则不枯涩，有替替含物之象，故妊娠，即

经所谓阴搏阳别，谓之有子，叔和所谓尺中之脉，按之不绝，同义也。即此滑利之脉，应指疾而不散。滑为血液，疾而不散，乃血液敛结之象，是为有胎三月。若但疾而不散，是从虚渐实，血液坚凝，转成形体，故不滑，此妊娠五月之脉也。

崔紫虚曰：阴搏于下，阳别于上，血气和调，有子之象，手之少阴，其脉动甚，尺不绝，此为有孕。少阴属心，心主血脉，肾为胞门，脉应乎尺，或寸脉微，关滑尺数，往来流利，如雀之啄，或诊三部，浮沉一止，或平而虚，当问月水。妇人有病而无邪脉，此孕非病，所以不月。谓有病者，言经闭也。无邪脉者，尺脉和匀也。王叔和曰：妇人妊娠四月，欲知男女法，左疾为男，右疾为女，俱疾为生二子。又曰：左脉尺内偏大为男，右尺内偏大为女，左右俱大，产二子。大者，如实状也，即阴搏阳别之义。尺脉实大，与寸脉殊别，但分男左女右也。又曰：左脉沉实为男，右脉浮大为女。张景岳曰：以左右分阴阳，则左为阳，右为阴。以尺寸分阴阳，则寸为阳，尺为阴。以脉体分阴阳，则鼓搏沉实为阳，虚弱浮涩为阴。诸阳实者为男，诸阴虚者为女，为一定之论。阳气聚面，男子面重，胎必伏。阴气聚背，女子背重，胎必仰。故溺死者亦然。

《难经》云：肾有两，左为肾，右为命门。命门，男子藏精，女子系胞，则知命门，即胞门，而子宫属焉。然肾有左右之别，而子宫无左右之分。今丹溪云：男受胎在左子宫，女受胎在右子宫，是妇人胞门有两子宫矣。似属凿空无据，但当云气血护胎而盛于左，故脉左大、左疾则为男，气血护胎而盛于右，故脉右大、右疾则为女。若云盛于左子宫为男，盛于右子宫为女，假如品胎骈胎，则子宫亦有累累

耶？

《举要》云：男女之别，以左右取。左疾为男，右疾为女。沉实在左，浮大在右，左男右女，可以预剖。盖左脉疾胜于右，是为男孕，以男属阳居左，胎气钟于阳故左胜，右脉疾胜于左是为女孕，以女属阴居右，胎气钟于阴，故右胜也。更又视其腹如箕为女胎，腹如釜为男胎，盖男女孕于胞中，女面母腹，则足膝抵腹，下大上小，故如箕；男面背母，则背脊抵腹，其形正圆，故如釜也。且胎有男女，而动有迟速。男动在三月，阳性早也。女动在五月，阴性迟也。又有云：三月五月动者多男，四月六月动者多女，是奇偶之数也。

杨仁斋曰：叔和以左手太阳浮大为女，右手太阴沉细为男。元宾以右手浮大为女，左手沉实为男。较是二说，不无抵牾。然即《脉经》本旨而详之，又有若异而实同者。经曰：左手沉实为男，右手浮大为女。又曰：左右手俱浮大者，生二女，俱沉实者，生二男。元宾之所主者此也。经曰：左手尺中浮大者男，右手尺中沉细者女。又曰：尺脉俱浮产二男，尺脉俱沉产二女，叔和之所主者此也。何者沉细之说与沉实之义不同？右尺浮大之说，与右手浮大亦异？欲知男女之法，大抵沉实者为男，沉细者为女。右尺浮大者，固知其女，左尺浮大者，大抵皆男。沉细为女，沉实为男，即所谓诸阳为男，诸阴为女是也。左尺浮大为男，右尺浮大为女，即所谓左疾为男，右疾为女是也。元宾言其详，盖合左右两手而列阴阳，叔和言其略，不过《脉经》论尺脉之义，尚有何异同之辨哉！妇人三部，浮沉正等，无他病而不月者，孕也。尺大而旺者，亦然。左尺洪大滑实为男，右尺洪大滑实为女。体弱之妇，尺内按之不绝，便是有子。月

断病多，六脉不病，亦为有子，所以然者，体弱而脉难显也。《脉经》曰：三部浮沉正等，按之无绝者，妊娠也。何尝拘于洪滑耶？

凡女人务调血气充足，阴阳和畅，月事无愆期之患，子宫无阻塞之虞，固其天真，壮其胃气，勿泥妇人多气而以香附之类损其血，缩砂之类残其气，再加情性调和，存神养气，柔德既彰，受娠可必，如此者，谓之有其地矣。抑男子精衰，多由于七情不能致慎，五脏不能相生。《素问》曰：肾者主水，受五脏六腑之精而藏之，五脏盛乃能泻。《灵枢》曰：五脏主藏精，藏精者，不可伤，盖五脏各有精，随用而灌注于肾，肾不过为都会关司之所，非肾一脏独有精也。奈何举世不察，不能别脏腑之有余不足而平之，但以补肾为功，不知热则害水，寒则伐火，即使肾气得补，而四脏未平，终无相生之理，曷成孕育之功？务调五脏，精气俱充，心肾更足，如此者，谓之有其种矣。天地生物，必有氤氲之候，万物化生，岂无乐育之时？居恒必两家寡欲，至经行一度，必有一日氤氲之候，于一时辰之间，气蒸而热，神昏而闷，有动而莫遏之状，此的候也。逆而取之则成丹，顺而施之则成胎，如此者，谓之知其时候矣。然有意种子，兢兢业业，必难结胎，偶意为之，不识不知，成胎甚易，既播种后，勿复交接以扰子宫，勿令劳役，勿令食冷，勿令疾行，勿令跌仆，勿令洗浴，勿令过醉，勿令之怒，勿令之惊，多服健胃和中、平肝养气之药，随时调护，可无遗堕之虞。盖数月堕胎，人皆知之，一月堕胎，人莫能觉，既固其胎，宜遵胎教，巢氏曰：妊娠三月始胎，而形象始化，未有定仪，因感而变，欲子端正庄严，宜口谈正言，身行正事。欲生男者，宜佩弦，执弓矢；欲

生女者，宜佩韦，施环佩。欲子美好，宜佩白玉；欲子贤能，宜看诗书。古人转女为男之法，或以绛纱囊佩雄黄于左者，或潜以夫发及手足甲置席下者，或潜以釜置床下，系刃向下者，或潜以雄鸡尾尖长毛三茎置席下者，勿令本妇知，此皆外象内感。不信，以鸡试之，则一窠皆雄也。盖胎化之法，亦理之自然。故食牡鸡，取阳精之全于天产者；佩雄黄，取阳精之全于地产者；操弓矢，藉刀斧，取刚物之见人事者。气类潜感，造化密移，物理所有，故妊妇见神像异物，多生鬼怪，即其征矣。象牙犀角，纹逐象生，山药鸡冠，形随人变，以卵告灶而抱雏，以苕帚扫猫而成孕，物且有感，况于人乎！然造物有不毛之地，人应之，妇人有无子宫者，造物无不雨露之天，人应之，男子皆能施化，往往自失其道，致斩万世之传，图子者，可不猛然醒悟乎！

启宫丸

治妇人肥盛，子宫脂满壅塞，不能孕育。

芎劳　白术　半夏曲　香附一两　茯苓　神曲五钱　橘红　甘草二钱

粥丸，白汤送下三钱。橘半白术，燥湿以除痰，香附神曲，理气以消壅，川芎散郁以活血，茯苓、甘草去湿和中，助其生气，则壅者通，塞者启矣。肥而不孕，多由痰盛，故以二陈为君而加气血药也。

诜诜丸

治妇人冲任虚寒，胎孕不成，或多损坠。

当归酒洗、焙　川芎　石斛酒浸、炒　白芍药　牡丹皮　延胡索各一两　肉桂去皮，五钱　泽兰叶　白术各一两五钱　干姜泡，五钱　熟地黄洗、焙，二两

为末，醋糊丸，桐子大。每服五十丸，空心温酒下。

当归建中汤

治妇人一切血气不足，虚损羸瘦。

当归四两　肉桂去皮　甘草炙，各二两　白芍药六两

每服五钱，姜、枣、水煎服。

补中丸

治妇人虚损诸疾。宜常服。

川芎　白芍药　黄芪　当归　人参　陈皮各五钱　白术　地黄各一两

为末，蜜丸。每服五十丸，温水下。

八珍散

调和荣卫，理顺阴阳，滋养血气，进美饮食。

四物汤，四君子汤等分，姜、枣、水煎，食前温服。

地黄丸

方见痨瘵门。

乌鸡丸

方见崩病门。

滋血汤

治妇人皮聚色落，心肺俱伤，血脉虚弱，月水过期，益气养血。

人参　白茯苓　川芎　当归　白芍　山药　黄芪　熟地

水煎，食前温服。

本门诸方宜于前经病门参看。

胎前杂证门

恶　阻

所谓阻者，经血既闭，痰水积于中，阻其脏气，不得宣通也。

《金匮》曰：妇人得平脉，阴脉小弱，其人渴不能食，无寒热，名妊娠。于法六十日当有此证。设有医者治逆，却一月，加吐下者，则绝之。娄全善曰：恶阻者，谓呕吐、恶心、头眩恶食、择食是

也。绝之者，谓绝止医治，候其自安也。尝治一二妊妇恶阻病，呕吐愈治愈逆，因思仲景绝之之旨，遂停药月余自安。大哉！圣人之言也。徐忠可曰：期有未满六十日则胎未成，又加吐利，因医者以安胎为主，见而用条芩、砂仁之类，则脾胃实有受伤处，但当断绝病根为主，不得泥安胎之说，故曰绝之。

妇人所食谷味，化为血气，下为月水。凡妊娠之初，月水乍聚一月为媒，二月为胚，三月为胎，成则男女，上食于母。然在三月相火化胎之候，未能上食于母，血气未用，五味不化，中气壅实，其为郁滞痰火，秽恶之气，尽冲于胃，所以恶心有阻也。其候心中愦闷，头眩四肢懈惰，恶闻食气，多睡少起，酷嗜酸盐果实者，乃肝肾不足，引以自救也。

凡孕二三月间，妊妇禀受怯弱，便有阻病，呕逆不食，或心烦闷，状如醉酒，肢体沉重，择食恶食，头目昏眩，此乃气血积聚，以养胎元，其精血内郁，而秽腐之气，上攻于胃，是以呕逆不能纳食，血既养胎，心失所荣，是以心虚烦闷，法当调血散郁，用参、术、甘草补中气，橘红、紫苏、木香、生姜散郁气，茯苓、麦冬、黄芩、竹茹清热解烦，名参橘饮，所谓胎前须顺气者，此也。但胎前无寒，产后无热，至于恶阻呕吐，尤多属热。然亦有因寒而吐者，乃因病而非因恶阻也。不止，则虚矣，当以人参干姜半夏丸主之，不可过用辛药。若吐甚而愈止愈急者，仲景法，停药月余自安矣。

《千金方》有半夏茯苓汤、茯苓丸，专治恶阻，比来少有服者，以半夏能动胎，胎初结，虑其辛燥易散也。须姜汁炒以制其毒。凡恶阻，非半夏不能止，故仲景用人参半夏干姜丸，罗谦甫用二陈去陈皮、甘草，即名半夏茯苓汤。朱丹溪谓肥人多因痰，瘦人多因火，用二陈加减，并治胎前恶阻，痰逆呕吐，心烦头眩恶食俱效。经云有故无殒是也。立斋曰：半夏乃健脾气、化痰滞主药，脾胃虚弱呕吐，或痰涎壅滞，饮食少，胎不安，必用半夏茯苓汤倍加白术安胎健脾，常用甚验也。恶阻兼腰痛者，防胎堕下，尤宜二陈、四物加条芩、白术，和中理脾为主，不可升举，盖呕逆气已上升，药再上升，则犯有升无降，上更实而下更虚，益促其堕矣。

子烦

妊娠烦闷有四证，有心中烦，胸中烦，有子烦，诸属于热。若脏虚而气乘心，令人烦者，名虚烦。若积痰饮，呕吐痰沫者，名胸中烦，或血积停饮，寒热相搏，致胎气不安，谓子烦。大抵多由阴既养胎，孤阳独旺，心肺虚热，是以撩乱不宁。更有时当盛夏，君火大行，俱能乘肺，以致烦躁，胎动不安者，此因时而致之者也，亦当因时治之，生脉饮最佳。

妊娠烦躁口干

妊娠烦躁口干者，足太阴脾经，其气通于口，手少阴心经，其气通于舌。若脏腑气虚，热乘心脾，津液枯燥，故心烦口燥，与子烦大同小异，宜知母丸。若肝经火动，加味逍遥散。若肾经火动，加味地黄丸。

古有妇人暴渴，惟饮五味汁，名医耿隅诊其脉曰：此血欲凝，非疾也。已而果孕，故古方有血欲凝而渴饮五味之证，本属肺肾二经有火，盖火入于肺则烦，入于肾则躁，胎系于肾，肾水养其胎元，则不足以滋肾中之火，火上烁肺，变为烦躁，此金亏水涸之候。法当滋其化源，清金保肺，重浊壮水，滋肾为主。

子　悬

《本事方》云：紫苏饮治妊娠胎气不和，怀胎逆上，胀满疼痛，名子悬。子悬者，浊气举胎上凑也。胎热气逆，心胃胀满，此证挟气者居多。疏气舒郁，非紫苏、腹皮、川芎、陈皮，无以流气；非归、芍，无以养血。气血既利，而胎自降。然邪之所凑，其正必虚，故以人参甘草补之。又曰：妊娠心腹胀满者，由腹内素有寒气，致令停饮，与气相争，故令心腹胀满也。须以脉之迟数辨之。

子满子肿子气

子满者，妇人胎孕至五六个月，腹大异常，胸腹胀满，手足面目浮肿，气逆不安，小便不通，此由胞中蓄水，名曰胎水。若不早治，生子手足软短有疾，或胎死腹中，用千金鲤鱼汤治其水。若脾虚不运，清浊不分，佐以四君子。若面目虚浮，肢体如水气，全生白术散。若脾湿虚热，下部作肿，补中汤加茯苓。若饮食失节，呕吐泄泻，六君子汤。若腿足发肿，喘闷不宁，或指缝出水，天仙藤散。若脾肺气滞，加味归脾汤，佐以加味逍遥散。然遍身浮肿，而腹肿胀满之甚者，名为子满。若只脚面浮肿，行步艰难，或脚指内有黄水出者，谓之子气，直至分娩方消也。故妊娠脚肿至八九月，及胫腿俱肿，非水气比，不可以水病治之，反伤真气。凡有此者，必易产，因胞脏中水血俱多，不致燥胎故也。若初妊即肿者，是水气过多，儿未成体，则胎必坏。

子肿与子气相类，但子气在下体，子肿在头面。若子满，在五六月以后，比子气与子肿不同，盖胎大则腹满，满则甚气，遍身浮肿也。

妊娠腹痛胎痛

《金匮》曰：妇人怀妊六七月，脉弦发热，其胎愈胀，腹痛恶寒，少腹如扇者，子脏开故也，当以附子汤温其脏。徐忠可曰：六七月胃肺养胎，而气为寒所滞，故胎愈胀。寒在内，腹痛恶寒，然恶寒有属表者，此连腹痛，乃知寒伤内矣。少腹如扇，阵阵作冷，若扇之状，恶寒之异也。且独在少腹，因子脏受寒不能合，故少腹独开不敛也。子脏即子宫，附子能入肾，温下焦，故宜附子汤温其经。

妊妇偶有所伤，胎动不安，痛不可忍，用带壳缩砂，不拘多少，和皮炒黑色，为末，热酒下二钱，不饮酒者，米饮下，腹中觉热，胎自安矣。极有效。

妊娠心腹痛，或宿有冷疼，或新触风寒，皆因脏虚而发也。邪正相击而并于气，随气上下，上冲于心则心痛，下攻于腹则腹痛，邪正二气，交攻于内，久若不瘥，痛冲胞胎，必致动胎，洁古地黄当归汤，治妇人有孕胎痛。丹溪以血虚治之，故四物去川芎倍加熟地，此心法也。

妊妇不时腹痛，或小腹重坠，名胎痛，地黄三钱，当归一钱，二味煎汤主之，不应加参、术、陈皮。因中气虚而下坠作痛者，补中益气汤。

腰　痛

妊娠腰痛，多属劳力，盖胞系于肾，劳力任重，致伤胞系，则腰必痛，甚则胞系欲脱，多至小产，故宜安胎为主，胎安而痛自愈，痛愈而胎能安。若素安逸而腰痛，必房事不节，致伤胞系也。脉缓遇天阴，或久坐而痛者，湿热也。腰重如带物而冷者，寒湿也。脉大而痛不已者，肾虚也。脉涩而日轻夜重者，气血凝滞也。脉浮者，风邪所乘，脉实者，闪挫也。临月腰痛如脱肾者，将产也。

胎漏下血

有妊妇月信不绝而胎不损，问产科熊宗古，答曰：妇人血盛气衰，其人必肥。凡既妊之后，月信常来而胎不动。若便以漏胎治之，则胎必堕。若不作漏胎治，其胎未必堕，今推宗古之言，诚有旨也。巢氏云：妇人有子之后，经血蓄以养胎矣。有妊而月信每至，亦未必因血盛也。此因荣经有风，则经血喜动，以风胜故也。荣经既为风所胜，则所下者，非养胎之血。若作漏胎治，必服保养补胎药，胎本不损，强以药滋之，是助其风行水动之势，其胎堕宜矣。若知荣经有风之理，专以一药治风，经信可止，或不服药，胎亦无恙，然亦有胎本不固，因房室不节，先漏而后堕者，须作漏胎治之。《千金方》治妊娠下血不止，名曰漏胎，血尽子死，用生地八两，渍酒捣汁，服之无时。张秘授保胎神效丸一方，药虽甚灵，但内有红花、没药，未解其意，观宗古之论，始悟立方之妙。今具于后，保产者珍之。

妊娠漏胎，此由冲任脉虚，不能约制手太阳少阴之经血故也。冲任之脉，为经络之海，起于胞内，手太阳少阴相为表里，上为乳汁，下为月水，有娠之人，经水所以断者，壅为养胎也。冲任气虚，则胞内泄不能制其经血，故月水时下，名胞漏，血尽则毙。又有劳役喜怒不节，饮食生冷，触冒风寒，子脏为风冷所乘，气血失度，使胎不安，故亦令下血也。丹溪曰：胎漏多因于血热，然亦有气虚血少，服凉血药而下血益甚，食少体倦者，此脾气虚而不能摄血也，当以脉候参之。

妊娠壮实，六脉平和，饮食如故，余无所苦，但经时下者，是血气旺而养胎之余血也。不可强止，亦不可使之行，但为

和血凉血，健脾为主，佛手散加条芩、白术、阿胶，或八珍汤加胶艾。

尿血

妊娠劳伤经络，热乘于血，血得热则渗入于脬，故令尿血。胎漏，自人门下血，尿血，自尿门下血。妊娠尿血属胞热者多，四物加山栀、发灰，或阿胶、熟地、麦冬、五味子之类。

子淋

孕妇小便涩少淋漓，名曰子淋。由气血聚养胎元，不及敷荣渗道，遂使膀胱郁热，宜归、芍调血，人参补气，麦冬清肺，以滋肾水之源，滑石、通草，利小便以清郁滞，名安荣散。古方内有滑石，石乃镇重之剂，恐致堕胎，若临月极妙。如在七八月前，宜去此味，加石斛、山栀尤稳。若日久倦怠，右脉微弱者，此气虚下陷而时坠下，然气弱肠虚而难流通，惟大服人参运之，其便自易。

转胞病

胞转症候，脐下急痛，小便不通。凡强忍小便或尿急疾走，或饱食忍尿，或忍尿入房，使水气上逆，气逼于胞，故屈戾不得舒张所致。非小肠膀胱受病，而利药所能利也。法当治其气则愈。若胞落即殂。凡妇人禀受弱者，忧闷多者，性躁急者，食味厚者，多有之。古方用滑利药鲜效。因思胞不自转，为胎所压，胎若举起，胞系自疏，水道自通矣。宜补中益气汤，服后探吐，以提其气自通，通后即用参、芪大补，恐胎堕也。

丹溪曰：有妇妊孕九月转胞，小便不出，下急，脚肿不堪活，诊脉右涩，左稍和，此饱食气伤，胎系弱不能自举，下坠压着膀胱，偏在一旁，气急为其所闭，故

水窍不能出，方用参、术、陈皮、炙草、归、芍、半夏、生姜，补血养气，气血既旺，胎系自举，顿饮之，探喉令吐。如是四服，小便通下皆黑水，复重调补而愈。又妊娠七八月，小便不通，诊之脉细弱，此由中气虚怯，不能举胎，胎压其膀胱下口，因不得溺，用补中汤，加升举之药。因药力未至，胀痛难忍，遂令老妇用香油涂手，自产户托起其胎，溺出如注，胀急顿解，随以大剂参、芪补之。至三日后，胎渐起，小便如故。《证治》曰：转胞之说，诸论有之，以胎渐长，且近下逼迫于胞，胞为所逼而侧。名胞者，即膀胱也。然子淋与转胞相类，但小便频数，点滴而痛者，为子淋，膀胱小肠虚热也。虚则不能制水，热则不能通利，故淋。若频数，出少不痛者，为转胞。间有微痛，终与子淋不同。

经曰：女子胞气。又曰：胞移热于膀胱。又曰：冲脉任脉皆起于胞中。凡此胞字皆音包，以子宫为言也。《灵枢》曰：膀胱之胞薄以懦，音抛。以溲脬而为言也。胞物有二，而字则相同，奈何后人不解其意，或认膀胱与尿胞为二物，又因《类纂》曰：膀胱者，胞之室，反以子胞与膀胱为一物，其误甚矣。夫膀胱即脬，脬即膀胱也。得复有一物居膀胱之内者乎？其以子胞与膀胱为一物者，试不思转胞下压膀胱，以致小便不通者，则胞在上，而膀胱在下，则其部位各别，而非一物更明矣。

子　暗

经云：妇人重身九月而暗者，胞之络脉绝也，无治，当十月复。谓人之受孕，一月肝经养胎，二月胆经养胎，三月心经养胎，四月小肠经养胎，五月脾经养胎，六月胃经养胎，七月肺经养胎，八月大肠经养胎，九月肾经养胎，十月膀胱经养胎，先阴经而后阳经，始于木，终于水，以五行之相生言也。然以理推之，十二经之脉，昼夜流行无间，无日无时而不共养胎气也，必无分经养胎之理。今曰九月而暗，时至九月，儿体已长，胞宫之络脉，系于肾经者，阻绝不通，故间有之。盖肾经之脉，上系舌本，脉道阻绝，则不能言，故十月分娩后，而自能言，不必加治，治之当补心肾。

暗，谓有言而无声，故经曰：不能言。不能，非绝然不语之谓，凡音出于喉咙，发于舌本，因胎气肥大，阻肾上行之经，肾脉入肺，循喉咙，系舌本，喉者，肺之部，肺主声音，其人窃窃私语，心虽有言，而人不能听，故曰暗。肺、肾子母之脏，故云不必治。若《大全》解作不语，则为心病，以心主发声也，与子暗了不相干。若张子和有降心火之说，马玄台有补心肾之言，如果肾之脉络绝，则其病不治，岂有产后自复之理乎？故经云：胞之络脉绝。此绝字，当作阻字解也。

中　风

孕妇痰涎壅盛，忽然僵仆，或时发搐，不省人事，是血虚而阴火炎上，鼓动其痰，左脉微数，右脉滑大者，名曰子痫。宜四物养血，酒芩清热，二陈化痰理气，故《机要》云：风木为热，热甚则风动，宜静胜其燥，是养血也。治法仍以安胎为主，勿过用中风之药。盖多由血虚则生热，热盛则生风，皆内起之风火，养血而风火自灭也。若心肝风热，用钩藤汤；肝脾血虚，加味逍遥散；肝脾郁怒，加味归脾汤；气逆痰滞，紫苏饮；脾郁痰滞，二陈加竹沥、姜汁。

妊娠伤寒

妊娠伤寒，专以清热安胎为主，外用涂脐护胎之法，其或汗或下，各随表里所见脉证主治。有表证宜汗者，羌活冲和汤加柴胡、当归、芍药、苏叶、葱白之类。若里热实证，便秘燥渴者，亦用大黄转药，须酒制用，有病病当之。设患真寒脉伏厥冷者，则用姜、桂、附子。姜、桂虽热，用黄连、甘草制之则无害矣。况应犯而犯，似乎无犯。若不急为调治，以去极寒极热之病，则胎为病所困，而难于保全矣。奈何去病寒热之药，人多畏之，伤生寒热之病，人反安之，何也？

妊娠疟疾

妊娠寒热，皆因气血虚损，风寒乘之，风为阳邪，化气而为热，寒为阴邪，化气而为寒，阴阳并挟，寒热互见。经云：阳微恶寒，阴弱发热。此皆虚之所致，不因暑气所作，宜轻解表邪，兼大补气血以主之，勿泥寒热假象也。若寒热不已，熏蒸其胎，胎必伤矣。更有患胎疟者，一遇有胎，疟病即发，此人素有肝火，遇孕则水养胎元，肝虚血燥，寒热往来，似疟非疟也，以逍遥散清肝火养肝血，兼六味丸以滋化源。

妊娠痢疾

妊娠饮食生冷，脾胃不能克化，致令心腹疼痛，伤血则赤，伤气则白，血气俱伤，则赤白相杂。至若腹内重坠，胎气不安者，此腹重坠下，元气虚而不能升举，真气下陷也。大用补中汤而自安，切勿顺气行气，益增坠下之患。胎系于肾，如钟系于梁，栋柱不固，栋梁必挠，而钟岂能独全哉！况似痢非痢者多，中气虚则不能上升，脾气虚则不能渗湿，肾气虚则不能

闭藏。慎勿以有形之假滞，而伤无形之元气，元气一伤，变证百出矣，胎能保乎？

妊娠霍乱吐利[①]

霍乱者，因甘肥过度，腐积成痰，七情郁结，气盛为火，停蓄胃中，乍因寒热之感，邪正交争，阴阳相混，故令心腹绞痛，吐利并作，挥霍变乱。如邪在上胃脘，则当心痛而吐多；邪在下胃脘，则当脐痛而利多；邪在中脘，则腹中痛，吐利俱多。吐多则伤气，利多则伤血，血气受伤，不能护养其胎，邪气鼓击胎元，子母未有不殒者，此危证不可不亟治也，宜香苏散加藿香，先服，后探吐之。

妊娠泄泻，不外脾肾二脏，虚者居多。夫血统于脾，血拥胎元，则脾阴虚而食不运化，脾主健运，下焦壅滞而清气难舒，于是水谷难消而作泻。且胎系于肾，胎窃其气以拥护，而肾气既弱，命门火衰，不能上蒸脾土，此妊娠泄泻之由也。虽其间不无风寒暑湿之外感，饮食生冷之内伤，然属于脾肾有亏者，乃其本也。

妊娠伤食

妊娠伤食，多由脾胃中气虚弱，不能运化。若中气壮实，无是病也。然胎以脾胃为主，脾胃强则胎系如悬钟而不坠。若伤食不化，则脾困而胎不能固。故凡即消食导滞，皆先以补脾健胃为主，而推扬谷气，则饮食自化。若徒事消克，不但胎元易坠，宜脾虚而愈虚之，化源之机竭矣。

妊娠吐血

凡七情内伤，六淫外感，皆足致失血之患，而妊娠吐血，一主火热者，以气血壅养胎元，或有所感，则气逆而火上乘，

―――――――――

① 妊娠霍乱吐利　原作"妊娠霍乱"，据目录改。

心烦满闷，血随而溢也。但火略有虚实之分，实火当清热以养血，虚火当滋阴以补水，则血可安而胎可固。若泛用行血消血之剂，胎必堕而祸不旋踵矣。

妊娠胎逆作喘

有妇人胎死于腹，病喘不得卧。诊其脉，气口盛人迎一倍，左关弦动而疾，两尺俱短而离经，因曰：病盖得之毒药动血，以致死胎不下，奔迫上冲，非风寒作喘也。大剂芎归汤加催生药服之，夜半果下一死胎而喘止。其夫曰：病妾诚有怀，以室人见嫉，故药去之，众所不知也。然妊娠气喘，有乍感风寒而不得卧者，客邪盛也。发散自愈，参苏饮主之。若脾虚四肢无力，肺虚不任风寒，肾虚腰酸，短气不能行步，猝然气喘不息，此脾肺素亏，母虚子亦虚，肾气不归元，而上乘于肺也，生脉散、补中汤去升、柴主之。丹溪所谓火动作喘，此胎前最多。至于毒药伤胎病喘，世俗往往有之，病机之不可不察者也。

妇人脏躁悲伤

仲景曰：妇人脏躁，悲伤欲哭，象如神灵所作，数欠伸，甘草小麦大枣汤主之。立斋治一妊妇，悲哀烦躁，其夫询之，云：我无故，但欲自悲耳。用仲景方，又用淡竹茹汤佐八珍汤而愈。故妊娠无故悲伤属肺病，脏躁者，肺之脏躁也。胎前气血壅养胎元，则津液不能充润，而肺为之躁，肺躁当补母，故有甘草、大枣以补脾。若立斋用八珍汤补养气血，更发前人之所未尽。

妊娠腹内儿哭

《产宝》曰：腹中脐带上疙瘩，儿含口中，因妊娠登高举臂，脱出儿口，以此作声。令妊娠曲腰就地，如拾物状，仍入儿口即止。又云：孕妇腹中儿哭，治法用空房中鼠穴土，同川黄连浓煎汁，饮之即止。

妊娠胎动胎漏

妊娠胎动不安者，由冲任经虚，受胎不实也。有饮酒房室过度，损动不安；有忤触伤仆而动不安；有怒气伤肝，或郁结不舒，触动血脉不安；有过服暖药，并犯禁之药，动而不安；有因母病而胎动者，但治母病，其胎自安；有因胎不坚固，动及母病者，但当安胎，其母自愈。若面赤舌青，是儿死也。面青舌赤，是母死也。唇口面舌俱青，吐沫者，是子母皆死。然胎动与胎漏，皆有下血，胎动则腹痛，胎漏无腹痛，胎动宜调气，胎漏宜清热。然子宫久虚，多令坠胎，其危同于风烛，非正产可比，急以杜仲丸，预服以保胎元。

子死腹中

胎衣未下，急于胎之未生，子死腹中，危于胎之未下。盖胞衣未下，子与母气尚通呼吸，若子死腹中，胞脏气寒，胎血凝沍，气不升降，古方多以行血顺气药，及硝石、水银、硇砂之类。但其胎已死，则躯形已冷，血凝气聚，复以至寒之药下之，不惟无益，而害母命者多矣。不知古人立方，深于用意，盖子死之故，因有二端，用药寒温，各存至理。有妊娠胎漏，血尽子死者；有坠堕颠仆，内伤子死者；有久病胎萎子死者。以附子汤进三服，使胞脏温暖，凝血流动，盖附子能破寒气堕胎，此用温药之意也。有因伤寒热病温疟之类，胎受邪热毒气，内外交攻，因致胎死，留于胞脏，古人深虑胎受毒气，必然胀大，故用朴硝、水银、硇砂之药，不惟使胎不胀，又能使胎形化烂，再副以行血顺气之药，死胎即下，此古人立方之至意也。

凡脉三阳俱盛，名曰双躯。若少阴微紧者，谓督脉。血即凝浊，经养不周，胎即偏夭，其一独死，其一独生，不去其死，害母失胎，千金神造散主之。是方专治双胎，一胎生，一胎死者。用蟹爪以去其死，阿胶以安其生，甘草和药性，立方之心，意深远矣。

人之胃气壮实，冲任营和，则胎得其所，如鱼处深渊，自然和畅。若气血虚弱，无以滋养，其胎终不能成，宜下之，以免其祸。然胎伤宜下，而下法最宜谨慎。如胎死腹中，心先验舌青腹冷，口秽的确，方可用下。亦必先固妊妇本元，补气养血，而后下之。若偶有不安，未能详审，遽用峻厉攻伐，能免不测之祸。此《要诀》云："顺其自然"，四字最妙。立斋亦云：胎果不能安者，方可议下，慎之，慎之！前贤之垂戒深矣。若欲下之，朴硝断不可少。

堕　胎

妊娠受胎，七日一变，今妇人堕胎，必在三月、五月、七月者多，在二月、四月、六月者少。盖诸经养胎，脏阴而腑阳，三月属心，五月属脾，七月属肺，皆在五脏之脉，阴常易亏，故多堕耳。如在三月曾堕，后孕至期，必乘其所虚，而三月亦堕，以心脉受伤故也。须预于二月先调其心，五月七月亦然。必多服健脾益气养荣之药，一有胎后，日不可间乃佳。惟一月堕胎，人所不知，一月属肝，怒则多堕，洗下体则窍开亦堕。一次既堕，肝脉受伤，下次亦堕，今之无子者，大半一月堕胎，非尽不受孕也。故凡初交后，最宜将息，勿复交接，以扰子宫，勿令劳怒，勿举重，勿洗浴，又多服养肝平气药，则

无一月之坠，而胎固矣。若连堕数次，胎元损甚者，服药须多。盖久则胎元可复，其药以养荣调气补肾益脾，如四物去川芎、生地，换熟地，加人参、白术、陈皮、条芩、阿胶、续断、杜仲之类。

如有跌扑所伤，须逐污生新为主，佛手散最妙。腹痛，加益母草，服下痛止，则子母俱安。若胎已损，则污物并下，再加童便、制香附、益母草、陈皮，煎浓汁饮之。如从高坠下，腹痛下血烦闷，加生地、黄芪，补以安之。如因使内，腹痛下血，加参、术、陈皮、茯苓、炙甘草、砂仁末以保之。如胎下而去血过多，昏闷欲绝，脉大无力，用浓厚独参汤冲童便服之。小产本由气血大虚，今当产后，益虚其虚矣。故较正产，尤宜调补。

巢氏论诸经脉养胎，各三十日，而十二经中，独心与小肠不养胎，何也？心为牡脏，小肠为腑，主生血而合脉，经曰：脏直通于心，心藏血，脉之气也。有孕则经脉不通，所谓闭经以养胎也。是知胎以血为本，始终皆在于心，自不当以输养分次第矣。三月之时，心包络养胎，《灵枢》云：心包主脉。若分气及胎，脉必虚代。经云：心合脉，盖心与包，虽分二经，其实原属一脏也。若至期当养之经，虚实不调，则胎不安，甚则下血而胎堕矣。

夫阳施阴化，胎孕乃成，胎寒则痛，胎热多惊。若血气虚损，不足以荣养其胎，则自堕矣。譬之枝枯则果落，藤萎则花坠。有因七情太过，五火内发，火能消物而堕者；有因劳力闪挫，伤动其胎而堕者；有因怒动肝火，疏泄用事而堕者；有因过于房事，盗泄胎元而堕者。正如风撼其树，而根本为动摇也。然小产重于大产，盖胎脏损伤，胞系腐烂。治宜大补荣卫，生肌肉，养脏气，略佐消瘀。若素有堕胎之患者，宜按证预为早治，临期补之

无及也。

妊娠半产，非七情六淫，劳役房室，则无是患，故用药与正产无殊，总不外丹溪大补气血为主。如三四月前，胎未成形而下者，名曰堕胎。至五六月后，胎已成形而下者，名曰半产。总属妊妇气血虚弱，冲任经虚，以致胎元不固。愈迟者，而气血愈虚也。故千金保胎丸一方最妙，而赵养葵以六味饮加杜续、五味、阿胶尤佳，诚为安胎之圣药也。

小产不可轻视，将养十倍于正产。大产如栗熟自脱，小产如生采之，破其皮壳，断其根蒂也。忽略成病者不少，因而致死者多。然此证始因敛血以成胎，继因精血以长养，终因精血不足而萎堕，故瘀血甚少。倘有腹痛成块有形，多属血虚气逆，惟加大为温补，则新者生，而瘀者去。若加消瘀破滞，则逆气愈攻而愈升，多致不救，戒之哉！况月血虚而腹痛者，更有真阴亏损，不能纳气，以致疝瘕为患者，张常以八味丸加牛膝、五味子者，早晚吞服而安。

驴马有孕，牡者，近则蹄之，名为护胎，所以绝无小产。人之胎系胞中，气血养之，静则神藏，欲火一动，则精神走泄，火扰于中，则胎堕矣。种玉者，可知欲而不知忌乎？

丹溪曰：有妇经住三月后，尺脉或涩或微弱，其妇却无病，知是子宫真气不全，故阳不施，阴不化，精血虽凝，终不成形，至产血块，或产血胞也。惟脉洪盛者，胎可不堕耳。

半产者，此气血不续，而不能长养胎元也。然气血不足之中，尚有性禀偏阴偏阳，或寒或热之异，自当凭脉调治。如阴虚内热者，而用艾、附、白术、砂仁温暖之剂，则阴道愈消，如草木之无雨露，自然枯萎也。如阳虚内寒者，而用芩、芍凉血之剂，则脾胃虚寒，气血益弱，犹果品春夏易生，秋冬少结也。故辨证合宜，虽大寒大热，俱可益人，经所谓：应犯而犯，似乎无犯也。

胎孕不长

或问：娠妇有按月行经而胎自长者，有三五个月间，其血大下，而胎不堕者，或及期而分娩，或逾月而始生，其理何与？按月行经而胎长者，名曰盛胎。其妇血气充盛，养胎之外，血有余故也。有数月之胎，而血大下，谓之漏胎。因事触胎，动其任脉，故血下而不伤子宫也。然孕中失血，胎虽不堕，气血亦亏，多至逾月不产。曾见有十二三月，或十七八月，或二十余月而生者，俱是血气不足，胚胎难长故耳。凡十月之后未产者，当服大补气血之药，以培养之，庶无分娩之患。《总录》曰：人受气于有生，十二经脉递相滋养。凡胎处胞中或有萎燥者，由孕妇所禀怯弱，不足自周，阴阳血气偏胜，非冷即热，胞胎失于滋养，所以萎燥不长也。惟宜资母血气，则胎有自而长矣。

胎孕变常记

李时珍曰：女子二七天癸至，七七天癸绝，此其常也。有女年十二、十三而生子，如《褚记室》所载，平江苏达卿之女，年十二受孕。有妇人年至五十、六十而生子。如《辽史》所载，巫普妻年六十，生二男一女，此又异常之尤者也。

鬼　胎

人之脏腑调和，则血气充实，风邪鬼魅，不能干之。若荣卫虚损，精神衰弱，妖魅鬼精，得以感之，状如怀娠，故曰鬼胎也。然虞天民曰：昼之所思，为夜之所见。凡男女之性淫而虚者，肝肾相火，无时不起，故劳怯人，多梦与鬼交。所谓鬼胎者，伪胎也。非实有鬼神交接成胎也。即经所谓：思想无穷，所愿不遂，为白淫白浊，流于子宫，结为鬼胎。本妇自己之血液、淫精，结聚成块，胸腹胀满，俨若胎孕耳。非伪胎而何？滑伯仁医验有杨氏女，薄暮游庙，庙庑见一黄衣神，觉心动，是夕梦与交，腹渐大如孕，伯仁诊之曰：此鬼胎也。女道其故。遂与破血坠胎之药，下如蝌蚪、鱼目者，约二升许遂安。此非遇神交乎？曰：有是事，实无是理，岂有土木为形，能与人交而有精成胎耶？此非神之惑于女，实乃女之感于神耳。

立斋曰：鬼胎因七情相干，脾肺亏损，血气虚弱，失行常道，冲任有乖致之，乃元气不足，病气有余也。若见经候不调，即行调补，庶免此证，以补元气为主，佐以行散之药。一妇经闭，八月肚腹渐大，面色或青或黄，用胎证药不应，诊视之，面青脉涩，寒热往来，肝经血病也。面黄腹大，少食倦怠，脾经血病也。此郁怒伤脾肝之证，非胎也，用加味归脾、逍遥二药而愈。

肠覃似孕

经云：肠覃者，寒气客于肠外，与卫气相搏，气不得荣，因有所系，瘕而内着，恶气乃起，息肉乃生。其始生大如鸡卵，稍以益大，如怀子之状，按之则坚，推之则移，月事以时下，此其候也。此气病而血未病，故月事不断，木香通气散，大辛热之剂主之。此结气大肠为气病。

蓄血似孕

《折肱录》曰：子媳审氏多郁怒，忽患不月，腹渐大，以为妊也。十余月勿产，诸症渐见，疑之；医者亦疑为蓄血，

欲下，以体弱不胜，可暗消，久用行血调血药，竟至不起。后闻盛启东治东宫妃一案，大悔悼。永乐东宫妃张氏，经不通者十越月，医以为胎也。胀愈甚，上命启东诊视，一一如见，其方皆破血之剂，下血数斗而疾平。子媳病正与此合，当十月外既确知非妊，宜大胆下之，可得生矣。惜医者无此胆识，不亦伤乎！此蓄血子门为血病。

产前总论

产前诸症，皆因胎气所致。夫胎动、胎漏皆下血。但胎动有腹痛，胎漏无腹痛，故胎动宜行气，胎漏宜清热也。恶阻者，恶心阻隔饮食也。肥者多因痰，瘦者多因热。宜二陈加减。子烦者，烦躁，闷乱心神也。子痫者，痰涎潮搐，目吊口噤也。子肿者，面目虚浮，肢体肿满也。子气者，两足浮肿。子淋者，小便涩少也。转胞者，小便不通也。子悬者，胎气不顺，凑心胀痛也。盖脾主运化水谷，妇人有胎，则运化水谷不利而生湿，湿则生痰，痰生热，热生风也。子肿、子气者，湿也。恶阻者，痰也。子烦、子淋者，热也。子痫者，风也。子悬者，气也。转胞者，虚也。湿则渗之，痰则消之，热则清之，风则平之，气则散之，虚则补之，总以去邪保胎为要。保胎之法，三月以前，宜养脾胃，四月以后，宜壮腰肾，补血顺气，佐以清热，此大法也。然尤宜以人阴阳盛衰，气血偏胜而调之。

《简便方》治频惯堕胎，或三四月即堕者，于两月前，以杜仲八两，糯米煎汤浸透，炒去丝，续断二两，酒浸，焙干，为末，山药五六两，为末，糊丸如桐子大。每服五十丸，空心米饮下。

怀妊受物，乃肝一脏之虚，其肝气只能生胎，无余用也。若血少不能荣其肝，

则肝虚，故爱酸物。产前安胎，白术、黄芩为妙药也。条芩，安胎之圣药，俗人不知，以为寒而不敢用，反为温热之药可养胎，殊不知，产前宜清热，令血循经而不妄行，故能养胎。惟脉沉迟，脾虚胃弱者，非其所宜。生产如抱船过坝一般，凡难产者，多由于气血虚也。有因九、十月之际，不谨守者有之，有气血凝滞，不能转运者，故九个月内，便须顺气调中，服达生散十数帖，临产自易。

凡妊妇脉细匀者，是胎元已足，如果熟香飘之象也，易产。大浮缓者，是养胎而中气大虚，火气散也，难产。故产前脉宜洪大，产后脉宜沉小。凡男女之别，以左右取，左疾为男，右疾为女。沉实在左，浮大在右，右女左男，可以预剖。离经六至，沉细而滑，阵痛连腰，胎即时脱。半产漏下，革脉主之，弱即血耗，立见倾危。

一妇妊娠，久吐不已，诸药不受，张立后方，服之而愈。

两寸俱洪大而数，右尤甚焉。金体本燥，今燥益甚矣。左关洪弦，是肝主藏血，今无血受藏也。左关弦细而数，是久虚谷气，肝家虚火来侮，因而弦数。其细者，胃气亏极之象也。左尺细极若无，右尺洪大而疾，此皆津滋燥涸，少阴虚火上浮，厥阴郁火上达，少阳伏火上乘，燥涸之土，为三火所烁，焉能湿润化育乎？经曰：诸呕吐酸，皆属于热，此之谓也。具方于后，为救急治标之法。呕愈之后，仍当以六味加麦冬、阿胶为丸，久服调理，以治其本。

条实芩一钱二分 麦门冬去心，三钱 怀生地三钱 广橘红盐汤泡，七分 白茯苓一钱二分 生白芍药肥白 知母各一钱二分 甘草二分 白葛根一钱，能提胃中真气，而清肺胃热，故用之 竹茹二钱，用鲜淡竹刮去青，取向里黄皮

加灯心，水煎，温服即愈。

保胎神效丸方锦囊秘传

白茯苓二两，要色白坚重者，用之 真於术一两，米泔浸一宿，去皮、净，切片，晒干，同黄土炒用 条芩酒拌炒，须拣实心细子 香附子童便浸二日，炒熟 延胡索陈米醋拌炒 红花隔纸烘炒 益母草净叶，各一两 真没药三钱

新瓦上隔火焙，去油。上各制度为末，蜜丸桐子大，每日空心白汤，吞服七丸。

前药不可因其丸小，加至七丸之外。凡孕妇胎不安者，一日可服四五次，安则照常。如遇腹痛腰酸，或作胀坠，宜即服之。如受胎三五月常坠者，须先一月制服，能保足月。甚至见红将坠者，急服此丸，亦能保留。谨戒恼怒、劳力，忌食煎炒、椒辣、发气、闭气、糟味、冷水冷物，切戒房劳。每药一料，可保数胎，但服此丸，无不奇应。

茯苓丸

治妊娠恶阻停饮，忧闷食气。

赤茯苓 人参 肉桂 干姜炮 半夏洗七次，焙 陈皮 白术 葛根 甘草炙 枳实去白，麸炒黄，各一两

为末，蜜丸，如桐子大。每服五十丸，空心米饮下。

一法用黄芩为末，浓煎白术汤，调一钱，服一月余自安。

杜仲丸

治妊娠两三月，胎动不安。防其欲堕，预宜服之。

杜仲去皮，锉，姜汁炒去丝 川续断酒浸，各二两

为末，枣肉煮烂为丸，桐子大。每服三十丸，米饮下。

胶艾汤

治妊娠或因倒仆，胎动不安，腰腹疼痛。

熟地黄洗 艾叶炒 白芍药 川芎 阿胶蛤粉炒成珠 黄芪 当归酒浸 甘草炙,各等分

用姜、枣、水煎服。如虚者,加人参。

益母丸

专治难产横逆,并安胎顺气。

益母草,五月五日采叶、茎,阴干,忌铁器,为末,蜜丸,如弹子大。每服一丸,临产之时,以童便温酒化下。若气不顺,用木香人参汤。

桑寄生散

治胎漏经行淋漓,无病,调理胎元。

当归酒浸 桑寄生 续断酒浸 川芎 白术 熟地 人参 香附炒 阿胶蛤粉拌炒 茯神各一钱 甘草炙,五分

水煎服。

三因鲤鱼汤

治妊娠腹大,胎内有水气。

白术五两 茯苓四两 当归 芍药各二两

上细锉,以鲤鱼一个,修事如食法,煮取汁,去鱼,用药四钱,入鱼汁一盏半,生姜七片,陈皮少许,煎至七分,空心服下。

一方

无故卒下血。用阿胶二两,蛤粉炒成珠,生地黄八两,捣取汁,以清酒三升,将二味搅匀,温热,分三服饮之。

竹茹汤

治妊娠呕吐,头疼眩晕。

橘红去白 人参 麦门冬去心 白术各一两 厚朴姜制 茯苓各五钱 甘草二钱五分

每服五钱,水二盏,姜五片,入竹茹如弹子大一块,煎至八分服。

竹叶汤

治妊娠心惊胆怯,终日烦闷,证曰子烦。

白茯苓四两 防风 麦门冬去心 黄芩各三两

每服四钱,水一盏,竹叶五片,不拘时服。

全生白术散

治妊娠面目肢体浮肿如水气,名曰子气。

白术一两 姜皮 大腹皮 陈皮 白茯苓皮各五钱

为末。每服二钱,米饮调下。一方有桑白皮。

李氏天仙藤散

治妊娠三月之后,两足渐肿,行步艰难,饮食不美,状似水气,名曰子气。

天仙藤洗,略炒 香附子炒 陈皮 甘草 乌药各等分

为末。每服三钱,姜三片,紫苏三叶,木瓜三片,同煎,空心食前服,日三次,肿消止药。

紫苏散

治胎气不和,凑上心腹,胀满疼痛,谓之子悬。

大腹皮 川芎 白芍 陈皮 当归去芦,浸 紫苏叶各一两 人参 甘草各五钱

每服四钱,姜五片,葱白七寸,水煎,空心温服。

儿在腹中哭,用多年空屋鼠穴中土一块,令孕妇噙之。

百合散

治妊娠咳嗽,心胸不利,烦满不食,胎动不安。

川百合 紫菀 麦门冬 桔梗 桑白皮各一两 甘草五钱 竹茹一团

每服八钱,水煎去滓,入蜜半匙,再煎一二沸,食后温服。

干姜黄连丸

治妊娠下利赤白,谷道肿痛,冷热皆可服。

干姜炒黑　黄连去须　缩砂仁炒　川芎　阿胶蛤粉炒　白术各一两　乳香三钱，别研　枳壳五钱，炒

为末，用盐梅肉三个，入醋糊同杵丸，桐子大。每服四十丸。白痢，干姜汤；赤痢，甘草汤下；赤白痢，干姜甘草汤下。

胜金散

治妊娠脾胃气冷，小腹虚胀。

吴茱萸酒浸炒　陈皮　生姜　干姜炮　川芎　厚朴　缩砂仁炒　甘草各等分

为末。每服二钱，盐汤调服。

桑螵蛸散

治妊娠小便不禁。

桑螵蛸二十个，炙，为细末。每服二钱，空心米饮调下。

瘦胎枳壳散

治妊娠孕七八月，常宜服，滑胎易产。

甘草一两五钱，炙　枳壳五两，炒赤。一方加香附

为末。每服一钱，空心白汤服。

按：枳壳散性苦寒，单服恐有胎寒、胎痛之疾，以地黄当归汤蜜丸佐之。

束胎散

第八个月可服。

条芩酒炒，一两　白术二两，不见火　陈皮三两　茯苓七钱五分，不见火

为末，粥丸梧子大。每服五六十丸，食远温水下。

达生散

大腹皮三钱　人参　陈皮各五钱　白术　芍药　归尾各一钱　甘草炙，二钱　紫苏茎叶五分

加青葱五叶，黄杨脑七个即黄杨树叶梢儿也，或加枳壳、砂仁，水煎，食远服。八九月服十数帖，甚妙。夏月加黄芩，冬不必加，春加川芎。

催生如圣散

黄葵花，焙干，为末，热汤调下二钱，神效。或有漏血，胎脏干涩，难产痛剧者，并进三服，良久腹中气宽，胎滑即时产下。如无花，以黄蜀葵子为末，酒服二钱。如胎死不下，红花煎酒调下。《经验方》用子四十九粒，或三十粒，歌曰：黄金丙子三十粒，细研酒调能备急，命若悬丝在须臾，即令眷属不悲泣。

催生佛手散

治妊娠因事触胎，子死腹中，疼痛口噤，用此探之，不损则痛止，子母俱安，损则立下。

当归六钱　川芎四钱

水二盅半，煎令泣欲干，入头酒一盅，煎沸温服，口噤灌之。如人行五里，再服，不过三服，便生。

催生丹

治产妇生理不顺，临蓐艰难。

十二月兔脑髓去皮膜，研　乳香研细，一分　麝香研细，一字　母丁香末一钱，研匀

用兔髓和丸，如鸡头大，阴干，油纸封贮，每一丸研破，温水服，即时产下。随男左女右手握药出是验。

一方

治妇人难产，数日不出，桃仁一个，劈开，用朱砂书一片可字，一片出字，吞之即生。

救生散

横生逆产。

用桂心一钱，为末，童便酒调服之，神效。

一方，治难产。用腊月兔头一枚，烧灰为末，葱白汤调下二钱，立生。或用伏龙肝细研。每服一钱，酒调服之。

香桂散

下死胎。

麝香五分，另研　官桂二钱

为末，和匀，酒调服，须臾如手推
下。

一方

死胎不出，产妇面青，指甲青，舌青
口臭。

用朴硝为末。每服二钱，顺流水调
下。甚者，温童便调服，胎下母活。亦治
胎衣不下。

黑龙丹

治临产难生，或胎衣不下，产后血
晕，不省人事，血崩恶露，腹中刺痛，血
滞浮肿，血入心经，语言颠倒，血风相
搏，身热头痛，或类疟疾，胎前产后，诸
疾垂死，无不救活者。

五灵脂　当归酒浸　生地黄　川芎
良姜各二两

上入砂锅内，纸筋盐泥封固，煅红，
候冷取出，研细入后药。

百草霜三钱　乳香　生硫黄　琥珀
花蕊石各二钱

上五味，计一两一钱，为末，同前药
和匀，米醋煮面糊丸，如弹子大，每临用
炭火煅药通红，投入生姜自然汁浸碎之，
以无灰酒并合童便顿服，神效，不可尽
述。

新定催生保产万全汤

甘温调补气血，气血得力，自能健运
催生，此不催之催也。人参、当归为君，
培补气血，壮其主也。少佐桃仁、川芎、
炙草、酒红花、黑姜，温中而散其瘀滞
也。牛膝梢、桂心，温行导下，使无上逆
冲心之患。不惟催生神效，产后且无瘀血
凝滞，百病补而兼温则不滞，温而兼补则
不崩，升少降多，则气得提而易下降，而
兼升，则瘀自去而新自生，补多泻少，邪
去而元气无伤，苦少甘多，瘀逐而中和仍
在也。

人参三钱至五钱，大补元气以为君　当归去
芦，三钱，大补荣血以为臣　川芎一钱，入肝以疏
郁滞，少寓升提之性，则降下之药得力　桃仁十三
粒，不去皮、尖，捣碎，取苦可去旧，甘能生新，滑
能润下　干姜炒焦黄，一钱，温能通行血分，焦则
令其下降而遏其上升也　甘草炙，六分，令其药性
少缓中宫，得受补益，不使即为下坠也　牛膝梢二
钱，即能下行，复走十二经络，令其经络无壅，则气
血效力以为运行推出之势　红花酒炒，三分，多则
破血，少则活血生新　肉桂去皮，六分，冬天八分，
借此引经，率领诸药，直入血分，且为散瘀则生产自
易，而温可通行也

加枣一枚，水煎温服。

冯氏锦囊秘录女科精要卷十八女科

海盐冯兆张楚瞻甫纂辑
男　乾正立斋
门人孙显达惟良同校
孙　大任天臣

胎 产 门

受胎保护诸法

一受胎后，忌食牛、羊、犬、兔、雀肉、螃蟹、团鱼、乌鱼、无鳞鱼、胡椒、花椒、姜、蒜辛辣之物。

一受胎后，最忌暴怒，口不可出恶言，手不可用鞭挞。盖怒伤气血，多有因此动胎者。即不动胎，怒气入胎，子生多疾。并不可看戏神、傩神及怪异形像。

一受胎后，不可登高上梯，恐倾跌有损。不可伸手高处取物，恐伤胎而子鸣。腹中子鸣，但令产母鞠躬片时自安。

一受胎三五个月后，常要紧束其身，勿令胎放，亦勿过紧，令胎不舒。

一受胎七八九个月，胎忽乱动，三两日间，或痛或止，或胞水已下，腹痛不已，但腰不甚痛，脉未离经，离经之脉，一呼一吸共六至，或沉细而滑也。此非产也，名曰弄产。又有临产一月前，忽然腹痛，却又不产，此是胎转，名曰试胎。胎水有无，俱不妨事，但要直身坐卧行立，不可惊忧逼迫，二者俱非正产，必因曲身触犯而然。

经曰：一息不运，则机缄穷，一毫不续，则霄壤判，所谓气血周流，循环无端，少有间断，则身危矣。妊娠子在腹中，母子一气流通，全赖浆水滋养，十月数足，血气定全，形神俱备，忽如梦觉，自能求路而出。既出胞外，母子分体，呼吸殊息，岂可久羁于内，而使气血不运不续哉！夫胎元壮健者，既胞脱而随浆即下，故易产。其困弱者，转头迟慢，愈慢愈乏，愈乏愈迟，胞浆既干，污血凝塞，道路阻滞，横生逆生，子死腹中，母命一缕。治者必须滋其荣，益其气，使子母精神接续，而子母运行得力，兼为温其经，开其瘀，使道路通畅，而子力易以转舒，再得老成稳婆，在外细心接取，自可万全。切勿用力太早，虚费精神，猛剂催生，反伤血气。要知产育一门，全仗气血用事，无补精神之药，焉图胎产之功！徒伤气血之和，反贻产后之疾。张立保产万全汤，细尽周匝，补接开导，升降温行，产际产后，备得其宜，诚为万全者矣。

临 产 斟 酌

临产时最戒用力太早，《脉诀》云：夜半觉痛应分娩，来朝日午定知生。由此观之，则腹痛半日后恰当产也。但产之难易，人各不同，时亦有异。有素易产，有素难产者，有先难后易，先易后难者，俱无一定。如临产腹痛不生，非是难生，还是子未出胎，产母切勿惧怕，即一日二日至三五日无妨，安心定气，任其自然，勉强忍痛，进其饮食，要坐则坐，要行则行，要睡则睡，保养精神为第一。莫听稳婆逼迫，用力太早，自己亦勿求速于离身，傍人亦勿多言恐惧，以乱其心，时至自然分娩，譬如登厕，未急则难，时急自易，此理虽俗，知此免患。盖稳婆逼迫有二，有不知时候逼迫者，有急完此家复往他家者，极误大事。

一未产前几个时辰，子亦要出产户，转身至手，被母用力一逼，即手先出，转身至脚，母力一逼，即脚先出，横生倒生，皆因错于用力，其实无手足先出之理，故腹痛数日而不生者，不宜慌忙。今人见其一日半日不产，即谓难生，老少惊惶，求神许愿，产妇见之，必生忧恐之心，自然无胆气，无精力，难饮食，不审此非难生，乃是时候未至，惟宜忍痛候时。若乃悯其痛甚，急欲离身，稳婆傍人强之用力，时候未到，用力太早，关系母子性命，胡不明理，一至此哉！斯时稳婆以意推度，产妇以意审详，切不可轻易催迫用力，必俟脐腹痛极，腰间重痛，眼中如火，谷道迸急，胞水或血俱下，脉见离经，或沉细滑，此时子已出胎，产母方用努力，庶不误事。如数候未见，切不可性急乱为，以致神气早疲，临产却无精力，不能运送出外，并致产后多虚矣。故将产，宜浓煎人参汤时饮，补接助之。

一有用力太早，致令水衣先破，被风所吹，因而产户肿胀干涩狭小，最令难产者，只多几个时辰，从容俟之无妨。又有稳婆无知害人，私以手指掐破水衣者，极要关防。将产最戒曲身眠卧，虽甚腹痛，

宜强为站立，散步房中，或凭几立，切戒挛腰，以阻儿转舒寻路也。盖产母畏痛，不肯直身行动，多爱曲腰眠卧，以致胎元转动不顺，儿子寻到产门，被母曲腰遮闭，再转又再闭，则子必无力，而不能动，决至难产。人见其不动，则谓胎死，其实因无力而非死也。此时恁有良方妙药，不能令子有力而动，只要补接产母元气，更要心安气和，调理精神，胎元渐复，可保无虞。又有胞水已下，子忽不动，停一二日、三五日者有之，调补气血之外，切戒惊恐，忧惧暴性，盖惊则神散，忧则气结，暴则气不顺，血必妄行，多致昏闷，知此善调，自然无恙。

一将产时，须进饮食，戒喧闹。盖进饮食，则气充胆壮，免致饥渴虚乏无力；戒喧闹，则神静自安，切勿烦躁，静则神藏，躁则消亡也。其食宜觅母鸡煮汁作粳米稀粥与食，不可食鸡及诸肉食，常令稍饥为佳。盖饥则气下，气下则产速。若多食肉食，则碍于上焦，气不得下，故产难。产后亦令勿食过饱，致生疾病。

一临产腹痛而腰不甚痛，产未急也。须扶起直身而行。若行不得，则倚物而立。盖产自有时，如果熟香飘，瓜熟蒂落，不可仓皇鲁莽，反致有害也。痛时稍放裙带，以便儿在腹中，转舒有余地也。

一临产时，凡丧孝秽浊人，尼姑孤寡不洁人，莫令入房，致产不利。惟老成解事，曾经生长者，二三人足矣。俗忌人知，多亦难产。多一人入房，则多一时迟延，此亦当忌。

一产时以饮食为本，有等妇人临产不能饮食者，则精气不壮，何以用力？须未产前，预买好人参四五钱，如虚极者，及向有产晕者，一二两任用，待将产时，煎汁一盅听用，审是儿将来时，以此服之，大助精力，胜于肉食百倍。产后人参不可

乱投，若果系虚证，必兼温暖药用，如黑干姜之类。如一产后，以人参五钱，当归二钱，煎汤，冲入童便，产下即服，尤补诸虚，兼却产后百病。张常用于极虚之人，产后犹如未产之健旺。

一产后渐进毛米饮，取糠气能降虚火也。白粥宜极稀，以调理为上。三朝内不可食荤及鸡，及粘硬之物。六七日上胃强者，可少与母鸡、牛肉、鲫鱼作清羹，少少食之。

一将产救生法。凡手先出，名曰横生；足先出，名曰倒生。相传手出者曰觅盐生，此亦有理，人未讲明。盖盐主收敛紧缩，又腌螯肌肉疼痛，儿手得盐，且痛且缩，自然转身顺下，觅盐之名，本于此也。其治法，如手足先出者，急令产母仰卧，略以盐涂儿手心足心，仍以香油抹之，轻轻送入，即便自转顺生。不可任其久出，久则手足青而子伤，难以送入。亦不可妄用催生方药，盖手足之出，非药可治。又切勿误听凶妇，用刀断手，一断，子必腹中乱搅而伤母矣。屡见死胎，人不慌忙逼迫，亦迟迟生下，而不伤母。夫死胎亦生者，何也？盖人腹中极热，食物则入内俱化，其胎虽死，人不忙迫，产母安心饮食，腹内热气熏蒸，胎自柔软腐化，亦生而不伤母。但所出秽气，令人难闻，可见死胎不必用力，况活胎乎？屡见无知稳婆，轻令用力，动伤两命，特此谆谆。又见有怪胎，人不惊慌，亦自然生下，但勿令产母知之。又产母危急时，当看面舌，面以候母，舌以候子。面青母伤；舌青子伤。面赤舌青，子死母活；面舌俱赤，子母无恙；面舌俱青，口中吐沫者，子母难保。张秘授一方，专救难产及死胎，交骨不开，神验。用广猴血钱余，酒化服下，立产。

一将产救生手法。如门户俱正，儿亦露顶而不下，此必因儿转身，肚带攀其肩也，名曰碍产。治法令母仰卧，轻轻推向上，以手中指按儿肩，去其肚带，候儿顺正，用力送下。又有生路未正，被母用力一逼，令儿偏柱左右腿畔，儿头在产户不下，但云，儿已露顶，非顶也，乃额角也，名曰偏产。治法亦令产母仰卧，轻轻推儿近上，以手扶其头顶端正，用力一逼即下。又有头之后骨，偏柱谷道，儿乃露额，名曰柱后。治法以绵衣裹手，急于谷道外傍，轻轻推儿头令正，然后用力一逼即下，或用膝头，令产母抵住亦可。三产之难，皆母曲腰眠卧，用力太早致之。三手法，非历练有分晓稳婆，不可轻易。

一子出户时，人即以两手抱产母胸前，产母亦自以手紧抱肚腹，令胎衣下坠，如胎衣来迟，切勿慌忙，以草纸烧烟熏鼻即下。再迟则急断脐带洗儿，仍用软帛物系坠脐带，系时尤宜轻巧牢固，然后截断。此带极脆，若不便断脐带，恐血反潮入胞中，胀而不下，攻心则伤。如稳婆谙事者，能以手指取下甚便。有产母胎衣久不下，一方用黑牛粪，略焙带润，以布裹之，束于腹上即下。

一恚音闷脐生，相传有呼父乳名，手拍儿股者，此理亦未讲明。盖儿粪门有一膜，恚住儿气，故不能出声，拍之则膜破而能叫哭。如拍之犹不破，须用女人轻巧者，以银簪脚轻轻挑破甚便。或不能挑，急用暖衣紧包，勿令散放，以热水浸其胞衣，寒天则加火热之，久则热气内鼓，其膜自破，膜破则出声而苏矣。

一妇人有盘肠生者，未产肠先盘出。其治法，急将净盆盛温水，冬则热水，入香油养润，待儿并胞衣俱下，产母吸气上升，稳婆香油涂手，徐徐送入。有醋水喷面，令产妇惊寒气提，虽可收肠，常多误事，不可用也。又有儿并胞衣下后，膀胱即尿胞。壅出产户者，同前法送入。此皆用力太早，内脏动摇之故。送入后，宜服安脏调补药。

薛立斋曰：欲产时，觉腹内转动，即当正身仰卧，待儿转身向下，其时作痛，试捏产母手中指中节，或本节跳动，方临盆即产。或未产而水频下，此胞衣已破，血水先干，必有逆生难产之患。若胞衣破，不得分娩，用保生无忧散，以固其血。如血已耗损，八珍汤加益母草浓煎，时饮之。凡孕妇只腹痛，未产也。连腰痛者，将产也。肾候于腰，胞系于肾故也。凡孕有生息不顺，宜嘱稳婆，只说未产。或遇双胎，只说胞衣，恐惊则气散，愈难生息。大抵难产多患郁闷，安佚富贵之家，治法虽云胎前顺气，产后补血，不可专执。若脾胃不实，气血不充，宜预调补之。

冻产者，冬月天冷，产母经血得冷则凝，致儿不能下，此害最深，故冬月产者，下部不可脱去绵衣，并不可坐卧寒处，务使满房闱炉，常有暖气，令产母背身向火，脐下腿膝间常暖，血得热则行，儿易生也。

热产者，盛夏产妇要温凉得所，不可过凉，反增疾病，不可人多，热气逼袭，令产母心烦，热血沸腾，有郁冒冲晕之患。

难产七因

一因安逸。盖妇人怀胎，血以养之，气以护之，宜常时行动，令气血周流，胞胎活动。如久坐久卧，以致气不运行，血不流顺，胎亦沉滞不活动，故令难产。常见田野劳苦之妇，忽然途中腹痛，立便生产可知。

二因奉养。盖胎之肥瘦，气通于母，母之所嗜，胎之所养，如恣食厚味，不知减节，故致胎肥而难产。常见糟糠之妇，容易生产可知。

三因淫欲。盖古者妇人怀孕，即居侧室，不共夫寝，以淫欲最所当禁。盖胎系胞中，全赖气血养育，静则神藏，若情欲一动，气血随耗，火扰于中，血气沸腾，三月以前犯之，则易动胎、小产，三月以后犯之，一则胞衣太厚而难产，一则胎元漏泄，子多肥白而不寿，疮毒痘毒，疾厄难医。且人与物均禀气以生，然人之生子，不能胎胎顺，个个存，而马牛犬豕，胎胎俱易，个个无损，何也？马牛犬豕，一受胎后，则牝牡绝不与交，而人受妊，不能禁绝，矧有纵而无度者乎。

四因忧疑。今人求子之心虽切，保胎之计甚疏，或问卜祷神，或闻适有产变者，常怀忧惧，心悬气怯，产亦艰难。

五因软怯。如少妇初产者，神气怯弱，子户未舒，更腰曲不伸，展转倾侧，儿不得出。又中年妇人，生育既多，气虚血少，生亦艰难。

六因仓皇。有等愚蠢稳婆，不审正产弄产，但见腹痛，遂令努力，产妇无主，只得听从，以致横生倒生，子母有伤，皆因仓皇之失。

七因虚乏。娠妇当产时，儿未欲出，用力太早，及儿欲出，母力已乏，令儿停住，因而产户干涩，产亦艰难，此可以补血催生汤用之，如保产万全汤最妙。

预免难产

妇人孕子如鸡覆卵相似，雏在卵壳中临出，雏乃自啄破卵壳而出。儿在胞胎中临生，乃儿自吮开胞衣而生，其有艰难延久者，多为胞衣太厚，胎气肥大故也。如孕子者，勿过安逸，勿厚奉养，勿多淫欲，自然胞衣不厚，胎气不肥，产自不难，且于子嗣有益。

妇人以血为主，惟气顺则血和，胎安则产顺。今富贵之家，过于安逸，以致气滞而胎不转，过多交合，使精血聚于胞中，皆致难产也，生化汤主之。

有产累日不下，服催生药不验，此必坐草太早，心惧而气结不行也。经云：恐则气下，恐则精怯，怯则上焦闭，闭则气还，还则下焦胀，气乃不行，宜温补气血，壮而行之。

胞浆先破，恶水来多，胎干不得下，先与四物，佐以四君，补养气血，次煎浓葱汤，令稳婆洗产户，使气上下通畅，更用酥油、滑石涂产门，次服催生保产万全汤。

难产有因母气盛，胎肥而难产者，有因母气弱血枯而难产者，悉是平时不善调摄，或七八月而犯房室，致污浊凝滞，不得顺生。大法以顺气和血为主。如浆干不下者，滋润为主。污血阻滞者，逐瘀为主。如坐草用力太早，胞水干者，滑胎散、神应散，连进大剂，如鱼得水自顺矣。

难产治法，或开滑子宫，或通调上下之气，或滋养气血，当随机应变。若胎死腹中，惟有下法，平胃散加朴硝以下秽水。如肢体倦怠，急以四君、四物加姜、桂调补之，更宜去川芎加牛膝、红花、益母尤妙。

立斋曰：交骨不开，产门不闭，子宫不收三证，皆由元气素弱，胎前失于调理，致气血不能运用而然。交骨不开者，阴血虚也，佛手散加发灰、龟板。产门不闭者，气血虚也，十全大补汤加五味子收之。子宫不闭者，补中益气，加醋炒白芍、五味。如初产肿胀痛而不闭者，加味逍遥散。若肿既消而不闭者，补中汤加半夏、茯苓以健脾，使元气复而诸疾自愈，切忌寒凉之剂。又曰：交骨不开者，阴气

虚也，龟为至阴，板则交错相解，故用之。又有开骨膏，明乳香一两，五月五日研细，猪血为丸，如鸡豆大，朱砂为衣，加味佛手散送下。单养贤曰：产后见此三证，总服生化汤。如交骨不开，加龟板一枚，生化汤者，芎、归、桃仁、黑姜、炙草，善化恶血，骤生新血而得名，为产后圣药。《经疏》云：临产交骨不开，惟浓煮柞木枝汤，饮之自开。柞木俗名一叶一刺，其木枝干直上，每一叶下必发一刺者是也。

盘肠生是母气血虚弱，因而下脱，当用补气血之药，兼以升提，则肠自收，大剂参、芪、归、芎加升麻主之。有以醋水喷面，使妇人惊寒，则气提而肠缩，恐惊则气散，寒则血凝，愈难收而致病矣。不若皂角末吹鼻，嚏作自上也。

催生者，言欲产时，儿头至产门，方服药催之。或经日久，产母困倦难生，宜服药以助血气，令儿速生也。大法，滑以流通滞涩，苦以驱逐闭塞，温以调畅诸经，香以开窍逐血，胞浆先破，气滞血干者，滋补精血以行之。然妇人气弱无力，或日久困倦，而不能送子出产门者，须倍服人参，此药能兼治横生、倒产，催生保生之第一药也。

锦囊催生保产万全汤方论

临产几个时辰，实存亡危迫，关系母子性命，故古人立方甚多。然妇人胎产，乃大伤气血之端。难产之因，半由气血不足，产后诸疾，全是气血大亏。产后诸虚，皆属产前所致，奈佛手散、兔脑丸及葵花益母诸方，无非活血顺气，滑胎破瘀，温暖通窍，以图运行推出之势，全不管运行推出之源。产妇精力充足者，藉此开导，得以易生。倘系气血不足，则虽有

催生开导之功，而无运行药势之力，抑何补哉？至于手握石燕，足贴蓖麻，设遇实证顺证，假此安心候时，如当气血精神亏极，用此敷衍之方，神气内竭，势似隔靴搔痒。不调气血而强用催生，何以为运行之具！徒存虚名而无实效，误人性命于顷刻，岂不痛哉！惟达生散立方平正，奈只可调理于产前，生化汤用意甚深，又只可调理于产后，并非可济危急催生之用者。今体二方之意合成一方，务取万全，屡用甚验，即名保产万全汤。郧见以调补气血为先，以温中散瘀下降为佐，气血得力，自能健运催生，此不催之催也。故用人参、当归为君，培补气血，壮其主也。少加桃仁、川芎、黑姜、炙草、酒红花，温中而散其瘀滞也。牛膝梢、桂心温行导下，使无上逆冲心之患，不惟催生神效，产后更无瘀血凝滞百病，补而兼温则不滞，温而兼补则不崩，升少降多，则气得提而易下，降而兼升，则瘀自去而新自归，补多泻少，邪去而元气无伤，苦少甘多，瘀逐而中和仍在，张以济生念切，敬立是方，幸高明鉴诸。

人参三钱至五钱，大补元气以为君　当归去芦，三钱，大补荣血以为臣　川芎一钱，入肝以疏郁滞，少寓升提之性，则降下之药得力　桃仁十三粒，不去皮、尖，捣碎，取苦可去旧，甘能生新，滑能润下　干姜炒焦黄，一钱，温能通行血分，焦则令其下降而遏其上升也　甘草炙，六分，令其药性少缓，中宫得受补益，不使即为下坠也　牛膝梢二钱，既能下行复走十二经络，令其经络无壅，则气血效力，以为运行推出之势　红花酒炒，三分，多则破血，少则活血生新耳　肉桂临煎方去皮，切碎，六分，冬天用八分，借此引经率领诸药直入血分，且为散瘀则生产自易，而温可通行也

加胶枣一枚，水煎，食前温服。如产妇壮实，及无力服人参者，去用之，其效尚倍于佛手散多矣。

产　后　门

产　后　脉　论

叔和曰：产后寸口洪疾不调者，死。沉微附骨不绝者，生。又曰：沉小滑者生，实大坚弦急者死。丹溪曰：胎前脉当洪数，既产而脉仍洪数者，死。又曰：胎前脉细小，产后脉洪大者，多死。《产经》曰：胎前之病，其脉贵实，产后之病，其脉贵虚，胎前则顺气安胎，产后则补虚消瘀，此其要也。

临产气血动荡，胞胎迸裂，与常经离异，必有水先下，俗谓之胞浆，即养胎之液也。水下则胞裂而产，既产则气血两虚，脉宜缓滑，缓则舒徐，不因气夺而急促，滑则流利，不因血去而枯涩，均吉兆也。若实大弦牢，非产后气血两虚所宜，实为邪实，大为邪进，弦为阴敛，宣布不能，牢为坚着，近乎无胃，皆相逆之脉也。

产　后　当　知

凡产毕，饮热童便一盏，不得便卧，宜闭目而坐，须臾上床，宜仰坐，不宜侧坐，宜竖膝，不宜伸足高倚，床头厚铺裀褥，遮围四壁，使无孔隙，免致贼风，以醋涂鼻，或用醋炭，更烧漆器，轻轻以手从心按摩至脐，则恶露尽下，以杜血晕血逆，如此三日。不问腹痛不痛，以童便和酒，温服五七次，酒虽行血，能下恶露，行乳汁。然脏气方虚，不可多饮，并不可产毕即饮，恐引血入四肢，能令血晕。如胃气弱者，里无火者，童便亦宜禁之，恐伤胃气，惟频食白术薄粥，渐进羊肉、猪蹄少许。慎言语，戒七情，勿勤梳头洗足，以百日为度。若气血弱者，不计月

日，否则患手足腰腿酸痛等症，名曰蓐劳，最难治疗。产后不必问是男是女，恐因言语而泄气，或因爱憎而劳神。最忌大喜、大怒。喜则气散，或生红污，怒则气逆，或生癥瘕。不可独宿，恐致虚惊。不可刮舌，恐伤心气。不可刷齿，恐致血逆。须气血平复，方可治事。犯时微若秋毫，成病重如山岳，可不慎欤！

乳乃血气所成，产后不可食盐，盐止血，令无乳汁，且发嗽难治。夏忌贪凉用扇，及食冷物，切不可当风睡卧。儿生三日，相传洗三，谓不洗则长大皮粗起秕，但夏月天热洗可，不洗可，至冬后切不可洗，恐风入脐中，脐风由此而起，屡见有不洗三者，至老不闻皮粗起秕，有识者不洗三可也。且儿在胎，从母腹中温暖长养，一出胎来，阳和之气全失，虽当暑月，必须衣服周密，勿见外风，故俗云哑无六月。儿生下，欲断脐带，必以蕲艾为燃，香油浸湿，熏烧脐带，令焦方断，其束脐须用软帛，厚绵裹束，勿令受风，及儿尿湿脐，此预防脐风第一要紧也。儿初生，皮肤娇嫩，腠理不密，衣服须用大人故绵，则勿耗损脉络精华，兼用布衣粗服，令其皮肤坚厚，一生受益无穷。儿生次日，即看口中上腭，如有白泡子，即以银挖耳轻轻刮破其泡子，须刮出，勿令落入喉中，仍以京墨搽之。此泡一老，非惟难刮，且儿不乳，变生撮口诸证。又看牙龈之上，如有马牙，亦须挑破取出，血出不妨，以墨搽之。其藏胎衣，忌太岁方，三杀方，宜用稍大平稳磁瓶，器小令儿吐乳，安稳令儿不惊。母血衣不可日晒，儿湿衣不可夜露，遇鸟以粪水染衣，能生毒疮，变成疳证。古以一月为小满月，两月为大满月，此两月内不暴怒，少劳碌，禁淫欲，终身无病，而且多子。凡人累劫重修，方得人身，一出胞胎，性命托于父母

之保养，有因儿女太多，衣食缺之，投溺水中者，大损天和，最宜禁戒。

产后诸症，不可概服补药，恐有瘀血凝滞也，非行血则邪不去。即诸虚证，亦须血行其气乃复，但行之有方，不可过峻。凡产后危证，莫如三冲、三急。三冲者，败血冲肺、冲心、冲胃也；三急者，新产之呕吐、泄泻、伤汗也。其用药则有三禁：禁佛手散，以川芎辛散，能发汗走泄也。禁四物汤，以生地寒冷，能作泻而凝血也，白芍酸寒，伐生气也。禁小柴胡汤，以黄芩性凉，能阻恶露也。更有三禁：不可汗，不可下，不可利小便。并勿犯胃及上下焦，虽有杂证，以未治之，大补气血为主。

产后满百日，方可会合，不尔至死，大概虚羸百疾，多从此而得。凡妇人患风气，脐下虚冷，莫不由于早行房也。

产后诸疾，古方多用四物汤加减，而丹溪独谓芍药酸寒，伐生发之气，禁而不用，何欤？盖新产之妇，血气俱虚，但存秋冬肃杀之气，而无春夏生发之机，故最忌寒凉，大宜温热之药，以助资始资生之源也。先哲制四物汤，以芎、归之辛温，佐以地、芍之寒，温寒适中，为女科诸疾妙剂。若用于产后，必取白芍，以酒重复制炒，去其酸寒之性，但存生血活血之能，或再加黑姜，则何不可用？且芍药性清，微酸而收，最宜于阴气散失之证，岂不为产后要药！先贤尚谆谆告诫，况寒凉酸削者乎！但知芍药酸寒而不究生地更凉，且直走血分为害尤甚，必不得已，当以熟地代之，若概以四物治产后者，误人多矣。

产后以去败血为先，血滞不快，乃成诸病。夫产后元气既亏，运行失度，不免瘀血停留。治者必先逐瘀，瘀消方可行补，此第一义也。但虚极不能姑待者，则

以峻补之中，加入温行之药，峻补则力大而可宣通，温行则流畅而不凝滞，即实证逐瘀，亦不可用峻厉之药。产后元气大虚，恐血无主宰，一任药力，便为崩行不止，虚则易脱，犹覆水难收矣。故莫若生化汤行中有补，补中有行，温则不滞，无伤胃气，为至当也。

产后元气大脱，新血未生，凡有头疼发热，恶心饱闷诸症，皆是虚中变现之假象，概以大补气血为主。如恶露未尽，补药中入行血药。如感冒风寒停滞，亦须补中兼以发散消导。勿得泛用峻厉，有伤气血，因疑似之外邪，伤真切之元气，岂不误甚！

新产之后，虽无疾病，宜将息劳动，调理脾胃，进以美味饮食，则脏腑易于平复，气血自然和调，百疾不生，但中气方虚，难于运化，勿得过多，反伤脾胃。

四物生地性凉而滞，大伤脾胃，芍药味酸而寒，易伐生气，产后常多误人。生化汤除此二味，加以温中行血之剂。如产后儿枕作痛，世多用消块散血之剂，然后议补。又有消与补混施，不知旧血虽当消化，新血亦当生养，若专攻旧，则新血转伤。世以回生丹，攻血块，下胞衣，其元气甚多伤损。生化汤因药性、功用而立名也，产后血块当消，而新血亦当生也。专消则新血不生，专生则瘀血反滞，芎、归、桃仁三味，善去瘀血，骤生新血，佐以黑姜、炙草，引三味入于肺肝，生血利气，行中有补，且得暖则血自流通，恶露自尽，故无后患，实产后之圣药。张因其方，加入参、桂、牛膝、红花，更为产前催生之神效。

胞衣不下有二：有因恶露入衣，胀而不能出；有因元气亏损，虚而不能出。恶露流入衣中者，腹必胀痛，用夺命丹，或失笑散，以消瘀血，缓则不救。元气虚弱不能送下者，腹中不胀痛，用保生无忧散，以固元气。然不若总以万全汤去人参，并可取效为至当也。

妇人百病，莫重于生产。产科之难，临产，莫重于催生；既产，莫甚于胞衣不下。古方用花蕊石散最为紧要，但恐石药非肠胃大虚者所宜，莫若生化、万全二方，送而用之。亦有用佛手散加红花、益母草、香附、山楂、陈皮、牛膝梢煎成，冲童便服。更有一法，产讫胞衣不下，停久非特产母疲倦，又恐血流胞中，必致危笃，宜急断脐带，以物系坠，使血不潮入胞中，则胞衣自痿缩而下。只要产母安心，以物系坠之时，尤宜用心，先系然后截断，不尔，胞上掩心而死，慎之。

产后杂证门

产后血晕

产后血晕，由产前素虚，产时亡血过多，以致虚火泛上，身无所主，以致昏晕。张按：大病大虚之证皆有之，名为血晕，实非因血而致晕也。方书尽曰：败血流入肝经，眼生黑花，头目旋晕，不能起坐，昏闷不省人事，谓之血晕。此血热乘虚逆上凑心，故昏迷不省，气闭欲绝也，服童便最好。此论但照管败血，全不照管大虚，但云气闭欲绝，服童便，岂童便可挽回元气欲绝乎！一方用当归二钱，益母草一钱，人参二钱，红花六分，黑姜八分，煎冲热童便服，此方兼得之矣。张每遇产妇向有血晕之证者，于将产数日，预服十全、归脾、养荣，调补气血。临产人参一二两煎服，补于未产未虚之前，产后无虚可乘，无晕可发矣。

妇人分娩，昏冒瞑目，因阴血暴亡，心神失养，心与包络，君火相火也。得血则安，亡血则危。火上炽，故令人昏冒。火乘肺，故瞑目。不省人事，是阴血暴亡，不能镇抚也。经云：病气不足，宜补不宜泻。瞑目合眼，病悉属阴，暴去有形之血，则火上炽，但补其血，则神自安，心得血则能养，而神不昏迷矣。然甚者，更当以补气药兼之，恐势急而补阴不及，且气能生血也。

下血多而晕，名为血脱，当大剂人参，可以回阳。若下血少而晕，非血滞，或属血竭。滞者，温而行之，竭者，浊而补之，切勿以破血行血妄投也。

产后血晕，宜轻轻扶坐，烧炭沃醋，或烧旧漆器，令烟入口鼻即苏，急捏人中，静以待之，元气渐复，不可乱动，益令神气散乱矣。

恶 露 不 下

恶露不下，由产后脏腑劳伤，气血虚损，或胞络挟于宿冷，或当风取凉，风冷乘虚，而搏于血，壅滞不宣，积蓄在内，故不下也。宜温暖活血，则血自行。更有脏燥血枯不能流瘀宣滞者，惟为温补，气血自通也。不可攻之，反增别病。

恶 露 不 绝

产后恶露不绝，由产时伤其经血，虚损不足，不能收摄，或恶血不尽，则好血难安，或阴虚内热，热搏血分，或挟于宿冷，致气血不调，并宜脉候参详。虚极者，但温补生新，而瘀自化。虚不甚者，则为去瘀生新可也。

产后恶露不绝，若肝气热，不能生血，六味丸。若肝气虚，不能藏血，逍遥散。若脾气虚，不能摄血，六君子汤。胃气下陷，不能统血，补中汤。若脾经郁热，血不归源，加味归脾汤。若肝经怒火，荣血妄行，加味四物汤。若气血两虚，十全大补汤。若肝经风邪，其血沸腾，一味防风丸。若淫欲怒气，有伤冲任，血久不止者，六味地黄汤加阿胶、麦冬、五味子。

产 后 头 痛

头者，诸阳之会也。产后五脏皆虚，胃气亏弱，饮食不充，而虚阳失守，上凑于头，阳实阴虚，则令头痛。间有败血头痛者，总浊气在上也。虽有身热恶寒之候，只宜生化汤加减，慎不可用羌独等药，盖此由真阳亏损，浊阴得以犯上，陷入髓海，为胀为痛，是非清阳升复，则浊阴不降，在里内起之邪为病，非若外入之邪可表而愈也。

产 后 心 痛

产后心痛，为阴血亏损，随火上冲心络，名曰心包络痛，宜归脾汤主之。若寒伤心经，名曰真心痛，则无药可救矣。凡产后寒气上攻，则心痛，下攻则腹痛，兼血块者，宜服生化汤加桂。若独用热药攻寒，其痛虽止，而血妄行，反虚产母。况寒者必挟虚，而燥热者必佐阴药，方能制其僭越也。

产 后 腹 痛

产后恶血，或因外感六淫，内伤七气，致令斩然而止，瘀血壅滞，所下不尽，故令腹痛，当审因治之。如产妇朝数内或饮食如常，忽作腹痛，六脉沉伏，四肢厥冷，此恶血不尽，伤食裹血，而脉不起也，不可误认为气血两虚而用大补，须兼消导行血之药。

《要略》曰：产后腹中㽲痛，当归生姜羊肉汤主之。㽲痛者，缓缓痛也，属客寒相阻，故以当归通血分之滞，生姜行气分之寒，君以羊肉者，所谓形不足补以味，况羊肉又能补气，疼痛属气弱，故宜之。

寇氏曰：妇人产当寒月，寒气入产门，脐下胀满，手不得犯，此寒疝也，宜仲景羊肉汤。或产后脐腹忽痛，乃呼吸之间，冷气乘虚而入，宜当归建中汤，四顺理中丸。

产后腹痛，恶露既去而仍痛，四神散调补之，不应，八珍汤。若痛而恶心，或欲作呕，六君子汤。若痛而泄泻，六君子汤送四神丸。若胸膈胞闷，或恶食吞酸，或腹痛手不可按，此是饮食所伤，用二陈加白术、山楂消导之。若食既消而仍痛，按之不痛，更加头痛烦热作渴，恶寒欲呕等症，此是中气被伤，宜温补脾胃为主。若发热腹痛，按之痛甚，不恶食吞酸，此是瘀血停滞，失笑散消之。若只发热头痛腹痛，按之却不痛，此是血虚，用四物加炮姜参术以补之。

产后小腹痛

产后小腹痛，由恶露凝结，或外寒搏之，久而不散，必成血瘕，月水不调。然有肾阳肾阴不足者，并宜按脉别治。

儿枕疼者，儿在胎中，宿有血块，产时其血破败，与儿俱下，则无是患矣。若产妇脏腑风冷，则血凝小腹，结聚疼痛，名曰儿枕痛，宜芎、归、益母、山楂、香附、陈皮煎服，甚者加炒五灵脂，或六味加益母草、炒黑干姜煎服尤佳。凡儿在胎，食母之血，十月满足，余血成块，俗呼为儿枕。有产时血块先动，败血裹其子，则令难产也。

有产妇小腹作痛，服行气破血药不效，其脉洪数，此瘀血内溃为脓也。是因营卫不调，瘀血停滞，宜急治之，缓则腐化为脓，最难治疗。若流注关节，则患骨疽，失治，多为败证，脉数而洪，已有

脓，迟紧，乃瘀血也，下之愈。若腹胀大，转侧作水声，或脓从脐出，或从大便出，宜蜡矾丸、太乙膏，下脓而愈。

产后腰痛

产后恶露方行，忽断绝不来，腰中重痛，下注两股，痛如锥刺入骨，此血滞经络，不即通之，必作痈疽，宜桃仁汤、五香连翘汤。

产后腰痛者，肾为胞胎所系，产则劳伤肾气，损动胞络，虚未平复，风冷客之，冷气乘腰，故令腰痛。若寒冷邪气，连滞背脊，痛久未已，后忽有娠，必致损动。盖胞络属肾，肾主腰故也。

产后胁痛

产后胁痛，若肝经血瘀，延胡索散。若肝经气虚，四君子加柴胡、薄、桂。若肝经血虚，四物加参、术、柴胡。若肾水不足，不能生肝，六味丸。若肺金势盛，克制肝木，泻白散。然若不用姜桂辛温助脾肺，以行药力，不惟无以施功，反助其胀矣。

产后积聚瘕疝

产后积聚瘕疝，多属气血为风冷所搏而成。积者，阴气也，五脏所生。聚者，阳气也，六腑所成。阴性沉伏，故痛不离其部，阳性浮动，故痛无常处。瘕者，假也，谓其痛浮假成形，无定处也，皆由产后气血虚弱，风冷所乘，搏于脏腑，与血气相结而成也。若不急治，多成积结，妨害月水。

有产妇，腹中一物，时痛不止，以为血瘕，用行血破气药，两胁肚腹尤甚，肢节间各结小核，隐于肉里，以为鳖子，治亦不效。殊不知，肝藏血而养诸筋，何处之骨，不属于肾？何处之筋，不属于肝？

此肝血虚损，筋涸而挛结耳。养其脾土，补水以滋肝血，则筋自舒，八珍汤、逍遥散、归脾汤，加减治之。甚者温补肾元，则真阳得而气行乃健，何有假物成形之患？真阴得而血分不枯，自无筋变胁痛之虞矣！

产后呕吐

产后呕吐，因饮食过多者，六君子加楂、曲。兼劳役者，补中汤。饮食停滞者，人参养胃汤。脾胃气虚者，六君子。胃气虚寒者，加炮姜、煨木香。寒水侮土者，益黄散。肝木侮土者，六君子加升、柴。命门火衰，不能升土者，八味丸。呕吐泄泻，手足俱冷，肚腹作痛者，乃阳气虚寒也，急用附子理中汤。

产后呃逆

产后呃逆，属脾虚聚冷，胃中伏寒也。夫肺主气，五脏六腑俱禀之，产后气血并伤，脏腑皆损，风冷搏于气，则气逆上。又脾虚聚冷，胃中伏寒，因食热物，冷热之气，相为冲击，使气厥不顺，则为呃逆。脾主中焦，为三焦之关，五脏之仓禀。若阴阳气虚，使荣冲之气厥逆，致生斯病。经云：呃、噫者，胃寒所生。然亦有中气大虚，下焦阴火上冲而致者，当用桂、附、干姜之类。

产后气喘

产后气急喘促者，因产所下过多，荣血暴竭，卫气无主，不能百达运行，独聚肺中，故令喘也，此名孤阳绝阴，为难治，惟大进参、附，或可得生。

产后发喘气促，此第一危证也。若作痰火实证，治之必死，当以人参生化汤加减。人疑参能助喘不用，致不救者多矣。况同芎、归、黑姜，万无有失。要知人生

于气，气壮则根本固，而藏源者，敛纳于下，运行者，强健于中，何有为喘为胀之虞！只有虚弱而致死，未有强壮而成病也。有用人参加陈皮监制，则盗泄元气，反致耗散，只可消导药中兼之。

产后浮肿

产后四肢浮肿，由败血乘虚停积，而循经流入四肢，留淫日深，腐坏如水，故令面黄，四肢浮肿。医人不识，便作水气治之，多用导水。凡治水药极能虚人，产后既虚，药又虚之，是谓重虚，多致夭枉。服小调经散，血行肿消即愈。

产后浮肿，若寒水侮土，宜养脾肺。若气虚浮肿，宜益脾胃。若水气浮肿，宜补中汤。若兼喘咳而脉沉细无力，此命门火衰，脾土虚寒也，八味丸主之。腹满者，虚气而非血也，补中汤送八味丸，一以升补清阳，一以敛纳浊气，升降既得，而胀满自消矣。

产后发热

产后伤寒，不可轻易发汗。产时有伤力发热，有去血过多发热，有恶露不去发热，有三日蒸乳发热，有早起劳动，饮食停滞发热，状类伤寒，要在仔细详辨，切不可孟浪发汗，犹覆水难收也。产后大血空虚，汗之重则亡阳，轻则筋惕肉瞤，或郁冒昏迷，或搐搦便秘，变证百出。凡有发热，多因血虚，阳无所依，浮散于外而为热，宜与四物为君，去川芎、生地，换熟地，加软苗柴胡、人参、炮姜最效。盖炮姜辛热而兼苦咸，以火而治火，收其浮热，且能引血药入血分，气药入气分，更能去恶生新，有阳生阴长之道，以热治热，深合《内经》之旨，正气得力，外邪自散矣。

养葵曰：如胎前原有阴虚火证，产后

去血过多，必大发热，烦躁汗出等症。若依前法，大补气血，其证必甚，当用逍遥散以清肝火，养肝血，因去血既多，肝虚血燥之故，不可泥于气血两虚，此以阴虚发热立论，当以脉候参详。

薛立斋曰：新产妇人，阴血暴亡，阳无所附，而外热也，宜四物加炮姜，补阴以配阳。若误服寒凉克削之剂而外热者，此为寒气格阳于外也，宜四君子加姜、桂，不应，急加附子。若肌肤发热，面赤大渴引饮者，此血脱发燥也，当归补血汤。又曰：产后虚烦发热，乃阳随阴散，气血俱虚，故恶寒发热。若误作火证，投以凉剂，祸在反掌。

产后手足身痛

产后身痛者，是血虚而不能荣也。手足走痛者，是气血不能荣养四末，而浊气流于四肢则肿，阴火游行四旁则痛也，不出养荣，加黑姜主之。

产后伤食发热

节斋曰：产后脾胃大虚，多有饮食过度，伤滞发热者，误作血虚则不效，故遇产后发热，须问若何饮食，有无伤积饱闷，恶食泄泻等症，只作伤食治之。若发热而饮食调者，方用补血正法。但节斋所论，仅言候而不言脉，且仅言伤食标证之实，而不论产后气血之虚，故立斋曰：前症若胸膈饱闷，嗳腐恶食，吞酸吐泻发热，此为饮食停滞，宜四君子加厚朴、楂、曲。若胸膈闷满，食少发热，或食难消化，此脾气虚弱，宜四君子加炮姜。若用峻厉之剂，复伤元气，则误矣。

产 后 虚 汗

产后亡血多汗，阴阳两虚，极危证也。经曰：阳气者，精则养神，柔则养筋。产后既亡血而又汗多，乃为亡阳，盖汗本血液，属阴，阴亡，阳亦随之而走，故曰亡阳。其用药与他证不同，轻则参、芪、白术、麻黄根、防风、桂枝，重则参、附。

产妇头汗郁冒

《金匮》曰：产妇郁冒，其脉微弱，但头汗出。所以然者，血虚而厥，厥而必冒，冒家欲解，必大汗出。以血虚下厥，孤阳上出，故头汗出，所以产妇喜汗出者，亡阴血虚，阳气独盛，故当汗出，阴阳乃复。然产妇郁冒，虚多邪少，故脉微弱，中气虚也。一身之阴阳不和，故身无汗，但头汗出者，何也？血虚下厥，则下之阴气尽，而阳为孤阳，则上出而头汗矣。仍喜其汗出而解者何？产妇血去过多而亡阴，自阴较之，阳为独盛，所以喜其汗，损阳就阴，则阴阳平，故曰乃复。

产 后 中 风

产后中风，由产时伤动血气，劳损脏腑，未曾平复，早起劳动，致气虚而风邪乘之，冷气客于皮肤经络，疼痹羸乏，不任少气。凡筋脉挟寒，则挛急喎僻，挟温，则纵缓虚弱。若入诸脏，恍惚惊悸，随其所伤脏腑经络而生病焉。然《大全》曰：妇人以荣血为主，因产血下太多，气无所主，唇青肉冷汗出，目眩神昏，命在须臾，此虚极生风也。若以风药治之，则误矣。不问何候，大与温补，十全大补汤加附子。令人推正其身，一人夹正其面，挖开口灌之，如不得下，令侧其面，出之仍灌，热者又冷，又灌，数次即能下，少倾苏，此立斋法也。

产 后 痉 病

产后血虚，角弓反张，病名曰痉。痉

者，动也。阴气暴虚，阴虚内热，热极生风，故外现如风假证，实阴血不足，无以养筋所致。厥阴大虚之候，宜益阴补血，血长而虚风自灭也。

产后口噤

产后中风口噤，是血气虚而风入颔颊口之筋也，与手阳之筋结于颔，产则劳损脏腑，伤于筋脉，风乘之，则三阳之筋脉偏虚，得风冷则急，故令口噤。更有心气虚极，不能为语而口噤者，惟有峻补之中，兼以通调心气之药。

产后角弓反张

产后角弓反张者，因气血耗损，腠理不密，汗出过多，神无所主，筋骨失养，而有此虚象也。乃气血虚极，宜大剂参、桂、芪、术、归、地温养之；不应，再加附子倍人参，名参附汤；犹未应，乃药力未到，宜多用之。

产后瘛疭

瘛者，筋脉拘急也。疭者，筋脉弛纵也。经云：肝主筋藏血，肝气为阳为火，肝血为阴为水，去血过多，阳火炽盛，筋无所养而然，用八珍汤加丹皮、钩藤，以生阴血，则阳火退而诸症愈。不应，用四君子、芎、归、丹皮、钩藤补脾土，盖血生于至阴，至阴者，脾土也，且气有生血之功耳。故小儿吐泻之后，脾胃亏损，亦多患之，乃虚象也。若肢体恶寒，脉微细者，此为真状。若脉浮大，发热烦渴，此为假象，惟当固本为善。若无力抽搐，戴眼反折，汗出如珠者，不治。

产后惊悸

产后惊悸者，由脏虚，心气不足，阴虚，邪热乘心，以致惊不自安，悸动不定，目睛不转而不能动。诊其脉，动而弱者，惊悸也。惟宜养血，佐以安神，血生则神有所依也。

产后发狂

产后发狂者，此阴血暴崩，肝虚火炎之极也。宜泽兰、归、地、牛膝、茯神、远志、枣仁加童便主之。若因败血停滞，用调经散。若因心血虚损，用柏子仁散。若因肾虚阴火上迫，而为如狂者，宜八味汤加减服之。要知产后大虚而继诸病，则当以虚为本，而病为标也。

产后口鼻黑衄

书以产后口鼻黑气，及见鼻衄，为不可治者，何也？盖五脏之华，皆上注于面，凡色红赤者，阳热之生气也。青黑者，阴寒之绝气也。况口鼻为阳明多血多气之部，而见阴寒惨杀之气，则胃中阳和之气衰败可知矣。复至鼻衄，则阳亡阴走也。胃绝肺败，阴阳两亡，故不可治。及产后舌紫黑者，为血先死，不治。盖心主血，少阴气绝，则血不上荫耳。

产后咳嗽

产后咳嗽，悉属胃气不足，胃为五脏之本，胃气一虚，五脏失所，百病生焉。虽谓肺主皮毛，腠理不密所致，不知肺属辛金，生于己土，亦因土虚不能生金，所以腠理不密，外邪易感。其阴火上炎者，宜壮土以生金，滋肾水以制火。前论肺病而责及胃者，以土不能生金也。何独不思子能令母虚，而责及肾乎？况肺主出气，肾主纳气，咳嗽者，气不能纳，虽肺病而实肾病也。

产后疟疾

产后半月内外，寒热往来，或日晡夜

间发热，或一日二三度，其发有期，其证类疟，由气血并竭，阳虚作寒，阴虚发热也。毋以疟治，柴胡汤不可轻用，惟调补气血，寒热自除，敛阳藏纳，浮越自已。

产后痢疾

产后腹痛泻痢者，由产后肠胃虚怯，寒邪易侵，故腹痛如刺，水谷不化，洞泻肠鸣，或下赤白，急服调中汤立愈。若非外因所伤，乃属肾气亏损，阳虚不能生土，阴虚不能闭藏耳。必用四神、八味补肾，倘误投分利导水之剂，是益虚其虚也。

产后蓐劳

产后蓐劳，由生产日浅，血气虚弱，将养失所，致使虚乏劳倦，乍卧乍起，容颜憔悴，饮食不甘，咳嗽口干，头昏目眩，百节疼痛，时有盗汗，寒热如疟，四肢不举，沉重着床，此皆蓐劳之候也。毋论日期，必须调养平复，方可动作，否则气血复伤，终成痨瘵。其治当补脾胃为主，佐以调和气血。盖饮食一进，精气生化，诸脏有所赖矣。

产后血崩

产后血崩者，因所下过多，血气大虚，未得平复，或因劳役，或因惊恐而致也。宜补心脾以统之。若小腹满痛不已，为脉实大紧数者，此肝阴已竭，肝气随败矣，难治。若小腹胀满，按之而痛者，此内有瘀血，未可遽止，否则必致淋漓。

产后便难

产后便难者，由肠胃无血也。大肠为传导之官，变化出焉。产后津液耗损，胃中枯燥，而精微不及下输，是以糟粕壅滞，故令便难，由气血过多，内亡津液也。然大肠主津，小肠主液，其大肠小肠，更必受胃之阳气，乃能行津液于上焦，今产后大虚，胃中元气已亏，二肠津液并损，故便难者，此其宜也。惟宜调中养血，切不可单用麻仁、枳壳，徒耗肠胃中生养之气也。

产后淋证

产后小便淋秘之证，《三因》云：产前当安胎，产后当去血，此二语最为吃紧。如产前淋，或由气虚不化，当用参、芪补气安胎，不可过用渗利。产后淋，或由污血阻滞，当以瞿麦、蒲黄为要药。若血虚热郁，当用六味丸、逍遥散补阴养血，滋其化源，佐以导血药可也。更有收生不谨，以致损胞而得淋沥者，丹溪曰：有徐氏妇壮年患此，因思肌肉破伤，在外者且可补完，虽在内，恐亦可治，诊其脉虚甚，因悟凡难产之人，多是气虚，既产之后，血气尤虚，应用峻补，以参、术膏，煎以猪羊胞汤，极饥时饮之，一月而安，令气血骤长，其胞可完，稍缓亦难成功也。

产后二便不通

产后二便不通者，因肠胃本挟热，产后水血俱下，津液耗竭，肠胃枯涩，热气燥结，故令不通也。有产后患此，饮人乳、牛乳而通，故莫若补肾，盖肾主五液，肾主二阴也。

产后小便不禁

产后遗尿者，肾气不固也，五味子丸主之。若脾肾虚弱，以补中汤送还少丹。若脾肾虚寒，用八味丸、四神丸佐之。

产后大小便出血

产后小便出血者，因气血虚而热乘

之，血得热，而流渗胞内，故血随小便而出也。有产妇尿血面黄，胁胀少食者，此肝木乘脾土也，用加味逍遥散、补中汤兼服而愈。

产后大便出血者，或饮食起居失宜，或六淫七情过极，致元气亏损，阴络受伤也。若因膏粱积热，醇酒湿毒，宜清之。怒动肝火，郁结伤脾，思虑伤心，宜和肝而调心脾。大肠风热血热，宜凉血去风。肠胃虚弱，元气下陷，宜大补而兼升提。况产后气血大虚之后，复犯络伤失血之患，可不急固脾元中气，以为摄血统血之用耶？

产后痈疽

新产半月左右，忽发痈肿于四肢胸腹者，是败血不尽，流滞经络，或气血虚弱，荣气不从，逆于肉理也。如败血瘀滞者，则𤸷肿赤痛，而脉弦洪有力，当补血行血之中，佐以导瘀疏气为主。如气血虚弱，荣涩卫逆者，则平塌散漫，而脉虚微无力，当大补气血为主，如十全、八珍之属，以固本元扶胃气，气壮血和，其毒自解。若以毒治而用清凉解毒，势必不脓不溃，变成坏证矣。

产后月水不通

产后月水不通者，不必药也。妇人冲任之脉，为经络之海，皆起胞内，手太阳、手太阴二经，上为乳汁，下为月水。若产后去血过多，乳汁常有不通。若乳子半岁、一岁之内，月经不行，此尤常候。若半岁左右便行，是必少壮血盛之人也。若产后一二年月经不通，无他疾苦，亦不必服通经之药。盖此或劳伤荣卫，冲任脉虚，气血衰少耳。但服健脾胃及滋补气血之药，自然通行。若强通之，是犹揠苗者也。

产妇乳汁不行乳汁自出

产妇冲任血旺，脾胃气壮，饮食调匀，则乳足而浓，以生化之源旺也。若脾胃气弱，饮食少进，冲任素亏，则乳少而薄，所乳之子，亦怯弱而多病。其乳以浓白光彩，入盏中，上面莹然如玉为上，黄色清薄为下，不可哺儿。乳母宜择肥瘦适中，无病经调，善食者佳。太肥则多痰，太瘦则多火，儿饮其乳，亦复如是。如一儿昏睡，竟日不醒，举家惊惶，求医投药罔效，一高医诊之曰：此儿中酒，得母乳，母曾痛饮乎？询之果然，停药而醒，可见其利害相关明矣。然时珍曰：人乳无定性，随饮食性气而变，故饮食调摄，乳母不可不慎也。若乳汁不行有二：有气血盛而壅闭不行；有气血虚而燥涩不行。虚者补之，如十全、八珍之类是也。盛者疏之，如麦冬、瓜蒌仁、天花粉、人参、葵子、猪胰、木通、漏芦、猪蹄之类，煮食是也。其有乳汁自出者，若胃气虚而不能敛摄津液者，宜补胃气以敛之。若气血大虚，气不卫外，血不荣里，而为妄泄者，宜调补荣卫以止之。若未产而乳自出，谓之乳泣，生子多不育。若产妇劳役，乳汁涌下，此阳气虚而厥也，独参汤主之。

产后乳痈

立斋曰：妇人气血方盛，乳房作胀，或无儿饮，痛胀寒热，用麦芽二三两炒熟，水煎服之立消。取其消散精华，以绝乳之源也。麦芽耗散之力可见，故《本草》谓其能消肾也。若郁怒肝火炽盛，为肿为痛者，自当疏肝散郁，兼以养血和血，则肝阳不强而肿自退。若郁结弥甚，血滞不舒，更由乳汁壅积，溃而成脓，则为乳痈矣。气血大伤，尤宜重为滋补，少佐疏肝解毒，若专事清解，则溃者难脓，而脓者难长矣。

产后阴脱

产后阴脱者，多由妇人生产用力太过，致阴下脱及阴下挺，逼迫肿痛，举重房劳，皆能发作，清水续续，小便淋沥，宜内服升补，外以硫黄、乌贼骨、五味子为末掺之。

产后玉门不闭

产门不闭，由元气素弱，胎前失于调养，以致血气不能收摄故也，十全大补汤。有初产阴户肿胀，或焮痛不闭，肝经虚热也，加味逍遥散。若肿不闭者，补中汤加五味子。虽甚肿热，切忌寒凉。产后诸症，总以气血大虚为主，况阴挺下脱，玉门不闭，皆由气虚血脱乎！丹溪、立斋医按，见证种种，而治疗无非参、芪、归、地，加以升提收涩耳。甚有子宫肿大，二日方入，损落一片如猪肝，面色痿黄，潮热自汗，懒食困倦，用十全大补汤，三十剂而愈。

产后诸证总论

产后诸证，其源有三：曰血虚火动，曰败血妄行，曰饮食过伤。何以明之？气属阳也，血属阴也。经曰：阳虚生外寒，阴虚生内热。盖产后去血过多，血虚火动，而为烦躁发热之类，一也。血犹水也，水之就下，性也。然搏而跃之，可使过颡，激而行之，可使在山，非水之性也，势使之然也。产后虚火上载，败血妄行，而为头晕腹痛之类，二也。经云：少火生气，壮火蚀气。东垣云：火为元气之贼，势不两立，一胜则一负。产后元气大伤，脾胃虚弱，且土位无母，难以蒸腐五谷。若饮食过伤，则为痞满吐泻之类，三也。治之之法，血虚火动则补之，败血妄

行则散之，饮食过伤，则助脾胃以消之。

丹溪曰：凡产后气血亏极之际，调治一切诸症，皆以大补气血为主，虽有杂证，以末治之。

产后调理煎方

治气血虚弱，腰背疼痛，虚热往来，咽干喉痛，将成蓐劳。

熟地五钱, 炒干　麦冬炒燥　白术乳拌炒, 各二钱　白芍一钱二分, 酒炒　茯苓一钱五分　杜仲二钱, 酒拌炒黄　续断一钱五分　明牛膝二钱　黑姜六分

如恶露不行，加益母草一钱。感冒，加柴胡八分。灯心、莲子、水煎温服。

生化汤

产后生新去瘀，神效。

当归三钱　川芎一钱　桃仁十三粒　黑姜一钱　炙甘草八分

水煎服。

夺命丹

治产后血入衣中，胀满冲心，久而不下。

附子炮, 去皮、脐　牡丹皮　干漆炒令烟尽, 一两

为末，用酸醋一升，入大黄末一两，熬膏和药丸，桐子大。温酒下五十丸。

一方

治产后生肠不收。用枳壳二两，煎汤温浸，良久即入。

一方

治妇人子宫不收。

荆芥中　藿香叶中　臭椿皮上

煎汤熏洗，子宫即入。

一方

胎衣不下，子死腹中。用朴硝二钱，热童便调饮，立下。

四味汤

疗才分娩，一切诸疾。

当归　延胡索　血竭　没药各五分

一方加红花。为末，用热童便半盏调服。

当归血竭丸

治产后恶物不下，结聚成块，心胸痞闷，脐下坚痛。

当归炒　血竭　蓬术　芍药各一钱，一方有五灵脂

为末，醋糊丸，桐子大。每服五六十丸，温酒空心食前服。

瑞莲散

治产后恶血崩漏，状如泉水。

瑞莲一百枚，烧灰存性　棕榈烧灰存性　当归各一两　官桂五钱　槟榔一枚　鲤鱼鳞炒　川芎各七钱五分

为末。每服三钱，煨生姜酒调，如未止，更进一服。如血崩，此药并治，连进三服即止。

千金散即十全大补汤料

治产后虚劳不能食。

白术　茯苓　黄芪各一两　人参　川芎　熟地黄　芍药　当归各一两　肉桂一两五钱　甘草炒，五钱

㕮咀，每服一两，姜、枣、水煎，空心温服。

人参汤

治产后诸虚不足，发热盗汗。

归身　人参各等分

为末，用猪腰子一个，去膜，切作片子，以水三升，糯米半合，葱白二茎，煮米熟，取清汁一盏，入药二钱，煎至八分服。

茯苓散

治产后蓐劳，因生产日浅，运动用力，四肢疼痛，寒热如疟。

茯苓一两　当归　川芎　桂心　白芍　黄芪　人参　熟地黄各五钱

水二盏，入猪肾一双，去脂膜，细研，姜三片，枣二枚，同煎一盏，去肾、姜、枣，入没药五分，煮取七分，去渣食，作二次温服。

参苏饮

治妇人产后血入于肺，面赤发喘几死者。

人参一两，为末　苏木二两，捶碎

水二碗，煎苏木一碗，去渣，调入参末，随时加减服。

麻仁丸

治产后去血津枯，大便闭涩。

麻子仁另研、上　枳壳麸炒、上　人参中

为末，蜜丸，桐子大。每服五十丸，温酒送下。

一方

治产后用力太过，阴门突出。用四物汤煎熟，入龙骨末少许，空心连进二服，用麻油和汤熏洗即收。

猪蹄汤

治奶妇气力少衰，脉涩不行，乳汁不通。

猪蹄一只　通草五两

上将猪蹄洗净，用水一斗，煮作羹，食之。

有一妇乳少，家中偶煮红豆，因吃豆及汤，当夜乳出如涌泉，后屡用皆效。

涌泉散

因气乳汁少。

瞿麦穗　麦门冬　王不留行　穿山甲炮黄　紧龙骨等分

为末。每服一钱，热酒调下。先食猪蹄羹，后服药，以木梳梳乳上三十余下，日三服。谚曰：穿山甲，王不留，妇人吃了乳常流。

返魂丹

治生产诸症，并死胎恶血，胎衣不下，横生逆产。产前清热养血，产后推陈致新，并效。

野天麻一名益母草，四五月开紫花时采花、叶

子,阴干,半斤　赤芍药六钱　当归七钱　木
香五钱

为末,蜜丸,弹子大。或童便酒,或
薄荷汤,或米饮,或桂枝汤,或枣汤,或
秦艽汤,随候酌汤,化下一丸。

当归羊肉汤

治产后发热自汗,肢体疼痛,名曰蓐
劳。

黄芪一两　人参　当归七钱　生姜五钱

用羊肉一斤,煮汁去肉,入前药煎
服。如恶露不尽,加桂,辛热自能行血
也。

趁痛散

治产后血滞,筋脉拘挛,腰背强直,
遍身疼痛。

黄芪　当归酒浸　官桂不见火　白术
独活　生姜五钱　川牛膝酒浸,五钱　甘草
炙,三钱　薤白三钱五分

㕮咀,每服四钱,水煎服。加桑寄
生半两,尤佳。川牛膝,须择粗肥长润
明黄色者佳。北方以黑色者为川牛膝,
黄色者为怀牛膝,误也。《纲目》注
云:黑者为雌牛膝,坚脆无力,故南方
从勿入药也。

冯氏锦囊秘录外科大小合参卷十九外科

海盐冯兆张楚瞻甫纂辑
男　乾吉佑民
门人王崇志慎初同校
孙　大业功垂

论　丹　毒儿科

赤紫丹瘤，皆心火内郁而发。赤如丹砂，故名曰丹。因热毒客于皮肤，搏于气血，而风乘之，阴滞于阳，即发丹毒。热极生风，片刻之间，游走遍体。虚热则痒，实热则痛。自腹而达于四肢者，易治；自四肢而归于腹者，难疗。书虽有五色之分，十丹之异，总不出血热而属于心。心火内炽，客风外乘，风胜则麻物皆摇，故令游走殊速。名之丹者，以应心火而色赤也。色红者生，白者气虚挟痰，紫者毒盛，色青如苔者，死。赤者名赤游丹，热毒感之深也。其状赤肿，片片如胭脂涂染，或发于手足，或发于头面胸背，令儿躁闷腹胀，其热如火，痛不可忍，游走遍体，流行甚速，须急治之。若一入腹入肾，即不可救。白者名曰游风，感风湿之轻证也。其候流块作痒，壮热憎寒，鼻塞脑闷，咳嗽吐逆。其治之法，赤者清凉解毒，甚则砭去恶血，以药涂之，白者不过疏散渗湿而已。火灼疮者，先天之热毒也。火走空窍，故必于口鼻眼目阴囊粪门之处，红点如癣，渐成红泡，逾日而穿，赤色无皮，如汤火燌炙之状，痛苦殊甚，

睡卧不安，一二日间，周身能腐。若至囟门肿起，阴毒肿亮者不治。及一切丹毒入脏，脐突出浆，面颊紫浮，噎气不乳，手足拳禁，大小便绝，胸背血点，舌生黑疮，心胞紫肿者，皆为不治。然小儿脏腑娇嫩，凡一切丹毒，必先内服解毒，方可外敷。盖毒易入难出，肌肉受伤其害轻，脏腑受伤其害速耳。

荆防饮

治赤丹游走。

荆芥　防风　丹皮　天花粉　橘红　连翘　甘草　黏子炒杵　玄参　赤芍　羌活　金银花等分

水煎服。

绿袍散

绿豆五钱　大黄二钱

共为细末，生薄荷捣汁，入蜜涂。

又方

浮萍草汁敷，或芭蕉根汁敷，或鼠黏根汁敷。

痈疽诸毒大小总论合参

经曰：邪之所凑，其正必虚。着而不去，其病为是。又曰：营气不从，逆于肉里，乃生痈肿。荣逆则血郁，血郁则热聚

为脓，故为痈肿。热之所过，则亦痈肿。热胜则阳气内郁，故浮肿暴作，荣气亦逆于肉理，聚为痈脓之肿矣。又曰：寒伤形，热伤气，气伤痛，形伤肿。热之伤气，则热结于肉分而故痛；寒之伤形，则寒薄于皮腠，所以坚凝而肿斯作也。先痛而后肿者，气先受伤，而形亦受伤也。先肿而后痛者，形先受伤，而气亦受伤也。故有形不痛者阳伤，无形有痛者阴伤。更有汗方发泄，寒水浴之，以致热郁皮里，湿邪凝结，甚为痤疿，轻为痱疮。亦有阳气不固，邪气入于陷脉，陷脉者，谓寒邪陷缺其脉，积寒于中，经血积凝，久瘀内攻，积于肉里，发为鼠瘘。经又曰：膏粱之变，足生大疔。又曰：五脏不和，九窍不通，六腑不和，留结为痈。凡疮肿高而软者，发于血脉；下而坚者，发于筋脉；肉色不变者，发于骨髓。故宜分气血虚实，热毒深浅为要，切不可一见其肿，便谓热毒实热，辄投下剂，意谓毒从泻出。殊不知阳者，红肿焮起，阴者，青白而陷，疽者，附筋骨而生，皆烦血气为主。经所谓：气主煦之，血主濡之。倘元气受伤，而不能煦濡，则下陷不脓，能禁其不内攻乎？

人之疮肿，因内热外虚，为风湿之所乘。盖肺主皮毛，脾主肌肉，气虚则肤腠开而风湿所乘，且脾气湿而内热，即生疮也。肿者，由寒热偏胜之毒气，客于经络，使血涩而不通，壅结成肿。风邪内作者，无头无根。气血相搏者，有头有根。壅结盛而热胜血，则为脓矣。其毒小者，气血自然能溃能收，不必忧治。大而重者，气血恐难任之，必假药力佐助气血，以运行逐毒之本。

痈疽之疾，多生膏粱炙煿嗜欲之人，虚邪热毒，煎熬气血而成。痈者，壅也，壅滞于阳络也。大而高起属乎阳，其脉浮数，故多由于六腑。疽者，沮也，阻伏于阴经也。平而内发属乎阴，其脉沉数，故多由于五脏。疖者，如错疖之结著也。疮者，毒之总名也。经曰：诸痛痒疮，皆属心火。夫诸疮之中，惟背疽疔疮最为急证，次莫如脑疽、肠痈、喉痈，亦其急者也。至若瘰疬、悬痈、痔漏诸疮，皆可缓而治之。又有疥疮、疮臁、疮风疮之类，虽俱属疮类，而轻重缓急，大有不同。治之之法，总宜察其虚实冷热，或重或轻，对证用药，无失先后次序，虽些小疮疖，初起便宜速治，慎勿姑待，养成大患。治法当分初、中、末异。初宜散热解毒，通经为主，以图消去；中宜排托为主，以图散去余毒；末宜补宜托宜温，以图易于收功。此大法也。然有五善七恶者何？动息自宁，饮食知味，一善也。便利调匀，二善也。脓溃肿消，色鲜不臭，三善也。神彩光明，语声清亮，四善也。体气和平，五善也。如烦躁时嗽，腹痛渴甚，泻利无度，小便如淋，一恶也。脓血大泄，焮痛尤甚，臭恶难近，二恶也。喘粗短气，恍惚嗜卧，三恶也。未溃先黑，久陷面青，唇黯便污，四恶也。肩项不便，四肢沉重，五恶也。不能下食，服药而呕，食不知味，六恶也。声嘶色脱，唇鼻青黑，面目四肢浮肿，七恶也。七恶之外，更有气噎痞塞，咳逆身冷，自汗无时，目瞪耳聋，恍惚惊悸，语言错乱，并皆恶证。然五善见三则瘥，七恶见四必死。

痈疽皆由膏粱之家，湿热气逆所结，且多犯肥白之人。气居于表，中气必虚者，初起急宜凉血活血，散结解毒，大剂连进，内外夹攻，务使消散。即势大毒盛，一时不能散尽，亦必十消七八，以免后来口舌生疮。内攻之患，纵使溃脓，保无大害。若失于救治，则热毒内陷，其膜必坏，多致凶危。然书云：五发痈疽者，谓发背、发脑、发鬓、发眉、发颐是也。但人之一身，血气稍有壅聚，莫不随所而至，岂特此五者而已！发背者，乃五脏风热，六腑邪毒，贯于筋骨之间，发于筋络之内，外虽如钱，里可着拳，慎勿忽略！若初起红肿高起者则易，阴塌平陷者则难。至如发脑、发眉、发鬓、发须、发颐，地位不同，总因伏阳结滞，邪毒上壅，随其经络而发。气血旺者，受毒则轻，气血衰者，每因致厄。然云毒者，即气血不和，偏胜壅滞之谓也。治者必须凭脉，以救阴阳气血之偏，则毒滞自散，而危者可安。若误认毒为有迹之物，寒凉攻削，则阴滞之毒，势必愈致其危，即阳盛之毒，亦必难溃难长，盖由气血不和而致病，岂可更令气血不调而增病乎！

痈疽之生，始于喜怒忧乐之不时，饮食居处之不节，或金石草药之发动，寒暑燥湿之不调，阴阳不平而蕴结，荣卫凝涩而腐溃。轻者起于六腑，浮达而为痈，重者发于五脏，沉涩而为疽。浅者为疖，实者为痈，深则为疽矣。发于外者为背疽、脑疽、眉鬓等疽，发于内者为肝痈、肺痈、肠脐等痈。外证易识，内证难明。太阳经虚，从背而出，少阳经虚，从鬓而出，阳明经虚，从髭而出，督脉经虚，从脑而出。

凡发于喉舌者，心之毒；发于皮毛者，肺之毒；发于肌肉者，脾之毒；发于骨髓者，肾之毒；发于下者，阴中之毒；发于上者，阳中之毒；发于外者，六腑之毒；发于内者，五脏之毒。内曰坏，外曰溃，上曰从，下曰逆。发于上者，得之速；发于下者，得之缓。感于六腑则易治，感于五脏则难瘳。近骨者多冷，近肤者多热。近骨者久不愈，则化成血虫，近肤者久不愈，则传气成漏。成虫则多痒少痛，或先痒后痛，成漏则多痛少痒，或不

痛不痒。内虚外实者，多痛少痒，血不止则多死，溃脓则多生，故难长难溃难收者，皆为气血大虚，必兼温补以托，方可无虞。丹溪曰：痈疽溃后，补气血，理脾胃，实为切要。否则数月半年之后，虚证仍见，转成他病也。

丹溪曰：痈疽皆因阴阳相滞而生。盖气，阳也。血，阴也。血行脉中，气行脉外，相并周流，寒与湿搏之，则凝滞行迟为不及，热与火搏之，则沸腾行速为太过。气得邪而郁，津液稠粘，为痰为饮，积久渗入脉中，血为之浊，此阴滞于阳也。血得邪而郁，隧道阻滞，或溢或结，积久渗出脉外，气为之乱，此阳滞于阴也。百病皆由于此，不止痈疽而已。故痈肿初起，便焮痛肿大者，可治，不痛热肿大而陷者，不治也。

背疽之发，其源有五：一天行，二瘦弱气滞，三怒气，四肾气虚，五饮冷酒食煿炙，服丹药所致。先以本元为主，以托毒为标。若执以清凉解毒，反伤胃气。若轻用汗下，表里益困，气血俱伤，热毒内攻，为害不小。至于老年体衰，及病后产后，并宜温补，忌服内托，绿豆散之类。

一痈疽初作，便宜灼艾，及用药外涂四围，中留口出毒，如疮小通敷之，既溃以膏贴之，以手探肿上，热者有脓，不热者无脓也。一痈疽已溃，日用猪蹄汤淋洗，将愈之际，三日一次。一痈疽将敛，宜用膏贴。如毒未尽，不可遽用生肌等剂。一痈疽将安，宜补气血，肌肉易生，若进清凉，便难长满。一背疽愈后，忽发渴而不救者，十有八九，或先渴而患疽者，尤为难治，故宜多服八味丸。非特杜绝渴疾，抑亦大滋气血，生长肌肉。一痈疽呕逆有二：一因初发，失于内托，伏热在心。一因脾气不正，伏热在脾在心者，则心烦身热，焮肿作痛。脾气不正者，则

不烦热，但闻秽气便呕。故治痈疽多用香药者，盖气血闻香则行，闻臭则逆。疮疡多因荣气不从，逆于肉理，郁结为脓，得香则气血流行。凡疮本腥秽，又闻臭触，则愈甚。若毒入胃，则呕哕。古人用之，可谓有理。即如饮食，亦须调令香美，以益脾土，养其真元，可保无虞矣。一凡肌肉伤而疮口不敛者，用六君子汤以补脾胃为主。若气虚恶寒而疮口不敛者，用补中益气汤以补脾肺。若血虚发热而疮口不敛者，用四物、参、芪以滋肝脾。若脓多而疮口不敛者，用八珍汤或十全大补汤以养血气。经曰：脾主肌肉。如前药未应，但用四君、归、芪，以补脾胃。若更不应，乃下元阳虚，急用八味丸以壮火生土。若脉数发渴者，难治。此真气虚而邪气实也。

腮痈者，是足阳明胃经络也。脑疽，头项咽喉生疽，古法多为不治。湿热上壅者，十之二三，阴火上炎者，十之八九，调治得当，庶可保全。臂痈者，前臁属手阳明经，后臁属手太阳经，外臁属手少阳经，内臁属手厥阴经，内之前臁，属手太阴经，内之后臁，属手少阴经，总经络热郁，风邪外干，气血有乖而生也。当分经络，以用本经之药为引，行其血气则愈。一凡颈项眉颊结核久碍，皆为气血大虚，切勿攻克。臀痈者，乃膀胱之湿毒蒸热，或禀赋阴虚，此地最难高耸溃脓，大宜托里为要。腋痈者，足少阳、手少阴、手厥阴三经也，此多得之于先天，或肝火炽甚耳。耳下石痈者，不脓不疼是也，大宜养肝血，滋肾水，温补可化。如少年脉实者，少佐以清肝，然不可轻用行气破血之药。胁痈者，足厥阴、少阳之经，相火之司也。苟或肝胆之气不平，则风火内搏，荣逆血郁，而热聚为脓。凡一切附骨痈疽，皆起于肾，肾主骨，治宜温补肾气，

骨得阳和，肿硬自能冰解矣。故服八味丸者，永无骨疽之患。腹痛者，患于脐下，或傍二寸许，是属脾经。若近胁者，是属胆经，是证多因脾家阴虚气滞，血凝伤脾所致。腿痛者，发于内侧，属肝脾二经，发于外侧，属胆胃二经。平陷坚硬者为气虚，当用内补黄芪汤类，势焮肿痛者为湿热，当用内托柴胡汤类，外用蒜灸。附骨痛者，在于环跳穴间，是热在血分之极也。初起当用甘草节、青皮、苍术、黄柏、条芩、牛膝之类，破时当大养气血。肺痈、肺痿者，多因久咳，脾肺气虚所致，或辛辣厚味遗热，或风寒外邪袭虚，或因过汗亡津，虚火咳脓臭秽，呼吸不利，胸中隐痛，四肢微肿。手足甲疽，即脱疽也。多因房劳，亏损肾水，郁怒有伤肝脾，地位偏僻，气血罕到，药力难到，易致筋溃骨脱，故尤宜补托气血为主，以脉消息。若黑色者不治。肠痈者，是膏粱积热所致，其候身皮甲错，腹皮急，按之濡，如肿状，绕脐生疮，小腹按之则痛，溲数似淋，腹胀恶寒，身热自汗。如脉沉紧而未有脓，须急解毒。如脉洪数，已有脓，须急下脓。若小腹疼而小便闭者，是脓壅滞也。然肠痈为病，切不可惊，惊则肠断，故坐卧转侧，切须徐缓，并饮薄粥，及八珍汤，以固元气，静养调理，并可保也。囊痈者，书曰：痈疽入囊者死，是属肝经湿热。初起肿痛，小便赤涩，治宜清利解毒为主。若脓已成而小便不利者，是毒气未散也，当针泄之。若脓既出而反痛者，是气血虚也，当补益之。倘元气未亏，而阴囊悉溃，睾丸悬露者，亦不为害。若小儿患此，而由乳母多怒者，宜子母并服清肝之药。下疳者，玉茎生疮，甚至蚀透而久不愈，宜内服燥湿解毒，外用熏掺可也。多系肝经湿热，故尤宜泻肝除湿。便毒者，生于小腹下，两腿合缝之

间，小儿是肝火肝疳，总属肝经热毒，治宜泻肝。再视血分毒气，为之斟酌。若大人犯此者，多因欲火不能直遂其志，故败精搏血，留聚经隧，乃结为毒，治宜开郁散气，清利热毒，使精血宣畅，则自然愈矣。间有因交合不洁，为淫火冲动，是以受毒所致者，治宜先为发汗，次利小便可也。悬痈者，谷道前后生疮是也。初发形如松子，渐如莲子，数十日后痛甚赤肿，如桃即破，破最难收，其治每用粉草一两，无灰酒煎服以解毒。此证多属阴虚，故不足人患之。大禁寒凉克削，肝肾虚极之证也，重为滋阴峻补，并为绝欲，急令收功，否则成漏，痨瘵之根矣。胃痈者，胃为水谷之海，多气多血多热。若邪热内迫，则两热相合，故结为痈，而胃脉必沉细，人迎必甚盛，盖胃脉见于右关，本宜洪盛而反沉细者，足见胃气已逆也。人迎者，胃经穴名，在结喉两旁，亦有动脉应于其间，见于左寸，今若人迎甚盛，而右关沉细，则愈见热壅，聚于胃口而不行，故不能充于脉耳。人见人迎脉盛，误为伤寒，禁其饮食，则必死。疔者，经曰：膏粱之变。盖因膏粱之人，皮厚肉密，内多滞热，故变为疔。然古方计有一十二种，三十六疔之分，总由脏腑积受热毒，邪气搏于经络，以致血凝毒滞，注于毛孔，手足头面，各随脏腑部位而发。其形如粟米，或疼或痒，渐致遍身麻木，头眩寒热，时生呕逆，甚则四肢沉重，心惊眼花。经虽所载，疔色有五，以应五脏，实紫黑及黄泡者居多，先痒后痛，先寒后热也。宜内服发散解毒攻托之剂，外敷拔毒菊花叶、苍耳草之类。大概疔以成脓，则毒已外泄，可无他虞。惟在初起，最宜谨慎，疔毒攻心，祸如反掌，盖疔由心火蕴结，故其疼异常，为害甚速。病人口嚼生豆，不觉豆腥者即是也。若于耳后方圆一

寸发者尤甚，盖水枯火炽之极也，不可妄动。如抓破见风，毒即内攻不救。脚心发毒，浅者可治，深者不治。天蛇头者，手指毒疮，各随经络而生，其痛殊甚，宜审其经，投以解毒和血，加以引经之剂。血丝疔者，发于两手指而作，红丝渐渐行至关节，势必杀人。可先以线扎住红纹之处，次将银针砭去恶血，以药涂之，上者血红，次者血紫，下者血黑。若一失治，则稽留不散，轻则烂伤堕指，重则入腹而死。手指忽肿痛者，名为代指，以乌梅入醋浸研，涂患处立瘥。瘭疮者，因风热毒气所乘，搏于皮肤，生瘭浆而溃成疮，故名瘭疮也。瘭疽者，其发有数种，小者如粟如豆，大者如梅如李，青黑赤白，变易不常，或臂，或肾，或口齿，或肚脐，发无定处。然大概多见于手指之间，根深入肌，走臂游肿，毒血流注，贯串筋脉，烂肉见骨，出血极多。若至狂言烦躁闷乱者，皆毒气攻心之候也，不治。杨梅疮者，因形相似而名之也。凡气受之而得者，坚实凸起，又名绵花疮。若血受之而得者，其形扁塌而溃，又名果子疮，皆类其像而欲呼之，北方名曰天疱疮。虽名异实同，然治疗须别。凡自致者重，传染者轻。自致者淫欲太妄，以致阴处先见，乃纵口恣味，三焦皆热，精竭血结，遗滞诸经而成也。传染者，中气不足，外染稍轻。然患此者，切不可用毒物发之，亦不可用凉药遏之，并求速效，须用煎药解毒补益托散，外用煎药洗浴，乃以膏药搽贴，拔毒出外，方无后患。

张按：一切痈疽初起，则邪毒未曾达表，脏腑壅热，一毫热药不可用。若既出脓后，则毒气外泄，气血皆虚，胃气亦弱，一毫凉药不可用，此古人之成法也。然亦有气血虚寒，初起毒陷阴分者，非阳和托里，何能升达？在表既溃，而阴血干

枯，若非滋阴充畅，何能接续脓浆？外则疮毒焦枯，内则口干烦躁，故全在以脉消息。盖气主煦之，血主满之，气以成形，血以华色，故诸痈疽平塌不易高耸者，乃阳气虚弱，不能逐毒以出阴分，即为阴毒也。根红散漫者，亦气虚不能拘血紧附也。红活光润者，气血拘毒出外也。外红里黑者，毒滞于内也。紫黯不明者，气血不充，不能化毒成脓也。脓色浓厚，气血旺也。脓色清淡者，气血衰也。未出脓前，或有有余之热，既出脓后，尽从不足之治，但毒气一分未尽，不能姑纵容留，以致蔓延，便成大患，犹之养虎，久必噬人。气虚不能逐毒者，温补兼托，阳和一转，阴分凝泣之滞，自能冰解。血虚不能化毒者，尤宜滋补排脓，故当溃脓。毒气未尽之时，其托里之功，刻不可缓，一容一纵，毒即逗留，一解一清，毒即冰伏。托里不兼滋补气血，虚者何以成脓？犹无米而使之炊饭也。滋补不兼托里，仅可调和气血，何能直达溃所成功！且毒气盛者，则反受其助，犹裹粮以资盗粮矣。滋补不兼温暖，则血凝气滞，孰作酿脓之具？犹之造酒不暖，何以成浆？造饭无火，何以得熟？世人但知以毒为火，清火以解毒，殊不知毒即是火，毒化而火亦清，毒凝而火愈郁。然毒之化火由脓，脓之来必由气血，气血之化必由火也。火可清乎？况清凉之法，仅可施于疮疥小疖耳。若遇通经达络之疽，攻托尚虞不暇，岂可复行清解，反伤胃气，以致阳气不振，难溃难长，甚则内攻脏腑，可不畏欤！迨至毒既去尽，红润肌生，则和平补养气血之中，仍可佐以银花、国老，以解有余不尽之毒。至如连翘、花粉，亦能解毒，但伤胃气，便当禁用，张之管见也。

真人活命饮

治一切痈疽初起，未消者服之即消，已成者服之即溃。若已溃后，不必服此。

金银花三钱　陈皮去白　当归酒洗　防风七分　白芷　甘草节　贝母　天花粉　乳香一钱　没药二味，另研，候药熟，下　皂角刺五分　穿山甲三大片，锉，蛤粉炒，去粉用

用好酒煎。毒在上饱服，在下饿服，善饮者，多饮酒，以行药势。

神仙蜡矾丸

此药不问老幼，皆可服之，服至一两以上，无不取效。一切疮痈恶毒初起，即服解毒，护膜托里，毒不攻心，最止疼痛，不动脏腑，神效。

白矾明亮者一两，研　黄蜡七钱，溶化，待少冷入矾末，不住手搅匀

上众手丸桐子大。倘蜡冷不能丸，以滚汤顿之便软。每服二十丸，渐加至三四十丸，白汤或温酒送下。如未破即消，已破即合，遍身生疮，状如蛇头，服此并效。但一日之中，服近百粒，则方有功。盖心为君主，不易受邪，凡患痈疽及蛇犬所伤，毒上攻心，则命立倾矣。是药能防毒气内攻，固膜护心，解毒定痛，切不可以浅近而忽之。

立消散

消便毒痈肿如神。

全蝎炒　核桃去壳、肉，只用隔膜，炒，等分

为末。空心酒调下三钱，下午再服，三日痊愈。

托里内补散

治一切恶疮，溃烂出脓之后，宜服之。

人参　川芎　当归　白芍　甘草　白芷　防风　白术　茯苓　官桂　黄芪　金银花等分

水煎服。

一方

治背疽大溃，五脏仅存膈膜，临危

者。以鲫鱼去肠，实以羖羊粪烘焦，为末，干掺之，疮口自收，神效方也。

猪蹄汤

治一切痈疽，并诸肿毒，消毒气，去恶肉。凡疮有口，便须用此方洗。

黄芩　白芷　赤芍　川归　羌活　生甘草　蜂房须择有蜂见者，等分

先将猪前蹄两只，重一斤，白水三升，煮软，将汁分作二次，澄去面上油，并肉渣，每用药一两投汁中，再用文武火煎十数沸，去渣，以故帛蘸汤，温温徐揩疮上，死肉恶血，随汤而下。洗净讫，以帛试干，仍避风。忌人口气吹之，并狐臭人、月妇腥触之属。

奇验金箍散

白芙蓉叶二两，阴干不经霜者，佳　五倍子　白及　白蔹各四钱　生大黄六钱

共为末，用蛋白些少，同醋调敷。如干，以葱头酒润之。已有头者露出头，敷四围为妙。

又消毒围方

用白糯米炒焦色，研细末，将苦酒调敷毒患处。无脓即消，有脓即溃。

发背熏药方

雄黄　朱砂　血竭　没药各一钱　麝香二分

俱研细末，用绵纸为燃，每燃药三分，麻油润灼，离疮半寸许，四围徐徐照之，药气内入，毒随解散，不致内侵腑脏。初用三条，加至六七条，疮热渐消，又渐减之，熏罢随用敷药。

牛胶饮

截险处痈疽恶疮，使毒不攻于内，不传恶证。

上好牛皮胶四两，用酒一碗，纳胶重汤炖，搅匀倾出，更浸酒，随意饮尽。若善饮者，以醉为度，此法活人甚多。

止痛当归汤

治脑疽背疽，穿溃疼痛。

当归　生地黄　白芍药　黄芪　人参　甘草炙　官桂各一两

水煎服。

此足阳明厥阴药也。当归、生地，活血凉血；人参、黄芪，益气补中；官桂解毒化脓，毒化成脓则痛渐止；芍药和脾，酸以敛之；甘草扶胃，甘以缓之，则痛自减矣。

灸法

治一切痈疽恶疮。

凡人初觉发背，欲结未结，赤肿焮痛，以湿纸覆其上，先干处即痈头也。取独头大蒜切片，安于头上，用艾灸之，三壮换一蒜片，痛者灸至不痛，不痛者灸至痛时方住，最要早觉早灸为上。若有十数头者，即用蒜研作饼，铺头上，聚艾于饼上烧之。若初发赤肿一片，中间有粟米头子，便用独蒜片，安于头上，着艾灸十四壮，或四十九壮，使毒气外出则易愈。痈疽着灸，胜于用药。三壮一易，百壮为率。有灸至八百壮者，约艾一筛，初坏肉不痛，直灸至痛方止。至夜火焮，满背高阜，头孔百数，则毒外出，否则内逼五脏而危矣。但头顶以上，切不可用，恐引气上，更生大祸也。《纲目》曰：《精要》谓头上发毒不得灸，此言过矣。头为诸阳所聚，艾炷宜小，壮数宜少。小者，如椒粒，少者，三五壮而已。东垣灸元好问脑疽，以大艾炷如两核许者，灸至百壮，始觉痛而痊。由是推之，则头上发毒，灸之痛者，艾炷宜小，壮数宜少。若不痛者，艾炷大，壮数多，亦无妨也。

国老膏

一切痈疽将发，预期服之，能消肿逐毒，使毒气不内攻，效不具述。

大甘草有粉者二斤，槌碎，河水浸一宿，揉令浆汁浓，去渣，慢火熬成膏。每

服一二匙，无灰酒不拘时服。

远志酒

一切痈疽发背恶毒，有死血阴毒在中则不痛，敷之则痛，有忧怒等气积，而内攻则痛不可忍，敷之则不痛；或热蕴在内，壮热手不可近，敷之即清凉；或气虚血冷，溃而不敛，敷之即敛。七情内郁，不问虚实，并效。

远志，米泔浸洗，去心，为细末，酒一盏，调药三钱，迟顷澄清饮之，以渣敷病处。

忍冬酒

痈疽发背初起时，便当服此，不拘疽发何处，及妇乳痈，服之皆有奇效。

忍冬藤五两，用木槌微捣，不可碎，甘草一两，水二碗，文武火煎至一碗，入无灰好酒一大碗，再煎十数沸，去渣，分为三次，一日服尽。如病势重，一日夜再进一剂，服至大小肠通利，药力乃到。若无生者，用干者，终不及生者，力大效速。

援生膏

治诸般恶疮，及瘰疬鼠瘘才起者，点破即愈。

血竭　乳香　没药各一钱　蟾酥　轻粉各三钱　雄黄五钱　麝香五分

上用真炭灰一斗三升，淋灰汤八九碗，用桑柴文武火煎作三碗，取一碗，收留二碗，盛磁器内，候温，将前七味药研为细末，入灰汤内，用桑柳枝搅。再以好风化石灰一饭碗，入药汤内搅匀，过宿候冷，盛磁罐内。凡遇恶疮，点在当头，一日二次，次日又一次，疮头蚀破，血水出即愈。如药干，将前收留灰汤入之。

透脓散

诸痈疽疮，及贴骨痈不破者，不必刀针，以此服之，不移时，其脓自透，累验。

蛾口茧子，上烧存性，以酒调服，只用一枚。如用二三枚，即有二三口也，慎之。

万病解毒散

痈疽发背，鱼脐毒疮，药毒草毒，蛇毒兽毒，诸恶疮病，解毒收功并效。

五倍子　全蝎各五钱　山豆根　山茨菇各一两　麝香一钱　红牙大戟七钱　朱砂　雄黄各二钱　续随子取仁，去油，取霜，五钱

上先以前五味入木臼捣，罗为细末，次研后四味和匀，糯米糊丸，分作三十五丸，端午、七夕、重阳、腊日，净室修合。每服一丸，生姜、蜜水磨下，井水浸研，敷患处，神效。

神仙太乙膏

治痈疽，及一切恶毒。不问年月深浅，已未成脓，蛇虎蜈蚣犬咬，汤火刀斧所伤，皆可内服、外贴。血气不通，温酒送下。赤白带下，当归酒下。喉闭缠喉风并用，新绵裹膏药，置口中含化。一切风赤眼，用膏捏作小饼，贴太阳穴，后以山栀子汤送下。打扑伤损，外贴内服，橘皮汤下。腰膝痛者，患处外贴，内服，用盐汤送下。唾血者，桑白皮汤下。每服一丸，如樱桃大，蛤粉为衣，其膏可收十年不坏，愈久愈烈。

玄参　白芷　当归　赤芍药　肉桂　川大黄　生地各一两

上锉碎，用麻油二斤浸，春五夏三，秋七冬十，火熬黑色，滤去渣，入黄丹一斤，青柳枝不住手搅，滴水成珠为度，倾入磁器中，掘窖埋土三日，出火毒用之。

加味太乙膏锦囊新制

神治一切肿毒已溃、未溃，跌打损伤，风湿气痛等症，神效。古方因外贴内服，故未免其功不专，今张特定此方，专为外贴而设，其拔毒外治之功较前更胜也。

真麻油二十四两，煎浓，零入乱发，以桃柳枝不住手搅，令发熔化，再入蓖麻子煎枯　乱发一大团，以黑润者，佳，零入油内煎化　蓖麻子二百粒，去壳，捣碎，入油煎枯

以上煎至发化麻枯，入后药慢火熬之。

大生地四两，切片　黑玄参　大黄切片　当归全，各三两　赤芍　白芷　肉桂去尽粗皮，切碎，各二两

煎至药色枯黑，滤去渣，慢火熬浓，方入后四味收之，软硬得所，滴水成珠为度，夏天宜略老些，冬天宜略嫩些。

明松香一斤，捣碎，入大葱管内，以线缚好，放碗内，隔汤蒸化，取出候冷，去葱研细，八两，先下，次下黄丹　真黄丹二十两。其色黄者，为真，水飞，晒干，炒黑色，十两，若色红者，乃东丹也，不用　滴乳香箬上烘去油，研细，二两　真没药二两，箬上焙去油，研细

四味放入，成膏，藏磁器中，旋用旋摊，神效。

金丝万应膏

治跌扑伤损并寒湿脚气，痛不可忍，小儿脾疳泻痢，不肯服药，贴肚上，咳嗽贴背心。

沥青二斤，净末　威灵仙二两　蓖麻子二百枚，去皮壳　没药　乳香各一两　黄蜡二两　木鳖子二十八枚，去壳，切片　麻油夏二两，春秋各四两

上先将沥青、威灵仙下锅熬化，焦黄色，滤过，倾入水盆，候冷取出，秤二斤，再下锅熔开，下麻油、黄蜡、蓖麻子泥，用槐、柳枝不住手搅匀，慢火熬至滴水不粘手，扯拔如金丝状。如硬加油少许，如软加沥青，试得如法，却下乳香、没药末，起锅，在炭火上再用槐、柳枝搅数百次，又以粗布漉下水盆内，扯拔如金丝为度。

锦囊风气跌扑膏药神方

男发一大团　蓖麻子去壳二百粒　猪脂熬油，二斤八两　麻油八两，以上先熬，熬至发化，

蓖麻子焦枯，再入后药　威灵仙三两　熟地二两　独活一两五钱　金银花二两　当归身一两五钱　白芷一两　川乌六钱　肉桂去皮，一两

以上熬至药色焦枯，去渣，细绢滤过，慢火再熬，不住手搅，入后药收之。

乳香一两，箬上炙，去油，研细　没药一两，箬上炙，去油，研细　真黄丹炒燥，罗细，八两　明松香水煮三次，去水，熔化，入夏布滤过，净，六两　麝香二分

以上先将松香、黄丹下后，炼至软硬得所，滴水成珠，离火，再下乳、没、香三味，打匀，藏磁器中，旋用旋摊。

掺药方

生肌长肉，神效。务研极细，否则作痛。

珍珠二分，生，研极细　乳香箬上炙，五分　没药五分　铅粉五分　瓜儿血竭五分　真扫盆轻粉四分　儿茶三分　上白粘一钱　大冰片二分　象皮一钱，切方块，瓦条，细灰拌炒成珠

先用浓茶或猪蹄汤洗净，以少许掺之。

神效托里散

治一切痈疽发背肠痈。

黄芪　忍冬叶　当归各五钱　粉草二钱
用酒煎服。

神效瓜蒌散

治乳痈瘰疬，与立效散相间服。

黄瓜蒌一枚杵碎　当归尾　甘草节各五钱　没药另研，一钱

用酒三碗，煎一碗，分三次服之，未成即消，已成即溃。

立效散

治痈疽瘰疬。

角刺半斤，炒赤　粉草二两　乳香　没药另研，各一两　黄瓜蒌五个，连皮研碎

每服一两，好酒煎服。

神效酒煎散

治一切疮疡，其效如神。

人参 没药 当归尾各一两 甘草
瓜蒌一枚，半生半炒

上以酒三碗，煎二碗，分四服，渣焙
干，加当归末一两，酒糊丸，桐子大。每
服五十丸，酒下。

治积年骨疽。用自死蛤蟆一枚，头发
一把，猪油一斤半。上煎消尽，冷纳盐一
合，为膏敷，日一易，虫出如发。

一方

治一切疔疮。用紫梗菊花根、茎、叶
皆可，研碎取汁，冲酒饮之，渣敷疔上，
一宿即愈。

一方

疔疮，用生葱和蜜捣敷患处，过一饭
时，疔即拔出。

宝鉴保生挺子

治疔疮背疽瘰疬，一切恶疮。

金脚信 雄黄 硇砂各二钱 轻粉半大
匣 麝香一钱 巴豆四十九粒，文武火炒研

为极细末，用黄蜡五钱，熔开，将药
合成挺子，冷水浸，少时取出，旋丸捏作
饼子，如钱眼大，将疮头拨开，安一饼
子，次用膏贴。

蟾酥丹

治疔疮

蟾酥不拘多少，上以黄丹、白面等
分，为丸，如麦粒大，针破疔疮，以一粒
纳之。

飞龙夺命丹

治恶疽发背不痛，或麻木，或呕吐昏
愦。

蟾酥 轻粉 乳香 没药 朱砂 血
竭 铜绿 胆矾各一钱 生白矾 雄黄各二
钱 麝香 冰片各三分 蜗牛二十个，另研

为末，将蜗牛碾烂，入药末，捣匀，
为丸，如绿豆大。如丸不就，入些酒糊
丸。每服七丸，或十一丸，用葱白三五

寸，病人自嚼烂，吐于手中，男左女右，
包药在内，用热酒和葱送下。如人行五六
七里，汗出为度，无汗，再用葱研烂，裹
药服。此为外科圣药。

桔梗汤

治咳脓腥血肺痈。

桔梗炒 贝母 知母炒 桑白皮炒
枳壳 黄芪炒 当归 防己各一钱 地骨
皮 瓜蒌仁 薏苡仁 杏仁 甜葶苈炒，
各五分 五味子炒杵 百合炒，各一钱五分

作三剂，水煎服。

消毒汤一名紫花地丁散

治恶疮肿毒。

紫花地丁去芦 金银花 当归 大黄
酒浸，焙 赤芍 黄芪各五钱 甘草一钱，一
方加升麻

为末，作二服，酒煎。

蟾酥丸

治诸恶疮，服之微汗即效。

雄黄 乳香各一钱 蟾酥一分

用黄酒热面糊丸，绿豆大。每服三
丸，葱白汤下。不愈，再一服。

七宝槟榔散

治玉茎疳疮，或渐至蚀透，久不愈
者。

槟榔 密陀僧 雄黄 轻粉 黄连
黄柏 朴硝各等分

为末，先将葱白浆水洗净，软帛试
干。如疮湿干掺，疮干油调搽。

一方

治玉茎疳疮，或渐至蚀透，有烂去其
半，服此而愈。

黄连二两 甘草一两 萹蓄四两
水煎内服，外洗甚效。

下疳掺药

孩儿茶三分 甘蔗头灰一钱 冰片一分
研极细末，掺之甚效。

一法

治附骨痈疽将成，用此法即散。

其法急掘地坑，以火煅红，沃以童便，赤体坐其上，以被席围抱下截，使热气熏蒸，腠理开，气血畅，毒气解而愈。

乳痈

乳房，阳明所经。乳头，厥阴所属。乳子之母，不知调养，忿怒郁闷所遏，厚味炙煿所酿，以致厥阴之气不行，故窍不得通，而汁不得出，阳明之血沸腾，故热甚而化脓。亦有所乳之子，膈有滞痰，口气燉热，含乳而睡，热气所吹，遂生结核。于初起时便须忍痛揉吮令通，自可消散，失此不治，必成痈疖。凡四十岁以前者易治，若五十内外者难痊，盖阳明、厥阴两经之气血渐衰耳。治法：疏厥阴之滞以青、柴，清阳明之热以石膏，行瘀浊之血以甘草节，消肿导毒以瓜蒌子，或加没药、青橘叶、皂角刺、金银花、赤芍、连翘、当归之类，然须以少酒佐之。若加灼艾二三十壮于肿处，其效尤捷，不可辄用针刀，必致危困。若因忧怒郁闷，年月积累，脾气消阻，肝气横逆，遂成隐核。如大棋子，不痛不痒，数十年后，方为疮陷，名曰奶岩。以形嵌凹，似岩穴也，不可治矣。惟于始生，便须消释病根，心清神安，然后施之治法，亦有可安之理。

最效散

治吹乳。用螃蟹去足，烧灰存性为末。每服二钱，黄酒调下，外以连须葱白捣烂铺乳上，用瓦罐盛灰，火熨葱上，蒸出汗即愈。

青橘连翘饮

青皮　瓜蒌　橘叶　连翘　桃仁　皂角刺　柴胡　甘草

如破，多加参、芪，水煎入酒服。

经验方

治乳初肿作寒热。

用蒲公英三棵，金银花二两，水酒煎热，服取微汗，睡醒即消，其渣敷乳上。

乳硬痛。

没药　甘草　当归各三钱

水煎，入酒热服。

锦囊新定消乳痈神效方

金银花二两　蒲公英一两　甘草节三钱　没药二钱　归尾六钱

水酒各三碗，煎一碗，食后服，渣再煎，绞汁服。

一山居妇人吹乳，用桑树蛀屑，饭捣成膏，贴之。

瓜蒌散

治乳痈奶劳。

瓜蒌一个，去皮，焙　生甘草三钱　乳香一钱，另研　当归酒浸，焙，五钱　没药二钱，另研

用无灰好酒三升，银石器内慢火熬取一升清汁，分作三服饮之。如乳栗破者，少有生，须用参、芪、归、芍大补而解毒，外以丁香末敷之。

瘰疬瘿瘤大小总论合参附：梅核

瘰疬者，先贤名曰九漏，是由其人阴虚火盛，冲击关津管束之处，而又过食煿炙，风痰热毒相搏，而结成顽核，郁滞不散，久则内溃而为瘰疬。治宜养阴和肝，理脾舒郁，化痰清利。切勿从事克伐，以损真元。若夫婴儿产下，因胎毒而即患者，此禀母之肝胆二经火郁气滞，亦宜平肝滋肾化毒为主。盖瘰疬之源，虽由于肝，实根于肾。夫肝火之有余，乃肾阴之不足也。故其本在脏，其末上出颈腋之间。若浮于脉中，未著于肌肉，而为脓血者，易去也。若反其目而视之，赤脉贯于瞳仁。如见一脉，即一岁死，见一脉半，即岁半死，二脉三脉亦如之。若赤脉未见

者，庶可治也。其始必只发一枚，次必连生大小十数，缠绕项下，先肿作脓，穿破难干，故名漏项。若在胸旁，或两胁者，此名马刀。至若其口深黑，内溃精烂，穿透咽喉，饮食不通，目肿舌出，耳出黄脓者不治。更有无故寒热，身体头项结核如病，及心胸腹背，皆有坚核而不痛者，此名为结风气肿也。审其是风是火，或虚或实治之。

瘰疬者，手足少阳蕴热结滞所致也。二经多气少血，所以结核坚而不溃，延蔓串通。若阳明经，则气血多而溃矣，即俗名烂病。惟少阳起者，当从本治。俗医不知，概以毒药攻之。如负薪救火，为害更甚，元气弱者，反成痨弱矣。

夏枯草，能散结气，而有补养血脉之功，能退寒热，虚者尽可用之。若实者，佐以行散之药，外施艾灸，亦渐取效。

凡结核或在项，或在臂，或在身，或在耳后，或在顶门，如肿毒不红不痛不作脓者，多是痰注、气滞不散，不外乎曰痰、曰气、曰热三者，久而不已，则成瘰疬，宜早治之。大抵因七情之气郁结，或因饮食之时触犯恼怒，遂成此证。妇人女子，患此最多，治宜开郁顺气利膈，化痰清肺。然未有不由阴虚火旺而有瘰疬根脚者，更宜兼乎补阴，乃其治也。

瘿瘤者，瘿则着于肩项，瘤则随气凝结，戒食厚味，忌妄破决。凡侵大侵长，坚硬不可移者，名曰石瘿。皮色不变，即名肉瘿。筋脉露结，名曰筋瘿。赤脉交结者，名曰血瘿。随忧愁消长者，名曰气瘿。五瘿皆不可妄决破，惟胎瘿破而去其脂粉则愈。

一方

治瘰疬。

海藻洗去沙土，晒干　昆布揉去土，同上味先研，为末　何首乌木白捣为末　皂角刺炒令黄

色　公蛇蜕树上或墙上是雄，用一条，平地上者是雌

五味为细末，和匀一处，猪项下刀口肉，烧熟蘸前药末吃，于食后倒患处，眠一伏时，每核灸七壮，口中觉烟气为度，脓尽即安。初生起时，灸曲池，男左女右。

连翘丸

治瘰疬结核已破，或未破者。

薄荷新者，二升，制取汁　皂角一挺，水浸，去皮制取汁

上二味，于银石器内熬成膏，次入青皮一两，皂角子，慢火炮，去皮，取皂子仁捣，罗为末，五钱，陈皮一两，连翘五钱，黑牵牛二两五钱，半生半炒，五味为末，用前膏子为丸，如桐子大。每服二十丸，煎连翘汤，食前送下。

一方

治瘰疬。

用斑蝥一两，去足、翅　粟米一升，同炒黄色，去米

细研，入薄荷末四两，鸡子清丸，绿豆大，空心腊茶汤下一丸，每日加一丸，加至五丸。又方，用乌鸡子一个，顶上开一窍，搅清黄令匀，以斑蝥一个，去足翅，入鸡子中，纸糊封之，饭上蒸熟去壳，并斑蝥，空心吃鸡子，一日一个，以瘥为度。

无比丸

治瘰疬。

白术　槟榔　防风　牵牛半生丰熟　密陀僧　郁李仁　斑蝥糯米炒，各等分

为末，面糊丸，桐子大。每服二十丸，空心临卧，甘草槟榔汤下。至一日后，腹中觉痛，于小便中，取出如鱼眼病毒为度。已破者自合，未破者自消。

太乙膏

治疬子疮神效。

脑子一钱　轻粉二钱　乳香三钱　没药四钱　麝香三钱　黄丹五两

用清油一斤，先下黄丹熬，用柳枝搅，又用芽儿葱七枝，先下一枝，熬焦，再下一枝，葱尽为度，不住手搅，觑令热得所，入脑子等药，研细搅匀，磁器盛之，用时旋摊。

一方

用沥青、蓖麻子，去壳，同研成膏，先用葱椒汤，洗疮净，以红绢摊膏，贴患处。

一方

用白胶香一两，磁器内熔开，去渣再熔，以蓖麻子六十四粒，研烂入胶内，更入油半匙，熬匀，滴水中，试软硬得所，量疮大小，以绯帛摊贴。先以葱椒汤洗疮净，后贴一膏，可治三五疮，并治恶疮软疖皆效。

一方

用荆芥煎汤待冷，洗疮后，看紫黑处，以针刺破，却用雄黄、樟脑，为末，清油调搽三四次，候黄水出处，仍取未见日蚯蚓粪，如鸡子大一块，火内烧红，穿山甲九片，微炙，为末，入乳香、没药少许，香油调搽甚妙。

又方

以鸡肫胵，烧灰末搽。未破，香油调敷，已破，干搽。

夏枯草膏

用夏枯草，不拘多少，锅内煮烂，去渣，取汁熬膏，贴之。

胎毒诸疮

后天诸毒易辨，先天所中难明，轻则发而为疮也。起似风瘾，渐成细瘰，一作搔痒，即湿而流片如癣，自头遍体，上下随感而发，其疮有虫，故名虫胞，谓从胞胎而来也。总是湿火相乘，血热毒盛，腠理愈开，淫毒益炽，痒为气虚，楚属血虚，其证属腑，旋久而气血两虚，则因热而起，又因热乘虚而内攻矣。治宜托里解毒为主。然愈时而结聚于顶者，六阳诸毒上冲，火毒炎上之征也。若初起便发于顶者，胎毒壅盛，上参阳位也。如发稀而有白屑，至久不愈者，即名秃疮。亦有年长而患脑疳，白秃不生发者，盖足少阴肾其华在发，因疳热血气损少，不能荣发耳。有收在四肢者，是日久脾虚，湿毒感袭也。其惊疮者，惊本无物，因蹉其血气，在脏为积，在腑流溢皮肤而为疮也。练银疮者，眉间生疮，是肺热也。风疮者，亦发遍身，其形甚小，俗呼为疥也。虫窠疮者，窠内有虫，如细虮子是也。诸疮治法，若痛痒不可忍者，及性急面黑而血热者，宜苦寒，如芩、连、苦参之类。体胖之人，宜祛风燥湿清火为主。如久病之后，湿蒸外达者，但宜补托，切勿多浴涂遏，致毒内攻。然诸疮虽属心火，当用寒凉，但热则行，寒则凝，凝则毒反滞而难痊，故莫如透肌解毒和血养阴，则风火息而燥痒除，且气血充固，诸毒不能为患矣。若痘疹之后生疮者，余毒未尽也，亦宜化毒和血。若疮前发惊，与夫疮后发惊者，皆因疮而致也，并宜理疮为主。至于一切胎毒，俱宜凉血清热解毒，发散于外，切勿轻从外治，以致热毒内攻，卒成不救。小儿脏腑娇嫩，易入难出耳。若至疮色焦枯，肚腹青黑者，生疮而无脓汁者，或遍体皆疮，毒发于肋，或在少腹，或在顶门肿起者，并皆不治。

疗毒汤

治一切久远痛痒诸疮。

胡麻　威灵仙　何首乌生　苦参　荆芥　石菖蒲　防风　独活　甘草

白酒煎服。

连翘解毒汤

治四肢肿湿诸疮。

丹皮　牛膝　木瓜　金银花　桃仁汤浸去皮　连翘　天花粉　甘草节　僵蚕　米仁

水煎服。

一方

治脓泡疮。用槟榔，磨菜油，加硫黄细末，敷。

合掌丸

治沙疮疥疮。

大枫子四十九粒　水银二钱，制　雄黄　海螵蛸各五分　枯矾　番木鳖　川椒各三钱

为末，用油胡桃肉捣丸。

又方

水银二钱　樟脑三钱　枯矾三钱　雄黄四钱　大枫子四钱　轻粉三钱　铅粉三钱　东丹二钱

熟菜油，或陈蜡烛油调抹。

月蚀疮方①

耳后月蚀疮，用黄连、枯矾为末，或油调或干搽。

面上疮方②

面上生疮，用胡粉、轻粉、松香，为末，鸡子煎油调敷。

面上耳边生疮，时出黄水，浸淫不愈，名香瓣疮。

羖羊须　荆芥　干枣去核，各二钱，各烧存性

研末，入腻粉五分，每用少许油调，先以温汤洗净，拭干，涂上即效。

白秃疮方

窑内烧红土四两　百草霜一两　胆矾六钱　榆皮三钱　轻粉一钱

共为末，猪胆调，剃头后抹之甚效。

肥疮方

松香二钱，入葱管，饭上蒸化，待冷，去葱用

真铅粉二钱　东丹八分　枯矾一钱

共研细末，熟香油调抹。

天行斑疮，须臾遍身，皆带白浆，此恶毒气。永徽四年，此疮自西域东流于海内，但煮葵菜叶以蒜齑啖之即止。

天泡疮方③

天泡疮，用通圣散及蚯蚓泥，略炒，研末，蜜调敷，妙。又方，小麦炒焦，为末，生桐油调敷，神效。又方，芭蕉根捣汁敷。

一方

治血瘤肉瘤，以蜘蛛丝圈匝根上，久而自枯。

破结散

治五瘿极佳，丹溪曰：瘿气先须断厚味。

麦面四分　松萝　半夏　贝母　海藻洗　龙胆草　海蛤　通草　昆布　枯矾各三分

为末，酒服一钱，日三服。忌鲫鱼猪肉五辛，生菜毒物，二十日愈。有方加青皮。

点瘤赘方

神验。凡瘤有六，骨瘤、脂瘤、肉瘤、脓瘤、血瘤、粉瘤。脓瘤即胶瘤也。惟粉瘤与脓瘤可决，余皆不可决溃。肉瘤尤不可治，治则杀人。

桑炭灰　枣木灰　黄荆灰　桐壳灰各二升半　荞麦灰

以沸汤淋汁五碗，澄清，入斑蝥四十个，穿山甲五片，乳香冰片，不拘多少，煎作二碗，以磁器盛之，临用时入新石灰调成膏，敷瘤上，干则以清水润之，其效如神。

丹溪治丹瘤。蓖麻子去壳研，入面一

_____

① 原本无方名，据目录及内容补。
② 原本无方名，据目录及内容补。
③ 原无方名，据目录及内容补。

匙，水调搽之，甚效。

碧玉散

治癣。

铜绿　硼砂　白矾等分

为末，香油调搽。又方，槟榔二钱
芦荟　轻粉　雄黄各一钱　大黄　蛇床子
槿皮各三钱

为末，先刮破癣，后用米醋调药涂
之。又方，治头面荷叶癣。用川槿皮，研
细，醋调汤炖如胶，将癣抓破，搽敷即
愈。

白矾散

治遍身生癣，日久不愈，上至头面。

独茎羊蹄根捣细，白矾研细，以极酸
米醋调，抓破搽药，隔日再搽，不过两上
即愈。又方，紫苏、樟脑、苍耳、浮萍，
煎汤洗。又方，治牛皮血癣。用旧银罐一
个，蜂房灰五钱，枯矾三钱，研细末，香
油调敷。

又治湿热生癣丸方。浮萍干者一两，
苍耳、苍术、苦参各一两五钱，黄芩五
钱，香附二钱五分，酒糊为丸，上身多食
后，下身多食前，白汤送服三钱。

臁疮方①

治臁疮。

此多由肾脏虚寒，风热毒气流注两脚
也。

乳香　没药　水银　当归各五钱　川
芎　贝母各二钱五分　黄丹二两五钱

真麻油五两，除黄丹、水银外，先将
余药用香油熬黑色，去渣，下黄丹、水
银，又煎黑色，用桃、柳枝搅成膏，油纸
摊贴。

夹纸膏

治臁疮久不愈者。

乳香三钱　血竭二钱五分　没药四钱
郁金五钱　麝香一钱五分　牡蛎五钱　黄连
黄柏各二两　大黄　黄丹各一两　轻粉三

十贴

为细末，清油调匀，摊油纸上，每一
个贴三日，每日先用豆腐浆水洗一次，后
贴膏药。膏药亦翻转三次，两层夹纸，以
针刺眼透药，临用旋调。又方，用冬青叶
不拘多少，入香油内煎成膏，摊帛用之。
又方，用麻油四两，白粘八钱，黄蜡五
钱，川椒研细末二钱，铜青研细末三钱，
先将白粘、黄蜡入油内熔化，次之川椒、
铜青二味收之，以油纸作夹膏，银针刺眼
数百个，先以葱椒汤洗净贴之，日换三
次，四五日痊愈。

治脚指缝烂疮，挦鹅时，取鹅掌黄
皮，烧存性，为末，掺之。

治鸡眼疮方

用鸡胃中食揩之，余者以石压之，立
验。

青金散

治眉间疥癣。

用松香二两　蛤粉五钱　青黛二钱　轻
粉三钱　枯矾三钱

为末，烛油调搽。

治天蛇头，用人粪、雄黄泥同捣，裹
在患处即愈。

保生救苦散

治火烧热油损，及一切狗啮损伤。

用生寒水石，不拘多少，为极细末，
油调涂之。其痛立止，并不作脓。凡汤火
初伤，慎勿以冷物塌之及井底泥敷，使热
气不出，烂入肌肉。

又方

治火烧。

以好酒洗之，再以盐敷，则护肉不
坏。如皮塌者，以酒熬牛皮胶敷之，遍体
伤者，用好酒满浸，温即易之，则不死。
又方，用水菜即鲜蚌，连壳与肉，火中煅

―――――――――――――

① 原本无方名，据目录及内容补。

过，研细，菜油调敷。

又方

用黏米炒黑，为末，将菜汁调敷神效。

神效当归膏

治汤火等疮，肉虽伤而未坏者，用之自愈。肉已死者，用之自溃，新肉易生。

当归　生地各一两　灯油四两　黄蜡一两

先将归、地入油煎枯，去渣，入蜡熔化，搅匀，候冷摊贴。发背痈疽杖疮尤妙。

又方

治汤火疮。用刘寄奴为末，先以黏米浆鸡翎扫伤处，后以药末搽上，不痛且无痕。又方，用鸡子清调大黄末，涂之。又方，鸡子十余个，石器中熬自然油，搽之。又方，以榆白皮末、猪脂油涂愈。又方，以冷烧酒浇淋甚妙。又方，用捋猪毛烧灰，香油调涂患处。又方，用陈年白螺蛳壳，火煅为末，入轻粉研细，疮破湿者干掺，不破清油调敷。又方，用麸皮炒黑灰为末敷，神效。此方有补性，始终皆可用之。又方，用蜡月猪胆涂黄柏，炙干，为末敷之。

热酒伤。用糯米粉炒黑末，酒调敷之。热油烧损，以蜜敷之。有用扁柏叶，冷浓茶捣烂敷，神效。

治冬月冻疮皮裂疼痛。用黄蜡一两，熔化入松香末三分，搅匀，每以温汤洗拭患处，用前药熔化滴入裂缝，经宿即愈。又方，以五倍子为末，和牛骨髓填缝内即好。又方，用煎热桐油调密陀僧末敷。又方，用姜汁和陈酒煎热洗。又方，以独个蒜煨杵贴。又方，用生附子为末，面水调敷。又方，治冻疮久烂不愈，用糖塔饼勺内炒成灰，研末一两，加冰片少许，干掺即愈。又方，治冻疮未穿，用白矾研末一

钱，百沸汤半盏，搅和，鸡毛扫抹，烘干擦去患处白屑，再扫再烘，药尽而愈，肌肉如旧。

杨梅疮方

朱砂二钱　雄黄一钱五分　苦参　荆芥　天麻　麻黄　面粉　牛蒡子　槐角子各三钱

为细末，用糖心鸡子为丸，桐子大。每服三十丸，用鸡汤或羊肉汤送下，一日一服。表出毒气，再不发。忌一月房事，神效。

梅疮神效丸

绵花核半升，炒　肥皂核半升，炒　黄槐花米半升，炒　广胶半升，麸皮拌炒　马料豆半升，炒　麻子半升，炒

为末，雄猪胆汁为丸。每服五钱，酒下。生在上身者，加穿山甲二两，土炒。

熏杨梅疮方

雄黄　沉香　血竭各三分　乳香　没药　朱砂各五分　黑铅　水银各一钱

为末，均作纸捻七条，用香油点灯，放床上，令病人两腿抱住，上用单被通身盖之，口噙冷水，频频换之，则不损头目，一日用三条，后每日用一条，熏之有效。

经验治杨梅疮方

麻黄　穿山甲　白芷　威灵仙　蝉蜕各二钱　黄芪二钱

上用生羊肉一斤，水五碗，煎三碗，将肉取起，入药，在汤内煎至二碗，热服，盖被出汗为度。

治杨梅疮后肿块方

冷饭团十五两　防风　木通　薏苡仁　防己　茯苓　金银花　木瓜　白鲜皮　皂角刺各五钱　白芥子四钱　归身七钱

上作三十服，每用水煎，空心午饭前、晚饭前，各一服。忌鸡鱼生冷，房事及煎炒茶酒十余日，立效。虚弱人加人参

五钱，其妙不可尽述。

杨梅结毒方

土茯苓五两　甘草六分　天花粉　蝉蜕去足　麻黄根各一钱　肥皂子七个　皂角子七个　杏仁七粒，去尖　僵蚕一钱，全足

上俱忌铁器，水三碗，煎一碗。毒在上，食饱服，毒在下，空心服，二十帖见效。杨梅疮十年，五十帖痊愈。忌面、胡椒、犬肉、房事、发物、烧酒、蒜，为妙。

解毒至宝神丹

治杨梅结毒，一切热毒。久患骨蒸热毒流注，六脉俱数，用之清热解毒神效。

人参三七微火焙，研细，二钱　嫩滑石研细，三钱　真琥珀研细末，四分　珍珠生，研细末，四分　生甘草晒燥，研细，一钱

各研极细，和匀。每服二分，加至三四分，人小者一分加至二分。草薢三钱，煎汤调服。

神应散①

肥皂核烧存性，五钱，研为末　何首乌　天花粉　荆芥　防风　苦参各一两　薄荷叶五钱

共为末，分作十服，每日用新鲜土茯苓八两，雄猪肉四两，入前药一服，用水七碗，煮烂去渣，其肉听食，其汤代茶饮之，不过十日痊愈，再无余毒。如善肉者可作大剂与之。

广疮广癣方

轻粉一钱　辰砂　雄黄各五分，研细

蜜丸，均作九丸，每日酒下三丸，三日服完，不可间一日，若第四日服，遂不应。忌盐与饭，宜食淡面为佳，并忌荤腥，时刻以水漱口，不可间断，夜卧口含笔管，亦时漱齿，七日收口痊愈，以毒从齿缝而出，全在漱口去毒，永无后患。

梅疮擦药方

水银一两　胆矾　枯矾各五钱　麝香二分

先将矾、香于石器中研细，后入水银，加香油少许研匀，分作三服。勿令妇人鸡犬见之，密卧在床，不可见风，以右手托药，擦左脚底，左亦如之，擦时须吃参汤补接，壮者擦一服，出汗为度，弱者止擦半服，微汗即止。若病人无力，代擦亦可。擦完仰卧，用被盖暖掩脐，更用帕子包头，再擦手心，连擦三日，食淡粥七日。若口齿发肿，涎水大出。用绿豆汤含吐。

洗杨梅疮药方

臭梧桐　野菊花　金银花

三味煎汤，入新马桶内熏之，一日二次。有痔漏，加枸杞子。

杨梅疮杨梅风方

土茯苓四两　川归二钱　金银花二钱　皂荚子　甘草一钱　木瓜一钱　牛膝二钱　防风一钱　熟地二钱　羌活一钱　川芎一钱

水煎三盅，三次服。又方，土茯苓四两　金银花五钱　皂角五钱

以上三味煎汤，另用大肥皂核，烧存性，为末，每用三分，前药煎熟调服。

梅疮膏药方

猪油煮去渣，一两　加香油三钱

同熬，离火稍冷，加乳香、没药各五钱，入孩儿茶七钱，搅匀，又入冰片一分、轻粉五分、麝香一分，临用摊贴神效。

治下疳。旱田螺烧灰　麝香　轻粉少许

为末，香油调敷患处即愈。又方，灯草灰入轻粉、麝香少许，干贴。

下疳妒精疮方

七月七日采凤眼草，烧灰淋水洗之。

圣粉散

治下注疳疮，蚀臭腐烂，痛不可忍。

---

① 散　后原有"方"一字，据目录删。

密陀僧　黄丹　黄柏蜜炙　孩儿茶　乳香各三钱　麝香少许　轻粉一钱半

为末，用葱汤洗疮，疮湿干搽，疮干香油调搽。兼治小儿疳疮。

沐浴长春散

男子下元阴湿久冷，阴囊搔痒疼痛，成疮流水，及治妇人阴湿，子宫久冷。

牡蛎　蛇床子　破故纸　紫稍花　干荷叶　官桂各等分

每用一两半，水一小锅，入葱白数茎煎八分，先熏后洗，却用后津调散。

津调散

治妒精，妇人阴湿疮，脓汁淋漓臭烂。

黄连　款冬花各等分　麝香少许

为细末，先以前汤洗，软帛拭者，津调敷之，忌生汤洗。

麝香杏仁散

治妇人阴疮。杏仁不拘多少，烧存性　麝香少许

为细末。如疮口深，用小绢袋盛药系口，炙热，置阴内。

翻花疮方

即胬肉凸出，如蛇头数寸者是也。

用硫黄末敷之，即缩。

人面疮方

以贝母为末，水调灌之，数日结痂而愈。

漆疮方

以生蟹取黄，涂之效。又方，干荷叶一斤，水煮浓汁洗。又方，生紫苏擦之。又方，人乳汁敷。

罗太无定风散

治疯犬咬。先口噙浆水洗净，用绵拭干贴药，更不再发，大有神效。

天南星生　防风等分

为细末，干上，再不溃脓，功难尽述。

济世方

治癫犬咬。先用人溺洗去血水，次用核桃壳半个，将干人粪填满，罨于伤处，外以艾于核桃上灸之，二七壮，即愈，永不再发。又方，用斑蝥七枚，去头足翅，以糯米少许，于新瓦上同炒，以米黄香为度，去米不用，以斑蝥研碎，好酒调下。能饮酒人，再进一杯。看伤上下，以分食前食后服。当日必有毒物从小便出，如小狗状。如未下，次日再进。如又不下，又进之，以毒物出为度。若进至七服，虽毒不下，亦无害矣。服药后，腹中必不安，小便茎中刺痛，不必虑，此毒为药攻将下耳。又方，胎发烧存性，新香附，野菊花研细，酒调服尽醉。看患病人头有红发三根，速拔去。

一方

治犬咬。以人尿洗净，以头垢敷伤处，又用热牛粪涂于外。又方，用杏仁烂嚼罨伤处，以帛缚定立好。又方，紫苏叶嚼碎涂。又方，先用盐水洗，用蓖麻子去壳，井水研成膏，贴伤处。又方，虎骨煅灰敷之，亦好。

犬咬破伤风肿。人参于桑柴火上烧存性，敷之良愈。又方，苍耳叶酒调服。又方，杵金丝荷叶，砂糖调匀敷上。

蛇伤诸方

凡恶蛇伤，急于伤处上下扎缚，使毒不散走，随浸粪缸内，食蒜饮酒令饱，使毒不攻心。或白矾、甘草等分，冷水服二三钱。更捣蒜敷患处，加艾圆灸之，兼治百虫毒螫俱妙。又方，雄黄、五灵脂、贝母、白芷等分，为末。每服三钱，热酒调服，滓敷患处。又方，用青木香，不拘多少，煎服，其痛即止。又方，用金线重楼水磨少许，敷咬处，即为末，酒调服之。又方，用贝母为末，酒调服尽醉，顷久，酒至伤处为水流出，候水尽，以渣敷疮

上，垂死可活。又方，癞蛤蟆，捣烂敷上，以帛缚之。又方，凡毒蛇沙虱所伤，眼合口噤，手足强直，毒已入内，急用苍耳草捣汁，和酒服，渣厚敷患处。

一方

治蜈蚣伤，用鸡冠血涂。如吞蜈蚣毒而舌出胀硬者，即涂舌上，咽下亦可。又方，乱发烧熏。又方，乌鸡粪涂。又方，取大蜘蛛置伤处，吸去其毒。

治蝎子螫，用白矾、半夏等分，为末，醋调涂之。

治虎伤，用生葛根汁服，并洗伤处并妙，或以白矾末纳疮口，痛立止。又方，掘土深坑眠卧于中，则不死。

治马咬，用薄荷汁涂之。治猪咬，用松脂熔作饼，贴之。

治人咬。凡咬破指头，痛不可忍，久则烂脱手指手掌，用人尿入瓶，将患指浸在内，一宿即愈。又方，以鳖壳烧灰，敷亦可。又方，用生栗子和饭嚼烂，厚遏伤处。

治金疮血不止，用半夏、风化石灰、郁金，为末，掺上血即止。又方，海螵蛸末，敷之，血立止。

又方，古矿石灰为末敷之。又方，原蚕蛾炒为末，敷之。又方，治刀斧伤甚，用真降香，磁锋刮下，研极细末掺上，次日即结癗如钱，无不立愈。又方，血竭末掺之，立止血生肌。又方，用初生小鼠同石灰捣匀，阴干，敷金疮，及汤火伤俱妙。

治阳证肿毒并金疮，用大粉草入去青竹管中，油灰塞竹管孔，立冬日，放粪缸内，立春先一日取起，竖立阴干，破竹取草，研细。金疮干者水调敷，热毒疫毒，内服均妙。

刘寄奴散

治箭伤，一切金疮。刘寄奴为末，掺之。又方，毒箭伤破欲死，用蓝汁敷之。如无，靛青亦可。又方，桑叶阴干为末敷。若急用，焙干亦可。又方，生半夏为末敷。又法，治刀箭伤甚欲绝，剖牛腹纳之，热血浸便生。

杖疮膏药

用紫荆皮、乳香、没药、生地、大黄、黄柏之类。丹溪云：杖疮用黄柏、生地、紫荆皮敷，此皆要药也。若血热作痛，宜凉药去瘀血为先，加红花、血竭更佳。

鬼代丹

受杖不痛故名。

无名异　乳香　木鳖子去壳　自然铜煅，醋淬　地龙去土　没药等分

为末，蜜丸弹子大，温酒化下一丸。

乳香散

治杖疮神效。

自然铜醋淬七次，五钱　滴乳香　真没药各三钱　全当归五钱　茴香四钱

为末。每服五钱，温酒调下。

杖疮丹

刘寄奴六钱　马鞭草四钱

为末，蜜调敷，溃者干掺。

地龙散

治腰脊痛，或打扑损伤，从高坠下，恶血凝滞。

中桂　地龙　羌活　黄柏　甘草　苏木　桃仁　归梢　麻黄

水酒煎服。

水仙散

治打扑坠损，恶血攻心，闷乱疼痛。

用未展荷叶阴干，一味为末，食前用热童便一盏，调下三钱，以利下恶物为度。又方，用韭汁和童便饮之，散其瘀血。骨折者，蜜和葱白捣匀。厚封患处，酒调白及末二钱服之。

肘后方

治打伤瘀凝骨节。

用生铁一斤，酒五升，煎一升饮之。

秘授神效散

治跌扑骨折骨碎，筋断疼痛，此药续断神验。

用路上或墙脚下过往人便溺处经久碎瓦片，取来洗净，火煅醋淬五七次，瓦黄色为度，以刀刮细末。每服三钱，好酒调服。不可以微贱而忽之。

黑发散

乌须发。

官粉　真蛤粉　黄丹　密陀僧　石灰一钱三分

为细末，水调搽。如干，水洗去药，核桃油润之。

乌须神方

用雌雄蟹一对，八两，霜降后佳，对脐扎好好京墨三钱，为末　麝香三分　生漆一斤，去渣

先将京墨、麝香入磁瓶内，次将蟹投内，又将生漆倾入瓶内封固，入人行处土中，深埋尺许，七七四十九日取起。麻布去渣，收贮磁瓶中。凡用笔涂上，将指头套鱼泡捏匀，恐染指头不能净白耳。

又方

五倍子焙黑色，青绵布包裹，脚跟踏成饼子，三钱　红铜末银罐内煅成灰，六分　白矾枯诃子皮　硇砂　细辛各三分

各为细末，对和一处，次用石榴皮一个，乌梅三个，细茶一撮，水二盏，煎七分，去渣，用磁盏盛，将前末药汁纳放锅内，重汤煮药，至皱皮取起，晚间用抿子蘸药，刷去，次早温水洗脸，须发如漆。

七仙丹

此药补心肾，驻容颜，黑髭发之圣药。

何首乌甜瓜瓣者，九蒸九晒，四两　人参去芦　熟地黄酒洗　白茯苓去皮，春夏用　生地黄酒洗　小茴香炒黄色，秋冬用　麦门冬去心　天门冬去心

以上各二两，为细末，蜜丸弹子大。每服一丸，嚼烂，好黄酒送下，盐汤亦可，或丸如桐子大。每服五十丸，空心酒送下亦可。忌三白、房事，合时勿犯铁器。三白者，葱、蒜、萝卜也。

玉容肥皂丸

去白癜黑点白癣，诸般疮痕，令人面色好。

白芷　白附子　白僵蚕　白及　白蒺藜　白蔹　草乌　三奈　甘松　白丁香　杏仁　猪牙皂角　豆粉各一两　肥皂去里外皮筋并子，只要净肉一茶盏　密陀僧　轻粉樟脑各五钱　孩儿茶三钱

上先将净肥皂肉捣烂，用鸡子清和，晒去气息，将各药为末，同肥皂鸡清和为丸。

治体臭。

用硇砂、密陀僧、明矾、铜青、白附子、辰砂，为末，先以皂角水洗二三次，后敷上，不过三次全好。又方，加黄丹、水银，用白梅肉为丸擦之。又方，用大田螺一枚，水中养之，俟靥开，以巴豆一粒，去壳，入内拭干，仰置盏内。夏月一宿，冬月七宿，自然成水，取搽腋下断根。一方，先用胭脂搽腋下，其狐臭之处黄色，即将田螺去靥，掩于其处，绢帛缚紧，臭从大便而出，其根绝矣。

治汗癜紫白色者。用白附子、硫黄各等分，为末，以白茄蒂蘸醋粘末擦之。又方，用夏枯草，煎浓水，日洗数次。

肩穿法。凡负重担肩破者，煎猫儿头上毛，不语唾粘之。

远行脚打泡子，以生面水调为糊，贴过夜即干，不可擦破。又方，用饭粘捣贴，以纸覆之，过夜平复。

骨鲠芒刺咽喉诸方

一方，威灵仙，醋浸丸噙。同砂仁煎服亦可。如欲吐，以砂糖调铜青末半匙，再滴油一二点，茶汤调服，即吐出原物。又方，蚯蚓泥擦喉外。又方，用狗涎频滴。凡鱼骨鲠，食橄榄即下。如无鲜者，用橄榄核磨水饮之。盖橄榄木作舟辑，鱼触着即死。又猫涎亦能下鱼骨鲠。鸡骨鲠，用贯众、缩砂、甘草为末，轻纱包裹含之。又方，鸡内金烧灰吹。竹木芒刺咽喉，象牙磨水服。竹木刺肌肉，以齿垢涂上。又方，黑豆嚼涂。针入肉不出，用蝼蛄脑子同硫黄研细调敷，以纸盖之。如觉甚痒，其针自出。误吞头发绕喉不出，取自乱发烧灰一钱，白汤下。误吞蚂蟥即水蛭，腹痛，用田中泥为丸，水吞下，其虫随土泻出。误吞铜钱，用荸荠多食即化又名地栗。一方多食胡桃肉。一方多食蒜白。误吞金银铜铁，但多食肥肉，自从大便而出。吞针者，煮蚕豆与韭菜食之，针与韭自从便出，或线系磁石吞下，少倾提出，针吸在石上，而亦出矣。

救 急 诸 方

解诸中毒[1]

凡中蛊毒，则尝白矾不涩，食黑豆不腥，可浓煎石榴皮汁，饮之。或热茶化胆矾五分，探吐出毒，或米饮调服郁金末三钱。中砒霜毒，急饮人溺及人粪汁，或刺羊血热服，或取盐汁冷服，或取生螺研，冷水服。中盐卤毒，纵饮生豆腐浆解之。中诸菌蕈毒及虫蜞入腹，搅地浆水饮之。解砒毒鼠莽毒，用旋刺羊血，或鸡鸭热血服。解鼠莽草毒，用大黑豆煮汁服之。食河豚鱼中毒，急以清油多灌之，使毒物尽吐而愈。中巴豆毒，以黄连、大豆、菖蒲汁解之。中诸药毒，生甘草、黑豆、淡竹叶，水煎连服，绿豆汤、甘草汤、黄连甘草节同煎汤，并解百毒。解服铅粉法，以麻油调蜂蜜加饴糖服。

救暴死法[2]

凡涎潮于心，卒然倒仆，宜徐扶靠坐，火炭沃醋熏鼻中。勿呼唤摇动，以乱其心。或捣韭汁灌鼻，或皂角末吹鼻。于人中穴，及两足大拇指，离甲一韭叶许。各灸三五壮即活。若身温有痰涎为中风，身凉无痰涎为中气，当从二门调治。冬月中寒卒倒，浓煎姜汤灌之。冻死有气者，以灰炒热，盛囊熨心头，冷即易之。用姜汁、热酒各半温服。若以火烘、浴热汤，冷与火争，必死。暑月途中中热卒死，以路上热土围脐，令人尿其中，或热土、大蒜等分捣水，或姜汤热童便，皆可灌之。须置日中，或是令近火即活。若饮冷水、卧冷地则死。

救缢死法[3]

裹衣紧塞谷道，抱起解绳，不可割断。安放正平，脚踹两肩，揪发向上，揉其项痕，捻圆喉管，以两管吹气入耳，皂角末搐鼻，刺鸡冠血，男用雌，女用雄。滴口中，屈伸其手足，自苏。

救溺死法[4]

急倒提出水，令腹合牛背横卧，牵牛徐行。口噤者，横箸牙间，令吐出水。无牛，以锅覆地，将溺人脐对锅脐，俯伏，手扶其头，老姜擦牙，水出即活。或俯卧凳上，脚后稍高，以皂角末绵裹纳下部，蘸盐擦脐中，出水即活。切忌火烘，逼寒入内不救。

救魇死法[5]

如原有灯不妨，无灯切忌再点火照。

---

[1]　解诸中毒　原作"中毒"，据目录改。
[2]　救暴死法　原作"暴死"，据目录改。
[3]　救缢死法　原作"缢死"，据目录改。
[4]　救溺死法　原作"溺死"，据目录改。
[5]　救魇死法　原作"魇死"，据目录改。

但痛咬脚跟，或咬大拇指，而唾其面，以皂角末吹鼻中，得嚏即醒。

救冻死法①

微有气者，速灸丹田，灌姜汤即活。若用火烘，逼寒入心，则大笑而死。与热死人，不可与凉水义同也。

锦囊秘授神效观音救苦丹

神治一切风寒湿气，流注作痛，手足蜷挛，小儿偏搐，口眼㖞斜，妇人心腹痞块攻疼，不问年深月久。将药置患处，以灯火点着，候至火灭，连灰罨于肉上，立见痊愈。重者药米粒大，轻者用药粞粒大，只须一壮，不必复灸。若患处阔大，连排数壮，一气灸之。且灸时不甚热痛，灸后并不溃脓。一茶之顷，痼疾如失。张秘授屡试屡验，真神方也。因思济之一方，不若利之天下，惠之一时，不若泽之后世，爰附于后，以广厥传，愿后贤以为半积半养之珍，幸勿专为嗜奇嗜利之具。

麝香一钱　朱砂二钱　硫黄三钱

各研细末，先将硫黄化开，次入朱、麝同化，倾入磁器内候干，再研末，隔火化开，候干，切作如粞如米大，贮磁瓶内，慎勿出气，珍藏听用。

---

① 救冻死法　原作"冻死"，据目录改。

冯氏锦囊秘录杂证大小合参卷二十

锦囊治疗方论

百病之客乎人身也，必有因以客之。经曰：邪之所凑，其正必虚。"必"字何等有力，后人当进思矣。金姓一令郎，年十四而患痫病，群医不效，针灸继之，消痰镇坠之品备尝尽矣。其发更频而更甚，乃延余治。诊其脉洪弦有力，惟两尺则弱，此阴道亏极，孤阳无敛，火性上炎，僵仆诸候乃发，理所然也。若用消痰镇坠之饵，不几更耗阴分乎？乃令空心淡盐汤吞加味八味丸四五钱，以使真阴藏纳。然阳无阴敛，何能久藏？火无水制，难免浮越。随以重浊大料壮水之剂继之，以助主蛰封藏之势，则水火得其所矣。下午乃服调补气血养心清肺和肝之膏滋一丸。如是调理两月，精神倍长，痫证不治而愈矣。故曰：治病必求其本。今将丸、煎、膏三方具后。

加味八味丸方

熟地黄一斤，用八两清水煎汁，去渣，将八两入汁内煮烂，捣烂入药 山药四两，炒微黄色 牡丹皮四两，焙 白茯苓三两，人乳拌透，晒干，焙 山茱肉去核，四两，酒拌蒸，晒干，焙 泽泻二两，淡盐水拌，晒干，炒 五味子二两，每个铜刀切作两片，蜜酒拌，蒸干焙燥 牛膝三两，淡盐拌炒 肉桂取近里一层有油而滋润甜极者，一两五钱，即入药，勿出气，不见火 制附子一两五钱，切薄片，微火焙

为末，用熟地捣烂入药，加炼蜜杵好，集群手丸，晒干，藏磁器瓶中。每早空心淡盐汤送服四钱，随后进服煎剂，使阳藏而阴以秘之也。

煎方

大熟地一两 丹参一钱五分 麦冬去心，三钱 生白芍二钱 茯苓一钱五分 丹皮一钱五分 远志 甘草煮透，一钱二分 牛膝三钱 五味子六分

水二盏，灯心十根，莲子十粒，去心、衣，煎八分，温和服于八味丸后。滋阴药最忌热服，热服则走阳分，不能养阴，太冷则直入肠中，又不能渗行经脉。

膏滋丸方

酸枣仁四两，炒熟，捣碎 当归身三两，酒拌炒 怀熟地八两 金石斛去皮，二两 白芍药三两，蜜水拌，晒干，炒 制麦冬三两，拌炒，黄米同炒，炒燥去米 牛膝二两，水洗 制远志肉二两，用甘草浓汁，煮透，晒干，焙

先以建莲肉一斤，去心、衣，煎取浓汁三十余碗，去渣，入前药在内，煎取头汁、二汁去渣，熬成极浓膏滋，入后药收成大丸。

拣人参三两，研极细 白茯神四两，研极细 白茯苓三两，研极细

以上收入前膏滋内，丸成大丸，每枚重四钱。下午食远白汤化下一丸。

旗下何宅一令郎，年十岁，肚腹胀极，痞块有形，肌削神困，仅存皮骨，耳中溃浓，目中红肿，牙龈出血，或时腐烂，咳嗽气短，腿膝乃疼，夜不能寐，日不能食，已成坏证。乃延余治，询其病由，乃起于半周之内，肚稍肿硬，即加消积丸饵，久服不减；乃消导补脾兼而治

之，久服亦不效；乃清热扶脾，佐以化积之药投之，其内热肿胀，亦并不减。六七年来，胀极则倍用行气化滞，少缓则用扶脾养胃，热极则用清热和中，以延岁月。近则腹胀更甚，痞硬更大，牙疳，耳目肿烂益甚，精神益疲，肌肉益削。向治数医，俱为束手待毙而已。按其脉，或时弦洪有力，或时弦而无力，明知久服克削，攻至真气内乱，转让邪气为害，先天之真阴真阳已竭，乃中空外浮之象也。要知凡痞气所成，皆中气不能健运，以致痰食气滞，聚而不散，亦非铁石物也。故古方消积药中，必兼参、术扶正，使正气一旺，自能相佐药力，以化滞于无事之中。譬如肿硬，气血一和，不由脓血而自散矣。奈何以有形之药，峻攻无形之滞！揆其意，意如有铁石物在其中也，以致中气愈弱，愈滞愈固，愈固愈消，愈消愈弱，不死何待？试不思即大黄、巴豆，迅利之药，亦必仗中气以运行。人至气绝之后，灌以巴、黄斤许，岂能通利一物！巴、黄峻利之最者，无人气以运行，则虽入腹而犹置于纸木器中，安然不动。如此一想，则痞聚之内，可不仗中气以运化乎！且诸病日久，未有不累至根本地位受伤，故初病多从标，久病必从本，况此病原由根本上来者乎！向来所治，皆非其治也。余始先以金匮肾气丸料加牛膝、麦冬、五味子作汤，大剂空心温服数剂，热减而腹胀稍软，随以前剂冲入人参汤三钱，食前日二剂。十余日后，精神稍长，诸症渐退。后早晨以生脉饮送下，加牛膝、五味子之八味丸三钱，申酉刻仍以前煎方进服。如是调理两月，热证悉退，诸症尽平，肌肉渐生，精神渐旺，向患之痞，竟不知从何处下落矣。

部主政张公五令郎，年七岁，亦患腹肿，医投消积之药，日久而胀益甚，肌肉

尽削，形如鹄立，势其危笃。诸医已无治法，而请余视，不过冀其十死一生耳。余曰：此幸药误，非病拙也。犹土干则旱，再投燥脾克削，益令中气愈虚，而难健行于四肢百达，乃壅滞于中，胀满益甚，自然面目四肢瘦削不堪。要知此长彼消，总此气也。此气断无消之之理，惟宜温养以壮之，滋阴以配之，补真火以生土，益中气以健运，健运一行，清浊自分，肿胀自愈。要知诸病，不能出乎真阴真阳之外，而人之求生者，宁能外乎真阴真阳之中者乎！真阴真阳者，诸危病之要领，求生者之根本也。阴阳者何？肾中之水火是也。乃定一方，以八味去附子倍熟地，更加牛膝、麦冬、五味，以润水枯金燥，更能使肺气注于肾而有所归也。十余剂后，诸症渐平，乃以前方作丸，生脉饮送之，月余而全愈。奈不能久服，病虽去而根本未固，次年夏月，两胁下忽发肿硬，形如妇人之乳垂下。外科投以解毒之剂，不惟不效，两颐之下肿亦如之，连翘、金银花之类，进以升斗，敷贴之药，涂以百计，毫无减势。或议开刀，病家大惧，乃与余商治。余曰：此因去年根本未复，入夏阳气浮外，肝肾之气不能牢固于下，以致无根之火上炎，则关津管束之处，任其冲烁为累，何毒之有？经曰：颈项者，生气之本也，乃肝之俞，又咽喉之管束，阴阳之道路。盖三阳之脉，自颈而上；三阴之脉，自颈而还。惟其虚也，则无力以还，肾更不能收摄以纳，乃浮而肿也。作以去年之煎方加青皮四分、土贝母二钱，食前服之。二三剂后，肿减大半，不及十剂，四肿俱退矣。

户科李老先生令郎，少年乡荐入都会试，适患咳嗽甚烦。余见其身长肥白，颊色常红，已知表有余而里不足，上假热而下真寒，病必当剧，劝以重服药饵。令尊

先生以有通谱候选之新贵，甚精医学，日在诊治，自当霍然也。询其药，乃山栀、黄芩、花粉、橘红、贝母、苏子、杏仁之类。余闻之而心甚骇，欲阻之，恐似嫉妒之言；欲顺之，不忍坐视误药伤人。惟力陈此病颇重，望谨慎斟酌，勿轻忽从标清理，致生他变！渠皆置之勿听，数剂后而嗽转甚，烦躁喜冷倍常，益信寒凉为对证之药，倍用之而病转剧。乃疑家居不能静摄，以致服药无灵，令移于庵观之中，同一按摩导气者为伴，再兼药饵，内外夹攻，无不愈矣。不意二日后，烦躁更甚，粒米不食，饮水无度，更信为实热，以三黄丸下之，究竟利行不多，而喘促逆奔之势已见而未甚，又一剂后，夜半喘急大作，有出无入，遍身麻木，溃汗如注，神昏目直，口噤不言。使者归而告急于主，先生窘而告急于余。乃促骑驰去，觅其状委顿殆尽，按其脉两寸左关尚存而已。时当六月，商与四逆、理中，主人畏惧，改以人参一两、麦冬二钱、五味子六分、肉桂钱余，主人始允。急煎服之，喘减片刻，奈病大药小，顷复大作。主人不咎寒凉之罪，而反冤参、桂之误矣。余思尽吾之力，尚可以活，释彼之疑。若徇彼之见，必死而已，反受其怨。乃坚定一方，勒合服之，用炒白术三两、人参二两、炮姜三钱、五味子一钱五分、制附子三钱，煎浓汁半碗灌之。下咽之后，病人张口大声云：心中如火烙欲死。主仆疑怨交起，余总不动听之。顷然又大声云：脐间更疼更热欲死矣。余窃喜其阳能下达，未至绝也。果少顷喘定汗收，手足温而神始清，语言反甚无力，握余手而云：寒家并无好处及先生，先生何肯坚心立救余命也？余曰：见死不救，非为医矣。分内之事，何足谢为！然此方以术多而参少者，因中宫久困寒凉，不先为理中，则阳气终难下达

也。

一张姓暮年而生一子，年十三岁矣。因暮年老人中风，请余诊治，见其子出迎，而步履甚艰，问其故，则曰近日忽患腿痛，旦夕疼痛，已请外科调治数日，俱云势难消散，出脓得两月收功。余见身体浮胖，面色㿠白，已知暮年所得，先天不足矣。再诊其脉，六脉沉细而微。复视其肿，则右腿肿胀已极，色白而末冷。余思经曰：气血不和，留结为痈。今吾使气血既和，而无留结，则病何自而成？令以昨进乃父之八味汤加牛膝、杜仲各二钱，食前服。病家幸最莫逆，余言是诺。一剂之后，腿即温暖，而肿痛减半。再剂而全退，三四剂后足力如故，步履如常矣。

吏部考功司正郎，河南张老先生，性禀端方，居官清肃。原任作令临潼，适当吴逆叛乱，文兼武备，旦夕焦劳，遂得怔忡耳鸣诸症。疗者均以痰治，涌出痰涎斗许，复用滚痰丸饵，痰势虽清，精神内夺。继而逆寇荡平，行取擢列铨部，兢兢办事，殚心竭力，历有年矣。忽于辛未七月十二日，正当衙门办事，卒倒僵仆，痰涌齁齁，目窜口开，手足强直，自汗如雨。仓促抬至私宅，医者病家俱谓断无生理，而危在顷刻也。值礼科王老先生探视，见其势甚危笃，力延余视。按其脉则六部皆豁大无伦，验其候脱势已具八九，实刻不容缓矣。乃立一方：人参三两，白术二两，附子五钱，煎浓汁大半碗灌之，令其照方日三剂，夜二剂，按时进之，以补接虚脱之势。服后脉气渐敛，身热渐和，溃汗渐收。次日仍用前方，日二服，夜一服，至三日诸症渐减，但僵仆不省如故。余曰：此工夫未到，故标证稍平，而失散之本元神气未能归复也。不可少缓，仍照前方，日二夜一，凡饮药后，必灌浓米汁半盅，以保胃气，以助药力。或有劝

入风药者，余曰：保之不暇，敢散之乎！或有劝加痰药者，余曰：补之难实，敢消之乎！更有劝入清火之药者，余曰：此尤误也，元阳欲脱，挽之尚恐不及，敢败之乎！余之重用白术、附子者，既壮人参培元之力，而消痰去风息火之义已在于中矣。倘稍涉标治，则峻补之力中反寓攻克之性，补性难于奏功，克削易于见效，走泄之窦一开，虚证蜂起，势益难矣。违众勿用，凡三日所用人参，计共三十五两，附子共用六两，白术共用二十四两。直至三日晚间，忽能言语，稍省人事，索粥半碗，进食而睡，其躯骸、目窜诸症仍在也。于四日早晨立方：早间阳分，用大补心脾气血之药，如枣仁、当归、白术、芍药、茯神、远志、人参、肉桂、五味之类；下午阴分，正用八味汤，冲人参浓汁服之。如是加减出入，至六七日后，诸症渐平，饮食渐加，每日人参尚用四五两。后数日，早晨用生脉饮送服八味丸之加牛膝、杜仲、鹿茸、五味子者四五钱，日中加减归脾与八味汤，照前并服。日渐轻强，饮食倍进，不逾月而起。始终风药如天麻、羌、独，痰药如橘红、胆星，筋药如钩藤、秦艽，并不入药。不驱风而风自除，不消痰而痰自解，不舒筋而络自活，精神饮食，较前更壮，正书所谓正气得力，自能推出寒邪。故凡治危笃症候，全在根本调理得力，自然邪无容地。先哲云：识得标，只取本，治千人，无一损也。

山东李相国，始为浙省督台，当耿逆叛乱，亲率军旅，驻节衢州，不避寒暑矢石，得以灭逆功成，保全浙省，皆一人之力也。及应召初为冢宰，左臂强硬作痛，上不能至头，下不能抚背。医皆为披星戴月，风霜有年，通作驱风活络而不愈。且大便圆如弹子，督台以书有粪如羊屎者不治，隐以为忧，招余诊治。按其脉，六脉大而迟缓无神，余知其中气久虚，所以荣卫不能遍及肢末乃有偏枯之象，岂风霜之谓欤！若果向年风霜贻患，岂止半身独受哉！至如便如弹子大而圆，亦系中气虚弱，命门火衰，以致运行不健，转输迟滞，所以糟粕不能连接直下，任其断断续续，回肠曲折，转转濡迟，犹蜣螂之弄丸，转转成圆，故虽圆而大也。岂若关格之病，脏腑津液燥槁，以致肠胃窄细，粪黑而小，如羊粪者然。只宜空心吞服八味之加牛膝、杜仲者，以培其本，食远以加减归脾加甜薄桂，以壮其标。元阳中气一壮，则运行乃健，大便之弹丸可无见矣。气血充足，自能遍及肢末，不治臂而臂自愈矣。按服而痊，精神更倍。

司农蒋老先生，向来脉气寸强尺弱，故服八味丸，已有年矣。无如劳心太过，药力不能胜其君主妄动之火。余南还时，闻司农于九月间鼻衄大发，调理虽愈，不能节劳，故阴道未能平复，嗣后口渴殊甚，饮汤水如甘露焉，虽数十杯，不足满其欲也。余次年入都，劝其大为壮水主之，佐以引火归原之饵，则木升火降，消渴之热自除，变生之证可杜。奈视为勿略，虽服数剂，口渴略减，即停药饵。至四月间，背上忽隐隐疼痛，渐渐痛甚肉硬，亦未知其为疽也。半月之余，背上疼痛重极，招余诊视，当脊少偏半寸，外虽不肿，肉分坚实碗大矣。余曰：久渴不治，阴水日亏，阴火日烁，荣卫失调，故书有脑疽、背疽之预防也。今外虽不肿，阴分已成，形受伤矣。亟为托出阳分，使毒气勿致逗留，陷入脏腑也。乃外用大黄二两，芙蓉叶、赤芍各一两，白及、白蔹各五钱，为末，鸡子清调，敷毒四周；内则重滋阴水，兼为解托，如熟地、山药、川贝、角刺、天虫、甲片、生甘草、连翘、金银花之类。及其形肿既成，乃早晨空心吞服八味丸五六钱，以培先天之水火，食远服大补荣卫及排脓托里之剂，以助后天气血，如人参、生黄芪、当归、白术、白芍、天虫、甲片、角刺、金银花、甘草节、白芷之类，日服二剂。外以古方太乙膏加男发、蓖麻子、乳香、没药，煎膏贴毒，以呼毒气出外，四围仍敷以杜散漫。如是调理，不旬日而焮肿日高，四围红肿日消，疼痛日减，背肿日轻，已有脓势。奈有力举一专门外科视之，去其四围敷药，内进清凉解毒，外用敷药漫涂毒上，二三日间，平塌日甚，根脚复大，疼痛难忍，且云内溃已甚，黑烂深大，口出无稽之语。司农心骇，乃复延余视。知其毒势溃漫无拘，且乘正虚，复有内袭之虑矣。急去其所敷，仍前外围内托，照前加减，每剂更加肉桂钱余。数剂之后，仍前高肿而红活，竟如些小肿硬，溃脓而愈，毫不大伤肌肉，不待珍珠掺药，而疮口渐平，口渴诸症尽退。故要知一切肿毒，原非毒也，乃气血不和，留结所致，调其气血而毒自解。若以清凉解毒为事，则反伤胃气，气血愈虚，虽欲解毒，毒滞于中，况遇清凉，冰伏于内，反成大害，可不慎之！

少司马胡老先生之二令郎，患痘初起甚危。都中善治痘者一老医，断其必死。胡老先生乃延余同治，余见其方寒凉太甚，所以冰伏不出，有腹胀喘急诸症也。先以酒酿鸡冠血调下独胜散一服，解其冰伏之势，已喘热俱减，痘有出势，其医必以不救为争。余曰：无若是以重主人之忧，望为司事，吉则为君之功，凶则皆我之过，其医愠色，肆言无忌。胡老先生唯日夜痛哭而已，勉留余寓，早晚调治，十愈八九，主人仍然不乐，余莫能解。孰知其医每日私来诊视，谆谆断以时日凶变。

直至结痂痊愈，胡老先生乃喜形于色，悔听蛊惑，几至败事！余每次入都，往还如同至戚焉。

一宝坻王姓，久患重痢，因候选扶病入都，来延余视。时当六月，肚以上至阴囊，皆重绵厚裹，稍薄则肚痛顿甚。其两足心又觉甚热，时刻难受，要人重扇始可，饮食不思，势甚危困。其脉则寸强关尺并弱。余曰：此中气久虚，气不升降，阴阳阻隔，似痢非痢，误用香连苦寒之剂，以致抑遏阳气于九地之下，而中宫藏阳纳气之所反已空虚，且久痢阴阳两亡，故足心之热阴虚所致，脏腹之寒阳虚所由。中宫之阳宜温而补，下陷之阳宜清而升，理难并行。余但先去其中寒之阻隔，则郁遏下极之火，自能上升，大用附子理中汤加五味子以敛之。二三剂后，肚寒足热俱减六七，乃以归脾汤加肉桂、五味，煎汤送服八味丸而痊愈。

宛平王中堂，忽患一寐即梦持重搬运，甚觉困乏而醒，醒来复甚狼狈而睡，无如睡去其梦仍如故也。醒而睡，睡而醒，一夜数十次。医用人参、枣仁、茯神、远志、归身养血安神之剂，愈服愈甚，乃延余治。按其两寸甚洪有力，左寸更大，两关洪大兼弦，两尺虽洪，弦而无力，余始知为药之误也。盖寐者，心神藏纳于肾阴，乃水火相见，阴阳既济之时也。心犹人也，肾犹舍也。今心阴不足，惟火独光，乃遂上炎之性，而失下交之象矣。肾气又虚，不能升腾收摄离阴，而失延纳闭藏之职矣。犹人徒恃火性，勇力向前，而不能退藏于舍，其房室亦甚破败，不能藏纳其人。人但知心象火而肾属水，而竟不思离心坎肾乎！盖言心中之水，乃真水也；肾中之火，乃真火也。水火互藏其根，故心能下交，肾能上摄。今心阴不足，肾气衰弱，已成不交之象，昧者复补心神，愈增炎上之势，焉能使其阳会于阴，元神凝聚于内乎？静功有云：神必附物，精能凝神。此至理也。乃重剂八味加牛膝、五味子，用灯心、莲子作引，煎服而愈。

工科掌印谭老先生，年六十有余，正当衙门办事，卒然昏晕仆倒，痰涎涌盛，不省人事，顷而吐痰碗许少苏，长班用力拥之舆中，挟其两腿而归，于是腿疼之因，从兹始矣。归寓之后，医家以清热疏风豁痰为事，究竟调治旬余，痰涎不减，烦躁倍常，头痛腿疼更甚，日夜为苦，乃延余视。按其脉，两寸甚洪大，两尺右关甚沉微，此孤阳独亢于上，弱阴不能敛纳，且中宫脾土亦虚，阳无退藏之舍，所以上浮巅顶，为胀为疼，自觉重而且大，莫之能忍。理宜壮水以制之，培土以藏之，补火以导之，佐以滋肺清金，以成秋降之令，下趋收敛，以得归源封蛰之藏。故以熟地八钱为君，乳炒白术五钱为臣，米炒麦冬三钱、牛膝二钱、五味子一钱为佐，制附子一钱五分为使。前药共剂煎成，另用人参五钱熬汁冲服，盖恐元气虚弱，药性力大，一时阴翳之火骤消，诸虚之真象并见，用之既可驾驭药力，复能托住本元。进服之后，头疼顿减，诸症渐瘥，但腿痛如故，不能成寐。其所疼之处，长班向挟五指之手印在焉。余曰：此外因也，当外治之。乃用猪肘生精肉捣烂，入肉桂细末、葱白、食盐和匀，厚盦疼处，一昼夜而安，其血凝滞之手印，亦消靡矣。后因素患晨泻，多年不愈，以致饮食不甘。予令早晨空心参汤送服八味丸，午间食前，以炒黄白术三十两、制熟附三两，共熬成膏，以人参细末六两，收成细丸，日中食前白汤吞服三钱。半月之余，脾胃顿强，精神倍长。

文选司司老先生，素患痰喘，发则饮食不进，且夕不寐，调治数月不效，乃延余治，按其脉两寸少洪，余皆沉弱，其右关尺微甚，乃知命门之火衰极，无根虚阳上浮，且久服克削，脾元亏损，愈不能渗湿消痰，以致痰涎益甚，更不能按纳脏元，以致虚气愈逆。乃立一方，以炒黄白术八钱，固中气为君；炒燥麦冬三钱，清肺引气降下为臣；炮姜二钱，温中导火，牛膝二钱，下趋接引，五味子一钱，敛纳收藏，并以为佐；制附子一钱五分，承上药力，直达丹田，以为使。如是数剂，痰退喘止，饮食进而精神强，久服八味丸而不再发。

凡肾气虚者，脾气必弱；脾气弱者，肾气必虚。盖肾为先天祖气，脾为后天生气，而生气必宗于祖也。余五儿乾吉，向来禀赋脾肾两亏，体肥而白，外似有余，内实不足。壬申年随余在都，时年四岁，当五月而出痘，发热一二日，便已神气困倦，汗出如雨，热至将二日而见痘。余因汗多阳虚，故一切疏解，毫不少进。不意三日，外汗出不止，内则清利甚频，所见之痘，反隐隐退缩，未出者尤气弱不能出矣。余思书云：气弱而不能出者，当微补其气，气和则能出矣。况有是病而服是药，当无碍也。三朝便投人参、炒白术各三钱，炙草八分，以固中为君；天虫三钱，角刺一钱，土炒甲片六分，攻托以为臣；川芎八分，升提而兼辛发，肉桂六分温经而兼外达以为佐。四朝汗泻少减，出者少长，未出者见形。乃仍用人参、白术、芎、归、炙草、天虫、角刺、甲片、肉桂，加枣煎服。五朝起胀者少有脓色，后出者亦有起胀之势，但面上之痘淡红无光彩，身背之痘紫陷不润泽。余思淡红无光彩者，气血两虚之明验也。紫陷不润泽者，实非血热，乃血滞而不荣也。然血之滞者，由气虚不能健运也。只以温补气血为主，仍用人参、黄芪、芎、归、山药、肉桂、天虫、角刺、甲片、粘米、圆肉煎服。六朝痘色红活，但皮薄而亮，脓色清稀，四肢水泡。余知气血弱而脾土更虚也，欲投白术，恐久服乃渗酿脓湿润之气，欲投归、芪，气血并补，恐开泄泻走泄之端。计惟温补阳分，使阴从阳长，乃用保元汤加桂、人参五钱，滋补元气以为君；生黄芪二钱，充补卫气以为臣；炙草六分缓中补土，粘米一撮内壮胃气、外酿脓浆以为佐；肉桂宣通血脉，鼓舞补托，以为使。次日七朝，脓色大长，乃和平养浆之剂，俾浆浓毒化而痂。究竟痘不甚密，奈先天后天薄极，脾肾肺气并虚，故如是早为温补，尚然两腿手足之浆悉皆清淡，势类水泡，多日而靥。痘后晨泻，复重温补而痊。

侍讲佘老先生抱病数年，参药久服，或时气逆上攻，或时气坠下迫，二阴皆重，失气甚频，大便虽溏，复甚不快，脉则细数无力。要知中气虚极，阳气不能外达，伏于内而陷于下也。向服补中益气，殊不知愈升则气愈降，况略兼陈皮辛散，便为走泄之端，而反盗泄元气矣，岂不闻塞因塞用之谓乎！但久服补气而气不长，则未经补气之根也。盖真水为阴血之根，真火为阳气之根，根本不立，气从何生？乃以八味加鹿茸、补骨脂、五味子为丸，参汤吞服于空心；复以嫩防风三两，酒煮取汁，拌炒黄芪一斤，炒黄白术二十四两，熟附子四两，三味煎汁，去渣熬膏，以人参六两，收成细丸，日中食远白汤吞服四钱。芪能升托，术能固中，参能补里，附能回阳，四味共剂奏功，何虑虚陷者不为振作发生也。服后精神渐长，下坠失气及气逆上攻，皆为减退。

凡危证遇一医疗治，而医疗治一危病，皆前缘凑合，非偶然也。余丙寅在都年余，积劳成病，且以葬亲念切，急于南回，屡因冗绊不果。每月朔日，问卜于关夫子前，无一不验。至八月朔，得吉人相遇，本和同之签。殊不能解，乃决意辞行而已。正在束装，忽海昌翰院许老先生驰至，言赵老先生大病甚危，汝必疗之，方可去也。即赴诊视，面赤如装，不省人事，口多谵语，手足躁动无宁刻，六脉洪大搏指，向因大贵人所用之医，而亦服其药。即其方乃柴胡、黄芩、陈皮、半夏之类也。幸其剂小，不能为害，殊不知真阴失守，虚阳上浮，神气欲脱，手足无措，神明已乱，谵妄不省，补救尚虞不及，敢此清利以速其危，必得大用人参，方可立方用药。众皆疑信莫决，愈担延而势愈笃。友人张子韶，赵宅之西席也。学问甚优，而更知医，见余所论，甚合渠意，力主煎药服之。每剂人参八钱，其药熟地、麦冬、丹参、芍药、茯神、远志、牛膝、姜炭之类。然全家惶惶，皆有惧色。余夜半而思及前签，恍然大悟，于斯验矣。赵老先生之病可速愈，而余之南回可果也。正欣喜间，而子韶至，见余喜状而问之，余述以故。吉人天水，主人之名姓也。人力不劳，将来不大费手也。事成功倍笑谈中，余疗愈此病，而南回可必也。每日二剂，果数日后，渐见康强而愈。遣使送回，过蒙将誉，赠我诗云：携琴来帝里，朗鉴动公候，肱羡能三折，情方寄一丘。林成杏已满，井在橘堪酬，郊外攀辕遍，飘然未肯留。

王府侍卫常公，乃浙省朱抚台之令婿也。余甲子初夏人都部试，渠病甚笃，来延余视。询之已病八旬矣，据云感冒得之。医院投以发散，继以凉解之药，已五六十剂。粒米不食，每日惟饮凉水而已，下身寒冷而木，渐至胸腹皆冷而实，手足面目肌肉痛痒不知，语言无音，难以布息。医院命以速备后事，渠舅朱老先生情剧，力延余视。按其脉，沉微欲脱，势不可缓。乃以人参一两，附子三钱，早晚各进，保此一线之元气，服后倘暂有烦躁无虑也。二三日间，果初服烦躁，渐即相安。数日后脉稍有起势，而肢体之冷，亦非若前之彻骨矣。乃以附子理中汤去甘草，早晚各一剂，令以温米汤压之。数日后又觉冷减，神气稍觉清爽。乃早仍服前方理中，午后以浓参汁，冲服去丹皮加牛膝、杜仲之八味汤。数日后，骨节疼痛不堪，余曰：阳回冰解之象也，毋复虑矣。照前调服半月，始能薄粥，后以八味去丹皮、泽泻，加鹿茸、虎胫骨、牛膝、杜仲为丸，早晚参汤各服五钱，随以加减十全大补汤送之，日渐轻强，粥饭喜进。两月之后，言语渐闻有声，然手足肌肤，尚未甚知痛痒也。三四月后，始能坐立步履，年余始能鞍马，精神如旧。但每年数月，常患腹痛几死，必服温暖数剂而愈，且尺脉常微。自此病后，得女甚多而易育，得男甚少而难存。可见寒凉贻祸，不独自己一身也。余劝以常服八味丸而安，久而生子。

九和典中戚宅室人，腹中有块作痛，发则攻心欲死，上则不进饮食，下则泄泻无度。群医遍药三百余剂，一无所效，访余求治。诊其脉，六脉沉细已极，右关尺似有似无，明系火衰土弱之至，肾家虚气上凌于心，脾土衰微，不能按纳奔豚之气，非温何以散之？乃立一方，用炒干熟地八钱，补水以滋土，炒黄白术六钱，补土以固中，炮姜、熟附各二钱，补火以生土，但中宫既有阳和之气，而至阴实为纳气之乡，更入五味子一钱以敛之，则主气有根而不拔，元阳深藏而有源，不失脏为藏纳之义。而肾尤为主纳不出之司，故补气者，不知补来藏纳至深主纳之脏，则药

力一缓，必复换散无归。盖四脏之中，心以虚灵为事，肺以输降为功，肝以疏泄为能，脾以健行为用。其位其职，皆非克能藏纳之地。是以五脏调和无过，则脏脏之气血精华，何一不输归于肾？及其失调既病，而欲理气调元，或补气还元，及纳气藏元者，而欲舍肾，谁于与归？愚见如此，是以令服前剂，三日而霍然逾半，一月而全安。要知平人而至于病，必由于水火二家先病也。病至于人，必由于水火二道病极也。大至于危，必由于水火二气将脱也。故小病或由于气血之偏，而大病必由于水火之害，治之者，舍气血以治小病，舍水火以治大病，真犹缘木求鱼，其可得乎！

工部李老先生，相与最契。一日发热，牙床肿烂，舌起大泡，白苔甚厚，疼痛难忍。医用清解之药，口舌肿烂益甚，数夜不寐，精神恍惚，狼狈不堪，按其脉，两关尺甚微，惟两寸少洪耳。余曰：龙雷之火，亦能焚焦草木，岂必实热方使口舌生疮乎！盖脾元中气衰弱，不能按纳下焦阴火，得以上乘奔溃肿烂。若一清胃，中气愈衰，阴火愈炽，急为温中下二焦，使火有所引而退舍矣。乃用白术八钱，炮姜三钱，温中为君；炒麦冬三钱，清上为臣；牛膝三钱，五味子一钱，下降敛纳为佐；附子一钱一分，直暖丹田为使。如是数剂，精神渐复，口舌牙床肿者消而溃者愈矣。

正白旗左参领李公，年将六旬，患淋病二年，有时甚频甚利而且速，有时点滴难通，急痛如刀割，肥液如脂膏，或成条紫血，举家日夜不安，病人时欲自尽。访余求治，叩其前服之方，有一医立通利止涩二方，遇便频利则用止涩，遇便秘塞则用通利，常将服通利之药，忽小便已通无度矣。将服止涩之药，而小便已点滴难

通矣。病者医家相依为苦。按其脉，两寸太洪，余皆无力，独肝肾更甚。余曰：肝主疏泄，肾主闭藏，开阖自有专司，奚待药力为用哉！今因肝肾俱病，各废乃职，利则益虚其虚，涩则愈增其滞，为调补肝肾，则各效乃职而自愈也。用八味加麦冬二钱、升麻八分、红花四分，重用人参冲服，使清者升，浊者降，瘀者化。中气一足，升降自能，肝肾既调，开合得所。服之旬余，日渐轻强。后以生脉饮送八味丸四五钱于空心午后以归脾加减服之而痊愈。

阴阳盛衰之道，诚为疾病安危之大关，况媾精化生男女，尤切阴阳之至理。余友金绍老，因晨泻不已而就诊。按其脉，两寸关俱沉弱无力，两尺沉微更甚。余曰：少年得此，不惟晨泻小病难愈，更恐嗣育之间多女少男矣。适伊许世兄偶至，亦索余诊，其脉亦然，各道并连生数女而无子。余令以八味去丹皮、泽泻，加补骨脂三两、菟丝子四两、五味子二两，早晚食前各服五钱。两友并即制服，半载之后，俱各生子。可见《精要》云：久服令人肥健多子，信不诬也。

都门海岱门外黄宅一婴儿，甫及五月，忽发抽掣窜引，角弓反张，一夜五次，遇发则二便并出，额汗如雨，势甚危急，延余视之，亡阳之势俱备矣。询其由，乃因常生重舌，屡服五福化毒丹，服后必泻数次即愈。殊不知虚阳肆进苦寒，脾阳下元亏极，肝木无养，挟火上乘，脾土益伤，虚风乃发。令以人参、白术各一钱，熟附四分，三味煎服，服后安然静睡。下午复发，随服随安。病家见药之效，乃每日早进一服，精神日长，其病竟瘳。所以贵乎认病无差，投药无误，岂可以纯阳之子执用苦寒哉！

痒生徐六御，偶患疟疾不已，热时恶心，胸胀倍甚，医用柴胡汤加草豆蔻，意以其痰食为患耳。孰知徐友素有鼻衄之证，今当壮热之时，忽遇辛热之药，迫血妄行，溃涌数斗，昏晕不醒，冷汗如珠，四肢皆冷，脉微欲绝。余以独参两余，煎汁半盅灌之，始能吞咽；再煎再灌，次日稍苏，但呃逆不止，乃以温补之药，重用人参冲服，诸症渐平，精神渐长，但人参略少，呃逆便甚。凡八味丸、十全大补汤，早晚进服，将两月而痊愈。

一李宅令郎八岁，病热旬余，散发和解，苦寒之剂，俱备尝而皆不效，势日危笃。延余视之，形肉枯槁，牙齿堆垢，厚而焦黑，唇舌燥裂，耳聋目盲，遍体疼痛，壮热无汗，谵语烦躁，及诊其脉，沉微欲脱，阴寒之脉也。余曰：此釜底无火，锅盖干燥之象，上之假热，由于下之真寒也。乃重用人参、熟地，少加附子壮水益火之剂，重培阴中之水火，服后而热退，至夜半而思食。次日其脉更虚，但神气稍觉清爽，乃倍进前药三四剂后，燥槁之势日消，困顿之势日减，饮食渐长，精神渐生，危笃沉疴不十剂而痊愈。

痒生王慎瞻，平时用心劳神太过，偶日远行劳顿，途中所食冷面羊肉，归家胸中疼胀不堪。医所用者无非山楂、莱菔子、枳壳、厚朴之类，为肉面起见，立方而已。服之而益甚，渐至心如压扁，昏晕闷绝，少减则苏。医不效，乃延余治。余曰：食乃有形之物，惟入肠胃，滞则为胀为疼，着而不移，岂有有迹之物，而能升降胸次乎！盖胸为心肺之部，止受无形之气，不能藏有形之物也。且六脉弦细而数，身不热而语言无力，皆非伤食之候，乃积劳元神大伤，无根之气，上逆于心，以致胀痛不堪也。当以塞因塞用之法，乃以枣仁、乳香、朱砂为细末，新剖猪血为丸，用人参五六钱，煎浓汤送服，少顷令以莲子煮白米粥压之。奈病人苦于疼胀，能药而不能食。尊翁乃欲跪而求之，病人勉吞粥半碗。如是数日，疼胀渐减，继而胸膈自觉甚空，虽多食不饱，烂肉干饭，饱食多日，究竟大便所出无几，病家始知平时劳碌太过，脏腑脂膏耗竭，致如中消之势，食物入腹，消灼无余，所以入多出少。从前之疼胀，乃脱气上浮之虚胀也。

宝坻崔姓，六脉沉微，身热上肢逆冷，发狂谵语，连夜不寐，口渴浩饮，二便俱秘。余曰：阴伏于内，逼阳于外，因津液不行，故小便秘而口干渴，非实热也。因谷食久虚，故大便虚秘不通，非燥结也。若不急为敛纳，则真阴真阳并竭矣。乃用熟地、炒麦冬以壮金水，炒白术以托住中气，牛膝、五味子下趋藏敛，制附子以引火归源，另重用人参煎汁冲服，不三剂狂定神清，思食而愈。又保定府王姓，症候脉气同前，但更兼泄泻不止。余曰：脾肾两败，火无所藏之地，盖火之所藏，在水土之中也。急用温补中下，使龙雷得所藏之宫。乃重用白术直固中气为君；人参保元接续为臣；炮姜暖中以助健行；五味子酸收以使闭藏，并以为佐；附子下走，气猛温中，性雄为使；又恐下走太速，中宫不受其益，入炙草少缓于中。如是三四剂，诸症渐平，神气清爽矣。然此方不用熟地、麦冬者，因有泄泻走泄阳气之端，恐略带阴寒之味，则炮姜、术、附补阳之力反缓矣。何前方不用炮姜、炙草者？盖欲熟地、麦冬滋补真水，若兼炮姜、炙草中宫之药，则不能达下，且熟地甘温濡润之品，杂入辛热炮姜、炙草温中之药，则不但濡润滋肾之性全失，而熟地毫无着落矣。故地黄丸从无加芎、归、炙草、炮姜也。前方二者，一以专补脾肾之阳，一以兼救脾肾之阴耳。

凡论人元气，不拘在老少强弱，全以脉气为主。余治佟府母子俱病甚危，皆已不省人事，其母年已六旬有余，外虽糊涂，独尺脉有根，不疾不徐。余曰：形体虽困，然先天禀受根本甚厚，尚有发生之势，当无弃也。但脉气不热不寒，则药亦不宜偏寒偏热，仅以人参五钱，煎浓汤饮之，和平保元，扶助发生可也。日进二次，继以粥汤，服三日而如故，病家复有勿治之念矣。余曰；一脏之传，七日而始遍，今总三日，未调其半，遽望效乎！再强三日，渐觉苏醒，日渐康强而愈。其令郎年只三十，奈平素两尺最微，此时发热数日，医者始用发散不效，继以和解亦不效，投以寒凉复不效。日渐昏倦，咽燥口裂，语言谵妄，睡卧不宁，便溏时遗，面赤惨黯，其脉两寸洪数，关弱而尺微已极。余曰：此劳伤发热之证。夫劳能伤中，力极伤肾，不为甘温，以敛浮越之阳，反用发散、和解、寒凉，则上焦之元气得发散而愈虚，中焦之元气得和解而愈弱，下焦之元气得寒凉而愈浮。今若不为托住正气，按纳虚阳，其可救乎！乃用人参保元，熟地滋阴，白术固本，三味为君药；炒燥麦冬，用为舟楫，且敛气之主以注于肾为臣药；牛膝下引，五味子敛纳为佐药；制附子直达丹田为使药。如是数服，渐得清爽，月余而愈。老者平补效速，壮者峻补效迟。可见，元气禀受不同，不在老少分也。

都门景姓室人，年近五旬，中风已五六日，汗出不止，目直口噤，遗尿无度。医皆以为坏证弃之，来延余视。诊其六脉虽甚微，而重按尚有不疾不徐自然之势，此即胃气也。余曰：遗尿本为当时脱证而为坏候，若多日而不尿，有是理乎？坐视数日而不脱，断非绝证也。投以参附汤二三剂，日渐轻强，后重服温补而愈。

信乎真水真火，实为生人之本，而为

绝处逢生者也。余媳向患吐血夜热之证，自受娠以来，八味丸加牛膝、五味子者，日服勿间。及至临月，无如胞水已下数日而未生。余按其脉，六脉洪弦而带坚体，此阴道枯槁已极，何能流通生育乎？投以补养血气催生之药，脉候如故。余曰：真阴真阳真气亏极，泛行调补气血之群药，功力不专，不足济其至亏至要之处也。乃单以熟地三两，浓煎投服，日进三次，脉始洪缓而软，但坐产数日，子母精力俱乏，故胎气竟不运动，毫无下达，稳婆众人疑以为死胎矣。余以人参五钱，煎汤一盅，细刮肉桂最紫最甜最香者为末钱余，调入参汤服之。服后腹疼，胎下少许，又服又然，如是者连服三四剂后，始能得生。其子既下，啼哭声许而不动。众亦以为难生者矣，置之地间，适太阳光照，喷嚏声啼而活，犹火镜之晶光在内，始能借太阳相射，便可从无形而化有形也。更悟《养生篇》曰：火传也，不知其尽也。自古及今，只是此火，火传而命续，由乎养得其极也。

海昌陈又老，以乡试在都，适患红白痢甚密，延余诊视。两寸略洪，两尺左关甚弱，舌有黑苔。余曰：肝不能疏泄，肾不能闭藏，宜痢证之重密，不待言矣。且真阴亏极于下，真津燥槁于上，水乘火位，故赤舌变黑也。若服黄连，益增其害。不意是夜果有以香连进服，服后痢更无度，困顿将危，乃复延余治。余以八味汤大料，用人参冲服，渐得轻强，调理月余而痊愈。

凡百病须凭脉用药，不可拘执一方，泥于常法。如妇人妊娠之后，倘以古方条芩、砂仁为事，奈近人禀受多虚，若脾元不足，六脉沉微者，而用条芩，则脾虚且寒，胎欲下堕，焉可得乎？倘肾阴不足，六脉洪数者，而用砂仁，则水枯金燥，胎

欲长养，焉可得之？试思古人伤寒门中，妊妇大便燥结，里实热甚者，亦用酒制大黄转药，但兼四物以护之，则无损于胎矣。盖以大寒大热之病，客之于身，不急为除去，反足以损胎，因所因而投之，则有病病当，似乎有碍于胎，而实有益于胎，但中病即已，毋过其制。经所云：有故无损，亦无殒也。经注上无殒，言母必全；亦无殒，言子亦不死也。又曰：衰其大半而止，过者死。此之谓也。尝治一妇，妊娠三月而大吐，两月有余，药食俱不能受，六脉沉微已极，余竟照脉立方，以人参五钱，白术四钱，炙甘草一钱，炮姜、制附子各一钱五分，投之数剂而愈，胎竟安然。更有寸强尺弱，腹痛晨泻，虚火上炎，口干烦躁，饮食难化，腰疼腿软，上热下寒者，轻则八物肾气丸，重则八味地黄丸，服之乃安，子母俱壮。是所谓应犯而犯，似乎无犯。若泥于桂、附堕胎之说，执而不用，反以苦寒，不亦误甚！合宜而用，药不执方，诚格言也。况补阳而重用参、术为之主持，则乘载有力。其熟附惟顺君药温补脾元，焉能自展堕下之力哉！且脾喜暖而恶寒，若久为阴寒所困，即胎元亦无生色，今得暖剂救援，则脾困得解而健旺，胎亦藉此而有生机矣。至于六味、八味二丸，胎门用以补阴补阳，《医贯》谆谆言之详矣。况丸者，缓也。日渐吞服，脏腑习以为常。且有地、茱重味阴药护之，而桂、附惟有煦濡长养上奉之益，焉有伤胎堕下之虞！惟脉洪大有力，血热胃强为患者，当从条芩、缩砂、益母之类，而辛温之剂，又宜切忌矣。百病皆然，岂止胎门如是！盖极寒极热，极补极攻之药，用之得当，俱可救矣；用之一误，俱可杀人。但假热假实之证，误投寒凉攻削，则杀人立见，莫可挽回；假寒假虚之证，误投辛温补益，则惟

增热燥烦闷，不至于死，更以凉解，即见其效也。故古哲有不足之法治有余则可，以有余之法治不足断不可之谓，良有以也。

大兴县张公，有令亲久痢甚危，一日昏晕数次，来延余视。诊其六脉俱微，余立方以参、苓、归、芍、白术、肉桂、五味之类，傍医以其积气未尽，恐加补益则补住积气为论，余曰：吾闻壮人无积，未闻壮而反滞也。若欲迟迟而后补，今每日昏晕数次，恐迟迟欲补已无受补之人矣。张公笑而诺之。二三剂后，精神强而痢疾亦愈。

铨部谈老先生，候选而病于贵老师许御史寓，病热数日，神困脉微，乃劳伤发热也。一医以为伤寒，投以发散，禁其饮食，日甚危笃，来招余视。按其脉，弦缓无力，非伤寒也。乃先以浓粥汤半碗进之。先生曰：香美甚甘。饮后目亦顿觉清亮，然许老先生勿知也。余急归寓私以归脾汤进服，令薄粥以继之。三四日后，神气顿复。嗟嗟！世间头疼发热，便为伤寒，而克削饿死者，不知其几矣。

副总韩老夫人，患疟甚重，壮热无汗，六脉洪大而空。余曰：汗生于阴，肾主五液，今六脉有阳无阴，岂可更汗，以促其孤阳亡越乎？余以八味加牛膝、五味子，每剂纳熟地二两，煎碗余，浩饮之，滋水即所以发汗也。果大汗而愈，后以十全大补汤去川芎、甘草，加枣仁、五味子，以生地换熟地，调理数剂，而精神大长。

养心育脾和肝清肺滋肾

补荣益卫膏滋丸方按

凡五脏之精华，输归于肾，故经曰：五脏盛，乃能泻。是以五脏各有精，随所用而灌注于肾，肾不过为聚会关司之所。当其接内，则三焦内外上下之火翕然下从，百体玄府悉开其滋生之精，尽会于阴气而跃出，岂止肾所藏而已哉！然精生于血，血少精何以生？夫心主血，故曰：无子责乎心，发白责乎肾。是以重嗣育者，不独补肾，犹宜养心，不但养心，更宜调和五脏，使五脏精气常盛，而肾家之充溢裕如也。设四脏燥槁不荣，将何物以输归于肾？故心属火而配离，离者阴也，心中之水乃真水也。肾属水而配坎，坎者阳也，肾中之火，乃真火也。心肾互为其根，阴阳互为其用，既济之道一得，氤氲之气方凝，胚胎之象成矣。今老先生右尺重按无力，是命门真阳既已不足，左尺不沉不石，是天一真水复已空虚。八味之水火并补，对证必需之药，何阴亏已极，宜另以熟地斤余，熬膏八两，代蜜为丸，空心吞服。书云：久服令人肥健多子，信非虚语。但心阴甚不足，而肝荣中气并未有余，肾将何以输纳以充其用哉！晚间食远，再为养荣益卫，五脏并滋，一补先天之不足，一助后天之发生，将见气血日长，螽斯衍庆，自可必也。陈方于下：

炙嫩黄芪同人参补气以为君，使阴从阳长，令无形生出有形。四两，蜜水拌炒 当归身养血宜血，使荣分调和，从气生发以为臣。三两，酒拌炒 酸枣仁赤色象离，香入脾，酸性入肝，故能宁心益肝，兼养脾土。当归共剂，则当归养三脏之血，而枣仁益三脏之气，用以为臣。五两，炒熟临煎捣碎 熟地黄重浊象地，甘温养阴，既滋天一真水，复润诸经燥槁，且同白术共剂，则白术补脾元中气，以存土德之燥性，熟地滋脾阴柔润，以助土德之化育，一燥一润，上得为万物之母以为臣。六两，铜刀切片 鸡腿白术馨香和平，得天地之正气，甘温味雄，补脾元之中气，书赞术云：味重金浆，芳逾玉液，百邪外御，六腑内充，察草木之胜，速益于已者，并不及术之多功也。更欲其润，以乳拌之，且与熟地、白芍共剂，则熟地既专功壮水，复滋脾土矣。白术专补脾家之阳，白芍专补脾家之阴，使上强而不燥，则湿润化育之功可得矣。用以为臣。四两，人乳拌透，晒干，炒黄 **远志肉**抱心而色黄，故能宁养心神，因生脾土，味辣而兼淡，故能祛逐浊阴，真精乃生，辛散痰涎，使心含虚灵不昧，下济肾气，使真精藏固无遗，用以共剂心、肾、脾三经之药，彼此互效成功，故用以为佐。二两，先用甘草煎取浓汁，去甘草，入远志在内，煮去辣水，晒干用 **制麦冬**肾为先天，脾为后天，故脾肾两经并宜，相须补益矣。然虚则补其母，母强得以生子也。虚则补其子，子虚恐窃母气也。且水亏金愈燥，金一燥而水愈亏，子母失相生相顾之义矣。故同熟地、白术共剂，则上可以承母气而不窃，下可以生子气而有余，但性略寒润，不能脾肺两兼，故用老米拌炒，去其弊而存其功，两经俱受其益矣，亦用之以为佐。三两，用炒黄老米同炒燥，去米 **白芍药**味寒入脾，酸敛入肝，既佐当归以和肝荣，复佐白术以养脾阴，赞助之功得力，补益之势溢彰，用以为佐。二两四钱，蜜酒拌炒 **杜仲**前药既已大补营卫于中矣，然气血既充于里，可不令其运行经络，使其筋骨强健乎？且五脏既盛，可不令其输归于肾乎？故用杜仲，且能运行补益筋骨之间，复能接引诸药，深达至阴之所。且同续断，更能调和补续于骨节之际，则身体轻强必矣。三两，酒拌炒 **续断**熟地专补肾精，杜仲专补肾气，且调补于筋骨之间，续断专调理于骨节之内，相须并用，骨节经络之间，并受其益，用以为使。三两，酒拌炒 **明牛膝**引诸药强壮下元，且使浊阴下降，则清阳自能上升。但恐走下太速，酒蒸缓之，故用以为使。三两，酒拌蒸，晒干，焙 **莲子**清心而补心，健脾而固肾。煎汤和剂，则诸药功效更臻。

上用莲子二斤，去心、衣，清水煎汁三十余碗，去莲肉，入前药，煎取头二汁，滤去渣，熬浓膏，收入后三味，为细丸。

拣人参峻补元神，功力既大，不寒不热，性味平和，故扶危救绝，诚能挽功于顷刻，而补虚益损，更能久服于常时，可阴可阳，随用俱捷，可寒可热，凭佐异功。今用以为君，和黄芪培元于表里，和归、术补益于阴阳，协枣仁以宁心，同熟地而滋肾，所向皆宜，五脏并益。五两，研极细末 **白茯苓 茯神**苓、神共用，取苓之淡渗，佐白术以育脾。神能固守，佐枣仁以宁心。本一性二，功用便殊，并为佐。各三两，研极细末

三味共研极细末，和前膏为丸，临睡白汤送下四钱，或大丸细嚼，津液送下，或白汤化服均可。

左春坊胡老先生，年将六旬，抱病几月有余，药石寒热，攻补杂进，而证亦为药所变幻，虚虚实实之间，几莫能辨，招余诊治。按其脉，六脉洪大有力，似非阳虚也。却乃时当暑月，汗出恶风，凡饮食如故，精神日疲，痰多鼻塞，半年以来，糊涂过日。余曰：此阴亏不能敛阳，以致阳浮阴散，清浊不分，邪火消谷，生痰不生血，理宜仅为养阴，则阳有所依。投以六味，加盐水煮橘红、麦冬、五味子服之，不三剂而精神清爽。适余回南，先生嘱之曰：沉疴十月，三剂回春，但余尚未有子，望定丸方可得子者惠之，感更不朽。余曰：纯阳之脉，投以纯阴，阴阳既和，生子可必，只须六味丸加麦冬、五味足已。先生视为平常而置之，后半月精神复疲，乃照方煎丸并进，精神复旺，且房事渐觉有力，乃异而珍重服之。至三月余而如夫人已受娠矣。无如其宠受娠之后，觉得口淡异常，五味遍投，莫之能解，胸中烦乱之状，莫可言喻。适余次年入都，复招诊治。余曰：左尺有神，但两寸、右关太洪，此精华下荫，惟宜养阴济之，当无害也。无如举医谋视者，接踵而至，有以血枯经闭者，有以为癖血凝滞者，俱议疏通，余力阻之。渐至五月有余，怀虽稍长，按之甚软，且倏左倏右，腰间常动，当腹毫无影响。如夫人亦以为断非胎气，遍请诸医，俱云痞癖之类，复欲攻下，余复力阻之。至九十月间，腹虽更长，然其候其状仍如故也，诸医皆以为鬼胎怪胎，必欲攻削去之。余复再三力阻。延挨数日之后，一日肚腹不疼而忽欲产矣。先生招而怨之曰：肚痛生产，此其常也。今不疼而产，一怪也；且左腰一动，右腰亦然，

中间毫无动静，二怪也；且至今尚能覆卧，肚大而软，按之毫无形迹，口淡异常，三怪也。有此三怪，不听群谋而去之，致有今日之患生，势必母命难保，皆先生之赐也。余曰：余但知其脉，不知其他，况果熟香飘，瓜熟蒂落，熟极而下，不疼而产，此亦常也。躯脂丰溢，胞水有余，故当脐不显。两腰跳动，非胎而何？日生之精，下荫胎气，胃无真津，故觉口淡，何足怪焉！正争论间，群仆妇争前出而告之曰：果生一相公矣，当无怨也。先生跪而谢之曰：起我沉疴，身受益矣。保我后嗣，泽及先矣。

总宪蒋老先生之八令孙，当五月而出痘，痘不甚密，但禀赋先天真阴真阳两虚，肌肉㿠白。当此天令阳气浮表，壮热溃汗不出，四五潮来，痘反退缩平陷，昏睡惊惕。余曰：壮热者，阳在外也；溃汗者，阴外泄而阳愈竭也。若不敛纳真阴真阳，何以为鼎竣成形，及将来滋润充灌之用？况孤阳而不重滋阴分，何以敛其浮越？滋阴而不兼补阳，何以导其归源？但真阴真阳既亏，而中气之久虚，不言可知。若不托住中气，即药力亦难运行，精神何能归复？但浮越之虚阳，必仗酸敛之功以收之，则真火如天与日之力益壮，其为阴翳血肉之痘疮，不发而自起，不攻而自溃。或以酸敛为疑，乃陈此理而竟服之。不逾时熟睡身凉，汗收神爽，痘起思食而愈。其方熟地八钱，鸡腿白术乳拌炒黄三钱，牛膝二钱，麦冬去心炒燥二钱，五味子四分，上肉桂去尽粗皮六分，水煎一盅，食前温服。盖内有肉桂，得五味一敛，则桂走血达表之力益大，何虑阴翳之毒不起发乎！

宝坻赵太先生，年七十二岁，抱病两月余，诸医不能疗，且不能识，乃延余视。其病右颊肿硬，连及颐项耳后，一片坚实，不热不疼。医治七十余日，凡解毒攻托，敷贴熏洗，总无一效。渐至口内出脓，牙噤不开，饮食少进，精神日衰，脉则洪大而空，余知为气血大衰，阴寒所聚，书即所谓石疽是也。不得阳和，何能外解？内溃日久，穿喉破颊，莫可疗矣。况书云：老人气血衰者不治。乃用猪脂捣烂，入肉桂细末，葱头食盐杆匀，厚敷患处，使脂膏以治血肉，不无同气易于相应。葱能透窍，盐能软坚，桂能松动血分，油能浸润皮肤，内则空心生脉饮送服八味丸，食远，以参、芪、归、芍、苓、术、薄桂、金银花、角刺之类，使真阳一得，阴寒自解，气血充和，自能逐毒。如是调理三五日，冰硬者热软，漫肿者高耸，木者疼痛，紫者红活，饮食日进，气血渐长，驱毒外出，久凝久瘀之血肉，无可容地，消者消，肿者肿，脓者脓，不再旬而痊愈。可见，诸病全以水火为根，气血为用。而脓肿之成，含水火气血，将何以为攻托酿脓之具成实收功之用哉！

宝坻中堂杜老先生六公郎，年十九，夏月病笃，来请余治。按其脉，有时洪弦而尺弱，有时弦细而尺紧，午寒午热，两耳之下甚肿而疼，足亦微肿，语言无力，饮食入口即吐，若静卧则吐势少减，如少运动则呕哕便来。询其得病之由，因暑天偶雨冰雹，骇而出视，背上受寒，随即发散不效，次用和解复不效，继用清热之剂，内有黄芩、山栀者，服后即吐，恶心呕吐之端，从此而始，莫可御矣。余始知为药之误也。盖暑天而能感寒，则中表之气不固可知；况中堂六十一岁所生之公郎，先天禀弱之薄可知；膏粱娇养之子弟，腠理筋骨之柔脆可知。只宜温中调理，纵有感寒而自散矣。况书曰：风则散之，寒则温之，以风伤卫而在表，寒伤荣而在里，今不用温中而用发散，则于感寒无益，徒令中气益虚。寒郁火升，乘于空虚之地，乃两耳之下渐肿及颊，误为实火，济之寒凉，釜下之火既浮，中宫之阳复损，尚堪延纳饮食乎！书曰：凡自阴经受寒，即真阴证，非从阳经传来，便宜温之，不可少缓。又曰：内伤多，外感少，只须温补，不必发散。又曰：正气得力，自能推出寒邪。如此等语，皆治虚证受寒之要法，奈何未之用而及此也。以今日之病而论之，即所谓新病唤出旧邪，标病而打动本病，理当用上病疗下之法。况欲温以散寒，则无寒可散；欲温中开胃，则耳颊之肿痛为碍；欲滋阴以培本，则中脘之道路壅塞。计惟有峻补真阳以达于下，重滋真阴以继其中，用八味加牛膝、麦冬、五味作大剂，冲入人参浓汁，以助宣壅之势。连进二剂，无如服后少顷即吐。凡即米饮，均不能受，何况异味之药饵乎！要知寒凉伤中极矣，无如病势虚极，不能久待，乃连夜以人参、炮姜、附子为末，以焦白术熬膏，略入姜汁和匀为丸，少少参汤吞服。幸一二服俱不吐出，顷而腹痛大便矣。余窃喜曰：气能下达，吐可减也。次早仍以昨煎方作大剂，冲参汤饮之，幸亦不呕。如是日进二剂，人参两余一日，第二日可进薄汤米饮，三四日后可进薄粥也。余乃令早晨以人参五钱，作生脉饮，送服八味丸，粥后食远，仍以八味去附子加牛膝、麦冬、五味者，作大剂冲参汤服之。申酉刻，照前方又一剂。七八日后，可能吃饭半碗矣。后以地黄、归脾二汤加减，相须间服，调理半月之余，诸症渐退，精神日长，饮食倍常。

候选杨老先生，吐血之后，大渴不止，两寸脉洪，关尺并弱。此阴血暴亡，脏腑失养，所以津液燥槁，阴火上炎，名为血渴也。余用熟地三两、麦冬五钱、五味子一钱、附子二钱。浓煎代茶饮之。如

此一日三剂。始能渴止而寸脉和平，渐思饮食而愈。若以胃火为患，妄用石膏、栀子、芩、连，反激阴火上炎，耗竭津液，益增烦躁喘弱之患矣。故喻嘉言曰：夫人之得以长享者，惟赖后天水谷之气，生此津液。津液结则病，津液竭则死矣。故治病而不知救人之津液，真庸工也。

内阁部堂彭老先生之二令孙，年三岁，忽一日发热延治。余见其虽初发热，神气困倦，脉按无力，肌肉㿠白，面颊微红，体虽热而久按则和，身有微汗，已知禀赋最薄，外感轻而内伤重也。书曰：外感少，内伤多者，但补其中，益其气而邪自退，不必攻邪。奈病家必欲发散，余不敢应命而退。不意余回之后，渠家饮以葱头汤半盅，以薄棉被覆之，令其邪从汗解也。无如自后溃汗不止，四肢不收，面青目闭，乳食不进，时刻咬牙，或以慢惊，或以为慢脾，俱立方而不敢下药，咸以为坏证也。所用之药皆天麻、胆星、钩藤、半夏、僵蚕惊门之药也。余视之云：此药非以治此病也，此乃先天原已不足，今当外感少，内伤多，理当温补之证，而更汗之则阳亡矣，所以四肢不收，僵卧不醒。汗者血也，汗血溃亡，阴耗竭矣。牙属肾阴，今咬不止，肾将败也。急当重滋肾水之中以补真阳，冲人参汤，庶可保全，否则断难为力矣。余以八味去附子加牛膝、麦冬、五味作汤，冲以人参三钱。无如彭老先生疑其药剂太大，人小不能抵当，必欲减半，内肉桂只四分，人参只一钱五分，余不得已，勉从其命，服后而竟安然，咬牙顿止，至下半日，咬牙诸势仍然发作。余曰：此药小力短之验也。乃令以所减之半剂补之，服后而其效如响。次日病家胆气已壮，乃仍照方大剂调服。三四日后，咬牙全止，始能手足移动，口能吮乳，然舌尚无力。如是调理半月痊愈。可

见内伤认作外感，葱汤、薄被，几致伤生，何况用药发散克伐寒凉者乎！纯阳之子尚然，何况元气残败者乎！

总宪蒋老先生三嗣君，精神素弱，总犯吐血阴亏之证，调治初愈，忽遇天明梦遗，又作大吐不已，六脉沉细甚微。余曰：梦遗俗名走阳，今天明走阳，阳更伤矣。大吐不止，又亡阳矣。急以附子理中汤去甘草投之，无如到口即吐，又以白通汤调人尿与之亦吐。都中诸医，遍请诊治，所用之药，不出四逆、理中、白通汤类。无如点水滴药俱不能受，沉困数日，上不能入，下不能出，虽有良方妙药亦无补也。适有敝门人罗丹臣在寓，进西洋药酒一方，神治关格吐逆之证。余细察之，内皆一派纯阳之药，可以破格阳之阴盛矣。况内用烧酒为煎，凡诸水诸酒，皆能吐出，独烧酒力猛卒烈，到口直透丹田，无可吐出者。立方之心，可谓周而备矣。照方制服，竟安然而受。从此参、附峻补之药，俱能陆续渐进，调理而愈。如此良方不敢自秘，敬陈其方于关格门内，幸尊生者珍之。

正蓝旗于太老先生，乃谦恭仁厚之长者也。向为刑部郎，因患偏枯之证，右臂浮肿，或麻或痛，两足艰于步履，乃退归静养。无如嗣君止一，而早年出仕，太先生居家劳碌，且待人接物，性最多情，即余在都，甚叨其爱，以致心神中气日虚，浮肿诸症因循如故，医者请谒，谓痰、谓火、谓风，无非清凉消克发散，余每在旁争曰：脾虚不能健运，津液凝滞为痰，且水不归源，肾阴愈槁，可消之乎？脾阳不能充达四肢，以致臂肿脚软，为麻为疼，可散之乎？阴水不足，龙火上乘，真阳益衰，火不生土，以致脾肾皆虚，可寒之乎？奈太先生轻听术士之言，常常以身试药。一日忽昏迷不醒，痰喘溃汗，六脉沉微，乃促余诊。余曰：中气久虚，不为峻补，反肆克削，一但水落石出，大虚之证全现矣。急为挽救，缓则无济于事也。乃用人参六两，炒黄白术四两，生附子一只，去皮、姜汁炒，水煎一碗灌之。汗渐收而脉渐起，痰喘定而神始清，谨慎调补，一月而痊愈。自后太先生始悟至理。凡痰因火上，则用八味汤加牛膝、五味引而归之；归之之后，则以归脾汤去木香，加肉桂、五味子以调补之，每日早晨十补丸，寒暑勿间也。如是调理年余，不惟步履轻强，精神健旺，且喜更得一子，而骨骼神气亦甚壮实。余见而甚喜，谓太先生曰：此小公郎，实两年桂、附之力也。

一汪姓儿年九岁，因惊痫屡发抽掣，语言不清，势甚危笃，来请余治。按其脉，坚弦，久而无力。询其由，乃曰：痘后未久，因跣足圆中走动，忽脚面浮肿。疑其外染草露之毒，乃服清凉解毒数剂，渐肿至腿；以为水肿，乃服五子五皮饮数剂，忽一日僵卧卒倒，乃成惊痫之疾矣。余曰：此非惊痫，乃痘后气血大虚，所以脚肿；误服清凉，乃肿至腿；复加渗利削伐，所以虚火上乘，无故卒倒，犹大人中风证也。惟宜峻补气血，调益中气，佐以舒筋活络之药，乃用当归、白术、芍药、煨天麻、熟地黄、茯苓、牛膝、金银花、秦艽、熟附子之类。三四剂后，其势稍缓。乃以前方，冲人参汤，调理一月而愈。

甚哉！用药之不可少误也。所云差之毫厘，失之千里。赵少宰形甚肥壮，而中气甚虚，且年老乏嗣，所以心气既虚，而求子之念更切，其肾家真阴真阳亏损，不待言矣。适夏日患疟，医者发散和解不愈，复以补中益气汤调补之亦不应。发时寒热大作，喉如鹌鸲，脸红喘促，出多入少。其脉寸关豁大，而两尺甚微。势甚危困，而来延余治。余曰：谚云少不可弱，老不可疟。盖以少年欲火正旺，阴水愈亏耳。老年气血中气衰微，不能任其大寒大热凌虐之状耳。况真阴真阳亏损，则犹树之无根矣，焉能当其疾风暴雷龙腾水涌之势耶！常多出其不意，一时暴绝。理宜大补真阴真阳，仍佐下归敛纳封藏之药，如八味加牛膝、五味子为稳。若补中益气，恐益令孤阳上浮，阳亡于上，阴绝于下，便有不测之患。况以阴亏阳损之躯，而犯阴竭阳浮之病，复当阳浮阴耗之时，升浮之药断非所宜。奈病家与医者均以热天热病，畏投桂、附，补中益气先哲良方，必欲进之。余甚怏怏而返。果服之后，喘促愈加，夜半而逝。

山西翰院冯老先生，余之通谱老叔也。有三令孙，年三岁，平时面色㿠白，囟门宽大，颅骨开解。余劝以服药调理，叔以为无病忽之。未几，随母归宁于外祖侍讲田老先生家，无故一夜忽发微喘，不能睡倒，抱起稍可，第二三日，虽抱起而喘急不减矣。渐渐喘势愈凶，出多入少，两眼迸急，乃即送回，招余视之，已知根本之病发作矣。理宜用上病疗下之法，恐以纯阳之子为执，不肯轻服是药，则无治法矣。不得已，从权设词云：喘以多日，肺已虚矣；虚则补母，理之常也。宜以人参钱余，配生脉饮作汤，化服启脾丸一大丸，当渐愈也。余急归寓，以八味丸杵作大丸代之，服后其喘日减一日，四五日后，喘证悉平，精神倍长。叔喜而索余之启脾丸方。余笑而不语，索之愈急，乃不得已白之，叔甚骇异。复曰：如果八味丸，我家藏尚有，可服之否？余曰：方同力同，何不可服？乃日以一钱五分，生脉饮化服。如是两月，囟门与颅骨俱为长满矣。时二令孙滑泄半载，肌肉瘦削，脾胃之药，备尝无效，乃出余视。余曰：久痢

不已，脾胃之中气固虚，而肾家之下元更虚，闭藏之司失职矣。当勿事脾而事肾可也。亦以八味丸，用人参炒老米，同煎汤化服，当自愈也。幸以余言是诺，照法服之，不一月而痊愈。可见，用药引子亦不可忽，同一八味，一用生脉饮引至金木二脏而阴生，一用人参老米汤，引至脾肾两家而阳生，奏功迥别，故曰引子。古人因义命名，今人何不顾名察义？

刑部郎王老先生，疝痛甚危。按其脉，左三脉弦洪而数，乃阴甚不足也。右关尺洪大而重按有力，此膏粱酒湿太过，房劳真水消亡，任其湿热下流，木失所养，筋无所荣，湿热内攻，阴寒外遏，乃激其木性郁遏之火，所以为疼为胀之莫可忍也。余以熟地二两，山萸、山药各二钱，滋其肝肾；丹皮三钱，茯苓三钱，泽泻一钱五分，渗其湿热；橘核三钱，疏其木郁；制附子一钱五分，盐酒炒褐色之黄柏一钱二分，使寒药为热药之向导，热药为寒药之向导，由是外寒散，内热除，真水生，雷火息，而疼胀乃瘳。

人身之腹中和暖，万物食入则化，清升浊降，气血冲和，百达调畅。可得长生者，皆仗此丹田一点元阳运化而为之也。若无一点元阳，则腹中冷矣，人不能以有生矣。故夫感寒中寒直达于里者，以见里无火也。火即元阳也。书中并云：即须温补，不可少缓，以示元阳既亏，外寒复凑，几希之火，不急为温补以保之，则为阴寒所灭甚速耳。奈何世人竟以风寒二字，连串称呼，认作外感有余之证，始而辛温发散，继而疏利开豁，终以寒凉清理，不论阳风阴寒，不究邪正虚实，不详火之真假。如是治法，习成故套，不惟古人备药以卫生，今人用药以伤生，良可叹也！余治成章号唐友，忽然左足左手骨节疼痛，渐至势如刀割，旦夕呼号，继而移

至右手右足皆遍矣。医用祛风活络之剂而俱不效。见其口燥咽干，误作流火，投入凉药，幸而吐出，神气疲困，六脉洪弦，延余视之。余曰：要知筋骨中滋养充足，则血自荣于脉中，气自卫于脉外，纵有强邪，何能深入？今脂膏不足，筋骨失其养矣。血气久虚，荣卫失其职矣。试不思目得血而能视，掌得血而能握，足得血而能步，人身上下大小，何物不仗此血，而各效乃职。今无此血，则百职各废，任其虚火冲烁，愈疼而火愈升，愈升而疼愈甚，叫号伤气，忍痛伤血，气血日伤，必至麻木瘫痪而后已。惟宜大用熟地、当归、白芍养血之药为君；以金银花、秦艽，风中之润药为臣，少借风势以达药力于筋骨；以牛膝、续断、杜仲之类为佐，使以调筋骨忍痛受伤之所；更用桂枝、松节为引，以鼓舞药性横行于两臂，后疼痛势稍减，精神日疲，更加参、术以固中培元。如是调理半月之后，诸症渐轻，饮食渐进。更令早晨以生脉饮送八味丸之加牛膝、杜仲、鹿茸、五味子者四五钱，日中仍服前剂，调理两月而始能步履，后以大补气血强筋壮骨之药，以收全功。未几，唐友令室，因日夜忧劳，亦患是证。六脉沉微，右手足疼痛，未几，不流于左之肢节，而竟攻于里之胸脘，痞闷恶心，疼痛欲绝。余知其为内伤日久，寒邪不为外达，而直中阴分矣。宜急温以保之，即用人参、白术各五钱，肉桂、附子各二钱，煎汁一盅，徐徐温服，夜半再服其渣。次早诊视，六脉少起，胸中之疼痛痞闷已减大半，身有微热，而左略有疼之之意。余曰：此阳气还表，寒邪外散之机也。照方再服，内证渐平，惟有手足肢节疼楚，然亦不甚。余仍以参、术补中之药为君，以归、芍养血之药为臣，以杜仲、续断、牛膝、秦艽、桂枝外达舒筋活络为佐使。如

是调理，不月而愈。故于古方中求之，痛风只有五痹：皮痹、脉痹、肌痹、骨痹、筋痹，未闻有脏腑之痹也。殊不知经曰：寒气胜者为痛痹。又曰：其留达筋骨间者疼久，其留皮肤间者易已，其入脏者死。可不慎欤！

少司农王老先生孙女，年十三岁，因小便不通甚危，而延余治，时当初夏也。细问其故，二三岁间，乳母恐其溺床，切切醒戒，由是梦寐之中，以出小便为紧务，刻刻在心，数年以来，日中七八次，夜中七八次，习以为常，渐有似淋非淋之象，年来益甚。伊外祖颇知医道，以导赤利水之药投之。初服少应，久则反剧，点滴不通，故延余治。诊其脉，六脉洪数，久按无神，乃知梦寐惊恃，勉强小便，心肾久虚，又加常服利水之药，真阴益槁，五脏既涸，津液何生？虽有气化之至，徒增胀闷之端。余以八味汤加麦冬、五味子，取秋气降白露生之意也。每剂熟地重用二两，连进二剂，使重浊以滋五内之滋腴，为小便之张本，再进其渣以探吐之，取其上窍既开，下窍自通，果连便数次而愈。不意失于调理，一月之后，正当盛暑，而其证复发。伊外祖悉以前进地黄汤二剂服之，其渣亦令探吐，岂期药后，不惟不效，初只少腹胀闷欲绝，一吐之后，连胸膈胀闷难堪矣。余曰：前者时当初暑，气伤未甚，况暴病未久，神气未衰，故所患者只五脏滋腴不足，即以补五脏滋腴之药，济之足矣。今时当盛夏，气伤已甚，况日夜胀闷不堪，睡卧饮食俱废，汗多心跳，精力甚疲，虽有滋水良药，苦无中气运行，岂能济乎！但六脉洪大而空，中枯极矣。二剂浊补滋腴之本，断不可少，然必继助中气以流动，则中焦气得升降，前药始能运行，乃令连服加减八味汤二剂，果上下胀闷益甚，乃以人参一两，

附子三钱，浓煎一盅，温和服之，少顷自胸次以至小腹，辘辘有声，小便运行数次而愈。信乎药不执方也！

医者不为贵乎识病，贵乎熟得病来之原，气血消长之故，虚实变化之微，阴阳盛衰之脉，投之以药，诚易易耳。若过求之多歧，沽高尚异，则反南辕北辙。盖万性面目有殊，而其脏腑阴阳则一，百病名目虽异，总不外乎血气之中，难越乎虚实之一理也。故于气血虚实间，熟得其情，对脉用药，则以治一病之法，可旁通以治百病，以治百病之法，究竟根本，犹治夫一病也。如一孕妇难产，五日之后，大人精神已竭，不省人事，六脉沉微，奄奄一息，腹中亦毫不觉动，下部肿极。求余消肿，若得产后而毙，亦无憾矣。余曰：大人小儿，精力俱竭，何能健运，以出母腹？即投以参、芪、当归、白术、酒芍、牛膝、姜、桂，温暖调补气血之剂，下咽之后，少顷腹中运动，疼痛而产，子母俱活。又一孕妇居丧积劳，少食受寒，忽四肢厥冷，喘急大作，额汗如雨，六脉沉微欲脱。余令以人参五钱，桂、附共三钱，作汤煎服。病家曰：有孕三四月，桂、附服下，不几堕乎？余曰：虽然，此时重母不重子，未有母亡而子能活者。乃促服下，未几一吐，所吐者皆清白之水，其黄色浓厚之参汤，并未出少许，为声汩汩，直达而下，作嗳数声，喘减汗收。次日脉气渐起，乃平和调理气血，以渐而安，十月足而举一子，何有堕胎之患？可见只要熟得病情，投药自当，所谓应犯而犯，似乎无犯。若当危迫之际，拘以常法，泥以古方，经权不知其变者，未有不误事也。

一产妇因头汗甚多，来招余诊，余无他苦。按其脉，虽洪而缓。余曰：头汗过多，诸症谓之亡阳，然产后阴气大虚，正喜其亡阳而与阴齐等，此薛氏之论，可勿药而愈也。主人疑而另延一医，峻用参、芪温补，乃暴注下泻，完谷不化，益认阳虚，重用参、附、炮姜，大剂服之，其泻愈甚，数日之间，脱肉削尽，精神困顿，复延余视。六脉洪弦甚数，此真阴竭矣，何能挽救？主人及医，尚谓头汗甚多，亡阳证也。服参、芪、术、附，尚尔完谷不化，岂非虚阳之至乎！余曰：产后头汗，乃阴虚火上蒸，孤阳上迫，津液不能闭藏，误作阳虚，重加温补，燥热之气暴淫下趋，而为完谷不化，乃火性急速，不及变化而出也。更加温热迫之，以致焚灼之势，势必力穷乃止。经曰：阴平阳秘，精神乃治。今阴气不能和平，阳气自难秘密，精神离绝，不待言矣。尚何药之可救哉？阴虚而误作阳虚治之，真阴烁尽，中州悉成燥裂之土，焉能化生万物乎？医者病家，始悔误药而无及。

信乎诸病必凭脉消息，而不能废诊也。如余诊一孕妇，受娠未及二月，而大吐反有七十余日，即粒米汤水药饵，俱不能受，六脉沉微。余重用附子理中汤加五味子，饮食渐进，十余剂后，六脉渐洪，乃投胎门正药。如条芩、白术、归、芍之类，调理而愈。不数日而又诊一孕妇，受娠两月，而大吐有四旬矣。六脉亦甚沉微，亦用前方数十剂，而脉渐和平，终难进以条芩、归、芍清热安胎之剂。可见人之性禀不同，而药难一例为定见也。至于附子，本经言其堕胎甚速，然而有病则病当之，《内经》所谓有故无殒是也。

夫百病之生于人身，其源实出于无形之气血也。无形之变生为病者更无形，病既无形，而药岂有定体哉！立斋所谓气血虚而变现诸症，莫可名状。盖气血旺则长养精神，虚则变生别证。可见百病之来，皆由虚召，惟治者得其虚实二字，则百病足以尽之而无误矣。然既言百病皆由虚召，则百病皆虚矣，何必又言治者宜分虚实哉？盖以外邪客病者而言，则虚者正气虚，实者邪气实也。以本气自病者而言，有阳盛阴虚者，有阴盛阳虚者，盛则是假实，虚则是真虚也。即书所谓火之有余，缘于水之不足，水之不足，因见火之有余，可见病中之实者假有余，病中之虚者真不足。要知正气果然有余，经所谓精神内守，病安从来也？如张向年外因伤损暴患，似乎确在血分瘀凝邪实者，究竟全在气分正虚，援救得活，何况病起五内者，虚虚实实之理，可不潜心默会乎？张于戊寅年，时年五十一岁，由保定府栾城令韩公署中治病回都，不及数十里，适有乡人伐一大树将倒，余因风沙蔽目，骑至树旁，其树倒下，连人连骑，俱为压倒，其树正压腰脊之间，胸骨扇动，腰肤青紫，脊骨压脱其缝，疼如腰斩，下体俱冷，头汗如雨。予因跌扑伤损门中，有一丝血入心即死之语也。以酒冲童便服之，顿觉脐下极冷，气逆直奔而上。余思脊缝压脱，乃气分大伤而欲绝也，惟图保元续绝求生，岂拘拘寻常故套为治哉！况下体已冷，元阳下绝矣，头汗如雨，元阳欲上脱矣，可不急固阳气为主。乃以人参一两，炒白术六钱，制附子三钱，煎服，一日两剂。次日抬至栾邑，韩公已延一外科老医在署，见余之方，恐有瘀血在内，若投补剂，必致瘀血上攻，断勿许服，更欲先用破血行血之药为治。余曰：公知做官，未明医理，请以用刑伤损易见之理言之。夫刑杖之伤血肉者，瘀血胀满，可用开刀去瘀之法；夹棒之伤骨节气分者，焉有开刀破瘀者乎！余之脊缝，被树压开，犹踝骨节缝为夹棒夹伤也，况肢体全仗血体而伤损必加补养，在上者先消瘀血，在下者先为补养，此定论也。且脊骨督脉大伤，下元欲绝，肢冷脉微，溃汗如雨，无形之元

气欲穷，不为挽救，无影之瘀滞何据？必欲宣行，则愈速其元阳完而神气去，则形骸虽在，借何气血以运用药饵，而展治疗之法乎？韩公与医者乃笑而任之。余早晚各用八味丸之加牛膝、杜仲、五味者各五钱，随进参、术、附汤药各一服，赖此药力接续精神，得以半月不敢熟寐。因右肾连脊受伤，则肾间之祖气已无根矣，故不能寐，并不能言，一寐一言，则逆气上奔欲绝，仗斯药力之猛，得以按纳，得以耐病。如此补接药饵之后，必强进干饼压之，肠中如火烧，干饼多进，即易消化。八日后始一大便，并无点滴瘀血。其外伤之处，以猪油代麻油，熬化头发，入十全大补加减煎膏，以乳、没收之，遍贴其处，软草厚褥，叠积三尺有余，始能着席。七日之后，气逆少缓；半月之后，始能少寐少言；直至月余，始能凭几而坐；七十余天始能两人扶立，其脊脉渐渐接续还元，而脊骨突起半寸，终成痼疾。且自大伤之后，精力倍衰，右腿膝踝筋脉之内时有酸痛，因病后便在都门应酬劳苦，失于调养耳。然幸自明至理，阐破古法之定论，认清格外之至情，得以全生。若以破瘀活血为见，则其药入口，而一缕欲绝之气，即为上奔告竭矣。慎哉！虚实之理，可不灼然明辩乎！

全真一气汤治疗方按

天地之间，毋论胎卵湿化。凡有生之物，莫不假诸阳气以为生发之根；及其终也，必阳气去而生气始绝。明乎此，则救生者，当知其所重矣。故圣人尝药制方，总为保全此气，即因客邪为害，爰立治标之方，所谓迎而夺之，诚恐久客于身，而为元气之贼，更为保全此气起见也。何后人不察先圣之苦心，不察病情之至理，勿

详脉势之盈虚，复昧用药之变化，勿审寒热之假真，漫将千古以上成方，强合今人相类之异证，其至一遇发热即为疏散，疏散勿效，消导继之，病尚不已，则茫然无措，和解寒凉迟利之药，杂然而进，嗟乎！有是病者病当之，无是病者元气受伤而日困矣。津滋耗竭，虚火妄升，气勿藏源，上迫喘促，理宜然也。倘不问虚实，尚为因热清火，因喘消痰，因渴凉胃，以假有余之证，从真实热之治，未有不致元气丧尽神气脱完而后已。至于幼科，谓之哑科，疾病痛苦，勿能告人，悉任医药。幸而中者，得以全生，蹇而厄者，率罹其害。况芽儿神气未全，易虚易实，岂堪既受伤于病，复受伤于药。每见妄汗妄下之剂一投，精神顿增沉困，或气短而似喘非喘，或虚极而似惊非惊，此时若不猛省培补本元，保全神气，尚可留一线之微阳，以为再生之根本。设或因喘而治痰理气，因惊而清热镇心，势必将丹田所剩依稀之元阳消磨而丧尽，形骸浮越之神魂，驱逐以去身，必致死而后已，何其惨哉！余治洪姓郎，未及一周，时当暑月，壮热多日，神气困倦，唇舌焦燥，饮乳作呕，五心身热如烙，脉则洪数而弦。问其前服之药，乃发散消导数剂，复疑麻疹，更为托表。余曰：久热伤阴，阴已竭矣。复加托表，阳外越矣。若不急为敛纳，何以续阴阳于垂绝哉！乃用熟地四钱，炒燥麦冬一钱五分，牛膝一钱二分，五味子二分，制附子四分，煎服一剂而热退。次日更加炒黄白术一钱六分，另煎人参冲服而愈。更治沈观祉令孙，年方三岁，发热数日而见麻疹，才一日而面上尽没，神气困极，蛔虫口出。不一而足，数日不食，下泻上喘，唇口焦裂，五心壮热，手足指尖皆冷，脉则细数无伦，两尺更弱。医者病家，咸为疹毒归脏，热极于胃，故蛔虫连

出也。殊不知病人之神气欲脱，五脏俱困，脾虚不能健运，何能纳食消谷？谷食久虚，虫无所食，又兼津液枯槁，虚火熏蒸，脏腑燥热，虫难安其身而出也。况诸斑疹，多由内伤失调，脾胃不足，是以荣气逆行，阴覆于外耳。凡血盛气壮，则色红而嫩发，血虚气弱，则色白而隐伏，有何毒之轻重乎？面上退缩者，阳虚不能升发也。有何毒之内攻乎？喘促者，气短难续也。唇焦者，脾津耗竭也。五心壮热者，阴亏火灼也。泄泻不食者，真火衰而脾不运也。寸关细数而尺弱者，气虚血虚，虚火浮上而不藏也。若非阴中补火，使龙雷敛纳，存此一点余阳，何以为生身活命之本，况急则治其标，缓则治本，今日之急，本气欲脱也。经所谓：有标而本之，本而标之，以所急为标本也。倘不知所急，仍谓麻疹余毒，解利清托为事，恐神气先尽于麻毒之先矣。况大痈肿毒，皆气血留结而成形，因何脏之虚处，而发现于其部，皆本身气血中之病也，岂真有何毒入于气血中而为害乎！岂可以俗尚解毒之方，而委人性命于垂绝！乃以熟地六钱，丹皮二钱，生麦冬三钱，牛膝二钱，制附子六分，煎服一剂，假火假热全消，真寒真虚毕露，神气更倦。余曰：阴已少复，当补气以助其发生。乃照前方，另煎人参二钱冲服，服后昏睡彻夜，神气渐爽，身热喘促全安，始能饮粥而微呕，乃胃气久虚之故也。乃用熟地五钱，炒燥麦冬二钱，炒黄白术二钱，牛膝一钱六分，五味子三分，制附子八分，另煎参汤冲服，三四剂而痊愈。或疑五味酸敛，有碍麻疹，是尚泥于麻疹为有迹之毒，而未达乎气血无形之所化也。况有附子之大力通经达络，何虑五味子酸收小技哉！若不借此少敛，则五脏浮散之残阳，何因藏纳，而为发生之根本乎！凡观古人之用药，一

开一合，皆不失疏泄闭藏至意也。张以此方，常治斑疹阴分焦灼，热极烦躁，上喘下泻，上实下虚，上热下寒之证，投服即愈，正吴鹤皋所谓以参附而治斑者，法之变也。医不达权，安足语此？况附用阴药为君，则惟有回阴制火之力，尚何存辛热强阳之性哉！故药云饵者，是饵其火之下归也。古云附子无干姜不热之语，可进思矣。

张竭鄙见，谨立前方，加减出入，活人甚众，见功甚速，取用甚多，去病甚稳。盖发热之由，未有不因阴虚者，未有火不浮越而头疼口渴者，未有火浮越而不烁害肺家者，未有中气不虚者，未有不因内伤外劳而致者，未有不上假热而下真虚者，未有外邪而不虚人本气者。此方阴阳具备，燥润合宜，驱邪扶正，达络通经，药虽七味，五脏均滋，保护森严，外邪难入，功专不泛，补速易臻，滋阴而不滞，补脾而不燥，清肺而不寒，壮火而不热，火降而心宁，荣养而肝润，但以意成方，惟堪意解，或疑其地黄多而泥膈，殊不知重可坠下，浊可补阴，正取其重浊濡润下趋。况兼白术共剂，则燥者不能为燥，滞者不能为滞矣。或嫌其杂，奈小病暴病，或在一经，大病久病，必兼五脏，五脏既已互虚，若不合众脏所欲以调之，难免反增偏胜偏害之祸。况土金水一气化源，独不观古方中五脏兼调者乎！或嫌其白术多用而滞，殊不知犹参力多则宣通，少则壅滞，岂不闻塞因塞用而有白术膏者乎？或嫌其热而燥，殊不知附子随引异功，可阴可阳，可散可补，同补气药，可追失散之元阳，同养血气可扶不足之真阴，引发散药则逐在表之风邪，引温暖药则祛在里之寒湿。况独不念附子理中汤，更为纯阳之剂耶！盖附子理中，单为脾胃虚寒，中宫无阳而设，故一味汤药温补，名曰理中，

此则更为脾肾阴阳两虚，上焦火多，下焦火少，脾阴不足，肾阴虚损，盖少阴脏中，重在真阳，阳不回则邪不去，厥阴脏中，脏司藏血，血不养则脉不起，故用此以使火降水土健运如常，精气一复，百邪外御，俾火生土，土生精，一气化源，全此一点真阴真阳镇钠丹田，以为保生之计而已，即名之曰：全真一气汤。张但苦心为济世而设，谨陈管见，高明鉴诸。但制度须得其所，方使药性调和，逐队争先，功成于一。其中轻重，因证合宜，燥涸则熟地倍之，肺热则麦冬多用，脾虚则白术重投，阳虚则附子多加，元气大虚，则人参大进，气浮气散则牛膝、五味略多。制方之鄙见若斯，用方之高明变迁无尽也。倘有假阳在上者，去参用之。

熟地八钱。如大便不实，焙干用。如阴虚甚者加倍用　**制麦门冬**去心，恐寒胃气，拌炒，米炒黄色，去米用三钱。肺病脾弱者少减之　**鸡腿白术**炒深黄色，置地上一宿，出火气，不用土炒。如阴虚而脾不甚虚者，人乳拌透，晒干炒黄，三钱。如脾虚甚者用至四五六钱　**牛膝**去芦，由二钱加至三钱　**五味子**由八分至一钱五分　**制附子**由一钱加至二钱余

水煎，冲参汤服，人参由二三钱加至四五钱，虚极者一二两，随证任用。另煎，冲入前药。如肺脉大，元气未虚者，竟用前药，不必冲参汤。此方诚滋阴降火之神剂，然假热一退，真寒便生，切勿过剂，反增虚寒滑泻之证。

以上六味，必先煎好，另煎人参，浓汁冲服，则参药虽和，而参力自倍，方能驾驭药力，克成大功。若入剂内同煎，则渗入群药，反增他药之长，而减人参自己之力。不独是也，凡药大有力量者，或单服，或二三味同服，则更见其功。若和群药，则彼此拘制，不能独发，功过皆掩，即如紧要之药四五六味，杂入平缓者二三味，则紧者俱缓矣。如醇酒加以淡水，愈

多愈淡，此理易明，用药者岂可谓多多益善乎！奈近味斯理者，惟务不补不攻，不痛不痒，头痛川芎，脚痛牛膝，身热黄芩，口渴石膏，胀闷枳壳，初热羌独，久热升麻，以为平正，人皆羡之，医皆宗之，宁可见死而不救，以为秘授良法，可以保名避谤也。设能洞见生死源头，深明轻重病理，则自有卓然去病之方，必非寻常无气无味之药，则人皆谓霸道猛剂而畏之，医皆群起而毁之，大危伤生之病，人反安之，大力救生之药，人反畏之，噫！以致病者夭折愈多，而医者学问难长矣。谨将此汤治疗功效，具陈于后，以证其验。

齐化门外张宅令郎，未及一周，卧于低炕睡中坠下，幸炕低而毫无伤损，嘻笑如故，似无痛苦也。但自后右后足瘫软不举，手不能握，足不能立，脉则洪大，久按无力，乃知先天不足，复为睡中惊触，气血不周行之故也。乃以熟地四钱，炒麦冬一钱五分，炒白术二钱四分，牛膝二钱，五味子四分，制附子五分，煎小半盅，另用人参二钱，煎浓汁二三分冲药，每早空心服之。张友见其参、附，似有疑惧。余曰：凡人气血旺而精神强，气血衰而精神弱，强则百体康泰，弱则骨凑空虚，火在下而水在上，则循环转运，百病俱无，生之兆寿之征也。火在上而水在下，则机关绝灭，百病踵起，死之由夭之象也。大人之虚，或由斫丧；小儿之虚，禀之先天，乃真虚也。况人之睡乃阳会于阴，元气凝聚于内，真阴长育于中，阴阳混合，造化潜孚，荣卫周行，百达和畅，正当其时，一伤惊触，行者遽止，盛者遽衰，清者不升，浊者不降，转运失常，机关不利，偏枯痿痹所自来矣。故中风之证成于跌后者居多，然诸痿独重阳明者，以气血之海，能润宗筋，达百脉也。其为筋

为骨，又肝肾所属，故熟地、白术专补脾肾，乃先天后天，首以重之，但一润一燥，何能逐队，水土忌克，难成一家，用炒麦冬和之，俾土生金，金生水，水生木，化源有自，既相克所以相成，复相生所以相继。再入牛膝、五味，则更得纳气藏源，澄清降浊，但诸药和缓，大功难建，虽调营卫，经络难通。更入乌、附，既助药力，复可行经，且使真阳能交于下，真阴自布于上，既济之象一得，燥涸偏枯之势自和，复入人参以驾驭药力，补助真元，火与气，势不两立，元气生而火自息矣。此余得心应心之方。凡治中风大病，阴虚发热，吐血喘嗽，一切虚劳重证，更治沉重斑疹，喘促躁热欲绝者，凭斯捷效，实有神功。如水不足者有六味，水火不足者有八味，气不足者有四君，血不足者有四物，气血不足者有十全八珍，心脾不足者有补中、归脾。独脾肾不足，兼心肺之火宜抑，而肝肾之阳宜温者，实无其药，余梦寐求之，始定此方，加减出入，亦水中补火之法，土内藏阳之义，为土金水一气化源之药也。幸无疑焉。张友大悟，照方投服，六剂而手足轻强，精神更倍。

儒学教谕金老师，夏月身发壮热，头疼咳嗽，医者以为感冒，用羌活、前胡、苏叶、橘、半、枳壳之类，未终剂而头疼如破，舌强不清，溃汗粘手，左臂麻木，神气不堪，乃托徐东老招余诊之。按其脉，洪大而空，缓而无力，知为气虚类中，误投发散，溃汗不止，当此疏泄之时，能免脱势继至乎！乃以熟地一两二钱，炒麦冬三钱，炒白术四钱，牛膝二钱四分，五味子八分，制附子一钱五分，每剂人参八钱，另煎，冲服，日进二剂。不五日而饮食如故，精神渐复。学中一痒生李文渊者，与金老师同日得病，所见之

候，所用之医，所服之药，并与金老师无异。遣人询之，一剂发散之后，汗出彻夜，次日告殂矣。老师闻之惊喜交集。

户部主政徐老先生夫人，年逾七十，由楚中任所回南，长江惊恐，早晚积劳，到家未几，身发壮热头疼，医作伤寒，发散数剂，渐至面赤烦躁，神昏不语，头与手足移动，日夜无宁刻，医者、病家俱窘极矣。乃延余治，按其脉，细数无伦，重取无力。余曰：此劳极发热，热者乃元阳浮越于表也。更发散之，阴阳将竭矣，非重剂挽之无及。爰用前方，熟地一两六钱，炒麦冬、炒白术各三钱，牛膝二钱，五味子八分，制附子一钱二分，另用人参六钱，煎浓汁冲服。二三剂后，热减神清，后用八味、归脾二汤，加减间服而愈，精神倍长。

新行洪飞涛之四令郎，因劳伤发热头疼，咳嗽胁痛，一医认为伤寒大用发散，一剂之后，汗大出而热更甚，神昏见鬼，燥渴舌黑，身重足冷，彻夜不寐，困顿欲尽，乃延余治。按其脉，细数无伦，胃脉微极。余曰：劳伤中气发热。东垣先生补中益气汤，为此等病而设，今阴阳气和，自能汗出而解。今更虚其虚，阳气发泄殆尽，所以身愈热而神愈昏，阴阳既脱，自然见鬼目盲，过汗津液亦亡，所以舌黑足冷，阴阳俱绝之候。至于身重异常者，此尤足少阴之极虚证也。盖肾主骨，骨有气以举则轻，无气以举则倍重也。乃急以前方熟地二两，炒麦冬四钱，乳炒白术五钱，牛膝三钱，五味子一钱，制附子二钱，浓煎半盅冲服。只渴另用熟地二两，生麦冬五钱，人参八钱，浓汁碗许代茶饮之。三四剂后，头颅溃汗如雨者渐收，手足心干燥如火者渐润而温和，舌黑渐减，神识渐清，饮食渐思，热退嗽止。其后晨用生脉饮，送服十补丸四五钱；午后以归

脾加减，煎膏成丸，如弹子大，圆眼汤化服一丸，不一月而痊愈，精神更胜。

部主政山西李老先生，为人端方仁厚，与余相契十有年矣。癸亥入都，先生足病，疼痛不堪，步履久发，医用脚气祛风燥湿之药，久服不效，饮食不甘，精神益疲，望余久矣。一入都门，即来延视。两寸洪大而数，两关便弱，两尺更微。余曰：人但知洪数为实热，而不知六脉洪数有力为实热是矣。若洪数而止见于寸，则上热中虚，而下寒也。大而数者，阳越于外也。细而数者，阴竭于内也。皆非实热，尽当虚论，今老先生之脉，孤阳浮越在上，而里实无阳也。夫阳气者，经所谓：若天与日也。阳气不到之所，如天日照临不及之地，则阴寒凝泣为病。凡阴必从阳长，故气病而血亦病焉。再用驱风燥湿，有是病则病当之，无是病则气血更受伤矣。脾主四肢，痿取阳明，肝肾筋骨，数脏并宜重焉。乃以前方加生杜仲三钱，杜仲古名思仙术，盐酒炒则入内而走腰肾，酒炒则走周身筋骨，且能去风，不制则下达，其性能令筋骨相着也。凡初病轻病，或一脏或一腑受伤，久病重病，必脏腑牵连俱困。脏为阴可胜纯阳之药，腑为阳必加阴药制其僭热。务使五脏调和，互为灌溉，脏脏气血自生，脏脏有邪难匿，根本之处得力，枝叶之所自荣，邪不待攻而解矣。先生大悦。十余剂后，自见康胜。其后晨以生脉饮送八味加鹿茸、牛膝、杜仲之丸药五钱，午后以人参、炙黄芪、枣仁、当归、炒白术、炒白芍、茯苓、杜仲、续断、牛膝、薄桂、大枣煎服。调理月余，精神健旺，步履如初。适余南回，蒙先生送我而言曰：在生一日，感激一日也。

刑部主政姚老先生，夏月钦命赴审河南，依限往返，劳顿太甚。回京正当衙门

办事，忽然手足麻木不举，乃回私宅，招一医诊视曰：此中暑也。以香薷饮服之，觉甚不安，乃延余治。按其脉，洪大而空，此血脱而非暑伤气之脉也。不敢直指其非，但云恐将来脚上又中暑矣。先生未达其意。余回寓少顷，果足亦麻木，不能举动，先生始悟，遣使招余求治。此时口喝舌强，自汗诸症俱见矣。乃以前方加减分两，连服两剂，汗少减而神始清，后以河间地黄饮子加减而愈。令弟中翰二先生，偶索余诊，两寸洪大倍常，两尺微弱倍甚，如出两人之手。余曰：先生无病而得此脉，诸宜慎之。先生曰：脉主将来何病？余曰：恐亦类令兄先生之病，而害则过之。渠曰：家兄中风之证，不为轻矣，宁有更重于此者乎！抑愚弟兄或病各不同，而岂必俱犯中风者乎？且家兄因无子故，或者未能绝欲，弟则独宿旅邸多年，可以自信，倘病出意外，再求调治未晚也。余见渠甚忽略，亦不复为进言。一月之后，无故卒倒，急遣招余。余曰：形未病而脉先病，根本萎之于中久矣，岂可救乎！力请视之，脱证具备，已不能药矣，次日而卒。令兄先生尤以身命自重，弃官告假而归。后叩其故，大先生果因无子而多欲，二先生果绝欲而日醉酒，可见酒色害人一也。

长儿之太翁，高年且患足疾初愈，适于途中遇雨，疾趋而回，未几身热自汗，头疼咳嗽，继而吐血，饮食不思，精神狼狈，延余诊视。两寸皆洪大而数，右关两尺甚微，此劳伤中气，脾不能统血也。咳嗽者，火烁于肺也。身热者，元气浮越也。自汗者，气虚不能摄液也。头疼者，血虚火冒也。悉用前方熟地一两，炒麦冬四钱，炒白术二钱，牛膝三钱，五味子一钱，制附子一钱二分，另煎人参冲服。数剂之后，咳嗽吐血俱止，身凉进食而痊。

后早晨生脉饮送加减肾气丸，午后以归脾汤加减服之，精神如旧。

徐管朗先生夫人，年七十余岁，忽患重疟，上则咳嗽吐血，下则泄泻，粒米不进，人事不省，胸膈胀甚，脉则两寸细数，左关弦大，右关甚微，两尺重按不起，势甚危笃。先生祷于关夫子前，得黄阁开时延故客之签。乃思十年前大病，余所治疗，因复来招。按其脉，知为阴虚内热，阳虚外寒，肝无血养而强，脾无气充而弱，血无所统而吐，谷无所达而泻，气无所纳而胀，悉属本气为病。乃用前方，冲参汤服，疟止神清。奈病人自谓胸有停滞，人参补药，必不肯服。乃令管朗先生以八味丸云消食丸进之，病人始允。日以参汤送服，胸胀、泄泻、吐血诸症痊愈，饮食精神俱倍于平日。

余侄年只三岁，身热咳嗽数日，适乡间痘疮盛行，因有近医以疏散风痰，兼行托痘为治，至六七日后，热势更甚，干哕吐蛔，神昏气促，食乳即吐，目闭不语，面青目直，哭无涕泪，乃来告急。余视之，此子先天不足，故面色㿠白皮细，初受外感虽轻，而中气之虚已甚，复加疏散透托，元阳津液皆两亡矣。乃用前方熟地五钱，炒麦冬二钱，炒白术三钱，牛膝二钱，五味子四分，制附子八分，另煎人参二钱冲服。一剂热减，而一眼一鼻少有涕泪。二剂之后，始能受乳，热更减而涕泪俱有矣。三四剂后热退神爽，复以生脉饮，每早化服八味丸一钱二分，旬日而精神平复。

沈定老之孙媳，曾患久疟，已而成痞，常发胀痛不堪，久服顺气化痞而不效，今复壮热咳嗽，胸次胀疼更甚，延余诊视。按其脉，两寸独洪，余皆微弱，右关尺尤甚，乃知土位无母，子母两虚，中空外浮之假象。投以前方一二剂，而胀痞倍加。余曰：此药力攻击，浊气解散而未降也，当再服之。复进二三剂，人参倍用，所谓少则壅滞，多则宣通也。果数日后，咳嗽身热俱退，饮食进而精神健旺。其两载之痞胀，一旦化为正气而守丹田，毫无形迹矣。

金绍老太夫人，脾肾素虚，因岁事积劳之后，忽眩晕不醒，妄有见闻，语言难乱，急求请治。诊其脉，细数无伦，真阴真阳并亏已极。余曰：乘此初起，即为挽回，勿少担延，愈久愈虚，愈虚愈脱。即用前方，日进二剂，每剂人参八钱，日愈一日，不十日而全痊。

庠生徐山公，偶患似疟非疟，医以柴胡汤连进数剂之后，渐至不省人事，口噤僵卧，渠家内外俱以为断无生理矣。请余诊之，不过欲决其死期耳。余曰：阳虚作寒，阴虚作热，误为疟治而未绝，便非绝证也。急以前汤，每剂人参一两，煎汁冲服，三日而苏，复重温补而痊愈。

翰院河南刘老先生令郎，乡试入都，长途冒暑，气已伤矣。到寓日夜课读，未几，壮热头疼，咳嗽干哕，日夜不寐，精神困顿，众皆以其先受暑气，继感风寒，与余商治。按其脉，两寸俱洪，两尺俱弱，右关沉取俱无，右尺倍弱于左。余思此犯无胃气之证矣，若不直入挽救无济也。理宜温补脾肾二家，理中八味并不可少，奈主人以暑天热病，断勿肯用，必欲另方乃服。余曰：病家徒认候，医家必据脉，今令郎之脉候迥别，脉为病人真源，候多病之假象，土为万物之母，故诸病无胃气则死，阳病见阴脉者死，证已十分沉困，奚容再误于药！彼此勿听，坐视数日，病势益甚，身益狼狈，复延余商。按其脉仍故，但躁涩无力，较前过之，此久热阴阳愈伤矣。余复举前方为治，况此即古方附子理中汤，去炮姜、甘草，加熟

地、炒麦冬、牛膝、五味子四味耳，何必虑之。午后又服一剂，以八味去丹皮、泽泻，加牛膝、生麦冬、五味子三味，冲参汤服，每剂人参八钱。服后甚安，主人病人乃斗胆服之。数日之后，头疼身热咳嗽渐愈，而哕声间尚有之，然仍胃脉不起，毫不思食也。余思身热头疼既退，火已藏舍矣。尚不喜食者，未及补土之剂也。乃早晨以生脉饮送服八味之去丹皮、泽泻，加鹿茸、五味子之加减十补丸四钱，又用加减归脾汤去木香、甘草，加五味子、肉桂，一补先天，一补后天，渐渐喜食，脉起而康强。先生乔梓，始知从前之壮热头疼，皆本气为病，全非外感也，深以为喜。同时少宰彭老先生之三公郎，亦患是病，身热两月，久服补中益气加减，升麻、柴胡、陈皮、半夏已数十剂矣。殊不知地黄丸以降为升，盖浊阴下降，清阳自升，肾有补无泻，故宜久服者也。补中汤以升为降，盖使清气上升，浊气降散，东垣为虚人发散而设，故不宜久服者也。且时当夏月，天之阳气浮越地表，人之阳气浮越身表，况复犯阳浮发热之病，又伤升浮阳气之药，以致汗多，久热不已，阴阳两亡，中宫元气、下焦阳气大虚。经曰：阴平阳秘，精神乃治，阴阳离决，精气乃绝。所以面青浮肿，肚腹胀硬，心下痞隔，咳嗽咽痛，口多甜涎，壮热畏寒，五心燥热，口不干渴，足胫常冷，脉则两寸乍洪乍数，两关无力，两尺更微，其右关右尺倍弱，乃系脾肾两亏，上实下虚，外热内寒，真寒假热之证也。余早晨以生脉饮送服河车膏丸、十补丸四钱，午间食前，以前方熟地一两二钱，炒麦冬三钱，炒白术四钱，牛膝二钱四分，五味子八分，制附子一钱五分，另用人参一两，煎汁冲服。可喜两月不退之热，服此壮热渐减，旬余畏寒身热全退，面肿肚胀全消，

面青咽痛痊愈，饮食渐知香味矣。但小腹未能平复，继进加减附子理中汤数剂，大便下如蟹沫而不臭者十余次，便时肛门自觉甚冷，岂非里无阳气，以致阴寒久滞于中之验乎！自后小腹始软，六脉平和，此阳和冰解之象，乃佳兆也。奈有一医，从旁鼓惑，许以三剂痊愈。彭老先生喜闻其言而听之，复用发散消痰，如苏叶、柴胡、腹皮、厚朴、陈皮、半夏之类，非补中益气加减，则六君子加减。以致身热复发，汗出复多，烦渴减食，阴阳并竭。人生所仗之精、气、神终被升、柴、陈、半搬运殆尽而后已。可惜余一月调养之苦心，去病十有其七；更可惜孝友性成谦恭仁厚之佳公子，复被庸医数十剂之升、柴，将生之气复虚，遂致不起。惜哉！

　　老友谢登之，年七十余矣。偶于途中遇雨，疾趋而归，继发疟疾甚危，遇发随必大便，遇便随必昏晕欲绝。伊亲投以疏散，而势愈甚。余曰：冒雨果受寒而宜疏散矣。独不思经曰：惊而夺精，汗出于心；持重远行，汗出于肾；疾走恐惧，汗出于肝；摇体劳苦，汗出于脾。五脏俱伤矣。凡入者为实，出者为虚，大便出而即昏晕，元气欲脱矣。尚可以既散之微寒为重，而垂绝之元气为轻也。急以人参三钱，白术六钱，炮姜一钱，五味子、炙甘草各一钱，制附子一钱二分，投服而愈。或曰：愈则愈矣，但五味酸敛，恐有余邪未尽也。嗟嗟！是尚以疟证为有迹之真邪，而未达阴阳虚极之变现，顾标不顾本之见也。且有附子通经达络之大力，虽有强邪，无地可匿。况更有炙草、炮姜开发之药，能不少佐敛阖，以为收摄元气之用耶？

　　立斋曰：气血虚而变现诸症，莫可名状。故贵治者，熟得气血虚实之情，阴阳变化之用，脉气真假之微，则虽病状变现百出，总不外乎阴阳气血虚实中以尽之。至于诸疮诸肿，感于六腑者发于皮毛肌肉，感于五脏者发于经络骨髓，莫非阴阳气血相滞而生。气血有余，则红肿高起而为阳毒；气血不足，则阴塌平陷而为阴毒。丹溪所谓阴滞于阳，阳滞于阴，百病皆由于此，不止痈疽而已。经云：邪之所凑，其正必虚，着而不去，其病为实是也。本阴阳不和，气血涩滞，阳不足则寒湿凝泣，阴不足则火热沸腾，乃是血为之浊，气为之乱，隧道阻滞，犹水流不污。今气血既凝而且郁，能不各随经络渗入脉中，溢于脉外，腐溃成脓乎？名之曰毒者，气血不和之谓。如人之气不和平而有毒性之类也。然大肿大毒，发于骨髓经络者，不于先天水火真阴真阳求之，不能疗也。若诸疮小疖，不于后天脾胃气血中求之，亦无益也。奈何近医，一遇疮肿，便作外染之邪，有余之毒，克削寒凉，清解疏利，轻者热邪外散，气血亦可宣和，重者气血更伤，难溃难长，每多内攻不救。余次孙因每久患阴虚夜热之证，生下百余日，遍体癞疮，痛痒烦啼，且夕无宁刻。余用生地、当归身、丹皮、赤芍、萆薢、首乌、金银花、连翘、土贝母、甘草节、鳖虫、胡麻子、土茯苓、木通节，大剂乳母，日夜进服。数十剂后，湿热下趋，两足溃烂，清水淋漓，指甲皆脱。乳母旁人，近者莫不传染，此先天胎禀热毒之气，已尽出于外矣。后于耳后结一大毒，此阴亏而无根之火乘虚而凝聚于其部也。余以八味加牛膝、五味子煎汤，与孙自服。数剂之后，高肿溃脓而愈。渐后气血津液衰涸，疮靥干枯，或愈或发，能保其不内攻乎？余思精不足者补之以味，乃以羊肉四两，煎汤，入生黄芪四钱，当归身二钱，金银花三钱，蜜酒炒生麻四分，生姜三片，大枣二个，日煎与服。不及十剂，足疮痊愈，升于头顶，照方再服，而头疮亦痊，精神更长。又治郡中太学生何姓，口舌咽喉腐烂而不疼，胸膈腹闷欲绝，彻夜不寐，饮食不进，按其脉，右寸关弦洪搏指，左寸关并沉欲脱，两尺重按其无根。询其起病之由，乃平时劳心，恼怒太过，任病勉强劳碌，以致内伤身热，医家误用发散，乃见红点，便为麻疹，更用疏解清托，以致困倦愈甚。盖劳伤发热，原系中气不足，误发散而荣气逆行，乃为斑点，复误用清解，致阴火上浮，齿颊而为肿，仍为麻疹余毒，益进寒凉清解，脾胃愈虚，元阳愈损，阴翳之火客于咽嗌，腐溃成血而不疼，如物失天日之照临，则易为之腐坏，故名之为阴烂，非若阳火冲击，为肿溃疼痛也。余始以熟地一两二钱，炒白术四钱，牛膝三钱，炒麦冬二钱，五味子八分，制附子一钱五分，连进二剂，胸胀渐减睡卧始安，六脉少和。次日便用人参三钱，枣仁二钱，熟地四钱，当归一钱五分，牛膝、炒麦冬各二钱，五味子六分，肉桂去皮八分，姜、枣、水煎，日进二服。次日六脉有神，神气亦爽，已能思食，咽喉腐烂之处，亦知少疼矣，此阳和已转之象。盖始如地之冻水之死，一得阳和，则冻解而水活矣，故知疼也。余用铜青三钱，人中白二钱，西牛黄一分，大冰片二分，麝香一分六钱，共研极细。每回少许吹之，久凝腐败之痰涎长流直涌而出，再吹再流，不日而愈。调理数日，精神日长，饮食日增。余后以八味加牛膝、五味子为丸，早晨淡盐汤送服五钱；以前方调养心脾气血者，煎成膏滋，晚间进服，不旬日而痊愈。观此，其凡外之肌肉皮毛，内之咽喉肠胃诸症，皆由阴阳偏胜为患，实气血无形之化也。岂真有外邪有迹之毒可用寒凉克削者乎！即使火之有余，亦由水之不足，补水便可以

化阳矣。

经曰：邪之所凑，其正必虚。且今人禀赋尤薄，既因虚而受病，焉能耐病而久延！况芽儿柔脆，血气未全之质乎！故近来瘟疹之患，小儿受其害者甚众。盖能受邪者，正气已虚，一经壮热，阴分燥涸。治者妄投疏表风药，则荣阴转伤，过投攻托毒药，则中气愈损，其或因其发热，绝其谷食，元气益虚。初则胃气未衰，尚思得食，久则胃气渐亏，亦不思食，以致有形之疾病未瘳，而无形之元气先脱。更有因药力之猛，血分沸腾，荣气逆行于表，为斑为疹矣。然有阳气本虚，不能上升而头面不起者；亦有中气不足，故起而即没者；亦有久热伤阴，阴虚久热不已者；亦有中气困乏，不能健运，而不思饮食者；亦有阳无阴敛，孤阳亢上，上壮热喘渴，而下虚寒泄泻足冷者。张每以全真益气投之，燥涸者得此濡润，所谓滋水即所以发汗。况有托住中气之药，纵有外邪，不能内伏，中气一壮，客气潜消，延纳饮食，精气自生，真火一归于下，阴翳自解于外，荣阴一润于中，百脉灌溉于表，自然肌肤润泽，热退身凉，里和思食而愈矣。盖气血变现之证，仍必赖与气血有情之药，投之可入，既有养正耐病之功，便是却病保命之要。岂可以气血为仇之药，助风助火，目与正气为难首，能不益令变生诸症，徒使精神竭绝哉！经所谓致邪失正，绝人长命，此之谓也。

附　方①

溯源救肾汤

凡产后气血中气大虚，所生疾病，莫不乘虚而得。至于阴虚，自然发热身痛，自汗恶食，头疼口干，恶寒恶热，此即立

———————
① 附方　原无，据目录补。

斋先生所云，气血虚而变现诸症，难以病名也。张鄙定此方，壮水以及土金，从化源也。专治脾肾之阴不足者，屡投屡验，故名溯源救肾汤。

熟地四钱　炒麦冬一钱五分，去心，炒黄　白术二钱　白芍药酒炒，一钱　白茯苓一钱二分　生杜仲二钱　川续断一钱五分　牛膝二钱　姜炭六分

加灯心莲子，水煎，食前温服。

如腹有微痛，加益母草一钱；如虚甚者，冲人参汤服。何前方既用姜炭，复用灯心？凡古人补阴之药，必兼猪苓、泽泻、茯苓、灯心一二味淡渗，以少泻浮阳之旺气，可补金水之不足。如腹痛甚而恶露不行者，服后之加味生化汤最炒。

加味生化汤

汤名生化，生者，生其新也；化者，化其新也。功力倍于四物，而无寒凉伤里之害。原方止有当归、川芎、桃仁、炙草、黑姜、五味，张加牛膝、红花、肉桂三味，其效尤甚，更可为催生之圣药，较于佛手散，为效既捷，且无产后恶露百病。

当归去芦，三钱　川芎一钱　桃仁十三粒，不去皮、尖，捣　干姜一钱　炒牛膝二钱　炙甘草六分　红花三分，酒洗　肉桂去皮，六分，产前参三钱，产后恶露减人参用

加枣一枚，水煎。

十全补正汤

凡心脾阳气不足，五脏气血并伤，自汗恶寒，身热腰背疼痛，感冒时气，似虐非虐，劳伤发热，并用此方，名为十全补正汤。是方五脏均伤，气血并补，倘表有外邪乘虚而袭者，正气得此补助之功，自能互相祛逐，而邪无可容之地矣。书曰：补正而邪自除也，故名之。

人参一钱五分　炙黄芪二钱　枣仁二钱，炒，研　当归一钱二分，酒炒　白术炒黄，二钱　白芍药一钱二分，酒炒　白茯苓一钱二分　生杜仲二钱　川续断一钱五分　牛膝二钱　甜薄桂八分

加大枣二枚，水煎服。

如心有浮热，再加灯心；如阴虚甚者，加熟地；如有外感去人参加柴胡、生姜；如气滞加木香少许；如咳嗽，去参、芪加炒麦冬；如右尺有力去薄、桂；如肺脉洪大者去黄芪。

都门张姓母，患痿证数载，不能起床，祷于关圣，得直遇清江贵公子一签，旁人以予浙江人为告，延视之。气血俱虚，乃付以前方不及十剂，步履如常。可见，药缘之凑合，而关夫子之响应也。

旨哉！立斋先生所云，气血虚而变现诸症，难以病名也。友人张子芳，年将六旬，身无发热头疼等候，但饮食日少，大便甚细而难，小便甚赤而涩。凡间三日，则夜必气逆上壅欲死，通宵不寐，精神渐疲，形容枯槁，六脉洪数，惟右关尺则少缓无力。余曰：此阴道亏极，孤阳无依，但三日而一甚，此兼脾主信而为病也。凡证之难名者，悉由本气为病，但从根本治之，根本一得，纵有外邪，无可藏匿，而自外现矣。乃以熟地一两六钱，炒麦冬三钱，炒白术六钱，牛膝三钱，五味子、附子各一钱，参汤冲服。数剂之后，每至及期，乃发寒热，如三疟状。余曰：今邪外达矣，照方再服，邪既由此而出，更可由此而散矣。十余剂后，至期睡卧俱安，三疟全已，大便粗大而畅，小便淡白而长，饮食渐加，精神渐复。

凡察病虽有望、闻、问、切四法，然究竟必以凭脉为主。盖脉现脏腑之真情，病多疑似之假象。友人张氏，曾患杨梅恶疮，清凉解毒方愈，未几而复头颅、面颊、鼻柱、牙床，疼痛不堪，饮食俱难延纳，益信余毒为害，复用清凉解毒之方，渐至饮食俱废，坐卧不能，精神疲困，乃

延余视。按其脉，六脉微弱。余曰：果属阳毒，脉宜洪大矣。况头为清阳之会，脑为精髓之海，面属阳明多血多气，牙属少阴诸骨之余，今真阴真阳已为寒凉久困，故阴阳失职而为病，岂可入井而再下石乎！即恶疮之初发，亦由自己精血元阳亏损，而阴寒凝泣之气得以乘之，若概以清凉为事，则益增其害。独不思经曰：气血不和，留结为痈。凡生于肌肉者，气血之病也。成于筋骨者，精髓之病也。人身气血精髓之外，有何毒气可并行于经络者乎？天之风寒暑湿燥热火六气之外，有何毒气介于其间乎？如冬寒冻疮，夏暑热疖，有何毒乎？若能以调和气血为标，填补真阴真阳为本，则荣卫周行，如水流不污矣。乃以前方同八味丸并服，不及半月，诸痛并瘳，而饮食精神俱旺矣。

经曰：邪之所凑，其正必虚。又曰：不治其虚，安问其余？又曰：治病必求其本。诚万世医旨之格言也。假如停滞发热，脸红烦躁，似有余也。然究其本也，乃脾胃正虚，不能传化，则虚乃其本也。理宜推扬谷气，助脾消化，设徒从标攻克，则内阳之患，接踵而至。更如伤风感冒，壮热头疼，虽似有余，然即经所谓邪气盛则实，实因卫气不固所召也。若纯用猛剂发散，则表气愈虚，外邪之乘何时而已。更加咳嗽喘促，烦躁不安，肺气热盛有余，然究其源，非水虚不能制火，即火虚虚阳上浮。设从标理肺为事，虽暂愈而发愈甚。故凡外凑有余之病，即本经正气不足之时。若不从源调治，正当不足，而更不足之，虚者日虚，危亡继其后矣。贵乎顾本求源，杜微防渐，则病根永绝，正气发生，不惟去病，更可长年矣。

或曰：子之治病则甚效，而用药则甚常，大抵所用不越八珍、十全、归脾、养荣、独参、生脉、六味、八味、参芪、术

附、理中数汤居多，岂百病治法相同乎？

余曰：经云知其要者，一言而终。昔岐黄神圣，不过昭明阴阳盛衰，邪正虚实，胜负生克，此外，无别论也。盖天地造化虽奇，而其阴阳则一，不外五行生克之用，其为真阴真阳之主者，日月是也；人身大小强弱虽殊，而其安危修短，不外五脏盛衰之变，以气血为用，而水火为根也。若将舍此而嗜奇，是欲达天地阴阳于五行之外，而谓生人别有脏腑气血水火之用耶！夫天人一体，造化不能奇而外乎阴阳，人生不能奇而殊其脏腑，司命者岂可越脏腑气血水火之外，嗜奇为事乎！况邪之所凑，其正必虚。病至于危，元神已惫，一胜一负，理之所常。治病者原本攻邪补偏救弊，尚虞不及，敢为嗜异，南辕北辙，有济于事耶？故先贤仲景制八味以补命门，是重先天之阳也。仲景减桂、附而用六味以治小儿，是重先天之阴也。养葵守六味、八味而互用，是先天阴阳并重也。东垣重脾胃而立补中益气，是培后天化生之源也。丹溪补气血而以四君、四物为主，是助后天之用也。立斋以归脾、养荣、八味为主，是先天后天并顾也。先贤博及群书，不敢沽高仗异者，亦限乎天人一理之常经耳。设天地阴阳之理，另行一途，人身脏腑之间，尚有异用，岂数千载名贤叠出，何难创其说而垂后世哉！

古人凡用热药，多令冷饮，恐有假阳在上，一遇热药，必拒格而不得入，故使冷服。则冷遇冷，相须而入，自不吐出，下嗌之后，冷性既除，热性始发，假阳自平，诚为良法。倘证纯系虚寒，而无假阳之候者，只须温进，不必冷服。盖纯虚纯寒之证，若加冷饮，益促亡阳，变生泄泻、呃逆诸候，及至热性发时，功不掩过，已无及矣。故凡遇极虚极寒危证，而欲挽回垂绝者，药中不可少兼阴分之味，

服药不可少存寒阴之性。盖证至假阳亦无，焉能任此假冷？腹中全无阳和之气，不能少任阴分之药耳。

夫桂、附二味，古哲不甚常用，而所用亦甚少，其效颇速。今人常用而且重，其效甚缓者，何也？盖因天地气化转薄，人与草木均禀天气以有生，况草木更假地味以成形，气化薄而所禀亦薄矣。人之先天之气，即元阳之气也。元阳之气既薄，焉得不假桂、附之力乎？所以今人常用宜也。奈桂、附亦禀天地之气而力薄矣，所以虽重用而奏功甚缓也。况百病之生，莫不由火离其位也。而治之欲愈其病者，可不令火藏其源乎！

古人相传之谚语，其义甚深，后人可不顾名而详审之！譬如言人之死而曰"完了"，寓意最确。盖人之生，由于精、气、神之三宝。精者，阴血化生之华也。神者，元气凝聚之真也。阴血不足，则不能化生其精华；元气不充，则不凝聚其真神。然神以精为依附，精倚神而光明，故经所谓精则养神也。凡精神合德为用，则长有天命，何病之有？虽有强邪，亦能任之。如精神失守而不彰，则天命匪长，百病踵起，即遇微邪，便足为害，诚由精神完了，而力不能任之。况有形之疾病无期，而无形之元气易绝。凡吐血、吐痰、痨怯将危之际，由于阴精先完者，必形容虽枯槁，神气却清爽。然精华既竭，神无依附，倏忽气绝而逝。凡中风、中寒、暴死之证，由于元阳真气先完，故形容虽肥壮，而神思却糊涂。盖真神既缺，虽阴精未竭，犹水失阳和，便成坚冰而不活，故每多人事不省而毙。观此则"完"之一字，珍生君子及司命者，可不进思乎！经曰：不治其虚，安问其余？正虑精神先完于疾病未愈之前也。

古人用药，凡治大病，必用大力，君主之药数味，则功专不泛，可以立挽沉疴。如治小病则用小力，佐使之药，皆可成功奏绩，何劳刚烈猛剂，反致大动伤生。至于汤、丸、膏、散，各有所宜。其治五脏及经络之病者，必用大剂作汤以荡涤之。欲走阳分宜热服，欲走阴分宜温服，欲达经络之表宜酒煎，治心肺之病者必浓煎小剂，食远徐徐缓咽以荫之。盖其位在上而近，不厌频而少也。治肾病者所居最下，补阳之药有伤心肺，补阴之药不利脾胃，贵乎作丸吞服，以直达下焦而始化，所谓偷关过之法也。若急证须投煎剂，必食前多服顿服，始能达及下焦。治脾胃者惟宜散矣。盖诸物运化，皆仗脾胃。若二经一病，运化便难。丸则不能施展见功，煎则疾趋下走，散则惟凭渣滓，直入胃家，不行经络，且不劳胃化，中宫便见其长，脾困一醒，自能运行药力，而其功愈见矣。治五脏枯槁之病者，必仗膏滋，方能粘润填补，丸则太缓，煎则太速，散则质薄，均难见效也。且有久服补养气血之药而气血似乎日衰，再服疏利之剂而气血似乎顿长者，此非补养之误也。盖补养日久，生气既多，泄气反重，且粘滞太过，血则壅而不行，气则伏而不用，所以疏利一投，而气血宣行，前功顿见也。有久服温补元阳之药，而元阳似乎日困，后服清凉之剂，而元阳似乎顿壮者，此非温补之误也。盖如春夏发生长养，则气血流溢无拘，所以人多困倦。若非秋冬敛肃闭藏之气，何能为成实坚固之用耶！更凡一经或虚或病，而用药或治或补，专在一经为事者，其功虽捷，可暂而不可久，久而胜负相生，反增偏害之势。若隔一隔二为治者，其效虽缓，其力甚长，盖如源深则流远，根深则蒂固，况脏得生气，自相长养，便无偏胜之害矣。此张之管见，并及以补所遗。

一少年劳心，色欲过度，及患小便淋漓，甚胀而疼，且二便牵痛。其脉两寸沉微，左关甚弱，右关数滑，两尺弦涩，乃知心肺之气不足，而下陷于肾肝，肝肾之气又不足，所以一则不能疏泄，一则不能闭藏。中气既虚，则清阳不能上升，而中宫郁滞，蒸为湿热，渗入膀胱，因乃似淋非淋，二便牵痛，如大瘕泄也。余令早晨服八味合二妙作汤，使寒热互为向导，去其湿热，以澄其源。日中食远，用补中益气汤，但心气已虚，焉敢更泻其气，乃去陈皮；肝气已弱，焉敢再疏其肝，乃去柴胡。其渣临晚煎服探吐。浊气下壅，必得淡渗，乃加茯苓。但恐去柴胡而升麻独提无力，乃加酒炒嫩防风以助之。防风酒炒者，去其辛散之性，益其升腾之力也。渣复探吐者，盖湿与郁与热，得一升发而自散，况上窍通而下窍自利也。果服之甚效。其方于后，以广识见。

早服二妙地黄汤方

熟地八钱　山茱二钱　丹皮二钱　茯苓二钱　山药二钱　泽泻一钱五分　制黄柏盐酒炒黄色，八分　制附子二钱

加灯心十根，建莲子二十粒，去心，水煎八分。空心温服。

午服加减补中益气汤

人参三钱，保元固中　黄芪二钱，助表达卫　枣仁炒研，三钱，既补神明之脏，复益疏泄之官　鸡腿白术炒黄，三钱，助脾胜湿　当归身酒炒，一钱五分，和养气血　白茯苓二钱，淡渗浊气　炙甘草八分，即和药性而补脾，且令诸药暂级中宫而病也　蜜酒炒升麻四分，升清则浊自降　酒炒嫩防风六分，助升麻以提下陷之气

加姜、枣，水煎，日食一服，渣煎晚服，探吐之。

一壮年作宦失意，退归林下，抑郁成疾，即经所谓尝贵后贱，名曰脱营，尝富后贫，名曰失精，以致气血日消，神不外扬，六脉弦细而涩。凡饮食入胃，尽化为痰，必咳吐痰涎尽出，而始能卧，不尽不已。是以津液内耗于里，焉能润泽于表！所以肌肉渐削，恶寒懒食。余思卫气者，充皮毛，温分肉，司开阖，肥腠理，以卫护于肌表者也。然营气常随卫气而行，所以润皮肤、荣脉络者也。今中气既弱而且郁，则气结聚不宣，何能充皮毛温肉分、而开发腠理也？气失卫护于表则恶寒，血无气运于表则肌稿。中气既虚，脾失健运，饮食既蒸，郁而为痰，则不能复成津液而为血，是以不但肌表之腠理干枯闭塞，而肠胃之腠理焉能温而充之、开而发之？是以亦致密而不通，焉能津液流行于脉络肌表之外乎？且津液既凝滞而为痰，则痰愈多而津液愈竭矣。余以人参保元固中以为君；黄芪助表达卫以为臣；当归和养气血，白术助脾胜湿，麦门冬保护肺中之气，五味子收敛耗散之精，炙甘草和药性而补脾，并以为佐；桂枝辛甘之性，能调荣卫而温肌达表，麻黄轻扬力猛，率领群药，遍彻皮毛，驱逐阴凝之伏痰，化作阳和之津液，并以为使。但恐桂麻辛烈，有耗营阴，入白芍和肝，以抑其二药之性，此即东垣先生治外感寒邪，内伤蕴热而吐血者之麻黄桂枝汤，余更加入白术者，取其性刚而益速，必能固中而断不为物所挠也。引子则增生姜、胶枣者，取味辛甘，能助脾而致津液，更助神明而得清扬振作也。投服二三剂后，脉气渐充有神，痰涎嗽吐俱愈。余继以十补丸，空心吞服补肾，日中以归脾、养荣加减，调养心脾气血而安。

医家切须自养精神，并专心道业，勿涉一毫外务为主。盖医者意也，审脉辨证处方，全赖以意为主。倘自己精神不足，则辨证处方未免厌烦苟率，而艰深心用意矣。且专心道业，则学问精进，触类傍

通，俱可格物济人。倘奔兢外务，则神驰意乱，欲图默会精微，专心利物，安可得乎？

夫人身以脾胃为主，即百病莫不以有胃气则生，无胃气则死。奈何凡遇疾病，不问外感内伤，禁其饮食，药饵妄投，将脾胃水谷之海，竟作药囊之具，徒乱清纯之气，反生胜复之端。草木攻补寒热之戾气，博击于中，谷肉长养和平之常味，竭绝于内，胃气日衰，脏腑俱困，名治病而实做病也。盖脏各有神，凡酷嗜一物，皆其脏神所欲，斯脏之精气不足，则求助斯味以自救。如妊妇肝肾不足，则嗜酸盐；老人精血不足，则嗜肉食。故凡病人所嗜之物，只可节之，不可绝之。若久药厌烦者，则可缓之病，不妨暂停药饵，调进所喜之味，胃气一旺，便可长养精神。若病势不能勿药者，则宜冲和之药味，易于入口，勿伤胃气。若不知此，绝其脏神所欲之饮食，强其胃气所伤之药饵，胃气既伤，化源绝灭，而欲病退神强者难矣，况多非是病而服是药者乎！

冯氏锦囊秘录痘疹全集

序

　　《锦囊秘录》者何？盐官冯子楚瞻济世之书也。楚瞻奉母命业医，逮今四十余年，操其术以游于吴、越、燕、赵之间，所全活者不啻亿万计，而犹以为吾攻其技于一时，不若广其传于后世，拯其患于一方，不若溥其利于天下。于是殚精研思，雪抄露纂，发先圣之微言，证诸家之同异，论运气之厚薄，酌古准今，勒为一书，已雕活版问世，杜相国文端、魏大司寇敏果及年姻家张太宰绣紫三公皆为之序，其义綦详。前以印行维坚，楚瞻重加订正，醵金开雕于京师，而痘疹之书先成，因请余言以弁其首。余维医之为道，肇于轩岐，而痘之为证，则不知所昉，世之凿空妄论者，谓有神以主之，支离谬诞，莫可究诘，而楚瞻一原之于乾父坤母，二五构精之始，其论平易中正，直可与有宋诸儒诸书相为表里，固宜其投匕则愈，而使人无夭札瘥疠之患也。然则是书，岂仅仅青囊之秘、肘后之方而已哉！抑吾闻之，木之生也，由勾萌而后至于寻丈；卵之出也，由孚化而后至于翼飞。楚瞻之托始于是书者，其谓吾养之髫龀之初，以全其天，而后推慈幼之心，而长长，而老老，乃次弟以相及也。殆亦犹安弦之操缦，祭川之先河欤！余退居山野，拨弃文字，唯于医卜方技之书时时浏览，以永朝夕。今益以是书，置之几案，既以嘉楚瞻立志之大，用心之勤，且所谓广母训，开后学者俱于是乎！在而尤望好义之士，群策群力，其襄盛业，俾手得凭轼，寓目以观，其成其乐，何胜道哉！是为序。

　　康熙四十一年十月廿八日光禄大夫都察院掌院左都御史加六级折津蒋弘道纂

序

余闻诸古人曰：达则为良相，否则为良医。夫医一技耳，何至与相比伦？诚以相之燮理阴阳，与医之参赞造化，为道不同，而其弘济苍生则一也。顾为太平之相易，为救时之相难。当其外晏内宁，泰交一德，调羹已耳，补裳已耳。一旦临大事，决大疑，定大策，侃侃谔谔，扶危定倾，则必归之救时之相。维医亦然。察其虚实，审其标本，庸医亦可奏功，独至生死决于须臾，性命悬于呼吸，非有担当卓识，讵能去危即安？医道盖其难哉！夫自青囊失传，医学鲜有善本，苟为良医者，能以其得心应手之技，笔之于书，而又援据该博，为世准绳，其功当不在良相下。武原冯子楚瞻，与其小阮恭存，并精缓、和术，世称国手。当乙酉岁，余持节黔中，内子适报缠绵之疾，医者竞投凉剂，浸至积弱，濒危一线，诸医束手。时冯子恭存客观察阿君署中，延之诊视，云六脉皆虚，微阳欲绝，法当峻补，非重用参附不可！遂书一方进，诸医咋舌力阻，余方犹豫，恭存曰：势危事迫，诸君尚执道旁筑舍之见，安用我为？欲拂衣去。余不得已，就其方稍减铢两，一进而起，再进而瘳，诸医俯首叹服。此非其担当卓识，能决大疑，定大策，同于救时之良相哉！未几，余蒙恩调抚江苏，阿君亦以忧去，恭存旋里省觐，寻余抵署，解装见行笥中有秘籍，题曰《冯氏锦囊》，盖其叔楚瞻氏所纂著者也。余阅之，不特援据该博，兼以其得心应手之技，笔之书以为济生宝筏，余乃知恭存之学渊源固有自也。今其书雕版垂成，丐余为序，噫！在昔典午南来，江东相业首推谢安，其从子幼度，以八千人渡江，破符坚师百万，岂奇谋异略有独创欤！良由东山学家，平居固有所授之也。余既多恭存卓识，而又喜楚瞻是书之足以救时，而媲功于良相也，于是乎言。

康熙丙戌岁小春之吉西河于准莱公氏书于吴署之清德堂

序

　　尝读《易》曰：天地之道，恒久而不已。象曰：君子以立不易方。其九三爻辞曰：不恒其德，或承之羞。而《记》又引南人之言以广之曰：人而无恒，不可以作巫医。然则，自天地日月四时万类之纪，迄于一技一能之末，不要之以恒，而能始立卒成者，吾未之见也。吾乡冯子楚瞻，诚悫人也。幼而业医，长益进，老而不衰，其可谓有恒者矣。顾犹以业济一时，若垂后行远，心于书乎是赖，于是本其数十年所心得者，勒成一家言，名之曰《锦囊秘录》，凡再易版，而后得行于时。噫嘻！冯子之于此事勤矣，而吾独举恒之一言以敝之者，盖记提钩纂运之心，而注之于手也，非他人所能参预，则始之难，区分类别，既有成书，复又雕刻未精，流传不变，则继之难，迨饬工庀材，重付之攻木氏，费既不訾，而好事者寡，又成于物力窘绌之会，则终之难。乃冯子独殚其心，思智计间，关三千里外，不辍寒暑，不分昼夜，竟以一手足之烈而得遂。其自存于时而传于后之志，藉非有恒之一念，维持周浃于其间，岂能胜任而愉快乎？抑吾闻之，恒者常也久也。《传》曰：不息则久，久则征。今冯子久于其业，其起沉疴苏痼疾者，既历有证据，而余所极不忘者，则曩时次儿患痘，诸医仓黄束手，断为必不可治。冯子独毅然任之，应期奏效，不爽毫末，兹且顾然成丈夫，是冯子之大有造于余，而其言尤信而有征者也。冯子持痘诊一集，问序于余者，毋亦以余言为可征，且欲自考其征耶！余于轩岐之术，未暇旁究，不能妄为称引，惟即身所被益者，原本其有恒之心，而论之如此。若冯子即能有恒者，而推极之至于富有日新，而发为盛德大业焉，则又非余之所能限量者矣！

　　　　　　　　　　　　　　康熙壬午冬十二月年家眷弟南茗胡会恩拜撰

序

　　夫元气之消长，岂偶然哉？其盛也若或益之，其衰也若或损之，而其盛衰之机，有积于至微而莫知者。是以圣人察盈虚之理，而深未然之虑，为之树畜以厚其养，为之医药以卫其生，所以绸缪于未事之先，而共跻于仁寿之域也。自气化渐薄，而学术浸微，民生其间，以六淫而致疾，或五运而变常，有非方书之所能悉者。而方今之士，不深辨夫阴阳消长之理、天时人事之宜，欲以补偏救弊，调剂适均也，不已难乎！又其甚者，虚实未悉，寒热不分，而谬执成方，以试夫变态百出之疾，参、苓、栀、柏杂然并进，故安者日即于危，危者日趋于亡，而其人反恬然不以为意，是何异杀人而罪乃兵也。冯子浙人也，性至孝，少因其母多病，故精于医，又推有余技以活人，挟其术以游京师，一时贵公卿咸啧啧知有冯子，而冯子曾不一干也。若夫贫穷空乏不能延医者，视之尤为加意，予以善药，而不责其酬，故京师之人皆喜其来而嗟其晚，而一时之方士，独深疾之如仇，冯子怡如也。久之又欲推其所以寿人者以寿后世，出其所为《锦囊秘录》者，公之同好，冢宰杜公，司寇魏公，均为之序。兹又重为删订，而痘疹之书先成，来问序于予。予非能文者，然高其义，慕其人，而自有不容已于言者。盖以人生不得为相，以佐天子惠元元，犹得精于医，扶危济困，以登斯世于仁寿之域足矣。冯子无长人之责，而乃忧人之忧，急人之急，不啻若肤受以视。夫世之居其位而无裨于世者，其相去何如也？余阅其书，大约明标本、扶元气为主，而其酌古斟今，间出己见，有非前人之所及言者，洵可为溯流穷源，勒成书以利济天下者也。吾愿后之读是书者，师其意勿徒袭其说，读其书因以师其人，相与深明夫阴阳消长之理，虚实寒热之宜，于此扶元气而跻春台，以少助圣天子保合之治，其生民之幸也夫，亦冯子之志也夫！

　　　　　　　康熙壬午春正月赐进士出身大理寺左评事湖广典试巴海拜撰

自　　序

　　尝观上古之医，立方重剂克削，如麻黄、承气、陷胸、抵当等汤，咸获其效，所以立法垂训后人；中古之医，则有参苏饮、人参败毒散；至于东垣、立斋，则有补中益气、人参养荣等汤，以为虚人发散之用。盖因天地气化之厚薄迥殊，而人禀受之强弱大异，因时处方，是以如斯之不同耳。迄乎今也，气化转薄，禀受更衰，况多纵恣以耗其真，妄动以戕其性，思虑以伤其神，嗜欲以竭其精，自身既不能永享遐龄，而其为子嗣者，所禀更薄矣。气血即虚，变现百出，书即所谓难以名状也。再或七情稍动于中，疾病猬起于内，非若古之天禀既厚，性成淳朴，先后之气充足，纵有六淫外犯，惟用重剂以竭之可愈者。况《内经》有云：邪之所凑，其正① 必虚。不治其虚，安问其余？又曰：精神内守，病安从来？可见百病之来，必由于虚，而百邪之凑，更由于虚，故许学士有读仲景书，守仲景法，未尝用仲景方，乃为得仲景心也。张所以有纂集上古、中古、近世群贤诸论，以明强弱补泻之宜；更集幼科方脉合参，以广先天后天，少壮厚薄之异；更集女科、外科各论，以辨阴阳内外之殊；更详声形色脉，以为望闻问切之用，计成二十卷于前册矣。至于痘疹，既由先天受毒之轻重、禀赋之厚薄，更关后天气血之盛衰、调治之宜否，则其上古、中古、近世之所禀不同，而古遗补泻诸方定论，亦难取为仿法矣。故张亦将先后群贤诸论，条分各门，汇列备悉，复揣古哲未尽之旨，并张寤寐心得之微，赘之于末，以证后贤。但张七龄，先严见背，痛乏趋庭② 之训，长因贫窭，苦无膳读之资，虽由诸生以入国学，实以岐黄之道牛马四方。甲子部试入都，因而寄迹燕地者二十载矣，黑发已成皓首，倦飞之鸟知还，愧无一事之成，特展半生之秘，深惭不学无文，敢望大方教政，神而明之，使长幼共沐乎春风长养之中，皆出后贤，诚求利济之德，实为寿世无疆。张私为预庆预祷也。时

　　　　　　　　　康熙岁次壬午立春日书于燕台邸舍后学冯兆张谨识

---

①　正　《内经》原文作"气"。
②　趋庭　语出《论语·季氏》。原指孔子教训其子孔鲤学诗学礼。后以趋庭喻承受父教。

冯氏锦囊秘录痘疹全集凡例

一痘疹方论最杂，其中杂证更属天渊，如吐泻之见于初起，见于灌①脓，利害迥别，故张逐一分开，不敢混列。

一痘疹集法，其第一卷系痘门概论，乃论其痘源痘释及虚实、顺逆、荣卫部位诸要及异痘诸名。

第二卷、第三卷，系总论痘要，乃讲论痘中诸要及痘中首尾诸杂证，不可类列于何一门者，俱编于内，凡发热见点起胀、灌浆、收靥、结痂，俱可于两卷中参看。

第四卷系看法诸验，乃历指形色痘势，饮食声音，及周身气色之吉凶。

第五卷系发热门，初则备陈古哲本门诸论，次则备列本门所夹杂证，次则备列本门三朝顺逆险碎锦，末附本门证治吉凶歌括。

第六卷系见点门，其集法如发热门同例。

第七卷系起胀门，其集法如发热门同例。

第八卷系灌浆门，其集法如发热门同例。

第九卷系收靥门，其集法如发热门同例。

第十卷系落痂门，其集法如发热门同例。凡以上各门所夹杂证，不能备载者，悉具总论痘要门参看。

第十一卷系余毒门，首列本门诸论，次及证治歌括。

第十二卷系妇人科痘疡诸论，及证治歌括。

第十三卷系麻疹门，其集法始则备列本门诸论，次则备列本门夹证传证，次则备列本门顺逆险碎锦，及本门证治歌括，末附水痘与斑。

第十四卷系痘疹门，汇集古哲诸方。

第十五卷系痘疹补遗，乃补述诸书有余不尽之义及证治，气虚血热，危证方按数条，暨随候用药活法。

张苦集是书，勿间寒暑，已三十载矣。计成《内经纂要》、《杂证大小合参女科精要》、《痘疹全集》、《外科》、《脉诀》、《药性合参》，并附医方考，按药味炮制，经验诸方，胎产嗣育，修养静功，按门别类，无不毕具。自天及人，自小及大，自男及女，自内及外，自形及脉，自病及药，诸书精髓，采取殆尽，实从来未有之作，诚为医学之全书，摄生之备览。张以济生念切，愿公于世，尊生君子，可充案头之宝玩，医林后贤，堪为笥箧之奇珍。窃思人生光阴有限，转眼尽属蜃楼，倘与世浮沉，毫无实事可以表见，腐物同尽，能不疚心！奈书大力绵，艰于举事，向年误听梓人创成活版，疲精瘁神，二载始竣，但字少用多，不耐久印，无如索者日众，今板废书完，势必数十年之心血，一旦付之流水。壬午岁，复入都门，誓成此

————

① 灌　原本为"贯"径改。后同，不出注。

集，日竭鞍马之劳，拮据刻资，夜备悬刺之苦，查对舛错，不顾性命，方得书成，惟愿后贤，诚求精进，则岐黄之道益彰，群贤之见备得，神而明之，使后人共沐春风长养之中，诚为寿世无疆矣。

目　录

冯氏锦囊秘录痘疹全集卷一

海盐冯兆张楚瞻甫纂辑
男　乾元龙田
门人罗如桂丹臣同校
男　乾亨礼斋

痘　原

乾父坤母，化生万物，独阳勿克以自生，独阴勿克以自成，而生物之本系焉。是以男女交媾，亦必二五妙合，而生人之本系焉。夫二五者，谓阴阳二气及五行也。此人生之所自来，而痘之原，亦根于此矣。人皆知其种于淫火之毒，而不知由乎交媾之微，胶稠如脂者，真元之精也，稀清如水者，淫火之液也。痘原之美恶，乃于此分。故人禀清明之气，修养之纯，则真元之精厚，而水火相济，淫火之液自少，痘之所发必稀疏而顺美。人禀浊浊之气，情欲之杂，则真元之精涸，而水火相激，淫火之液自倍，痘之所发必密。比而逆恶，岂俟孕于母腹，而为五辛六疏之物，腥膻煎煿之味，酿成胎毒，传于男女，结为恶逆之痘乎！李还丹曰：人有七情，而欲之所动，火之使然。盖欲无火不动，太过即是淫液也。可见痘之为证，本于阳毒，恶烈而莫御，其母胎之毒，不过发为疮疥丹瘤而已。更有谓儿含胎血致毒者，尤为不经之论耳。

痘　释

万物轻清则高，健运则圆，天之象也，气之功也。虽然如以水法丸者，非转运不停，不能以圆其形，非湿润敛束，不能以遂其圆。故气虚者，果难高耸而致圆晕；血虚者，亦多燥涩而难流通。然名之曰：痘者，豆也，因形之类而名之也。又曰：痘者，头也，痘毒之标峻，欲其先达头额，以诸阳总会于斯也。又曰：痘者，投也，投诸时令而感也。相传谓自西域归染，而痘从此始。又以人身必出一次，故名百岁疮。又类天行疫疠，故名天花，复以形象而又名之豌豆，更有名之曰斑者，义虽各不同而理则一致也。然人之生，莫不患痘，有年跻耄耋而不出者，可见其痘可以出，可以不出。嗟嗟！独不观诸物乎，鹤不发顶，则不能以宏其声；蚕不三眠，则不能以成其绪；蟹不脱壳，则不能以大其腔；虎不转爪，则不能以奋其威。人之出痘亦犹是也。间有禀毒原少，痘暴稀鲜，乍出数颗不自知觉，或偶患疮疥，杂出其中，故不晓其为痘耳。若据其可以有可以无之说，是不求夫人生之原也。

杂 证 勿 治

痘之为证，五脏百骸，无不振动，气血无不虚弱，故有杂证相仍，最宜戒其峻治。盖杂证痊日无定，痘疮靥日有期。若治杂证一寸，则痘证落后一丈，杂证未痊，而痘已先毙矣。故治痘不可违限，而急治其标，缓治其本，痘之毒不解，则一病不去，痘之毒一解，则百病自痊。正在乎本上用力，固何在乎一标哉？但有紧要杂证，则痘证亦为其所害，医者知其本末轻重，以为治之缓急，斯得之矣。痘证重而杂证轻，则杂证之药，加于痘证药内，是缓则治其本也。杂证重者，先逐杂证而后调其痘证，是急则治其标也。然用药固宜其当，调理尤善为良，若酷暑而不加以凉，严冬而不施以暖，则溃烂者溃烂，冰伏者又冰伏矣。故凡用剂及诸调理，并以顺四时，得天和令其和暖如春，使气血调畅而毒自释矣。至于久雨阴湿，天之气阨[1]塞，人之气亦阨塞者；久晴旱暵，天之气散逸，人之气亦散逸者；久雨亢阳，久旱亢阴，而气血自病者，并须因时制宜也。

忌 食 毒 物

凡气血弱者，则自无所承载其毒，而痘难形，此气血之本咎也。奈何不悟其理，强以虫鱼、腥膻、牛虱、人牙等毒投之，发动中气，嗟乎！以毒攻毒，理难并胜，兼痘又因时气感触，故固藉此而出矣。殊不知，毒药损人元气，元气既乏，则毒气愈炽，气无逐毒之能，血失运毒之力，一任毒药攻击，逼出腠理之间，一倍化成数倍，一疮变作十疮，不成颗粒，如𤵜如疹，少倾中气归复，气血不外旺，药

气如少歇，则酷烈之毒，其势转烈，反为内攻矣。况初起而欲表暴，则鸡冠血、鸡头、鸡脑、羊头、羊脑可用也。灌脓而欲补托，则嫩羊汁肉、油炒公鸡可食也。常食物中，自有最宜至味，既有切于病情，复有补于血气，何必仗诸恶劣之物哉？

论痘不可妄汗妄
下及宜微汗微下证

夫汗下二举，乃不得已之所投，如少误焉，贻害不浅。如痘证本稀，原无闭塞，表热不快之证，而妄用重药以发之，则在后必成斑烂音哑，皮薄痒塌，或为虚脱者有矣。如气血本和，原无便闭、热毒、紫黑之证，而妄用重药以下之，则在后必成陷伏不起，胃弱灰白，或变虚赢腹胀者有矣。此皆妄汗妄下之过也，可不慎欤！然痘亦有当微汗微下者，言微者恐其过也，如表热方炽，红点未见之先，影色不出，烦躁腮红，起不活动者，则用轻扬之剂，微开腠理，使痘易出。况火郁则升之，以减其盛势也，其剂如升麻葛根汤、参苏饮之类。若既见红点，则忌干葛，恐疏表太过，遂致成虚，根窠易塌，表实者用亦无妨。更有当下之证，而不下之，则在后必成紫黑而壅毒热结，血枯者又为失下之患矣。是以痘未出时，脉数洪大，小便赤涩，大便闭结，气粗腹胀，唇燥烦渴者，此是热毒壅盛，而不得泄，宜微下之，使内无阻滞，荣卫升降，则痘出自顺矣。然痘疮首尾无急证，慎勿轻为汗下，恐元气一耗，则浆无自而成，后必为患矣。

---

[1] 阨（ài） 同"隘"。阻塞。

虚　实

夫不知虚实者，不可以为工。经曰：无实实，无虚虚。故虚实之分，不可不知也。经曰：必先度其形之肥瘦，以调其气之虚实，此以形体别虚实也。又曰：谷盛气盛，谷虚气虚，此以饮食别虚实也。又曰：脉实血实，脉虚血虚，此以脉别虚实也。又曰：邪气盛则实，精气夺则虚，此以邪正别虚实也。大抵实者邪气实，虚者正气虚，经曰：邪之所凑，其气必虚，实而不去，其病则实是也。又云：五实死者，谓邪气之实也。五虚死者，谓正气之虚也。凡疮痘之证，其人形体肥健，饮食能多，六脉洪实，素无疾病，大便如常，疮色红润者，此表里正气俱实也，不须服药。若形体羸瘦，素多疾病，饮食减少，六脉微弱，吐利频频，疮色淡嫩者，此表里正气俱虚也，治宜温补之法。如疮势太盛，焮肿痛胀，大热不退，烦渴昏睡，大小便秘者，此表里邪气俱实也，治宜凉泻之法。如疮本稠密，焮发红活，而吐利不食者，此表实里虚也，宜于补汤中而加解毒之药。如疮色淡白，发不透满，大小便闭，浩饮大嚼者，此里实表虚也，宜于解利中而加升发之药。如诸痛为实，然疮痛者邪气实也，当活血以开其郁。至若痛如刀剜，闷乱大叫者勿治。诸痒为虚，然疮痒者，正气虚也，当补气以燥其湿。至若爬搔不定，破烂皮脱者勿治，灰白者，气虚也，参芪之功为大，干燥者血虚也，归芎之力宜多。虚则补之，实则泻之，中病即已，无过其治，此治之权衡也。若本实而反补之，则毒气弥盛，或为溃烂痈肿，或为目病咽疮，或为失血烦躁，是皆补之过也。如本虚而反泻之，则正气益虚，或为吐利，或为厥逆，是皆泻之过也。经

曰：毋致邪，毋失正，绝人长命，此之谓欤。

论元气不可形质拘

世有一等孩童，生得体质恢肥，似血气有余也。何患痘疮则囊房空虚，不至灌浆澄脓，八九日而死者何欤？盖天元不可以形拘，气血宁堪以质滞，彼形体虽瘦小而元气充溢，则痘自然起灌成功，如形体虽恢大而元气薄劣，则痘必至枯涩难长，故治痘看人元气，不可拟人形体，况痘有经络部位不同，多寡大小之不一，气运时令之不齐，调摄受养之得失，岂可以形体论哉！故痘之经络既正，颗粒稀朗，气运淑顺，调摄合宜，枭毒原浅，则瘦小而元气实者固不为害，即瘦小而元气弱者亦有生矣。如痘之经络错犯，点数密比，时令乖逆，调护戾常，枭毒禀盛，则肥胖而气血衰者，固罹其厄，即肥胖而气血盛者，亦有死者矣，况苍黑者，骨坚肉硬，且气固于中，骨胜肉也，出痘多吉。肥白者，骨脆肉松，且气居于表，肉胜骨也，出痘多凶，盖肾主骨，痘为肾毒耳。

四时顺逆辨

经曰：春夏阳气在上，人气亦在上，秋冬阳气在下，人气亦在下。故春夏出痘，血气随阳气上运而行疾，秋冬出痘，血气随阳气下陷而行迟，痘以头面为主，春夏得发生之气，秋冬为闭藏之司。故曰：春夏为顺，秋冬为逆。然有处春夏凶而秋冬吉者，盖由禀气之壮弱，受毒之浅深，而后赖乎时令耳。又曰：春脓疮，夏黑陷，秋斑冬疹，皆为逆候，此以五脏所属，合时令而言也。虽然黑陷即处冬季，总非佳候，故不可不知也。以宜存其略

也，不可尽准者，以其犹有谬也。

营 卫 论

夫荣行脉中，卫行脉外，内外卫护，互为滋养，得天地生生之道，而无咎矣。然荣卫根于元气，元气固则荣卫于脉之内外，阴阳相济而无间断，自能拘血附位而功成矣。若气在内而外不及，则血载毒出为外剥，气在外而内不续，则血载毒入为内攻，阳道虚，阴往从之，阴道虚，阳往从之义也。是以荣卫者，气血之德也。气血者，痘毒之庐也。痘毒者，气血之贼也。荣卫德盛，则力戕其贼而庐舍全。荣卫德衰，则贼肆其疟而庐舍剥。血不能载则塌，气不能拘则陷，故治痘宜补气血，血生则内固，气益则外旺，荣血得以随气之情培根于内，卫气得以顺血之情保障于外矣。

夫人之一身，本乎荣卫，卫者阳气，所以开合橐龠运动枢机者也。荣者阴血，所以充溢脏腑，灌溉肢体者也。故气虚则神机息，血虚则化源绝，然二者不可偏胜也。夫痘疹之毒，本于五脏之液，各随经络部位，直犯荣卫而出，因即气血从之。故观其里来坚厚，窠囊充长者，气之足也。根芽红活，形色润泽者，血之足也。气血既足，则痘易发、易靥，不须施治，以蹈实实之戒。如平陷嫩薄者，气之病也，干枯紫黑者，血之病也，此宜责而治之，不可因循，以贻后悔。然脾胃者，气血之父也。心肾者，气血之母也。肝肺者，气血之舍也。脾纳水谷，而悍气注于肾而为气，肾舍于肺而为卫，以温肉分，充皮毛，肥腠理，司开合也。若卫气虚则疮不起发，其毒乘气之虚而入于肺，肺受之则为陷伏而归于肾矣。抑脾纳水谷，其精气注于心而为血，心舍于肝而为荣，以

走九窍，注六经，朝百脉也。若荣血虚则疮不光泽，其毒乘血之虚而入于肝，肝受之则为痒塌而归于心矣。故凡治此者，气病治气，血病治血，寒则温之，热则清之，虚则补之，实则泻之，仍以脾胃为主，而不可犯之。凡寒凉解毒，伤胃泻心之药，不可轻用也。

夫血之荣，如水之溶，周流灌溉，造化潜浮，无时止息，气之卫如域之坚，范围充固，浩然刚大，直养无害。痘之一证，始末俱赖乎荣卫。淫毒之攻侮，非血气不能以表暴，形色之呈见，非血气不能以鼎峻，囊廓之布列，非血气不能以充灌。是以气血不可相离，阴阳不可相犯而有偏盛也。血阴宜下，气阳宜上，理之然也。若痘以阴犯阳则气失其平，而有焦紫疔斑之患，以阳凌阴，则血逐于邪，而致灰煤塌陷之危。偏胜于阳，阳为热，热伤气，气虚则为陷为伏，偏盛于阴，阴为寒，寒则气血凝滞，不能生长矣。故痘之出，最宜气血调和。是以发热之时，色将放标，欲其热缓气平，二便如常，两颊不甚赤，六脉不甚洪，见点累累，根肥顶尖，色甚红活者，此气血调和之候也。自一日至二三日，无秽气，色泽光亮，以手按之，坚累可数，日长一日，身无斑点，根脚不散者，是虽有咳嗽、喷嚏、呵欠、惊悸之候，亦气血冲和之证也。自四日至六日，势如桃蕊着露，绽然可爱，肌不甚肿，饮食如常者，气血充润之候也。自七日至九、十日，光润如珠，浆充神旺，顶足盘红，身虽热而不烦，口虽渴而不泻者，此气血安详之候也。自十日至十二日，依部结痂，蜡色有神，二便调实者，此气血坚凝之候也。自十三日至十六日，声朗目开，痂毒尽脱，热亦渐退者，此气血还元之候也。如宜起胀之日，而平陷嫩薄，干枯紫黑，吐泻不时，惊搐烦闷，或

斑或疱；如浆充灌之日而浆清顶陷，根脚散漫，饮食少进，热极神昏，灰白无脓，或焦枯肉肿；如将收靥之日，而不能结痂，泻利频作，声哑气促，嗽喘不食者。此皆气血为病，荣卫不周，阴阳失序，必至毒内攻而脏腑绝，故气血实关乎痘，岂可忽哉！若以诸疮皆属于心火，而以寒凉泻心为事，则血凝毒滞，心为君主，何能运一身之血以成功耶？

顺逆险三法说

痘有顺逆险三者，治痘之不可不知也。顺者，吉之象也。逆者，凶之象也。险者，悔吝之象也。吉则不必治，治则反凶，凶不劳治，治则何益？至于险者，则宜治矣。夫痘之不齐，由气血之不均也。夫气血充盛，则毒易解而为顺矣。此不治而自痊者也。如气血损，则毒难愈而为逆矣，此即虽治而无益者也。惟气血少弱，其毒不能顿解，而生意不固乎中，故必加以补益扶持之功耳。所谓得助者昌，失助者亡。且痘疏而毒少者，则邪不胜正，其气自和，其势自顺，不须服药。若痘密而毒多者，则邪正相持，其气乃病，其势乃险，此宜抑邪扶正，使邪气亟夺，而不为正气之贼。若痘稠密无偏而毒甚者，则正不胜邪，其气自乖，其势自逆，即虽善治者，束手待毙而已。故顺者勿治，险者贵治，逆者不治，其理于此可见矣。

五 善 七 恶

痘有五善七恶，治者宜熟谙也。何谓五善？一饮食如常，二大小便调，三色泽红活坚实，四脉静身凉，手足和暖，五声音响亮，动止安宁。五者，不能毕具，若得二三，自然清吉。其七恶者何？烦躁闷乱，谵妄恍惚，一也。呕哕泄泻，不能饮食，二也。青干黑陷，痒塌破烂，三也。头面预肿，鼻塞目闭唇裂，四也。寒战咬牙，声哑色黯，五也。喉舌溃烂，食入则呕，饮水则呛，六也。腹胀喘促，四肢逆冷，七也。七恶之中，但见一证，即势不可为。七恶之外，复有浑身血泡，心腹刺痛，伏陷不出，斑疔肉硬，便溺皆血，寻衣捏空，是又速亡之候也。

禁　忌

夫禀气实者，夏不畏热，冬不畏寒。禀气怯者，天寒阴雨，感寒湿而濡泻，天气炎蒸，则伏热而中喝。阳盛人耐冬不耐夏，阴盛人耐夏不耐冬，此又禀受之不同也。故自立夏则气变纯阳，治药者用热远热；如自立冬，则气合纯阴，治药者用寒远寒。兼天气大寒，则盖覆宜暖，勿使毒气为寒所触而不得出。如天气大热，却宜清凉，不可重为盖覆，以致客热与毒相并，乃至烦躁而疮溃烂。至如时有迅雷烈风，暴雨之变，则宜谨帏帐，节盖覆，多烧辟秽之物，以避一时不正之气。卧处最要无风，又要通明忌暗，时常亲人看守，夜中灯火莫离，以便供奉饮食，防御搔破痘疮，及宜切避秽气，否则未出者不出，已出者斑烂，甚或疮黑陷伏，臭烂恶痛，如刀剜闷乱而死。并不可少使饥馁寒冷，即在乳母，皆所当然。盖痘赖谷气乳哺，以助其内，避风寒，以护其外，苟谷气一亏，风寒乘袭，为害殊甚。但勿过为饱暖，及啖煎煿五辛，否则，热毒熏膈，眼目必伤。至于既愈，则肌肉重新，洗澡固忌太早，风寒尤切谨防，幸勿视为浅淡之言，实卫生之大要。

论避秽气

凡脏腑之情，遇香则营卫通行，遇臭则营卫凝塞，痘疮全赖营卫和畅以成功，凝则热毒无由以疏泄矣。然污秽恶臭，固宜远避，而兰麝诸香，皆能走泄元气，岂其宜哉！所不禁者，如枣子烧烟之法，一可避其不正之气，更可助其营卫之情，且能开胃进食，如被房室经水生产之秽所犯者，俱以大枣烧烟解之。若防发痒者，则以桦皮和大枣烧烟解之。若被酒厌者，则以葛根、茵陈蒿烧烟解之。被五辛厌者，则以生姜烧烟解之。被死尸之气及疠气所犯者，则以大黄、苍术烧烟解之。为狐臭犬羊厌者，则烧枫球解之。若遇风雨时者，则烧苍术、枫球避之。若血少而浆难之痘，则忌烧苍术，盖恐愈燥而浆愈难耳。若遇诸恶气，则通以乳香烧烟熏之，以胡荽酒喷之。然俗有煮醋熏痘者，以醋能活血，殊不知酸能收敛，大非所宜也。总痘疮一出，则脏腑空虚，饮食宜节，勿饥勿饱，衣服宜调，勿冷勿热，一有不得，灾祸立见，故诸禁忌悉宜遵戒。

一痘初起，宜食笋尖、羊头、鸡脑、鸡冠血、饭内煮肉、桑虫、酒酿。至酿脓时，宜食鹅尾肉、雄鸡头、煮烂莲肉、枣子、年深醃肉、圆眼、油炒鸡蛋、白糯米粥、肉眼团圆、嫩羊汁肉、顶大桑虫。及至收靥，惟宜清凉，忌食毒物。

一痘始终，忌食落苏、葱、韭、薤、蒜、栗子、螃蟹、鲜鱼、蜜浸椒辣、时果、元蛤、鲜猪肉，一切心肾血髓肝肠、酒糟物件、荔枝、橘子、小米、麦面、火酒、生冷、发热发气性寒等物。

一痘时，睡中切不可惊动，否则易成痘前惊、痘后惊。在灌浆时则易于停浆。

一痘如值严冬，房中多置炭火，有回

天之能，盛暑多列水，水得清心之喜，务须四时和暖如春，令气血和畅为妙。

一忌对梳头。
一忌生人往来。
一忌六淫不正之气。
一忌对搔痒。
一忌鸡、犬、牛、羊。
一忌僧道师巫入房。
一忌对扫地。
一宜远避油车，盖闻香即变。
一忌惊触。
一忌房中淫液气。
一忌饮食歌乐。
一忌对荒言。
一忌詈骂呼怒。
一忌怀孕妇人。
一忌对哭泣。
一忌过冷过热。
一忌过饥过饱。
一忌煎炒油盐鱼腥气。
一忌饮冷餐水。
一忌麝香燥秽气。
一忌妇人经候气。
一忌沟粪恶浊气。
一忌牛、羊、蜡烛气。
一忌腋下狐臭气。
一忌硫黄、蚊烟气。
一忌五辛气。
一忌熏抹疮药气。
一忌诸疮腥臭气。
一忌吃烟煤烬气。
一忌远行劳汗气。
一忌吹灭灯烛气。
一忌误烧头发气。
一忌柴烟鱼骨诸毛气。
一忌葱蒜韭薤气。
一忌死人尸厌气。
一忌诸腥躁气。

一忌醉酒荤腥气。

如悉遵前戒，重视谨慎，则重证可以变轻。如不遵禁忌，轻视忽略，则轻证可以变重，慎之，慎之！

治痘触变歌括

痘触变焦紫，倏时喘急至。急觅丝瓜皮，取末蜜调置。甘草地黄汤，一服痘更起。若加烦谵时，犀角磨汤水。此是四五朝，治触当如此。期若至七八，空壳触必死。浆半犯触证，按验莫糊指。丝瓜皮需要看未生筋时取来燥干，临用只取皮蒂为末。

痘触变灰白，枭痒忍不得，附子绵黄芪，愈多功愈益，盘红根晕敛，用此可效力。如无根缕绕，死证可言必。

痘正汹汹才翕浆，适为月水正临场，不知洁静相防护，致使花栏倏变常。月月红花花一种，不分枝叶取煎汤，嫩杪煎汤投酒服，根枝浓沸浴花郎。不消时刻还归正，任汝经红触满床。

麝香一触痒难熬，点点花心带黑焦，急把升麻苍耳草，浓煎慢浴转明娇，内应托里扶元气，生地防风蝉蜕遭，归芍参芪赤痘共，红花及与橘甘交。

死尸触变目翻斜，痘必沉潜吐沫加，速把芫荽并枣艾，为筒烧辟正灵家。外取芫荽和姜醋，辰砂再入略须加，共将煮就时时呷，自得康宁扫去邪。

客忤相侵似若惊，啼号不歇面浑青，丝瓜细结含花香，露摘蒸来焙粉成，见证蜜调随与服，量儿大小进多轻，此时莫说丝瓜贱，一寸丝瓜一寸金。

五六朝来浆正行，忽为猫犬兽惊停，古人特设乌龙散，远志菖蒲各等分，再加蝉蜕酒煮透，去却菖蒲远志们，蝉蜕独留研细末，沙糖调服酒含噙。

样痘辨

样痘者，如一家兄弟姊妹数人，或兄患痘疮，沿及于弟，而身出数颗，此非己之正痘，即所谓样痘也。若痘有先标者，此乃自己经位传出，又非可与沿得者同视，世作样痘也，谬矣。凡兄样于弟，叔样于侄，姊样于妹，男样于女，则其起样者，正而不戾，反是则逆，样痘者，可不辨耶？

论痘疹斑子脓疱先后顺逆

凡疮疹只出一般者善，纵有并形，尤宜详焉。如先发脓泡，后发疹者，是脾肺相生也，顺也。先疹后斑者，是心脾相生也，顺也。先发水泡，后发疹者，是肝克脾也，逆也。先发脓泡，后发斑子者是心克肺也，逆也。先发脓泡，后发水泡，少者是金木两得而难杀也，顺也。多者金来克木，或木乘金衰矣，逆也。先水泡，后发斑子，多者是火乘木衰也，逆也。少者子衰母旺也，顺也。并春脓泡，夏黑陷，秋斑子，冬疹子，是皆逆也。然疮疹既出，而有逆顺者三，有时之顺逆者，春夏阳气发生，疮疹为顺。秋冬阳气伏藏，疮疹为逆。有虚实之顺逆者，如大便闭而能食者，是为实、为顺也。如二便利，而不能食者，是为虚、为逆也。有出入之顺逆者，疮疹出者为顺，倒靥陷伏者为逆，此其略也。然凡先见疹子而夹出如水痘者，定是正痘，因疹子耗去荣血，故白似水痘，但与发散疹子继养荣血，则疹散而痘自成，不可认为水痘，盖疹子从不夹水痘者耳。

痘前十八犯

第一犯猿猴跳锁。凡儿未患痘时，先感冒风邪，身如火烙，头痛自汗，咳嗽不已，或伤寒之后，而痘随出者，则元气器滴，须急疏风解热，补血滋阴，调元固表。诀曰：一犯伤寒势欲危，医须斟酌痘无亏，如将汤药柴胡用，婴儿含花死可悲。

第二犯观音拂座。凡儿饮食不克樽节，暑湿不能护养，是以脾胃损伤，频多泄泻饮食懒飧，肢体羸瘦，其愈未几而痘随出者，则脾虚津耗，元气衰微，治宜温养脾元，补益中气，则痘可起胀成脓结实矣。诀曰：泻后俄然痘证临，脾虚元耗势沉沉，急宜培土将元益，冷药毫厘不可侵。

第三犯马驰剑道。凡儿饮食寒暑不能樽节，是以疟疾缠身，寒热消烁，肌肉渐瘦，其愈未几而痘随出者，凡常山、草果断不可用，惟宜参苓白术以扶正气。诀曰：婴儿疟后痘相迎，元气器离不可闻，草果柴胡宜悉去，滋阴补卫效通神。

第四犯一苇航海。凡儿元体薄劣，身发大热，干渴恶嗽，疹出未几，其痘随出者，此与循常先疹后痘者不同。凡先痘后疹者谓之逆，先疹后痘者谓之顺，然此身弱发热，恶嗽干渴，继又出疹，而痘随后则势颇危，须急补阴清肺，养胃扶脾，若黄芪补肺之剂，切宜禁绝。诀曰：小儿疹出太阴虚，痘证随形毒客脾，宜急清金与培土，黄芪若用嗽来催。

第五犯三仙入洞。凡儿平时患成疳积，肚大青筋，四肢羸瘦，变为丁奚，倏然而痘随出者，宜治痘为主。诀曰：丁奚疳积痘交关，且把花来发透全，切禁消磨并冷药，槟榔厚朴及川连。

第六犯倒挂银瓶。凡儿风热辏里，时发火热，自头达身，丹瘤遍起，其愈未几，若尚未愈而痘随形者，宜犀角、生地、丹皮之类，以清肝心二经。诀曰：丹瘤未愈痘形身，又属肝心是二经，最怕枭红根座绕，解炎祛毒痘方明。

第七犯桥霜印迹。凡儿火烙脸赤，眼睛直竖，手足掣搐，惊厥屡次，口燥谵语，其愈不数日，而痘随形者，此与循常先惊后痘者不同盖因痘而起者是痘从心经，故不过时微惊惕，即甚，亦不过临痘时也。此则其惊已甚，治宜且与治痘为主，夫镇心凉脏之剂，皆不可投。诀曰：惊厥新痊痘证随，朱砂金石莫相追，若还既[1]见惊无歇，只管升花更与培。

第八犯藕池渗水。凡儿身热自汗，口中咯血，或鼻衄溺血，其愈不数日而痘见形者，此心官失守，致血妄行，治宜清心抑火，切不可妄用寒凉。诀曰：诸血皆由热犯心，清心抑火自归营，切休轻用寒凉剂，花萎花栏悔实深。

第九犯石鼓阴鸣。凡儿未痘之前，身发火热，饮食懒飧，肚腹胀膨，眼泡浮肿，睡卧不安，未数日而痘见者，治宜补脾理气。诀曰：腹中膨胀不思飧，气阻脾虚痘必难，宜速补脾调气血，更加升表自然安。

第十犯赤泽栽莲。凡儿身发恶热，自汗不止，眼睛昏花，呵欠啼叫，其证才愈，而痘随形者，治宜敛汗而用黄芪熬人乳频频饮之，更投以调荣益卫之剂。诀曰：汗流恶热已亡元，痘犯心肝十不全，急补心肝并敛汗，痘如鼎灌自然痊。

第十一犯岩头走马。凡儿跌扑损伤不数日而痘即见者，治宜调血活血兼与扶脾可也。诀曰：跌扑惊伤未愈时，个中透出

---

① 既　原本误为"即"，径改。

好花枝，安经活血调脾脉，自得群花朵朵奇。

第十二犯逐鹿亡羊。凡儿往来潮热，腹生痞块，日积月累，身体羸瘦，面黄力弱，而痘随出者不宜治痞。诀曰：病痞花开宜补元，扶脾益胃莫迟延，尤须治痘培根本，何怕花儿命不全。

第十三犯推车陷雪。凡儿禀父母胎毒，身患杨梅广疮，不时寒热，其证未愈，而痘随形者，将何所治？诀曰：恶疮未愈出天花，当用升麻药不差，莫假连翘诸败毒，误将熏点浪涂搽。

第十四犯霜逐梧桐。凡儿身如火烙，不时呕吐，不能饮食，投诸时气而痘随见者，将何所治？诀曰：呕吐惊惶胃不和，忽看花痘又相磨，应须安胃兼升表，自得成功患可无。

第十五犯倦龙行雨。凡儿饮食不节，致伤脾胃，四肢不收，发热恶寒，而痘随见者，将何所治？诀曰：儿伤饮食正逢灾，痘又阳明胃里来，宜略内消兼补胃，更加升表自花开。

第十六犯秋蝉泣露。凡儿发痘之前，因感湿热之气乃患赤白痢疾，其证未愈，而痘随见者，将何所治？诀曰：痢痘自宜除湿热，更加培土和气血，还须表痘复滋花，根本调维灾自灭。

第十七犯冻鳞出谷。凡儿因误持刃致伤手足，是以寒热往来而痘随形者，将何所治？诀曰：金疮未痊痘来呈，活血还兼开滞凝，更要升花期表暴，扶持鼎峻自安宁。

第十八犯浪里渔舟。凡儿每发惊厥，或患风痫，未久而见痘者，将何以治？诀曰：风痫复苦痘来催，只把花栏着意培，灌得浆来花朵朵，不愁风雨更颠危。

各书所载名目不同，总痘前十八犯专意培花为重，若痘后犯此十八条，则又以专补元气为要耳。

八门五枢

心为赤帝门附心包络。在颧脸。

肝为青阳门附胆。在眼两眶并左太阳。

脾为黄央门附胃。在两腮及两颐。

肺为肃白门在额。并右太阳。

肾为玄武门在交骨、耳垂。

两颧为心枢。

两眼眶为肝枢。

两腮颐为脾枢。

喉突为肺枢。

两耳垂为肾枢。

三关两煞五轴

胸膛乳皋心之关

脐封脾之关。

阳球肾之关。

白帝煞门座于气窝右太阳。

青帝煞门座于眼眶左太阳。

颧皋胸乳心之轴。

左太阳左胁眼胞两臀皋肝之轴。

右太阳右胁项颈气突肺之轴。

腮颊中庭口角肚腹手足脾之轴。

地阁后颈耳窝背俞腰脊阳球肾之轴。

经穴部位诸痘所主

烦会　　在顶上上星一寸，可容寸许，督脉所发，毒生于此大凶。

方广　　肺之部，痘少则吉。

神庭　　肺之部，在头，入发际五分，督脉、足太阳、阳明三脉所会，不宜多出。

天庭　　肺之部，见标先于此处，而

且多者则为毒参阳位，凶。

穹窿　　五岳高处是也。痘若先见，则为阳，但多而细者凶。

风府　　在脑之后不宜生痘。

印堂　　肺之部，痘如一片云遮则主大凶。

丝竹　　肝之枢，在眉头陷中，足太阳脉气所发，与商丘相应，切忌多密。

天仓　　肺之部，在太阳之上，丰溢则五经无变证。

彩霞　　在两眉梢之上，明畅则美，肺之部也。

繁霞　　在两眉梢之上，明畅则美，肺之部也。

玄武　　上耳齐处，肾之部也。

山林　　不宜结毒。

百会　　痘毒不宜生此。

发际　　结毒则睛红、舌喎、口枯而为凶。

睛明　　在目内眦泪孔手太阳阳明之会，肝之部也。

阳池　　两阳之地，切忌先见，稠密细小。

左太阳　　肝之杀门，切忌稠密。

右太阳　　肺之杀门，先见稠密大凶。

泪堂　　即是眼眶，肝之杀门，痘如椒实，大凶。

鱼尾　　肺之部，在眼角之上，痘如稠密，大凶。

交骨　　肾之部，在耳边前一寸，痘如游蚕，主凶。

听会　　肾之部，在耳珠前陷中，上关穴下一寸，动脉宛中，手太阳脉气所发，不宜生毒。

耳孔　　肾之枢，疔生于此即名豢虎，宜速挑治。

玄璧　　即名瑞璧，脾之部也。痘宜稀朗，则为吉兆。

井谷　　七窍之处，为井谷，痘若先见于此则为阴，而主凶。

五岳　　两颧鼻额地阁是也。痘宜疏朗，美丽为吉。

颧阜　　心之轴痘如彩镏为吉，若似紫萍、游蚕为凶。

颧石　　心之部也。上灌下噐，视此乃系可治。

鼻准　　胃之部，不宜生毒。

嵩岳　　胃之部，痘如石榴，则四肢痘如夭桃而屈，吉兆。

年寿　　胃之部，凡七朝而痘起，紫疱于此者并若木硬而如锡片者，凶。

地阁　　肾之部也，不宜先发。

鼻柱　　胃之部，痘如桃花之美，为吉，如色灰煤，大凶。

迎香　　在鼻孔旁五分斜缝中，手足阳明之会，不宜生毒。

食仓　　在两鼻孔旁是也。然近法令纹而在两腮之次，亦名食仓，俱脾之部也。痘如喜窠，主呕吐而凶。

人中　　脾之部，乃司命之堂，不宜有痘，兼痘而如车轮之形者，主凶。

腮井　　脾之部，痘毒不宜生，此与足陌谷相应。

腮田　　脾之部，不宜稠密。

颐池　　脾之部，痘如梅花，则脾土伤而泻逆，主凶。

承浆　　在颐前唇下五分宛中，足阳明脉之所会，毒生于此则凶。

气枢　　肺之枢，在颏下近喉处，痘多则凶。

喉突　　在结喉一寸宛中，阴维在脉之会，肺之枢，主生杀之职，痘密于此则凶。

气窝　　肺之杀门，痘出于此大凶，穴在突下窝中，若三星乘照必死。

背座　　下颧上器，视此乃系难治。

项锁　　痘如蛇盘，则毒盛而难峻，肺之部也。

乳盘　　心之枢也，痘如交累，则烦躁卷床。

膻中　　又名胸阜，在两乳中间，玉堂下一寸六分，任脉气所发，心之枢也。有痘则烦躁而主凶。

中脘　　在脐上四寸，胃之膜手太阳少阳所主，任脉所会脾之关辖也。痘如蜂螯为凶。

脐封　　脾之关也，不宜多痘，否则脾家泻逆而主凶。

脐麓　　脾之关也，痘如旋珠，必主泻逆而为凶。

肺俞　　在背部三椎骨下，两旁各开一寸半，足太阳脉气所发，然五俞之位，俱不可多痘，若并出于此，名为悬镵而主凶。

心俞　　在背部五椎骨下，两旁各开一寸半。

肝俞　　在背部九椎骨下，两旁各开一寸半。

脾俞　　在背部十一椎骨下，两旁各开一寸半。

胃俞　　在背部十二椎骨下，两旁各开一寸半。

肾俞　　在背部十四椎骨下，两旁各开一寸半，不宜多痘。

肩俞　　痈毒结于此者可治。

伤门　　五关为伤门，痘多则烦躁。

丹田　　在脐之上，丹田蓄毒则肠结便难。

玄门　　男之龟，女之肥，属水，而疗火不生。若疗生此大凶。

丰丘　　五经高处为丰丘，痘少则安宁顺美。

曲池　　在手肘曲处宛中，痘痈不宜

患此，最宜速治，否则，易成痼疾。

三里　　在膝旁牛犊下二寸，痘痈结此，命虽无妨，但防溃筋之虞。

臀阜　　肝之轴，痘痈结此可治。

阳球　　肾之关，有毒则凶。

商丘　　在足内踝前微陷中，足太阴脾脉所经，与丝竹相应。

公孙　　在足，系足厥阴肝所经。

涌泉　　在足心宛中，涌泉牢块则毒透足难治。

太冲　　在足大指末节，二寸或寸半陷中，又云在行间二寸，两筋间。

太白　　在足。

阴陵　　在足。

委中　　在足膝曲处。

陋谷　　在足底与腮井相应，疗毒生此，决不可治。

论时日气血循行略

人身血气，昼行阳，夜行阴。自平旦寅时，从中焦注手太阴肺经，卯时，注手阳明大肠经，辰时，注足阳明胃经，巳时，注足太阴脾经，午时，注手少阴心经，未时，注手太阳小肠经，申时，注足太阳膀胱经，酉时，注足少阴肾经，戌时，注手厥阴心胞经，亥时，注手少阳三焦经，子时，注足少阳胆经，丑时，注足厥阴肝经。气血循行，不可太过，不可不及，候气失时，灾眚立见。且人之手足，各有三阴三阳。手之三阴，从脏走至手，手之三阳，从手走至头，足之三阳，从头下走至足，足之三阴，从足上走入腹，共合十二经络。更有曰：凡子午卯酉日阴交于阳，气不足，其痘多攻；寅申巳亥日，阳会于阴，血不足，其痘多剥；辰日阳气行下，血留不进，其痘补血；戌日阴气行上，气留不足，其痘补气；丑未日气血均行，其痘多吉。此以时日阴阳立说也。然人身气血虚实，一览可知，且性禀阴阳各异，岂可拘一定之时候，以概不一之性禀哉！

七日五传

一日二日，胎毒自肾而发，至骨髓之分。二日三日传心血脉之分。三日四日传脾胃肌肉之分。四日五日，传至肝筋之分。五日六日，传肺皮毛之表。七日八日脓厚渐干而愈。否则，为倒靥，或成痈肿矣。

五脏胎毒所发

肝为水泡，其色青小，是即俗谓水痘也。肺为脓泡，稠浊色白而大，是即俗谓痘子也。心为斑而主血，其色赤而小，次于水泡，是即俗谓瘄子也。脾为疹，其色浅黄，而次于斑，是即俗谓麻子也。

纸捻[①] 照法

用纸捻饱蘸麻油，即用烘干，临时欲用，再蘸其油，于灯上往来，略炙令油无泡，方点照之，则免热油爆伤皮肉。其照时须将门窗尽闭，致令黑暗，欲视其左，火移于右，欲视其右，火移于左，上下同此法照之，则痘之多少，色之何如，预见矣。麻疹则浮于皮外，而肉内无根，痘疮则肉内有根而极深者也，故有以手摸之者，亦以其痘有根核而验之耳。若以日光观之，则不见矣。故不若火之为可预知也。凡以火照而见惊搐大叫者，亦痘候也。因心火太盛，而与外火相搏耳，治宜微利，以导心火，否则，惊搐踵作矣。

论服药法并禁解毒寒凉

小儿多不肯服药，强之亦不能多进，然病势猖獗，非药方不能驱逐。痘属虚寒者，尚可延绵数日，属实热者，火性急速，药不可缓，故惟宜重剂脓煎，只用头服，则药功方能胜病。至于乳母，亦宜服大剂，使乳汁亦有药力。但解毒寒凉之药，不可痘初轻服。盖痘毒本于胎元，伏于肾脏，感触而出，莫可御也。非若诸疮之出，初发可用解毒内消而愈。日成可用解毒逐散而愈。盖脏毒属阴而最深，必藉气血送出于皮肤，运化于窠囊，收结成痂，还元而后已，宁有内消者乎？宁有不成脓者乎？故诸疮可以解毒为主，而痘疮必赖气血以送毒为主也。况解毒之药，多伤胃气，多损气血，且毒有不必解者，有不可解者，如禀赋强旺，气血充足，胃强能食，自能运毒以成功，此不必解毒者也。如禀赋怯恶，气血衰微，胃虚少食，则虽调补气血，尚虑不能送毒成功，此不可解毒者也。至于解毒之方，若投之于将出之际，则寒凉抑遏，毒滞于中，非徒无益而反害之。惟结痂之后，有余不尽之毒，假药力以解散之，免其为痒为痛则可耳。

异痘须知

天根痘　　凡诸痘不起壮而天庭或晓星起灌者，乃精气外生，或曰天根，是十有九生。

天空痘　　诸痘起壮而天庭或晓星不壮者，乃血不灌顶也，故曰天空，十无一生。

---

① 捻　原为"燃"，据目录改。

明朗痘　　诸痘不起，太阴太阳独起者，是如日月之为明，乃属吉者也。

明蚀痘　　诸痘起壮，太阴太阳不起者，如日月被蚀而为凶兆。

海溢痘　　诸痘不起而耳后方圆一寸独起者，名曰星宿海溢，是肾经旺也，可治。

海枯痘　　诸痘俱起，而耳后方圆一寸独不起者，名曰星宿海枯，是肾败也，不治。

有根痘　　凡痘头面遍身稠密，十分危险，若得地阁方圆数粒如珠者，十有九生。盖肾为人之根本，此痘肾旺，故曰有根。或曰足下有痘为有根。

无根痘　　诸痘俱好，地阁方圆，陷伏干枯，或灰白不起者，是肾水绝也，不治。

绕膝痘　　膝膑之间髓会于此，肾所属焉，故若红活起胀为吉，若色焦紫须防成疔。

抱鼻痘　　面部俱稀，而鼻梁左右密如蚕种者，此毒聚于脾胃也，名曰抱鼻痘，其疔危也。然此若得形色不乘，余部俱顺，亦见无恙。

单锁口　　面部俱稀，嘴角有一粒黑痘独大者，此名单锁口。若唇上下一圈，成串者，此名腾蛇锁口，皆恶候也。

双锁口　　两嘴角俱有一粒者，此名双锁口，又名白虎须疮，尤恶候也。

锁项托颐痘　　一名盘蛇，一名托腮，一名缠喉。其痘遍身稀疏，惟项下至颐稠密一片者是也。乃系凶证。

猪颈痘　　凡痘喉颈窝太多者是也。急服玄参、桔梗、生地、甘草、牛蒡、山豆根之类，迟则其毒结喉而死。

肫痘　　其痘中间多而两头少者，甚至绝无者是也。乃系大凶之痘，多有其毒内攻，损伤心肺而死。

两头痘　　一名两截痘，又名春水断桥。其痘初标时自胸以上自脐以下，俱以见标，而中间一段全无者是也。此因毒气壅盛，气血相离不能交会，阳参于上，故头面最多，阴滞于下，而腿足稠密，故胸腹绝少，为阴阳相离故也。故痘红活而根窠圆晕者，急宜大补气血，接续元气，须于七日之内，速救为妙，至七日之后，则难救矣。惟正气充足者，无妨，若头面太多，肩背密甚者，死。岂可概以心胸稀少而忽之。

逆痘　　其痘上身少而下身多者是也。此无大害。或曰从下先见而后上者为是，或以弟样兄、女样男者为逆痘。

鸦翎痘　　此天元足而壬癸充，肾经独发之痘，名为鲸罩云衢，从见标起胀，俱黑圆绽光润，圈圆顶峻，行浆渐黄有神，此主后大富贵之痘也。状元图中俱载之。

鬼捏痘　　此痘遍身全无点粒，其斑成片，却如打伤之痕，此名鬼捏，决为不治。

鬼痘　　其痘见标既完，遍体俱多，头面全无者是也。又名无头痘。五日之内，尚可救治，五日之外则难救矣。因气血下行，不能上升故耳。宜急用川芎、升麻、甘、桔、防风、当归、僵蚕之类，如不急治则曲池生毒，一月见骨而死矣。

贼痘　　其痘初出大红如绿豆大，过一日便如黄豆大，再日再大，先起先胀，至后则又变白，根窠与顶全无血色，或如金黄，形虽起胀，按之虚软，宜急挑破，否则四五日上下，出血而死。更有深红嫩赤，摸过皮软不碍手者，亦是，因盗周身之气血，而尽附之，故易长易脓，故名贼痘。但比诸痘独大，其大甚速者是也。若过三日，则必变成水泡，甚或紫泡黑泡矣。若形大而黑，摸甚坚硬，或如圆壳色者，此为痘疔，宜急用银簪刺破，口含清水，吸其秽血，用紫草膏或油胭脂加血余灰珍珠末填入疮内，则诸痘自然起发矣。

蛇皮痘　其痘头面遍身并无空地，平塌而色白者是也。必干枯不能作浆，至十一二日而死。

药患痘　初标红润，至四五日，忽变陷伏，不起将至里虚者，此名药患痘也，治宜急扶表里为主。

九焦痘　凡痘而当正额地阁，颧骨胸背耳后手足皆有一二个黑陷者，名曰九焦，乃不治之证也。

伏阴痘　其痘不灌脓，而内泻脓血，故名伏阴。宜急温里。

水晶痘　其痘色似芦花，乃系气血两虚之候，宜急大补，然皮薄甚者虽大补无益。

空仓痘　其痘虽似肥满，而内无脓血，里实干枯全无血水者是也。决死之证。

半边痘　其痘或出于左，或出于右，歪斜头偏盘晕散漫者是也。此痘虽饮食、声音、二便如故，总难过七日也。

石白痘　其痘中间有凹，四弦凸起，光亮好看，内实，浆板不化，以手摸之，其硬如石，形如石臼，故名之。必死。

茱萸痘　其痘不甚起，其中亦凹，四弦皆有绉纹，以形似茱萸故名之，若根窠红活者，以内托散加减服之。

虫痘　凡痘，夏月患者恒多生虫，盖热胜则肉腐，腐则生虫也。有不只夏月痘中生蛆，其疮甚痒者，有云：此由毒留皮肤，热腐而化，既腐于外，则毒亦外解，自无内伏等患，故曰吉兆。或云草腐生萤，木朽生虫，故为凶候，宜兼察形证何如，以定吉凶。治宜以银簪挑去，或用柳条铺下，则蛆自出矣。

血痘　其痘初出，红紫平如朱笔点于遍身者是也。内根已腐，外苗必萎，六日之中决死不治。

火里苗　其痘自见点以至结痂，发热不退而起胀灌脓，如期应候，及至落痂，则身凉矣，故名之。

血疱痘　此血协热毒而自浆也。凡刺疱血黑者不治，如血红者，急与犀角地黄汤加白芍以制血解毒。

血黡痘　凡痘出稀少，而四五日胖如豌豆，六七日血黡痂干，色似丹砂，九日而痂落者是也。此是毒少而气血充足，随出随痂不及酿脓也。是以为之最佳。

悬磬痘　其痘玉枕之间团聚成块，若紫赤灰陷者，最为极危。盖此系脑户穴，而宗脉所聚也。

鹅口痘　鹅口者，痘正起发时，唇口痘先发黄，熟而带浆是也。此毒发于脾，渐至呕吐不救。

白浆痘　凡初起发，其疮头便带白浆者，此疫疠痘也。凡痘有此，主七日死。

破黄痘　其痘，人中一粒，比众痘独大，痘虽稀朗，至六七日或十二日传经时必然发泻不治，盖脾已腐败也。

四围痘　其痘初起，而根窠起发之际，四畔旋出小痘，攒簇，本疮或发似粟米者，必不待养浆，即加搔痒而死。

漏疮痘　有于脓浆成熟之际，疮头有孔，脓水漏出堆聚干结成痂，色如天泡疮者，此为漏疮之美者也。更有不待养脓，忽而自破，漏出清水遂干黑者，此皆疠气所为，传染相似，未有能治者也。

蛀痘　凡起胀时，痘上有小孔，不黑不白者，此名蛀痘，是表虚而腠理不密，大泄元气，宜急保元汤加丁桂服之，其孔一密，而痘自起矣。如仅数颗，孔甚黑色者，则为疔矣。

攀肩痘　　其痘肩项之上稠密是也，如色又不佳者凶。

隐血斑　　其痘形如豆壳而色灰白，全无血色，及至擦破而后血出而无脓浆者是也，不治。

赤萍疮　　凡痘出，如赤浮萍微微高起者是也。若抓破有血者急以解毒升发之药救之，如成烂痘则无妨矣。

气血两败痘　　近看犹如水蓼花，远望胭脂紫可夸，临浆清水不成脓，古圣神农无治法。

紫萍疮　　凡痘出齐，紫色，不起兼不灌浆，如紫浮萍贴在肉上者不治。

白萍疮　　凡痘出齐，白色不起，兼不灌浆，如白浮萍贴在肉上者不治。

燕窝痘　　其痘在于后颈之间，风门大椎两穴之处，繁粒稠密者是也，若色又焦紫者必危。

垂珠痘　　两耳属肾，肾本伏毒之处，不宜受痘，今痘出耳轮之上，连绵如串珠，此毒气伤肾之甚，万无一生。

草尾珠　　其痘遍身俱陷，惟骸骨一团，饱满如珠者是也。此证尚可急治，而用补托灌脓之剂，或有生者。

黑痘　　多属血热毒陷，况系天癸夺权，本最恶证，但形状多端，有血活而犹可救者，有色异而后主贵者，须细辨之，惟血不活者不可治矣。

赠痘　　赠者，增出之，谓自起胀灌脓结痂，皆有之。凡头面已破，又复灌浆，于无痘处复出一层是也。又名补空痘。此因正气得补而复，邪毒逐外也，故最易长易脓。若服补托药后不出赠痘，破处不复肿灌者，不治。

复出痘　　有先见一二点于面部，或口唇上下，即已如例收靥，然以火照之，红点隐隐内藏皮肤之内，其治宜急内托，则痘复出。否则，颐下决发一毒，然至此又宜急散其毒，若不散毒，而反发其痘，则必致成死证无疗矣。

木痘　　其痘中心微微门陷，硬如干腐，无脓无血是也。此因小儿肌肤多痰结聚成毒耳，九日决死。

瘟痘　　诀曰：口不话，眼不睁，饮食不知讨，终日困沉沉。重者似牛狂，手足齐牵并。早晨见好花，午后花落尽。便是状元郎，到此门栏钉。此是瘟痘证，识得才疗定。

佛顶珠　　其痘天庭之间稀少，而形色润美者是也。乃系最吉。

五 种 痘

望痘　　一名报痘，每见热微气爽，精旺神强，忽起点子，自一点以至十余点外，其盘与顶甚焦，灌脓亦足，世每称上乘者矣。或有结痂之后，一发热而周身密布者，亦有将结痂而复溃烂深潭，方乃周身才起者。毒伏于内，人不先察，幸其自起得以全生，故遇极少之痘，必须细详耳后红纹，再阅周身纹路，以及面部气色，如非报痘，则数点可云全吉。若犹未也，必须银针挑破初点，胭脂封贴，则毒不内攻，后痘起发亦得鲜少也。

赤痘　　一名九焦，其痘起势尖圆，易长易灌，根脚赤甚，似乎血热，然先后不齐，三朝浆至随灌随回，以其九日之内必焦，故名九焦，是系腑证乃轻候也。

水痘　　其发热起胀灌脓，形色状貌皆同，所以异者，惟出时顶色白亮，根脚散大，浆色浅白，顶无痘眼是亦腑证，可无生死之虞，但升表太过，后必变疮而溃烂，殊久耗人元气耳。

石痘　　此正痘中第一俦也。按之如石，易起，易灌，易靥，嘻笑如故，饮食如常，三朝浆至，七日浆回，十日功成矣。

木痘　其发热见纹，俱似痘状，但出之时，忽然见点不一而足，至一二朝，渐觉粗肥，至二三朝，反细而隐，有形无浆者是也。是亦腑证，不必他虞。然此五种，凡值痘证时行，偏多此类相混，故宜细辨。

异痘诸名

一彤云绕顶　其痘遍身俱好，但头顶一片红赤者，此乃热毒聚于膀胱也。须清利之。

一紫云灌顶　其痘遍身俱好，但头顶紫干陷伏不起者是也，不治。

一督元至栏　气会足心之下，名涌泉穴。若于此中见痘，即痘势已全，而获最美。一云，凡于此处先红先灌者，大非佳兆，宜急保元。

一乌纱覆顶　其证必咽喉哑塞，喘促气粗，是血衰气败，而元阳脱也，不治。

一梨花漫顶　此因气血虚寒，不能振发光泽耳。急用保元汤加天雄，犹或可救。

一云掩天庭　一名覆釜，一名蒙头，其痘遍身磊落光泽，惟额上一片血泡，如云者是也。此乃心家客热炽甚耳。宜急用犀角之类服之。

一紫萍铺额　其证则热甚咽痛而闷乱发狂，治宜急用清利解毒为主。

一乌纱落额　其候额上一片黑气罩定，是元阳气血并绝也，不治。

一灰扑印堂　此证是心家少血也。若兼腹胀咽干之候者，治宜补气血为主，而兼托里，宜保元汤加芎桂红花主之。如至于鼻者，则名中流抵柱，又名毒滞迎香，是又属于肺也。

一红纱拂面　此宜凉血解毒为主，如痘多而连肉红者，不治。

一杨花扑面　此宜内托散加天雄主之。

一赤珠绕唇　此乃脾经极热也。宜急清火解毒。

一乌饭沾唇　此证必声哑神昏，目睛不转，四肢厥冷，三朝七日乃死。

一霞锦穿胸　此因火毒炽甚，不治之证也。

一紫云布胸　此乃血凝气滞，毒来攻胸也。其症必咬牙战掉，口唇焦裂，甚或顷刻而死。

一黑棋排胸　此心火亢极，真脏色见，三朝决死，火性迅速也。

一柳絮飞胸　此乃血气枯弱也。宜保元汤加芎归桂附主之。

一桃花映背　六痘遍身红活，光绽圆满，但背上红稠密，治宜清火凉心解毒为主。

一紫萍浮背　其痘背上稠密，红紫连片者是也，不治。

一毒壅三仓　一名缦胸。其痘胸前成片，此五脏之募系焉，气会聚焉，心胞络注焉，决无生理。

一花钿斜堆　其痘两鬓独多，若至紫赤者，尤宜清热化毒。

一黑砂落背　此证尤为不治。

一枭炎蔽聪　一名锁音。其痘在耳独多者是也。耳为肾窍，忌先见先靥，如耳热黑色防变，黑归肾，为凶。

一雪铺鱼背　此五脏血已枯尽也。不治。

一赤鳞穿腹　此乃胃家热甚，故大便秘坚，小便淋涩，治宜和解。

一三阴凑毒　足大拇是太冲穴，属厥阴。足心是涌泉穴，属少阴。足股旁是商丘穴，属太阴。若毒凑者凶。

一白梨堕腹　此系气血皆败也。半月之间必发惊而死。

一葡萄落地　其痘臀尻间红紫一片若葡萄者不治。

一烂粟居臀　其痘遍身俱好，惟臀上一片如粟壳臭烂者是也。宜急为补托下元，或有可生。

一榴花散野　凡诸痘俱好，惟四肢红赤，唇口崩裂者，是心脾肺三经热甚也。治宜凉血清火解毒为主。

一荷钱透水　一名脱腮，其痘独两腮稠密是也。若至焦紫神黯者，凶。

一杨花堕枝　其痘独四肢灰白者是也。此因气凝血滞耳，宜八珍汤加附子主之。

一枭聚两颐　一名胭脂扑面，一名橘壳脸。其痘两脸紫赤独多者是也。此因肝肺热甚，宜急清热解毒。

凡发热三日之后，其痘先出于面之下部，在两颐者为上，在两颊者为中。若额际先发者，系毒参阳位，为下下矣。凡晓星报点稠密者，虽各部稀疏难治。如晓星报点稀疏光润者，虽各部稠密，必有可治之机焉。然五脏之精华，皆上注于头面。故五脏之精华充足者，则痘点虽多，必能窠粒分明，高耸润泽，虽多无害。若精华不足，则邪毒用事，奔溃成片，如痞如麸，而为不救之证矣。

小儿面部见点吉凶之图说

面部八卦吉凶说[①]

乾兑属金，肺之象，受克于南离之心火，得生于坤艮之脾土。坎属水，肾之象，受克于坤艮之脾土，得生于乾兑之肺金。坤艮属土，脾之象，受克于震巽之肝木，得生于南离之心火。震巽属木，肝之象，受克于乾兑之肺金，得生于坎之肾水。离属火，心之象，受克于坎之肾水，得生于震巽之肝木。

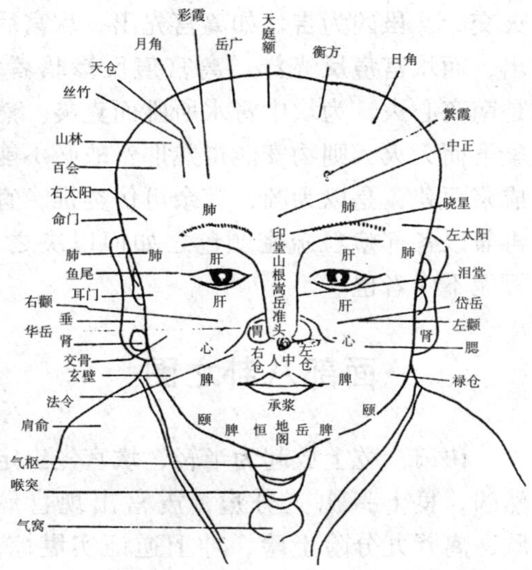

图 1-1　小儿面部之图

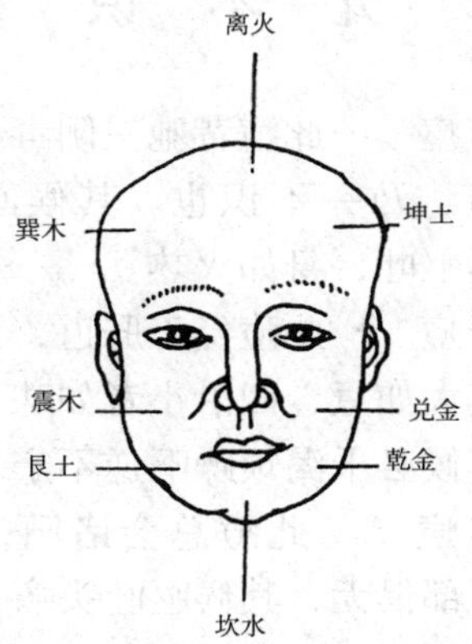

图 1-2　面部八卦之图

夫乾兑属金，金能克木，木既受克，则衰而不能生火，故金不受其克，以此断

---

① 面部八卦吉凶图说　原为"初见标面部八卦占断吉凶法"，据目录改。

为吉。夫震巽本俱属木，何巽重而震轻也？盖巽近离火，火生土，土克肾水，而元神竭矣。故先见此部为凶。如离宫先见标痘者，则火亢水必害，不害则火必反逆乘，故为险证。惟若痘见滋润有神，则水火交会，虽凶为吉。如离宫先出，坎宫后出，而坎宫痘反光泽，离宫痘反惨暗者，是南离心火，为坎中肾水所胜而克矣。然釜下而无火，则物安能得熟耶？故必不能成浆而死，是以为凶，其余可仿类推，宜再兼以各部痘粒疏密颜色之如何以决之，万无不中者也。

面部八卦之图

诀曰：乾上放起为半轻，坎宫先出定然凶，艮上一出三分痘，震宫出现喜欣欣，离巽九分险上险，坤上逆证实堪惊，惟有兑宫真为吉，八卦之中要分明。

九　不　识

悬镜痘　　此痘背驰三阴毒，凑五俞形似背疽，乃一不识也。其候必烦躁谵语，恶渴呕吐，身如火热。

蝎子痘　　此痘经于肝道，枭毒总聚左胁，其大如豆，四沿小者如珠，乃二不识也。其候必干渴烦躁呕逆不宁。

覆釜痘　　此痘总会诸阳，旋绕连绎，而下部俱无，其候呕吐头痛，形似秃疮，乃三不识也。

锁井痘　　此痘毒凑脾络，群聚口沿，旋绕无数，乃四不识也。其候必唖舌难咽，睡卧不安。

盘蛇痘　　此痘毒郁肺络，颈项围绕，形如瘰疬，乃五不识也。其候痰涎紧并，眼赤恶渴。

豢虎痘　　此痘毒凑脾胃，脐轮左右枭淫盘结，乃六不识也。其候肚腹如绞，泄泻吐逆，肢冷恶寒。

玄丘痘　　此痘经心达肾，毒辏阳物，状似阳梅，乃七不识也。其候小腹胀闷，便涩而赤，口渴身热。

掩月痘　　此痘经于阳明，辏于两腋中窝，圈锁十五六颗，手臂垂痛，其候口吐涎沫，恶热脸赤，乃八不识也。

卷阿痘　　此痘经于脾，毒辏阳明，两掌心痘四五颗连聚，此九不识也。其候吐泻烦躁。

五　禁　疮

五禁疮者，最恶证也。此痘一出，诸痘不能宣发成浆矣。一曰胃禁，二曰火禁，三曰水禁，四曰风禁，五曰寒禁。胃禁者，因毒火炙热，不能发达于外，是以脾胃溃烂，其外出之痘，在于唇口之间，而四五点相连，诸痘未浆，此痘先已黄熟，是热毒内攻，胃已腐烂，诸痘不能成浆也。故凡唇口一见此痘，如见烦红气粗，热甚口臭异常者，是其候也。不治。火禁者，因初发之际，身发寒热，就火温热太过，致使皮肤干燥，又兼气虚不能拘逐，故毒停滞于皮肤之内，发泄不出，细看皮中觉有红色点子，无头无脚，独于四肢或头面方广之处，见一二点者，则诸痘皆从此痘发泄为孽，隐隐不起之痘，终不能快出者是也。宜外以水杨荆芥煎汤浴之，内用升麻和解散主之，则诸痘自可起发矣。水禁者，有因初热之际，毒气方炽，误食生冷，则毒伏于皮肤之间，隐隐见有红点，或于方广两胁，手足头面之际，发有水泡者是也。然冷气在内，故内必腹痛肚胀，外必发热恶寒，宜以丁桂茯苓升麻大腹之类逐之。风禁者，因发热之初，失于避风，是以肌表固密，痘不能出，皮肤麻木，不知痛痒，或皮毛干燥，肤痒欲搔，甚则狂烦谵语者，此风与火相搏也。治宜以干葛羌活蝉退之类逐之。寒禁者，发热之初，误经冷水沐浴，或睡卧于铁漆寒冷之处，或衣被单薄，感冒寒气，是以寒凝肌表，痘毒不能宣发，手足麻木，不知痛痒，或肢体冷痛，不能举动，更有独于受冷麻木冷痛之所，不出痘子，惟在委曲避风之处，或头面发际之上，痘如隐疹者是也。宜内用川芎桂枝羌独以逐之，外用重衣厚帛以温之。

总论痘要歌括

预知疮痘吉凶机，气色都于面部推，年上山根尤紧要，红光可喜黯青疑。痘疹伤寒疑似间，古人分证可相参。莫将汗剂先轻试，发散惟图表里安。疮疹为阳待热成，微微发热始和平。假如大热身犹火，解毒常教小便清。始终能食最为良，平日其人脾胃强。食少却防中气弱，淹留引日变疡疮。最宜安静号和平，表里无邪志自宁。烦扰忽来宜察审，最嫌失志转神昏。陷伏须分实与虚，实须轻托大相宜。如逢虚冷宜温补，幽谷春回庆有余。四时分治候须明，暑湿风寒不可轻。异气莫教相触犯，致令翻变乱其真。痘疮脉候贵和平，胃气悠长最要清。弦数浮洪为实候，微沉短涩是须因。

冯氏诚求心法

夫脉为脏腑虚实之据，气血强弱之征，水火盛衰之验，故治百病必凭脉用药而无误。痘疮尤必据脉施治而有功。盖痘疮之出，全赖正气以充托达表也。痘疮之脓，全赖气以嘘之，血以濡之。嘘之濡之者，不独气血为用，更有真水真火，以为气血之根，而后嘘濡有力，克成气血之德也。痘疮之收，既赖土德化毒之功，复寓万物归藏之理，故气血尚为标，而水火土乃其本也。且诸疮肿毒，非气血不和所致，即暴受客热而成，并无传经定限，故可迁延岁月，或调和气血，而形肿内消，或解毒清凉，而脓血勿溃。至于痘疮得于生身之始，根于肾，发于心，传于肝脾肺。刻期定限，十四日之中，自头面以渐而下，见点起胀，灌浆收靥而后已，宁有内消者乎？宁有不成脓者乎？故必调理气血，送毒出表，充托成脓，则毒化于外，还元于中。虽有客邪外犯，无足虑也。是以治痘者，须于七日以前，如花之始蕾而发，其势日盛，气高于上之时，则助气血以令头面灌浆。气交于中之时，则助气血以令胸背灌浆。气交于下之时，则助气血以令腿足灌浆。借毒火之运行，而充灌成浆自易矣。有此药力，以代气血充灌之用，则脓成之后，气血无伤，精神如故也。若不调补气血，妄行解毒清凉，延缓时日，一至七日之后，如花之气敛而欲谢矣。其气日衰而降，复欲升提气血，以达头面行浆，不亦晚乎！况气血日衰，而充灌自难，毒火无从消化，重则内攻脏腑，轻则变生诸证。上古婴儿天禀有余，故古方惟为疏表清里，以图易出易解。盖因气血充足，不必为之瞻顾也。奈近世婴孩受质嚣漓，虽名纯阳之子，孰知阴既未足，而禀阳亦虚，当此先天之证发露，而阴阳两亏者甚多，难出难脓。若始也，徒从疏表为事，则表虚者不能约束，任其一涌而出，则气血充灌不周，定有难浆难靥之患。里虚者，中气愈馁，无力载毒成形，昧者重用毒药迅攻，实同无米炊饭之象，非转虚而成内溃，即奔溃而如蚕种蛇皮。至于脓也，而惟图清解为事，则阳虚者水伏于中，阴虚者枯涸于表，水火不行无形之化，气血难成有质之功。况禀薄之芽儿，不耐疾病，一经发热数日，元气已伤于中，再加疏表攻托，气血转转潜耗。痘之少者，虽虚而无伤乎性命。痘之密者，愈损而绝其生机，故张痛求至理。凡遇六脉洪大有力者，则从古法以解肌。若六脉沉微无力者，则惟为温中以托里，使中气不馁，而气血鼓舞则逐毒有力，起胀灌浆，不谋而至也。若六脉弦数无力者，则惟为壮水之中，仍佐补火之药，使嘘濡有力，而自出自化也。张壬午年在都，值蒋总宪之令孙女令孙出痘，一险一逆，张以心法治之，俱变为顺，盖可见痘疮为标，气血为本，书曰：识得标，只取本，治千人无一损，此之谓也。赘之于后，以广识见。

蒋总宪之令孙女时年八岁，先天最薄。忽发微热，面青肢冷，腹痛吐水，项倒神疲，六脉甚微，重按若无，余曰：此中寒，元气内伤之候，虽防出痘，难用解肌，只可凭脉，温以散之，即可以去疾病，复可以任痘疮，书所谓内伤多者，只须温补，正气得力，始能推出寒邪也。乃用炙黄芪二钱、炒黄白术三钱、酒炒当归一钱五分、茯苓一钱五分、炙甘草六分、甜薄桂八分、煨姜、胶枣为引，煎服，次日神气稍爽，面青退而四肢温，脉少起而头项少强，身热壮而痘候现矣。照前方去黄芪更进一剂，乃大热，而次日见痘，神气少壮。但脉尚弱，而无洪体，余见痘点琐屑，知必繁密，不敢迅攻，惟照前方温补气血，令其陆续出来。果至三四朝，来势甚稠密，幸无蛇皮蚕种之状，此温补气血，而气血送毒出外之妙也。若以毒药攻击，则奔溃而出，如麸如痦，所不免也。乃于前方更人参芪温补，痘与精神饮食日长一日而愈。未几，其兄十岁，夜半发热，次早太阳额上已见点，连片而不红，

腰疼疲惫，六脉无根，余知先天阴阳两亏，脾元中气甚弱，不能约制其毒，得以妄参阳位，然脾胃两虚，则无力送毒出经，势必沉匿而为内溃，乃用熟地八钱、当归三钱、白术四钱、茯苓三钱、炙甘草八分、肉桂一钱五分、升麻六分、生姜、胶枣为引，煎服，次早颧脸之间，一拥而出。如麸如痦，稠密无缝，六脉沉微，倦怠不食，幸而腰痛愈矣。余思中虚若此，而复犯如是重痘，若不托住本元，既能一拥而出，岂不能一拥而入乎？盖正气虚极无力主宰，任毒纵横，若不乘其毒邪尽出在外之时，急为填补中气，调益营卫，何以为充灌成脓，化毒收攻之用哉！乃照前方去升麻，另煎人参三钱浓汁冲服，服后甚安，次日仍照前方另煎人参五钱冲服，次早神气少壮，饮食少进，颧脸之痘少起胀而红润，天庭之痘，亦非若前之纯白色矣。余曰：前者人参只用三钱，不过少佐苓术之力以固中，实欲让血药先为建功耳。所谓补血药多则补气药从之而补血也。今色虽转娇，诚非苍固之象，浆清痒塌之候，势所必至，可不急补卫气以保之，乃用人参六钱、生黄芪四钱、炒干熟地五钱、炒黄白术三钱、酒炒当归身二钱、茯苓三钱、炙甘草八分、肉桂去皮一钱二分、煨姜、胶枣为引，早晚各进一剂。若大便一次，另煎人参浓汁单服，如是调治，饮食渐加，精神渐长，脓浆渐浓，尚然七朝，瘙痒作而头面爬破其半，幸充灌在前，爬破在后，痘毒化于表，药力充于里，不能为害，仍照煎方加减，直至十日之外，痘熟而微臭。余曰：今毒尽化于外矣。乃减人参，进以养阴退阳解毒之剂，痂落疤痕红润，精神饮食俱倍于常，古人人参戒用于三日之前，今不得已始用芪术姜桂，二朝便用人参，三朝便用参芪峻补，实因病情脉理危迫处方，其势

不得不然耳。

信乎，医无定体，药不执方也。余治王店镇寒宗一舍侄，年七岁，平时嗜酒少食。盖嗜酒则真阴消耗，少食则元气空虚，是以一遇痘疮发热，神昏不苏者竟日，醒则口不能言，目不能见，医用疏表攻托，痘不甚起，而惊厥益甚。乃延余视，以其脉六部洪数而豁大无伦，身热如火，五心如烙。余曰：此真阴亏极，不能敛阳，神无所依，浮越散乱，再为疏解，愈耗其阴，再为攻托，愈乱其神，不能言者，心不能为用也。目不见者，阴不能归明于目也。五心如烙者，脏腑燥槁已极也。欲望其机窍滑润流通，气成其形，血华其色，排列累累于肌肉之间，焉可得乎？况惊厥一次，则神气散乱一番，愈厥愈散，未伤性命于痘疮，先完神气于惊厥矣。必须求源滋本，以为不治之治，乃以熟地一两、生地六钱、麦冬二钱、五味子六分、肉桂去皮一钱二分，煎与温服，或以五味子酸敛为疑，余曰：单使之则得自专酸敛之能，今内有肉桂大力君主之药，一敛而辛散之势愈烈，正欲藉其敛纳，以收浮散之元阳，随肉桂之辛温，导入坎宫之命穴，真火既归于中，阴霾之毒自显于外，神自清而言自明，不待言也。乃服之，一一果验而愈。复治王相国之令侄孙女，而患痘亦发惊厥数次，目盲神昏，而痘难出，身发微热，六脉沉微，重按则空，此正气虚极，小能任其毒火之攻冲，愈厥愈虚，而出愈难，愈难愈厥，而气愈虚。前之脉洪数豁大者，则责之真阴不足，不能敛阳，而阳无所依，散乱于内，焉能逐毒也？兹之六脉沉微，而无根者，乃责之真阳，正气空虚，无力载毒出表也。乃以炒黄白术三钱、酒炒当归身一钱二分、茯苓一钱五分、炙甘草四分、肉桂去皮六分、煨姜、胶枣为引，煎服一剂而

痘出，二剂而神清，三剂而目明，痘疮光彩而饮食精神俱倍长矣。二者之惊厥目盲同也。脉之洪数沉微有异，则药之救阴救阳乃迥别矣。故痘初发热稍轻，至三四日痘尚不出，不可概为毒轻痘少，若神清能食，见点尖圆红润，朝暮易眼者，此真毒轻痘少也。若身热虽清，至三四日倦怠不食，痘白无光，不宜起发者，此血气虚弱不能送毒出外也。急用温中益气，鼓舞营卫以托之，甚者连服三四剂，始能中气旺而运毒以出，其痘必多者也。如不知此，轻视忽略，五六日后毒气内攻，莫救矣。若见其口干舌燥，解毒清凉，益增冰伏内攻之祸，故古人热轻则痘轻之说，可尽信乎？及六日以前勿用温补之说，可尽拘乎？故切须分其虚实寒热，实热者宜发其壅滞以逐毒，虚寒者补助其血气以送毒，且痘之始终有险，救不测者二，一曰毒盛，一曰体虚，未出之时，三五日而速毙者，皆因毒盛也。治者能顺其势以导之出，勿用寒凉解毒以阻遏之，则虽盛未必毙也。及落痂之时，或因一药一食之误，而即毙者，皆因体虚也。治者能察其虚而补养之，更防其虚而勿清解之，则虽虚亦未必毙也。

夫医司人命，可不细心，触类旁通，以图万全挽救之策。余读至外科书云，痈疽乃破漏之病，最能走泄真气。旨哉！破漏二字，况小儿脏腑娇嫩，皮肤柔脆，神气未全，易虚易实，一患痘疮逐处破漏，走泄真气，岂不更甚，故《心鉴》一书，谆谆以固元气为主，况今非昔比，天禀日薄，治之者若徒宗相传浅略方论。一见发热，轻用荆防羌独，疏散为事，则表虚者卫气愈伤，中气亦耗，初则无力逐毒达表，继则不能充灌成实矣。轻用犀角地黄清凉为事，则里虚者荣血凝滞，脾胃虚寒，初则阻遏毒气在内，继则冰伏不能蒸

长矣。轻用穿甲牛虱以毒攻毒为事，则正虚者无力担当，奔溃而出，中气愈虚，初则形如蚕种蟢窠，继则虚抬空壳或水泡清浆矣。况痘疮之发，多由于跌扑惊恐，伤风伤食，感触所蕴之毒而发，一经病后，元气已伤，再患痘疮，气血俱耗，故贵乎以脉消息。沉微无力者，非毒邪之内伏，乃气虚不能逐毒也，固中调元，即所以助正送毒达表也。芪、术、归、芩、天虫、蝉蜕、炙草、桂枝、煨姜、胶枣，皆为对证之药。如洪数无力者，非毒火之有余，乃真水之不足也。火盛者熟地丹皮，佐以

牛蒡紫草升葛，火假者，地茱丹茯，佐以甜桂鼓舞呈形，盖必兼辛温松动之味，以助发生长养之机，务使正气内充，荣阴外润，气血宣形，健运不息，如筛米之转运不停，则糠秕自然起聚一堆，而不混杂于米矣。更如禾苗之长，若不仗暖日以煦之，和风以宣之，雨露以润之，惟竭人力以揠之，而欲望其发生长养者，吾未之见也。盖藜藿之儿，中外坚固，及禀气壮盛，六脉洪大有力，外感有余者，暂从疏散，所谓有病则病当之，人强能任此猛剂也。

冯氏锦囊秘录痘疹全集卷二

海盐冯兆张楚瞻甫纂辑
男　乾元龙田
门人谢立相帝臣同校
孙　大业功垂

玉函金锁赋

痘里乾坤最大，痘丽于外，五经旋转，丽于阳者，阴以资转之，丽于阴者，阳以舒畅之，乾坤造化之妙，阴阳合辟之机，其功最大者也。**门阑辅轴稀奇**。痘门有八，痘阑十有四，痘辅十有六，痘轴一百六十有余，而以五经分注俱别，然门犯则荫之阑。阑助而犯门者不为害，阑萎则验其辅，辅正而贼阑者不为贼，其相维相顾之奇，世之稀少知之者，故曰稀奇。**方广崇高空片**，天庭两旁为方广，阳峻之所，崇高之位也。此宜空隙，若先标于此，为毒参阳位，凶之征也。**两阳地位凭虚**。两阳乃肝肺二经之达道，云寰丘陵之地位，所凭美者，贵乎空虚。**鼻准元阳流裔**，鼻之凰准，肺之所管，实元阳所流之裔，种于此者，是阳明之正经而顺美。**眼眶座㱔①盘尸**，两眼眶浮，乃肝经之分也。痘标㱔座盘尸，甚为危逆。**人中不宜投辖**。人中，心脾所属，故不宜投辖也。**腮宫喜得悬珠**，腮宫，脾之所属，若痘见如悬珠，甚为可喜者也。**挂彩钿于颧阜**。颧阜，心之所属，彩钿者，五色所具而为，是喻颧阜痘美也。**撤枭神于气枢**，气枢在于颈锁，气动之处，不宜投粒，而撒却其枭神于此处。枭者乃不孝之鸟，悖母而食。**张兔罗于眉上**。凡日月辅角，两霞眉上，俱肺经之所属也。若张罗网于斯，则肺受伤而凶。**垂鱼钩于两颐**。两腮及颐，脾之所属，若有垂鱼钩之形则脾伤泻逆而凶。**天庭高位，莫令干将蹲踞**，莫邪、干将，是吴之神剑也。盖天庭乃部之崇高，君位也。干将凶杀之锋，莫令蹲踞于斯，言痘之始达，不宜先标于此。**丝竹商丘，毋俾哀猿聚泣**。木落霜飞，哀猿聚泣，拟猿之悲愁，喻夫凶兆耳。丝竹在眉后，商丘在足内踝，皆系肝位而属木，是以两眼悬上下，先标而多者，名为哀猿聚泣，必致损伤者也。**怕唇轩之投粒**，夫上唇红之中，名为唇轩，属于心，而迫于肾，以此先形，则相犯也，故痘怕于此而先标焉。**忌地阁之荣枝**。地阁肾之所属，于此先形而腮宫美丽者，亦为无妨，如腮颊不辅，而独于此荣枝者，实为肾经痘，必灰煤黑陷矣。**要识枭红罩锦，还征胸口缠珠**，凡痘犯心肝二经者，则枭红罩锦，或色带焦紫，又当征验胸口缠凑珠纹如何，而随与清理之。**喉突呈形连搭**，嗽逆

_____

① 㱔（xù）脸。

肺气嚣漓。喉突肺经所属，若呈形连搭则肺气嚣漓而嗽逆。食仓蟢子①营窠，呕吐脾君失主。食仓脾之所属，标形而如蟢子营窠，则知脾主失传送而呕吐。指梢冰冷兮，痘必重于阴俞，未痘之前，手足指梢冰冷者，则天元弗克充托，必五俞之处，密而重恶矣。头疼流汗兮，毒自捐于上池。痘未形而头痛流汗者，痘必丽于心经，而枭炎之毒不潜逆于下，自捐注于上焦之阳池，其痘必少矣。谓之池者，蓄元水以养之之名也。腮井叠钱兮，防泄泻于尾闾，痘形而腮并如叠钱，则脾土失职，而尾闾防泄泻之危。颧脸游蚕兮，惧痘入于椒皮。游蚕者，六七颗相连也。凡颧脸如游蚕，则必焦皮，而为不救。右太阳之扬帜兮，结虚泡于轴卢，右太阳之扬炽者，是先标于右太阳之丰丘、山林等处也。经于肺络，潜居崇位，则虚泡必结于手足之轴卢矣。左太阳之系珮兮，知鼻衄以遭虞。左太阳，系珮者，言先标于左太阳之丰丘、山林等处也。经于肝络，毒峻于上，则必衄血，以遭紫陷之虞。两仓丰溢，五经自如，凡食仓禄仓囊窠丰厚，则血气滋养，而五经自裕如也。彩霞明畅，六腑无亏。凡繁霞、彩霞而明畅润美，则传送之官不失职，而六腑无亏矣。欲逐卷帘，速察赤帝之通衢，凡痘舌上生疔，名曰卷帘疔，则枭毒凑心，欲祛逐之，速察赤帝通衢之痘，而清降心经之火，赤帝通衢者，胸阜颧蜂是也。谙究燕窝，应明少阴之拂拒。两腋生疔，名曰燕窝疔，若欲谙究其因，当明少阴心之拂拒，而水火不能相洽也。疔不注于玄门，水能克火，夫疔从枭突而发，故疔毒之起，决不经于肾玄之门路，以其水能克火也。斑必启于传脾，阳明受辱。夫斑必启于四五日，传脾之际，则知阳明受枭炎之辱矣。眉心宜广扩，一片云遮归冥路，夫眉心之地，乃命

之所主也，故宣广扩，倘若蟢窠连搭，则为一片云遮九日之期，而归其冥路矣。气窝素清朗，三星垂照必鸥鸣。项颈气窝，肺金之元所系，此处素宜清朗，而忽先标者，则为三星垂照，必枭毒上冲而痰嗽，故曰鸥鸣。乳盘交垒，端知烦躁卷床飞，两乳盘生，交相垒块，则犯心经矣。故知其烦躁不宁，而卷床飞焉。脐麓旋珠，预报脾胃多泻逆。脐封生呼，而痘珠旋转绕围，则痘逆于脾，而泻逆所不免矣。诸痘未启而眼角先黄，木未霜而叶脱，两角俱属于肝木，若诸痘未曾启鼎，而眼角浆先蜡黄，此犹木之未经于霜而遂脱其叶，兹因天元勿克滋泡，故青阳之地先黄也。浆未灌而右阳先白，金不扣而妖声。如遍身未曾灌浆，而右阳先白色者，是犹金之不扣而有声，乃为妖矣。兹因肺气嚣漓，枭炎蒸逼所致，非正浆也。肺络经于鼻沿，慎尔失音，鼻沿乃肺终所维也，若先标而密，则防咳嗽失音。心经达于脸底，恶哉疔毒。两脸颧底心经所属，若先形而繁红重密者，则枭炎攻奏，必生疔斑焦紫而死。俯首承花花不艳，阳绝于中，凡痘而天桂骨倒，其头重俯下不起者，其痘必不能振发，如花之不能丽艳矣，此是元阳绝于中耳。翻睛见点点珠明，阴驰于外。凡未形之前，竖眼翻睛，惊厥四五次，而随见者，则痘必如珠美丽，此是元阳辅驰于外，而不潜匿于内矣。龟头一粒似樱桃，气血调和而不匿，凡阳物者，乃肾阳聚于斯，阳明振于斯，故其间一粒，似樱桃之形色，可知气血调和，毒不用匿矣。项颈紧锁若盘蛇，枭毒攻冲而难峻。夫项颈乃肺气出入之要，若痘窠则锁缠绕如盘蛇形，则知枭毒攻冲而难鼎峻矣。标状元于三镇，福地争先，三

————————
① 蟢（xǐ）子 蜘蛛的一种。

镇者，额、鼻、地间是也。此三处各见一颗，是阴阳互藏其根，实痘中之状元，而难得也，故曰福地争先也。列北斗于五岳，神天普曜。凡两颧各一颗，鼻准一颗，司空分缀三颗，是为列北斗于五岳，其痘必明朗美丽，谓之神天普曜也。双钳禁口，食焉能以下咽？凡两唇中各痘一颗，则如双钳禁口，必不食而死。一鹄冲心，气必至于呵欠。胸前而痘先形者，是为一鹄冲心，则肺金牿于枭炎，故知其气必疲倦而呵欠矣。背似撒麻须晓上方梅白，夫痘而背后如麻种之撒者，则痘逆于二阴，而头额间毒必灰白色，故曰上方梅白。脸若镶珠，自知下部桃红。凡脸颧上鼎峻肥，明若珠之镶嵌者，则五经调顺而下部之痘自知，其桃红之润美矣。口吐白沫肺炎熬，凡患痘而口吐白沫者，是肺炎之熬烁也。眼流清泪肝荣泡。凡患痘而眼流清泪者，是肝血之滋泡于内也。虎口垒钱一握，何能启鼎？凡两手虎口如垒钱样，而满一握，则阳明不能恢扩，血气何能启鼎于上耶？鱼尾摇铃，勺水自难活泼。夫鱼尾肺之部也，在眼角之上，如痘形连块，如悬铃之象，则枭淫冲激已甚，而一勺之水，焉能活泼而致其润泽耶？泪堂结椒实，四肢铁叶重重，夫眼眶为泪堂，而痘结椒实，则知四肢上下必铁叶重重，而无真元之美矣。嵩岳吐石榴，五大夭桃灼灼。五大者，人身一头两足两手，如大字样，故曰五大。凡头面嵩岳之所而痘如石榴，则五大必夭桃灼灼而美矣。水窠沿口，虚泡纽于脐封，凡口沿出痘如水窠，则脾土伤而阳明耗，后必起虚泡于脐封纽绊之。黄蜡铺唇，真元绝于玄窨。凡诸痘未浆，而唇上先黄蜡色者，爰谓未熟脾先熟，浆黄不是黄，此因真元之绝于玄窨不能上滋耳。摆头缩颈不安祥，腰锥疗毒，凡痘六七日之际，头摆不宁，颈缩不

伸，弗克安祥者，此必疗毒锥于腰胁耳。撒手号声不嗜卧，腹纳枭炎。凡手撒乱掷，声号颠叫而不嗜卧者，必因枭炎纳于肚腹耳。鼻冲一直煤兮，少阴蒸郁，夫鼻乃肺之窍，若鼻冲一直煤黑色者，是火呈肺部，势必败伤也。口中臭气喷兮，阳明溃烂。若六七朝之间，口中臭气喷出者，是枭炎攻烁，而阳明乃溃烂耳。未三日而颧骨有黄囊，诚为芝生午位，凡痘三四日间，鼎峻光明，颧阜澄浆有黄囊者，诚为佳候，如芝生午位，盖芝最难得。午者，属火，颧系午位，故取喻之。期六朝而年寿，启紫泡号曰鸥入天门。凡六朝而年寿鼻上起紫泡者，是枭毒攻冲于内，号曰鸥入天门。鸥系恶鸟，喻其不佳也。两眼碧睁睁，五气分散而难医，夫精华聚于两眼，若患痘而两眼碧绿无精光，睁睁不转活者，则五气分散矣。何医之有？一声连翁翁，三阴耗损而必夭。凡喉内紧涩，声连翁翁，而不能弓恪者，则肺气漓而三阴耗损矣，必罹于夭亡。欲知两腋聚蜂螫，但看脸底形焦，凡痘经于心肝，而欲知两腋之下结疗如蜂螫者，但看脸底之痘形焦，则疗必结于座矣。既验气锁漆葡萄，遂觉身中黑陷。夫气锁在喉突下，凡于此而似漆染葡萄者，则是阴遂乎阳，故觉痘必黑陷矣。眼泡上浮绿色兮，生者之征，青苗关分于两眼泡，若于此而肥润绿色浮焉，则生者之征也。正额间竦黄豆兮，安全之兆。夫元阳会于头额，若于此高垒肥明如黄豆，则为安全之兆。夹颈作瘿，何必卢门觅剂，凡痘见形而夹颈之瘿随发者，则必不能鼎灌矣，何必卢门觅剂耶！舌根座蝗，速宜医国求丹，凡舌根生疗，如虺蛇之螫，命在旦夕，宜急救之。腮井隐痈毒，只怕漏谷害成。夫两腮之中名腮井也。痘后而暴发于此，必至成漏，名漏谷者，盖七窍之处为井谷，夫腮系无骨虚

境，故名腮井，漏谷也。耳边马刀随，必迎枭炎肿胀，马刀者，瘰疬类也。未痘之先，耳边随结马刀，其势必迎枭炎肿胀溃破而危。小腹沉石而尿涩，子痈患于阴囊。凡小腹紧并绞痛，如石之硬实，膀胱闭结而尿涩不通者，因枭毒注于小肠，必至痈患阴囊矣。喉管燥咽而胁刺，毒菩牢于肠胃，凡喉管燥而难咽食，两胁刺痛而不可忍者，是痘毒菩燥于阳明，而肠胃俱受其枭炎之害矣。睛红舌腆①口渴枯，急查发际，凡眼红睛赤，舌常舒腆，口内恶渴干燥而无津液者，此枭毒凑于少阴，而玄池弗克以滋沮，且血热毒盛，则生疔于发际之处矣。筋抽脚震作鸦声，须察公孙。凡筋带抽缩脚股震动，口作鸦声者，舌乃心之所出，筋乃肝之所生，此枭毒凑于心肝，故于足公孙之穴，乃结疔毒，宜须详察。倏然眩厥，肺络客感风邪，痘际忽然眩厥者，是风邪感于肺络也。连日谵狂，心宫驰入枭毒。凡连日谵语癫狂者，此因枭炎驰入心宫，故热极烦躁耳。恶日光之照耀，阴复乎阴，凡恶日光照耀之明者，则元阳散而三阴绝矣，必致归复乎幽阴之地。怕人声之惊惧，阳离乎阳。凡闻人声惊惧而畏怕者，则真元绝于五经，而阳明离乎正阳，必难久生矣。锦纹如蚤咬，少阴血分戕伤，凡锦纹如蚊蚤所咬者，则少阴心主被枭炎之戕贼而受伤矣。囊房如土蚨，阳明胃气失养。痘如土蚨之壳者，则知玄窖绝其元，枭炎肆其虐，阳明失其滋养也。痘经心而犯子晨，竟名变乱，余者一例相推，凡痘经心者，而于子日标焉，则水能克火，故其竟后必多变乱而不鼎峻，其余可例推之。兔年育而遭寅月，终拘参商，举隅足以自反。参商者，二星名也。一星在于黄昏出见，一星在于天晓出见，喻其不能聚首也。盖卯年生者属兔，若遇寅月出痘属虎，兔遇

虎，则有吞噬之凶，而终拘于参商矣。举一隅可以三隅反。发肾见黑，黑可转而为红，凡一日发于肾，而遂见黑点者，由于心火之煽惑，凡物出于火者，色必黑，但在于一日发肾之际，日数尚少，急用清凉升表，犹可斡旋，惟在多日，则血干热炽，欲治晚矣。传脾益黄，黄自充而结蜡。凡痘传脾五六日之间，而囊房澄浆益加黄润者，则充实结蜡，无他虞矣。担日月于两掌心，忌缠破泡，凡痘先出于左掌心者为担日，先出于右掌心者为担月，若于手足辅内破泡紧缠者，是栏中之最忌也。丽奇花于鼻直柱，喜见盘珠。凡痘于鼻直柱一带定形，故为奇美，然痘所喜见者，惟形之若盘珠者耳。不愁连片牵缠，只怕犯经逆道，凡痘布列连片，牵缠密点者，此不必虑，惟犯于经络，逆于正道者，是可畏耳。汗滋滋而头痛，才识心干乎胃，胃主肌肉，凡痘未之前，若心干乎胃，则肌肉开泄，汗出滋滋，且火性炎上，是以头痛耳。吐频频而火烁，随知肺逆乎脾。凡肺犯脾，则脾火烁金，火性上炎，热毒上注，乃为呕吐，内火熏蒸，外亦火烁，俱属叶痘而为凶。惟乍吐而即止者，不在此例。蛇皮凑乎一拥，痘起而如蛇皮断者，是荣失其负毒之效，卫失其固表之能，任其枭毒一齐拥出，状竟蛇皮矣。蚕种布于六枭。凡痘标如蚕种布者，则六经为枭炎蒸虐，必死之征也。一鹄横空，要识双林无丛木，凡先于天庭鼎峻者，须验其两阳山林之地稀少者，是为双林无丛木而美矣。一鹄横空者，言其先于天庭之坤鼎一也。四贤过险，端知一水有真元。夫喉突气窝者，肃杀门中之贤位也。乳盘胸阜者，赤帝门重之贤位也。脐封者，黄帝明中之贤位也。阳球者，玄武

① 腆（tiǎn）腆　吐也。

门中之贤位也。是谓四贤。言痘澄浆翕脓而靥至阳球之下，则四贤过其险矣。然其所居之地，则心肺脾肾四脏也。险能过此，自然天元得以滋合，而端知一水有真元耳。血盆鲤鲠逐蚩尤，细观枭赤，凡两足大股内际，是血聚会之盆也，此处而结鲤鲠，一带红肿恶痛者，宜急逐蚩尤而灭其枭青可也。然欲验其毒，但细观者心之际，必有枭赤之纹盘蛇于间矣。肛门坠石肿烧榴，速治丹田。凡肛门如隆石而重滞，红肿如火烧石榴之状者，则知玄窨不能滋养，故宜速治丹田。洪钟起架兮，恐扣腹之无声，凡痘启于脾经，而一二日咳嗽连声不已者，宜防其钟受伤，而至六七日际音哑如钟之起架，而扣腹无声矣。封鼎熔金兮，防炉中之失色，凡眼鼻既封，而两颧焦紫黑陷者，则如炉中之色失矣，谓之封鼎熔金者，盖鼻乃肺之窍，而属金也，谓之炉中者，盖颧乃心之部而属火也，故取喻之。有食不餐非是饱，鼓幔腹胀。凡痘见后而饮食不进者，此非有食作饱也。盖因枭毒未尽，鼓幔于中，而腹为之胀闷耳。无泉欲饮为因消，熬于喉舌。凡口无津液恶渴欲饮者，此枭淫消烁，熬干喉舌耳。莫夸浪里渔舟撑过海，寻着源头，凡人至十八九岁，则元阳必破，而患痘必难保全，故名浪里渔舟，言其险也。若痘章鼎峻充灌者，则犹撑过海矣。然此治之者，宜寻着源头虚实而断之。兢慕纸幔小鼓得经敲，厚培原本。凡周岁患痘者，则血气未全，如纸幔小鼓，岂得敲点者乎？故宜厚培元本。肝肺并骖，不宜脱辔先驰，凡左太阳与两肩上一齐见点者，则肝肺两经并骖矣。二处俱要美丽，倘两眉之痘鼎峻，太阳地位陷伏者，则为脱辔先驰，肺壮肝衰，必为所克矣。心肾二仪，岂可夺权煽祸，夫方广两观，心之经也。承浆地阁，肾之经也。此乃阴阳二仪

之所，凡阳先阴承理之顺也。若颧阜之痘塌陷而地阁之处枭红军锦者，则为夺权煽祸于心矣。三日而枭毒窜逐，肚腹决不蛙鸣，凡痘标三日，而枭炎之毒窜逐于外，表暴既尽，则肚腹自宽，决不饱胀而蛙鸣也。七期而花栏鼎灌，肤囊自无枭痒。凡痘七日传至肺经，如花栏鼎峻充灌，则痘之肤囊，自致饶美，无枭痒之虞矣。涌泉漏肿于眼角，木侮土虚而难塞。凡痘后而两眼角淡脓流血不止者，是名涌泉，盖如泉之涌出，干则又澄，饱则又溃，是因脾土虚而不能振托以固塞乎表，木气侮而自惟于损伤也。破底瓮患于足心，脾彻阳明而极苦，凡痘后痈毒患于足心，而秽液流注不已者，名破底瓮，此因脾土虚耗，不能使毒外出，是以注彻阳明，乃结其毒，溃破淋漓极苦也。风里筝声吹散了，只因耗损天元，风里筝声吹散者，言其脱气之痘，而声不以聚合也。此非耗损天元而何哉？空中楼阁挂银瓶，但言囊房虚竖。空中楼阁挂银瓶者，言其空抬囊壳，而虚竖其房也。佛顶珠，第二样痘，佛顶珠者，乃脾轴中第二样痘也。倒悬镜，不识一栏。倒悬镜者，乃九不识之中第一栏也。提篮拾海棠，深明肝经之不美，凡痘见海棠样者，娇红可爱，然肝经枭邪之色，痘之所不美也。携手觅金柑，独显脾胃之居功。金柑者，外黄内实，故取喻之，痘而若此，则可见脾胃传化之功多矣。九日振皮毛，要得二望转轴，痘至九日则传于脾，皮毛振托，而痂靥全美，然欲其转轴于元会之机，则要得二望两月之期也。两传脱靥痂，直到改火复元。凡至十四日两传之际，而脱尽痂靥，虽无可虑，然欲其完复真元，必至三月之后，爨火更改之期也。

玄 玄 赋

粤圣贤之杳邈兮，体崇高而难匹，古医圣贤，去世杳邈，道体崇高，难可匹林也。曕童稚之脱象兮，符今古而不易。凡童稚患痘，实如脱换一番形象，今古时虽不同，其经道栏辅相符而不易也。慨痘疹之凶危兮，溯源流于阳毒，慨痘疹之有凶危者，溯迫其源，皆先天之阳毒耳。识造化之推迁兮，适气运以感触。夫痘不发则退迹俱寂，发则连乡共邑，推迁无定者，因气运之所感触也。精髓伏藏兮，脾土生息，夫痘未发之际，则藏伏于骨髓，其既形于外，皆赖乎脾土生息之也。正火荣发兮，禀赋异籍。夫痘必由热极而标者，是脾土之正火以荣发其机耳，然有稀少而美者，有稠密而凶者，是因禀赋有异籍耳。阴阳周全兮，从顺而不从逆，夫血以荣之，气以卫之，阴阳周旋其间，若顺经者，则气自培而不伤，逆经者，势必倾而难活。要之，从顺而不从逆也。五经峻达兮，百六十而不一，夫痘实五经之峻达，故宜别其所注之经，其痘辅有百六十有余，而以五脏分注经络，俱别而不一。嘶冥瞽于三疑，揭九形之不识，夫痘有三疑及九不识，乃圣贤之详揭，以欲闻后学之聋瞽也。别形体之少壮，判风气于南北。言痘疮治法，宜分形体之虚实，年之少壮及风气南北之异也。舍淑顺于两仪，阴阳两仪，舍聚辅丽淑顺之妙。建中和于三极，天地人是为三极，凡天时顺其令，地气振其权，人事尽其谋，此谓建中和于三极矣。一骑当先，万马齐力，凡一颗呈形而诸痘便齐者，此谓一骑当先，万马齐力也。太快宜防表虚。片花落径，全枝失色。凡颊颧五经地位要处，而如擦破或结疔恶之类，则身上髓必灰陷爬脱矣。故曰片花落径，全枝失色。暗投鬼箭兮，翻晴惊厥而不入，凡热一日而见点者为鬼箭，乃死证也。如翻晴惊厥乃出者，则可见外虽不热而其内动已久，故热透肌络，痘经于心，为极美之证，而鬼箭射不入身者也。时值药铳兮，赋异器漓而反贼。凡十三岁而出痘者，是为药铳。然时值此，如元气敦厚者，自可保全，若禀赋浇漓，反致于成贼矣。候正兮鉴形，凡热三日而见点者，是为正候，又当鉴其形色之如何。愆期兮势逼。凡热七八日而痘见点者为愆期，则元气消烁而势危迫矣。望穹窿以建位兮，阳先驰。穹窿者，天庭方广等处也。痘望穹窿建位而先标焉，则阳气先驰，防其焦紫疔斑之害。坠井谷以不达兮，阴垂惕。凡足掌心等处乃井谷之所杂也，痘若坠井谷以下达焉，则阴荣随惕，必不能鼎峻充溢矣。希状元之一枝，贴金钱于瑞璧，凡鼻额地阁之处，各呈一颗者，是为状元一枝，而人所希仰之也。瑞璧者，脾之部位，乃则颐也。凡于此处而标佳美，如贴金钱于瑞璧也。嫌五鬼之弄朝，脱蛇皮以粘席。凡五关之地，最嫌其细密而逆恶目鬼者，恶之之词也。更蛇皮断是门栅之弃痘，故欲其脱去而勿见也。簧口无交兮，声翕扬，簧口者，盖口如笙簧之声也。凡痘标于唇之上下，势如双钳交绕，则声不能以翕扬矣，故如无交，则声自翕扬也。枢突连片兮，气淹塞。凡颈锁气枢突内痘若连片，则犯乎肺经，随必声哑而气塞也。离明蛤兮，卷尘沙，凡闭蛤而不开，则五官不弛于外，痘自鼎峻，然眼既封蛤，宜忌尘沙，青黑之色。肺窍封兮逐蜥蜴。夫蜥蜴者，言窍中生痘毒也，谓鼻窍既封，自能鼎灌，犹宜防蜥蜴之患而逐之。喉呷呷兮，丹田伤，凡声之源，出于丹田，若喉呷呷而声哑者，则知其丹田受伤矣。眼碧碧兮，肝荣竭。凡眼碧色而无晴光者，则肝血之荣已枯竭矣。荡紫萍于颧阜，知赤帝之反侧，凡两颧阜焦紫如水荡紫萍贴岸者，则知心经犯逆，而赤帝之门被反侧以耗乱矣。放梅花于颐池，概脾君之失职。凡两腮颐池，而带梅花之白者，则脾君失传化之职，而为可概也。胸前漫胀，鸥枭停翼，凡胸前漫胀者，是因枭毒攻凑于中，故曰鸥枭停翼。呕吐无休，蛇虺缠腹。凡见点而呕吐不已者，枭炎匿于腹内，如蛇虺之传注也。八门齐拥兮，森罗刀戟，凡于八门一起拥出者，则如刀戟之森罗于间，必至于杀伤矣。六栏次第兮，奇英露沿。凡六缠之栏痘而次第渐透者，则气顺而道正如奇葩之英，甘露以沿之者然。根窠盘红兮，虽至尾而不易，凡痘根窠盘红鲜润，则自头至尾，何忧变易之虞！形色脱元兮，竟已后而为逆。凡形色脱元，或红如胭脂，白如梅花，必后竟成逆而不治。飞矢兮，困于肺络，凡痘眉心之处，如见形而似飞矢，预知必有咳嗽等证，困于肺络矣。劈剑兮，强于心敌。凡眉心之处见形而似劈剑之象，预知有衄血等证，枭炎肆暴，强于心敌也。识日轮之煦照兮，防枭炎与仇克，凡在太阳发际之处，是为日轮于此，而枭红罩锦，则为日轮煦照，痘犯肝经，必致焦紫，而枭炎于是以仇克矣。验风府之呈疔兮，逐蚩尤于蛮貊。风府在于脑后颈项之间，凡此处而疔注焉，则如蚩尤之居于此，而作害矣，故宜逐之。鼻息梗痛兮，火珠阗实，凡鼻内疼痛肿梗者，此必火珠疔填塞于中耳。牙关紧闭兮，蜈蚣蹲跤。凡牙关紧闭而不能开合者，此必有蜈蚣疔蹲跤于间耳，宜急治之。耳孔疔兮名豢虎，豢虎一呈嚼其髓，治宜速乎钩穿，凡痘耳孔生疔者，是名豢虎，则必嚼其精髓，如豢虎于圈内，宁有不噬人者乎？故治速宜钩穿，以绝其根娄。眼沿疔兮曰亡

汲，亡汲一生烁其荣，法又忌乎挑剔。凡两眼红沿而生疔者，是名亡汲。盖目为肝窍，无玄水以吸渥之矣，故曰亡汲。然此处一破，则成为涌泉之漏，故忌挑剔，惟以药治之。小指见疔兮，眼睁睁。凡小指生疔，则阳明透毒于肝，肝注于眼，而必睁睁直定不转活矣。膝弯坐蝗兮，脚筋直，凡两膝弯生疔，则必脚筋抽直，疼痛而不舒畅者，即为察之。丰丘拔帜兮，耽睡卧而好食。五经高处为丰丘，凡痘于此鼎峻稀少者，是为拔帜，则睡卧宁静，饮食倍常而吉。伤门流字兮，拥烦躁而槌击，五关为伤门，凡于此而痘密恶，或疔毒注结，则为流字，必烦躁不安，手足不宁，静而槌击矣。弃倒珮于腮田，为铁蛆之嚼粒。凡腮田之间，痘形如倒珮，则脾胃受伤，诸痘亦为之渐坏，故如铁蛆之嚼粒焉。畏水形于鼻柱，因疳虫之攻敌，凡水形纹见于鼻梁者，必腹内疳虫攻击而痘必受伤，宜畏而不宜见也。不养鹳于青田，怕乘风而搏击，青田者，左太阳鬓底之际，肝木之位也。肝属木为风，心属火为火，凡此处稀少，色不焦紫者，是为不养鹳猿，聚泣于青田而美者也。盖恐肝心二经烂毒，则风从木起，火逐风炎，枭恶之毒，鹳猿之凶，乘风搏击于众地矣。不潜蚕于阳池，避螫螣之接翼。夫螣乃食稻之虫，而阳池居阳球之中，凡此处而先紫黑，则螣螫于此，而潜蚕于斯也，痘必随为俱变，故宜避其接翼而潜蚕也。人中主司命之堂，夫人中属于心，吉凶休咎咸验于斯，故为主司命之堂也。咽突居生杀之职。夫咽突属肺，乃气出入之所系，美恶预呈于此也，故曰居生杀之职。传三日而不食兮，验脾关之隐突，凡痘至三日，传脾之际，而腹胀不食者，须查脐封之处，脾之关也，此处必有隐隐密突，而毒气拥盛未舒，故失和平之气也。逾六朝而恶渴

兮，视痘囊之紫黑。凡痘过六日，则宜毒气少解，如口恶渴异常者，是可见枭炎蒸烁已极，其痘囊必致焦紫变黑。手辅倏肿兮皮光亮，岂钟育乎痈毒。凡六七朝而两手浮肿光亮者，是因气虚，且系脾土不能以制水，非痈毒之钟育耳。牙床忽胀兮舌上卷，非偃枭于合谷。凡牙床肿胀，其舌向上卷者，此必疔贮舌根，毒凑于心耳，非枭毒之逆于合谷而然也。按涌陵之牢块兮，知貔貅之透足，夫涌泉、阴陵二穴，在于足心宛中之间，凡并块牢结则知枭毒必透于是矣。貔貅者，猛兽也，喻其毒之恶耳。观天柱之垂折兮，谛精神之还璧。凡痘而天柱垂折者，则知神明散，精气夺，如璧之不能完赵，而不可复得也。两肋叠椒兮，肠鸣热极，凡痘两肋叠见椒色者，必肠鸣热极而燔火攻热，故色如是耳。五俞撒网兮，头多脸赤。凡背后五俞密布如撒网者，则头额之痘必多，两脸带赤而色不正矣。啮指唪舌兮，凶魅归而扫迹，凡常将指头啮咬而舌唪者，则知毒澄于阳明，枭据于心络，其凶魅已归于花栏矣。有不殒于身而灭迹者耶？仰天咬乳兮，痘蛾印而难辟。凡痘而不时头仰向天，咬乳啮齿者，则知癸元已亡，鬼蛾掌印，而难祛辟者也。唇宫堆蜡于七期兮，要石榴之竦粒，凡痘七日两唇先干黄堆蜡者，是谓未熟，脾先熟，浆黄不是黄，惟见方广、两阳、颧阜所在，如石榴之竦粒者，期可谓之真浆而得保全者也。脓涕交流于九日兮，虽半浆而不贼。凡痘至九日之间，倘囊破而流脓，鼻封而流涕者，是虽气不完固，然荣阴循泯乎中，而枭毒亦化泄于外，是即浆澄未足，犹可充灌而不为贼害也。翣①时枭痒兮，非有犯于秽液，凡八九朝翣时，枭痒不止者，是气血翣漓淫毒横行，岂可俱以犯于秽液而概论哉！摸衣捻缝兮，岂可钩视乎邪色！凡九

十日而摸衣捻缝者，此痘毒凑里，而手足忙乱，岂可均以邪色视之。覆釜兮似秃疮，悬镜兮谬诸毒。此二痘俱在九不识中，实相疑似而宜辨者也。肤纹热红兮，丹瘤缠，凡遍身大热，皮肤隐起红纹者，是为丹瘤也。胸阜幔胀兮，眉惨戚。凡痘胸阜幔肿者，是凑毒于心而眉头惨戚也。七朝结鲤鲠于血池，虽空房而可积，凡痘七朝诸囊并不充灌，而两股血池结起如鲤鲠一带硬痛者，则知枭毒注会于此矣。然此上不冲于心而无害，是即囊房虽空，犹可充裕也。然窃谓前证，如仅言毒之无妨则可，若固见空房，无浆之痘于七日，而又夹热毒之证，脓浆无自成枭毒，何由而化？竟未可保全也？二六起梼杌于项锁，虽充裕而非吉。凡过十二朝，而项颈处重起梼杌痘者，则毒盛而上升，纵然充足，亦难保厥终也。然窃见痘后复出者，历多不死，盖梼杌之出者，是余毒之未尽也。余毒之被其推托而出者，是元气之振挠于内也，则胜于毒之伏内，而不能出者万万矣。况囊房又得充裕，是可见荣卫之得并盛，余毒之化易臻矣。但项颈不可大密耳。下灌上器兮曰糜鳞，上灌下器兮曰炼镝，糜鳞观其背座，炼镝在乎颧石。凡下体灌浆而美，其头面浇薄不能充溢者，是名糜。然糜者，縻也。以其上痘似糜，而轻贱也。鳞者，麟也，以其下痘似麟而难得也。若头面俱已充灌饶美，而在下则浇漓不脓者是名炼镝。炼镝者，刀剑尖锐锋利之处也。盖头面在上犹刀剑锋利之处为要道也，然糜鳞尤重于背座之痘，美者为愈，而炼镝则重于两颧之处，佳者为吉。痘非嫌乎排密，凡痘只求其经络之正而不逆，即虽排密亦非所嫌也。靥独忌乎黑突。夫靥白如梅花，薄如片纸，固难保

---

① 翣（shà）　古代棺饰。

全，然黑突太甚，则重为倒靥，轻则余毒亦宜忌之。交骨不留乎游蚕，交骨者，肾之部，在耳前一寸，凡有游蚕焦紫之形，则痘不能鼎峻矣，故欲不留于此处也。中脘远避乎蜂螫，中脘乃脾胃任脉之所发，其部在于脐上四寸，若此处而重密如蜂螫者，则脾胃受伤矣，故宜远避之也。究五关三杀之非轻，五关者，心之关在胸臆，肝之关在眼眶，脾之关在脐封，肺之关在气枢，肾之关在阳球。三杀者，盖起肾而不能表暴，一杀也；脾传而不能充灌，二杀也；痂落而不能尽美，三杀也。凡此二端所系非轻，故宜详究之。熟八门六栏之是益。凡痘有八门六栏，人能熟谙之，则有益于治痘之治矣。贫富不可以二心，精微贵乎详察。凡业是者，须体天地好生之仁，贫富不可以二心，且理甚精微，尤宜潜心详察耳。

二赋出自《玉髓》，相传既久，其多鲁鱼之讹。今张逐一校正，且翻刻其有三部，今汇纂细注于下，以便后学易解。

辨 证 赋

胎毒蓄积，发为痘疮，传染由于外感，轻重过于内伤。初起太阳，壬水克乎丙火；后归阳明，血水化为脓浆。势若燃眉，变如反掌。欲知表里虚实，须明寒热温凉。症候殊形，脏腑异状。肝主泪而水泡，肺主涕而脓浆，心斑红紫，脾疹赤黄，独肾经之无病，惟变黑而可防。所以观乎外证，因而推何内脏。呵欠顿闷兮，肝木之因；咳嗽喷嚏兮，肺金之象；面目带赤而惊悸兮，心火炎于胸膈；手足厥冷而昏睡兮，脾土困于中央；耳尻温暖如常兮，可见肾水之无咎；二处若还灼热兮，须识痘证之乖张。故宜先分部位，次察灾详。阳明从目落鼻，太阳形于头上。心火

炎热则鼻干面赤，肺金郁结则胸膈先伤。脾胃属手足之部，肝胆主胁肋之旁，颈项三阳交会，腰背统乎膀胱。泄泻者邪甚于下，呕吐者邪甚于上。气逆则腹疼隐隐，毒甚则腰痛惶惶。心热甚则惊搐，胃邪实则癫狂。口燥咽干，肺受火邪而液竭；便秘尿涩，肾因火旺而津亡。欲识痘证之轻重，又当观势之形状。毒甚兮必身如炎火，势微兮则内外清凉。寒热往来神气爽，定知痘出必祯详。数番渐出兮，春回寒在；一齐涌出兮，火烈昆岗。蚊迹蚤斑，刻期而归阴府；蛇皮蚕种，引日而返泉乡。须怕紫红，更嫌灰白，最宜淡红滋润，切忌黑陷干红。色要明润兮，犹恐薄嫩之易破；痘贵干结兮，切忌痒塌之难当。面颊稀而磊落，清安可保；胸膈密而连串，吉凶难量。欲要尖圆，不宜平陷；浆宜饱满，切忌空疮。皮喜老而愁嫩，肤爱糙而怕光。结实高耸，始终无虑；丹浮皮肉，必主刑伤。唇面欲肿兮，八九如何可过；腰痛胃烂兮，一七定受灾殃。疮堆口舌，毒缠颈项，咽疮喉肿，饮食难尝，泻利脓血，毒甚无浆，此皆人力难挽，须知天命匪长。若至痘疮焦落，又宜辨别阴阳。人中上下，先靥为良。若是四旁先黑靥，多凶少吉要提防。

初热温和，腰腹不痛，山根年上，光彩红黄。禀质有余，面无枯滞。脉息浮大而数，唇舌红润而鲜。先出腮颐、颧鼻地阁之处；圈红皮厚，顿殊肉色之分。顶尖碍手，更喜色姿多润泽；根窠垒列，尤奇乳食又能餐。二便如常，五嵩拱秀；依期起灌，内证全无。此乃最为顺候，何愁日至变迁。若初发热如火，便闭烦渴非常，青黑见于山根，燥暗乘于年上；头疼似破，狂叫谵颠；晋骂昏沉而见鬼，口气如火而焦干；身壮热而恶寒复甚，脉无力而沉细兼迟。腰围肚腹，刺痛绞痛不已；暴

烈烦躁，喘渴吐泻昏沉。身大热而唇口焦裂，未见点而遂哑声音。痘密既多，饮食不进，方发热而腰痛难伸，未见点而面目预肿。热未透而敷如蚕种，或未热而先出如麸。肉色连红，根窠不立。或带紫色，惨黯不明，及见紫黑，青癍如痣。天庭司空太阳心胸，先出成片；方广印堂唇上结喉，首见如灰。顶不起而软薄，根不紧而铺红。满面红赤无缝，遍身紫黑干枯。颧骨胭脂，五俞蚕种。皮薄成浆如水，色黯昏黑无光。此等最为逆候，华佗应愧青囊。故色若鲜明，根窠红活，虽平塌而可救；色不润泽，根不紧附，纵起发而终凶。身热不退而烦躁，且手足无花，虽四日还防添痘；身体既凉而宁静，又四肢俱至，即三朝可许为齐。六日以前，内证虽多，痘疮表暴而自愈。六期以后，内证不瘥，表里俱病而为凶。靥后脉宜和缓，如见洪数者，余毒留而未尽；黑疔挑见黑血，或无血水者，气血竭而难生。初热唇舌如敷黑点，或紫黑燥裂，预知证已多凶；将脓口唇痘先黄熟，是热毒内攻，尤为不治之证。痘逢擦破，脓血淋漓，有溃烂之势者是吉；颧脸爬穿，目开肿退，如痘壳之干者为凶。起胀时多鼻涕，固为祯兆；成浆口涎眼泪，总属佳征。初出昏惨色紫苶根窠微细，宜堤御以防后变；痂落赤紫形突，及睡卧不稳，即清解以免毒生。故曰一看口唇舌尖而无枯涸燥涩；二看痘点圆活红润，肉痘之色分明；三看心窝腮口背项颧额脐间稀少；四看顶硬根附，气爽神清，而绝疔癍焦紫及内证；五看儿禀壮厚，饮食素能，尚无疾病气围血溶。全此数者，则虽无三窟，亦可高枕无忧矣。

肿毒恶疮方愈，麻疹诸疾才瘥。气血尚虚，重痘又见。标后壮热而不退，将脓厥冷而难温。恶痫夹于极痘，发热喘粗不已。一便秘兼目闭，声哑肌黑唇青。痘出昏沉，憎寒逆冷而不食。脓时胎堕，血来大热而神昏烦躁。腹疼不止，而痘臭异常。头温足冷如痴，而闷渴殊甚。皮肤赤色不退，上下失血不痊。青回口角，云掩天痘。腹胀喘粗，且虚鸣而出秽气于口中；痘无根窠，纵微圈而夹沉重之内证。因热经来久不止，以药治之全不效。吐利不住食不化，或二便之血交流。痰喘心烦，头汗如珠，兼下尿不止，是阴阳相离于上下。大渴血死痘色黑黯，或锡片干呆，是荣卫咸竭于表里。痘方盛时而发惊不止，及至虚弱而痫证相缠。胃热发黄，状如橘色而下利；脓浆未足，毒邪尚盛而眼开。不时努气，如大便之坚涩；口中无食，若嚼物之空然。困倦殆极而饮食不进，囊缩舌卷而治之不痊。足冷至膝，啮齿目闭而无魂；吐泻不止，寒战咬牙而气冷。肚腹漫胀，气粗殊甚，大喘烦渴，汗出如油。痘黑面焦，唇项肿硬，或胸高突起；吐泻不瘥，狂闷不食，或手足如水。大头瘟见于初起之际，黑靥疤成于六日之期。并一七而浆空寒战，或三八而溃损斑烂，闷乱烦谵，见鬼指怪，元神亏乏，目失精明。泄泻烦渴，汤水入喉声汩汩；真亡毒伏，腹胀痘陷气悠悠。自报痘后，便得非常恶梦；从敷花际，时闻怪兆妖征；行举异常，悉变向时模样；半粟不食，忽思顿胜狼餐。痘毒即繁，杂证又极，卢医扁鹊，也应酸鼻，仓公韦氏，勿浪扬眉。

碎　金　赋

痘本胎毒，俗名天疮。虽疠气之传染，实杀机之显彰。变迁莫测，酷恶难当。肌肉溃脱兮，若蛇脱皮，龙脱骨。精神困顿兮，如蚓在灰，鳝在汤。疮有疏密兮，疏者轻而密者重。毒有微甚兮，微则祥而甚则殃。笑彼拘于日数者，未达迟速之变，悲夫惑于鬼神者，不求医药之良。

乾坤妙合，震巽分张。受气于父兮，得阳精而凝结。成形于母兮，赖阴血以培养。民多嗜欲，气匪淳庞，淫火炽于衽席，食秽蓄于膏粱。精血禀其毒气兮，甚于射罔。形体负其杀气兮，险于锋芒。

五运统于南北兮，有太有少；六气分于主客兮，曰阴曰阳。变化各正，胜负靡常。得其序而气治兮，国无疵疬；失其序而气乱兮，民有疹疡。应至而不至兮，其气徐，贵迎之以夺其势；未应至而至兮，其气暴，姑持之以避其强。不知此而妄作兮，违时者败；能审此而慎动兮，顺天者昌。

春令温和而升生，夏令暑热而浮长，秋令清凉而降收，冬令寒冽而沉藏，是得四时之正，不为万物之伤。冬反焕暖兮，勾萌早发；春反凛冽兮，蛰虫且藏；夏反清肃兮，凉风袭肉；秋反蒸溽兮，暑汗沾裳。若此逆气兮，染之者即成疫疬。又有虚风兮，中之者必致夭殇。受父母之秽毒兮，隐于黝僻。触天地之疬气兮，发其伏藏。自内而出兮，布于四体。自外而散兮，根于五脏。可喜者苗而秀，秀而实，如鸟之脱距；所恶者枯而陷，陷而伏，如虎之伏岗。

东赤南白，西黄北黑，各分布而有定。春生夏长，秋收冬藏，自流行而无疆。初出血点兮，红鲜得生之气。次化生液兮，白莹渐长之状。脓成而色黄兮，欲收之候。痂结而色黑兮，已藏之象。谓肾无证者，似去冬不能成岁。谓黑为逆者，如废北何以调阳。

方其发生兮，春夏为顺，秋冬非吉。及其收敛兮，秋冬为顺，而春夏不藏。应发生而反收敛者，谓之陷伏；应收敛而反发生者，谓之烂疡。治不乖方兮，险变顺而春回幽谷；药不对病兮，险变逆而火烈昆岗。

病似顺而反逆兮，认之要确；病似逆而反顺兮，察之贵祥。似粟堆聚坚碍兮，孰若磊落而稠密；如丹艳赤骄嫩兮，不如淡白而老苍。初出现而涵水，年起发而戴浆。脓未成兮干黑，囊未满而萎黄。早发先为兮，如园林之花蕊，暴长遽消兮，似沟涧之潦潢。是谓夺命之证，休夸折肱之良。

轻或变重兮，误服药而犯禁忌；重或变轻兮，得遇医而且善调养。蚊迹蚤斑兮，不旋踵而告变；蛇皮蚕壳兮，惟束乎以待亡。夹斑疹者，斑疹消而足喜；顶平陷者，平陷起而莫惶。病有标本兮，视缓急以立法；药有补泻兮，因虚实而立方。

噫嘻兮，医无定法；迷乱兮，药无定方。大率贱攻而贵补，故多喜温而恶凉。设若病遇虚寒兮，温补有效；假如证属实热兮，辛香敢尝。辛热下咽，阳之盛者必困；苦寒入胃，阴之盛者乃戕。戒汗下于首尾兮，恶攻之说；补脾土以制肾水兮，喜补之常。不识补者之短，奚论攻者之长。

形尖圆而光壮兮，气之充拓；色鲜明而润泽兮，血之涵养。可以勿药，是谓无恙。灰白平陷兮，血气虚而补之以温；红艳焮肿兮，气血热而泻之以凉。气至而血不足兮，虽起发根窠不肥；血至而气不足兮，虽明润郛郭不长。泥章句以举一隅者，守株安可得兔驰？辩说而执两端者，多岐必然亡羊。

脾为水谷之本，固不可以不补；肾为津液之源，尤不可以不将。土虽为水之防，水能制火之亢。肾主骨髓兮，倒陷入于骨髓者莫救；肾司闭藏兮，变黑至于闭藏者可防。是皆归肾之害，岂可谓肾之强？毒火燔灼兮，肾水且涸；营气败坏兮，脾土亦伤。故补脾不如救肾，而养阴所以滋阳。

炅则气血淖泽而不敛，寒则气血凝涩而不彰。气血失养，痘疹受伤。或受于热兮，为烦躁为赤为痛；或受于寒兮，为振悸为白为痒。顺时令之寒暄，禁人畜之来往。勿动溷厕之臭，勿烧檀麝之香。恐乘虚而易入，反助毒以为殃。痘虽吉而犯多凶，屡经怪变；证虽恶而调则善，终见安康。

若夫疮疹之热兮，相似内外之伤；邪火烜赫兮，玉石俱焚。真水静顺兮，波浪不扬；喷嚏咳嗽兮，肺金流烁。项急顿闷兮，肝木被创；呵欠惊悸兮，心虽君主而不宁；吐泻昏睡兮，脾则仓禀而不藏。各脏有证，惟肾无象。不受秽毒之火，独见耳臀之凉。热微兮毒少，热甚兮火旺。大热安静兮，毒随热出而无虑；小热烦躁兮，毒与热留而可防。凶灾莫测兮，又热又渴；轻疏可许兮，乍热乍凉。吐泻勿止兮，使毒得越而无遏；惊悸不定兮，恐毒深入而反藏。血妄泄于空窍兮，死期速于弹指；语妄涉于鬼神兮，变候易于反掌。

形证定其疏密，部位决其存亡。如痘纷布兮，且颗粒而其疏已定；如麻堆聚兮，更模糊而其密堪伤。挨颊绕口兮，庚戊阳明之位；颧间额上兮，壬丙太阳之乡。头为元首之尊，最怕蒙头；项。关津之要，还嫌锁项，鼻准初出兮，淫毒犯于天根；耳轮先现兮，邪火侵乎玉堂。

渐次出兮吉兆，齐涌出兮凶状。痘将出而热减兮，药勿妄服；痘正出而热剧兮，医宜早防。解其火毒兮，恐郁遏而干枯；养其气血兮，欲流行而疏畅。远寒热之犯兮，损之益之，而必使和平；助春夏之令兮，达之发之，而必使长旺。治其未乱兮，彻桑土于迨雨；知其防渐兮，戒坚冰于履霜。

出欲尽而不留，发欲透而齐长。苗渐成窠兮，气之所响；肉渐化脓兮，血之所养。疏则毒少兮，头面不肿而休怕；密则毒多兮，气血不充而宜慌。时日既足兮，自翘翘而杂起；表里无邪兮，勿汲汲以作汤。所谓良将用兵，善攻不如善藏。咽喉急痛兮，勿违时而早治；头面预肿兮，但引日以必亡。小便欲清兮，大便却欲其坚实；淡味可食兮，厚味不可以啖。尝茹淡者，胃气不损；养厚者火邪益亢。或见黑黯兮，点之以胭脂；或遇干枯兮，浴之以水杨。搔痒忽生兮，取茵陈以熏燎；爬搔不宁兮，虽卢扁而彷徨。

痘长满水，毒化成浆。爱其稠脓兮，恶其清淡；取其满足兮，舍其虚痒。欲知透与不透兮，于手足而细察；欲知足与不足兮，于辅颊以端详。设四末之未透，取脾胃而服药；如一方之未足，视经络以求方。

面颊最嫌破损，肩背尤怕焦囊。肿忽消兮气脱，语忽妄兮神亡。食谷则呕兮胃烂，饮水则呛兮咽伤。咬牙兮肝火炽而肾败，寒战兮阳气弱而阴强。脓反干兮倒陷，脓不成兮伏藏。叫哭不止兮毒攻肠胃，闷乱不宁兮火烈离肓。仓禀不藏兮魂魄归于冥漠，水泉不止兮姻亲泣于北邙。

脓血已化，败靥相当。痂自唇吻兮，浆吐结如珠玉；靥自人中兮，部分界乎阴阳。令行秋冬兮，依先后而不乱；气应收藏兮，备上下而有常。颧上平干兮，虑乎倒靥；额间先收兮，谓之不详。痂不著而壅肿兮，由荣血之淖溢；疮尽裂而皱揭兮，此卫气之残伤。当靥不靥，当藏不藏。便秘未通兮，里气热而凉导；便溏不实兮，中气虚而温养。热伤皮毛兮，怪肺金不收余气；湿伤肌肉兮，责脾土不燥残浆。头疮堆脓不平兮，孤阳似鳏而不生；足疮包水不干兮，纯阴如寡而不长。饮食减少兮，迤逦引日而毙；烦热增剧兮，倏忽绝命而亡。

若问痂皮之不脱，其间病气之相妨。痘若败坏兮，补空痘勿疑番次；疮如溃烂兮，成溃疮莫厌脓浆。遍身浸淫兮，粘被席而最苦；正面肿灌兮，忌腥臭而再妨。利多水液兮，此蓄水之病也，水去尽而自止；便多脓血兮，此倒靥之证也，脓去尽而可祥。瘢痕四昌兮，陷者虚而突者实；痂皮嫩薄兮，里则困而外则疡。头面燥痛兮，百花膏沫；遍身溃烂兮，败草铺床。

邪气尽而正复，痂皮脱而身康。苟幼躯之多病，定余毒之有藏。出或未尽兮，无空痘，须防卒暴；发或未透兮，无溃脓，必发疟疡。不及时兮早收，毒火陷而可虑。或过期兮不靥，邪气留而堪怅，身热审其虚羸，咽哑观乎呕呛。忽洒淅而肌热兮，知风寒之外感；暴吐泻而腹痛兮，必饮食之内伤。病有苦而眩晕兮，凶多吉少之占；身无邪而昏瞀兮，否去泰来之象。声音不出兮，求诸肺肾之经；斑疹复现兮，责其心脾之脏。疳蚀出血者，难治；洞泻完谷者不祥。勿谓痘收而纵驰，勿谓毒去而迤遑。正气浸长而未复；邪气方消而未央。特犯禁忌兮，今即生变；恣食肥甘兮，后必有殃。

疥癞腐溃兮，一面黡瘢而似鬼；痈疽流注兮，四肢残废而如尪。目肿赤痛兮，冷痘入而成翳；齿宣黑烂兮，热毒浸而溃床。虽曰余毒之为害，抑皆调理之失常。形容顿改兮，令人骇愕；疗治悔迟兮，空自惆怅。谓人不能胜天兮，何以立乎医药？谓医不如用巫兮，安能格乎穹苍？

但逢出痘之岁，多求解毒之方。审岁气之灾祥兮，必解其郁；视殊气之勇怯兮，各平其脏。欲避疠气传染兮，必先择地之善；欲仗药力调护兮，尤要识医之良。大抵医要识证，药不执方。专行温补者，则宗乎文中。喜用凉泻者，则师乎仲阳。不解其书兮，似瞽冥行于蹊径；未会其神兮，知矮仰望乎宫墙。

论痘出候

夫人得天地之气以有生，禀父母之气以成形。然难免痘疹之患者何也？盖因淫火中于有形之先，发于有生之后，遇岁火太过，热毒流行，则痘毒因之而发，是证也，必假气血而后出，而后解。其始之候，与伤寒相似，但伤寒从表入里，则见一经形证。痘疹从里出表，而五脏之证皆见。其脏之证独见多者，即主其脏之毒特甚而治之。故其发热烦躁，而脸唇红，面色燥者，因火游行也。身热头疼而腰脊强者，属太阳经也。年寒年热者，阴阳相抑也。喷嚏者属肺也。吹欠者，属脾也。嗽喘痰涎，或烦躁惊悸，鼻孔气粗者，肺心热也。窜眼者，膀胱起于目内眦也。惊搐者，肝主筋而身热乘之，是以如风之证也。口舌疼痛者，脾心热也。咽喉疼痛者，肺热也。肚腹疼痛者，是脾肝也。狂闷者，亦脾胃热也。昏睡者，热盛而神疲也。自汗者表虚而腠理开，又或湿热熏蒸也。下利者热毒下注，或又伤食故也。呕吐者火毒上逼也。发热者热盛于外也。不发热者是气壮也。然始亦有外因伤风等候，时气传染而得，有内因伤食呕吐而得，有因诸跌扑惊恐蓄血而得。症候多端，卒未易辨，亦须以耳冷鼻尖冷，骶冷，骶者，臀尖也。足冷验之。盖痘疹属阳，出则肾脏无证，耳与骶足俱属于肾，故肾之部独冷。又须视其耳后有红丝，赤缕突出，且脉洪大而弦数，心窝有红色点子，眼目困倦，色如秋水，耳尻中指俱冷，两颧之间有花纹见，及诸眼睛黄，目胞赤，手足鼻冷，小便赤少，大便不通，又或泻泄，昏倦多睡，不恶寒而惟恶热，身略战动而常惊惕者，于是可以稽验矣。然治痘之法，惟察其表里寒热虚实而已。外重则治表为本，内重则治里为要，寒者温之，热者平之，虚者益之，实者损之，折其郁气，滋其化源，以平为期，治之略也。如里实而又实里，则必结成痈毒；表实而又实表，则必溃烂不痂。故一二日宜于解表，使痘易出；三四五日清凉解毒，使痘易长；六七八九日温补气血，使易灌脓；十与十一二日清利收敛，使痘易靥。此治痘之常法也。然痘亦有先期而速，后期而迟者，岂可执一而治之哉！苟痘未尽出而清凉，则痘得寒而凝滞，热毒未尽解而温补，则毒蕴蓄而不能化浆。至于靥后，不过慎风寒，节饮食而已。治痘所当慎者，在于六日之前，斟酌用药，则轻者可以高枕无忧，重者亦可扶危奏绩矣。

论因痘而施治法

夫痘由中而达外，用药因期而变通。以常而言之，则发热三日而后见标，出齐三日而后起胀，蒸长三日而后灌脓，浆满三日而后收靥。其发热三日当托里解表，使其易出，亦有气弱而不能出者，当微补其气，气和则出快矣。但初不可用芪，恐腠理一密，其痘难出也。四五六日以清凉解毒为主，清凉则无血热枯肠之患，解毒则无壅滞黑陷之危，惟有气虚症候者，当清凉解毒，又所当忌，以杜泻泄毒伏之虞。七八九日以灌脓为主，治法当温补气血，气血流行而成浆自易，若有不能行浆者，是必气弱血枯，或气涩血滞，腠理固密，故即精气虽盛，不易疏通，所以有是患也，宜外用水杨汤法，而内以宣血补血行气补气之药可也。然凡灌脓，固宜温

补，以助其浆。惟证原由血热脚地，势虽稍得清解，苟遽大用参芪温补之法，则又恐依然血热，而非所治矣。此仅可于催浆之品剂中略与清凉解毒之味，则血热之势自清，囊房之脓且可得而灌矣。但太凉则冰血而毒凝滞，故曰中病即已，无过其制。十与十一二日以收敛为主，大和气血，补脾利水，则自然结靥矣。此特语其常也。然常者可必，而变者不可必，当随候参详，安可执一以应无穷之变哉？如见红点之时，痘势轻少，不可过表在后，恐成斑烂。倘遇干红紫色，宜急疏利，不然，在后必成黑陷。四五日内，痘出至足下为齐，苟未尽出，则于解毒药中，宜兼发表，若专于寒凉，则痘迟滞不出。七八日之间，毒未尽解，则于温补之中，又兼解毒，若偏于温益，则毒愈盛，不能化浆。十一二日之间，浆未满足，必大补气血，略兼解余毒，否则恐有痈毒疤痕之患。然凡用寒宜远寒，用热宜远热，毋太过，毋不及，此治之要，理之常也。但发表不远热，攻里不远寒，盖热则行而寒则凝，苦则泻而甘则缓，此治之权，理之变也。变通之妙，要在随时制宜，如经曰："春夏养阳，秋冬养阴"，此皆因时寒暖也。又有曰：时在春夏，天气主之，治在心肺，心肺之药宜多芩连荆防之属。时在秋冬，地气主之，治在肝肾，肝肾之药，宜多丁桂姜附之属。是虽不可尽准，实亦弗犯天和之意也。

论表里寒热虚实

表虚者，则痘易出而难靥；表实者，则痘难出而易收。里实则出快而轻；里虚则发迟而重。表实里虚，则陷伏倒靥；里实表虚，则发慢收迟。故痘灰白不红，绽不起发，不光泽，出不快，昏暗陷顶，根

窠不红者，皆表寒而虚。如二便清利，身体则凉，手足口气俱冷，不渴少食，唇白涕清，饮食不化者，皆里寒而虚。此是表里虚寒之证，宜急温脾胃，补气血，当用参芪四物木香肉桂等药，以助灌脓收靥。然表虚者，以补气为主，而补血次之，盖血之载毒于外，必由于气以拘血，苟非气之制血，则血必泛滥不附毒，斯下陷内攻之患立至矣。里虚者，于补血之中，而兼补气，苟能补气，则脾胃乃壮，卫气随畅，自然起发，在后必无陷伏之忧，既能补血，则气血周流，送毒出尽，不致凝滞，在后必无痒塌之患。然补气之中，更宜加以行气，则气不滞，补血之中，又宜兼以活血，则血不瘀，盖欲血流行而不滞，必藉气以旋运也。更若红紫干滞，黑陷焦枯者，皆表热而实，若大便秘结，小便赤涩，身热鼻干，气热唇燥，烦渴者，皆里热而实，此表里实热之证，急宜凉血解毒，当用化毒汤，红花紫草生地蝉蜕，黄连荆芥之类。但表热者宜清凉解表，而分利次之，里热者则重于解毒，而兼清凉。若在二三日之前，热毒甚者，则微下之亦可，盖凉血则无红紫，解毒则免黑陷。表虚不补，即成外剥，里虚不补，即成内攻。表实过补，则不结靥，里实过补，则发痈毒。然有似虚而实，有似实而虚，如痘不起发，色不红活，固似虚征，若烦躁渴热二便俱难，此又当为实治，所以痘证变迁无常，若色一转，又当变通不可拘于一定也。

夫痘疮之出，根于里而发于表，故表里之虚实寒热，不可不辨也。有虚而寒，有虚而不寒，然未有寒而不虚者，尤不可不知也。盖脾为肌肉之主，肺为皮毛之合，凡若恶寒，或自汗恶风，寒热往来，面目青白，急惰嗜卧，肌肉不密，手足冷而身体凉静，精神怯弱，及疮色灰白，陷伏，倒陷，痒塌并疮不起发，色不光泽，根窠不红，及身有寒惨凌振之状，兼脉浮细而虚者，此皆脾弱肺亏，为表虚寒也。治宜温补其表。如精神倦慢，乳食不化，饮食少进，泻泄伤渴，腹胀气促，或大便泻青，小便清白，手足厥冷，唇面清白，欲饮不饮，身体凌振，足冷过膝，疮色灰白，寒惨不起，神思昏倦，口鼻气冷，痘不起发，其脉沉细而迟者，此里虚寒也。宜温补其里。如身体壮热，或翕翕发热，往来不定，如扇之所复，疮色绽实，头与身背肌肉疼痛，眼黄鼻塞痘色干燥，而焦紫不能起发，暨夫身发火热，齐涌红紫，色干燥痒，舌上有苔，面赤唇红，毛焦肤燥，手足俱热，其脉浮数，而实大者，此肿热肺盛，为表实热也。治宜散表除热，切忌黄芪实膜之药。倘若饮食如故，二便如常，精神爽快，疮色起发和顺者，此里实之得中者也。不必施治。若蒸蒸作热，手足如烙，小便短赤，大便秘结，疮色焦紫，喜居冷处，口气热而作渴，舌燥咽干，喘促惊悸，烦躁痰壅，咳嗽气粗，吐利大渴或二便不通，唇紫而赤，谵语狂乱，胸膈饱闷，肚腹膨胀，甚或上下失血，其脉沉实而数者，此乃里实热之过甚者也。必致燥其阴血，治宜急与活血凉血，清热解毒，切忌参术助脾补气之剂。然有痘疮自始出一日，以至十日，身热不退，且又精神清爽，乳食如常，大便黄稠，小便清利，其疮光泽，起发肥满，根窠红润，易出易靥者，是表里俱实之证。虽热亦无损伤，俱若小便赤涩者，急微利之，盖实热有余之证，惟恐蕴热发搐耳。然凡初热宜乎表虚，则痘易出而疏朗匀净。故用苏葛以开腠理。既出之后，又宜表实，则易起宜回，而无倒陷痒塌之变，故用参芪以实肌表。然参芪用于起壮之时，则芪宜多而参宜少，以补表重而补中轻也。若用之于结靥之际，则参宜多而芪宜少，以补中先而补表次也。但痘疮以头面为主，故用参芪而必佐以川芎防风等品者，是欲引其上行之义耳。然此仅言夫表里正气之虚实也。又若痘出稀疏，神安色悦，依期起灌，诸候如常者，此为毒之虚也。宜顺之而勿治。若齐涌稠密，焮肿红紫，身发火热，疼痛呼号者，此为毒之实也。宜解毒之药因证治之。丹溪曰：虚者益之，实者损之，寒者温之，热者清之，治痘之大要，舍是四者，无治法矣。发热之初，急宜表散，要在表热尽退为佳。既出之后，随证温凉，务在解肌消毒，调气活血，使荣卫和畅，则无壅滞陷伏之患。又必谨避风寒，绝戒房事，调节饮食，禁止秽气，自然获吉矣。

形　色

夫痘全诊乎形色，谓之形者，痘之形也。凡始初之形，尖圆坚厚，起壮之形，发荣滋长，成浆之形，饱满充足，收靥之形，敛束完固，与水珠光泽者皆正形也。或平或陷，形之变也。是以初出之时，隐如蚊蚤之迹，空若蚕种之脱，薄如麸片，密如针头，如热之痱，寒之粟者，必不能起发而死。若粘聚模糊，肌肉虚浮，溶软嫩薄，皮肤溃烂者，必不能收靥而死。谓之色者，痘之色也。喜鲜明而恶昏暗，喜润泽而恶干枯，喜苍蜡而恶娇嫩，红不欲艳，艳则宜破，白不欲灰，灰则难靥，由红而白，白而黄，黄而黑者，此始终次递渐变之正色也。若出形而带紫，起发而灰白，色之变也。更有根窠脚地四者，虽名立各殊，总不离乎形色二字，诚为不易之要法。何谓窠？中透而起顶者是也。何谓根？外圈而红者是也。然圈之红否，则中之虚实与痘毒之浅深可见矣。窠之起否，

则根之浅深与气血之盈亏可定矣。所谓脚地者，亦本乎根窠之圆混，痘粒之稀密也。夫红晕之处谓之脚。凡彼此颗粒界线分明，不散不杂者，此痘脚明净也。若空隙之处，便谓之地。凡彼此颗粒不相连缀者，此地面明净也。总之，根欲其活，窠欲其起，脚欲其固，地欲其宽，四者俱顺，痘虽重而无虑也。然圆者气之形也，气盛则必痘窠圆满而周净。晕者血之形也，血盛则必痘窠光明而红活。故气虚则顶陷，气散则窠塌。然有气虚极而不塌陷者，乃火载之，是以虽见圆满，实空壳如泡然也。抑血虚则晕淡，血愈则晕枯。然有血虚极而外面犹红者，乃火上浮，是以虽见圆晕，实枯槁而不润泽也。形色者，乃气血之标，气血者，乃形色之本也。诀曰：有盘有顶终须贵，有顶无盘却不宜。观此二语，则盘顶固俱属痘家之紧要，而盘实更重于顶也。盘者，即根脚之义也。顶者，即充足之象也。总而言之，痘疮之始终，咸赖乎气血，即根脚亦必藉气血以承载，充足亦必资气血以运行。以形色较之，宁可形平塌而色红活，不可形尖圆而色晦滞，所谓宁教有色无形，休教有形无色，盖充足者由乎气，气可旺于斯须也。根脚者即华于血，又赖气以拘之，气血匀，德而成，且补血难图捷效，故更重之也。

疏　密

夫痘欲其疏，疏则毒少，不欲其密，密则毒盛，然疏密之分，尤有喜忌焉。如头面欲疏，是元首不可犯也。颈项欲疏，是管龠不可塞也。胸膛欲疏，是神明之地，心肺之居，不可触也。腹背欲疏，是脏腑俞募之所附也。若夫手足则不忌其密矣。谓之疏者，非但稀少也，即铺拂磊

落，大小匀净，亦可以言疏。故不论疏密，而贵论磊落，颗粒分明，尖圆紧实，虽密无妨。谓之密者，非必盛多也，即攒聚粘连，片复一片，模糊作块，不分珠点，虽只数处，亦可以言密。兼初出时，红点才见数处，其表里热候便退者，此即可语其疏也。苟见点虽少，而大热不解，唇口燥裂，大小便秘，烦躁不宁，诸候未减，此由毒甚郁遏于中，不能遽出，故必日复更密，是即初出虽少，未可遽言其疏也。

荣　枯

夫物湿则润泽，燥则干枯。然痘荣枯之分，血实主之。血者，所以营阴阳，濡皮毛，流关节也。若疮本疏者，则血不在多，而自易充足。惟疮本稠密者，则贵乎血之有余，则经脉流行，沦于肌肤，浃于皮毛，灌溉滋润，肥泽长养，自然形色鲜明，根窠红活也。如血不足，则经脉壅遏，囊窠空虚，乃黑燥而不鲜明，枯萎而不润泽，皮肤皱揭而启裂矣。故经曰：诸涩枯涸，干劲皱揭，皆属于燥。盖由其人血常不足，如以毒火熏灼反兼燥金之化，是以精血为之更竭。治宜活血凉荣，散热解毒，滋金润燥，则干涸渐可挽回矣。

老　嫩

朝华之草，夕而零落，松柏之坚，凌冬不凋。盖草木有坚脆之不同，坚者难坏，脆者易伤，况于其人，质有厚薄，气有强弱耶？痘疮之毒，喜老而恶嫩，如疮蜡娇红，色之老嫩也。紧实虚浮，形之老嫩也。浓浊清淡，浆之老嫩也。坚厚软薄，痂之老嫩也。然老嫩之故，卫气主之，经曰：卫气者，所以温肉分，充皮肤，肥腠理，司开合者也。故卫气强则肉分坚，皮肤厚，腠理密，而开合得矣。所以收敛禁束，制其毒而不得放肆，乃色苍而蜡，形紧而实，浆浓而浊，痂厚而坚，自然易壮易靥，虽有邪风秽毒，不能害也。如卫气弱，则肉分脆，皮肤薄，腠理疏，而开合失矣。所以不胜其毒，而毒得以恣其猖狂之性，乃色嫩而红，形虚而浮，浆清而淡，痂嫩而薄，易破易靥，不待邪风秽气，已先败坏矣。故疮之老嫩，气之所致也。至于红者虽血之体，然血因火动而呈其色，无火虽红，必淡矣。其以红为血热者，指深红而言，若夫娇者，气固不足，连血亦虚，无几之血，乘以无根之火。游行于皮肤，因囊廓不厚，故虽红而娇，不若白而老也。

动　静

凡物得其平则静，失其平则动。经曰：阳气者静则养神，柔则养筋。又曰：阴气者静则神藏，燥则消亡。故最息欲其匀，语欲其少，寐欲其定，瘄欲其宁，饥则索食，渴则少饮，触其疮则吟，拂其欲则鸣，此则气足神清，而近平人之候，谓之静而吉者也。如伸者，身有苦也；自语者，神不清也；喘相者，内热也；肠鸣者，泄也；坐卧不宁者，心烦也；啼叫不止者，痛甚也；摇头者，风也；指欲搔者，痒也；咽物难者，咽痛也；咬牙者，心肝热也。甚若闷乱躁扰，谵妄昏眩，摇头扭项，手舞足掷，目睛上翻，寒战咬牙，则皆死候也。然如向静而忽作扰动，疮色候变，又无他候者，此必戾气所触也。至若目瞑息微，四肢僵直，口噤疮坏，昏睡不醒者，此是真气将脱，魂魄欲离之兆，又不可作静诊也。

标　本

病有标本，治有先后。故有从标者，有从本者，有先标后本者，有先本后标者，有标本兼治者，并宜详其缓急，而施以孰先孰后。假如痘疮之证，若自人身而言，则气血为本，疮疹为标；如自疮疹而言，则疮疹为本，别证为标；如疮子个密，是固在标之病，然视其气若不匀，血若不周，则当以匀气活血，兼行解毒矣。及利久不止，渐成坏证者，当以救里发表，兼而行之。此二者，所谓标本兼治者也。若气血充实，但疮壅遏而发不出者，则单行托里，解毒为主。疮势太甚，咽喉殊极肿痛者，则单用清利咽喉为主。疮势太甚，自利频数不止者，则单治自利为主。大小便秘烦躁喘呼者，则单以利下为主。此四者，所谓急则治其标也。如疮已起发，但气少虚者，即补其气，血少虚者，即补其血，所谓缓则治其本也。如疮势太甚，烦渴不止，则以解毒为主，而兼治其渴，所谓先本后标也。如痘陷泄泻者，则先救其里，后攻其表，所谓先标后本也。标本之理，于斯扩充焉，而自不紊矣。

始　终

治痘之法，贵乎谨之于始，而虑其所终，则无日后之悔。故曰：上工治未病，中工治将病，下工治已病。治未病者，十全八九，治将病者，十全四五，治已病者，功莫能施。是以发热之初，大热烦渴，而便秘结，腹痛腰疼，鼻干唇燥，惊悸谵妄者，此毒气郁遏于内，即当防其伏而不出矣。若吐利不止，即当防其中气虚弱，而不能助疮成就，或致倒陷矣。故热则解之，便秘则利之，惊则平之，吐利则止之，且如初出一点血，此春之气，发生之令也。至于起发，此夏之气，长养之令也。水化为浆，此秋之气，成灌之令也。脓干结就，此冬之气，闭藏之令也。若初出而便有水，将发而便戴浆，脓水成而便收靥者，此未至而至，谓之太过，须防必有陷伏倒靥，而非正候，宜急发表，托里解毒为主。若应出不出，应起不起，应灌不灌，应收不收者，此至而不至，谓之不及，此必血衰气微，须即防其不出不起，无浆斑烂之证，宜急表暴起发，补托回浆，而兼与匀气活血助脓解毒为主。又如初出而色艳者，则必皮嫩，嫩则易破，须即防其痒塌。若相聚成块者，不可谓之疏，须即防有内伏。若浆水清淡者，虽见成痂，须即防其后发痈肿。若头面预肿者，须即防其易消而倒陷。若咽喉痛者，须即解之，防其失音而呛喉。若频更衣者，须即防其倒靥。若中多水泡者，须即防其自利。若目涩泪出者，须即防其肤翳。夫杜微防渐，治未病之良法也。

气　血

夫人身由气血而生，火毒亦由气血而中而发而解，故痘者，假气血以成其形者也。然气卫于脉外，血荣于脉内，而元气者，又为荣卫之主，故元气盛，则气血运行，五内百骸，周流不息，诸疾无自而作，虽痘毒感发，而气有领逐之能，血有负载之力，气拘血附，并行祛毒，痘疮必应期而开落，以其皮毛充，肉分温，而毒运行自快也。苟使元气一亏，则气血交会不足，气在内而外不固，血即载毒以出，而为外剥。气在外而内不续，血即载毒以入，而为内攻，诸证变作，危亡立至矣。譬如，元气者，主帅也；气血者，卒徒也；痘毒者，敌人也。主将得人，则卒徒用命，而敌为之自破，不然鲜有不肆害于吾之土地者。观于气血之盛衰，而痘有圆陷荣枯，信可验矣。故智者必补益真元，调理荣卫而治痘也。然气血盛，固能逐毒，而火毒盛亦能损其气血，故急则治其标，是清火解毒矣。缓则治其本，是补气血矣。尤不可不知也。且气有生血之功，血无益气之理，必先益气为主，而补血为助，气盈则能引血以逐其毒，如水必得风而后舟楫之行自顺，苟或过于益血，则必载毒泛滥，久为大逆矣。此扶阳抑阴之大道也。

人之有生，赖乎气血。然血为荣者，融也，如水之融，周流灌溉，而无所阻滞，气为卫者，围也，如城之围，范护充固于身，而无所屈挠。即痘之一证，始末俱赖乎荣卫，淫毒之攻侮，非血气不能以表暴也。形色之呈见，非血气不能充灌也。虽曰痘伏于肾，发于脾，然所以建功成实者，则血气也。气，阳也，故轻清而自浮。血，阴也，故重浊而自沉。是以气阳从于表，血阴从于里，气以成痘之形，气充则顶起圆晕，血以华痘之色，血盛则根窠红活。然气为之主，血为之附，必气血相和于内，则虚其发扬于外，是为气血交会者也。若气虽盛，而血失所宜，不相归附，则又有变态存焉。气过盛则发为泡，气虚则为顶陷，为痒塌，为自汗，为皮薄而软，为寒战，为吐泻，为灰白。血过盛则为斑丹，血失职则为滞，为紫黑，为倒靥，或紫赤浮于肌表，而不藏入于疱内，血虚则为淡白，为根窠无晕，以手摸过而红色不见者，是皆交会不足也，若根焦紫黑者，血热也，顶陷而紫黑者，血热而气滞也。此皆不可以气虚而误用补剂，但宜活血凉荣，解毒为主，血活则气行也。

夫气体大而常亲乎上，血体地而常亲于下。然气有生血之功，血无益气之理，故气不可以亏，亏则阳会不及，而痘之圆晕之形不成，血不可以盈，盈则阴乘阳位，而痘之倒陷之祸立至，是以痘有气血虚实之殊，然血之有盈，乃气之不足也。大抵寒为虚，虚者正气虚也，内症必多，热为实，实者邪气实也，外症必重，气虚寒则宜温补，气实热则宜清凉，血虚则宜补血，血热则宜解毒，必致气血和平，无过不及可也。然何谓气血虚实之殊？且如气过则泡，血过则斑，气不及则顶陷不起，血不及则浆毒不附，更如痘色淡白，顶不坚实，不碍手，不起胀，或痒塌吐利，寒战咬牙，手足咸冷，是皆属气虚，大宜保元，倍加酒炒黄芪、肉桂、川芎、丁香、人乳、好酒同服。若根窠不红，或红而散乱，以手抹过，色即转白，痘上如寒毛竖起，枯涩不活，及疮干而脓水少者，皆血虚也，亦宜保元内加川芎、当归、酒洗红花，及下山楂，以消参芪之滞，再下木香数分，而血自活，是经所云：形不足者温之以气，精不足者补之以味也。然用黄芪，当在痘尽出之后，投热药须看毒尽解之时，用地黄防滞血，须将姜制，用芍药恐酸寒，尤宜酒炒耳。

头　　面

痘疮以正面为主，盖五脏之精华，皆上著于头面也。故身上疮痒而抓破者，不为大害，惟正面不可犯动一处，苟于眉目鼻面之间，抓破一处者，此肺热也，急用甘桔牛蒡之类以解之。其痒即止者，乃佳兆也。如痒不已，则浸淫渐开，其气泄而其痒愈甚，必至满面抓破而死。更有起发养浆之时，额上疮如火烧汤浇之状，溃烂破坏，无复完肤，或两颊之傍，亦如是样，不待抓搔而自破烂者，必渐渐溃开，壳焦水去，似靥非靥，其沙崩之势，莫之能御，必至阳气脱而死。更有痘疮作浆之初，未易收靥，面上诸疮未尽成脓，而忽鼻准头疮，先干如橘子色者，或眉心疮自干黑者，或两耳上疮自收者，或唇上疮自焦黑者，或两颊疮干陷如饼者，此皆名为倒靥，乃死之候，不可认为正收也。

夫人之身，诸阳脉上行头面，诸阴脉自头胸而还，故头面属阳，而疮疹亦属阳，以类相从，是以起发以至收靥，皆自头面而始。盖升生浮长，阳之性也。凡痘疮起发，头面以渐肿大，则得升生浮长之性，不须忧恐，只要痘子磊落红活，光壮肥泽，则至成脓之后，毒化结痂，而肿亦渐消矣。如疮粘连通片，模糊成饼者，只要红活润泽，咽喉疏利，胸膈宽快，饮食无节，而亦自无变也。若色灰白或青黄，干燥者皆死。其有头面肿而不闭目者，毒浅而轻，若闭目者，毒深而重。疮熟而肿消目开者，为吉，未成脓而即肿消，目开者，此为陷也，不治。更有未见点而头面预肿者，则毒散漫于皮毛，必不能透肌而出矣。亦有将起发而头面预肿者，则气浮越于肉腠，必不能起顶而脓矣。此染时行疫疠之气，名大头瘟，其毒最酷，一见其机，急用清解透托，以图万一也。

汗　下

夫痘疮必待三日不出，或出不快，即微发之，如发后不出，仅宜日服二剂，此后而再不出，方大发之，若见点虽少，倘脉候平和，是疮本稀，亦不可乱为发表，发表犹此，况汗下乎？故痘证虽似伤寒，然治惟有温平之法，而无汗下之理。且伤寒表证未解，尚不可下，况痘疮必欲起胀翕浆而后已哉！何世谓初觉即宜利之，宜泄其毒，误矣。故在初身热足冷，头疼脉数，与伤寒疑似之间，仅宜解肌微表，若有内伤等证，仅宜微与化食宽膈，若痘而误服麻黄之剂，以汗下之，则阳气尽出于肌表，遂必斑烂而脏虚，虚则腹痛自利，或作寒战，甚或里无阳气，乃作阴痫，而死者多矣。抑痘而误用大黄之剂以下之，则毒乘虚陷伏，或为腹胀，或为喘急，而死者有矣。虽然亦有不得不汗下以劫病者，如未出时，重感风寒，约束皮肤，而腠理闭密，疮出不快者，此必当汗之，令其阴阳和，荣卫通，而疮自易出，毒得解散。苟不汗之，则毒无从外出，存伏于中，未免有闭门留寇之祸也。更如大热不退，转增烦渴，谵妄昏沉，便尿阻塞者，此毒蓄于肠胃之间，而与谷气并结也，宜急下之，使其陈秽涤去，脏腑流通也。苟不下之，则藏污蓄毒煎熬于中，宁无养虎遗患之虞乎？书曰：首尾不可下者，或谓首云上焦，尾云下焦，盖治上宜消，治下宜导，而无下之理也。或云，痘未显于表，其脉症有表而无里，若一下之则邪气不得伸越，故禁首不可下也。痘已显于外而无一切里证，内无根蒂，大便不甚实，苟一下之，则毒邪逆陷，并既靥而精滋耗亡，是以大便干结者，如亦下之，则愈竭荣血。故禁尾不可下也。论虽不同，理则一致，至如顺痘初出，又无表里感伤者，则当任其自然，惟加安养，自见全功。若有风寒闭塞，惟宜解肌自出矣。奈何才见痘点，亦不顾其所蕴轻重，肌热未透，毛窍未松，惟恐不出，用药峻发，毒无出路，遇发则一倍变为十倍，十疮合为一疮，名曰斑烂。五内七窍，至于皆有，重者不救，轻者或为喉痛声哑，目疾塞鼻之患也。

论变黑腰疼

肾之为脏，水脏也，水居北方，天一生之，故受气之初，先生两肾，左为肾而属水，右为命门而属火，所谓非水不生，非火不成，水火相济，阴阳之征兆也。然肾在腑下，痘疹之初，耳独凉者，膀胱为肾腑，肾不受邪耳，此克能存水之德，以制阳光者也。如耳反热则水不能制火，将有世所谓归脏之虞矣。治宜抑枭炎，资肾水。况阳常有余，阴常不足，故每有真水既亡，津液暴绝，则其气滞，其发燥，而乃熇熇乎不能润乎皮毛，滋乎腠理，痘中之血亦干而变黑矣。黑者火燥水涸，而血干之色也。腰疼者，毒火亢害之征也。此理之常，虽曰黑属癸水，岂可拘以肾实为邪而泻哉？

夫变黑腰疼之证，本属火盛热极，经所谓亢则害也。外火灼于肌肤之间，故其色黑，火毒相亢，而玄水枯竭，故腰疼耳。其痘必干枯，或多斑点，非红则紫，非紫则黑，其属火也，明矣。治法大宜升提表散，而兼清凉解毒，于见点之初，使热毒得解，斑紫得清，正痘得见，然后调理气血，庶可挽回。若斑不退，紫不清，痘伏隐隐而不起，腰疼阵阵而难伸，头面预肿，腹胀喘粗者，是必痘终不起，而难冀其有生矣。至有痘将成就，而忽变黑倒靥者，是亦血热火亢，毒滞血干而成内攻，为逆候也。故庄氏曰：斑疮倒靥而黑色者，是谓鬼疮，此恶之之词也。若世所谓冬月盛寒，归肾变黑之说者，岂理也哉！

痘　窠

夫痘种于三五之枭淫，伏藏于乾元之肾窠。肾之所主者，骨髓也。毒伏于兹，随感而见象。与药锐相似。火未至也，阒寂无声；火既至也，赫然震于宇宙之间。犹镜之取火，火虽在内，使无日之精光相射，不能发也。是以痘证未发，则遐迩俱寂，一发则遐迩俱然。然此者，岂其如疫疠之相似耶？非也。若说痘疹为时气之所感召则可，若说痘疹与疫疠无异则不可。疫疠，恶证也，自外至内，热是邪火流传，疫毒之气旁敷耳。若痘疹正病也，自里达表猛热者为正火，传络者，为正传，但其机之感召，亦本于气运之火动。盖诸疮非火不发，非金不收。经曰：诸痛痒疮疡皆属于火。书曰：冬若温暖，春必发痘，是皆以火动言之。即云从龙，风从火之义也。然痘之发必至三年、五年而一旺者，何也？经曰：其生五，其气三，言形之所存，假五行而运用，征其本始，从三气以生成。又曰：三而成天，三而成地，三而成人，故乾坤诸卦，皆数三也。人在气交之中，莫不因时感气而动。三者，万物生成之数，亦积余盈闰，补偏救弊之年也。毒虽内藏于肾，外必假诸流行气迎而萌。是气也，岁运有太过不及，天道有乖戾变常，常此戾气流行之后，则天人相感之气，俱已消弥，必于三年五年，为偏，为弊，乖戾之气，复感于人，是亦春生秋杀之义，泰否之象也。是以圣人立法，积余成闰，以正天度，皆在三五也。然有全家尽患，而独有一二不出者何也？盖痘毒既由于外感时气，此必独能调养，或元气厚，不能感触耳。故曰：儿禀气虚则出早，气实则出晚者，此也。然冬温痘发之义何也？盖冬系太阳寒水所至，冬若温暖，是水德不彰，故厥阴少阴，木火之气反来乘之，而阳气早发。夫疮疹之毒，藏于至阴之下，发于太阳之经，当其时而动其气，则毒之为感召，乃发于春，故凡冬温，便须预防，凡解毒之药，及禀气不足，素有疾病者，并宜预治也。

验形察色

夫形乃气之充，色乃血之华。形以尖圆，皮厚为吉，皮薄半塌为凶，色以光润红活为吉，惨黯昏黑为凶。然痘之红活又有圈红、溅红、铺红之别。圈红者，一线淡红，紧附根下而无走散之势，吉之兆也。溅红者，血虽似附而根脚血色隐隐出部，险之兆也。铺红者，病色与肉相平，红铺散漫，凶之兆也。故根窠者，血之晕，脓者血之腐。六日以前，专看根窠，若无根窠，必不灌脓。六日以后，专看脓色，若无脓色，必难收靥。此必然之势，不可不详也。

夫包血而成圆者，气之形也，天之象也。毒出血从气交，则圆必周净，以见气之制毒，得其官矣。附气而成晕者，血之形也，地之象也。毒出气从血会，则晕必光明，以见血之制毒，得其职矣。此是气血和就，并行祛毒，邪正自分，痘可不治而自愈。故曰：真气胜于毒则顺，毒火胜于真则逆。其歪斜陷伏如麸如瘩者，皆责之气；晕色浓淡，滋润干枯者，皆责之血。

论虚证补气不补血

夫有虚弱痘证，精神倦怠，面青㿠白者，是气不充，则精神倦怠，血不荣，则面青㿠白，治则补气不补血者何也？气有神而无形，补之则易充，血有形而无神，补血之药难收速效，况气阳而血阴，阴从阳，血从气者理也。能使气盛而充，则血自随而亦旺矣。且气虚之证最易发泻，而补血之剂，性能润燥滑下，多用恐致溏泻，补血之效未得，而气虚之害益深。然有白陷不荣，不得已而用归芍补血之剂，并有痘点繁红，不得已而用红花、紫草、生地活血凉血之药，并宜酒炒，以抑其润下之性，借酒力而行之达表，则补血凉血之中，犹可升发，达表之妙，庶无润肠溏泻之患矣。惟在真血热者，则不拘于酒炒，并夫阴血大虚者，亦不可拘以阴从阳长而独补其气，恐卫分独盛，得以自专其振作，而为空壳之患，况补阳气之药，必有碍于阴血之宜，而反愈致其枯涸矣。

传　　变

夫痘之为证，与伤寒相似，但伤寒从表入里，只见一经形证，痘疹从里出表，而五脏之证皆见，其所以次第传注者，肾心脾肝肺也。一二日出于肾之骨髓，而传心血脉之分，若血气充足者，则尽传于血脉，而无少留于骨髓。二三日则尽传于胃肌肉，而无少留于血脉。三四日则尽传于肝筋，而无少留于肌肉。四五日则尽传于皮毛，而无少留于肝筋。五六日则尽出于疮疹，而无少留于皮毛。如是则七八日脓水渐干，十日十一日则乃结痂，十二三日则痂落而体光泽矣。若初出于心而少留于骨髓，则浑身壮热，口干闷乱。若虽出于肌肉，而少留于血脉，则惊掣烦谵，痘不圆肥。若虽出于肝筋，而少留于肌肉，则发痈毒多在四肢。若虽出于皮毛，而少留于肝筋，则搐搦抽掣，而紫黑潮热。若虽出于疮疹，而少留于皮毛，则痂迟落而多麻瘢。故痘传出四经，而肾无留邪者，吉。若初热便作腰痛，而见点紫黑者，多死。盖毒气深伏于肾经，而不能发越耳。

论轻变重重变轻

夫痘起于经络，轻者自轻，重者自重，何有轻变重，重变轻也？谓之轻变重者，其意不言夫轻痘之变于重也，盖言人自轻视其痘，则变于重也。更谓之重变轻者，其意亦不言夫重痘之变于轻也，盖言人能重视其痘，则变于轻也。假如痘毒将发，枭炎蒸烁，毛孔俱开，正寒暑易受之时也。及其既发，则中表俱虚，尤为饮食易伤，外邪易感之际也。痘即顺美，倘恃其证轻而风寒不避，饮食不节，房室不成，污秽不避，过服寒凉，生人不忌，调理失宜，是以风邪外凑，脾胃内伤，变为坏证矣。倘即痘来稠密，而郑重视之，谨其调理，节其嗜欲，守其禁忌，调其脾胃，是则阴阳得适，气血相和，逆者难冀其生，险者保其无咎矣。

论气虚补泻

夫气虚痘证初发，则必身热悠悠，乍热乍凉，懒言神倦，面青㿠白，饮食减少，手足时冷时热，呕吐便溏，痘点既见，隐隐不振，淡红皮薄，至三四日陆续不齐，不易长大，至五六日不易成浆，少食气馁，伤食易泄，至七八日，塌陷灰白，自汗泄泻，腹胀喘渴，塌痒闷乱，寒战咬牙，头温足冷，势所必至，故治虚证初发之际，不宜投升麻葛根，紫草三豆汤类，而宜从参芪饮，温补之法为要。若气粗皮燥，无润色者，亦忌之，只以四君子减人参，少加桔梗、川芎、腹皮于补益之中，略佐以升提之法为妙。若点子出齐，又当重用参芪，及至八九日间，无他凶证，治法如常。如有顶陷灰白不起，或浆清自汗微渴者，则用大补汤加姜桂主之。

若塌陷灰白腹胀泄泻者，则投以木香散。若至塌痒闷乱，腹胀，渴泄喘急，头温足冷，寒战咬牙者，急进异功散以救之。然此气虚痘证，若父母能守禁忌及用药不误，则元气复充，腠理坚固，脾胃强健，饮食如常，而虚证可以变实矣。亦有因补益太过，反增沉剧者。如浆足之后，而犹重用参芪，乃有喘急腹胀之患者；更有误用五苓木香散多，乃有大便秘结之患者；更有过用丁桂辛热之剂，乃有咽喉肿痛，烦躁闭渴之患者。凡此喘急腹胀，大便坚秘，烦躁咽痛等候，虽为实证，然实是病浅，而用药过深之失也。岂真实哉！亦不宜疏通重施，否则将生之气复虚，而至脱证又至矣。

论气虚血热补泻

夫痘有血热气虚二证。血热者，人固知为凉血也。气虚者，人固知为补气也。殊不知疹之为证，先动阳分而后归于阴经，痘之为证，直由阴经而后传于阳分。是以血热之证初发，虽宜凉血，然即以寒凉之剂一加，则毒冰伏于肾而难出矣。故必先以清凉升提发散，使毒出于阴经，传于阳分，而后凉血清热之剂治之。至如气虚之证既现，虽宜补气，亦必俟其毒将解时，而补其正气以制之，是以初见红点而补气之剂固难骤加，即少变白色亦未可遽用，盖白者毒未解也，若即投之，则得补愈盛而反助干枯燥涸之势矣。故色少微黄，虽大剂参芪用之而见神效，若势方色白，而轻易投之，反阻其行浆生发之机，惟有气弱而不能出者，当微补其气，气和则出快矣。即补气之药，又当兼以表托也，盖此气弱，而不能出者，则不过仅是气弱难载，而原非毒盛难释，肆其猖獗而不肯出也。故少一助之，则如久旱之苗，得其甘霖而自长，用以扶正则正受扶，用以削邪则邪受削，而邪正自判焉。若在虽成白色，未见黄浆，可见血已载毒，气已拘毒，毒已受血所载，受气所拘，气血与毒同混一处，但气血偏亏，未能续运，毒邪太盛，足以久缠，气血不能顿化其毒，以出毒于气血之外，毒邪未肯疑释于内，以溶化于窠晕之中，故色虽见白未得脓黄，此时毒正为锐，如投补益，所谓裹粟以资盗粮，扶正则毒受其奉，削邪则毒避其锋，反足以损真气，是宜渐渐扶持，俟其锐气少挫，邪毒少解，色化微黄而峻补之。若因水亏金燥，脓浆无自而成者，尤宜先为养血调荣。盖毒之化假乎浆，而浆之成由乎血，血难旺于斯须也。若不究气虚血虚，而概以参芪，则燥槁者，愈燥槁也。候至血既滋荣，脓浆流动，而参芪补托之剂，又宜接续，勿间断也。经曰：方其盛时必毁，因其衰也，事必大昌，此张之管见也。惟按脉无力，及痘多而气血不足者，最宜预为温补，方能发白行浆，若至虚极，变生诸证而后补之，已无及矣。

治血热壅遏证五法

凡表热盛，则痘必干枯，表太凉，则痘必冰伏，内热盛则秘结，内太凉则泄泻，气拥盛则腹胀喘满。若热毒为所抑而不得升越，则腹胀狂乱，毒气弥盛，表里受重，而婴童难任矣。是故治痘之诀，在于安表、和中、匀气、透肌、解毒，五者而已。安其表则无干枯冰伏之患，和其中则无秘结泄泻之虞，使其里气常实，血气内旺，脾胃自强，以助其成，自无痒塌倒靥者矣。匀其气则无壅盛喘满之过，透其肌使热毒伸越达表，而不致留伏于中，解其毒使内外有所分消，而无余毒流害之祸。凡此五者不失，则血热壅遏之证不足

忧矣。然火性急疾，宜于速解，毋容少缓也。

五脏痘略

夫肺痘之出，必肺胀而喘，上气而咳，心烦出衄，胸满气急，喷涕喉痹，其痘色白，形细而圆，皮毛粟粟。其为泡也，白而水。若未见点，而毛色枯焦者，不治。脾痘之出，必舌本强，腹胀呕食，胃脘疼痛，身体皆重，善呻善噫，洒洒振寒，或恶见人，心下急痛，体难动摇，大便溏泻，及或秘结，股膝困肿，或舌本痛，其痘色带黄，形大而软，寒热时作。其为泡也，黄而臭。若将见点，而唇先茧，口多秽气者不治。心痘之出，必嗌干且痛，惊悸时作，掌中倍热，目黄耳聋，心痛渴饮，颔肿不可顾肩，胁痛颊肿，其痘色红而滞赤，形尖而细，体若燔炭。其为泡也，尖而紫。若将见点，而昏热赤斑者，不治。肝痘之出，必口苦呵欠而善太息，腰痛不可俯仰，心胁痛不能转侧，顿闷胸满，小便遗尿，又或癃闭，头痛颔痛，目锐眦痛，其痘色青，形尖而圆。其为泡也，白中带青而多脓，两颊悬隐，难于起发。若将见点而神倦肉肿者，不治。肾痘之出，必饥不欲食，舌干咽肿，或咳唾有血，肠澼心痛，或腰腹脊股俱痛，或善恐而心惕惕如悬饥，其痘色黑。其为泡也，大而紫血。若将见点而夹斑烂紫肉肿口哕，腰痛难立者不治。

虚证似实辨

夫气虚痘证，有为饮食生冷，调理失宜，致伤脾胃，遂成泄泻，是以津液下陷，虚火上盛，必发而为渴，兼之元气下陷，虚阳上壅，下气不续，必发而为喘。

渴与喘实证也。然起于泄泻之后者，是津液暴亡而渴，气虚而喘，岂有实热而渴，气壅而喘，生于泄泻之后哉！故治渴则宜参苓白术木香散。如渴泻不止者，则投异功散。治喘则宜人参定喘汤。如喘渴而泻不止者则投木香异功散。若至闷乱腹胀，是毒成内攻，眼合自语，则已名失志，如尚认为实，何其愚哉！

虚证调护论

夫痘证必以元气为主，元气充实则毒宜出宜化，故治痘者，惟保元气于虚弱之前，使不致于耗散为贵耳。然其治法惟何？一曰实腠理，而固肌表，二曰节饮食而保脾土，肌表固则外陷之患不足虑，脾土实则下陷之患不足忧，再加以参芪补益之功，则元气自然充实，痘之发也，自然易以成浆，变证不生，而结靥顺候矣。最禁寒凉荡涤之剂，如大黄、滑石、车前、生地、鼠粘、紫草、枳壳之类，恐其荡涤润下，遂伤脾胃，脾胃一伤，则元气自此而下陷，气脱内攻而死。更最禁用滑润发散之剂，如鼠粘、人牙、蝉蜕、麻黄、干葛、升麻、紫草、防风、羌活、荆芥之类，恐其发散太过，遂致表虚。表若一虚，则元气由此而外耗，塌痒外剥而毙，谁之过欤！

痘证决生死期略

凡痘出标，以一日为始，六日九日为变，又十二十四日为变，此决生死之定期也。证有寒热，故死有迟速耳。毒盛而属实热者，火势迅速，不过六七日而已。盖痘毒自内达外，三日当齐，然毒尚在内矣。至于六日，则当尽发于表。若毒盛不能尽出者，则至六七日间，毒反内攻，害

伤脏腑而死。若窠粒不见者，则其死亦不待六日，人小而弱者三日，人大则壮者五日而已。此毒气不能发泄，阴阳二道俱绝，故死尤速也。若毒少而属虚寒者，此只是血气不足，不能灌脓成就，故必待九日之后，变证气脱而死。或延十余日者有之，此皆因痘毒之有虚实，寒热之有迥殊，且人之有大小强弱也。

论证当投热药辨

凡实热壅遏之证，只可清凉升提发散，不宜峻用苦寒，清凉则血热自解，发散则痘点自呈，升提则壅遏自舒，然宜得平乃止。若多用寒凉，则内伤脾胃，外冰肌肉，如过加发散，则肌凑空虚，元气耗散，即成冰硬，则药宜温和，姜桂之热，亦所不忌，既泻之后，则热气自散，真气自虚，既成气虚，则药宜补益，况气虚必寒，虚寒既明，自宜温补。然泄泻后而为虚证，治当温补者宜矣。即有未经之泄泻，而在三四日后，身反不热，痘疮不长者，亦焉得不进以温补之剂，如官桂、川芎、干姜之类，使内气一暖，而自能充皮毛、温肉分也。若夫泄泻之后者，其内必虚，虽有腹胀烦渴喘急等证，亦焉得复为寒热，此不过内虚伏陷，毒成内攻而然。故即实热之证，七八九日曾经泄泻，皆从虚治。有木香异功之证，便进木香异功为贵，此非治病之常法，乃劫病不得已之权宜。故无木硬之证，切勿误投温补，无泄泻之证，切勿误投木香异功。即有泄泻之证，而无木香异功之证，亦勿误投木香异功。况痘本热毒，务使阴阳得所，气血和平，毒化而热亦解矣。至于塌陷倒靥干枯，而无冰硬泄泻之患者，是又多因热毒内攻而然，此又当以百祥猪尾等方治之。然古之治痘者，陈文中乃用木香散异功峻

热之药，丹溪发挥其误，然有用之而获捷效者，刘河间、张子和则专用黄连解毒、升麻葛根等汤，寒凉之剂，此岂古人之用药迥别有如斯哉！此各因所值之时，所犯之证，而为之处方耳。后之宗陈氏者，多用热药，宗刘张者，多用凉药，此刻舟求剑之道也。君子诚能臆度寒暄，推详脉候，而视疾为转移焉，则攻补适宜，宗陈氏可也，宗刘张可也。

脉　要

脉总六部，不越表里阴阳。左手脉之大小，以分血之盛衰。右手脉之大小，以分气之盛衰，七岁以上五至为平，七岁以下六至为平，过则为数，邪气实也，不及为迟，正气虚也。人迎紧，外感也。气口数，内伤也。浮而数，表热也。浮而迟，阳气衰也。沉而紧，里热也。沉而细，元气脱也。然痘疹为阳病，故脉浮沉俱宜略带洪实。若弱而无力，则为阳病而见阴脉，必凶之兆。至若浮而无根，数而雀啄，细而欲散，萦萦如蛛之丝，迟而欲绝，滴滴如屋之漏，沉而时见，如鱼之跃者，是皆死脉也。《脉诀》又曰：阿阿缓若春杨柳，此是脾家居四季。盖言六部阴阳，皆宜要有胃气，胃乃元阳之首，五脏六腑之本耳。故脉静身凉神宁者生，脉躁身热心烦者死。然痘疮七日前后之脉，犹有别焉。小儿之脉多带紧数。至于痘疮，自发热以至起胀，毒从内出，阳之候也，其脉尤宜浮大而数，不宜沉细而迟。既靥之后，毒从外解，阴之候也，脉宜和缓，而不宜洪数，但要和平有神，切忌虚大无力，则六日以前宜动，六日以后宜静也。然六部之外，又有冲阳脉者，胃脉也。太溪脉者，肾脉也。胃为主，肾为根，此二脉关系最重。倘至六部无脉，生死难辨，

宜急于此诊视。若悠悠条理，不断不急，元气尚在，犹有生意可救而活也。若此二脉先绝，纵六脉犹存，亦为凶候。复以二脉较之，则太溪尤重于冲阳耳。虽痘以视形察色为主，然非诊何以决脏腑虚实寒热之真情，而施治疗之无误也。冲阳脉在足大指次指之间陷上三寸，动脉是也，太溪脉在足内踝下动脉是也。

论痘始终顺逆险计十条

凡一二日初出之象，如于人中，及鼻、腮、颐、年寿之间，先发三两点，淡红润色者，顺之兆也。若于天庭、司空、太阳、印堂、方广之处先发者，是逆之兆，虽见光明润泽成个者险也。至如圆润成形，而干红少润者，又其险也。顺者不治，自愈，为气得其正，血得其形，气尊血分，而毒自不能妄行以肆其虐也。逆者虽治不愈，为气涩血滞，且毒妄参阳位，无以当其势也。险者可治而愈，盖毒虽犯上，但其气血未离，犹有辅翊之功耳。然忧虞之象，未可加治，必俟其气血交会之后，随候施治，其有难出易靥者，表实里虚也。亦有易出难靥者，表虚里实也。

凡二三日根窠圆晕，气至充满，血附光洁者，顺也。若根窠无晕，气离血散，枯死不荣者，逆也。若根窠虽圆混而光洁有神，但顶陷者，则势必血亦难聚，而为险也。顺而自愈者，为气血得其道也。逆而不治者，为气血交会不足，致毒乘机犯内也。险而可治者，为气弱不能拘领其血，若能补气以制阴，血能随气以逐毒，亦可变而为顺矣。

凡四五日，观痘势之形色，则知气血之壮弱，受毒之浅深矣。其形尖圆光泽，气满血荣者，顺也。若绵密如蚕种，及黑陷干红紫泡者，逆也。若根窠已起，但色

不光洁者，此生意犹在而为险也。顺而自愈者，为气拘血附，各得其道，而毒自释也。逆而不治者，气血相离，而纵毒内攻也。险而可治者，为气血稍弱，然得交会分明，故势虽挟毒犯上，若用保元以助卫制荣，自能化毒成功矣。

凡五六日气会血附，红活鲜明者，为顺。若气虽旺而血不归附，其色灰陷紫陷，或水泡痒塌及干枯绵密，气背血离者，为逆。若气虽旺而血附不厚，其色𬊤白不荣，或带昏黯红紫者，为险。顺而自愈者，为气血丰厚，毒受制也，逆而不治者，为气弱血衰，致毒下陷，而外剥也。险而可治者，为气盈血弱，不及归附，若加助血附血，则自得中和之道矣。

凡六七日，气盈血附，光洁饱满，毒自化而成浆者，顺也。若气陷血衰，不能成浆，其毒内伏，神去色枯者，逆也。若光润有神，但因气血不足，或荣卫少寒而未成浆者，险也。顺而自愈者，为气血得中，其毒自解也。逆而不治者，为气血相离，不能制毒而外解也。险而可治者，为荣卫少虚，或气血少少不能振作，若用四君四物，或保元汤加桂米之属，以助成浆，则何虑之有哉？

凡七八日其毒化浆，神彩光润，气足而血微者，顺也。若气血乖离，毒不化浆，色枯干紫者，逆也。若气血不旺，毒难化而浆不满，其色光润不枯者，险也。顺而自愈者，为气旺拘血而已化毒也。逆而不治者，为气血不及，不能振作以制其毒。然有发疔发痈者，可生，外剥内攻者必死。险而可治者为气血有亏，不能振扬以尽全功，若再用保元内加桂米而补益之，何虑功亏一篑也！

凡八九日浆若充足，则可见气壮血化而毒解功成。若无他证者顺也，如浆不充足，气陷不荣，毒成外剥者，气血尽矣，

逆也。若气平少充，红黄色润，浆不满溢，血附线红者，是气弱而险也。易用保元汤内加姜桂以助其气而驾其血，则浆自成，可免无虞。

凡十一二日，血尽毒解，气调浆足，此生生自然之理也，顺也。若血淡而浆微，或血凝而浆滞，以见气亏而毒不解，必至枯朽剥极矣，逆也。若血尽浆足，湿润不敛者，内虚也。并血淡浆微而血凝浆滞者，若得声清能食，根晕犹存，皆为险也。宜用保元汤，一加茯苓、白术，以助收敛结痂；一加芎归熟地，以助成浆收靥可也。

凡十三四日，气血归本，毒既殄灭，浆老结痂者，顺也。如痘不脱靥，诸邪并作者，此其逆也。若毒虽尽解，而浆老结痂之际，或有杂证相仍者，此其险也。治宜从保元温补之法，随证加减，不可轻用大寒荡涤之剂，以致内伤也。

凡十四五六日，气血功收，痂落瘢明而无他证者，顺之征也。若痂未易落，寒战咬牙，谵语狂烦，疔肿并作，气血两亏者，逆之兆也。如痂落，潮热唇红口渴，而或不食神倦者，险之势也。此宜随候施治。若有余毒者，即当解毒清凉，无余毒者，便当略加补益，即有余毒者，然在病久之后，气血两虚，亦不可过于治也。

节　制　赋

夫病深而药浅，终见无功；病浅而药深，反增他剧。寒微而热药太过，内则目赤咽痛，痰壅气促；外则斑烂痈毒，燥裂干红。热微而寒药太过，内则吐泻腹胀；外则陷伏痒塌。势缓而投急剂，急则拂乱其经；病剧又宜劫药，缓则援生不及。以本药而治本病，病去便当行别议。防变证而用变药，变证贵审乎将来。故偏行补

法，未必尽为怯弱；执用辛温，岂因概是虚寒？合用即用，当去即去，药随病迁，机要在我。故升麻进于未点之先，若还泻甚而莫投。黄芪用于催脓之际，必待气弱而可用。身无壮热，休加干葛、柴胡。脸不繁红，勿进芩连、翘芥。壅遏只许疏通，投补剂则胸膨减食。内热便宜清利，多发药则表烂疮疼。热壅心烦，丁桂须知患目。便溏胃弱，芩连误用夭亡。伤食吐酸，先宜消导。不食干呕，须与和胃。粪焦热泻，温补岂其所宜。溏泻清稀，凉药总为不合。胃虚弱而补阴，恐增泄泻。三焦壅而益阳，虑发狂颠。喘满便清，虽虚烦而可补。气粗腹胀如秘结而可通。咳嗽有痰切勿乱投半夏。热冲作吐且教慢入干姜。气虚不振，参芪奏捷。脾胃虚寒，桂附成功。芩连解热毒于未解，荆翘清血热于血泡。然若势在行浆，此等皆为所叱。六七日内不起，保元勿禁。八九日外泻生，异攻何迟？补法不宜早加，温药必须在后。发散乃是先锋，温补总为截阵。

权　宜　赋

痘有缓急，治宜权变。红紫焮肿兮，凉血为上。灰白平陷兮，补气最良。出不快兮，为表实而发散可用。中气不足者，又宜审详。二便秘兮，是里实而疏利为要。禀元怯弱者，犹恐相妨。毒不能以速散，毒甚者令微汗之发越；热不能以尽除，热剧者使小便之清长。三阴甚而多寒，必投辛热；三阳数而多热，无过苦凉。补元气，参芪白术。养荣血，归芍地黄。发散表邪，轻紫葛而重桂枝。疏通实热，微枳壳而甚大黄。解热毒，芩连栀子。快斑疹，紫草荆防。牛蒡、连翘是疮中之要领，及夫甘草，乃药中之君王。元参桔梗，治乎咽痛。木通车前，利其膀

胱。气逆兮，陈皮青皮。胃寒兮，丁香木香。泄泻兮，诃子豆蔻。呕吐兮，砂仁藿香。祛风热兮，蝉蜕白芷。定惊搐兮，天麻僵蚕。头痛兮，川芎藁本，蔓荆可用。腰痛兮，杜仲牛膝，元胡堪尝。麦冬干葛能清心而止烦渴。厚朴腹皮疗水肿而消腹胀。五味杏仁，润肺止嗽而定喘。山楂枳实，消食行滞以为良。痰实则半夏南星贝母。汗秘则羌活紫苏麻黄。红花牡丹皮可除血热。鹿茸穿山甲能起痘疮。食积则神曲麦芽草果。后重则枳壳槟榔木香。犀角羚羊，解乎心肺之热。秦艽香附，退乎脾胃之黄。乳香没药止痛。干姜附子回阳。前胡苏子能消痰嗽。猪苓泽茯清利小肠。此是药味加减之权宜，临证何可以执方？

指　南　赋

人参益内，甘草和中。用黄芪而实腠，得蝉蜕以开肌。红花有活血生血之功，生地有凉血养血之效。痘若干红，便宜加入。紫草滑肌通窍，毒壅堪行，热证赖之而有益，虚寒误用则溏便。山楂善遏疮痛，能消食积，理滞气于补益方中，解郁结于透肌汤内。轻其表而凉其内，功在荆翘；疏其肌而发其壅，妙存蝉术。利咽喉而清气道，能发散而善开提，功必资于桔梗；分清浊而利小便，消痘毒而去膨胀，效莫大于腹皮。用芎引清阳而达表，勿缺于未满之前；芍药敛阴气以济阳，可用于浆足之后。牡丹皮去血中之毒，壮热繁红为圣药；地骨皮去气中之毒，毛焦热甚是良方。官桂有鼓动阳气之能，神倦而不振者，用之以收实效。丁香有赞助元阳之力，内虚而不起者，得之以奏奇功。木香顺气而理脾寒，泄泻汤中必用。干葛疗肌而退胃热，渴烦方内须加。白术茯苓能健胃，佐参芪而益气。当归生地补阴虚，

君枳壳而润坚。解蕴毒于犀角黄连，惟热甚则前后堪用。定心烦于麦冬、五味，有渴证则始终宜加。大附子反本同元，能理虚寒而收战栗。天花粉消痰清胃，且收肺气以发声音。白芷疏风，痘毒凭之而发散。紫苏流气，实邪赖是以驱除。羌活有运毒走表之功，防风有散邪逐毒之妙。僵蚕只利于肌肤，捐风定痒如神。枳壳能平乎胸膈，下气宽中最效。开膜理定喘于麻黄，壅遏凭之而散越。平胃温中于厚朴，腹胀用是以消磨。龙骨枯矾，权行涩泻，木通猪苓暂用通便。干姜温中气而止呕吐，是以胃寒而虚泻者宜用则用。大黄荡肠胃，而润燥坚，是以热壅而便秘者当加即加。鼠粘清利咽喉，透肌解毒。升麻升发元阳，堪发疮痍。柴胡、前胡，解肌安表，黄芩黄柏退热消斑。止嗽开痰于贝母，清便降热于山栀。牛中黄化风热而疗癫痫，诚扶危救急之效。龙脑片凉心血而起黑陷，有拨乱反正之才。麝香通窍于毫毛，亦能发汗。雄黄解毒于脏腑，兼可清痰。辰砂镇心定志，而有养血凉血之能。珍珠透理入坚，而解骨中髓中之热。诃梨勒敛肺气而涩肠，肉豆蔻温脾胃而止泻。天灵人齿，能发松肌肉，过用则肉裂皮崩。蟾酥穿山善振扬痘毒，多施则虚抬空壳。药性之功力如是，变迁之奥妙无穷。

金镜赋

痘毒未出之初，宜开和解之门，既出之后，当塞走泄之路。壮热腮红，便服干葛，面青神慢，急进参苏，气粗热壅心烦躁，便秘即当和解；喘呼腹胀，眼胞浮，肌燥急宜疏散。及痘出之门既开，热蒸之势自解。未见点前，惟兹一法，既敷疮后，别有奇方。稀疏而气血和平，须知安表和中之理；繁密而不胜重任，当识内外

分消之妙。疮来赤色见焦枯，则用清凉而解毒。红斑赤紫，芩连犀柏同施。身热燎人，干葛前胡并用。气粗而腹胀膨膨，蝉退枳腹木通。血痹而腹疼阵阵，元胡楂芍木香。若遇色来红润，便宜彻去荆翘；如见二便清泄，总是生归俱免。更加白术茯苓，自古名为平剂。至如精神倦而饮食少，进以人参；出不快而痘不振，兼于楂子。初觉繁红稠密，紫草用之无疑；势来毒甚色焮，鼠粘进之何害？然三日以前，只许遵斯而用；循是以往，不可以偶而施。假如疮端放白，势在行浆，又当参看内外虚实之异，酌以温平表补之宜。若神旺而气盛，能食而便实者，痘虽繁密，只用中和表发，如防甘归桔芍楂芪类，催脓而已。若精倦而神衰，减食而痘陷，毒则繁多者，却用重剂补益，如参芪桂桔芎归，甘草为先。立此二方，乃作酿脓之具。如脓胞未满，不可轻易其方。然痘变迁不一，随机又当妙用。至于浆既饶足，毒已尽行拘化，则法当渐进清凉。如气血回元复位，是又不可重崇表补，参芪切勿多餐，胖甚恐难收拾。便实而能食，壮热而不退者，便宜疏利为先，升麻干葛，四顺清凉。便溏而减食，壮热而不渴者，则以健脾为贵，术茯通归，防风芷芍。如还内外证平，不必过令服饵。待至结痂以后，再观余毒有无，当疏利便宜疏利，当调补急宜调补。身热烦渴便赤者，大连翘饮。气粗壮热秘结者，四顺清凉。泄泻则益黄理中，疮痍则升麻干葛。如若别无余毒，则安养气血而已。

玉髓药性赋

鼠粘子解阳明之毒，紫草茸祛厥阴之邪。补真元生津液，还觅人参。宽腹胀，下痰涎，当寻枳壳。黄芪敛汗而助阳，山

楂消食而下气。清肺金解烦渴，麦冬最先。启阴寒，振荣浊，官桂居要。红花活血而开滞，青皮理胃以和中。陈黄米有补脾之功。肉豆蔻臻吐泻之功，玄胡索止腹痛，痘沉则弃，大腹皮去浮肿，囊虚不宜。白术理脾，茯苓渗水，翕脓之际毋投；三棱去积，枳实消痰，鼎峻之时莫用。犀角解心中之毒，羚羊清肺肝之炎。地黄生者凉血而祛紫，当归全者补荣而助肝。彻头风益三阴，川芎第一；去虚火，引上经，柴胡入焉。木香理气滞，附子起阴寒。消宿积，不使停留，蓬术槟榔居最；止咳嗽，善解烦涎，石膏贝母争先。痘囊凹陷，穿山甲之功多；枭炎焦紫，莴苣汁之速效。陈皮调胃气，甘草擅国老之名；黄连泻心火，大黄号将军之剂。利咽喉而开肺窍，莫如桔梗；卫风邪而振阴寒，岂若防风。丁香有峻拔之能，山药得补助之妙。砂仁神曲非滞食不投，黄芩栀子惟便涩则用。脾毒恃蝉壳以暴逐，始末不离；枭炎服升麻以表散，先后当用。干葛解虚烦，善能发表；木通理积滞，极解诸毒。荆芥祛皮肤之热，苍术除下湿之宗。厚朴消食消馋，莲肉助脾实腹。桑中蠹起肾肺二经之沉伏；蚯蚓汁消肝心两部之枭炎。天元不足，人乳援之；阳毒有余，连翘辟焉。痘攻两眼，非谷精草不能开明；热肿咽喉，必山豆根方可消灭。灯芯泻三焦之火，枸杞益肾水之精。芍药止枭搀闷祛蒸热，泽泻理阴阳而清小便。艾叶通窍而辟邪，薄荷解惊而抑火。天花粉治痈肿之邪，制半夏理膈痰之湿。虽然知药性之良优，尤务察腑脏之虚实，且天时更有寒暄，地道尚分南北。儿童之禀元厚薄不同，少长有别；痘日之早晚，时刻各异，寒热有殊。

　　以上痘疹药性各赋不过总提大纲，以证配药，且未免限于词句之工，便难尽其功力之用，故张于杂证本草合参之内，附载备详，稍有紧要药味，当于合参查看。

冯氏锦囊秘录痘疹全集卷三总论痘要夹证门

海盐冯兆张楚瞻甫纂辑
男　乾元龙田
门人孙显达惟良同校
男　乾亨礼斋

夹　斑

发斑者，阳明受枭炎之毒所致也。然证有二：阳毒发斑者，必壮热渴燥，五心如烙，脉洪有力。色红赤者，胃热也，可治。紫黑者，胃烂也，不治。色纯黑者，热毒入胃已极，尤为不治之证。若热毒壅盛，而大便秘结者，宜急下之，否则，胃热不得以泄，其斑益炽。但不可下之太早，否则，中气馁弱，其痘难出而为陷伏，且热乘虚入胃，斑毒更为难疗矣，此与伤寒下法之理相同也。如阴证发斑者，必身无大热，手足指甲俱青，其脉沉细，其色微红，此乃无根失守之火，聚于胃，熏于肺，传于皮肤而为斑也。妄投凉剂，则又误矣，故宜温胃调中为主，胃气和则火自下，斑自退而痘自出也。

凡肾证腰疼难立之候，而必有斑者，何也？盖肾为胃之关，如热毒蕴蓄而不得泄，是以传注胃经，胃主肌肉，故发为斑，宜用鼠粘、升麻之类，于清凉解毒之中，兼以升提出表为主。如始骤以清胃寒剂，则血不行，肌肉冰，乌能载毒以出？必至沉匿于肾而为坏证矣。若至身发紫赤黑色等斑，而眼中白睛之内，色如桃花水红色者，盖白睛属肺，是主内溃，肺胃败坏，必不可治。其色乃内起淡淡一种水红之色，非若筋膜赤障外浮于睛也。

夹　疹

痘出而夹疹者，先哲谓之两虎蹲栏，盖痘宜补而不宜泻，泻则不鼎峻，疹则宜泻而不宜补，补则乃发喘。然在痘初，只宜透托，一既表痘，又兼发疹，疹出即解，故两安而无碍者也。惟在灌脓之际，不可太发，仅宜助浆剂中，去参芪之类，加入粘子、桔梗、蝉蜕、僵蚕等药，一助灌脓而兼理肺气，肺气既清，而阳毒自彻散于上矣。至于痘后发者，惟独治疹可也。然凡先见疹子而夹出如水痘者，此是正痘，因疹子耗去荣血，故白似水痘，但与发散疹子则疹散而痘自成，不可认作水痘，盖疹子从不夹水痘者耳。

夫肤疹者，是热毒之气发越而然也。其暴出之时，点如麻状，但色鲜赤成片耳，治宜清凉败毒。若疹散数日而痘随出者，则势稀朗而自美。有隐疹者，多属于脾，以其隐隐在于皮肤之间，故名之也。其发时多痒或麻木不仁，此兼湿痰之殊，若色红者，又兼火化也，治宜亦与解毒为主。更有谓痧者，其形如粟一般，尖圆而稍碍指，中含清水是也。总属热毒之所发，名殊而源一也。

夹　丹

夹丹者，血热也。在痘之未出时见者，只宜升提发散，而用紫草、升麻、粘子、蝉蜕、川芎、荆芥、防风、桔梗、干葛之类，痘出而丹自淡。若过用寒凉，则痘必冰伏。若在痘出三四日间，则宜凉血解毒，而用生地、牛蒡、木通、荆芥、犀角、紫草之类。然又须看其颜色如何？红紫者，热极也。白者，痰湿也。至于青黑，不可为矣。

夹　瘰

瘰者，即颐毒也。每有于未痘数日之前，发一小块，色同肌肉，不红不肿不痛，最宜急治，否则，痘时而加透托，则势先溃烂，痘必伏而不起，甚有至痘八九日间，连肉跌出此块，而肉无脓汁者，尤极危证，是由虚火挟痰所致，故宜贝母、花粉、甘桔之类，预为清利解散，以免后患。

夹瘰一证，多属痘毒痰毒凝结而成。有结于项颈，或结于耳后，或结于腋下，大者如桃，小者如李，初起则症候如常，次必身烙烦渴而变凶危。然痘在三四日而瘰作焉，则毒随痘泄，脓随痘灌，自可挽全而无害，故治宜攻痘为主。倘瘰在红肿将脓，而痘随标焉，则毒脓一溃，元气器漓，其痘焉能表暴充灌乎？治法惟宜培元补托，兼与消痰解毒为主。若在七八之期，痘已黄蜡而瘰作焉，则虽溃无妨，但血气重耗之后，大宜保护元气，佐以消痰解毒耳。

夹　凡　疮

痘夹凡疮，则气血为疮所夺，痘多不能起发成浆。况疮乃阴毒，痘乃阳毒，阳乘乎阴，遇隙而发，故痘愈密，枭炎逼烁，玄水不滋，多变焦紫，且卫气易泄，风痒自作，升发则窍益开，寒凉痘毒又遏，若是，则治法维何？必先审其患疮之久近，儿质之强弱，毒势之起伏。如疮已久，而收在或头或足者，则宜封其疮，使气不外泄，则痘自起自灌。倘疮才起，而周身密布者，则宜解毒凉血，而兼托痘，则痘自鼎峻。炽者和之，伏者攻之，仍以大补气血为主，使其接续脓浆，而无干枯内攻之患。又有若火炙而无皮无汁者，是名火灼疮也，尤宜凉血化毒为主。

夹　痈　毒

夫痘痈为阳毒，然痈夹于痘中，不可概以阳毒为论，盖发于七日前者，凡疮也。有因素积热毒内伏，遇痘毒火感激乃相并而发者。更有素患凡疮未痊，或初结瘢处，肉分空虚，遇痘热毒气血攻击，复趋虚处而发，是以阳疮阴毒，溷杂一党，须看其毒湿润者，则气血俱盛，而痘与毒自易成浆也。若毒枯燥干红，则气血俱弱，必毒与诸疮相抗，而俱不能成浆矣，治宜大加补托。如枯转润，红变白，其浆自溢者，可愈。惟在七日后发痈者，阳毒也。此即痘之毒，并聚一处，以假其名也。盖因气血不能拘收乘载其毒，以致气弱血盛，阳分空虚，而乃血载其毒，传注四肢合处，合者，海也，如曲池、委中是也。总七日前后见者，宜纵之以发，则毒亦从此而出矣。若治其毒，则必随痘而散，内攻脏腑，焉可救乎！惟于痘毒已解，血气丰盛者，则宜解散其余毒。然痈之成也，多由气血不和，留结所致，况病久必虚，故解毒汤中，必君以调和荣卫补益气血为主。即痘始夹痈者，亦须大用芎、归、黄芪、生地、僵蚕之类，大补气血，以托解其毒。否则，气血为毒所耗，而痘必难成功矣。

夹伤寒

夫伤寒自表入里，痘疹从里达表，候虽相似，证实天渊。若痘正发而夹伤寒者，是邪在表，可用发散以微汗之，则腠理疏通，而痘出自易矣。若伤寒在痘三四朝，而有烦躁谵语，腹胀恶渴，睡卧不宁，便闭者，是邪在里，可用微下，次即随以升提，则表里和平，邪壅自解，经络无滞，荣卫得行，而毒化成浆自易矣。此所谓应犯而犯，似乎无犯。至如可以不汗不下，尤为顺候，然即汗即下，又宜两安，贵乎急则治标，缓则治本，而兼以痘之期、痘之候并参之。然真伤寒者少，类伤寒者多，况小儿八岁以下无伤寒，切勿以头痛发热者，便作伤寒例论也。

夹疟

夫痘与疟偕来，而有难保全者，何也？盖疟名脾寒，则脾先受伤而虚矣。痘者，豆也。赖土而生长，若土先受伐，则焉能滋培化育！况似疟非疟者多，盖阳虚则恶寒，阴虚则恶热，阴阳虚而寒热交作，若不大为补益，而投以青柴则殆矣。

夹疳

夫有蒸热作渴，肉瘦肌黄而患痘反多无恙者，何也？讲元气者，不于肌肉论肥瘦，言血气者，不于形骸定虚实，况毒从久病而化，肌由潮热而松乎？且肥白之儿，肉浮骨脆，肾气多虚，能耐诸证，而独难于痘疮。黄瘦之儿，骨劲筋强，肾元多实，虽多生疾病，而独于痘疮恒无苦也。

夹损伤

有因跌扑所伤，是以血气亏损者，不可概用归尾、桃仁之类。盖受伤已耗荣血，何堪又复败之？夫痘岂可破败其血以成功耶？故宜参、芪、芎、归、红花、熟地、蝉蜕之类，以流行其滞，而宣补于内，再加茯神、远志，以宁固其心，外用文蛤、棕灰盦于伤处，收敛其表。若痛甚者，再加乳香。若外伤痕阔，弗克收屫者，则用白及、白蔹、象皮末以掺之。若伤而不破者，则用蛤蟆灰贴，以手徐徐摩抚散其滞血可也。至于汤泼火烙者，则宜疗以清凉之剂，不可敷以寒冷之方，盖恐凝滞其痘，而且热气内攻也。

呕吐哕

凡声物兼出者为呕，如物独出者为吐，如声独出者为干呕。其干呕与哕，皆声之独出，惟干呕其声小而短，哕则其声重大而长。吐在初起，是火炎上之征，至于呕哕，乃毒内攻之兆。然有暴大吐泻不已，神亡欲绝，脉微欲脱，面青厥冷，恶证备见，而反觉膈快神强者，是正气虽脱，内热方去，热则神昏，寒则神清，是以暂觉宽快，但正气大虚，邪气必夺，故不久顿发喘汗，昏闷而死，犹灯尽复明也。至于呕哕，在病深者，尤为恶候。盖人以胃气为本，胃者，土也，土败则木来侮之，故木挟相火之势上乘乎胃，其气自脐下直犯清道，上出贲门，微则干呕，甚则发哕，总皆土败之象。经曰：木陈者，叶必落；弦绝者，声必嘶；病深者，声必哕。

凡痘初吐泻，不可骤止者，以吐乃出热，泻乃出毒之义。盖痘毒在内，愈止愈甚。夫热毒壅塞于胃口，火气炎上之象，不治痘而吐愈者，未之有也。但宜表痘，痘出而吐自止，不治吐而吐自愈。若以寻常治吐之法，益增呕逆烦躁之端，更不可用辛燥之药，以致血不华色。虽似胃寒，勿用热药，盖暴病非阴，况痘本热毒耶！至若痘后恶心干呕不止者，是冲任虚火上冲，犯于清道，多系脏败毒攻，不救之恶候也，急宜分阴阳，利小便，盖治干呕之证，法以利小便为主耳。若利而不通者，危也。

泄　泻

经曰：阳气在下，则生飧泄。盖积热之气，不能上升，即下注而为泄泻，故治泻剂中多加升药者，恐其气下陷也。又曰：湿胜则泻。总病初而泻者为热，病久而发者为寒。水液澄澈，清冷而色白者，皆属于寒；青黄赤黑而燥涩者，皆属于热。泻利完谷不化，身凉不渴，脉迟而微，小便清白不涩者，虚寒也，宜用参、术、炮姜、炙草之类。小便赤涩，完谷消化，身热发渴，而脉洪数者，实热也，宜用木通、猪苓、赤茯之类。在初出以及收靥之际，暂泻无妨，惟起胀灌脓而泻者，最须急治，但求其泻之因以治之，不必治泻之为病也。若每日只一二次者，亦不可轻用止涩，以致毒气不得走泄，则反留余毒，变生别证，惟宜调固中气，听其天然。百病强行止遏，皆非良法，犹之以力制人，何如以德服人之为胜！

凡疮未出而利者，是邪气并于里，肠胃热甚，而传化失常也，宜从热毒而治。如疮已出而利者，是邪气并于表，正气方逐邪气，故主乎表而不主里。里气适虚，不能运纳水谷，故亦自利，宜从气虚而治。如泻利而不渴者，是脏寒下利也，宜从温补而治。更有方患痘疮，身有大热，因食冷物，或冷药过服，是以泄泻腹胀，其已出疮疹，乃瘢白而无血色者，此由里寒而脾胃伏冷，是以荣卫不行，致令毒气内伏不出耳，宜急温脾透托，则自血行气匀，而瘢白转红，泄泻俱愈矣。至于痘后利下痂皮脓血者，是余毒也，不宜收涩，惟宜解毒调中，以助运行，毒尽而利自止也。

秘　结

夫二便不可太利，亦不可不通，一或闭焉，则肠胃壅塞，脉络凝滞，毒气无由而泄，于是眼合声哑，肌肉鳌黑，顷刻而告变矣。治之者，惟使气血流行，则大便自无阻滞，苟因热气燥结于下，或因汗多，或利小便，以致津液干涸，不得滑润。亦有血热血燥，如老人产妇，血气虚弱，不能传送大肠，以致大便不利者有焉。凡手足心热，胁下有汗，口干腹胀，身热烦躁者，此热秘也，宜斟酌下之。如不食而呕清水，面青而腹不胀，不里急后重者，此虚秘也，宜补气血为主，而佐以麻仁丸之类。凡秘结当分三部，上结则宜降气清凉，中结则宜行气活血，下结则宜蜜导。至于痘在四五日间而不大便者，乃气血成浆。若无腹胀满闷，勿以便秘为治，盖灌脓之时，元气津液皆为外用。若得数日不便，尤助中气运育之机，倘有泄泻，即用参、芪、炙草、苓、术、姜、桂之类，佐以升提，使中气不馁，痘毒达表。若独以泄泻治，则痘必倒塌矣。

古人云：凡痘起胀灌脓之际，而无内证者，在其大便数日不行，不可妄加下剂，以耗泄其气血。世因以便秘为贵，甚有热壅之证，不特不敢下利，反加补托温暖之剂，以禁固之，致使热壅愈加，痘毒不得伸越，正气不得舒畅，热毒壅极，走注下焦，忽尔大泻，元阳骤脱，遂为不救，是皆热壅失治之过也，是宜微下之，以泄其壅热，但审其秘结之因以治之，不必重在硝黄，有伤元气也。然古方下剂之中，而必佐以风药者，是兼升发之义也。至如痘后自利黄黑，而表里无恙者，此毒随利下，不必施治，但与化毒汤服之。

夫疮疹发热，大便宜润。若二三日不行，宜急利之，恐肠胃不通，荣卫不行，疮出转密也。惟自起发之后，大便常宜坚实，盖小儿脏腑娇脆，大便不行则易实，大便自利则易虚，故成浆之际，虽数日不便，亦无忧耳。至于不能食者，尤赖旧谷气为养，待至成脓毒化之后，则解利之。如能食者，则又大便喜润，此赖新谷为养，故欲旧污不留，则脏腑流利，血气和平，切不可因其便利而用温补，反增里热之证。如即能食，而其便二三日不通，里无所苦者，亦不必攻之，不得已或用胆导蜜导之法，使气道升降而无壅塞之患也。惟在靥时而四五日不行，以致热甚生湿，其疮难靥，况三焦阻绝，热毒内蓄，必多变证，则宜利之。如燥粪在直肠而不能下者，以胆汁导之，然胃主腐熟水谷，大肠主传送已化之物，故食多少，可以知人谷气之虚实，大便滑温，可以知人脏腑之虚实，是以大便如常，最痘中之一顺候也。如起胀之时，忽然泄泻者，此宜急止之，恐其肠胃虚，真气脱，毒内陷耳。又宜分其冷热虚实。如泻而手足冷，面色青白，疮不红绽者，冷证也，宜理中汤。如泻下

之物黄又酸臭，手足心热，面赤口渴，而疮红绽焮发者，热证也，宜五苓散。如脾胃怯弱，精神怠慢而不食者为虚，当温养之。如身热中满，渴而不食者为实，当清利之。如饮冷水自利者，此所谓湿胜则濡泻也，宜用温中利水。如因伤食自利而所出酸臭者，此所谓饮食自倍，肠胃乃伤也，宜用先消后补。若至脏气自脱，或因服寒药，致令疮毒陷入，泻如豆汁，或便脓血，口出臭气，唇焦目闭，而兼腹胀者，必死之证，及起胀灌浆之时，泄泻不止，以药止之不已者，死。书云：六腑气绝于外者，手足寒。五脏气绝于内者，利不止。正气脱者，必淹延而死。邪气内陷者，必烦躁而死。

小便秘涩

凡诸病以小水少，则病益进。至于痘疮，正当君火用事，是以心移热于小肠，小肠移热于膀胱，膀胱虽为津液之腑，必由肺气之输化而始出。若气为火蚀，则失降下之令，故小便秘涩，则热毒无以走泄，发惊发搐，势所必来，治又不可骤用凉药，当利小便，以导去之。小热不去，则大热必生也。若痘稠密而小便赤少者，此因津液耗损，下焦少血也。不可妄利，反损真阴，徒增为喘、为渴之端。更有积痰在肺，肺为上焦，膀胱为下焦，因上焦闭，而下焦乃塞者，治宜清肺，犹滴水之物，上窍通而下窍乃出，故古方利水剂中，加以荆芥，或用吐法，并此意也。更有气结于下，而乃小便不通者，治宜升之，盖气升行，而水自降下，然汗、下、利三者，古人并重，用之一妄，皆可损人也。

腹　痛

夫诸腹痛多属于寒，独痘疹腹痛，多属于火，虽然尤宜细详。如身不甚热，口不作渴，时或发寒，时或呕吐，肠鸣自利，六脉虚细，面青手足冷，而属脾胃虚寒者，宜温补之。如面赤作渴，手足热，而属脾胃实热者，宜微损之。如不思乳食，嗳腐吞酸，而系伤食作痛者，宜内消之。如出不快，而有陷伏作痛，烦躁啼叫者，宜急表暴之。如大便秘结，而谵妄狂乱，有燥粪而痛者，宜微下之。如误食生冷而冷痛者，则投温剂以消之。如感冒风寒，与毒相并，致未尽出，而身体战动作痛者，宜发散之。如腹痛而热毒在胃，时欲呕吐者，则清解之。如疮乍出乍隐，手足发厥，有伏而痛者，宜大托之。若不出者，勿治。如靥后多热，大便坚实，粪黑腹痛者，此蓄血也，宜清利之。至若气粗口臭，唇舌白苔，身发战动，作痛不已者，此必风寒阻隔，阴阳壅塞不通，毒归脏腑，已成内溃，而胃烂成脓矣。更有毒气弥漫，阳毒入胃，是以便血无度，腹痛啼哭者，并发热时，心腹绞痛，烦闷叫号，其疮陷伏，而胀满疼痛喘促者，此皆毒恶之气攻刺肠胃，燔灼脏腑，至恶之候也，并不可治。然凡延绵痛而无止者，寒也。时痛时止者，热也。

不 食 能 食

凡痘家能食者，不问稠密皆吉。如不能食者，则痘虽稀疏，亦必难发难靥，盖人绝水谷则死，表里皆病，则困也。然在初而不食者，但表其痘，痘出而自能食也。有欲食而不能食者，必喉舌有痘作痛，艰于吞嚼也，宜以烂粥浓饮频频与之，以助脾胃之气，更有甘桔、牛蒡解利之。然更有虚实寒热之别焉。如其人怯弱，精神怠慢，自利不食者，虚也。如身热中满而不食者，实也。如因误伤生冷，二便清利，腹胀肠鸣不食者，寒也。如皮厚肉密，毒气难于发越，烦躁不食者，热也。如初出而胸前稠密减食者，此毒盛脾弱也。如大便酸臭，畏食或吐者，此有宿食也。因痘者，治其痘，因杂证者，去其杂证，则一和自能食矣。如逆证并见，忽然倍食者，又宜防其邪火杀谷，未可便为吉断也。

夫痘疮之出也，因赖元气以发之，元气之壮也，必资乳食以养之。自初起以至痂落，饮食不减，二便如常，虽不起发，不红绽，用药得宜，自可无虞。若乳食减少，又兼泄泻，则元气自此而日衰，虽无前证，日后必至渐渐成一矣。故四五日前不食者，此毒盛于里，犹为易治也。至五六日后而不能食者，则必杂证猬生，行浆勿实，虽药亦何益哉！然有禀受壮实之不同，又发于五岁之外者，不可拘以概论也。有痘已痂起而不食者，是或中气暴虚也，治宜调其脾胃。如因毒发不透者，则又仍宜攻托，毒出而自能食也。若痘起而倍能食，发热烦躁，精神不长者，是胃中宿热，消谷也，大便秘者，宜四顺饮之类微解之。恐胃热不去，则为口疮他变，若脾胃素壮，痘毒尽出，里无蕴热，是以胸膈宽快，倍食痘美，二便如常者，则不可轻行解利也。夫治痘譬之种痘，生化皆藉于土，土润厚而肥，则难出而易成熟，土燥薄而瘠，则易出而难结实，实者锄耨之，瘠者灌溉之，不实不瘠，惟顺性而不使物害之，知此，其保生化育之功也得矣。

烦　躁

夫百病以神气清爽为第一，其烦躁二候，虽似轻证，实为精神耗竭之机，杂证痘疹，均非所宜也。然合而言之，烦躁皆热也。析而分之，烦者，阳也，热之轻者；躁者，阴也，热之甚者。故曰：火入于肺则烦，火入于肾则躁，总皆心火为之，盖火旺则金铄水亏也。肺热而烦者，坐卧不安，肾热而躁者，必曾自利，但宜审于何时？如初发热便烦者，此毒火内郁也。如疮发见而犹烦者，此毒伏于内，未尽出也。如疮出尽，又已起发而犹烦者，此阴亏也。如扬手掷足，动挠衣被者，此热甚于表也。如神识昏迷，反复颠倒者，此热甚于里也。如吐利不食而烦躁者，是正气虚也。如津干口渴，虚烦不得卧者，是津液不足也。六七日不大便而烦躁者，此内实有燥粪也。如昼日烦躁夜则安静者，此阳盛于昼，至夜则阳气退而安静也，宜用气分药加栀子仁以主之。如昼日明了，夜则烦躁者，此阳陷入阴，至夜则阴气盛而阴阳相争，故烦躁也，宜用血分药，加栀子仁以主之。如大便色黑，面黄狂妄，烦躁喘渴，腹胀或痛者，则有瘀血在里也，甚则用桃仁承气汤主之。若至吐利厥逆，腹胀喘促而烦躁者，并昏不知人，谵妄狂扰而烦躁者，是谓闷乱，俱为不治之证。

汗

夫汗乃心之液，内因热气熏蒸，腠理开泄，故液随气而出，虽有盗汗自汗之别，总能虚人。如未灌之时而汗者，则不能灌，灌而汗者，则不能靥，靥而汗者，则必至于血脱阳虚，变为他证，故宜急为调理。然有甚与不甚之别焉。丹溪曰：自汗不妨，是湿热熏蒸而然也，特言夫未甚者耳。未甚者，不惟无妨，且亦痘中之美候。甚者，则气血为之走泄，故宜急用参芪之类，内加浮小麦以敛之。有热者，更加酒芩。如盗汗者，宜用芩、连、归、芪、白芍、生地之类。若身冷恶寒而反汗者，急进参、附、桂、芩、甘草、黄芪之类。如寒而不已者，汗出发润，大喘不止者，汗缀如珠者，汗而昏沉者，汗流烦渴者，肺绝而汗出如油者，并为不治。

凡无因而至者为自汗。若睡中而得者为盗汗。若腰以上，烦热而多汗者为胃实汗。若热甚汗多，汗出而热解者为邪热汗。若汗流不止而热反剧者，为阳虚汗。然在痘以汗为美者，以初起而有微汗，则阴阳气和，荣卫通畅邪气不留，易出而解也。在行浆时而有微汗，亦是气血充足之征也。然有过表，膝虚而多汗者，有心热而睡汗者，有六阳虚而头颅或颈多汗不过胸者，有胃虚而颈胸脐间多汗者，有肝木侮土自汗发搐流涎者，有胃实而四肢多汗，面赤作渴者，有痂落表虚而多汗者，随所因而治之。总之，汗者，血之所化，阴气不能内藏也。若因阳虚自汗者，大补其气以敛之。若因睡而汗出者，当以补血为主而兼补气。若荣中伏热，津液流溢妄泄者，宜于补养之中，佐以凉血之药。

渴

夫水润下，火炎上，自然之理也。三焦者，水谷之道路，津液者，乃气之精化，流通三焦，以制火者也。今口干而渴者为气虚，火盛津液枯竭也。经曰：肝热则口酸，心热则口苦，脾热则口甘，肺热则口辛，肾热则口咸，或口淡者，是胃热也。若渴者，乃五脏之热，而火之使然。

然火之为用，非虚不发，发而不解，则津液不能上行以制火。火乃炎上，熏灼心脾，是以津液为之下陷，华池为之干涸，因而为渴。渴者，脏腑精华燥槁也，其治惟宜除热润燥，气化则津液自生，热除则烦渴自已。然痘前渴者，宜疏解清化，痘出而内热自除，或柴苓汤加干葛、荆芥。若痘后渴者，则补养气血，用保元汤加麦冬、五味之类。如泻者，则用参苓白术散主之。若阴虚火动而渴者，最为难疗。夫阴虚者，血虚也。血虚不能骤补，盖血与气大有不同，气，无形之物，血，有形之物，无形者有神，卒能旺于斯须，有形者无神，须当养于平素耳。故治宜与地黄丸，加肉桂、五味，既补肾阴，且使釜下有火，则锅盖自然不燥，诚为虚渴之圣药也。

凡痘疮发渴者，不可饮水，否则，津液不行，燥渴愈甚，且疮靥后，其痂迟落，或生痈肿矣。盖脾胃属土而恶湿，喜温而恶寒，外主肌肉，若饮冷水，则脾胃内虚，肌肉外滞，津液冰结，荣卫不周，是以疮痂迟落，或生痈肿矣。然饮有阴阳，阳盛阴虚者，则冰雪不知寒，阴盛阳虚者，则沸汤不知热。故发热作渴，手足逆冷，大便自利，喜饮热汤者，是阴盛阳虚也，治宜补阳。若发热作渴，大便秘结，手足并热，喜饮冷水者，是阳盛阴虚也，治宜补阴。若烦热作渴，面赤睛白，是肾经虚热也，治宜滋肾。若正靥之间，忽不能靥，头温足冷，腹胀泄泻，气促烦渴者，此虚寒之甚也，急进参术桂附之类。切忌寒凉之药，及诸蜜水瓜果，否则，津液收敛，转生焦渴，冷气内攻，逼阳于上，愈加腹胀喘渴泄泻而死。

凡渴多属于热，然皆由脏腑津液燥槁，实非有余也。至若腹胀渴者，或泻渴者，或足指冷渴者，或惊悸渴者，或身温渴者，或身热而面㿠白色渴者，或寒战而渴不止者，或气急咬牙渴者，或饮水而转渴不已者，以上九证，尤非实热，宜急温补救里，滋养津液，以杜痒塌喘渴而死。若认以为热证而治之，危亡立见矣。

痘际渴者，常有之证也。但有应不应之候，在二三朝间身热口渴者，此是毒证于里，热邪熏灼，治宜透托。在四朝已后，身热口渴者，此是津液外泄，化为脓浆，治宜参芪，此皆应候也。惟在结痂之后，则邪毒尽化，里无留邪，如反大渴者，则是真气渐耗，火毒宜升，此不应之候也，急与解毒滋阴，生津利咽。若渐减者吉，转渴者，必变喘胀而危矣。

凡能食而渴者，肺热也。经曰：心移热于肺，传为膈消。是由心火上炎，乘于肺金，故熏蒸焦膈，传耗津液也。其治在上焦，宜人参白虎汤加黄连主之。如不能食而渴者，是脾虚也，盖由脾元既弱，不能为胃行其津液，其治在中焦，须防发泻，故宜参苓白术散主之。如自利而渴者，是邪传肾也。盖自利而渴，属足少阴虚，故引水自救。夫肾主五液，其脉络于肺，系于舌本，若邪传于肾，则开合不司，故乃自利，利则津液下走，肾水干涸，不能上润于舌，故大渴也。其治在下焦，宜异功散以温之。

论音哑作呛喉病

夫咽为胃主纳，司饮食，喉为肺主出，司呼吸，肺无下窍，故能受清虚之气，而不能受有形之物。咽上有物如悬乳，其名会厌，凡物入口则舌抵上腭，会厌必挤其喉，故水谷得入咽耳。若痘生会厌，则水强不利开关，所以食有渣滓，自能入咽，水饮则漏入喉而呛也。更有吐食者，经曰：胃为贲门。若毒火熏灼于胃，则贲门有疮而伤矣。贲门伤则门户隘塞，是以食物不能直奔于胃，缓则汩汩而下，急则阻而吐出矣。水谷既不能通，药石又不能治，故为恶候。然手少阴君火，心主之脉气，手少阳相火，三焦之脉气，并络咽喉，痘毒之起，君相二火主之，其火上蒸，故咽喉最为先受，是以发热见点之初，不问咽喉痛与不痛，先为发散解利。如稍迟缓，则毒留肿塞，饮食不入，呼吸不能而危矣。故如外痘稠密，而咽喉之内独少不痛者，是毒已尽出，不必过虑。如内多而痛者，须防充灌之时，水呛吐食失声之变。故宜预治，务使外痘先行蒸长，充托成浆，则热毒分消于外，而内证自轻，咽疮之患可无虑也。然此而至收靥之后，咽音日轻一日者，吉。如病益甚，而喉中气响汩汩如水声者，死。咽疮破烂，音哑断食者，死。

夫气出于肺之气喉而为声，肺清则声清，肺热则声哑，盖肺属金，金空则鸣，惟痘疮之发，热毒上行，热能生痰，或因风寒阻塞腠理，是以痰唾稠粘，有碍气道，故乃音哑，兼有其毒冲逆咽喉而成为痘，肺窍窄狭，故亦有音哑，是肺金受火邪之克也。凡痘色红紫，呛而音哑者，乃火气炎上，热毒壅塞也。如痘色灰白不起，呛而音哑者，乃血气虚弱，脾胃受伤也。总之，七日前发呛失音者，此毒气熏蒸，失于调解，以致肺窍不通，闭塞管龠，甚或毒无从泄，乃内疮糜烂舌根成坑，咽门腐坏，呼吸俱废，变为不治之证，其外痘必不光润也。惟六七日后，外痘蒸长光润而有此者，是内痘亦长，使之而然，外痘结痂，则内证自愈，不必虑也。故善治者，若见热壅毒盛之证，则用甘桔、牛蒡、玄参、荆芥之类，以清气道，不致毒之有犯，则自能免此患矣。否则，热毒攻冲，或有发为卒然肿痛，水浆难入，言语不通，死生顷刻者。大凡喉病最宜下利，此外证之最危者也。然有内本无疮，因为热毒熏蒸，或误食辛热之物所致者，急用甘桔、玄参、牛蒡之类。如能言而但声不清者，是火乘于肺也，宜用甘桔、花粉、玄参、麦冬之类。若感风寒闭塞而声不清者，则宜参苏饮加减服之，治之而即效者吉，不效者凶。盖声虽出于肺，而其源实根于丹田之元气，故诸病声音清者，谓之形病而气不病，未病而音哑者，形不病而气病也。既病而音哑者，形气俱病也。张按：喉之为患，莫非火之为害。火，无形者也，焚灼迅速，岂容再误于药！故脉实洪数者为实热，宜用清凉之法而正治；脉虚细数者为阴虚，宜用假令之法而从治。少差毫厘，便致一息不运，慎哉！

谵　妄

谵妄者，妄有闻见，语言无伦也。皆邪气炽盛，正气虚弱，神识不清所致。夫言为心声，心热则多言，故睡中呢喃者，热之微也。寤而语言差谬者，热之甚也。有因胃热便硬者，有因痘毒未尽者，有因心脾有热，痘裂出血便衄血者。然凡妄有见闻，如见鬼状者，最为恶候，盖毒攻于里，心志昏惑，神识不清，所谓神志俱丧，躯壳徒存耳。又须审其发于何脏？如目直视，手寻衣领，及乱捻物，此发于肝，是为亡魂。如闷乱喘促，手掐眉目鼻面，此发于肺，是为亡魄。如上视咬牙，叫哭惊悸，或不能言，此发于心，是为丧神。如困睡手足瘈疭，不思饮食，此发于脾，是为失意。如目无精光，身缩下坠，此发于肾，是为失志。经曰：衣被不敛，言语不避亲疏者，神明之乱也，故为不治。然有疮本稠密，是以起发成浆之后，精血外耗，不能养神，忽然神昏谵语者，治宜养血安神为主。治之而即已者，吉。如连作不已者，死。

夫邪气炽盛，正气虚弱，则神识不清，而谵妄所由生也。然因心热者，则似睡非睡，呢呢喃喃。若因胃热者，则大便坚闭，腹痛无伦。若因肝热，则忿怒不平，恍惚不定。若因肾热，则恐怖见鬼，而神志俱丧。昼多谵妄者，阳虚也。夜多谵妄者，阴虚也。然在初热时则是火郁而然，必痘起则已。在行浆时，则是痛极而然，必浆足则已，若止谵妄而无他证者，则以治痘为主，倘兼别证者，又当随别证以审治之。

寒 战 咬 牙

痘有寒战咬牙者，或谓心火热甚亢极而战，反兼水化制之，是为病热。或曰：俱属于寒，如严冬之气，伏阳在内不胜其寒，是以手足战栗而齿自动，故陈氏以异功散而取效，非寒而何？嗟嗟！偏寒偏热，皆未得病之旨，斯证有先后之序，用药有缓急之分。凡七日以前寒战者，乃心火亢极也，当以表热治之。七日以前咬牙者，乃阳明胃热，以其经走上下齿龈也，宜清之。若七日以后寒战者，乃阴凝于阳，阳分虚，则阴入气道而作寒战也，宜以气虚治之，大用参芪，加姜桂以温阳分。七日以后咬牙者，乃阳陷于阴，阴分虚，则阳入血道而作咬牙也，主血虚，宜补之，大用参芪加芎、归、黑姜，以实阴虚。七日前而有此证者，属热而凶，七日后而有此证者，属虚，而亦有可治。若单于寒战者，则当于补气之中而兼补血。单于咬牙者，则于补血之中而兼助气。然阳气虚寒，固有寒战，风火相搏，亦有寒战。阳明胃热，固有咬牙，肝肾虚寒亦有

咬牙。故不若观痘色之红白，二便之秘利，喜饮之寒热，脉息之迟数，起发之难易，则寒热洞然矣。大抵发于痘初，多因心肝胃火，盖热毒不得尽出，内与正气相搏，筋脉因而动摇，实热证也。若发于痘后，则多由肝肾两虚，虽有热证，乃假热也。如咬牙面赤作渴，至夜为甚者，此阴虚也，宜地黄丸料恣饮之。故曰：咬牙者，齿槁也。至若疮色焦黑，不省人事，闭目无魂，谵语狂烦，寻衣摸缝，斗牙不已者，此皆气血将尽，纵毒内攻矣。

嗳 气 恶 心

嗳气者，多因胃虚窒塞，气不升降，过极则展舒，而浊气上出于胃也。有因食物停胃而夹酸臭者，治宜消食，推扬谷气。有因胃中滞气不舒，而无酸臭者，治宜行气调胃和中。有因痘毒未出，火邪在内萌动所致者，治宜发痘。有因既出之后，而热毒犹郁于中，欲发不得发而然者，此宜清胃。若夫恶心干呕，其候虽近，其寒实深，盖冲任虚火上冲，犯于清道，乃脏败毒攻之恶候也。

喘 急

夫喘而加急，无问朝候见之，此为恶证。然有虚实之分，如气微息短无力者为虚；如声粗大，气粗且长者为实。盖肺居气之至高，喜清虚而不受窒碍，若邪气相干则窍壅塞而发喘。然有中气不足者；有肺气将绝者；有痘毒未出，枭炎上攻者；有痰涎紧并者；更有饮食倍伤，气壅于肺者；有卒犯风寒而外束者；有大便久闭而内逆者；有因泻后而元气下陷者；虚火上壅者；有因吐后阳虚，不能按纳阴火，火逆上冲者；有因过补无补，虚气无依者。

种种诸因，并宜分源异治可也。至如泻利不已，腹胀烦躁，汗出如油，发润作喘者，不治。总之，多因枭毒煽烈，玄池耗铄，肺失输降，火自升迫，喘斯作矣。

咳　嗽

　　夫咳嗽之所以累人者，以其难于立止也。然欲治肺而止嗽，则益害肺而嗽愈甚，盖肺受病而咳嗽者，必有因以迫之，治其因则嗽自愈。若不详所自，而徒事于肺，则气无所归，或邪无所散，肺愈苦而咳嗽愈甚矣。如痘初咳嗽者，因痘疮挟君相二火，上熏于肺，肺叶焦举。故气逆而咳者，有声无痰之谓也。若脾虚不能运化而生痰，痰生则嗽，嗽者，无声有痰之谓也。治法无痰要有痰，有痰要无痰。可见，治咳又难于治嗽也。在发热之时，先有咳嗽之证者，此为外感风邪之故，治宜疏散。在将发疮痕之时者，是火邪欲达之故，治宜托痘。既见咳嗽更增者，是喉咙有痘，故淫淫如痒，习习如鲠，治宜利咽。若灌浆而咳者，是肺气虚弱，治宜参芪甘桔之类。若靥后而犹咳者，是肺逆不收，治宜润肺清毒。若落痂后而多嗽者，治宜滋肺化痰。更有身热而咳嗽连声鼻血者，是余毒在肺也，治宜清热解毒。有因久嗽阴亏，痰水粘滞，气不升降，两胁刺痛者，治宜养阴清肺，使痰气流通，而痛咳俱愈也。至若声如水鸡声者，如拽锯者，口中痰涎胶塞者，并皆不治。

厥　逆

　　夫痘之际，头面宜凉，手足宜温，反此则为逆矣。至于厥则更甚于逆而乃冷也。逆则阳气衰，厥则阴气胜，头乃诸阳气之会，痘毒之气上蒸，故温也。足冷者，是阴阳之气下绝也，不治。盖四肢属脾，而脾又统周身，为诸阳之本。如指头微寒，则阳气衰，夫阳气起于十指之端也。若足心冷则阴气胜，阴脉集于足下而趋于足心也。然焦黑烦渴顿闷喘促而厥逆者，此热深厥亦深，火极似水，乃阳毒内陷也。若灰白顶陷，吐泻兼并而厥逆者，此元气虚急，阴阳不接也，总皆恶候。若手足冷而曾多吐泻者，此脾脏虚怯也。四肢皆禀气于胃，脾胃气弱，不得至于经耳。若在痘未出时，则于发表之内，当兼和中，不可单行发表以致复虚胃气，至若阳气虚寒而饮沸不热者，则急投参附，重复盖覆，使阴返阳回而自顺矣。如阳气大脱足冷过膝者，不治。

　　痘中厥冷者，多因毒气郁遏于内，而元气不得行诸中外，是以致表无阳也，宜理中汤加减服之。然有阴阳二证，凡二便俱秘，烦躁狂妄，腹胀喘渴者为阳厥，宜疏利以宜发阳气。如呕吐自利，阳气欲脱者，为阴厥，治宜温补，以追复元阳。大抵暴得非阴，久病非阳，盖胃伤则生风呕吐，脾伤则生风厥逆，多属脾宫无阳而四肢无以禀受也。

中　风

　　夫痘证热极生风，亦如中风之状，或手足腰项强急，或直视牵引，口张舌强，治宜俱用参苏饮之类。痘出热解而风自已，若在起胀成浆之后而见者，则为气血两虚，虚风内鼓，危之证也，惟峻补气血，或能救之。

寒　热

　　腠理者，肺气之门户也。苟为风寒闭塞，则清道不能流通，而施其合矣。是以火动则热，火郁则寒，寒极则热，热极则寒。然痘未出，而发者为实，此气血旺，而不受邪触，乃与毒火相争也。若已出之后而发者，则为虚矣。发于毒盛者为邪胜，发于毒少者为虚极，发于结痂之后者为余毒，发于因用毒药太过，而元气虚损者为大逆。七日前后独热者为痘蒸，是气血与毒俱盛也。十四日后独热者，亦为余毒，易治。七日前后独寒者，是气血亏损，毒火内郁也，难疗。实则发散，以清其气道，虚则补益，以固其真元。但补益必须看明，发散切勿过用，若真元一损，则无复有可回之理矣。

失　血

痘疮失血者，乃气盛攻毒，为贼邪阻塞清道，热盛火炽，而气与毒相挟交争，血不能胜，以致错经妄道，涣散无统，是皆气盛于血之患也。毒盛则血热，血热则妄行，治宜犀角地黄之类。然有从口而出者，有从大小便出者，有从疮毒出者，是皆有犯于内，皆难治也。惟从鼻出，而得生者，何也？盖为气盛逐血，血载毒奔行周身，传注督脉，斩关而出，不犯其内，无大害也。故痘之发，虽云气不可弱，然亦不可太盛，太盛则伤其血。治者安其气位而补血，斯无误矣。若下泻脓血，如死肝豆汁者，是胃烂也，不治。至于女人经期，先期而治者谓之热，后期而至者谓之寒，此常论也。然经行至久，并从虚治，参芪归芍，补托之剂，在所宜施。如脉虚神倦者，尤宜倍加温补，庶无灰白之变。

经曰：阳络伤则血外溢，血外溢则衄血；阴络伤则血内溢，血内溢则后血。痘疹失血者，因疮疹之火熏灼于里，迫血妄行，血亦随火而动耳。若作渴饮冷，手足并热者，此毒气炽盛而上溢也。若作渴饮汤，手足不热者，此脾肺气虚，不能摄血而妄行也。若衄血，而右寸脉数者，此肺金受刑而有火者。如吐血，而痘赤作渴发热者，此胃经热毒也，并宜透托凉血为主。

有因大便干硬燥结，是以微血从粪后而出者，此或因肛门伤损也。如疮已收，而大便脓血，外候无变者，此毒邪倒靥，正不受邪，而毒从利出也，并为无害。若非此，而便血淋漓，昏睡不食者，是脏腑败坏，阴血妄行也，必死之候。

夫心主血而荣于血，痘疮毒气太盛，则经络壅塞，火毒侵淫，郁成瘀血于心胁之间，是以或为心胁痛，其疮灰黑而烦躁喘渴腹胀矣。或热邪下迫，血随热注而便血矣。便后而热减神清痘转者，此热随血解，用犀角地黄主之。如便后而诸证愈甚者，此邪乘胜正，为不治也。凡便血，而从粪前来者为近血，是大肠积热所致也。从粪后来者为远血，是胃间积热所致也，皆宜清热固荣为主。若于久泻久利之后者，是脾气虚寒不能摄血所致也，宜温补而兼升提。

论　痛　痒

诸痛为实，诸痒为虚。实者，邪气实；虚者，正气虚也。盖疮疹为火，火盛则痛，火微则痒，故常作痛者，此邪气之实也。痘疮之毒，发于皮毛肌肉之间，气以束之，血以润之，酝酿其毒以抵于化，在正气周全而不舍，毒气变化而未成，则郁而作痛，此其常也。毒化脓成，其痛自已。至于肉如刀割，肤如锥刺，大痛不止，叫号多哭者，此则皮伤肉败，不胜其毒，又痛之变，而为坏证也。常作痒者，此正气之虚也。经曰：胃者，水谷之海，六腑之大源也。五味入口，则藏于胃，以养五脏。若胃气既虚，则水谷不化，津液内竭，不能输精于皮毛，气失其卫，血失其荣，不能酝酿毒气以至成，乃使毒气浮沉隐伏，聚散倏忽，灼于皮毛，所以痒也，其治宜补气血，和中托里，其痒必已。若至瘙痒不止，爬搔破坏皮脱肉坑者，此毒气内陷，正气外脱，不旋踵而告变矣。然先痛后痒者，此常候也。盖先则毒未解化，其火正盛，宜尔作痛，厥后脓成毒解，火气渐微，宜尔作痒也。但痛痒俱不宜甚耳。

经曰：诸痛痒疮皆属心火。火炽则血热，热则干涸，干涸则气滞而作痛也。然初出时即痛者，是发未尽，而热毒燎灼于肌肤也。既出稠密而痛者，是毒盛而血瘀滞。六日以前多用发散，六日以后多用活血。因干滞而痛者，则以水杨汤浴之。至于痘疮发痒，如能食而便坚者，邪气内实，正气外虚也。倦食而泄泻者，正气内虚，邪气外实也。更有火邪传于肌肤之间，不能即出，以致燥灼腠理而痒者。亦有醉酒之人近炙，或衣被重覆而发痒者。更有血方流行，而为风寒外束，故郁滞而作痒者。总痘色紫赤，饮食能进，而气血充足者，其痒属血热，治宜清凉解毒。如色不红活，乳食不进，而气血不足者，其痒属虚寒。然胃主肌肉，又为气血之源，故治并宜调脾进食，活血匀气，则免痒塌之患。总而言之，痛为实，痒为虚，热微则痒，热甚则痛，痛痒皆属于火，而虚实大有不同矣。

虚则为痒，痛则为实者，大概言之也。空则必痒，痒则必塌，理势之必然也。但焦紫与灰白，其证将危，势必俱痒。可见气虚者作痒，而血热者亦作痒，故贵治者于起胀之日。如血热者，先为清热凉血，气虚者，先为补中益气，则自无此患，如待证成，而后治之，必难愈矣。

然其人能食，或大便坚，抓破之处，复灌成脓，其无痘处，又出一番，大小不一，是虽尽破，尚可救治。若搔痒之时，其人颠倒闷乱，抓破之处，不复灌成脓水，或成坑窟，或即干黑，或皮自脱，又兼呛水呕食，水浆不进，泄泻失音，寒战咬牙，手足厥逆，腹胀啼叫，是皆死证也。然在初见点而遍身痒者，此邪气欲出，因皮肤闭密，其火游移往来，故痒也。此与伤寒太阳病身痒汗不出者同治，法宜使腠理开通，则邪气得泄，痘起而痒自去，所谓火郁则发之义也。若脓灌已成，势将收敛而痒者，是邪气将散，正气欲复，荣卫和畅，故知痒也。此与诸疮疖类，将痊而痒者相同，不须忧虑，但谨记之，勿令搔破复溃。如起壮灌浆，当血化为水，水未成脓之时，其毒未化，而浑身瘙痒，爬搔不宁者，此为恶候，是与伤寒阳明经病，皮中如虫行者同论。此所谓虚风外搏，邪气内强也。有痂落后而疤痕痒者，因荣血耗损，皮肤干燥，是以浮火游行，火甚则痛，火微则痒耳，治宜清火滋阴为主。大抵出形而皮肉红艳，起发而皮嫩多水者，其后必然痒塌，不可不预为调理也。然痒塌二证相因，故塌者未必不痒，痒者未必不塌。不塌而痒，痒可治也。不痒而塌，塌可治也。塌痒并作者，定然难疗。至若爬破如汤火泡者，不治。并气离血散，陷塌发痒而无脓者，不治。

论 身 痛

经曰：诸寒为痛。又曰：痛则为实。是故内快外痛，为外实内虚；外快内痛为内实外虚。然痘疮身痛者，是或皮厚肉密，外寒相搏，或热毒内作，更或血虚不能荣养者有焉。大抵热毒未尽时者，是血气凝滞毒壅而作痛也。既尽时者，是血虚而热燥也。若遍身如唔而色黑者，是毒气壅滞，血凝而危也。如自利不食者，不治。

痢

痢者，湿热郁于肠胃，有伤气血而成也。痘以气血为主，二者咸伤，痘何赖焉？治法赤用四物汤为主，白用四君子汤为主，赤白相兼者，合而用之。腹痛者，倍加当归、芍药。后重者，内加木香理气。赤久不愈者，则加阿胶、黑干姜。日久不愈者，则加黄芪、炙干姜。外感者，则加小柴胡发散。小便涩者，则加木通、泽泻。此治痘痢之大略也。但痢最难捷愈，非若痘之有定期也。且外脓内痢，表里俱虚，元气易陷，故宜以治痘为主，大用参芪补托，兼用升提，毋使元气下陷，毒气内攻。若专以寻常治痢之法，行气和血，则毒反假药势，内陷于阴，何能充达在表成功！况有迹之疾病未除，而无形之元气先竭，则痘不待痢痉而先毙矣。且世间似痢非痢者多，以青皮、槟榔而致毙者，不可胜举！

惊搐

夫心经有热，流注不解，热极生风，乃有此候。然痘未出而惊，是热在疮而不在心，宜也。既出而犹惊，是热在心而不在疮，危也。故云：先发搐而后发疮者，生。先发疮而后发搐者，死。其治之法，先惊而将痘者，以升麻汤发之，痘出而惊自已也。惊厥太极者，虽全蝎、天麻皆所宜用。痘既见而惊不止者，用五苓散而导其心火，则惊自止，否则，热蒸太过，疮势必干，浆水不来，难于收靥矣。至于未出而搐搦者，毒热内蕴也。已出红绽而搐搦者，热毒作痛也。灌脓而搐搦者，血气虚也。靥后而搐搦者，血气之虚尤甚也。如目瞤或直视而搐搦者，风火相搏也。口角流涎而搐搦者，木水乘土也。面赤眵泪而搐搦者，肝血虚而生风也。角弓反张者，水不生木也。皆血气内起之病，切勿误投风药。

痘疮发热之际，正心火妄动之时，切忌举作惊扰，及闻卒然之声，否则，皆能致惊发搐，及当灌脓，元气升浮，荣阴之散，尤宜静摄，否则，神不守舍，血不循经，轻则停浆，重为坏证。至于靥后大虚发惊，难愈，更不可不慎也。若所云惊痘为美者，谓痘自心经而发，故惕惕惊搐，皆少阴见证，从内达外者也。岂以外受惊恐，有伤心气，反谓之美乎？

遍身青紫

痘疮之出，热邪内外蒸发者也。若热毒方运而为暴寒折之，则外寒与内热相拒而不得入，内热与外寒相阻而不得出，故毒气壅于肌腠，痘如痣点，或青、或紫，俗所谓鬼捻青是也。治宜发散寒邪，温肌匀气，则毒气复行而痘疮乃出矣。不特年小禀弱者有之，年壮而肌肉厚者，亦多此证。

面青为逆

夫面为诸阳之会，故无论何病何时，其色白兼红黄者，皆元阳一气之所化。况痘疹属火，故面色赤者，顺也。如面反青色者，是色病不相应，且为阴惨肃杀之气，逆也。然有因肝木克制脾土者，有因吐泻脾胃受伤者，有因痘出遇寒，相搏凝滞遍身青色者，更有因身热烦躁不去而欲生风者。盖热者必生风，虚者必下利，随所因而治之。大抵不外先天阳气不足，后天脾元有亏，故为凶多吉少者也。

囊　肿

痘有阴囊肿痛如瓠瓜者，是膀胱热甚，毒气流入于小肠也，宜解毒清热利水为主。若在痘后者，是余热余毒湿热下注也，亦宜解毒清利湿热，外以石燕醋磨浓汁搽之。

目　病

夫目者，心之所使，神所寓焉。然目得血而能视，兼之诸脉及五脏六腑之精气，皆上注于目，故阴阳合德而为之精。凡痘毒发于脏腑，其热毒之甚者，火走空窍，肝肾虚者，目必受之。然若发热之初，观其两目，神倦不欲开者，痘也；目中汪汪若水者，疹也。盖诸疮皆属于心，故候见于目也。至若痘疮入眼者，此不在于初，多在收靥之时，满面破烂，重复充灌，脓血胶固，是以热毒熏蒸，内攻于目者，或有痘毒太盛，成就迟缓，过用辛热之药以致者，在白珠子者，此不必治，久当自去，惟在黑轮上者，急宜治之，治法惟宜活血解毒而已。活血不致于热，解毒不致于冷，用药得宜，其证渐退。至于虚弱者，尤忌凉剂，恐致变证百出，非徒无益矣。但调脏腑平和而再不愈，乃专治之。如至靥后，目涩不开，明暗皆然者，是肝热也。如见明则合，暗处则开者，谓之羞明，此余热在于心肝，或肾虚所致也。若眼目昏暗，时多热泪者，是肝脏实热也。更有风热上攻而赤肿流血者，更有疮毒入目，血热不散，两眦皆赤，痛楚难忍者，更有翳膜生中者。若翳生四边散漫者，易治。如暴遮黑睛者，多致失明。至

如瞳人损破，及睛突出或陷下者，此皆不可治也。然切不可用点洗之药，以致反生大害，故最宜调理于未成，有于将痘之际，用胭脂浸水，涂眼四旁，及诸护眼之方，皆良法也。痘后忌食鸡、鸭、蛋者，盖卵性寒多滞，滞则毒不化，流入于肝，乃目病也。

封　塞

痘至灌浆，则藏伏之毒与精华皆为逼灼在外，所以空窍眼鼻之所，津液留聚而为封塞也。然必待肿胀灌脓而然，为正候也，故三四朝，不宜封塞者，谓毒未外达，邪火上炎也。若五朝之后，又宜封与塞者，谓气血充灌，精不外驰也。其封塞之所。如胶如脂光润者，吉。如煤之干黑者，脏腑燥槁，津液枯竭也。如脓之流溢者，毒火内灼，精华外泄也，并为凶候。若既已封塞而六七朝即开者，须防其毒未消而有内攻之势，则属再危更甚矣。惟痘稀少者，不在此例。

论肩背臀

肩背者，五脏之所系，最宜疏朗红活，切忌繁密焦紫。但小儿多喜仰卧，故肩膊臀背之疮，展转摩擦。若痘子好者，自然坚厚耐久，其次则收靥稍迟，即穿破溃烂矣。最可嫌者，如汤火之炮，水去皮脱，或疮自破纯出清水，黑黦干焦，目红散漫者，更有浆水全无，平塌焦紫者，并皆不治。

论干燥

夫初起时肌肤干燥者，是腠理闭密，津液阻滞也，治宜发散表痘为主。有见点

而痘燥涩不荣者，是荣血本虚，又为风胜火铄而益燥矣，治宜凉血养血为主。如痘既起胀，或将成就之时而疮干者，此荣血不足，复为脓浆耗损，无以灌溉皮毛，通调百脉也，治惟有补而已。

论 臭 痘

经曰：热胜则肉腐，故臭痘未有不因火迫所致，然多不死者，以其得化泄阳明之毒也。若臭而黑烂成窝，兼之目中无神者，则元气亏竭，亦死之证也。故臭而红活，脓血流溢者，臭而不燥不痒者，臭而不延人毒痛者，臭而囊不尽脱者，臭而皮肉不黑烂者，臭而口内无恶臭者，臭而不指烂入筋者，臭而身热气蒸，声清能食者，皆生证也。然须以芫荽、艾叶烧之，以辟秽气，兼用升麻、紫苏煎汤，揩挹臭处，更宜洁净衣服床被之类，内用升托补养之药为要。若至顶、胁、胸、颈、气窝等处，凹烂臭黑，深见筋骨者，必死之证也。并在脓浆未成，其毒未化之日而臭者，是邪火用事，卫气早泄，必至阳绝阴竭而后已。

论 蛆 痘

痘蛆者，假湿热之气化，由脓血而成形，夏天患痘，成就迟者，每多有之。然痘而有此则虽美痘，势必恶痒，外宜银簪挑去，或用经霜桑叶，及野薄荷煎汤洗之，其蛆自去而痒自止。有谓蛆痘不死者，以其枭毒尽发于外也。有谓蛆痘必死者，如物朽而生虫之义也，宜兼候之美恶以验之。

论 黑 陷

水火者，阴阳之迹也。坎离者，水火之位也。心肾者，坎离之配也。阴根于阳，阳根于阴，互为其根，所以能变合而生万物，故心配离而生血，是阳中有阴乃真阴也。肾配坎而生气，是阴中有阳，乃真阳也。心中之血，即肾中之真水而灌溉滋濡，水之德也。肾中之气即心中之真火而呴嘘鼓动，火之象也。然水善而火恶，况人之两肾，左则为水，右又为火，经曰：七节之旁，中有小心。小心者，命门相火也。以其为君之相，故云小心，以其行君之令，故云命门也。以一水立于二火之间，其不胜也，明矣。运之于中而使火不赫曦，水不涸流者，有神以主之也。所谓神者，何物也？太虚之中，神之栖也。然水火不并立，摄处稍偏，则各有胜负盛衰之变。况疮疹之火，起于命门之下，二火相合。所谓得助者，强也。是以相火复挟君火之势，肆其猖獗，销铄燔灼，无所不至，阳道常饶，阴道常乏，火一赫曦，真水亦亡矣。真水既亡，津液暴绝，则其气滞，其发燥槁，不能润乎皮毛，滋乎腠理，疮中之血，亦干而黑矣。是变黑者，血色本赤而干则黑也。谓之归肾者，盖血本肾中之阴血，干则肾水亦干矣。此是肾虚之证也，岂有肾实为邪之理！而何世用泻肾之药，况肾主虚耶！钱仲阳为幼医之祖，所制百祥丸，泻膀胱之水，令脾胃复旺者，乃后人溯度仲阳之意，非其立方之心耳。殊不知大戟者，又泻小肠之药也。心与小肠为表里，今不直泻其心而泻其合，使心火下降，肾水上升，得阴阳交媾之道，毒气去而真气不绝者，得活恒多，况导赤散亦仲阳所制，亦泻小肠之药哉！但与百祥丸略有宽猛耳。若必以百祥丸为泻膀胱之药，母实泻子为论，则黑陷似乎肾实，且失本草之性而有千里之谬矣。

凡物生地下则赤，稍长则白，萎落则黄，枯槁则黑。及婴儿初生则赤，稍长则白，疾病则黄，老死则黑。万物皆资一阳之气以有生，此四色者，乃一阳之气递变者也。痘疮由出现而起发，起发而成浆，成浆而结痂，亦人身中一阳之气流行也。再令四时而言之，其出现而赤，是合春气发生之令也。起发稍变而白，是合夏气长养之令也。成浆而黄，是合秋气成实之令也。结痂而黑，是合冬气闭藏之令也。苟出现而黑，是春行冬令矣。起发而黑，是夏行冬令矣。成浆而黑，是秋行冬令矣。及结痂而又不着痂，脓水浸润者，此又冬行春夏之令，是皆不循递变之次，谓之逆者此也。然黑痘有二，一则干枯变黑者，此名倒陷，乃邪火太炽，真水枯涸也，是为归肾之证不治。一则痘色变黑，未至干塌，此疫毒之气，所谓火发而曛昧者此也。可用归梢、生地、赤芍、酒红花以凉血，黄芪、人参、生甘草以泻火补元气，酒炒芩连、牛蒡、连翘、升麻以解毒，防风、荆芥以疏表，再加烧人屎一钱，连进十数日，常有活者焉。

夫痘疹之毒，自内而出，冲突气血，发达腠理。其初出一点血，是亦身中之气血，被毒驱逐，现于皮肤之外耳。故其成形者，气也。成色者，血也。若毒火太盛，煎熬气血，乃先至之气则削矣，先至之血则枯矣。气削血枯，疮色即黑，腠理反闭，毒不得出，复入于里，遂成陷伏。此乃毒气郁遏，非外感风寒，内虚吐利，杂气触犯者可比。凡为良工而处此，合下即下，合利即利，合发即发，或解其里，或解其表，应变出奇，勿泥常法可也。时其以黑疮曰鬼痘，或曰痘疔者，是深恶而畏之之词也，最宜急治，迟则蔓延。

凡痘原有凡疮未愈，或疮初愈而瘢嫩，是以至痘出时，其处毒集愈盛，攒聚成片，形色黑溃者，急须针刺破之，吮去毒血，以四圣散涂之。如疮焦黑，浑身皆是者，看其大便何如，大便秘者，内服承气汤，外用水杨汤浴法。大便利者，内服十全大补汤，外亦用水杨汤浴法。然有谓之肾虚者，有谓之肾实者。总之，虚者正气虚，实者邪气实也。

水　泡

夫水无土则溃，土实则顺，理势然也。盖土为万物之母，而痘疮之起灌成实，皆赖脾胃化源生发也。倘天元薄劣，脾土损伤，则传送之官失职，生化之机以漓，气血弗克充灌，于是土溃水浮而泡随发也。然一发泡，则痘囊空虚而不饱满矣。有以气过则为泡者，当言邪气之过于冲击而为泡也，岂正气充实，不能逐毒化浆而为水泡枭痒之患哉！有以部位所属五行以断者，虽似乎理，未免多歧，不切治法。总之，头为元首之尊，胸为受气之地，颈为出入之所，背为五俞之属，正痘尚嫌其多，况水泡乎？惟于手足，则如卒伍卑贱之属，少见之而不为害，然亦脾虚之足征矣。若至被单交片则为恶候，乃枭痒之渐也。如向有凡疮或破伤未痊，或初痊斑嫩，痘出丛集而化为泡者，由外因而致，非内病而无害也。按古论泡之恶，与黑陷相类，外出内入，势虽不同，而毒滞为害则一，盖毒气猛烈，反成郁遏，极则冲突平陷之处，郁遏之处也。水泡之所，冲突之所也。热毒内伏，驱逐津液先行耳，内宜逐毒松血，外以银针刺破，出其紫血，以芫荽酒调宫粉涂之。

论干枯陷伏倒靥等证

夫痘色干红，红后必变紫，紫必变黑，黑必枯陷，此血热毒滞而行，乃内热渐变，一定之机也。治者，于干红之时，急宜解散凉血，退热清利，此顶虽平陷，不可以气虚而用参芪补剂，否则，气盛而血愈干涸矣。丹溪曰：疮干者，宜退火，只用轻剂，荆芥、升麻、干葛之类是也。更有所谓陷伏倒靥者，其形略似，其证不同。陷伏者，有因胃本虚弱，不能使阳气以副荣卫，故出而无气血以应之，是欲出而复没，斑晕白色或黑，大便自利，小便不赤而不能食，或倦，或呕，四肢散厥，因内虚而不能出者，此为陷伏也。当用辛温之药，令其胃暖，荣卫无滞，自然出矣。如理中汤、活血散、木香异功散之类，皆可审投也。倒靥者，痘点既出，外被风寒所感，致使肌窍复闭，气血凝涩，身痛微厥，大小便秘，痘点不长，或黑紫，或平阔，是皆所谓倒靥也，宜急温肌，发散风寒，如参苏饮、小柴胡汤，或加紫草、蝉蜕、僵蚕之类，温散风寒，则热气自然流通，而痘必复长矣。更有热邪干滞，二便不通，腹满喘急，热甚谵语，黑陷焦紫者，治宜下之。下后而气冷寒战者，凶。气若温平者，吉。甚若黑陷干枯而舌黑者，不治。至于痘之黑点者，是毒不宣散也。盖血载毒，上参阳位，阳不足，阴往乘之，气不蓄血，血亦不荣，渐致枯黑，宜以保元汤加归、芎、肉桂，提补其气，则毒发而变黄。若不为鼓舞宣发，则火郁在内，譬诸炒豆，火微则黄而熟，以其存润势也。火盛则暴而黑，其火性猛烈，莫之御也。火久则焦而槁，湿润之体无可复矣。

痘之名塌者，其形平而不窜，因气血不能交驰而鼎峻之功已亏，真元不得翕聚，而充灌之势不至，故平塌而不饱满也。更名之陷者，其体深而危，因元气亏损，而邪毒侵侮于中，囊壳溃烂而真浆未灌于内，故坑陷而不能振垒也。总是元气虚弱，不能拘制其血，以载毒出表，遂使血离而不附，气亦散而不聚，虽起而不饱满，故名为陷。气虚极而不能拘血，血不受拘而载毒以出，故名为塌。塌与陷似同而实异，陷则中陷而不起，根窠犹在。塌则平塌无痕，或有痕而无根也。有为陷塌者，未满而塌也。有为倒塌者，满而后塌也。有为顶陷者，根窠既立，真元虚弱，不能续其后来之气，锐势委顿也。有为黑陷者，是气不能蓄血以养，且兼毒滞而血干也。有为血陷者，是卫气不足，而荣血过盈，气不拘化成浆而中止也。有为白陷者，气既不足，血因衰弱，气血两亏，毒无由解，故久则陷而为白也。有为灰陷者，气血衰败，内外两亏，外如蚕种，空壳无浆，或虚有根窠，内含清水而为不治也。然丹溪曰：炉灰白色者，人果知为虚寒矣。又须看其静者，怯者，果为寒论。如勇者，燥者，燉发者，此又当为热看，不可概例也。有为毒陷者，是血与毒相逐，气弱不能拘化，乃凝结而不荣，干枯而不润也。有为倒陷者，七日之后，根窠发足，浆满光荣，或因风寒乘虚外袭，气血凝泣，毒乃内攻，或吐泻烦渴，气血津枯，脓浆退去，毒因内陷。总之，未有不因于虚也。更宜于虚之中，察其皮薄色淡，方为真虚，若囊厚色苍，此为毒气壅遏，不能外达，根不松发而名为毒绊耳。若从虚治，益增塌陷。至于黑者，乃火之死也。盖色之繁红焦紫，皆由于火之所致，然力穷乃止，故热则红，滞则焦，极则黑，犹之火活则色红，火死则色黑，曰变黑归肾者，言毒气归肾也。

凡内而不出者，谓之伏，外而复入者，谓之陷。痘疮有黑陷者，其证有四：一则因感受风寒肌窍闭塞，血凝不行而黑陷者，必身体疼痛，四肢微厥，斑点不长，或变黑色，或青紫瘾疹者，此为倒伏也，治宜温肌发散，则寒邪自去，热气复行，其斑自长矣。二则因毒气太盛，内外蒸荣，是以毒复入里而黑陷者，必心烦狂燥，气喘妄言，如见鬼神，大小便闭，渴而腹胀者，此为倒陷伏也，治宜大利之，以泻膀胱之毒，令其阳气复还，脾胃温暖，然服后而身热气温能食者，是脾强胜肾，毒虽盛而里气强，足以续其后来，故能驱毒达外，其陷者，当自复出，可治之兆。若加以寒战而身冷汗出，耳尻反热者，死。三则因内虚，而不能使阳气以副荣卫，是以出而复没，其点白色，或有黑色者，其人必不能乳食，大便自利，或呕，或厥，盖此是胃虚内弱而不能出，乃为陷伏也，治宜温中之剂，令其胃暖而荣卫复行，则当自出矣。更有因误下之后，是以毒气入里而黑陷者，亦宜先为温养其里，后以桂枝、葛根疏解于表，则自出矣。四则因被房室等秽恶气冲触而黑陷者，急宜紫草、僵蚕、当归、红花、穿山甲、蝉蜕、甘草、生地之类，外用熏解可也。然按古方，凡治黑陷俱用穿山甲，取其穿肠透膜善走窜也。用人牙者，牙乃骨余，可发肾毒也。但二物借为向导施治则可，若单用之无益也。有用烧人粪者，以其善解疫毒，痘乃时疫所感，故用之，加入发表和中解毒汤中最妙。

伏者，毒蓄于里而不出也。陷者，毒出而复陷入也。然伏惟一证，而陷则有数种。如伏候见于见形之时者，其人疮出之后，热不少减，烦渴闷躁，此可见有伏毒而未尽出也。陷则见于见形之后。如血渐干而变黑者，谓之黑陷。如浆水未成，破

损痒塌者，谓之倒陷。如脓成复化为水，不肯结痂者，谓之倒靥。倒靥者，亦陷之类也。如疮黑色者，皆谓之黑陷，然黑陷谓之归肾者，以肾属水而色黑，为真脏色见也，故云不治。然此者，岂肾独旺而夺权哉！本出血气大亏，不能逐毒于表而枯萎耳。何世妄谓肾实，必欲泻而使之更虚！不知人之一身，大言阴与阳，小言心与肾，即所谓真水真火也。痘疮之火发于中，赖此一点真水以制其冲，苟或泻之，则火无所制，本先拔矣。况血之干者，色必黑，出于火者，色亦黑，故经曰：火发而曛昧。本已水虚火实为害矣，岂堪复谓肾实泻水为事耶！然紫黑陷者，乃血热干滞，气不能以运行，尚论虚中有余之证，急治犹可复活。若陷至灰白者，乃元气衰败而不能以起发，血亦离散而不得以通灌，系不足之中更不足也，故多难疗。若倒靥而痘出血不止者，名回阳泉。如犯胸胁之地，十难救一，惟在他处者，速觅胭脂胚加血竭一钱，俱烧存性，点上，其血收干者，为愈。

疗 附：痘母即贼痘类

夫疗之为累，乃血热毒盛，气凝热滞而成，其色先紫后黑，亦有起自白色而为陷为痛。与痘初来者，头面居多，中间来者，腹背居多，靥后来者，足股居多，治之稍缓，则周身皆是矣。若夫痘母者，即贼痘潦浆，是为多于好痘之内，潜伏一二个于旁，其形胀大蜡黄，色异本痘，其害痘与疗相近，而治法亦与疗不远也。

凡痘中有形独大，或黑，或白，根脚胀硬者，即是痘疗。如疗疮样，直抵筋骨，并黑陷中有微尖顶如楮实样者，或有众痘攒聚一处，形如癣疮者，或有黑线相牵者，或内有一疮极臭极痛者，皆是疗

也。如无此状，是为黑陷。然黑陷结硬日久，坚聚不散，便成痘疔。总因气血腐坏，热毒蓄积，并结一处，兼之逐于时行疫毒之气，最为恶候，故名疔禁。一有此疔，则诸毒不能宣发，痘疮不能成浆矣。疔者，钉也，钉锢而不展舒也。凡初起，若见大便秘结，量加大黄以通之，外用银针挑破，吮去恶血，唾于水中，红者可治，黑者难疔。次以人乳洗净，将珍珠细末填入孔中，或以四圣散涂之。更有用山茨菇和羌螂肉捣烂涂上，以取疔根者，亦捷而日效之法也。或有用隔蒜以灸，若毒甚而不知痛者，则就着肉灼艾，灸后而疮头红肿发焮者，则再灼艾可也，最宜急治，否则，色渐紫黯，作痛不宁，宿证蜂起，不能灌脓，甚至不救。至有靥后而痘疔溃烂成坑，内见筋骨者，危证也，宜内服人参、桔梗、甘草梢、酒炒生地、红花、连翘、金银花、土贝母、人虫、归芍、角刺、赤茯苓、木通、柴胡之类，外用敷药可也。若内攻脏腑者，阴疮也，不治。然有毒盛浆清之证，吉凶相半之时，凡有疔疮，若补托得宜，气血复旺，则毒并疔疮，溃脓宣泄，反可转祸为福，但内宜解毒补托，外以银针挑破四围，掺以珍珠、豌豆、胎发灰之类，封以油胭脂，溃出其根，则毒邪凭之而尽去矣。

《玉髓》书中多立疔名，未免嗜奇，无补治法，兹悉去之。

斑　烂

夫痘成斑烂之证有二：凡当发散而不发散，则毒内壅于胸膈而乃喘促闷乱，毒气奔溃皮肤，则成此疾。其不当发散而强发散，则腠理洞开，阳气暴泄，热毒尽发于肌表，亦成此疾，治宜保脾土，和荣卫，则毒气自解，湿烂自收也。更有未周

小儿，疮虽红活，但稠密无缝，则血气不能充任，亦成斑烂，是谓小船不堪重载，必致覆沉也。若乳食能进，禁处全无，颜色润泽，咽喉清亮而不肿痛，及无他疾攻害者，间有保全。更有发表过甚，以致外斑烂而肉中虚，阳气不守，脏腑自利，此又急当救里，宜木香散主之，甚至厥逆者，异功散可也。

溃　烂

夫痘所贵者，坚实不破，圆净成痂也。其有溃烂者，是火胜也。经曰：热胜则肉腐。盖火之为用，猛虐峻暴，近之则燥痒不宁，迫之则焦痛难忍，灼之则糜烂成疮，故败物者，莫如火也。然火生于空，非虚不燃，乘之以风，其焰益烈，故痘溃烂者，由肌肉素虚，邪风侵袭，风者，善行数变，是以行诸脉俞，而散于荣卫之间，一旦毒发于里，则风应于表，风火相扇，肌肉愤䐜，皮肤决裂而疮坏矣。如脓成而溃者，则毒已化，但虑其粘衣渍席，不能收较耳，外用败草散衬之。丹溪所谓疮湿者，须去湿，内用风药，白芷、防风之类，或利小便也。若脓浆未成，其毒未化，痒破溃烂者，则卫气暴泄，津液不荣，譬如草木剥削其皮，则枯萎而死矣。经曰：根于中者，命曰神机，神去则机息。根于外者，命曰气立，气止则化绝者，此之谓也。若靥后复溃者，乃余毒失于解利，留滞于肌肉之间也，治宜解毒渗湿。若痘烂无脓，吐利不止，或二便下血，乳食不化者，并皆不治。

痘　癫

痘癫者，是热毒拂郁，气血虚弱，而肌肉败坏也。经曰：热胜则肉腐。《正理

论》曰：脉浮而大，大为气强，浮为气虚，风气相搏，必成瘾疹，身体为痒。痒者，名为泄风，久久为大癞。故凡气血充实者，则自外无虚风，内无强邪，必无是病。惟气血素虚者，则不能荣卫于身，而易感天地肃杀之气，是以皮肉之内，虚风居之，兼以痘疹秽毒疫疠恶气，击搏燔灼，流散四布，随空而出，所以疮本稠密，身无完肤，瘙痒难任，肌肉溃烂，而痘癞成矣。宜急内用大补气血，清热解毒之法，外用灭癞救苦散涂之，庶可保全。若至败面堕鼻，唇崩目盲，肢体残伤者，纵得苟全，终为废人矣。

论痘五不治

夫痘有五不治者何？凡痒塌而寒战咬牙及渴不止者，一也。痘紫黑色而喘渴不宁者，二也。灰白色而顶陷腹胀喘渴者，三也。头温足冷，闷乱饮水者，四也。咬牙气促而泄泻烦渴者，五也。是皆不治。

死证歌括

初出项陷连肉红，限至九日一场空。假如血热带紫斑，斯证死在六日中。发斑黑者在朝夕，斑青顷刻去匆匆。无脓痒塌十二日，不治腰疼及挺胸。势如汤泡及火烧，舌卷囊缩死之宗。紫泡刺破出黑血，饮食挫喉证俱凶。难疗面肿痘不肿，青紫黑陷及无脓。二便流利下肠垢，更有吐泻与蛔虫。头温足冷好饮水，此皆死证命将终。

诸候吉凶略

头疼　　初热而发者，常也。

目闭　　在初出者，不治。八九日无事，十三四日大凶。

咳嗽　　痘疹而咳嗽者，常也。但不宜过，且忌音哑作呛。

心胸疼痛　　凶证。

气急　　在初热者，凶。八九日微喘，无事，但急不宜过。若十三日急促气喘者，死。

声哑　　初起不治。惟喉中有痘，外痘长胖，内亦肥大而然，兼之外痘红活润泽而无枯暗之色者，吉。痂落后者，凶。若兼气急者，始终不治。

喉痛　　初起难治。八九日可治，痂后是余毒耳。

乱语　　初起为重，痂落为凶。若失志者，不治。

呻吟　　凶证。如灌脓疼痛而呻吟，不甚者，不妨。

哕声　　凶证。初起毒火上冲，可治。脓后胃弱，痂后余毒，再兼音哑不食，乃胃气败绝也，不治。

努气　　凶证。是丹田无根之气上乘胸次也。

肚疼　　初热常事，若疼不止，腰难伸直，痘发不出及色惨暗者，凶。痂后是余毒，如痛极难忍者，大凶。

十指冷　　凶证。

腰痛　　初起微微者，常也。若痛甚难立，并痛而不止者，不治，盖此是肾经所致。

手摇　　凶证。

足摇　　凶证。但在作脓痛时，并灌脓虚时略动者，无妨。

眼出血　　不治。

足冷　　凶也。若至过膝者，不治。

鼻衄　　无事，但不宜甚耳。

尿血　　不治。

口吐血　　因呛伤胃脘，微出少许者，可治。若甚者及黑者，不治。

便血　　鲜血而少，且兼即止者，并倒靥之后而使痂皮脓血者，皆可治。如甚而黑者，不治。

挫喉　　初热者，凶。若灌脓时而浆足者，无妨。

寒战　　七日前为热，七日后为寒，又当兼痘证参断吉凶。

咬牙　　起胀时凶。

蛔虫　　初起吐出一二条者，无事。多者为凶。十三、四日吐出者，即死。从便出而多者亦凶。

吐脓痰　　无事。若见腥臭者，宜防肺痈，则必胸中疼痛，唇白面惨为验耳。

吐臭痰　　不治。及呕恶臭气者，凶。

惊搐　　初起无事，乃痘从心经出也，反为佳候。若在脓后靥后者，乃气血已竭，神无所依，大凶。

手足痛　　初出为凶，八九日后无事。

手心痛　　热证。

耳出血　　不治。

吐清水　　无事。但甚者，则大泄元气而属虚寒。

泄白粪　　寒也。

泄红粪　　热也。

泄青粪　　寒也。

泄黑粪　　脏腑坏也，不治。

不食　　初起不妨，灌浆时及痂后者，凶。

能食　　始终为吉。堆痂后而倍者，余毒。

十指痛　　凶证。

头冷　　不治。

唇干　　凡此及齿裂者，凶。

胸高　　胸突如盏者，凶。

吐黄水　　肚不疼者，无事。肚疼者，为凶。

冯氏锦囊秘录痘疹全集卷四 看法诸验

海盐冯兆张楚瞻甫纂辑
男　乾元龙田
门人王崇志慎初同校
男　乾贞干臣

论颜色轻重

夫痘疹之发也，身热和缓，达于外者必轻；闷乱烦躁，郁于内者必重，势之自然也。故颜色贵润泽而嫌昏暗；贵光彩而嫌枯涩；贵淡红而嫌黑滞；贵圆净而嫌破碎；贵高耸而嫌平塌；贵稀疏而嫌稠密；皮贵结实而嫌虚薄。根窠收紧，痘分阴阳，见点活动，切忌浮肿，出要参差，血宜归附，耳后项颈心胸，少于他处为佳，眉棱两颧额前光润不滞为妙。若一发便出尽者，必重也。疮夹疹者，半轻半重也。出而稀少，里外微红者，轻也。外黑里赤者，微重也。外白里黑者，太重也。疮端黑点，如针孔者，热剧而势极也。青干紫陷，昏睡汗出，烦躁热渴，腹胀啼喘，大小便秘者，困也。更凡痘色光润红活者，气血和而旺也。惨暗者，气血衰也。气旺而血得其令，气衰而血被其囚，血非气则毒不收，气非血则毒不化，信乎？痘毒必气血而后可以始终其功。然色之红者，毒始出也。白者，毒未解也。黄者，毒将解也。黄腻者，毒尽解也。灰白者，血衰而气滞也。焦褐者，气血枯也。焦紫者，枭淫邪毒炽结也。黑者，毒滞而血干也。红变白，白变黄者，生。红变紫，紫变黑者，死之兆也。又有血与其毒相搏，抬成虚壳，虽见圆满，实则空壳虚泡而色枯白者。又有气血皆离，而邪火浮游，是以虽见红晕犹存，然气虚不能续，血虚不能化，是以渐变干枯而萎者，并宜详别，毋轻视也。

论 气 色

夫发热之时，面色明莹者吉，赤若涂抹者重，此系邪气拂郁于阳明，盖阳明经上循于面也，宜以清凉解毒之药，少通利之。若面垢惨黯者凶。盖疮疹之火，发自少阳，面垢者，少阳候见也，治宜表里双解，少阳当从中治也。

夫气色者，脏腑之精华也。凡得本色见于本季而不反者为正。若春季面见青色，颧腮微红，外带微黑色而光润者，是水能生木，出痘必轻。若颧腮红而带淡白者，是金能克木也，出痘必重，甚至七八日死。夏季面见正色颧腮微红，外带黄色兼青色者，出痘必轻。若黑色外见者，发痘必重，甚至十一二日而死。若纯见青色者，主泄泻而脾败也。秋季若见颧腮微红而带黄色，兼又唇白者，则痘放标，不过十数粒而已。若见颧腮红色而又唇红眼红，此痘必死于六七日内。若见纯白色者，是肺经有风，必主疾喘也。冬季若见颧腮微红，外带白色，眼有精神者，此痘必三四次出，大小不齐，不药自愈。若见颧腮皆红，外带黄色而兼唇白者，痘必尽如蚕种，在十日十一日而死。然总不拘四时，红黄见于面部者为吉。盖红者，心之有本，黄者脾之有根，此则气血必盛，而痘出自美。若见青色相兼，且有黑色凝滞不散者，乃肺肝肾三经反胜，而心脾已失其主矣，再兼坏证，死无疑也。倘得唇齿光泽，眼不血红，则但是气血不足之故，大加补剂，善于调摄，亦有日至成功之效矣。

验 头 面

夫诸阳之会在于头，心之华在于面，痘为阳毒而心主之，是以痘疮头面少者轻，头面稠密者重，头面预肿者危，头面疮破烂腥臭者凶。故古疮之轻重，莫如头也。况人之一身，内则心为君主，外则头为元首，病有真心痛真头痛，为不可治者，以见不可轻犯也。经曰：头者，精明之府，头倾视深，精神将夺矣。故占人之生死，亦莫如头也。又曰：十二经脉，三百六十五络，皆上走于面而走空窍，肝开窍于目，肺开窍于鼻，脾开窍于口，心肾开窍于耳。面有七窍，内应于心，故疮密稠，七窍闭塞，败面者，凶，以脏腑经络之气皆病也。故痘疮初出，先从他处见标，渐登于头，其起发灌脓收靥皆然，而头面独稀者，或两颧、两颐先见，渐及额角者，皆佳兆也。若于头额之间先出现，先戴浆，先干收，先破损，谓之毒参阳位，且其疮稠密无缝，肉下浮肿，皮上溅起粗肤者，此皆凶兆。若疮遍身先收，而头足两处迟收，或脓熟自破者，堆积结聚者，不须怪之。盖天地之化，孤阳不生，孤阴不长，阳变阴合，彼此相成。头者，诸阳之会，无阴相济，所以难成，治宜养阴济阳，则自收矣。若目闭摇头，痂落气秽者，是心脉已绝，及头肿痘不肿者，俱为不治。

夫面者，诸阳所聚。痘为阳毒，故初出之时，似火就燥，必先于面，然部位不同，吉凶迥异。如额属心，离火之位，火性急烈，不可轻犯，若毒发于心，则先见于位，君危则十二官皆危。凡出现泡浆干收，先从额上起者，凶。左颊属肝，震木之位，右颊属肺，兑金之位，其二处不论先后，但宜娇红疏朗，磊落坚厚者，吉。若模糊成块浮嫩易破，溃烂肉肿者，凶。若黑陷干冷，硬如木块者，不治。盖肝藏魂，肺藏魄。肝肺俱败，魂魄皆离，故凡病两腮冷，或木硬者，死。准头先出先靥者，凶。盖鼻属脾而脾属土，四脏皆禀命于脾，令毒发于脾，则四脏相随而亦败矣。两颐如胭脂之色，或如橘皮之红者，不治。更下颏属肾，坎水之位，此处先出先壮先靥者，吉。盖疮疹出于肾则吉，入于肾则凶。且三阴三阳之脉，皆聚于此，故阴阳和而自出也。然耳亦肾窍，而诸候不宜先者，盖位与窍不同，且心又开窍于耳，则君相二火用事，燔灼之势，难加扑灭也。口唇四围，两颐先出，先起先靥者，大吉。盖阳明之脉，挟口环唇，胃与大肠主之，积陈受朽，气血俱多，唇口又为水星，颏颐又属肾水，火为水制，自然不能肆疟，故为吉也。若夫手足虽属于脾，为诸阳之本，然为身所役使，如卒伍卑贱之职，非若头面元首，不可犯也。况居四末，非若胸膈心肺之居，神明之舍也。故虽稠密，无大害耳。但先起先脓先收者，此阳火太旺，宜用解毒，抑阳扶阴。如略迟起迟收者，此应候也。如迟太过者，此脾胃虚弱，不能运行气血达于手足耳。宜用大补脾元，以杜水泡痒塌之患。

验唇口

唇口者，肌肉之本也。与五内相通，故观于此，可以预知内证之吉凶矣。痘毒之发，凡唇口与舌，或紫或黑，及舌肿大者，是实热毒盛之证也。若色红活而不燥裂干红者，是热轻而毒少也。黄白赤紫而不润泽者，凶也。至如气壮热盛，舌白至唇湿处者，此必胃烂矣。又有唇上痘出相连，诸痘未浆，而此痘先黄熟者，则内溃已成，外痘亦难成浆矣。更有气血下陷，毒攻唇口，是以糜烂成疮，口中恶臭，牙床溃烂，舌上聚堆黄垢，而鼻梁发红点者。又有色如干酱，其肉臭烂，一日烂一分，二日烂一寸，名曰走马疳者，并皆不治。若痘未褪谢，而唇口干红渣滓，颊红唇紫者，此乃欲成肺痈之候，治宜解毒清肺。若加痰喘作嗽，则以参苏饮主之。治者若得其工，此证犹堪复活也。

夫脾之窍通于口，其华在唇，故唇口者，脾之外候也。凡疮疹发热之初，口中气和而唇色红润者，吉。如口燥唇裂者，其毒必甚，宜急解散，否则，唇口疮出稠密，诸疮未发而此疮先载黄浆，诸疮未收，而此疮先以焦靥，唇皮揭脱，渐变呕食呛水，昏睡而死。若面疮肿灌，而唇上疮裂成块干溅者，重。如疮出太密，口中臭气者，此脏腑败坏，故臭出于口也。若唇欲变坏，而唇上缩者，脾绝也。若唇下自呷者，是鱼口也。口中涎如胶粘者，脾津竭也，并皆不治。更有唇口生疮，其声则哑者，此狐惑证也，如不急治，多致杀人。然痘时何以又忌唇肿者？盖肿极不

退，须防唇白而胃烂，痘则内溃不出矣。何以又怕其口张者？盖张则脾败，须防气泄而惊厥发也。但因鼻塞息难，所以张口而舒气者，不在此例。如至十朝已后，口张齿槁者，是为脾绝肾败也，不治。

验牙齿

夫上牙隶于坤土，足阳明胃脉之灌络也。下牙隶于乾金，手阳明大肠脉之灌络也。凡疮疹发热之初，口开前板齿燥者，里热也，宜以清凉之剂微解之。如发热咬牙而有欠者，则为肝热。有上窜者，则为心热，此欲作搐也。然肾主骨，牙为骨余，故寒战咬牙，则毒归于肾，皆为凶候，尤宜兼候参详，则吉凶自见。至如收靥而牙龈溃烂者，此肉疮未得平复也。失治则牙根溃烂出血，肉黑气臭而为走马疳矣。并凡齿干有黑苔者，凶。靥后而牙落者，肾将绝也，不治。

验舌

夫舌者，心之候也。为心之苗，然脾脉亦络于舌。故延纳饮食，主持声音，其用亦大矣。凡痘发热，其舌红润者，吉。燥如芒刺者，里热甚也，宜急解之。若疮出舌上，如堆粟，破如蜂窠者，危。更加饮水则呛，食物则哕，声哑不出者，并疮出太甚而弄舌者，热病口干而舌黑者，并皆不治。更有舒舌者，是脾家津液不足而有微热。故舌络微紧，时时舒舌，勿服凉药，更伤胃气，纵酷嗜饮水，不可误下，愈竭津液矣。

验耳目口鼻歌诀

耳后一见青筋起，须识将来瘈疭频。

耳之前后俱黄色，主惊入肾咬牙真。若逢耳畔筋青黑，横过发际直来侵。此切莫将他病看，须知脐下吊疼因。痘疮耳热耳苍黑，肾热留邪病已深。若自太阳绕耳黑，黄泉在迩莫因循。眼内神光不耀明，乌珠转绿及红呈。此皆证已成危迫，仔细扶持或可生。口唇红活无燥白，此可预决其痘吉。唇上燥裂舌白苔，心经蕴热休他惑。粪门洞泄如竹筒，药石直下死之必。人中忽见青色干，主乳不化并便难。印堂之上青色见，胎中受冷夜啼寒。鼻有黑气死之因，鼻黑还知小便禁。鼻孔燥干气粗大，此知衄血主相侵。若至鼻尖红色见，印堂直上亦红形。此主夜啼麻疹见，或因心热毒痈生。

验　鼻

经曰：肺通窍于鼻，故痘初热喷嚏者，是火邪上干于肺，外应于鼻，火灼之而痒则嚏也。鼻干黑燥者，火刑于金，金体本燥，得火愈甚也。鼻衄者，阳明热极，血得热而妄行，上溢于脑，故衄出于鼻也。鼻流清涕者，疹也。盖疹发于心，心肺相连，以火灼金，热极反化为水也。鼻塞不通者，非风寒壅塞，即火蚀清气而不升也。若一出红点数粒成块，发于山根之上者，为毒盛气虚，而毒乘虚犯上，凶也。然脾络通鼻为坤土之位，故不论先后，但忌模糊成片而早干收也。若正成浆，鼻上先黄者，此脾土将败，真脏色见也。并诸疮未浆而鼻端先干者，凶。经曰：脏最高于肺，以行荣卫阴阳也。若邪火刑肺，则肺败不能输精于皮毛，故皮毛焦枯，先见于鼻，渐必荣卫不行，阴阳不续，必遍身干枯而死。并疮变坏证，鼻中出血者，涕自流出者，鼻孔开张喘急者，皆肺绝也，不治。

验　耳

经曰：肾通窍于耳。耳者，肾之外候也。肾为水脏，天一生之，受气之初，先生两肾，而一阴藏焉。又有相火存于命门之中，故发热而耳独凉者，顺。盖疹疮属火，肾不受邪，存水之德以制阳光也。如耳反热者，则火炎水涸，真阴败绝，水不胜火，将有归肾之变。然痘出之候，必验耳后红缕者，盖手少阳三焦之脉，从膻中上出缺盆，系于耳后，直上耳角，红者，是火色也。此疮疹之火，发自少阳而自见于其经也。若疮自耳先出，及未成浆而耳输先靥者，则渐萌归肾之势，君相二火用事，燔灼之势，难加扑灭，必致不可为矣。

夫痘起于相火，耳为肾窍，故纹兆耳后，直面细红而润者为上，粗而斜紫而亮者为中，曲而杂紫而黯者为下。若以久近论之，则红纹直上而不明莹者，一岁之征也。红纹邪掠而隐于重膜之间者，八九月之征也。红纹横截而映肉分者，半载之征也。青紫纹直上有鱼刺者，两月之征也。青紫纹邪掠者，四旬之征也。青紫纹横截者，一月之征也。紫纹盘结者，时日之征也。然时日之间，更有十验焉。如两耳垂珠冷，一也。骱冷，二也。手足指尖冷，三也。眼昏花黑，自不分明，四也。眉绉戚戚不开扬，黄亮，五也。发热而脸赤唇红，六也。或身头痛而乍热乍凉，七也。气呵欠而不通利，八也。睡中，或时挫声，九也。梦寐，或时闪摄，十也。十者之中，若犯四五，痘必见矣。

耳结吉凶图

枳刺纹

是纹名枳刺纹，大者紫，小者赤，其候热蒸一已，而出痘于右地角两耳后，必然稠密，致变痒塌而死，或变黑陷而死。

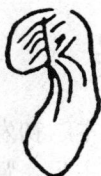 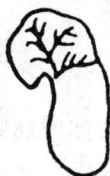

图1-3　枳刺纹　　　　图1-4　柏叶纹

柏叶纹

是纹名柏叶纹，微红色必轻，若紫色则重证也，壮热四五日而出痘于两眉上，必然稀少，吉之兆也。

弓　纹

是纹名曰弓纹，色青，肝之候，其证轻，色红者更轻。出痘时必壮热三日，乃出于地角颐间而稀少。

碎丝纹

是纹名碎丝纹，细碎而且乱。其色赤者，心之候也。青者，肝之候也。二者俱吉。至于出痘，必壮热四五日而方出，于两眉上，并印堂准上，必稀少而无斑泡之患。

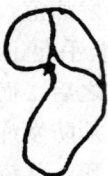 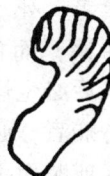

图1-5　弓纹　　　　图1-6　碎丝纹

批发纹

是纹名批发纹，其色微红，轻纹细多而难见，必仔细照看，颜色与肉一样，无异，乃肝之候也。至于出痘时，必发热四日而方出，于印堂上，不上百粒之数，乃吉兆也。

梅枝纹

是纹名梅枝纹，大纹紫，小纹红，并有小点，亦红，心肾二经之候。至于出痘

时，随热即出，必先出于两耳后，痘色必紫黑陷，发疔而死。

人字纹

是纹名人字纹。其色紫黑，乃肾之候也。至于出痘，必发热二日，而即出痘于颐间，稠密无缝，凶之兆也。必至变生杂病而死。

十字纹

是纹名十字纹。其色青黑，青为肝候，黑属肾候。至于出痘则发热三日，而先出于两鬓边，出虽稀少，必致发渴饮水而死。

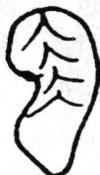 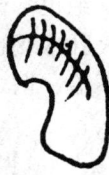

图1-7　批发纹　　　　图1-8　梅枝纹

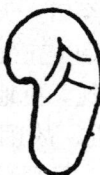 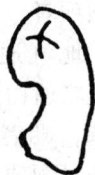

图1-9　人字纹　　　　图1-10　十字纹

针入沙纹

是纹点名曰针入沙纹，其色紫黑，乃肾候。至于出痘，必发热一日，即出于胲间，稠密而色赤，间有白泡，必至发疔而死。

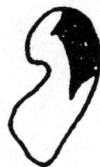

图1-11　针入沙纹

凡耳后筋纹似水红色者，为上；杏红色者，次之；大红色者，宜退火；紫黑青色者，皆不治。又须条均直上耳尖而无分枝者为上，若分枝缠绕者，虽淡红亦凶。其或横过发际者，多不可救。

验 眼 目

目者，心之所使，神所寓焉。凡初热而目倦不开者，是将放标也。目中汪汪若水者，麻疹也。赤色者，热甚也。连劄者，肝风也。直视者，肝热也。发搐目窜者，风火相搏也。痘未成脓而肿消目开者，毒反内攻也。收靥已后而目闭不开者，毒滞心肾也。收靥不齐而眼生翳障者，毒流于目也。靥后而直视不转者，肾绝也。上窜者，心绝也。非泣而泪自出者，肝绝也。微瞑者，气脱也。血灌瞳子者，火胜水竭也。及诸病闭目摇头者，此阳脉不治，谓之心绝，并为不治。

验 颈 项

颈项者，生气之本也。经曰：天气通于肺，地气通于嗌，天食人以五气。喉者，气之所由也，故喉主天气。更地食人以五味，咽者，味之所由也，故咽主地气。是以颈项者，乃肝之俞，又咽喉之管束，阴阳之道路也。三阳之脉，自颈而上，三阴之脉，自颈而还，故痘疮之候，颈项欲疏。若缠项而稠密太甚者，谓之锁项，则废其管束，阻其道路，上不得降，下不得升，内者不出，外者不入。经曰：出入废，则神机化灭，升降息，则气立孤危。并病深而项软者，骨败也，并死不治。

验 胸 腹

经曰：刺胸腹者，必避五脏。胸腹者，脏腑之郭也。又曰：膈肓之上，中有父母，盖指心肺也，即俗所称三仓之部位，故痘疮轻者，则胸前全无。若胸腹太

重者，必凶也。并病深而喘急，胸骨扇动者，是肺焦胀也。其左乳下动脉突出者，是宗脉绝也。并为不治。

验 手 足

夫四肢属脾，为诸阳之本，初发热手暖足凉者，此正候也。盖肾主足，肾不受邪，故能足凉，脾主手，脾旺循经，故能手暖。如初发热而手寻衣领，及乱捻物者，肝热也。手捏眉目口鼻者，肺热也。手足搐搦者，心肝风火相搏也。手足冷者，脾胃怯也。盖四肢皆禀气于胃，与脏腑道路稍远。若脾怯不能为胃行其津液，乃不得至经，故即冷耳。如疮已出现而手足多水泡者，此肝胜脾衰，鬼贼来克，最宜急治，泻肝补脾，以防痒塌而死。然报点时，须两手臂较诸头而透出稍迟者，吉。恐先发松，则元首透出益迟矣。如应至不至者，此又脾胃气虚，不能旁达四肢也。并遍身皆发而手足不透，或空壳者，皆是脾胃虚弱，津液耗竭，荣卫凝涩，不得流通灌溉四肢，故其毒亦郁而不发。如不能食者，死。能食者，必发痈疽。更有方始行浆，而他处未收，惟手足心先靥者，其后必生怪疾。若痘靥之后，而手足关节肿痛者，必毒未解散，须防发痈。至如痘未成浆而手足皮脱者，死。并疮势太甚，手足冷者，不治。及疮痒而手足搔乱者，凶。并见而复隐起而复塌，其色紫黑者为肾乘脾也，不治。

验 黑 陷

夫痘疮变黑，有犹可治者，有不可治者，何欤？盖此一证，关系逆候治之贵早，缓则蔓延传变，倏出倏没，迤逦而死。凡四围有水，中心黑陷者，只用胭脂

涂法，直待转红起胖而止。若起发有水，顶平而黑者，宜内服凉血解毒，剂中加烧人粪，外亦胭脂涂法。若大便不通者，此里热熏蒸得之，宜内服清凉解毒疏利之剂，外用胆导之法。如泄泻者，此处寒也，宜用大温补气之剂。痘若干黑脚根坚硬者，可用银针刺去毒血，以油胭脂调四圣散纳之。若再皮肉不活，根脚不肿，烦躁闷乱不食者，绝无生理也。

验痘要略

凡痘发热温和，或乍凉乍热，数日见点，粗肥颜色红活，按之碍手，肉内有根核者，吉。如热不多时一齐涌出，或头额先见，按之无根者，凶。有肌肉微肿，状如堆粟，不分颗粒者，此气滞血凝，毒气郁结也。有初出红点，渐变黑色，其硬如石者，此肌肉已败，气血中虚，不能载毒而出，反致陷伏也。有中心黑陷，四畔突起戴浆者，此血随毒走，气不为用也。有中心戴浆，四畔干陷焦黑者，此气附毒出，血不为使也。有头戴白浆，自破溃烂者，此气血不充，皮肤败坏也。有为水泡溶溶易破者，此火湿并行，气虚不能敛束也。有为血泡，色紫易破者，此血热妄行，不能自附于气也。有疮头针孔，浆水自出者，此卫气已败，其液外脱也。并为不治。

验寝寤

卫气者，昼则行阳，夜则行阴，行阳则寤，行阴则寐，人之常也。凡疮疹发热，便昏睡者，盖心主热而脾主困，夫心受气于脾，故发热昏睡，此常候也。但起卧不时者，内有热也，必多陷伏之变。如合面卧者，是里热也。总之，疮疹始终安寝者，吉。盖气血强盛，荣卫流行则邪出于表而不在里，故乃神安，神安则志定，是以得安寝也。若气血衰弱，荣卫滞涩，则邪在里而不在表，故乃内热，盖心恶热，热则神不安，神不安则志不宁，是以烦躁闷乱，谵妄而不得眠也。更有痘后而毒伏于中，是以神丧气脱，僵卧如尸，呼之不应，饮食不知者，是为死痘，又不可作安寝论也。

验饮食

人以水谷为本，故绝水谷则死。仲景曰：水入于经，其血乃成，谷入于胃，脉道乃行。水谷之悍气为卫，精气为荣，水去则荣散，谷消则卫亡，故痘疮能食者，虽重亦吉，不能食者，虽轻亦凶。然有能食而死，不能食而生者，何也？盖不能饮食者，是或脏腑内实，大便不行，有旧谷气为养，而至疮成之后，自能消谷思食矣。其能饮食者，是邪热杀谷也。即叔和所谓：口干欲饮水，多食亦饥虚是也，将不久而变生焉。惟疹家多不能食者，以口中不和而不思食，疹退而自能食也。且病日无多，又无灌浆大伤气血，故无害耳。

验诸痛

夫痘疹热微气平，神宁意适，此系佳兆。如疼痛哓哓，烦躁不已，总属凶征。然又有部位之分，时日之则焉。如痛在头额，而在初热时者，是火欲升也，治宜微表。在行浆时者，此颅肿痘胖，是系正候。在收靥时者，是风寒不谨，或血气虚惫，浮火上逼耳。宜加详治。如痛在咽喉而初热时者，其属火也，何疑？在起胀时痛极而嗽者，则喉中痘必繁密，在收靥者，则是火毒相聚，须防喘急而为恶候。

如痛在皮肤而初起时者，是毒火欲泄而肌肤闭密也。在肿灌时者，则是毒化为脓，亦是正候。在痂落后者，则是血枯不能荣养皮肤，兼之火灼于外耳。如痛在胸腹而初热时者，是或饮食倍伤，或痘毒有伏，或旧有是疾，宜细剖治。如痛在腰膝，而初热时者，虽曰肾经难治，然若视其唇不肿，口不秽，斑不见，热不剧者，此是肾虚不能逐毒也。便宜升提达表，不可妄弃，用药不可过凉，以致沉匿难出也。如在四肢作痛者，是或儿顽闪摄，气不顺舒，或经扑跌，血瘀凝滞，或脾阴不足，不能灌溉四肢，是皆验痛之要略也。

验 四 关 说

夫两手肘，两足膝，是为四关，盖脏腑有十二原，出于四关，故四关之痘，最为紧要。身体之痘虽佳，而肘膝处或有变异，则周身之痘亦变而不能成浆矣。何也？盖机关阻塞，气不流行，则三百六十五穴皆闭矣。故四关，或有贼痘，成紫陷者，或疔肿须急挑去，吮出恶血，以药封之，否则，诸痘尽变，或以四肢为卒伍，卑贱之属而忽之。如果则验疾病安危者，何独于两手三部及两足之冲阳、太溪、太冲也？

痘出约日法

夫痘初发，起于肾，二日传肝，三日传心，四日传脾，五日传肺，肺复传肾，周而复始。凡十三时二刻而移经，故五日半为一周。如同房有未出痘者，或近五日半而发，次则十一日，又次则十六日半，又次则二十二日，又次则二十七日半而发，宜察其形容，视其耳纹，详其诸候，按其热势而定以日期。传变，此谓肾、肝、心、脾、肺者，取相生之义也。有谓肾、心、脾、肝、肺者，取相克所以相成，脾居四脏之中也。

验痘疑似歌括

男面黄兮女面赤，喘急增寒又项急，口中气热呵欠频，此是伤寒莫误识。腮赤燥兮多喷嚏，四肢皆冷兼惊悸，鼻尖耳尖及尻凉，耳后红丝皆痘意。

验痘变证死候

一凡忽于禁处，多生如鸡子大肿毒，色黑紫而发喘者。

一凡忽泻鲜血，或如死鸡肝色者。

一凡唇青黑缩，咽喉肿闭，而口舌喉生黑白色疮者。

一凡忽被外风，手足搐搦，口吐涎沫，直视不醒，甚或肌肉而色青黑，口作鸦声者。

一凡肚胀如鼓，气喘烦躁，大热发渴，口鼻出血者。

一凡疮紫黑者。

一凡疮子出后，遍身忽肿如瓜，气喘急促者。

一凡面耳口鼻俱黑，四肢逆冷，项软忽出大汗者。

一凡手足身体俱冷如冰，肾中黑缩，口吐腥臭气者。

一凡忽被外风，喉中痰锯，目闭多睡，头上汗出如珠者。

一凡大热燥烦喘急，服药不退，反见面黑者，并皆不治。

一凡沉重痘证，投剂而顿效者，须防有变。盖服药不应，固为不治。然服剂而顿见骤效者，因根本萎尽，药力易于感动也。若药势一缓，或脏腑真气不能发生，则初服暂得一效，继进便难见功，况万物发得早者萎亦早，成得快者，败亦速，如杯水易涸易盈，长河难消难长也。故凡治疗必渐获效者，根深蒂固，永保无虞，不惟痘疮即诸证皆然也。此张临证屡验，敢附说于后。

冯氏锦囊秘录痘疹全集卷五发热门

海盐冯兆张楚瞻甫纂辑
侄　谦益恭存
门人陈成斌质庵同校
孙　人章国英

发 热 诸 论

初发悠悠身热，尤宜气息和平，二便自调，面容不改，兼之睡卧安宁，见点尖红光润，饮食如常，便见证来顺候。初热而吐泻腹痛，昏迷而不省人事，闷乱喘急，或连热齐敷，色不光润，及紫泡黑陷，固已皆为逆证。更如肌色青而㿠白，精神少而倦怠，视此当作虚看，痘出决然不振，再见便痛呃乳，只须补益为先。若还热盛而气粗，烦躁而不宁，谵语狂言，均为内热。如加喘满腹膨膪，便秘须知热壅，肌肤燥而毛色焦，口气热而身燔灼，此则蓄热郁遏，内证固重而外证尤烈，腹胀口张而喘急，啼声不绝而嘎嘎，五窍不通，须防失血，点来隐隐，出恐复颠吐乳更兼搭眼，面青又见摇头，狂乱忽生，此乃发惊先兆。然热甚者，只宜清凉发散，不可峻用苦寒，发散则毒得外出，而热自解，苦寒则毒反冰伏而出愈难。其发散之剂轻则如升麻、干葛以疏其热，则烦躁壮盛者，非此何以定其标！重则有麻黄、桂枝以开其壅，则喘急腹胀者，非此何以救其危！未萌先泄，有热证莫作虚看，无热证便为虚论。热泻投以清，

更加发散，虚溏投以温补，仍佐开提。内虚误用寒凉，不特助伊作泻，实热如投补剂，必致转增烦剧。安静而能食，勿谓便实而可下，泄泻而烦渴，莫言热证以投凉。

痘之为候，必先火热如烙，然后痘暴于外。盖天地化育万物，虽赖土以生息，然土发育而无火，则偃匿而不克振拔矣。人身一小天地，故痘若不壮热熏蒸，焉能振拔于外，发泄其肾窖之枭郁哉！故曰：五谷不热不秀实，痘疹不热不透彻。彻则肌松窍利，痘出粗肥匀净，而无细密连片之虞。但太过者，则真元耗铄，以有限之血，抵无涯之火，鼎沸于内，轻变重，重变危矣。然有当热者，如痘未出之前，宜大热以逐其毒，若反头温足冷，则毒不能发越在外，反致内溃而死矣。不当热者，如毒既出，则宜表里和平，以长养气血助毒成浆。如反壮热，则气血煎熬，往来不宁，不能拘收其毒，是以毒无出路，变为紫黑干枯，失血狂扰，胀满而毙矣。凡发热一日而见点者为鬼箭，此正不胜邪，痘毒妄行，夺逸肌表，凶之兆也。然鬼箭者，惊厥又为上乘，盖痘从心经火性疾速，虽见点而亦渐次出齐，粗肥磊落者也。如稠密细小者，大凶。若热三四日而

见点者为正候，是气血交会，拘毒出于肌表之间，邪正不相抗搏，故乃热退身凉，见点红润，立成寨穴，吉之兆也。若热六七日而见点者为愆期，是气血凝滞，枭毒烦蒸，凶之征也。至若乍凉乍热，嬉笑如常，饮食如故，潮热多日而见点者，此又最为顺候，因毒轻质厚，邪火难于感动，痘出必稀，又不可作愆期论也。

痘之毒非热不能发，痘之出非热不能损，盖痘虽必因热而始出，然热太甚，则血气虚损而出愈难。故发热之初，宜为表散，见点之后，宜为清解。但痘疹热者，发生之机也。不然过用寒凉以损阳气，若热甚便秘者，可微利之。如微热者，只当解毒，过发散则表虚，过寒凉则凝滞，骤补益则助火，是以表后宜补，补中兼表，此通变之术也。若起胀热甚而无浆者，则宜清火退热，热退而浆自行。若气血虚而作潮热不止者，则宜十全大补汤主之。更有痘后潮热者，是犹产后气血大虚。所谓火从虚发，必于午后脸赤发热也，宜保元汤合四物汤加减服之。

凡热之时，外者外治，内者内治，中外皆和，其痘自出。然又当审察天时。如时大寒，则腠理闭密，气血凝涩，防其发涩得迟而有毒气壅遏之变，治宜以辛热之药发之。如时太热，则腠理开张，气血淖泽，防其发泄太急而有溃烂之变，治宜以辛凉之药发之。若在平候，则以温和之剂加治，故宜顺四时之气，勿伐天和。如春肝旺，治宜折风木之胜以补脾之受制。如夏心旺，宜补肺之不足。如秋肺旺，治宜清散肺中之邪。如冬肾旺，治宜以胜表里之寒。兼有暴寒暴热，久晴久雨，又宜变通。凡热因于痘，治痘为先，痘困于热，治热为要，热必有本，求本治之。然痘在初热，何能预识其轻重乎？凡发热而乍进乍退，气色明荣，精神如故，大小便调，

能食不渴，目清唇润，此毒轻也，痘必稀疏，即多而必易发易靥。如壮热不减，气色惨暗，精神昏闷，且不能食，二便不调，目赤唇焦，此毒盛也，痘必稠密。若出疏者，防其有伏，但看身热口渴俱止，精神爽快，便调能食，更无他苦者，是真疏也。然既识其候，何以解之？夫诸疮皆属于心，心之华在面，故初发热如青筋现露，目中泪出，此毒发于肝。夫肝木生心火，是从后来者，故为实邪，肝为水泡，风火相扇，必作搔痒，其治宜先解肝之毒。如面赤如锦，谵妄多惊，额上红筋现露者，此毒发于心。夫心火自旺，是为正邪，君主不明，多有陷伏不治。如口干唇焦，面黄而燥者，此毒发于脾。夫心火生脾土，是从前来，故为虚邪，脾为斑，心为疹，故必夹斑、夹疹，兼脾主肌肉，为火所灼，又必溃烂，治宜先解心脾之毒。如面色㿠白，鼻中干燥，或清涕或衄出者，此毒发于肺。夫心火刑肺金，是乘其所胜，故为微邪，治宜解肺金之毒。如面色黑气，而如烟浮，目中见鬼，头热足冷者，此毒发于肾。夫肾水克心火，故为贼邪，必成黑陷不治矣。

书曰：疮疹发热，热气微者，其毒必少，痘出自疏，易发易靥。热气甚者，其毒必多，痘出自密，难发难靥，且多他变。然有热微而痘出反密者，其人则必口燥渴，唇焦裂，小便赤，大便秘，是毒深而热亦深，故表不大热而里热甚也。或有热甚而痘出反疏者，其人则必口不渴，唇色润，二便调，是身虽大热，毒浅而热亦浅，此表热而里气和也。若至遍身如火，昼夜不休，此是心火尤甚，脾土益燥，乃失其常。又见口渴目赤唇焦，二便不利，烦躁咽痛，则尤是表里俱热之证矣。宁可不投以黄连解毒汤之类，消散于六日之前，否则，热壅不清，后变坏证。若外虽

大热，但面清而睛不黄赤，大便不秘，小便清者，此里无蕴热，不特黄连宜禁，即生地、丹皮、升麻、紫草，亦不可多与，有伤阳气，以致寒中，譬诸草木，必赖冬月潜藏，而阳春一转，萌芽自生，但阳气不可过于亢甚耳。

夫初热之际，时时恶寒，其身振振摇动，如疟之状者，其人卫气必虚，荣血亦弱，不能逼毒快出，乃使毒邪留连于经络之中，欲出不出，与正相争，邪火外射，乃化为寒。振振者，火之象也，不可误作寒战，妄投辛热，以致误人。然痘疮必不免于热者，盖毒邪在里，煎熬气血，熏蒸脏腑而然。若既现形，则毒泄而热解矣。故凡疮出而热即退者必疏，疮出而热尚甚者必密，然亦有身热自始至终而不退者，是多得于毒气太盛，始末宜兼清解。若内证不退者，当看大小便如何以治之。如虽热而精神不减，饮食二便如常，痘疮依期起灌顺美者，此又性禀偏阳所致，亦当顺其自然，但调其气血，节其饮食，痘既收功而热自退，勿过求全，反致有损，所以有火里苗一种之痘，即此是也。

冰厚三尺，非一日之寒。痘疮蕴热，非一日之热，其所受最深也。然痘之发藏于内者，盖有各脏所属之不同，彰于外者，有时日形证之自异，何以言之？假如连二、三日而在寅卯辰时潮热呵欠顿闷者，是肝旺寅卯，潮热者，毒乃运也。预知其必多水泡，其疮之色青而小也。如连三日而在巳午未时潮热，时作惊悸者，是心旺巳午，预知其疮有斑，其色赤而小也。如连在申酉戌时潮热，面赤咳嗽喷嚏者，是肺旺在申酉，预知其必有脓泡，其疮色微白而大也。如连在亥子丑时，乍发乍凉，手足冷而多睡者，是脾气旺动，所发为疹，其疮色黄赤也。惟肾在腑下，不受秽气，惟内虚归肾变黑者，属肾证而难

治。然有今日潮热在于申酉，来日在于寅卯者，是必脓水二泡相杂而出。其余可仿类推。更有热势相同，其出则有迟速轻重之别者，此表热里热，深浅之有不同也。须于初热之时，以手按囟门之下。如轻按略热，重按久而反不热者，则必出迟。如初轻按略热，重按久而大热者，则必出速。再看眼中神光，清如秋水，洞彻到底，黑白分明，则必出轻，若瞳人暗晦，则必出重也。

论气虚血热热毒壅遏证治法三则

凡气虚之证初发，必身热，手足厥冷，乍热乍凉，精神倦怠，肌肉㿠白，饮食减少，四肢困倦，睡卧安静，便清自调，是属虚证无疑。其治法于未见点前，用参芪饮，加轻剂发散。如紫苏防风之属。见点之后，亦用参芪饮，加轻剂升托，如川芎、桔梗之类。见点四日之后，则重用参芪，随病加减处治，七八日浆足之后，则用保婴百补汤，调养气血而已。如至塌陷黑靥者，则多用木香异功散以收功。若夫血热之证，初发则必身热壮盛，腮红脸赤，毛焦色枯，烦躁渴欲饮水，日夜啼哭，睡卧不宁，好睡冷处，小便赤涩，是属热证无疑。其治法于未出之前升麻葛根汤，或升麻流气饮，虽皆可服，总不若十神解毒汤为稳。及至见点三四日后，热势悉平，势将行浆，则用太乙保和汤加减。至八九日，浆足之后，则有保婴百补汤调养之。若至七八日间，或为紫黑干枯，及青灰干黑陷者，则有夺命百祥猪尾等方，皆可审用。惟经泄泻之后，有黑陷干红者，则从木香异功散以救之。若夫热毒壅遏之证，初发则必身热壮盛，腮红脸赤，皮燥毛焦，气粗喘满，腹胀烦躁，

狂言谵语，睡卧不宁，大便秘结，小便赤涩，面浮眼胀，多啼多怒，是属热毒壅遏之证无疑。其治之法，如未见点时，先服升麻葛根汤一服，随服羌活散郁汤，时至见点三日之后，诸证悉平，势将行浆，不过照前调治血热之法而已。

论血热痘证禁忌

血热痘证初发，身体如烙，而热毒弥盛则毒气无所分消。治宜重用升提发散，使毒以达表而从外解，引以渗泄疏利，使热得以润下，而从内消，佐以清凉解毒行血凉血之剂，则痘虽稠密，亦能消散，自易浆而易化也。所谓轻其表而凉其内，平其实而清其热，故痘有安表、和中、解毒三者。如初发热及见点之际，毒气壮盛，或外为风寒所抑，或肌肉粗厚，腠理坚闭，肌窍不通，经络阻塞，使清气不得引毒达表，循窍而出，则热毒壅遏于内。为腹胀，为喘急，为秘结，为狂烦，为惊搐，为失血，皮燥毛直，喘急眼胀，睡卧不宁，惊啼多哭，此皆热毒壅遏之证，辨认不差，并即以羌活散郁汤投之，盖用川芎、羌活、白芷、防风，有升提发散之力，桔梗有开提匀气之能，荆芥、连翘、鼠粘，善解郁热，地骨皮消壅热于筋骨之间，且能肃清脏腑，紫草滑肌通窍，大腹皮引热下行，甘草和中解毒。如此数味，则既能发散升提，而又得透肌和解，使热毒不壅而其出自易。若骤用寒凉，如芩、连、升麻之类，则热为寒气所抑，不得伸越而必逗留经络，近则冰伏陷害，远为余毒痈疽。至于热壅神倦而误用参芪，补益于热毒未浆之前，是以实助实邪，得补而愈盛也。至于热毒吐泻而误投肉蔻诃子，温里敛涩之剂，是以热助热毒，得温而愈

亢，变证百出，岂其治哉！及至血泡已成，气血定位，头顶白光，势将充灌，血热之势已清，火毒之郁既解，久宜毋热清凉，另为斟酌可也。

论寒热

夫火动则热，火郁则寒，盖热毒欲发不出，故或往或来也。是表里俱见之证，始终宜用柴胡、甘草，再加随证之药以治之。然以寒热分而言之，寒则因表虚而入，热则因内实而生；以始末分而言之，初时则为毒盛攻搏，脓时则为气血酿浆，愈后则为荣卫两虚。故七日前后而独热者为痘蒸，气血与毒俱盛也。十四日后而独热者，亦为余毒易治，七日前后而独寒者，为气血损而毒火内郁也，难治，须急温补为要。然寒热作于七八日之间者，恐有坐陷之患，须多服内托散以防之。

辨疑似

夫伤寒必男体重而面黄，女必面赤而喘急，憎寒恶热，以及项急，或口中醋气，奶瓣不消，头疼身痛者，是皆伤寒之热也。如大便酸臭而不消化，腹痛吐泻，嗳臭恶食者，是伤食之热也。若面腮赤燥，时多喷嚏，悸动昏倦，手足乍冷乍热，睡中急惊，眼涩昏睡，耳尖及尻俱冷，乍寒乍热，呵欠顿闷，咳嗽惊悸，目胞肿赤，足稍冰冷，或笑，或哭，心窝皮肤之内，有红丝纹理，及男左女右耳筋红纹突现者，皆是痘疮之候也。若三日未见形迹，当以生酒涂于身上，时时看之。若状如蚤痕者，即是痘也。但心窝红纹多者必重，少者必轻。若至浑身壮热，妄言见鬼，口鼻衄血，惊搐不止，几死而复生者，此是痘疮实热在内故耳。只以发痘为

主，痘出而诸证自退也。然痘之发热，其出之最急者一日，次者三日，缓者五日七日而已，盖至七日则六经传遍，故止于此。倘七日前而热者，乃系杂证，非因痘疮也。但有蚊蚤之迹相似，须细辨之，蚤斑蚊迹则深红而摸过不转，肉里且无根核，病人自静，脉不洪大，其点渐后变黄者是也。

锦囊求情论

夫百病之生，莫不乘虚而发，即如痘疮一证。凡元气壮实，调理得宜，则虽有时行不能感触，否则，或因外感，或因内伤，新病而唤出旧邪矣。然内伤虚人，中气即虚，外感虚入，略缓时日，况邪之所凑，其正已虚，既受客病，更伤正气，痘疮乘虚感动，益虚其虚矣。治者，切须审其或阴或阳，或表或里，因所因而调之，使气血鼓舞，自能逐毒，气血合德，邪无容地。如筛米而转运不停，则糠秕腾然起聚，自作一团而不混杂于米。如气血和畅而互相为用，则鼓舞运行不息，其为阴翳之毒，自出自化于肌肉之表，而难伏匿于脏腑经络之中，惟有重感风寒，闭塞腠理者，方可荆、防、羌、葛，微开毛孔，疏毒外达。所谓有病病当之也。如一概疏表解肌，以毒攻毒为事，倘外无强暴之寒邪，又值重帏不密之腠理，且芽儿柔脆，正气无力主持，一任药力猛锐，毒势奔溃，一齐涌出，其形如麸如痦者，即不足之气逼而成之也。其色如疹如丹者，即不足之血竭而华之也。然中气荣卫泄越于表，枯竭于里，邪在未解之秋，正无续运之势，定有复陷干枯无脓之患，治者能明至理，当此邪毒出表，毒气外泄，其热其势，姑在少缓之时。火盛者，重用滋阴以化阳，仍宜鼓舞而勿滞。火衰者，便培中

气以固本，仍兼润药而勿燥，托毒之中，寓入培本之药，预为地步，则到灌脓朝限，有此气血而为酿脓之具。若到灌脓之期，用之已无及矣。但须凭脉用药，不得阴阳错补，人谓毒盛难于早补，殊不知毒盛而无气血，将何逐毒化毒耶？张深悯其厄，梦寐求之，得此至情，尚可十有一活。盖痘疮一拥而出，暂时毒尽在外，当此只有正虚，所谓应犯而犯似乎无犯之时也。乘势急以扶正，却邪之饵也。邪气受我正气之节制则何往不宜。若至灌脓之期，气血不能接续，荣卫之力转穷，毒气何从化泄，乘虚陷入，尚有何法可救哉！更人但知以毒为火，清火以解毒，殊不知毒即是火，毒化而火亦清，毒凝而火愈郁，然毒之化必由脓，脓之来必由气血，气血之化必由火也。岂可以寒凉清解之乎？即使火之有余，亦由水之不足，滋水便可以化火，更能养血之根，而为脓之本矣。况寒凉解毒，仅可施于腑毒疮疡，至于痘，属脏毒，属阴最深，必仗气血送出于皮肤，运化于窠囊，收结成痂，还元而后已，宁有内消者乎！宁有不成脓者乎！然痘之成形华色者，皆后天气血有形之用也。运气血以成形华色，化脓结痂者，皆先天水火无形之德也。惟其无形，故能致其有形，故有形之疾病难除，必求无形水火之真药可化，试思痘出之红而白，白而黄，黄而黑者，岂非水火无形之化欤！况凡痘疮，及一切痈疽肿毒，皆因气血不和，偏阴偏阳，留结所致。偏于阴而气不足，在痈疽则谓阴毒，在痘疮则谓气虚。偏于阳而血不足，在痈疽则谓阳毒，在痘疮则谓血热。故本是气血中阴阳偏胜所致，原非气血外另有恶气所成，焉得作有形之相，寒凉克削而攻无形之虚。故经曰：营气不从，逆于肉里，乃生痈肿者，此也。既属无形阴阳偏胜之所化，便当据

脉察候，以阴阳之所偏以调之，将此有形之实，化作无形之虚，借此无形之水火，以作有形之妙用，自无而有，自有而无，挽回造化之神功，默运于内，而莫测其微矣。

发热门杂证

内有未备者，悉其总论痘要门参看

吐 泻

凡身发壮热，毛直皮燥，睡卧不宁，腮红睛赤，气粗烦渴，腹胀便秘而喘急者，皆实证也。如兼呕吐之证，虽似乎虚，然此热盛毒重壅遏在内，不得伸越，故上逆攻冲而吐。经云：诸逆攻冲皆属于火者是也。亦有或为寒冷所搏，或为乳食不节，或为风冷所乘，致使内热不得发越，冷热相拒而吐。然毒不得升越者，则从升阳发散在外。若相拒而吐者，则宜引之在下。又有泄泻之证兼见者，夫泄泻似虚也。然此热毒壅盛熏炙脾胃，不得外达，则毒从下陷，寻窍而出。所谓热毒下注者是也。古曰：未出而泻者，生；既出而泻者，死。治宜升提发散，引毒达表，不得误加枳壳之剂，盖毒得外解，则内泻自止。若伤食而泻者，轻则加消化之剂，重则从之。又有不思饮食者，书曰：不思饮食，皆属内虚者是矣。然不知郁热之证，因毒气在内，不得伸越，达于肌表，是以二便秘结，腠理阻塞，热毒壅盛，腹胀满急，不思饮食者，必然之势也，治法亦宜升提发散，引毒达表，则热气有所伸越，而脏腑和平，饮食自进矣。若误用丁桂热药，于泄泻呕吐之证，是以热攻热而转增烦剧。若投参术补剂于腹胀不思饮食之证，则邪得补而愈盛也。

初热吐泻者，勿即止之，盖毒从上下出也。专托痘为主，痘出而吐泻自已。然

久而不止，则中气亦虚，其毒不能运出，内攻之祸立至矣。治法须分寒热。如身热口渴，烦躁面赤，见吐如射，大便泄泻，小便赤涩，睛黄咽燥，居处喜冷者，热也，宜泽泻、木通、猪苓、赤茯、升麻之类。如身体则凉，口气则冷，神气安静者，宜砂仁、肉果、参苓之类。如吐而不止者，是里气上逆而不下，宜导下之。若泻而不已者，是里气下走而不上，宜升提之。然经大吐大泻之后，则上下俱脱，即当大补，虽有他证，悉为虚论。大抵吐则因火因痰因食者为多，泻则因火因寒因食因湿因气虚者为多，初则所因不一，久则总归一虚。若至吐泻大作不止，蛔虫共出者，不治。

腹 痛

夫痘疹腹痛者，由热毒郁于三阴，滞于肠胃，脐以上属太阴，当脐属少阴，小腹属厥阴，须分别之，治法俱当升发解痘毒，兼分利小便，使毒气上下分消，则痛自止。故《内经》所论腹痛，皆属于寒。惟疮疹初热腹痛，则是其毒在内攻动所发，皆属热毒。然亦有虚实之分。如肠鸣自利而腹痛者为虚，虚即是冷也。如发热烦躁，作渴饮冷，腹满不大便而腹痛者为实，实即是热也。虽有肢体厥冷之证。所谓热深厥亦深耳。宜急托里使毒气得达于表，则脏腑气和，而四肢温暖，腹痛自止矣。

腰 痛

痘疮发热而先腰痛者，最忌证也。经曰：腰者，肾之府也。又曰：太阳所至为腰痛，盖足太阳膀胱为十二经之首，其脉侠脊而入，循膂络肾。夫痘疮之毒，起于右肾之下，而循足太阳膀胱，散于诸经，出里以传表也。如初热而腰即痛，则邪由

膀胱直入于肾，故关节不利，乃腰痛耳。其治宜亟解毒以泻少阴之邪，亟发表以通太阳之经，使邪气不得深入，则疮虽稠密，或可愈也。治若少缓，则太阳之邪，由表以传于阳，少阴之邪，由里以传于阴，表里受病，阴阳俱伤，而荣卫之脉不行，脏腑之气皆绝，是以或为不出，或为痒塌，或为黑陷，终莫救矣。更有因肾经虚怯，相火内灼，是以真阴不得胜邪，故乃腰痛者，初宜升发达表，俟其出后，即与地黄丸料，以防变黑归肾，乃克有济。此痘多因禀赋肾家精气不足，谓之折腰痘是也。故凡平素面白，或时面赤，眼白睛多，行语皆迟，频患颈痛，尺脉洪数，足冷腰痛，或足热发渴者，皆是肾虚，并宜预为调补也。

腰主于肾，人之一大关节也。血气流通则平，血疑气滞则痛，肾实则屈伸壮，肾虚则屈伸难，故腰疼痘之切忌也。然初热痛者，是蕴毒初动，火热亢极，肾水有亏，乃腰疼耳。此则，治宜升发而兼清凉解毒。若痘出干枯，宜即养血，若肾大虚而痛者，尤宜倍加滋阴补肾之剂，至如治之而不愈，反兼胸高足冷者，则肾败毒深，必难救也。然男子成婚破阳之后，出痘腰痛者可疗，以其虚于后天也。若童子腰痛难治，乃先天之水不足，为真虚也。

烦躁

凡烦躁而好啼哭，及闷乱不眠，谵语发狂发惊者，此痘家之常候。经曰：诸痛痒疮疡，皆属心火，盖热毒蕴于心舍而不得发越也，治宜大加发痘，痘出而兼解毒凉血。如热盛而欲发惊搐者，更当利其小便以导之。如在成浆之后者，非因余毒，则是阴虚也，治法不外解毒滋阴二者而已。

惊搐

凡惊搐而在痘未出之时，则是毒火上逼，神魂为之不安，不能自主，而乃目睛上窜，惊叫暴厥，有如惊风之状，此乃欲出之候，治宜表痘而兼泻肝利水。泻肝则风去，利水则热除，风热既退，则痘出而惊自愈矣。切不可妄投凉剂，盖心主一凉，气血随敛，毒邪内蓄而反危矣。若痘既见而有此者，是热毒未解，尚宜疏通血脉，使毒尽泄于外，而惊自平。若一失治，惊久不已，中虚毒伏，变为坏证，务审气虚血虚而调之。血虚者，和其血，气虚者，壮其中，佐以姜桂鼓舞之药，则气血得力，自能逐毒出表。若徒以毒药攻击，即药力无中气以运用，亦将行而复止，欲出外而缩入矣。更有胃弱而致饮食不化，大便酸臭，秘泻不调，吐利腹痛，潮热往来，面黄发搐者，谓之食厥。泻者消导之，秘者微下之。至如痘后惊搐者，恶证也。盖至靥后，则热毒当解，百病自散。如反发惊者，则心气已绝，神无所依，多不可治。

夫挟热吐泻，不可投燥药，伤寒身热，不可投凉药，痘疹发搐，不可投惊药，经虽曰：诸风掉眩，皆属肝木。然痘出之始，虽有四脏，心实主之，心火热甚，则肺金受克，不能制伏肝木。是以热则生风，风火相搏，神气不安，故发惊搐。然何以别其痘疮之发搐也？此必发搐而口无痰潮，不恶风而惟恶热，兼有腹痛眼涩，心悸烦躁呕吐，唇红颊赤，发渴耳冷足冷，脉数舌白等症。凡遇此等症候，切不可投镇惊凉心之药，否则，心主一凉，痘无自而出矣。故其治法当专以发痘为主，少佐平肝利水为要，肝平则风息，水利则心清，风火既定而痘出，惊搐自愈矣。然痘先惊者多吉，以痘出惊止，无余事也。痘后惊者多凶，以气血虚弱，神无所依也。然其治法而又专理脾土者，何也？以其脾土虚弱，不能当肝木所克，此非肝木之本病。譬如土薄而上有大木，不能乘载，故无风而自动，栽培者当厚填其土，使根深本固而自无风邪之害也。然有脾土实火太旺而逆乘者，有肝经血虚，是以火动生风者，并当养血而风自灭也。然书云惊痘为美者，以痘从心经，自内达外，其候似惊耳，非谓外受惊触而痘者，自外伤内反为美也。

论寒暑闭塞

凡因风寒闭塞腠理，而热毒不得发泄，是以身体头背俱痛，鼻流清涕，寒热往来而狂搔，咽干鼻燥，甚至遍身有青块者，俱宜发汗。若有紫黑而热极者，斟酌下之。如治而青黑不退者，死。有因正值暑热壅蔽，是以毒无逐载之官，反乃内攻闷乱，烦渴喘满昏愦如狂者，治宜清暑益气托痘，盖暑多伤气也。若有外感者，亦宜辛凉表散主之。

发热三朝顺逆险碎锦

顺 证 勿 治

凡小儿皮肤坚厚，瘦黑光彩，此骨胜肉也。再见眼中神光，如秋水澄清，及唇舌红润者，吉。此气血两盛，其痘决轻。若肌肉浮脆而肥白，此肉胜骨也。再见目中光浮而不明，兼之多痰多火者，凶。此气血两虚，其痘必重。

一身热和暖，或热或退，神气清爽，饮食二便如常，向无杂证者，吉。

一初热先发惊搐者，吉。以痘从心经而出也。

一初热时，或吐，或泻，痘出随止者，吉。盖热毒内解，邪气上下得泄，且不久见，则正气不耗，故为吉耳。

一发热三日，即无大热，腰腹不痛才见点而坚硬碍手者，吉。

一凡吐泻而精神不减，气不粗，口不秽，痘自出者，虽次数略频，亦为吉论。

险 证 当 治

一发热时吐泻不止，身热口渴者，宜以四苓散加减主之，不可投温热止涩之药，致遏热毒不出，犹以火助火矣。

一初热壮盛，头体腰腹俱痛，吐泻咳嗽兼作者，其外感固不轻，而内毒亦必重，宜急与荆防大为疏散。

一风寒壅盛，以致红紫斑影不起者，宜急透肌表汗，令其遍身皆出臭汗，则毒气自散。

一发热痰甚谵语，昏迷惊搐者，是外感风寒而内动心热也，宜急散风去痰，兼利小便，则心热自减而惊搐自愈矣。

一发热时毒盛热壅，有一切失血之证者，并宜凉血解毒而专表痘。总之痘初杂证，多由毒气未出，故宜多用表药，否则，毒无出路，小毒积成大毒。

一初热而声遂变者重，宜急清肺利咽为主。

一发热腹痛，报痘干燥者，可用助血药以救之。

一痘时行之际，虽未发热。如有腰痛，或颐毒之类者，亦主出痘，但毒甚而痘出必重，故预宜清解调治。

逆 证 不 治

一发热头面一片，红如胭脂者，六日死。

一初热时用火照心窝间，或遍身皮肉，如有成块红者，不治。

一发热时，身不大热，惟肚胀眼合，

狂燥大渴，唇舌燥裂者，此毒根于里也，凶。

——发热头温足冷，昏闷如痴而渴饮者，凶。

——发热时，妇人经行不止者，凶。

——身热如火，眼红口唇紫黑破裂，舌燥有芒刺者，不治。

——发热时，以手揩面颊，如红色随手转白，随白转红，是谓血活，纵重乃生。如揩之不白，举之不红，是谓血枯，虽轻亦死。

——初热腹中大痛，或腰痛如被杖者，不治。

——初热时，七孔二便，鲜血不止者，不论始终皆死。

——发热时，遂见紫黑斑者，不治。

——发热初，胸高而突者，不治。

——初热时，舌头微黑，或声哑噎神昏者，不治。

——初热腹痛，脓血泄泻者，不治。

——发热时，妇人胎堕而血不止者，即胎不堕而大热不退者，并凶。

——未痘前而眼沿黑色映见者，凶。

——初热时，吐泻有蛔虫者，不治。

——发热一日，即出红点，密如蚕种，焦紫干燥，手摸不碍指者，死。

——欲出不出者，难过五日七朝。

发热证治歌括

发表时师少定方，古人专主葛根汤，能通权变知增损，何必多方立纪纲。

解表升麻汤最良，红斑虽见饮何妨，时师胶柱无通变，痘一呈形便不尝。

痘疹未形先发热，吉凶轻重如何别？热微毒少吉堪言，热甚毒多凶可决。

热时腹痛阵难禁，脏腑之中毒气侵，发散疏通如痛减，切防陷伏变非轻。

发热腰痛最可讶，膀胱传肾变凶邪，急宜发散阴中火，莫待流殃却叹嗟。

发热谵妄如见鬼，神识不清毒在里，疏邪达表是神方，凉药镇心痘不起。

身上蒸人手足厥，曾多吐利脾虚怯，补中发表要兼行，表里和平毒透泄。

发热浑身微汗来，阴阳和畅庆欢谐，热从汗减毒从出，汗雨身炎又是灾。

壮热恶寒形似疟，邪正交争荣卫弱，莫将寒战妄猜疑，误把大温身试药。

发热之初便咬牙，心肝热壅势堪嗟，早分形证施方法，莫向东风怨落花。

冯氏锦囊秘录痘疹全集卷六_{见点门}

海盐冯兆张楚瞻甫纂辑
男　乾元龙田
门人罗如桂丹臣同校
男　乾贞干臣

见点诸论

痘初见点，须看颜色荣枯，一来遂觉粗肥，稀疏可必。初发如还锁屑，繁密堪知，带热敷疮，陆续出来虽甚密，犹为可救。一齐涌出，焮红皮薄，纵稀疏未必全生。细细白头如痦，必干枯后作内攻形；啾啾红点如丹，定干萎决成憔悴势。粗肥蓬顶，点子不红终白陷；头尖皮薄，茱萸纹起定空浆。然婴儿之肌肉不同，未可一例而断。肌嫩则皮薄妖红，黄瘦则痘成褐色，人黑皮粗，色必惨黯。更喜者，绽凸有神，见点如珠如粟，而色泽神安。所忌者，繁红干燥，敷疮，或紫或焦，而毛枯皮槁，是虽带热齐出，只恐密似针头。纵然陆续出来，尤忌形如蚕种，如麸、如痦、如疹、如疥，根窠不立，脚地俱无。犯此数端，皆云不治。若夹斑如同蚊咬，恶烈胜似蛇伤，乃或螺蛳云电，此际差为可救。然未可即许其无妨，未热先敷数点，俗名报痘。报后而热久不敷，此痘便作疔看，先发块而后发疮，疮名痴毒而必生，先发疮而后发块，块名鬼肿以难瘥。避痘避于隐僻，眼胞唇肋必多凶。闷痘闷于要处，舌喉胸背而不吉。顺不憎多，逆

嫌一点。冷疗先见，诸疮谁敢彰形。贼痘若生，诸痘不能灌汁。辨认若真，急宜剔破。里证未平，毒虽出而毒犹在内；便调人静，身虽热而毒已在表。在内者透肌发散，尤加解毒为良；在表者补兼发散，仍以安表为主。设使内外证平，此候不须过治。

夫痘疮之期，只有一十四日，从自见点以至七日之内，如花之始蕾而发也。其气日盛，如至七日之后，则气敛而花谢矣。故服药者，当于七日之前，日夜连服，毋容姑息，借毒火之运行而充灌成浆自易也。若七日之外，治无益矣。盖痘毒之在血气，若糠粃之在米也。惟气血充足，运转迅急。如筛米而运转不停，则糠粃不混于米，腾然起聚，自作一团，故血气充足而周流，则毒亦不滞于荣卫之中，自然及时灌脓收靥，决不溃肌损肉。惟只将皮肉红色毒气，收注窠囊而已。故明治者，必于见点之后，即服补养气血，以助运行推出之势。奈何不知此理，仅以毒物发痘，嗟乎！以毒攻毒，势难并胜，痘固出矣。若夫脓汁收靥之功，又非毒物之所能致，荣卫既虚，不补而用毒峻发，戕贼中表，毒虽浮外，中内空虚，药力一缓，毒即内伏，其可救乎？

凡热日许，而痘便一齐涌出者，须问其数日之前，曾有热否。如曾乍热乍凉则以过期论，惟原未发热，今才热而便见者，此表气虚，毒气盛，荣热卫弱，腠理不密，故毒气冲击奔溃，卫气不能约束于外，是以其出太骤，治宜托里解毒为先，次即投以实表之剂，庶无痒塌溃烂之患。然有热至五六日而始出者，亦须审其前因，内伤外感否。盖内伤外感之热，久而不去，则下陷合于肾中，感击所蕴痘疮之毒，亦有继此而出，不可以作愆期论也。惟无二端之因，而久热不去者，此理气虚，不能驱逐使之即出，以致毒邪留连，停伏于脏腑之间，或痘初少而日加多，是皆毒伏于里，里气虚弱不能托之即出耳。并宜先用托里之剂，令其快出，次即补中而兼解毒，庶无陷伏倒靥之虞。然更有素实之人，皮厚肉密，是以毒气难于发越。亦有其体素弱，是以风寒易感，以致腠理闭密，气血凝涩，故乃应出不出者，此尤不可不分别以治之。若治之而犹不出者，此毒壅伏于三焦，则不久而变生矣。至若腹胀便结，烦躁不安，热甚脉数，当微下之。如点子隐隐在于皮肤之中，是已发越在表，此又不可以遽下也。

夫痘疮气匀即出快，盖表气匀，则卫气无滞，里气匀，则荣血无壅，所以发表之剂，多用行在表在里之气也。兼疮出之时常宜和缓，如三春发生之气，则气血和畅，自然易出易胀，易脓易靥。若偏于太热，则壮火食气，其气益虚而不能行。若偏于太寒，则气又凝涩而亦不能行矣。

夫痘有稠密如针头者，然稠密之处，又宜各分经络部位所属以别之。如额主心，面主胃，腹与四肢主脾，胁主肝，两腋主肺，下部主肾，肩背主膀胱，各随见证，急为清理，使里无壅滞，而便于后补也。盖痘疮多者，毒气固多，治法本宜解毒，但多则气血周灌不及，故又宜随用大补，以助成其脓血，盖气血充足，足以化毒领载，则毒受所制，虽密何畏，但不宜密于经络要道耳。

凡看痘疮，有先密后疏者，此夹疹夹斑也。初出看时，一片红点，难以分辨，至起发时，惟痘独在，故先似密而后疏也。有先疏后密者，此有一顺一逆，书曰：轻者作三四次出，大小不一等，故先似疏而后渐密，此顺痘也，吉。若初看时，只面上胸前三五处，颗粒模糊，脚根肿硬，待至起发，则一齐涌出，故先虽疏而后尤密，此逆痘也，凶。陆续出者，正气充足，毒气轻松得以拘束也。一齐出者，表虚毒盛，不能约束而任其奔溃也。然里束于外者，脾也，脾虚则易破。充拓于里者，气也，肺主气，肺虚则不能起发。荣于根脚者血也，肝主血，肝虚则不能荣润。血之源者水也，肾主水，肾虚则干枯黑陷。痒与痛者，心也。心主火，火实则痛，火虚则痒也。

部　位

凡治痘而察其初发部位，则预知其轻重吉凶。左颊属于肝木，右颊属于肺金，正额属于心火，下颏属于肾水，鼻属于脾土。正额者，太阳脉之所会。唇颊者，阳明脉之所经。两耳后两旁，少阳脉之所过。夫痘为阳毒，故随阳而见于面也。然阳明胃与大肠，积陈受朽，气血俱多，故先于口鼻两旁，人中上下，两腮年寿之间，先出先浆先靥者，吉。若太阳则水火交战之处，少阳则水火相并之冲，如先出先浆先靥者，凶。更夫头者，诸阳聚会之处，两颐两颊，五脏精华之府，咽者，水谷出入之道路，喉者，肺脘呼吸之往来，胸腹者，诸阳受气之地，为心肺之所居，五处俱要稀少。若头额多者，谓之蒙头。颈项多者，谓之锁项。胸前多者，谓之瞒胸。蒙头则视听废，气化绝。锁项则内不出，外不入。瞒胸则阳不清，神失守。唇轩先见者，则脾土受伤，两颊两颐，稠密成片，或如涂朱，则肝盛克脾，八九日当作滑泄，而泻青不食，乃成险候，故并不宜多也。惟其四肢，如卒伍卑贱，不足重轻，则虽多而无妨。以上诸证俱要解毒清热，疏通荣卫表里，使血活气匀，庶无干枯焦黑之变。然观上可以知下。如印堂之下应心胸，鼻下应背部，两颧应两腰，两颐应两腿，额上之稠密，即可知其下矣。

袁 氏 八 门

天庭穹窿之地，名赤帝门。气窝天突穴，名肃杀门。眉心一带上下寸地，号五将门。胸膛名炎车门。眼下丝竹泪堂，名青阳门。两手掌心，名正离门。脐封之处，脾经所注，名黄帝门。两耳窍圈，名玄武门。

验 形 察 色

夫痘有气血之盛衰，有形色之轻重，形属于气而色属于血也。如初出点若蚊咬，滞而不起，虽起塌阔，皮薄而软，斜视若无，面唇先肿，小者稠密，大者平陷，此皆气虚形重也。如小而高耸，根敛圆净，先出先长，日见活动，光润不燥，坚实碍指，头面稀疏，饮食不减，此皆气旺形轻也。如初见顶，若火刺红而干枯，紫而昏暗，夹斑带疹，白而枯涩，黑若尘铺，此皆毒滞色重也。如初出淡红，渐觉明亮，四五日间，顶若水白，根窠红润，此皆血活色轻也。亦有痘色红紫而近黑，黑如乌羽，而有沙眼，摸过转色者，犹有

血活之势。如无杂证，庶或可救。若黑如炭者，此血死不可治也。

形乃气之充，色乃血之华，形贵疮皮厚硬尖圆起发，若皮薄平塌者，为凶。色贵光明润泽，根窠红活，若惨暗昏黑者，为危。然形起发而有变者，由色不明润，根不红活耳。如色光泽红活，虽平塌亦可治焉。然犹有圈红、噀红、铺红之别。圈红者，一线淡红，紧附根下而无散走之势，吉之兆也。噀红者，血虽已附而色隐隐出部，险之兆也。铺红者，痘色与肉不可分，平铺散漫，凶之兆也。夫根窠者，血之晕，脓者，血之腐，故六日以前专看根窠，若无根窠，必不灌脓。六日以后，专看脓色，若无脓色必难收靥，此必然之势也。

夫天体圆而清浮，地体方而重浊。然痘潜伏乎肾，体乾元以化生，是以得天健运之功，形圆而高耸，日长一日者，顺也。如气不足，则不能逐毒出表，治者复昧其理，重用解肌攻托，乃乘腠理之空虚，以致奔溃，一涌而出，一粒化为十粒，十疮合为一疮，既失圆晕，如天之象，遂成歪斜扁润之形，皆正气不足，人力妄攻之所致也。故贵治者，务审气血表里虚实，因所因而调之，正气得力，邪无可容之地矣。荣卫合德，形色各得其正矣。如以力服人，莫若以德服人也。故《玉髓》云：上等者，有叠珠形焉。阴阳合辟，而得化机之正，营卫交养，而无拂逆之忧。有盘珠形者，根窠圆浑而无牵连胶绎之虞，体色润泽而有震起鼎峻之势。有流珠形者，形虽细小而气血归附，无交并钩连之患，体固繁密而真元培聚，绝枭紫灰塌之凶，此三形者，痘中之翘楚也。其次有游蚕形者，天元散溢而位不归于一，枭毒恣横而形自联于象。有蟢窠形者，气血勿克以充裕，而淫毒交结于一

处，无大无小，合聚以成其群者也。又有瓜子形者，气虽散而勿离其位，血虽驰而勿匿于邪也。有箭头形者，形状于尖歪而不联不并，体失其和平，而无均无块者是也。有叠钱形者，元气戕贼于内，枭淫妄参于外，遇隙而奔，倚多为邻者也。下此而更有蛇皮断者，六气绝而群枭食于中宫，百邪集而一鹄不知所止，痘之最凶，而死在旦夕者也。有蚕布种者，密比而无间隙，按之莫得其实，连片而无点数，视之而不见其形，此名为弃痘，而十死一生者也。然包血成形者，气也。故形失尖圆饱满者，当责之气。附气成晕者，血也。故色不光彩润泽者，当责之血。

吉凶痘形图

叠珠形

诀曰：天元不散，阴阳无聚，不偏不离，出类拔萃。

流珠形

诀曰：浑然中处，如星缀丽，通经合络，无巨无细。

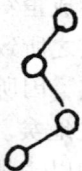

图 1-12　叠珠图　　　　图 1-13　流珠图

覆釜形

诀曰：邪炎冲逆，妄居高位，联绎钩环，形多琐碎。

瓜子形

诀曰：气不能充，血不能融，体失真正，囊房半空。

叠钱形

诀曰：三四叠钱，六七游蚕，若不椒皮，犹可保安。

蚕种布形

诀曰：如蚕布种，隐隐皮间，临期六七，命赴黄泉。

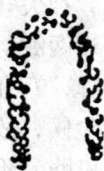

图 1-14　覆盖图　　　　图 1-15　瓜子图

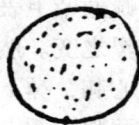

图 1-16　叠钱图　　　　图 1-17　蚕种布图

盘珠形

诀曰：气卫血荣，象合乾元，正大光润，造化豁全。

游蚕形

诀曰：元气既漓，集毒横暴，见隙成群，不由原道。

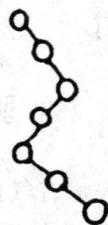

图 1-18　盘珠图　　　　图 1-19　游蚕图

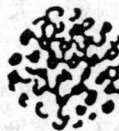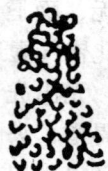

图 1-20　蟢窠图　　　　图 1-21　箭头图

蟢窠形

诀曰：真元已成，枭毒盘结，根窠暴胀，灰煤蛇蝎。

箭头形

诀曰：化机拂逆，孤高泛溢，钩联泡起，灰煤惨戚。

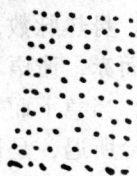

蛇皮断形

诀曰：蛇皮断状，如疹无尖，真元已散，九日归泉。

蛇皮蚕种，本无治法，惟在见点，有

图 1-22　蛇皮断形

攒簇不成颗粒之象，速用清解攻托，令郁遏之气得伸。此即分消之法，庶密甚者可少疏，细甚者可少长，急宜早治。若迟旦夕，毒有定候，便难治矣。

论气血交会

初出一点血，形色未分，纯阴之象也。盖血初载毒犯上，循窍而出，未受阳制，然其体立矣。次变而阳始会阴，气能定位制下，是以气形于中，血周于外，其中稍有微白，而外则淡红如故，然血盛之势未降，而属微阳之象也。更变而气尊于内，拘血化毒，气和血就，尊卑道正而乃根窠圆混，其中之白渐大，外之淡红渐细，而属微阴之象也。再变而为血收气足，毒化成脓，其中之白既充，遂乃圆满结实，白转为黄，红晕俱化，血毒两降，而属纯阳之象也。然是毒也，虽有巨细稀密之殊，而百千形状皆类乎一者性也。惟其变态不一者情也。性出于天地，情出于阴阳，情可化也，性岂人力为哉！故其加治。凡阴始交阳之际，阳交阴会之初，忧虞之象未分。若非圣于医而知虚实寒热者，不可轻易下剂，恐其药性紊乱，气血交会之机。若气始定位，血初归附，各能顺职，亦何药焉！惟苟失其正者，则宜治矣。调其血气之情，便得交会之妙，自能逐毒成功而无咎矣。

见点门夹证杂证
内有未备者悉具总论痘要门参看

夹　斑

夫疹由心热，斑由胃热，斑乃血之余，有色点而无头粒者也。盖痘自脏而出，其势迅速。血热毒盛之痘，则血太过而气不及，卫气疏缺，不能密护脉络而致。太过之血，任其三焦浮游之火而发为斑，是以夹毒上浮矣。然至痘毒出齐，则内必虚，内虚则斑从内解，不解当以轻剂散其火邪，兼活血解毒之药。凡在初多用表散，在后宜用解利，伺其斑退血附，即用补药，以防其损陷之患。然有色赤如火者，乃毒滞不能宣发也。更有或结痂而发者，是余毒热盛，煎熬肉分，其斑必烂，当用解毒，烂处以生肌散傅之。凡红斑易退，紫斑稍难，蓝斑黑斑热毒亢害已极，不可治也。

夫疮出而斑退者，吉。或斑退而疮出坚实者，亦吉。否则，皮肤斑烂，疮易瘙痒。如赤斑成块，其肉浮肿结硬者，又名丹瘤，其毒最酷。每有疮未成就，此先溃烂，多不可治。总之，斑疹必须令退，使痘独成为妙，否则，气血重耗，脏腑俱病矣。

夹　疹　夹　丹

夫痘毒麻毒所属不同，痘毒出于脏，麻毒出于腑。盖自孕成之初，先有脏而后有腑，脏为积受之地，腑为传送之所。脏属阴，受毒为最深；腑属阳，受毒为差浅。痘之发，触于天行时气，疹之发，中于时气风寒。本非寻常并发者，盖因痘出之际，毒趋百窍，被风寒阻塞腠理，是以血热壅遏，击动腑毒，因乃并出，是皆不顺之候。如痘稀疏，可以升麻汤解之，疹散痘出，其势自顺矣。若痘太盛，则其疹虽解，殊不知气血已受亏于前矣。诚恐气弱血伤，不能始终以化其毒，是尚未可议其有生也。然痘当从外解，疹当从内解。麻疹之发，轻而易解。若有不解者，乃为内热而外中风寒之盛也。治法惟宜轻表凉内，切勿汗下妄施，表轻则肌松而邪散，内凉则血和而毒透，骤汗则气泄而亡阳，迅下则里虚而毒陷。然麻疹多属于肺，故嗽而始出，起而成粒，匀净而小，兼阳气从上，故头面愈多者为佳，治宜升麻葛根汤、小柴胡汤，重则麻黄汤，以表散为主，疹散而痘得单成为妙。若如此而不散，则肺气既伤，肝荣亦损，凶之候也。若夫丹疹者，多属于脾，隐在皮肤之间，或成块而赤，或云头而突，多起于手足身背之间，发则多痒，或有麻木，是兼湿痰之殊，色红者，兼火化也。总之，浮游之火，壅血散漫于皮肤耳。治宜先以轻剂散火，兼用凉血解毒之药。然痘内而夹丹疹者，不必治之，但以托痘为主，痘出而此自淡矣。

夹凡疮

痘有夹凡疮而出者，则肉分空虚，痘集必密，且血气为疮所夺，势必干枯黑陷。痘多不能起发成浆，或热毒结聚而为疔者有矣。须急连服内托，大为凉血补血以济之，外以珍珠细末胭脂涂敷疮处，恐疮黑蔓延，痘亦变黑也。

腹胀

夫痘初出时，腹中常宜宽舒者，为里无邪也。若腹胀者，是毒气聚于肠胃，不能发出，或少发出，而反伏入也。甚者，气喘发厥，疮无血色，或变紫黑，多致不救。治法则当升发解利，使毒气上下中表分消。大便秘而脾热生胀者，泻之，小便赤而胃热生胀者，利之。若腹胀泻渴，气促体倦，手足并冷，发哕自利而腹胀者，此脾胃虚寒也，宜温补之。身热脉数，大便不通，烦躁作喘，大渴面赤，谵语不安而腹胀者，此热毒壅遏也，当急下而兼表暴之。若因热毒，正发为冷所遏，是以阴阳不和，冷热相搏，毒不发泄，以致腹中虚鸣，二便自利，其脉则微，手足俱冷，饮食不进者，则加暖剂以攻托之。若因乳食停滞而腹胀者，则于升发解利药中，加消食之剂，兼所伤之物，审其寒热而施治之。若出太盛而面黄，大便色黑，烦躁喘渴腹胀者，此有瘀血在里也，宜于清热凉血剂中，加桃仁红花之类以消之。至若目闭神昏，口气臭甚者，则血气以离，毒已内溃，不可治矣。

失血

夫痘之来也，随火而至，是以常多迫血妄行，血亦随火而动。若阳络伤，则从上焦而出，为衄为呕。若阴络伤，则从下焦而出，为溺为便。若阴阳俱伤，则上下俱失，或从疮间而出者有焉。然失血后，而多睡不醒者，何也？盖心为血之主，血失则心之神昏，而失其虚灵之性矣。诸失血惟鼻出者，可治，其余皆绝证也。

报点三朝顺逆险碎锦

顺 证 勿 治

一痘潮热三四日而后出者，是血气充足，毒少难于感动，如灼火难燎，其痘必稀而易愈。有才热半日一日即出者，由血气怯弱，毒多易于感动，如烈火易焚，其痘必密而难痊。初出三五相连而细者，必密。单见形而肥者，必稀。

一热一二日而见点，眼眶不肿，二便

如常，胫不软，唇不浮，两颊不模糊，肌肉不浮肿者，吉。

一痘出稀疏，表里便凉，则毒必轻，兼大小磊落分明，不相粘连者，则托里解毒之剂，宜略饮之，以助其起发，灌脓收靥。如出太密，粘连模糊，则虽出而其毒犹盛，则托里解毒之剂，宜多饮之，以防其陷伏痒塌黑靥之变。若遍身虽然模糊，独面上喉颈胸背之处，稀朗分珠者，可治也。

一凡痘疹一色者，善。若二色三色相合而作者，凶。

一先吐而痘见即止者，吉。有大吐而变凶者，胃败不能逐毒也。

一目光精彩，神映了然，口唇红活，而无燥白色者，吉。

一痘作二三次出，至三日后手足心方才出齐，头面胸背稀少，摸之坚碍，根窠红晕，大小不一，肥满光泽，痘肉红白分明，势如笋出土形，朝暮易眼者吉。

一凡先于骨处见点而稀者，必吉。若于软肉无骨处，先见点而密者，必凶。但忌头额者，以毒盛而妄参阳位也。

一凉而复热，热而复凉，连绵数日，然后从口角颧骨之处，三两成对报点，至三四五日出齐者，顺之兆也。

一看天庭太阳方广，二看颈项，三看胸背，四看谷道之所，五看地阁，六看肚脐，七看两手脉处，如数地俱稀少者，吉。

险 证 当 治

一痘初出，头焦带黑，或色红紫，惨黯不明，谵语狂乱，大热不退，烦渴饮水者，此毒在血分，为血热毒盛之证也，宜急凉血解毒表托为主。大便秘结者，宜微利下，清解升托，如不急治，则黑陷不救。

一痘初出，色白皮薄而光，但根窠微带一线红色者，此毒滞气分，为气虚不足之证也，治宜急以补气调荣为主。如不急治，则后痒塌而死。初出痘疮，惟此血热气虚二证而已，此时急宜治之，必待白转红活，黑转淡红，根窠明润，疮皮坚实，能食，二便如常，则起胀灌脓收靥，一路无余恙矣。

一周身匀称，惟咽喉独密者，名曰缠喉，宜急清肺利咽为主，防至八九日间，水呛不食。

一自见点之后，身热终不退者，是毒气太盛也。始终宜用清解。

一出二三日，身热不退，是以血耗而根窠无红晕者，宜用当归活血散，内加酒炒芩连。

一初出而胸前稠密者，急与消毒清火。

一放标渐多，兼见红斑而痘干紫不起，顶不碍手，身热气粗者，宜急清胃化斑表托。

一初出灰白，顶陷不起，或起不碍手，根窠不红活，身凉而静者，此虚寒证也。如身凉而痘灰白不进饮食，或呕吐腹胀，寒气上逆，或泄清水而手足厥冷者，此纯阴之证也，治宜大为温补。

一手指头上先见者为肝甲痘，可治。

一谷道中先见者为阑门痘，可治。

一沿眼边先见三四点者，为攒眼痘，可治。

一小便两边先见者，为囊眼痘，可治。

一头上两角先见者，为日月角痘，可治。有头上先见为数粒，中有一粒极大深烂者，名尿毒痘，急宜挑破以油胭脂和珍珠细末封之，必待脓成毒化方可脱去，否则，复聚成穴，血气为其所夺，诸痘难长矣。

一凡起势虽密，如根脚自分，太阳稀少，周身无成块之形，而色不干红者，虽多可治。

一根盘已具，如顶未起，肌未松者，急与透托。有一等白痘似粉，有盘有顶而软肥者，宜大补气血。

一痘白肉红者，固系气虚，不能拘血，亦因火热游行于表，故宜凉血以清肌表之热，切忌归芎升散之剂。

一痘内黑外白者，是毒在里，宜解毒汤以清里。如内白外黑者，是毒在表，宜升麻汤以散表。

一痘出完而热甚气滞，其皮肉肿亮者，是毒气在内也，宜急内托，迟则其毒内攻而死。

一因夏月暑气熏炙，以致烦躁发渴而出不快者，宜用人参白虎汤加减服之。

一因冬月寒气所侵，以致肌肤粟起，鼻塞声重，咳嗽而出不快者，宜参苏饮加减服之。

一因邪气所触而出不快者，宜用十宣散加减服之，外用乳香芫荽焚烧，以辟其气。

一因劳力在前，元气虚弱而出不快者，宜补中益气汤主之。一因吐泻，胃虚不食而出不快者，宜理中汤主之。

一便结口渴而出不快者，是内有实热也。若便利口渴而出不快者，是内有虚热也。若便利口不渴而出不快者，此内有虚寒也，宜细辨之。

一见标一二日，喉痛眼红唇肿者，此肝肺胃火旺也。如痘色气血交会者，宜急清解，治之可愈。若色惨暗干红，则气血离散，七八日内必至鼻孔出血，不救。

一有色，若灰桃颗粒肥大，若按之硬手者，则红活可期，尚可救也。

逆证不治

一发热一日，忽尔壅出，形如蚕种，灰白稠密，身热腹胀，泻渴不止，头温足冷，及色紫黑干枯者，死。

一初热即见点于太阳、太阴、额角、发际、印堂、司空、天庭、方广之处，其色红紫，目红唇裂，痰鸣声哑者，是气滞血凝，妄参阳位也，不治。

一唇上见痘者，不治。

一牙床见痘者，不治。

一初起全不起顶，形如汤泡火烧之状者，是气血两败，必九日后痒塌而死。

一痘已出而热一遍，又出一遍者，不治。

一连肉红紫一片，脸如橘皮，不分肉地者，死。

一自腰下见痘，腰上不见者，不治。

一痘色白而皮薄，光润易破，根窠全无红色，三五日即长如绿豆大者，此痘决不灌脓，久后则成一包清水，擦破必死，不可因其好看，妄与下药。

一初出顶陷，中有黑点，如针孔者，不治。

一周身匀称，独口唇细密者，名曰锁口，须防九十朝，不食发热而死。

一有独于三仓多者，名曰缦胸，须防九十朝，失声腹痛，咬牙而危。

一有独多肩背者，名曰攀肩。夫脚下涌泉穴，肩上肩井穴，乃暗水潜行之道。凡津液润布于皮肤之内者，皆此井泉之水而以肾为原也。毒盛于此，水道绝矣。且五脏皆附于背，背上太密，脏气伤矣。故须防发热作哑燥渴而死。

一起势不多，根脚肥阔，色青与白，热盛神昏者，名曰反脚，三朝五日必死绝矣。

一初出先于天庭、方广、太阳之处，

见标一粒，突起光亮好看，少顷又即陷没者，此名贼标，犹贼之欲陷其城，先以奸细探之也，决死之证。

——初热腰痛，及报点而犹大痛不止，标如蚕种，面赤气粗，烦躁昏乱者，主五六日，必口中大臭，身出紫黑斑点，或口唇青黑，舌上发疔而死。

——胃热发黄，状如桔色而下利者，死。

——囊上两边先见痘者，后必黑陷。

——点火照看，天庭、百会、巨关、人迎等穴之处，如有红点斑而在皮肤内者，出必重也。

——发热未透而即报点现标，已而复没不见，既而又出又没者，谓之弄标。盖痘凭热透，则肌肤通畅自然易出，今热不透，则地皮未熟，故隐而又出，出而复没，气血衰弱之甚，无力发泄故也，必为难治。

——痘疹俱极稠密而疹又不先解者，此名狩痘，不治。

——痘未出而身有紫红色斑，或有数点黑斑，鼻血昏沉，身热烦闷者，死在三五日之间。

——手足面部俱出而身热烦躁不退，耳轮耳背独无者，凶证也。惟周身稀少，红活滋润，标粒分明耳，上下出者，无害。

——痘至三四日，脚酸不能立者，凶。

——痘出时，谵语狂言，如见鬼怪，好饮冷水，其斑先从腰眼而起者，不治。

——发青斑黑斑如痣，及肌肉有成块青黑者，即时而死。

——肌肉里，如被杖者，不治。

——初出身有斑点，嘴唇崩裂，或肿，口出臭气者，此胃烂发斑也，不治。

——舌卷囊缩者，死。

——凡先发无名肿毒而后出痘者，十有九死。

——初出吐泻不止，蛔虫从口鼻大便中出，而不进饮食者，死。

——遍身紫泡，刺破出黑血者，死。

——痘稠密陷伏，烦躁狂叫，口中腥臭冲人者，此邪火煎熬，肺烂胃败也。必变失声干呕喘促，七日而死。经曰：肺绝者，七日死。

——痘出陷顶而脐窝内有疮者，百无一生，此肾经痘，主寒战咬牙而死。

——痘出谵语不止，昏睡不食，手足厥冷者，死。

——起势因循，面多青色而不热者，危。

见点证治歌括

热透三朝痘见形，此为常候不须评，过期不及多乖气，论治先分虚实因。

数日蒸蒸出不齐，竟行疏发莫生疑，按方加药观疮势，表里平和痘本稀。

痘出常须令气匀，更宜和暖气如春，气匀出快无壅滞，偏热偏寒气不行。

头面呼为元首尊，咽喉紧隘似关津，莫教苍子多稠密，锁项蒙头总不应。

胸前头面总宜疏，手足虽多不用忧。若是遍身都密甚，却愁气血不能周。

初出形来艳色娇，定知皮嫩不坚牢，溶溶损破添愁绪，个个成浆喜气饶。

痘疮初出解咽喉，喉痹咽疮毒火饶，只恐后来封管龠，挫喉声哑治徒劳。

若恐斑疮入眼中，古方护目有神功，眼多眵泪睛多赤，急泻心肝免毒攻。

冯氏锦囊秘录痘疹全集卷七起胀门

海盐冯兆张楚瞻甫纂辑
男　乾元龙田
门人王崇志慎初同校
男　乾吉佑民

起胀诸论

夫痘子起发，不可拘以日数，疮出以渐，其发亦以渐，谓之适中。若一齐涌出，即皮肉虚肿。一齐燌发者，此表气虚，毒气奔溃而出，表虚则不能收敛，必生痒痛溃烂矣。其治急宜救表为主。若已出尽，当起不起，此里气虚，毒气留伏，壅而不出，必增烦躁腹满喘促矣，此又急宜救里为要。然痘疹发于肌肉，阳明胃经主之，脾气一温，胃气时畅，决无陷伏之患。如庖人笼蒸之法，但欲其松耳。

凡痘疮起发之时，磊落分布者，乃表里疏通，上下发泄，毒气解散，为顺痘也。若颗粒丛聚，根窠坚硬，似瘤之红而不痛，似核之坚而不动，似痈之肿而不溃者，此气血凝滞而不流，肌肉败坏而不化，毒气郁积而不解，为逆痘也，不出四五日，必瘙痒闷乱而死。更有初出细密模糊，不成窠粒。至于起发，尽成大泡，清水虚痒者，此乃卫气不敛，为逆痘也，不出二三日，皮脱肉干闷乱而死。此皆恶毒之气所致，须于出现起发之时候之。若到成脓，则无是病矣。

凡痘之出，以气血和平为主。尖圆坚实者，气也。血活明润者，血也。红活平陷者，血至而气不足也。圆实而色淡者，气至而血不足也。平塌灰白者，气血俱不足也。燌肿红绽，气血俱有热也。若痘至起发，则欲透而磊落，尖圆光壮肥泽者，上也。如根脚横开，皮起水涨者，次也。如顶皮不起，根脚不开，犹是先出之形，不见新生之水者，此即谓之起发不透。如气本实者，此必曾感风寒，宜用发表。如气本虚者，此必不能饮食，或兼吐利，宜补中气而兼托表。若时日已多，发犹不透，是以烦躁不安啼叫恶热者，此毒热在里，宜急松肌表托，而兼解散热毒，导引心火可也。若谵语而妄有见闻，时发狂叫者，此五脏热毒蕴积而阳气独盛，无阴气以和之，必大便不利，宜微通之，使里无留滞而外得快利也。甚至昏不知人，腹胀喘呼者，不治。总之，起发之时，不徐不疾，以渐长大，尖圆磊落，光壮坚实，根脚红活，此气充足，载血而行，透彻诸疮，自然尖圆光壮，不须服药。如虽红活，项平中陷，不成尖圆，色嫩皮薄，不能坚厚，其变为痒塌，为留伏壅遏，乃气虚也，宜用补气。若疮皮薄色娇，淫淫如湿者，此气不胜血，宜补气凉血。如浮囊虚起，壳中无水者，此气不依血，血不附气，其变为痒塌，为痈肿矣，宜十全大补汤加减主之。凡由红斑而水泡，水泡而脓泡，脓泡而结痂，有自然之序者吉也。若颠倒失常，尽由气血两虚，邪火冲击，变现为害，及初起发，疮头便带白浆者，不分何处，并非佳兆，不特口唇也。

三日四日，痘出当齐，点至足心，势方安定。若犹有陆续不出之状，或隐隐于皮肤之内，不见不起者，非风寒壅遏之因，必内虚不振之故。是以四日以前痘毒方出，身表宜凉；四日以后，毒出已定，身表宜温。凉则气血和平，痘色必然润泽；温则入里开通，其毒易以成浆。至此而身若不温，虽未必至于冰状，而痘疮断难易长。又若身热不退，或身痛不止，或因风寒所迫，或因暑气所并，而无二便秘塞烦喘之证者，是证在表而不在里，宜葛根透肌之药以发之，待其表和而痘出自顺，但不可过汗，以丧其津液。至四五日时，血泡已成，理当起胀。如果肥大而粗，根红而顶光色白者，已具行浆之势。若还赤色过头，虽见娇红可受，然延绵六日，必依然到头空壳虚花，皮薄而光亮如灯，内含是水，顶尖而根脚不红，行浆弗实，热毒盛而不解，则为紫为黑。壅而不起，则为陷为塌；滞而不荣，则为干为枯，为青为灰；怯而不振，则为不快，或为停浆。肉先肿胀而痘反不起，浆则滞而不行，面已虚浮而痘反退缩，毒则遏而不进。身不热而痘不起，已成冰硬之形，赤色若还不变，温之可兴，气血弱而不振，遂成不快之状，红润依然如旧，补之可生。紫色干枯，只宜活血松肌，切忌温中带补，为壅为滞，烈药虽然可发，透肌尤是良方，溏泻惟宜温补为先，久泻佐以升提为要，此验痘之经常而用药之大概也。

论黑陷血陷紫陷白陷灰陷及气血虚实寒热

气，阳也。血，阴也。痘之一证，非阳则不能以发其毒，非阴则不能以化其毒，故必得其阴阳交会，气和血顺也。有阳始会阴，气至血附，根窠既立，而忽中陷者，此因元气不足，而不能续其后来，是以阴血虽有附气之功而阳气乃无制毒之力，以致陷而不满，生生之道绝矣。其陷有五：一曰黑陷，二曰血陷，三曰紫陷，四曰白陷，五曰灰陷。黑陷者，为初出少稀，后出加密，阳会阴之次，因阳气弱而不能续其初出之功，血无气养，故枯萎而黑陷也。血陷者，血盛于气，气弱不能拘领其毒，久则变而为紫陷也。紫陷者，为气愈虚而血无气蓄，则毒之盛负载不前，是以血亦为之离去也。白陷者，为气不足，其血亦弱，久则变而为灰陷也。灰陷者，气血衰败而不荣也。此等之陷，一皆气之亏损使然，如折奇花，少顷生气即绝，则憔悴不荣矣，故宜预为早治。凡见形平塌，势不起发，摸不硬手，兼或皮皱甚至顶陷，其现证而为吐泻不食，语言不全，此皆气虚也，即宜保元。如痘形饱满，轮廓丰厚，其疮坚硬，或发壮热，或喘痰壅嗽，此气之实也，治宜清肺和解。如鼻流清涕、咳嗽恶风、身体战栗、自汗、疮色惨白者，此气之寒也，宜中和之。如鼻孔干燥皮毛枯槁，咳嗽痰血，或鼻出血，疮色焦紫者，此气之热也，治宜泻肺。如疮不红活，淡白发痒，不能灌浆，以手摸过，色即转白者，此血之虚也。如身热不除，或寒热往来，疮色焦紫，口苦舌干，唇青面赤，胁肚作痛者，此血之实也。如疮色灰惨，血凝不活，面青筋缩，呕吐清水，或泻稀水，如青菜色者，此血之寒也。若疮色昏暗，发痒，眼珠红赤，大便坚燥，身热易怒，此血之热也。虚者补之，热者清之，寒者温之，实者抑之，使气血无过不及，但保元阳冲和之气，自有蒸浆化毒之功，何虑五陷之患哉！

论　痛

凡痘疹起发痛者，其证有数：一则毒邪欲出，气血随之，是以肌肉绷急而痛者，宜用活血散。一则皮厚肉密，又为外寒相搏而痛者，宜用葛根汤。若热毒甚者，宜用消毒散。若食鸡鱼酒物者，宜用清胃散。若发热饮冷，大便调和者，仅宜四物连翘之类。若发热饮冷，大便秘结而脾胃实热者，是可清胃润燥。若发热作渴饮汤而属脾胃虚热者，又宜白术散投之。六日已前，多用发散，六日之后，多用活血，因干滞而痛者，以水杨汤浴之。若靥时痛甚，治之不愈者，凶。然大抵身前痛者，属肺，身后痛者，属膀胱，身侧痛者，属胆，四肢痛者，属胃，总宜急止，否则，叫号伤气，忍痛伤血而多变证矣。故痘疮不可过食毒物者，即此之谓也。若至结靥干硬而痛者，外宜涂酥以润之，内服清凉解毒可也。

起胀三朝顺逆险碎锦

顺　证　勿　治

凡报痘三日，当逐渐起胀，先出先起，后出后起，痘胖一分，则毒出一分，痘胖已尽，则毒出亦完，根窠红绽，顶肥碍手，面目渐肿，饮食二便如常，而无他证者，吉。此是气盛血荣于内，发扬于外，毒已受制，自当化毒成浆，不治自愈。

一凡痘疮，自初至结靥，并宜痘内暗晦，其外光润。所谓外阳内阴，少阴君火之象，反此为凶。若内外皆光，为纯阳无阴，治当补血；内外皆暗，为纯阴无阳，治当补气。

一凡痘疮之毒，必气以煦之，血以濡之，而后可得成熟也。故于起发之时光壮者，气有余也。肥泽者，血有余也。气血有余表里俱和，不须服药。

一痘至起胀，其痘顶必有小凹，名为痘眼。若根脚散大，浆色浅白，顶无痘眼者，此为水痘。

险　证　当　治

一痘虽起发，干枯无水，谓之不肥泽，带着紫黯色，谓之不红活，其变为黑陷，乃血虚也，宜内用四物加减，外用胭脂涂法。

一形长大而色枯燥者，此气至而血不荣也，治宜补血。色红润而形平塌者，此血至而气不充也，治宜补气。形平塌色枯痿者，此气血俱不足也，治宜大补气血。色灰白者，气虚也。红紫起发者，血热也。红紫退缩者，血滞也。

一痘顶陷不起，若年寿之上痘起者，不必忧虑，如年寿上，亦不起者，急与内托，及痘当起胀，而天庭印堂不起者，亦宜内托为主，否则，渐变不治。

一痘虽红鲜，但干燥而不充肥者，此火盛而血不足也，治宜退火凉血为主。

一痘充肥而滞湿者，此脾中有湿，而气不足也，治宜去湿补气，兼风药以胜之，但不可太过太早，以损酿浆湿润之气。

一浮囊虚起，而壳中无甚浆水者，此气不拘血，血不附气，必后发痈肿，甚则痒塌而死，宜参、芪、芎、归之类加桂主之，使气血交会，方能化毒成浆。

一有因诸兽惊吓，而痘随伏色变者，是心失其主，而血不能归附，气不能充托耳，宜用托里之剂，内加人参、远志之类。

一痘正胀之时，痘虽起发，然皮薄不碍手，按之清水便出，而痘色不暗者，此为假胀，宜急参、术、芪、草、姜、桂之类，提气灌脓，方可成就，否则，十一二日必不能回浆结靥而死。

一痘因触以致痘陷，如石白硬者，则以芎、归、僵蚕、参、芪、姜、桂之类主之。

一痘渐平塌，头面渐肿者，治宜急用角刺、穿山甲、僵蚕之类，透托为主，否则，散漫无拘，肉肿痘不肿也。

一痘紫陷不起，或痘黑如疔者，此血分大热，急用丹皮、红花、紫草、当归、升麻、烧人屎之类，外则挑去恶血可也。

一凡戞齿噤牙者，是肾气旺而肾阴不足也，主痘陷伏，宜补阴而逐之。

一痘当起发，如四围起，而中心平陷者有二，有血化成水，四围高起，但中心略凹下者，俗呼为茱萸痘，由中气不足，发未透彻耳，治宜补托。有四围沸起，中心落陷无水，犹是死肉，其形如钱者，此名鬼痘，急宜攻托，否则，渐变黑点，不可为矣。

一起壮之时，光泽滋润，势如水光，而根下之红，仅有一线，以火照之，如琉璃灯样者，此为虚起，宜大温补气血，托里救表，否则，八九日间，必发痒塌而死。

一痘疮起发，彼此相串，皮肿肉浮，或于本痘四旁，旋出小痘，攒聚渐胖成一块者，此痘最重，宜内加消毒，切守禁忌，以防瘙痒之变。

一痘疮起发，中心突起，四围干平无水者，或里红外黑者，此由皮肤闭密，滞而不行，痘毒郁而不散耳，治宜辛凉解肌，外水杨汤浴之。

一痘红活充肥，以指捺之随破者，此血有余，而气不足也，宜凉血补气，否则，后必痒塌。

一痘久遇阴雨而不能起者，治宜发表，而兼燥湿。

一痘因内伤饮食，是以腹中饱闷或痛，以致中气郁而不起发者，治宜发表而兼消导。

一遍身俱起，手足独不透者，是脾胃痘也，宜急人参、芪、术加桂枝补托。

一痘旧有疮疡勿愈者，凶，宜倍补气血，佐以攻托。

一痘形板实而不松者，血滞而毒绊也，平塌而不充拓者，气弱不能拘毒也，滋补充托，犹可救之。

一凡月经所触者，急用月红花煎汤，调酒服之，更将艾纳肚兜，令母裹肚，房中多烧胶枣辟之。

逆证不治

一遍身皆壮，而头面不起者死。

一腰腹俱痛，遍身紫点如蚊蚤所咬，全不起胀，或发而为紫泡者，死。

一痘遍身黑陷，闷乱不宁，神气昏溃者，死。

一痘顶陷灰白，纹路出部，根窠血散更加泄泻烦渴，唇白痰鸣，不思饮食者，是气血俱败也，不治。

一起胀时，啼哭不已，日夜呻吟，烦躁不宁，狂言闷乱，如见鬼神者，不治。

一吐利不止，乳食不化，或二便下血者不治。

一起胀时，有六七粒细而成块，丁中有一大者，扁阔歪斜者，不治。惟在腿足一二处者，宜银针挑破，以油胭脂涂之。

一起胀时，痘如烟雾罩定者，不治。

一起胀时，其手足处见而复隐，起而复塌者，此根本已坏，枝叶先萎之象也。

一凡全不起胀，变成灰陷者，或紫陷不起而成干克陷伏，惨暗不明者，或发如水泡痒塌者，此皆血离气背，致毒下陷，而外剥也，不治。

一凡起胀时，色如白饭，平塌不起者，死。此是毒盛血滞，不可认为虚寒之证。

一痘将起发，其中有发血泡者，此毒伏于心也，不治。有发水泡者，此毒伏于肝，必旋见痒塌而死。

一起发时，根窠太红，头面皮肉红肿，如瓠瓜之状者，七日后死。若遍身痘顶皆黑，其中有眼，如针孔紫黑者，三日后死。若两腮虚肿成块，肩膊腰臀，皆有成块坚硬者，五日死。若先出痘形，以渐不见者，三日内死。初出之时，半是水泡，或才起发，而便戴白浆者，或未成脓而即干收者，是皆火性燥急，不应至而至，早发还先萎也，总是毒火所为，倏忽之间焰息气绝而死。

一凡起发之时，痘疮稠密，又见陷伏烦躁狂叫之证，或口中出臭气者，此毒火熏煎，肺烂胃败之气也。或不食失声者，咽喉溃烂也。寒战咬牙者，邪传肾也。闷乱者，神气丧也。体寒者，阳脱也。或呕，或泻者，肠胃俱败也。经曰：五脏气绝于内者，利不止，六腑气绝于外者，手足厥。凡见上证，皆不可治。

起胀证治歌括

痘疮起发视根窠，红活充肥血气和。
若是干枯青紫点，急宜养血莫蹉跎。

四围沸起陷当中，胃气亏虚发未通，
外白中心成黑点，是名鬼痘急宜攻。

中心凸起四沿平，外黑里红一例论，
此是表邪多壅遏，疏邪发表令调匀。

发时磊落最堪夸，三五粘连便不佳。
若是糊涂成一块，切防瘙痒又来加。

头面斑疮总属阳，升生浮长类相当，
微微渐肿疮红润，骤肿疮平可预防。

起发之初未试浆，口唇疮色早焦黄。
如斯恶候无人识，待得收时作祸殃。

出形未定先涵水，起发之初便戴浆，
脓水未成收靥急，不堪有此命终亡。

起发一齐如锡面，皮肤浮肿形容变，
其人能食乃为佳，食减气虚作凶断。

热有大小治不同，古人取譬似蒸笼，
不知邪气分深浅，妄治何能得适中。

痘疮起发肿为奇，头面预肿又不宜，
五脏精华从此散，枭炎肆虐魄魂离。

冯氏锦囊秘录痘疹全集卷八_{灌脓门}

海盐冯兆张楚瞻甫纂辑
男　乾元龙田
门人孙显达惟良同校
男　乾亨礼斋

灌脓诸论

六七日之期，顺候浆行半足，虚疮方见分光。毒重而壅遏者，必干枯退缩；气盛而焮发者，必饱满光荣。头面行浆而四肢未起，见之切莫慌张；腿臁发泡而脸额焦枯，见之且休欢喜。既已惧其发呛，发呛愁其失音；且又虑其喘急，喘急恐其腹胀。饮食不多，或致脏虚而内陷；水浆频进，恐来泄泻而复颠。调理失宜，倒或反掌。热盛渴烦，到此休依实论。再加溏泻，此时只作虚看。黑紫干枯，急攻发而或生；气虚塌陷，重温补而幸活。疮或白而少神，根虽红而莫治；皮不起而离窠，脚虽赤而难生。淡白塌阔，此内必无浆汁；皮薄娇红，有浆亦是清稀。犯此四端，八九日必然发痒。若还壮热燎人，不痒定行干燥，至若紫色干枯，不须着眼定然凶。中凝血迹，或可幸而成浆水，三日而焦紫者，犹可转斡旋之功，七日而焦紫者，难以施挽回之力。浆既行而半足，时尚未宜收敛，忽尔一齐紫黑，自古名为倒靥，请君莫认谓之结痂。攻发若得其宜，此证犹堪复活。旁生血点再行浆，伏毒凭之而解散。至若气急而腹胀，黄泉在迩；

失音而呕哕，阳数无几。

凡痘疮出现三日，则乃起胀，渐乃养脓，继而结靥。初出现时，其形小，其色红，乃是一点血，至起发其形圆，其色红白，乃血化为水也。养脓则其形大而坚，其色红而黄，乃水化为脓也。结靥则其形大而软，其色红而黑，谓之苍腊，此脓熟欲靥之状，如果之熟，自然外皮软而内肉烂，已而结实也。假如十日以后，正当成脓结靥之时，其形平陷，其色红紫，外不胖壮，内无脓水，此名生痘。血至而气不至，乃倒陷也，不出十三日，腹胀气喘闷乱而死。

或问痘之脓浆，自何经澄来，亦何经收去？盖容光所照，日月之真明也。湍涧所发，河海之渊源也。夫痘起于肾而伏藏于肾，天一生水，肾居之焉。肾之所主者，骨髓，而痘毒所伏也。是以脓浆亦自始于天一之水，然乙癸同源，而肝荣助之，故其根本源于肾。主尊推于心，调畅由于肝，卫养在于肺，收藏伏于脾，水火相济，以成其功，赖土以成其实，故痘终变而为黄者，是阳明土之正色也。是以毒伏于肾，振于阳明，又终以生化之土而归藏之，故痘无浆则毒不化，浆不足则毒不尽。毒伏肾，必赖肾以竣之，土化毒，必赖脾以收之，故脓浆之来，虽出于肝血，实资于真水。真水者，即真阴也。脓浆之收，虽赖于脾土，实藉于真火。真火者，即真阳也。脓浆之理，于此昭然矣。

论 封 蛤

夫内之心肝脾肺肾，应乎外之耳目口鼻，所以好视者伤肝，好言者伤心，好听者伤肾，好闻者伤肺，而痘之所恃者，血以养之，气以扩之，则斯能鼎峻充灌。然五官不驰情于外，则元气自旋运于内，五官逐情于物，则元气耗散于中。故鼻乃肺之窍，肺之所主者皮毛，所纳者卫气。痘赖肺气以终始，鼻封则气不逐于外，而气有所归矣。肝之所主者筋，所纳者血。夫眼乃肝之窍，痘赖肝血以滋荣，眼蛤则气不驰于外而血有所养矣，故痘必欲其封蛤也。若痘出阳明与脾，则经正而阴阳相辅，虽鼻不封而气自至，眼不蛤而血自荣。倘经于心肺而痘不封蛤，则经心者，椒皮铁叶，经肺者，蚨蚨莲蒲，其势则然也。三四日而封蛤者，则易充易靥；六七日而封蛤者，则难足难痂。封而不蛤，则阴不能以滋阳；蛤而不封，则阳不能以卫阴。然封者，十之四五，蛤者，十之七八，但其间又有征焉。鼻封而窍外干黑者，死。如封有涕者，美之征也。眼蛤而沿眶如涂煤者，死。若蛤而生泪者，吉之兆也。至若如脓之浊，流溢无拘者，又是毒火内烁，津液外脱之象，极恶之证，不可以为吉论也。

论 浮 肿

经曰：热胜则肿。大抵毒之盛者必肿，毒微者不肿。凡痘疮出尽，应期起发而痘以渐长，头面以渐肿者，此毒火发越，聚于三阳之分，欲作脓血，以渐肿大，疮尖而圆，磊落红活，因痘肿而乃皮肉焮肿者，此正候也，亦顺候也。如疮本磊落，毒气轻浅，根不密，此所以起发之时，不甚壅肿者，此毒轻候也，更顺候也。如疮本模糊，起发不肿者，此毒伏于内而不发泄，是又不可以毒轻为论也。若一发多起，无复题粒，皮色鲜红，疮本成串，粘聚平塌者，并疮色灰白，成饼如锡面者，并疮焦紫而无脓浆者，不分肉痘，一齐焮肿，并皆凶兆也。更有痘未起发而头面预肿，皮光色艳，如瓟瓜之状者，此毒恶之气，上侵清虚之府。夫五脏精华，皆聚于头面，而泥丸宫者，又元辰真人出入之处也。恶毒上侵，则五精俱丧，元辰亦亡，丧精亡神，其后必痒塌而死矣。此兼疫毒之气，名大头瘟者是也。惟初起之时，急以羌活救苦汤服之。若腮颊预肿者，此名蛤蟆瘟也。并宜兼疫气而治，亦以前汤为主，然系多凶少吉者也。即应期肿胀者，亦必直至浆干痂结，而毒化肿消为妙，兼在肿胀之时，切忌瘙痒，盖正面之中，不可少有破损，苟生痒破，则沙崩之势，渐不可为，必毒气内陷，真气外泄，肿消而死矣。惟得破者复灌，消者复肿，饮食如常，二便自调者，则或变凶为吉，然尤宜用十全大补汤以助之。如疮色灰白面肿如锡饼者，此又宜看其脏腑何如，若饮食无减，二便依常，无他苦者，犹可斡旋。若不能食，吐利并作，或生瘙痒者，死之必也。

夫浮肿者，譬诸夫谷种，谷种必胀，而元气萌达，于是苗而秀，秀而实矣。况痘发于脾土，土必虚，则草木华茂，故痘必欲其浮肿也。浮肿者，乃毒火游于至阜之间，阴阳交相竞侮。盖脾主肌肉，故肌肉之浮肿，由毒气之洋溢也。若气血充盛者，自能逐毒出表，直入窠囊，为溃为脓，所以痘肿而肉亦肿也，顺也。血气不足者，虽已载毒达表，无力直透窠囊，为隐为伏，散漫皮肤，所以肉肿痘不肿也，逆也。治者一见其机，便为大补气血之中，重用角刺、天虫、穿山甲之类，则毒有所归，自无妄肿之患矣。

张按：前古哲之论，可谓备而悉者矣。但于大补气血之中，而重用天虫、甲片攻托之药，不无仍借有形药力之猛，而逐无形变现之虚。若遇大虚，根本不固者，正气无力主持，势必任药攻逐之性，奔溃无依，浮肿之患，不能保其必无也。梦寐求之，始得至理。凡于发热见点之时，按其脉之阴阳虚实而施治。如脉洪而属阴虚也，则于补阴药中，加以鼓舞之药。如脉微而属阳虚也，则于补阳药中，加以鼓舞之药。阴阳既和，痘点自出，排列匀净，磊落粗肥，断无团聚细密、歪斜不正之形焉，有日后散漫皮肤之患。至于势将起胀行浆，亦必按其脉之阴阳虚实，或从阳，或从阴，预为调理，仍加鼓舞之味，则正旺足以制邪，邪无虚可凑而顺正矣。盖痘所赖者气血，欲补其气，必重脾元，况土德能化毒也。欲补其血，必为滋水，盖滋水兼得养血也。然脾土之益，亦赖真火以生之，真阴之长，更赖真阴以煦之，故张深悟其旨，凡遇气虚之痘，古人用参芪饮加肉桂，名为保元汤。《博爱心鉴》一书，已备言其功矣。若阳虚脾元不足之痘，更宜参、苓、白术、姜、桂，恐其燥槁，少佐酒炒当归，投之则起胀灌脓，便得捷效。至于阴虚不足，水亏金燥之证，古人未有专方，余用熟地为君，山药为臣，少佐肉桂，三味煎浓，另煎人参冲服，但用人参，勿用黄芪，则行浆成实，历奏神功。要知真阴者，乃肾水而非肝心之血也。真阳者，乃命火而非脾肺之气也。是以滋肾水，重熟地而不用芎归，

补命火乃肉桂而非芪、术。故张于重痘灌脓之时，但用地、药、参、桂数味，与水火有情，方得性纯而力峻，不兼以天虫、甲片，与气血非类，焉能荷正以祛邪？既有熟地滋水之专功，更得肉桂走窜化脓之神力，山药养胃，人参驾驭，气血得力，自可化毒成功，脓浆腐熟随手饱满。盖脓浆之来，虽由于肝血，实资于真水。脓浆之收，虽赖于脾土，实藉于真火耳。然发表时用桂者，能走血分，无微不达也。脓时用桂者，盖桂能使血化为浆也。将靥时尚有可用者，使余毒尽化于表而无留伏之虑也。俟至气变纯阳，脓浆腐熟，方投解毒清凉，如盛暑炎灼而忽凉风一至，更见其神矣。其用桂不用附者，何也？附能直达阴分，非若桂之走窜达表，更能上行，且达血分，动而速者也。用攻托之药者，以力制毒也。用煦濡鼓舞之功者，以德化毒也。制则由乎勉强，中多反复，化则由乎自然，终始无移，心求至理，敢补所遗。

论 脾 胃

夫痘疮已长，而脓浆欲成之时，专以脾胃为主。盖脾胃强，则气血充实，自然脓浆易成，饮满坚厚，不须服药。若脾胃弱，则气血衰少，不能周灌于身而使之作浆，是以虚软清淡，虽有微浆，亦水而已。然脾胃之强弱，则于食之多少得之，便之坚泻验之。食少而大便坚者，是脾胃之气犹足也。食少而便泄泻者，是则脾胃之气益虚也。至若大便已坚秘多日而有狂躁之机者，宜用胆导之，使气道疏通，荣卫和畅。庶可不生他证，痘不斑烂也。

灌脓门杂证变证

内有未备者悉具总论痘要门参看

呕　吐

凡痘疮太密者，喉中亦有之。至成浆时，喉疮早熟，肉虚皮薄，易致破损，疮瘢新嫩，触之即痛，痂皮粘滞，痰涎缠裹，所以堵塞其间，饮食难入，勉强吞咽，则为疼痛。是以水入则呛，谷入则呕也。如语言清亮者，可治。若声哑嗄，语言不出，咽喉溃烂者，不可治矣。惟痘本轻疏，因伤令腹痛而呕者，宜平胃散加减主之。如因食生冷，冷伤脾胃，是以疮变灰白而呕者，宜异功散加减主之。如果痘出太密，喉舌皆是，是以靥时呛水吐食，且夹杂脓血痂皮痰涎而出者，宜甘桔汤加减，时时饮之。如疮不透甚，脓不满顶，忽而将靥之时，虽即不饮不食，常自呕哕者，此逆痘也。即所谓木陈叶落，弦绝声嘶，必致失声闷乱而死。

泄　泻

经曰：协热而利者，其肠必垢；协寒而利者，其溏似鹜。寒者温之、涩之，热则清之、通之，此古人之治法也。至夫痘疮养脓之时，有泄泻者，最为大忌，盖恐中气虚而毒复陷也，故专以温补止涩之法为正。然更有一种利清水者，利脓血者，又不可与寒凉者同论而用止涩。假如曾有大渴饮水过多，蓄聚于中，溃灌肠胃，令乃作利清水者，此名蓄水，泄水去尽则止也。更有因痘不收，以成倒靥，幸或中气充实，毒不得留，乃大便而下脓血者为倒靥泄也。泄尽脓血，为毒出而自愈也。若不知此二端，妄投止涩，则根蒂未除，枝蔓滋长，源泉欲塞，决溃更深矣。

夫痘疮出形起发，并不宜泄泻者，恐里气虚弱，毒邪不出，反成陷伏耳。然至成浆之时，较之于前，殆有甚焉。盖前则其病未久，脾胃尚强，犹可任之，今则病久而津液已衰，脾胃已弱。若复泄泻，则重竭于内，而方张之毒，不能成就于外，是以或为痒塌，或为倒靥，或为寒战咬牙，虚急而死，治宜轻则参芪桂果，重则木香异功。然候至灌脓，则元气尽耗于表，中气必虚，虚则下陷而肠鸣失气，便溏泄泻，所易至也。凡用药调理，并宜预为谨慎。

腹　痛

夫痘疮初出腹痛者，是毒在里也。如起发不透而腹痛者，是有陷伏也。然在作脓，则毒已出，又无陷伏而忽然腹痛，其人不大便者，是必因有燥屎也，宜通导之。若便清者，是必受冷也，宜温涩之。若其出已尽，其发已透，其脓已成，是表无邪也。兼能食，小便清，是里无邪也。而忽腹胀作痛，烦躁喘促，痘疮色变，如灰木之状者，此必伤食得之，宜先消之，次与养脾可也。

烦　躁

夫痘疮始终贵于安静，然烦躁之因，始终迥别。如在初起之时者，此因热毒在内攻击而脏腑燔灼所致也，则痘出热解而自已。如当起胀行浆之时，身复发热烦躁者，此为蒸浆，必浆足痛止，热退而后已。至于脓成之后，则毒当尽解，脏腑平和，神宇爽快，尤宜安静矣。若忽烦躁不得眠者，宜于痘上辨之。如脓多清淡，尚不满足者，此毒犹在里，未得尽出而然也，治宜托里助脓。如脓成饱满，适因发热浆干而然者，并为烧瘢而欲成实，此应候也，治宜清热滋阴。如痘子太密，是以脓成之后，心血亏损，故乃虚烦不得眠者，此阴不能敛阳也，治宜清心补血。然此证似轻而重，苟服药而久不愈，则心脾二经，皆为热毒所伤，烦则必渴，渴则必泻，泻则必咬牙寒战，而痒塌内攻之患立至矣。

失 气 肠 鸣

按足太阴脾经，主失气。足阳明胃经，主腹胀贲响。失气者，脾败而谷气下脱也。肠鸣者，胃败而中气下陷也。是以病痘之人，不宜有此与泄泻，皆系死证。故曰：肠鸣失气者，是泄肠胃生养之气也。大宜补中，佐以升提。

头 温 足 冷

头乃诸阳之会，因毒气上蒸，故温也。足之六经，属水土木，盖足之三阳，太阳膀胱水、阳明胃经土、少阳胆经木，足之三阴，太阴脾经土、少阴肾经水、厥阴肝经木，水寒则冰，土寒则坼，木寒则枝叶枯落。足冷者，阳气绝也。故足冷过膝者，不治。然有火郁于上而足寒者，实者清上，则火自降，下虚者温下，则火自归源而足温矣，不可概泥前说不治也。

厥 逆

痘疮手足和暖为贵。如养浆之时，手足发热而且手足有汗者，此毒热郁于中，必二便不通而脉沉滑疾数也，治宜利之。若手足厥逆者，此阳气欲脱，脾胃虚弱也，必自吐利不止而脉沉细微弱也，宜急温之。服药后手足和暖者，生。厥者，死。若大小便闭，烦躁狂妄，腹胀喘急而渴，脉沉滑数，疮不起者，此有陷伏为阳厥也，宜大泄其毒以主之。

咳 唾 脓 血 痰 涎

痘疮每至作脓之时，咳唾痰涎，或有脓血夹杂，咽喉不利，饮食亦少者，此肺受火邪，津液不足，故多粘痰，喉舌牙齿之间，且兼疮溃于内，故脓血夹杂也，治宜清肺化痰利咽为主，其收靥之后，则自然平和，不可妄用大凉之剂。

睡 梦 呢 喃

夫痘内之脓，皆身中之血熏蒸而成，故痘疮稠密而脓血周遍者，则津液消耗矣。盖心主血，血虚则舍空，是以心热而虚烦不得眠也，宜枣仁汤主之。若心虚甚而喜睡，梦中呢喃，如与人言，其语多怪异之事，唤之不醒者，宜安神丸主之。至如毒攻闷乱，神亡失志，谵妄不已者，坏证也。

灰 白 痒 塌

痘有灰白痒塌者，乃气血亏弱而变为虚寒也。盖阳分者，气居之地也。阴分者，血居之地也。如阳气弱，则陷于阴，阴血盛，则乘于阳，气虚则血进，血虚则气凌，此自然之理也。其所以痒塌者，盖因血乘气分，血味本盐，腌螫皮肉，是以爬破血流而致也。然气愈虚，则其痒愈甚，势必气陷而倒塌矣。治此当以保元汤，倍加黄芪而助表，少加芍药以制血，再或随时加减，其痒自止矣。更有过食毒物，发动中气，以致津液外行，发为水泡血泡，气势虚甚无以约制，是以水遗肉分，涩滞难行，不能进退，乃作痒不止，爬穿皮肉。如汤火泡者有之，此乃不治之证也。然气虚，则为麻为痒为陷，血热则为干为燥为痛。白者必至于灰，灰者必至于平伏痒塌，此皆气虚而不起胀，血虚而不华色，故其治法以大补气血为主。如内热者，少佐清利解毒，使血活气行，则白可变而为红，苟单补气不补血，则气愈燥热而痒塌益甚矣。故有气失其卫，痘自作痒者，有血不能滋灌，痘痒难释者，有初发而为火痒者，有毒气暴烈而为恶痒者，有痂落之后，新血生而为虚痒者，但气血虚寒而作痒者固多，气实血热而作痒者，间亦有之。

凡疮一向起发，红活光壮肥满，忽然瘙痒者，此必秽气所触也，宜内服十全大补汤，外用茵陈熏法。如疮本干枯，又添瘙痒者，此火甚也。如疮原带水，皮肉嫩薄又痒者，此湿热也。如当起发养浆，因血气不足而肉分空虚者，其痒为虚，通用十全大补汤加减主之。然证有数端，治有异法。如因不能食淡而致发痒者，则用蝉蜕膏以主之。疮干而痒者，宜养血润燥。疮湿而痒者，宜养气去湿。实则脉有力而气壮；虚则脉无力而气馁。实痒则壮热势焮，红紫色燥；虚痒则淡白势怯，身凉气弱。治虚痒以实表补中，治实痒以清里解毒。然有痘子成熟，忽作瘙痒抓破者，此脾胃虚弱，不能荣养肌肉也，宜用四君，内加黄芪官桂。如因自利而脾胃虚，以至痒塌者，急进木香异功散以救之。因过食毒物而作痒者，则以四君，加解毒之药。凡囊贮半浆而作痒者，犹可参芪疗治。若焦贴皮肤者，及空壳莲蒲者，并摆头扭项，手足动作，昏闷者，并为死证。

夫瘙痒而作于灌脓时者，凶多吉少之证也。必须视其所发，观其所因，察其情状，以施治法，以决生死可也。视其所发者，或发于手足，或发于肩背，拂之则止，禁之则听者，吉。若发于正面，瘙痒不止，皮脱肉干者，凶。观其所因者，或因吐泻少食，脾胃既弱，气血不荣者，虚痒也，可用温补之法。或因秽恶之气，触动邪火者，暴痒也，可用熏解之法。或因痘疮已熟，邪气尽解，正气渐生，气血调和，火微欲退，乃溶溶而痒者，此美疾也，不须服药。若无所因，自生瘙痒者，原是恶痘，不得善成，察其情状者。如瘙痒之时，乍作乍止，精神清爽，不自抓搔，欲人抚摩者，生。若抓搔无时，神识昏沉，胡抓乱舞，摇头扭项者，决死勿治。

爬 破

夫木枯则折，土燥则裂，痘之囊房，不甚充满，则爬破之证，所自来矣。但爬破勿关乎要处，则脓血虽少，犹可全活。若爬破要所，如颧脸头面，是五脏精华之所聚，痘毒藉之为囊房，犹人之有舍，物之有巢，鱼得水而肥，鸟得林而栖也。今囊房既破，毒无楼止之所，况荣阴耗竭，元气外亡，焉得不乘虚而内入耶？有效女娲补天之法，用纸封固者，亦必赖夫脾胃内强而能食，气血未残而能溃，斯有济耳。

漏 浆

歌曰：才试浆来未满囊，疮头有孔漏脓浆，依然团聚封疮孔，泄去真津毒气藏。故痘作脓窠之时，最要皮厚，包裹完固，如脓未成，而头有孔，其水漏出，结聚成团，堆于孔外者，或水去囊空而干黑者，此名漏疮，其证必死。若脓熟之后，囊皮亦熟，是以浆水沸出，因而结屬者，此头额正面之间，屡多有之，此俗谓堆屎收，不可以漏疮论也。盖漏疮则脓未成，堆屎收则因脓过熟也。

空 壳

凡至养脓而饱满者，脓已成也。浑浊者，脓之形也。黄白者，脓之色也。若至期而犹然空壳者，此气载毒行而血不附气，实因气弱而血衰，不能互相其用以化毒。然毒本无形，假于血也。血既不至，则毒犹伏于中而不出，治宜补血托脓。如已成水而清淡灰白，不能浓厚者，此气血俱虚，即所有之水，乃初出一点之血，今解而为水，是非内潮后起之水也，治宜大补气血。若正将作脓而感受风寒，乃停浆者，治宜温散而兼托里。若因触犯秽气而停浆者，宜外熏解而内攻托。若因便秘而不作脓者，宜微利下。若灰白或痒，而脓不灌者，宜温补其气。若紫赤，或痒而脓不灌者，宜凉补其血，否则，甚为痒塌不救，轻为痈毒余愆矣。

痘有空壳无浆者，多因三五日之间，身热太盛，气血蒸干，是以不能流通而为浆。更有势难起胀，医用峻攻之剂，虽已劫成浮疱，然气血已竭，不能续其后来，是以浆水不生者。然头乃诸阳之会，故浆必先于此满足，次及胸胁腰膝之间，有至八九日来，头上方有微浆，色即苍腊而欲收靥，身上之浆稍灌，腰膝之处全无者，是皆血气已竭，生意绝矣。更有面上才少有浆而即肿消疱退，两眼开闭不宁，舌头伸缩无度，此系毒气入内之状，不旋踵而告变矣。

涸浆

涸浆之候，即空壳之异名，痘形虽圆绽而内实空虚，少顷则涸极而色亦变矣。然此固为气血两虚，殊不知又系火灼金枯之故，盖火炎上，而枭毒攻冲则血热不能化浆矣。金承燥而肾水枯竭，则气陷而成内虚矣。故一见涸机，宜急黄连、生地、犀角、紫草以清火毒，继以参芪归地，培补阴阳，杜燥势于未萌，续真元于未竭，乃克有济。稍一迟缓，定难疗矣。如能饮食则化源未绝，再加滋补，十可一生。

论面目预肿

夫气乃血之标，血乃气之本。一身之间，荣卫相生，阴阳交互，各循其政，不可须臾离也。其痘起发三、四、五、六日

之际，有面目先肿光亮者，是因阴血不足，不能载毒而出，阳乘阴分而毒不能发舒。然血既不足，犹根本已去，乃致虚阳动作，毒气弥漫，妄行肉分矣。一有此证，则毒愈不能宣发，必七日之后，传经既足，即气退毒陷，阴阳各失其政，尚何可治之有哉！故治者，不可不预调气血以保重之。然痘既发足而面肿，痘不甚肿者，急须大补气血，升发痘毒，庶或可生。若痘未肿而面先肿者，乃纯阳无阴之证，切忌参芪补气，宜只以四物加人乳好酒和服，使痘与面皆肿。所谓养阴退阳之义也，宜兼脉候辨之。

板黄

夫脓成而色黄者，中央土之正色也。况浆之化源，由于脾胃，自宜黄润光华，故痘浆既重乎饱满，而尤贵乎脓之黄活，此顺理也。若阴阳离其正气，枭毒肆其残虐，则囊房销铄而脓浆之澄灌于中者，腻滞牢贴，如物之枯萎而黄，乃气血不荣于内，是以死涩而不活动，干腊而不明黄，以手抵之，凝结板定，名为板黄，则湿润之气全无，化源之机已绝矣。尚何可治之有哉！

论血陷二痘

夫血痘者，是先气损而气不至，则五日前，血载毒入，炮炙脏腑而为内攻，如硕果之腐仁矣，世无可治之理。陷痘者，是气至不满，不能续其后来，是以七日之后，血悖不附而毒不化浆乃为外剥，如佳木之无肤矣。然气至虽为不满，若血附有力，辅翊得人，虽功亏一篑于九仞，亦可以修为。

顶陷

夫顶陷者，是阳虚阴实之象，是以其

性好不陷也。总七日前后五陷者，是气不足而不能拘，血胜毒以成浆也，宜保元汤，加芎归糯米，温胃助气，又以水杨沃洗之，则至十一二日而浆足者有矣。若血气光泽，有起势者，亦不可过于治也。深恐满而过盛，反虐百骸。若血如死灰，浆不满足，或血虽归附不荣而兼有内证者，生命不可保矣。

倒　陷

夫倒陷者，是痘既圆晕，充足饱满，势在行浆，忽因泄泻，内虚气陷，故毒亦随其气血而反陷焉。是气血势离，内外俱虚之象，故满而复陷也。如血不散走，归附鲜明，则卫护之力，犹在必有可救之理。若血亦不顾而挟毒攻内者，祸复起于萧墙，其可救乎？又有峻用发泄毒剂，致伤元气，是以药力一缓，则气血及毒势即陷伏者有之。

内　溃

凡七日前内溃者，胃烂也。盖因风寒所中，腠理固密，阴阳之分，壅塞不通，是以气既不能拘血，而血又不能载毒，因乃其毒内攻脏腑之间，毒火炮炽，溃而成脓，其候唇口与舌皆白，是其验也。故智者，如痘毒未出之时，或有风寒阻隔，气粗热盛，肚腹急疼而身战动者，急防此患，以升麻汤类，逐散寒邪开泄腠理，纵毒而出，岂有是证者哉！

灌脓三朝顺逆险碎锦

顺证勿治

夫毒必由脓而化，故有脓则生，无脓则死。然脓者，气之所聚，血之变也，是以顶肥光润，根窠血聚者，则自有脓生之

兆也。若见顶陷灰白，根窠血散者，则自无脓，死之征也。

凡四五朝，身发潮热，根红顶白，饮食俱进，二便如常，神气安静者，吉。

一痘至养浆，尤宜守诸禁戒，盖在起发之时，其病未久，气血犹强，足以御其乖戾之气，至此则气耗血亏，精神减损，少有乖戾，不能任之，况正在秀发之际，而欲成实之候耶！

一痘至五六日，毒化成浆，初色发白，次变色绿，后如苍腊，肥满光泽，根窠红活，将手按之，其皮坚硬，其浆脓软，更无他证者，吉。

一凡根窠红活，为阴血得宜，痘顶变白，为阳气得宜，乃气血交会，阴阳通运，兼之变白之中而脓浆淳厚者，是血所化而毒所附，则阳中有阴，此乃阴阳交泰，吉之兆也。否则，内为空仓，外为菜黄，气血俱竭，其欲不死也难矣。

一凡不先不后，肿过颈项，浆到胸前，其脓方带黄色者，此为真浆，其阳物头上，亦要浆先充满为妙。

一两手足背浆，亦要满足，盖此属脾胃，否则，临靥必不能食而多变证。

一凡看痘，更须详察痘母光润，脓浆充灌，则虽余痘次之，终亦无害，但宜补托为主。

险证当治

一痘起胀，光泽可观，然以手摸之，则软而皮皱者，此浆未满而气馁，即宜保元托浆。否则，难靥，甚至发痒。

一痘灰白，浆不满足，皮薄易破，欲成倒塌者，急与保元汤，加桂米主之。

一痘色红紫，浆不满足，欲成干枯黑陷者，急与归芎生地之类，活血凉血，充托灌浆。

一痘遍身灌脓忽变灰白者，此属虚寒

也，宜温补托里。如变红紫者，此属实热也，宜凉血清表。然亦有因邪触者，其来必暴，不可不详。

一痘已起胀灌脓，至七八日，大便久闭者，急与归尾、枳壳、生地、黄芩之类。否则，至于靥时，必发大热而死。

一痘灌脓，作痛不止，其症有二：有气滞作痛者，痘必不光泽，治宜行滞。如血热作痛者，痘必红紫，治宜凉血，然不可太甚，恐血滞浆停耳。

一凡两颊鼻准额角高突之处，稠密者，是五脏毒气所聚，最易擦破，此地一伤，则诸痘尽伏，毒即内攻，故宜切为守护。如误抓破，即将牢封，仍服内托。若得复起充灌，诸痘如常，或于空处，增出赠痘，点虽细小，易灌易回，是余毒得以复出矣，又为吉兆。

一凡眼眶紫黑者，是枭毒攻冲而肝受损也。或因久咳亦然。

一方灌脓，即有回意太早者，须防元气不足，宜用保元而兼托里，或痘燥者为血虚，尤宜养血。

一灌脓时声音低细者，不妨。如忽热声哑，腹胀气粗者，其四关紧要之处，必有疗，或贼痘，宜急查看，挑破，以油胭脂珍珠末牢封之。

一头面行浆而下部空虚，则毒标于上，可免危亡之患。若手足先灌而上部空虚，则毒陷于内，难免丧生之害。

一痘破成坑者，此内陷也。用白龙散以外敷，而内补托可也。若连片皆有，或处处有二三个者，凶。

一方将灌脓，口渴烦热，发呛喘逆者，凶。

一灌脓时，痘似充满而中实空软者，此名空仓痘，极恶证也。若痘中略有清水，根窠起胀，血附红活者，急用参、芪、芎、归、人乳之类以救之。

一灌浆时，发泡如弹子大者，急用白术、茯苓之类，壮脾胃以利皮肤之水。若发紫泡者，不治。

一灌浆时，成片作烂，脓水不干者，宜大补气血，兼渗水之药，外用败草散敷之。

一灌浆时，色白，如水晶，内无脓汁者，切勿轻视，十一二日，宜防痒塌，十四五日，必致命终，宜早投内托散，加丁香、干姜，或木香散，加糯米、乳酒之类。一七八日间，其浆已成而寒战咬牙者，此里虚也。当保元汤，加丁、桂主之。如战止结痂者，佳。

一灌浆已满，热毒已解，至收靥数日不焦者。若痘色如初，此亦无妨，非气虚不能收敛，或脾虚不能渗湿，但用八珍加补脾利水之药，而痘自敛矣。

逆证不治

夫毒假浆成，毒从浆化，故如不脓者，死。

一痘色红紫，焦枯贴肉不起，而皮厚黑如铁，挑之不破，无浆血者，谓之铁甲痘，乃气涩而不荣，血枯而不润，必八九日死。

一灌脓时，忽而眼开者，及目中神光不明，珠色渐转红赤者，不治。

一灌脓时，纯是清水，皮白而薄，与水泡相似者，则三四日，必抓破遍身而死，然有内含清水，外带黄土色者，不可认为老浆，以致不救，宜急温补，十生一二。

一痘干枯，全无血水者，名曰空仓，决死勿治。

一抓破天庭山根出鲜血者，不治。

一面脸先硬，色如桔皮，二便皆秘，目闭声哑，腹中胀满，肌肉黑者，死。

一吐利不止，或二便下血，乳食不

化，药食直下，肛门如筒，及痘烂无脓者，死。

—诸痘有浆而天庭不起者，不治。

—红肿早退，疮陷无脓，目如鱼睛者，不治。

—痘脓时，眉心鼻准耳轮唇口两颊，先有焦枯黑魇者，名倒陷也，不治。

—头面肿大，疮尽抓破，黑陷深坑，恶臭异常，咬牙噤口者，死。

—寒战闷乱，腹胀烦渴，气急咬牙，头温足冷者，凶。

—七八日间有一等充实饱满，挨摸不破者，不可认作好痘，以致后悔，此名铁壳空疮，宜用酒煮麻黄一钱，生附二分，再加托里之味，令其变成烂痘方可活也。

—时时张口，欲吐不吐，有声无物，及声嘶者，此胃中有疮，腐烂在内，乃至恶之候，急用犀角消毒饮，加甘、桔、玄参、牛蒡，早则可救，迟则喉烂不食而死。

—中心黑陷，四畔突起戴浆者，此血随毒走气不为用也。若中心戴浆，四畔干陷焦黑者，此气附毒出，血不为使也。若为血泡色紫易破者，此血热妄行，不能自附于气也，通为不治。若为水泡溶溶易破者，此火湿并行，气血不能以敛束也。此证若能食，便调者，可调养气血，补脾渗水则愈。

—痘脓后，有口臭蚀唇，甚至颊穿鼻烂，牙落者，死。

—痘出正盛，或至痘后而声哑气噎者，及药食咽下而腹中即鸣者，死。

—疮如针孔，浆水自出者，此卫气已败，其液外脱也，必死。

—痘四弦突起，中间有凹形，虽光亮好看，内实浆板不化，此名石头痘①，决不灌浆，必死之证。

—口中无物而时嚼者，死。

灌脓证治歌括

痘熟浑如果熟形，外无娇色内多津，脓浆饱满回苍腊，可许如期结魇成。

待到成浆却要浆，切防清水及空囊，囊空无水邪犹伏，清水非浆痒莫当。

浆由气血毒由脓，毒化浆中气血功，充灌不知培气血，犹无米面整炊笼。

痘疮只说待脓成，谁晓成脓未足凭，饱满坚牢诚可喜，湿淫软薄又堪惊。

失气原来足太阴，肠中贲响足阳明，相同泄泻休轻视，谷气消亡大限临。

遍身疮痘欲成浆，只要其人脾胃强，食少便坚中气足，便清能食却无伤。

痘疮皮嫩色娇红，待得成脓痒又攻，预此务须先补托，破时必贵痘重脓。

痘疮正色喜红鲜，到得脓时又不然，曰白曰苍皆正色，若犹红嫩转为愆。

正面诸疮不可伤，略伤一处便非祥，暂时作痒浑无忌，破陷干平目下亡。

额上疮如沸水浇，溶溶破烂不坚牢，渐延面颊都如是，泄尽元阳毒未消。

准头唇上与眉心，耳畔诸疮不可轻，脓未得成先黑疹，莫将干魇误时人。

手足诸疮要饱浆，充肥苍腊喜脾强，清淡虚壳多灰白，纵得干收有后殃。

---

① 石头痘　原作"石日痘"，据翼经堂本改。

冯氏锦囊秘录痘疹全集卷九_{收靥门}

海盐冯兆张楚瞻甫纂辑
男　乾元龙田
门人孙显达惟良同校
男　乾吉佑民

收靥诸论

痘出八九日来，已结干红痂疕。如或少生不顺，至此方作脓窠。既至行浆饱满，还须次第收成。若遇身发重热，停浆不易结痂，此为阳亢阴虚，引以清凉收敛。浆足气促，恐因痰壅而然，忽尔发惊，乃或小便秘结。再见气虚而塌陷，倒靥而黑焦，一则温补可兴，一则攻发可活。若夫泄泻安宁，是已大虚少毒。肺寒则下利脓粘，脏毒必然便血。挫喉声哑，浆行饱满亦无妨；塌痒咬牙，便实声清犹可治。靥来痂硬，变证终无，疕脱如麸，须愁余毒蒸发。若致太过，溃烂难行收拾，身热若见燎人，泡发燎浆可畏，空遗痘壳不成痂，只为浆清热重，腹胀喘呼而塌靥，皆因毒入内攻。出来不灌黄浆，痂疕犹如血赤。若曾解毒于先，此证断之极美。至有口唇肿硬，是因胃气败绝。若逢目睛吊白，总为肝热倍常。喘急发于泻后，乃以气虚而断，便泄继以渴烦，岂为实热而然。泄泻而烦渴不止，理必可以升提。好饮而发渴愈甚，势必难以援救。气虚寒战，痘疮无恙即温经，浆足难收，便实热蒸须解利。进清凉以助结痂，叱补益

而防过适。故痂落之余，渐进清凉，毒已去尽，宜疏补益，是以升麻和解，进于未点之初。解毒诸方，用于将靥之际。

夫痘成痂疕，虽云生意已成其八九，然余毒变迁，犹未得为结痂而可喜，眼合腹胀，犹蹈危机，虚浮不退，尚罹凶咎。痂或成而反致失声，前疕恐为黑靥，肿未消而眼已先开，眼开疑是内攻，阳气极而狂叫喘呼，肠胃伤而凄凄不宁。风冷入胃，则利下脓粘，热渗膀胱，则小便尿血。热毒逗遛不化，结痂而壮热增寒，经络各遗余毒，日晡而往来潮热。发在午前为实证，烦渴腮红。申过方作是阴虚，便溏减食。撮唇弄舌，心经热甚何疑。扶肚抬胸，肺胃毒冲有准，身热燎人便秘，须防暴急惊风。悠悠潮热便溏，久变慢脾风候。验丧明于眼合羞明，辨口疳于唇焦龈黑。实热下注大肠，必有秘结之祸，虚寒客留脏内，乃成泄泻之疴。喘渴须分虚实，验证切勿差讹，欲分痂落之余，再审瘢痕之色。桃红光泽，荣卫俱安，黑紫干焦，尚留风热。粉白为气血之虚，周过也应深逝，走马状牙疳之烈，月余亦见长驱，遍体赤斑，乃是失于解利，浑身青紫，恐为风寒所吹，余毒未消，不特为疽为疖。见风太早，尤防复发疮痍。

痘疮成脓之后，鲜明肥泽，饱满坚实，以手拭之，而疮头微焦硬者，此欲靥也。然大小前后最宜渐次收靥，既不失于太急，又不失于太缓。其已靥者，痂壳周圆而无凹凸，及干净黄润而无淫湿破溅者，此为正靥。其先天之毒，已泄于外，先天之元，仍归于中，是否极泰来之象也。然俗谓几日发热，几日出形，几日起发，几日作浆，几日收靥，此大概言之。夫痘有疏密，毒有浅深，人有虚实。如疮疏而毒微，人实而能食，自然易出易靥，即疮稠密而毒盛，其人能食而中气实，气血和而无诸犯，亦可刻期依限。假如其人中气既虚，饮食既少，内有所伤，外有所感，气候乖变而难靥者，岂可同日而语哉！

痘疮收靥之时，毒邪已解，然要先后有次，疾徐得中。如收太急者，只恐浆微血少，枭毒未尽，煎熬津液，以致速枯，轻为余毒，甚至夭枉，宜微利之，以彻其毒。如收太迟者，是中气已虚，脾胃已弱，不能收渗淫湿耳，宜内用参苓补脾，外投败草散以衬之。

夫脓后结痂，理之常也。有痘疮过期不收，遍身溃烂者，此与斑烂不同，其因有六：有大便秘结，内外热极，表里俱实，热气蒸郁，毒气散漫而阳气太盛，无阴气以敛之不收者，治宜清凉，或下之。有因泄泻里虚，脾胃亏弱，津液损少，肌肉分虚而元气外散，表里不固，是以阴气太盛，无阳气以敛之不收者，宜用温补。有因渴饮冷水过多，以致水溃于脾，湿淫肌肉而不收者，治宜渗湿。有因天寒，失于盖覆，使疮受冻冷而血凝毒滞不收者，治宜温和。有因天热过求温暖，使疮被热蒸而不收者，治宜清凉。有因食少气虚而不收者，宜用补脾。如是以治，未溃者，即成痂疕，已溃者，亦渐成痂，方为佳

兆。若痂皮俱不结者，则成倒靥而危矣。然大抵痘之成就，犹谷之秋成，盖五谷得阳气以成熟，非凉风至，则不能实也。天地严肃之气一加，则万物秀而实矣。故非阳和则苗不秀，非严肃则秀不实。痘之脓而不焦，犹苗之秀而不实，治之者，或解以成清凉之义，或下以成肃杀之令可也。然亦有脓后气血虚耗，是以不靥，其证虽似实热，此血气虚甚之假热也。不可与前同视，宜用十全大补汤数剂。如自后而反神倦恶寒者，此邪气退而正气将复，故乃遂见虚象，是经所谓：正气夺则虚也。仍用前药，则自愈也。若溃烂脓汁淋漓，不可着席而粘惹疼痛者，宜败草散，席上衬卧，更以绢袋盛于身上扑之。若面上欲成瘢痕者，宜灭瘢散和百花膏敷之。

夫人中为任督交会之衢，督乃阳脉，自人中而上。任乃阴脉，自人中而下。故有以泰卦象之，人中而上，分为三部，人中已下，亦为三部。发际之上，阳之上也。两眉之间，阳之中也。山根已下，阳之下也。自口至两乳间，阴之上也。自心蔽骨至阴际，阴之中也。自阴而下，阴之下也。凡自准头至印堂，与颏至鸠尾相应，印堂至发际，与鸠尾至膝相应，发际以上，则与膝下下相应，故观靥痂，但视面上收到之处，则知身上收到之处，否此者，不合格也。故最宜于人中上下左右，口唇两旁，先出先靥者，为吉。盖以其得阴阳相济之理也。自头面而及手足者为顺，自手足而及头面者为逆。额角先靥者，谓之孤阳不生，足下先靥者，谓之孤阴不长，皆凶兆也。盖造化之理，生于阳者，则阴成之。生于阴者，则阳成之。头自发际已上，阳气独盛，谓之孤阳，足自膝盖已下，阴气所聚，谓之寡阴。凡诸疮皆靥之后，惟此二处难收者，乃造化自然之理，不可作倒靥论也。

论　关　龁

小儿患痘，日至八九，充灌回谢，宜保全矣。然有回至颈项而死者，有回至胸前而死者，有回至脐上而死者，有回至阳球而死者，其故何欤？盖因元气薄劣，痘密毒重，峻用毒物以发之，又投升劫之剂，尽将元气赶上，发泄殆尽，是以痘虽充灌，不知外囊实而里耗竭，五经伤而不能干补，故颈上喉突气窝，肺之关辖也，肺气先绝，则回至此龁绊而死。胸乃心之关辖也，心气先绝，则回至此龁绊而死。脐乃脾之关辖也，脾气先绝，则回至此龁绊而死。眼眶肝之关辖也，肝气先绝，则回至此龁绊而死。阳球肾之关辖也，肾气先绝，则回至此龁绊而死。盖本拔则木枯，源塞则流涸，自然之理。若能预调气血，使痘毒运化于自然，则元气无伤，何有秀而不实之患哉！

收靥门杂证变证
内有未备者悉具总论痘要门参看

泄　泻

凡痘自初出以来，表里俱病，迨至收靥之日，则表邪已解，里气当和，大便宜润，小便宜清。如反忽尔洞泻水谷者，此因中气暴虚而不能禁固，毒气乘虚入里，欲作倒靥反祛水谷耳，宜用异功散主之。如利止者佳。否则，必阳脱而死。至若利下痂皮脓血者，是正不受邪，祛毒出外，毒尽自已，惟调气血解余毒，以助运行，推出之势，勿为止涩也。

浮　肿

痘靥之后，若失调理，或伤饮食，或感风湿，以致伤脾，脾虚则不能治水，水溢上行，故为浮肿也。如因饮食伤者，则用健脾利水。如因风湿伤者，则以汗解之。然久病之后，五内皆虚，脾不能运而气多滞，肺不能输而气不降，肾不能纳而气不藏，所以无根失守之气，任其升降，卧则面浮，起则脚肿，恒多有之。但调五内，浮肿自愈，舍本治肿，终无益也。

发　热

凡痘一向温暖，而至靥时，忽大热者，此俗名干浆，亦是常候。只怕内伤饮食，外感风寒以致耳。然病久气虚，不可轻用汗下。如外伤者，参苏饮。内伤者，木香大安丸，助胃化食推扬谷气而已。

论　臭

夫心之臭焦，肝之臊臊，脾之臭香，肺之臭腥，肾之臭腐，然五臭皆属于心，故曰：臭从火化也。痘至靥时才臭者，此痘子成熟之气，邪从自内而出也，为吉。若养浆之时即臭者，此毒火败坏之气，积于中而见于外也，为凶。至若搔痒而抓破溃烂，在肿灌之时，其臭臊者，肝火盛也，死。其臭焦者，心火盛也；其臭腥者，肺火盛也，并危。其臭腐者，肾火旺也。或为腐痘之气者，皆死不治。惟臭香者，脾也，水谷之府，无所不受，故为吉论，尤宜以能食不食，兼诸候验之。

论倒靥便秘及利

凡痘不当靥而忽一齐紫黑者，是为倒靥而属危证也。若痘当靥不靥而复卒入于里者，是亦谓之倒靥，尤属死证也。如元气素弱，又不能食，且常自利者，则用陈氏木香散，诚死中求活之圣药。如原无泄泻而乃大便久秘，腹胀喘呼者，此因毒盛而薄蚀元气，复入于里也，宜急下之。若不急下，则肠胃不通，荣卫不行，益加喘满躁闷而死矣。若毒入里，忽然自利，痂皮脓血者，此由其人脾胃素强，毒气难留，故自利下，则毒气因而乃出，为顺候也，不可止之，待利尽脓毒自愈。如利水谷者，此由脾气虚弱，不能胜邪，是以毒气反驱水谷耳，不治之证也。

论正靥倒靥

凡痘初出，磊落成个而后来长大作脓，始相连串，然外虽串通而皮下犹个个分明，及至结痂肿消而脓干现出，复成个数完全坚厚者，上也。即或根脚相通而皮肉尽串，若至结痂之时，亦得干净，无有淫湿及溅破者，次也。如未成痂者，溃烂，已成痂者，只是嫩皮，此亦倒靥也。然凡倒靥而如面疮肿起，尚在灌脓，身虽半靥而脓肿犹存者，此痘已熟，乃为可治之证。如痘犹生而未成脓，即乃结靥，目开面平肉干，及有失音喘促烦躁等候者，此决不可治也。

论溃烂吉凶

凡痘疮收靥，其色苍蜡，圆净坚厚而如螺靥，痂瘢高突如珠者，是正靥也。如浓满而色灰黑，兼之干塌，平在皮肤者，或头穿脓出，堆聚成痂如鸡矢者，次也。若皮破脓出，痂薄如纸者，又其次也。若皮烂脓溃，不成痂皮而脓汁腥臭者，此为外靥，斯为下矣。如过期而然者，则譬诸瓜果熟久则烂，此亦造化之常，还作顺看。若未及期者，则为斑烂，乃逆候也，必变倒靥而死。然有因过服参芪托表之剂，而致里邪虽已尽出，其表毒不能自解，是以过期而腐烂不收者，治宜解表以胜其湿淫之气，解里以行其郁蒸之毒，则自然易于结痂矣。更有内外热极，毒气散漫，无阴气以敛之者，惟宜清凉解毒而已。

论倒靥复灌复出

凡痘疮破损者，复肿灌作浆，不致干枯，及或原痘处复出一层，起发作脓者，此里气充实，毒不得入，犹在于表，未成倒靥，是逆中之顺证也。若疮子重出一番，其人能食便坚，气充血足，足以胜其再出之毒者，尤为顺也。如食少而便润，则用人参白术散，或十全大补汤，相兼服之。若自利者，则以肉豆蔻丸主之，盖病久气虚，惟宜温补，不可纯用解毒及峻托也。然有素不欲食而忽思食，渐渐加多，此胃正气复也，为吉。若素不思食而忽多食异常者，此乃胃败，邪火内攻，杀谷也，名曰除中，凶之候也。

论溃烂必从面起兼辨生死

凡痘疮溃烂，先伤于面者，盖面乃诸阳之会，痘乃诸阳之毒，以类相从。如水就湿，火就燥也。况心之华在面，诸疮皆属于心，是又心火上炎之象。然若面疮已破而肿消目开者，此不着痂，先已干燥，病为倒靥，而死在旦夕者也。如已破复灌，满面成饼，焦裂溅起，脓血淋漓，食谷则呕，饮水则呛，咯唾粘涎，语音哑嗄，口中气臭者，此脏腑败坏，故诸证尽见也，必淹延闷绝而死。如疮肿溃而饮食无阻，大小便调，更无他苦，如上证者，此则可治，宜内用十全大补汤，升阳解毒汤，相须兼服，外用灭瘢散合百花膏敷之。

论疳蚀疮

凡痘结脓窠之先，或经伤损，是以虽至收靥，独不结痂，脓汁淋漓痛苦者，须急治之。否则，成为疳蚀溃烂。时痛出血，损骨伤筋，以致横夭，宜内服十全大补汤，加金银花、连翘，外用灭瘢散和百花膏敷之。然亦有因气血虚弱，热毒未尽，外被风寒所搏，以致腠理固郁，津液涩滞而成者，治宜观其颜色，及患在何处。若在肢节，及诸虚怯软弱，气血俱少之处，其色青紫而黑，溃烂延开血出者，难治。若所生之处，在于阳分，不痛不烂，色鲜红润者，以绵茧散主之。

论不靥闷乱

夫有当靥不靥，身热闷乱不宁，卧则哽气，腹胀泄泻，寒战咬牙，手足并冷者，此脾胃虚寒，急用异功，以救阴阳，助其收靥。若大便秘结，手足皆热者，此脾胃实热，宜清凉饮，以扶阴抑阳。更有哽气喘咳，腹胀下气，手足微温者，此脾虚不能收摄而腹胀下气，肺虚不能输降而哽气喘咳耳。

论毒归诸脏危证

夫浆势虽已充满，忽然下鲜血者，是毒归大肠，大肠为肺表，必危在十五朝。如将收靥时，忽作惊悸者，是毒滞于心而磨耗真元，必危在十四朝。如方收靥时，忽然声哑者，是毒归于肺，必危在十三朝。如方收靥时，忽发疔肿硬块，紫黑渐加者，必危在十六朝。如当靥不靥，泄泻不渴，寒战咬牙者，是属虚寒也，急进异功散以救之。然诸危证，亦有似是而实非者，宜兼诸候而并参之。

收靥三朝顺逆险碎锦

顺证勿治

凡痘靥自上而下者，顺。从脚上循腰以上者，逆，必回至心窝便死。若早能提起元气，使回浆自上而下为妙。惟有先从阴茎上先收者，此又为佳候，不在自下之例。

一痘至血化毒解，脓如苍蜡之色，从口鼻两旁，人中上下面部收起，渐至胸腹而下，以至两腿，始乃额与脚背。

一齐结靥，内证全无，饮食如故，神爽身轻者，并手足心，或手指尖，及阴上先收者，吉。

一痘色苍蜡而有微热者，乃烧瘢之候不必忧治。

一痘鼻梁上先焦者，虽凶不死。

一凡痘回至颈，切忌过用黄芪，盖痘欲回而芪复托之，则升降不定，毒必攻内而死。

一靥后忌食五辛，恐热毒熏于肝膈，眼生翳障耳。

一凡痘系危证，气血大虚，多服补剂，渐有脓色而将收靥，虽有热者，当于补剂中加凉药。若谓将靥，去补剂而竟与凉药，更用下利，令其速靥，是令其速毙也。盖虚者复虚，毒反内攻而死，此必然之理也，又已然之验也。

险证当治

一痘当靥而流浆不已者，或因过表，以致斑烂，或因饮水过多，乃水溢皮肤，宜用白术、茯苓、白芷、防风之类，去湿渗水。

一有湿气太过，疮被侵淫，是以犯之则破，溃烂难靥者，必脾强则生，脾弱则死。然有因前脓未曾灌透，色似灰桃，至十三四朝，复灌行浆，此虽愆期，治法宜同正候，惟因恣食毒物，透托太过，是以热郁于中，作烂痛极者，治宜清火解毒。

一十二三日其痘收时，如火烧烟之象，此时生死，当看舌红喉清，言语不变，饮食能进，二便如常者，吉。反此者为逆。

一痘当靥不靥，发热谵语，小便不

利,大便燥结,烦躁微喘者,是热毒乘于肺经,无阴气以敛之,急用清金解毒,甚则下之。

一浆未稠浓,顶未饱满,面肿忽退,目闭忽开,疮脚散阔,色白皮破而干燥,似靥非靥,或如豆壳者,此因血气虚极,津液枯竭,不能外续,其毒乘虚内入,名为倒靥。此证之极险者也,急用参芪补托。如复肿起,庶或可治,故痘多毒盛者,最要预为解毒,随后大补气血,以助灌浆。否则,气血不能周灌,即有是证矣。

一脓汁不干而能食者,时与葡萄食之,以其能利小便也。

一面上痘子稠密而忽一时尽黑者,此为假收,若作正靥治之不早,必致死矣。

一痘靥时,有臭气带腥者,佳。若全无气臭者,名为生痘,尚有余毒未发也。又若气臭,如烂肉而不可近者,此火毒败坏之气,此虽似结痂,未可便为吉论,急与清利解毒,缓则变生不救。

一痘当靥不靥,泄泻不渴,寒战咬牙者,此虚寒也,宜参术炮姜之类主之。

一疮欲收而唇口干紫,连结渣滓而颊红者,是乃将成肺痈之候也,治宜清肺解毒。

一痘脸上未收而耳先收者,其治有二:如耳冷者,则用枸杞、破故、当归、川芎、白芍之类。如耳热者,则用酒芩、连、归、芍及解毒之类。

一靥至颈,至腰而数日不靥者,有热则清利二便,无热则培补元气,助脾渗湿。

一痘臭烂深坑者,宜生肌散敷之。

一痘成就之际,其色淡甚或白者,宜用助血药以养荣。若色紫黑者,是热极也,宜用凉药以解毒。

一凡喉内锁紧,肿痛难靥者,且饮食难咽,烦躁作渴者,是热留肺胃也,宜急清利,勿视泛常。倘足冷自利者,乃上热下寒,宜用从治,引火归源,切忌凉药。

逆证不治

一痘当靥而遍身未见稠脓,惟口唇上下痘先黄熟者,是毒气内攻于脾也。并诸痘未靥而口唇先腐烂,及唇白到舌者,并皆不治。

一痘至收靥,口中无物而空嚼不止者,死。

一面部肚腹未靥而脚先靥者,不治。盖阴胜于阳也。

一遍身臭烂而不可近,痰壅气促,目闭无神者,死。

一发痒抓破而不见脓血,皮卷如豆壳干者,不治。

一将靥而寒战咬牙,手足摇动,噤口目闭,腹胀足冷过膝者,不治。

一遍身虽靥,尚存数粒不靥者,犹有杀人,如蛇退皮。

一节被伤,退不全者,终死。故不可不慎。若至项下,或至胸前而住定不靥,服药不效者,胸为受气之所,是气血亏尽也,不治。

一痘皮薄而软,色白如梅花片子,靥薄易落,疤白血枯者,此为假靥,必十一二日,毒气内攻而死,急进温补气血。如有泄泻喘渴,腹胀寒战咬牙者,不治。

一两腮干硬,按之如石者,及泄泻不止,遍身溃烂,而声哑足冷者,死。

一呛水失声,或干呕不止,痂皮不脱,不思饮食,昏愦闷乱者,死。

一牙龈腐烂,臭不可近者,是胃烂也,不治。

一凡病后弄舌者,凶。

一痘后伤风伤食,而即瘦脱者,不治。盖脾主肌肉,是土崩脾败也。

收靥证治歌括

阴阳界限在人中，任督分来上下通，
宜向此中渐收靥，阴阳相济得和见。

阴阳相济得相成，阴寡阳孤势不行，
不信但观头与足，痘疮难靥理分明。

莫言收靥已无邪，不疾不徐方始佳，
太骤只防余毒壅，太迟溃烂不成痂。

疮臭须知有几般，时人莫把混同谈，

方脓见此为凶兆，靥日当知作吉看。

待到浑身脓水干，时人忽略息心潜，
不知禁忌多翻变，一篑功亏九仞山。

收靥休将日数拘，几曾依例不差殊，
但凭本痘分疏密，且向其人论实虚。

但到收时脓自干，收藏敛束贵周圆，
莫教溃烂痂皮嫩，至此还将倒靥看。

收靥原来贵整齐，臭腥溃烂是凶时，
过期见此还为顺，未及而然作逆推。

冯氏锦囊秘录痘疹全集卷十_{落痂门}

海盐冯兆张楚瞻甫纂辑
男　乾元龙田
门人罗如桂丹臣同校
男　乾吉佑民

落 痂 诸 论

收靥之后，痂亦先后渐脱，其疤鲜明光润，既无赤黑，又无凹凸，容颜依旧者，此乃大顺者矣。若靥后痂落，五官废缺，四肢伤残，毛发尽脱，形容大改者，此险中得生者也。面痘黑污者，须用灭瘢散，临睡蜜水调搽，至晓以水涤去，自然白莹光润，更宜爱护，不得早见风日。如瘢突起者，此热毒未尽，宜用解毒防风汤。如陷下成凹者，此脾胃虚而不能长养肌肉也，宜用人参白术散加黄芪主之。若痂不脱者，以百花膏润之，令其速脱，迟则深入肌肉而成瘢疤。若久不脱者，是肺主皮毛，脾主肌肉，二经血虚作热也，宜内用补血凉荣之剂，外用麻油和蜜涂抹，痂得油润自脱也。不可强为剥去，致伤皮肤，成疮溃烂，或变痘癞。

凡头面浑身疮瘢黑暗者，未可便谓无事，犹恐日前未甚作脓而倒靥归肾也，宜细别之。如身壮热，少食大渴，烦闷昏睡，便利或秘者，此真倒靥归肾也。若身温暖爽快，二便饮食调匀者，此乃疮瘢本色无虑也。如瘢白色者，是气血虚也，急用大补气血。如收靥既迟，痂亦难落，其

人昏昏喜睡，无他苦者，此因邪气虽退，正气尚衰，脾胃虚弱耳。宜用保元安神，缓缓调理，气血平复，则自清爽。然痂皮初落，肌肉新嫩，不宜澡洗，增减衣服，盖表气已虚，六淫易袭，兼疮毒久困，里气必虚，肠胃必弱，不宜饮冷，及伤饥饱。痘中做病，日后难疗，与其疾若一生，莫若谨慎百日。

凡痘痕赤而作痒者，是血虚而有热也，宜用丹皮、骨皮之类。若赤而作痛者，是余毒也，宜用连翘、鼠粘之类。若白者，是气虚而血衰也，宜固元气为本。若白而作痒兼渴者，是气血俱虚也，尤宜大补气血。若发热而大便调和者，是脾胃虚热也。若发热而大便秘结者，是肠胃实热也。若乳食减少，四肢倦怠者，是中气虚也。然治之而即愈，兼之痘痕渐转红活者，吉。如色不转者，虽经年后，多变泻痢而死。然补气血，久而不效者，莫若更补气血之根。气之根，肾中之真阳也。血之根，肾中之真阴也。于此根上补起，未有不发生气血者矣。

凡痘痂既脱，复有瘢痕凸起，重作脓窠，依旧结一层疤子者，是必收靥太骤，毒气未尽，或因误服温补之药，多啖肥甘之物，饮酒恣辛，不忌煎煿，或因见风太

早，荣卫郁而不通，皆能复成此证。然此毒邪外散，决无大苦，只恐肌肉空虚，久为疮癞也。复有痂虽脱去，或于面上，或于手足，成片结硬，其疮头虽焦，中蓄脓浆者，此是痘子原出之初，其处太密，糊涂成片，无分颗粒，所以毒壅于里，不能大泄，故靥独迟，今血气少复，化毒成脓耳，宜用灭瘢散，和蜜涂之，待脓收痂起自愈。更有手足腕膝之处，疮窠连串，作一大块，脓化作水，停蓄于中，恰如囊袋，皮不破水不去，日久只如是者，此乃里面肌肉已好，只是疮皮剩于外者而作也，宜用针之，决去其水自干脱矣。

落痂门杂证

内有未备者悉具总论痘要门参看

肿　胀

痘后有面目虚浮，渐至一身皆肿者，此由表气不足，见风太早，是以风邪乘虚而入，宜五皮散，加桂枝微汗之。若遍身皆肿者，则以胃苓汤主之。若腹肿胀满，气粗脉实者，此有宿垢在里，不问余毒、食积、蓄水，并宜以塌气丸先利之，次以胃苓汤，去甘草加参、芪、腹皮调之。如因新食作胀而不肿者，只以木香大安丸消之。然痘后气血脾元，莫不大虚。倘稍兼虚证，便从虚治，宁可以不足之法治有余，不可以有余之法治不足。

不食能食

疮痂既落，有因中气暴虚而不能食者，宜人参白术散调养之。如素不能食而痂后倍食者，是因津液暴亡，邪火杀谷，其人必便难，口渴烦躁不宁，治宜利之，否则，胃热不去，郁为口臭齿烂，或流散四肢，为痈疽肿毒矣。惟脾胃素壮能食者，纵有便难之候，不可概论，即倍食而安静，无他苦者，慎勿轻为利下。每见大病之后，肠胃脂膏消耗，是以多食，亦饥虚者，此其常也。倘虑变而利之，是速其变矣。

痘后邪气尽退，正气将复，则脾胃应舒，饮食宜进。若原不食，近因喜食太过而不食者，或原能食，近因骤加，以致恶食不食者，此皆内伤有余证也，并宜木香大安丸主之。如向未食，今犹不喜食者，此脾胃中气不足，宜人参白术散主之。更有脾胃大困，恶食恶药，今忽逢食恣吞，逢药便饮而不知苦味者，是不可以能食，肯药喜之，盖脾主味，开窍于口，经曰：口和则知五味。今不知者，是脾败而邪火杀谷也。多致变证不治，宜兼脉候参之。

倦　怠

痘后倦怠者，否极泰来之象，自宜调养气血，以复其真元。然亦有神气本弱，且兼客热所困，是以精神不能舒畅者，不可专作虚治，宜清热而兼补气为主。如但用保元，则邪得补而愈盛矣。

目睛露白

人之一身，必元气固，则精血为之凝聚，瞻视为之有常。夫目睛露白者，是多发于痂落之后，元气亏损，荣血耗伤，不能润养其脉，以致督脉缩急，致睛上吊，所以有是证也，非俗所谓风候耳。若失意志而不省人事者，不治。如只露睛而无他证者，可用十全大补汤主之。惟七日前睛露者，毒尚未解，真元即离，其难治也，必矣。

落痂三朝顺逆险碎锦

顺 证 勿 治

一痘疮收后，痂厚落迟，离肉不粘者，吉。

一痂落后，瘢色红润而无凹凸，饮食二便如常者，吉。

一凡自食痘痂者，虽有他证不死。

险 证 当 治

一痘已结痂而不焦落者，是余毒为害，或过食辛热之药，留热肌表也。或遍身尽落，惟头面不焦脱者，是毒聚于阳会也。并宜大连翘饮加减服之。

一痘痂至二旬或一月，粘肉不脱，或发痒者，此因表发太过，气虚无力煦之，血虚无力濡之，治宜参、芪、归、地之类，调养气血，更佐荆芥以达肌表，且散腠理郁伏之火也。

一有发痒，以致剥去痂皮，仍复灌浆如疮疥者，此是血热气虚也，宜用参芪补卫，而加丹皮、地骨、地黄、连翘凉荣之味。

一痂不落而反昏迷沉睡，不省人事者，此脾胃虚甚也，宜人参清神汤主之。

一靥后而瘢红紫者，是血热毒盛也，当与凉血解毒为主。

一痘痂而唇不盖齿者，急与败毒凉血，否则，定变走马牙疳而死，或因血气枯槁，不能润养督任二脉缩急者，当从补养。

一痘后而口禁僵直，腹痛绕脐，冷汗如雨，其痛定汗止而脉弦紧者，是因瘢受

风寒也，宜散风养血，如秦艽、钩藤、归、防、姜、桂、木香之类。

逆 证 不 治

一痂后泄泻不止，目中无神而面色青者，死。

一忽发大喘，面颊枯白唇白者死。

一痘瘢雪白者，是气血尽也。如不大补气血必死。

一痂后发惊者，是心气已绝，神无所依不治。

一凡咽物作噎，喉中如锯，腹胀虚鸣，痰喘头汗者，死。

一凡一病未已，一病复生，五行胜复相乘者，死。

落痂证治歌括

疮痂自脱痘瘢明，无凸无凹皮肉平，
容貌不殊原未病，泰来否去一番新。

落痂之后瘢赤黑，爱养能教瘢自灭，
突起还将风热论，四陷却因虚里得。

靥后痂皮令自脱，日久不脱脾胃弱，
莫教挦掐又伤肤，反复成疮肤似剥。

痂脱瘢痕黑暗多，劝君未可许无疴，
毒邪归肾谁知得，只要其人表里和。

收靥迟迟不脱痂，神昏喜睡此无他，
只因气弱神还倦，缓治求痊不必嗟。

脱痂胃气未全舒，饮食安能便有余。
若使食多休浪喜，胃中邪热未消除。

瘥后新虚气未平，更宜调护保安宁，
皮肤嫩薄风寒袭，肠胃伤残水谷停。

痂后身凉脉气和，已知表里尽无疴，
脉洪身热防余毒，解毒调荣受益多。

冯氏锦囊秘录痘疹全集卷十一余毒门

海盐冯兆张楚瞻甫纂辑

男　乾亨礼斋

门人孙显达惟良同校

男　乾贞干臣

余 毒 诸 论

夫痘密浆清，痂后或发痈肿，人固知为余毒矣。殊不知气高而喘息作声，掀胸抬肚者，余毒之在肺也。痰涎稠粘，咬呀戛齿，泄泻口臭者，余毒之在脾胃也。盗汗而发热烦渴，睡中多惊者，余毒之在心也。目痛善怒，余毒之在肝也。耳𣀮尚热，余毒之在肾也。身肿不消，壮热不清，郁郁不乐，诸经皆有余毒也。

《痘科》云：痘后余毒，一者疥，二者痈，三者目赤。疥者，心病也。痈者，脾病也。目赤者，肝病也。然胎毒之发，五脏各有一名。心为斑，脾为疹，肺为脓泡，肝为水泡，肾为黑陷。即发热之初，五脏俱有现证。如呵欠惊悸属心，项急顿闷属肝，喷嚏咳嗽属肺，吐泻昏睡属脾，耳𣀮足冷属肾。何独余毒只言三脏？况三脏之证，又不只于此，或者举其重而言之，欲人推广以及耳。如毒归于心，则为斑疹、为惊悸、为壮热、为丹瘤、为诸血证。如毒归于肝，则为闷乱、为卵肿、为干呕、为诸目病、为手足拘挛。如毒归于肺，则为咳、为喘、为衄血、为肩臂疼痛，或疮干燥皱揭。如毒归于脾，则为口

秽、为吐泻、为肿胀、为腹痛、为不食、为手足病。如毒归于肾，则为黑陷、为多睡、为腰痛、为卒失声，甚则为败疮骨病而死。如毒归肠胃则为泄利、为便脓血、为肠鸣失气、为大便不通。如毒归于膀胱，则为小腹满痛、为溺血、为遗尿、为头肿痛、为目上视。惟脏腑气血未至大虚，则余毒不能内伏，治者失于清解，则毒气逗遛经络；外不得泄于肌表，内不得入于脏腑，聚而不去，遂为之痈。甚者，头项脑①胁，手足肢节，尽皆肿痛。根浅者，易治。若根深蔓引，不独一二处者，则为溃筋伤骨而成废疾，或绵延日久而死。至于目赤者，肝血既虚，火乘空窍也。疥癞者，血虚伏热，乃毒之最轻者也。

夫痘顺者，其本疏，其毒微，自然易出易靥而无余毒。险者，其本密，其毒盛，自然难出，虽靥而有余毒。逆者，或陷伏，或倒靥，幸赖脾胃素强，调治又早，是以证虽得痊而余毒未尽，因乃发而为病，多犯疥痈，目赤，痘毒藉此消除，故凡痂落而口不渴，身体无热，大小便调，腹中无痛，精神渐壮，饮食渐加，痂

————————

① 脑　诸本均作"脑"，疑为"胸"字之误。

瘢红润者，此无余毒也。若身热而渴，谵语惊搐，六脉浮洪，腹痛吐泻，或小便赤涩，大便坚秘，精神昏愦，痂瘢赤紫，四肢倦怠，饮食减少者，此有余毒伏藏也，便须审其表里虚实，及阳虚阴虚而加治之。然至痘疮之后，则内外俱虚，最要避寒暑，戒洗澡，以养其表；节饮食，远房室，以养其里。倘表里失调，荣卫气逆，皆可成痈成疽，岂必待因于何毒！故毒者，偏阴偏阳偏胜之所致，岂真有形恶劣之谓欤！又不可因虚而概用温补，盖靥后原宜清解余毒，但不可太用清凉，盖气血大虚之后，寒多真寒，热多假热，热去而寒易起也。至于痘未靥，痂未落之际，尤不可过用寒凉，速退其热，否则，未靥之痘，不藉烧瘢，何自而靥？未落之痂，不藉阳和，何自而落？其为害也甚矣。

痘痈治法，先宜审气血论虚实，察部位而加引经以治，如头加白芷、升麻、川芎，上身倍加桔梗，手加薄桂，腰加杜仲，腿膝加牛膝、木瓜，是其略也。若气实能食，大便坚者，则用排毒散以疏利之，食少气虚者，则十宣散之类，以托里之。毒浅而小者，则用小柴胡汤，加减服之，外用拔毒膏以贴之，此治肿疡之法也。若已成肿，则审其毒之重轻，或气或血之虚弱，宜解毒而补托之，溃而成脓未破者，则用针以决去其脓，勿使内溃。如已溃破者，则用十全大补汤主之，兼略解余毒，此治溃疡之法也。然气血易凝滞于弯曲之所，故痘毒多发于手肘腕处，足膝腘中。其在手腕者，属太阴肺，在足腘中者，属太阴脾，并宜解毒内托散主之。然痈由于痘，而痘为阳毒，故谓痘痈，多是实毒血热，所以多用清热凉血为主。然亦有气血虚寒，元神亏弱者，而用凉血败毒，必致成者不能溃，溃者不能敛矣。故贵合宜而用，药不执方也。

夫痘毒蕴于肌肤而郁热不散，则荣卫不能运行，是以结为疮疖，重则赤肿而成痈毒，未脓宜急解表消毒，令其易散，及已成脓，则宜凉血活血，解毒托里，使其易愈。若脓已熟者，必须以针刺去其脓，外用膏贴，不刺则害伤筋骨，不贴则毒反内攻。然凡肿毒初起，而知痛色活，易肿易脓易收者，是有元气而毒浅，吉之兆也。反此者，凶之征也。并发于十二朝内者，多在腿脚，因痘毒之气，传注在下也。生于涌泉冲阳者，凶。若成于足内踝太溪者，死，以毒发于肾也。若在十六朝外者，其气已升，毒随上达，故多见于上部及头顶也，每多无事。

凡痘后有遍身疮癣，如疥如癞，脓血侵淫，皮肤溃烂，日久不愈者，此毒气弥漫于皮肤，宜升麻葛根汤类主之。若因捃掐成疮者，只以百花膏涂之。更有身发红点，不肿不痛者，斑也，宜投化斑汤加玄参、地黄之类。又有发为赤火丹瘤者，此恶候也。其毒红肿作痛，手不可近，流移上下，宜内用小柴胡加生地黄汤，玄参化毒汤，外用砭法，去其恶血，否则，头上起者，过心即死，足上起者，过心肾即死。

目　病

痘毒之为目翳也，自脏而达外，治法只宜活血解毒而已。盖活血不至于热，解毒不至于冷，五脏平和，其翳自去，切不可用点药，反致损睛。若目闭泪出，不敢见明，惟黑暗处能开者，此羞明证也，及目中赤者，并宜洗肝明目散主之。若暗处亦不敢开者，此目中有疮也，以望月砂散治之。若能开目，只视物昏暗不明者，此血不足也，宜四物加减主之。然多肝肾有亏，当以地黄汤料，其力更胜于四物。若胞高肿而不流泪者，乃脾经湿热也。当从升阳散湿。

目者，精华之所聚，清阳之所走也。其所以为病者有二。如赤肿暴痛，红障遮睛者，此真阴不足，风热外乘，病于有火者也，治宜先散表邪以治标，次为重浊滋水以治本，则浊阴自散，清阳自生，目得血而能视矣。如目无翳障，或生白膜，开目如平人，视物则不见者，此真阳不足，内脱精光，病于无火者也，治宜大益真阳，专从本治，元阳得生于中，精光自著于外。倘徒事养血，何以为如天与日而昭光明之用哉！若妄加清凉发散，则岂徒损目而已，此张之鄙见也。

咽　痛

咽痛者，虽云余毒，然证有数端，有风热咳嗽，咽喉不利者，用甘桔防风汤。如咽痛壮热，痘痕色赤，手足皆热者，此余毒未解也，用柴胡麦冬散。如咽痛而大便不实，口渴饮汤，手足热者，此脾胃虚寒也，宜五味异功散。即手指初捏似热，久捏则冷者，此亦脾胃虚热也，宜人参白术散。如咽痛而大便黄色，手足指热，发热作渴，面赤饮冷者，此胃中实热也，宜泻黄散，或射干鼠粘子汤。如平时向有咽痛，面色素白，两足常冷，而痘后发热面赤，作渴饮汤，上热足冷咽痛者，此足三阳虚而无根之火上炎也。即有暂时足热之证，亦系阴虚火动耳。凡遇此候而在未痘之时，便当壮水之剂，以防临痘腰痛音哑变黑归肾之证，及既出既靥而有前候者，并用八味丸料，煎与恣饮，再用益气汤类，助其脾肺，以滋化源，则火退藏而自愈矣。

二 便 秘 利

痘疮之后，有因热毒未解，并于小肠而小便不通者，宜利之。利而不通者，则宜升提清解，上窍通而下窍自利矣。更莫如清肺，肺气清而下输膀胱也。尤莫若养阴，肾阴得而自能行水也。若并于大肠而大便不通者，治宜下之，然痘后必虚，亦莫若养血，肠得血而自解也。更有泄泻者，所属有二，泄泻而能食者，邪热杀谷也。口渴者，邪烁津液也。脉盛者，内热也。脉盛而数者，邪热炽也。此为热入大肠而泄泻，宜清利之。如食少不渴，脉微小者，此里气虚，不能禁固水谷也。虽有小渴，亦津液耗损使然，治以理中汤加减。然至痘后，则气血大虚，凡遇泻利，多从温补，宁可以不足之法治有余。惟便痂皮脓血者，此热毒入于大肠而利出，宜四物汤，加芩连之类。待其利尽自愈，不可误用劫涩也。

囊　肿

靥后阴囊肿痛，胞胀如瓜者，是热结膀胱也。治法有三：或疏肝以令展其疏泄之权，或清肺以得下输降化之职，或直取膀胱，清利其热，散其结气，兼与利水，宜分虚实，以投所宜。实者，直治本脏；虚者间脏治之，外用椒盐、葱头、地肤子煎汤熏洗，以导散结气可也。

呕　吐

痘后呕吐者，虽多主余毒在胃，然有冷热二证。如心烦作渴，食乳甚急，聚满胸中，而后吐出如射，其人面色带赤，手足心热，居处喜凉，或吐而且渴且泻者，此热毒也。如乳食水浆而随吐，其人面色青白，手足俱冷，二便清利，及吐而不渴，泻而手足心冷者，此冷吐也。余毒热邪者，十有七八，胃虚挟冷者，十有二三。更有伤食而呕者，但闻食臭即吐而不能食是也，宜木香大安丸。有渴欲饮水，水入即吐者，此名水逆，乃邪热挟积饮上逆也，宜五苓散主之。

瘾疹紫点风

痘后有余毒不散，发为瘾疹者，瘾者，隐隐而成疙瘩，抓搔瘙痒更多，其治宜内服解毒防风汤，外用活蚬水以洗之。若色红而痒甚，抓破出血而犹痒者，此紫点风也，宜用荆防、草胡麻、生地、牛蒡、赤芍、丹皮、连翘之类。胡麻，三十六风皆治之，而搔痒者非此不除也。其疹者，皮间点点状如蚊蚤所咬之迹，或如小芥子者是也，宜内服升麻葛根汤，不过随其轻重疏解而已。

余热中风等证

凡痘疮自初以来，一向发热，至于瘥后，犹不退减者，此毒在心也。然亦有虚实二证，如大便难，小便赤，能食而烦渴者，此实热也，宜先解里热而表热自解。如大便不闭，小便不赤，坐立振摇，饮食不甚进者，此虚热也，以保元汤，加麦冬、知母。虚甚者，加炒黑干姜，或熟附子少许，以引火归源。更有痘疮方愈，荣卫正虚，不知避忌，忽遇节令气交，而乃八方不正之气，乘虚而入，病为中风，遍身青紫，口噤涎潮，手足瘈疭，身反强直者，治宜以消风散二三服，或有作瘾疹而愈。更有靥后失于调理，以致阴阳偏胜，感冒风寒，寒郁为热，热盛生痰，风痰攻击，心火旺甚，痰乃上升，迷塞心窍，是以忽然心迷仆倒，如癫如痫者，论治不出化痰清热镇心，然气血大虚之后，风火多由假象，宜多从根本治之。先天肝肾不足者，地黄丸料主之；后天心脾不足者，十全汤主之。

夫余热者，本虚热也。盖痘毒一解，则阴阳俱虚，痘后犹产后也。所谓火从空发之义，其热多发于午后，但观两脸赤色，是其候也。虚甚则发热，热甚则谵语狂烦，理之必然，切不可误作热治，此虚阳动作，谓之强阳，前后宜以保元汤，合四物汤加减，最要预为调理，否则，日久成疳，喉痛咽哑，眼病疳蚀，风搐筋牵，走马牙疳诸疾，皆自此而作矣。若口疳不食，吹药不应者，胃烂也，不治。

失　音

痘后失音，其证有二：咽痛而不能言者，此因毒气结于咽喉之间，乃痰壅作痛而不能言也，治宜清热化痰，利咽解毒为主。更有心热不能言者，是因心中邪热未彻，肾虚不能上接清阳，虽有声而不能言也，治宜清热养心，滋阴益肾，以使坎离既济也。

似疟非疟

夫痘后忽寒热如疟，如期即发者，此因脾虚气弱，失于将息，重感风寒，盖脾主信，所以如期耳，宜先以柴胡桂枝汤，发去新感表邪，后以调元汤加减主之。更有痘后气血两虚，是以气虚生外寒，血虚生内热，而似疟非疟者，切忌发散，惟宜大补气血而寒热自已也。

骨节作痛

骨节作痛，俗名痘风，宜分气血虚实，是毒非毒，是风非风。虚则补气血之剂，略佐风药，实则清凉之剂，亦略佐以风药，风者治风，毒者解毒，仍须以养血为主，而风毒自化于中。若治之不愈，则大滋肝肾，盖骨节之所，肝肾之属也。

诸搐似惊附：厥逆

痘后有非时搐搦者，亦有二证，有因余毒在于心，留而不去，热甚生风，风火相搏者，其人则必喉中有痰，目直上视，面赤引饮，居处喜冷，治宜清心泻肝为主。又有病后多食而胃弱不能胜谷，是以食蒸发搐者，其人则必潮热而腹满多烦，大便酸臭，秘泻不调，或呕吐腹痛，治宜为之消食，佐以养胃，推扬谷气而已。更有手足拘挛，屈伸不便者，乃血耗气虚，不能荣养于筋，宜用十全大补汤，切忌误作风治，反耗阴血也。更有痘后昏昧，不解识人，口常妄语，如邪祟状者，此热毒移入心包络也，治宜清心调元。更有身不热，口无妄，但卒然喜睡，状如眩晕者，此因其人食少而正气素弱，痘出又重，幸调理得当，毒解得安，然邪气既解，则正气将生，乃否极泰来之象，宜调元汤，轻轻少与咽之，待其自苏，不可扰乱。人不知此，凡见闷乱，便将抱动呼唤号哭，神气一散，为不救者多矣。更有手足如冰，名谓厥逆者。若发于痘出正盛之时，则十无一生。若于病愈，气血久虚，脾胃大困者，亦宜调元汤加减用之。

咳嗽胁痛

咳嗽者，痘疹常证也。有寒有热，有实有虚。如自初出而咳嗽，至今未愈者，此肺气不敛也，宜敛之润之。如咳而热，大便难，小便赤，或咳出血，肺叶焦举者，此热毒也，宜清利之。如咳而大便溏，小便清，身无大热，而不渴者，此为虚也，宜补益之。若向不咳而今始咳，兼有鼻流清涕等候者，此风寒外感也，宜疏散之。更有咳嗽而两胁疼痛者，是余毒在中而阴阳之气不能升降也。经曰：左右者，阴阳之道路，两胁之谓也，治宜但为解毒顺气。然亦有气血两亏，阴阳不畅者，则宜调养气血而所苦自已。

吐利蛔虫及蛔厥狐惑疳蚀走马疳赤白口疮

痘后而吐利蛔者，此热毒入里，其虫为热所蒸而出，热在胃即吐蛔，热在肠即利蛔，利者黄芩汤，加桃仁、艾叶，吐者，黄芩半夏汤，加乌梅、川椒。更有素不吐利，若闻食臭即吐而食已易饥者，此因胃虚已久，虫无所食，故闻食臭即吐而食已易饥也。若吐蛔而手足厥冷者，是为蛔厥，并宜理中汤，加乌梅、川椒主之，切不可投以史君、槟榔之类，虫未伤而人先困也。更有虽不吐利而内蚀脏腑，乃为狐惑之证，其人好睡，默默不欲食，如上唇有疮，则虫蚀其肛，下唇有疮，则虫蚀其脏，其声哑嗄，上下不安，故名狐惑。亦因水谷久虚，虫无所食，故内蚀脏腑及肛而外见唇口也。此候最恶，麻疹后成者尤多，治宜化䘌丸主之。如便结者，则以桃仁承气汤加槐子利之。若至唇落鼻崩，牙脱失声者，不治。更有只于牙齿龈肉溃烂者，此因痘疤脱去，痰水浸渍，为疳蚀疮也，宜用绵茧散傅之。若气臭而血出者，此又名为走马疳疮，是由热在阳明也，宜内用黄连解毒汤，外敷马鸣散。若至唇肿面浮，穿鼻破颊，溃喉腐肉，饮食不下者，不治。凡口唇生疮而赤者，名曰赤口疮，热在心脾二经也。白者，名曰白口疮，又名鹅口疮，热在心肺二经也。并用洗心散服之。大便秘者，并用四顺饮利之。然有脉微无力，脾元中气虚寒，不能按纳下焦，阴火上浮而为口疮者，宜服附子理中汤即愈。

腹　　痛

夫痘疹未出而腹痛者，斑毒内攻也。至于痘后，则毒气当解，无复壅遏而腹痛者，其证有三：有因大便不通，燥屎作痛者。有因胃虚不能消谷而腹痛者。燥屎痛者，病在下焦，伤食痛者，病在上焦，此皆手不可按者也。如原食少，大便常润，忽尔作痛者，虚寒证也。此病在中焦，必喜热手摩按者是也。上者消之，下者利之，中者温之。

发　渴

夫痘家发渴，亦是常证，惟至痘后毒解，则渴证亦当愈矣。如忽渴欲饮水者，是心胃二经受其邪热，故乃咽燥膈焦而然也，必能食而大便秘，小便赤，舌燥咽干，宜人参白虎汤加黄连主之。若食少而大小便调，虽好饮而饮汤，其咽舌不燥者，此脾胃虚而津液不足也，宜人参麦冬散加减主之。如身热作渴，手足微冷者，是脾胃气虚，不能以行津液也，宜人参白术散主之。如腹胀泄泻，或寒战咬牙者，是脾胃虚寒也，宜十一味木香散主之。如泄泻气促，手足并冷者，是脾气脱陷也，宜十二味异功散主之。

汗

痘后盗汗自汗者，肌肉虚，卫气弱，荣血热也，治宜清心调元为主。盗汗偏于养阴，自汗专于补阳，此其治也。若浑身如水而发润者，或汗出如珠者，皆亡阳之证，治何益焉？

失　血

痘后失血者，多出余毒热邪，迫血妄行也。然因脾虚不能统血者亦有之。自鼻而出者，投以玄参地黄汤。自溺出者，则用八正散。自大便出者，则用桃仁承气汤。先削其热邪，次各导血归经而已。如大便秘者，并用四顺清凉饮主之。然衄者，热在卫而不动于内，溺便者，热在荣而有伤于中，故衄证轻而溺便者为重，然

阴虚火动而迫血妄行者，宜养阴以敛之。若阳虚不能摄血而妄行者，宜补脾以统之，勿概用清凉也。

津 液 不 足

夫人之有津液，犹天之有雨露，海之有潮汐也。天无雨露则旱，海无潮汐则涸，人无津液则渴，甚至痘后变证丧亡。然若心胃间有热，而火炎于上，乃少津液者，必主烦躁喘渴之疾。若脏腑有热而火益于下，乃少津液者，必主狂叫闭塞之疾。若脾热而少津液则渴泻，肺热而少津液则咳嗽，肝热而少津液，则眼羞明，若风热攻破咽喉，而少津液，则乃音哑，若用药发举太过而少津液，则乃溃乱，若骨肉虚而少津液，则肉瞤筋抽，骨节疼痛。治法贵分虚实，而大略不外乎除热生津二者而已。然更有釜下无火，而锅盖干燥者，当用水中补火之法，尤为生津液之源也。

狂 叫 喘 呼

诸躁扰狂越，皆属于火。然痘后狂叫喘呼之证有二：或因热毒尚存，不得发越者，治宜清凉解毒，或从其势而发之。或因脏腑热燥而无津液者，治宜微加利水，以导心热，盖心火降，则肾水生而诸热自退，又当兼用清热滋阴之药。若纯利其水，则水去而燥热益甚矣。

论 调 养

凡当痘后，疮疤柔嫩而未实，肠胃气弱而未强，外宜谨避风寒，内宜调理饮食，犯时微若秋毫，成病重如山岳，即依法亦不宜太迟太早，太早则瘢嫩易风，太迟则皮燥生疮，故必须迟月余，方煎荆芥及榆槐柳艾叶汤浴之。忌服升麻、朴硝、大黄、麻黄之剂，及食蜜水、西瓜、柿、梨、栗、橘、柑子、白果、酒糟、芥菜、

葱、韭、薤、蒜、獐、兔、鸡、鹅、羊、牛、鲜鱼、生冷等物。所宜食者，腰子、猪肉、圆眼、胡桃、莲肉、红枣、淡齑、干菜之类，其甘甜之物，亦不可恣口，恐成口疳也。

预兆

夫祯祥者，福之基；妖孽者，祸之萌。凡出痘之家，最宜内外肃静，吉之兆也。若有鸦鼠喧斗，虚向火光，蝙蝠入室，葱蒜扑人，犬哭无时，蛇呈非候，夜生怪梦，病见死人者，是皆不祥之兆，然外兆虽征而内修克谨，亦可转祸为福也。

余毒证治歌括

痘疮轻者自无乖，逆险从来有后灾，不是毒邪根里得，或因调治误中来。

痘后留邪作肿痈，或为结核论相同，但将毒气分深浅，莫使余枭透骨缝。

看在何经用引经，肿时不与溃时论，补中托里分虚实，决毒排脓视浅深。

毒散皮肤有数瘢，或为瘾疹或成丹，丹瘤凝结从深论，瘾疹分疏作浅看。

而今泄利又何如，治法难将一例拘，能食渴多知是热，脉微食少又为虚。

泄泻古人原有别，肠垢鹜溏分冷热。若还脓血并痂皮，勿使汤丸轻止涩。

一向蒸蒸热未除，治宜详审勿差殊，便难烦渴方为实，清便饥疲本是虚。

终日昏昏似醉人，口中妄语若邪侵，谁知热入心包络，解毒安神泰宇清。

沉沉喜睡不知人，饮食俱妄唤不醒，邪毒从今都解散，精神自此渐和平。

痘后须知气血虚，百般疾病贵调持。若兼痂突瘢红紫，解毒凉荣作有余。

冯氏锦囊秘录痘疹全集卷十二 妇人科痘疮

海盐冯兆张楚瞻甫纂辑
男　乾亨礼斋
门人王崇志慎初同校
男　乾吉佑民

论女人出痘经至

夫男女患痘，固无异也。但痘以气为主，而血为附，故气以煦之，血以濡之，一或不足，则变生焉。女子乃系阴质，十四岁已后出痘者，常恐天癸之行，荣血一走，卫气随虚，即成陷伏，惟斯异耳。然有痘疹发热，却非天癸之期，经水忽行者，此因毒火内动，扰乱血海，是以迫经妄行，未及期而至也。其疮必多，其毒必盛，宜玄参地黄汤，凉血解毒为主，使热得清，毒得解，痘得出，经水止，方无变患。如久不止，则中气虚弱而成陷伏，十全汤补而托之。更有发热之时，正值天癸之期，经水适来者，此则积污得去，毒亦稍解，热随血清而疮自出，不须施治，更不必止之。惟过四日而犹不止者，是又邪乘血室之虚而迫血妄行，为内动中虚之证矣。宜先服小柴胡，加生地黄汤、以清血室之热，后用十全大补汤，以补气血之虚，令易出易发易靥可也。更恐经走则虚，触其恶气，则痘乘虚多变，宜用芫荽煎汤，洗净其外，内以香艾揉熟去梗，净布包裹，紧纳阴中，时时更换，再服参、芪、归、地、升麻、僵蚕、蝉退之类。虚

寒者，加入炒黑干姜。

论女人经后证治并居经证

凡发热之时，适因经水方断，是以血分空虚者，须早服柴胡四物汤，以防毒邪乘虚而入。若已憎寒壮热，神识不清，见闻狂妄，言语错乱，寻衣撮空者，此因血室空虚而热邪已入血室。血室者，冲脉是也，而肝主之，治宜四物汤，合导赤散，加麦门冬与安神丸，相间服之。更凡女子经闭者，谓之居经。满而不泻，病在心脾，疮疹之毒，本属于心，又脾为主，若心脾先病，则血室不行，冲任之间，已多积垢，势必至于疮疹之火，郁于命门胞户之中，当出不出，毒邪留伏，致虚乖戾者，理所必矣。是故发热之初，当即涤除停垢，宜桃仁承气汤主之，后以四物汤合匀气散，加红花、木通治之，固不可使其有盈，更不可使其有亏也。倘虽居经而痘起胀如常，饮食如故而无腹痛他苦者，亦不必过于治也。复有血海干涸，经水不通而适逢出痘者，治法亦宜调其心脾，使里气既和，邪无留伏而自外出，否则，毒郁冲任之间，二热并发，互为攻击，则血妄行不止，或毒不出而为喘息，为腹胀为陷

伏矣。

论经后失音及陷伏

凡女子出痘，经水忽行，乃暴暗不语者，盖心主血，舌乃心之苗，血去则心虚，心虚则少阴之脉不能上荣于舌，故卒失音不语也，宜先以当归养心汤，养心血，利心窍，待其能言，则以十全大补汤调之。更有因值月事大行，是以疮不起发，不光壮，不饱满，不红活，顶平陷，色灰白，或青干黑陷者，此皆里虚之候，疮复陷入也，治宜十全大补汤，夺命丹相间服之。如疮胖胀红绽，或疮空中再出一番者，俱为大吉之兆。若加腹胀喘促，谵妄闷乱，寒战咬牙，手足厥逆者，必死之证也。

论崩漏出痘

凡女子一向崩漏未止，气血已虚。再若感患疮疹，则必不能以任其毒，宜用十全大补汤，以补气血为主。若灰白平陷，难发难浆者，加熟附子一二片，使里气充足，毒无停留而自能饮食，自能起胀，庶可保全，否则倒塌不治矣。更凡正当起发泡浆之时，最宜表里无病，饮食如常。若遇经行过三日而不止者，人但虑其秽气触动，殊不知身中之血一去，百脉之气皆虚，毒邪乘虚陷入，或难灌浆，顶平形塌，或为黑陷，灰白色矣。惟元气素壮，又能食者，必无是变。如气虚食少之人，未有不如是也，宜十全大补汤主之。若虚甚者，则少加熟附子可也。然服此而出赠痘者为吉。若寒战咬牙，喘急肿满，手足厥冷者，此为内脱，不治之证矣。

孕 妇 出 痘 附：临产产后

凡孕妇出痘，热能动胎，胎落则气血衰败而痘不能起发灌浆矣。故始终以安胎为主，外用细软之帛，紧兜肚上，切不可用丁桂燥热之品，及食牛虿毒物之类，以致触犯，其条芩、白术、艾叶、砂仁之类，与候相宜者，采而用之。其初发热，则以参苏饮发之，痘既出后，则多服安胎饮保之。渴者，则用人参白术散加减，泄者则用黄芩汤合四君子汤，内加诃子。血虚者，则以四物汤加托药，色灰白而起发较迟者，则用十全大补汤，去桂服之。总之，不问轻重，悉以清热安娠为主。更有孕妇出痘，正当盛时，勿临正产者，势必气血俱虚，亦只以十全大补汤，大补气血为主，虚寒者少加熟附。若腹中微痛者，此恶露未尽也，宜四物汤加干姜、桂心、木香、黑豆。用熟地黄而去芍药，盖恐寒凉有伤生气，然有当用者，酒炒用之。若寒战咬牙，腹胀不渴，而足冷身热者，此乃脾胃内虚，外作假热也，宜参、芪、归、附、木香之类。一二剂而愈者，吉。不愈者，凶。若孕妇肥胖者，则气居于表而歉于内也。人参可多，黄芪宜少，多加带壳缩砂，切忌脱蒂果子之类。至有痘浆收靥，忽作泄泻，口渴饮水，小便短少，其痘胖壮红润者，此内热也，宜用五苓散内加黄芩、芍药之类。若滑泄不止，食少腹胀而足冷，痘色灰白，脉细无力者，此犯五虚，必死之证也。

凡方产之后，或半月左右，适逢出痘者，此无胎孕系累，惟气血尚虚，治宜大补荣卫为主。若痘出多者，则加连翘、粘子之类。大便自利者，则用肉果、炮姜之类。余即照常一例而治，不必多疑，反生他误。至于孕妇出痘，在于初出之时，胎落者，则血气虽为大虚，然热毒亦因走泄，兼之未经起胀灌浆，则血气未曾外耗。倘痘非险逆，加以大补托里，每多可生。至于收靥之时，胎落者，则毒已出表消散，亦多无事，但重虚而元气易脱，倍宜补益耳。若正当起胀灌浆而胎落者，则气血衰败，内外两虚，既不能逐毒以外出，则毒必乘虚而内攻，为不救者多矣。

妇女疮疹证治歌括

女人疹痘最难医，阴血时常有日亏，
待得疹疮将发日，只愁天癸又当期。

发热经行非正时，火邪迫血血奔驰，
急须凉血停为美，莫待中虚悔却迟。

发热期逢经水行，毒邪得解免烦蒸，

过期不止须当虑，补气温经令出匀。

发热适逢经水断，血室空虚防他变。
若然谵妄神不清，热入血室治勿缓。

女子居经日已余，岂堪疮疹病来加，
却愁血海停污垢，更怕胞门伏毒邪。

崩漏无时血已枯，泻而不满脏中虚，
岂堪当此天行病，济弱扶危救弱躯。

起发成脓忽动经，血虚气弱事堪惊，
食多气壮无他虑，不尔须防陷伏临。

妊娠疮痘治尤难，惟有安胎法最先，
不可令胎轻触动，胎元触动命将残。

疮正甚时临正产，几人束手功莫展，
涤除恶露相时行，补益元神休忌惮。

产后如逢出疹疮，此时胎去免忧惶，
只凭补益收功效，莫犯寒凉生气伤。

冯氏锦囊秘录痘疹全集卷十三麻疹门

海盐冯兆张楚瞻甫纂辑
男 乾元龙田
门人罗如桂丹臣同校
男 乾泰坦公

麻疹碎金赋

疹属君火，气本少阴，传于其子兮，故为胃脾之证，乘于其妻兮，现乎皮毛之分。亦胎毒之所发，因疫疠而后成。咳嗽喷嚏兮，辛金炼于丁火；顿闷泪出兮，君主御乎将军。迎而夺之兮，其锋易挫；随而击之兮，其锐难胜。如折勾萌兮，斧斤不用；苟待燎原兮，玉石俱焚。其色如斑兮，摸之有迹；其形似痘兮，视之无津。朝出暮收兮，发之于阳；暮出朝收兮，发之于阴。变化莫测，出没靡定。大抵爱赤而恶黑，治者喜凉而忌温。赤如点朱兮，光明彰显之象；黑如洒墨兮，火郁曛昧之甚。制以酸凉兮，收炎光于丽泽；投以辛热兮，纵赫曦于重明。痘欲尽发而不留，疹欲尽出而无病。或邪气之郁遏兮，留而不去。或正气之损伤兮，困而未伸。毒归五脏，变有四证。毒归脾胃兮，泄泻不止而变利；毒归心肝兮，烦热不退而发惊。咳嗽久而血出兮，毒归于肺；牙齿烂而疳蚀兮，毒归于肾。轻者，从制以向善，平之有功；重者，拒敌而肆恶，攻之不胜。牙若脱落兮，崩砂之状可畏；声若哑嗄兮，狐惑之证难明。应出不出兮，发之须

晓；应收不收兮，解之应明。色淡白兮为虚，宜温养血；色紫黑兮血热，宜化毒清。发不出而烦躁兮，虞不能腊；黑不变而谵妄兮，食不及新。热蒸蒸兮色赤，痢滴滴兮气腥。羸瘦骨肉之脱，瘛疭神识之昏。喘息兮胸高肩耸，疳烂兮漏腮缺唇。休夸三世之妙手，难留一息之游魂。岂不闻误服汤丸兮，不如勿药；又不见特犯禁忌兮，可以自省。爱吃咸酸兮，咳嗽连绵而未已。喜啖生燥兮，火热燔灼而不宁。甘甜过而齿䘌，生冷多而粪清。鸡则生风之畜，鱼则动火之鳞；鸡鱼贪而乱食，风火并而启衅。邪反滋甚兮，为斑疹而不息；毒反深入兮，值疫疠而再经。斯则疹之遗毒，亦若痘之余证。

金镜赋

麻虽胎毒，多带时行，气候暄热，传染而成。发也与痘相类，变也比痘匪轻。先起于阳，后归于阴，毒盛于脾，热流于心，脏腑之伤，肺则尤甚，始终之变，肾则无证。初则发热，有类伤寒，眼胞困倦而难起，鼻流清涕而不干，咳嗽少食，烦渴难安，斜目视之，隐隐皮肤之下，以手摸之，磊磊肌肉之间，其形若芥，其色若

丹，出见三日，渐没为安，随出随没，喘急须防。根窠若肿兮，疹而兼瘰，皮肤如赤兮，疹犹夹斑，似锦而明兮，不药而愈，如煤而黑兮，百无一痊。疮疹既出，调理殊难，坐卧欲暖，饮食宜淡，咳嗽涎沫，必禁酸咸，忽生喘急，肺受风寒，心脾火灼，口舌生疮，肺胃蕴热，津液长流，有此变证，治法不同。微汗则邪无蓄，便利则毒无壅，喉痛烦渴，解毒为先，谵妄恍惚，清心是尚，腠理拂郁兮，即当发散，肠胃秘结兮，急与疏通，颜色紫黯而血凝兮，疏壅凉血，头面未起而气滞兮，透托升提。鼻衄者，不必忧治，邪从衄解，自行者，亦毋遽止，毒以利松。麻后多痢兮，热毒移于大肠，咳嗽喉痛兮，痰热滞于心胸。口渴心烦，法在生津养血，饮食减少，治宜调胃和中。此是麻之大旨，玄奥悟之无穷。

论疹与痘治法

麻者，即疹也。毒者，即火也。痘疹皆胎毒所发，痘子大而嫩肿者，少阳三焦火也，阳道常饶，故大而肿。疹子小而细密者，少阴心火也，阴道常乏，故小而密。痘毒出于脏，疹毒出于腑，脏属阴，阴主血，故痘有形而有汁，腑属阳，阳主气，故疹有形而无浆。痘有寒而有热，疹则有热而无寒，为证既异，治法亦殊，痘宜内实，可用补剂，疹忌内实，只宜解散。毒虽一而发则殊，治法因而有变也。其初出之际，痘防表虚，不可过表，疹贵出尽，过表无妨。既出之后，疹则补阴以制阳，痘则补气以生血，盖疹热甚，则阴分煎熬，血多虚耗，况既出即解，惟虑阴虚火动，余热难清耳，故宜滋阴清火。凡燥悍之剂，首尾当深忌也。若夫痘疮既出，必赖气以拘血，血以附气，相济成

功，起胀灌脓，结痂后已，非若疹子出透，已无余事也。然麻疹多见肺证者，以心肺属阳而位乎上，心火旺则肺受之，故观其咳嗽者，火炎上而肺叶焦举也。鼻流清涕者，鼻为肺窍，火灼金，故液自流也。目中泪出者，肺热而移于肝，肝之窍在目也，手掐眉目唇鼻及面者，皆肺热证也。故治疹专以心肺为主，然发热之初，与伤寒相似，但疹子则面浮腮赤，咳嗽喷嚏，鼻流清涕，其泪汪汪，眼胞浮肿，恶心干呕，呵欠喜睡，或作吐泻，或手掐鼻面眉目，是皆疹候也，治宜升麻葛根汤。虽寒勿用桂枝，虽虚勿用参术，虽呕而有痰，勿用半夏南星，并忌误作伤寒汗下，汗则增其热，而为鼻衄咳血，口疮咽痛，烦躁目赤，二便不通，下则太虚其里，或为滑泄，或为滞下，此治之略也。如手足梢微冷，一身尽热，恶寒无汗而色青惨而不舒者，是伤寒之热也。如手足梢微温，发热有汗，面赤而光，鼻流清涕者，是伤风之热也。如午前发热，目胞高肿，面黄吐利腹疼，头额肚腹倍热，或昼热夜凉，及上热下冷者，是伤食之热也。如手掌心有汗，手络脉微动，面色青红，时作惊惕者，此惊热也。如唇红颊赤，二便俱闭，胁下有汗，身热而倍能食者，此风热也。惟痘疹热者，则四脏之证俱见。然以上诸证，久而不去则内外感发，所蕴痘疹之毒，亦能乘间而出矣。

论诸热误治发斑疹

斑疹一证，多因诸证发热调治失宜，血分壅热不得宣泄，沸腾肌表而为点也。故有专因麻疹发热者，自当表发。若一遇发热，不识何病，便加麻疹名目，妄行攻托，以致血热壅盛，迫血逆行，沸腾于肌肉之间，如击水过额之象，实非麻疹之本

证，乃因药峻攻，犹伤寒热极而为斑也。其点虽见，而血分已受煎熬困极矣。更有血滞血枯而终难见点者，医家欲践其言，用药峻发，不见不已，斑疹本为血热之所化，血无是病而必灼以成之，其为困也，更甚则实死于药而不死于斑疹，故诸发热，随所因调治得宜，则荣卫和而热自退，何有热极斑疹之患！倘诸热妄谓麻疹攻发，则郁热无从宣泄，皆可鼎沸成形，至此阳越于外，阴覆于表，里既空虚，则不食昏闷，身热气促，呕哕恶心等证，势所必然！复谓疹毒未清，误加清凉解毒，以治热毒有余之药而攻元气受伤之病，其欲不死，焉可得乎！张治斑疹见点之后，壮热昏沉，喘促烦躁，口渴不食，泄泻吐蚘，或头面先没，额热身烙足冷者，俱用峻补真阴真阳，一二剂而热退神强，能食便调而愈。有案另陈于二十卷证治方按之内，幸高明详之。盖血为火迫而成形于外，则经络之阴其消耗可知，阳气浮越于表，则少火之藏纳于丹田者，其衰败可知，水火既已两亡，则脾元何能运用？中气之大伤，不待言矣。若不峻补真阴真阳，何以为保精气神而资生身之用耶！吴鹤皋曰：以参芪桂附而治斑者，法之变也。医不达权，安足语此！但芪桂纯走阳分，亦非所宜。若不兼以阴药，何能制其潜热？况斑疹阴分大伤者乎！经曰：阳强不能密，阴气乃绝，阴平阳秘，精神乃治，阴阳离决，精气乃绝。诚百病求生者之至理也。

论麻疹属腑治法

夫阴阳交媾，火毒遗焉。男子阳盛，则淫火中于气而为麻，毒发于六腑，腑属阳而为气，故疹有形而无汗。是以发热之初，大与血分煎熬，首尾并宜滋阴补血为主，不可一毫动气。女子阴盛，则淫火中于血而为痘，毒发于五脏，脏属阴而主血，故痘有形而有浆，是以发热之初，大与气分搏击，治宜凉血补气为主。此以痘疹大概言之，然气血虚实不同，未可一例而断也。凡看麻疹之法，多于耳后项上腰腿先见，其顶尖而不长，其形小而匀净。色红者，兼火化也，宜用牛蒡、连翘、升麻、骨皮、知母之类。色白者，血不足也，尤宜当归、赤芍、红花之类。色紫干燥暗晦者，火盛毒炽也，宜发表解毒，而兼滋阴凉血，则热自除，所谓养阴退阳也。若至黑色者，则热毒炽极不治，惟下之以图万一。凡疹出之际，切忌风寒生冷，否则，皮肤闭塞，毒气壅滞，遂变浑身青紫，或复隐没，毒反内攻，烦躁腹痛，气喘闷乱，危亡顷至矣。若初出反没，未见恶证者，重加表发，或有得生，然诸斑疹虽属阳证，实多由内伤乳食，脾胃不足，是以荣气逆行而然。故虚火内炽，灼其阴，覆于外。火内炽者，阴已亏极也。阴覆外者，阳亦外走也。

张按：古人以疹属少阴心火，以其色赤也，故多乘肺而见咳嗽诸证。斑属阳明胃火，以胃主肌肉也。且疹多实热，斑有假阳为定论，然斑疹总属腑证，为血之余，而疹亦见于肌肉，有形无汁者也。近来发热日久而见疹者，亦不外乎荣分热极，阴血沸腾，即属斑类，故不必以斑疹分，但当以虚实判，实者正治，虚者从治。斑之实者，即以古人治疹之法治斑，疹之虚者，即以治斑之假阳者治疹。天之气化转薄，人禀元气愈亏，即病之实者，邪气实非真实也。病一退而正气即虚，乃真虚也。今医徒守古人疹多实热之论，寒凉肆进，壮实者，根本原固，故得标证清解而即愈，怯弱者，不耐疾病，经此多日壮热，早已阴亏气弱，再加疏表解毒寒凉，以有形有余之药，攻无形所变之虚，不知阳毒之有余，实由阴血之不足，舍其实在之虚，攻其无影之毒，有不令愈热烦躁而增泄泻喘促，甚至不起者多矣。张深悯其厄，谨立全真一气汤，去人参而用治麻疹之危困者，屡有神效，可见难作实热为定论明矣。

论疹中咳嗽吐利咽痛口渴

疹子发热之初，其点未见而咳嗽咽疼，上气喘急，面目浮肿，时卧时起，心烦口干者，此毒火内蒸而肺叶焦举也，宜甘桔汤合人参白虎汤加减主之。若初发热而吐利者，此邪火内迫上焦则吐，下焦则利，中焦则吐利并多，治宜解毒发表清凉，不可收涩吐利也。若里急后重而为滞下者，则少加大黄以微利之，是为纯热之证不可以作寒论，宜于疹家吐利求之，勿从吐利滞下而治。若咽喉肿痛，不能饮食者，宜甘桔汤加牛蒡子之类。若渴欲饮水者，此邪火外入，心火内炎，是以肺焦而胃干也。初发热而渴者，则用升麻葛根汤，以表暴其邪，疹出而热毒自解出后而渴者，则用花粉、麦冬合黄连解毒汤主之，其所宜饮者，绿豆灯心灼米汤，以生津解热而已。若恣饮冷水，重则毒气内攻不救，轻则变成水蓄之证。水入于肺则为喘为咳；入于脾则为肿、为胀、为自利；入于胃，则为吐、为哕；入于心，则为悸为惊，或为烦闷；入于肝则为胁痛；入于肾与膀胱，则为小便不利、为囊肿。且余毒不清，变现诸证矣。

论治疹当随时令不可执用寒凉

夫痘喜温暖，疹喜清凉，人皆知之。殊不知，痘当成实，而过暖亦烂。疹子初出而过凉难形。治者须察时令寒暄，随机处变。如时大寒，则以桂枝葛根汤发之；大热则以升麻葛根汤，合人参白虎汤发之；不寒不热，则以防荆败毒散发之。如兼疫疠之气，则以人参败毒散发之，须致温凉得所，则阴阳自和，而疹自然尽出，出尽即解，岂若痘之必脓必靥而后已哉！虽然更有赤白之别存焉，赤疹必遇清凉而后解，白疹必遇温暖而后消。更有明是疹子而至发热六七日已后，却不见出者，此皮肤坚厚，腠理闭密，又为风寒袭之，或曾有吐利，是以气弱乃伏者，治宜急用托里发表之剂，外用胡荽煮酒喷之。如久不大便，是以毒甚于里而内伏不出者，则用凉膈散加牛蒡子发之解之。如再不出，腹中胀痛，气上喘促，昏闷谵妄者，死证也。

经曰：邪气盛则实。然邪既盛矣，非汗散何由而除？然发表不远热，非辛热何由而解？但疹本属阳，兼之首耗阴分，所以药忌燥悍者耳。奈世竟以寒凉概济。如始而用之则血凝毒滞，且火发而骤遏之，则热毒难出，终而用之，则戕贼胃气且有余毒而冰之，则邪难外解，逗留经络，为目疾、滞下诸患矣。虽曰：疹要清凉痘要温，清凉者，岂寒凉之谓欤！总宜观邪之盛衰，时之寒热。如冬天不独不加以寒凉之剂，更有糟煮芫荽外擦之法。夏月则肉分开张，辛热之品，固所禁用，既芫荽性略辛温，虽为疹中要品，亦所当忌矣。

论疹出宜快并颜色轻重

夫痘疮出自五脏，五脏属阴，故头面宜先见，稀少者为佳。麻疹出自六腑，六腑属阳，故头面宜多见，成粒淡者为愈。痘疮贵三四次陆续出者为佳，麻疹则贵一齐涌尽而便解者为妙。凡以火照之，遍身如涂朱之状者，此乃将出之兆。其形细密，见点鲜红，与痘疮密者相似。但疹子随出随没，非若痘子以渐长大也。粒粒成疮，非若斑之皮红成片如蚊密之迹也。然疹痘之色，不可同论，痘色最厌繁红，而疹偏喜通红，盖疹发于心。红者，火之正色也。若色淡白者，是心血不足也，宜养血化斑汤主之。如色太红艳，或微紫者，是血热也。或出太甚者，并宜大青汤主之。若色黑者，是死证也。如忽鼻血者，邪从衄解，反为佳兆。

辨 疑 似

夫疹之初出，似痘似斑，不必言矣。更有变蒸发热，常见红点者，此腠理开而肌肉嫩，血分有热，便沸腾见于肌肉也。是虽似疹，治法但宜调和气血而不必疏表也。惊风愈时，亦见红点者，此气血已和，邪气将散，乃愈兆也。皮肤痒极，搔之肿厚，块若云头者，此风热挟湿，为丹为风，并皆不在疹例也。凡发热而即出者必疹，发热而难出者必痘，可见毒之深浅也。然从来疹出，以六时为准，朝出暮回，夕形旦没。何今之出，或热二三日，或四五日，及其没也，必待二三日，或三四日者，何欤？盖昔人澹泊节爱，腑毒原轻，故虽感时毒，易透易回。今人膏粱煿炙，寒暄素逆，禀元则薄，受毒偏深，是以稍有所触，则势便沉疴，故疹同也，惟人异耳。若疹后久热不退，变成痨瘵，宜急与地黄补肾之剂。虽童子幼年，于何败肾？殊不知小儿阴气未全，倘禀气复薄，谓之真虚，况疹初发，血分大伤，余毒久热，残阴益竭。若不大为壮水，焉能以制阳光！

辨 轻 重

凡疹发热之时，胸腹肩背先见者，是宜谨避风寒，投以升发之剂，令其头面腮颐透出为主。倘周身未见，两胁先形者，并两颐肿胀，色同胭脂者，皆甚危之证也。红色潮润者佳，紫气者重，黑色者危，白色者血少，回后纹黑者余毒也。

详 疹 诸 名

夫麻疹浮小而有头粒，随出即收，不结脓泡，北人谓之糠疮，南人谓之麸疮，吴人谓之痧，越人谓之瘄，古所谓之麻，闻人氏谓之肤疹，然此与前所谓脾为疹者不同。小儿有出一二次者，及出轻而日数少，并出在痘前者，名奶疹子。若出稍重而日数多，并出在痘后者，名正疹子。初出与痘相似，但痘发于脏，属阴而本深，故难出难收，药于温平为宜。麻发于腑，属阳而本浅，故易出易收，药于清凉为合，然有麻疹症候俱同，而其出如风疹疙瘩，或壅起如云头，色赤成斑，随见随没者，并如粟米头粒，三番俱见而不没，至三四日后方收者，皆谓之麻疹，照常发表，惟图出透自愈也。

奶 麻 子

有小儿初生，尚未满月，忽遍身红点者，此即俗呼奶麻子也。由胎中受热，又适染时行，故生下便发。然脏腑娇脆，气血未固，不胜汤丸，故宜大剂乳母服之。然疹在大热未退，饮食宜节，此与伤寒同也。母宜食淡茹斋，切忌风寒及冷水瓜果之物，犯则皮毛闭塞，毒气难泄，遂变紫黑而死矣。即极渴欲水，只宜少与葱白汤，以滋其渴，使皮窍中微汗润泽，毒得尽解也。最禁鸡鱼炙煿，盐醋五辛，梅桃糖蜜，香鲜之物，奈病家但知药上求全，勿于饮食检点。倘调摄得宜，虽不药可等于中医。若服药而失调摄，虽上工亦莫可施其巧也。

孕妇出疹

孕妇出疹，当以四物加减而加条芩、艾叶，以安胎清热为主，则胎不动而麻自愈矣。然热毒蒸胎，胎多受伤，但胎虽伤而母实无恙也。盖疹与痘不同，痘宜内实，以痘当从外解，故胎落而母亡。疹宜内虚，以疹当从内解，故胎落而母存。虽然，与其胎去而母存，孰若子母两全之为愈也。且古人徒知清热以安胎，不思疹未出，而即以清热为事，则疹难出而内热愈深，是欲保胎，反足以伤胎也，宜清扬表托则疹出而热自清，继以滋阴清解，则于疹于胎，两得无碍，不安胎而胎自安矣。且艾叶、砂仁，性温而香，肺气大伤之后，复当香燥之药，咳嗽喘促，皆能动胎，水涸金枯，何能长养？徒存安胎之名，确有损胎之实，张不敢遵古贤之成法而害后人之生命也。

论相夹相传

人未疹而先有他证者，谓相夹。疹而变他证者，谓相传。病家畏其相夹，医家畏其相传，何也？盖如惊风等证，一遇发疹，并所夹之证亦愈者。所谓由内达外，六气相乘，其毒同此而解也。每有疹毒未透，疏解未清，调理失宜，变为他证而致危困者。所谓由表入里，毒滞于内也。疹后其宜慎乎。

麻疹门杂证

衄　汗

凡发热之时而遍身汗出者，此毒从汗散，玄府开而疹易出也。若鼻中出血者，此毒从衄解，俱不可止之，皆得发散之义也。惟汗出太多，血出不止者，此火毒逼迫太过，致液妄流而血妄行也，宜以归、芍、芩、连、生地、浮小麦之类，以止其汗，或人参白虎汤、黄连解毒汤主之，更以茅花、归头、生地、甘草、丹皮、玄参、粘子、连翘之类，以止其血，或玄参地黄汤主之。迟则汗多而元气虚，血多而精神散，变成坏证矣。

泻　利

疹出之时，自利不止，或泻稀水频数者，最为恶候。但看其疹，若遍身稠密红紫者，不妨。盖非泻则郁遏不解，惟宜清利，疹一发透，自然泻止。若疹已收而泻仍不止者，疹必未尽，宜用清托，并分利之，切不可用诃子、肉蔻涩滞之药，致变腹胀喘急不治之证矣。

论余热余毒

夫疹子出没，常以六时为准，假如子后出者而午时即收，午后出者而子时即收，盖午后为阴，子后为阳，乃阴生阳成，阳长阴收之数也。旋出旋收者为轻。若一出三四日而不收者，乃阳毒太盛，宜大青汤解之。然疮疹非热不出，既出而诸病悉解身凉者，此为正候。若既出而热甚不减者，此毒壅遏未除，亦宜大青汤，以解其表，便涩者，则用黄连解毒之类，以解其里。更有烦闷不宁而吐利者，同此意而变通之。如有逡巡不出者，乃风寒外束，皮肤闭密也，宜荆防败毒散之，疹尽出而烦躁吐利自愈矣。然疹子之出，须使其毒尽解。若不尽解，则毒蓄于中，壮热日久，枯瘁成疳，或成惊痫泄痢，或咳血喘促，或作疳蟹而死。

痧疹者，肺胃二经之火热而为病也。小儿居多，大人亦时有之，殆时气瘟疫之类欤。治法当以清凉发散为主药，用辛寒、甘寒、苦寒以升发之，惟忌酸收，最宜辛散，辛散如荆芥、西河柳、干葛、石膏、鼠粘、麻黄，清凉如玄参、竹叶、天花粉、青黛、薄荷，甘寒如麦冬、生甘草、蔗浆，苦寒如黄芩、黄连、贝母、连翘。随证轻重，制剂大小，中病则已，毋大过焉。

痧疹初发咳嗽，宜清热透毒，不得止嗽。疹后咳嗽，但用贝母、苦梗、甘草、薄荷、天花粉、玄参、麦冬，以清余热，消痰壅则自愈，慎勿用收敛之剂。多喘者，邪热壅于肺也，慎勿用定喘药，惟应大剂竹叶石膏汤，加西河柳两许，玄参、薄荷各二钱。凡热势盛者，即用白虎汤，加西河柳，忌用升麻，服之必喘。疹多泄泻，慎勿止泻，惟用黄连、干葛、升麻、甘草，则泻自止，疹家不忌泻，泻则阳明之邪热得解，是亦表里分消之义也。疹后泄泻及便脓血，皆由热邪内陷也。大忌止涩，惟宜升散，仍用升麻、甘草、干葛、黄连、白芍药、白扁豆，便脓血则加滑石末，利必自愈也。若果上热下寒，上实下虚之证，当作虚论，以从治之法治之，不可以寒凉正治也。如冬天寒甚，疹毒郁于内而不得透出者，不得误投寒凉，如石膏、竹叶、西河柳之类，宜用荆、防、蝉蜕、羌活、葱白、芫荽之类，再加蜜酒炒

麻黄一剂即止，亦勿过用。

疹后牙疳最危，外用牡黄牛粪尖，煅存性，研极细，加真片脑一分，研匀，吹之，内用连翘、干葛、荆芥穗、升麻、玄参、黄连、甘草、生地黄，水煎，加生犀角汁二三十匙调服，缓则不可救药。若脾气虚寒，不能按纳下焦阴火而为牙疳口疮者，又宜理中之类，火自退舍。总宜凭脉用药，勿以麻疹热毒为定论，盖诸病有初同末异之迥殊也。

疹退之后，微微咳嗽者，此作余毒未尽也，用清肺饮，加消毒饮主之。若咳甚气喘，连声不住，名为顿嗽，甚则饮食汤水俱出，或咳出血者，此热毒乘肺也，宜多服麦冬清肺饮，加连翘主之。若见胸高如圭，肩耸而喘，血出口鼻，摆首摇头，面色或白或青，或红而枯黯者，不可治矣。然亦有肺气虚而发喘，连声不已，无咳嗽血出呛食之证者，宜清肺饮，倍加人参，不可拘于肺热之一端，纯用清肺解毒也。

疹子与痘似轻，然调治失宜，其祸反不旋踵，盖痘由胎毒而发，形势多少轻重吉凶，自可预断。疹由感受时气而发，轻者可重，重者可轻，皆在于调治有方，故药饵饮食禁忌，此痘家尤宜中节。

痧后生疮，荣分余热未尽也，宜金银花、荆芥穗、连翘、玄参、甘草、生地、鳖虱、胡麻、黄连、木通，浓煎饮之。痧疹不宜依证施治，惟宜治本。本者，手太阴足阳明二经之邪热也。解其邪热，则诸证自退矣。

论壮热烦渴口鼻腐烂等证锦囊新增

斑疹本为肺胃火毒，故壮热烦渴，喜冷浩饮，此其常也。然即纵其冷饮，则冰遏热毒在内，且津液遇冷则凝，而燥渴益甚，况胃喜凉饮而恶热，得冷入口，勿论

虚实，无不爽快也。肠喜热饮而恶寒，流寒下焦，勿论虚实无不受伤也。轻则激其虚火上升，寒热不已，重则迫其热毒下注，泻利无休。更有误以烦渴喜冷为实热，峻用芩连苦寒之药，殊不知火之有余，由水之不足，即渴者，乃脏腑津液燥槁而为病也。少火变为壮热，宗气已亡于中，孤阴外覆肌表，荣道已竭于里。若不求阴阳至理而调之，徒以时行外染之客病为主治，壮者因循日久而愈，弱者悠忽变证而亡。故凡有壮热烦渴，视此可以例推矣。奈何北方凡患热病喜冷者，谓之咯水病，病家则任饮凉水，医家则峻投寒药，以致愈饮愈渴，愈寒愈热，逼其浮越之虚阳，尽耗于肌表，必致身冷而已，独不思温能除大热之语，何也？要知千变万化之病，多由身中之火，不安其位，冲于巅顶则头疼，越于肌表则身热，浮于头面则脸红，客于会厌则咽痛，得其平则安其位，外邪不能入而为真阳之正气。失其常则离其位，外邪得入，即阳气而变为火矣。何时师治热病者，泛云邪热，日以苦寒为事，岂人身上之热，另有身外之火乎？此即本人身内之火，发越而为病也。惟实火太过者，暂以寒凉折之，中病即已，断无有去之之理也。昧者饮水餐冰不已，尽将阳气赶出，以致手足厥冷，龙雷无可藏纳，上迫而为胃烂口臭，睛红舌黑，荣失气运，凝滞成斑，独现于足。夫斑疹属火，火性上炎，故多见头面。今独现于足者，阳气已绝，阴血凝泣，名死血斑也，不治。是皆阴极似阳之假热而误用寒凉之过也。至于唇口腐烂，甚至颊穿唇缺，鼻烂目伤者，似乎热毒也。孰知阳气者，所以充皮毛，坚筋骨，密腠理，以卫护于外者也。阴血者，所以荣脉络，润肌肤，滋精髓，以荣养乎里者也。面为诸阳之会，目为至阴之精，鼻为宗气之窍，一身之气

血运至鼻面者，非至清至精者，不能达之。苟一旦阳气耗散于外，失其卫护之权，阴血燥槁于里，失其荣养之职，于是五官精华衰润，则阴翳之火乘虚而走空窍，流灼为害，犹龙雷之焚毁万物甚速也。况多余热不退而为痧痨者，是皆气血本气为病，有何毒乎？治之者，能明此理，惟使太阳一照，龙雷顿息，真阳一敛，阴翳自消，真阴一生，虚阳自化而荣卫各得其职矣。盖无形生出有形之假火，须以有形生出无形水火之真药以调之，盖造化之理，皆生于无。凡有形者，皆非真也。奈何一见壮热红点，便作有形实相，以攻有迹之药而投无形之虚，以致变现百出，病欲不死，焉可得乎！

张于乙亥年，因刷印是书，附粮艘北上，时斑疹大行而甚危，诸医或用表托，或用清解，俱莫能疗。有身体俱见而面上隐隐退缩，壮热喘嗽，烦躁不食泄泻者，有身面俱见面赤壮热，喘嗽烦躁，不食泄泻者，要知皆阳外越而阴内竭，中气弱而肺气伤，其火之有余乃由水之不足。昧者，概云麻疹余毒，然不知实系气血大伤，即阴阳二气而为病也。余按其脉，寸强尺弱，或细数无力者，并以全真一气汤（方见杂证二十卷药按中）去人参，量人大小，酌剂轻重投之。一二剂后，喘热俱退，熟睡日余，神爽思食，并向有口疮目患者，皆从此而愈。可见阳藏阴长之妙用，深感先贤喻嘉言以人参败毒散而治斑疹之论，与吴鹤皋所云，以参附而治斑者，法之变也。医不达权，安足语此等语？信不诬也。惟脉洪有力，人强气壮者，方用连翘、土贝、牛蒡、甘桔、生地、丹皮之类清解之。若不详阴竭阳浮之理，概投表疹解毒之方，不惟不胜治，终亦不可治，殆至阴阳并竭，而烦躁喘促，犹云疹毒内攻，元神脱尽而目窜口噤，尚

为变惊调治，何其昧之至也！

余长孙大业，年四岁，时当夏月，正值家中大小麻疹盛行，长孙亦染其证，因不肯服药，乃避风静摄听之，热至五六日来，精神甚疲，昏睡露睛，身上隐隐出现，头面甚微，且额热如烙，腿足温和，饮食不进，焦灼无汗，余曰：面不起者，乃阳虚不能上托也。额热倍常者，龙雷之火上乘也。不食神倦者，久热伤中而中气不运也。焦燥无汗者，久热而真阴枯涸也。昏睡露睛者，神疲而督脉缩急也。若用疏散益耗真阳真阴，虚火妄炽，风从内起，必有似惊非惊之变，况阴竭而复行疏解，则真阴愈槁，必有烦躁狂乱之虞，气血根本既败，其为气血无形变现之斑疹，何自而充托于外哉！乃用熟地八钱，滋水以为君，炒黄白术三钱，固中气以为臣，牛膝二钱四分，使其浊阴下降，炒燥麦冬二钱，五味子三分，收摄肺气，敛纳龙雷下归，并以为佐，制附子六分，直固丹田，以为使，则真阳既得，而面上之疹不攻自起矣。额上之火烙，不解自退矣。真阴既得，则身上之焦灼，自可得汗而和矣。果辰刻服药之后，不逾时而面上尽起，额热大减，身有微汗，神情顿爽，但久热狼狈，余晚间以人参八分，麦冬一钱，五味子五粒，煎汤温服，次日精旺神强如故矣。或疑五味子酸敛为虞，殊不知内有附子大力之药，一敛则其力愈大，真阳一壮于中，阴翳顿解于外，即所谓一胜则一负也。故滋真水以取汗，汗出裕如壮真阳以散假阳，假阳顿释，如太阳一照而龙雷自息也。水火既调，百病俱已，再调正气于内，邪气自散于表，故治有形之百病，皆当于无形之气中求之，则有形之变幻，尽属无形之虚张，谁谓外邪之传袭，实是本身之发现，不求本而妄行驱逐，其有不败者几希！

中　恶

夫有痘疹收后，举止饮食，已复如常，忽然遍身汗出如水，或只心腹绞痛而死者，此是元气尚亏，外虽无病，里实空虚，一感疫疠不正之气，正不胜邪，一中而死，谓之中恶也。间有用人参汤研苏合香丸服之而苏，殆如大人之因虚而暴中之类欤。

论痘痈疹毒不同

痘后发痈多在骨节间，疹后余毒每在口目内，何也？盖痘毒之余，多留肝肾，疹毒之余，多留肺胃，故夫治疹，始与解表，使其即出，次与清凉，使其易回。否则始也，其毒不能尽达于表，乃热流于心，毒甚于脾，心火亢甚，其势炎上，遇窍而发，既而没也。又不能滋阴清解，则小热变成大热，小毒变成大毒，腑毒为阳，炎上越表而浅，脏毒为阴，沉下滞里而深，脏腑阴阳既异，骨髓肤腠殊途。一则骤发而为目病口疳。一则出于骨里，传于脉外，移于皮肤，乃溃而成，其多在骨节者，因病久郁滞，气不周行，血不流畅，毒滞于关节也。疹后久咳嗽者，因心火亢甚，焚灼肺金，金体本燥，至此而燥愈甚，嗽久气逆而不收也。其多传痢者，肺与大肠为表里，肺受邪而移于大肠也。

麻疹顺逆险碎锦

顺　证

头面先见，次而两颐透出，乃至于足，形若芥子，色若桃花，作二三番齐透，神气安宁，饮食二便调和者，顺候也。头面发透，粒肥而多，淡红滋润，三日而渐没者，轻。

险　　证

头面两颐难透者，重。冒风没早者，重。两颐如紫云成片者，重。疹中夹斑，气逆者，重。红紫暗燥者，重。咽喉肿痛，不食者，重。移热大肠变痢者，重。

逆　　证

黑暗干枯一出即没者，不治。鼻扇口张目无神者，不治。鼻青粪黑者，不治。热极喘胀胸高肩息，狂言衄血，撒手摇头，寻衣摸床，哕恶便秘，口出尸气者，不治。气喘心前吸者，不治。头面不出者，不治。麻后牙疳有五不治，臭烂者，不治。自外入内者，不治。无脓血者，不治。白色者为胃烂也，不治。牙落者为肾败也，不治。一有正气不足，不能逐邪外出，则毒伏于内，喘胀而死者，是俗名闷痧也。

麻疹证治歌括

疹为胎毒发于心，肺与相连热毒侵，咳嗽鼻中清涕出，且观双目泪盈盈。

斑疹须明岁气先，勿轻汗下作伤寒，察人虚实施力法，莫犯天和损寿元。

疹喜清凉痘喜温，能知疹痘不同伦，疹苗痘实无人解，脏腑阴阳各自分。

过期不出势淹延，毒伏身中出见难，急用透肌休怠玩，岂堪脏腑受熬煎。

蒸蒸发热咳声频，目胀面浮气上行，坐卧不安痰唾少，肺焦叶举热邪侵。

火热熏蒸汗润身，毒邪并迫血违经，汗多卫表邪从散，血去荣中毒少轻。

痘疮亦艳养来攻，疹子红鲜毒易松，白疹血虚犹可疗，黑斑候恶莫相逢。

疹家出没合阴阳，出以温和没以凉，连出不收阳气盛，迟迟间出是阴强。

水　　痘

水痘重者，亦类伤寒之状，身热二三日而出，形与正痘不同。凡疮皮不薄，根起成晕，其头渐渐赤肿，变白而黄，有脓而瘥迟者，谓之大痘，此里证发于脏也。若疮皮薄如水泡，顶亮如珠，或破即为干屑，出无渐次，根脚全散，而色白或淡红，泠泠有水浆者，谓之肤疮，又名水痘。此表证发于腑也，类同疹子，较疹更轻，故发热即出，出后即消，易出易瘥。其始不宜过发，过发则变为疮，终不宜燥湿，燥湿反致难瘥，惟用轻剂解之，如无他苦，不必服药，无伤性命者也。然方书有云：凡水痘夹黑出来者，或全黑色者，十死一生，书载虽有是条，而实未见有是痘，大抵原系正痘之恶者，故能伤人，而人误认作水痘耳。

斑

斑多行于天行时气之病，壮热不已，大便硬结，是以热留胃中，胃主肌肉，乃发为斑。斑者，胃中留热，而为里证也。不可与疹同治，而妄用发散之剂，以致反增危剧，宜人参白虎汤，去人参加玄参、生地之类主之。切忌五辛、糯米，助胃助火之物。便秘者，以三黄丸利之。赤斑者，十生一死。黑斑者，十死一生。然更有阴寒内伏，而逼无根失守之火，浮于肌表，而为斑点者，此胃气极虚之证，若服寒药，立见危殆，不可不知。

冯氏锦囊秘录痘疹全集卷十四

海盐冯兆张楚瞻甫纂辑
男　乾元龙田
门人王崇志慎初同校
男　乾泰坦公

汇集古哲治痘诸方

凡痘始终用药诸要，悉具补遗门用药活法条内参看。

稀痘神方

朱砂一钱，拣明净者，研细　真麝香五厘　蓖麻子肥白者，三十六粒，去壳，纸裹，压去油

共研成糊，用新笔醮药涂儿顶囟、前后心、手足心、两手弯、两腿弯，俱似象棋子大，任其干落，不可洗去，惟端午午时搽之必效。此方搽一年者，只出数十粒，搽两年者，只出一二粒，搽三年者，不复出矣。传方之家已十六世不出痘矣，张不敢秘，用者珍之。

神功消毒保婴丹

每岁春分、秋分服药一丸，能预消痘毒。若服三年六次，毒尽消减，痘必无虞矣。

缠豆藤一两五钱，其藤八月间附毛豆梗上，缠绕细红丝者是也。采取阴干，妙在此药为主　山楂肉一两　新升麻七钱五分　生地一两　川独活二钱　牛蒡子一两　甘草五钱　黑豆三十粒　赤豆七十粒　当归酒洗，五钱　赤芍五钱　桔梗五钱　连翘去枝、梗，七钱　辰砂五钱，水飞过用，　黄连五钱，酒炒　防风　荆芥各五钱

苦丝瓜一个，长五寸，隔年经霜者妙，烧灰存性

为细末，和匀，砂糖拌丸，如李核大，每服一丸，甘草汤化下。诸药预先精办，遇春分秋分或上元中元日修合，务在精诚，忌妇人猫犬见之。合时向太阳对药祝之，祝曰：神仙妙药，体合自然，婴孩吞服，天地齐年，吾奉太上老君，急急如律令敕。一口气念七遍。

梅英稀痘丹

用梅花蕊七朵研烂，朱砂极细水飞一钱，除夕砂糖调服，出痘必稀，再用一服者，痘可不出。

稀痘龙凤膏

地龙即蚯蚓一条，细小红活，白颈者佳　乌鸡卵一个

用鸡卵开一小窍，入地龙在内，夹皮纸糊其窍，饭上蒸熟，去地龙与儿食之，每岁立春日食一枚，终身不出痘疮。凡值痘证时行，即食一二枚甚妙。或春分日亦可食。

稀痘鼠肉方

取雄鼠肥大者，去毛皮肠秽，用砂仁、食盐和水煮烂食之，痘出稀少，未食荤时，与食尤妙。

稀痘鲫鱼方

鲫鱼，不拘大小，去鳞肠，不可用水

洗，将芫荽切细，略用盐入鱼腹内，外以草纸包裹，火中煨熟，陆续与儿尝食，甚可稀解痘毒，其鳞肠骨刺俱埋之。

稀痘蛤蟆方

八月内，取大蛤蟆，去头皮骨，用净肉、盐花、香油锅内煨熟食之，十余枚更妙，可免痘疹之虞。

四脱丹

蝉退 凤凰退即抱出鸡子壳 神仙退即父母爪甲

四味各等份，焙为细末，每服一钱，蜜丸如绿豆大，每年除夜服，三年后永不出痘。

稀痘鸡蛋方

单养黄雏雌鸡一只，不可与雄鸡一处，及大生蛋七个，照次序圈记收藏，不可写字，切忌蚊虫，买小笾篮七个盛之，用绳照数系细竹棍为记号，置无女人到东厕中浸，十二月初一日将头蛋一个浸，初二日将第二个蛋浸，初三至初七，照依每日浸一个，到初八日查看，竹棍数记，照数将先浸者，逐日取出一个，用瓦罐煮熟，空心食之，一生无疾患壮实，功效不可胜言。

玄菟方

玄参五两，以木槌打碎，晒干，取末 菟丝子十两，水淘净，晒干，取末

二味勿犯铁器，黑沙糖丸，弹子大，每日沙糖汤服三丸。

稀痘乌鱼汤

十二月三十日黄昏时，将七星大乌鱼一尾，小者二三尾煮汤，将儿遍身浴洗，耳鼻口孔各要水到，不可因鱼腥而用清水洗去，不信或留一手，或留一足不洗，遇出痘疮，其未洗处独多，为验也。

麻油擦法

将痘发之时行之，重者变轻，每夜临卧时，用手中三指蘸麻油，擦儿头额、顶背、腰、两手腕、两足腕，然后睡，此畅达流通，升脱凝滞之义也。

稀痘保婴丹

缠豆藤阴干，四两 紫草茸四两，酒洗，忌铁器 防风二两 升麻二两，盐水炒 荆芥穗二两 牛蒡子二两，炒 甘草梢二两 朱砂三钱 天竺黄一钱二分 牛黄一钱二分 蟾酥一钱二分 赤豆 黑豆 绿豆各四十九粒

为细末，外用紫草三两，水三碗，煎膏半碗，入生沙糖半盏，和匀，将前药捣丸如赤豆大，飞过朱砂为厚衣，未出痘时，浓煎甘草汤，磨一丸服，大人二丸。如已发热，用姜汤磨服，厚盖出汗。稠密者则减，稀少者则散而不出。已见点甚密，用甘草汤磨服一丸，亦可减轻，但不可过服。

轻斑散

治痘未见点，服之，多者少，少者无。

丝瓜近蒂三寸，连皮子烧存性，为末 朱砂净末，五分

用沙糖调下。

败毒散

治初热壮盛等证。

升麻 干葛 紫苏 川芎 羌活 防风 荆芥 前胡 薄荷 桔梗 枳壳 山楂 蝉蜕 甘草 地骨皮 牛蒡子

姜、水煎，加葱白汁五匙热服。

苏解散

治痘初壮热毒盛，头痛腰痛腹痛等候。

紫苏 干葛 防风 荆芥 白芷 紫草 蝉蜕 升麻 牛蒡子 木通 甘草

灯心、葱白、水煎服。

参苏饮

治壮热风痰，寒热体痛咳嗽。

陈皮 茯苓 半夏 桔梗 甘草 紫苏 干葛 前胡 人参

冬加麻黄，一方加山楂。姜、葱、水煎服。

升麻葛根汤

治初热壮盛，疑似未明，或痘已出而夜热甚者。

升麻　干葛　白芍各一钱　甘草五分　山楂　牛蒡子各一钱

冬天加麻黄五分。加紫苏笋尖，水煎服。

加味葛根汤

治痘失表，发热谵语。

升麻　葛根　赤芍　甘草　桔梗　柴胡　荆芥　防风　连翘　牛蒡子　木通

水煎服。

猪尾膏

治痘倒靥，心神狂乱不宁。

取猪尾者，以其常动，欲其发散于外也。

用小猪尾尖，刺血二三点，入生脑子少许，辰砂末一钱，同研成膏，木香汤化下。

独胜散　又名夺命丹

治痘不起顶，或紫黑陷倒靥。

穿山甲酒炒成珠，三钱，取紫色及前足者佳　麝香一分

为末，小儿三四分，大人七八分，木香煎汤，少入酒调下。热甚者，紫草汤下。

升花散　锦囊秘方

初发托痘神妙。

穿山甲土拌炒黄，一两，取头上及前足者，佳　红曲一钱，略焙

其研极细，用雄鸡冠血，和酒酿调服。大人钱余，人小自四五分至七八分，神效。较前方更佳。盖痘中麝香不可轻用耳。

人牙散

治痘黑陷，或红紫黑斑，咬牙寒战。

人牙自落者，火煅存性，入韭菜汁淬，大牙三次，小牙二次，为末　麝香一分　或加红曲二分

用鸡冠血调成膏，乳酒各半盏，入葱白煎调送下。凡服只二三分，不可过多，多则阳气尽出于表。主痘斑烂无血色，阴气内盛，必里寒濡泄，急以四君子加芎归服之。

无价散

治黑陷欲死者。一方加麝香、片脑少许。

用无病小儿粪阴干，于腊日将倾银罐二个，上下合定，盐泥固济，火煅通红，取出为末，蜜水调服一钱。

乌金膏

治因风寒痘不起发，或红紫，或惊搐。

僵蚕酒洗　全蝎酒洗，去足尾　甘草　紫草　白附子味苦，内白者真　麻黄各五钱　穿山甲炒末，二钱五分　蝉蜕去上头足，二钱

为末，另将红花、紫草各一两，好酒一盏，熬至大半去渣，下蜜五两，慢火同熬，滴水成珠为度，丸龙眼大，每服一丸，灯心汤下。

紫草膏

治痘顶色红紫黑陷。

僵蚕五钱酒洗　全蝎酒洗，去头尾　麻黄不去节，各一两　白附子制过，上白者佳，五钱　紫草一两　穿山甲三钱　蝉蜕三钱，酒洗，去头尾　蟾酥一钱

为末，另将紫草一两，煎去渣熬成膏，又用蜜二两，入好酒半盏，同紫草膏和前末药，丸如绿豆大，每三四岁者服一丸。如痘红紫黑陷者，紫草汤下，色淡薄灰陷者，美酒化下。

紫草饮

治痘一热出齐，服此重可变轻。

紫草二两，细锉，百沸汤一盏，泡，以物盖好，勿令泄气，俟温，量儿大小与

服，多至一合，少至半合，虽出亦减。又方，紫草五钱，醇酒半盏煎服，治痘夹黑点子者，名紫草酒。

芫荽酒

治痘出不快。

芫荽四两细切，以好酒二盅，先煎数沸，入芫荽再煎少时，用物合定，不令泄气，候温，噀从项至足，勿喷头面，使香气袭运，自然出快。

解毒散

治毒先发肿者，名为痘母，十发九死。

金银花五两　甘草一两　粘子　防风　荆芥　连翘　木通各三钱

酒水各一盅，煎服。

凉血解毒汤

治痘出而热不退，红不分地，或痘苗干枯黑陷，急用此方，可起胀灌浆。

紫草一钱　生地八分　赤芍　苏木防风　荆芥　黄连　木通各三分　红花天麻　甘草各二分　牛蒡四分　柴胡八分牡丹皮七分

灯心、糯米、水煎服。

四君子汤

补气调胃。

人参　白术　茯苓　甘草

姜、枣、水煎服。

四物汤

养血调荣。

川芎　当归　熟地　白芍酒炒

七日后方可用，水煎服。

以上二方共剂名八珍汤，再加黄芪、官桂，名十全大补汤，并为大补气血。

保元汤

黄芪三钱　人参一钱　甘草一钱

姜、枣、水煎服。或加桂以翼助参芪之力。

大保元汤

治顶陷，根窠虽红，皮软且薄，血有余而气不足也。

黄芪三钱　人参一钱五分　甘草一钱川芎一钱　官桂一分　白术炒，一钱

姜、枣、水煎服。

补中益气汤

治痘虚热。

黄芪一钱五分　人参　甘草炙，各一钱白术炒黄　陈皮留白　当归酒炒，五分　升麻蜜酒炒　柴胡各三分

姜、枣、水煎服。

人参归芪汤

治痘顶不起，血不红活，虽或成浆，而皮软色白，乃气血不足之证也。

黄芪一钱五分　人参一钱　甘草八分当归一钱　川芎一钱　官桂三分　山楂八分红花酒洗　白术糯米水洗，八分

姜、水煎服。

生脉健脾汤

治浆既成，皮软色白，乃气不足也。气不足补气，血不足补脾，脾旺则血生，固其本也。

黄芪一钱五分　人参一钱　甘草炙，三分当归　川芎　白芍各八分　白术糯米水洗，八分　官桂三分　茯苓五分　紫草酒洗，四分

加姜一片，红枣一枚，糯米五十粒，或加酒洗红花三分。

七真汤

治痘不起胀灌浆。

淫羊藿三分，多则发痒　人参八分　穿山甲土炒，三分　黄芪一钱五分　甘草五分　川芎酒洗，五分　当归酒洗，八分

姜、枣、糯米、水煎服。一方加木香二分。

当归活血散

治痘血热焦紫。

当归　川芎　赤芍　生地　红花　紫草

水煎服。

又方

当归酒洗，焙干　赤芍酒浸，炒　紫草　川芎　红花各五钱　血竭一钱　木香二钱

为末，每五岁者，服一钱，十岁已上者二钱，好酒调下。热极焦紫不红活者，酒煎紫草汁调下。

保生散

治气血俱虚，灰白不灌脓。

紫河车一具，酒洗去红，酒蒸熟，为末　败龟板酥炙，五钱　鹿茸五钱，酥炙

为末，每服钱许。气虚保元汤下，血虚芎、归、紫草煎汤下。

异功散

凡痘灰白痒塌，咬牙寒战，泄泻腹胀，并宜服之。如证非虚寒者，不可轻用。

人参　白术　茯苓　当归　陈皮　半夏　厚朴　木香　丁香　肉果　附子　官桂

姜、枣、水煎服。

助阳丹

治痘平塌不起，根窠不红。

黄芪酒炒，一钱　人参酒炒，一钱　川芎　当归酒洗炒　白芍酒炒，各一钱　红花五分　陈皮八分　官桂二分

姜、枣、水煎服。一方加皂角刺七分。

理中汤

治寒泻便清，不渴呕吐，脾胃虚寒。

人参　白术炒黄　甘草炙　炮姜各等分

姜、枣、水煎服。本方加附子，名附子理中汤，治阴寒厥冷，腹胀自利，沉笃等候。

治中散

治虚寒泻利，不进饮食。

黄芪　人参　白茯苓　白术　川芎　当归　肉桂各五钱　肉果面包煨熟，去面，切片，以绵纸包，打去油，五钱　丁香一钱五分　木香三钱

为末，每五岁用五分，好酒调下，衣被盖暖，少顷痘自变红而起。

白术调元散即参苓白术散加减

治胃虚不进饮食，或兼吐泻。

人参　白术　茯苓　甘草炙　白扁豆炒　莲肉去心　山药炒，各一钱五分　桔梗八分　薏苡仁八分　砂仁七分

为末，每服一钱，或五六分，枣汤或姜汤下。

坚肠汤

治痘作泻不止。

黄芪炙　白术炒黄，各一钱　山楂肉七分　川芎　陈皮留白，各五分　升麻酒炒，二分　肉果面里煨去油，一钱

加牙枣三枚，水煎服。

犀角地黄汤

治诸失血。

芍药　生地　牡丹皮等分　犀角磨汁

水煎，冲犀角汁服。

人参白虎汤

暑盛烦渴，痘出不快，及麻豆斑疱热毒。

人参五分　石膏四钱　知母一钱五分　甘草炙，三分

粳米、水煎服。本方去人参，即白虎汤。

生脉散

止烦渴，首尾通用。

人参　五味子　麦门冬

水煎，当茶服。

参苓白术散

治痘已靥未靥，身热不退，烦渴不止，此药极能清神生津。

人参　白术　白茯苓　甘草　干葛　木香　藿香　麦门冬等分

水煎服。

五苓散

分阴阳，利水道。

白术　赤茯苓　猪苓　泽泻　肉桂

姜、水煎服。本方去肉桂，即四苓散。

导赤饮

治小便赤，烦渴发惊。

生地　木通　甘草　人参　麦门冬

水煎服。

四顺饮

治大便秘。

大黄　当归　芍药　甘草

水煎服。

甘桔汤

治痘咽膈不利或痛。

甘草　桔梗

水煎服。

利咽解毒汤

治痘咽喉疼痛，首尾可用。

山豆根一钱　麦门冬一钱　牛蒡子炒，七分　玄参七分　桔梗七分　防风五分　甘草三分　绿豆四十九粒

水煎服。

吹口丹

治口疳。

黄连　青黛　儿茶　片脑

为细末吹之。

蟾酥丸

治痘不起发顶陷，一切惊风并治。

蟾酥一分　牛黄三分　人牙一个　雄黄珍珠各三分　朱砂五分

为末，人乳丸，黍米大，每人参汤下七丸。治惊加全蝎、僵蚕。

参附汤

治痘后发疯，手足麻木无汗。

人参　附子　防风　羌活　麻黄

葱、水煎服。

芪附汤

治痘后发疯，手足难动，常出汗。

黄芪　附子　当归　防风　全蝎

水煎服。

回浆散

治痘不收浆结靥。

何首乌　白芍药酒炒　黄芪蜜炙　人参　甘草炙　白术炒黄　白茯苓

姜、水煎服。

象牙散

治痘不回浆结靥。

人参　黄芪　白术各一钱　甘草七分　茯苓一钱五分　何首乌一个

加糯米一撮，枣二枚，水煎送下牙末一钱。

胃风汤

治痘下利脓血。

人参　白术　茯苓　官桂　川芎　当归　芍药

加粟米一百粒，水煎。

阿胶驻车丸

治痘后下利脓血并肠垢。

当归二两　黄连四两　干姜炮，一两五钱

三味为末，阿胶二两，炒成珠，醋煮膏和末药丸，如梧桐子大，每服二十丸，食前米饮下，日二服。小儿研化。

人参败毒散

治余毒发痈肿。

人参　赤茯苓　羌活　独活　前胡　薄荷　柴胡　枳壳　川芎　桔梗各等分　甘草减半　牛蒡子

葱头、水煎。本方加防风、荆芥、连翘、金银花，即荆防败毒散。

大连翘饮

治痘后一切发热，赤肿痛毒。

连翘　防风　荆芥　牛蒡子　当归　柴胡　黄芩　栀子　蝉蜕　赤芍　车前子　木通　滑石　甘草

姜、水煎服。

四圣膏

治痘疔挑破，以此点入。一方加冰片五厘。

七粒珍珠火上烧，豌豆七七锅内炒，男发不拘灰多少，加入胭脂真个好。

二圣散

治同前。

雄黄三钱　紫草三钱

共研末，用油胭脂调入。

三豆散

痘后痈毒，初起红肿。用黑、绿、赤三豆，以醋浸研浆，时时以鹅翎刷之，随手可退。

败草散

治痘斑烂不止。用烂茅杆，不拘多少，取多年盖墙屋者，久感天地日月精华，雨露风霜之气，善解疮毒，功难尽述。或晒或焙，研细敷疮，或摊席上，令儿坐卧，神妙。

绵茧散

治痘后疳蚀疮，脓水不绝。用出蛾茧不拘多少，将生明矾末入内填满，烧令汁尽成灰，为末，掺之。

茶叶方

治痘遍身无皮，脓水不已。茶叶拣尽粗梗，水煮取起，湿铺床上，草纸隔层，令儿睡上一夜，则脓水皆干。

洗肝散

治痘毒攻眼障肿，血缕遮睛。

川芎　归尾　防风　羌活　薄荷　栀子　甘草

上各等分，水煎食后服。

兔粪丸

治痘入眼，或生翳瘴。

兔粪四两，炒　石决明用七孔者，火炙，一两　草决明一两　木贼去节，一两　白芍一两　当归酒浸，五钱　防风去芦，一两　谷精草二钱

为末，蜜丸如绿豆大，每服数十丸，荆芥汤下。又方，用兔粪焙干为末，蜜丸如豆大，每用酒下二三十丸。

搽目方

用象牙磨水，搽入目内，善治痘疮入眼。

凉肝明目散

治痘后羞明。

当归酒洗　龙胆草酒洗　密蒙花　柴胡　川芎　防风　酒连各等分

以猵猪肝煮汤煎服。

望月砂散

治痘后两目暗室中不能开者。

谷精草五钱　密蒙花酒洗，五钱　蝉蜕去翅足，五钱　望月砂即兔粪，一两

共为细末，用猵猪肝一两，竹刀剖开，用药一钱，掺在肝内，水煮肝熟，饮汁食肝，神效。

吹耳散

一方加雄黄、麝香少许。

轻粉　黄丹　珍珠

为末，左眼翳吹右耳，右如之。

密蒙散

治小儿痘疹，及诸毒入眼。

密蒙花一钱五分　青葙子一钱　决明子一钱　车前子五分

上为末，羊肝一片破开，掺药在内合好，湿纸重裹，煨熟，空心食之。

通圣散

治小儿痘疮入眼，及生翳膜。

白菊花一两　绿豆皮一两　谷精草去根梗，一两

共为末，每三岁用一钱，干柿一个，生粟米泔水一盏同煮，泔尽去药食柿，不拘时，日用二三个。近者五七日，远者半月愈。

罩胎散

治妊妇出痘。

川芎　当归　白芍　人参　白术　桔
梗　甘草　柴胡　条芩　防风　荆芥　白
芷　干葛　砂仁　紫草　阿胶　赤茯苓

加糯米，水煎服。

安胎独圣散

胎动服此，服后觉胎热则安矣。

砂仁，连壳慢火炒，去壳，为末，每
服半匙热酒调下。

又方，用苎麻根，捣烂敷脐。一方，
用伏龙肝，井水调敷，亦可。

柳花散

治室女发热经行。

柳花五七钱　紫草一两一钱　升麻九钱
归身七钱五分

为末，每服七钱，葡萄煎汤调下。

水杨汤

治痘疮干克不起。用水杨柳，生水边
细叶红根者是也，春冬用枝，秋夏用枝
叶，切碎，水煎七八沸，先将一分，置盆
内，候温，令先服内托之剂，然后浴洗，
渐渐添汤，不致太冷，浴洗久许，以油捻
点灯照之，垒垒有起势，起处觉晕晕有
丝，此浆影也。如浆不满，再浴。若弱
者，只浴头面手足，既不赤体不厌多洗，
如以灯照而无起势者，乃气血败而津液枯
矣，不治。

陈氏木香散

治中气虚寒，泄泻腹胀，痘色惨白。

木香临时磨服　大腹皮黑豆汁洗净用　人
参各二钱　赤茯苓　前胡　青皮去瓤,炒
半夏汤泡七次　丁香　诃子肉　甘草各二钱
五分　桂心一钱五分

为末，每服三钱，姜、枣、水煎。随
儿大小加减

参苓白术散

治痘出里寒，饮食少进，大便泄泻，
小便清白，神气倦，口鼻气冷，疮不起
发。

人参　白术土炒　白茯苓　干山药
莲肉去心　桔梗　薏苡仁　藿香　砂仁
甘草

为末，米饮调服。

凉血化毒饮

治痘初出，疮头焦黑。

归尾　赤芍　生地　木通　连翘　桔
梗　红花　紫草　牛蒡子　山豆根

水煎，调入烧人粪一钱服。

解毒托里散

治痘稠密。

桔梗去头　牛蒡子　人中黄　防风
赤芍　荆芥穗　归尾酒洗　蝉蜕　升麻
干葛　酒红花　连翘去枝、梗、心

水煎，入烧人粪调服。

四物快斑汤

治痘火盛干燥。

当归酒洗　川芎　赤芍　生地　荆芥
穗　牛蒡子　升麻　葛根　连翘去枝、梗、
心　紫草　地骨皮等分

水煎，入烧人粪服。

大补保命汤

治痘皮嫩易破者。

人参　黄芪　当归酒洗　生地酒洗
川芎　赤芍　甘草　牛蒡子　防风去芦
荆芥穗　连翘去枝、梗、心　官桂去粗皮

水煎，入烧人粪服。

补脾快斑汤

治手足痘不起者。

人参　黄芪　甘草　防风去芦　防己
酒洗　官桂去皮

水煎服。

凉血芍药汤

治痘作痛。

芍药酒洗　当归酒洗　生地酒洗　红花
地骨皮等分

水煎。

白龙散

治痘溃烂。用干牛粪烧过，取中间白者，研筛敷之。

人参清神汤

治痘痂不落，昏迷沉睡。

人参　黄芪　甘草　当归酒洗　白术土炒　麦门冬去心　陈皮　酸枣仁　黄连酒炒　白茯

加枣一枚，糯米一撮水煎。

白鹰粪散

治痘痂不落，成瘢痕者。

鹰粪取白色，烧灰　马齿苋不拘多少，晒干，烧灰

蜜水调涂靥上。又方，用马齿苋捣汁，猪膏脂，石蜜，共熬膏涂肿处。

羊酮骨髓方

治痘痂欲落，不落疮痕。

羊酮骨髓一两　炼入轻粉一钱

研成白膏，涂疮上。

玄参化毒汤

治痘后赤火丹瘤。

玄参　归尾酒洗　红花酒洗　连翘去枝、梗、心　软石膏　地骨皮　赤芍　防风　荆芥穗　木通等分

加淡竹叶，水煎服。

蜞针法

用蚂蟥，即水蛭。大者，置红肿处，吮去恶血即验。

当归汤

治盗汗。

当归　黄芪　生地　麦冬　甘草　黄连　白芍　浮小麦

用獖猪心，竹刀批开，煮汤煎药服之效。

白术膏

补中气，固自汗。

用白术去芦，米泔水浸一宿，饭上蒸晒三四次，乃切片炒黄，清水煎取头二汁，去渣，慢火熬成膏，白汤调服。虚极者，人参汤调服。

润肠汤

治虚秘。

归梢　甘草　生地　火麻仁　桃仁泥

水煎服。

仙方活命饮

治痘痈毒。去薄荷、连翘，即十三味败毒散。

白芷　防风　乳香　没药　甘草　连翘　赤芍　穿山甲炙焦　归梢　天花粉　薄荷　角刺　贝母各一钱　金银花三钱　陈皮一钱

水酒各半煎服。

神效隔蒜灸法

治痘疔毒气炽盛，使诸痘不能起发，起发者不能灌脓，灌脓者不能收靥，或大痛，或麻木痛者，灸至不痛，不痛者，灸至痛，其毒随火而散。凡疔挑破出毒血者，可治。若挑破不痛，不出血者，难治。若用此法灸之，即知痛，更用银针挑破，紫血随出，诸毒随灌亦有生者。

其法用大蒜切三分厚，安痘疔上，用小艾炷于蒜上灸之，每五壮易蒜再灸，若紫血出后，肿痛不止，尤宜常灸。

拔毒膏

治痘疔。

雄黄一钱，研，用胭脂重浸水，令浓，调雄末点痘疔头上，立时红活，亦神法也。盖雄黄能拔毒，胭脂能活血耳。

凉血解毒汤

治女人出痘，非经期，于发热时，经水忽至。

当归一钱二分　白芷五分　升麻四分　紫草一钱五分　红花一钱　赤芍一钱　桔梗八分　连翘一钱

灯心、水煎服。

当归养心汤

治女人出痘，口暗不能言者。

人参　当归　麦门冬　甘草　升麻
生地

上各等分，灯心、水煎服。

加味归脾汤

治女人经闭不通，血海干涸，适逢出
痘，以此调其心脾，使血勿妄行。

人参　白术　茯神　黄芪各一钱二分
甘草三分　木香五分　远志去心　地骨皮一
钱二分　枣仁一钱

姜、枣、水煎。加味者，加柴胡、山
栀。

加味逍遥散

治证同前。

白术　白茯苓　当归　白芍　甘草
柴胡各等分　大枣

加味者，加山栀、牡丹皮，水煎服。

黑神散

治妇人出痘分娩后，瘀血作疼。

当归　川芎　熟地　干姜炒黑　桂心
蒲黄炒　木香　香附米童便炒　青皮
黑豆

水、酒煎服。

防风解毒汤

治痘当时令温暖，以此辛凉之药发
之。

防风　薄荷　荆芥　石膏　知母　桔
梗　牛蒡子　甘草　连翘　木通　枳壳

加灯心、淡竹叶，水煎服。

桂枝解毒汤

治痘当时令大寒，以此辛温之药发
之。

桂枝　麻黄酒炒　赤芍　防风　荆芥
羌活　甘草　桔梗　人参　川芎　牛蒡
子　生姜

水煎服。

升麻解毒汤

治痘当时暖时寒，以此辛平之药发
之。

升麻　葛根　羌活　人参　柴胡　前
胡　甘草　桔梗　防风　荆芥　牛蒡子
赤芍　连翘　淡竹叶

水煎服。

加味麻黄散

治麻痘壅热不出，以此发之。

升麻酒洗　麻黄酒炒　人中黄　牛蒡
子　蝉蜕

水煎服。

化斑汤

神治痘后生疮，每年焮发如癞，诸药
不效，用之三日，即愈。

熟鹅油四两　蜜蜡五分　莱菔子焙，研
细末，三分　川椒焙，研细末，三分　土朱四分

四末俱入油内，搅匀涂之。

养荣汤

治麻痘色白。

人参　当归酒洗　红花酒洗　赤芍桂水
炒　甘草

水煎服。

泻白散

治麻证咳嗽。

桑白皮蜜炙　地骨皮洗去土硬　甘草
淡竹叶

灯心、水煎服。

麦冬清肺饮

治麻后咳嗽出血。

知母　贝母　天门冬去心　桔梗　甘
草　杏仁去皮尖　鼠粘子　石膏煅　马兜
铃

糯米水煎服。

夺命五毒丹

治痘黑陷倒靥，干枯不起者神验。

月魄（蟾酥）少许　吐月华（牛黄）二分
银红（朱砂）一钱　男王（雄黄）三分　梅
精（冰片）二分

用獖猪尾血为丸，麻子大，薄荷汤下
一丸，移时红活。

百祥丸

冶痘黑陷甚者。

红芽大戟，用浆水煮极软，去骨，晒干，复纳入汁，汁尽焙干，为末，丸如粟米大。每服一二十丸，研赤，芝麻汤下。

何号周天散

治痘黑陷，项强目直视，腹胀喘急发搐。

蝉蜕五钱，酒净　地龙一两，去土

为末，量儿大小，煎乳香汤调下。

治痘湿烂五方

一方，用蚕茧烧灰存性，加枯矾少许。又方，用牛粪烧存性，加麝少许。又方，用陈墙上败草，或晒或焙，为末。又方，用陈墙上白螺蛳，烧存性，为末。又方，松花一味，研为细末。

治痘常用汤散歌括

十神解毒牡丹红，桔梗生归赤芍芎，大腹翘通灯草共，三朝血热奏奇功。

羌活散郁芷荆芎，紫桔翘甘地骨同，大腹鼠粘防灯草，气粗热涌显神通。

保和汤内地参红，紫桔楂芎草木通，糯米灯心与姜水，十神服后用催脓。

透肌散与保和同，紫桔楂芎草木通，蝉鼠参陈灯枣共，羌防服后助成脓。

保婴百补四君汤，山药当归芍地黄，

八九日来浆足后，调和血气是良方。

保元汤用草参芪，白术苓归熟地随，芍药川芎干姜桂，太阴不起用无疑。

大连翘饮芥防风，赤芍归柴草木通，滑蜕黄芩栀子共，更加紫茸最神功。

四顺清凉草大黄，当归赤芍共称良，气粗热秘须煎服，热泻还须入木香。

木香散用桂参苓，腹勒青前草半丁，姜水共煎温服后，表灰内泄妙通灵。

异功散用桂参苓，朴果归陈术木丁，附半为臣姜共枣，头温足冷妙如神。

泄泻须知用理中，人参白术草姜同，四肢厥冷兼筋转，附子加添始奏功。

泄湿还须用益黄，青皮诃勒草丁香，或加肉蔻木香等，姜枣同前是圣方。

以上诸方，遵古类书，以备查考，但按治痘汤中如僵蚕为痘科之要药，而古方不用者居多，大抵其意专以治本为主，况如四君四物等汤，原非单为痘门而设也。至于生姜，只为疏散风寒之需，而古方不论补泻概加，大抵姜三枣二，古人首重脾胃起见也，不敢擅行删润。谨将平正稳当诸方，悉行汇录，便于仿法。内有嗜奇怪异，及用天灵盖、胎骨诸方，德未被于生人，祸先及于枯骨，残惨实甚殊失天心，悉行删去，不敢混陈。至于更切治痘诸药，张制用药活法七条，于补遗门内相为参看，幸高明鉴诸。

冯氏锦囊秘录痘疹全集卷十五痘疹补遗

古哲方论，虽已备纂前集，然书亦有未及之论，未尽之旨，兼之今古不同，气化迥异，谨将近时所见，及临证治按，并用药活法，不揣固陋，统列于后，以补所遗。

验痘吉凶诸候①

一凡先见耳廓内而多者，属肾经，大凶。若兼腰痛等候必死。

一凡眉棱，一片灰白而密甚者，必至哑呛不食，九十朝决凶。

一眼合② 之后，流泪如脓，淋漓不断者。必变坏证，不治，慎勿轻视之。

一痂后眼开红色者凶。

一凡吐甚见痘者，头面必多。

一凡凶恶痘证，若骤见起势，须至六七日后，方保无虞。盖至七日，则五脏皆已传遍，常见起势二三日，忽变而死者，盖五脏胜复之理也。凡一脏正气之衰败，必由一脏邪气之强胜，胜已并衰同归于尽，犹灯尽复明，皆无根之火，故难久耳。

一痘毒发于足内踝者必死，盖毒发于肾，故见太溪脉之所也。

一痘初舌上先起白色者凶，盖由丹田元阳有亏，而气无发生之本矣。

甚哉！天地之气日薄，而人所禀之气亦日虚也。张少年临证痘疮之难出而成内溃者十之一二，不能灌浆者十之二三，不能收靥还元者十之四五，盖天禀尚壮，得以耐病也。肾元充足，毒不能内伏也。至于麻疹难出，及既出而余热不退，喘促成凶者，百之四五。岂期今也，有因肾元亏损，不能升发送毒出表，而成内溃者十之三四。有因疏表毒物太过，正气无力主持，任其药力之猛，毒势之锐，冲激一涌而出。然腠理未疏，气血两弱，何能周行肢体？形高耸而粗肥，色润泽而华美，所以头面独多者，火毒炎上也。其形如麸如痦者，发热未久，腠理闭塞，俗云地皮未熟，而气虚无力透出，药毒猛逐出表之象也。其色如疹如丹者，热毒逼灼而荣气逆行于肌表也。然如麸如痦之形，即身中之气。如疹如丹之色，即身中之血。既将气血赶出于肌表，复谓火毒炽盛，寒凉解毒，清胃化斑，气血既不能续运于中，寒凉复伤胃气于内，欲不乘虚复陷，其可得乎！是以十伤七八。有因气血不充，调治未善，以致毒化未完，血气先竭，因而致毙者，十之五六。凡此者，皆因禀受既亏，所谓火与元气势不两立，元气虚而所胜之火毒益盛矣。至于疹也，半因腑毒，半属时行，全关乎气血之厚薄以为重轻，更赖乎调治之宜否以为损益。古人禀赋既厚，且澹泊节爱，腑毒原轻，是以易透易回。今人膏粱炙煿，寒暄素逆，禀元则薄，受毒偏深，是以稍有传染，势便沉

————

① 原书无此标题，据目录及内容补。
② 合 原作"蛤"，疑"合"之误。

疴，治者悉遵古法，尽作有余之治，且以疹要清凉，痘要温为定论，以致阳虚不能升发者。头面不起，阴虚不能退阳者，余热不退，阴气未全之弱质，何堪久热之伤阴？以致昏沉不食，喘促烦躁，中气日虚。如以疏表透托风药，则愈耗其阴。如以清肺解毒凉药，则徒伤其胃。泄泻一来，上热下寒，喘促益甚，复谓疹毒归肺，肆进苦寒，危亡立至！殊不知，气血不和，偏阴偏阳之谓毒，能使气血和，阴阳平，而毒化矣。故张立全真一气汤，去人参以治麻疹头面不起，壮热不食，喘促昏沉，上热下寒之候，无一不效。盖内以熟地为君者，取养阴以化阳也。以白术、炒麦冬为佐者，一以托住中气，得以耐病，一以清肺生水，更可制肝。以牛膝、五味子为引者，用牛膝以抑浮阳之上壅，用五味子以敛浊阴之下归。以制附子为使者，令其直达下焦，引熟地以滋阴降火，引麦味以纳气藏源，真阴一得，焦烁顿除，气血一和，阴阳自适，透者透而回者回，喘促昏沉之凶状，顿为瓦解。或以附子大热，白术大燥，五味子大敛为疑，殊不知，附子无姜桂则不热，同熟地阴药，便能滋阴，降火最速也。白术而有熟地则不燥，熟地、麦冬数药而无白术在内，则力小而软，且中气缓弱，何能运药成功！附子通经达络，斩关夺旗，既有白术驾驱，复借五味酸敛，则直固丹田，其阴翳之毒，何足虑也！附子之力虽大，然疏泄太过，则气殚散而不收，惟其一加收敛，则疏泄通经之力愈大，犹之严冬阳气闭藏固密，而后阳春之发生蕃茂，更加火炮，而外皮坚固，而药之内发有力，方能声震遐迩，以此攻毒，何毒不摧？以此通经，何经不达？以此降火，何火不藏？以此滋阴，何阴不长？诚神功也。更有向患阴虚久嗽，寸强尺弱，麻疹隐伏，但脉宜于地

黄汤，而不宜于疏表风药者，张竟照脉立方，以六味加肉桂、五味子，不二剂而疹透嗽减，神清思食，热退而痊。此即前方内有附子之大力，而不虑五味子之小技，其义同也。时都门麻疹致毙者，十有四五，余总按脉用药，悉以救阴救阳为主，而夭枉者从无一人，诚为治疹法外之遗，故不必以疹多实热，斑有假阳为定论，更不必以斑疹分，但当以虚实别。疹之虚者，即以治斑之法治疹，斑之实者，即以治疹之法治斑。至于痘疮初起，凡属肾元不足者，便宜按尺脉之阴阳亏损，固其天真以嘘肾元，送毒出经，切勿误用苦寒以遏热毒在内，便成内溃莫救。至于外无风寒闭塞，及肥白皮细肉脆之婴儿，重帏豢养之子弟，切勿重加疏表，以致正气无主，乘势奔溃而出矣。倘腠理素虚，邪毒炽盛，不待药力而一齐涌出者，便宜乘其暂时毒尽在表，其热其势，姑在少缓之时，五脏六腑，正在苟安之际，此时于中只有正虚，乘势急察阴阳之偏损，对脉填补，应犯而犯，似乎无犯，五六朝来，已有充灌成浆之具矣。若到灌脓朝限，火毒之势复炽，滋补之药，便多碍手难投，即滋补之功，亦难骤于应手，余有求情论，专悉其义，在痘疹发热门。如此挽救，十可一活。至于不能收靥还元者，非气血不能续运于中，即脾胃有失化源之本耳。调理脾胃，补益真元，长养气血，元气胜而毒自消弭，此易见之理也。

信乎？无形之真阴真阳，而为生人之本，且治痘须察人元气，而不可凭乎形质也。余六儿乾德，因禀母气不足，形肥䐃白，肉胜于骨，大便燥结，便甚苦楚，不知者以为脾胃壮实，此实肠中少津，所以大便燥结，肠中少气，所以大便艰难，且周岁之内，时患气从脐下直奔而上，咳嗽不已。或用人参一钱，带衣胡桃二枚，同

煎服而愈，后用此不效，乃用八味加牛膝、五味子煎服甚安，即以此作丸，每早白汤化服钱余。然不耐疾病，而偏疾病最多，或旬日一病，或半月一病，病即萎顿不堪。余凡审其受寒发热，乃阳不足也。即用辛温卫气之药以散之，加生姜、苓、术、参、苏、薄、桂之类。如受热发热，乃阴不足也，即用辛润荣气之药以胜之，如养荣汤、地黄汤之类。如停滞发热，乃脾气不足也，即用扶脾之中，佐以推扬谷气以化之。如孤阳浮越而发热不已，必审其因于脾虚者，甘温以除之，因于阴中水虚者，壮水以制之，因于阴中火虚者，益火之原以消之，务使壮火仍为少火，而归藏于中，断勿纵其壮火力穷于外。盖病发有余之日，即正气不足之时，设徒从标攻治，则正气不足，而药更不足之，虚者日虚，精神何自而长？故如此调治以来，疾病渐少，精神渐生，但肉胜于骨，形肥胱白，得之先天也。时以出痘必犯肾虚内溃之患为忧，不意将及二周，而当五月五日，身热汗多，烦躁殊甚，发热不及一日，而即见点于天庭、右太阳，色白无光彩，摸之不碍手，余欲攻之，则恐一齐拥出，余欲任之，则汗多身热，能不虑其向来不足之肾阴，益令熬煎枯竭耶？况肾阴一竭，则阴火愈旺而烦躁愈甚，壮火蚀气，则正气益虚，而困顿益增，痘将何所假借以呈其形，华其色，而得煦之濡之之用哉！断不可以循常治痘之法为用矣。故一朝只用大料六味地黄汤加升、柴，令乳母连服二剂，惟使肾阴不竭，而煦濡有力，毒自不能沉匿于肾也，二朝痘虽渐见，已无内溃之虞，但痘白与肉色无殊，身与四肢粗肥，面上隐隐如痦，此阴虚不能华色，阳虚不能上达，况身热汗多，烦躁如故，而神气更疲，则阴津阳气，并耗于外，可不托住中气，填补真阴，滋其化

源，抑此烦躁，敛其浮越之阳，以逐阴翳之毒，降其淆浊之气，以令清阳之升耶！故用熟地六钱，炒白术二钱，牛膝二钱，炒燥麦冬一钱五分，五味子四分，极甜肉桂去尽粗皮者六分。服后壮热少减，溃汗少敛，烦躁少宁，痘疮陆续渐出矣。三朝四肢甚是起泛，其头面虽见而不长，且色白与肉无殊，余思气血大虚，不待言矣。且元首见点未全，四肢便已起胀，囊有水色，此脾元不足，肝肆强阳，四肢一松，元首见点，起胀更难矣。况将来水泡发痒，可立而待也。乃用芎、归、苓、术、炙草、桂心、天虫、角刺、煨姜、大枣为引，早晨服一剂不用人参者，晚间照此再服一剂，内加人参钱余。所谓应犯而犯，似乎无犯，岂拘古人人参戒用于三日之前为定论乎！四朝痘虽起而无神，其色白如故，惟有大补气血兼重脾元为主，其药参、芪、芎、归、苓、术、桂心、炙草、天虫、甲片、角刺、煨姜、大枣为引，五朝形虽稍起而无神色，虽稍红而甚淡，药惟参、芪、归、桂、炙草、天虫、甲片、角刺，补托而已，六朝形虽稍长而晦滞，色虽淡红而枯燥，余思此原先天真阴真阳不足，今虽大补气血，尚不足以尽之，盖滋水兼得养血，养血兼不得滋水也，乃用熟地六钱以滋水，肉桂八分以补火，人参三钱以驾驱药力补助真元，七朝手足水泡已甚，而面上枯槁不荣，其大便向来间日一次，甚于燥者，今忽便溏二次，而失气甚频，则熟地补阴之功，缘中气甚虚，虽有参桂，不能运津液外达以成浆，而任其下陷之势，以失气便溏，则中气愈虚，能保其不泄泻无脓倒陷乎！乃用人参五钱以保元，白术二钱以固中，制附子六分以通经达络，溃坚腐脓，恐走下太速，用炙甘草六分以缓之，四味力大功专，中气赖以得充，津液凭斯外运，但欲宣扬鼓舞，使

津液无微不达，乃桂枝之能欤，乃用三分以为使。如此一剂，将数日调养之精华，一夜头面身体尽化浓浆而熟腐，清水之泡变为浓浊。但疼痛烦啼，乃煎生脉饮，以补接元气，养其酿浆之势，恐不耐痛苦，神气一伤，浆势反致退去也。八九十朝以来，惟早晚各用生脉饮一服，化服平时所服加味八味丸钱余，乃依部结痂，精神日长，饮食胜前，烦渴躁急，俱为全愈。如是善为调摄，痘后尚然手背浮肿，脚肿更甚，余思此因胃气甚虚，四肢无所禀受，其脚更肿者，气虚不能升举也。乃用人参一钱五分，炙黄芪一钱二分，炒白术二钱，茯苓一钱五分，炙甘草六分，酒炒当归一钱，酒炒白芍八分，蜜酒炒升麻、柴胡各三分，煨姜、大枣为引，煎服数剂，虚肿乃退，但爪甲色黄而燥，乃肝荣不足也。足痿不能立，此肾元大虚也。乃用六味加地骨皮、建莲肉为丸，每日早服二钱，滋肝肾以助筋骨之用，日中以八珍糕养脾胃，以助化源之需。

余长孙大业，禀赋先天阴分不足，且平时酷嗜甜物果饼，而粥饭甚是依希，以致脾虚湿热，大便素溏，外生疮疥，内蓄蛔虫。时年五岁，当五月发热见痘，红紫而无润色，朝暮全不易眼，乃久患疮疥，血少血热而且血滞也。奈胃气久虚，湿热太重，一二三朝无非升托清解凉血，如升麻、干葛、蝉蜕、天虫、甘桔、牛蒡、生地、木通、紫草、笋尖之类，无如谷气久虚，蛔虫大厥，腹痛呕吐，药亦难受，尺许之虫，一吐数条，愈吐愈虚，愈虚愈吐，粒米不进，势甚狼狈。五六朝来，惟为温补攻托，以杜中虚倒陷，其药参、芪、炙草、当归、熟地、山药、甲片、角刺、肉桂、煨姜、大枣为引，奈服后少顷亦吐。七八朝来，痘虽起胀，然上吐下泻而津液不能外达，痘囊何能湿润成浆？乃

用人参五钱，白术三钱，炮姜一钱二分，炙草六分，附子八分，如此大药到口亦吐，余思药力虽大，下咽未能即达经络，可以吐出，惟烧酒入咽，即直透丹田，外达经络，不能吐出者，乃于药内加烧酒三匙服之，始能半吐半受。内仍泄泻不止，外仍干涸无脓，皆因脾元中气素虚，不能运行津液，以濡润百骸，而三焦肠胃之腠理，怫郁结滞致密，所以纵复多饮于中，终不能浸润于外，以致内湿外干也。乃用人参三钱保元以为君，炒白术二钱固中以为臣，炙甘草四分，缓其下行以为佐，麻黄去节汤泡酒浸炒焦黄八分，仗其轻扬之性，率领诸药外达皮肤，生附子六分，通经达络，溃坚腐脓，并以为使，煨姜三片，止呕和中，助阳达表以为引。如是一剂，驱肠胃湿热之气，外达皮囊，而尽化为脓，久凝久滞之毒，一剂顿为瓦解。湿热既清，其蛔虫之久蓄于内者，亦难自安，前后共出二十六条，自后惟饮独参汤，调理饮食，切戒甘肥，痂落之后，日进六味地黄丸二钱，而饮食精神，俱为倍长。

论血热血盛血虚有异用药宜凉宜治宜补不同

血热一证，须分虚实。有血虚之血热，宜凉宜补。血盛之血热，宜凉宜治。古人未之悉，何也？凡痘初见点，内热殊甚，脉息洪数，而痘色则白，不知者认为气虚则误矣。此乃气盛血虚血热，故不能华色，以同毒出外，气余而血不足，故形起而色白也。然血虚则热，故发至血入痘窠，三四朝来，皆变紫色黑色，或见黑斑，方知血热，欲治何及！故不可不知，及不可不预为地步。惟血旺者，则起势便紫，了然血热之证分明，然治血虚之血热

证，大宜凉血兼补血，盖此证常多热势虽清，无血灌浆而成干陷。惟血旺之血热者，则大宜独与凉血，而用治之之法，其凉血剂中，尤宜升托，否则血凝毒滞矣。至于气虚兼血热者，则血热易于干紫，故凉血法所必宜。而气虚又难鼎峻，故攻托尤宜倍常，但六日前血热证犹在，尚有火势，其证似实，治至血热渐清，则证日复渐虚，而且日复渐寒，泄泻寒战，势必所至，故始惟宜清托，迨至看来血热之势退一分，即须与气虚之证做一分地步矣。凡有伤脾动气之品，不可徒顾日前而用，一至血热将清，气虚已甚者，便宜凉血剂中佐以人参补托，尤须用药配治为妙，可急则急，可缓则缓，在人之神巧，得之于心，应之于手，太早则助热为殃，略迟则补虚不及，每有直至寒战泄泻并见，投以补剂，无如服后即泻，泻后又服，药力难停于中，功效难应于手，此迟滞者之罪也。复有血热稍清，气虚未甚，荣卫方和，才有白色行浆之势，治者即用参芪峻补，以致反生热势，内则咽疼音哑，外则干红倒塌，此太早者之罪也。故凡治者，于气虚兼血热症候，在清托药宜已，补托药应投之际，大宜审究，稍有太过不及，便有死生两路，至于人大气虚，痘密毒多，血热势清而气虚则甚者，若应大用参芪，便每日人参两许，亦为常法，但必兼以托里，如天虫、角刺之类，或佐姜、桂鼓舞之功，方可从毒外走而痘得充灌之益。否则，补中固宜，而外达则缓，如应大用参、芪，持疑减少，则正不胜邪，焉能抵当其毒？服药后虽暂有应验，但力薄难久，少顷则平塌如故，不过延缓时日，焉能化毒成功？故元气少虚者，参、芪虽少，正气自能协运药力而周行以见功，若元气大虚者，无力帮扶，全赖参芪势大，再得姜桂鼓舞，方能运行获效，所以有少

则壅滞之语也。此张心诚求之之法，敢笔于后，以补所遗，若气虚而肺火旺者，用参勿用芪可也。

蒋老先生之令孙女，年方半周，才热半日而即见痘，面色向来皎白，余早料其出痘，当必细密浆清者也。果至见点，不但稠密无伦，其胸背手足之间，如蟢窠形蛇皮段者，不一而足，面上之痘，方及三朝，干枯灰白，背项之痘，紫陷不荣，要知元气既弱而且滞，荣血不能从气以宣行，故面似气虚，身如血热，实因气血不能周流，所以滞而为紫，根窠平塌散漫，实皆气虚所致，乃立进温补充托，早晨午后各一剂，人参各四钱，冲药服之，晚间另煎人参三钱，浓汁单服，其药不过芎、归、芪、桂、天虫、角刺、山药、炙草之类，自四朝以至七八朝，峻补毫不少缓，平塌者渐至高耸，枯陷者渐至润泽，清淡者渐至浓厚，其为蛇皮蟢窠之处，变成水泡溃烂而瘥。*此治气血大虚，血凝气滞，而似血热之药按也。*

一儿年五岁，大便素溏，饮食素少，且素内热而生疮疥，一日发热甚吐，乃延余视，右额有赠痘两日矣。即挑破用油胭脂封之，更嫌呛嗽殊甚，发表药内，倍加清利咽喉，至次日见点，色甚红紫，仍用利咽表托凉血，次日红紫不减，而头面身体俱甚密，顶甚平陷，乃以前方倍加透托，至四日红紫略减，平陷如故，可喜者声清不痛，此清利之妙也。至五日顶原不甚起，紫色原不退，欲全催浆，血热为碍，欲再凉血，恐气虚之证，易见泄泻，乃于透托之中，而半清半补以催浆，至六日形色如故，乃用前方冲入人参服之，至次日空虚，又出无数赠痘，前痘顶带白色，但根脚原紫，乃用前方倍用人参，始乃渐渐有浆一二分，至八九日泄泻咬牙，痘色灰白，此血热稍清，而气虚证已全见

矣。乃用保元汤加姜桂，而泄泻咬牙俱止，但浆色原如是，至次日往视，已有靥者矣。此因气虚血热兼血虚，且又密甚，则浆无由而成，幸赠痘一来，毒势少泄，且起势便与清利，故始虽即呛嗽音哑，而灌脓幸无喉痛难食之患，且每见气虚兼血热者，五六日际，血热少解，气虚尤甚，泄泻灰白倒塌，势所必至，此时用参，一泻竟过，则参力无益，故早为地步。凡动气伤脾之味，素勿敢投，透托助脾之药，早已为用，至如血热虽未清，而气虚已要紧，则人参原用，紫草亦投，犹恐紫草之寒，倍加粘米之制，谨慎扶来，今浆虽清淡，然痘出无空地，且素患疮疥，血少难以成浆，但毒已外出，故能食而不腹胀，神清而不喘促，当尽力调补，使中气不馁，十二日外气血少复，自能祛毒成痂，毒无容地，自寻外窍而出矣。果至十五日发一大痈于头顶，乃毒有定位可补托矣，若不补托，则痘疤即白，不能抵当其毒，于是外用吸毒膏药，使毒高耸易脓，傍用围药，使不致毒气散漫，溃伤肌肉，内服补托解毒之剂，三十日而脓始尽，靥方脱完，疤竟红活而全愈。此治血少血热，兼气虚逆痘之药按也。

一王姓儿年岁余患痘，四朝延予视，痘虽四朝，窠粒未起，且天庭一片如云，糊涂灰白，舌有白苔，予曰：此痘毒未经传出，寒伏丹田，大宜升提透托。一剂而起，二剂红活，三剂后而颧骨身体俱有浆来，但天庭一片灰白如故，乃用参、芪、炙草、官桂之类，始得鼎峻成脓，收靥而愈。若是则云掩天庭，虽为死证，亦不可尽弃也。此治气虚逆证变顺，侥幸成功者之药按也。

部主政徐老先生之令玄孙，未及一周，而患痘甚密，颧骨形若蚕种，色似胭脂，咳嗽便溏，精神甚弱，且向生疮疥，

气血两虚，更为逆候。奈主人谆谆求治，余乃重用凉血养血透托之药，三四朝来，红紫少减，而颧骨已有干枯者矣。余曰：此痘太多，而血甚少，无以为充灌之用，势难成浆，毒从何解？内攻之祸，理所必至，惟尽吾力，与毒相争，毒欲内攻，竭力以抵托之，气血欲尽，竭力以补接之，气血得继生于后，痘疮自无黑靥于表，脏腑之气得生发于中，火毒之邪可消解于外，勿少有疏虞，致毒乘隙内袭，乃重用滋补充托，日服二剂，每剂人参五钱，倘大便一次，必另煎人参三钱单服，其药如炒干熟地、山药、角刺、天虫、人参、黄芪、炙草，后加肉桂，六七日后，白如锡片者，变黄色而少润，薄靥贴肉者，渐高耸而成厚痂，颧骨地阁之痘从未有浆者，至八九日来，靥如石榴，高厚光彩，抑人参无形，生出有形之功软，十二日外元气少复，驱毒外达，为溃疮，为痈疽，为口疳，乃随证施治，两月方能全愈。彭令亲深明医理，日同诊视，常曰：此非治痘，乃做痘也。此气血两虚之逆痘，峻补挽回者之药按也。

一朱姓儿年九岁，发热如烙，口臭斑紫腰疼，痘则密如蚕种，顶陷而紫，真血热而兼真气虚也。余用大剂透托，清凉化斑之剂，如天虫、穿山甲、丹皮、生地、红花、玄参、粘子、川芎、羚羊角、桔梗、陈皮、甘草之类，以地龙煎汤，加笋尖三个，紫草五钱，痘既出齐。原用前方加减，更入酒炒黄连五分，清凉攻托。至四五朝来，火势少解，乃去黄连，只用前方加减。六朝血热稍清，泄泻随作，但毒因峻药托住，故不陷伏。余曰：今可用力而有生机矣。盖此证虽有十分气虚，而兼有十分血热，设火证一日未清，而补药一日难服，实为碍手，既难投补，则此十分之气虚，何以图治？今泄泻一来，虚证纯

见，大补之药，便可斗胆无虑矣。但向患肺热，而有咽痛音哑呛嗽之症，故黄芪不可，惟倍用人参，及扶脾清肺托浆之药，早晚各服一剂，每剂人参五钱。九朝浆半灌而水泡居多，有如汤泡火烧之状，因痘细密如蛇皮，而无空地，兼禀气又薄，血少气虚，不能周灌，所以皮囊连串，清水成泡，乃仍用补托，兼为实脾，使气血以渐而生，余毒自消化于外，果至十三日痘作溃烂大臭，乃取松花外掺，内服补托解毒健脾渗水之剂，渐得干靥，实同脱壳，此诚大危之证，峻攻峻补，以挽回者也。此治真血热真气虚之逆证，而峻攻峻补挽回者之药按也。

旧治药按甚多，姑举数条，以证气虚血热危证之治按，有症候雷同，或按论少略，不能宣明病情者，俱置勿录。

锦囊新制治痘用药活法

痘疮日期，有太过不及，故兹不以朝数定限。假如起胀迟者，则虽起胀日期，犹当类采见点时药，灌脓迟者，则虽灌脓日期，犹当类采起胀时药，每限更分气虚血热两条药例，使便于按门采用。二证相兼者，则二项药相参采用。如此，则期之太过不及，与候之气血虚实，备得其宜矣。

发热疑似未明时备用诸药

重感风寒，宜独活、羌活、麻黄、细辛、桂枝、防风、干葛、柴胡、僵蚕、枳壳、橘红、紫苏、川芎、白芷、蝉蜕、荆芥、葱白、生姜之类，随候采用。

轻冒风热，宜防风、荆芥、柴胡、陈皮、川芎、天麻、牛蒡、桔梗、杏仁、甘草、蝉蜕、连翘、玄参、木通、山楂、芫荽之类，随候采用。

发热辨痘已明时备用诸药

气虚证，宜防风、荆芥、川芎、桔梗、陈皮、甘草、茯苓、苏叶、蝉蜕、僵蚕、穿山甲、胡荽、笋尖、桑虫、酒酿、鸡冠血之类，随候采用。或气弱甚而不能出者，于发表药中加参、桂少许。

血热证，宜升麻、干葛、防风、荆芥、蝉蜕、天虫、川芎、丹皮、红花、赤芍、生地、紫草、犀角、羚羊角、穿山甲、桑虫、鸡冠血、牛蒡、连翘、玄参、桔梗、甘草、山楂、陈皮、腹皮、木通、笋尖、芦根、大黄、石膏之类，随候采用。血热痘证，用羚羊角较犀角更佳。盖犀角凉心而毒则凝滞，羚羊角则凉肝而治血热清肺而肃上焦，又能上安心而益气，下除热而益阴，且性散结而不滞，故尤效耳。

见点时备用诸药

气虚证，宜川芎、僵蚕、桔梗、甘草、陈皮、蝉蜕、穿山甲、酒酿、胡荽、笋尖、桑蚕、鸡冠血、羊头脑之类，随候采用。

血热证，宜升麻、川芎、僵蚕、桔梗、甘草、连翘、陈皮、山楂、蝉蜕、甲片、牛蒡子、玄参、丹皮、生地、羚羊角、归尾、酒炒芩、连、木通、红花、赤芍、地龙、蜂房、紫草、灯心、笋尖、桑虫、鸡冠血、酒酿之类，随候采用。

起胀时备用诸药

气虚证，宜川芎、天虫、陈皮、甘草、桔梗、穿山甲、角刺、人参、黄芪、山药、酒炒当归、粘米、圆眼、桑虫、酒酿之类，随候采用。

血热证，宜川芎、天虫、陈皮、甘草、桔梗、山楂、连翘、羚羊角、玄、丹皮、红花、生地、当归、赤芍、粘子、酒炒芩、连、煅石膏、金汁、地龙、紫草茸、穿山甲、烧人粪、灯心、笋尖、粘米、桑虫之类，随候采用。

灌脓时备用诸药

气虚证宜黄芪、人参、炙甘草、肉桂、熟地、归身、鹿茸、淫羊藿、桔梗、山药、川芎、桑虫、甲片、角刺、紫河车、炮姜、附子、丁香、木香、肉果、粘米、圆眼、公鸡、莲肉、嫩羊肉、人乳、鸡子、大枣之类，随候采用。凡灌脓前用参芪，宜芪多参少，盖固表重而补中轻也。惟中气虚甚者，不在此例。

血热证，宜紫草茸、酒炒芩、连、川芎、天虫、桔梗、麦冬、玄参、煅石膏、陈皮、丹皮、生地、红花、赤芍、当归、粘子、穿山甲、桑虫、露蜂房、角刺、烧人粪、金汁、人牙、地龙、笋尖之类，随候采用。

收靥时备用诸药

气虚不靥证，宜人参、黄芪、炙甘草、肉桂、白芷、白术、陈皮、萆薢、山药、何首乌、酒炒当归、白芍、熟地、茯苓、米仁、木香、丁香、肉果、炮姜、莲肉、附子、陈米、龙眼、木通之类，随候采用。凡灌浆后用参芪，宜参多芪少，盖补中重而固表轻也，且芪性升托令胖甚难靥，况痘欲回而芪托之则升降不定而毒反攻内矣。

血热倒靥证，宜天虫、甲片、酒炒

芩、连、生地、当归、赤芍、酒红花、烧人粪、连翘、牛蒡子、玄参、生甘草、桔梗、角刺、紫草茸、粘米、大桑虫、人牙、龙脑、猪尾血、狗蝇之类，随候采用。凡自见点以至灌脓俱欲气血同毒升浮长养，故药宜归、芎、参、芪、鹿茸、肉桂之类，自浆足以至落痂，俱欲气血收敛成就，故药宜连翘、米仁、茯苓、首乌、芍药、木通之类，既利脓浆下行，复助其秋收冬实之令也。至于倒靥者，虽当靥期，其毒未得浆化，即欲靥而内攻也，故名倒靥，其治犹当类采初起攻托血热之药矣。

落痂时备用诸药

正虚证，宜人参、熟地、当归、酒炒白芍、枣仁、茯神、茯苓、麦冬、五味、桔梗、远志、白术、米仁、山药、黄芪、甘草、陈皮、大枣、圆眼、莲肉、陈米、木香、诃子、肉果、炮姜、桂、附之类，随候采用。

邪实证，宜连翘、当归、芍药、生地、玄参、土贝母、甘草、金银花、粘子、丹皮、桔梗、酒炒芩、连、栀子、龙胆、地丁草、花粉、灯心、乳香、没药、角刺、血竭、僵蚕、白芷、牛黄、珍珠之类，随候采用。

以上凡气虚条内，备列平补温补两颏药品于中，以凭随候采用。其凉补之味，补入血热条内，盖气有余者便是火，虚热者不可投凉药耳。

冯氏锦囊秘录杂证
痘疹药性主治合参

冯氏锦囊秘录杂证痘疹药性
主治合参凡例

一杂证痘疹药性，先哲具备载各册，议论间有不同，主治每多缺略。窃思痘疹中亦有杂证相兼者，虽在痘时，以治痘为本，杂证为标，然如痘疮灌脓之时，而夹生吐泻恶证，及夫恶证初愈，而复传染痘疮，此皆不可不共为照管而兼治者。假如一药，治痘疹实为要品，而于所夹杂证又宜禁用，苟仅专心于此，忘之于彼，不亦助邪为虐，杂证剧而痘疹亦危矣！故谨将杂证药性条下，附注痘疹药性于后，集成一册，庶可两得无碍，在痘疹、在杂证自获两全，且便于查览。

一凡药既有大力，可以救人性命于倾刻，复无毒劣气味，贻人灾患于后来，譬如才德兼备之君子，既所仰仗以济颠危，复可叨①庇以藉生养。愈亲之而愈见其益者，则题目顶上，加以四圈。如气味虽偏，然力量超群，有扶危救困之功，亦可救人性命于倾刻，如乱世之能臣，藉以戡乱扶危，救急于一时者，及性禀平和，功专调补气血，长养精神，如治世之良臣，藉以安邦定国于久远者，题目顶上并加三圈。如气味浅薄，能疗疾患数病，然无大力，立救沉疴，但可借以佐使治疗，实非久服益人之药，如卒伍卑贱之良善，而驱使又断不可少者，则题目顶上，加以二圈。如治病虽有小功，损人元气，亦有小过，功过相等可暂而不可久，如卒伍卑贱之庸者，然虽有小奸，不足以致大患，若上令明，而下奉自顺也，则题目顶上，加以一圈。如气味庸劣，却病则不足，损人则有余，犹性成暴恶之徒，善则不能，恶则日甚，损多益少，功不掩过者，及非常用之药，并世稀见之产，方书相传虽有其名，而治按方药并无取用者，则不圈不点，遵古类书而已。倘过涉荒唐者，业已删去，不敢混陈。

药名题目之下，即细注药性禀受气味寒热温凉，以为补泻轻重之用，末附禁忌炮制，庶诸药禀性易明，投用的确无误，制度既得其宜，药力之功效愈见。

一正文倘尚有未尽之旨，及今古有不一之说，复具按论，必取发明，使药性之优劣，洞然于中，取用之合宜，自能得心应手而不紊矣。

一痘疹药性具附于杂证药性条后，凡前条只一种药名者，则所附仅书主治痘疹合参数字。若前条下兼有附名药者，则所附方为特书某药合参，便于检阅。

一凡药切对治是证者，则旁用尖圈，稍次则旁用圆圈，以便知其所用。若功不掩过，及与病有大功大过者，则将为功为过之处，并加双圆圈，以便知其所重。其不尖圆双圈者，遵古类书而已，至于有过属虚浮者，业以删去，不敢复赘。

凡物之生也，必禀乎天，成也，必资乎地。天布令主发生，寒热温凉四时之气行

①　叨（tāo）　受到（旧时谦辞）。

焉，阳也；地凝质主成物，酸苦辛咸甘淡，五行之味滋焉，阴也。故微寒微温者，春之气也，温热者，夏之气也，大热者，长夏之气也，凉者，秋之气也，大寒者，冬之气也。凡言微寒者，禀春之气以生，春气升而生。言大热者，感长夏之气以生，长夏之气化。言平者，感秋之气以生，平即凉也，秋气降而收。言大寒者，感冬之气以生，冬气沉而藏。此物之气得乎天者也。天一生水，地六成之；地二生火，天七成之；天三生木，地八成之；地四生金，天九成之；天五生土，地十成之。水曰润下，润下作咸。火曰炎上，炎上作苦。木曰曲直，曲直作酸。金曰从革，从革作辛。土爱稼穑，稼穑作甘。本乎天者亲上，本乎地者亲下，气味多少，各从其类也。凡言酸者得木之气，言辛者得金之气，言咸者得水之气，言苦者得火之气，言甘者得土之气。惟土寄旺于四季，生成之数皆五，故其气平，其味甘而淡，其性和而无毒，土德冲和，感而类之，莫或不然，固万物之所出，亦万物之所入，此物之味，资乎地者也。至于药之言毒者，谓乖戾不和，禀气之偏者也，若气禀纯正，则何毒之有？故气之毒者必热，味之毒者必辛，枝苗主气而升以治上，根须主味而降以治下，此药禀性不易之常也。其变通合宜之妙，存乎其人。

目　录

冯氏锦囊秘录杂证痘疹药性主治合参卷首

总 论 诸 要

治疗重药性

经曰：夫约方者，犹约囊也，囊满而弗约则输泄，方成弗约，则神与气弗俱，故医者识脉，方能识病。病与药对，古人惟用一药治之，气纯而功愈速。今人不识病源，不辨脉理，用药杂乱，则功用不专，而获效者鲜矣。是以医之用药如用兵焉。料敌出奇者，将之谋也；破军杀贼者，士之力也；审度病机者，医之智也；攻邪伐病者，药之能也。非士无以破敌，非药无以攻邪，故良将养士，上医蓄药。然不知士何以养？不知药何以蓄？夫士犹有情实可考，才略可试，尚曰难知，况乎药石无情，才性莫测，即非言论之可考，又非拟议之可及，而欲知其的然不谬，非细心穷究，其孰能与？假令尝试漫投，则下咽不返，死生立判，可不大惧耶！上古之人，病生于六淫者多，发于七情者寡，故其主治，尝以一药治一病，或一药治数病。今时则不然，七情弥厚，五欲弥深，精气既亏，六淫易入，内外胶固，病情殊古，则须合众药之所长，而又善护其所短，不但既明寒热补泻之性，贵在熟得损益变化之情，我心之意见，与药之性情，如契合神交，方能得心应手，共图平定之功，则断无伤生之误矣。尊生者可不潜心细究乎？

五脏苦欲补泻论

五脏苦欲补泻乃用药第一义也，何则？五脏之内，各有其神，神各有性，性复各殊，故形而上者神也。有知而无质，形而下者块然者也。五脏之体也，有质而无知，各各分断者也。肝藏魂，肺藏魄，心藏神，脾藏意与智，肾藏精与志，皆指有知之性而言，即神也。神也者，阴阳不测之谓也。是形而上者，藏之性也。惟其无形，故能主乎有形。所谓苦欲者，犹言好恶也。违其性故苦，遂其性故欲。欲者，是本脏之神之所好也，即补也。苦者，是本脏之神之所恶也，即泻也。补泻系乎苦欲，苦欲因乎脏性，不属五行，未落阴阳，其神用之谓与！如肝苦急，急则有摧折之意焉，故苦而恶之，急食甘以缓之，缓之，是使遂其性也。且扶苏条达，木之象也，升发开展，魂之用也，故其性欲散，急食辛以散之，散之，解其束缚也，是散即补也。心苦缓，盖心为君主神名之性，喜收敛，而恶散缓，急食酸以收之，收之是使遂其性也。且心君本自和调，若邪热乘之则躁急，急食咸以软之，软者，和调之义，除其邪热，以软其躁急坚劲之气，使复其平，下交于肾，得既济之道，故软即补也。脾苦湿，宜健而不宜滞，若湿乃滞矣，急食苦以燥之，使复其性之所喜，脾斯健矣。若已过燥，则复欲缓之，稼穑之化，甘先入脾，故急食甘以缓之，以甘补之。肺为气主，常则气顺，变则气逆，逆则违其性也，故宜急食苦以泄之。且肺主上焦，其政敛肃，故其性喜收，宜急食酸以收之。更贼肺者，热也，肺受热邪，急食辛以泻之，不敛则气无所管束，是肺失其职也。故宜收之以酸，使遂其收敛之性，以清肃于上，收之是即补也。肾苦燥，盖肾藏精与志，而主五液，乃属真阴水脏，其性本润，而恶涸燥，故宜急食辛以润之。且肾欲坚，盖肾非坚，则无以称作强之职，但四气以遇湿热即软，遇寒冷即坚；五味以得咸即软，得苦即坚，故宜急食苦以坚之，以遂其欲坚之性也，是坚即补也。苦欲即明，而五味更当详审。水曰润下，润下作咸；火曰炎上，炎上作苦；木曰曲直，曲直作酸；金曰从革，从革作辛；土爱稼穑，稼穑作甘。苦者直行而泄，辛者横行而散，酸者束而收敛，咸者止而软坚。甘之一味可上可下，土位居中，而兼五行也，淡之一味，五脏无归，专入太阳而利小便也。然草木有形无情之药，各逞一性以为功。人禀五行有神有情之体，全以阴阳变化制伏，相成相长以为之用。倘失调抱疴，驱药救弊，徒知以寒治热，则热病转生，以热治寒，而寒病转剧，惟宜求其本以衰之，因所因以伏之。即经所谓："必先其所主，而伏其所因"，斯无增气偏胜之害，而得和平长养之宜，令无情以至有情，皆出用药者神明变化之用，学者可不潜心默会其旨乎！昔贤祝医者曰："行欲方而智欲圆，心欲小而胆欲大"。嗟呼！医之神良，尽乎此矣。

生产择地土

凡诸草木虫鱼，各有相宜地产，气味功力，自异寻常。奈有因惮远路艰难，取近所产充用，殊不知，功力缓紧略殊者，倘倍加犹足去病，如气味纯驳大异者，若妄饵，必致损人。他如齐州半夏，华阴细辛，银夏柴胡，甘肃枸杞，茅山玄胡索、苍术，怀庆干山药、地黄，歙白术，绵黄芪，上党参，交趾桂，每擅名因地，地胜药灵。更宜家园者，勿杂山谷自产，菊花、桑根皮是尔。或宜山谷者，难混家园所栽，芍药、牡丹皮为然。云在泽，取滋润泽旁，匪止① 泽兰叶也。云在石，取清洁石上，岂特石菖蒲乎？东壁土及各土至微，用亦据理。千里水并诸般水极广，烹必合宜，总不悖于《图经》，才有益于药剂。

收采按时月

草木根梢收采，惟宜秋末春初，春初则津润始萌，未充枝叶。秋末则气汁下降，悉归本根。然茎叶花实各有所宜，采未老枝茎，汁正充溢，摘将开花蕊，气尚包藏，实收已熟味纯，叶采新生力倍，入药诚妙。治病方灵，其诸玉石、禽兽、虫鱼，或取无时，或收按节，各有深义，宜谨遵依。

藏留防耗坏

凡药藏贮，宜常提防。见雨久着火频烘，遇晴明向日旋晒，粗糙悬架上，细腻置潭中。人参须和细辛，冰片必同灯草，麝香宜蛇皮裹，硼砂共绿豆收，生姜泽老沙藏，山药候干灰窖，沉香、真檀香甚烈，包纸须重，茧水、腊雪水最灵，埋阱宜久。其法甚多，类推隅反。

贸药辨假真

药多欺罔，不可不详。钟乳令白蜡煎，细辛使宜水渍，当归酒洒取润，枸杞蜜拌为甜，螵蛸胶于桑枝，蜈蚣珠其足赤，此将歹作好，仍以假乱真。齐苨指人参，木通混防己，古圹灰云死龙骨，茵蔯根谓土黄芪，麝香捣荔核掺，藿香采茄叶杂，研石膏和轻粉，收苦薏当菊花，卖郁

---

① 匪止 通"非只"。

金实是姜黄，土当只称独活，小半夏煮黄为胡索，嫩松梢盐润为苁蓉，草豆蔻将果仁充，南木香以西呆抵。煮鸡子及鲭鱼枕善能造琥珀，熬广胶入荞麦面炒黑作阿胶，枇杷蕊代款冬，驴脚骨捏虎骨，松脂搅麒麟竭，番硝插龙脑香，桑根白皮，株干者安是？牡丹根皮，枝梗者岂真？如斯之类，巧诈百端，本资却病，反致杀人。此诚大关紧要，如若小节寻常，务考究精详，免乖违荼毒。

㕮片分根梢

古人口咬碎，故称㕮咀。今以刀代之，惟凭锉用，犹曰㕮片，不忘本源。诸药锉时，须要得法，或微水渗，或略火烘，湿者候干，坚者待润，薄薄切匀，才无碎末。仍忌锉多留久，恐走气味不灵，旋锉应人，速能求效。根梢各治，尤弗混淆。生苗向上者为根，气脉以上，入土垂下者为稍，气脉下行，中截为身，气脉中守。上焦病者用身，下焦病者用梢，盖根升梢降，中守不移故也。凡服百药，忌食其心，心有毒也。

制造资水火

凡药制造，贵在适中。不及则功效难求，太过则功力缓而且气味反失。火制四，有煅、有炮、有炙、有炒之不同。水制三，或渍、或泡、或洗之勿等。水火共造制者，若蒸若煮而有二焉。配制更多，用惟一理。酒制升提，姜制发散。入盐走肾脏，仍仗软坚；用醋注肝经，且资住痛，童便制，除劣性降下；米泔制，去燥性和中。乳制滋润回枯，助生阴血；蜜制甘缓难化，增益元阳。陈壁土制，窃真气骤补中焦；麦麸皮炒，抑酷性，勿伤上膈。乌豆汤、甘草汤渍晒并解毒，致令中和；羊酥油猪脂油涂烧，咸渗骨容易脆断。有剜去瓤，免胀；有抽去心，除烦。病热者，药多生用；虚寒者，便宜或蜜炙或酒炒矣。

治疗用气味

治疗贵方药合宜，方药在气味合用。先圣设绳墨而取曲直，后哲出规矩以为方圆。然物之生也，必禀乎天，其成也，必资乎地，故有形为味，无形为气，气为阳，味为阴，阳气出上窍，阴味出下窍，气化则精生，味化则形长，故地产养形，形不足者温之以气，天产养精，精不足者补之以味，是以气者天也。气有四，温、热者，天之阳；寒、凉者，天之阴。阳则升，阴则降。味者地也，味有六，辛、甘、淡者，地之阳；酸、苦、咸者，地之阴。阳则浮，阴则沉。有使气者，有使味者，有气味俱使者，有先使气后使味者，有先使味后使气者。更有因象而使，因色而使，因意而使者，不可一例而拘。有一药二味或三味者，有一药一气或二气者。热者多，寒者少，寒不为之寒，寒者多，热者少，热不为之热。或寒热各半而成温，或温多而成热，或凉多而成寒，不可一途而取。又或寒热各半，昼服之，则从热之属而升，夜服之，则从寒之属而降。至于晴日则从热，阴雨则从寒，所从求类，变化不一也。然酸咸无升，甘辛无降，寒无浮，热无沉，其性然也。仍升而使之降，须其抑也。沉而使之浮，须其载也。辛散也，其行之也横，甘缓也，其行之也上，苦泻也，其行之也下，酸收也，其性缩，咸软也，其性舒，上下舒缩横之不同又如此。若夫热药之性，其伤人也必僭，以火曰炎上也。寒药之性，其伤人也必滥，以水曰润下也。不僭不滥，而独伤中焦冲和之气者，必无之理也。

药剂别君臣

诸病有标本，而药有重轻。重者主病以为君，轻者为臣而佐助，立方之法仿此才灵。又如本草各条，亦以君臣例载，而以养命之药为君，养性之药为臣，治病之药为使。投于剂中，则以力大主病之药为君，佐君之药为臣，应臣之药为使。重轻互举，一时之权宜，依制合方，古今之定诀。然规矩方圆，已见于书典，随机应变，总贵乎得中。

药性有畏恶

夫药有单行者，不与诸药共剂，而独自能攻补也，如方书所载独参、独桔汤之类。然更有宜合剂共相宣发者，畏恶之理可不辨诸？有相恶者，彼有毒而我恶之也；有相畏者，我有能而彼畏之也。此二者不深为害，盖我虽恶彼，彼无忿心，彼之畏我，我能制伏，如牛黄恶龙骨，而龙骨得牛黄其更良，黄芪畏防风，而黄芪得防风其功愈大之类是尔。有相反者，两相仇隙，必不可使和合也，如画家用雌黄、胡粉，便自黯变之类是尔。有相杀者，中彼药毒，用此即能杀除也。如中蛇虺毒，必用雄黄，中雄黄毒必用防己之类是尔。

七方

岐伯曰：气有多少，形有盛衰，治有缓急，方有大小，病有远近，证有中外，治有轻重，七方不同，同归已疾。其制各异，异以从宜。方者法也，法乃所以制物也，制方者必本乎是。

大　君一臣三佐九制之大也。其用有二：一则病有兼证，邪气不专，不可以一二味治之，宜此大方之类是也。二则治肾肝，在下而远者，宜分两多而顿服之是也。以脏腑为远近，则肾肝为远，心肺为近。以表里为远近，则身表为远，里为近也。

小　君一臣二佐四制之小也。其用有二：一则病无兼证，邪气专一，可以一二味治之，宜此小方之类是也。二则治心肺在上而近者，宜分两少，徐徐细呷而频服之是也。盖肝肾位远，数多则其气缓，

且牵制不能速达于下，必大剂而味数少，取其独专，迅急下走也，心肺位近，数少则其气急下走，不能升发于上，必小剂而数多，取其易散而上行也。王氏所谓肺服九、心服七、脾服五、肝服三、肾服一，五脏生成之数也。

缓　治主当缓。补上治上制以缓，凡表里汗下，皆有所当缓，缓则气味薄，薄者则频而少服也。其用有五：有甘以缓之为缓方者，盖糖、蜜、枣、葵、甘草之类，取其恋膈故也。有丸以缓之之缓方者，盖丸比汤散药力行迟故也。有品味群聚之缓方者，盖药味众多，各不能骋其性也。有无毒治病之缓方者，盖药无毒，则攻自缓也。有气味薄之之缓方者，盖药气味薄，则常补上，比至其下，药力已衰，此补上治上之法也。

急　治客当急。补下治下，制以急。凡表里汗下，皆有所当急，急则气味厚，厚者则顿而多服也。其用有四：有热毒攻下之急方者，谓热燥前后闭结，谵妄狂越，宜急攻下之类是也。有风淫疏涤之急方者，谓中风口噤不省人事，宜急疏涤之类是也。有药毒治病之急方者，盖药有毒攻击自速，服后上涌下泻，夺其病之大势者是也。有气味厚之急方者，盖药气味厚，则直趋下，而力不衰，此补下治下之法也。王冰曰：假如病在肾，而心气不足，服药宜急过之。不以气味饲心，盖肾药凌心，心复益衰矣。余上下远近例同。完素曰：圣人治上不犯下，治下不犯上，治中上下俱无犯，故曰诛伐无过，命曰大惑。

奇　君一臣二奇之制也。近者奇之，下者奇之，凡在阳分者皆为之奇也。其用有二：有药味单行之奇方者，谓独参汤之类是也。有病近而宜用奇方者，谓君一臣二，君二臣三，数合于阳也，宜下之

不宜汗也。奇方力寡而微，凡下宜奇者，谓下本易行，故宜之。偶者药毒内攻太过也，故曰汗不以奇，下不以偶。王太仆乃言汗药不以偶，则气不足以外发，下药不以奇，则药毒攻而致过，意者下本迅利，故单行则力专，专则直下，不旁及而速也。汗或难出，故并行则物众，而力微乎。至若仲景则桂枝汗药，反以三味奇方，而大承气下药，反以四味偶方何也？岂汗下缓急，在力之大小，而不以数之奇偶为重乎！

偶　君二臣四偶之制也。远者偶之，汗者偶之，凡在阴分者皆为之偶也。其用有三：有两味相配之偶方者，谓沉附汤之类是也。有两方相合之偶方者，谓胃苓汤之类是也。有病远而宜用偶方者，谓君二臣四，君四臣六，数合于阴也，故宜汗之，不宜下也。王安道曰：偶方力齐而大，凡汗宜偶者，谓汗或难出故宜之，奇则药气外发不足也。然奇与偶有数之奇偶，更有味之奇偶焉，抑天之阳分为奇，假令升麻汤升而不降也，亦谓之奇，以其在天之分也。地之阴分为偶，假令调胃承气汤降而不升也，亦谓之偶，以其在地之分也。

复　奇之不去复以偶，偶之不去复以奇，故曰复，复，再也，重也。洁古云：十补一泻，数泻一补，以使不失通塞之道也。其用有二：有二三方相合之为复方者，如桂枝二越婢一汤之类是也。有分两匀同之为复方者，如胃风汤各等分之类是也。又曰重复之复，二三方相合而用也。反复之复，谓奇之不去，则偶之是也。

王冰曰：脏位有高下，腑气有远近，病证有表里，药用有轻重。单方为奇，复方为偶，心肺为近，肝肾为远，脾胃居中，肠、膀、胞、胆，亦有远近，识见高

远，权以合宜，方奇而分两偶，方偶而分两奇。近而偶制，多数服之；远而奇制，少数服之。则肺服九，心服七，脾服五，肝服三，肾服一，为常制也。方，与其重也，宁轻；与其毒也，宁良；与其大也，宁小。是以奇之不去，偶方主之，偶方不去，则反助以同病之气而取之。夫微小之热，折之以寒，微小之冷，消之以热，其大寒热，则必能与异气相格，声不同不相应，气不同不相合，是以反其佐以同其气，复令寒热参合，使其始同终异也。逆者正治，从者反治。反佐，即从治也，盖热在下而上有寒邪拒格，则寒药中入热药为佐，下膈之后热气既散，寒性随发，寒在下而上有浮火拒格，则热药中入寒药为佐，下膈之后寒气既消，热性随发，此所谓寒因热用，热因寒用之妙也。

十剂

剂者，从齐从刀，用以齐其不齐，而成其所以齐也。独用之谓药，合用之谓剂，才有长短、大小、良毒之难齐，用有相益相济、相畏相恶、相忌相制之不同，剂有宣通、补泻、轻重、滑涩、燥湿、对治之名异。良相剂量群才，以成治世之功；良医剂量群药，以成治病之功，其义一也。合剂者必本乎是，苟昧其旨而违其道，即失对治之义，求疾之瘳，其可得乎！

宣可去壅，姜、橘之属是也。故郁壅不散，宜宣剂以散之。有积痰上壅，有积瘀上壅，有积食上壅，有积饮上壅。宣，涌吐之剂也，经曰：高者因而越之，又曰：木郁则达之。以病在上而涌吐之也，若瓜蒂散、姜盐汤、人参芦及藜芦之类。

通可去滞，通草、防己之属是也。故留滞不行，宜通剂以行之。如痹，留也，饮，留也，痛，亦留也。通，疏通之剂也，如小便滞而不通，宜通草、琥珀、海

金沙之属。月经滞而不通，红花、桃仁、五灵脂之属。

补可去弱，人参、羊肉之属是也。故羸弱不足，宜补剂以扶之。有气弱、有血弱、有气血俱弱。补，滋补之剂也。不足为虚，经曰：虚则补之。如气虚四君，血虚四物，气血俱虚，八珍十全之属。又曰：精不足者补之以味，盖药味酸苦甘辛咸，各补其脏，故此为云。

泻可去闭，葶苈、大黄之属是也。故闭结有余，宜泻剂以下之。有闭在表，有闭在里，有闭在中。泻，泄泻之剂也。有余为实，经曰：实则泻之，实则散之。如大小承气汤、大柴胡汤之类。

滑可去着，冬葵子、榆白皮之属是也。故涩则气着，宜滑剂以利之。有经涩，有小便涩，有大便涩。滑，滑利之剂也。滑以养窍，如大便结燥，小便淋涩，用火麻仁、郁李仁、冬葵子、滑石之类。

涩可去脱，牡蛎、龙骨之属是也。故滑则气脱，宜涩剂以收之。前脱者遗尿，后脱者遗矢，阳脱者自汗，阴脱者失精失血。涩，收敛之剂也。如大便频泻，宜肉豆蔻、诃子之属。小水勤通，宜桑螵蛸、益智之属。冷汗不禁，宜黄芪、麻黄根之属。精遗不固，宜龙骨、牡蛎之属。血崩不止，宜地榆、阿胶之属。

燥可去湿，桑白皮、赤小豆之类是也。故湿则为重，宜燥剂以除之。有湿在上，有湿在中，有湿在下，有湿在经络，有湿在皮肉，有湿在筋骨。燥，除湿之剂也，如夹食致泻，停饮成痰，宜白术、苍术、茯苓、半夏之属。肢体浮肿，胸腹胀满，宜桑白皮、大腹皮、赤小豆之属。又沉寒痼冷，吐利腥秽，宜高良姜、附子、川椒之属。

湿可去枯，白石英、紫石英之属是也。故枯则为燥，宜湿剂以润之。有减气而枯，有减血而枯。湿，润燥之剂也。与滑虽类，略有不同，经曰：辛以润之，盖辛能散气能化液也。至于盐硝味虽属咸，亦属真阴之水，诚润燥之要药，夫人有枯涸皱揭之病，匪独金化为然，亦有火以乘之，非湿剂莫能愈也。

重可去怯，磁石、铁粉之属是也。故怯则气浮，宜重剂以镇之。神志失守，惊悸不宁。重，镇固之剂也，如小儿急惊，心神昏冒，宜金银箔、朱砂丸之属。

轻可去实，麻黄、葛根之属是也。故实而气蕴，宜轻剂以扬之。腠理闭闷，嚏寒中蕴。轻，散扬之剂也。如寒邪客于皮肤，头痛身热无汗，宜麻黄汤、升麻葛根汤之属。

十剂补遗

十剂之后，陶隐居续入寒热二剂，岂知寒有时而不可以治热，热有时而不可以治寒，何者？阴虚内热，当用甘寒滋肾家之阴，是益水以制火也。设用芩、连、栀子苦寒之剂以攻热，则徒败胃气，苦寒损胃而伤血，血愈不足而热愈炽，胃气伤则后天之元气愈无所养，而病转增剧也。阳虚中外俱寒，当以人参、黄芪以益表里之阳气，而少佐桂附以回阳，则其寒自解，是益火以祛寒也。设专用辛热，如吴茱萸、干姜、麻黄、胡芦巴、胡椒之属以散寒。则辛能走散，真气愈虚，其寒愈甚，王安道所谓辛热愈投，而沉寒愈滋也。二者非徒无益而反害之。

三法五治① 四因六淫八要

三法者，初、中、末也。初治之道，法当猛峻，缘病得之新暴，邪入未深，当以疾利之药急去之。中治之道，法当宽猛相济，为病非新非久，当以缓疾得中，时令消息，对证加减，养正祛邪相兼治之。

----

① 三法五治　原作"三治五法"，据内容改。

末治之道，法当宽缓，谓药性平善，安养血气，为病久人虚，邪气潜伏，故以善药养正，而邪自去也。

五治者，和、取、从、折、属也。一治曰和，假令小热之病，当以凉药和之。和之不已，次用取。二治曰取，为热势稍大，当以寒药取之。取之不已，次用从。三治曰从，为势既甚，当以温药从之，所谓承乃制也。温之不已又再折。四治曰折，为病势极甚，当以逆治之。制之不已，当下夺之，夺之不已，又用属。五治曰属，缘病陷在骨髓，无法可出，故求其属以衰之。

四因者，有始因气动，而内有所成病者，如积聚癥瘕之类。有始因气动而外有所成病者，如痈疽疮疡之类。有不因气动而内有所成病者，如留饮宿食，喜怒想慕之类。有不因气动，外有所成病者，如瘴气、跌扑、虫伤之类。

六淫者，阴、阳、风、雨、晦、明也。阴淫寒疾则怯寒，此寒水太过，别深浅以温之。阳淫热疾则恶热，此相火太过，须审虚实以凉之。风淫末疾，末谓四肢也。必身强直，此风木太过，须和冷热以平治之，在阳则热，热则痿缓不收，在阴则寒，寒则筋挛骨痛。雨淫腹疾，则湿气濡泄，此湿土太过，以平渗燥之。兼看冷热之候。晦淫惑疾，晦邪所干，精神惑乱，此燥金太过，当滋养之。明淫心疾，心气鼓动，狂邪谵妄，此君火太过，当镇以敛之。

八要者，虚、实、冷、热、邪、正、内、外也。一曰虚，脉细、皮寒、气少、泄泻、饮食不进，此为五虚。二曰实，脉盛、皮热、腹胀、前后不通、闷瞀，此为五实。三曰冷，阳气衰微，脏腑积冷。四曰热，阴气衰弱，脏腑积热。五曰邪，非脏腑正病也。六曰正，非外邪所干也。七曰内，情欲所伤，不在外也。八曰外，外物所伤，不在内也。学者明此诸要，而治不紊矣。

五用

汤，煎成清液也。补须要熟，利不嫌生，去暴病用之，取其易升易散，易行经络，故曰：汤者，荡也。治至高之分加酒煎，去湿加生姜，补元气加大枣，发散风寒加葱白，去膈病加蜜煎，止痛加醋。凡补汤，须煎渣滓两汁可服。其发表攻里二者，惟煎头汁取效，不必煎渣，盖有生熟缓急之不同耳。

膏，熬成稠膏也。药分两须多，水煎熬宜久，渣滓复煎数次，绞聚浓汁，共合熬成。去久病用之，取其如饴力大，滋补胶固，故曰：膏者，胶也。复有敷痈疮肿之膏，熬法固一。惟可服之膏，则或酒或水随熬。敷痈之膏，必或油或醋煎液耳。

散，研成细末也。宜旋制合，不堪久留，恐走泄气味，服之无效耳。去急病用之，但不循经络，只去胃中及脏腑之积，故曰：散者，散也。其服法，则气味厚者白汤调服，气味薄者煎熟和渣服。

丸，作成圆粒也。治下焦疾者，如梧桐子大；治中焦疾者，如绿豆大；治上焦疾者，如米粒大。因病不能速去，取其舒缓逐渐成功，故曰：丸者，缓也。然有用水丸者，或作稀糊丸者，取其易化，而用以治上焦也。用稠面糊或饭丸者，取略迟化，能达中焦也。或酒或醋丸者，取其收散之意也。犯半夏、南星，欲去湿痰者，以生姜汁丸，制其毒也。神曲糊丸者，取其消食。山药糊丸者取其止涩。炼蜜丸者，取其迟化而气循经络。蜡丸者，取其难化，能固护药之气味，势力全备，直过膈① 而作效也。

———

① 膈 原为"鬲"，径改。后同。

渍，酒渍煮药酒也。药须细锉，绢袋盛之，入酒罐密封，如常法煮熟，地埋日久，气烈味浓，早晚频吞，经络速达，或攻或补，并著奇功。渣漉出晒干，微捣末别渍，力虽稍缓，服亦益人，为散亦佳，切勿轻弃。补虚损证，宜少饮，旋取功效。攻风湿证，宜多饮，速见奇能。然勿令至醉及吐，则大损人也。

煎丸紧要条例

凡汤内用芒硝、饴糖、阿胶者，须候汤熟，绞净清汁，方纳于内，再上火煎二三沸，烊尽乃服。

凡汤内加酒、醋、童便、竹沥、姜汁者，亦用煎好绞汁冲服。

凡汤中用沉香、木香、乳香、没药一切香窜药味，须研细末，待汤熟先绞汁，小盏调服讫，然后尽饮。

凡通大便丸药，或有巴豆、硝黄者，必用蜡化为衣，取其过膈不化，能达下焦，脾胃免伤。尚人体气壮实，毋以此拘。

服饵先后

凡病在胸膈以上者，先食后服药。病在心腹以下者，先服药而后食。病在血脉四肢者，宜空腹而在旦。病在骨髓者，宜饱满而在夜。调理脾气者，宜食远而徐徐服之，药后勿就进食。调补肾元者，宜食前而顿服多服之，药后便可进食，若血食美味者更佳，盖助精血发生尤捷耳。故在上者，不厌频而少，在下者不厌顿而多。少服则滋荣于上，多服则峻补于下。

谨慎煎制

凡煎制汤液丸散，必托诚慎亲信之人，而隐微不可不慎也。煎药器皿洗涤洁净，清新甜水，慢火煎熬，按分滤净，投服自效。每有煎药托之婢仆，或用烈火速干，而药汁未出，或有沸溢真汁而添入茶汤。制丸作散，灰土杂乱，炮炙失宜，水酒妄渍。则方药虽当，而功效难求矣。

冯氏锦囊秘录杂证痘疹药性
主治合参卷一

海盐冯兆张楚瞻甫纂辑
男　乾元龙田
门人罗如桂丹臣同校
男　乾亨礼斋

草部上

人参

得土中清阳之气，禀春升少阳之令而生。味甘，微寒，无毒。气味均齐，不厚不薄，升多于降。又曰：微温者，言其功用也。云微寒者，言其所禀也。有采来入沸汤，略沸即取起，焙干或生，置无风处阴干。凡带生而采者，有皮力大，过熟而采者，无皮力驯。临用切薄片，银石器中慢火熬汁。如入丸散，隔纸微火焙燥。如欲久藏，和炒米拌匀，同纳瓶中封固，则久藏不坏，且得谷气也。①

人参味甘，合五行之正；性温，得四气之和。受天春升生发之气，禀地清阳至和之精，状类人形，上应瑶光，故能回阳气于垂绝，却虚邪于俄顷，功魁群草，力等珍丹。入脾、肺二经，诸虚皆调，五脏均补。虚人服之，如阳春一至，万物发生，犹饥之得食，渴之得饮。至如肥白人任多服，苍黑人宜少投，亦言其概耳。益五脏真元不足，理肺金虚促短气，泻心肺脾胃火邪，治劳伤虚火上逆，健脉理中，生津止渴，开心益智，滋补元阳，却惊

悸，除梦邪、肠胃中冷、心腹鼓痛、胸胁逆满，破坚积，宣壅滞，除健忘，兴阳道，养精神，安魂魄。气壮而胃自开，气和而食自化，退虚火之圣药也。功专补中，然有虚寒虚热之宜忌。今古议论，纷纭不一，总寒热不拘，而虚实须别。如止虚弱，单服何疑？倘有寒热偏证，便兼药用，寒温热凉，配制得法，则寒热皆所相宜，但贵审虚实之的确耳。气虚者固不可遗，血虚者亦不可缺，无阳则阴无以生，而血脱者补气，气为水母也。诚能挽功垂绝，使无形生出有形。多服宣通，少服壅滞。同苓术则燥湿，同熟地则滋补，同麦冬则清润，所佐异而功效便殊矣。至若肺脉洪实，火气方逆，血热妄行，气尚未虚，痧证初发，斑点未形，伤寒始作，邪热方炽，用之殆害，咎在人而不在药耳。至于醒酒之功，以酒能大伤元气，故培精力，以胜酒毒也。及久溃痈疽，外科掺药中用之，久患目疾，眼科净药中用之，咸获其效，则其内服补虚培元之功，更可见矣。无神之肌肉皮毛受伤，皆仗此而保全，何况有神有情之脏腑！气血阴阳危

① 原书为小字，今改为楷体。后同。

困，能不藉此以挽救乎？若炼膏投服，功力更优，韩飞霞曰：人参炼膏回元气于无何有之乡。一切产后病后，及痈疽出脓后，元气未复者大获奇效。

主治痘疹合参　　治痘之圣药也。戒用于三日之前，补元气而和中，生津液而止渴，安神健脉，托里排脓，气虚痘疹必用。既可补中以杜内陷，复能固表以免外剥，使正胜于邪，驱毒出外，俾毒假浆成，毒从浆化，虽有强邪，勿能为害。盖无形之元气，能生发而不穷，则有形之疾病，渐可消弭于无事也。但热毒盛时禁用，血热痘初禁用，痰壅证禁用，肺热咳甚者禁用。必不得已，以苦茶汤浸过用无妨，此权宜之术耳。有同陈皮煎服者，反能盗泄元气。故补大虚之证，所不宜并服也。古人消导药中用之，使气壮而运行自健，助其脾之所能也。发散药中用之，乃养正而驱邪得力，令邪无可留之地也。

黄芪

禀天之阳气，地之冲气以生，故味甘，微温，无毒。气厚于味，可升可降，阳也，入手阳明太阴经。甘乃土之正味，故能解毒，阳能达表，故能运毒走表。甘能益血，脾主肌肉，故主久败疮疡排脓止痛。宜择绵软色嫩者佳。生用则托表排脓，蜜炙则调补虚损。

黄芪，生治痈疽，炙补虚损，五劳七伤，气耗血虚，益元阳，泻阴火，温肉分，充皮肤，密腠理，固盗汗自汗，排脓托毒止痛，长肉生肌，外行皮毛，中补脾胃，功专实表。性畏防风，得之其功愈大，盖相畏而相使也。但阳盛阴虚者，上焦热甚，下焦虚寒者，病人多怒，肝气不和及肺脉洪大者，并戒之。

主治痘疹合参　　专主益肺气，补托排脓，实腠理补气虚，善治脾胃虚弱，疮疡血脉不行，阴毒不起，泄利消渴，腹痛虚汗，宜灌浆时用。但血热痘证，外有红紫斑点者，并肺热咽痛喘嗽者，及血滞血枯，痘色燥槁不润者，禁用。若浆足后，不可过多，恐胖甚难于收靥。过补则生痈毒。且人参、黄芪，皆补气助火之剂，凡痘色白陷者最宜，若痘色红紫壮实者，轻用之则血愈热，而毒愈炽，红紫者转为黑枯，不救之证矣。

按：黄芪为补表要药，肺主皮毛，脾主肌肉，故入此二经，得防风其功愈大，为其助达表分，有邪气方实者勿用。

甘草

味甘，气平，无毒，入脾经。正禀土中冲和之阳气以生，故称为九土之精。诸毒遇土则化，故能解诸百毒也。生寒炙温，梢去尿管涩疼，节消痈疽嫩肿，子除胸热，身则补中，宜选壮大横纹者佳。

甘草解诸毒，利咽痛，健脾胃，补三焦，止泻渴烦，和调药性，却脐腹急疼，脏腑邪热，热药用之缓其热，寒药用之缓其寒，补脾而和中，润肺而解热。梢止茎中作痛，节疗肿毒诸疮。但中满证禁用，欲行下焦药勿加。

主治痘疹合参　　生用泻火解热毒，消疮疽，熟用能补三焦元气，健胃和中，解诸药毒。凡痘疹常用，宜小者生者。如入补剂，宜大者炙者。若欲解疫疠毒气，痘疹恶毒，宜制作人中黄最佳。节生用，消肿导毒。

按：甘草外赤内黄，备坤离之色，味甘气平，资戊己之功。调和群品，有元老之称，普治百邪，得王道之用。甘味居中，而能兼乎五行，可上可下可内可外，有和有缓，有补有泻，益阴除热，有裨金宫，故咳嗽咽痛，肺痿均治。甘缓中和，专滋脾土，故泻利虚热肌肉必需。理中汤用之，恐热药僭上也。承气汤用之，恐峻剂速下也。热药用之缓其热，寒药用之缓其寒。甘能满中，故中满者勿用。甘能缓急，故筋急者宜之。头入吐药有功，梢达肾家清火，呕病酒病胀病俱禁用也。甘草造人中黄法，用竹筒一段，刮去青皮，一头开一小孔，将甘草纳入填满，油灰封固其孔，立冬日投于通衢无女人到厕中，至立春日取起，清水洗净，置有风无日处，阴干半月后，劈开取出晒干，用之神治一切热毒疫毒。

白术

禀初夏之气以生，味苦，气温，从火化也。得土之冲气，益之以甘，昭土德也，故无毒。其气芳烈，其味甘浓，其性纯阳，较之于苍补多燥减矣。浙术即名云术，由粪力滋溉，肥大易油。歙术即俗名狗头术，瘦小燥白，得土气甚充，反胜云术，宜圆图米泔水浸一宿切片晒干，炒深黄。如入滋阴药，人乳拌炒。如入止泻药，东壁土拌炒。如入膨胀药，麸皮拌炒。

白术，缓脾益津，除湿益燥，健脾进食，消谷补中，除胃虚停饮，理心下急痛，补劳倦内伤，祛周身湿痹，驱胃脘食积痰涎，皮毛间风，腰脐间血，手足懒举贪眠。在气主气，在血主血，中气不足，脾胃诸虚之圣药也。同枳实能消痞，同黄芩能安胎。有汗则止，无汗则发，喘证哮证忌用。

主治痘疹合参　健脾止泻，补虚敛汗，发泡浆溢者多加。然在脓时用之，则湿润之气不行，而痘难成浆矣。并热盛喘嗽，音哑烦渴，热毒烦躁者，并禁之。惟泻泄虚渴者，并水泡多，或胖甚不痂者，及中气大虚者甚宜。

按：白术，甘温，得中土之冲气，补脾胃之第一品也。术赞云：味重金浆，芳逾玉液，百邪外御，六腑内充，察草木之胜，速益于己者，并不及术之多功也。每遇暴病大虚，中气欲脱之证，用此馨香冲和之味，托住中气，直奏奇功，不亚人参。试思古人理中术、附二汤，咸仗为君，补虚续绝诸方，必兼佐用，但不无少偏于燥性，久服宁免偏胜。未若人参纯得阳和之气，可久服单服也。奈俗医往往概嫌其滞，一坐未读本草，一坐炮制未精耳，但脐间有动气筑筑，及阴虚燥渴，便闭者禁之。

苍术

味苦、甘、辛，气温，无毒。苦辛重而甘味轻，故燥烈除湿之功则有余，补中扶脾之功则不足矣。宜圆图米泔水浸一宿，切片晒干，炒深黄色。

苍术消痰结窠囊，宽胸中窄狭，治身面大风，风眩头疼，辟山岚瘴气，瘟疫时气，暖胃安胎，宽中进食，驱痃癖气块，止心腹胀痛。补脾燥湿之功，与白术功用皆同，但白补性居多，且能敛汗。苍气辛烈，又能发汗。白术性禀冲和，直固清阳中气。苍术性多燥悍，功专除湿祛风，无湿者便不可用，况于燥证乎！

主治痘疹合参　燥湿健脾，辟恶宽中，进食暖胃，痘疮湿痒及不结痂可用。然性太燥，不宜多投，在起胀灌浆，尤所禁焉。有用以烧烟，辟其不正之气，可暂不可常，亦虑其燥耳。

按：苍术为湿家痰家要剂，辛温辟邪，得天地之正气者欤。但阴虚便燥，渴而火亢者忌之。

生地

味甘苦，大寒，无毒。禀仲冬之气以生，兼禀地之和气以长。黄者，土之正色也。甘能入脾，苦能入心，故兼入心脾。蒸晒至黑，则减寒性，而专补肾脏精血矣。如阴虚火盛，而脾气又弱者，宜切片酒浸透炒干，方能入补脾药，如白术之类，逐队共剂成功。

生地同麦冬入心兼肾。同姜汁炒，不泥胸中稠痰。主劳伤，通二便，养阴退阳，凉心火血热骨蒸痨热，五心烦热，吐衄血证眼疮，妇人经枯闭绝，妊娠下血漏胎，崩中下血，脉洪多热者皆用，惟脾胃有寒者少投。

主治痘疹合参　　甘寒能行血养血凉血，专治血热红紫之痘。其用有四：凉心火之血热，泻脾土之湿热，去鼻中之衄血，除五心之烦热，用必酒浸洗。凡痘疮血热，疮色干枯者宜之。但性寒凉血润肠，胃虚脾弱者忌之。

熟地

味甘，微寒，无毒。宜酒水各半煮透，连汁晒干，再蒸再晒，九次为度，铜铁皆忌。如入脾虚剂中，宜炒干用，有痰者姜汁拌炒用。

熟地大补血衰，倍滋肾水，填骨髓宜真阴，专补肾中元气，兼疗藏血之经，折跌绝筋伤中，五劳七伤血痹，五脏内伤，补绝续断，通血脉益气力，聪耳目乌须发，退虚热而润燥，补精血而调经。伤寒后，胫股最痛者殊功，新产后，脐腹急痛者立效。浊中浊者，坚强骨髓，内伤之病肝筋肾骨受之。熟地专滋肝肾，而内伤筋骨髓肾之所必用也。

主治痘疹合参　　滋肾水补血而益真阴，能安魂魄，治痘血虚无脓。凡痘中痘后血虚者宜之，盖能补肾中元气，乃天一所生之源也。但性滞而不走，倘脾虚者用，必须酒浸炒之。

按：熟地黄为补肾要药，养阴上品，六味丸以之为君，天一所生之本也。四物以之为君，乙癸同源之义也。九蒸九晒方熟，每见世人一煮透，便以为熟地误矣。盖禀北方纯阴之性而生，非太阳与烈火交炼则不熟也。所以固本膏，虽经日煎熬，必生熟各半而用之，观此可以见矣。如不

知此，以生地煮熟，便作熟地，投用地黄丸中，则寒凉之性未除，心肾之经各别，以心经寒凉之药为君主，以肾经温暖之药为臣佐，岂徒无益，反引寒性，既损真阳，复伤胃气，虚热者暂堪抵受，虚寒者立见沉疴。阴受其累，而莫知觉，惜哉！

附子

全禀地中火土燥烈之气，兼得乎天之热气，故其气味皆大辛大热，微兼甘苦，而有大毒。气厚味薄，阳中之阴，降多升少，浮中有沉，无所不至，入手厥阴命门，手少阳三焦，兼入足少阴太阴经，其性走而不守，为峻补元阳，而除风寒湿三邪之要药。

附子，母为乌头，附生者为附子，连生者为侧子，细长者为天雄，两歧者为乌喙，五物同出异名。以川产皮黑体圆底平，重一两以上者佳。大者力大，小者力微，宜制熟用，方多补益。主五脏沉寒，四肢厥逆，壮元阳元火，散阴湿阴寒，功专走而莫守，引诸药通行诸经，暖腰膝，健步坚筋骨，强阴。三阴寒毒非此不回，三阳厥逆舍此莫挽，风寒咳逆邪气，温中破癥坚积聚，寒湿痿躄拘挛，冷弱脚疼膝痛，腰脊心腹冷痛，霍乱转筋，下痢中寒，中风，气厥，痰厥，阴毒腹痛，寒疟风痹，虚人隔噎①肿胀，寒疝麻痹，奔豚，暴泻脱阳，脾泄久痢，虚阳上浮，阴寒在下，肾厥头痛，阳虚血证，小儿慢惊，痘疮灰白，痈疽不敛，一切沉寒痼冷之证，并不可缺。如阴经直中真寒，生附投剂可御。孕妇忌用，堕胎甚速。乌头者，即附子之母也。或云春采为乌头，冬采为附子，非也。附子性重滞，温脾以逐寒。乌头性轻疏，温脾以去风。寒证用附

① 隔噎　"隔"通"膈"。隔噎又称噎膈，病证名。指饮食不下，大便不通的病证。

子，风证用乌头，均补下焦，治各稍异。乌附尖，吐风痰，治癫痫，取其锐气，直达病所。侧子发散四肢，充达皮毛，治手足风湿诸痹。若天雄者，形大而长，主寒湿冷痹，历节拘挛，开关利窍，无非取其辛热走窜，与乌头功用相等。有曰：补虚寒，须用附子，散风湿，多用天雄。有曰：天雄之性不肯下，就而上行，所以能发散，而补上焦之阳虚。有曰：天雄、乌头，气壮性雄，俱是补下焦命门阳虚之药，补下即所以益上也。若上焦阳虚，乃心肺之分，则为元气之元阳，而非真阳之真火，其补当参芪之属矣，岂宜雄附耶？且乌附性热善走，借以通达沉寒痼闭，温中散寒则可。若欲温而兼补，必君人参，或白术气分之药，用之而始能。盖阳，即气壮也，热也、行也。阴，即气虚极也，寒也、止也。惟温补气分之药，可以壮而行之，可以温而达之，温补之法，施于此也。其温热回阳之功在乌附，而补益元气之功重参术，如温补者有参附汤、术附汤，如平补者有独参汤、白术膏，从未有独附汤以治沉寒虚脱之证也。盖温经不兼补益，则气弱难以宣通，虽暂得温行，终多壅滞，况书曰：引补气药以追失散之元阳，引养血药以扶不足之真阴，引发散药以逐在表之风邪，引温暖药以祛在里之寒湿，则知随引异功者明矣。更曰：熟则峻补，故熟附配麻黄，发中有补，生则发散，故生附配干姜，补中有散，是又以生熟而有异功矣。若附子无干姜不热，得甘草则性缓，得肉桂则补命门，此一定之成法。其变通之妙，存乎其人。若以附子大热，大黄大寒，疑忌不用，则遇极寒极热之危证，将何大力之药挽回垂绝乎？善用兵者天下无弱卒，善用药者天下无毒味。故书曰：病缓而用急药，急则拂乱其经。病剧须用急药，缓则援生不及。况病有虚

而寒，有虚而热，从未有寒而不虚者，是以治热有凉补、有凉泻，而治寒必温补相兼，风可发散从表，寒只温中救里也。

主治痘疹合参　　主沉寒四肢厥逆。凡痘寒不起，泄泻不止，灰白痒塌，寒战咬牙，气虚沉寒之证并用。宜以童便湿粗纸包裹，慢火中煨令极熟，方去皮脐，切作十字样四块，再以防风甘草黑豆煎汤，乘热浸过晒干用，或单以三味煎浓汁煮透用亦可，不必用童便浸煨也。盖过制则性太缓耳。

按：附子禀雄壮之质，有斩关之能，必重用参术驾驭，否则为祸不小。试思古人参附、芪附、术附等汤，其理可见。譬如虽勇将当先，必军粮继后，方能成功也。是以丹溪曰：气虚热甚者稍加附子，以行参芪之功，肥人多湿亦用。《集验》曰：肿因积生，积去而肿再作，若再用利药，小便愈闭，医多束手，盖中焦气不升降，为寒所隔，惟服附子，小便自通。吴绶曰：伤寒传变三阴，及中寒夹阴，身虽大热，而脉沉者必用附子，厥冷腹痛，脉沉细，唇青囊缩者，急用之，有起死之功。近人不明病情，复昧药性，持疑不用，直至阴极阳竭而后用，用亦迟矣。殊不知书云：阳气一分不尽则不死，要知阳者，人生之根本而挽回垂绝之要领，亦虚寒对证之常药，何足矜疑？惟阴虚内热，及内真热而外假寒者，不可误服。（宜于肉桂按内参看）。

当归

禀土之甘味，天之温气，故味甘辛温，无毒。甘以缓之，辛以散之、润之，温以通之、畅之。入手少阴、足厥阴，亦入足太阴，活血补血之要药。宜去芦，切片。若入破血药，宜梢尾生用。若入养血和血药，或全或身，用酒拌炒。

当归，治跌打血凝作胀，热痢肠刮肛

痛，温疟寒热，舒筋润肠，妇人胎前产后，男子五劳七伤。温中止心腹之痛，养营疗肢节之疼，中风拘挛崩中带下，气血分皆可用。能补能攻，并眼疾齿疾疼痛，痈疮金疮肌肉不长，一切燥涩焦枯，风药中俱用。味辛而甘，气温而厚。甘以缓中，辛以散润，温以通畅。入肝、心、脾三经。血结滞而能散，血不足而能补，血枯燥而能润，血散乱而能归，诚血门之要药。凡血受病，诸病夜甚，不可少也。但肠胃滑泻，及心气耗散，咳血吐血并宜禁之。

主治痘疹合参　宜酒炒用，养血行血，治痘内血虚，不光润红活者宜之。如血热血虚，同酒炒生地并用。若大便滑者禁之。

按：当归为血分要药。辛温而散，血中气药也。头止血而上行，梢破血而下流，身养血而中守，全活血而不走。气血昏乱服之而定，能领诸血，各归其所当归之经，故名当归。若入吐衄崩下药中，须醋炒过，少少用之，多能动血，以其气辛温耳。泄泻者禁与，以其味滑润耳。

米仁

得地之燥气，兼禀天之秋气，故味甘淡，微寒，无毒。阳中之阴，降也。入脾、肺二经。入肺门、足门，并宜生用。入脾门、虚门，并宜炒用。

米仁祛风湿而疗湿痹，保燥金而治痿痛，筋急拘挛，屈伸不便，咳嗽涕唾，脓血并来，除筋骨邪入作疼，消皮肤水溢发肿，利肠胃，止消渴，开胃进食，健脾保肺，少则力缓，难于见功，故用须当倍于他药。

主治痘疹合参　益气助胃，除风湿，理脚气，利脓浆下行。治脾虚水泡，泄泻脾弱，疮湿难靥皆用。

按：薏苡仁属土，本是脾药，虚则补母，故肺病用之。筋骨之病，亦以治阳明为本，故筋病用之。土能胜水，故泻利水肿用之。但性主下行，虚而下陷者，非其所宜。妊娠禁服。

山药

一名薯蓣，味甘兼咸，温平无毒。一云微寒。专入心、脾、肾三经。滋阴药中宜生用入剂，健脾药中宜炒黄入剂，如合入养胃培元药中，宜圆图大者饭内蒸透，切片晒干炒黄。

山药，诸虚百损，五劳七伤，益气力，润泽皮肤，长肌肉，坚强筋骨，除寒热邪气，烦热兼除，却头面游风，风眩总却，羸瘦堪补，肿硬能消，开心孔聪明，涩精管遗滑，理脾伤止泻，参苓白术散频加。逐腰痛强阴，六味地黄丸必用。色白甘润又能益肺。

主治痘疹合参　补中益气，开胃健脾，能滋阴而更能除湿，止泻泄而兼进食。凡自痘将灌脓，以及痘后补虚，俱所必用。气虚之证尤所重焉。

按：山药得土之冲气，禀春之和气，比之金玉君子，无往不宜。但性缓，非多用不效。大虚危证投之，难图近功，因性太和平宽缓耳。与面同食，不能益人。

麦门冬

在天则禀春阳生生之气，在地则感清和稼穑之甘，故甘平，微寒，无毒。如滋阴润肺去心生用，如同脾肺药兼用，宜拌米炒黄用。

麦冬，治肺家伏火之邪，肺痿吐脓腥臭。补心脏劳伤虚损，心血错经妄行。益精强阴，驱烦解渴。心腹结气能散，无克伐太过之伤。脾胃虚滞可消，有宽饱舒怀之益。和颜色，悦肌肤，清膈上之稠痰。调四肢之经脉，去心下支满，退虚热客邪，经枯乳汁不行，堪资作引。肺燥咳声连发，须仗为君，同人参五味煎，名生脉散，专补元气。共地黄、阿胶、麻仁用，能润经益血，复脉通心。滋燥金以壮水源，但专泄而不专收。中寒有湿者少服，脾胃虚寒，产后泄泻者忌之。

主治痘疹合参　安五脏，润经益血，清热补心，生脉止烦，清心润肺，宜痘五六朝肺气虚热，上喘作渴及痘无脓者可用。痘后尤宜，但不可早用，恐引毒内行，若泄泻者尤忌之。

按：麦门冬禀秋令之微寒，是以清心润肺之功居多。夫心火焦烦，势如盛暑，秋风一至，炎蒸若失矣。较之天冬甘味稍多，寒性差减，更胜一筹。火盛气壮者，多用、生用并宜，气弱胃寒者，少用、炒用为妙。

天门冬

正禀大寒初之气以生，得地之阴精，独厚味，苦甘平，其气大寒，其性无毒，阴也、降也。凡采取阴干去心用。

天冬，补虚损劳伤，强髓，润五脏，悦颜色，养肌肤，解渴除烦，消痰住嗽，保肺气不被热扰，通肾气能除热淋，止血溢妄行，润粪燥闭结。同参芪煎饮，定虚喘神方。和姜蜜熬膏，破顽痰癖圣剂。肺痈肺痿能挽回垂绝，吐血吐脓诚夺命再生。苦泄止血，甘助真元，寒退肺经火热，三者天冬之功焉。虚热人神妙，虚寒人忌投。麦冬清心以保肺，天冬滋水以涵金，一以救上，一以滋下，其保肺同也。但上下寒热有殊，而天、麦之宜禁亦异矣。

主治痘疹合参　泻肺火保肺气，疗热毒上侵气分，吐衄咳逆喘促，兼能润燥而止消渴，镇心润五脏。然痘以脾胃为主，伤脾寒胃，切勿轻投。若脾虚胃弱之人，尤宜痛绝。

按：天冬清金降火，益水之源，故能下通肾气，而滋补肾。主五液燥则凝而为

痰，得润剂则肺不苦燥，而痰自化，故湿火之痰，半夏主之；燥火之痰，天冬主之。若脾胃虚寒，单服久服，必病肠滑而成痼疾。

羌活

与独活生禀虽同，但性温辛苦，气厚于味，浮而升，阳也。手足太阳行经风药，并入足厥阴、少阴经气分。

羌活，气平微温，乃手足太阳表里引经之药，以理游风，兼入足少阴、厥阴气分，非比柔懦之主，诚拨乱反正，大有作为者也。泻肝气搜肝风，小无不入，大无不通，能散肌表八风之邪，善利周身百节之痛，排巨阳肉腐之疽，除新旧风湿之证。如若加入川芎，立止本经头痛。性上行而治风，其气雄，凡太阳头痛风湿相搏，骨节疼痛之要药。

按：羌活治肢节痛，因于风者宜之，若血气虚而痛者，误用之反致增剧。

独活

禀天地正阳之气以生，故味苦甘平。洁古益之以辛，微温无毒，气味俱薄，浮而升，阳也。得风不摇，无风自动，故名独摇草，足少阴引经气分之药。

独活，入足少阴表里引经，专治头风与少阴伏风，而不治太阳经也，故两足湿痹，不能动履，非此莫痊。风毒齿痛，头眩目晕，有此堪治。虽仗治风，又资燥湿，然羌疗水湿游风，独疗水湿伏风；羌之气清，行气而发散荣卫之邪，独之气浊，行血而温养荣卫之气；羌有发表之功，独有助表之力。凡风湿痿痹，透关利节之要剂也。性下行而治水，其气细，凡少阴伏风，头痛湿痹之要药。

主治痘疹合参　凡痘初发热，身热头痛，表发痘疮，二活皆不可缺。经跌扑者，尤所重焉。若在夏天及汗多表虚者忌之。

柴胡

禀仲春之气以生，兼得地之辛味，春气生而升，故味苦平，微寒，无毒，为少阳经表药。宜去芦锉片用。若入补中脾胃药，蜜酒拌炒干尤妙。

柴胡，泻肝火，去心下痰结热烦，散诸经血凝气聚，解肌表热，寒热往来，伤寒温疟，痰实结胸，耳聋口苦，头眩目赤。在脏主血，在经主气，胎前产后，经脉不调，热入血室，止偏头痛，胸胁刺痛，胆痹疼痛，湿痹拘挛，气药血药，并可加入，疮疽中用之者，亦取其能散诸经血结气聚也。若病在太阳服之，犹引贼入门。若阳气下陷而有热者，用之引清气，以顺阳道，而平少阳厥阴之邪热。若劳在肺肾者用之，益增伤阴耗气之患。有色黄白而软大者，名银柴胡，乃治痨热骨蒸之要药也。

主治痘疹合参　解肌表热。凡初发热，而热毒太甚者，亦可用以托痘，痘后寒证不宜用。专主肝、胆二经。是经为清净之府，在半表半里，无出入之路，风邪所蓄，不可汗吐下者，用此和解之。若欲升阳平肝，则又仗以所使成功也。

按：柴胡乃少阳经半表半里之药，疟证有热时如火，形瘦骨立者，此名痨疟。热从髓出，加以刚剂，气血愈亏矣，非柴胡莫能愈也。若病在太阳，用之太早，犹引贼入内。病在阴经者，用之则重伤其表，世俗不明表里，混投可以藏拙，然杀人不可胜数矣。至于气虚者用之，不过些小以助参、芪之力，非柴胡能退热也。若遇痨证便用，不死安待？惟痨证在肝经者，别有银柴胡一种，色白而软，专理肝痨五疳羸热，亦非小柴胡也。

升麻

禀天地清阳之气以生，故味甘平，微寒，无毒。气味俱薄，浮而升，阳也，为足阳明、太阴引经的药，亦入手阳明大肠。清热散表宜生用，入升托补药，蜜酒拌炒用，入升提收敛药，宜醋炒用。

升麻，气平微寒，乃手足阳明、太阴引经之药。凡太阳证忌服，否则，犹引贼破家，主治杀百毒，百精殃鬼，辟诸瘴诸疫瘟邪。去伤风于皮肤，散发热于肌肉。止头痛、喉痛、齿痛并中恶腹痛。理口疮、疥疮、斑疮及豌豆烂疮。治风肿风痫，疗肺痈肺痿。升发火郁，开提清气，下利后重，崩带脱肛，能升阳气于至阴之下，故补中汤用升麻，引足阳明清气，右旋上行，用柴胡引足少阳清气，左旋上行，助参芪苓术以补脾胃中之元气。

主治痘疹合参　疗肌肉间热，主脾胃，解百毒，能升提阳气，故用以升发痘毒出表，乃疮家之圣药。发热时用以解发，但用太过，恐有倒陷之患，故不宜过用。痘后元气下陷亦用之。

按：升麻禀极清之气于九天，故元气不足者，用此于阴中升阳，如泻痢崩淋，脱肛遗浊等证，仗其升提，盖虚人之气，升少降多。经曰：阴经所奉其人寿，阳经所降其人夭。东垣摘入补中汤中，独窥其微矣。但气逆呕吐，上盛下虚者，切勿轻投。

天麻

得土之辛味，兼感天之阳气以生，故其味辛，气平，无毒，暖浮而升，阳也。入足厥阴经。厥阴为风木之脏，故治一切风证。拣团图肥大者，酒浸一日夜，湿粗纸裹煨，锉片用。

天麻，治小儿风痫惊悸，大人风热头眩，驱湿痹拘挛，主瘫痪语塞，疏痰气通血脉；开窍除风湿，利腰膝强筋，搜风润燥，益气强阴，为肝经治风之神剂，有自内达外之功。但虽曰肝虚不足者，以此补之，然系气分之药，必血药佐之。则肝胆性气内作之风，自可潜息矣。若血虚无风者，不可妄投，盖虽不甚燥，毕竟是风药，能助火耳。

主治痘疹合参　疗风热头眩，治麻痹惊痫，通血脉，开关窍，凡初发热有前证者可用。

金银花

一名忍冬花，又名鹭鸶藤。感土之冲气，禀天之春气，故味甘，微温，无毒。

金银花，补虚疗风，散热解毒。痈疽未成，能拔毒而散，已成，能托毒而穿。解菌毒，消疔肿，一切风气湿气皆除，血痢水痢兼治，实外科要宝。或捣汁和酒顿饮，或研烂和酒厚敷。又云：能治五种飞尸，兼驱鬼击作痛。久服轻身，长年益寿，解毒和血。花力为优，煎丸皆用，祛风坚骨。藤力更大，蒸酒尤宜。

主治痘疹合参　解诸热毒，痘红紫毒盛者可用。消痘痈肿痛，故痘后余毒尤宜。刮肠噤口痢疾亦效。

贝母

在地则得土金之气，在天则禀清肃之令，故味辛苦，微寒，无毒。入手太阴、少阴。辛以散结，苦以泄邪，寒以折热，故治热结痰结诸证。选大而白者去心用，胃寒者粘米拌炒，米熟为度，或姜汁炒。

贝母，苦泻心火，辛散肺郁，消膈上稠痰，久咳嗽者立效，散心中逆气，多愁郁者殊功，时疾黄疸疝瘕喉痹，清气化痰，除热解毒，吐血咯血，肺痿肺痈，散郁通乳，清心润肺，恶疮诸毒并疗，乳痈瘿疬必用，止消渴烦热，敷人面疮效，为散结除热解毒化痰之要药。产难胞衣不出，并取研末酒服。但胃寒脾虚，寒痰停饮，痰厥头痛，恶心泄泻者并忌之。

主治痘疹合参　消痰止嗽，兼解热毒，利心肺，除风热，散心胸郁结热，痘后痈毒尤妙，兼能外敷恶疮。

按：贝母功专入肺，以治燥痰。久服非脾家所喜，俗以半夏燥而有毒，代以贝母，不知贝母治肺金燥痰。盖肺为燥金，故宜润。半夏治脾土湿痰，脾为湿土，故宜燥。一润一燥，势实天渊。彼此误投，为害不浅，何可代也！大者名土贝母，味大苦则性寒，其解毒化痰，散郁除热之功居多。小粒者为川贝母，味则微苦，则寒凉之性亦减，其清热解毒之功则不及，而润肺化痰之力尤优耳。

川芎

禀天之温气，地之辛味，故味辛，气温，无毒，气味俱阳，升也。

川芎，入手少阳经、手足厥阴经。止本经头痛，血虚头痛之不可遗；散肝经诸风，头面游风之不可缺。中风入脑头痛，一切正偏俱效，上行头目，下行血海，通肝经血中之气药也。治一切血，破癥结宿血，而养新血，及鼻洪吐血溺血，妇人血闭无娠。治一切气，驱心腹结气，诸般积气，并胁痛痰气疝气，中恶卒痛气块，排脓消瘀长肉，兼理外科，温中燥湿除寒，专除外感。得牡蛎疗头风眩晕吐逆，得细辛治金疮作痛呻吟，同地黄酒煎，禁崩漏不止，同陈艾汤调末，试胎孕有无。然气味辛散，最忌久服单服，否则走散真气，令人暴亡。抚芎主开郁宽胸，直达三焦，为通阴阳气血之使，气升而郁自散矣，故越鞠丸用之。

主治痘疹合参　能助清气而利头目，排脓消瘀，筋挛寒脾，解诸郁直达三焦，为通阴阳气血之使。引参芪而补元阳，同当归治气虚、血虚、血滞。搜肝风，润肝燥，温中散寒，开郁行气，燥湿皆不可缺，但性温能走而发散，故七日前暂为升提导引。如头面疮不起发，或作痒者尤宜。七日后少用，盖欲收敛而恶发泄耳。且性味走窜上行，故功多于头面。若一切血证禁之，恐引火上腾，以耗阴分也。

桔梗

味辛、苦、甘、平，微温，无毒。入手太阴少阴，兼入足阳明胃经。味厚气轻，阴中之阳，升也。

桔梗，入手足肺胆二经。主中恶蛊毒，风热喘促，开胸膈，利肺经。除壅塞之气于上焦，清头目解诸风，散寒冷之邪于肌表，驱胁下刺疼，通鼻中窒塞，咽喉肿痛，施治如神。逐肺热，疗咳嗽而下痰涎，治肺痈，排腐脓而养新血。仍消恚怒，尤却怔忡，解利小儿惊痫，开提男子气血。又与国老并行，同为舟楫之剂，载诸药不致下坠，引将军可使上行，譬如铁石入江，非舟楫不载也。

主治痘疹合参　　治痘热毒，咽喉肿痛，宽胸膈滞气，理咳嗽鼻塞痰涎，匀气托理，腹满肠鸣，肺气郁于大肠而腹痛，痰火郁于肺中而干嗽，开提气血，载药上行，利咽发痘，托里排脓。

按：桔梗既能引诸药以上行，又能下气者，为其入肺，肺金得令，则浊气下行耳。古人开提气血，及痰火痢疾诸郁证中用之，亦同此义。若病不属肺者，用之无益。凡病气逆上升者，勿得混加。

白芍药

禀天地之阴，得甲木之气，味苦、酸、平，微寒，无毒。气薄味厚，阴也，降也。酸寒，得木化，色白兼金气，为手足太阴引经，入肝、脾血分。载有二种，白补而赤泻，白收而赤散。入脾胃，药酒拌炒，入养血药，蜜水拌炒，入平肝药，生用。

白芍药，专入脾经血分，能泻肝家火邪，补劳退热，除烦益气，泻肝安脾，明目安胎，收胃气，敛阴气。心下痞，胁下痛，收肺气而敛汗，抑肝邪而缓中，太阳衄衄，肝血不足而目涩，阳维病，苦寒热不已，带脉病，苦腹痛满，腰溶溶如坐水中，胎前产后，女人一切病，和血脉调中，治血热血虚，腹痛，止泻痢，固腠理。白术补脾阳，白芍补脾阴，同参芪益气，同川芎泻肝，泻痢用之者，及春月腹痛倍加者，取其和血抑肝扶脾，能于土中泻木，敛津液而益营血，收阴气而泻邪热也。产后及血虚寒人，并冬月腹痛戒之者，恐其酸寒伐生气也。然佐以姜桂，制以酒炒，合宜而用，有何方之可执哉！倘腹痛非因血气者，不可误用，盖诸腹痛，皆宜辛散，而芍药酸收故耳。色赤者，专行恶血，兼利小肠。

主治痘疹合参　　能养阴退阳，健脾补表，止腹痛而收阴，养血和血，凉血敛血。凡痘血散不归，疮润不敛者，皆赖以收敛。七日前少用，惟七日以后酒拌炒用。如手足疮不起发痒塌者，此脾虚也，宜桂枝煎酒浸炒用。如脾寒肝脉弱者禁之。

按：白芍药收敛下降，以秋金之令，犹未若芩连之寒，而寇氏云：冬月减芍药，以避中寒。丹溪云：新产后勿用芍药，恐酸寒伐生生之气。盖以药之寒者，行杀伐之气，违生长之机，虽微寒如芍药，古人犹谆谆告诫，况大苦大寒之药，其可肆用而莫之忌耶！何今人用芍药，则守前人一定之言，每于产后冬月，兢兢畏惧，及其芩连栀子，视为平常要药。凡遇发热，不论虚实，辄投殆害，每遇依希浮越之虚阳，一任寒凉而丧尽，冤哉！

赤芍药

赤芍药，利小便，消痈肿，下结气，疗肠风，破积坚，治血痹，治火盛眼痛，去血瘀血热，故泻肝行血除热，此其长也。倘病非实热有余者勿服。

主治痘疹合参　　有泻无补，利九窍

小便，攻血痹止痛。专解血热痘毒热毒，化斑消肿并用，泻血中之热，行血中之滞。

黄芩

禀天地清寒之气而兼金之性，故味苦、平，大寒，无毒。入手太阴、少阴、太阳、阳明，亦入足少阳。其性清肃，所以除邪，味苦所以燥湿，阴寒所以胜热，故去诸邪热与湿热也。入邪热实证药用宜生，入脾胃泻痢药用宜酒拌炒，入安胎药用宜条实者，酒浸炒黄。

黄芩，泻肺火，消痰利气，除湿热，不留积于肌表，泻大肠火，养阴退阳，又滋化源，常充溢于膀胱，赤痢频并，赤眼肿胀。得白术、砂仁安胎孕，同厚朴黄连治腹痛，总除诸热，收尽全功。中枯而大者，轻飘上行，清肺部而止嗽化痰，并理目赤。紧实而细者，沉重下降，泻大肠而除湿，治痢兼可安胎。若脾虚肾虚，泄泻血虚，胎气不安。一切虚热并忌。

主治痘疹合参　宜酒炒用。泻肺胃火，解热毒，养阴退阳，上焦热盛者可用。然中枯而飘者，泻肺金之火，而消痰退热于肌表；细实而坚者，泻大肠之火而滋阴，兼退热于膀胱。但于初起，以至灌浆，俱所禁服。惟收靥以后，余热毒盛者皆宜。安胎尤不可缺。如胃虚脾弱，脉沉细者，切勿混投。

川黄连

禀天地清寒之气以生，故气味苦寒而无毒。味厚于气，味苦而厚，阴也。宜其下泄，欲使上行，须加引导。有用酒拌炒，有用姜汁拌炒，有同吴茱萸拌蒸，皆因苦寒太过，用此炒制少减其性，古人用寒远寒之意也。

川黄连同木香治下痢，同枳壳治痔疮，同官桂服使心肾交于倾刻。镇肝凉血，调胃厚肠，益胆泻心，燥湿开郁，除烦解渴，杀虫安蛔，利水明目，除痞消痔。清心火之郁热，治阳毒之发狂，暑热下痢，酒毒痞满，惊悸肠风，诸恶疮湿热郁热皆治。凡病人血少气虚，脾胃薄弱，虚烦躁渴，及产后血虚，发热泄泻腹痛，一切似痢非痢，并宜切忌。胡黄连，治骨蒸劳热，温疟多热，久痢成疳，疳积久痢，补肝胆，劫目痛。一切湿热邪热阴分伏热所生诸病，莫不消除。小儿盗汗劳热。妇人胎蒸虚惊。

主治痘疹合参　川黄连，泻心火。凡痘血热而热毒盛者，并酷暑患痘而又血热者俱用，须酒拌炒。若未出时忌服，恐致冰伏也。然五味入胃，各归所喜，久而增气，物化之常，所以久服黄连，反从火化，气增而久，偏胜之患生，夭折之由来，所以冲和平淡乃能久也。

防风

禀天地之阳气以生，故味甘，辛温而无毒。气厚味薄，升也，阳也。入手阳明、足少阳、厥阴风药也。治风通用，升发而能散。恶藜芦，杀附子毒。

防风杀乌头大毒，足太阳本经药，又通行脾胃二经，职居卒伍卑贱之流，听命即行，随引竟至。尽治一身之痛，为风药之润剂也。治风通用，散湿亦易，身去身半已上风邪，梢去身半已下风疾。收滞气面颊，尤泻肺实有余，驱眩晕头颅，开目盲无见，搜肝顺气，四体挛急，开腠理，托痈疽。大风、恶风、风邪周痹，头面游风，眼赤多泪，除上焦风邪要药。倘或误服，反泻人上焦元气。疮药中用之者，以风能除湿热，且宣扬药势也。必兼荆芥者，以防风入气分，荆芥入血分也。

主治痘疹合参　凡痘初风热发表不可缺，如疮瘙痒者，与黄芪同用，手足不起发者，与白芍桂枝同用，须以酒炒。疮太湿者用之，风能胜湿也。疮干者亦用之，以其能行药中之润剂。故曰：利热解毒，和血止痒。然不可久用，盖味辛纯阳，终属走气耗血也。

按：防风虽为去风去湿之仙药，然系辛温走泄之品，肺虚、气虚、血虚、火燥者，弗服之。

荆芥

一名假苏。禀得春气，故善走散。味辛，气温，无毒。升也，阳也。春气升，风性亦升，故能上行头目。肝主风木，故通肝气行血分，而为血分之风药，且能散邪解肌发汗，散瘀除痹及产后血晕中风，口噤之要药。入疏散药，宜生用，入止血及血分药，宜用穗炒黑。

荆芥，入肝经气分，兼行血分。其性升浮，故能发汗散风热，解肌表，清头目，解诸邪，通血脉，下瘀血，除湿痹，散疮痍，吐衄肠风，崩中血痢，产后血晕，瘰疬疮肿。

主治痘疹合参　寒热疮疹，皮肤作痒，疏风解肌，通利血脉。同发散药去风除热，表发痘疮，疮后用以退痛肿，解余热。其功长于祛风邪，散瘀血，破结气，消疮毒，为风病血病疮病之主药。若便制炒黑，神治产后血晕血崩，盖产后去血过多，腹内空虚，风从内生，非外袭也，故作崩晕。荆芥祛风散瘀，黑能止血，辛能散结而不滞，故其效如神。

按：荆芥气味轻扬，凡风在皮里膜外者，惟此主之。许学士谓有神圣功，非若防风之入人骨肉也。

紫苏

得天阳和之气故温，兼地之金味故辛，辛则善散，温能通气。入手少阴、太阴、足阳明经，为除寒热、散冷气、止霍乱、消胀满之要药。子则辛温而兼滑润，故尤为下气咳逆之需。梗体轻味薄，虚人疏解顺气尤宜。若汗多者忌用叶，善呕者忌用子。

紫苏，背面俱紫而香者佳。五月端午采用。味辛入气分，色紫入血分，香能达外，温可暖中，发表解肌，疗伤风寒殊捷。开胃下食，治作胀满易瘥，通心利肺，止痛安胎，脚气兼除，口臭亦辟。梗，下诸气略缓，体稍虚者宜用。苏子，驱痰降气定喘，润心肺，止咳逆，消五膈，破癥坚，利大小二便，却霍乱呕吐，比茎叶则不发散，比陈皮更不泄气，理气而不伤气，气分中处处宜之。惟脐下气逆而上者，不可用。

主治痘疹合参　主下气除寒，消痰利肺定喘，安胎，解肌发表，头痛身热，咳嗽痰涎。凡痘前干热无汗暂用。叶惟发散，茎又行气，为里之表药，随所使以见功。

按：紫苏本散风之剂，俗喜其芳香，且暮资食，不知能泄真元之气，所谓芳草致豪贵之疾者是也。气虚表虚者禁用叶。肠润肺虚者禁用子。至于安胎和胃药中用之，不过取其辛香，暂调胃寒气滞之证，岂可概用、久用，以陷虚虚之祸耶！

白芷

得地之金气，兼感天之阳气，故味辛，气温，无毒。入手足阳明、足太阴。走气分，亦走血分，升多于降，阳也。性善祛风，能蚀脓湿。

白芷，治阳明头痛解利风寒之要药。止目痒目泪，眉棱骨痛，牙痛鼻渊，赤白带下，心腹血痛。外散一切乳痈痈疽，内托肠风痔漏，排脓长肉，为祛风燥湿之要药。然阴虚火盛者之所切忌也。痈疽溃后，亦宜渐减。

主治痘疹合参　专治初热头痛，痘疮无脓发痒，虚寒不起，及不结靥，或烂或癣之证，但性辛燥，不宜用于血虚灌浆之时，惟瘙痒甚者暂用。痘后手足发痈毒者亦用。若阴虚火盛者忌之。

按：白芷色白味辛，行手阳明庚金，性温气厚，行足阳明戊土，芳香上达，入手太阴辛金，故主治不离三经，一以温散腠理之寒邪，一以解托留结之痈肿，皆取其辛温走散也。但燥能耗血，散能损气，阴虚火盛者勿用。

干葛

禀天地清阳发生之气，其味甘平，其性升而无毒。生气升腾，故起阴气。甘者土之冲气，春令少阳，应兼微寒，故解诸毒。专入足阳明胃经，解散阳明温病热邪之要药，且其性轻清升而发散，有风药之性也。

干葛，足阳明经药，疗伤寒，发表解肌，及却往来温疟，散外疮疹止痛，解巴豆野葛毒，及中酒毒。能升提胃气，除胃热而生津液，故能止胃虚之渴，散肌表热及诸热毒，开腠发汗。又能起阴气，散郁火解酒毒，杀百药毒，鼓舞胃气上行，益阳生津。凡脾胃虚弱作渴泄者，非此不除。风药俱燥，葛根独能止渴，正以其升胃家下陷之气，上输肺金，以生水也。且清气在下则生飧泄，用以升提阳明清气乃止耳。生根汁大寒，疗消渴伤寒壮热。花消酒毒。

主治痘疹合参　　发散风寒，善解肌表之热，止胃虚之渴，初热时用以解肌托痘。但与升麻二味有汗不宜服，发惊不宜服，唇白不宜服，眼梢红不宜服，见点后不宜服。其气轻浮，鼓舞胃气上行，生津液而解肌热，真神功也。凡夏月表虚汗多者，并宜切忌。

按：葛根种种治效，只在阳明一经。若太阳初病，未入阳明而头痛者，不可便服，是犹引贼入阳明也。麻黄，乃太阳经药，兼入肺经，肺主皮毛。葛根乃阳明经药，兼入脾经，脾主肌肉，发散虽同，所

入迥异。

麻黄

禀天地清阳刚烈之气，故味苦气温。气味俱薄，轻清而浮，阳也，升也，无毒。手太阴之药，入足太阳经，兼走手少阴阳明经。轻可去实，故疗伤寒，为解肌第一。

麻黄，中风伤寒，头痛温疟，皮肉不仁，发汗解表，冬月正伤寒如神，春初真瘟疫并妙，泄卫热黑斑赤疹，去营寒头痛身热。春末温疟勿加，夏秋寒疫切禁，仍破积聚癥坚，更劫咳逆痿痹，痰哮气喘，并奏神功。凡寒邪深入，非麻黄不能逐，但在佐使之妙。兼气药助力，可得卫中之汗；兼血药助液，可得营中之汗；兼温药助阳，可逐阴凝寒毒；兼寒药助阴，可解炎热瘟邪。但患者多服，必致亡阳，盖气味轻清，升浮发表太过耳。根节止汗，效同影响，因有善行肌表之性，能引诸药直固腠理也。麻黄，其形中空，散寒邪而发表，其节中闭，止盗汗而固虚。

主治痘疹合参　　泄卫实，去营寒，调血脉，通九窍，开毛孔，发汗解肌，消赤黑斑毒。痘疮倒靥黑陷者，用麻黄去根节半两，先用沸汤泡过，晒干细切，又以酒浸良久，瓦器炒令焦黑色，乃用水煎，乘热尽服。服后不得见风，其疮复出。若以酒煎，功效尤速。出迟者亦可用。至有冬月感冒大寒，而痘难出，发热恶寒者，用之以散寒邪。一见点忌服。更有一种痘极硬，而不肯灌浆者，名为铁甲痘，用此令痘作烂，方有生机。然开窍走泄太甚，误用则表虚气脱。

按：麻黄，轻可去实，为发散第一药。惟当冬月，在表真有寒邪者宜之。如无寒邪，或寒邪在里，乃伤寒有汗等证，虽发热恶寒皆不可用。即可汗之证，亦不宜多服，盖汗为心液，误汗过汗，则心血

为之动矣。或至亡阳，或至衄血，可不慎与？故麻黄治卫实之药，桂枝治卫虚之药也。

细辛

禀天地阳升之气以生，故其味辛温而无毒。入手少阴、太阴经，风药也。

细辛亦止少阴头痛，通鼻齆而疗牙痛。辛能攻表，故在上之阳邪可解；温能救里，故在里之伏邪可散。或用独活为使，止本经头痛如神，治诸风湿立效。温阴经，除内寒，利窍通精，清痰下气，得石决明、青鱼胆、青羊肝，止风泪目痛劫剂。过半钱单服，令气塞命倾，盖辛温燥烈，不可常用。血虚头痛者，尤宜戒之。

主治痘疹合参　　疗齿痛，开窍止嗽，百节拘挛，散头面诸风，散水湿，治内寒，消死肌，又主喉痹。凡痘初发表及痒塌者，间有用之，不可常用多用，惟通关散皆用之，取散寒通窍也。

木香

禀夏秋之阳气以生，得土之阳精而成，故性纯阳，味辛气温，无毒。形如枯骨者佳。行积化滞，宜另磨冲服。若借以调气，宜和剂同煎，若欲止泻及治虚寒证候，宜火煨而用之。

木香，气劣。气不足能补，气胀、气窒塞能通，和胃气如神，行肝气最捷，散滞气于肺上膈，破结气于中下焦。驱九种心疼，逐积年冷气，止霍乱吐泻，呕逆反胃，除痞癖癥块，脐腹胀痛，安胎健脾，诛痈散毒。和黄连治暴痢，用火煨实大肠，破气使槟榔，和胃佐姜桂，兼除梦寐之魇。能行诸药之精，且肺气调，则金能制木而肝平，怒则肝逆而忤其元气，心有肝之情，而不能制，则肝独盛，得木香则心畅，而正气亦畅，肝气何逆之有哉！实心之行肝，非肝之自行也。

主治痘疹合参　　和胃健脾，治痘痢，散诸滞气如神。凡痘出不快者，用此顺气行毒，而痘出自快，顶陷可起。但多用久用，恐走泄太过，而热证、燥证尤忌之。

按：木香乃三焦气分第一等药也。气味纯阳，故能辟邪止痛。吐泻停食，脾疾也，土喜温燥，得之即效。气郁气逆，肝疾也，木喜疏通，得之即平。胎前须顺气，故能安胎。但纯阳香燥，阴虚切忌，辛香走泄，脱证禁之，即平人久服，亦非所宜也。

木通

古名通草。禀清秋之气，兼得土之甘淡，故其味辛甘而淡，气平味薄，寒也，降也，阳中阴也。入足少阴、太阳，亦入手少阴、太阳。能助西方秋气下降，故利小便，专泻气滞。

木通，甘淡轻虚，上通心包，降心火，清肺热，泻小肠火郁不散，利膀胱水闭不行，消痈疽作肿，疗脾疸嗜眠，解烦哕，开耳聋，出声音，通鼻塞，行经下乳，催产堕胎，开关格导湿热，利关节血脉，通九窍五淋，乃心胞、小肠、膀胱三经之药。凡肺受热邪，则气化之源绝而寒水断流，宜此甘淡以助秋气下降。若君火为邪，宜用木通，相火为邪，宜用泽泻。但性寒通利，凡精滑气虚，内无湿热，并虚证孕妇，并宜忌之。

主治痘疹合参　　利水泻火，宣通气血。凡热闭不通，心经蕴热惊悸者，泻心经之邪热，从膀胱而出，与灯心同功。若初热时，热毒下注泄泻，小水不行者，用此通导。若难靥者，用此以利脓浆湿润之气下行。若乳母服药，须此引经。至如痘后发痈，以木通节酒洗晒干用，亦利关节，通血脉之力耳。

玄参

正禀北方水气，兼得春阳之和，故味

苦咸，微寒，无毒。忌铜器。如入丸药，宜蒸过晒干，瓦器中焙燥。

玄参，治骨蒸，散浮游之火，滋阴补肾，清利咽喉，消痰住嗽，兼能明目。治伤寒身热支满，忽忽如不知人。疗温疟寒热往来，洒洒时常发颤。女人产乳余疾，男子骨蒸传尸，逐肠内血瘕坚癥，散颈下痰核痈肿，管领上下诸气，肃清而不致浊，散空中氤氲之气，肾经无根之火，惟此为最也。然暂治有余之火则可，若欲固本滋水，则重地黄，而不及此也。至如血少目昏，停饮寒热，血虚腹痛，脾虚泄泻，并忌之。

主治痘疹合参 初起热毒盛者，用以清利咽喉，并治一切热毒痈肿，颈中痰热，咽喉肿痛，及痘后余毒并宜。但肾经痘禁用，脾虚者忌投。

按：玄参色黑味咸，故走肾经，古人多用以治上焦火证者，正谓水不胜火，亢而僭上，壮水之主以制阳光。然性本寒滑，须蒸晒稍减寒性，亦不可久用也。泄泻者禁之。

连翘

感清凉之气，得金水之性，故味苦辛平，性寒，无毒。气味俱薄，轻清而浮升也，阴中阳也。入手足少阳、手阳明经，亦入手少阴心经。辛凉清扬，故散郁滞结热，诸淋诸疮，湿热肿毒之要药。

连翘，散心经客热，脾胃湿热诸经郁热，既有清热之功，又有散结之妙。凡湿热血凝气聚，一切痈毒，五淋寒热，鼠瘘瘰疬恶疮，结热蛊毒。

主治痘疹合参 清诸火，退五心烦热，散痘中心经热毒，风热阳毒痈肿，痘后余毒，散郁除湿。

按：连翘，味苦性寒，能泻六经郁火，然入手少阴主药也。心为火主，心清则诸脏皆清。诸痛疮疡，皆属心火，故疮

家以为要药。然多用胃虚食少，脾胃不足者慎之。且清而无补，痈疽溃后勿服，火热由于虚者忌投。

泽泻

禀地之燥气，天之冬气以生，故味甘咸寒无毒。脾胃利水药中宜生用，滋阴利水药中宜盐水拌炒用，八味温补药中宜盐酒拌炒用。

泽泻，去阴汗，大利小便，泻伏水，微养新水，尿血泄精，泻痢肿胀，除湿止渴圣药，通淋利水仙丹。五苓散用取其行湿，八味丸用引入肾经。久服轻身，多服昏目。地黄补肾药中，必兼泽泻，泻肾者，却泻肾中湿火，则补药得力，故古人凡用补药，必兼泻邪，此开合之妙。若有补无泻，即有偏胜之害，惟在脱虚之证，则峻补之力，毋容一少缓也。扁鹊云：多服病人眼，以其利水泻肾也。故病人无湿、肾虚精滑、目虚不明者禁用。

主治痘疹合参 主补阴滋血，逐膀胱三焦停水。凡痘疮小便赤涩者用之。

牛膝

禀地中阳气以生，气则兼乎水火之化，故其味苦酸平，无毒。味厚气薄，走而能补，性善下行，专入肝肾，宜长大肥润者，去芦。若入引火下趋药中，宜生用。若入补药中，宜酒拌蒸晒干用。

牛膝，理一身虚羸，助十二经脉，壮筋骨，利腰膝。足痿筋挛，阴痿失溺，散恶血而治心腹诸痛，催难产而理膏血诸淋，痈肿恶疮，金疮伤折，手足寒湿痿痹，大筋拘挛，膀胱气化便难，小水短少，补中续绝，益阴壮阳填髓，除腰膝酸痛。单煎治老疟弗愈，女人血癥血瘕，月水行迟，产妇血晕，血虚，儿枕痛甚。同麝纳阴户，使胎即堕。梦遗若误用，其病益增。引诸药下走如奔，凡病在腰腿下部所必用。走而能补，强阴益精，肝肾之要

药。且能引火下趋，降浊澄清，故浊阴不降，脑中作痛，喉痹齿痛，虚火上浮，咳嗽不宁者并宜。若嚼烂罨之，能出木竹诸刺。然性能降而不能升，惟元气下陷，血崩遗滑诸证，法当禁绝。

主治痘疹合参　主四肢拘挛，屈伸不便，活血生血，引药下行。且杜仲主下部气分，牛膝主下部血分，故每相需为用。

按：牛膝性专走下而滑窍，故梦遗精滑，脾虚下陷禁之。

车前子

禀土之冲气，兼天之冬气以生，故味甘咸寒而无毒，肝、肾、膀胱三经之要药也。

车前子清肺肝风热，渗膀胱湿热，通尿管淋沥涩痛，不走精气为奇。驱风热肿目赤痛，旋去翳膜诚妙。导湿除热烦，清暑止泻痢，湿痹堪却。生产能催，益精强阴，令人有子。利水而复能益精明目者，盖利膀胱水窍，而不及命门精窍，故浊阴去而真阴愈固，热去而目明也。然久服亦难免渗泻，故金匮丸用之。且《明医杂录》① 云：服固精药日久，须服此行房，即有子，其意可知矣。若阳气下陷，肾气虚脱者，勿用。根叶味甘寒，主金疮凉血除热，治鼻衄尿血热痢下血。通淋明目，捣汁饮之，兼除小虫。

主治痘疹合参　善治热淋，凡痘中小便不通最宜。其功专利水道而不走精气，又能明目养肺益精。

胆南星

得火金之性，故味苦辛。火金相搏，故性烈而有毒。入太阴经。为风寒都于肺家，以致风痰壅盛。且苦则善燥，辛则善散，温则开通，故主麻痹下气，破坚消痈利膈，散血堕胎，得牛胆则燥气减，得火炮则毒性缓，或用白矾汤，或入皂角汁，

浸三日夜，换水浸之，晒干用。

天南星，散跌扑即凝瘀血，坠中风不语稠痰，筋脉拘挛，牙关噤闭，利胸膈下气，堕胎，破坚积，诛痈消肿，疗口眼歪斜，解痰迷心窍，总胜湿除涎，治风逐血之要药。胆治者功力与燥烈之性俱缓矣。

主治痘疹合参　除风痰，利胸膈，破坚消肿。取胆制者，因苦寒之性，入肝而镇惊也。

按：南星气温而泄，性紧有毒，故能攻坚祛湿。半夏辛而能守，南星辛而不能守，其性烈于半夏也。南星专主风痰，半夏专主湿痰，功虽同而用有别也。阴虚燥痰禁之。

牡丹皮

禀季春之气，兼得乎木之性，阴中微阳，其味苦而微辛，其气寒而无毒，其色赤而象火。且叶为阳发，生也，花为阴成，实也，丹者象离火也，故能泻阴胞中之火，入心经正药，兼入肝肾阴分。辛能行血，苦能泻热，故能除血分邪热，及癥坚瘀血，并清理阳明也。凡实热者宜生用，若胃稍虚者宜酒炒用。

牡丹皮，凉无汗骨蒸，止吐衄必用，除癥坚瘀血，留舍于肠胃中，散冷热血气，攻作于生产后，仍主神志不足，更调经水欠匀，治风痫，定惊止搐，疗痈肿，排脓住痛，不特去血中之伏热，而又有凉相火之神功，用黄柏以治相火，不若丹皮之功为胜也。然胃气虚寒，经行过期不净者勿服。

主治痘疹合参　治痘凉血热化斑，肠胃积血，吐血鼻衄，能泻阴中之火，其功多于清热，而更长于行血，故妇人经漏不止，及孕妇无故者禁之。

按：丹皮清东方雷火，是其本功，北

---

① 《明医杂录》　疑为王纶的《明医杂著》。

方龙火因而下伏，此乙癸同源之治也。古人惟此以治相火，故六味丸用之。后人专用黄柏，不知丹皮赤色象离，能泻阴中之火，使火退而阴生，所以入足少阴，而佐滋补之用。若黄柏者，不过苦寒而燥，既可伤胃，久则败阳，苦燥之性徒存，补阴之功何在？与丹皮之力不啻霄壤矣。但相火实旺，湿热太重者暂用之，以少损其势可也。

益智

得火土金之气，故味辛气温无毒。入足太阴、足少阴经。辛所以散结，温所以通行，芳香所以入脾，亦能入肾者，辛以润之，故也。其禀火土与金，故燥而收敛，以为敛摄滑精，浮涎逆气遗溺，及温中开胃进食之需，于开通结滞之中，复有收敛之义。然阴虚燥热者戒之。

益智，主君相二火，入脾肺肾经。和中气，散脾胃寒邪，禁遗精，缩小便遗溺，止呕哕而摄涎唾，调诸气以安三焦。夜多小便，入盐煎服立效。古人进食多用益智，以能温中开胃也。又能敛摄脾肾之气逆者，藏纳归源，更为脾肾虚而且寒之要药也。

按：益智行阳退阴，通心脾子母之药。三焦命门气弱者，及心虚脾弱者宜之。心者脾之母，故进食不止于和脾，益使心药入脾药中，土中益火，火能生土也。若血燥多火，及因热而遗浊，三焦火动者禁之。

冯氏锦囊秘录杂证痘疹药性
主治合参卷二

海盐冯兆张楚瞻甫纂辑

孙　　显达惟良

门人王崇志慎初同校

男　乾贞干臣

草　部　中

何首乌

禀春深生气而生，味苦涩，微温，无毒。春为水化，入通于肝，外合于风，升也，阳也，入足厥阴，兼入足少阴经，故为益血祛风之上药。雌雄二种，遇夜则交，有阴阳交合之象，故能令人有子。肝主血，肾主精，益二经则精血盛。发者血之余也，故乌髭鬓。其主瘰疬者，肝胆气郁结则内热，营气壅逆发为是病，十一脏皆取决于胆，与肝为表里，为少阳之经，不可出入，气血俱少，乃风木所主，行胆气，益肝血，则瘰疬自消矣。调营气则壅肿消，治风先治血，血活则风散，故疗头面风疮。肠澼为痔，痔者湿热下流，伤血分而无所施泄，则逼进肛门肉分，迸出成形矣。风能胜湿，湿热解则痔自平。心血虚则内热，热则心摇，摇而作痛，益血则热解而痛除。益血气，黑髭鬓，悦颜色，久服长筋骨益精气，延年不老者，皆补肝肾益精血之极功也。亦治妇人产后及带下诸疾者，妇人以血为主，月事通调，厥阴主之，带下本于血虚而兼湿热，行湿益

血，靡不除矣。但为养荣益血之药，忌与天雄、乌头、附子、仙茅、姜、桂等诸燥热药同用。修事以苦竹刀切片，米泔浸经宿，曝干，九蒸九晒用，勿令犯铁，兼与萝卜相恶，令人髭鬓早白。

何首乌，主瘰疬痈疽，头面风疹，长筋骨，悦颜色，益血气止心疼，补真阴，理虚痨；久服添精，令人有子；消五痔，黑髭鬓，强精益髓，妇人带下。总功能调和气血，久疟久痢，气血失和诸病，用此以建神功。肝肾二经之药，甘温祛风益血，收涩又能敛阴。年深大者，收采精制，久服延年，令人不老。至于外敷熨皮里作痛，可验活血养血之极功矣。不问何处，用首乌为末，姜汁调成膏，涂之，以绵裹住，炙鞋底熨之。

何首乌传：何首乌，味甘，气温，性则无毒，茯苓为之使。治五痔腰膝之病，冷气心痛，积年劳瘦痰癖，风虚败劣，长筋力，益精髓，壮气驻颜，黑发延年，妇人恶血痿黄，产后诸疾，赤白带下，毒气入腹，久痢不止，其功不可具述。一名野苗；二名交藤；三名夜合；四名地精；五名首乌。本出虔州，江南诸道皆有之。苗叶有光泽者，又如桃李叶，雄者苗色黄

白，雌者黄赤，根远不过三尺，春秋可采，日干去皮为末，酒下最良。有疾即用茯苓煎汤为使，常杵末新瓷器盛用，偶日服之，忌猪肉血，无鳞鱼，触药无力，其根形大如拳，连珠有形，如鸟兽山岳之状者珍也。掘得去皮生吃，得味甘甜，可以休粮。赞曰：神妙胜道，著在仙书，雌雄相交，夜合昼疏，服之去谷，日居月诸，返老还少，变安病躯，有缘者遇，勖尔自知。明州刺史李远传录云：何首乌所出顺州南河县及韶州、潮州、恩州、贺州、广州、四会县、潘州者为上，邕州、桂州、康州、春州、高州、勒州、循州、晋兴县出者次之，真仙草也。五十年者如拳大，号山奴，服之一年，髭鬓青黑。一百年者如碗大，号山哥，服之一年，颜色红悦。一百五十年者如盆大，号山伯，服之一年，齿落更生。二百年者如斗栲栳大，号山翁，服之一年，颜如童子，行及奔马。三百年者如三斗栲栳大，号山精，纯阳之体，久服之成地仙也。

主治痘疹合参 治痘营血不足，过期不敛，及久痢久疟甚宜。

按：首乌补阴而不滞不寒，强阳而不燥不热，禀中和之性，得天地之纯气者也。昔有老人何姓，见藤夜交，掘而服之，须发尽黑，故名首乌。后阳事大举，屡生男子，改名能嗣，则其养阴益肾可见矣。但熟地首乌虽俱补阴，然地黄禀仲冬之气以生，蒸晒至黑，则专入肾而滋天一之真水矣，其兼补肝者，因滋肾而旁及也。首乌禀春之气以生，而为风木之化，入通于肝，为阴中之阳药，故专入肝经，以为益血祛风之用，其兼补肾者，亦因补肝而旁及也。一为峻补先天真阴之药，故其功可立救孤阳亢烈之危；一系调补后天营血之需，以为常服，长养精神，却病调元之饵。先天后天之阴不同，奏功之缓急

轻重亦有大异也。况名夜合，复名能嗣，则补血之中复有补阳之力，岂若地黄专功滋水，气薄味厚，而为浊中浊者，坚强骨髓之用乎？此张心得之见，乃古哲未为缕析，今人混用补阴，不亦误甚！

远志

感天之阳气，得地之芳烈而生，故味苦辛温无毒。亦阳草也，专入肾经，复走心、脾，三经之药也。米泔浸洗，捶去心，甘草浓汁煮透，晒干用。

远志，能祛邪梦，定心神气，增益智慧不忘，仍利九窍，亦补中伤，咳逆惊悸并驱，强志益精，禁梦遗精滑，敛心固肾，令耳目聪明。治小儿惊痫客忤，妇人血噤失音，功专补心，下以济肾。若一切痈疽发背，从七情忧郁而得者，单煎酒服，其滓外敷，投之皆愈。苦以泄之，辛以散之之力也。

主治痘疹合参 痘后心邪不安，用以宁神定志，及被惊者宜之。

按：远志入肾，非心药也，故能强志益精，最治善忘，盖精与志皆肾所藏也，精虚则志衰，不能上通于心，故善忘。《灵枢经》曰：肾藏精，精舍志。肾盛怒而不止则伤志，志伤则喜忘，人之善忘者，上气不足，下气有余，肠胃实而心虚，虚则营卫留于下，久之不以时上，故善忘也。苦味中兼辛，故又能下气而走厥阴。经曰：以辛补之，此水木同源之义也。

石菖蒲

正禀孟夏六阳之气，而合金之辛味以生，其味苦辛，其气大温，阳精芳草，故无毒。凡使勿用泥菖夏菖，如竹根鞭形黑色，气秽味腥不堪，宜采石上生者，根条嫩黄紧硬节稠，一寸有九节者佳，铜刀刮去皮节，以嫩桑条拌蒸，晒干锉用。

石菖蒲，主手足湿痹，可使屈伸。贴

发背痈疽，能消肿毒，下气除烦闷，杀虫愈疥疮，消目翳去头风，开心出声音，通窍益智慧，耳聋耳鸣，尿遗尿数，腹痛或走者易效。胎动欲产者能安。鬼击，懵死难苏，急灌生汁。温疟积热不解，宜浴浓汤。单味酒煎，疗血海败，并产后下血不止。细末铺卧，治遍身毒及不痒发痛疮疡。总阳气开发，故外充百骸，辛能四达，走窍散结，为通利心脾二经之要药也。

主治痘疹合参　凡痘疹惊痫，神昏谵妄者可用，及痘后不着痂，溃烂成疮疥者宜入丸用，但芳草味辛多散，阴血不足心气不敛者禁之。

按：芳香利窍，能佐地黄天冬之属，资其宣导，臻于太和，多用独用，终为气血之殃。

石斛

禀土中冲阳之气，兼感春之和气以生，故其味甘平而无毒。气薄味厚，阳中阴也。入足阳明、足少阴，亦入手少阴、足太阴，脾、胃、心、肾四经药也。宜择其形长而细，其味不苦而甘，中坚实者良，酒洗蒸晒干用，勿误用木斛，味大苦，饵之损人。

石斛，却惊定志，益精强阴，壮筋骨补虚赢，健脚膝，驱冷痹，皮外邪热，胃中虚火，厚肠胃轻身，长肌肉下气，但气力浅薄，得参芪便能奏功，专倚之无捷效也。

主治痘疹合参　入胃，清湿热，故理痹证泄泻。入肾强阴，故理精衰骨痛。其安神定惊者，亦清热强阴之力，兼入心也。痘后调理，药中多用，总平胃气之至药。宜形长色黄，而细且坚，味甘不苦者为真，择取新者去枝、节，酒洗蒸过用。

知母

禀天地至阴之气，故味苦微甘，气寒而无毒，入手太阴、足少阴经。入清热药用宜生，入滋肾药用宜盐酒拌炒。

知母，补肾水，泻无根火邪，消浮肿，为利小便佐使。初痢脐下痛者能却，久疟烦热甚者堪除。治有汗骨蒸热痨，疗往来传尸痃病。润燥解渴，止渴消痰，上清肺金而泻火，下润肾燥而滋阴，为三经气分药，久服不宜，令人作泻。

主治痘疹合参　治痘阴火上潮，诸热不退，口渴好饮冷水，泻气分中之火。然疹家多用治痘，惟宜于痘后养阴退阳。

按：知母，泻肾经有余之火，惟狂阳亢甚者宜之。若肾虚而泻之，则愈虚而虚火愈甚，况寒能伤胃，润能滑肠，其害人也隐而深，譬诸小人，阴柔巽顺，深受其祸，莫觉其非也。

菊花

生于春，长于夏，秀于秋，资乎土，得天地之清，独禀金精，专制风木，味苦甘兼辛，气平无毒。凡采须阴干，若入补养药去心蒂，蜜酒拌蒸晒干用。若入去风热剂中，生用。

菊花驱头风，止头痛，眩晕，清头脑第一，养眼血，收眼泪翳膜，明眼目无双。散风淫湿痹，除皮肤死肌，利一身血气，逐四肢游风，疗腰痛去来，退胸中烦热。历春夏秋三时，得天地之清芳，禀金精之正气，故能平肝生水，降火明目也。且气性轻扬，故主用多在上部。同枸杞便能助肾矣。以单瓣味甘者入药，黄者入阴分，白者入阳分，可药可饵，可酿可枕，《本经》列之上品。叶救垂死疔肿即活。

主治痘疹合参　治痘热毒入眼，专能明目去翳膜，同归地又能补眼血凉血矣。其青叶治诸疔，危急者用之即愈，以叶捣烂，入酒，绞汁，饮之，其渣敷于毒上，神效。

菟丝子

禀春末夏初之气以生，凝乎地之冲气以成，感秋之气而实，故味辛甘平无毒，为脾、肾、肝三经气分要药。宜拣去杂子，酒净去土，晒干炒燥，另磨细末，即入药饵。勿使出气，功力大见。若照古法，酒浸数日，煮捣成饼，则酸臭不堪，甚失冲和馨香之味，故多无效。况生成内含细丝，非酒浸成丝者。古人因难于磨细，故设法成饼，莫若多料另磨，则气味得矣。

菟丝子，益气强力，补髓添精，虚寒膝冷腰痛，鬼交梦遗精滑，肥健肌肤，坚强筋骨，续绝伤，强阴茎，溺有余沥，寒精自出，五劳七伤，口苦燥渴，禀中和之性，假气而成，温而不燥，不助相火，诚补肾中元阳圣药也。但肾家多火，强阳不痿者，大便燥结者，并忌之。

主治痘疹合参　治痘疮痒塌虚寒，腰痛膝冷，明目稀痘。

按：菟丝子禀中和之性，凝正阳之气，无根假气以成形，故能续补先天元阳宗气。专治肾脏败伤，寒精自出，溺有余沥，温而不燥，补而不滞，又能补土之母，故进食止泻并效。稀痘丹用之，亦培补先天不足之义也。然单服偏补人卫气，故古人同熟地，名双补丸。同元参，名玄兔丹，即此意也。

五味子

得地之阴，兼乎天之阳气，故味酸微苦咸，气温，味兼五而无毒，阴中微阳，入足少阴、手太阴血分，足少阴气分，为摄气归元强阴益精之要药。每个铜刀切为二片，蜜酒拌蒸晒干，焙用。

五味子，补虚损劳伤，收瞳神散大，味酸而敛肺气耗散之金。性补而滋肾经不足之水，生津止渴，益气强阴，涩精定喘，敛汗固阳，补虚明目，除烦热而补元阳，解酒毒而壮筋骨。同干姜煎，治冬月咳嗽，肺寒神效。同黄芪、人参、麦冬、黄柏，治夏季神力困乏殊功。或热嗽而火气太盛者，不可骤用寒凉，必资此酸敛。然不宜多用，反致闭遏。诚纳气归元，收肺保肾之要药也。

主治痘疹合参　敛肺气生津止渴，除咳嗽驱热滋阴。然味酸而收敛，痘中不宜，惟痘后毒尽可用。至于火盛未清之咳嗽，有此敛遏，亦非所宜。

按：五味子肉酸有余而甘不足，核中苦辛而咸。古人制法，击碎，拌以蜜酒蒸之，正补其甘之不足，而少解其酸敛之峻骤也。洁古云：夏服五味，使人精神顿加，两足筋力涌出，盖取五味酸，辅人参能泻丙火，而补庚金，收敛耗散之气也。东垣云：收瞳神散大，乃火热必用之药，有外邪者不可骤用。丹溪云：收肺补肾，乃火嗽必用之药。寇氏谓其食之多虚热者，盖以其收补之骤也。若风邪在表，痧疹初形，一切停饮，肺有实热者，皆当禁绝。

地肤子

味苦寒，无毒。入脾经。

地肤子，专利水道，去膀胱热，浴身却皮肤搔痒热疹，洗眼除热，暗雀盲涩疼。

主治痘疹合参　主膀胱热，利小便，去皮肤中热，兼解痘毒。

按：地肤子，气味苦寒，得太阳寒水气化，太阳之气，上及九天，下彻九泉，外弥肤腠，故能上治头而聪耳明目，下入膀胱而利水去疝，外去皮肤热气而令润泽也。

续断

得土金之气，兼禀乎天之阳气以生，味苦、甘、辛，微温，无毒。入血崩金疮药，宜生用。同熟地滋补药，宜酒炒用。

续断使熟地，续筋骨，主伤中补不

足，调血脉，专疗跌扑折伤，消肿毒生肌肉，善理金疮痈毒，能止痛生肌，乳痈瘰疬殊功，肠风痔漏立效。缩小便频数，固精滑梦遗，暖子宫，使妊孕。堪久服气力增，胎产崩带，补劳续伤之要药，崩中漏血之必需，血痢腰痛，关节缓急，血分损伤诸证。

主治痘疹合参 功效同前，宜节节断皮，黄皱而折之有烟尘者佳。宜酒浸晒干用。入厥阴以养肝，入少阴以温肾，入太阴以养血，养血活血，而兼滋阴补气。补而不滞，行而不泄。苦能坚肾，辛能润肾，温能行滞，诚佐助滋补气血之要药。

肉豆蔻

禀火土金之气，故味辛，气温而无毒。入足太阴阳明经，亦入手阳明大肠。辛能散能消，温能和中通畅，香先入脾，暖能开胃，故为理脾开胃消食止泻之要药。若湿热积滞方盛，滞下初起，火热暴注泄泻者，禁用。宜面裹火煨捣去油用。

肉豆蔻，温脾胃虚冷，心腹胀痛，宿食不消，滑泻冷痢，尤为要药。夫土性喜暖爱香，故肉果与脾胃最为相宜。

主治痘疹合参 治痘胃寒，泄泻吐逆，咬牙寒战之要药。温中开胃，消食下气。言下气者，以脾得补而善运化，气自下也。但泻痢初起者及有火者，不可早服。

白豆蔻

感秋燥之令，得地之火金，味大辛，气大温，无毒。味薄气厚，轻清而升，阳也，浮也。

白豆蔻，入手太阴肺。别有清高之气，散胸中冷滞，益膈上元阳，温脾土却痛，退目云去障，止翻胃呕，消食积膨。若火升作呕，因热腹痛，肺火痰嗽者忌服。

草豆蔻

得地二之火气而有金，复兼感乎夏末秋初之令以生，故大辛热无毒，阳也，浮也。

草豆蔻，行经惟脾胃。去膈下寒，止霍乱吐逆，驱脐上痛，逐客忤邪伤，酒毒尤消，口臭即解，破滞散郁，消食化痰，祛寒燥湿。久服过服，耗阴伤肺。有血证而阴不足者切戒。

香附子

一名莎草根。禀天地温燥之气，兼得乎土金之味，故味苦甘、苦辛，微温，无毒。入足厥阴气分，亦入手太阴经。气厚于味，阳中之阴，降也。血中之气药，能行十二经八脉气分。入凉血药，宜童便浸透，炒黑。入行血气药，宜酒浸透炒。入调敛气血药，宜醋浸炒黑。入消食去滞药，不制，炒黄，捣碎。

香附子，快气开郁，逐瘀调经，霍乱吐逆，疏肝运脾，宿食可消，泄泻能固。便制，调血热经瘀。炒黑，禁崩漏下血，妇人血气方中所常用者也。开郁散滞则有功，精血枯闭所当忌。若月事先期，血虚内热者禁用。时珍曰：生则上行胸膈，外达皮肤。熟则下走肝肾，外彻腰足。炒黑则止血。童便浸炒则入血分而补虚。盐水浸炒则入血分而润燥。青盐炒则补肾气。酒浸炒则行经络。醋浸炒则消积聚。姜汁炒则化痰饮。得参术则补气，得归地则补血，得木香则疏滞和中，得檀香则理气醒脾，得沉香则升降诸气。得川芎、苍术则总解诸郁，得栀子、黄连则能降火热，得茯神则交济心肾，得茴香、破故纸则引气归元，得三棱、蓬茂则消磨积块，得厚朴、半夏则决壅消胀，得紫苏、葱白则解散邪气，得艾叶则暖子宫。乃气病之总司，而俗有耗气之说，宜于女人而不宜于男子者，非也。

主治痘疹合参 开郁行滞气消食，

助胃调经，兼能逐去凝血。炒黑又能止血，能引血药至气分而生血。凡血气药中所必用，妇人之要药也。但性燥而香，味辛而苦，独用久用，甚能动火耗血，不可不知。

按：香附子，女科仗为主药者，以妇人多郁多滞耳。然味辛性燥，多服久服，必损气血。若调经药中用之，必童便浸炒少差，更兼归地，方无虑也。

缩砂仁

禀天地阳和之气以生，味辛，气温，无毒。入足太阴、阳明、少阴、厥阴。亦入手太阴阳明厥阴，可升可降，降多于升，阳也。辛能散能润，温能和畅通达，故治一切虚寒凝结气滞。

缩砂仁，辛温香窜，补肺益肾，和胃醒脾，快气调中，通行结滞。除霍乱恶心，却腹痛安胎，温脾胃下气消食。治冷泻赤白，及休息痢，上气奔豚，鬼疰邪疰，转筋吐泻，胃气壅滞，丹田虚寒，能温脾胃，困乏能醒。然未免香燥走窜，孕妇气虚者，多服反致难产，不可不知。若肺热咳嗽，气虚肿满，火热腹痛，血热胎动，皆宜禁用。

主治痘疹合参　　去壳炒研用。若治孕妇安胎者，宜带壳炒研。凡痘腹中虚寒作痛，并脾胃气结滞不散作闷，不思饮食，虚冷泻痢呕吐，消食健胃安胎，皆所必用。但气味香燥，不利于灌脓之时，及咳嗽喉痛音哑之证，均宜切忌。倘不得已投于阴虚有火之人，宜盐汤浸炒用之。

藿香

禀清和芬烈之气，味辛气温，无毒。气厚味薄，浮而升，阳也。入手足太阴，亦入足阳明经，故治风水毒肿，恶气内侵，霍乱腹痛，温中快气之要药。

藿香拣去枝梗入剂，专调脾肺二经，理霍乱，止呕吐，开胃口，进饮食，治口臭难闻，消风水延肿。以馨香之正气，能辟诸邪，以性味之辛温，通疗诸呕。但胃热胃弱作呕者，非其所宜。若受寒受秽腹痛者，实为要药。

主治痘疹合参　　开胃温中进食，止呕吐，去恶气。

按：《楞严经》谓之兜娄婆香。禀清和芳烈之气，为脾肺达气要药。若阴虚火旺，胃热作呕者，戒之。

龙胆草

禀天地纯阴之气以生，故其味苦涩，大寒，无毒。足厥阴、足少阴、足阳明三经药也。铜刀切去芦，酒洗晒干，或甘草汁浸一宿，晒干用。

龙胆草，止泻痢，去肠中小虫，却惊痫，益肝胆二气，胃中伏热，及时行温热。能除下焦湿肿，并酒疸黄肿堪退。疗客忤肝气，治痈肿口疮，敌惊痫，杀蛊毒。酒浸为柴胡辅佐，上行治眼目赤疼，胬肉必加，翳障通用。空腹饵之，令溺不禁。

主治痘疹合参　　专治痘疹，目赤肿痛，肝胆胃中实热，宜酒洗晒干用。虚人泻泄并忌。

按：龙胆草大苦大寒，譬之严冬暗淡惨肃，万卉凋残，先哲谓苦寒伐标，宜暂不宜久。如圣世不废刑罚，所以佐德义之无穷。苟非气壮实热者，率而轻投，其败也必矣。

茵陈蒿

感天地苦寒之味，兼得春之生气以生者也。其味苦平，微寒，无毒。

茵陈蒿，专治黄疸。须分阴黄、阳黄。阳黄热多，有湿有燥，湿则佐以栀子、大黄，燥则佐以栀子、橘皮。阴黄只属寒多，须附子共剂。总行滞气，解烦热，化痰利湿之要药。入阳明、太阴，去湿除热，散结利水之神剂也。过用损伤元气。

主治痘疹合参　择陈久者佳，主去湿除热，散结利水，化痰行滞。凡夏月疮疹热甚，小便不利者宜用。如痘子瘙痒，可为熏药，亦以其能去湿热也。

茜草

禀土与水之气，兼得天令少阳之气以生，故味苦寒、微酸咸，无毒。入足厥阴、手足少阴，行血凉血之要药也。

茜草疗中多蛊毒，吐下血如烂肝，治跌久损伤，凝积血成瘀块，虚热崩漏不止，劳伤吐衄时来，女子经滞不行，妇人产后血晕。凡诸血证，并建奇功。除乳结为痈，理体黄成疸。若虽见血证，而泄泻少食者忌服，盖苦寒能伤胃也。

主治痘疹合参　治痘干陷，和酒常常饮之，盖能凉血行血故也，虚寒者禁之。

郁金

禀天令清凉之气，兼得土中金火之味，故其味辛苦，其气寒而无毒。气味俱薄，阴也，降也。入酒亦能升，辛能散，苦能泄，故善降逆气，入心、肝、胃三经。治郁结血凝气滞，体圆有横纹如蝉，肚尖圆而光明脆彻，苦中带甘味者真。

郁金，味苦气寒，服之凉心经而下气，用之消阳毒以生肌，禁小便尿血，除尿管血淋。驱血气作痛，破瘀积恶血，止吐血上升，仍散积血归经。因性轻扬，专治郁遏殊效。但凡真阴虚极，火炎迫[1]血妄行，而非气分拂逆，肝气不平，以致吐血者，不可用也。

主治痘疹合参　功效同前，古方用以发痘疹陷伏之证，大抵因瘀血郁滞者可用。郁金入心，专行血病。姜黄入脾，兼治血中之气。蓬术入肝，治气中之血。三棱入肝，治血中之气。然痘疮始终全赖气血，凡如此品，伤气及血者，皆所禁用。

按：郁金能开肺金之郁，故名郁金。性本峻厉，况肆中常以姜黄代之，攻削峻骤，徒有过而无功，虚人尤宜慎之。

郁金七两，同明矾三两为细末，薄米糊为丸，梧子大，每服五十丸，白汤下。昔人曾治妇人癫狂十年不愈，初服此药心胸间有物脱去，即神气洒然，再服而苏。此惊忧痰血，总聚心窍所致，此药入心，去恶血，明矾化顽痰故也。又《范石湖文集》云：岭南有采生之害，其术于饮食中行厌胜法，致鱼肉能反生于人腹中而死，则阴役其家。初得觉胸腹痛，次日刺人，十日则生在腹中也。凡胸膈痛即用升麻或胆矾吐之。若膈下痛，急以米汤调郁金末二钱，服即泻出恶物。或合升麻郁金服之，不吐则下。李巽岩侍郎为雷州推官，鞠狱得此方，活人甚多。

大小蓟

禀土之冲气，兼得天之春阳之气，故味甘气温，一云微寒无毒。所禀既同，主治相近，专主凉血、行血、补血而为养精保血，吐衄崩中之要药。

大小蓟，又名千针草。气味甘温，养精保血，吐衄唾咯立除，沃漏崩中，即止。又能破血消肿，去蜘、蝎咬毒，平燉痛重疽，并捣烂绞脓汁半瓯，掺童便或醇酒饮下。但小蓟力微，只可退热凉血，不似大蓟能补养下气也。且仅理血疾，不治外科。若脾胃虚弱，泄泻不思饮食，及血气虚寒者勿用。

主治痘疹合参　止吐衄下血，及妇人痘疹，经血妄行者，最宜。

大黄

禀地之阴气独厚，得乎天之寒气亦深，故味至苦，气大寒而无毒。入足阳明、太阴、厥阴，并入手阳明经。气味俱

[1]　迫　原为"薄"。"薄"通"迫"，径改。

厚，味厚则发泄，而入阴分，故性猛利下泄。兼入血分，一切癥瘕积聚，实热燥结，有形之滞，推陈致新，所至荡平，有戡定祸乱之功也。血枯血闭，气虚气闭，一切无形虚证，并宜禁用。

大黄，欲速生使，欲缓熟宜。推陈致新，荡涤肠胃，消瘀血，滚顽痰，破积聚，止疼，散热毒痈肿，消留饮宿食，清痰实结热。性直走而不守，泻诸实热不通，而心腹胀满，大便燥结，号为将军，以其峻快也。然热在血分者，有形之邪可下之；热在气分者，无形之邪不可攻之，反伤元气。

主治痘疹合参　功用同前。治痘初起，热毒壅盛，用以泻诸实热。大肠燥结，小便不通，腹胀烦躁，人大壮实，血热毒盛者宜之。然大伤脾胃，不可妄用。欲下行者宜生。邪气在上者，酒浸用之。

谷精草

得金气而生，故味辛，微温，无毒。田中收谷后有之，田低而谷为水腐，得谷之余气，结成此草，亦得天地之和气者也。专入足厥阴经，又入足阳明经。补肝气，治目疾之要药也。辛能散结，温能通达，故治风火齿痛、喉痹血热、痛痒疮痬，更所效者，入肝而补益肝气，故治目翳隐涩，多泪不开，雀盲至晚不见，小儿疳积伤目，痘后一切星障，并臻神效。

谷精草，治眼目翳膜，一切星障隐涩，多泪不开，雀盲至晚不见。诸疳伤眼，猪肝散以此为君，痘斑入目，兔粪丸中必用，风火发为齿痛喉痹，亦堪主治。

主治痘疹合参　主明目，去肤翳，星障尤要，有用兔粪者，以兔善食此草耳。如未出草时，兔粪不可用也。

射干

即紫蝴蝶花根。禀金气而兼火，金火相搏，则苦辛微寒而有毒。入手少阳、少阴、厥阴经。苦能下泄，辛能善散，故行太阴、厥阴之积痰，使结核自消。足厥阴湿气下流，因疲劳而发为便毒，及老血在心脾间，咳吐言语气臭。散胸中热气，疗喉痹咽痛，消瘀血，除疟母，皆消痰泄热散结之功也。但有泻无补，故日久服令人虚。

射干散热消痰，逐瘀去湿，止喉痹刺痛，消结核硬肿，治疟母，利积痰，为咽疮喉痛之要药。能泻实火，故多功于上焦。不能益阴，故久服令人虚也。

主治痘疹合参　治痘疹喉痹咽痛，不得消息。痘后结核，散结消肿，用之宜去梗切片，以甘草水浸，晒干用。

葶苈子

禀阴金之气以生，故其味辛苦，大寒，无毒。气薄味厚，阳中阴也。为手太阴经正药，亦入手阳明、足太阳经。辛能散，苦能泻。大寒沉阴，能下行逐水去结。有泻无补之药，虚人忌之。

葶苈子，行气走泄，消浮肿痰喘及咳，膀胱留热。凡肿壅上气，痰饮喘促，大降气病，通利水道之要药。虚者远之，以性甚急而善逐水，殊动真气也。

主治痘疹合参　惟疹子痰咳不止宜之。择味甜者，下泄之性缓，虽泄肺而不伤胃耳。以酒淘净，晒干，纸上微炒，研入丸用。痘中不宜。

山豆根

得土之冲气，兼感冬寒之令以生，故其味甘苦，气寒，无毒。甘能化毒，寒能除热，盖凡毒必热、必辛，一得清寒甘苦之味，则诸毒自解，犹人盛德，与物无竞，即阴毒忮害，遇之不起矣，故为解毒清热之上药。若病人虚寒者勿服。

山豆根，咽喉肿痛要药，兼解诸毒，消疮肿，解痘毒，五般急黄，诸虫蛊毒。

主治痘疹合参　善解痘毒止痛，消

一切疮肿，而痘后咽喉肿痛者尤宜。若食少泄泻，虚火上炎，而咽喉肿痛者忌服。

大戟

禀天地阴毒之气以生，故味苦辛，大寒，有小毒。苦寒故性善下走，而入肾肝，辛则横走，无所不到，故主逐蛊毒，十二水，堕胎破癥之药。然阴寒善走而下泄，泻肺损真，虚人切忌。

大戟，凡入药，惟采正根，旁附误煎，冷泻难禁。反甘草、海藻、芫花，每同甘遂，以利小便，消水肿，腹满急疼，除中风皮肤燥痛，驱蛊毒，破癥坚，通月信，堕胎，散颈病逐瘀。其苗名为泽漆，亦治浮肿利水。总禀阴毒之气，善行而泄，以损真气者也。

主治痘疹合参　　行十二水，伐肾邪。惟痘疮黑陷归肾，大小便不通，腹胀烦躁者宜此。以泻膀胱之邪，非此不可妄用，宜去芦，泔水浸洗，晒干用。

淫羊藿

又名仙灵脾，又名弃杖草。本得金土之气，而上感天之阳气，故其味辛甘，其气温而无毒。入手厥阴，为补命门之要药，亦入足少阴、厥阴。辛以润肾，甘温益阳气，故主阴痿绝阳。

淫羊藿，强筋骨，补腰膝，治男子绝阳不兴，女子绝阴不产。然云丈夫久服，令人无子者，恐阳旺多欲，阴精耗散耳。

主治痘疹合参　　治痘绝阳不起。

牵牛子

感南方热火之化以生，故味辛热，有毒。其主下气，逐水，利大小便，脚满水肿，追虫取积，可见峻削力猛而迅急者也。只能泻肺，以去气中之湿热，故下焦血分中之病不可轻用，以使气血俱损。况非神农药也，乃《名医续注》所出，后贤垂戒谆谆，多服脱人元气。

牵牛子，治水气在肺，喘满肿胀，下焦郁遏，腰背胀重及大肠风秘气秘，利大小便，脚满水肿，疝癖蛊毒湿热。以气药引之则入气，以血药引之则入血。大泻元气，凡不胀满，不大便秘者，勿轻用之。其味辛而热，感南方火化所生，入手太阴肺，手阳明大肠，足阳明胃，专泻下焦气分之湿热。

主治痘疹合参　　取黑者炒过，研头末入丸药用。凡黑陷痘疹，二便不通，烦躁甚者宜之。非此不可妄用。

苦参

禀天地阴寒之气而生，其味正苦，其气寒而沉，纯阴无毒，故为燥湿除，热杀虫疗癞之要药。

苦参，除热祛湿，利水固齿，肠风下血，及热痢刮痛难当，温病狂言，致心躁结胸垂死。赤癞眉脱者，驱风有功。黄疸遗溺者，逐水立效。扫遍身痒疹，止卒暴心痛，除痈疽疥虫，破癥瘕结气，养肝气明目止泪，益肾精，解渴生津，利九窍通二便。然大苦寒肃杀之药，治湿热疥癞则可，若以滋补，为害不鲜矣。不唯损胃，抑且寒精，肝肾虚寒者尤宜忌之。

主治痘疹合参　　去皮切细，酒浸蒸二次，阴干。痘疮瘙痒，溃烂如癞，毒盛人壮者，以此作丸服之，咽喉痛甚者，生研细末用。

防己

得土中阳气，兼感乎秋之燥气以生，故味辛苦，性寒，无毒，为下部血分去湿热实证之要药。若饮食劳倦，阴虚内热，胃虚肾虚，胎前产后，热在上焦气分，切勿用此阴小险健之药，以为乱阶。

防己，汉者主水气，名载君行；木者理风邪，职金使列。故去腰已下至足湿热肿痛脚气，及利大小二便。退膀胱积热，消痈散肿，则非汉不能成功。若疗肺气喘嗽，膈间支满，并除中风挛急，风寒湿疟热邪，此又全仗木者。总通十二经，散湿热仙药也。然苦辛大寒，犹人险而健者也。可以治有余，不可以治不足。若虚证，必须佐以参苓二术为当耳。

主治痘疹合参　痘疹陷伏，因于湿热者，可酒洗浸，晒干用。

马兜铃

禀冬气而生，故味苦辛，气寒，无毒。入手太阴经。苦善下泄，辛则善散，寒能除热。其性轻扬，厥状类肺，故能入肺除热，而使气下降，则喘嗽之证自平。且肺与大肠为表里，脏热即清，腑热亦解，所以痔瘘疐疮俱治矣。

马兜铃，烧烟熏痔瘘疐疮，煎饮劫痰结喘促，去肺热，止咳清肺气补虚。根名青木香，亦为散气药，故疝家必需，解蛇蛊毒更效。

主治痘疹合参　功效同前，去壳膜只取内子炒用。因体性轻浮，故功在至高之脏。若肺虚挟寒者，不宜多用。

蒲黄

得地之阴气，兼得金之辛味，故味甘辛平，微寒，无毒。入肝经血分，破瘀行血。凉血宜生用。如欲止血、止崩宜炒黑用。

蒲黄，炒黑用，止吐血下血，补血损虚劳。生用破瘀血停积。疗肿毒疼痛，消瘀积块，血热妄行，调女人月候不匀，产妇儿枕作痛，疗跌扑折损，理风肿痈疮，兼利小便，诸血证宜。不论吐衄肠风，更治血尿血痢。然外因从标之血证，可建奇功。若内伤不足之吐衄，难以取效也。

主治痘疹合参　功效同前，痘中夹血证者暂用之。

大茴香

得土金之冲气，兼禀乎天之阳气，故味辛甘，性温，无毒。入心、肾二脏，及胃、小肠、膀胱，祛寒散结之要药，而为霍乱诸疝之必需。

大茴香，入心、肾二脏，及小肠、膀胱。主肾劳疝气，小肠吊气挛痛，理干湿脚气，膀胱冷气肿痛，开胃止呕下食。为诸瘘霍乱捷方，补命门不足要药。小茴香亦治疝散疼，每同煎取效。

主治痘疹合参　主开胃下食，止呕吐调中，疗恶毒肿毒，然肺胃有热，及热毒盛者禁用。

按：茴香辛香宜胃，温暖宜肾，主治不越二经。若火证而阳事数举者禁用。八角者名大茴香，小如粟米者力薄。

威灵仙

感春夏之气，故味苦，气温，无毒，升也，阳也。入足太阳经。为风药之宣导，性升而燥，善走不守者也。且苦温能去寒湿，故腹内冷滞癥瘕，腰膝腿脚冷痛，并堪祛治。

威灵仙，消膈中久积痰涎，神功顿奏。除腹内痃癖气块，其效堪夸。膀胱宿脓，心膈痰水，脚气入腹，胀闷喘急，肾脏风湿，腰膝沉重，风痹湿痹，并堪主治。散爪甲皮肤风中痒痛，利腰脐膝胻湿渗冷疼。盖性好走，亦可横行。辛能散邪，故主诸风；咸能泄水，故主诸湿。能通行十二经，为诸风湿冷痛要药也。

主治痘疹合参　通十二经脉，宣行五脏。治痘后两手肿痛，用此能引诸药横行手臂，气虚者不宜多服。

按：灵仙内驱痰湿之冷积，外治骨腠之痛风，走达经络，遍而且速，风药中之善走者也。威喻其猛，灵喻其效，仙喻其神也。气壮者，服之神效，虚弱者当以调补药兼之，否则，走气耗血。

补骨脂

禀火土之气，兼得乎天令之阳，色黑又兼水德之化。味辛，气大温，无毒。阳中微阴，降多升少，入手厥阴心包络命门、足太阴脾经。能暖水脏，阴中生阳，壮火益土，所以专治脾肾虚寒作泻，肾冷精流遗尿，阳衰劳伤诸证也。

补骨脂，治男子劳伤，疗妇人血气，腰膝酸疼神效，骨髓伤败殊功，除囊湿而缩小便，固精滑以兴阳道，却诸风湿痹，去四肢冷疼，暖丹田，止肾泻。再加杜仲、青盐，即名青娥丸，总脾肾二经之要药，壮火补土之灵丹。若水亏火旺者，非其所宜，妊妇禁用，以其大温而辛，火能消物堕胎耳。

《和剂方》补骨脂丸，治下元虚败，脚手沉重，夜多盗汗，纵欲所致。此药壮筋骨，益元气。补骨脂四两炒香，菟丝子四两酒蒸，胡桃肉一两，去皮，沉香研细一钱半，炼蜜丸，如梧子大，每服二三十丸，空心盐汤、温酒任下。自夏至起冬至日止，日一服，此乃唐宣宗时，张寿太尉知广州得方于南番人。有诗云：三年时节向边隅，人信方知药力殊，夺得春光来在手，青娥休笑白髭鬓。《夏子益奇疾方》治玉茎不痿，精滑无歇，时时如针刺，捏之则脆，此名肾漏。用破故纸、韭子各一两为末，每用三钱，水二盏，煎六分服，日三次，愈则止。唐·郑相国叙云：予为南海节度，年七十五，粤地卑湿，伤于内外，众疾俱作，阳气衰绝，服乳石补药，百端不应。有诃陵国舶主李摩诃知予病状，遂传此方并药。予初疑而未服，摩诃稽首固请遂服之。经七八日而觉应验，自尔常服，其功神效。十年二月，罢郡归京，录方传之。用破故纸十两，净去皮洗过曝干，酒浸蒸再曝捣筛，令细，胡桃瓤二十两汤浸去皮，细研如泥，更以好蜜和令如饴糖，瓷器盛之，旦日以暖酒二合，调药十匙服之，便以饭压。如不饮酒人，以暖熟水调之。饵久则延年益气，悦心明目，补添骨髓。但禁芸苔、羊血，余无所忌。此物本自外番随海舶而来，非中华所有，番人呼为补骨脂，讹传为破故纸，非也。按：破故纸，属火，收敛神明，能使心包之火与命门之火相通，故元阳坚固，骨髓充实，涩以治脱也。胡桃属木润燥养血，血属阴，恶燥，故油以润之，佐破故纸有木火相生之妙，故语云："破故纸无胡桃，犹水母之无虾也。"

按：补骨脂，色黑，禀北方之正，味辛，暖水脏之阳，故能达命门，兴阳事，固精气，理腰疼，止肾泄，壮土益火之要剂。但性过于燥，阴虚火动，大便秘结者戒之。

黄精

得土之冲气，禀乎季春之令，故味甘平，气和无毒。其色正黄，味厚气薄。以溪水洗净后蒸，从巳至子，竹刀薄切晒干用。

黄精，安五脏六腑，补五劳七伤，除风湿，壮元阳，健脾胃，润心肺，旋服年久，方获奇功。耐老不饥，轻身延寿，小儿羸瘦，多啖弥佳。黄帝曰：太阳之草名黄精，饵之可以长生，味甘而厚，气薄而平，能益脾阴，填精髓也。

肉苁蓉

得地之阴气，天之阳气以生，故味甘酸咸，微温，无毒。入肾，入心包络、命门，滋肾补精血之要药。气本微温，相传以为热者，误也。择软而肥厚大如臂者良，酒洗去鳞甲及中心膜，火焙干用。

肉苁蓉，治男子绝阳不兴，泄精尿血遗沥，疗女人绝阴不产，血崩带下阴痛。助相火补益劳伤，暖腰膝坚强筋骨。虽能峻补精血，骤用反动大便。丹溪云：苁蓉属土，有水与火，入肾而补精血，能益水中之火，滋肾补精之首药，须大至斤许不腐者佳，温而不热，补而不骤，故有苁蓉之名。但肠滑泄泻，并肾中有热，强阳易兴，而精不固者忌之，均以其性滑润耳。

锁阳

味甘咸性温，无毒。入肾经。

锁阳，强阴补精，壮阳润肠，养筋壮骨。《辍耕录》云：蛟龙遗精入地，久之则发起如笋，上丰下俭，绝类男阳，功与苁蓉相近，禁忌亦同。

五加皮

在天得少阳之气，为五车星之精，在地得火金之味，故其味辛微苦、微温，无毒。入足少阴、厥阴经，所主风寒湿邪及二经所受之病也。五脏既寒，则筋骨自坚，精气日益而中自补也。轻身耐老，皆补肝肾之功与。昔人云："宁得一把五加皮，不用金银满车；宁得一斤地榆，安用明月宝珠。"又昔鲁定公母，单服五加酒，以致不死。又东华真人煮石法，用玉豉、金盐。玉豉，地榆也。金盐，五加也。世为仙经所须，其能轻身耐老，又可知矣。

五加皮，逐多年瘀血在皮筋中，驱常痛风痹缠脚膝里，风弱五缓痿躄，腰脊疼痛虚羸，心腹疝气腹痛，风寒湿邪并祛，小儿骨软行迟，下部恶疮脓癞，坚筋骨，健步，强志意，益精，去女人阴痒难当，扶男子阳痿不举，小便遗沥可止，阴蚀疽疮能除，轻身延年，长生不老，真仙经药也。采叶当蔬食，散风疹于一身，根茎煎酒尝，却风痹于四末，肝肾筋骨之要药。辛顺气而化痰，苦坚骨而益精，温祛风而胜湿，逐皮肤之瘀血，疗筋骨之拘挛。茎青节白，花赤皮黄，根黑，上应五车星之精，故曰"宁得一把五加，不用金玉满车"，然肝肾真阴不足者，必兼滋补味药用之。

巴戟天

禀土得真阳之精气，兼得天之阳和，阳主发散，散则横行，是当木之令，而兼金之用也，故味辛、甘，微温，无毒。水泡去心用。

巴戟天，禁梦遗精滑，虚损劳伤，头面游风，及大风浸淫血癞，主阴痿不起及小腹牵引绞疼，安五脏，健骨强筋，定心气，利水消肿，益精增志，惟利男人，温补肾脏虚寒之要药。惟相火炽者，勿用。

益母草

禀地中阳气以生，感天之春夏之气而成，味辛、苦，微寒，微温，无毒。入手足厥阴经。补而能行，辛散而兼润者也。午月五日收采，阴干，如入行瘀去滞药内宜生用，如入调补安胎药中宜蜜酒拌蒸，晒干焙用。

益母草，一名茺蔚。补而能行，辛而能润，总调胎产诸证，去死胎，安生胎，行瘀血，生新血，主欲产胎滞而不行，疗新产血滞而不利，行血活血而不伤，已产未产之良剂，通为治血之需，更有调气之意。治小儿疳痢，敷疔肿乳痈，汁滴耳中，又治聤耳。醋调细末，堪敷马啮，制硫黄，解蛇毒，多服消肿下水，久服益精轻身。子味相同，亦理胎产，善除目翳，易去心痛，但茺蔚虽谓有活血行气补阴之功，然用其滑利之性则可，求其补益之功尚未也。况既有行血除水通利之力，则益母不益子之义已寓于中。兼归、芍、地黄则无损矣。凡崩漏瞳神散大者禁用。

李时珍曰：益母根茎花叶实皆可用，若治血分风热、明目、调经，用子为良，若胎产、疮肿、消水、行血，则可并用，盖根茎花叶专于行，子则行中有补也。

紫菀

感春夏之气化，兼得地中之金性，故味苦辛温无毒，入手太阴兼入足阳明，苦以泄之，辛以散之，温以行之，辛先入肺，故治肺逆诸证。清水洗去土，切片蜜蒸焙。

紫菀，蜜蒸焙，使款冬，主咳逆痰

喘，肺痿吐脓，消痰止渴，喘嗽脓血，尸疰痨伤，通利小肠，能开喉痹，小儿惊痫，寒热结气，虚劳不足，能去蛊毒，痿躄堪驱，仍佐百部、款冬研末，生姜乌梅汤下，共治久嗽，立建神功。百部五钱、款冬花、紫菀各一两，为末，每服三钱，生姜乌梅汤，食后、临睡各一服。

按：紫菀，苦温下气，辛温润肺，故吐血虚劳，收为上品，虽入至高之脏，然又能下趋，使气化及于州都，小便自利，人所不知，但性滑不宜久用，且性辛温，阴虚肺热者不宜单用，须地黄、门冬共之。

款冬蕊

得天阴寒之气，兼禀乎金水之性，故凌冰雪而独秀，其味辛甘温而无毒，阴中含阳，降也。辛能散而能润，甘能缓而能和，温则通行不滞，故善降下。善治咳逆上气，咳嗽诸证无分寒热虚实，皆可施行。

款冬蕊，使杏仁、紫菀，治肺痿脓血腥臭，止肺咳痰唾稠粘，润肺泻火邪，下气定喘促，却心虚惊悸，去邪热惊痫，补羸劣，除烦，洗肝邪明目，更驱久嗽奇方，烧烟吸之亦妙。

按：款冬，性禀纯阳，故能凌冬华艳，所以主治皆辛温开豁之力，妙在温而不助火耳。务用含英而未吐者，去蒂蜜水微焙，更得清润之功。然世多以枇杷花伪之，物既殊，而功自异矣。

草果

味辛而热，气猛而浊，故善破瘴疬，消谷食，及一切宿实停滞作胀闷及痛。佐常山截疫疟。

草果，消宿食，立除胀满，去邪气，且却冷疼，同缩砂温中焦，佐常山截疫疟，辟山岚瘴气，止霍乱恶心。然气猛浊，若气不实，邪不甚者，不必用之。

高良姜

禀地二之气以生，故味辛热纯阳，浮也。入足阳明太阴经，而治冷逆，逐寒邪诸证。

高良姜，健脾消食，下气温中，除胃间冷逆冲心，却霍乱转筋泻痢，翻胃呕食可止，腹痛积冷堪驱。然治客寒犯胃，心腹冷痛并宜。若伤暑注泻，心虚作痛，实热腹疼切忌。子名红豆蔻，炒过入药，醒脾温肺，散寒燥湿，故东垣常用之脾胃药中，又善解酒毒，余治同前。然善能动火伤目致衄，不可常用也。

紫草

禀天地阴寒清和之气，故味苦气寒而无毒，入足少阴、厥阴，为凉血之圣药。软嫩而紫色者佳，去根取茸，血分热盛者生用，脾虚者酒净焙。

紫草和膏，敷热毒疮疡，煎服凉血化斑，托豌豆疮疹，利九窍水道，乃血热痘中，滑肌通窍凉血，必用之药。但性苦寒通利，勿多服久服，以增中寒泄泻之虞。

主治痘疹合参　　治痘红紫目赤，血热毒盛之证。凡痘心经有热，闭塞不通，血气凝滞，毒盛色紫，用此凉血开窍，而热毒发越，痘易起也。至于五六朝用，宜同粘米，盖粘米能制紫草之余寒，但终属性寒滑利，不可久用过用，恐致泄泻成虚。若非血热及大便滑利者勿用。

红蓝花

禀土与火之气，故味苦辛温，无毒，阴中之阳也。入心、肝二经，血分之药。

红蓝花，治胎死腹中，为末生要药，疗口噤血晕，诚已产仙丹，化痘斑血热痘疹。凡多用则破血通经，酒煮方妙；少用则入心养血，水煎为安。入心、肝二经，为行血活血润燥之药也。同当归则生血，佐肉桂则散瘀，配治既异，而功用有两途矣。产后勿宜过用多用，以使血行不止而毙，慎哉！

主治痘疹合参　治痘血热血凝不行，污血化成斑点，用此行滞，有去旧生新之妙。凡多用则行血破血，少用则活血归经，入心养血和血，与当归同功，然大抵活血之功多，而养血之力少也。子吞数粒，能不染天行痘疮。凡疮色红紫者血热也，宜红花酒浸晒干用。如疮子黑陷者，用子酒浸晒干，慢火微炒研用。胭脂即红花汁成之，痘将出时，以此涂眼四围，痘不入目，兼能活血，故解疔毒最良。

天花粉

禀天地清寒之气，故味苦，气寒而无毒。

天花粉，润心中枯渴烦热，降膈上热痰稠痰，理一切肿毒。排脓长肉消瘀，除时疾热狂，驱酒疸去黄，实热作渴最宜，胃虚湿痰切戒，汗下后亡阳作渴者，阴虚火动，津液不能上升作渴者，病证在表作渴者，及脾胃虚寒，并宜痛绝。

主治痘疹合参　治痘后热毒，发渴痰嗽，利胸膈，排脓长肉，消痈疮肿毒，痘疮溃烂。

按：天花粉，酸能生津，甘不伤胃，微苦微寒降火，为润燥滑痰解渴要药。但宜于有余阳证，若真寒假热者忌之。亭林一叟，久苦痰火，取服两月，恶食暴泻不救，其寒凉伤脾可知。

瓜蒌仁

瓜蒌仁，性润下气，味甘补肺。令垢涤郁开，伤寒结胸必用，俾火痹痰降，虚怯劳嗽当求，定喘润肺，利膈润肠，解渴生津，下乳止血。其蒌实通用，或同明矾制，或同蛤粉和，并主咳喘痰哮。

主治痘疹合参　开肺下气，宽胸膈止嗽定喘，惟宜痘后用，吐泻者禁之。

薄荷

感春末夏初之气，得乎火金之味，金胜火劣，故辛多于苦而无毒。辛凉，浮而升，阳也。入手太阴少阴经。形质气味皆轻浮，走窜上升，故治风热轻寒郁火则有功。若内伤表虚阴虚当切禁。

薄荷下气，令胀满消弭，发汗俾关节通利，清六阳会首，驱诸热生风。辛能散，凉能清，搜肝气以抑肺盛，消风热以清头目，性喜上升，小儿风涎惊狂壮热，尤为要药。新病瘥者忌服，恐致虚汗亡阳，性轻浮走窜，能泻越真气而损心肺耳。

主治痘疹合参　消风热，清头面之肿，引诸药入营卫发汗，通利关节，治痘壮热风痫，惊搐者暂用，久用多用，走泄心气，耗阴损阳。

泽兰

感土泽之气，故味苦甘而入血，兼得乎春气，故微温而无毒，为妇人产后百病、血沥腰痛、血气衰冷、成劳羸瘦，或身面浮肿，泄热，和血，行而带补之要药。

泽兰，理胎产百病淹缠，消身面四肢湿肿，破宿血，去癥瘕，行瘀血，疗扑损，散头风目痛，追痈肿疮脓，长肉生肌，总皆行血和血，行中带补之功也。

主治痘疹合参　妇人产后，恶露未尽者，痘中亦用之。感土泽之气，入血海而消瘀，行中带补，气味和平。

马兰

味辛气平，入阳明血分。

马兰，破宿血，养新血，断血痢，解酒疸，疗诸菌蛊毒，治绞肠沙痛，除水肿尿涩，消痔疮丹毒。

蒲公草

得水之冲气，故味甘平，无毒，入肾、入肝，解毒凉血之要药。故乳痈乳岩首所重焉，水煮内服、外敷，神效。入剂同夏枯草、贝母、连翘、白芷、瓜蒌根、橘叶、头垢、牡鼠粪、山豆根、山慈菇，专疗乳岩。其根茎白汁，可涂恶疮肿毒，日涂三四，毒散肿消。

蒲公草，即黄花地丁草。溃坚肿，消结核，屡建奇功。解食毒，散滞气，并臻神效。

主治痘疹合参　凡痘后余毒，痈疽可用。

半夏

得土金之气，兼得天之燥气，火金相搏，故味辛平苦温，有毒。入足太阴、阳明、少阳，亦入手少阴经。辛温善散，故主伤寒邪在表里之间。苦善下泄，故除心下支饮，胸膈痰热胀满上气，为祛湿分水实脾而开寒湿痰气郁结之圣药。其所大忌者，阴虚血少、津液不足诸病耳。

半夏，火痰黑，老痰胶，同芩、连。寒痰清，湿痰白，同姜、附。陈皮、苍术，卒中风痰；南星、皂角，痰饮胁痛。治吐食反胃，消肠腹冷痰，散逆气，除呕恶，开结气，发声音，止脾泻，敛心汗，一切痰厥头痛、头眩圣药。但血证消渴，并孕妇忌服。脾湿痰证最宜，阴虚痰证切忌。

主治痘疹合参　治痘虚寒呕哕少食，化痰涎，燥脾湿，和脾胃。但恐燥咽兼损孕妇，灌浆时忌之。无湿痰者戒用。

按：汪机曰：脾胃湿热，涎化为痰，此非半夏，曷可治乎？若以贝母代之，翘首待毙。李时珍曰：脾无留湿不生痰，故脾为生痰之源，肺为贮痰之器。半夏治痰，为其体滑辛温也。涎滑能润，辛温能散，亦能润，故行湿而通大便，利窍而泄小便，所谓辛走气能化液，辛以润之是也。丹溪谓：半夏能使大便润而小便长。成无己谓：半夏行水气而润肾燥，《局方》半硫丸，治老人虚闭，皆取其滑润也。俗以半夏为燥，不知利水去湿，而使

土燥，非性燥也。但非湿热之邪而用之，是重亡津液，诚非所宜。若应犯而犯，似乎无犯，古人半夏有三禁，谓血家、渴家、汗家也。然其功，止吐为足阳明，除痰为足太阴，助柴胡主恶寒，是又为足少阳也。助黄芩主去热，是又为足阳明也。寒热往来，在半表半里，故用此有各半之意。

牛蒡子

至秋而成，得天地清凉之气，故味辛、苦、平，无毒。辛能散结，苦能泄热，入手太阴，足阳明经，乃散风除热，解毒清利咽喉之圣药。痧证始末之必需，血热痘疹之要品。但性冷而滑利，气虚泄泻者，切忌勿服。临用炒燥研碎，则不出气，若牙疼用牛蒡子，生研碎绵裹，嚼患处，嗽去苦水即愈。

牛蒡子，主润肺散气，牙齿蚀疼，面目浮肿，退风热咽痛，及风湿隐疹，毒盛疮疡，辛能散结，苦能泻热，为痘疹利咽喉，解阳明，消痈肿，散风除热，清里解毒之要药。

主治痘疹合参　润肺金而退风热，利咽膈而散诸肿，治喉痛散结气，发痘凉血，助药行浆，解阳明热毒。凡痘红紫热盛便闭者最宜。但通肌滑窍，多服则内动中气，外致表虚。如病后气血虚弱，用之反致耗散真元。若出不快而泄泻者，尤忌之。痈疽已溃者勿服。

前胡

得土金之气，感秋冬之令，故味苦、辛、平，微寒，无毒。入手太阴、少阳。苦寒能降，辛平能散，所以为下气除痰，去结散邪之药。

前胡，善消痰壅，哮喘咳嗽，胸胁痞满，心腹结气，伤寒寒热，风寒头痛，去风痰，除实热。

主治痘疹合参　风初热疑似未明，风寒咳嗽痰涎者可用。

按：前胡，辛以畅肺，解风寒，甘以悦脾理胸腹，苦泄厥阴之热，寒散太阳之邪，性阴主降，与柴胡上升者不同，长于下气，气下则火降，痰亦降矣。若不因外感之痰，及阴虚火动者，并气不归元，胸胁逆满者，切戒勿入。

白附子

感阳气而生，故味辛微甘，气大温，有小毒。性燥而升，风药中之阳草也。东垣谓其纯阳，引药势上行，能祛面上百病，为去瘢疵，擦汗斑，豁风痰，逐寒邪，燥湿散结，中风痰厥，小儿急惊之要药也。但性温燥，凡阴虚类中风证，小儿脾虚慢惊，并宜切忌。

白附子，诸风冷气，中风失音，血痹冷疼，消痰去湿，且引药势上行，祛面上百病。若大人阴虚类中，小儿脾虚慢惊，慎勿误用。

主治痘疹合参　　治痘风热不退，及四肢头面不起，用以散风利热解毒。

萆薢

得火土之气，兼禀天之阳气，故味苦甘平，无毒。入足阳明、少阴、厥阴。为祛风除湿补下之要药。

萆薢，忌同牛肉。白者为佳。治风寒湿痹，腰背冷痛，筋骨掣痛，补水脏，益精，缩小便，明目，逐关节久结老血，扫肌肤延生恶疮，恚怒伤中，老人五缓。其功专去湿而劣于去热，既可去膀胱缩水，又能止失溺便频。凡杨梅痔瘘恶疮，病久火衰气耗，湿郁者，用萆薢三两，角刺、牵牛各一钱，水六碗，煎耗一半，温三服，不数剂多瘥。初服未效者，以火尚盛也。

主治痘疹合参　　治痘水泡太盛，不能干靥者，用以渗收湿气。

按：萆薢，主用皆祛风湿，补下元。凡小便频，茎内痛，必大腑热闭，水液只就小肠，大腑愈加燥竭，因强忍房事，有瘀腐壅于下焦，故痛。此与淋证不同，宜盐炒萆薢一两，煎服，以葱汤洗谷道，即愈。肾受土邪则水衰，肝挟相火来复母仇而凌土，得萆薢以渗湿，则土安其位，水不受侮也。如阴虚火炽，及无湿而肾虚，腰痛者勿服。

土茯苓

俗名冷饭团。有赤白二种，白者良，可煮食，亦可生啖。

甘淡而平，阳明主药，分清去浊，祛风除湿，筋骨拘挛，杨梅疮毒，瘰疬疮肿，去湿化毒之要药也。胃虚肾寒者禁之。

土茯苓与萆薢形虽不同，主治不甚相远，李氏疑为一物数种，理或然也。总之，皆除湿消水，去浊分清，固下焦元气。故能兴阳道而主诸痹及恶疮不瘳也。

芦根

禀土之冲气，有水之阴气，故味甘气寒无毒。甘能益胃和中，寒能除热降火，所以专除胃热。凡噎、哕、呕吐、烦渴、霍乱之属于实热者，并所必需。前证之属于虚寒者，切勿误用。

芦根，掘土甘美者有效，露出水面者损人。解酒毒，退热除烦，止呕哕，开胃下食，清胃热，止消渴。食鱼虾中毒即解，怀胎孕发热能痊。花白名蓬茸，主卒霍乱危急，煮汁吞饮即安。

主治痘疹合参　　治痘初起，胃热口臭，绕口四围痘密者最宜。脾胃虚寒者禁用。

灯芯

气味甘寒无毒，以味甘淡性寒，其质轻通，故能通利小肠，使心经蕴热从小便而出，为上焦伏热五淋之圣药也。然惟通利，故虚脱证及小便不禁者忌之。

灯芯，务生剥者良，降心火，清肺

热，通阴窍，利小便，除癃闭成淋，消水湿作肿，轻清去湿除热，故治痘证及上焦浮热也。根采煎服，功力尤优，败席煮服，其效更胜。灯花，止小儿夜啼，治大人喉痹，金疮敷上，血禁肌生。

主治痘疹合参 根苗并主五淋，清心解热，烧存性，止小儿夜啼。

瞿麦

禀阴寒之气而生，故味苦辛寒，无毒。

瞿麦，君主利小便，佐使决肿痈，去目翳逐胎，下闭血出刺。凡肾气虚，无大热者，水肿蛊胀，脾虚者，胎前产后，一切虚人，虽小便不利，法并禁用。

主治痘疹合参 治痘疹小便不利，与木通同功，然禀阴寒之气，通心经以利小肠，若心经虽热，而小肠虚者服之，热未退而小肠变生别病矣。

茅根

禀土之冲气，兼感乎春阳生生之气以生，故味甘气寒无毒。入手少阴、足太阴、阳明。甘能补脾，故虽寒而不犯胃，能治诸劳伤虚热也。

茅根，下淋，利小便，通闭逐瘀血，除客热在肠胃，止吐衄，因劳伤补中益气，并止消渴，清肺热定喘，除黄疸酒毒。茅针溃痈，每食一针一孔，二针二孔，大奇。茅花止血。

主治痘疹合参 茅根宜新掘肥大白净者，捣汁入药，功效同前。

香薷

感夏秋之气以生，味辛，气微温，无毒。入足阳明、太阴、手少阴经。辛散温通，故能解寒郁之暑气，犹内伤生冷，外受暑邪，外邪内伤相并而作霍乱吐泻诸证，用此辛温通气和中解表乃愈。若劳役研丧，内伤元气，及受暑热而大寒大渴短气少气者并宜忌。此辛温走泄，以蹈虚虚

之戒。

香薷，主霍乱中脘绞痛，伤暑小便涩难，散水肿，有彻上彻下之功。肺得之，清化行，热自下也。去口臭，有拨浊回清之妙。脾得之，郁火降，气不上焉。解热除烦，调中温胃。然辛温走散，元气虚者，不可过投。中热者，尤所禁用。且因味辛性温，宜凉饮，不宜热服。

主治痘疹合参 夏月痘疹暂用，以清暑气，宜陈久者良。

按：香薷，味辛气温，为夏月发散阴寒之剂。如纳凉饮冷过度，阳气为阴邪所遏，以致头痛发热，烦躁口干，吐泻霍乱，宜用之以发越阳气，散水和脾则愈。若劳役受热用之，是重虚其表，反助其热，益耗真阴，害人不浅。

木贼草

感春升之气，故味甘微苦，无毒。入足厥阴、少阳二经血分，故首主目疾及退翳膜，益肝胆而明目也。又疗肠风止痛，痔疾出血，妇人月水不断，崩中赤白者，皆以入肝而走血分消之中而复有止涩之义也。发汗疏邪者，轻阳春升之性也。

木贼草，入肝胆，退目翳暴生，消积块，兼发汗疏邪。但目疾暴赤肿痛，由于怒气、暑热者，非其所宜，久服损肝。

主治痘疹合参 专益肝胆，去翳明目，治痘后目疾，宜去节，以酒润湿，火上烘用。

按：谷精去星障，木贼去翳障，其功在菊花之上，盖菊花和血药止能调养眼目，而其除星去翳则不及也。然目病久患，精血亏损者，虽有翳障，而木贼、谷精之类，必兼熟地、芍药，滋补肝肾之药而始效，岂不思目得血而能视乎？即当归虽能养血，然味辛散，尚非所宜也。

决明子

得水土阴精之气，兼禀乎清阳者也，

故其味咸苦，甘平微寒无毒。咸得水气，甘得土气，苦可泄热，平和胃气，寒能益阴泄热，足厥阴肝家正药。亦入胆肾，又可作枕，治头风明目。

决明子，除肝热，尤和肝气，收目泪，止目疼，明目仙丹，头风兼驱。得沙苑蒺藜、甘菊、枸杞、生地、女贞实、槐实、谷精草，补肝明目益精之要药，功力更优。

主治痘疹合参　主青盲目淫，肤赤白膜，肿痛泪出，除肝家热。

蒺藜子

蒺藜有二种：一种同州沙苑白蒺藜，一种秦州刺蒺藜。白者感马精所生，刺者感地中阳气所生。《本经》苦温；《别录》加辛及微寒并无毒。宜炒捣去刺用。

刺蒺藜，质轻色白，象金入肝。夫肝虽有藏血之体，而血非可留之物，留则不虚，灵而血恶，斯致疾矣。蒺藜宣行快便，故主妇人癥结积聚能破，男子遗溺泄精能止，肾虚腰痛，伤中劳乏，催生落胎，除烦下气，乳发带下，易效。肺痿脓血可瘳。疗双目赤痛，翳生不已。治遍身白癜，瘙痒难当。除喉痹头痛，消痔瘘阴汗，去恶血长肌肉，明目轻身。多主肝经，以味苦温辛香，可以宣散也。

又种沙苑者，质细色绿。专入肾经，以性寒质实，可以强阴，故益精疗肾之功更胜。

主治痘疹合参　择白者宜炒过，方捣去刺后，研细入药。凡痘疮瘙痒溃烂者，并痘后目患者，并宜。

缠豆藤

缠豆藤，和中解毒，宜端午日采阴干，凡毛豆梗上缠绕细红丝者佳，稀痘方中常用之。

败草

即墙头陈柴。既禀谷气之余，久受寒暑、雨露、日月精华，故为久溃疮疡之用最效耳。

败草，宜东壁极陈者佳。或晒或焙研细，或敷疮上，或衬席间，善解痘毒，渗湿之功神效，烂痘之所必需。

夏枯草

禀纯阳之气，故冬至生，夏至枯也。且得金水之气，故味苦辛，性微寒，无毒。入足厥阴、少阳经。辛能散结，苦能泄热。故治一切寒热瘰疬，破癥散瘿，乳痛乳岩及火郁目珠痛极怕日羞明之要药。茎端作穗，开淡紫花，采阴干用之。

夏枯草，味辛苦而性微寒，散结气而解内热，补肝血缓肝火，破癥坚瘿瘤，散瘰疬鼠瘘，寒热并治，湿痹兼却，更治目珠疼痛，至夜则甚者如神。此草禀纯阳之性，夏至后得阴气即枯，所以治厥阴火郁之目疾，及郁怒所成乳岩乳痈，并一切痈肿也。目眦白珠属阳，故昼痛，点苦寒药则效。黑珠属阴，故夜痛，点苦寒药反剧。夏枯草，气禀纯阳，补厥阴血脉，故治夜痛如神，以纯阳之气而胜浊阴，且散厥阴郁火耳。

冯氏锦囊秘录杂证痘疹药性
主治合参卷三

海盐冯兆张楚瞻甫纂辑
任　谦益恭存
门人沈世楫维商同校
男　乾泰坦公

草　部　下

萎蕤

禀天地清和之气，入脾、肺、肝、肾四经，味甘、平，无毒。

萎蕤，一名玉竹。润肺而止嗽痰，补脾而去湿热，养肝而理眦伤泪出，益肾而除腰痛茎寒，调养气血，逐风淫四末成痹，益气补中，去心腹结气除烦，入脾肺以长气分之阳，入肝肾以滋阴分之血，但性缓力薄，难取近功。

按：萎蕤虽曰滋益阴精，与地黄同功，增长阳气，与人参同力，润而不滑，和而不偏，譬诸盛德之人，无处不宜，故神农收为上品。但汁薄而不能如地黄之浓厚，力小而不能如人参之大补，性平和缓，难图急效，阴阳并资，未有专功，较之地黄之滋阴，人参之补元，已属霄壤矣。岂可仗此以代挽回垂绝之药乎！

丹参

味苦，微寒，无毒，能治软脚，可逐奔马，又名奔马草。清心除热宜生用。养心血，止心痛，宜猪心血拌炒用。和心阴，调心气，蜜酒拌炒用。

丹参，专调经脉平和，善理骨节疼痛，生新血，去恶血，落死胎，安生胎，破积聚癥坚，止血崩带下，脚痹软能健，眼赤肿可消，安神散结，益气强阴，散瘿赘恶疮，排脓生肉，辟鬼祟精魅，养正驱邪，更治肠鸣幽幽，滚下如走水状。功虽多于补血，然更长于行血，心与心包络及肝经三家药也。

按：丹参，色合南离，独入心家，专主血证，古人称丹参一味，兼四物之功，嘉其补阴也。虽能补血，然长于行血，故胃气虚寒者少投，妊娠无故者勿服。

沙参

禀天地清和之气，味苦、甘，微寒，无毒。故散结除热则有之，补中益气则不及也。

沙参，味淡体轻，专补肺气，因而益脾与肾，久咳肺痿，金受火克者宜之。寒客肺中作嗽者勿服。主寒热咳嗽胸痹头痛，定心内惊烦，退皮间邪热，易老用代人参，盖取味之苦甘，泻中兼补略相类耳。

按：沙参气轻力薄，非肩弘任大之品也。人参甘温体重，专益肺气补血而生阴。沙参甘寒，体轻，专清肺热，补阴而制阳，一行春气，一行秋气，不相侔也。故脏腑无实热，及寒客肺经而嗽者勿服。

胡椒

禀天地纯阳之气以生，故味辛，气大温，无毒。气味俱厚，阳中之阳也。入手足阳明经，以辛温之，厚味除脏腑之沉寒，勿令过剂，损肺伤阴。

胡椒，下气去风痰，温中止霍乱，肠胃冷痢可却，心腹冷痛堪除，食勿过剂，损肺伤脾。荜澄茄系胡椒青嫩之时摘取。一云向阳生者为胡椒，向阴生者为澄茄，化谷食，理逆气，消痰癖，止呕哕，伤寒咳噎，亦每用之。

藁本

感天之阳气，兼得地之辛味，故味辛、苦，气温，无毒。入足太阳经。温能通，苦能泄，大辛则善散，气厚则上升，阳也。

藁本，气力壮雄，风湿通用，止头痛巅顶上，散寒邪巨阳经，又能下行去湿，故治妇人阴肿瘕疝。子名鬼卿，主风入四体。藁本感天之阳气，得地之辛味，故气温而苦，苦从火化，故其气雄，能治巅顶头痛也。然内热头痛及春夏温暑之病，不宜进也。

菉耳实

即苍耳也。得土之冲气，兼禀天之春气，故味苦甘温无毒。叶味辛苦微寒，有小毒。

菉耳实，散疥癣细疮，遍身瘙痒者立效，驱风湿周痹，四肢挛急者殊功，止头痛，善通顶门，追风毒，任在骨髓，杀疳虫湿䘌，主恶肉死肌，捣汁饮，治疔肿如神，煎汤熏，疗诸痔立效，益气开聪明，强志，暖腰膝。苦以燥湿，甘以和血，温以通行，为驱风去湿之圣药。六神曲以之配苍龙，风木象也。

秦艽

感秋金之气，故味苦、辛、平，微温，无毒。入手足阳明经。苦能泄，辛能散，微温能通利，故主寒热邪气，寒湿风痹肢节痛，下水利小便。性能祛风除湿，无问久新及通身挛急，能燥湿，散热结肠风，泻血养血荣筋之要药。

秦艽，养血舒筋，除风痹，肢节俱通，通便利水，散黄疸遍体如金，除头风，解酒毒，止肠风下血，去骨蒸传尸，其性养血祛风，入胃而除湿热，故治挛急。痹证者，风也。黄疸便涩者，湿热也。为风药之润剂，但下部虚寒人，小便不禁者勿服。

按：秦艽，风药中之润剂，散药中之补剂，故养血有功，中风多用之者，取祛风活络，养血舒筋，盖治风先治血，血行风自灭耳。

青葙子

味苦寒，入肝经。

青葙子，多治眼科，去肝脏热毒上冲，青盲翳肿，除心经火邪暴发，赤障昏花。

白前

色白形似白薇，又似牛膝，但脆而易折，不若白薇之可弯而不折也。感秋之气，得土之冲味，味甘辛气微温，一云微寒无毒，阳中之阴，降也。入手太阴，肺家之要药。甘能缓，辛能散，温能下，故善能下气，治气逆咳嗽湿痰，停饮短气，水湿体重胀满，昼夜倚壁不得卧，喉作水鸡声者神效。

白前，似牛膝，粗长坚脆易断，主咳嗽上气能降，胸胁逆气堪驱，气壅膈，倒睡不得者殊功，气冲喉，呼吸欲绝者立效，并气塞咽嗌，时作水鸡声鸣者，服之即瘳。

青蒿

禀天地芬烈之气以生，味苦气寒，芬

芳无毒。苦能泄热杀虫，寒能退热，除阴分伏热，故治蓐劳虚热，男妇劳瘦骨蒸。凡苦寒多伤胃气，惟青蒿之芳气入脾，与胃无犯，且能清利脾家湿热耳。但中气虚寒泄泻者勿用。若熬膏，神治蓐劳虚热，以童便捣叶取汁煎膏。

青蒿，即草蒿，系神曲中所用者。入童便熬膏，退骨蒸痨热，生捣烂绞汁，却心痛热黄，息肉肿痛，烧灰淋浓汤点，泄痢鬼气，研末调米饮吞，愈风疹疥瘙。止虚烦盗汗，开胃明目，辟邪杀虫，善理血虚有热，专除鬼疰传尸。

身中鬼气，引接外邪，有游走皮肤，洞穿脏腑，每发刺痛，变动不常者，为飞尸。附骨入肉，攻凿血脉，见尸闻哭便作者，为遁尸。淫跃四末，不知痛之所在，每发恍惚，得风雪便作者，为风尸。缠结脏腑，冲引心胁，每发绞切，遇寒冷便作者，为沉尸。举身沉重，精神错杂，尝觉昏废，每节气大发者，为尸疰。时珍曰：《月令通纂》言伏内庚日，采青蒿悬门庭，可辟邪，冬至元旦各服二钱亦良，则青蒿之治鬼疰，盖亦有所本也。

按：凡苦寒之药多伤胃气，惟青蒿芬香入脾，独宜于血虚有热之人，以其不伤胃气故也。但无补益之功，必兼气血药而用之，方有济也。

白薇

禀天地之阴气以生，故味苦咸平，大寒，无毒。

白薇苦咸而寒，入心肾，利阴气，下水气。中风身热支满，温疟寒热酸疼，狂惑鬼疰堪却，伤中淋露可除。利气益精，下水渗湿，风温灼热，多眠遗尿，热淋血厥。

白鲜

禀天地清燥阴寒之气，其味苦咸寒无毒，入足太阴阳明，兼入手太阳，苦能泄热，寒能除热，咸能润下，故治湿热及下部诸证。

白鲜，又名白羊鲜。主筋挛死肌，化湿热毒疮，遍身黄疸湿痹，手足不能屈伸，癫毒风疮，眉发脱落，女人阴肿，产后余疼，小儿惊痫，淋沥，咳逆，时热时狂饮水，多多煎服尤宜。治鼠瘘有脓，熬白鲜皮膏，吐出即愈，理肺嗽不已，制白鲜皮汤，饮下即瘥。

狗脊

禀地中冲阳之气，兼感乎天之阳气，故味苦甘平，微温，无毒。苦能燥湿，甘能益血，温能养气，是补而能走之药也。入足少阴肾经，肾主骨，故主骨节一切诸证。状如狗脊，以形得名也，别名扶筋，以功得名也。

狗脊恶败酱，使萆薢强筋壮骨，补肾除湿，治腰背强痛，机关缓急，理腰膝软弱，筋骨损伤，女人伤中欠调，老人失溺不节，周痹寒湿，并可医痉，肾虚有热，小便不利，口苦舌干者忌之。

京三棱

禀火土之气，故味苦甘辛平，无毒。入足厥阴及足太阴。从血药则治血，从气药则治气。苦能泄，辛能散，甘能和而入脾，血属阴而有形，所以能治一切凝结停滞有形之坚积，真气虚者勿服。

京三棱，消癥瘕滞痛，一切血块，乃血中之气药也。专通肝经积血滞气，宜醋浸炒用。

按：三棱，昔有患癖死者，遗言开腹取之得块如石，文有五色，削成刀柄，后刘三棱，忽化为水，乃知治疗积块如神。蓬术破气中之血，三棱破血中之气，主治颇同，气血稍别。东垣用此二味，皆用人参赞助，故有成功而无偏胜之害。若专用克伐，胃气愈虚不能运行，积反增大矣。

蓬莪茂

感夏末秋初之气，得火金之味，故其味苦辛，其气温而无毒，阳中阴，降也。入足厥阴肝经气分，能破气中之血，故一切气血凝结作痛俱效。

蓬莪茂，止心疼，通月经，消瘀血，破积聚痃癖，乃气中之血药也。欲先入气，火炮用之，欲先入血，则用醋炒。

按：蓬术攻削峻猛，诚为磨积之药，但虚人服之，积滞未退，本元日亏，兼以参术乃无损耳。惟元气壮盛者，则有病病当之也。

骨碎补

又名猴姜。得金气兼得石气而生，味苦辛，气温。好生阴处，故得阴气为多，入足少阴而主骨。凡骨中毒气，风血疼痛，五劳六极，手足不收，上热下冷，肾虚齿痛，耳鸣痫风足软，坚骨固齿，皆入肾主骨之验也。凡采得铜刀刮去黄赤毛，细切蜜拌蒸晒用。

骨碎补，补骨节伤碎，疗风血积疼，破血有功，止血亦效。专入肾经，故治肾泄骨痿，耳响牙疼，诸骨肾证。昔魏刺史子，久泄垂危，诸药不效，用此药末入猪肾中，煨熟食之，即愈。盖肾主二阴，而司禁固，久泄乃属肾虚，不可专责脾胃也。

延胡索

禀初夏之气，兼得乎金之辛味，故味辛，气温而无毒。入足厥阴，亦入手少阴经。性温则能行能畅，味辛则能润能散，所以为行气活血要药。但性能走而不能守，故经事先期，崩中淋露，一切血热血虚并宜戒之。行上部酒炒，中部醋炒，下部盐水炒。

延胡索，因味辛温，破血下气，调月水气滞血凝，产后血冲血晕，心腹卒疼，小腹胀痛，通经下胎，舒筋疗疝，妙不可言，乃活血下气第一品药也。

按：延胡索，行气中血滞，血中气滞，通理一身上下诸痛，往往独行功多，故调经药中常用之。然既无益气之情，绝少养营之义，徒仗辛温，攻凝逐滞，虚人当兼补药同用，否则徒损无益。

姜黄

得火金之气，故其味苦辛性寒，无毒。阳中阴也，降也。入足太阴、厥阴。苦能泄热，辛能散结，故为破血下气，血分气分之要药。

姜黄，性烈过郁金，郁金入心治血，姜黄兼入脾，兼治气破血，立通下气最捷。一切结气积气，癥瘕瘀血，血闭痈疽并治。辛温能散，专理气中之血，内调心腹胀满，外疗手臂疼痛。若血虚腹痛臂疼，而非瘀血凝滞者，用之反剧。

地榆

禀地中阴气，兼得乎天之微阳，故味苦、甘、酸，微寒，无毒。气薄味厚，沉而降，阴也。入足厥阴、少阴、手足阳明经，为下部湿热肠风、便血、血热、血痢、疳痢之要药。宜酒拌炒用。

地榆，虽理血证，惟治下焦妇人崩带，月经不断，小儿疳痢，肠风下血，痔漏来红。但虚寒冷泻，崩带，切须忌服。

百合

得土金之气，兼天之清和，故味甘、平，微寒，无毒。入手太阴、阳明，亦入手少阴。

百合，养脏益志，润肺宁心，逐惊悸时疫，除邪热消肿，敛久嗽，疗肺痿，止涕泪，利二便，不独保肺之功。仲景定百合汤，治百合病，更有宁神清心之效也。

按：久嗽之人，肺气必虚，虚则宜敛，百合之甘敛，胜于五味之酸敛多矣。《金匮》云：行住坐卧不定，如有神灵，谓之百合病，仲景以百合汤治之。则其清心安神，从可想见，久服使人心志欢和，但肠滑者勿用。

百部

得天地阴寒之气，故味甘、苦，微温，无毒。与天门冬形相类而用相仿，故名野天门冬。但天门冬治肺热，此治肺寒为别也。《千金方》用百部熬膏，入蜜，不时取服，可疗三十年嗽。《杨氏经验方》治遍身黄肿，取鲜百部，捣窨脐上，以糯米饭半升，拌酒半合，盖在药上，以帛包住，一二日后口内有酒气，则水从小便出，肿自消矣。

百部，治久嗽传尸骨蒸，肺热上气，散热清痰，润肺下气，诚久嗽寒嗽之要药也。更杀传尸痨虫，小儿疳热，寸白蛔虫。同秦艽为末，烧烟熏之去虱，亦杀虫之一验也。

蓝实

禀天地至阴之精，其味苦、咸寒而无毒。故能去热除疳。一云：兼甘、平，无毒。以其得土气之厚，盖诸毒遇土即解，故可善解诸毒。

蓝实余蓝俱不入药，入药惟用蓼蓝。秋采实，晒干微研碎，煎服。杀虫痊疫鬼恶毒，驱五脏六腑热烦，益心力，填骨髓补虚，聪耳目，利关节，通窍。但虚寒人及久泻者，并腹中觉冷者忌之。茎叶可作靛染青，生捣绞汁饮，散风热赤肿，愈疔肿金疮，追鳖瘕胀痛，百药毒总解，诸恶疮并驱。《衍义》云：蓝实水有木，能使散败之血分诸经络，故解毒最效。又治小儿壮热成疳，妇人产后血晕，消赤眼暴发，止吐衄时来，天行温疫热狂，并宜急取煎服。丹溪普济消毒饮中，加板蓝根者，即此是也。其靛花名为青黛，宜合丸散。小儿疳热消瘦，泻肝下毒，杀虫，收五脏郁火，消上膈痰火并妙，更驱时疫头痛，敛伤寒赤斑。一切疳病，面黄鼻赤，毛焦唇焦，口舌生疮，皮肤枯槁，壮热等

证，神奏奇功。虽凉而不伤脾胃，故疳痢疳痨并臻神效。

菁实

菁实，明目增智慧，益气充肌肤。久服不饥，轻身耐老。

蛇床子

味苦、辛、甘平，无毒，阳也。凡使须用浓蓝汁并百部自然汁二味，同浸三伏时，漉出晒干，却用生地汁拌蒸，从午至亥晒干用。

蛇床子，治妇人阴户肿疼，温暖子脏，男子阴囊湿痒，坚举尿茎，扫疮癣，利关节，腰胯肿痛，手足痹顽，益阳气。治腰膝酸痛，敛阴汗，除湿疮疥癞，大风身痒难当，作汤洗愈。产后阴脱不起，绢袋熨收。妇人无娠，最宜久服。但性温燥，肾家有火，下部有热者忌投。

兰叶

禀天地清芬之气以生，故其味辛，气平，无毒。入手太阴、足阳明经。故肺气郁结，辛平散之，胃结痰癖，芬香除之，为开胃除恶、清肺消痰、散郁结之圣药也。

兰叶，利水道，散痰癖，益气生津，杀蛊毒，辟不详，润肤逐痹，胆瘅必用，消渴须求。东垣云：能散积久陈郁之气，经曰：治之以兰，除陈气也。

卷柏

禀石之气，兼感人之阳气以生，故味辛、甘，温平微寒，无毒。

卷柏，仿佛圆柏。止血用炙，去血宜生。治妇人癥瘕，血闭殊功，疗男子风眩痿蹷立效，止脱肛而散淋结，驱鬼邪以除啼泣，益精强阴，镇心定魄，暖水脏育孕，和颜色轻身。

漏芦

得地味之苦咸，禀天气之大寒，故无毒。苦能下泄，咸能软坚，寒能除热。入

足阳明、少阳、太阳、手太阴、阳明，寒而通利之药也。

漏芦，治身体风热恶疮，皮肌瘙痒瘾疹，乳痈发背，痔瘘肠风，补血排脓，生肌长肉，引经脉，下乳汁，续筋骨，疗折伤，止遗尿泄精，除风眼湿痹。非独煎饮，堪作浴汤。但妇人妊娠，及疮疡阴证，平塌不起者禁用。

薇衔根

薇衔根有两般，大者名大吴风草，小者名小吴风草。秦皮为使，主风淫湿痹，致历节酸痛，疗吐泻惊痫，及鼠漏痈肿，却热除痿蹶，逐水消暴癥。妇人服之，绝产无子，吐舌悸气，癫狂等证并祛。

败酱

败酱，因似败豆酱气故名。除肿痛，败脓散血，破痈结，催产安胎，去蛆痔疥瘙，却毒气痿痹，鼻洪吐血能止，腹痛凝血可推。

莬蒭子

得土之烈气，微感天之阴气，味厚气薄，故味苦，微寒、微温，无毒。

莬蒭子，消食明目，益气轻身，止女人经涩不通，扶男人阳痿不举，消水气作胀，散瘀血成痈，打扑折伤，风寒湿痹，腰膝重痛，骨节酸疼。

天名精

禀天地清阴之气，故味甘、辛，气寒而无毒。

天名精，又名地菘，又名麦姜，又名蟾蜍兰，又名蛤蟆兰，又名天蔓青，又名天门精，又名活鹿草，又名刘㷏草。专疗伤折金疮，拔肿毒恶疔，下瘀血血瘕，利小便以逐积水，除结热而止渴烦，追小虫，去湿痹，逐痰涎，定吐衄，敷治蛇虫螫毒，噙疗缠喉风肿。根名土牛膝，功用相同。子名鹤虱，任合丸散。大能杀虫追毒，蛔蛲虫咬，心腹卒痛者，肥肉汁调下即安。砒霜毒吞，肠胃未裂者，浓蔺汁送下立吐。

仙茅

禀火金之气，故味辛，温，有毒。气味俱厚，入手足厥阴经。辛温之气正补命门火之不足，所以诸证自除，筋骨阳道自旺。且命门之系，上通于心，相火得补，则君火益自振摄，故能通神强记，且真阳足，阴翳消，肝肾俱补，故能明耳目，但阳气衰弱者最宜，阴虚火盛者切忌。

仙茅有毒，主心腹冷气不能食，疗腰足挛痹不能行，丈夫虚损劳伤，老人失溺无子，益肌肤，黑髭须，壮筋骨，填骨髓，明耳目，助阳道，长精神，久久服之，通神强记。

《圣济总录》：仙茅丸壮筋骨，益精神，明耳目，黑髭须。仙茅二斤，糯米泔浸五日去赤水，夏月浸三日，铜刀刮去皮，酒拌蒸，锉碎阴干，取一斤，枸杞子一斤，车前子十二两，白茯苓，去皮，茴香炒，柏子仁去壳各八两，生地黄焙，熟地黄焙各四两，为末，酒煮糊丸，如梧子大，每服五十丸，食前温酒下，日二服。凡味之毒者，必辛，气之毒者，必热。仙茅味辛气大热，其为毒可知矣。虽能补命门，益阳道，助筋骨，除风痹，然而病因不同，寒热迥别，施之一误，祸如反掌。况世之人火旺致病者，十居八九，火衰成疾者百无二三，辛温大热之药，其可常御乎！凡一概阴虚发热，咳嗽吐血、衄血、齿血、溺血、血淋，遗精白浊，梦与鬼交，肾虚腰痛，脚膝无力，虚火上炎，口干咽痛，失志阳痿，水涸精竭，不能孕育，老人孤阳无阴，遗溺失精，血虚不能养筋，以致偏枯痿痹，胃家邪热，不能杀谷，胃家虚火，嘈杂易饥，三消五疸，阴虚内热，外寒阳厥，火极似水等证，法并禁用。

景天

味苦酸平，气寒，无毒，乃大寒纯阴之草也。故主大热火疮，身热烦邪，诸蛊毒虺蛇伤恶气。

景天又名慎火草，又名挂壁青。治火疮立瘥，又煎汤浴小儿热刺痱疮。若捣烂，能敷小儿赤游丹毒，金疮蛊毒兼疗，风惊热燥并驱。

徐长卿

徐长卿去蛊毒疫疾，杀鬼物精邪，祛温疟逐恶气。

黄药根

禀土中至阴之气以生，故色黄味苦，气良无毒。入手少阴、足厥阴经。经曰：一阴一阳结为喉痹。一阴者，少阴君火也；一阳者，少阳相火也。解少阴之热，相火自不妄动，而喉痹瘳矣。主诸恶肿疮蛇犬咬毒者，亦以其苦寒凉血，且得土气之厚，解百毒也。

黄药根，外利多用，主咽喉痹塞，诸恶疮疽，治蛇犬咬伤，心肺积热，生捣取汁，可含可涂。子肉味酸，消瘿甚捷，收须浸酒，日饮数杯，见效即停，否则项缩。

石龙刍

石龙刍，又名龙须。织席堪用，通小便不利，热淋，除内伤不足，虚痨，杀鬼疰恶物，去尿管涩痛，润皮毛枯槁，却心腹邪气。败席煎汤，治淋亦效。

石龙芮

石龙芮，有两种分别。水生者，叶光润，子圆；陆生者，叶有毛，子锐。入药惟尚水生，用子形如葶苈。平胃气欠和，胃热作满，补阴气不足，茎冷失精，风寒湿痹齐驱，心腹邪气竟解，通利关节，悦泽皮肤，久服明目轻身，令人结孕有子。

络石

生石者良。禀少阳之令，兼得天地阴寒之气而生，四时不凋，其味苦，其气温，微寒而无毒。入足阳明、手足少阴、足厥阴、少阳经药。

络石与薜荔、木莲、地锦、石血同类，喉痹不通欲绝，水煎汤下立苏，背痈燄肿延开，蜜和汁服，立效。坚筋骨强健腰足，利关节，润泽容颜，去风热死肌，解口舌干燥蛇毒，心闷能散，刀斧疮口可封。

薜荔虽同络石，茎叶粗大如藤，治背痛，将叶采收煎酒饮，下痢即愈。木莲与络石相类，茎叶粗大，更大于络石，味苦，藤似寄生，附木而生，苗枝叶如石苇，因得木气，故名木莲，俗呼鬼馒头是也。又名薜荔，或煎汤或浸酒，初服壮阳却病，久服耐老延年，藤汁取之，堪敷风毒，扫白癜风疹，除疥癣病疡，其上结子房，并房中白汁，破血甚良。地锦味甘，煎汤浸酒，破血止痛，祛产后血凝，逐腹中血瘕。石血亦以血攻，煎酒建功，堕胎亦速。

按：络石，以其包络木石生而名之也，禀少阳之令，得地之阴气，开关节，散风热，治发背痛疽之要药也。神农列之上品，李当之称为药中之君。医家鲜知用者，岂以其近贱而忽之耶？仁存堂治小便白浊，缘心肾不济，或由酒色过度，谓之上淫，盖有虚热而肾不足，故土邪干水。史载之言，夏则土燥水浊，冬则土坚水清，即此理也。医者往往峻补，其疾反甚，惟服博金散，则水火既济，源洁而流清也。用络石、人参、茯苓各二两，龙骨（煅）一两，为末，每服二钱，空心米饮下，日二服，阴脏人畏寒易泄者勿服。阴山峻壁，随处有之，多包络石间，或蔓延木上，茎节着处，即生根须，叶细厚而圆短，凌冬常青，花白实黑，折之有白汁，与薜荔地锦等同一类焉。入药则附石者良。用粗布揩去毛子，以热甘草水浸透切晒用，杜仲丹皮为之使，恶铁落，畏贝母、菖蒲。

艾叶

禀天地之阳气以生，故味苦，微温，其气芳烈，纯阳之草也。无毒。入足太阴、厥阴、少阴三经。生寒而兼辛散，熟则大热，火炎则气内注，通筋入骨，煮服则上升，故止崩漏安胎，且为调经、治带、温中、除湿辟恶，女科之要药。

艾叶，祛寒湿温中，除腹痛，保孕，杀虫，疗蜃疮，作炷灸百病，熨脐腹冷疼，辟诸疫鬼气。同香附醋糊丸，名艾附丸，开郁结，调月经，温暖子宫，使孕早结。同干姜末蜜丸，名姜艾丸，驱冷气恶气，逐鬼邪气。火灼气下行，入药气上行，若阴虚血燥者，大非所宜。

马鞭草

味苦，气寒，无毒，为凉血，祛湿热，杀虫之药。下部湿热阴肿恶疮，煎汤先熏后洗，气到便爽，痛肿随减，实有神效。但脾胃虚弱者勿服。

马鞭草，苗叶类菊，穗抽似鞭，花开色紫。下部杨梅疮、蜃疮，煎汤熏洗，金疮积血作疼，研末敷妙。通女人月水血气成癥结瘕，生捣，醇酒煎良。治小腹卒痛难当，禁久疟发热不断，绞肠沙即效。缠喉痹极灵，杀诸般痀虫，消五种痞块。

旋覆花

一名金沸草。五月采花，晒干。禀冬之气以生，故味咸、甘，温。一云苦、辛，冷利，有小毒。咸能润下软坚，辛温能通行破结。

旋覆花，逐湿，治头风明目。凡心脾伏饮，胁下胀满，胸上痰结，唾如胶漆，风气湿痹，皮间死肌，消痰饮，除宿水，利大肠膀胱。但气走泄，且性冷利，病人衰弱，及大肠虚寒者忌之。

刘寄奴

味苦、辛，微温。苦能降下，辛温通行，故主破血下胀。然善走之性，又在血分，故多服则令人痢。昔人为金疮要药，又治产后余疾下血，止痛者，正以其行血迅速也。凡病人气血两虚，脾胃衰弱作泄者，勿服。火灼汤伤，先以盐末掺之，护肉不坏，后以寄奴细末掺上，或以糯米浆雉翎扫上，后掺是药，不痛且无痕，大验。

刘寄奴草，下气止心腹急痛，下血却产后余疾，消焮肿痛毒，治汤火热疮。子研泡热水下咽，肠泻无度者即已。

葫芦巴

味苦，热，无毒。入肾、膀胱二经。

葫芦巴，得桃仁、大茴香，治膀胱疝气，效。同硫黄、黑附子，疗肾脏虚冷佳，驱胀满腹胁中，退青黄面颊上。相火炽盛，阴血亏少者禁之。

三七

味甘、微苦，无毒。入手足阳明，厥阴血分。

三七，止血散血有神功，痈疽肿毒为妙药。疼痛不止，醋磨涂之即散，已破为末掺之。箭刃杖扑，嚼涂即定。血崩血痢，汕服可痊。赤眼毒眼，磨汁搽之。蛇伤虎伤，为末敷掺。

萹蓄

萹蓄主浸淫疥瘙疽痔，丹石发肿眼痛，治热痢黄疸，理疮疾杀虫，不能益人，勿常用也。

豨莶草

感少阳生发之气以生，故味苦，寒，无毒。专入肝、肾二经。生则寒，熟则温也，乃血分祛风除湿活血之要药。经曰：地之湿气，感则害人皮肉筋脉。苦能去湿，寒能除热，所以祛湿热除风气，四肢麻痹、骨间疼痛、腰膝无力、中风等证也。妙在走而不泄，香可开脾，邪去身安，轻身驻颜。其草、节、叶相对，五月五日、六月六日、九月九日，采来温水洗去泥土，摘其叶及枝头花实蜜酒润过，九蒸九晒，不必太燥，但取蒸足数为度，仍熬捣为末，炼蜜丸如梧子大，中风口眼㖞斜之证，空心温酒，或米饮下二三十丸，服后病若愈加不必忧虑，是药攻之力也。服至四千丸，必得痊愈，至五千丸，精力倍加，甚益元气，唐成讷宋张咏并表进于朝，极言其效。

豨莶草，治肝肾风气，四肢麻痹，筋骨冷痛，风湿疮疡，暴中风邪，口眼㖞斜，久渗湿痹，腰脚酸痛，长眉发，乌须鬓，追风逐湿，除蠹痹门之圣药。但味苦气寒而莶臭，必蒸晒九次，加以酒蜜，则苦寒之阴浊尽去，而清香之美味见矣。蒸晒不至九数，则阴浊尚在，不能透骨驱风而却病也。

酸浆实

酸浆实，孕妇吞下立分娩无忧，小儿食之能除热有益。根捣汁极苦，治黄疸易消。

石韦

石韦用须拭去背上黄毛，治遗溺成淋，通膀胱利水，疗痈疽发背，去恶风止烦，益精气补五劳，除邪热安五脏。生瓦上者名为瓦韦，治淋亦佳。

海金沙

味甘、淡，气寒，无毒。甘寒淡渗，故主通利小肠，治热血膏淋，及脾湿肿满，腹胀如鼓，喘不得卧，乃手太阳小肠经药也。然淡渗而无补，若肿胀由于脾虚，淋浊由于真阴不足者，忌服。

海金沙，治小便不通，脐下满闷，主湿热肿满，膏血诸淋，乃专利小肠湿热之药，可供合丸散。

蜀漆

其根名常山。禀天地阴寒之气，味苦、辛，寒，有毒。苦泄辛散，故善逐饮。阴寒祛热，故善破瘴疠。入口即吐，其性暴悍可知。古方治疟多用，盖以岭南西粤鬼方山岚瘴气所感，充于营卫皮肤之间，欲去皮肤毛孔中瘴气根本，非常山不可。以性能祛逐老痰积饮，善散山岚瘴疠也。

蜀漆，系常山苗，散火邪错逆，破痈瘕癥坚，痞结积凝，蛊毒鬼疰，久疟兼治，咳逆亦调，切勿服多。亦防恶吐。常山截温疟吐痰沫殊功，水胀堪逐，鬼蛊能消，勿热下咽，露宿才投，老人病久，尤宜戒服，盖阴毒暴悍之草，虽能破瘴逐饮，善治久疟，须在发散表邪，提出阳分之后用之，但最损真气。倘疟非因瘴气，老痰积饮者，勿轻用之，功不掩过者也。

按：常山，截疟疾甚效者，盖疟疾必有黄涎聚于胸中，故曰："无痰不成疟"，且弦脉主痰饮，而疟脉必弦，常山善去老痰积饮，故为疟家要药。必须好酒炒透，否则令人吐也。若同参术，则既可去病，复可御其猛烈之性矣。

海藻

全禀海中阴气以生，故味苦、咸寒，无毒。气味俱厚，纯阴沉也。苦能泻结，寒能除血热，咸能软坚润下，故主消瘿瘤结核瘰疬，破坚散结，十二水肿之要药。宜淡白酒先洗净，再用生乌豆并紫背天葵同蒸一伏时，晒干用。

海藻，性反甘草，治项间瘰疬，颈下瘿囊，癥瘕痈肿，痰饮湿热，利水通癃闭成淋，泻水除胀满作肿，辟百邪鬼魅，止偏坠疝疼。海带多用催生，亦治风淫，兼下水湿，功同海藻。昆布顽痰结气，积聚瘿瘤，功同海藻而少滑性雄，故溃疝膈噎，散结溃坚，并有奇效。多服久服，令人瘦削。

甘遂

其根皮赤肉白，作连珠，实重者良。禀天地阴寒之气以生，味苦气寒而有毒，阴草也。苦性泄，寒胜热，水属阴，故从其类，直达水气所结之处而泄出之。仲景大陷胸汤用之以治水结胸也。并元气壮实，而受湿热积饮，水肿蛊胀，疝瘕腹痛咸仗祛除，实为泄水之圣药。倘脾虚气弱，误用泄之，益虚其虚，水虽暂去，复肿必死，慎之。《肘后方》治身面洪肿，甘遂末二钱以雄猪腰子一枚，分作七片，入末在内，湿纸包煨令熟，每日服一片，至四五服当觉腹鸣，小便利是其效也。一方治水肿，以甘遂末涂腹绕脐，内服甘草汤，其肿便消，二物相反而感应如神。

甘遂与甘草反，破癥结积聚如神，退面目浮肿立效，痰饮痞满，水结胸中，并能驱逐，盖气直透所结之处，专于行水攻决，利从谷道而出，大实大水可暂用之，但用斟酌，切勿妄投，攻逐极效，则损真元亦极速也。

白及

得季秋之气，兼金水之性，故味苦、辛，平、微寒，无毒。辛为金味，收为金气，苦能泄热，辛能散结，故治败疽死肌，散结逐腐生新之要药。既能敛毒，排脓生肌长肉，又治打跌骨折，酒调白及末二钱服之，其功不减于自然铜、古铢钱也。

白及，惟熬膏敷，功专收敛，然收中有散，又能排脓去溃疡败疽，死肌腐肉，敷山根止衄，涂疥疮杀虫。古方有用以作丸，治肺叶伤破出血，亦能如溃疽长肉平满耳。

白蔹

得金气，故味苦辛、甘、平、微寒，无毒。苦则泄，辛则散，甘则缓，寒则除热，故主敷散痈肿疽疮火毒，散结止痛之要药也。若痈疽已溃，不宜服，以其性寒也。

白蔹反乌头，散结气，止疼，治女子阴肿，乃系外科要药，敷背痈疔肿神丹。

白头翁

味苦、辛、寒，无毒。辛能散，苦能泄，寒能除热，所以外治温疟寒热癥病诸疮，内治毒痢牙痛，鼻衄诸血，皆辛散除热之功也。

白头翁，主温疟阳狂，寒热癥瘕，积聚腹痛，逐血愈金疮，驱风暖腰膝，消瘰疬瘿瘤，小儿头秃膻腥，两鼻衄血神效。男子阴疝偏肿，百节骨痛殊功，赤毒痢必用，牙齿疼亦除，涂疔肿痈疽，围毒气散漫。

商陆

味辛，性平，有大毒。入脾行水，有排山倒岳之势。胃弱者禁之。赤者捣烂入麝，贴脐即能利小便消肿，若脾虚误用，消后复作，不可救矣。

商陆，其性下行，通大小肠肿满，小便不利者殊功，痃癖如石者亦效。白根可用，赤者杀人，白专利水，赤惟贴肿，并臻奇功。

王不留行

禀土金火之气，故味苦、辛、甘平，气温，无毒。苦能泄，辛能散，甘入血，温能行，故主金疮止血，痈疽恶疮诸证。

王不留行，主金疮，止血逐痛，善通乳催产调经，除风痹风痉内寒，消乳痈背痈外肿，但孕妇勿服。

按：王不留行，喻其走而不守，虽有王命，不能留其行也，古云："穿山甲、王不留，妇人服了乳常流"，乃行血之力也。失血崩漏，孕妇忌服。

灵芝草

灵芝草，色分六品，味应五行。青芝应木，专补肝气，兴仁恕，强志，明眼目，安魂。赤芝应火，善养心神，增智慧不忘，开胸膈除结。白芝应金，益肺定魄，止咳逆，润皮毛。黑芝应水，益肾驱癃，利二便，通九窍。黄芝与黄金类，嵩岳山多。紫芝应土，咸逐邪益脾，坚骨健筋，悦颜驻色。六芝俱主祥瑞，夜视光彩映人，烧不焦，藏不朽，久服延寿，常带辟兵，世所难求，医绝不用，但附其说，俾识其详。

旱莲草

一名鳢肠，又名金陵草。禀北方坎水之气，故汁玄黑，其味甘酸平而无毒，纯阴之草也。入肾入肝，亦入胃与大小肠，善凉血，须鬓白者用之即黑，针灸疮血不止者，傅之立已。齿不固者，擦之能安，皆凉血益血之验也。

旱莲草，染白发回乌，止赤痢变粪，须眉稀少，可望速生而繁，火疮发红，能使流血立已，但性冷，阴寒之质，虽善凉血，不益脾胃，若不同姜汁椒红相兼修服者，必腹痛作泻。《摄生众妙方》取旱莲草根一斤，无灰酒净洗，青盐四两，腌三宿，同汁入油锅中，炒存性，研末，日用擦牙，连津咽之，能乌发固齿。

甘蕉根

禀地中至阴之气以生，故味甘，气大寒，无毒。入足阳明经。凡膏粱之变，发为痈肿。今甘寒解阳明之结热，所以赤丹背疽狂热，有余之证，皆能奏功。若邪实正虚，或胃强脾弱，及阴分肿毒，则大寒之性亦宜慎之。

甘蕉根，出川蜀闽广结子者是，非近处巴蕉也。绞汁服。主天行狂热闷烦，误服金石燥渴，产后胀闷，奇效悉臻。捣烂敷，去小儿赤游丹毒，大人发背痈疽，风疹头疮，神功立应。蕉油，烦渴饮痓，须发涂黑，暗风痫闷晕欲倒，急饮下，一吐便苏。子可作果食，每蒸熟取仁，润心肺生津，通血脉填髓。巴蕉根性虽相类，医方不载拯疴，但吸其油亦能黑发。

金星草

金星草，解毒消肿专理外科。凡百初起恶疮，但诸未溃阳毒，沿颈瘰疬，发背痈疽，或锉煮酒服，或研末酒吞，或煎汁洗，或捣烂敷，并建神效。根捣真麻油涂头，大生毛发。

佛耳草

佛耳草，俗呼黄蒿，人每采捣和米粉作果，柔软香美，入药晒干，以款冬为使，治寒嗽及痰，尤去肺寒，大升肺气，切勿过服，损目失明。

灯笼草

灯笼草，专主热嗽，盖因苦而除燥热，轻能治上焦故也。丹溪云："灯笼草治热痰嗽，佛耳草治寒痰嗽。"

三白草

三白草，利大小便，逐脚膝气，除痞满去疟，破坚癖驱痰，疔肿仍消，积聚尤却。

蛇含草

蛇含草，除心腹邪气湿痹，疽痔鼠瘘恶疮，蛇蝎蜂螫，又用捣烂成膏，堪续已断手指。根名女菁，研末带之，则疫疠不犯，主蛊毒而逐邪恶，杀鬼魅以辟不详。

水红草

感金水之气，而兼有土，故味辛，性冷，无毒。辛能散，寒能泄，所以下水解毒，消渴除痹，去热明目之用也。

水红草即天蓼。去痹气，除恶疮，下水气，解消渴，去热明目，奇效咸臻。

山茨菰

味辛能散结气，寒能泻热，故主散热消结，为痈肿疮瘘瘰疬结核，醋磨外敷之要药。亦可内服，总为解毒散结之方。

山茨菰根生捣，为拔毒敷药，频换则灵，焙研合玉枢神丹，必资作主，消痈疽无名疔肿，散瘰疬有毒恶疮，蛇虺啮伤，瘰疬结核。功能散热消结，故并服神效，但性寒凉，不得过服。

萱草

萱草令人忘忧，绞汁咽下，治沙淋小便涩痛。花名宜男，孕佩生男。

菰根

菰根，江南呼为菱草，四时采根捣烂绞汁，解渴利小便，除烦而清胃热，久浮水面者，烧灰用鸡清调敷，延片火灼疮愈。菰菜，即春生茭笋，煮食治心腹卒痛，须防滑中，不宜多食。

苎根

得土之冲气，而兼阴寒，故味甘，气寒，无毒。故治赤丹大渴，胎漏，皆凉血除热之功也。

苎根，捣敷小儿赤游丹毒，及痈疽发背乳房，煎疗妇人胎动不安，并产前后发热烦闷，塞胎漏下血，署箭毒，蛇伤时疫，大渴狂叫，非此莫却，金石服多燥热，饮下立除。

羊蹄根

羊蹄根，用根醋摩，善走血分，小儿头秃疥癞，女人阴蚀侵淫，杀虫，去痔疽，除热治风癣，或采多熬膏和蜜，或防风研末和丸，瓜蒌甘草酒吞，治前诸证尤妙。叶作菜茹，追小儿疳虫。子涩苦平，止赤白杂痢。

芫花

味苦，温，有毒。入脾、肺、肾三经。性反甘草，同大戟、甘遂，能直达水饮窠囊隐癖之处。然毒性至紧，外达皮毛，内泄肠胃，取效极捷，虚人误用，多至夭折。

芫花，有小毒，反甘草。散皮肤水肿发浮，消胸膈痰沫，善唾，咳逆上气能止，咽肿，短气可安。驱疝瘕痛疽，除鬼疟蛊毒，汁渍丝线系痔易落，久服不宜，

令人虚损。根名蜀桑，尤毒，止可毒鱼、敷疥。

荛花

荛花猛力行水，破积聚大坚瘕癥，顽痰，咳逆上气，更治咽喉内肿痛，消脐腹下痃癖气块。

凫茨

凫茨，俗名荸荠。主产后血闷攻心，理产难子胞不下，压丹石，除胸膈痞气，下石淋，退面目黄疸，风肿能消，痹热堪却，开胃进食，益气温中，性善毁铜，着之即碎，为消坚削积要药。孕妇食动胎，小儿食脐痛。

水萍

专得水气之清阴，故味辛酸，气寒，无毒。其体轻浮，其性清燥，故能散皮肤之湿热而下水胜酒消渴发汗之需也。

水萍背面俱青而小者名藻，面青背紫而大者为萍。入药用萍，七月半采，置筛架水晒干研末，蜜丸弹大，一切瘫风中风，空心酒服三丸，发汗骤来，驱风速退，仍治时行热病，堪浴遍身疮痒，消水肿，利小便，发汗力比麻黄，下水功同通草，苟非大实大热，表虚自汗者勿用。歌云：天生灵草无根干，不在山间不在岸，始因飞絮逐东风，紫背青皮飘水面，神仙一味去沉疴，采时须在七月半，怕甚瘫风与大风，些小微风都不算，豆淋酒内服三丸，铁镤头上也出汗。

贯众

味苦，微寒，有小毒。寒能泄热，苦能杀虫，故治腹中邪热，诸毒诸虫湿热所生之病也。疫气时行，以此置水中，令人饮之，则不传染。

贯众，杀三虫，驱诸毒，破癥瘕，除邪热，产后崩淋，金疮鼻血。

蚤休

味苦寒，入肝经。

蚤休，一名金钱重楼，一名紫河车草。其根似肥姜，治惊痫，摇头弄舌，湿热发肿作疮，下三虫解百毒，或摩酒饮，或摩醋敷，古人歌云："七叶一枝花，深山是我家，痈疽如遇此，一似手拈拿。"观此，则善治痈毒之功可知矣。

菌茹

味咸、辛，寒，有毒。

菌茹，其黑如漆，故又云漆头。去恶血，治痈疽，作散频敷，肉满便止，破癥瘕，杀疥虫，逐败疮死肌，除大风热气。又草菌，其根色白，主治相同。

卫矛

卫矛，一名鬼箭羽，任煎汤液，专治女科，能堕妊娠，善疗血气，遣邪祟，杀蛊毒，破癥结，通月经，腹满汗出立瘥，崩中下漏即止，消皮肤风肿，去腹脏白虫，产后血绞肚痛殊功，恶疰卒暴心痛捷效。

羊踯躅

味辛，温，有大毒。性极发散，能祛诸风寒湿，故善治恶痹，然非元气壮实，何能当此毒药，必同安胃和气血药用乃可，故曰气血虚人忌之。不可近眼。

羊踯躅，又名黄杜鹃。主风湿藏肌肉里，濈濈痹麻，治贼风在皮肤中，淫淫掣痛，鬼疰蛊毒并治，温疟恶毒齐驱。

藜芦

禀火金之气以生，故味苦、辛，微寒，有毒。苦为涌剂，故使邪气痰热，胸膈部分之病悉皆吐出也。苦能泄热，故主肠澼头疡疥瘙恶疮，杀诸虫毒也。但味至苦，入口即吐，故不入汤，惟中蛊毒恶气，胸有痰饮者，借此上涌宜吐之力，获效一时，否则，徒令人胸中闷乱吐逆不止，大伤津液，戒之。

藜芦反五参、细辛、芍药，惟作散用，不可煎汤。吐上膈风涎，治暗风痫病，主头秃疥疡，疗肠澼泻痢，杀诸虫，愈蛊毒，去死肌，愈恶疮，喉痹不通，风痰上壅。亦能医马涂癣，并敷马刀烂疮。

莨菪子

莨菪子，又名天仙子。有毒。主风痫癫狂，湿痹拘急，助足健行，理齿蛀蚀，久服轻身，走及飞马，炒熟有益，生则泻人，《别说》云：煮一二日尚入土萌芽，用者宜审也。

续随子

又名千金子，又名拒冬实。味辛，气温，有毒。辛温之性，以攻积聚胀满，痰饮诸滞，以毒攻毒，以祛蛊毒鬼疰诸邪，乃攻击克伐之药也。凡元气虚，脾胃弱，大便不固者禁用。宜去油入药。

续随子，治一切宿滞积聚，敷诸般疥癣恶疮，逐水利大小二肠，散气除心腹胀痛，驱蛊毒鬼疰，消疣癣瘕癥，通月经，下痰饮。不可过服，防毒损人。

荜拨

荜拨，消宿食下气，除胃冷温中，疝癖阴疝痛立驱，霍乱冷气疼并却，禁水泄虚痢，止呕逆醋心。得姜诃参桂为丸，治脏腑虚冷，肠鸣泻痢神效。久服损目，走泄真阳。

鬼臼

得地之金气，而性复阴沉，是以辛温有毒，乃阴草也。以类相从，凡阴邪为害，仗此阴草之异品除之，更能祛目翳喉结，亦辛散之功耳，味甘者佳，苦者稍劣。

鬼臼，辟温疫恶气不详，杀蛊毒鬼疰精物，去目赤肤翳，疗喉结风邪，不入汤煎，惟作散用。

干苔

干苔，即处处地面青苔。疗心腹闷烦，研调水饮，治霍乱呕吐，采煎汁尝，发诸般疮疥杀虫，下一切丹石去毒。但服不可过剂，令人少血痿黄。生老屋上名屋游，利膀胱吊气，及浮热在皮肤间。生古墙侧，垣衣为名，主黄疸心烦，致暴热攻胁胃内。生水石面名陟厘，止泄痢，强胃气，消谷温中。生土墙头名土马骔，凉骨蒸，止鼻衄，败毒驱热。生井底名井苔，疗水肿漆疮热疮。生船底名船苔，治五淋，鼻洪吐血。生山石名昔邪，去儿时热惊痫。生瓦沟名瓦松，通女人经络闭涩。

鬼督邮

鬼督邮，主鬼疰卒忤中恶，及百精毒，去温疟，时行疫疬，并心腹邪，强脚胻，益肾力，腿腰诸疾，并可驱除，今人每以徐长卿代，差混殊甚。

蜀葵

蜀葵，须分三种，红葵花，治赤带赤痢如神，血燥兼治。白葵花，驱白带白痢速效，气燥亦驱，子能催生堕胎，疗淋涩水肿，下胞衣，通乳汁，一切疮癣疥痫，研末敷之。黄蜀葵花各种，催生产尤灵，敷金疮更验。子炒研调酒，亦催产捷方。

大青

禀至阴之气，故味苦，气大寒，无毒。专治天行热毒，头痛口疮。

大青，仲景书内，每每擅名伤寒热毒发斑，有大青四物汤饮效，伤寒身强脊痛，有大青葛根汤服灵。又单味大青汤煎，治伤寒黄汗黄疸，天行时疫，尤多用之。仍署肿痛且解烦渴。若脾弱虚寒者，勿服。小青异种，土人用治痈疮，取叶生捣敷上。

王瓜

禀土中清肃阴寒之气，故味苦，气寒，无毒，而除湿热热毒。

王瓜，一名土瓜，根子两用，治小便遗溺不禁，润心肺解蛊毒，却黄病黄疸，用子宜生。疗下痢，赤白杂来，驱肠风，除肺痿，止血溢血泄，用子须炒。根捣汁，去小儿闪癖痞满，及天行热疾发狂，痰疟暴生，并取服效，惟少为奇，多则吐下。根煎汤服，破妇人血瘕坚癥并扑损瘀血作痛，乳汁不下，俱当饮之，过多不妙。仍逐骨节中伏水，更消项颈上瘰疬，去湿痹酸痛，散痈疽燃肿，通经堕孕，益气愈聋。

蓖麻子

得土金之气，故其味甘辛，气平，有小毒。其力长于收吸，故拔病气出外，追脓取毒，能出有形之滞物。又能通利开窍，故口喎肠挺尸疰，疮痒恶气，取油外涂俱效。但既能吸气又能通窍，且体质多油而有毒，凡脾胃薄弱，大肠不固之人，慎勿轻用服饵。

凡服蓖麻子者，一生不得食豆，犯之必胀死。其油能伏丹砂、轻粉。取蓖麻油法，用蓖麻仁五升，捣烂，以水一斗煮之，沫浮于汤面即撇起，待沫尽乃止。去水以沫，煎至点灯不诈，滴水不散为度。

蓖麻子，敷无名肿毒，吸出有形滞物，剩骨立起，脓血尽追。涂口眼喎斜，即牵正复元，一效即去，久则反损。涂足心，下胎孕子胞。涂巅顶，收生肠肛脱，通利开窍，勿轻服饵。

蓖麻子去壳，同紫背天葵等份，清水入砂器煮半日，空腹时与病人嚼下，自十五枚至念一枚，瘰疬久久自消。一人病偏风，手足不举，用此油同羊脂、麝香、鲮鲤甲等药，煎作摩膏。日摩数次，一月余渐复，兼服搜风养血化痰之剂，三月而愈。一人病手臂一块肿痛，亦用蓖麻捣膏贴之，一夜痊愈。一妇产后子肠不收，捣仁贴其丹田，一夜而上。此药外用累奏奇功，但内服不可轻率耳。又方治口眼喎斜，蓖麻子仁捣膏，左贴右，右贴左即正。正即去之，否则反害。又《妇人良方》亦治前证，用蓖麻子仁七七粒，研作饼，右呙安在左手心，左呙安在右手心。却以铜盂盛热水，坐药上，冷即换，五六次即正也。风气头痛不可忍者，乳香、蓖麻仁、食盐等份捣饼，随左右贴太阳穴，解发出气即止。又方蓖麻仁半两，枣肉十五枚，捣涂纸上卷筒插入鼻中，下清水涕，头痛即止。又方治鼻塞不通，用蓖麻仁三十粒，大枣去皮一枚，捣匀绵裹塞之，一日一易，三十日闻香臭也。一方治舌上出血，用蓖麻子油纸，捻烧烟，熏鼻中自止。一方治舌胀塞口，用蓖麻仁四十粒，去壳，研油涂纸上，作捻烧烟熏之，未退再熏，以愈为度。有人舌肿出口外，一村人用此法而愈。急喉痹，牙关紧急不通，以蓖麻子仁研烂，纸卷作筒，烧烟熏吸即通。或只取油作捻尤妙，名圣烟筒。一方催生下胞，用蓖麻子七粒去壳，研膏涂脚心，若胎及衣下，便速洗去，不尔则子肠出，即以此膏涂顶，肠自入也。一方难产取蓖麻子十四粒，每手各握七枚，须臾立下也。一方子宫脱下，用蓖麻仁枯矾等份，为末安纸上托入，仍以蓖麻仁十四粒，研膏涂顶心即入。又治盘肠生产，涂顶方同上。一方治一切肿毒，痛不可忍，用蓖麻子捣敷即止也。

狼毒

狼毒，破积聚痰癖癥瘕，去恶疮鼠瘘疽痈，逐咳逆上气，杀蛊毒鬼精，走兽飞禽亦堪杀害。

预知子

感阴寒之气以生，故味苦，气寒，无毒。凡蛊毒多辛热之物所造，故宜苦寒，以泄其热毒，热毒既解，则蛊不灵也，何况湿热所生之虫乎？此草中之有灵性者，故又名仙语子、圣知子、圣先子。蜀人贵重，亦云难得，以二枚缀衣领上，遇蛊物则闻有声，当便知之。有皮壳，其实如皂荚子，入药去皮研服，其根味苦性极冷，

其效更速，山民目为圣无忧。冬月采阴干，石臼捣末，水煎服之，神治蛊毒中恶，天行温疾，止烦闷利小便，傅一切蛇虫蚕伤。

预知子，服须去皮研细汤下，杀虫诛蛊，诸毒并驱，但苦寒能利，凡病人脾虚作泄者勿服。根捣水煎，获效尤速。

预知子丸，治心气不足，精神恍惚，言语错妄，惊悸烦郁，忧愁惨戚，善怒多恐，健忘少睡，夜多异梦，寐即惊魇，或发狂暴眩，不知人，并宜服此。预知子去皮、白茯苓、枸杞子、石菖蒲、茯神、枳实、人参、地骨皮、远志、山药、黄精、丹砂等份，为末炼蜜丸，芡实大，每嚼一丸，人参汤下。

防葵

防葵，主膀胱热结，尿溺不通，治鬼疟癫痫，惊邪狂走，疝瘕肠泄堪理，小腹支满能驱，强志除肾邪，益气坚筋骨，血气瘤大如碗，摩醋涂上即消，中火者不可服之，令恍惚如见鬼状。

百草花

百草花，主百病长生，神仙亦煮花汁，酿酒服之。《异类》云：凤刚者，渔阳人也，常采百花，水渍封泥，埋之百日，煎为丸，卒死者纳口中即活，胡刚服药，百余岁，入地肺山。《列仙传》云：尧时赤松子，服之得仙。

按：百草花，当取群草中之芳烈者，大都百花必在春时。春者，天地发生万物之气也。花者，华也，因得天地发生之和气，抽其精英而为花。故主百病长生，神仙亦煮花汁酿酒服。昔有采百花水渍泥封埋之百日，煎为丸，卒死者纳口中即活，其功可验矣。

马勃

感土金之气而生，故味辛，气平，无毒。宜其主恶疮马疥，冻疮喉痹久嗽，皆

辛散之功也。

马勃，主恶疮马疥，走马喉痹，止久嗽，愈冻疮。云马屁勃者，即煅存性成灰也。

乌爹泥

乌爹泥，一名孩儿茶。出云南暮云场地方造之，本是细茶末，入竹筒中，埋乌泥沟中，日久取出，捣汁熬制而成。润泽者为上，焦枯者次之。故味苦涩，气寒无毒，其主清上膈热，化痰生津者，茶之用也。本是茶末，又得土中之阴气，能凉血清热，故主金疮止血，及一切诸疮，生肌定痛也，且苦能燥，涩能敛，故又主渗湿收敛也。

蕺

蕺，俗名鱼腥草。生于下湿之地，得阴中之阳，故其味辛气温，入手太阴经，能治痰热壅肺，发为肺痈，吐脓血之要药。然肺主气，辛温能散气，故多食令人气喘也。肺与大肠为表里，大肠湿热盛，则为痔疮，用此煎汤熏洗，仍以渣敷患处，则湿热之气散而自愈也。故又为痔疮必用之药。

樟脑

樟脑，得纯阳之气，其味辛，其气热，初时以水煎成，后得火则焰炽不息，其禀龙火之性者乎！气亦香窜，能通利开窍，逐中恶邪气，复能去湿杀虫，烧烟熏衣席，辟壁虱蛀虫，为末踏足心，疗寒湿脚气，凡一切疥癣脓窠，风瘙湿毒，疮疡外用之药，所必需者也。

木芙蓉

木芙蓉，禀夏末秋初之气，故其味辛，辛属金化，故能清肺。其气平，平即凉也。故能凉血散热解毒，专治一切痈疽肿毒恶疮，排脓止痛。其花阴干，治小儿疳积如神，凡痈疽肿毒，重阳前取芙蓉叶，阴干研末，端午前取苍耳烧存性，等份研末，蜜水调涂四围，其毒自不走散，名铁井栏，最妙。

烟草

烟草，闽产者佳，辛温有毒，治风寒湿痹，行滞气停痰，辟山岚瘴雾，洗脓窠疥虫，人以代酒代茶，终身不厌，厌则病来，嗜则病愈，醒能使醉，醉能使醒，其气入口，顷刻而周一身，令人遍体俱快，似乎通气血而畅营卫者矣。故一名相思草。然火气熏灼，耗血伤神，故御寒散湿则有功，若火证阴亏者，所宜禁也。

冯氏锦囊秘录杂证痘疹药性
主治合参卷四

门人谢立相帝臣同校
男　乾吉佑民

木　部

肉桂

禀天地之阳，兼得乎土金之气，故味甘、辛，其气大热，有小毒，木之纯阳者也。气之薄者桂枝也，气薄则发泄，故桂枝上行而发表。气之厚者肉桂也，气厚则发热，故肉桂下行而补肾，此天地亲上亲下之道也。甘辛大热，所以益阳，甘入血分，辛能横走，热则通行，所以畅血脉，补命门，理心腹之疾，受寒霍乱转筋，补气脉之虚，劳倦内伤不足，暖腰膝，强筋破癥痕止痛，祛风痹骨节挛疼，除腹内沉寒痼疾，逐营卫风寒，疗九种心痛，通月闭经瘀作楚，催难产胞衣不下。阳盛阴虚者忌之。宜择形卷如筒，肉色紫润，其味甜极而兼辛者佳。临用去皮切碎，否则气味走失，功效便差。并忌火焙，盖诸香见火，则无功耳。产于官滨，故名官桂。名桂心者，美之之词，取去尽粗皮，近里之极紫极甜者是也。如入补药，藉其鼓舞药性者，则入药同煎。如全仗其行血走窜者，则群药煎好方入煎一二沸服。

肉桂能堕胎通血脉，下焦寒冷，秋冬腹痛泄奔豚，利水道，温经暖脏，破血通经，救元阳之痼冷，扶脾胃之虚寒，坚筋骨壮阳道，温行百药，腰痛胁痛必需，和血逐瘀，疝气消痛并捷，宣气血而无壅，利关节而有灵，托痈疽痘毒，能引血成脓，辛能散风，甘能和血，温能行气，香能走窜百脉，言乎用者，以木得桂而枯之义也。气厚则发热，入肝走肾，专补命门真火不足，而导火归源也，故曰桂者，圭也，引导阳气，如执圭以使。至于临产用以催生，须臾如手推下者，亦补火入肝走肾之力也。其春夏禁服，秋冬宜煎者，言其常也。舍时从证者，处其变也。至于疟疾久发寒热不已，用上好甜肉桂，去尽粗皮钱余，疟将发时，预口中噙之，则寒退热减，神爽思食而愈，可见其补真火，散阴寒之神功矣。桂枝味薄体轻，上行头目，横行手臂，调营卫和肌表，止烦出汗，疏邪散风，内理心腹之痛，外解皮肤之寒，直行而为奔豚之向导，以经走膀胱也。有汗能止，无汗能发者，以其能调和营卫，邪不容而开合得也。麻黄、桂枝本皆辛甘发散，但麻黄遍彻皮毛，专于发汗而寒邪散，桂枝调和营卫，善于解肌而风邪散，所谓气薄则发泄是也。

主治痘疹合参　　能和营卫，以固肌表，却风邪而实腠理，气虚之痘，赖以鼓舞药性上行，通调百脉，引参芪以达肌表，托痘毒痈疽，能引血成脓，制肝补脾，调和气血，凡泄泻寒战，痘白虚寒者并宜。如实热痘证，并痘后作痒，皆不可用也。

桂枝气薄上行而发表，又能横行手臂，凡初起重感风寒，并在秋冬之时及手足疮不起发者宜用。若痰多咳嗽，咽痛音哑，血燥血热及血崩孕妇，并宜禁之。

张按：桂附二味，虽具辛热补阳，然古哲立方，有二味并用者，有用桂不用附者，有用附不用桂者，确有成见，针线相对，毫难互借混投。今人勿究其微，但以其性辛温，或桂或附，任意取用，殊不知肉桂味甘而辛，气香而窜，可上可下，可横可直，可表可里，可补可泻，善通百脉，和畅诸经，鼓舞气血，故健行流走之效虽捷，但性专走泄，而温中救里之力难长，未免进亦锐，退亦速也。至于附子气味大辛，微兼甘苦，气厚味薄，降多升少，从上直下，走而不守，其救里回阳之功，及引火藏源之力，温经达络之能，是其所长，非若肉桂辛甘，轻扬之性，复能横行达表，走窜百脉也。一则味辛而兼微苦，所以功专达下走里，以救阴中之阳，为先天真阴真阳之药也。一则味甘而兼辛，所以既补命门，复能窜上达表，以救阳中之阳，更为后天气血营卫分之需也。故纯以大温峻补中气，真阴真阳，救里为事者，或二味并投，或君以参术，佐以附子为用，如八味丸桂附并需，参附汤、术附汤、理中汤之类，勿用肉桂是也。如欲温中兼以调和气血，走窜外达，顾表为事者，则以培补气血之药为君，而单以肉桂一味为佐使，如参芪饮、十全大补汤、人参养荣汤之类，勿用附子是也。如是则表

里阴阳轻重之义昭然矣，岂容混投假借乎！

白茯苓

生于古松之下，感土木之气而成，故味甘淡，性平，无毒。入手足少阴、手太阳、足太阴、阳明经，阳中之阴也。甘能补中，淡能利窍，故为渗湿扶脾、解热散结、利水补中之要药。专入脾肾功多，如入补脾药中，宜不制者，方得淡渗之功。若入补阴药中，宜人乳拌晒，以减淡渗之势。茯神抱木而生，有依守之义，故专入心经，为安神益智健忘却惊之需，其心木名黄松节，治伤风口眼㖞斜，毒风筋挛不语，心神惊掣，虚而健忘，其所主与茯神大同小异耳。

白茯苓，主胸胁逆气，膈中痰水，忧恚惊恐，寒热烦满，心下结痛，咳逆舌干，水肿淋结，五劳七伤，安胎气暖腰膝，生津液健脾驱痰火，益肺利血，渗湿安魂，却惊开胃厚肠，上以渗脾肺之湿，下以伐肝肾之邪，故为利水燥湿之要药。入四君，则佐参术以渗脾家之湿。入六味，则使泽泻以行肾邪之余。赤入心脾小肠，专功泻热利水。白者兼补，赤者专泻。白者入壬癸，赤者走丙丁。茯神专补心经，主恍惚惊悸，恚怒健忘，辟不祥开心智，安魂魄养精神，盖假松之气，而津盛发泄于外以成者为茯苓，其内守抱根而生者为茯神，有依附之义，为收敛神气之用，取静而能安也。

茯苓皮，本性淡而能渗湿，色黑而象水，故入五皮汤中，以为利水消肿之剂。琥珀亦松液精华凝结地中千年而成象，故生于阳而成于阴也，属阳与金，色赤味甘，肝、心、脾、小肠血分之药。本性燥而渗湿，故亦利水，辛温而色赤，故能消瘀，资禀敛涩，故能长肌，成于坤净，故能定魄。

主治痘疹合参　茯苓，利水除湿，益气和中，本为扶脾养胃之药，但多淡渗走利之功，故于痘疮灌浆时忌服，恐令水气下行，外不行浆，内防发渴，惟泄泻者，水泡者，及收靥时并用之。赤者惟利水泻热而不补，如小便多，及汗多阴虚者，所当忌也。

按：茯苓假土之精气，松之余气而成，无中生有得坤厚之精，为脾家之要药。《素问》曰：饮入于胃，游溢精气，上输于肺，通调水道，下输膀胱，则利水之药，皆上行而后下降也。洁古谓其上升，东垣谓其下降，各不相背也。但小便频多，其源甚异。经云：肺气盛则便数，虚则小便遗，心虚则少气遗溺，下焦虚则遗溺，胞络移热于膀胱则遗溺，膀胱不约为遗，厥阴病则遗溺，所谓肺气盛者，实热也。宜茯苓以渗其热，故曰小便多者能止也。若肺虚心虚，胞络热，厥阴病，皆虚火也，必上热下寒，所当升阳，膀胱不约，下焦虚者，乃火投于水，水泉不藏，必肢冷脉迟，当用温热，皆非茯苓可治，故曰阴虚者，不宜用也。茯神抱根而生，有依守之义，故魂不守舍者用以安之。赤者入丙丁，但主导赤而已。

枳实

味苦、辛、酸，微寒，无毒。实、壳大略相同。但实气全性烈，故善达下，入足阳明、太阴经，如少年悍猛之性，勇往直前，而一无回顾者也。壳气散性缓，故行稍迟，是以能入胸膈，肺胃之分，又入大肠者，因肺脏以及脐也，其性其用皆散结去滞利气之功。

枳实，实小性酷而速，治下主血。凡心腹痞满胀闷，宿食坚积，稠痰积血，有疏通破结之功，倒壁冲墙之捷。同白术治虚痞。然性暴力猛，无宿滞坚积者，勿轻用之，以伤元气。

主治痘疹合参　宜麸炒，治初发热，胸膈有痰癖，宿食胀满，脾经积血，不得已暂用之，以安胃气。凡痘中无故及酿浆之时，皆不可用。

枳壳

枳壳，壳大性缓，治高，主气。主风痒麻痹，咳嗽风痰，胸膈痞满，肺气滞结，两胁虚胀，发疹肌表，遍身苦痒，更逐水饮停留，关节并利，破痰癖积聚，宿食亦推，同甘草瘦胎，和黄连灭痔，能损至高之气，忌接迹服多，虚怯劳伤尤禁，盖苦泄辛散，惟利肺气之有余，宽大肠之壅滞，故肠风用之。

主治痘疹合参　宜麸炒用，利五脏，走大肠，泄肺气，宽胸膈，治遍身风疹，皮肤中如麻痘苦痒。凡痘初发热，胸膈不利，有宿食，有滞气，及热盛气粗者，俱可暂用，多服则损中气。

按：枳壳、枳实，上世未尝分别，自东垣分枳壳治高，枳实治下，海藏分枳壳主气，枳实主血，然究其功用皆利气也，气利则痰消积化矣。人之一身，自飞门以至魄门，三焦相通，一气而已，又何必分上与下、气与血乎？但枳实性急，枳壳性缓，为确当耳。然中气壮实，偶因倍食难消，假此助脾克化则可，若因中气不足，脾虚不能运化者，则愈消而脾愈虚，及气虚痞满，误投克伐，则无形之气受伤，不惟壅滞更甚，而且变生别证。至于瘦胎饮，君以枳壳，因治湖阳公主难产得名。然在奉养太过，北方气实者，或有相宜，否则损害真元，胎子无力，反致难产矣。况脾胃者，乃化生之父母，一身之墙壁，能经几番推倒乎？上古伤于六淫者多，或堪抵受，近世禀受既亏，七情弥害，虚痞虚胀，比比皆然，误投克削，为害益甚，可不慎欤！

厚朴

禀地二之气以生，兼得乎春阳之气而成，故味苦、辛，气温，无毒。入足太阴、手足阳明经。辛能散结，苦能泄热，温能散寒。色紫味辛者良。

厚朴，消痰下气宽中、腹痛胀满散结之要药。主中风寒热，霍乱转筋，温中平胃，消痰化食，去水破血，胃疼腹痛，呕逆吐酸，泻痢淋露，去三虫，散湿除热。同解利药用，则治伤寒头痛，同泄利药用则厚肠胃，孕妇少服，以其苦温辛热，恐损胎元耳。惟客寒犯胃，湿气侵脾者宜之。

主治痘疹合参　温中益气，厚肠胃，走冷气，消宿食，健胃宽中，呕逆泻泄，饮食不进，腹痛胀满，散结之神药。凡痘疮伤胃，腹胀等证可用。若脾阴不足，脾气有虚者忌之。

按：厚朴，苦能下气，走而不守，大损真气，故虚人孕妇服之，虽一时未见其害，而清纯冲和之气，潜伤默耗矣，并所忌耳。

桑白皮

得土金之气，故味甘兼辛，气寒，无毒。入手太阴经。甘以固元气而补不足，辛以泻肺邪之有余。凡肺中火气、水气、痰气，喘嗽唾血，咸切除之。且甘寒补益，善缝金疮伤损，立愈。叶，味甘气寒，甘寒相合，故凉血下气益阴，阴虚寒热，其味兼燥，故除脚气水肿，原禀金气，经霜则更得天地之清肃，故能祛风明目。宜东行深土者佳，出土上者杀人。入清热疏散宜生用。入补肺药宜蜜水拌炒用。

桑白皮，入太阴肺脏，甘助元气而补劳怯虚羸，辛泻火邪，而止喘嗽唾血，利水消肿，解渴驱痰，大抵泻有余，此其长，补不足，此其短。所以有性不纯良，不宜多服之戒，肺虚而小便利者尤忌之。

有以桑皮为肺中之气药，紫菀为肺中之血药，取色以调剂也。叶经霜者煮汤洗眼，去风泪殊胜。盐捣敷蛇虫咬毒。蒸捣罨扑损瘀凝。煎代茶，消水肿脚浮，下气，令关节利，研作散，止霍乱吐泻，出汗，除风痹痛。枝煎常饮，耳目聪明，去脚气，手足拘挛，治风痒，皮毛枯槁，阴管通便，眼眶退晕，利喘嗽逆气，消焮肿毒痛。椹乃桑之精华所结，味甘气寒，为益血除热养阴之药，收采晒干，蜜和丸散，利关窍，镇神魂，久服不饥，聪耳明目，黑椹绞汁，熬膏加蜜，解金石燥热，止渴，染须发，皓首成乌。桑耳，又名桑菌，又名桑黄，醇酒煎尝，散血如神，止血甚捷，黑者主女人癥瘕崩漏及乳痈暴来，黄者治男子癖饮积聚腹痛，金疮初得，若色黄熟陈白，止泄补益元阳。桑上寄生，节间生出，叶厚软如橘叶，茎肥脆似槐枝，碎其实，稠粘有汁，折其茎以色深黄，仍取缠附桑枝为贵，散疮疡，追风湿，却背强腰痛笃疾，安胎孕，下乳汁，止崩中漏血沉疴，胎产内伤，产后余疾，健筋骨，充肌肤，愈金疮，益血脉，长须发，坚牙齿，乃风湿挛疼之圣药。

按：桑寄生，感桑之精气而生，故味苦甘，其气平和，不寒不热，无毒。主治一本于桑，因抽其精阴，故力尤胜，所以为益血和血，除湿祛风，除痹安胎，产后诸证之用也。

主治痘疹合参　桑白皮，泻肺定喘，下气宽胸，咳嗽吐血，消痰止渴。桑虫，凡痘初起，大能发痘，或随出随没者神妙。若气虚，塌陷不能灌浆者，亦可用。大桑虫有人参之功，若取其浆冲人参汤服，尤能补托，冲紫草汤服，又能清托血热痘证，但已发透者，并灌浆足者，及泄泻者，不可过用。

枸杞子

感天令春寒之气，兼得乎地之冲气，故味苦甘，气寒，无毒。苗叶苦甘，性升且凉，故主清上焦心肺客热。根名地骨，味甘淡，性沉而大寒，故主下焦肝肾虚热，为三焦气分之药，经曰"热淫于内，泻以甘寒者"是也。子味甘平，其气微寒，润而滋补，兼能退热而专于补肾，润肺生津益气，为肝肾真阴不足，劳乏内热，补益之要药，经曰"精不足者，补之以味"是也。

枸杞子，主五内邪气，热中消渴，周痹风湿，内伤大劳，下胸胁气，客热头痛，利大小肠，固精髓明目，健筋骨兴阳，补药风药皆用，老人阳虚人尤宜，惟少年有火证者勿用。味甘平而温，气滋润而厚，功专补肾，滋肝，益精强阴，不热不燥，久服轻身，能耐寒暑，但脾弱泄泻者必兼苓术相佐。

《经验方》金髓煎，用枸杞子逐日摘红熟者，不拘多少，无灰酒浸之，蜡纸封固，勿令泄气，两月足，取入砂盆中擂烂，滤取汁，同浸酒入银锅内慢火熬之，不住手搅，候成膏如饴，净瓶蜜收，每早温酒二大匙，夜卧再服，百日身轻气壮，积年不辍，可以羽化也。枸杞酒能乌须黑发，耐老轻身，用枸杞子二升，十月壬癸日，面东采之，以好酒二升，磁瓶内浸三七日，乃添生地黄汁三升，搅匀密封，至立春前三十日，开瓶，每空心暖饮一杯，立春后髭发却黑，勿食芜菁葱蒜，观此二方，补阴之功大矣。陶氏云："去家千里勿食枸杞"，指其强阳之功耳。

主治痘疹合参　　五内邪气客热，强阴益精，痘风眼痛，风痒障膜。

地骨皮

地骨皮，专退有汗骨蒸劳热，肾肺伏火，补益正气，凉血凉骨，五内邪气，热中消渴，及去肌热，利大小便。此与牡丹皮主治骨蒸同功，但丹皮解无汗者，地骨皮解有汗者，较之知柏苦寒伤胃，何如骨皮甘寒，勿伤胃气也。

主治痘疹合参　　药性同前，更治在里无定风邪者，谓肾水不足则火旺，肝木不宁则风淫，风热内生，不与外感同类也。

按：枸杞、骨皮，均为肾家之剂，热淫于内，泻以甘寒，地骨皮是也。精不足者补之以味，枸杞是也。肠滑者禁枸杞子，中寒者忌地骨皮。

山栀子

感天之清气，得地之苦味，故味苦寒，大寒，无毒。入手太阴、手少阴、足阳明经，为泻一切有余火热之药。脾胃虚弱，血虚发热者忌之。如治实热，同三黄之类暂用，宜生。如治鼻衄肺热，同生地丹皮之类宜炒黑。如劫心胃火痛，姜汁拌炒用。

山栀子，留皮，治肌表热，去皮，治心胸热，治至高之分，泻肺火，解热郁，行结气，除烦满，治湿热兼利水，而使小便曲曲下行。总去五内邪气，胃中热气，心中客热，而虚烦不得眠者。丹溪用以和姜汁拌炒，劫胃脘火痛如神。

主治痘疹合参　　宜酒炒用，凉心肺，治衄血，散客热，利小便，疗虚烦，劫心痛，凡痘壮热，吐血衄血暂用。然苦寒伤胃，慎之。

按：栀子，轻飘象肺，故独入肺家，泄有余之火，种种功用，皆从肺旁及者也。大苦大寒损胃伐气，虚人忌之。世人每用治血，不知血寒则凝，反成败证。治实火之吐血，顺气为先，气行则血自归经，治虚火之吐血，养正为先，气壮则自能摄血，此治疗之大法，不可稍违者也。如误用栀子，受其害也必矣。

酸枣仁

得木之气而兼土化，故酸而兼甘，气平，无毒。入足少阳、手少阴、足厥阴、太阴经，专补肝胆。熟则芳香入脾，故能醒脾，且补胆，则母子之气相通，故主心烦不得眠，盖心君易动，由胆怯所致，且肝不能藏魂，则目不得瞑，既补肝胆，复益心脾，则五脏俱安，宜其筋骨坚强，肥健延年也。

酸枣仁，宁心益肝，敛汗止渴，心胸寒热，邪结气聚，四肢酸痛，湿痹，心烦意乱不眠，胆虚易惊悸，脾虚不嗜食，心虚易出汗，安神魂宁意，补中气，助阴，坚筋骨，安五脏，久服令人肥健轻身延年。能治多眠不眠，须分生炒研用，多眠胆实有热宜生，不眠胆虚有寒宜炒，主肝胆二经兼入心脾。夫胆虚不眠，寒也，然肝胆相依，得熟者以旺肝，则木来制土，脾主四肢，又主困倦，故令人睡。胆实多睡，热也，生研调服。夫枣仁，秋成者也，生则全金气以制肝，脾不受侮而运行不睡矣。

主治痘疹合参　痘后血少，心神不安，夜眠不稳者，宜炒研用，味甘而香，归脾汤用之醒脾，气温而酸，补心丸用之敛心。

按：枣仁，乃心、肝、胆三经气分之药，虽能宁心，更能宜肝，故若肝旺烦躁不宁者，及心阴不足，惊悸恍惚者，必同滋阴和肝养心之血药，相佐而用，其功乃见，否则心气无阴以敛，肝气得补而强，益增烦躁矣。乃古人未之发何也？性油而润滑泻者禁之，且其奏功者全仗芳香之气，以入心入脾也，必须临用方炒熟，研碎入剂方效，若炒久则油臭不香，若碎久则气味俱失，便难见功矣。此张心得之旨，并及以补所遗。

大腹皮

即槟榔皮也。其气味所主与槟榔大略相同，但槟榔性烈，破气最捷，腹皮性缓，下气稍迟。味苦、辛，微温，无毒。入足阳明、太阴经。辛温之气，为通行下气，湿热郁积，水肿膨胀之药。鸩鸟多集槟榔树上，凡用宜先洗去黑水，复以酒洗后，以大豆汁再洗，晒干方用。

大腹皮，下膈气实佳，消浮肿甚捷，宽膨胀去水气之要药也。然病虚者勿用。子疏冷热诸气，通大小二肠，止霍乱痰膈醋心，攻心腹大肠痈毒，实证相宜，虚证亦忌。凡形如馒头者，为大腹子，形如鸡心者为槟榔。

主治痘疹合参　消腹胀，除浮肿，散毒气，体轻而浮，味咸而敛，故以走表消肿，导水疏气为用，然脾虚水泛者禁之。

皂荚长板荚

禀木气而兼火金之性，故味辛、微咸，气温，有小毒。入足厥阴、手太阴、阳明经。辛温能散，咸能软坚，故为散风豁痰、破癥除痹、利窍通关之药。

皂荚长板荚，理气疏风。猪牙荚治齿取积，堪作散熬膏，勿为丸煎液，敷肿疼痛除，搐鼻喷嚏至。和生矾，即名稀涎散，善吐风痰；拌炼蜜可捏成导箭，结粪骤来。杀劳虫精物，主风痹死肌，宣壅导滞，搜风逐痰，利窍通关，头风泪出，破癥堕胎。然性极尖利，无闭不开，无坚不破，故一切口噤，赖为济急之神丹。若类中风由于阴虚者，并孕妇并宜忌之。皂角刺治溃疡，能引诸药直达溃处成功，其性锐利，为痈疽妒乳疔肿未溃之神药。凡痈疽已溃，不宜服，孕妇亦忌之，米醋熬嫩刺，涂癣有效者，取其义也。皂角子，气味与皂荚同，炒舂去赤皮，以水浸软，煮熟，糖渍食之，疏导五脏风热壅滞，及治大肠虚秘，瘰疬恶疮肿毒。

皂角刺，主治痘疹合参　解热毒，

治痘平塌，用之引托里诸药，直达疮所，高耸灌脓，痘后痈肿，亦用赖以引诸药，直至毒所，鼎峻溃脓也。

肥皂核，生于盛六阳之令，成于秋金之月，得火金之气，故味辛，气温，有毒。凡肠胃有垢腻，秽恶之气郁于中，则外生瘰疬恶疮肿毒泄于外，且为肠风下痢脓血，此药专能荡涤垢腻，宣通秽积，肠胃洁净，则诸证自除也。治瘰疬用肥皂去核，入斑蝥在内扎紧，蒸，去斑蝥，加入贝母、天花粉、玄参、甘草、牛蒡子、连翘为丸。每服一钱，白汤下，服后腹疼，勿虑，此药力追毒之故。独核仁同猪胰子、金银花、皂角刺、芭蕉根、雪里红、五加皮、土茯苓、皂荚子、白僵蚕、木瓜、蝉蜕、白鲜皮治霉疮，如久虚者，加人参、黄芪、薏苡仁，兼治结毒。治肠风下血，独子肥皂烧存性为末，糊丸米饮下。治腊梨头疮，用独核肥皂去核，填入沙糖，并巴豆二枚，扎定盐泥固，煅存性，再入槟榔轻粉六七分，研匀，香油调搽，先以汤洗净，拭干乃搽，一宿见效。

密蒙花

禀土气以生，其蕊萌于冬，而开于春，故微甘，微寒，气平，无毒，为厥阴肝家正药。肝开窍于目，目得血而能视，虚则为青盲肤翳，热甚则为赤肿眵泪赤脉及小儿痘疮余毒，疳气攻眼，此药甘能补血，寒能除热，肝血足而诸证无不愈矣。然味薄于气，佐以养血之药，更有力焉。

密蒙花，专入肝经，除热养营，去翳膜青盲，眵泪赤涩，消赤脉贯睛内障，疳毒侵眦外遮，疳气攻眼，痘毒攻睛，畏目羞明，赤肿多泪，并臻神效。

主治痘疹合参　功效同前，治痘后目翳赤涩，须择净花，以酒蜜蒸之，晒干用，俱味薄于气，必佐以血药为良。

麒麟竭

禀土气而兼水化，禀于荧惑之气，而结生于汤石之阴，色赤象火而味甘咸，则得阴气而走血也。产于外国，难得真者，磨之透甲，烧灰不变色者佳。入足厥阴、手少阴经血分，甘主补，咸主消，故为散瘀血、生新血、止痛之要药。

麒麟竭一名血竭。治跌扑伤损，疗恶毒疮痈，破积血引脓，驱邪气止痛，带下金疮，生肌长肉，凭作膏贴，任调酒吞。

主治痘疹合参　五脏邪气一切恶疮，止痛生肌，治痘用之活血。

按：乳香、没药，气血兼主，此则专于血分者也，善收疮口，却能引脓，然性急不可多使，凡血病无瘀积者不必用之。

龙脑香

禀火金之气以生，故味辛、苦，温热，无毒。性善走窜，开窍，无往不达，芳香之气，能辟一切邪恶，辛热之性，能散一切风湿。辛温主散，能引火热之气自外而出，耳聪目明也。

龙脑香，调膏点目热赤痛，研末吹喉痹肿塞，若舌胀出口外者，多掺自收，疳毒生管中者，频服自愈。仍治小儿血热，痘疮黑陷，心烦狂躁妄语者，研细猪心血丸，浓煎紫草茸汤化下，竟能发透，更定心神。然辛热轻浮飞越，既可走泄元阳，复令阴气耗散。且龙脑入骨，如风病在骨髓者宜之。若风在血脉肌肉，辄取脑麝，反引风入骨，如油入面，莫之能出。至于脾虚慢惊，肝肾两虚，目疾，尤宜痛绝。

主治痘疹合参　辛苦气温属阳，凡痘热甚，狂言昏迷不省，或见鬼神，痰壅痘不起发者，宜用一二厘，以猪尾血和丸，紫草汤下，少时心神便定得睡，疮复发透。

丁香

禀纯阳之气以生，故味辛，气温，无毒。气厚味薄，升也，阳也。入足太阴、足阳明经，辛温而升，所以温脾胃而散中宫之结滞也。若呕吐由于火热者，切忌误用。

丁香治亡阳诸证，一切气逆，翻胃奔豚，霍乱呕哕，心腹冷痛，暖腰膝壮阳，治乳头绽裂，纳阴户作冷能温，祛寒开胃，善治呃逆，寒中阴经，痘疮灰白，雄者颗小为丁香，雌者颗大为母丁香，入药最胜。

主治痘疹合参　脾胃受寒吐泻，腹胀不食，厥冷，痘白者宜之，丁香温能救里，官桂温能发表，故并用以治表里沉寒之证。

按：丁香，祛寒开胃之剂，同柿蒂止呃，同黄连乳汁点目，此得辛散苦降之妙，有火者忌服。

诃藜勒

其性苦涩，气温，无毒。味涩而能收，性温而能通，故既破结除膨，复涩肠止嗽，然咳嗽肺有实热，泻痢未至虚寒者，并不宜用。

诃藜勒，主冷气，消宿食，去腹膨，通津液，破结气，止久痢，逐肠风，开胃涩肠。又治肺气因火伤极，郁遏胀满，喘急咳嗽。盖味酸苦，有收敛降火治标之功。

主治痘疹合参　苦酸气温，性急喜降，主开胃涩肠，止泻痢咳嗽。凡痘家肠胃虚寒，泄泻不止者暂用。六棱黑色肉厚者良，取皮肉去核用。然涩能阻塞肌窍，气虚之证用之，毒亦不能前进，虽能涩泻，勿轻用也。

按：诃子能涩肠，然下气太急，虚人不可独用。同人参能补肺，同白术能益脾，同五味能敛肺，同橘皮能下气。波斯国人遇大鱼涎滑数里，舟不能行，乃投诃子，其滑化为水，则化痰消涎可见矣。咳嗽未久，泻痢新起者禁之。

钩藤

禀春气以生，故味甘、微苦，气平，微寒，无毒。为手少阴、厥阴经要药。少阴主火，厥阴主风，风火相搏，则为寒热惊痫，此药气味甘寒，直走二经，风静火息，则肝心宁，寒热惊痫自除矣。

钩藤，舒筋除眩，下气宽中，寒热惊痫，手足瘈疭，胎风客忤，口眼抽掣，入手厥阴心包络，主火，入足厥阴肝主风，既治风火润燥，则瘈疭拘挛之病自愈，再参之血药，愈见其神功矣。因性微寒，小儿科珍之，大人无热者不宜多用。

主治痘疹合参　主寒热发惊，驱肝风而不燥，为中和之品，但久煎便无力，俟别药煎好后，投入沸一二即起，颇见其功也。去梗纯用嫩钩，其功十倍。

淡竹叶

禀阴气以生，故味甘，寒，无毒。入足阳明、手少阴经。

淡竹叶，逐上气咳逆喘促，胸中痰热作嗽，退虚热，烦躁不眠，阳明客热发渴，专凉心经，并清肺胃，利水消痰，有走无守，不能益人，孕妇忌服。其竹刮去青色，向里黄皮，名竹茹。主胃热呃逆，噎膈呕哕，胎前恶阻呕吐，用之神效。虽与竹叶同本，然得土气居多，故味甘微寒，专入足阳明经也。

主治痘疹合参　凉心除热，解烦止渴，喘咳痰热，惊悸不语，胸中烦热通用，但不宜于初起灌浆之时，且竹能损气，故古人以笋为刮肠篦，宜暂不宜久也。

蛀竹屑，即年久枯竹中蠹屑也。竹之余气尚存，气味甘平无毒，甘能解毒，平则兼散，竹性最凉，故为蚀脓长肉之神药。同象牙真珠白矾等药，能消漏管。耳出臭脓，用蛀竹屑、胭脂胚子等份，麝香少许，为末，吹之。耳脓作痛，因水入耳中者，蛀竹屑一钱，腻粉一钱，麝香五分为末，以绵杖绞净，送药入耳，以绵塞定，若有恶物，放令流出，甚者三度必愈。湿毒臁疮，蛀竹屑黄柏末等分，先以葱椒茶汤洗净，搽之，日一次效。汤火灼疮，蛀竹屑末敷之亦愈。

竹沥

竹种最多，惟大而味甘者为胜，必生长一年者，嫩而有力，取用方佳。

竹沥，系烧竹而两头流出之汁，每沥一杯，加生姜汁二匙用，却阴虚发热，中风噤牙，小儿天吊惊痫，妇人胎产闷晕，胎前不损子，产后不凝虚，止惊悸，却痰痫。痰在经络四肢，屈曲而搜剔；痰在皮里膜外，直达以宣通。但世以为大寒，殊不知系火煅出，又佐姜汁，有何寒乎？况沥之出于竹，犹人身之血也。极能补阴，长于清火，性滑流利，走窍逐痰，故为中风之要药，以中风莫不由于阴虚火旺，煎熬津液成痰，壅塞气道，不能升降，仗此流利经络，使痰热去，气道通，而外证愈也。故火燥热者宜之。若胃虚肠滑，寒痰湿痰，食积生痰，不可用也。至于荆沥，性味相近，但气实寒多用荆，气虚热多用竹。

主治痘疹合参　养阴退阳，善开热痰，胃强肺热者相宜，肺虚肠滑者切禁。

天竺黄

一名竹膏。产于天竺国，乃竹之精气结成。其气味功用与竹沥相仿，但竺黄气微寒，性亦稍缓，故为小儿要药。入手少阴经，专为清热养心化痰，安惊之需，久用亦能寒中。

天竺黄，治小儿天吊惊痫，大人中风不语，镇心明目，解热驱邪，豁痰利窍，除热养心，滋养五脏，金疮风热。

主治痘疹合参　主痰壅失音明目，去风热惊悸镇心，滋养五脏，小儿最宜。

和缓故也。

松脂

感天太阳之气，得地火土之化，故味苦兼甘，气温无毒。甘能解毒，苦能泄热，温能祛风除湿，所以外贴疮毒，长肉杀虫，内服逐诸风，主恶痹，安五脏，除伏热，总祛风散湿则有功，血虚有火切忌。

松脂，阳脂补阳，阴脂补阴，照方制炼如玉，加茯苓、柏实、甘菊为丸，酒吞，或为单服，逐诸风，安五脏，除伏热胃脘，解消渴咽喉，轻身延年通神，熬膏贴疮毒长肉，作散治齿痛杀虫。实，味甘气温，性和无毒，精不足者补之以味，形不足者温之以气，味甘气温故主少气虚羸，兼驱风痹，久服延年轻身，惟此足以当之。花虽轻身益气，发热上焦。节性温，乃松之骨也。质坚气劲，以类相从，故功专于肢节，舒筋止肢节之痛，去湿搜骨内之风，燥血中之湿，却脚痹软证，历节诸风，渍酒可服。叶味苦温，能生毛发，捣烂敷风湿疮效，悬挂辟瘟疫气。

主治痘疹合参　松花善掺诸痘疮伤损，及湿烂不痂。

黄柏

禀至阴之气，得清寒之性，味苦，性寒，无毒。入足少阴肾经，阴虚内热之要药。以至阴之气，补至阴之不足也。然实热阳强之证则有功，虚热阳虚之证所切忌。入剂宜蜜浸一宿，炙黄。若入肾经药，宜盐酒浸透，炒褐色。若入口疳敷药，晒燥不见火。

黄柏，使下焦湿热散行，泻阴伏龙火，除骨蒸，补肾强阴，洗肝明目，五脏肠胃中结热，黄疸肠痔泄痢，泻相火有余，救肾水不足。得知母滋阴降火，为治痨之需；得苍术除湿清热，为治痿之要。口疮虫疥，并堪敷治，肠风连下血者殊功，热痢先见血者神效，膀胱中结热，女人带漏，阴伤蚀疮，然云补阴者，以火退而阴长，非有补功也，况实火可治，虚火宜补，人非此火，不能有生，用此以泻火者，是伤其生气也，惟湿热实热暂用之。若肾虚脾薄之人，所当痛绝也。

主治痘疹合参　宜酒制炒用，主五脏，肠胃中结热，目痛口疮，泻膀胱热，清小便，降相火，入肾定燥，解诸毒气。然痘疮中非常用也，脾虚泻泄者切忌。

按：黄柏性寒，行隆冬肃杀之令，故独入少阴，泻有余之相火，必尺中洪大，按之有力，可炒黑暂用。昔人称其补阴者，非其性也，盖热去则阴不受伤耳，利于实热而不利于虚热耳。奈今天下不问虚实，竟以为去热治劳之妙药，而不知阴寒之性，能损人气，减人食，命门真元之火一见而消亡，脾胃运行之职一见而阻丧，元气既虚又用苦寒，遏绝生机，莫此为甚。

琥珀

感土木之气而兼火化，故味甘，平，无毒而色赤，阳中微阴，降也。入手少阴、太阳，亦入足厥阴经。专入血分，故破癥消瘀，利水通淋，其能安五脏定魂魄者。盖五脏藏神，有所感触，则神不安。珀能杀精魅鬼邪，故五脏安而魂魄定，况所禀原有安神之性哉！

琥珀入药，研末，用汤调吞，利水道，通五淋，定魂魄，安五脏，破癥结瘀血，杀鬼魅精邪，止血生肌，明目摩翳，治产后血晕，并儿枕痛，疗延烂金疮，及胃脘痛。茯苓生于阴而成于阳，所生日浅，只可治气而安心利水；琥珀生于阳而成于阴，所禀日深，故能治血而镇心化气。燥性过于茯苓，火炎水涸者禁之。从辛温药，则行血破血；从淡渗药，则利窍行水；从镇坠药，则镇心安神。然终是消

磨渗利之性，不利虚人，内热阴虚，小便不利者，服此以强利之，则真阴愈耗。

主治痘疹合参　治痘后惊风，及小便不利，宁神镇惊。

按：琥珀感木土之气，而兼火化，故有功于脾土，脾能运化，肺金下降，小便自通。若因血少而小便不利者，误用之，反致燥急之苦。

蔓荆子

禀阳气以生，兼得金化而成，味苦、辛，微温，无毒。气清味薄，浮而升，阳也。入足太阳、足厥阴，兼入足阳明经。苦温辛散，故所主风寒湿热之邪，及三经所受之病也。

蔓荆子，主筋骨寒热，湿痹拘挛，理本经头痛泪出，头沉昏闷，利关节，止脑鸣，通九窍，去虫，散风湿，明目，齿动尤坚，胃虚禁服，否则作祸生痰，血虚头痛用之，亦能反剧。

主治痘疹合参　宜酒浸晒干用，治痘疮头面太肿者，并风头痛脑鸣，目泪目睛内痛。

猪苓

禀戊午土之阳气，得风木之阴气，而枫根之余气以成，故味甘淡兼苦，气平，无毒。入足太阳、足少阴经。以淡渗之性，为利水除湿之需。多服损肾耗津，无湿者忌用之。

猪苓，入膀胱、肾，通淋利小便，除湿消肿满，行水之功多，主痎疟者，亦以其能利暑湿之气也。利水诸剂，无若此快然能燥亡津液，无湿证者忌用，久尝损肾昏目。

主治痘疹合参　淡渗除湿，痘烂小便涩者宜之。然消水固能燥脾，水尽亦走真气。每同泽泻并用，盖苓性燥，泽性润，苓治火易损元气，泽治水能生肾气，一燥一润，合乎中和，不能为害矣。然多

服终属耗阴损肾，无湿证者不可用。

乌药

禀地二之气以生，故味辛、微苦，气温，无毒。入足阳明、少阴经。所以上治阳明所受，下治膀胱与肾所生之病也。

乌药，走肾胃，诸冷诸气作痛，翻胃食积作胀，膀胱肾间冷气，小儿腹中诸虫，女人血气凝滞，一切中恶心腹绞痛，蛊毒疰忤鬼气，宿食不消，七情郁结，猫犬有病，磨水灌效，气血虚而内热者，勿服。

主治痘疹合参　发表中可用，匀气内亦加，只可治有余，不可治不足。

槟榔

得天地之阳气，地之金味，故味辛、苦，气温，无毒。入手足阳明经，故能消化羁留，而下肠胃有形之物耳。夫足阳明为水谷之海，手阳明为传道之官，二经相为贯输，以运化精微者也，二经病，则痰癖虫积生焉，辛能破滞，苦能杀虫，故主治如神耳。气虚诸证所切忌焉。

槟榔，逐水谷，除痰癖，止心疼，杀三虫，破积滞，辟瘴疟，坠诸气，治后重，专破滞气下行，泄胸中至高之气。苦辛气温，性最重坠，善破有形之结滞，易伤元气而伐真阴，故即疟疾肠澼，非初起有余者不可轻用。

主治痘疹合参　痘家利药中暂用，以能坠诸药至于极下，故脚气门用之也，然似痢非痢，灌脓，痘后虚证忌之。

按：槟榔下气，性如铁石，故破滞而治后重如神，岭表多食槟榔，盖瘴疠之作率因食积，此能消食下气故也。南方地温，腠肤不密，食之脏腑疏泄，一旦病瘴，而不可救，岂非伐气之祸欤！若气虚下陷，似痢非痢者尤禁之。

吴茱萸

禀火气以生，故味辛、苦，大热，有小毒。入足阳明、太阴、足少阴、厥阴四经。一切阴寒并治。

吴茱萸，大温，散胸中脾胃寒冷，膀胱受湿，阴囊作疝，久滑冷泻，阴寒小腹作疼，肝经气分，脾经血分。然性燥急，阴虚火盛者，大非所宜。

主治痘疹合参　宜择小者去梗，以沸汤浸去苦汁六七次，晒干，于瓦上慢火炒用。凡痘饮冷伤胃，呕逆不止者宜之。士材曰：燥肠胃而止久滑之泻，散阴寒而攻心腹之疼，祛冷胀为独得，疏肝气有偏长，疝疼脚气相宜，开郁杀虫至效。

按：吴茱萸辛散燥热，专入厥阴居多，其脾肾旁及者也。然下气最速，肠虚人服之愈甚。东垣云：浊阴不降，厥阴上逆，甚而胀满，非茱萸不可治也。多用损元气，至如咽喉口舌生疮，以茱萸末醋调，贴两足心，一夜便愈者，引热下行也。性极燥极急，非大寒者不可轻投，虚泄者必君参术方用，亦须少少投之，不尔损人。段成式曰：椒气好下，茱气善上，故食茱萸，有冲膈冲眼，脱发咽痛，动火发疮之害。

苏方木

禀水土之气以生，故味甘、辛，气平，微寒，无毒。入手厥阴、少阴、足阳明经。为散瘀血之药。

苏方木，专行积血，产后败血，跌扑损血，散痈肿排脓止痛，通月水活血消瘀，同防风散表里风气，调乳香治口噤风。

产后气喘面黑欲死，乃血入肺也，用此参苏饮服之，神效。苏木二两，水二碗，煎一碗入人参末五钱服。

主治痘疹合参　主痘中跌扑，血瘀作痛，宜暂用以活血，须锉碎酒浸煮浓汁入药。

按：苏木理血，与红花同，少用和

血，多用即破血也。其治风者，所谓治风先治血，血行风自灭。然必兼以滋补血药，方可见功。

茶茗

禀土中之清气，兼得春初生发之意，故味甘、苦，微寒，无毒。入手太阴、少阴经。甘寒之性，故入心肺而除热，消痰，利水解毒，且禀天地至清之气，生于山谷砂土之中，感云露之气以为滋培，不受纤芥滓秽，故能涤除一切垢腻，解炙煿之毒也。心脾胃受寒者戒之。酒后不宜用，能成饮证。

茶茗，细者名茶，粗者曰茗。清头目，利小便，逐痰涎，解烦渴，下气消宿食，除热治瘘疮，除烦去垢，解炙煿毒。姜、连同煎，止赤白痢。香油调末，敷汤火伤。眼目痛，嚼贴两眦。暑天泻，少加醋吞。热服则宜，冷服聚痰。多服少睡，久服瘦人。故云：释滞消壅，一日之利暂佳，瘠气侵精，终身之累斯大，损多益少，观此足征。若空心饮茶，直入肾经，且寒脾胃，乃引贼入门也，戒之。

主治痘疹合参 治痘痈烂疮，为末香油调敷。

乳香

得木气而兼火化，苦辛，微温，无毒。入足太阴、手少阴，兼入厥阴经，故其所治皆三经之病也。箸上烘去油，同灯芯研则细。

乳香诸经卒痛，心腹急痛，诸般恶疮，一切肿毒，一切疼痛，恶痢殊痛刮肠，痛风异常楚毒，护心活血，解毒生肌，产科亦用。然乳香功专生血而主心，没药功专散血而主肝。

主治痘疹合参 去恶气，调气血，定诸经之痛，内消肿毒，外治毒气，性能伸筋，故筋不伸者，敷药必用也。凡痘后余毒，诸疮溃痈生肌止痛皆用。然疮痈已

溃者勿服，脓血过多者勿敷，以其辛香走窜气血，更有利水淡渗之功耳。

没药

禀金水之气以生，故味苦、辛，微寒，无毒，阴也。入足厥阴经。夫恶疮痔漏，皆因血热瘀滞而成，金刀杖疮亦皆血肉受伤而致，此药苦能泄，辛能散，寒能除热，水属阴，血以类相从，故能入阴分，而散瘀血，及治血热诸疮也。孕妇忌服，血虚腹疼痛痈已溃，并宜忌之，制法同乳香。

没药，散血止痛，一切金疮杖疮，恶疮痔瘘，损伤瘀血肿痛，及产后心腹血气刺痛。然乳香能活血去风伸筋，没药能散瘀去腐，皆能止痛生肌者，令血勿凝泣也。产后恶露去多，及痛痈已溃者，并忌之。

主治痘疹合参 治痘余毒成痈，破血理气，止痛而不主虚也。

山茱

禀天地春生之气，兼得木之酸味，微温而无毒。入足厥阴、足少阴经，所以专入肝肾，能生精益髓，并助闭藏之司，敛风木之动，以治内风也。宜去核，酒润蒸，晒干用。

山茱，温肝补肾，益髓固精，暖腰膝，兴阳道，长阴茎，肝肾之药，安五脏，通九窍，缩小便明目，肠胃风邪，寒热疝瘕，头风风气去来，小便淋沥遗尿，鼻塞目黄，耳聋面疱，温中下气，出汗强阴，涩可去脱，遗滑之要药也。

按：山茱萸，味厚固精，味酸滋肝，性温而润，故于水木多功。夫温暖之剂，方有益于元阳，故四时之令，春生而秋杀，万物之性，喜暖而恶寒，肾肝居至阴之地，非阳和之气，则阴何以生乎？山茱正入二经，气温而主补，味酸而主敛，故精气益而腰膝强也。惟小便不利，强阳不

痿者勿用。

杜仲

禀阳气之肥，得金气之厚，故味辛、甘，气平，微温，无毒。入足少阴兼入足厥阴经，功专肝肾，故所主治皆筋骨之病。专用补肾，淡盐酒拌炒。若同调补筋骨药用，则生用，或酒炒。若同祛湿除痹药用，以姜酒拌炒。同滋补药则益筋骨之气血，同祛风药则去筋骨之风湿，总所主不离筋骨也。

杜仲，益肾添精，治腰脊疼痛难伸，补中强志，止梦遗，小便余沥，助肝肾，坚筋骨，除阴痒，去囊湿，痿痹瘫软必需，脚痛不能践地立效，补肾气，润肝燥。牛膝主下部血分，杜仲主下部气分，故每相须为用，东垣云：杜仲能使筋骨相着。

按：杜仲性温而不助火，可以久服，功专肾肝二经，直走下部，筋骨气分，牛膝直走下部经络血分，熟地滋补肾肝筋骨精髓之内，续断调补筋骨曲节气血之间，故数味每相须为用，以为筋骨气血之需，互相佐使成功也。

柏实

柏感秋令最深，得金气独厚，且凌冬不凋，其质坚而气极芬芳，故其实味甘，平，无毒。入足厥阴、少阴，亦入手少阴经，专治心肾两虚，且芬芳则脾胃所喜，润泽则肝肾俱宜，五脏皆安，气血自益，湿痹除而颜色美，自可轻身延年矣。叶味苦，微温，无毒，宜春采东，夏采南，秋采西，冬采北，补益用九蒸九晒，止血用宜炒黑，以苦温之性，则祛湿痰痹，除热止血之功，独擅其长矣。

柏实，入心养神，入肝定志养气血，去恍惚虚损，敛汗聪耳，却风寒湿痹止痛，治肾冷腰冷，并膀胱冷脓宿水，润肾燥体燥，及面颜燥涩不光，历节腰中重

痛，兴阳道，辟百邪，止惊悸，安五脏，头风眩痛，亦可煎调，久服润泽肌肤，不饥不老，延年轻身，惟肠胃滑利者勿用。侧柏叶须照令采方，止吐衄崩痢，系补阴要药，兼燥湿仙丹，若合黄连煎服，小儿虫痢立痊。肢节酿酒，主历节风痹，并人畜疥癞。

按：柏叶生而向西，禀兑金之正气，能制肝木，木主升，金主降，升降相配，夫妇之道和，则血得以归肝，故仲景治吐血不止。然气味与血分无情，不过仗金气以制木，借炒黑以止红耳，岂可用以调补气血，长养精神也！

楮实

禀土气以生，故味甘，气寒，无毒。入足太阴经。其主水肿，益气充肌肤者，皆补脾坚土之验也，强阴痿明目者，乃脾实则能生精，而灌注于肾之功，由是五脏皆实，气力增，筋骨壮，悦颜色而轻身矣。

楮实，主水肿，充肌肤，助腰膝，益气力，强阴痿，补虚劳，悦颜色，轻身，壮筋骨明目。纸烧存性，调酒亦止血晕血崩。剪衙门有印纸烧吞，断妇人产神效。

槐实

感天地阴寒之气，兼木与水之化，故味苦、酸、咸，气寒，无毒。入手足阳明兼入足厥阴经。总苦寒纯阴之药，为凉血要品，能除一切热，散一切结，清一切火也。其花味以苦独胜，故除手足阳明、足厥阴诸热尤效耳。

槐实，去五内邪热，五痔肿痛，凉大肠，消乳瘕，男子阴湿燥痒不止，女人产户痛痒难当，理火疮，堕胎孕，酒吞七粒，催产犹奇。花味甚苦，炒黄凉大肠去热，理肠风泻血，及皮肤风热，止痔瘘来红，并赤白痢疾。去胃脘卒痛，杀腹脏蛔虫，但病人虚寒，脾胃作泻，及阴虚内热

者忌服。枝主洗疮，及阴囊湿痒。皮主浴烂疮。根主喉痹寒热。叶煎汤，治小儿惊痫壮热，疥癣及疔肿。外树上木耳，烧灰为末水服，善治虫咬心痛，并肠痔及便血俱神效。

《太清草木方》云：槐者虚星之精，以十月上巳日采子，服之去百病，长生通神。又《梁书》言：庾肩吾常服槐实，年七十余发鬓皆黑，目看细字亦其验也。

秦皮

秦皮，功专眼科，去肝中久热，煎汁澄净，点洗无时，白膜遮睛，视物不见者，旋效。赤肿作痛，流泪无休者殊功。益男子精衰，止妇人带下，风寒湿痹兼驱，热痢后重且却。

檀香

味辛而热，无毒。亦以其辛热芳芬，为开发辟恶，散结除冷之药也。

檀香入肺、肾、胃经，调气开胃，进食止痛，镇心辟邪，中恶鬼气，心痛霍乱，肾气腹痛，恶毒肿痛，醋磨敷愈，然诸香动火耗气，夏月囊香辟臭，尚谓散真气而开毛孔，况服之乎？痈疽溃后，诸疮脓多，及阴虚火盛者忌之。

沉香

禀阳气以生，兼得雨露之清气而结，故气芬芳，味辛而无毒。气厚味薄，可升，可降，阳也。入足阳明、太阴、少阴，兼入手少阴、足厥阴经。疗风水毒肿者，即风毒水肿也。风为阳邪，郁于经络，遇火相煽，则发出诸毒。沉香得雨露之精气，故能解风火之毒，水肿者，脾湿也，脾恶湿而喜燥，辛香入脾，而燥湿则水肿自消。凡邪恶气之中，必从口鼻而入，口鼻为阳明之窍，阳明虚则恶气易入，得芳芬清阳之气，则恶气除而脾胃安矣。其主心腹痛，霍乱痃癖诸证，皆调气之力也。

沉香，补肾顺气，抑阴助阳，治痢尤妙，吐泻兼疗，邪恶气，风水肿毒，心腹痛，霍乱中恶，五脏能调，鬼疰堪辟，暖腰膝，壮元阳，破痃癖，散郁结。凡冷气、逆气、郁气总调，乃保和卫气上品药也。香而冲和，可调脾胃，温而下沉，可暖命门，但未免香燥走泄。凡中气虚而气不归元，及阴亏火旺气虚下陷，并非所宜。

苏合香

聚诸香之气而成，故其味甘，气温，无毒。凡香气皆能辟邪恶，况合众香之气，而成一物者乎？其走窍逐邪，通神明，杀精鬼，除魇梦，温疟蛊毒宜然矣。亦能开郁。

苏合香系诸香汁煎就，故名合香，产中天竺国，辟诸恶，杀鬼物精邪，去三虫，除蛊毒痫痉，仍禁梦魇，尤通神明，沈括云：苏合油如𩆱胶，以箸挑起，悬丝不断者，真也。

安息香

禀火金之气而有水，故味辛、苦，气平而芬香，性无毒，气厚味薄，阳也。入手少阴经。少阴主藏神，神昏则邪恶鬼气易侵，芳香通神明而诸邪辟也。

安息香，乃辟邪树皮之脂，坚凝成块，其色黑黄，烧烟鬼惧神欢，驱邪逐恶，研服行血下气，扶正安神，鬼胎能下，蛊毒可消。

阿魏

禀火金之气兼得乎天之阳气，故其味辛，平，温而无毒，气味俱厚，阳也。入足太阴、阳明经。其气臭烈，故善杀虫辟恶，兼辛则走而不守，温则通而能行，为消痞除秽之要药。但脾胃虚弱之人，虽有痞积，当养胃气，胃强则坚积可磨而消矣，勿轻用此。

阿魏，波斯国中阿虞木枝梗汁，性臭

而能去臭气，杀小虫，下恶气，破痞积，辟温疟，却鬼驱邪，蛊毒能消，传尸可灭。

按：人之血气，闻香则顺，遇臭则逆，故胃虚气弱之人，虽有痞积，勿宜用此臭烈，更伤胃气。

芦荟

禀天地阴寒之气，故其味苦，寒，无毒。寒能除热，苦能泻热燥湿，至苦至寒，故为除热、去痞、杀虫、明目、治惊之要药。专入足厥阴经，亦入足太阴、手少阴，然性主消不主补，凡脾胃虚寒作泻者，忌服，止入丸散，先捣成粉入药。

芦荟，杀虫去痞，镇心明目，小儿癫痫惊搐，大人疮瘘痔疰，癣发颈间，同甘草研匀敷效，置生齿缝，以盐汤漱净点瘥。

木鳖子

禀火土之气，感长夏暑热之令以生，味甘，气温，有毒，为散血热，除壅毒之要药。但宜外用，勿轻内服。昔刘氏二子，恣食成痞，人传一方，以木鳖子煮肉食之当愈，二子食之俱死，其毒可知矣。经云无毒，何也？

木鳖子，消肿突恶疮，两跨蚌毒，双乳赤痛，肛门肿痛，非专追毒，亦可生肌。番木鳖形小于木鳖，色白味苦，气大寒，有毒。外敷赤游丹毒，内吹喉痹肿痛，更寒更苦，甚勿轻用。

雷丸

禀竹之余气，得霹雳而生，故名雷丸。味苦咸，性微寒，有小毒，入手足阳明经。苦寒之性故入肠胃而为温热杀虫，化积解毒除狂之用，利丈夫不利女子者，盖以男子属阳，得阴而生，故喜阴寒之味，女子属阴，得阳而长，故不利阴寒之物也。宜择白者可用，盖赤者杀人，甘草汁浸一宿，去皮用。

雷丸，胃热可解，蛊毒能驱，善杀三虫，仍杀白虫，惟治男人，不治女子，主癫痫狂走，疗汗出恶风，又作磨积之膏，专却小儿百病，无虫积者禁之。

芜荑

禀金气而生于春阳之令，故味苦、辛，气温，无毒。辛能散，苦能下，温能除湿，故为散风除湿、化食杀虫、消积消疳之药。然久服多服亦能伤胃。

芜荑，经火煅过才用。主五内邪气，杀寸白三虫，化食除肠风，逐冷止心痛，散皮肤骨节风湿，疗痔瘘疥癣疮痍，脾虚有积，亦勿概投。

使君子

得土之冲气，兼感乎季春之令以生，故味甘，气温，无毒。甘入脾，故入足太阴阳明，为补脾健胃之要药。小儿五疳，便浊泻痢，腹虫，莫不由脾虚胃弱，因而乳食停滞，湿热癥塞而成，脾健胃开则前证俱除矣。不苦不辛，能杀疳蛔，为小儿上药，宜去壳取肉切开，或晒或隔纸焙燥，入丸散，不入煎剂，如欲嚼食，或生或蒸熟任用，但服使君子后，忌食热物、热茶，犯之即泻。

使君子，去白浊，除五疳，杀蛔虫，止泻痢，扶益中州，收敛虚热，杀虫药皆苦，使君子独甘，空腹食数枚，次日虫皆死而出矣，有言其不宜食者，非也。树有蠹，屋有蚁，国有盗，祸耶福耶？但蛔虫安于脾胃消谷，若不出经，侵蚀血气而长大盈尺，成蛔作祟者，毋容食此杀之，并无食积者，勿概用也。

巴豆

生于盛夏六阳之令而成，秋金之月，故味辛，气温，得火烈刚猛之气，其性有大毒。一云：生温熟寒。恐熟亦不甚寒也。入手足阳明经，此药禀火性之急速，兼辛温之走散，故能入肠胃而荡涤一切有形积滞之物，祛暑湿温疟之邪，然性热大毒，必损真阴，故曰不利丈夫阴。但云又能止泻。《别录》又云："炼饵之，能益血脉。"恐未确也。宜去心及膜，火焙研细去油用。

巴豆一名巴椒。反牵牛，破癥瘕结聚，留饮痰癖，大腹水胀，温疟寒热，荡涤脏腑，开通闭塞，除鬼毒蛊疰，杀虫，疗女人月闭烂胎，有荡涤攻击之能，诚斩关夺门之将。凡资治病，缓急宜分，急攻为通利水谷之方，去尽皮心膜油，生用，缓治为消磨坚积之剂，炒令黄黑烟尽熟加。生熟缓紧略殊，然耗津伤元则一。丹溪云：能去胃中寒积，无寒积者忌之，总宜慎用。与大黄同为攻下，但大黄性寒，走血分，腑病多热者宜之，巴豆性热，走气分，脏病多寒者宜之。士材曰：荡五脏，涤六腑，几于煎肠刮胃，攻坚积，破痰癖，直可斩关夺门，气血与食，一攻而殆尽，痰虫及水，倾倒而无遗，胎见立堕，疗毒旋抽，然郁滞虽开，真阴随损，以少许着肌肤，须臾发泡，况肠胃脏腑柔薄之质，被其熏灼，能无溃烂之患耶？万不得已，须炒熟去油，入少许即止，不得多用。

五倍子

得木气而兼金水之性，其味苦酸，气平，无毒。气薄味厚，敛也，阴也。入手太阴、足阳明经，取苦能杀虫，性燥能主风湿，酸平能敛浮热，为化痰、渗湿、降火、收敛之需。

五倍子，疗齿宣疳䘌，小儿面鼻疳疮，治风癣痒瘙，大人五痔下血，煎汤洗眼目，消赤肿止疼，研末染髭须，变浩白成黑，肺脏风毒，流溢皮肤，湿疮脓水，溃烂金疮，总以酸苦之性，专为收敛之剂，即能敛肺止嗽，又禁泻痢肠虚，解消渴生津，却顽痰去热，掺口疮，洗脱肛，

用甘草桔梗照方会制，即名百药煎，肺胀喘咳，嚼化即痊。

按：五倍子，性燥急而专收敛，倘咳嗽由于风寒，泻痢非系虚滑，收敛太骤，反致壅满，戒之。

干漆

禀火金之气以生，故味辛，气温，火金相搏，故有毒。通行肠胃，入肝行血之药也。凡风寒湿邪之中人，留而不去，则肠胃郁而生虫，久则脏腑皆病，瘫痪湿痹，所自来矣。此药能杀虫消散，逐肠胃一切有形之积滞，肠胃既清，则五脏安而瘫痪愈矣。又损伤一证，专从血论，盖血者，有形者也，形质受病，惟辛温散结，而兼咸味者，可入血分而消之，瘀血消则绝伤自和，筋骨自续，髓脑自足矣。主痞结腰痛，女子疝瘕者，亦入血消瘀之验也。误中漆毒者，食蟹及甘豆汤解之。凡用，炒至烟尽为度。

干漆，追积杀三虫，补中安五脏，男子风寒湿痹，时作痒疼，女人疝瘕癥坚，不通经脉，续筋骨，及填脑髓，消瘀血，专主绝伤，痞结腰痛可驱，血气心痛能止。丹溪云：性急而能飞补，近用为去积滞之药，若用中节，积滞去后，补性内行也。生漆用竹筒插树皮内，口含吸之，温酒送下，立下长虫治痛，叶利五脏，杀虫，挤汁涂癣疮效。

按：血见干漆即化为水，其追积杀虫，皆辛温毒烈之性，虚者勿轻用之。若以飞补之说，专仗为补益则误矣。

蕤核

得土气以生，味甘，温，微寒，无毒。入足厥阴经。厥阴为风木之脏，开窍于目，风热乘肝，则肝血虚而目为之病。此药温能散风，寒能除热，甘能补血，肝气和则目疾瘳也。用汤浸去皮、尖，劈作两片，用芒硝、木通、通草同煎一伏时，

取出研膏入药。

蕤核，专治眼科，消上下泡，风肿烂弦，除左右眦热障臀肉，退火止泪，益水生光，退翳膜之赤筋，及赤肿眦烂，并主心腹邪结气，及结痰痞气。

女贞实

禀天地至阴之气，故其木凌冬不凋，又名冬青子。味苦甘寒，气平，无毒。气薄味厚，阴中之阴，降也，乃凉血益血之药。入足少阴经。夫少阴为藏精之脏，人身之根本虚，则五脏虽无病而亦不安，百疾丛生矣。经曰："精不足者补之以味"，盖肾本寒，而为作强之官，虚则热而软，故其性欲坚，急食苦以坚之，此药气味俱阴，除热补精，味苦入肾，正遂其欲坚之性耳。肾气既实，则五脏俱安，须发黑而眼目明，百疾去而身肥健矣。但禀性阴盛人，及脾寒作泻者，忌服。

女贞实，照方精制，黑须发，明目，强筋力补中，安五脏，除百病，养精神，多服补血去风，久服健身不老。虫白蜡，生肌止血，定痛接骨，续筋补虚，同合欢皮煎，入长肉膏神效。

《简便方》治虚损百病，久服须白再黑，返老还童，用女贞实十月上巳日收，阴干，用时以酒浸一日，蒸透晒干，一斤四两，旱莲草五月收阴干，十两为末，桑椹子四月收阴干，十两为末，炼蜜丸如梧桐子大，每服七八十丸，淡盐汤下。若四月收桑椹，捣汁和药，七月收旱莲草，捣汁和药，即减蜜之半矣。

按：冬青子，禀天地至阴之气，性偏阴寒，若脾胃虚寒，久服必至腹痛作泻。

楝实

禀天之阴气，得地之苦味，故味极苦，气寒，有小毒。入足阳明、手足太阴经。以苦寒之性，故能除温疾狂热，利水杀虫用，如脾胃虚寒者忌。

楝实即金铃子。去皮核取肉，主温疾伤寒，大热烦狂，理膀胱小肠疝气吊痛，利小便水道，杀三虫疥疡。根有雌雄，雄根赤无子，大毒忌煎。雌根白子多，微毒可采，东行者佳，去青留白，单味煎酒，上半月服，大能杀虫，多则成团追下，少当逐个推来，积聚行，疼痛止，研敷作痒虫疮。

按：苦寒之性，宜于杀虫，若脾胃虚寒者禁之。

樗根白皮

椿根白皮，禀地中之阴气以生，故味苦、涩，微寒，有毒。入手足阳明经。以苦寒之性，故外洗疮疥风疽，去口鼻疳虫疥蜃，且苦能燥湿，寒能除热，涩能收敛，故去肠胃一切湿热蛔虫崩痢，与樗树皮功用相同。但樗树根叶更良，凡采不用西行者，采得后布袋盛，贮阴干去粗皮，蜜炙用。

樗根白皮，即臭椿树皮，主洗疮疥风疽，去口鼻疳虫疥蜃，止女人月信过度，久痢带漏崩中，男子夜梦遗精，滑泄肠风痔漏，缩小水，驱蛔虫。椿白皮，即香椿树皮取白者佳，主疳蜃，止血功同，女科任用。止堪丸散，不入汤煎，但泄泻由脾胃虚寒，崩带由真阴不足，及滞下积气未尽者，两种皆不可用。

洛阳一妇人，耽饮无度，多食鱼蟹，蓄毒在脏，日夜二三十次，大便脓血杂下，大肠连肛门痛不堪忍，以止血痢药不效，又以肠风药则益甚，盖肠风则有血无脓，如此半年，气血渐弱，食减肌瘦，服热药腹愈痛，血愈下，服冷药则泄注食减，服温平药则病不知，如此期年，垂命待尽，或人教服人参散，一服知，二服减，三服脓血皆定，遂常服之而愈，其方治挟热下痢，脓血痛甚，多日不瘥，用樗根白皮一两，人参一两为末，每服二钱，空心米饮，调服，忌油腻、湿面、青菜、果子、甜物、鸡、猪、鱼、羊、蒜、薤等味。

榆皮

榆皮，除五淋，通水道，压丹石，利关节，敷赤肿，能滑胎。皮涩敷癣杀虫，立瘥。

海桐皮

禀木中之阴气以生，味苦、辛，气平，无毒。入足太阴、阳明经。专治湿热内侵，阳明外淫肌肉。

海桐皮，止霍乱，赤白久痢，除疳䘌疥癣牙虫，渍酒治风蹶殊功，渍水洗赤眼神效，除风湿之害，理脚膝之痛。

辛夷

禀春阳之气以生，味辛，气温，无毒。气清而香，味薄而散，浮而升，阳也，入手太阴、足阳明经。辛温升浮之性，能除头面肌肉皮毛之风邪，风去湿除，外则须发生，内则虫自去矣。

辛夷，用宜去心去毛，止头脑风痛，面肿，引齿痛眩冒，除身体寒热，鼻塞有香臭不闻，生须发，杀虫，禁清涕，通窍，辛温轻浮，能助清阳之气，上通于天，故治头面齿鼻之病也。

合欢

禀土气以生，故味甘，气平，无毒。入手少阴、足太阴经。心为君主之官，木自调和，土为万物之母，主养五脏，脾虚则五脏不安，心气躁急，则遇事拂郁多忧。甘主益脾，脾实则五脏自安，甘可以缓心气，舒缓则神明自畅而欢乐无忧。觉照圆通，所欲咸遂，阴既强而目亦明矣。

合欢，又名交枝树。采皮及叶，利心志，补阴安五脏，明目，令人事事如欲，时常安乐无忧。

接骨木

禀土气以生，故味甘、苦，气平，无毒。甘能入脾，养血，故主折伤筋骨，苦凉能除风热，故可作风痒浴汤也。《千金方》治打伤瘀血，及产妇恶血，一切血不行，或行不止，并煮汁服，以味甘养血，续绝之中复有苦泄下行之义耳。

接骨木，又名木蒴藋，专续筋接骨，易起死回生，折伤频溃酒吞，风痒堪作汤浴，任煮二次，功力一般，产后诸血疾亦驱，女科方药中屡用。叶主疟，惟得吐，寒热竟除，生捣汁饮，大人七叶，小儿三叶。根皮收采亦堪煎服，痰疟痰饮吐去，水胀水肿利消，见效即停，切勿终剂。又种折伤木，主折伤筋骨殊功，散产伤血痢立效。酒水煎饮，并与前同。

木槿

味苦，气寒，无毒，乃清热滑利之药。肠风泻血，湿热留中也。痢后作渴，余热在经，津液不足也。夜卧少睡，心经蕴热，虚烦不宁也。皮肤风痒，肺胃虚热也。苦寒能除诸热，滑利能导积滞，故并主之。

木槿，即今栽作篱障者。枝主痢后热渴，令人得眠。花主泻痢肠风，涩肠止血，作汤代茗，风痒渐驱，二者用之。并宜炒过。又川槿皮，擦顽癣、虫疮甚效，肉厚而色红者真。

伏牛花

伏牛花，一名隔虎刺花，主大风遍身碎疼，疗湿痹四肢挛急，五痔下血堪止，风眩头痛能驱。

牡荆实

感仲夏之气以生，故其味苦，气温，无毒。入足阳明经、厥阴经。苦温能通行散邪，所以为去寒热，止咳逆，下肺气之需也。

牡荆实，有青黄两种，入药惟青可用。八月采实晒干，临用炒黄研碎，下肺气，止咳逆咽喉，通胃气，除寒热骨节，通神见鬼，又载仙方，得柏实、青葙，疗头风甚验。叶主脚气肿满，湿蠹湿疮，霍乱转筋，血淋血痢。根煎服驱头面肢体诸风，解肌发汗。又有荆沥，如取竹沥同法，姜汁匀服，消痰沫如神，治老人中风，失音昏危，小儿发热惊痫抽搐，气实能食者宜服，气虚少食者忌之。

丹溪云：虚痰用竹沥，实痰用荆沥，二味俱开经络，行血气要药也。

紫葳花

禀春气以生，故味酸，气微寒，无毒，乃入肝行血之峻药。故主产乳余疾，及通癥瘕血闭，妇人血气虚者，一概勿施，至于胎前，断不宜用。

紫葳花即凌霄花，主用女科，善调月信，破血祛瘀，癥瘕血闭，治血痛要药，去产乳余疾，散酒皶热风，能去血中伏火，及血热生风之证，走而不守，虚人忌之。

南烛枝叶

禀春升之气以生，《本经》言：其味苦，气平，无毒。然尝其味多带微涩，其气平者，平，即凉也，入心、脾、肾三经。《十剂》云：涩可去脱。非其味带涩，则不能止泄，非其气本凉则不能变白。发者血之余也，颜色者血之华也，血热则鬓发早白，面颜枯槁，脾弱则困倦嗜卧，而气力不长，肾虚则筋骨软弱，而行步不前，入心凉血，入脾益气，入肾益精，其云轻身长年，令人不饥者，非虚语矣。凡变白之药，多是气味苦寒有妨脾胃，惟南烛气味和平，兼能益脾，为修真家所须。子，味甘酸，其功效尤胜枝叶，真变白驻颜，轻身却老之良药也。牧童食之止饥渴，亦一验矣。同旱莲草、没食子、地黄、桑椹、枸杞、山茱、首乌、白蒺藜尤为乌须发之圣药。

南烛枝叶，又名草木之王，又名乌饭树叶。治大人一切风疾，多采煎汤，小儿误吞铜钱，单用烧末，坚筋骨健行轻身，皓发变黑。《上元宝经》曰："子服草木之王，气与神通，子食青烛之津，命不复陨，此之谓也。"

蜀椒

禀火金之气，得南方之阳，受西方之阴，故味辛温大热，有毒。气味俱厚，阳也。入手足太阴，兼入手厥阴经，故其主治皆脾、肺二经。外而肌肉皮毛，内而肠胃结滞，得此辛温，内外俱解矣。其瘕结乳疾者，以能入右肾命门，补元阳相火，则瘕结自消，疗鬼疰蛊毒，杀虫鱼蛇毒者，以其得阳气之正，能破一切幽暗阴毒矣。外邪散则关节调，内病除则血脉通也。去核及闭口者，微炒出汗，乘热入竹筒中，捣去里面黄壳取红用。

蜀椒，杀鬼疰蛊毒，虫鱼蛇毒，寒湿痹痛，温中下气，心腹留饮，宿食瘕结，字乳余疾，耐寒暑，通腠理，除骨节皮肤死肌，疗伤寒温疟不止。上退两目翳膜，下驱六腑沉寒，通血脉，开鬼门，仍调关节，坚齿发，暖腰膝，尤缩小便，理风邪，禁咳逆之邪，治噫气，养中和之气，消水肿黄疸，止肠澼痢红，不可多食，乏气失明，口闭者杀人。椒目能行渗道，不行谷道，行水治水肿，定痰喘劫药，敛汗捷方。叶和艾葱醋捣烂，罨内外肾吊痛，敷瘀狳气伏梁。又种秦椒，主遍身恶风，散四肢痿痹，治口齿浮肿动摇，喉痹吐逆，调产后腹痛余疾，经闭不通。

按：川椒，禀火金之气，性下达命门，益下不冲上，盖导火归元，除湿消食，温脾补肾之剂也。禀南方之阳，故入肾而扶阳益火，受西方之阴，故入肺而止嗽下气，乃玉衡星之精，善辟疫伏邪，此岁旦有椒柏酒也。若阴虚火旺之人，在所大忌。

棕榈子

禀微阳之气以生，故味苦、涩，气平，无毒。凡血得热则行，遇黑则止，且苦能泻热，涩可去脱，故主吐衄崩带。

棕榈子，九月采子，阴干入剂，血证宜求，涩肠禁泻痢肠风，养血治崩中带下。其皮入药，宜陈年者烧灰汤调，止鼻洪吐衄殊功。塞肠风崩带立效，赤白痢疾，并堪主治。

枫香脂

属金有火，故味辛、苦，气平，无毒。入足厥阴，为活血凉血之药。故主风火相搏，瘾疹浮肿，齿痛，诸恶疮之要药也。

枫香脂，外科敷贴要药，主风瘙瘾疹最捷，退虚浮水气尤灵，搽齿龈，止齿痛。大枫子去壳，取仁，其味辛苦，辛能散风，苦能杀虫，燥湿温热，能通行经络，世人用以治大风疠疾，及风癣疥癞诸疮，悉此意耳。然性热而燥，伤血损阴，不宜多服，用之外治，其杀虫疥癣之功，不可备述也。

胡桐泪

禀地中至阴之气，而兼水化，故味咸、苦，气大寒，无毒。气味俱厚，阴中之阴也。入足阳明经。经曰：热淫于内，治以咸寒。又曰：在高者因而越之。故大毒热心腹烦满，取吐而效，风虫齿痛，痰热瘰疬，非此不除。

胡桐泪，一名木律，口齿门圣药，瘰疬毒仙丹。毒热腹满心烦，水和服之取吐，火毒面毒并驱。切勿多服，令吐无休。

没食子

禀春生之气，兼得西北金水之性，故味苦，气温，无毒。金主敛肃，大肠属金，以类相从，故主久痢肠滑，春为发生之令，温能和脾胃养腠理，故主生肌肉，

水为润下，色黑而象肾，故主益血生精，和气安神，乌髭发也。得温暖之气，复兼收敛之功，故为固涩精气之要药。

没食子，即无食子，虫蚀成孔眼者，勿用，忌犯铜铁。主益血生精，安神和魄。烧黑灰浴阴毒，合他药染髭须，治溃疮肌肉不生，主腹冷滑痢不禁，擦牙固齿，梦遗精滑，强阴治痿，助阳生男，禀春生生发之气，故有功于种玉，兼金水收藏之性，故有功于止涩。

杉材

得阳气而兼金化，故味辛，气温，无毒。辛温开发之性，故能下气以除心腹胀满，脚气冲逆诸痛，其气芬芳，能解漆毒之秽恶也。

杉材，煎服主心腹胀痛，及卒暴心痛殊功，淋洗疗风疹痒疮，并延片漆疮立效。节煮浸，疗脚气肿痛。菌煎吞，治心肺卒疼。

紫荆木皮

内禀天地清寒之气，外感南方初阳之气，故味苦，气寒，无毒。花木色皆紫，入足厥阴血分，寒胜热，苦泄结，紫入营，故能活血破血，消肿毒下五淋也。花梗气味功用并同。《仙传外科》发背初生，一切痈疽皆治。单用紫荆皮为末，酒调箍住，自然撮小不开，并可内服。

紫荆木皮，主破宿血，下五淋，浓煮服之。

乌桕木根皮

禀火金之气以生，故味辛、苦，微温，有毒。入手足阳明经。与巴豆牵牛大略相似，而为去水破结之需也，脾虚者禁之，故《肘后方》治二便关闭，三日则杀人，用乌桕东南根白皮，干为末，热水服二钱。

乌桕木根皮，主暴水癥结积聚。

桦木皮

生于西北阴寒之地，味苦，性凉，无毒。入手阳明经。苦凉之味，能除湿热黄疸，乳痈肿痛。

桦木皮，主诸黄疸，浓煮汁饮之。乳痈肿痛，以北来真桦皮，烧存性研末，无灰酒调服钱余，即卧觉即瘥也。

赤柽木

赤柽木，一名西湖柳。禀春阳之气以生，故色青而叶稍带微赤，凌冬不凋，其味甘咸，其性温而无毒，浮而升，阳也。入足阳明手太阴少阴经，其以解驴马血入肉发毒者，盖驴马性热多毒，所以剥时热血入肉，即能致毒，此药味甘咸，甘得土气，咸得水气，故能入血，解血分之毒。近世又以治痧疹热毒，不能外出者，用为发散之神药。盖诸痛痒疮疡，皆属心火，热毒炽于肺胃，则发斑疹于肌肉，以肺主皮毛，胃主肌肉也。此药正入心、肺、胃三经，三经毒解，则邪透肌肤，而内热自消。此皆开发升散，甘咸微温之功用也。

柳花

柳花，贴灸疮而治湿痹挛急。根理齿痛而漱出疳涎。叶疗心腹血疼。枝治风毒瘾痒。

水杨

水杨叶嫩枝，生于涯涘之旁，得水土之阴气偏多，故味苦气平无毒。得苦凉之气，内服可散湿热赤白痢疾，外浴和畅血凝，气滞痘疮。

南藤

石南一名鬼目，得火金之气，故味辛、苦，气平，有小毒。阴中阳也。入足厥阴经、足少阴经。得金气之厚者，则能生水，故专入肝肾，则内伤阴衰自起，皮毛自利，而脚弱自健也。女子久服，切切思男者，亦以其补肾气助阳火耳。

南藤，即公丁藤，专治风疼，用渍酒服，排风邪，强腰膝，除痹，扶脚弱，补衰起阳性烈，亦可磨吞，令人皓发变黑。又石南藤生于石上，治肾衰脚弱最宜，疗风淫湿痹并效，女人不可久服，犯则切切思男，其实杀虫毒尤灵。亦逐风痹积聚。

降真香

味辛，气温，无毒。沉香色黑，故走北方而理肾。檀香色黄，故走中央而理脾。降香色赤，故走南方而理血。若紫黑色者不用。

降真香，乃香中之清烈者也。故能辟一切恶气不祥，烧之辟天行时气，宅舍怪异，小儿带之，辟邪恶气，入药以番舶来者色较红，香气甜而不辣，用之入药殊胜。若色深紫者不佳。上部伤瘀血停积，胸膈骨按之痛，或并胁肋痛，此吐血候也。急以降香刮末入药，煎服最良。治内伤或怒气伤肝吐血，用此以代郁金神效。《名医录》云：周崇被海寇刃伤，血出不止，筋骨如断，用花蕊石散不效，军士李高用紫金散掩之，血止痛定，明日结痂如铁遂愈，且无瘢痕。叩其方，则用紫藤香，瓷瓦刮下研末耳。紫藤香即降香之最佳者，曾救万人。

山茶花

山茶花，得一阳之气以生，故花开于冬末春初之时。其味甘而微辛，气平而微寒，色赤而入血分，故主吐血衄血，肠风下血。并为末，入童尿及酒，调服。

木绵子

木棉子，得地中之阳气，复感秋金之气以成。味辛，气热，其性有毒。入肝、入肾。祛风湿寒湿之药也。惟其辛，故能散风邪；惟其热，故能除寒湿。凡下部有风寒湿邪者宜之。然而性热有毒，肝肾虚者不宜用。一切阴虚火炽，痿弱下体无力者咸忌之。

冯氏锦囊秘录杂证痘疹药性主治合参卷五

海盐冯兆张楚瞻甫纂辑
罗如桂丹臣
门人王崇志慎初同校
男　乾元龙田

石　部

丹砂

禀地二之火气以生，兼得乎天七之气以成，色赤法火，中含水液，为龙为汞，亦曰阴精。七为阳火之少，故味甘，微寒而无毒，盖指生砂而言也。乃清镇少阴君火之上药，辟除鬼魅，百邪之神物，故能通神明，定魂魄，杀鬼魅，辟诸毒。然丹砂为八石之主，故列石部之首。体中含汞，汞味本辛，故能杀诸虫，杀精魅，宜乎《药性论》谓其有大毒。若经伏火，及一切烹炼，则毒等砒、硇，服之必毙，戒之。水银从石中逆出为石汞，从丹砂中出者为朱里汞，即丹砂中液也。禀至阴之气而有汞，故其味辛，其气寒而有毒，善能杀虫。其性下走，无停歇，故以之杀诸虫疮疥也。然至阴之精，故近男阳，阳痿无气，入耳，能食人脑至尽，入肉，令百节挛缩。外敷尚防其毒之害，内服为害不待言而可知矣。得枣肉、人唾同研则散，得铅则凝，得硫则结，得紫河车则伏，得川椒则收。银朱乃硫黄同汞升炼而成，其性燥烈，过服能使人龈烂筋挛。其味辛，

气温，有毒，亦能破积滞散结，疗癣疥恶疮杀虫，不宜服食。日久顽疮不收者，银朱一钱，地龙骨即年久石灰五分，松香五钱为末，香油一两，化摊纸上，贴之能治湿毒臁疮。水银粉即轻粉，由炼水银而成，其味本辛，气冷无毒，疗性与水银相似，第其体稍轻浮耳。故为流利肠胃，及除热杀虫，外治之需，若用服饵，恐汞毒又兼火毒，燥烈肠胃，血液耗亡反成痼疾，慎之。久病虚人尤宜切禁。升炼轻粉法，用水银一两，白矾二两，食盐一两，同研至不见星，铺于铁器内，以小乌盆覆之，盐泥封固盆口，以炭火打三炷香，取开，则粉升于盆上矣。

丹砂，镇心养神，安魂定魄，辟邪解毒。主五脏百病，除烦止渴，通调血脉，杀鬼祟精魅，扫疥瘘疮痔。然色赤而应南离，为心经主药，但系纯阴重滞之品，多服久服则虚灵清气，皆为镇坠，令人呆闷。若一经火炼，其毒更等于砒矣。依法煅炼取汞，又名水银，杀五金大毒。和大枫子则杀疮虫。佐黄芩丸，则绝胎孕。杀虫虱有功，下死胎必用。渗入肉内，使人筋挛。若近男阳，阳痿无气，惟以赤金系茎边患处，水银自出，阳便起也。轻粉系

汞再升，惟入外科，去风杀虫，追毒生肌，主通大肠，敷小儿疳痹瘰疬，杀疮疥疮癞。若杨梅疮初起，或服或点，则毒气退伏骨髓，如油入面，莫之能出，迨多年之后，毒发关窍，重者丧生，轻者废败。银朱亦汞烧就，仅杀虫虱，更理疔疮。

主治痘疹合参 丹砂虽云通血脉，解痘毒，安魂魄，养精明目，然性寒沉坠，凡热盛狂言者，可用少许，和诸药以解热毒。安神切不可多服，盖心血一凉，则痘毒何由而发？轻粉凉血散疮毒，止堪合入掺药，以为痘毒痈疽外治之用。

又秘法，升丹灵药方，治痈疽恶疮，杨梅诸疮，拔毒长肉神验，水银一两，黑铅七钱，朱砂、雄黄各三钱，白矾、火硝各二两半。其法先用铅化开，投水银凝成饼，入朱砂、雄黄研匀，然后将硝、矾溶化，投前四味末入内，离火急搅，令匀。用阳诚罐盛之，铁盏盖口，上架铁梁，铁线扎紧，盐泥固济，神仙炉内文武火升炼，盏中时时以水擦之，火渐加以三分为率，每焚官香一炷，则加一分，如是炼三炷官香为度，候冷取开，于盏底刮取，研如飞面，甘草汤飞过三次，入龙脑香少许，点广疮上，频频以指蘸药按之，三日自脱，神方也。

灵砂

一名二气砂，系硫汞煅炼而成。乃水火既济，二气交合，夺造化之功，窃阴阳之妙，可以变化五行，升降气血，为除邪养正扶危救急，五脏百病之灵丹也。味甘温，无毒。然必竟燥烈之性，止可藉其坠阳交阴，却病于一时，安能资其养神益气通灵于平日哉！

灵砂，用水银、硫黄二物，同水火煅炼成形。主五脏百病，止烦满，通血脉，安魂魄，养精神，杀鬼除邪，益气明目，久服不老，轻身神仙，令人心灵神明通

畅。若饲猿猴、鹦鹉，辄作人语不差。又有养正丹，又名交泰丹，用黑铅、朱砂、水银、硫黄炒成，即灵砂意也。其用亦与灵砂略同。

石膏

禀金水之正，得天地至清至寒之气，故其味辛甘，气大寒，而无毒。入足阳明、手太阴、少阳经气分。辛能解肌，甘能缓脾，大寒而兼辛甘，故用以外解邪热于肌表，内清邪热结气于三焦，且为缓脾益气，生津止渴之用也。宜入火煅红，置地上出火毒用。

石膏，治食积痰火，胃脘痛甚，并胃热为病，一切神效。入肺胃三焦，兼之其味辛甘，辛能出汗，解肌，上行而理阳明头齿作痛，甘则缓脾益气，生津以止渴消，白虎汤用专清肺胃。但胃弱食不下者，并血虚身发热者，忌服。

主治痘疹合参 治痘热极，胃烂发斑，能清胃发痘，止渴生津，然疹家最宜，痘家少用。胃虚寒者，尤宜禁之。

按：石膏，气味俱薄，体重而沉，沉阴下降，有肃杀而无生长。如不得已而用，须中病即止，勿过投以伐资生之本，故洁古云：极能寒胃，令人肠滑，不能食，非有极热不宜轻用。又曰：血虚发热，有类白虎汤证，误用之不可救也。东垣云：立夏前多服白虎，必小便不禁，此阳明津液不能上输，肺之清气亦复下降。观此可以知其性矣。

雄黄

禀火金之性，得正阳之气以生，故味辛、苦，气大温，有毒。入足阳明、厥阴二经。其主杀精鬼邪气，及中恶腹痛鬼疰者，盖以阳明虚，则邪恶易侵，阴气胜，则精鬼易凭得阳气之正者，能破幽暗，所以杀一切鬼邪也。寒热鼠瘘，恶疮疽痔，死肌疥虫，蟨疮诸证，皆湿热留滞肌肉，

侵淫而生虫，此药苦辛能燥湿杀虫，故为疮家要药。其主鼻中息肉者，肺气结也。癥气者，大肠积滞也。目痛者，肝经受病也。筋骨断绝者，气血不续也。辛能散结滞，温能通行气血，辛温相合而杀虫，故能搜剔百节中大风积聚也。虺蛇阴物，藜芦阴草，雄黄禀纯阳之气，所以善杀百虫、蛇虺毒，及解藜芦毒也。入厥阴功多，亦能化血为水，为消癥、杀虫、杀毒之用。

雄黄，治恶疮金疮，寒热鼠瘘，疥虫蟨疮，鼻中息肉，杀精物邪气百虫，杨梅疔癣，蛇虺诸毒，及绝筋破骨，积聚癖气，中恶腹痛鬼疰，小儿肝疳目病，辟邪镇惊，搜肝气泻肝风，消涎积，治邪疟，筋骨百节中大风，酒癖惊痫，头风眩晕，及能化腹中瘀血，杀劳疳等虫，解藜芦毒，孕佩转男。然石药与气血无情，凡营卫亏损，而成疳劳者，勿服。雌黄佩之，转男为女人。入药专治一切虫毒恶疮。

疳积坏眼，白翳遮睛者，服之即变红而障渐退，真神方也。其方用桑白皮五六钱，瓦上焙燥，捣细，雄鸡硬肝皮一个即名鸡内金，阴干，瓦上炙黄，捣细，入明雄黄钱许，三味和匀，掺雄鸡软肝上，酒酿于铜瓦器内，煮熟，去药食肝，每日一个，神效。研细末入猪胆内，套指头上，治天蛇疔毒发于中指。治暑毒疟痢，百法不效，用雄黄研细，水飞九次，竹筒盛蒸七次，再研，蒸饼和丸，如桐子大，每服甘草汤下七丸，日三。服其辞云：暑毒在脾，湿气连脚，不泄则痢，不痢则疟，独炼雄黄，蒸饼和药，别作治疗，医家大错，此昔人梦中所得之方，试之辄效。《圣惠方》：伤寒狐惑，虫食下部，痛痒不止，雄黄半两，烧于瓶中，熏其下部。《肘后方》：五尸疰病，发则痛无常，昏恍沉重，缠结脏腑，上冲心胁，即身中尸鬼接引为害也。雄黄、大蒜各一两，杵丸弹子大，每热酒服一丸。《夏氏奇疾方》：筋肉有虫，如蟹走于皮下，作声如小儿啼，为筋肉之化，雄黄雷丸各一两，为末，掺猪肉上炙熟，吃尽自安。《积德堂方》：广东恶疮，雄黄一钱半，杏仁三十粒去皮，轻粉一钱，为末，洗净，以雄猪胆汁调上，二三日即愈，百发百中，天下第一方也。出武定侯府内，入龙脑少许尤良。

主治痘疹合参　开痰治惊，解痘毒，杀百虫，生长肌肉，兼转黑陷，掺药中亦用。

铅

禀先天壬癸之气以生。一者数之始，水者物之初，故曰：天一生水，中含生气，为万物之先，金丹之母，八石之祖，五金之宝。壬金为清，癸水为浊，清为阳气，浊为阴质，阳气为生，阴质有毒，烹炼得宜，是成丹药，饵之仙去。生气之初，味固应甘，润下之性，无毒可知，盖以天一至阴之气，得镇坠润下之性，故能使水火既济，则伤寒热毒之气辄消，胃中邪逆之气顿解。且五行万物之中，能解一切毒气者，无过先天生气上中冲气，铅兼有之，故为解诸毒之首药也。然终是金石之药，与人气血无情，《悟真篇》云：非类难为巧也。铅霜一名铅白霜，用铅杂水银十五分之一，合炼作片，置醋瓮中密封，经久成霜，乃铅假汞气交感，因醋以拔其英华所结，道家谓之神符白雪，其味甘酸，气大寒无毒，以酸寒之味，故能除热化痰敛惊，酒毒止渴之需。脾虚胃寒肠滑者禁之。黄丹即铅熬所成，味辛气微寒无毒，铅禀先天壬癸之气，得火成丹，则又有灵通变化之神，体重而降，故能治胃反吐逆、惊痫癫疾、热毒金疮、去瘀长肉。粉锡，一名胡粉，一名铅粉，一名官粉。系黑铅煅炼变黑为白者也。味辛，气寒，无毒，体用与铅相似，性善杀虫，故去伏尸、三虫、鳖瘕，寒能解热毒，故疗恶疮毒螫，更治小儿久痢成疳，和鸡子白服，以粪黑为度，皆以其消积杀虫止痢也。凡食之大便必黑者，此乃还其本质，所谓色坏还为铅也。膏掺并用，与黄丹同，但能止入气分，不能入血分耳。

铅，镇心安神，治伤寒毒气，消渴烦热，主鬼疰瘿瘤，止反胃呕哕，蛇蝎伤毒，灸熨尤奇。若脾胃虚寒，阳火不足者忌之。熔出者名铅灰，能治瘰疬。铅霜性冷，亦铅炼成，止惊悸驱热，解酒毒消痰，疗胸膈闷烦，逐中风痰实，生津止渴，并治吐逆。铅丹，一名黄丹，乃炒铅所作，外科多用，煎膏敷金疮，生长肌肉，住痛，湿疮恶疮，血证臁疮，膏药必需。掺药亦用，既能解毒散热，复能除湿生新。入药治痫疾，收敛神气，镇惊安魂，坠痰杀虫，除毒热脐挛，止反胃吐逆。

主治痘疹合参　黄丹，除热镇心，止痛生肌。痘斑星障入眼，同珍珠、轻粉研末，吹耳，左患吹右，右患吹左，星障渐消神效。铅粉凉血，生肌，杀三虫、鳖瘕，疗恶疮毒螫，去伏尸堕胎。

赤石脂

禀土金之气，色赤则象火，故味甘、酸、辛，气大温，无毒。气薄味厚，降而能收，阳中阴也。入手阳明大肠，兼入手足少阴经。味涩可以去脱，色赤可以入血，甘温可以补中，所以为阴分收敛、补益，及涤除湿热之用也。

赤石脂，系收敛之剂，火煅醋淬，研碎，百溃疡疽，收口长肉，一切来血，止塞归经，养心气塞精，住泻痢除痛。治肠澼漏下，崩带脱肛，取色赤以和畅血脉。且体重而涩，直入下焦以收敛也。治胞衣不下者，取体质之重，兼辛温而使恶血化

也。故云："固肠胃有收敛之能，下胞衣无推荡之峻。"

主治痘疹合参　治痘疮胃虚泻痢不止者，权用人丸药，为去脱收涩之方，宜煅红醋淬用之。

寒水石

又名凝水石，又名白水石，生于卤地，盐之精也。禀积阴之气而成，味辛、咸，气大寒，无毒。经曰：小热之气，凉以和之；大热之气，寒以取之。又曰：热淫于内，治以咸寒。故大寒微咸之气，以为软坚去滞，除热利水之需。然只可暂治有余邪热及敷汤火所伤。若虚人虚热，并宜切禁。

寒水石，却胃中热，及五脏伏热，解巴豆毒，并丹石诸毒，伤寒劳复兼治，积聚邪热亦除，烦渴饮水，胃热牙痛，水肿，小腹作痛，凉血降火神剂。汤火所伤，敷搽即愈。未溃者，研末油调。已破者，研末干掺。

主治痘疹合参　功效同前。

滑石

石中之得冲气者也，故味甘、淡，气寒，无毒。入足太阳膀胱经，兼入足阳明、手少阴太阳、阳明经用质之药也。以滑为性，故利诸窍，通壅滞下垢腻，甘以和胃气，寒以散积热。甘寒滑利，以合其用，是为祛暑散热、利水除湿、消积滞、利下窍之要药也。

滑石，利六腑之积滞，宣九窍之秘结，解烦渴，分水道，降火清肺，和胃消暑，散结通乳。然有湿便涩者，宜淡渗之。无湿者，宜滋润之，不可利也。且滑胎滑精，并宜知戒。

主治痘疹合参　治痘热甚，惊狂谵语，利小便，通九窍，逐六腑滞结，退诸积热，解心火之毒热。不可轻用，致成冰伏。

按：洁古云：滑则利窍，不与淡渗药同。时珍曰：滑石利窍，不独小便也。上能利毛腠之窍，下能利精尿之窍。多服使人小便多，精窍滑。脾虚下陷者，尤宜忌之。

磁石

即吸铁石。宜火烧醋淬，研末，水飞用。或醋煮三日夜。生于有铁处，得金水之气以生，故味辛、咸，气寒，无毒。诸药石皆有毒，独磁石性禀冲和，无猛悍之气。味咸色黑，更有补肾益精之功。渍酒优于丸散，石性体重故耳。辛能散结，寒能泄热，黑而法水，咸而入肾，故为软坚清热，润下补肾之用。

磁石，火煅照法醋淬，镇心益肾，除大热烦满，去周痹酸痛，绵裹治耳聋，和药点目瞖，强骨气，益肾脏，通关节，消痈疽，益精除烦，鼠瘘痈肿，逐惊痫风邪，祛颈核喉痛。炼水旋饮，令人有妊。若误吞针，系线服下，引上即出。

主治痘疹合参　功效同前。痘科用以消痘痈，定惊，能除大热。

代赭石

禀土中之阴气以生，味苦、甘，气寒，无毒。如鸡冠有泽者佳。专入肝、心二经。以甘寒凉血镇重解毒之性，则君主虚灵而幽暗自辟，肝气和平而血热血瘀之病自除。甘寒则毒化，重坠则下胎。壮火既退，少火乃生，既瘘之阴，自可复起也。

代赭石，入少阳三焦及厥阴肝脏。治女人赤沃崩漏带下，暨难产胎衣不来。疗小儿疳积泻痢，惊痫，并尿血遗尿不禁。却贼风蛊毒，杀鬼疰魅精，阴痿不起能扶，惊气入腹可愈，养血气，除五脏血热、血痹、血瘀。

主治痘疹合参　取其甘寒镇重，且能解毒凉血，故痘后亦用之。

蜜陀僧

感银铜之气而结，故味咸、辛，气平，有小毒。以辛散咸软之性，为去湿热积滞之需，治久痢五痔诸证。然此药难得真者，若销银炉底所结，则硝铜之气所成，能烂诸物，不可服饵，只可外敷。

蜜陀僧，击碎有金色者佳。多入膏药，禁久痢，治五痔，除白癜，疗诸疮，敷鼻皱，愈金疮。桐油调贴，治多骨疮疽。多骨疮，系骨疽，时出细骨。乃母受胎未及一月，与六亲骨肉交合，感其精气，故有多骨之名，以蜜陀僧末桐油调匀，贴之即愈。

主治痘疹合参　治面上痘疮瘢痕，以此研细水调，夜涂之。明旦洗去则平复矣。

朴硝

朴硝乃初次煎成者，故攻逐气味更烈于芒硝耳。芒硝由朴硝再煎而成，故曰生于朴硝。禀天地至阴极寒之气所生，故味苦、辛，性大寒。乃太阴之精，以消物为性，故能消五金八石，况五脏之积聚乎！且辛散苦降，咸能软坚，寒能除热，何虑积热诸坚不为推荡消散也。玄明粉由芒硝再炼而成，其色莹白，味辛咸，性冷，无毒。入手少阴经足厥阴阳明，总以散结、软坚、泻热，为燥粪、结痰、宿食之需，较之芒硝力稍缓焉，诚虚弱人所宜也。

朴硝，青白者为佳，黄赤者勿服。诸石药毒能化，六腑积聚堪驱，润燥粪，推陈致新，消痈肿，排脓散毒，却天行疫痢，破留血闭藏，伤寒发狂，停痰作痞。凡百实热，悉可泻除。又善堕胎，孕妇忌服。

芒硝因再煎炼，倾入盆内结芒，甚消痰癖，能通月经，延发漆疮可敷。难产子胞可下，洗心肝明目，涤肠胃止痛。风化硝，取轻而不降，治膏粱之家，易化顽痰捷方。玄明粉因阴中有阳，诚老弱人，微驱虚热妙剂，停痰宿滞神丹。润燥推陈致新，洗眼消肿明目。

主治痘疹合参　朴硝，凡痘初起热甚，二便秘结，闷烦欲死者，方为酌用，不可轻投。

伏龙肝

得火土之气而成，味甘、辛兼咸，气温，无毒。古方治癫狂寐魇卒中邪恶者，以灶有神明可祛幽暗也。主崩中吐血者，以失血过多，中气必损，甘能补中，温能调和血脉也。消痈肿毒气者，辛散咸软之功也。催生下胞，及小儿夜啼者，取其神明之土，易祛阴滞之邪，复能镇重下坠也。铛墨即百草霜，乃釜月中墨也，烧杂草者，名百草霜，其性更良。《本经》：无气味。观其所主，与伏龙肝相似。凡血遇黑即止，蛊毒恶气得辛温即散，故《本经》主蛊毒、中恶、吐血、血晕。以酒或水或醋，细研温服。亦涂金疮，生肌止血也。

伏龙肝，即灶中对釜底心之黄土，取十年来陈久色褐者良，醋调或蒜捣泥，涂消痈肿毒气。和水敷脐勤换，辟除时疫安胎，中风不语，心烦，崩中吐血，咳逆，去湿消肿，尿血遗精，肠风反胃，鼻衄带下，催生下胞，小儿夜啼，并用极细，调水服之。百草霜，血部要剂，因黑胜红。主蛊毒中恶，血晕吐血，血痢便血，亦涂金疮，生肌止血。面疮勿涂，入肉如印。

主治痘疹合参　消痘痈肿，兼止吐泻。百草霜，惟痘中赤痢，亦用入丸散。

青礞石

禀石中刚猛之性，味辛、咸，气平，无毒。体重而降，辛主散结，咸主软坚，重主坠下，故《本经》所主诸证皆出一贯也。

青礞石，妇人积年食癥，攻刺心腹，

小儿热结，顽痰惊痫，喘急坠痰，消食，故入滚痰丸用，为平肝破滞，惊热痰壅之神剂。痰见青礞，即化为水。但脾虚气弱者忌之。

玉屑

玉屑研细极，免人淋壅，然不若以消化作水者尤佳。主解渴咽喉，除热胃脘，润心神，能明目，助音声，止喘息，久服勿已，耐老轻身。然禀纯阳之精，凡酒色不戒者轻服，似以火济火，为害匪轻。

玛瑙

玛瑙，玉之属也。寒而带辛，故能辟恶及熨目赤烂也。珊瑚得水中之阴气以生，味甘，气平，无毒，性主消散，故点目中去肤翳。更消宿血，故吹鼻中止鼻衄也。

玛瑙，辟恶精邪，熨目赤烂。珊瑚中多细孔，刺则汁流，以金投之为金浆，以玉投之为玉髓，得饮之者，可致长生。主治消宿血，去目翳，止鼻衄。

云母

其味甘，其气平，无毒。色白而主肺，此石药中温良之品也。以其法金，故主肌表，以其甘平镇坠，能使火下而水上，得既济之象，故五脏安，子精益续绝补中，轻身明目。阳起石即云母根，禀纯阳之气以生，味咸，气温，无毒。《图经》所载，齐州阳起山，其山常有暖气，虽盛冬大雪遍境，此山独无，盖起石熏蒸也。其为气之温暖可知矣。以咸温之性，专入右肾命门，补助阳气，并除积寒宿血留滞下焦之圣药。云头两脚鹭鸶毛，轻松如狼牙者佳。

云母，务须照法精制，不可轻饵。主身皮死肌，中风寒热，如在车船上，治赤白痢疾，及妇人带下崩中。安五脏，益子精，除邪气，耐寒暑，治遍身瘙痒，敷一切痈疮，坚肌续绝补中，五劳七伤虚损，明目下气，悦色延年。阳起石，治肾气乏绝阴痿，破血瘕积凝腹痛，去男子阴囊湿痒，驱妇人五脏寒邪，崩中漏下，补不足，令人有子，去臭汗，水肿能消。

禹余粮

禹余粮，疗血闭癥瘕，赤白漏下，除寒热烦满，咳逆邪伤。

紫石英

得土中之阳气以生，故味甘、辛，气温，无毒，入手少阴、手厥阴、足厥阴经。以甘温辛散之功，复得镇坠之力，所谓重以去怯，乃得去诸病，资化育，上补心气，下填下焦，惊悸定而魂魄安矣。

紫石英，禀南方之色，功专血分。妇人子户风寒，经十年不孕，疗男子寒热邪气，致咳逆异常，定惊悸，且补心虚，填下焦，尤安魂魄，又散痈肿，姜醋煎调。白石英，治咳逆，胸膈久寒，理消渴，阴痿不足，利气除风痹，下气利小便，疗肺痿肺痈，止吐脓吐血。

空青

感铜之精气而结，味甘、酸，气大寒，无毒。甘寒能除积热，兼之以酸，则火自敛矣。且得金气，可以平肝而主目盲，盖多怒则火起于肝，水虚则火起于肾，故生内外翳障，令肝平火熄目自明矣。

空青，生有铜处所，能化铜铁铅锡作金。专治赤肿青盲，回明去暗，其浆为点眼仙丹，壳亦磨翳要药，有云："不怕人间多瞎眼，只愁世上无空青。"绿青，画者多求。有青白花纹，吐风痰甚捷。

石胆

石胆，即翠胆矾。治鼠瘘恶疮，并喉鹅毒，疗崩中下血，及阴蚀疮，吐风痰，除痫，杀虫蜃坚齿。

石硫黄

禀火气以生，故味酸、咸，大热，有毒。气味俱厚，纯阳之物也。入手厥阴经，以咸温之性，故能软坚温中，去湿杀虫，壮阳之需。然石性本悍，况硫更燥烈而酷，徒知捷于回阳而不知贻害亦甚，止宜外治疮疥，若内修服饵，宜慎之。

石硫黄，火熔倾水，制过可饵。系至阳之精，能化五金奇物，补命门真火，壮兴阳道，下焦虚冷，元气将绝者殊功。禁止寒泻，脾胃衰微，阴毒伤寒，垂命欲死者立效。主妇人阴蚀疽痔，下部蜃疮，冷癖在胁，咳逆上气，塞痔血，杀疥虫，坚筋骨，除秃发，心腹痃癖，脚膝冷痛，老人风秘能通，阳气暴绝能挽，仍除格拒之寒，亦有将军之号。功能破邪归正，返滞还清，挺出阳精，化阴魄而生魂也。中病便已，过剂不宜。

按：硫黄，纯阳之精，能补真火，可救颠危，乌须黑发，真可延年。然制炼得宜，且淫房断绝者宜之，否则，殆祸不浅。

石钟乳

禀石之气而生，味甘、辛，气大温，无毒。得火则有大毒，宜入银器内，水煮三日，研末水飞过用。性温而镇坠，使气得归元，故主咳逆上气也。以辛温之力，故能通百节，利九窍，下乳汁者也。其疗脚弱冷痛者，亦阳气下行之验也。然石药之性悍，虽有补益，令阳气暴充，饮食倍进，昧者得此肆淫，则精竭火炎发为痈疽、淋浊，祸不浅矣。长年之说，勿轻试也。

石钟乳，即鹅管石。主咳逆上气，脚弱冷痛，安五脏，百节能通，下乳汁九窍并利，补下焦，虚滑遗精，壮元阳，更益阳事，通声明目，寒嗽尤宜。

焚香透膈散

治一切劳嗽胸膈痞满，用鹅管石、雄黄、佛耳草、款冬花等分，为末。每用一钱，安香炉上焚之，以筒吸烟入喉中，日二次。

井泉石

井泉石解心脏热结最良，止肺经热嗽亦妙。得大黄、栀子，治眼睑暴发肿浮。得决明、菊花，疗眼痄骤生翳膜。总主诸热，别无所能。

花蕊石

又名花乳石。《本经》无气味，详其所主，应是味酸、辛、气温之药，其功专于止血，能使血化为水。妇人血晕恶血上升也，消化恶血则晕自止矣。以酸敛之气，复能化瘀血，故敷一切金疮，及打扑伤损。狗咬至死者，急锉为末掺处，其血化为黄水即活，更不疼痛。如内损血入脏腑，热童便入酒少许，热调钱余立效。敷则生用，服则煅之。

花蕊石，治血证神效。凡五内崩损，喷血出升斗者，用以煅存性，研极细末，食后调服三钱，甚者五钱。男子以童便掺半酒，女子以童便掺半醋，多服体即疏通，瘀血化为黄水，诚为劫药，止后随以浓独参汤，或童便参汤补之。金疮血流，敷即合口。产后血晕，舐下即安。过用损血，不可不谨。

矾石

白矾，味酸，气寒而无毒，其性燥急收涩，解毒除热坠浊，治一切湿热所生之病，及为收涩之用也。绿矾惟主疮。黑矾止染皓发。

白矾，去息肉鼻窍中，除痼热骨髓内，劫喉痹，止目痛，禁泻痢，塞齿痛，洗脱肛阴挺，理疥癣湿淫。稀涎散，同皂荚研服吐风痰，通窍神方。蜡矾丸，和蜜蜡丸吞，平痈肿护膜要剂。久服损心肺伤骨。

按：白矾之用有四：吐风热痰涎，取其酸苦涌泄也。诸血脱肛阴挺疮疡，取其

酸涩而收也。治风痰、泄痢、崩带，取其收而燥湿也。喉痹痈疽，蛇伤蛊毒，取其解毒也。然以酸涩为事成功，非与气血有情却病。即《悟真篇》云："非类难为巧是也。"暂资证治，多服损心肺伤骨。

绿矾，一名皂矾，又名青矾，煅赤醋淬为矾红。气味所禀与白矾同，其酸涌涩收，燥湿解毒，化涎之功，亦与白矾相似，而力差缓。《本经》主喉痹者，酸涌化涎之功也。蚛牙口疮，恶疮疥癣者，燥湿除热解毒之功也。肠风泻血者，消散湿热之后，复有收涩之功也。然而，诸治之外，又善消积滞，凡腹中坚肉积，诸药不能化者，以矾红同健脾消食药为丸投之辄消，胃弱人不宜多用。服此者终身忌食荞麦，犯之立毙。

石蟹

石蟹，点目中生翳肿痛，解腹内中毒蛊胀，平痈扫疹，催生落胎。石蛇，解金石毒良。石燕，水煮汁服之，治淋有功。若妇人产难，两手各握一枚，立验。病者消渴，同水牛鼻煮饮即愈。石蚕，破石淋血结，主金疮生肌。

无名异

禀地中阴水之气以生，故味甘、咸，微寒，无毒。咸能入血，甘能补血，寒能除热，所以入血分以治金疮痈肿之患也。

无名异，治金疮折损，用之以醋摩涂，去瘀止痛，生肌长肉。

金屑

禀西方刚利之性，故味辛，平，有毒。善能治木平肝而降，亦能镇心辟邪而安，故为利惊气、散风热、安魂魄、镇心平肝之用。然质重性刚，服之伤肌损骨，故古今以难求死者，服金一二钱，则心腹剜痛，肠胃如裂而毙。惟作箔用乃无伤耳。

金屑，除邪杀毒，却热驱烦，安魂

魄，养心神，和血脉。禁癫疾狂走，止惊悸风痫。幼科镇心丸，衣以金箔饰，既平肝以治风，复镇心以除热。金星石，治肺损咳嗽吐红。

银屑

银屑，除谵语恍惚不睡，止热狂惊悸发痫，定志养神，镇心明目，安五脏，辟诸邪。银星石，治法与金星石同。银膏，系锡箔、银箔、水银，三物合者，专治心虚健忘，补齿缺落。

铜青

铜禀土中阴气以生，青则其英华秀出于外所结，然必仗咸酸之味而成。故味苦、酸、涩，气寒，无毒。酸入肝而能敛，所以合金疮止血。苦寒能除风热，所以去肤赤息肉。苦能泄结，所以又主血气心痛吐风痰也。

铜青，乃铜之精华。治妇人血气心痛，洗眼目风热肿痛，敛金疮，吐风痰，去肤赤，除息肉，喉痹口疮，并资神效。

赤铜屑

味苦、平，微毒，亦能接骨理伤，功用与自然铜相等，第其性有毒耳。《本经》主贼风反折者，风气通于肝，肝属木，金能平之故也。其力能焊人骨，凡六畜有损，细研酒服，直入骨损处，六畜死后取骨视之，犹有焊痕可验。定州崔务堕马折足，医者取铜末和酒服之遂瘥，及亡后十年改葬，视其胫骨折处，犹有铜束之也。但打熟铜不堪用。

赤铜屑，主贼风反折，烧赤铜五斤，纳酒二斗中，百遍服之。

自然铜

禀土金之气以生，故味辛，平，无毒。产于有铜山中，采得方圆不定，其色青黄如铜，不从矿炼，故号自然铜，入药火煅醋淬七次，研细，水飞过，用乃入血行血，续筋接骨之神药也。凡折伤则血瘀而作痛，辛能散瘀滞之血，破积聚之气，则痛止而伤自和也，故主消瘀血排脓，续筋骨，并治产后血邪，止惊悸而安心，以酒磨服者，可谓悉其用矣。昔有人以自然铜饲折翅胡雁，后遂飞去。今人打扑损伤，研细水飞过，同当归、没药各半钱，以酒调服，仍以手摩疼处，即时见效。又有同乳香、没药、蘆虫、五铢古钱、麻皮灰、血竭、胎骨作丸，煎当归、地黄、续断、牛膝、牡丹皮、红花，浓汤送下，治跌扑损伤，或金刃伤骨断筋者最效。但中病即已，不可过服，以其有火金之毒，有病病当之，病减恐真气走散耳。

自然铜，疗跌损，接骨续筋，折伤散血止痛。火煅醋淬，热酒调服，立建奇功。然治产后，恐血气大虚，非金石药所宜。

古文钱

金毒火毒悉去，味辛，气凉，无毒。辛凉能散风热，故治目赤翳障。妇人生产横逆者，血气壅塞道路不开也。心腹痛者，亦气血结聚也。月隔者，月事不来，胞脉闭也。五淋者，冲任热壅也。跌扑损伤者，气血受伤凝滞也。此药能走下焦阴分，散凝滞之气血，开壅塞之道路，则诸证无不治矣。

古文钱，盐卤浸用，疗风赤眼，去翳障明目。火煅醋淬，用治妇人横逆产，心腹疼，月隔五淋。

生铁

铁锈，一名铁衣。得金气之英华，故味辛、苦，性寒。恶疮疥癣，湿热所生，蜘蛛虫咬，毒气伤血，辛苦能除湿热，寒能解热毒气，故主之也。更敷疔疮神效，盖疔肿所成，未有不由肝经风热，此药属金，能平木也。铁落，味辛、甘，气平，无毒。本出于铁，不离金象，取体重降下，火性外散之象，更能平肝除热，由胸膈以及皮肤，诸湿热诸疮疡为患也。

生铁，须煅过粗赤汁，复烧红，或酒或水煎。脱肛及熊虎咬伤，取汤日洗。被打致血凝骨节，用酒时尝。耳聋亦可服，更塞磁石于耳，方效。熟铁煮汁下咽，坚肌耐痛。钢铁去胸膈痞积食停，主金疮烦满热中。铁落，既烧赤砧上打落皮屑，煎服治诸疮毒气。燉在皮肤，除胸膈热气，止烦定狂。铁精，煅灶中飞出如尘，紫色轻虚者妙。入剂疗惊悸，心神不足，小儿风痫证宜。铁浆，系铁久浸水，自浮青沫，饮下解诸毒入腹，由虎蛇犬啮伤，主癫痫发狂，镇心气退热。铁锈，着湿即有，蜘蛛等伤，醋磨敷愈，恶疮疥癣，油调涂痉。铁华粉，去百病，安心神，坚骨髓，强志力，却风邪，养气血，延年乌须发，耐老。若为丸散，须和枣膏。针砂，系作针者磨末，堪治黄胖，务酽醋浸透煮干。钥匙，治妇人血噤失音，姜醋尿煮服。刀刃，主蛇虺咬毒入腹，地浆水磨吞。锯，渍酒，治误吞竹木入喉。斧，淬酒，治妇人难产不下。秤锤拉铁，并去贼风用之，烧红淬酒顿饮。

砒霜

系砒黄飞炼而成，砒黄即已有毒，复兼火气，煅炼则毒愈甚，故味苦、酸，气大热，性大毒也。初烧霜时，人立上风十余丈外，其下风所近草木皆死。毒鼠鼠死，猫犬食之亦死。人服至一钱立毙。若酒服及烧酒服，则肠胃腐烂，倾刻杀人，虽绿豆、冷水亦无解矣。奈何以必死之药，治不死之病，惟胶痰牢固为哮为疟，不得已借此酸苦涌泄吐之，及杀虫、枯痔外敷之用。

砒霜，所畏酽醋、冷水、绿豆、羊血。中毒腹中，得一味即解。截疟除哮，膈上风痰可吐。溃坚磨积，腹内宿食能消。

蓬砂

一名硼砂。采取煎淋而结，亦如硝石、硇砂之类。味苦、辛、咸，气暖，无毒，色白而体轻，能解上焦胸膈肺分之痰热。辛能散，苦能泄，咸能软，故治口疮喉痹及消胬肉障翳，并堪吹点甚效。

硼砂，治喉痹肿痛要药，去膈上痰热捷方。去胬肉，消障翳，性能柔五金，消克可知矣。

硇砂

乃卤液所结。禀阴毒之气，含阳毒之精，其味极咸、极苦、极辛，气温，有大毒。能消五金八石，腐人肠胃，性毒猛烈，故为烂胎、去恶肉、宿冷积、聚结血、胬肉息肉、顽痰咳嗽之需。然大热有毒之物，庖人煮硬肉难化，入卤少许即烂，其烈可知。一名狄盐，一名北庭砂，一名气砂，一名透骨将军。如中其毒者，以生绿豆研汁服，解之。凡用水飞去尘秽，入磁器中重汤煮干。

硇砂，主宿冷积聚，破结血烂胎，逐顽痰咳嗽，去恶肉生肌。因多烂肉之功，每为外科要药。肿毒资破口去血，溃痈仗剔腐生肌，除翳膜，明双睛。经又云：生食之，化人心为血。倘中毒，研绿豆汁解之。

食盐

禀水气以生。《洪范》：润下作咸。《素问》谓：水生咸。此盐之根源也。寒咸无毒，气薄味厚，阴也，降也。入足少阴，亦入手少阴、足阳明、手太阴、阳明经，为清热、除湿、解毒、软坚、润下之剂也。戎盐，一名青盐，一名胡盐，禀水中至阴之气凝结而成，不经煎炼，生于涯涘之阴，其味咸，气寒无毒，入手足少阴经。经曰："热淫于内，治以咸寒"，以咸寒之味，故能助水益精、除热止痛、软坚破结、明目擦牙之用。青盐一斤，槐枝半斤，水四碗煎汁二碗，煮盐至干，炒研，日用揩齿洗目最妙。太阴玄精石，出于盐卤之地，及至阴之精，凝结而成，故其形皆六出，象老阴之数也。其色青白龟背者良。味盐，气温，无毒，以咸软温散润下之性，故为积聚湿痹头痛，漏下益精之需。

食盐，炒化汤中，堪洗下部蜃疮，能吐中焦痰癖，苏心腹卒痛，塞齿缝来红，洗目可除风淫暴赤之邪，探吐以疗霍乱绞肠之患，驱蚯蚓毒伤，杀鬼蛊邪疰。少用引药入肾，过多喜咳伤金，走血损筋，黑肤失色，或引痰生，或凝血脉，或助水邪，所谓过食盐能伤肾也。水肿咳嗽病人须全禁忌勿服，故西北人不耐咸，少病多寿，东南人嗜盐，少寿多病。修养家以淡食能多补耳。

戎盐，一名青盐。益气去气蛊，明目却目疼，止吐衄血，坚筋骨节，助水脏，益精气，除邪热，心腹作痛，去五脏癥结积聚。外洗风眼烂弦，内擦风热牙痛。

玄精石，止头疼，益精气，心腹积聚冷气能逐，风冷邪气湿痹可除，理男子阴证伤寒，止妇人痼冷漏下。

诸水

得天一所生之数，为万物生化之源，然处地土高下远近不同，在节候消长寒热不一，而性之温凉补泻因亦异焉。列于石部者，以水之凝成处即为土、为石也。

长流水与千里水同，取来远流长之意。手足四末之疾非此莫攻。顺流水，与朝东水类，取直下无碍之名。大小便滞留，用斯即利。逆流水，即回澜倒逆上流。堪吐上焦胸膈风痰。急流水，系峻滩急趋下水，可去下体腿胯湿痛。井华水，汲在早晨。补阴虚且清头目，盖缘天一真气浮结水面而未开。山骨水，觅于长夏。退时疫，且却瘟癀，乃因夏至阴生，起于地底而极冷。半天河水，积诸竹木管中，即上池之水是也。质极清洁而不浊，堪炼丹药，欲成仙者须求。菊英水，出于菊花多处。气正馨香而最甘，可烹芽茗，望长寿者宜啜。春雨水，立春日以器迎接空中。气禀春升而生发，凡中气不足，清气不升，即年壮未嗣人，煎服极妙。秋露水，秋分时，以物拂诸草上。性禀秋霜而肃清，治痨虫传尸，疳虫作胀，并年染祟者，取饮最佳。腊雪水，瓮贮掘地埋藏。性酷寒，治春夏时行疫毒。无根水，凹处积留，不见流动者是，扶脾膏，果有神功。一云：饮泽中停水，令人生瘕病。甘烂水，用流水盛器内，以瓢扬万遍，或击起珠子泡，又名劳水。水性咸而重，劳之则甘而轻，仲景用取煮药，治霍乱伤寒劳伤，及入膀胱奔豚气用之殊胜。取益中州，而不直下，且不助肾气，而专益脾胃也。新汲水，系井泉新汲，不经缸瓮者。养心神，诚获奇效。夏冰大寒，去热除烦，暑月宜之。但与气候相反，入腹冷热相激，暂时爽快，久当成疾，止可隐映饮食耳。热汤，须百沸过。若半沸者饮之病胀。阴阳水，沸汤、井水各半和服，治霍乱吐泻神功。梅雨水，洗癣疥，灭瘢痕，入酱令易熟，沾衣服便腐，浣垢功如灰汁，有异他水。方诸水，方诸，大蚌也。向月取之，得二三合，亦如朝露，又名明水，得至阴之精华，故甘寒能明目定心，及止渴除烦热也。猪槽水，治诸蛊毒蛇咬，可以浸疮。洗碗水，主恶疮久不瘥者，煎沸，以盐投中洗之立效。地浆，系掘地作坑，以水沃其中，搅令浊，俄顷，澄清服之。取水土之性甘寒，以解中诸百毒，盖土为万物之母，诸毒遇土则化也，故诸恶毒能解，烦热能驱。中毒砒霜，中暑霍乱，不吐不利，胀痛欲死，连饮并疗。有山中毒蕈误食必死，又枫树蕈，误食之令人笑不止，惟饮地浆，皆瘥，余药不能救也。

诸土

黄土，三尺以上曰粪，三尺以下曰土，凡用，当去上恶物，勿令入客水。土为万物之母，黄乃中央正色，在人脏腑则脾胃应之，故万物非土不生，人身五脏六腑，非脾胃无以养，是以黄土入药，治泻痢冷热赤白，腹中热毒，绞结痛者，取其补助戊巳之功也。味甘而气和，故能安和脾胃，止下血，及解诸药毒，诸肉毒，合口椒毒，野菌毒，盖诸毒遇土即化也。东壁尘土，百余年者极佳，得太阳真火之气，故气温味甘，土性可以扶脾，藉火更可生土，故为扶脾益胃，虚寒滑泄，下部湿疮，中暑霍乱，脱肛暑疟，除湿敛疮，并堪资治。和白术炒，专止注泻，同蚬壳研，能敷痘疮，点翳侵目中，摩癣发身上，治春月寒热温疟，去下部痔漏脱肛。故鞋底土，取自己穿者良，研水吞，适他方不服水土者立效。铸钟黄土，研酒服，卒心痛，痒忤恶气者殊功。鼠壤土，主中风筋骨挛痛，日曝干用。车辇土，治小儿初生，无肤赤色，因受胎未得土气，取碾服之，三日后肤生良验。胡燕窝土，胡燕即玄鸟。春分后至寒，取四方湿土为之，故气味甘寒，凡诸痛痒疮疡，皆属心火。而甘寒最解火毒，且土性又能化一切毒也，治风瘙痒疹㿔痒，水调湿敷，入回燕膏，贴瘰疬最效。回燕者，朝北燕窝土也。井底砂，砂即泥也。禀地中至阴之气，味甘而大寒者也，故《本经》主汤火烧疮用，又能疗妊娠热病，取敷心下脐及丹田，可护胎无失。蚯蚓泥，味甘气寒无毒，主赤白久热下痢，用一升炒烟至尽，沃汁半升，滤净饮之即愈，以其甘寒之气，则肠胃湿热自除矣。外涂小儿阴囊肿痛，及传热毒疮肿、蛇犬咬伤，皆取土

有化毒之功，蚓有味咸软坚、消瘀散结之力，韭地土者更佳，亦此义耳。粪坑底泥，大寒无毒，以纯阴大寒之性，故专治大热留结之疮，凡发背诸恶疮，阴干为末，新水调敷，其痛立止。诸恶疔肿，同蝉蜕、全蝎等分，捣作钱大，香油煎滚温服，以滓敷疮四周，疔自出也。烟胶，即熏焟牛皮灶上黑土。味辛苦，气微温，辛能散风，苦能燥湿，杀虫，故主头疮、白秃疥疮、风癣，痒痛流水也。取焟牛皮灶岸烟膏为末，麻油调涂，或入轻粉少许最佳。

石灰

系烧青石而成，故味辛，气温，《本经》不言其毒，观所主皆不入汤，其为毒可知也。火气未散，性能灼物，故主去黑子息肉，及堕眉也。其主疽疡疥瘙，热气恶疮，癞疾死肌，髓骨疽者，皆风热毒气浸淫于骨肉皮肤之间，辛温能散，且能蚀去恶肉，而生新肌，故为诸疮肿毒要药。古方多用合百草团末，治金疮殊胜者，以其性能坚物，使不腐坏，且血见石灰即止，而百草又能活血凉血也。

石灰，风化自裂者良，热气恶疮，癞疾死肌，能堕眉杀痔虫，去息肉，疗骨疽，纳黄牛胆阴干，敷刀斧伤止血，和白糯米蒸透，点疣痣子去根，同诸灰淋汁熬膏，决肿毒，破头开口，产妇阴不合，煎水洗即收，造酒味酸，投少许即解，堕胎甚捷，辟虫尤灵。古墓中石灰，名地龙骨，火毒已出，燥性大减，得土气既深，解诸毒更捷，故主顽疮瘘疮，脓水淋漓，及敛诸疮口尤效。艋船油灰，名水龙骨，得油性之润，复得水气之阴。故主金疮跌扑损伤，及诸疮瘘血风臁疮也。

墨

墨味辛，止血果捷，因黑胜红，天行热毒，鼻衄下血数升，水磨滴入。产后血

晕，崩中卒暴来红，醋磨服之。游丝缠眼中，磨鸡血速点。客忤中腹内，磨地浆汁吞。下死胎而逐胎衣，合金疮以生肤肉，止血以苦酒，或韭汁送下，消痈用猪胆，或酽醋调涂，内有鹿角胶，非煅红不可用。

梁上尘

又名乌龙尾，倒挂尘。乃空中烟气结成。味辛而苦，辛主散结，苦主泄热，故治腹痛噎膈，伤寒阳毒中恶也。体轻而上腾，故入肺而治喉痹，味辛而清热，色黑而入血，故主鼻衄、头上软疮也。

梁上尘，须远烟火处所，筛过方用，中恶卒来，鼻衄，流滴不已者殊功，伤寒阳毒发斑，烦渴倍常者立效。主腹内疼噎，消头上软疮，喉痹乳蛾吹点皆妙。喉痹乳蛾，乌龙尾、枯矾、猪牙皂荚，以盐炒黄等分，为末，或吹或点皆妙。老屋尘煤，治齿龈肿出血。故茅屋上尘，多年咳嗽可除。

麦饭石

出自苏颂《图经》，附于姜石条下。《本草经疏》载之。

麦饭石，治发背疮毒神效。取此石碎如棋子大，炭火烧赤，投米醋中，浸之良久，又烧又浸，如此十次，研末极细，如飞尘，鹿角一具，连脑骨者，二三寸截之，炭火烧，令烟尽，即止，白蔹末，与石末等份，鹿角倍之，用三年米醋，入银石器内，煎令鱼目沸，即下前药，不住手搅，熬一二时，稀稠得所，倾出待冷，以鹅翎拂膏于肿上四围赤处，中留肿头泄气。如未脓即内消，已作头即撮小，已溃即排脓，若病久肌肉烂落，出见筋骨者，即涂细布上贴之，干即易，逐日疮口收敛，但中膈不穴者，即无不瘥。已溃者，用时先以猪蹄汤洗去脓血，挹干，然后上药，其疮切忌手触动嫩肉，仍不可以口吹

风及腋气、月经孕妇见之，合药时，亦忌此等。初时一日一换，十日后二日一换，此药要极细，方有效，若不细，涂之即痛也。煅久亦无效，临用方煅，煅过即研，细若飞尘，一二两可治一痈疽矣。

石碱

出山东济宁，大同诸处，彼人采蒿蓼之属，开窑凌水漉起晒干，烧灰，以原水淋汁，每百斤入粉面一二斤，则凝定如石，连汁货之。

石碱，味辛苦涩，气温，微毒。性能除垢腻，磨积块，过服能损人，同石灰、桑硇，透肌肉溃痈，消瘀肉癜痣，点痣黡疣赘，今人用以浣衣，然碱乃软坚消积之物，食之使人泻泄，以其阴湿之性润下，软坚透肉，故于肠胃非宜也。

炉甘石

炉甘石，受金气而结，味甘辛带涩，气温，无毒。甘温能通畅血脉，则肿毒散，血自止，肌肉生也。辛温能散风热，性涩则蓄粘物，故能除翳而点目翳，去口中赤烂目翳也。有用以治下疳阴疮者，亦此义耳。治一切目疾，真炉甘石半斤，用黄连四两，锉碎，入银石器内，水二碗煮二伏时，去黄连，以甘石为末，入龙脑香二钱半，研匀罐收，每点少许，频用取效。一方治下疳阴疮，炉甘石煅，醋淬七次，一两，孩儿茶三钱，为末，麻油调敷立效。

浮石

名海石，味咸、平、无毒，乃水沫结成，体质轻飘，故入肺经，气味咸寒，故为软坚润下之用。

浮石，清金降火，止浊治淋，积块老痰，瘿瘤结核，并堪祛治。盖石性沉而反浮，象肺金也，水沫聚而凝成，象痰结也，且味咸而软坚，得水性而润下，故专走肺经，善治一切痰结诸病。

冯氏锦囊秘录杂证痘疹药性
主治合参卷六

海盐冯兆张楚瞻甫纂辑
王士增允能
门人孙显达惟良同校
男　乾亨礼斋

谷　　部

粳米

即常食之米也。感天地冲和之气，得造化生育之功，为五谷之长，人相赖以为命者也。经曰：安谷则昌，绝谷则亡。仲景曰：人受气于水谷以养神，水谷尽而神去。自上古圣人树艺至今，不可一日无此也。禀土德之正，其味甘、淡，性平，无毒。虽专主脾胃，而五脏生气血脉精髓因之以充溢，周身筋骨肌肉皮肤因之而强健。《本经》：益气止烦，止泄，特其余事耳。入白虎汤，治作劳人伤寒发热，虚羸少气，气逆上冲欲吐。入桃花汤，治少阴病下痢脓血，或腹满下如鱼脑者。粳米一升，赤石脂一斤一半全一半末，干姜一两，以水七升，煮米令熟，去滓，温服七合，内赤石脂末方寸匕，日三服，若一服愈，余勿服。《圣济方》：小儿出生无皮，色赤，但有红筋，乃受胎未足也。用早白米粉扑之，肌肤自生。《千金方》：嗜食生米成瘕，用白米五合，鸡屎白一升，同炒焦为末，水一升，顿服，少时吐出瘕如米汁或白沫淡水乃愈也。蘗米，即稻芽

也。味甘，气温，无毒。其生化之性，故为消食健脾、开胃和中之要药。

粳米，益气填满中焦，止泻平和五脏。合芡实煮粥，明目强志，益精，入心肺二经，拯病煎汤尚白，充餐为饭须熟，药中每用，取甘以补正气，益不足。陈年米，尤易消化，善调脾胃，止泻痢，渴烦，开胃进食健脾，更却胃热。谷芽，消食，与麦芽同等。温中乃谷蘗偏长。

主治痘疹合参　粳米，气微寒。主益气，止烦渴泄泻，平和五脏，补益胃气。陈黄米，气温，益真气而和胃气，除烦渴而止泄泻，开胃进食。凡痘泻渴者，宜炒熟煮汤饮之最宜。

糯米

古名稻米。禀土中之阳气，味甘，气温，无毒，为补脾胃益肺气之谷。但性温而滞，脾肺虚寒者宜之。久泻食减，以糯米一升，水浸一宿，炒熟磨筛，入怀山药一两，每日晨用半盏，入白沙糖二匙，胡椒末少许，滚汤调食，大有滋补，久服更令人精暖有子。又方，虚劳不足，糯米入猪肚内，蒸熟日食。

糯米，煮饴酿酒最佳，充餐恋膈难化，补脾胃，益肺气，令人多热，大便坚

实，收自汗，缩小便，止泄利，托痘疮。多食昏五脏，令人贪睡。久食动正气，令人发风。但霍乱吐逆不休，清水研服即止。稻穗，治蛊毒作胀。稻秆灰，淋汁，治跌损沃痛。杵头糠，堪治卒噎，蜜丸弹大，无时含之，能送饮食过喉。

主治痘疹合参　温脾胃之中气，制紫草之余寒，兼能催浆，使胃中气壮，邪不内攻。凡脾胃虚弱作泻，或五六日不起发灌浆者尤妙。灌浆时用以煮粥最宜。

粟米

粟米即北地小米。属水与土，养肾调脾，须分新陈。新粟米，养肾气不亏，去脾热常益中脘。陈粟米，止泄痢分渗，却胃热，大解渴消。秫米，即小米之糯者。解寒热，利肠胃，杀疥毒，疗漆疮，煮粥炊饮最粘，捣饧造酒极妙。但动风壅气，不宜多食。黍米，甘温，肺家谷也。性最粘滞，同秫米，能捣饧造酒，益气补中。但食多令人多热，昏五脏贪眠，食久缓筋骨。小儿食，足难健步。猫犬食，脚忽偏邪。稷米，甘寒，亦宜脾胃，益气补不足，多食发冷病。相类又有三米，青粱、白粱、黄粱。粒比粟大，调胃和脾，益中止泄，力倍诸谷，青白略次，而黄独优，盖得中和之正气，古称膏粱之家，缘食美而养厚也。其甚益脾养胃者，无过粳与粟也，故南人食粳，北人食粟，虽地方种时相宜，实亦本于此也。

莺粟米

莺子粟，其花有千叶者，红白紫黑色有数种。一莺内子数千万粒，细如葶苈而色白，味甘寒润燥，主除解毒，下气和中，行风气，逐邪热，止反胃，去胸中痰滞，丹石发动，不能下食，和竹沥煮作粥，食之极美。粟壳，味酸涩，微温无毒，以味酸涩收敛，故止嗽、泻痢、脱肛、遗精多用之。若咳嗽，尚有风寒或痰火未清，泻痢，尚有积滞未尽，遗精由于湿热下流者，而误用之，其病反剧。阿芙蓉即莺粟花之津液也。莺粟结青苞时，午后以大针刺其外面青皮，或三五处，切勿损伤里面硬皮，次早津出，以竹刀刮取入磁器，阴干用之，气味与粟壳相同，而酸涩更甚，故止痢之功尤胜。痘疮行浆时，泄泻不止，用五厘至一分，未有不愈，近世取为房术药中用者，亦取其收涩固精之力耳。

莺粟米，一名御米。主胸膈稠痰凝滞，噎塞反胃。不可多用，动气膀胱。壳去净筋膜，蜜炙醋炒俱可，以性涩固肠敛肺之能，为久泻虚嗽要药。遗精脱肛，并所需焉。倘湿热湿痢，不可误加，否则，杀人如剑。

大麦

功用与小麦相似，其性更平凉滑腻，益气补中，实五脏，厚肠胃，不亚于粳米也。陈士良云：补虚劣，壮血脉，化谷食，止泄泻，不动风气。久食令人肥白，滑肌肤。为面，无燥热，胜于小麦。苏恭云：平胃止渴消食，疗胀满。麦蘖，以水浸大麦而成，味咸，气温，无毒。功用与米蘖相同，而此消化之力更紧。咸能软坚，温主通行，其发生之气又能主胃气上升，行阳道，而资健运，故主开胃补脾，消化水谷，及一切宿食冷气，心腹胀满。温中下气，除烦止霍乱，消痰破癥结。王好古云：麦芽、神曲二药，胃气虚人宜服之，以代戊己，腐熟水谷，以谷消谷，有类从之义，无推荡之峻，胃虚停谷食者宜之也。以上诸论，皆以健脾胃、化水谷起见，谓宜久食，益人者，然不知蒸腐水谷者，宜壮土下之真火，则湿润之气生，水精上布，糟粕下输，至精之华，输归于肾，若以温肾之功，以存杀谷之象，则糟粕徒存，精华实失，况能逐癥结消壅乳，除腹胀，破冷气，堕胎元，则于胃家阳分，或有微功，在肾家阴分，实有大损，且为软坚克削之药也，岂可常服乎！

大麦，味咸，气平，微寒，故可久食。益气调中，止消渴除热，实肠胃补虚。其芽尤能化食消痰，孕妇勿食，恐堕胎。元虚者少煎，防消肾水。立斋用治妇人丧子，乳房肿胀，欲成痈者，以麦芽一二两，炒熟，煎服即消，其破气破血可知，故丹溪曰：麦芽消肾。《良方》云：神曲善下胎。观此则二味消耗之力可见矣。

主治痘疹合参　麦芽，主消食健脾，治胃虚，食难消化，腹中胀满，而痘不起者，此王道和缓之剂。如应用，始终无碍。

按：麦性粘滞，水渍生芽，气虽少清，性犹未化。炒至焦色，反有功力。专化五谷之积，与山楂消肉积者异。然古人有消肾之说，为其伐胃故也。经云：胃为水谷气血之海，化营卫而润宗筋。又曰：阴阳总宗筋之会，而阳明为之长，故胃伤者，即阳事衰也。时珍曰：有积消积，无积消元气。前贤于攻伐，如麦芽平善者，犹谆谆告诫，若此，况峻利如硝黄之属，其可尝试耶？惟有是病而服是药，则药为病当之矣。亦勿因循，以致养成大患。

豆

生大豆，有黑白二种。白者不用，黑者入药。其紧小者为雄，入药尤佳。本禀土气以生，色黑则又象水，故味甘气平，无毒，平即兼凉，为肾家之谷也。生食则凉，炒食则温，煮食则极寒矣。甘平能活血解毒，祛风散热，下气利水，故主涂痈肿止痛，调中气，通关脉，制金石药毒，杀鬼毒、乌头毒，除胃中热痹，伤中淋露，下瘀血，逐水肿腹胀，散内寒，除五脏结积，消谷，去牛马瘟病。若同甘草煮汤饮之，去一切热毒及风毒脚气。小儿以炒豆与猪肉同食，必壅气致死，十有八九，至十岁以上则无害也。服蓖麻子者，炒豆犯之，胀满致死。服厚朴者，亦忌之，以其最能动气故也。扁鹊方：三豆饮，治天行痘疮，预服此饮疏解热毒，纵出亦少，黑大豆、赤小豆、绿豆各一升，甘草节二两，以水八升，煮极熟，任意吞豆饮汁，七日乃止。三豆膏，痘后痈毒初起，用之神效。绿豆、赤小豆、黑大豆等分，晒燥研为细末，醋调扫涂即消。同蔓荆子、土茯苓、金银花、甘菊花、玄参、川芎、天麻、芽茶、荆芥、乌梅，治偏头风痛有神。淡豆豉，诸豆皆可为之。惟黑豆入药，有咸淡二种，惟江右淡者，治病得蒸晒之气，味苦，气温，无毒。苦能涌吐，故治烦躁满闷，热郁胸中，非宣剂无以除之。又温能发汗，如伤寒头痛发热，及瘴气恶毒，非疏通腠理无以解之。又能下气调中辟寒，故主虚劳、喘吸及两脚疼冷、暴痢腹疼、辟除温疫也。

豆，黑白种殊，惟取黑者入药。大小颗异，须求小粒煎汤。黑豆主下水蛊肿胀，瘀血肿胀，除胃热淋露下血，散五脏结积内寒，除痹去肿，宽胀消谷，解一切饮馔、丹石、砒霜、雄、附、巴豆百药毒。生研消肿毒。又炒黑烟未断，乘热投入酒中，即古方豆淋酒，一名紫酒，主风痹瘫痪诸证，产后风中抽搐，女人阴肿，绵裹可纳。色配癸水，入盐煮食，大能补肾益阳，另有一种小黑豆尤佳。白豆补五脏，暖肠胃、益气和中，兼调经脉，磨作豆腐，主宽中下气，去大肠浊气，和脾胃，去胃火，消胀满，清热散血，但性寒能动正气，食多萝卜能消，盦面作豆酱，入药涂风癣，杀虫最验。炒熟豆，婴儿多食壅气，咽喉窒塞，种有青黄斑不一，功效仿佛可推。豆豉，味淡无盐，入药方验。理瘴气，治伤寒，佐葱白，散寒热头痛，助栀子除虚烦懊恼。足冷痛甚，浸醇酒可尝。血痢痛多，同薤白煮服。仍安胎孕，女科当知。但伤寒直中二阴，与传入阴经者，勿用。热结胸烦闷，宜下不宜汗者忌之。

按：豆经蒸罨，能升能散，得葱则发汗，得盐则止吐，得酒则治风，得薤则治痢，得蒜则止血，炒熟又能止汗，亦要药也。造豉法，黑豆一升，六月间水浸一宿，蒸熟摊芦席上，微温，蒿覆五六日后，黄衣遍满为度，不可太过，取晒簸净，水拌得中，筑实瓮中，桑叶盖厚三寸，泥固，取出晒半日，又入瓮，如是七次，再蒸曝干。

诸豆主治痘疹合参　生大豆，除胃热，解诸毒。黑豆，能解毒和诸药，兼利小便，不论虚实寒热皆可用。生豆腐，治痘疮不起，用此极攻脓解毒，如乡间无药，煮食极妙。是以用治痘毒获效。

黄豆，能发痘毒，壳烧灰为末，善掺烂痘，如痘风癣，以豆壳煎汤洗。豆豉须新者佳，痘疹发表解肌，辟恶除烦亦用。

赤小豆

禀秋燥之气以生，味甘酸兼辛，气平，无毒。甘酸有敛逆之功，辛平有散湿热之力，所以为排脓消肿、胀满湿痹、止渴止泄、健脾燥湿之用。色赤为心之谷，其性下行，入阴分，通小肠，治有形之病，消痕散肿，虽溃烂几绝者，为末敷之，无不立效。

赤小豆，性下行而通小肠，入阴分，治久形之积，下水气，散痈肿，止呕吐，除泻痢，解热毒。和桑白皮煎，治湿痹延手足胀大。同活鲤鱼煮，疗脚气入脐腹突高，利小便去胀满，除消渴，下胞衣，通乳汁。久服令人枯燥，肌瘦身重，以其专健脾胃，行津液，消水湿，降令太过也。

主治痘疹合参　善利小便，散毒排脓，消渴止泻。凡小儿未出疮疹者可常食。疮疹作渴，以此煎汤饮之亦可。

绿豆

禀土中之阴气，故味甘，气寒，无毒。入足阳明经。以甘寒之性，能解丹石药毒，一切热毒。为消渴烦热，厚肠胃和五脏，润皮肤除湿消肿，益气除热，风疹痘痛并堪资治。脾胃虚寒，滑泄者忌之。

绿豆，甘，寒，行十二经络。煎汤解酒毒，烦热兼除。作粉敷肿痛，丹毒且压。益气力，润皮肤，利小便，清胃热，厚肠胃，养精神，五脏能和。常食不忌，汁饮消渴即解，并解百药毒，及一切痈肿痘毒如神。筑枕夜卧，明目疏风，其皮能去目翳，盖肉性平而皮性尤寒。绿豆粉所禀气味与绿豆同。味甘凉无毒，凉诸热，益气，解酒食诸毒。治发背痈疮，及汤火伤灼。

护心散一名内托散，又名乳香万全散。凡有疽疾，一日至十三日内，宜连进十余服，方免变证，使毒气外出。服之稍迟，毒气内攻，渐生呕吐，或鼻生疮菌，不食即危也。四五日亦宜间服之。用真绿豆粉一两，乳香半两，灯芯同研，和匀，以生甘草煎脓汤，调下一钱，时时呷之。若毒气冲心，有呕逆之证，大宜服此。盖绿豆压热下气，消肿解毒，乳香消诸痈肿毒，服至一两，则香彻疮孔，真圣药也。一方有丹砂二钱五分。杖疮疼痛，绿豆粉炒研，以鸡子白和涂之妙。绿豆皮，尤解热毒，退目翳。通神散，治斑痘后眼目生翳，用绿豆皮、甘菊花、谷精草等分，为末，每用一钱，以干柿饼一枚，粟米泔一盏，同煮干食柿，日三服，浅者五七日，远者半月大效。

主治痘疹合参　专解痘疔热毒，痘内烦热消渴。凡痘热毒盛，而又值夏天者，并小儿未出痘疹者，俱可煮烂，勿去皮食之。

豌豆

豌豆，即寒痘也，一名胡豆。味甘，平，无毒。入脾胃，清利除热之物也。煮食治消渴及胀满，利小便，寒热热中，吐逆泄澼。又能神治痘疔，故牛御史四圣丹中用之。凡小儿痘中有疔，或紫黑而大，或黑坏而臭，或中有紫线，此证十死八九，惟此方点之最妙。用豌豆四十九粒，烧存性，头发灰三分，真珠十四粒，研为末，以油胭脂，同杵成膏，先以簪挑破痘疔，咂去恶血，以少许点之，即时变红活色。豆面，洗澡头面用之，取其白腻，去䵟𪒟，令人光泽也。蚕豆，味甘，微辛，无毒。能厚肠胃，和脏腑。昔一女子误吞针入腹，诸医不能治。一人教令煮蚕豆，同韭菜食之，针自大便同出。今人有误吞金银物者，用之皆效。

豌豆，调顺营卫，益中平气，多食又发气痰。元时同羊肉煮食，亦取其补中益气耳。蚕豆，主快胃，利五脏。古一女吞针入腹，蚕豆同韭菜食之，针从大便同出，可知能利脏腑也。但发气须知，其壳皮灰，涂天泡疮神效。

主治痘疹合参　豌豆，能解毒。故痘中用以拔疔毒。

白扁豆

禀土中冲和之气，味甘气香，性温无毒。入足太阴、阳明经气分。通利三焦，升清降浊，故专治中宫之病。和中下气，消暑解毒，醒脾除湿，霍乱吐痢，解酒毒、河豚鱼毒。久食补五脏，头不白，女人带下血崩并堪治之。叶，气味相同，亦主转筋霍乱。花，焙干为末，米饮调服二钱，神治血崩不止。花有紫、白二色，豆有黑白二种，入药惟紫花豆白者为良。若豆黑及紫色者，乃名鹊豆，并不入药。

白扁豆，辟暑气，清湿热，醒脾元，治霍乱，和中下气，止泻扶脾，升清降浊，通理三焦，解诸毒，治带下。

主治痘疹合参　生用则清暑养胃，炒用则健脾止泻。

胡麻

禀天地之冲气，得稼穑之甘味，故味甘，气平，无毒。入足太阴，兼入足厥阴、少阴。气味和平，不寒不热，益脾胃补肝肾之佳谷也。八谷之中惟此为良，仙家作饭饵之，断谷长生，神农收为上品。《仙经》载其功，能主伤中虚羸，补五内，益气力，长肌肉，坚筋骨，填髓脑，及伤寒温疟，大吐后，虚热羸困，久服明耳目，耐饥渴，轻身不老延年也。风病人久服，则步履端正，言语不謇。盖治风先治血，血和则风去。胡麻入肝益血，故风药中不可缺也。得何首乌、茅山苍术、白茯苓、菖蒲、桑叶、牛膝、当归、续断、地黄、桑上寄生，治风湿痹。一味九蒸九曝，加茅山苍术，乳蒸晒三次，作丸，能健脾燥湿，益气延年。抱朴子服食胡麻法，用上党胡麻三斗，淘尽蒸令气透，日干，以水淘去沫，再蒸如此九度，去壳炒香，为末，白蜜或枣膏丸，弹子大，每温酒化下一丸，日三服。忌毒鱼、狗肉、生菜菔，至百日，能除一切痼疾。一年面色光泽不肌，二年白发变黑，三年齿脱更生，久服长生不老矣。小儿初生，嚼生脂麻，绵包，与儿咂之，其毒自下。小儿瘰疬，脂麻、连翘等分为末，频频食之。胡麻油，即乌脂麻油也，功用与白麻油相同，而力更胜。入药当以乌者为佳，其性甘寒而滑利，故主胞衣不下及利大肠。生者，其气更寒，故能解毒凉血。摩疮肿，生秃发，用以煎膏，生肌长肉，止痛消痈，用以敷疮，恶疮疥癣，杀虫解毒。但生者过寒，多食发冷疾及脾胃虚寒，作泻者忌之。熬熟治饮食甚美，但须逐日熬用，不可过宿。若经宿则火性反复，能助热动气也。入血余熬膏，铅丹收好，能敷一切疮毒，排脓止痛，然诸熬膏必用真胡麻油，以其凉血解毒也，惟湿气膏不用。妇人难产因血枯涩者，用清油半两，好蜜一两，同煎数十沸，温服胎滑即下。肿毒初起，麻油煎葱黑色，趁热通手旋涂自消。

胡麻一名巨胜，即今之脂麻也。蒸熟堪补虚羸，且耐肌渴寒暑，填脑髓坚筋骨，益气力长肌肤，明耳目养五脏，补肺气止心惊，头风劳气，伤寒温疟，养血润肠，风淫瘫痪，产后羸困，补中益气，益血脉荣筋，湿痹堪除，中风亦却，逐风湿，游风，利大小二肠，催生落胞，金疮疔肿，秃发头疮，浸淫恶疮，阴肿，火灼疥癣，并能取效。久服轻身不老，耐饥渴延年。

主治痘疹合参　择紫黑色者，佳，酒淘浸晒干，炒用。凡痘后成烂疮者最宜。

亚麻

即鳖虱胡麻，专治三十六风，内有紫点，风搔痹彻骨者，同生地、连翘、丹皮、赤芍，解毒凉血之药最妙。

亚麻，味甘，气温，无毒，足厥阴血分药也。厥阴藏血，为风木之脏。凡大风疮癣，厥阴血热所致。甘温益血而通行，则血自活，风自散，疠疾疥癞疮癣俱除矣。同金银花、连翘、生地黄、黄柏、萆薢、土茯苓、何首乌、苍术、木瓜、薏苡仁，治湿热太甚，遍身脓窠，诸恶疮如神。

白油麻

白油麻，取油以白者为胜，服食以黑者为良，生寒熟热，白治肺气，润五脏，黑通肾经，润肾燥，治虚劳滑肠胃，行风

气通血气，去头风，润肌肤，解三焦热毒，一切恶疮，杀疥癣虫，润谷道结粪，煎膏生肌长肉，消痈止痛。若生食，性冷，动气，若煎炼食，与火无异，勿久食之，抽人肌肉，如入食物经宿，必须更为熬熟食之。

火麻子

即大麻仁，禀土气以生，味甘平，无毒，性最滑利，甘能补中，入手足阳明、足太阴经，主胃热便难滑利下行，破积血复益血脉，利小便，复润大肠，益血补阴，缓脾润燥。故仲景脾约丸用之。然多食损血脉，滑精气，痿阳事，妇人多食发带疾，以其滑利走而不守也。产后汗多，大便秘结，惟麻子粥最稳。不惟产妇，凡老人诸虚风秘皆妙。用大麻子仁，紫苏子各二合，洗净研细再以水研取汁，一盏，分二次煮粥啜之。麻子仁粥，治风水腹大，腰脐重痛，不可转动，用冬麻子半升研碎，水滤取汁入粳米二合，煮稀粥，下葱椒盐豉，空心食。《夏子益奇疾方》：截肠怪病，大肠头出寸余，痛苦，干则自落，又出，名为截肠病。若肠尽则不治。但初觉截时，用器盛脂麻油坐浸之，饮大麻子汁数升即愈。

火麻子，骨可作炬心，皮堪缝布疋，子取入药，修制宜精，益气补中，催生下乳，去中风汗出，皮肤顽痹，润大肠风热，结涩便难，止消渴而小水能行，破积血而血脉可复，胎逆横生宜顺，产后余疾总除，和菖蒲、鬼臼为丸，吞服百日，能见神鬼，合豆子头发，着井祝敔，能辟瘟魔，入脾与大肠二经，功专益阴润燥。

神曲

古人所用，即造酒之曲，味甘辛，气温。性专消导，行脾胃滞气，散脏腑风冷，开胃消宿食，消痰破癥结，健脾暖胃，调中下气，此其功也。后人取六神聚

会之日，又取各药以象六神之用，故得神名，陈久更效。其功更胜于酒曲，盖更有消痰利水，暖胃下气之药耳。宜炒香方用，孕妇少服，盖既能破结，便能落胎也。及脾阴不足胃火旺者勿用，义与麦芽同也。

神曲下气调中，止泻开胃，消食消痰，胸腹坚满，赤白痢疾，妇人胎动，产后回乳，用六神者，以脾主中州，一有所伤，则六淫之气，皆可袭之而成病，六神之义，意深远矣。

主治痘疹合参　　须陈年者炒黄用，开胃进食，调中下气，消食健脾，凡泻泄，及中焦停满皆可用，惟因痘毒而胀满者忌之。

制神曲法：六月六日用白面百斤，以象白虎；苍耳汁三斤，以象勾陈；野蓼汁四斤，以象腾蛇；青蒿汁三斤，以象青龙；杏仁去皮尖，捣烂四斤，及北方河水，以象玄武；赤小豆煮烂三斤，以象朱雀。六味和匀，踏实，再加狶莶汁尤妙。悉如造曲法罨黄，悬风处，经年用之。

红曲

味甘温，无毒。主消食活血，健脾和胃，治赤白痢，下水谷，盖红曲以白粳米，杂曲母蒸罨为之，亦奇术也。人之水谷入于胃，受中焦湿热熏蒸，精气变化而赤为血。红曲，以白米饭受湿热郁蒸，而变为红，皆造化自然之微妙也。故红曲治脾胃营血之功，有同气相求之理，消食健脾胃，与神曲相同，而活血和伤，惟红曲为能，故治血痢尤为要药。得番降香、通草、鲮鲤甲、没药，治上部内伤，胸膈作痛，怒伤吐血，和童便服神效。同黄连、白扁豆、莲肉、黄芩、白芍药、升麻、干葛、乌梅、甘草、滑石、橘红治滞下有神。同续断、番降香、元胡索、当归、通草、红花、牛膝、没药、乳香，治内伤血

瘀作痛。同泽兰、牛膝、地黄、续断、蒲黄、赤芍药治产后恶露不尽，腹中痛。青六丸，用六一散加炒红曲五钱为末，蒸饼和丸，梧子大，每六七十丸，白汤下，日三服，治湿热泻痢。同香附、乳香等分，为末，酒服，治心腹作痛。

红曲色赤，滑血须知，更治赤痢，至于化谷，意有在焉，盖水谷入胃，游溢精气，日变赤色，是为营血，红曲之象，同气相合，故能活血化谷，而不消克也。

主治痘疹合参　　凡托痘散中可用，以活血调中之力也。

酒酿

品类极多，醇醨不一，惟米造者入药。经云：酒者，熟谷之液，其气慓悍，大寒凝海，惟酒不冰，明其性热，独冠群物。然制药用之者，藉其行药势更捷。若病在四肢筋骨痛风之证，必仗酒力方能横行，经络开发宣通耳。若人饮多则体疲神昏，其有毒故也。昔三人冒露远行，一人饱食，一人饮酒，一人空腹，空腹者死，饱食者病，饮酒者健。此酒势御寒，辟邪恶毒气之效。然少服和畅血脉，辟邪御寒有益，多服助火乱性为殃。若服丹砂、钟乳诸石药者，并不可长用，盖酒能下引石气，四肢滞血，化为痈疽。

《灵枢》曰：酒者水谷之精，熟谷之液也。其气慓悍，入于胃中则胃胀，气上逆满于胸中，肝浮胆横，比于勇士，不知避之。然造非一等，名亦多般，惟糯米面曲者为良，能引经，行药势最捷。辛者能散，通行一身之表，极至高巅顶之分，甘者能缓居中，苦者能降而下，淡者竟利小便而速下也。热饮伤肺，温饮伤中，少饮有节，养脾扶肝，助颜色荣肌肤，通血脉，厚肠胃，御雾露瘴气，敌风雪寒威，和畅诸经，善助药力，诸恶驱，百邪辟，消愁遣兴，扬意宣言。若恣饮则助火乱

性，脾因火而困怠，胃因火而呕吐，心因火而昏狂，肝因火而善怒，胆因火而忘惧，肾因火而精枯，烂胃腐肠，蒸筋溃髓，发怒助欲，散精耗血，相火妄炎，肺金受烁，生痰咳嗽，吐血劳伤。且人之戒早饮，而不知夜饮更甚。醉饱就枕，热壅三焦，损心伤目，且夜气收敛，而酒复以发之，久则精滋耗竭，轻则瘫痪痼疾，甚至伤神减寿，为祸不小。倘入药共酿，则主治各异，姜酒疗厥逆客忤，紫酒理瘫疾偏风，葱豉酒解烦热而散风寒，桑椹酒益五脏以明耳目，狗肉汁酿酒，大补元阳，葡萄肉浸酒甚消痰癖，牛膝干地黄酒，滋阴衰，枸杞仙灵脾酒，扶阳痿。又等社酒，指纳婴儿口中，可令速语。口含喷屋四壁，堪逐蚊蝇，烧酒散寒破结，然燥金耗血，败胃伤胆，损人尤甚。糟罨跌伤，行瘀止痛，亦驱蛇毒，仍盦冻疮。

主治痘疹合参　通血脉，行诸经。凡痘疮解毒药，行表药，行血药，欲除润下之性者，必借此浸洗炒，以通行一身之表，但多服发痒助火，戒之。

浆水

浆水，以粟米或仓米饮酿成者。味甘、酸，微温。醒睡除烦，消食止渴，调和脏腑，滑白肌肤，霍乱饮愈，泻痢能痊。

主治痘疹合参　痘疹中惟大渴者宜饮之。

小麦

禀四时中和之气，故味甘，气微寒，无毒。然寒气全在于皮，故面去皮则热，所谓谷属金而糠性热，麦属阳而麸性凉，物物俱一太极也。入手少阴经，少阴有热则燥渴咽干，解少阴之热，则燥渴咽干自止。心与小肠为表里，脏气清腑病自除矣，故利小便。肝心为母子之脏，子能令母实，故主养肝气。甘寒走二经，而能益

血凉血，故治漏血唾血也。曲性温所以能消谷，止痛，而性热故不能消热止烦。凡入药以北来者为胜，北方霜雪多，地气厚热性减，故北人以之代饭而不患者，以人所处地势高燥，已无湿热熏蒸之毒，面性又复温平，故能厚肠胃强气力，补诸虚助五脏，其功不减稻粟也。东南卑湿，春多雨水，其湿热之气，人与物皆郁积于内，故食之每多发病，动气发渴，助湿发肿，夏月疟痢尤宜禁之。浮麦即水淘浮起者是也。能止自汗盗汗，亦以北方者良。寒食面者，寒食日以纸袋盛面，悬风处数十年亦不坏，取其热性去而毒无也。荞麦面大补精力，实肠胃而消腹中经年所积滓秽。不宜久食，并忌同猪羊肉食。

小麦养心气肝气，止漏红唾红，通淋利小便，除热解烦渴。浮水麦先枯未实，能养心除热，敛虚汗如神。砻磨成麸，实大肠，止泻，水渍为蘗，消宿食除膨。作面成佳，充餐不厌，助五脏增益气力，厚肠胃滑白肌肤，性热未免动风，萝卜汁服可解。麦粉即麸面洗筋澄出浆粉也。消痈肿，疗火伤，炒黑醋调，消肿甚效。小麦茎叶名麦穗，去酒疸目黄。苗上黑霉先枯者名麦奴，却天行热毒。

醋

一名苦酒。得温热之气，故从木气，味酸，气温，无毒。酸能敛壅热，温能行逆血，故消痈肿，及治产后血晕癥块，血积心痛俱用之者，取其酸收而又有散瘀解毒之功。然味重于酸，敛多散少，且助肝贼脾，倘风寒感冒外邪不解，及脾病者俱忌。

醋，造有数种，惟陈年米醋为佳。入剂吞服，散水气，杀邪毒，消痈肿，敛咽疮，祛胃脘气痛，涩肠滑虚泻，坚积癥瘕，并能祛治。煅石浇醋淬气，善熏产后血晕，及伤损金疮血晕。渍黄柏皮含之，

口疮堪愈。煮香附子丸服，郁痛能除。煎大黄，劫痃癖如神。摩南星，敷瘤肿立效。调雄黄，蜂蚕蛇啮可涂。切忌蛤肉同食。丹溪云：醋味酸甘，酸则敛而甘则滞，致疾以渐，苟能戒此，亦却疾一端，专益女人，不利男子。

酱

酱惟豆酱陈久者入药，其味咸酸冷利，故除热止烦满，及疗汤火伤毒，并杀一切鱼肉菜蔬蕈毒也。

酱系豆面盦者，入药，惟尚陈久，杀诸虫，蛇蝎蜂毒，解百药，蔬菜蕈毒，疥癣略涂，瘙痒即劫。

饴糖

用麦蘗或谷蘗同诸米浸熬炼而成。味甘，气温，无毒。入足太阴、手太阴经。味甘入脾而米麦又皆脾胃之谷，故主补虚乏，仲景建中汤用之。肺胃有火则发渴，火上炎迫血则吐血。甘能缓火之标，则火下降而渴自已，血自止也，故思邈谓其有消痰、润肺、止嗽、治咽痛、吐血等功。然本成于湿热，少用能补脾润肺，过用则动火生痰，凡中满吐逆，酒病牙疳，咸忌之。肾病尤不可服。

饴糖，入脾能补虚乏，止渴去血，润肺止嗽，化痰调脾，补中和胃，和药。建中汤用，取其甘缓。中满呕吐勿用。小儿多食，损齿生虫。丹溪云：大发湿中之热，故肾病湿热之病忌之。

豇豆

味甘咸，平，无毒，补肾健胃，与诸疾无禁，可常食之，大补肾气。空心煮豇豆，入盐少许，食之甚效。

豇豆，理中益气，补肾健胃，和五脏调营卫，生精止渴，吐逆泻痢，小便涩数，解鼠莽毒，专治水肿。如人肾形乃肾谷也，每日盐汤食之良。

刀豆

味甘，微温，无毒。

刀豆，温中下气，益肾补元，和脾胃，止呃逆。有病后呃逆声闻邻家者，取刀豆子，烧存性，白汤调服二钱即止，取其下气归元，故逆即止也。

冯氏锦囊秘录杂证痘疹药性
主治合参卷七

海盐冯兆张楚瞻甫纂辑
婿孙　昌绪龙媒
门人罗如桂丹臣同校
男　乾亨礼斋

菜　部

生姜

干姜，禀天地之阳气，故味辛而气温，虽大热而无毒。辛可散邪理结，温可除寒通气。入发散药用生姜。入辛凉药用姜皮。入温中药用炮姜，系干姜水洗，火炙松黄。入补血止血及引火下趋药，用黑姜，系干姜切块炒红，以器闷息为炭。入脾胃止泻药，用煨姜，系老生姜去皮，湿纸裹煨熟。

生姜，性窜而不收，解风寒湿痹，痰壅鼻塞，头痛外感，皮肤间结气，通神明，辟恶气，霍乱胀满，一切中恶诸毒，疟证痰证，能和营卫而行脾之津液，入肺而开胃口，脾胃诸病，皆所重焉。但阴虚火盛，汗门血门，心气耗散，火热腹疼，并切忌之。生姜皮，消浮肿腹胀。煨姜，塞溏泻水泻。干姜，破血消痰，腹痛胃翻均可服，温中下气，癥瘕积胀悉皆除。开胃扶脾，消食去滞。生行则发汗有灵，炮黑则止血颇验。炮姜能止而不移，故功专温中，却沉寒痼冷，亡阳绝脉。炒黑止吐血痢血。

主治痘疹合参　炮姜能温脾理中，内虚吐利，脏腑沉寒，脾胃虚冷，中气不足，身凉痘白者，宜用。内实，壮热者忌之。煨姜，治痘吐泻，痘疮灰白不起者，用之，以止吐和中，助阳发表，佐参芪之力。生姜隔年老者佳，去寒邪头痛，鼻塞，主咳呕吐痰，解郁开胃，消食散寒，胀满冷痢，腹痛转筋。生用发散，熟用温中。要热去皮，要凉留皮。治痘惟宜于初起，重冒风寒者暂用。

按：生姜辛温，谓其能除壮热，何也？盖壮热之源，非外感风邪，即内伤饮食，以能发散，又能消导也。东垣曰：生姜为呕家圣药，润而不燥，盖呕乃气逆不散，辛以散之也。夜勿食姜者，夜则主敛，反开发之，违天道矣。秋勿食姜，亦同此义，然有病则不论也。夫辛能入肺，肺旺则一身之气皆为吾用，中焦之元气充，而定脾胃出纳之令，壮而行邪气，不能容矣。凡中风、中暑、中气、中毒、中酒、食厥、痰厥、尸厥、冷厥、霍乱昏晕，一切暴病，得之立效。早行含姜，不犯雾露之气，及山岚不正之邪，皆以其能开提中正神明之气，而辟秽恶不正之邪，药中之神圣也。

按：姜味大辛，辛能僭上，生则逐寒邪而发表，炮则除胃冷而守中，多服久服，散气耗血损阴，书云，孕妇食干姜，令胎内消之语可见矣。凡血虚发热，产后大热，吐血痢血，须炒黑用，则辛窜上行之势，全无苦咸下走之捷，乃见能引血药入血，气药入气，去恶生新，有阳生阴长之意，且黑为水色，血不妄行，从治之法也。况干姜苦辛，炮制则苦，守而不移，非若附子，行而不止，若至炒黑，则辛辣变为苦咸，味即下走，黑又止血，辛热之性虽无，辛凉之性尚在，故能去血中之郁热而不寒，止吐血之妄行，行而不滞，较之别药，徒以黑为能，止血为事者，功胜十倍，血寒者可多用，血热者不过三四分，为向导而已。

葱白

禀天之阳气，得地之金味，中空象肺，味辛、平，平即凉也，而性无毒。葱有寒热，白冷青热，故伤寒汤中，不用青也。入手太阴、足厥阴、足阳明经，以辛能发散解肌，能通上下阳气。故外来怫郁诸证，悉皆主之，为辛凉、辛润、利窍、解散通气之用。

葱白入肺、胃经，出汗疏通骨节，伤寒头痛，通大小肠，散面目浮肿，心腹急疼，去喉痹，安妊娠，如脚气獭狷气，连须煎服。若脱阳厥逆证，炒熨脐间，新折剥皮有涕，涂敷扑损金伤，不可与蜜、菘菜、常山同用，否则杀人。叶入药煎汤，洗疮疥并风水肿痛。子补不足，温中益精。根主伤寒头痛。

主治痘疹合参　　痘初发热，用此解肌，夏月忌之。

按：葱味最辛，肺之药也，多食令人神昏发落，虚气上冲，其走利之故欤。

苋实

马齿苋，禀天之阴寒，兼得地中之金气，故叶节间有水银，得金气多也。味辛、苦，气寒，无毒。其性辛寒，故能凉血散热，所以癥结痈疮，疔肿白秃三十六肿风结疔疮捣敷，则肿散疔根拔出。绞汁服则恶物当下，二便能利，虫热能除，目翳能退，胎孕能滑，皆辛寒滑利之功也。凡脾胃虚寒，肠滑者禁之。勿与鳖甲同用，能化小鳖伤人。治赤白下痢，不问老幼、孕妇，捣汁三合，和鸡子白一枚，微温顿服之，不过再作则愈。治多年恶疮，百方不瘥，或痛燃走不已者，并捣敷上，不过三两遍即愈。小儿火丹，热如火，绕脐即损人，捣涂即愈。治疔疮肿毒，马齿苋二分，石灰三分，为末，鸡子白和敷之即愈。

苋实除邪，利大便小水，明目退白翳青盲，杀疣虫，去寒热。叶入血分，通经，逐瘀血殊功，下胎孕最捷，孕妇临产，煮食易来，勿多食之，冷中损腹，忌与鳖同食。马齿苋，性滑，主治与苋实颇同，疮科尤善，杖疮敷散血，疔疮敷出根，痈疮痘毒风结疮，悉用敷愈，马咬马汗射工毒，并取涂痊。

主治痘疹合参　　马齿苋，主痈疮毒，利大小便，不宜多服，恐损胃气，治痘后牙疳疮，宜煅存性吹之。

胡荽

禀金气多，火气少，故味辛香，气温，微毒。以辛香气温走窜之功，故内通心脾，达少腹，除一切不正之气，外行腠理，达四肢，散风寒及秽气之侵，所以发热头痛能除，谷食停滞俱消，痧疹痘疮皆出矣。但辛香发散，气虚人不宜食之，久食多食损人精神，令人多忘，能发腋臭脚气瘤疾，及服一切补药，内有白术、牡丹者咸忌之。其子亦能发痘疹，杀鱼腥毒。

胡荽，善通气小腹，能拔毒四肢，开心窍，上止头痛，散痧疹，内消谷食，利五脏，顺二肠，痘疮不齐，煎酒可喷。塞之鼻中，能去目翳。但多食发脚气、腋臭，久食损精神、健忘，食同邪蒿，令人汗臭。

主治痘疹合参　凡痧疹痘疮难出，用胡荽一二两，切碎酒煎，除去头面，从项以下遍身俱用喷之，避风立出，又可喷痘家床帐衣服，辟恶除秽。

越瓜

越瓜，即梢瓜，味甘寒，解酒毒，去烦热止渴，利小水，但能发冷利冷中，小儿不可食。黄瓜，不可食多，忌同醋食，能积郁热成疮，动寒热作疟，发脚气，生疳虫。丝瓜，性冷解毒，治痘疮脚痛，烧灰敷上即效。

主治痘疹合参　丝瓜解热毒利小便，近蒂三寸，烧存性，为细末，入朱砂少许，灯心汤调。小儿服之，大解痘毒。经霜者佳。

冬葵菜

冬葵菜为百菜长，滑利不可多食，能宣导积壅，主客热，利小便，治恶疮及带下。冬葵子主脏腑寒热，羸瘦五癃，利小便，疗妇人乳难内闭，久服坚骨长肌肉，水煮一二合，饮之，使产难者为易。水吞三五粒下，痈疖未溃者，立穿。

白芥子

禀火金之气以生，而白芥又得金气之胜，故味辛，气温，无毒。辛温入肺而发散，故有温中除冷，发汗辟邪，豁痰利气之功。凡痰在胁下，皮里膜外，非白芥子莫能达，盖取其辛温之性，能搜剔内外痰结，及胸膈寒痰，冷涎壅塞者殊有神效。茎叶煮食，动风动气，有痈疮痔疾，便血者勿食。其青芥菜与白芥所禀相同，气味无异，温而且辛，食则气先归鼻，故窍利而耳目明也。辛散温行，故能利气，消痰，开胃辟寒也。其主除肾邪气者，辛能

润肾，温能暖水脏也。然亦动风发气，功不掩过者耳。子与白芥子相近，而功微不及。百年陈芥卤久窖地中者，以辛温之性，得盐水久窖土中之气，变为辛寒，所以极散痰热，且芥通肺气，故神治肺痈喉痹，饮以数匙立消。三子养亲汤，治老人苦于痰气喘嗽，胸满懒食，不可妄投燥利之药，反耗真阴，因有求治其亲，遂制此方治之，随试随效。用白芥子、紫苏子、白菜菔子各微炒研末，看所主为君，每剂不过三四钱，用绢袋盛之，入汤煮饮，勿煎太过，则味苦辣。若大便素实者，入蜜一匙。冬月加姜一片。

白芥子，消痰癖，治皮里膜外痰涎，久疟蒸成癖块，解肌发汗，利气疏痰，温中而消冷滞，醋涂，而散痈毒。菜冷气堪除，五脏能补。青芥子，扑损瘀血，冷疼，生姜研贴，麻痹风毒肿痛，酽醋和敷，酒调末服，心脾痛止。菜温中，归鼻，利九窍，明耳目，去头面风，咳嗽冷气。煮食动膈气风气，生食发丹石毒。同兔肉生恶疮，同鲫鱼发水肿。

按：白芥子，诚为利气疏痰，温中去滞，凡痰在皮里膜外之要药。然大辛大散，中病即已。久服耗伤真气，令人眩晕损目。若肺热阴虚火盛者忌之。

莱菔根

禀土金之气以生。生者味辛性冷，熟者味甘温平，故下气消谷去痰癖。肥健人及温中补不足，宽胸膈利大小便，化痰消导者，煮熟之用也。止消渴，制面毒，行风气，去邪热气，治肺痿吐血肺热，痰嗽下痢者，生食之用也。入手足太阴、阳明经，故所主皆脾肺肠胃之病，但性专下气，复能耗血，多食则髭发早白，服地黄、首乌者不可食。子味辛过于根，生研汁服吐风痰，同醋研消肿毒，炒熟下气定喘，消食除胀，止气痛，其性辛甚，故升

降亦烈于根，治痰有推墙倒壁之功矣。

莱菔根，啖可生，叶啖须煮，制白面豆腐二毒，忌首乌、地黄同餐，倘误犯之，须发易白。消谷食，去痰癖，止咳嗽，解渴消，捣生汁磨墨，下咽止吐血，下血甚捷。《衍义》云：散气用生姜，下气用莱菔。但煮食多者，亦停膈间，以成溢饮之证，盖味甘多辛少故尔。子劫喘咳下气，功诚倒壁冲墙，水研服即吐风痰，醋研敷，立消肿毒，入肺下气而定喘，入脾消食以宽膨，生则能升可吐，熟则能降可利。

按：丹溪曰：莱菔子，治痰有推墙倒壁之功，虚弱人服之，气浅难以布息，昔胡僧入中国，见人食面，惊曰："食之，安得不病？"及见食莱菔，乃曰："赖有此耳。"又《洞微志》云：有人病狂，梦中见红衣女子，引入殿中，小姑歌云：五云楼阁晓玲珑，天府由来是此中，惆怅闷怀言不尽，一丸莱菔火吾宫。一道士云：此犯大麦毒也。红衣女，心神也，小姑，脾神也，莱菔制面毒，故曰：火吾宫也。遂以药及莱菔子，治之果愈。嗣是治面积，颇著神异。

韭

禀春初之气而生，兼得金水木之性，故味辛、微酸，气温，无毒。生则辛而行血，熟则甘而补中，辛能散结，温能通行，兼有微酸，故入肝而主血，凡血之凝滞者，皆能行之，是血中行气药也。心主血，专理血分，故曰归心。肠胃瘀滞既去，则气血调畅，五脏安而胃热除矣。病人之气抑郁者多，凡人气血，惟利通和，韭性行而能补，故曰最利病人，其暖膝除癖，止浊止遗，皆温中兼补之力也。韭子，味辛，甘温，无毒，主梦中泄精，尿血，盖韭乃入足厥阴少阴经，肾主闭藏，肝主疏泄，经云：足厥阴病则为遗尿，及

为白淫，韭子入厥阴，甘温补肝，及命门之不足，故主之。有一贫叟病噎膈，食入即吐，胸中刺疼，或令取韭汁入盐梅卤汁少许细呷，得入渐加，忽吐稠涎数升而愈，此亦仲景治胸痹用薤白，皆取辛温能散胃脘痰饮恶血之义之。

韭，虽充菜品，最利病人，春食则香，夏食则臭，温中下气，归心益阳，消一切瘀血，疗喉间噎气，暖膝胻，和脏腑，除胸腹痃癖瘤冷，止茎管白浊精遗，安五脏，除胃热。又捣如泥，加盐少许，蛇犬伤毒，作厚箍频换立安，刑杖打血凝，薄敷连拍即散。同鲫鱼鲊煮食，断卒下痢，同牛肉煮食，生寸白虫，食同蜜糖，杀人诚验，病后食发困，酒后食昏神，久食过多，两目易暗。根汁绞出，汤剂可加，清胃脘，瘀血殊功，下胸膈结气捷效，开中风音失，消中恶腹胀。仍有韭黄，未出粪土极嫩。作菹悦口，每为祭品所珍，食不益人，甚能滞气，以其气尚抑郁未申故也。子止精浊遗漏，助阳止带，补肝肾暖腰膝。

薤

味辛，气温，无毒。

薤，叶似韭，稍阔而光，根白者佳。同牛肉食，成癥瘕，除寒热调中，去水气，散结，久痢冷泻，阳明气滞，散血安胎，赤白带下，风寒水肿，骨鲠喉间，赤者和蜜，捣敷金疮即愈。

葫

禀火金之气以生，味辛，气温，故性有毒。入足阳明、太阴、厥阴。辛温能辟恶散邪，走窜无处不到，故主除风邪，杀毒气，去寒湿，散痛肿，化积聚，暖脾胃，行诸气，去痃癖，止霍乱，解温疫也。虽能快气利膈，但辛温太过，久食损神，散气耗血，目昏气虚血弱之人尤戒勿食，外涂皮肉发泡，入肠搜利，概可知

矣。

葫，即大蒜。气大温，属火有毒，入药独头者佳，同黄连丸治肠风，加平胃散治噎气，纳两鼻，提鱼骨鲠即出，灸肿毒痛疽，初生可散，敷蛇虫蜇疮，除劳疟痃癖，辟瘟瘴疫疠，制蛇犬咬伤。中脘卒得冷疼，嚼之即解，旅途忽中暑毒，用此可驱。鼻衄不止，捣涂足心，左涂右，右涂左，两鼻俱出，双足俱涂，仍解蛊毒，杀虫。华佗用以吐出蛇形蛊毒，更化肉积消谷。李氏煮食，吐出涎裹鸡雏。性热虽能快膈，然实伤脾伤肺耗血损目，不可久食。

甜瓜

瓜蒂，感时令之大热，禀地中之伏阴，故味苦，气寒，有小毒。入手太阴、足阳明、足太阴经。味极苦而性上涌，借此以吐上焦有形湿热停滞水谷之物，消身面四肢浮肿水气及黄疸，咳逆上气，鼻中息肉，一切湿热在上为病也。若胃虚气弱，及无实邪停滞为患者戒之，损胃伤血，耗气伤神。

甜瓜，主消渴，利小便，除实烦，通三焦壅塞，多食致脚气生痰，发湿痒疮，忌两蒂两鼻，及沉水者杀人。瓜蒂堪为涌吐剂，消身面四肢浮肿水气，咽喉暴塞风痰，杀鬼蛊疰，止咳逆气冲，大苦气寒，能除黄疸湿热，湿家头痛，嗜鼻而愈。

瓠匏

瓠匏，长大如冬瓜者名瓠，圆矮似西瓜者名匏，腰细头锐者名葫芦，柄直底圆者名瓢子。为菜惟取甜者，入药甜苦两用。苦能下水令吐，消面目四肢浮肿，甜可利水，通淋，除心肺烦热，消渴。滴汁鼻内，即来黄水，尤退急黄。

茄子

禀地中一阴之气，外受南方热火之阳，故其花实皆紫。虽云甘寒，然外赤里白，阳包乎阴，终属冷利滑润之性，虽云主寒热，去五劳，皆非正治，所以有久服生小痃、动大便、发痼疾之戒，虚人冷人切勿进食，止堪仗其属土甘寒之意，以敷冻疮、痈肿之需。治乳头裂，用茄子自裂老黄者烧灰敷之。鲜茄蒂、鲜何首乌等分煮饮，治对口疮有神。

茄子，有紫黄白数种，惟黄茄子拯痔。主寒热，去五种劳。若食多发痼疾，生小芥，动大便。自裂茄烧灰，敷乳成痈绽裂。苦茄摩醋，痈肿亦敷，根及枯茎叶煎汤，冬月冻脚疮可溃，亦追风湿，煮醇酒早晚频吞，脚膝痹曲伸如旧。丹溪曰：茄属土，故甘，用治疮毒故效。

蕨

味甘，寒。生食有毒。古一甲士食之，觉心中淡淡成疾，后吐一小蛇，悬之屋前渐干成蕨，可见宜戒矣。

蕨味甘，性寒，能去暴热。甘能利小便，气壅经络者全驱，毒延筋骨者易痊，但衰阳事，落发，仍痿脚膝昏眸。

水芹

一名水英。味辛、微苦，性温、平，无毒。辛能入肺而益气，香能入胃而助食，苦能退黄，除热，利二便也。其叶下常有虫子，视之不见，倘误食不免为殃，凡采务须洗净，堪作斋菹可置酒酱。

水芹，能益气养精，令肥健嗜食，止烦渴，杀诸石药毒，保血脉，退五种急黄，利大小二肠，亦利口齿，止赤沃带下，仍止崩中，小儿身暴热可驱，大人酒后热可解。勿和醋食，损齿须防。八月食之，患蛟龙蛊，其时龙带精入芹中故也。

西瓜

西瓜、甜瓜，皆属生冷，多食伤脾助湿。卫生歌云：瓜桃生冷宜少食，免致秋来成疟痢。瓜性寒，曝之尤寒。稽舍赋云：瓜曝则寒，油煎则冷，物性之异也。

西瓜，熟者性温，不寒，解夏中暑热毒最灵，有天生白虎汤之号，仍疗喉痹，更止渴消，解暑除烦，利水醒酒，然取其一时之快，而多伤脾助湿之虞。

白冬瓜

内禀阴土之气，外受霜露之侵，故味甘，气微寒而性冷利，无毒，水属阴，瓜性亦属阴，气类相从，故能利小便，除小腹水胀。甘寒解胃中之热，故能止消渴，及热毒痈肿，压丹热毒，然性冷利，脏腑有热者宜之。若虚寒肾冷，久病滑泄者忌食。《杨氏家藏方》十种水气浮肿喘满，用大冬瓜一枚，切盖去瓤，以赤小豆填满，盖合签定。以纸筋泥固济，日干，用糯糠两大箩，入瓜在内，煨致火尽，取出切片，同赤豆焙干，为末，水糊丸，每服七十九，煎冬瓜子汤下，日三服，小便利为度。

白冬瓜，欲瘦轻健者宜餐，欲肥胖大者忌食，阴虚久病尤宜禁之。盖入肠胃之中，性走而急故也，压丹石毒，利大小便，除脐下水胀成淋，止胸前烦闷作渴，薄置痈上频换，大散热毒旋痊，和桐叶饲猪一冬，大胜糟糠长肉。九月勿食，令人反胃。

苦菜

与苦苣一物而形稍异，功用则相同也。禀天地之阴气，故味苦、气寒、无毒。入心、脾、肾三经。其主五脏邪气者，邪热客于心也，胃痹渴热中疾者，热在胃也，肠澼者热在大肠也，恶疮者热瘀伤血肉也，苦寒总除诸热，故主之也。热去则神自清，故久服安心益气，聪察少卧也。耐饥耐寒轻身不老者，总言其热退阴生，安心益气之极功也。

苦菜，味苦，寒，无毒。主五脏邪气，厌谷胃痹肠澼，渴热中疾恶疮。久服安心益气，聪察少卧，耐饥耐寒，轻身不老。

冯氏锦囊秘录杂证痘疹药性
主治合参卷八

海盐冯兆张楚瞻甫纂辑
孙 大业功垂
门人王崇志慎初同校
孙 大成用彰

果 部

青皮

其色青，其味极苦而辛，其气温而无毒，气味俱厚，沉而阴，降也。入足厥阴、少阳。苦泻辛散，性复克削，所以主破坚癖结积，治左胁肝经积气及膈气也。同人参、鳖甲，能消痞母，同人参、白术、三棱、蓬术、阿魏、矾红、山楂、红曲、木香，消痞癖气块及肉食坚积，同枳壳、肉桂、川芎，治左胁痛。然性最酷烈，过服误服立损真气，为害不浅。

青皮，治气至低，肝脏引经，破滞气左胁下，平郁怒，消痞母，劫诸疝瘕胀痛，消积食之停滞，泻肝气之有余。柴胡疏上焦肝气，青皮理下焦肝气。然峻削酷烈，甚非气血所宜，即肝为东方生气，岂可轻行克伐，用者慎之。

主治痘疹合参 能开膈行气，凡痘肚腹膨胀，食伤而未得下者可用。一云此痘家必用之药，能泻肝，令不成水泡而作痒也。又起发迟者痒塌者，并不可缺，宜择小而皮薄陈久者，水浸去白，锉用。然痘假气血以成功，疏肝破气之药，所当禁也，况水泡作痒者，皆气虚所致，岂可复行克削乎？

按：青皮性颇猛锐，不宜多用，如人年少壮，未免躁暴，及长大而为橘皮，如人至老年，烈性渐减，经久而为陈皮，则多历寒暑，而躁气全消也。核主膀胱疝气，一味为末，酒服五钱。叶主肺痈乳痈，绞汁饮之。

陈皮

橘皮，花开于夏，实成于秋，得火气少金气多，故味辛苦、气温、无毒。味薄气厚，降多升少，阳中之阴也。入手足太阴、足阳明经。其主胸中瘕热，逆气气冲，胸中呕咳者，以肺主气，气常则顺，气变则逆，逆则热聚于胸中而成瘕，瘕者假也，假物象形，如痞满郁闷之类也，辛散苦泄，温能通行，则气利而瘕热诸证消矣。脾为运动磨物之脏，气滞则不能消化水谷，为吐逆霍乱泄泻等证，苦温能燥脾家之湿，使滞气运行，霍乱诸证自平矣。肺为火之上源，肺得所养，津液贯输，气化运动，故膀胱留热停水，五淋皆通也。去臭下气及寸白虫，辛能散邪，苦能杀虫也。橘核味苦温而下气，所以入肾与膀胱，除因寒所生之病，凡腰痛肾冷，膀胱气痈诸方中必用之药。橘叶能散阳明厥阴经滞气，故妇人妒乳、内外吹、乳岩乳痈用之皆效。一方治妇人乳痈，未成者即散，已成者即溃，痛极者不痛，神验。用真橘皮，汤浸去白，面炒微黄为末，每服二钱，麝香酒下，初发一服即效，总皆散结之功也。

陈皮，气味辛烈，凡青皮治低，陈皮治高，痰实气壅者服妙，然留白则补胃和中而理脾，去白则消痰利滞而理肺，脾为元气之母，肺为摄气之龠，故专调诸气，不离二经。君白术则益脾，单则损脾，佐甘草则补肺，否则泻肺，同竹茹治呃逆因热，同干姜治呃逆因寒，止脚气冲心，除膀胱留热，利水道，通五淋，消酒毒，去寸白，消食消痰，开胃下气，霍乱吐泻，能温能补能和，功在诸药之上。同补气药则益气，同泄气药则破气，同消痰药则去痰，同消食药则化食，各从其类以为用也。核研调酒饮，腰痛疝痛神丹。叶引经以肝气行，散乳痈胁痈圣药。肉生痰聚气。

主治痘疹合参　健脾温中，消食化痰，同参芪散滞气，痘始终俱用，但气虚证候，兼在灌浆之时，不可过多。若自汗吐血气弱，皆所禁用，以其辛散走泄也。

香橼

味苦温，无毒，入肺、脾二经，年久者良，去白用。

香橼，理气止呕，健脾进食。性虽中和，单用多用，亦损正气。脾虚者，须与参术并行，乃有相成之益耳。

桃仁

禀地二之气，兼得天五之气以生，故其味苦重甘微，气平无毒。思邈言辛，孟诜言温，亦皆有之。入手足厥阴经。夫血者，阴也，有形者也，周流乎一身，一有凝滞则为癥瘕，瘀血血闭，或妇人月水不通，或击扑伤损积血，及心下宿血坚痛，皆从足厥阴受病，以其为藏血之脏也。苦能泄滞，辛能散结，甘温通行而缓肝，故并主之，所以为蓄血证必需之药。且桃为五木之精，能镇辟不详，故主邪气。味苦而辛，故能杀小虫。虽云苦能去滞，甘能生新，但苦重甘微，气薄，味厚，沉而下降，故泻多补少，散而不收。用之不当，及过用多用，使血下不止，损伤真阴不可不慎。桃枭，一名桃奴，是桃实着树经冬不落者，得气尤全，正月采用，盖桃为仙木，五木之精也，最能辟邪，故用杀诸精鬼，中恶腹痛，五毒不祥，其苦温之性，又能通滞散邪，故治血之功，与桃仁同，鬼击吐血，以为必需。

桃仁，主瘀血血闭，血结血燥，通润大便，行月水止痛及癥瘕邪气，杀虫辟邪。苦以破滞血，甘以生新血。花味苦，三月三日采阴干，杀鬼疰，美颜色，除水肿石淋，利二便，下三虫，酒渍服，除百病。然性走泻下降，利大肠甚快，干粪塞肠，胀痛不通，用毛桃花湿者一两，和面三两，作馄饨煮熟，空心食之，午间腹鸣如雷，当下恶物也。叶味苦辛，出疮中虫并尸虫，并取汁饮。诸虫入耳，女人阴疮，虫咬疼痛，并将裹塞。枝煎酒饮，治卒心痛。煮汤浴不染时瘟。实，恣啖作热。桃枭，辟恶杀邪，吐血用之，烧灰米汤调服立止。桃胶，乃树中流汁，下淋破血，中恶炼服。桃中蠹，亦杀鬼恶。桃上毛，更破癥坚。树白皮，治蜃生齿间。桃寄生，疗蛊中腹内。

主治痘疹合参　桃仁，宜择去双仁者，以汤浸去皮尖研用。此与杏仁润大肠功同。但杏仁治气秘，桃仁治血秘，虽云苦以去滞，甘以生新，然究竟破血之功多，而益血之力少，但走血分而性滑润。佐麻仁当归以治燥结如神耳。露桃花，味苦，辟邪，除百毒并痘毒气斑疮，宜清晨带露摘取，饭上蒸熟，焙干用。不宜多用，用多则泻。古方用治痘，一二日焦紫及丹，盖以其性阴而和阳也。

杏仁

禀春温之气兼火土之化，味苦、甘，气温，有毒。入手太阴经。性润利而下行，味苦温而散滞，温能解肌，苦能泄热，故外有发散祛邪之功，内有下气消痰之效。主咳逆上气，奔豚惊痫，心下烦热，风气去来，解肌化痰喘促等证。双仁者有毒勿用。若去皮尖，消痰润肺。若发散，连皮尖用。

杏仁，入肺，为利下之剂。散肺经之风寒，下喘嗽之气逆，消心下之急满，润大肠之气秘，解锡毒有效，消狗肉如神，逐奔豚，杀虫疽，妇人阴蚀可纳。实，㖞多目瞽，伤筋骨伤神。叶，端午采收，煎汤洗眼止泪。根主堕胎，花治厥逆。有以杏仁瓜蒌并用，不知杏仁味辛，从腠理中发散以去痰，故表虚者忌之，瓜蒌性润，从肠胃中滑利以除痰，故里虚者忌之，若痰热表里俱实者，并行而有功也。

主治痘疹合参　杏仁润心肺大肠，主喘嗽下气，散风寒痰结，宜去皮、尖，炒用。然与桃仁俱通大便，但杏仁治气，桃仁治血。

乌梅

花发于冬，成实于夏，得木气之全，故味最酸，所谓曲直作酸是也。胆为甲木，肝为乙木，舌下有四窍，两通胆液，故食酸则津生也。经曰：热伤气，邪客于胸中，则气上逆而烦满，心为之不安。乌梅味酸，能敛浮热，吸气归元，故主下气，除热烦满及安心也。下痢者，大肠虚脱也。好唾口干者，虚火上炎，津液不足也。酸能敛虚火，化津液固肠脱，所以主之。其主肢体痛偏枯不仁者，盖湿气侵于

经络，则筋脉弛纵，或疼痛不仁，肝主筋，酸入肝而养筋，肝得所养，则骨正筋柔，机关通利，而前证除矣。其主去死肌，青黑痣恶肉者，白梅之功也。白梅味咸，咸能软坚故也。又能消痰醒睡，止霍乱，解酒毒。弘景云："生梅、乌梅、白梅功用相似，第乌梅较良，资用更多，然木性喜升发，酸味敛束，是违其性之所喜也。"经云：酸走筋，筋病无多食酸，及病当发散者，咸忌之。《鬼遗方》；蚀恶疮胬肉，用乌梅肉，烧为灰敷上一夜，立尽。赤痢腹痛，乌梅肉黄连各四两，蜜丸梧子大，每米饮下二十九，日三服。治劳疟，用乌梅十四枚，豆豉二合，甘草三寸，生姜一块，童便二升，煎去一半，温服即止。

乌梅，收敛肺气，生津止嗽，解渴除烦，涩肠止泻，伤寒温疟，休息久痢，便血血痢，安蛔厥而止虫痛，去黑痣而蚀恶肉。白梅捣敷恶毒，治妇人乳痈最效。痰厥僵仆，擦牙关紧闭即开。叶煮汁服，久痢亦除。

主治痘疹合参　梅花，味甘微酸，气平无毒，能发痘解毒，以其先得万物生发气也。

梨

梨成于秋，花实皆白，得西方之阴气者乎。味甘，微酸，气寒，无毒。与莱菔相间，收藏则不朽烂，入手太阴、足阳明经。主胸中痞塞热结，治客热中风不语，解丹石热气惊邪，利大小便，止渴，贴汤火伤疮，止热嗽痰咳，润肺消痰，降火除热。膏粱之家，厚味酲酒，纵恣无节，必多痰火痈疽卒中之患，惟数食梨，能转重为轻，可消弭于无事，但多食寒中，以其过于冷利也。乳妇血瘕不可食者，以血得寒则凝，而成瘕为病也。同人乳、蔗浆、芦根汁、童便、竹沥，治血液衰少，渐成

噎膈。卒得咳嗽，用上好梨，去核捣汁一碗，入椒四十粒，煎一沸去滓，纳黑饧一大两，消讫，细细含咽立定。赤白脔肉，日夜痛者，取好梨一颗，捣绞汁，以黄连切片一钱，浸汁内，取汁，仰卧点之。反胃转食，药物不下，用大雪梨一个，以丁香十五粒，刺入梨内，湿纸包四五重，煨熟，去丁香食之。

梨，外宣风气，内涤狂烦，生之可清六腑之热，熟之可滋五脏之阴，解酒病，除渴，止咳嗽，消痰，去客热心经，除烦热肺脏，润干燥咽喉，却结热胸膈。但性流利气寒，多食动脾，令人寒中下利。产妇虚人，并宜切忌。

主治痘疹合参　除客热心烦，肺热，消渴，流利下行。

大枣

纯得土之冲气，兼感天之微阳以生，味甘，气温，无毒。入足太阴、阳明经。经曰：里不足者以甘补之，形不足者温之以气。甘能补中，温能益气，甘温能补脾胃而生津液，则十二经脉自通，九窍利，四肢和也。正气足则神自安，故主心腹邪气，心下悬急。脾得补则气力强，肠胃清，故主身中不足及肠澼。甘能解毒，故主和百药。脾胃足，气血充，后天生气借此而盈溢，故曰久服轻身也。

大枣，善和百药，补助诸经，味厚甘温，专走脾经血分，为补中益气之所必需也。滋脾土，润心肺，调营卫，缓阴血，悦颜色，通九窍，调和脾胃，具生津止泻之功，润养肺经，操助脉强神之用。凡补五脏药，用肉捣丸，中满证忌服。

主治痘疹合参　安中养脾胃，助十二经脉，通九窍，平胃气，补少气，生津液，畅营卫，和药性，灌浆时宜之。但小儿多食成疳，盖过食甘乃伤脾也。久食伤齿，牙乃肾余，土克水也。每同生姜并用

者，专行脾胃之津液而和营卫，兼以发脾胃升腾之气以散邪也。红枣功用相仿，但力差不及耳。

栗

栗煮食，滞气恋膈，生食发气生虫，晒干食之，下气补益，专走肾经，堪治肾病，健腰足助力，厚肠胃耐饥，生嚼涂筋骨碎疼，消肿祛瘀血神效。患风水气切忌沾口，小儿多食令齿不生。栗楔，系内三颗者，劈开取中一粒，敷瘰疬肿散血，理筋骨风止痛。毛壳烧灰，敷疔肿毒火丹。赤壳煮汁饮，止反胃消渴。树白皮煮浓，主沙虱溪毒。

主治痘疹合参　痘中煮熟少食则补益乃可，多食则室滞不宜，且宜于灌浆时食之。

荔枝肉

感天之阳气，得地之甘味，《本经》虽云气平，其实气温也。鲜时味极甘美，多津液，故能止渴。甘温益血助荣，故能益人颜色。多食令人发热或衄血齿痛者，以其生于炎方，熟于夏月，故善助火发热耳。核味甘温，专入肝肾，火烧存性，研末酒服，散滞气，辟寒邪，止心痛，小肠气痛，癩疝，妇人血气刺痛，皆温能通行之力也。

荔枝肉，悦容颜，祛烦止渴，益智慧，健气通神，能散无形滞气，瘿瘤赤肿，多啖能消，但过度亦生虚热。花并根煎，咽喉痹痛神方。核煅存性酒调，治卒心痛疝痛。壳烧解痧，种痘宜求。

主治痘疹合参　荔枝肉，治痘虚作泻，陷伏不起，用此养脾发毒，但多食发热发痒，戒之。壳煎汤，北人用以发痘。

龙眼

禀稼穑之化，故味甘、气平、无毒。入足太阴、手少阴经。少阴为君主之官，藏神而主血。甘能益血补心，则君主强，

神明通，五脏安矣。且甘能补脾，脾得补则中气充足，化源不竭，五脏更安，百邪俱辟，心乐神怡，耳目聪明，轻身耐老也。

龙眼，取肉入药者，甘先入脾也。古方归脾汤中，功与人参并奏。《本经》一名益智，神益脾之所藏，补心虚而长智，悦胃气以培脾，除健忘与怔忡，能安神而熟寐，不热不寒，和平可贵，养肌肉，美容颜，多服强志聪明，久服轻身不老，若肠滑中满者忌之。核治狐臭，以六枚同胡椒二七粒，同研，遇汗出即擦之。

主治痘疹合参　灌浆时，可入大补托剂中，但泄利肠滑者宜少用之。

按：方外服龙眼法，五更将不见水干龙眼，以舌在齿上取肉去核，即是舌搅华池之法，细细嚼至渣细成膏，连口中津，汩汩然咽下，如咽甚硬物。毕，又如前法，食第二枚。共服九枚，约有一时许，服毕方起。辰巳二时，又服九枚；未申二时，又服九枚；临卧又服九枚。一日四次，却有半日之工。服龙眼则气和心净，且漱津纳咽，是取坎填离之法。劳证者勤行一月，无不愈者，方士秘之。

莲肉

一名藕实。得天地清芳之气，禀土中冲和之味，故味甘、气平、无毒。入足太阴、阳明、手少阴经。土为万物之母，后天之元气藉此以生化者也。母气既和则血气生，神得所养疾病无由来矣。正禀稼穑之化，乃脾家之果，故主补中养神益气力，益十二经脉血气，五脏不足，伤中，去热安心，止渴止痢，治腰痛泄精，多食令人喜，除百疾，功专补脾益心，久服轻身耐老，延年不饥也。食不去心，令人作吐。凡使须去心，蒸焙用。下痢饮食不食，俗名噤口痢，此证大危，用鲜莲肉一两，黄连五钱，人参五钱水煎浓，细细与

咽，服完思食便瘥。同菟丝子、五味子、山茱萸、山药、车前子、肉豆蔻、砂仁、橘红、芡实、人参、补骨脂、巴戟天，治脾肾俱虚，五更溏泻。食疗服食不饥，石莲肉蒸熟去心，为末，蜜丸，梧子大。日服三十九，此仙方也。白浊遗精，石莲肉、龙骨，益智仁，等分为末，每服二钱，空心饭饮汤下。心虚赤浊，莲子六一汤，用石莲肉六两，炙甘草一两，为末每服一钱，灯心汤下。石莲子乃九月经霜后采，坚黑如石者破房得之，堕水入泥者良。今肆中一种石莲子，状如榧子，其味大苦，产广中，出树上，木实也，不宜入药。藕禀土气以生，故其味甘，生寒，熟温，入心脾胃三经。生者甘寒，能凉血止血，除热清胃，故主消散瘀血吐血，口鼻出血，产后血闷，署金疮伤折及止热渴，霍乱烦闷，解酒等功。熟者甘温能健脾开胃，益血补心，故甚补五脏，实下焦消食止泻生肌，及久服令人心欢止怒也。本生于污泥之中，体至洁白，味甚甘脆，孔窍玲珑，丝纶内隐，疗血止渴，补益心脾，真水果中之嘉品。又能解蟹毒，其产后忌生冷物，惟藕不同生冷，为能破血故也。莲蕊须一名佛座须，味甘涩，气温，入足少阴经，亦通手少阴经，故能清心入肾固精气，乌须发，止吐血，疗滑泄，同黄柏、砂仁、沙苑蒺藜、鱼胶、五味子、覆盆子、生甘草、牡蛎作丸，治梦遗精滑最良。

莲肉专入心、脾、肾三经，补中养神清心，禁精泄，清火通血脉，聪耳目，健脾胃，止泻痢，禁崩带，心肾相交，精固神悦。青心名莲薏，味苦寒，能清心去热，亦治血渴，产后渴，又治劳心吐血。用心七个，糯米二十一粒，为末酒服。又治小便遗精，用心一撮为末，入辰砂一分，每服一钱，白汤下。石莲子服更清

心，荷鼻即蒂，安胎甚良，瘀血逐，好血留，兼驱血痢。莲房即蓬，烧灰止血，甚捷。生用煎酒，推胎孕下胎衣。荷叶助脾进食，止血固精，安胎止泻，破血止渴，雷头风剂亦加，《妇人良方》并载。引生少阳经清气，仰盂象震之体，食药感此气化，胃气何由不升？花瓣镇心轻身驻颜，忌与蒜、地黄同用。莲须益肾涩遗精，清心止吐血。藕味甘寒，主血多验，散瘀血不凝，止吐衄妄溢，破产后血积烦闷，解酒毒烦渴止怒，令人心欢，清心却热。和蜜尝，肥腹脏，不生诸虫。煮熟啖，实下焦，大开胃脘，消食而变化精微，治淋及病后干渴。节同地黄捣汁，亦治口鼻来红，入酒、童便，取效更易。

主治痘疹合参 莲肉，清心止烦，健脾开胃，止泄。凡灌浆以及收靥时日，俱可常用，乃心、脾、肾三家之要品。

按：莲花出污泥而不染，生生不息，节节含藏，中含白肉，内隐清心，根、须、花、果、叶、节、皮、心，皆为良药，禀芬芳之气，合稼穑之味，为脾之果，脾为中黄，所以交媾水火，会合木金者也。土旺则四脏皆安，而莲之功大矣。

沙糖

白沙糖一名石蜜。乃榨甘蔗汁晒之，凝如石，而体甚轻，味甘，气寒，其用在脾，故主心腹热胀，除热生津止渴，及咳嗽生痰也。多食亦能害脾，以味太甘耳。黑砂糖乃蔗汁之清，而煎炼至紫黑色，味亦甘寒，功同白蜜，但冷利过之，且有润燥和血、消瘀化滞之功，故产妇用此冲汤和酒服之者，取其消瘀也。小儿丸散用此调服者，取其化滞也。多食损齿生虫，发疳胀满，令人心痛，食同葵、笋、鲫鱼，变生疳癖。甘蔗禀地中之冲气，故味甘，气寒，无毒，入手足太阴、足阳明经，甘为稼穑之化，其味先入脾，故能助脾气和

中，甘寒除热润燥，故主下气利大肠，除心胸烦热，消痰止渴，噎膈反胃，大便燥结，并解酒毒，皆取其清热生津润燥之功也。俗以为热，独不观诗云：饱食不须愁内热，大官还有蔗浆寒。

沙糖，系甘蔗汁熬成，功用与白者相仿，和血乃红者独长，杀疳虫润肺，除寒热凉心，与笋食成血癥，同葵食生沉瀣，小儿多食，损齿消肌。甘蔗甘寒泻火，入药捣汁，助脾气，和中解酒毒，止渴，下逆气，治噎膈，利大小肠，益气，祛天行时热定狂，勿共酒食，令人发痰。胃寒呕吐，中满滑泄者忌之。腊月窖诸粪坑，夏取汁服，尤治时行热狂。

主治痘疹合参 痘初热，俗以甘蔗啖之者，以性祛天行时热耳，但宜捣汁饮之，不可太多，并不可恣嚼，以伤损口舌。

山楂

一名棠梂子。禀木气而生，味酸，气平。入足阳明、太阴经。为健脾胃、消积滞、行结气之需。又能散宿血，化肉积，儿枕痛之用。然脾虚不能运化者，多服久服，愈伤脾胃生生之气，益增其滞矣。宜同参术兼施，则脾元不损，积滞自消。然山楂即非戡乱之能臣，复非培元之良相，止堪暂为佐助，化食宿血之需，岂可用为君主，长服摄生之药，何近世小儿药中动辄必投何也？

山楂，益幼稚，消食积聚，扶产妇，除儿枕痛，消滞血，理疮疡，行结气，健脾胃，祛膨胀，消宿滞。用之者以味酸属甲，甘则属己，甲己化土，所以入补脾药，助其运化也。消血块肉积者，以酸能入肝，去其肝藏之血滞也。肉积者，亦血液之化类耳。核主催生、疝气。

主治痘疹合参 解毒发痘，消食健胃，化痰行结气，催疮疡，消滞血，有制

参芪之功，痘疹用之者，以毒由血热气滞，藉酸味入肝，溶化其血毒为脓水也。然性散血解结，多用则内虚。若气虚便溏者切忌，宜去核用，盖核仁能使作泻耳。

按：山楂，善去腥膻肉食之积，与麦芽消谷积者不同，仲景治伤寒一百十三方，未尝用麦芽、山楂何也？为其性缓，非乱世之能臣，故但用大小承气耳。近世不问肉食积滞有无，一概用之，以为稳当，恐无益即有小害也。

胡桃肉

禀火土之气以生，味甘，气热，无毒。以性润而多热，故为益血补命门之药。令人肥健，润肌肤，黑须发，固精气，强阴起阳也。小儿、产妇气喘，用带衣胡桃同人参煎服乃愈者，取人参定喘，胡桃润肺，皮更有敛肺之功也。多食利小便者，以其能入肾固精，令水窍常通也。敷瘰疬者，甘热能解毒散结。去五痔者，取其润肠除湿之功也。误吞铜钱，多食胡桃化出者，物性之畏也。久食能脱人眉者，热极则生风，风甚则万物摇落之象也。其青皮性涩，故为染髭之用。同补骨脂、蒺藜、莲须、鹿茸、麦冬、巴戟、覆盆、山萸、五味、鱼胶，益命门种子最效。血崩不止，用胡桃肉十五枚，烧存性，研作一服，空心温酒调下，神效。便毒初起，用胡桃七个，烧研酒服，不过三服即效。鱼口便毒，端午日午时，取树上青胡桃，筐内阴干，临时全烧为末，酒服，少行一二次有脓自大便出，无脓即消，二三服，平愈。以上二方，加全蝎、穿山甲尤妙。压扑损伤，胡桃仁捣和温酒，顿服便瘥。

胡桃肉，频食健身生发，兼补下元。多食动风生痰，且助肾火。烧擂细末，合松脂敷瘰疬易瘥。人拔白须，同胡粉纳孔中即黑。伤损和醇酒热服，石淋掺碎米煮

尝，经脉甚通，血脉能润，食酸齿龃，细嚼立除。味甘气热，养血润肠，敛肺治喘，壮痿强阴，止腰脚虚疼，令肌肤光泽。上以利三焦之气，下以益命门之火，佐以补骨脂，有水木相生之妙。

主治痘疹合参　初起则宜食，灌浆时宜少食，泄泻虚滑者禁之。

按：胡桃，达命门之品也。夫三焦者，元气之别使，命门者三焦之本源，盖一源一委也。命门指所居之府而名，乃藏精系胞之物，三焦指分治之部而名，乃出纳熟腐之司，一以体名，一以用名，在两肾之间，上通心肺，为生命之源，相火之主，《灵枢》已详言，而扁鹊不知源委体用之分，以右肾为命，以三焦为有名无状，承讹至今，莫之能正，胡桃仁颇类其状，外之皮汁皆黑，故入北方通命门，命门既通，则三焦利，故上通于肺耳。昔幼儿痰喘，五日不乳，其母梦大士授方，令人参胡桃煎汤，灌之即愈。次日胡桃去衣服之，其喘复作，仍连皮煎服仍效。盖人参定喘，胡桃润肺，皮有敛肺之功也。空腹时连皮食七枚，大能固精壮阳，但命门火炽者勿服。

木瓜

得春生之气，禀曲直之化，味酸，气温，无毒。入足太阴、阳明、足厥阴经。性恶湿而喜燥，温能通行，酸能收敛，有并行不悖之功，所以能去湿和胃，滋脾益肺，利筋骨，调营卫，治肝脾所生之病。如暑湿伤脾而霍乱，肝木乘脾而转筋，及脚气湿痹也。然足痹由于精血不足，吐泻由于倍食伤胃者勿用。然多食木瓜损齿及骨，以其伐肝也，忌犯铁器。

木瓜实气脱能固，气滞能和，平胃滋脾，益肺去湿，除霍乱转筋，脚气水痢，筋急能舒，筋缓能利，湿痹能攻，暑泻能止，故曰：醒筋骨之湿者莫如木瓜，合筋

之离者莫如杜仲。

按：木瓜禀东方之酸，故专入肝治筋。凡转筋时，但呼其名，及书作木瓜字样于其处则愈，可见神于治筋者矣。然多食损齿及骨。经云："阴之所生，本在五味；阴之所营，伤在五味。"五味太过即有增胜之忧也。

柿

禀地中之阴气以生，故味甘、气寒、无毒。入手足太阴经，故能清胃，复能润肺。肺与大肠为表里，所以上主化痰止渴宁嗽，下主肠澼来红不足。总甘能益血，寒能除热之功也。干柿功效相似，但寒气稍减，更能厚肠胃，补不足，润肺止渴。柿霜色白轻浮，清肃上焦，治心肺间之热，生津止渴，化痰止嗽，喉舌口疮之需。但嫌性寒，凡肺经无火者，感寒咳嗽者，脏腑肠胃虚冷者忌之。

柿属金与土，种类虽不一，收敛义则同，润心肺止嗽，开胃脘消痰，腹内瘀血旋除，口中吐血易止。解渴补虚劳不足，涩肠禁热痢频来。忌与蟹同食，误犯痛泻害深。红柿忌酒共尝，易醉人，患心痛至死。黄柿和米粉蒸，小儿啖可塞肠澼便红。粗心柿略大微寒。牛奶柿至小极冷，不宜多食，寒中腹痛。干柿气平，久服有益，涩中厚肠胃，杀虫润咽喉，日晒干，白色者佳。柿蒂疗呃逆如神。柿霜清心退热生津，润肺化痰止嗽，故治劳嗽甚效。木皮研细，米饮调服，下血能医。古谓柿有七绝，一寿，二多阴，三无鸟窠，四无虫蚀，五霜叶可玩，六嘉宾，七落叶肥大也。

按：柿种虽不一，总之清肃上焦火邪，兼有益脾之功。有三世死于反胃，其孙得一方，用柿饼同干饭食之，绝不用水，亦勿以他药杂之，旬日而愈。其清肃上焦益脾之功可见矣。但中寒者禁之。

石榴皮

味酸、涩，性温，无毒。入肝、脾、肾三经。

石榴皮，能禁精漏，赤白带下，久痢滑泻，并堪收涩，洗眼止泪，煎服下蛔。子，啖生津解渴。过食损肺及损齿变黑，恋膈成痰。

椰子

椰子，大类匏瓜，其壳锯开作器，遇毒沸起便知。肉时淡，益中气虚弱，却瘫痪偏风。浆如乳汁，饮之得醉，涂须发转乌，润咽喉不渴。

榧

禀土气以生，味甘涩，兼苦，微寒，无毒。炒食甘美，经火则热。多食引火入肺，大肠受损。入手太阴、阳明经。苦寒能泻湿热，为肺家之果，所以上除寸白，下疗肠痔，肺脏腑所受湿热之病，悉治之矣。治寸白虫，日食榧子七颗，满七日，虫皆化为水也。东坡诗云：驱除三彭虫，已我心腹疾。盖指其杀虫也。如好食茶叶，面黄者，亦有虫也。每日食榧子七颗，以愈为度。甚者，每日空腹食二十一枚，不数日，虫俱下矣。

榧，主五痔，能使去根，杀三虫，旋化为水，助筋骨健而壮阳，调营卫行而止咳。忌同鹅肉食。榧子皮反绿豆，能杀人。

枇杷叶

禀天地清寒之气，四时不调，味苦，气平，平即凉也，无毒。入足太阴、足阳明经。以性凉而善下气，故降火而清肺胃，以治呕哕消渴，肺热喘咳，脚气上冲，及妇人发热咳嗽，经事先期，总性凉清润下气之功也，宜刷去背上毛。治胃病，姜汁涂炙。治肺病，蜜水涂炙。去毛不净，射入肺中，作咳难疗。

枇杷叶，清肺和胃下气，除呕逆不

已，解渴，治热嗽无休。实，味甘酸，滋润五脏，少食止吐止渴，多食生热生痰。木白皮亦入医方，主吐逆不能下食。

郁李仁

得木气而兼金化，故味辛、苦，性润而善降下，阴也。碎核取仁用。入足太阴、手阳明、太阳经。为宣结消肿、破血利水、润燥之药，乃治标救急之方。倘燥结由于津液不足者勿服。

郁李仁，消浮肿肌表，竟利小便，宣结气肠中，立通关格，破血润燥，亦易成功，润达幽门，关格有转输之妙，宣通水府，肿胀无壅遏之嗟。

鸡头实

一名芡实，禀水土之气以生，味甘，气平，无毒。入足太阴、少阴。补脾胃固精气之药也。脾主四肢，足居于下，为湿所侵则腰脊膝痛而成痹，脾气得补，湿不自容，而前证除也。脾主中州，益脾故能补中，肾藏精与志，入肾，故主益精强志，暴病多属火，得水土之阴者能抑火，故主除暴疾也。精气足脾胃强，则久服耳目聪明，轻身耐老矣。君山药、茯苓、白术、人参、莲肉、薏仁、扁豆，为补脾胃要药。一味捣末，熬金樱子煎和丸服之，补下元益人，谓之水陆丹。鸡头粥法，用鸡头实三合，煮熟去壳，同粳米一合，煮粥，日日空心食之，能益精气，强志意，利耳目。四精丸，治思虑色欲过度，损伤精气，小便遗数精滑，用秋石、芡实、茯苓、莲肉各四两，为末，枣和丸梧子大，每服三十九，空心盐汤送下。

鸡头实，去湿痹健脾，禁泄泻遗浊，益气补中，固精滋肾。

覆盆子

得木气而生，味甘、酸，气温，无毒。入足少阴经。补虚续绝，强阴健阳，添精益气，精滑能固，阴痿能强，悦泽肌肤，安和脏腑，长发强志，既有补益之功，复多收敛之义。名为覆盆者，服之能使尿盆皆覆也。同车前、五味、菟丝子、蒺藜，为五子衍宗丸，治男子精气亏乏，中年无子。加入巴戟天、腽肭脐、补骨脂、鹿茸、白胶、山茱萸、肉苁蓉，治阳虚阴痿，临房不举，精寒精薄，宜去蒂，酒煮用。

覆盆子，益肾脏而固精，补肝虚而明目，起阳痿缩小便。专治肾伤精竭流滑，用之强阴固涩，以助闭蛰封藏，女人多服结孕，亦温补肝肾之力欤！

金樱子

得阳气而兼木化，故味酸、涩，气平、温，无毒。入足太阳、手阳明、足少阴经。涩可去脱，故主小便不禁，梦遗精滑之证。

金樱子，入脾、肾二经，涩遗精，精滑自流，为收敛虚脱之药。

按：金樱子，味酸而功专止涩，然经络隧道，以通畅为和平，倘能调神养气，则自能收摄充固，昧者但取收涩，煎汤常服，不惟无益，反至气血乖和，令人减食。

葡萄

葡萄，苗成藤蔓易长，实有紫黑及白，取汁酿酒，留久愈香。逐水气，利小便不来者殊功，治时气，发疮疹不出者立效。益气倍力，令人肥健，胎孕冲心，食之即下。多食令人烦闷昏眼。根即名木通，通便甚验。

橄榄

得土中之阳气，味先酸涩而后甘，气温，无毒，肺胃家果也。能生津液，酒后嚼之不渴，故主消酒解酒毒也，亦解鯼鲐毒。鯼鲐即河豚鱼也。人误食此鱼肝及子，必迷闷至死，惟橄榄汁煮服之，必解，盖其木作楫，拨着其鱼，鱼皆浮出，物之相畏如此。故食诸鱼被鲠，用橄榄嚼汁咽之，无橄榄时即觅核研末，急流水调服亦效。其治手抓碎成疮，用橄榄磨浓汁，涂之，能灭瘢痕。治肠风下血，橄榄烧存性，研末，每服二钱，陈米饮调下。耳足冻疮，橄榄核烧研末，油调涂之，皆取其温行酸敛之义也。

橄榄，利咽喉，止烦渴，开胃消酒食甚佳，止泻解鱼毒益妙。喉中鱼鲠，汁咽能除。若煮饮之，尤解诸毒。然性多热，多食能致上壅。

白果

白果二更开花，三更结实。生食戟人喉，炒食味甘苦，少食点茶曆酒，多食动风发痰，食满一千，令人立死。阴毒之果，不可不防。古方取其仅治白浊获效，小儿勿食，极易发惊。

荸荠

一名乌芋。禀土金之气以生，味苦、甘，气微寒，无毒。甘寒能除热而生津，故主消渴，苦能泄，故主痹热，下丹石，消宿食，治黄疸，腹胀下血，五种膈气，除胸中实热也。

荸荠，益气而消食，除热以生津，腹满须用，下血宜尝，善能毁铜，故误吞铜物者用之。然寒凉克削，孕妇忌食。

海松子

海松子，气味香美甘温。气温能助阳而通经，味甘能补血而润泽。经通血润，五脏自和，所以主骨节中风及因风头眩，去死肌，散水气，润五脏，变发白，仙方服食，多饵此物，亦以能延年轻身不老也。

按：松子甘美大温，中和之品也。善理肺燥咳嗽，故风髓汤中，用松子仁一两，胡桃仁二两，研膏和熟蜜半两，食后沸汤点服。又大便虚秘者，用松子仁、柏子仁、麻子仁等分研泥，溶白腊和丸，黄芪汤下。

冯氏锦囊秘录杂证痘疹药性
主治合参卷九

海盐冯兆张楚瞻甫纂辑
婿孙　昌绪龙媒
门人王崇志慎初同校
男　乾元龙田

兽　　部

象牙

象牙，味甘，寒，无毒。象性勇猛，而牙善蜕，故能出一切皮肉间有形滞物，又能治邪魅惊悸风痫，及恶疮拔毒长肉生肌，去漏管之用。象胆，极苦极寒，入肝、脾二经。肝热则目不明，脾家郁热则成痔积或口臭。脾主肌肉，肝主血分二经，蕴热多生疮肿，苦寒能除二经之热，故并主之。又治痔证痨瘵传尸者，总取其苦寒能杀痔虫、痨虫，除脏腑一切热结也。

象牙，治杂物铁刺如神，刺入喉中调饮，刺入肉里调敷，生煎服之，可通小便闭涩，烧灰饮下，又止小便过多。象胆主明目，治疮肿以水化涂之，治口臭以棉裹少许贴牙根，平旦漱去，数度即瘥。象皮其性最宜收敛，入以钩插皮中，拔出半日即合，故入膏散，为长肉合金疮之要药。

主治痘疹合参　象牙极利小便，故痘不收靥用之者，亦以其善利水也。一云又能起痘。凡眼中有痘，磨水搽上最妙。

牛黄

牛为土畜，其性甘平，精华凝结为黄，犹人身之有内丹也，故能解背毒，消痰热，散心火，疗惊痫，为世神物，诸药莫及也。凡牛生黄，则夜视其身有光，皮毛润泽，眼如血色，盖得气之精，形质变化自有异也。味苦，气平，无毒。入足厥阴、少阳、手少阴经。为除热消痰解毒，清心抑火，平肝通窍镇惊之用。凡小儿纯阳之气，病多胎毒痰热，属肝、心二经所发，故多用此，有起死回生之力，惟伤乳作呕，脾胃虚寒者忌之。牛角䚡乃角中嫩骨尖也，为筋之粹，骨之余，入足厥阴、少阴、血分之药，兼入手阳明经。燔之，味苦，气温，无毒。苦能泄，温能通行，故主妇人带下及闭，瘀血疼痛也。牛胆，味苦，大寒，无毒。寒以胜热，苦以泄结，故主心腹热，及渴利口焦燥也，入肝泄热，故益目清明目也，以南星末贮入阴干，治急惊热痰，神效者，取苦寒以制南星之燥，既可豁痰，复能除热耳。牛肉，夫牛为土畜，黄得中央正色，故为补养脾胃，安中益气，但病死者，独肝者，黑身白头者，皆不可服。黄明胶，即牛皮胶，又名水胶，味甘、平，无毒，主吐血下血，血淋，妊妇胎动下血，风湿走注疼痛，打扑伤损，汤火灼疮，痈疽肿毒，活血止血，其气味与阿胶同，故所主亦与阿胶相似。以其性味皆平补，亦宜于血虚有热者，但非阿井水及驴皮同造，故不能疏利下行耳。若鹿角胶者，则古名白胶，性味温补，非虚热者所宜，何古人采黄明诸方，附于白胶之后，其误甚也。跌扑损伤，真牛皮胶一两，干冬瓜皮一两，锉，同炒存性研末，每服五钱，热酒一盏，调服仍饮二三盏。暖卧微汗痛止。诸般痈肿，黄明胶一两，水半升化开，入黄丹一两，煮匀以鹅翎扫上，如未成者，涂其四围自消。背疽初起，用黄明胶四两，入酒重汤顿化，随意饮尽，不能饮者滚白汤饮之，服此毒不内攻。一方加穿山甲四片，炒成末其妙无比。霞天膏，味甘，温，无毒，主中风偏废，口眼歪斜，痰涎壅塞，五脏六腑，留痰宿饮癖块，手足皮肤中痰核。其法用肥嫩雄黄牛肉三四十斤，洗极净，水煮成糜，滤去滓，再熬成膏用之。盖胃属土，为水谷之海，无物不受，胃病则水谷不能以时运化，羁留而为痰饮，壅塞经络，百病变生，惟用霞天膏以治。盖牛，土畜也，黄土色也，肉者胃之味也，熬而为液，虽有形而无浊，质以脾胃所主之物，治脾胃所生之病，故能由肠胃而渗透肌肤毛窍，搜剔一切留结也。然阴虚内热之人，往往多痰，此则由于水涸火炽，煎熬津液凝结为痰，胶固难散者，亦须以此和竹沥、贝母、橘红、苏子、瓜蒌根之类消之。《夏子益奇疾方》：肉人怪病，人顶生疮，五色如樱桃状，破则自顶分裂，连皮削脱至足，名曰肉人。常饮牛乳自消。

牛黄，治一切惊痫痰壅，中风癫狂，失音口噤，时疾中恶，清心化痰，辟邪除热，安魂定魄，孕妇忌服，恐堕胎元。入外科敷掺药中，能解痈疽疔肿，散毒止痛如神。小儿初生三日，调服豆许，能化胎受一切热毒，既免惊痫，复可稀痘，痘疮黑陷，用牛黄二厘，朱砂一分，共研细末，蜜浸胭脂，取汁调搽。然牛黄化痰清心最捷，大有力量之药，倘病未至沉疴，切勿轻为过用，否则诸药难灵。至于中风在腑、在血脉者，用之，反引邪入髓，如油入面，莫之能出也。惟急惊热痰壅塞，麻疹余毒不清，并丹毒火灼，牙疳喉肿，命在须臾者，仗之诚为夺命至宝。牛角尖，治一切血瘀血崩带漏。肾补肾中精气。肝助肝血明目。心主虚忘。胆益精眸，兼滋口唇焦燥。肉养肌肉，能使中气发生。大肠小肠广肠，并厚各肠，除肠风痔漏。血脾百叶草肚，俱健脾胃，免饮食积伤。牛茎塞带漏结胎。牛脑却风痛止渴。髓益气禁泄痢，又和地黄白蜜，各等份成膏，平三焦，安五脏，治瘦怯补中。乳养血而补虚羸，滋润五脏而止渴，养心肺，解热毒润皮肤，仍造酪酥，除肺痈止吐衄，润毛发住嗽。乳饼利十二经脉，通大小便难，酥乃牛乳所出之精华，故能补五脏，益精髓，润血脉，血枯火盛，大肠燥结，口舌生疮，除热补血。血补身血枯涸。齿疗小儿牛痫。尿饮消水肿如神，从尿管利出。屎燔涂鼠瘘最妙，愈灸疮尤奇。火煅重罗，善掺痘烂。

按：牛本属土，黄牛肉，色正中央，补脾而固中气尤捷，故主疟久病，日服黄牛汤，能令日渐轻强，而无肿满之病，其效可知。即丹溪倒仓法，治停痰积血，胶聚于肠胃回薄曲折之处，发为瘫痪，痨瘵，蛊胀膈噎，非丸散所能及者，用此因泻为补，借补为泻，踵其曲折，如洪水泛涨，陈朽顺流而下，沉疴悉去，大有再造之功。中年后行一二次，亦却疾养寿之一助。牛肉补中，非若吐下药伤人，亦奇方也。其法用肥嫩牡黄牛肉二十斤，长流水煮糜滤滓，取液熬成琥珀色，前一晚不食，至日空腹坐密室，取汁每饮一盏，少时又饮，积数十盏，身体觉痛。如病在上则吐，在下则利，在中则吐而利，利后必渴，即饮已尿数碗，以涤余垢，饥倦先与米饮，二日与淡粥，次与厚粥软饭，将养一月，沉疴悉安矣。须断房事半年，牛肉五年。

主治痘疹合参　　牛黄，解心火之毒。凡痘发狂谵语，痘色紫赤，狂乱发斑者，可用。并气血充足，日至不敛者，亦宜用。然痘疮全以心为主，始用之，则难保其冰伏不出矣。后用之难免其寒胃变生矣。惟有痘疔咽肿，诚为外治之要药。牛虱有用以发痘，但性燥烈，不可多用轻用。

按：牛黄入肝，凡中风入脏者，必用牛黄，入骨透髓，引风自内而出。若中腑及中血脉者用之，反引邪入髓，如油入面，莫之能出。至于脱绝正气，惟宜参附追复元阳，而牛黄何济于事也。

猪肤

猪肤，即猪皮也。仲景治足少阴下利，咽痛胸满心烦者，有猪肤汤。用猪肤一斤，水一斗，煮五升，取汁，入白蜜一升，白粉五合，熬香分服。盖取其性甘寒，气先入肾，以解少阴客热，加白蜜以润燥除烦，白粉以益气断利也。猪乃水畜，在辰属亥，在卦属坎，其肉气味虽寒，多食令人暴肥，性能作湿生痰，易惹风热，殊无利益。悬蹄乃蹄甲之悬起不着地者，味咸，寒，无毒，入手足阳明经。咸寒能除肠胃之湿热，故主五痔伏热，肠痛内蚀。得牛角䚡、槐角子、猬皮、象牙末、金头蜈蚣、蚯竹屑、明矾、地榆、青黛、白蜡、治通肠痔漏，令漏管自出。又治痘后目翳半年已上者，用猪悬蹄三两，瓦瓶固济，煅，蝉蜕一两、羚羊角三钱为

末，每岁一字，三岁以上二钱，温水服，日三次，一月取效。猪四足，味甘、咸，气寒，主下乳汁，伤挞败疮，外科有猪蹄汤，为洗痈疽溃溃之要药。夫乳属阳明，阳明脉弱则乳汁不通，能益阳明经气血，故能下乳。伤挞败疮，必血热作痛，甘咸而寒，故凉血止痛，煮汤以洗溃疮，亦此义耳。猪肾，味咸，气冷，能泻肾气，肾虚寒者不宜食。《本经》云：主理肾气，通利膀胱，乃借其同气以引导之，不言补而言理，意有在矣。肾与膀胱为表里，故复能利膀胱也。今人认为补肾，恣意食之，大为有损。日华子云：久食令人无子。孟诜云：久食令人伤肾。盖猪被戮时，其惊气入心，绝气归肾，病后尤勿多食，以其性冷而无生发之气耳。猪胆，主伤寒热渴，盖胆味苦气寒，经曰：热淫于内，寒以胜之，苦以泄之，故主伤寒热渴也。又仲景胆导法，以猪胆汁和醋少许，灌谷道中，通大便神效。入猪牙皂角，细末二分，搅匀更速，盖取酸苦，益阴润燥而泻便也。又治少阴下利不止，厥逆无脉，干呕烦者，以白通汤加猪胆汁主之，使同气相从而无拒格之患，此寒因热用，热因寒用之义也。葱白四茎、干姜一两、生附子一枚、米三升，煮一升，入人尿五合，猪胆汁一合，分服。猪肚，主止渴利，补中益气。夫猪肚属土，味甘，气微温，乃猪一身无害之物，为补脾胃之要品，脾胃得补则中气益而渴利自止矣。日华子云："主补虚损。"苏颂云："主骨蒸劳热。"血脉不行，皆取其补益脾胃，则精血自生，虚劳自愈，根本固而五脏皆安也。《普济方》：治水泻不止，用猪肚一枚，煮烂，入平胃散，捣丸服效。仲景方：猪肚黄连丸，治消渴，用猪肚一枚，入黄连末五两、栝楼根、白粱米各四两、知母三两、麦门冬二两、缝定蒸熟捣丸，

梧子大，每服三十九，米饮下。《千金方》：温养胎气，胎至九月，消息，用猪肚一枚，如常着五味煮食，至尽。又猪肚丸，治脏毒下血，黄连一味，为细末，量肚大小实之，煮令极烂，捣匀为丸，梧子大。又方，治腹胀大，用乌芋去皮，入雄肚线缝，砂器煮麋食之，勿入盐。治效如此可见其功矣。肪膏即脂油也。味甘，气寒，性滑泽，能凉血解毒润燥，故主煎诸膏药及解斑蝥、芫青毒也。又能利肠胃，通大小便，散风热，疗恶疮者，甘寒之功也。《万氏方》：治肺热暴喑。猪脂油一斤，炼过，入白蜜一斤，再炼少顷，滤净，冷定，不时挑服一匙即愈，乃润燥之力也。胵，一名肾脂，生两肾中间，似脂非脂，似肉非肉，俗名腜子。乃人物之命门、三焦发原处也。主肺痿咳嗽，肺气干胀喘急，润五脏，去皴疱𪒠黯等证，盖甘寒滑泽之物，甘寒则津液生，滑泽则垢腻去，和枣肉浸酒服，亦主痃癖，羸瘦，然男子多食，损阳薄大肠，盖共功专去垢腻，故染家凡浣垢衣必用此也。

按：猪为食味中常用之物，脏腑肠胃，咸无弃焉。然一身除肚膏外，余皆有毒发病。壮实者，或暂食无害，有疾者不可不忌，故列其害于后。肉，多食令人虚肥，生痰热，热病后食之复发。头肉食之生风发疾。脑食之损男子阳道，临房不能行事，酒后尤不可食。血，能败血损阳，服地黄、首乌诸补药者，尤忌之，多食耗心气。肝，服药人不可食，合鱼鲙食生痈疽，合鲤鱼肠子食，伤人神，且猪临宰惊气入心，绝气归肝，故俱不可多食。肺不可与白花菜合食，令人气滞发霍乱，八月和饴食，至冬发疽。肾久食令人伤肾，少子，冬月忌食，损人真气，兼发虚壅。胵，男子多食损阳。肠，多食动冷气。鼻唇，多食动风。舌，多食损心。

猪肤，多飧令人虚肥，动风发痰，但虚损精血不足者，暂供口吻，补之以味也。仲景论猪肤汤，取性甘寒，气先入肾，少阴客热燥气，可以解之，总血肉之类，借充口腹。若调养得所，则为长养气血之需，倘动静乖张，则为发热生痰之本，况万物主味者则柔，每多柔顺之功不全赖以重轻，主气者则刚，便有刚烈之体。损益凭之以消长，肥脂血肉，必润而下，五谷甘淡，必平而缓，非若草木得偏气而有大力也。劫出猪卵，即双睾丸，小儿惊悸癫痫，大人鬼疰蛊毒，五癃挛缩，寒热奔豚。四蹄能下乳汁。心，托心气镇惊。脾，主脾伤除热。肺，补肺治咳声连。胵，食多损阳，亦主肺胀喘咳。胆中汁纳谷道便通。新剖心内血，丸诸药，养血安神丸中必用，禁邪梦纷纭。舌煮浓汤，益元阳健脾进食。肝炙燥热纳阴户，止痒引虫。肾止腰痛，煨肾散可服，冬月忌食。肚扶脾弱，莲肚丸堪尝。乳使人润泽，生精生血，除天吊猪痫，脐风撮口。脂油敷疮疥杀虫。脑髓治脑鸣头眩，一云能令滑精。大肠捣连壳丸内，能消五痔益肠。脊骨髓入补阴丸中，可助真阴生髓，除脊痛，退骨蒸，调寒水石，治汤烫火烧。血补中风眩晕，奔豚暴气。屎消中湿肿黄时疫，肿胀蛊毒。猪窠草密置席下，止小儿客忤夜啼。

主治痘疹合参　　猪肉，宜少盐腌，饭中煮食，则脾胃不伤，借其动风之性，可助发生，且血肉以补血肉也。

鹿茸

禀纯阳之质，含生发之气，味甘，气温。入手厥阴、少阴、足少阴、厥阴经。为温补肝肾，及走命门心包络，填精血补真阳之要药。形如茄子饱满光润者佳。鹿茸补阳，麋茸补阴，角亦如之。凡角初生软嫩者，为茸，禀壮健之性，故峻补肾家真阳之气，熬成白胶，则气味甘缓，能通周身之血脉。生角，则味咸，气温，惟散热，行血消肿，辟恶气而已。成能入血软坚，温能通行散邪，故主恶疮痈肿，逐邪恶气及留血在阴中。少腹血急痛，折伤恶血等证也。去毛骨，酥炙用。

鹿茸，补元阳精血更捷，主小便数利，泄精尿血腰肾虚冷，脚膝无力，夜梦鬼交，精溢自出。填精血壮元阳，益气滋阴，大补羸瘦，强志坚齿，腰膝酸痛及虚劳洒洒如疟。女人漏血崩中，且鹿性最淫，故专以壮阳补肾不足也。麋茸，一云系鹿之大者，功力尤胜，但性热而专补阳多，骨软可健，茎痿能扶，壮阳之品，而风寒湿痹，筋挛等证亦用。其鹿、麋二肉俱补，此以麋、鹿为一种，但以大小分别命名，鹿性温而补阴，麋性热而补阳，则麋茸之热，过于鹿茸为论矣。此说非也。夫麋与鹿自有二种，鹿是山兽也，好群而相比，为阳之类，故夏至感阴气而角解，阴生阳退之象也。麋是泽兽也，多欲而善迷，为阴之类，故冬至感阳气而角解，阳生阴退之象也。阴阳相反如斯，故鹿茸禀纯阳之质，含发生之气，一牡常御百牝，是肾气有余，而足于精者也，故有助阳扶阴之妙。鹿补阳，右肾精气不足，麋补阴，左肾血液不足，然虽有阴阳功用之殊，总不外乎填精髓，强筋骨，长血气，为肾肝滋补之要药也。鹿角主恶疮痈肿，逐邪恶气留血在阴中，除小腹血急痛，腰脊冷痛，产后血晕血瘀，折伤恶血，生用行血，熟用补虚。龟、鹿皆灵而有寿，龟首常藏在腹，能通任脉，其华在甲，取以补心补肾补血，皆以养阴也。鹿鼻常反向尾，能通督脉，其华在角，取以补命门，补精补气，皆以养阳也。龟鹿二仙膏，一阴一阳之义也，但鹿角生用，散热行血，消肿辟邪，熟用则宜肾补虚，强精活血。

炼霜熬膏，则专于温补，膏可冲酒，配药俱宜。霜唯入丸，以为佐使。鹿髓精血之纯，内充以实骨者也。鹿禀纯阳，故髓味甘气温，性能补血而润燥，所以主一切血脉不和，伤中续绝，筋急挛痛，及咳逆也。同蜜煮服，壮阳道，令人有子，同地黄汁煎膏服，填骨髓，壮筋骨，治呕吐。鹿肾能壮阳道，大补肾家不足，以其肾气有余，而足于精者也。鹿肉味甘气温，通血脉补中，能益脾胃，强五脏，益气力也，生者薄片，贴中风口僻即正，亦取其通血脉之功也。

按：鹿性淫而不衰，其角不两月长大一二十斤，生长神奇，无过于此，盖其性热，生生不已，气化浓密，故补肾之力，其功伟哉！

白胶

一名鹿角胶，鹿乃仙兽纯阳之物也。其治劳伤羸瘦。益肾添精、暖腰膝、养血脉、强筋骨、助阳道之圣药。其华在角，取角熬胶，味甘，气温，无毒。入足厥阴、少阴、手少阴、厥阴经。经曰：劳则喘且汗出，内外皆越，中气耗矣。故作劳之人，中气伤绝，四肢作痛，多汗或吐血下血，皆肝心受病。此药味甘，气温，入二经而能补益中气，则绝伤和，四肢利，血自止，汗自敛也。折跌伤损，则血瘀而成病。甘温入血通行，又兼补益，故折跌伤损自愈。妇人血闭无子，及崩中淋露，胎痛不安，腰痛羸瘦者，皆血虚肝肾不足之候，温肝补肾益血，则诸证自退，胎自得所养也。血气生，真阳足，故久服轻身延年耳。更治尿血、溺精，疮疡肿毒，漏下赤白，妇人久服能令有子，皆味厚补益之力也。

白胶，主伤中劳绝，腰痛羸瘦，补中益气，妇人血闭无子，止痛安胎，疗吐血下血，崩中不止，四肢酸疼，多汗淋露，折跌伤损，久服轻身延年。

犀角

犀，亦神兽也。故其角之精者，名通天，夜视有光，能开水辟邪，禽兽见之，则惊骇辟易。味苦、咸，大寒，入足阳明、手少阴经。阳明为水谷之海，无物不受，其口鼻为阳明之窍，诸毒邪气多从口鼻而入，神灵苦寒之性，专入阳明，以除诸热百毒也。邪热即去，则心经清明，所以狂言妄语，热毒痈肿，除烦止惊，镇肝明目，衄血吐下，伤寒蓄血，发黄发斑，痘疮黑陷，皆取其入胃、入心，散邪清热，凉血解毒之功也。欲作细末，先锯屑，置人怀中一宿，捣之，应手成粉。人为万物之灵，故能胜之。且阴寒之质，得阳和而冰解矣。犀取尖，鹿取茸者，以其精气尽在是也。作器物者，多被蒸煮，不堪入药。

犀角，百毒皆除，能解烦热，伤寒温疫，一切痈肿，镇肝明目，安心定神。然至寒至灵之品，入心凉血，入胃散邪则是矣。但以治血热痘证初起者，非也，盖痘假火性之呈形，若大寒则冰伏不出矣。有以为功能升散，恐未当也。丹溪云：犀角属阳，性善走散，比诸角为甚，痘疹后用以走散余毒，殊不知血虚燥热者，用之其祸立至。

主治痘疹合参　除心火，安心神，止烦乱，镇肝明目，解热毒，清血热，磨服尤妙。丹溪谓属阳，能散痘后余毒。若血虚者忌用。然诸痛痒疮疡，皆属心火，在初用之，不无冰伏在内之虞，在后之用，不无引毒入心之患，张每以羚羊角代之而神效。盖能清肺肝，而非若犀角苦寒，直入心经凉血也。

按：犀角，食百草之毒，故能解百毒。然大寒之性，胃必受伤，妊妇多服，能消胎气。

羖羊肉

羊得火土之气以生，味甘，气大热，无毒。凡形气痿弱虚羸不足，脾胃虚寒气乏者宜之。其主字乳余疾者，盖产后大虚，血气暴损，得甘热补助阳气，则阴血自长，余疾自除矣。中气虚则心不安或惊悸，阳气弱，则头脑大风汗出，补中则中自缓，故能安心止惊，益气则阳自足，故能疗头脑大风汗出及虚劳寒冷也。《金匮》羊肉汤，治寒劳虚羸，产后心腹疝痛，用肥羊肉一斤，水一斗，煮汁八升，入当归五两，黄芪八两，生姜六两，煮取二升，分四服。又《千金方》治损伤青肿，用新羊肉贴之即愈，内外资治皆效，可见其功矣。肾，补肾气者，以类相从，借其气味，补其不足也。肝则性冷，故能补肝除热，目赤昏暗，翳膜羞明，迎风多泪，生食更效，薄片敷之亦良。血，主女人血虚中风，及产后血晕闷绝者，生饮一升，即活，并解丹石药毒如神。若服地黄、首乌诸补药者，切忌。羊胫骨，主虚冷劳及脾弱肾虚不能摄精白浊，除湿热，健腰脚，固牙齿，去䐃䐈，治误吞铜钱金银等证。昔张女年七八岁，误吞金馈子一只，胸膈痛不可忍，一银匠炒末药三钱，米饮服之，次早大便取下。叩求其方，乃羊胫灰一物。盖羊胫骨灰可以磨镜，羊头骨灰可以消铁，故能治之，乃秘妙神效之法也。擦牙固齿，羊胫骨灰一两，升麻一两，黄连五钱，为末，入青盐，和匀日用。咽喉骨鲠，羊胫骨灰，水饮下一钱。

羖羊肉，专肥形骸，补中益气，安心止惊，主缓中字乳余疾，劳伤脏气虚寒，风眩肌肉黄瘦，开胃且止吐食，益肾不致痿阳，并治头脑大风汗出，虚劳寒冷，但孕妇水肿骨蒸疟疾，并勿进食。铜器煮食，男子损阳，女子暴下。头肉凉，善补骨蒸。肾，补肾气，益精髓，补虚损，利小便，止盗汗，疗耳聋，壮阳健胃，精枯阳败者，同人乳粉五钱，空腹食之极效。心，补心，主忧恚气痛，有孔者切须忌食。肝主明目，疗肝风虚热，致眼泪凝眸。肺，补肺虚咳痰，及小便频数。齿，烧灰，逐小儿羊痫寒热。须，烧灰，敷小儿疳疮。胆解蛊毒殊功，开青盲明目。肚敛虚汗，补虚怯健脾。血解砒硫二毒，并产后血晕，生饮即苏。骨髓煮酒尝，滋阴虚血脉可利。脑髓和酒服，迷心窍中风便来。挤出乳汁润心肺，解消渴，补寒冷、虚乏。造成酪酥，益五脏利肠胃，疗口舌疮疡。东垣云：羊肉甘热，有形之物也，能补有形肌肉之气，故曰补可去弱，人参羊肉之属是也。人参补气，羊肉补形，但羊食毒草，凡疮家及痼疾者，食之即发，故发痘疮必用之也。

主治痘疹合参　羊头脑俱清凉发痘，嫩羊肉亦助力行浆。

羖羊角

乃心、肺、肝三经药也，而入肝为主。味苦、咸，性寒，无毒。青盲，肝热也；惊悸，心热也；疥虫，湿热也；风头痛，火热上升也；蛊毒吐血，热毒伤血也；百节中结气及妇人产后余痛者，血热气壅也。苦寒总除诸热，故能疗以上等证也。取之时，勿中湿，即有毒也。

羖羊角，主青盲明目，杀疥虫蛊毒，止寒泄，定惊悸，疗百节中结气，除风头痛，及吐血，妇人产后余痛。

羚羊角

夫羊，火畜也。羚羊则属木，味咸，气寒，无毒。入手太阴、少阴，足厥阴经。性灵能通神灵，故能辟邪气蛊恶，使心气安而无魇寐惊梦也。且厥阴为风木之位，热甚风生，能入肝，除热散邪，则目为肝窍而自明，肌肤寒热温风，皆自散也，火热太甚则阴反不起，骨消筋软，咸寒，走下焦而除邪热，则阴自起，气自益，筋骨强，身自轻也。

羚羊角，清肺肝火，凉营安神，除惊明目，益气起阴，辟邪蛊恶，安心气，使睡卧安宁，除邪热，筋强骨健，散伤寒寒热在于肌肤，散温风注毒伏于骨肉。盖属木而入厥阴甚捷，咸寒而直入至阴之位，所以善治筋骨受热而软缓，肝营消灼而目昏，肝魂妄越而癫痫惊狂，犀角镇心，凉心血。羊角镇肝，凉肝营。

主治痘疹合参　清肺肝，解热毒，血热痘证宜之。较之犀角凉心镇心者，更无冰伏痘毒之患，故功力尤稳耳。

按：羚羊角，外有二十四节挂痕，内有天生木胎，有神力，抵千牛，虽能清肺，更切理肝，故不宜多用久用，以伐厥阴生生之气。

麝香

味苦、辛，其香芳烈，为通关利窍之上药。麝乃山兽，好食香木芳草，如柏叶之类，故气聚于脐，而结成是香，满则脐内急痛，自以爪剔出矣。或云啖蛇多而结成者，非也。辛香走窜，自内达外则毫毛骨节俱开，邪从此而出，故主辟恶气，精鬼蛊毒，温疟中恶，心腹暴痛，惊痫堕胎，一切痈疽膏药、掺药，皆取其通窍开经络，透肌骨之功，兼苦能杀虫，辛能散翳耳。

麝香，辟恶气，杀精鬼、温疟、蛊毒，却惊痫，通关开窍，镇心安神，吐风痰，消痞胀，能堕胎，消三虫、中恶、心腹暴痛、目中肤翳。然以走窜为功，阴消阳耗，观麝香所落之地，草色瘘黄，且果得麝则坏，酒得麝则败，皆因走窜，盗泄真气也。故丹溪云：五脏之风，忌用麝香，以泻卫气，故属虚者，概勿轻用。痨怯人及孕妇切忌佩带。

主治痘疹合参　闻之则能魇痘，服

之则能发痘。凡痘遍身不起，隐伏而作痒者，并黑陷者，可用少许，以透心窍，使毒易出。切勿多用，恐催紧发泡，爬塌而死。苟非陷伏黑陷，忌之。

狗阴茎

狗阴茎，一名狗精，气味与马茎同，其所主亦相似，性专补右肾命门真火，故能令阳道丰隆，精暖盈溢，使人生子也。女子带下十二疾，皆冲任虚寒所致。咸温入下焦，补暖二脉，故亦主之也。宜六月上伏时，取之阴干百日。狗头骨，宜黄狗者良，烧灰，主金疮止血，及久虚杂色恶疮，女人赤白带下，跌扑损伤，杖疮及敷恶疮，妒乳痈肿，皆取其成能入血，甘能补血，温能和血，故所致甚效。白狗血，入心补血，治血虚癫疾。肉，味咸、酸，气温，属土，无毒，乃脾胃家肉也。五脏皆赖脾胃以养，脾胃得补则五脏皆安，故补绝伤壮阳道，暖腰膝益气力，补血脉厚肠胃，实下焦填骨髓也。黄犬益脾，黑犬补肾，他色者不宜用也。内外两肾俱助阳事，但肉不可炙食，令人消渴，气壮多火之人，不宜食，若妊妇食之令子无声，热病后服之杀人。狗宝如牛之有黄也，第狗性热，其宝定是苦温之物，世人用治噎证，以其苦能下泄，温能通行耳。又主痈疽疔肿，同蟾酥、脑、麝、雄黄、乳香、没药等用，然性热善消，噎病由于痰及虚寒而得者，犹可暂用，若因血液衰少，脾胃虚弱，以致噎膈者，法所当忌。

狗阴，坚举男子阳茎，妇人虚寒带漏。肉性温热，安五脏，益气力，壮阳道，补绝伤，暖腰膝。不可炙食及同蒜食，孕妇亦忌。

主治痘疹合参　狗蝇，治倒靥面色黑，每用七个擂细，和酒少许调服，夏月极多易得，冬月则藏于耳中。

穿山甲

又名鲮鲤甲。味辛、平，气微寒，有毒。穴山而居，寓水而食。性善窜而喜穿山，故名。入足厥阴、手足阳明经。以辛散而入厥阴、阳明，故内治惊啼悲伤，大肠蚁瘘，外治肌肉痈肿，下乳发痘之需，三经所属之病。总因善走之功能，行瘀血，穿经络，消痈毒，排脓血，下乳汁，破暑疟也。蚁瘘者，即世所云鼠痔成漏，以其善食蚁也。同当归、白芷、金银花、连翘、紫花地丁、夏枯草、牛蒡子、乳香、没药、甘草、贝母、皂角刺治痈肿未溃，资为引导。治鼠痔成疮肿痛，用穿山甲尾尖处一两，煅存性，鳖甲酥炙一两，麝香半钱，为末，每服一钱，空心茶下。涌泉散，治乳汁不通，用穿山甲，炮，研末，酒服方寸匕，日三服，外以热油梳，梳乳即通。便毒便痛，穿山甲半两，猪苓二钱，并以醋炒研末，酒服二钱。

穿山甲，主五邪鬼魅，惊啼，疗蚁瘘恶疮，疥癣痔漏，搜风逐痰，破血开气，或研末酒调服，或烧灰油拌敷肿，毒未成即消，已成即溃，理痛痹在上则升，在下则降。同木通、自然铜，捣末酒调，治吹乳肿痛。同猬皮、豆蔻仁为末汤下，止气痔来脓。又能破暑结之疟邪，总因穿经络于荣分，攻托疗毒，消肿排脓，一切痈疽，透发必用，走窜经络，无处不到，直达病所成功。如患在某处，即以某处之甲用之，尤臻奇效。尾脚力更胜，然性峻猛，不可过用。

主治痘疹合参　大能起痘解毒，但防燥咽喉。凡痘陷伏者，必仗此起发，无陷伏者，不可多用，以致反耗气血，宜取嘴爪上甲，以东壁陈土拌炒黄色，去土用，或用人乳拌炒尤妙。

兔头骨

兔属金，得太阴之精，故望月而生。至秋深时可食者，金气全也。肉味甘、辛，气凉，无毒。味甘而凉，所以能补中益气。但性寒属阴，凡阳虚无热者，不宜服。多服则损元气，痿阳事。八月至十月可食，余月食之坏人神气。头骨主癫疾，及头眩痛者，盖肝为风木之位，太过则摇动撼物，兔属金而头骨在上，尤得金气之全，故能平木邪，疗头眩痛及癫疾也。肝主明目者，盖肝开窍于目，兔目不瞬而了然，以其肝气足也，故能主目暗。河间有云：兔肝明目，因其气有余，补其不足也。脑为髓之至精，性温而润滑，故主涂冻疮皲裂及催生利胎之圣药也。血，味咸寒，能凉血活血，解胎中热毒，亦能催生易产。屎，一名玩月砂，因兔食谷精草，即得太阴之精，复饵明目之药，故功能明目，治目中翳膜，劳瘵，五疳，痔漏，杀虫解毒也。兔血丸，小儿服之，终身不出痘疮，出亦稀少，腊月八日取生兔一只，刺血和荞麦面，少加丹砂，雄黄四五分，候干丸绿豆大，初生小儿以乳汁化下二三丸，遍身发出红点，是其验也。但儿长成，常以兔肉啖之尤妙。

兔头骨，下妊娠癫疾，头眩痛可止。肉，秋冬宜食，春夏忌啖，主湿痹热蒸，压丹石发燥，补中益气，止渴健脾，孕妇食之，生子唇缺。脑，主涂冻疮，催生利胎。肝，主目暗则明。血，解胎中热毒，稀痘方加，亦能易产催生药用。屎名玩月砂，疗痘生眼内成疮，痔发肠头下血。皮毛烧灰，细研酒服，理产后胞衣不下，余血抢心几危，饮下即安。

主治痘疹合参　　兔头骨与肉同功，能解痘毒，腊月者良，忌同白鸡肉食。粪能退痘后眼中云翳，研末砂糖汤调服。

虎胫骨

味辛，微热。虎属金而制木，故为搜风强筋壮骨之用。虎骨酥炙捣碎用。虎肚取生者存秽勿洗，新瓦固煅存性，为末，

入平胃散一两，每服三钱，治反胃神效。

虎胫骨，治风痹健膝，辟邪恶鬼疰，止惊悸健忘，愈恶疮犬咬，历节痛风，筋骨诸病，惊痫癫疾，脚膝拘挛，瘫痪酸疼。

按：虎者，山兽之君，西方之兽，故通于金气，风从虎，虎啸而风生，风木也，虎金也，木受金制，焉得不从，故可入骨搜风，强筋壮骨。然虎之强勇，皆在于前胫，以其性虽死，而胫犹屹立不仆，故胫骨胜他骨百倍，借其气有余，补其不足也。味辛微热，即禀勇猛之气，复有辛散之功。故为辟邪散恶，惊痫癫疾，走筋达骨之用，若腰脊痛者，当用脊骨，中药箭必有微黑，有毒损人，不可不辨。虎肚治反胃有功，虎爪主辟邪杀鬼。

白马茎

马为火畜，阴茎又为纯阳之物，故能主男子阴痿坚强，房中药多用之。味甘、咸，气温，无毒。甘能补血脉，温能通经络，故主伤中脉绝也。咸能走下，温助真阳，则阴自起，精自暖，令人有子也。气属阳，阳得补，故气益。肾藏志，肾气足，故志强。甘温补其阳，质味补其阴，故强志益阴，长肌肉令肥健也。凡收当取银色无病白马，春月游牝时，力势正强者，生取阴干百日，用时以铜刀切片，将生羊血拌蒸半日，去血晒干锉用。白马通味苦，性凉，止渴疗诸血热证，及阴阳易垂死者，绞汁服之。白马尿，味咸辛，气微温，咸能软坚，辛温能散，故治癥坚瘕疾诸证。

白马茎，取嫩驹力盛，须春季活收，悬壁阴干百日，铜刀劈作七片，拌羊血蒸三时晒燥，以粗布揩去上皮及干羊血，研细，与苁蓉各等分，捣烂，蜜丸，豆大，酒下空心，术助房中，增益阴气，坚举阳茎，续绝脉，主中伤，长肌肉，令肥健，

强志益精，令人有子。肉，堪强腰脊长筋，不宜怀孕患痢，生疮禁勿沾口。生姜、仓米、苍耳忌食同时。但自死，并毛色杂殊，及蹄无夜眼，鞍下等肉，并弃勿餐。好肉仍宜醇酒送下，酒浊致病，无酒杀人。眼，去腹满疟疾。齿，摩水饮，治小儿惊痫。鬃，烧灰敷疮毒止血。牙，烧灰贴疔肿出根。头骨作枕卧，治男子嗜眠，能令常醒。蹄甲，治妇人带下，赤马蹄治赤带，白马蹄治白带，立使不流。悬蹄，治齿痛，通乳难，辟恶气鬼疰，除癫疾，惊邪，且止血衄。骨，刺人皮肤不治。血，入人肌肉即亡。心，主健忘。肺，主寒热。肝，有毒勿用。乳，解渴宜求。脂，柔五金不坚。膏，涂秃发复出。毛，疗惊痫。矕，止崩带。尿，名马通，亦禁诸血止渴，及金疮吐衄，妇人崩中。尿，溺盛于铜器，可洗白秃头疮，男伏梁积疝殊功，女癥坚积聚极验，能推鳖瘕，亦解消渴。昔有人与奴同患心腹痛病，奴死剖之，得一白鳖，赤眼仍活，以诸药纳口中终不死。有人乘白马观之，马尿堕鳖而鳖缩，遂以灌之，即化为水，其人乃服之，疾亦愈。绊绳碎断浓煎，小儿诸痫并洗。

驴屎

驴屎，熨风肿瘘疮，主瘢癣反胃，牙痛立止，水肿专医，牝驴屎，治燥水殊功。驳驴屎，治湿水神效。一服五合，并记勿差。凡以指画体成字迹者，知内为燥水。不成字迹者，知内为湿水也。

熊脂

熊脂，诗云：维熊维罴，男子之祥，取其为阳兽，而强力壮毅也。味甘，气微温，无毒。以甘温滋润之性，故为风痹筋挛之需。滑泽通行，故却胃肠积聚及食饮呕吐也。性润而疏风，甘温而强力，故主头疡白秃，羸瘦能肥也。其强志不饥，皆

补虚强筋骨之功耳。胆味苦，寒，无毒。入足太阴，所以治黄疸热邪也。入手阳明，所以治久痢疳蜃湿热也。入手少阴，所以治心痛疰忤热邪也。极苦而寒能入肝胆，除有余之热，故治赤目障翳及杀虫恶疮点痔。

熊脂，如玉在熊当心，一名熊白，加椒炼净，磁罐封藏，主风痹不仁，筋挛，肠胃积聚堪却，肢体羸瘦能肥。头疡白秃，食饮吐呕，久服强志强心，且令不饥不老。胆，味极苦，不附于肝，春头上，夏移腹中，秋足左，冬足右，依时搜检，悬风阴干，凝块如胶，性恶地黄、防己，真伪难别，研末试水便知，取尘先封水皮，将末继投尘上，尘竞两边分裂，末则一线直行，此品极优，任为丸散，勿用煎汤，治男妇时气热蒸，变为黄疸，小儿风痰壅塞，发作惊痫，久痢疳蜃，心痛疰忤，驱五痔，杀虫，敷恶疮散毒，痔病久发不已，涂之立健奇功，赤目障翳，搽点甚效。掌乃珍馐，饥时舐自掌为餐。其性恶盐，食之即死。风寒堪御，益气强力，肉与脂同功。河间云：熊肉振羸，是因其气有余，以补不足者也。

阿胶

既得阿井纯阴之济水，又得纯黑补阴之驴皮，气味俱阴，功力自大，味淡性平，入手太阴、足少阴、厥阴经，为补精养血，滋肝补肾，更能入肺肾，补不足，盖肺主气，肾纳气也，故既专补血，复能益气。凡吐血、衄血、血淋、尿血、肠风下血、血痢、女子血气痛、血枯、崩中带下、胎前产后诸疾，及虚劳咳嗽、肺痿肺痈、脓血杂出等证神效者，皆取其入肺入肾，益阴滋水，补血清热之功也。

阿胶，主心腹内崩劳极，洒洒如疟状，腰腹痛，四肢酸痛，养血安胎，阴气不足，脚酸不能久立，久咳脓血，血崩带

下，羸瘦劳伤，咳嗽喘急，吐血衄血，血淋尿血，肠风血痢，肺痿肺痈，润燥养肝，化痰清肺。更主女人下血。凡血痛血枯，调经崩中，胎产诸疾皆妙，久服轻身益气，补血和血之圣药也。又牛皮胶，名为水胶，润燥利大小肠，为外科活血止痛要药，兼治一切男妇血证。诸胶皆养血补虚，而阿胶又黑驴皮阿井水所熬，即济水所潴，其色正绿，性极下趋，清而且重，其性纯阴，与诸水大别，所以尤能滋肺养肝滋肾也。

按：阿井乃济水之眼，《内经》以济水为天地之肝，故入肝多功，乌骡皮合北方水色，顺而健行之物，故入肾多功，水充则火有制，火熄则风不生，故木旺风淫，火盛金衰之证，莫不应手取效。凡用当择光如漆带油绿者为真，真者折之即断，体坚而脆，味淡不臭，夏月不湿软，不粘纸者为佳，宜切块蛤粉拌炒成珠或酒化成膏。

狐阴茎

狐阴茎主妇人绝产阴痒，小儿卵肿阴癫。

獭肝

獭为水兽，性寒而肝独温，味咸，有小毒，入肝入肾之药也。专益阴气，补虚损，保劳极，令五脏神安，则鬼疰外邪，自能除辟也。甘咸善于解毒，且咸能润下，故主久嗽蛊毒也。经曰：邪之所凑，其正必虚。獭肝长于益阴补虚，复能祛蛊逐疰，所以为传尸骨蒸，邪恶疬疾痨病之要药。仲景崔氏治诸痨，并有獭肝丸，仗此为君也。至于善却鱼鲠，乃獭性嗜鱼之小技耳。山獭阴茎，味甘，热，无毒。主阳虚阴痿精寒。此物出广之宜州，溪峒及南丹州，士人号为插翘。其性淫毒，山中有此物，凡牝兽皆避去。獭无偶，则抱木而枯。瑶女春时成群入山，以采物为事。

獭闻妇人气，必跃来抱之，刺骨而入，牢不可脱。因扼杀之，负归取其阴，一枚值金一两。若得抱木死者，尤贵。峒獠甚珍之，私货出界者罪至死。伪者试之之法，但令妇人摩手极热，取置掌心，以气呵之，跃然而动者为真。

獭肝，獭味性寒，惟肝独温，其肝与诸畜相殊，逐月生出一叶，十二数满，渐落复生，或烧末酒调，或炙熟可啖。主疰病传尸，一门相染者，悉效，产劳发热，三时虚汗者殊功，上气咳嗽堪除，鬼毒瘟疬能遣。崔氏方疗蛊疫，仲景用治冷劳，却鱼鲠喉中，消水胀腹内。

按葛洪云：尸疰鬼疰，使人寒热，沉沉嘿嘿，不知所苦，无处不恶，积月累年，殂碟至死，死后传染，乃至灭门，惟用獭肝阴干为末，水服二钱，每日三服，有虫渐渐泻出，以瘥为度。其爪亦能搜逐瘵虫。

腽肭脐

海兽也。得水中之阳气，味咸，性大热，无毒。味与獭肝相似，但其气倍热耳。主鬼气邪魅鬼交者。因专补阳气，神明得振，而阴邪自辟也。主宿血痃癖尪羸者，取咸能入血软坚，温能通行消散也。房术中多用者，取咸温入肾，补虚固精气，壮阳道也。凡用酒浸一宿，纸裹炙香，锉，或酒煎熟合药。

腽肭脐，性大热，凡投睡熟犬边，犬乃惊狂跳跃，置寒冻水内，水暖不冰者方真。疗痃癖尪羸，脾胃劳极，破宿血结聚，腰膝寒酸，辟鬼气，梦与鬼交，逐魅邪，睡被梦魇，除积冷，益元阳，坚举阳管不衰，善助房术。

猬皮毛

类鼠属水，皮毛戴刺如针，属金，故味苦平，平即兼辛，大肠属金，以类相从，故能治大肠湿热，血热为病，及五痔阴蚀，下血不止也。阴肿痛引腰背，腹痛疝积，皆下焦湿热，邪气留结所致，辛以散之，苦以泄之，故主之也。肉味甘平，能开胃气，故止反胃，亦主痔瘘肠风者，皆去湿和胃之功也。凡食其肉，当捡去骨。若误食，令人瘦劣，诸节渐小也。

猬皮毛，烧灰热酒调服，主五痔，血流大肠，理诸疝痛引小腹，治胃逆而开胃气，塞鼻衄而消鼻痔，止腹胀痛，除阴肿痛。肉啖之易肥，仍理中，令人能食。

冯氏锦囊秘录杂证痘疹药性
主治合参卷十

海盐冯兆张楚瞻甫纂辑
孙　大业功垂
门人罗如桂丹臣同校
孙　大成用彰

禽　部

鸡

鸡为阳禽，属木，而外应乎风，故在卦为巽，故性热动风。其色虽有丹、白、黄、乌，总之性热，补阳起阴，兼有风火之义。惟乌骨者，别是一种，独得水木之精气，故主阴虚发热，蓐劳崩中等证也。但鸡性热动风，凡热病初愈，痈疽未溃，素有风病，咸宜忌之。乌骨鸡得水木之精气，味甘，平，无毒，其性属阴，能走肝肾血分，补血益阴，则虚劳羸弱可除，阴回热去，则津液自生，渴自止矣。阴平阳秘，表里固密，邪恶之气不得入，心腹和而痛自止，鬼亦不能犯矣。益阴则冲任带三脉俱旺，故能除崩中带下，一切虚损诸疾也。古方乌骨鸡丸，治妇人百病者，以其有补虚益阴入血分之功也。鬼击卒死，用其热血涂心下即生者，杀鬼之验也。鸡冠血用三年老雄者，取其阳气充溢也，丹雄鸡为阳禽，冠血乃诸阳之所聚，故能治中恶客忤阴邪，及风中血脉，则口角㖞僻，用冠血涂颊上即正，取咸能走血透肌肉故主之。又和酒服发痘最佳，取其鸡属

巽，属风，顶血至清至高也，对口毒疮，热鸡冠血频涂即散，取毒以攻毒，且风势善行也。中蜈蚣毒，舌胀出口，雄鸡冠血浸舌，并咽即消，取物性之有畏恶，而得制伏也。雄鸡肝，味甘，微苦，性温。能入足少阴经，治阴痿不起，故《千金方》用雄鸡肝三具，菟丝子一升，为末，雀卵和丸，如小豆大，每五六十丸，酒下，日三服，以为强阳之用。又入足厥阴经，以治小儿疳积，眼目不明者，取其导引入肝，气类相感之义。肝实热者，有鸡肝丸，用雄鸡软肝一具，白酒蒸熟，去筋、膜，捣烂入胡黄连二钱，白芙蓉花阴干，去心蒂七朵，肉豆蔻一个，面裹煨去油，共为细末，杵肝为丸，分作五六日，白汤化服。肝虚热者，有鸡肝散，用明雄黄钱许，桑白皮五钱，焙燥鸡内金一个，瓦上炙黄，共为末，掺于肝上，窝儿白酒，铜石器内蒸熟，去药食之。鸡屎白，乃雄鸡屎有白者，腊月取之，白鸡乌骨者更良，即《素问》名鸡矢，其性微寒，乃肠胃所出之物，故能复走肠胃治病也。经云：心腹满，旦食不能暮食，名为鼓胀。治之以鸡矢醴，一剂知，二剂已。醴者，用鸡干矢，炒黄浸入酒醋，滤汁饮之。盖湿热胀

满，则小便不利，鸡屎能通利下泄，则湿热从小便而出，蛊胀自愈。又主石淋利小便，止遗尿者，亦此意耳。其转筋者，血热也，伤寒寒热，及消渴者，热在阳明也，瘕痕者，血热壅滞肌肉也，寒能总除诸热，故并主之。又和炒黑豆浸酒服，治贼风风痹者，盖风为阳邪，因热而生，鸡屎寒能除热，且本与风木之气相通，取其从类之义也。鸡子禀生化最初之气，如混沌未分之形，故卵白象天，其气清，性微寒，故疗目热赤痛，除心下复热，止烦满咳逆，小儿下泄，妇人产难，胞衣不出，敷痈疽肿毒。卵黄象地，其气浊，性微温，卵则兼清浊而为体，其味甘气凉，故主除热，疗火灼，胎疮风热，痈痘及伤寒少阴，咽痛，头生鸡卵，童便浸透煮熟，每日儿食一枚，可免痘疮之患。抱出卵壳，研末磨障翳，炒研细敷下疳，并取其蜕脱之义也。又主伤寒劳复，熬令黄黑为末，热汤和服一合，取汗出即愈，以其禀属巽属风之性，且得久抱精华所钟，借此以祛劳中所复也。卵中白皮主久咳气结，得麻黄、紫菀和服之，立止，亦取其禀巽风善行之性，且得清浮轻扬之体，入肺，以破结气耳。肫内黄皮，一名鸡内金，味苦，微寒，乃消化水谷之所，其气通达大肠膀胱二经，其主泄利，及小便淋沥遗尿，除热止烦者，盖大肠有热则泄利，膀胱有热，或不约为遗，或热结为沥，得微寒之气自愈矣。烦因热而生，热去而烦自止也，以之治疳多效者，亦以磨谷清热之功，与肝有同气之义耳。

鸡性动风，患筋挛切忌，味助火病，骨热须防。丹雄鸡补虚温中，通神健脉，止血除血漏，杀毒辟不祥，粪炒黑淬酒，治白虎风，止痛兼除膨胀。白雄鸡，疗狂邪下气，止消渴调中，利小便，压丹毒。乌雄鸡补虚损劳中，辟中恶，止心腹作

痛，疗折伤痈肿，杀鬼安胎，女人崩中带下，一切虚损诸疾。鸡内金，性寒去烦热。黄雌鸡，益气壮阳，伤中消渴，安五脏禁泄痢，疗劳劣遗尿，续绝伤健脾。鸡卵煮啖，镇心止惊，益气开喉音，去风安胎孕。卵黄和发煎出油，敷小儿火灼疮疡。壳内白衣名凤凰退，散久咳结气。黑雌鸡能养血安胎，治痈肿排脓，主风寒湿痹，补产后虚羸，卵补真阴不足，止产血勤来。鸡窠草，密置席下，禁小儿夜啼。

主治痘疹合参　　雄鸡头鸡脑，大能发痘，凡不起发，或头面陷伏，不能溃脓者食之最妙，当灌浆时，不拘鸡头，即鸡肉煮食极佳。鸡冠血，和无灰酒浆服之，初起发痘最宜，盖鸡为阳精，而属巽风，顶血又至清至高也，用之神效。

苍鹅

苍鹅有毒，因多食虫，发诸疮，能除射工。白鹅，不食虫，性寒，解五脏热，善止消渴，其肉和卵性同，并补脏腑，但食多能发痼疾。

主治痘疹合参　　鹅尾肉，凡痘中食，能解毒达浆。

雉

雉益少损多，九、十两月益食，主补五脏，气逆喘息不止，消渴小便多者，并肠胃气虚，下痢无度，噤口，大孔痛者并效。余月食之，生疮发痔。

鸭

味甘、咸，平，无毒。白毛乌嘴凤头者为虚劳圣药，专入肺肾。盖白属西金，黑归北水，故名白凤膏也。

鸭肉补虚，治劳怯，止嗽化虚痰，利小便，消水肿胀满，和脏腑，退卒热惊痫。卵，寒，去热于心胸，食多渐软脚膝，小儿尤宜忌之。野鸭虽冷，而不动气，去热而能愈疮，消食积，和胃轻身，

退水肿，补虚益力，除恶疮疖，驱热毒风。忌与胡桃、豆豉、木耳同食。又小者名刀鸭，味亦甘凉，食之补益。

雁肪

雁肪，小曰雁，大曰鸿，能补劳瘦，善逐风挛，多服长毛发生须，久服壮筋骨助气。

鸽

味咸，气平。禀水金之气，入肾、入肺，为调精益气之需，兼肺主皮毛，甘寒能解诸毒，所以又主皮肤恶疮，及白癜疬疡风，并辟诸药毒也。其卵能预解痘毒，使毒从二便而出，其屎名左盘龙，亦主人马疥疮，醋调敷白秃更效。

鸽肉，入肾、肺二经，能调精益气，解诸般药毒，除久患疥疮。

燕屎

燕屎，治久疟最灵，临发日搅酒熏鼻即止，驱蛊毒尤验，空心时炒三合，丸独蒜，用汤送服，蛊即泄除，杀鬼疰不祥，破五癃利水。窠作汤，可浴小儿，悉逐惊痫，尽除疮疥。

雀卵

雀属阳，味酸，气温。其性多淫，故能入下焦阴分，补暖两肾。《本经》主下气，男子阴痿不起。强之令热，多精有子。盖雀卵性温，补暖命门之阳气，则阴自热，精强自足而有子也。温主通行，性又走下，故主下气也。和天雄、菟丝子末为丸，空心酒下五丸，治男子阴痿，女子带下，便尿不利，除疝瘕，皆温暖命门之功也。肉味甘温，然功用不及于卵。雄雀屎一名白丁香，一头尖者是雄，两头团者是雌，凡用研细，甘草水浸一宿，焙干用，味辛气温，主疗目痛，决痈疖，女子带下，尿不利，除疝瘕，盖性善消散，故外用疗目痛，决痈疖。凡痈疖成脓不肯决者，涂雀屎疮头即破，内服治带下，尿不利疝瘕也。又以首生男子乳，研雀屎成泥，点目中胬肉，赤脉贯瞳子者立消，取其辛散，拔出火毒之义也。

雀卵，和蛇床子丸，助房术取验，温洒送下，专益丈夫，扶阴痿，易致坚强，补阴衰，常能固闭，强阴茎而壮热，补精髓而多男。肉，大温热，益气壮阳，暖腰膝有功，损妊娠忌食。雄雀粪名白丁香，涂软疖即溃，点目胬立瘥，去瘢癣，烂癖块，治齿痛。

冯氏锦囊秘录杂证痘疹药性
主治合参卷十一

海盐冯兆张楚瞻甫纂辑
男　乾元龙田
门人孙显达惟良同校
男　乾亨礼斋

虫 鱼 部

石蜜

蜂采百花草木群英之精华，合清润春生之露气，朝夕嘘以阳和，遂得酿成华液，故气清和，味甘纯粹，施之精神，气血虚实寒热，阴阳内外，诸病罔不相宜。经曰：里不足者以甘补之。甘为土化，土为万物之母，且诸毒遇土则化，夫石蜜具天地间，至甘之味，故能安五脏，补诸虚，除众病，解诸毒，和百药也。白蜡，味甘淡，微温，无毒，乃石蜜之凝结于底者也。蜜性缓质柔，气味俱厚，而属于阴，故补脾，主润脏腑经络。蜡性涩质坚，气味俱薄，而属乎秋，故养胃能疗久痢，泄澼后重下脓血也。甘能益血补中，温能通行经脉，故主续绝，补伤，生肌定痛及金疮也。若与生葱同食害人，与莴苣同食下利。食蜜饱后食鲊，令人暴亡。

石蜜，清热益气，补中润燥，解毒止痛，五脏俱补，能生神气，除众病，和百药，润脏腑，调脾胃，和营卫，杀疳虫，多食生风中满，肠滑者忌食。白蜡，益气止泻痢，补中续绝伤，金疮痈肿，止痛生肌。凡荡涤下焦之药，以此裹丸，免伤上部。

主治痘疹合参　石蜜和麻油，拭润干靥，牢粘痘痂，又可调灭瘢散用之。

露蜂房

蜂性有毒，螫人则痛极，以其得火气之甚也，故蜂房味苦、咸、辛，气平，有毒。苦能泄热，辛能散结，咸可软坚，故主惊痫蛊毒，乳痈瘰疬，肠痔痢疾。疗风毒毒肿者，取其气类相从，以毒攻毒之义也。有以同乱发、蛇皮，三物合烧灰酒服，治恶疽、附骨痈，根在脏腑、历节肿出、疔肿恶脉诸毒者。又以煎水嗽齿，止风虫疼痛、洗乳痈蜂疔、恶疮者，皆取其攻毒散邪杀虫。且得阴露之寒，亦有蜕脱之义。稠密痘疮，用以分窠者，取其象也。痈疽溃后禁之。

露蜂房，去外粗皮，酒浸炒入剂，治惊痫邪气，鬼疰蛊毒，赤白痢疾，蜂毒乳痈瘰疬作孔，痈疽肠痔，恶疮牙痛。

主治痘疹合参　去风解毒，利热稀痘，善分窠粒，痘密者二三四朝用以分窠。

蚱蝉

蝉壳，禀木土之余气，化而成形，其

飞鸣又得风露之清气，故能入肝祛风散热，主小儿壮热，惊痫，主妇人生子不下者，其取蜕脱之义。其鸣清响，能发音声；其性善蜕，能脱翳障；其体轻浮，能发疮疹；其味甘寒，能除风热，及皮肤风热，天吊惊哭夜啼等证也。

蚱蝉，治产妇胎衣不下，通乳堕胎，主小儿惊痫夜啼，驱邪逐热。蝉花乃生壳顶上，状类花冠，止天吊瘈疭，心悸怔忡。蝉蜕，系脱换薄壳，去翳膜侵睛，胬肉满眦，取性之善脱也。疗痘病夜啼，取昼鸣夜息也。善发痘疹，取轻浮易透肌肤也。疗壮热惊痫，取味甘咸而寒，可散风热也。

主治痘疹合参　　蝉蜕，能发痘疹不快，解毒而退风热，兼能明目。又治风气客于皮肤，搔痒不止。凡红紫热甚者可用，寒证忌之。又曰：不论寒热虚实皆可用。头面痘不起用头，足不起用足，身不起用身，乃退热止痒之圣药也。倒陷黑陷者，俱可酒洗研末，汤调服之，兼参芪同用，则虚痒自愈。但能开肌滑窍，多服恐泄元气，以致表虚。

白僵蚕

夫蚕属阳，其僵者又兼金水之化，故味咸、辛、气微温、无毒，入足厥阴、手太阴、少阳经。辛能祛散风寒，温能通行血脉，辛温复能散风燥湿，所以入脏也。疗崩中阴痒，风痰结滞喉痹，口噤中风痰壅，惊痫夜啼，在皮肤而疗疔肿诸疮，黑黯、瘢痕，面色令好，内而经络，外而皮肤，为血、为痰、为风、为湿、为热一切诸证也。蚕蜕，如蝉蜕、蛇蜕之类，各因其本质以为用，且得蚕气之余，故能治血风诸病，血热则生风，妇人以血为主，故尤益妇人也。近世以之疗痘疹，去目中翳障，其义犹蝉蜕也。原蚕沙，即晚蚕所出屎也。味辛甘、气温、无毒。肠鸣者，水

火相触也，甘以和之。消渴者，中气燥热也，辛以润之。蚕属火，食而不饮，故其性燥，燥能胜湿祛风，故用以炒黄，袋盛浸酒，去风缓不随，皮肤顽痹，腹内宿冷瘀血，腰脚冷痛，炒热熨偏风筋骨瘫痪等证。原蚕蛾，乃是晚蚕第一番出者，其子再复出者，为二蚕，此二蚕之种，其蛾性最淫，出茧便媾，味咸，气温热，故能强阴益精，令交接不倦也。《日华子》主壮阳事，止泄精尿血，暖水脏，盖取其性淫，助阳，咸温，入肾之功耳。故《千金方》治丈夫阴痿不起，未连蚕蛾二升，去头翅足，炒为细末，蜜丸如梧桐子大，每夜服二九，可御十女，须以菖蒲酒止之。

白僵蚕，逐风湿殊功，口噤失音必用，拔疔毒极效，肿突几危急敷，中风痰壅，四肢搐搦，皮肤风痒，瘰疬诸疮，小儿惊痫夜啼，妇人崩中赤白，止阴痒，灭黑黯诸疮瘢痕，面色令好，散风痰，结滞痰块，托痘疮喉痹使开，驱分娩罢余痛，解伤寒后阴易。原蚕蛾系二蚕者，其性最淫，出茧便媾，取未交雄者佳，入药微火炒黄，任合丸散，强阴痿，交接不倦，益精气禁固难来，健于媾精，敏于生育，敷诸疮灭瘢，止尿血暖肾。蚕沙，即屎，治湿痹瘾疹瘫风，主肠鸣热中消渴，炒黄浸酒，治风湿为疾，麻油调敷，治烂弦风眼。蚕蜕，用宜烧灰，多治血风，甚益女妇，止带漏崩中，赤白痢疾，除肠风下血，吐衄鼻洪，疗肿取灰敷，牙疳加麝贴，牙宣，灰擦龈上，口疮，灰敷患间，又治邪祟风癫，灰调酒下立愈。蚕茧，烧灰酒调，立使肿痈透孔，一茧一孔，功同茅针，若煎汤液服之，杀虫止泻并效。缫丝汤，瓮埋土内年深，消渴病来急宜取饮，引清气上朝口舌，降相火下泄膀胱。

主治痘疹合参　　白僵蚕，属火，有土与木，得金气僵而不化，须白色成条，

酒净炒用。治惊风痰热，四肢搐搦，除风热，解毒发痘，和血灌浆定痒，拔疔毒极效。

蜈蚣

一名蝍蛆。禀火金之气以生，味辛，气温，有毒，乃属阳之毒虫，足厥阴经药也。善能制蛇，见大蛇则缘上，咬其脑。《淮南子》云：腾蛇游雾而殆于蝍蛆，故主啖诸蛇虫鱼毒，去三虫蛊毒也。性复走窜，辟邪，所以，能疗鬼疰温疟，杀鬼物老精。辛主散结，温主通行，故治心腹寒热结聚，堕胎去恶血也。今世以治小儿惊痫，风搐，脐风口噤，瘰疬便毒，痔漏等证，亦取其以毒攻毒，散结温行耳。

蜈蚣，啖蛇虺虫鱼恶毒，杀鬼物蛊疰精邪，去瘀血堕胎，逐积聚除疟，去三虫，逐毒，疗心腹寒热。若被毒者，乌鸡粪及蜒蚰并可敷解。

主治痘疹合参　治痘发毒攻斑，除内脏腹痛。宜去足、头，炙用。

蟾蜍

蛤蟆、蟾蜍，本是二物。经云：一名蟾蜍者，盖古人通称蟾为蛤蟆耳。经文虽名蛤蟆，其用实则蟾蜍也。蛤蟆，禀土金之精气，上应月魄，性亦灵异，味辛，气寒，其大毒在眉棱皮汁中，是即酥也。主痈肿阴疮，阴蚀疽疬，恶疮，猘犬伤疮者，盖以诸热毒气，留害肌肉，得此辛寒散热解毒，且其性急，速以毒攻毒则毒易解，肌肉和，诸证去矣。凡瘟疫邪气，得汗则解，其味大辛，性善发汗，辛主散毒，寒主除热，故能使邪气散而不留，胃气安而热病退矣。破癥坚血者，亦以其辛寒，能散血热壅滞也。总能发散一切风火抑郁，大热壅肿，为拔疔散毒之神药。但性有毒不宜多用，入发汗散毒药中服者，不过三厘而已，并慎勿单使，必与牛黄、明矾、乳香、没药之类，同用乃可，况剂

甚小不能为害。若外治惟有神效，无所虑也。但疮已溃，欲生肌长肉之际，得之作痛异常，不可不知。昔人因齿痛，以酥擦牙，误吞入腹，头目俱胀大而毙。凡犬啮之则口皆肿，其毒可知矣，慎勿单服多服。至于小儿疳积，所用乃系干蟾，非眉酥也，所以必去头足并肠垢，羊酥炙黄，同药用之，取其能走阳明，而消积去滞，杀蛊除热，非仗酥毒之力也。其防涂玉则刻之如蜡，故云能合玉石也。附骨坏疮，久不瘥，脓汁不已，或骨从疮孔中出，用大蛤蟆一个，乱发一鸡子大，猪油四两，入二物煎枯，去滓待凝如膏，先以桑根皮乌头煎汤，洗，拭干，煅龙骨末，掺四边，以前膏贴之。发背肿毒，初起势重者，以活蟾一个，破开连肚，乘热合疮口，不久必臭不可闻，再易三四次即愈。治疯犬伤，用蟾蜍后足，捣烂水调服之，先于顶心，拔去血发三两根，则小便内见沫也。治疔丸，同朱砂、冰片、牛黄、明矾、白僵蚕、麝香、黄蜡溶化，作丸麻子大，用葱头白酒吞下，取汗，不过二三小丸。拔取疔黄，蟾酥以面丸梧子大，每用一丸，安舌下即黄出也。拔取疔毒，蟾酥以白面黄丹搜作剂，每丸麦粒大，挑破纳入，仍以水澄膏贴之。一切疮毒，蟾蜍一钱，白面二钱，朱砂少许，井水调成小锭子如麦大，每用一锭，葱汤服汗出即愈。如疮势紧急，用三四锭。凡痈疽发背，无名肿毒初起者，急取蟾蜍三五分，广胶一块，米醋一二碗，入铫内，火化开，用笔蘸，乘热令人不住手周围润之，以散为度。

蟾似蛤蟆，形独胖大，行极缓迟，治小儿洞泻下痢，炙研水服。大人跌扑损伤，活捣烂罨。风淫生癣，烧灰和猪脂敷，瘟疫发斑，取汁掺井水服。煨熟啖，杀疳蚀成癖，作脍食，驱犬咬发狂，一切

鼠瘘恶疮，末敷自能消解。眉间白汁，乃名蟾酥，掺膏和散，去毒如神，发背疔疽，五疳羸弱，立止牙痛，善助房术，外科有夺命之功，然轻用烂人肌肉。一种蛤蟆，腹大身小，举动极急，吞接百虫，主邪气，破坚血，解结热，贴痈肿，理疳积。又种水鸡，味最爽口，疳瘦能调，虚损亦补，尤宜产妇，女科当知。又蝌蚪子，系蛤蟆子，合桑椹染须，永不皓白，捣烂为火疮敷药，绝无瘢痕。

主治痘疹合参　蟾酥，治痘解毒发毒，点疔拔毒之圣药。

蚺蛇

禀火土之气，其胆为甲乙风木之化，故味苦中有甘，气寒有小毒，入手少阴、足厥阴、阳明经。心腹蛊痛者，虫在内也。下部蛊疮者，虫在外也。湿热则生虫，苦寒能燥湿杀虫，故内外施治皆得也。肝开窍于目，肝热则目胀痛，入肝泄热则痛肿除矣。今人受杖时用此嚼化，可得不死，其功能护心止痛，使恶血不上迫心，有神力也。同血竭、乳香、没药、狗头骨灰、䗪虫、天灵盖、象牙末、麻皮灰、丹砂作丸，临杖服一丸，护心止痛，多枚无害。痔疮，肿痛，蚺蛇胆研，香油调涂立效。

蚺蛇胆，主心腹蛊痛，下部蛊疮，目热肿痛。

白花蛇

白花蛇，出蕲州龙头虎口，黑质白花，胁有二十四方胜纹，腹有念珠斑，口有四长牙，尾有佛爪甲，肠如连珠，眼光如生，产他处者，或两目俱闭，或一开一闭也。常居石南树上，食其花叶，石南辛苦治风，且生于土穴阴霾之处，禀幽暗毒疬之气，故其味虽甘咸，性则有大毒也。经曰：风者善行而数变，蛇亦善行而无处不到，故能引诸风药至病所，透骨搜风，

自脏腑而达皮毛，凡疬风疥癣，㖞僻拘急，偏痹不仁，因风所生之证，无不藉其力以获瘥。同苦参、何首乌、威灵仙、蟞虱、胡麻、天门冬、百部、豨莶、漆叶、刺蒺藜，治疬风并遍身顽痹疥癣。驱风膏，治风瘫疬风，遍身疥痹，用白花蛇肉四两，酒润炙干，天麻七钱半，薄荷、荆芥各二钱半，为末，好酒二升，蜜四合，石器熬成膏，每服一盏，温汤服，日三服，急于暖处出汗，十日效。白花蛇酒，治诸风疬癣，用白花蛇一条，去头尾，酒润，去皮骨取肉，绢袋盛之，蒸糯米一斗，安曲于缸底，置蛇于曲上以饭安蛇上，用物密盖三七日，取酒，以蛇晒干为末，每服三五分，温酒下，仍以浊酒并糟作饼食之，尤佳。乌梢蛇，色黑如漆，尾细有剑脊者良，气味所主并炮制法与白花蛇同，但性善无毒，而功力亦浅耳，其头尾并骨，俱有大毒，须尽去之。

白花蛇，制宗雷公。渍酒旋饮，止风痛甚速，去风毒殊佳，癞麻风，白癜风、髭眉脱落，鼻柱塌坏，鹤漆风，鸡距风，筋爪拘挛，肌肉消蚀。凡诸药力莫及，悉能引达成功。凡服蛇药酒，切忌见风。类中风，虚弱人并所禁用。

主治痘疹合参　竹青蛇，性热，有毒。痘稠密无缝，遍身不起，用此以毒攻毒。

蛇蜕

蛇蜕，端午采取，去翳膜，明澈双睛，止呕逆，辟除诸恶，大人肠痔蛊毒，小儿癥疬惊痫，火熬敷之，疮疹能愈。

主治痘疹合参　凡痘不论寒热虚实而不起发，用此焙干，配起发之药助之。

龟甲

介虫三百六十，而龟为之长。禀金水之气，味咸而甘，气平有毒，其性神灵，能变化。凡入药，勿令中湿，中湿则遂其

变化之性，而成癥瘕于腹中，故言有毒也。气味俱阴，入足少阴经。方家多入补心药用，以心藏神，而龟性有神，借其气以相通，且得水火既济之义，实非补心之正药，其主骨中寒热，伤寒劳复，肌体寒热欲死，腰背酸痛，手足重弱，五痔阴蚀，湿痹头疮痎疟者，皆阴虚而邪热为病也。又主惊恚气，心腹痛者，亦阴虚而火偏盛也。不能久立，囟门不合者，皆肾气亏而骨气不足也。至阴能除大热，而诸证自退矣，且有咸寒软坚润下之性，则癥瘕崩漏之疾，何虑不瘳？但今人有喜用鳖甲，恶用龟甲者，有喜用龟甲，恶用鳖甲者，皆偏见也。二者皆至阴之物，鳖甲走肝益肾以除热，龟甲通心入肾以滋阴，但鳖甲无毒，可多用，龟甲非千年自死者则有毒也，故方书所载曰败龟板者，取其长年则得阴气最深，故有益阴之功耳。若新剖之甲有毒，不宜轻使，妊妇不宜服，病人虚而无热者，不宜服。凡入药更须研至极细，勿令中湿，不尔，留滞肠胃，能变癥瘕也。

　　龟甲十二月忌服，专补阴衰，善滋肾损，复足真元，五痔阴蚀，湿痹头疮，惊恚气，心腹痛，骨中寒热，不可久立，漏下崩带，癥瘕痎疟，伤寒劳复，肌体寒热欲死，腰背酸痛，手足重弱难举，小儿囟门不合，女子湿痒阴疮，逐瘀血积凝，续筋骨断绝。以性灵于物，用补心益智，至阴柔顺之气，能衰亢烈之火，寒以养精，至静而能制群动也。性与鳖甲相类，但鳖甲色青应木，走肝益肾以除热，龟甲色黑应水，通心入肾以滋阴，然皆至阴大寒，多用必伤脾土。肉煮啖，除风痹身肿，瘴气踒折，酿酒主风痛拘挛，缓急瘫痪。

　　主治痘疹合参　龟板，痘中有用之者，以其大有补阴之功也。

　　按：龟禀北方之至阴，其华在甲，取

以补心补血补肾，皆以养阴也。格物老云，天有先春之震，山多自死之龟，龟听雷音，则口中所含以蛰者，便吐而昂首，时令尚早，无虫可食，多致饿死。血肉腐烂，渗入下甲，此真败龟板也。阳龟，壳圆板白，阴龟，壳长板黄。阴人用阳，阳人用阴。

瑇瑁

瑇瑁，一名玳瑁，龟类也。得水中至阴之气，故气寒无毒，而解一切热毒。其性最灵，凡遇饮食蛊毒之类，则必身自摇动。然须用生者乃灵，死者则不能矣。中蛊毒者，刺活玳瑁血饮之，或生者磨浓汁，服之立解。主心风惊痫，解烦热，行气血，破癥结，消痈肿，利大小肠，以其性禀纯阴，气味至寒，故治如是等病，又解痘毒神效。凡遇时行痘证，服此未发内消，已发稀少，用生玳瑁、生犀角各磨浓汁一合，和匀温服半合，日三最良。若痘黑陷者，乃心热血凝也。照此再加入猪心血少许，紫草汁五匙，和匀温服。

珍珠

珠禀太阴之精气而结，故中秋无月则蚌无胎，是以功用多入阴经，其色光明，其体坚硬，大小无定，要以新完未经锁缀者为上。味甘微咸，气寒，无毒。入手少阴、足厥阴经。心虚有热，则神气浮越，肝虚有热，则目生翳障，除二经之热，故能镇心明目也。耳聋本属肾虚有热，甘寒，所以主之。逆胪者，肺胪也，胸腹气逆胀满，以及手足皮肤皆肿矣。经云：诸湿肿满，皆属脾土。诸腹胀大，皆属于热。此脾虚有热，兼有积滞所致。珍珠味甘，既能益脾，寒能除热，体坚，复能磨积消滞，故亦主之。珠藏于泽，则川自媚，况涂之面，宁不令人润泽颜色乎？至于疗毒痈肿，长肉生肌，尤臻奇效。但体最坚硬，研如飞面，方堪服食，否则，内服伤人脏腑，外掺肌肉作痛。蛤蚌无阴阳牝牡，须雀化成，故珠专一于阴精也。

珍珠，镇心神，凉肝热，手足皮肤逆胪，小儿风热惊痫，绵裹塞耳聋，敷面令润泽，坠痰止渴，去翳明目，生肌收口。蚌即珠母，其肉功能醒酒，去热除烦。

主治痘疹合参　珍珠，细研成粉，主小儿惊热，镇心明目，痘中疔毒痈毒，俱入掺药，用之神效。

石决明

一名千里光。得水中之阴气以生，味咸，气寒，无毒。入足厥阴经。厥阴开窍于目，血虚有热则青盲，赤痛障翳，咸寒入血除热，所以能主诸目疾，入肾补阴益精也。研细水飞点目，亦消外障，痘后眼目生翳，用石决明、谷精草等分研细，猪肝蘸食即退。七孔九孔者，良，十孔者不佳。凡用以面裹煨熟，磨去粗皮，捣细如飞面，方堪入药。得龙骨疗泄精。

石决明，内服开青盲，消翳障，外点赤膜退，外障除。又治骨蒸痨热。兼通五淋，久服亦能益精。

主治痘疹合参　治痘后目中翳障。

龙骨

味甘、平，气微寒，无毒，内应乎肝。入足厥阴、少阳、少阴，兼入手少阴、阳明经。夫龙禀阳气以生，而伏于阴，为东方之神，乃阴中之阳，鳞虫之长，神灵之物也。神也者，两精相合，阴阳不测之谓。神则灵，灵则能辟邪恶蛊毒魇魅之气，及心腹鬼疰精物也。咳逆者，气不归元也。气得敛摄而归元，则咳逆自止，其性涩以止脱，故能止泻痢脓血及女子漏下也。小儿心肝二脏，虚则发热，热则惊痫，惊气入腹，则心腹烦满，敛摄二经之神气而平之，则热气散而惊痫，及女子烦满自除也。肝气贼脾，脾主四肢，故四肢痿枯，肝宁则热退而脾亦获安，故主

之也。心气不收则汗出，肝、心、肾三经虚，则神魂不安而自惊。收敛三经之神气，则神魂自安，升降利而喘息自平，汗自止也。肝气独盛，则善恚怒，魂返乎肝，则恚怒自除。小肠为心之腑，膀胱为肾之腑，三经之气虚脱，则小便多而不禁。脏气敛，则腑亦随之，故能缩小便及止梦寐泄精、小便泄精，兼主尿血也。其主养精神，定魂魄，安五脏者，乃收摄神魂，闭涩精气之极功也。又主癥瘕坚结，肠痈内疽，阴蚀者，以其能引所治之药，粘着于所患之处也。

按：龙骨入心、肾、肠、胃，龙齿单入肝心，故骨兼有止泻涩精之用，齿惟镇惊安魂魄而已。凡用龙骨，酒浸一宿，焙干研粉，水飞三度用。如急用，以酒煮，焙干。或曰凡入药，须水飞过晒干，每斤用黑豆一斗，煮一伏时晒干用，否则，着人肠胃，晚年作热也。

龙骨，主咳逆泻痢，心腹鬼疰，涩肠，止泻，收敛浮越正气，止肠风来红，生肌敛疮脱肛，及妇人带下崩中，癥瘕坚结，小儿热气惊痫，心腹烦满，四肢枯痿，夜卧自惊，恚怒伏气，不得喘息，肠痈内疽阴蚀，小便尿血泄精，养精神，定魂魄，安五脏，缩小便，固虚汗，禁梦遗诸证。总去脱固气涩肠之物，久服反致涸精燥热之端。龙齿专主安魂狂热，并杀蛊毒。

主治痘疹合参　痘疹中惟滑泄者，暂入丸中用。

诸鱼

鲫鱼，禀土气以生，味甘，气温，无毒。以属土而性温，故内而肠胃，外而肌肉之病，悉能治疗，为补中益气之需也。诸鱼属火，惟鲫属土耳。治肠风下血，用活鲫鱼一大尾，去肠留鳞，入五倍子末，填满，泥固，煅，存性，为末，酒服一

钱。一方入白矾末二钱，外以棕包，更以纸裹，煨，存性，研末，每二钱，米饮下。治膈气吐食，用大鲫鱼，去肠留鳞，切大蒜片，填满腹，纸包十重，泥固，晒半干，炭火煨热，单取肉用，和平胃散一两，丸梧子大，密藏，每服三十九，米饮下。蠡鱼俗名乌鱼，即七星鱼，首有七星，夜朝北斗，道家谓之水厌，雁为天雁，犬为地雁，《卫生歌》有云：雁行有序，犬有义，黑鱼拱北，知臣礼，人无礼义，反食之，天地鬼神皆不喜。禀北方玄水之精，得中央阴土之气，故色黑味甘，气寒无毒，乃益脾除水之要药也。主湿痹面目浮肿大水，疗五痔脚气风气，大小便壅塞，妊娠有水气，并取其除湿下水益脾之功也。盖土虚则水泛滥，土坚则水循常道。凡治浮肿之药，或专于利水，或专于补脾，其性各自为用，惟蠡鱼色黑象水，能从其类，以导横流之势，味甘土化，能补其不足，以逐敦阜之性补泻兼施，故主下水湿痹消肿，有神效也。五痔亦湿热所生，水去而湿热除，五痔愈也。同白术、茯苓、橘皮、姜皮煮食，下水肿大效。与蒜作鲙食，能去湿下水，治十种水气垂死者，蠡鱼一斤重者，煮汁，和冬瓜、葱白作羹食之。喉痹将死者，以蠡鱼胆点入少许，即瘥，病深者，水调灌之。诸鱼胆皆苦，惟此胆甘，可食为异耳。鳝鱼得土中之阳气以生，故味甘，气大温。甘温俱足，所以能补中益血。甘温能通经脉，疗风邪，故主㖞唇及涂口眼㖞斜也。但性热而补，凡病属虚热者，不宜食，时行病后食之多复，过食动风气，令人霍乱。鲤鱼禀阴极之气，故其鳞三十有六，阴极则阳复，故《素问》言鱼热中也。其气味虽甘平，然六阴已极，阳气初生，故多食能动风发热也。甘可以缓，故主咳逆上气，止渴。阴中有阳，能从其类以导

之，故能利小便，使黄疸、水肿、脚气俱消也。河间云：鲤之治水，因其气以相感。故《外台秘要》治水肿，用大鲤一尾，赤小豆一升，水二斗，煮可二升余，滤去滓，顿服尽，当下利，利尽即瘥。并治妊娠水肿有神效。凡风热病者，天行病后，及下利有宿瘕者，俱不可食。不宜合天门冬、朱砂、犬肉、葵菜同食。凡炙鲤鱼，不可使烟入目，否则，损失目光。鱼鳞俱得水中之阳气，而鲤鱼鳞则又禀阴极生阳之数，性能入血散滞。入血者，阴之用；散滞者，阳之用也。故主妇人产后腹痛，及血气不和，如血迷血晕，败血不止，淋漓不断，脐腹疼痛，及崩中下血过多不止，并用鲤鱼鳞，烧灰存性，入剂治疗，皆此义也。胆则惟以苦寒之功，为点目去障之用。乌贼鱼骨，一名海螵蛸，禀水中之阳气以生，味咸，气微温，无毒，入足厥阴、少阴经，厥阴为藏血之脏，所以入肝而主崩漏赤白，经汁血闭，寒热，癥瘕，血枯无孕，惊气入腹，腹疼环脐也。少阴为藏精之脏，隐曲之地也，咸温入肾，所以主阴中寒肿，阴蚀肿痛，精竭无子，疮多脓汁，久腐不收，为肝肾精血分之要药，《内经》亦以此治血枯要剂也。赤白目翳，用乌贼骨一两，去皮为末，入片脑少许，点之。耳底出脓，海螵蛸半钱，麝香一字，为末，以绵杖绞净，吹入。小儿脐疮出血及脓，海螵蛸、干胭脂为末，油调搽之。舌肿出血不止，海螵蛸、蒲黄各炒等分，为末涂之，此外治之功也。鳗鲡鱼，禀土中之阴气，味甘，气寒，其形类蛇，常与水蛇同穴，故其性有小毒，甘寒而善能杀虫，故骨蒸劳瘵，及五痔疮瘘，阴户蚀疮，湿痹风瘙，人常食之，有大益也。烧烟辟蚊蟆，熏屋舍竹木则断蛀，置骨于衣箱中则断蠹，杀虫之验可证矣。凡昂头行水者，及重三四斤者，

腹下有黑斑，背上有白点者，并有毒，不可食。妊娠食之，令胎有疾，脾胃薄弱，易泄者勿食，以其气寒而性滑耳。青鱼胆色青象木，木气通于肝，肝开窍于目，故能治目暗。味苦气寒，能凉血热，故又主涂恶疮，吹喉痹也。治赤目障翳，用黄连熬膏，入大青鱼胆汁和就，再入片脑少许，瓶收密封，每日点之甚妙。一切障翳鱼胆丸用青鱼胆、鲤鱼胆、羊胆、牛胆各半两，熊胆二钱，龙脑香少许，石决明一两，为末，蜜丸梧子大，每空心茶下十丸。乳娥喉痹，用胆矾盛青鱼胆中阴干，每用少许，吹喉取吐即愈。石首鱼，得海中水土之气，故味甘，气平，无毒，胃属土，甘为土化，故能开胃气，令饮食增则五脏皆得所养而气自益矣。干则为鲞，其性疏利，故能入肠胃宽中消食，止痢也。头中石坚重下走，故主下石淋，或磨石服之，或烧灰为末，凡泄痢腹痛，与夫肠胃诸疾，最忌油腻鱼腥，惟白鲞不忌，盖鲞饮咸水，性平不热，且无脂腻，不惟少热中之患，更有消食理脾实肠胃之功也。鲈鱼秋月方美，得水中之清气者乎，味甘淡，气平，与脾胃相宜之物也，故主补五脏，益筋骨，和肠胃，治水气，盖肾主骨，肝主筋，滋味属阴，总归于脏，益二脏之阴气，故能益筋骨，脾胃有病则五脏无所滋养，而渐流于虚弱，脾弱则水气泛滥，益脾胃则诸证自除矣。鳜鱼胆最能发湿，惟胆能治鱼鲠，及竹木刺误吞入喉不出，或吞入腹中作痛隐隐皆效，状如鲈鱼者是。

　　鲫鱼，味甘，气温，属土，过半斤者为良。忌天门冬、芥菜、沙糖、雉肉、鸡肉、鹿肉、猪肝同食，春二三月尤忌食头。凡煎用猪脂，大肠痈治效。烧以酱汁，诸恶疮涂痊，合莼为羹，理胃弱食饭不下，和中补虚。拌曲作鲙，主肠澼水谷不调，禁痢止泻。纳食盐烧末，塞牙齿疰痛，酿白矾烧灰，涩肠风血痢。头末，服除咳逆。骨灰，敷蟹疮。子，益肝调中。食忌同猪肉。总以属土而性温，故主虚赢而益五脏，温中下气，益脾和胃。鲤鱼消水肿脚满下气，大腹肿满亦佳，治怀孕身肿安胎，黄胆消渴尤妙。驱冷气痃癖气块，横关伏梁，止下痢肠澼来红，咳逆喘嗽，天行病后忌食，腹有宿癥禁尝。胆性寒苦，又治眼科，去赤肿退青盲，滴耳聋，涂疮肿。鳗鲡鱼，忌昂头行水者，有大毒，主治杀诸虫，压诸草石药毒，调五脏，除五痔漏疮疡，去皮肤风疹瘙痒如虫行，逐腰背风湿浸淫若水洗，男子骨蒸痨瘵，及脚气久患者，常食有功，妇人产户虫疮，并崩漏不断者，多食最效。其骨烧熏，专杀一切蛀虫、蚊蟆、衣鱼。河豚鱼肉味虽珍，肝、子极毒，须宗制烹，否则中害。主理腰脚，去痔蜑，杀虫，补虚赢，去湿气消肿。江豚，取脂燃灯，凡樗博即明，读书纺绩则暗，俗言懒妇所化。鳝鱼大温，端午日方取，主妇人产前疾善调，功专补中益气，散湿气，去狐臭，凡中其毒，食蟹解之。鲭鱼，治脚气验，去湿痹灵，胆汁滴眼中，眼痛即愈。阴干咽服，喉痹立苏。头中枕骨，亦治心腹疼痛，眼睛收之，主能夜视。鲈鱼，和肠胃，益肾骨肝筋。鲋鱼，补虚劳，发痔疾痼疾。鲟鱼，发诸药毒，尤不益人。大人食心腹卒痛，小儿食癥痕发嗽。丹石人食，血热疮作，同笋煮食，瘫痪风生。乌贼鱼肉，益气强志，且通经闭，兼疗血枯，骨名海螵蛸，主吐衄肠风，久虚泻痢，女子漏下赤白，经汁血闭，阴蚀肿痛，治妇人寒热癥瘕，惊气入脐，环腹疠痛，血枯无孕，眼科去目睛浮翳，外科收疮口腐脓，囊湿扑之，耳聋吹愈，腹中黑，酽醋摩浓，虫心痛，顿服即愈，写契略谈，过岁全无。

鳔胶

诸鳔皆可造成，但海鱼多以石首鳔作之，江鱼多以乌贼鱼肠作之，大抵皆滋阴养不足者也。

鳔胶，治赤白崩中，止折伤出血。敷阴疮瘘疮，疗瘀血吐血，肾虚腰痛，遗精白浊，产后血衰搐搦，虚人筋骨痹痛。

主治痘疹合参　　鲫鱼，主胃弱不食，调中下气，水谷不调，禁泄利，解痘疮。

主治痘疹合参　　乌鱼煎汤服，能治久疟，煎汤浴小儿，可稀痘毒。

伏翼

一名天鼠。性喜夜出食蚊，故屎中淘出细沙，皆未化蚊眼也，所以主明目，治目盲障翳，取其气类相从。其味辛寒，乃入足厥阴经。辛能散内外结滞，寒能除血热气壅，专于明目耳。

伏翼，逐五淋而利水道，明双目以拨翳云，久服延年无忧，令人喜乐媚好，目血点眼，夜视有光。粪名夜明砂，烧灰酒服，下胎孕已死腹中，炒过酒调，治瘰疬延生颈上，捣散少拌饭食，又治小儿无辜。主疗虽多，功专明目。

蛤蚧

得金水之气，味咸，气平，有小毒。入手太阴、足少阴经。属阴，能补水之上源，则肺肾皆得所养，劳热咳嗽自除，邪物鬼气自去，且下输膀胱，则水道自通矣。出于广西横州，牝牡上下，自呼累日，情洽乃交，两相抱负堕地，人捕亦不知觉，以手分劈，虽死不开，乃用熟稿草细缠，蒸过曝干，售之，炼为房中之药，甚效。寻常捕者不论雌雄但可为杂药用耳，其性最护惜其尾，见人欲取，多自啮断其尾，人即舍之，故取之者须存其尾，则用之力大。其毒在眼。凡用须去眼

及甲上尾上腹上肉毛，以酒浸透，隔两重纸缓焙令干，以瓷器盛，悬屋东角上一夜，用之，力可十倍，勿伤去尾。

蛤蚧，雌雄并用，主肺虚声咳无休，治肺痿血咯不已，传尸劳瘵悉逐，着体邪魅咸祛，仍通月经，更利水道。

牡鼠

牡鼠粪两头尖者是，味苦咸，微寒，无毒，属水而入足阳明、足厥阴经。其主小儿痫疾，大腹及伤寒劳复，皆热邪在阳明也。苦寒能除是经之热，所以主之。又治男子阴易腹痛，妇人吹乳乳痈者，皆取其除热软坚泄结，走肝入胃之功耳。同白芷、山茨菇、山豆根、连翘、金银花、蒲公英、夏枯草、贝母、橘叶、瓜蒌根、紫花地丁、牛蒡子，治乳痈乳岩有效。男子阴易及劳复，粳鼠屎汤，用粳鼠屎两头尖者十四枚，韭白根一大把，水二盏，煎一盏，温服，得粘汗为效，未汗再服。妇人吹奶，鼠屎七粒，红枣七枚，去核，包屎烧存性，入麝香少许，温酒调服，并治乳痈初起。

牡鼠入药，惟取雄者，煎膏敷汤火烂疮，生捣署蹉折伤损，主小儿哺露疳，熬酒旋饮。补大人骨蒸痨，作羹时食。胆汁点目生光，耳聋可滴，但鼠才死，其胆便消，故最难得。膏脂，疗疮疡并汤火延灼。其粪煎理小儿痫疾，及伤寒劳复，阴阳两易几危。

蝼蛄

味咸，寒，无毒。去翅足，炒。

蝼蛄一名土狗。治十种水肿立效。分上下左右取功，左令左肿消，右令右肿退，上消上体，下退下焦。又云：从腰以后通利，为下二便要药，从腰以前敛涩，为止二便捷方。仍治口疮乳毒，以酒研服堪瘥，贴瘰疬颇效，化骨哽殊灵。虚人戒之，以其性急。

䗪虫

一名地鳖。生于下湿土壤之中，味咸，气寒，得幽暗之气，故性有小毒。以刀断之，中有白汁如浆，凑接即连，复能行走，故治跌扑损伤，续筋骨有奇效，乃足厥阴经药也。夫血者身中之真阴也，灌溉百骸，周流经络者也。血若凝滞，则经络不通，阴阳之用互乖，而寒热洗洗生焉。咸寒能入血软坚，故主心腹血积，癥瘕血闭诸证，血和而营卫通畅，寒热自除，经脉调匀，月事时至，而令妇人生子也。又治疟母，为必用之药，然血闭由于血枯，而非瘀血停留者，勿服。同自然铜、血竭、乳香、没药、五铢钱、黄荆子、麻皮灰，狗头骨治跌扑损伤神效。仲景方，大黄䗪虫丸，治产妇腹痛，有干血，用䗪虫二十枚，去足，桃仁二十枚，大黄二两，为末炼蜜，杵和分为四丸，每以一丸，酒一升，煮取二合温服，当下血也。《集验方》治跌扑闪挫，用土鳖阴干一个，临时旋研，入乳香、没药、自然铜、龙骨各等份，麝香少许，为末，每服三分，入土鳖末，以酒调下，须先整定骨乃服，否用接挫也。又可代杖。

䗪虫，去血积，搜剔极周，主折伤补接最速，煎含而木舌旋消，水服而乳浆立至。

五灵脂

味甘，气温，无毒。入足厥阴、手少阴经。性专行血，故主女子血闭。味甘而温，故疗心腹冷气，及通利气脉也。其主小儿五疳者，以其亦能消化水谷。治肠风者，取其行肠胃之瘀滞也。凡心胸血气刺痛，妇人产后少腹儿枕块诸痛，及痰挟血成窠囊，血凝作痛诸证，所必须之药。失笑散，治男女老少，心痛腹痛，少腹痛并少腹疝气，诸药不效者，能行能止，妇人妊娠心痛，及产后心痛，少腹痛，血气

痛，尤妙。用五灵脂、蒲黄等分，研末，先以醋二杯，调末，熬成膏，入水一盏，煎至七分，连药热服，未效再服。一方以酒代醋。一方以醋糊丸，童便，酒服。辛暴心痛，五灵脂炒一钱半，干姜炮三分，为末，热酒服立愈。《夏子益奇疾方》：血溃怪病，凡人眼中白珠浑黑，视物殊常，毛发坚直如铁条，能饮食而不语，如醉，名曰血溃。以五灵脂为末，汤服二钱，即愈。

五灵脂，专治女科，行血宜生，止血须炒，通经闭及治经行不止，去心痛，并疗血气刺痛，驱血痢肠风，逐心腹冷气，定产妇血晕除，小儿疳蛔。五灵脂，寒号禽之粪也。畏寒喜暖，故其粪亦温，气味俱厚，阴中之阴，故入血分，性专行血，走肝最速，诸血虫痛，皆属肝木，盖肝主藏血，而诸虫皆生于肝，所以善治血病、虫病、心腹胁肋诸痛、血崩胎产诸证也。

斑蝥

禀火金相合之气，故味辛，气寒，有大毒。近人肌肉则溃烂，毒可知矣。入手阳明、手太阳经。惟能伤肌肉，蚀死肌，故主鼠瘘疽疮疥癣。辛寒能走散下泄，故主破石癃血积及堕胎也。主瘰疬，通利水道，以其能追逐肠胃垢腻，复能破结走下窍也。直走精溺之处，蚀下败物，痛不可当，不宜多用，痛时以木通等导之。治瘰疬，用肥皂二斤去核，每肥皂一荚，入斑蝥四枚线缚蒸，取出去斑蝥，并肥皂皮筋，得净肉十两，入贝母二两，瓜蒌根、玄参、甘草、薄荷叶各一两五钱，共为末，以肥皂捣如泥为丸，梧子大，每服一钱，白汤吞服，服后，腹痛勿虑，此药力追毒之故也。治癫犬咬，用斑蝥七个，去头足并翅，酒洗和湿糯米铜勺内炒，米熟为度。随将二物研成细末，加六一散三两，分作七服，每清晨一服，白汤调下。

本人头顶心必有红发二三根，要不时寻觅拔去。内消瘰疬，不拘大人小儿，用斑蝥一两，去头足翅，以粟米一升同炒，米焦去米，入薄荷四两，为末，乌鸡子清丸，如绿豆大，空心腊茶，下三丸，加至五丸，却每日减一丸，减至一丸后，复日增一丸，以消为度。

斑蝥，同粳米炒用，生服吐泻难当，破血结，散癥癖，利水道，拔疔疽恶根，下犏尤恶物，治寒热鬼疰蛊毒，疗鼠瘘疥癣恶疮，去疽蚀死肌，除石癃血积，堕胎溃肉。孕妇忌之。

蜗牛

蛞蝓、蜗牛，《本经》分作二条，今按其气味主疗无别，惟形质稍异，故并为一。但蜗牛负壳，蛞蝓无壳耳。禀阴湿之气而生，故味咸气寒，无毒。经曰：肉腠闭拒，虽大风疴毒，弗能害也。如阴血亏竭，腠理不密，贼风乘虚而中于经络，故喎僻挛缩筋急。咸寒能益阴润燥软坚，则筋脉舒缓，经络通达，而诸证除矣。惊痫者，风热也；脱肛者，大肠热也；疔肿者，火毒热结也。咸寒总除诸热，所以主之。蜈蚣性畏二物，不敢过其所行之路，触其身即死，故人取以治蜈蚣毒。治大肠内热脱肛，用蜗牛一两烧灰，猪脂和敷，立缩。痔疮肿痛，用蜗牛一枚，入麝香少许，以碗盛，次日取水涂之。又方用蜗牛浸油涂之或烧灰敷亦可。发背初起，活蜗牛二百个，以新汲水一盏，瓶内封一宿，取涎水，入真蛤粉旋调，扫敷疮上，日十余度。痔热肿痛，用大蛞蝓一个，研泥，入片脑一字，胭脂坯子半钱，同敷之。

蜗牛，即带壳大蜒蚰。入剂择圆大者取功，制宜火炒过杀毒。主贼风，口眼喎斜，治惊痫，筋脉挛拘，收脱肛，止消渴，敷热毒，愈疔肿。

蜘蛛

蜘蛛，大人狐疝偏痛，睾丸或时上下者能瘥。小儿大腹丁奚，行步三年跮躄者堪愈，久疟寒热可断，霍乱干呕堪驱。蛇虺咬捣汁涂。蜈蚣咬用活吸。疔肿作膏敷退。瘿瘤渍酒饮消。丝网疗健忘。七夕取食，能使人巧。

木虻

蜚虻，一名虻虫。其用大略与蛀蛆相似。此但味苦胜与咸，性善啮牛马诸血。苦能泻结，咸能走血，且色青入肝，性热，饮血，用以治一切血结为病。今人以其有毒不用，然仲景抵当汤，治太阳病，身黄脉沉结，少腹满小便自利，其人如狂者，此蓄血也。用水蛭、虻虫。如小便不利者非蓄血也，大黄蛀虫丸，治虚劳羸瘦，内有干血，肌肤甲错，两目黯黑者，则蛀虫、虻虫咸入之，以其能散脏腑宿血结积，有神效耳。凡毒药之治病，如刑罚之治盗贼，不如是则不足以祛邪反正也。

木虻，见啖牛马，腹有血者为良，逐瘀血，血闭，寒热酸惭，两目赤痛，眦伤泪出，破坚痞，癥瘕积聚，除贼血在胸腹五脏，通行经络，堕胎甚速。收取阴干，去净翅足，炒用。

蝎

禀火金之气以生，故味辛甘，气温，有毒。属木色青，专入足厥阴经。以辛温走散之性，故入肝，以去风逐邪，大人真中风，小儿急惊风，皆须用之。全用者谓之全蝎。但用尾谓之蝎梢，其力尤紧，功专下胎。小儿脐风，宣风散，治小儿初生断脐后伤风，唇青口撮，出白沫不乳，用全蝎二十一个，无灰酒涂炙为末，入麝香少许，每用金银煎汤，调半字服之。大人风涎，用蝎一个，头尾全者，以薄荷四叶裹定，火上炙焦，同研为末，作一服，白汤下。小儿惊风，分四服，如前服。得胡桃同煅，共研，黄芪金银花汤下，治横痃久不收口。

蝎，疗小儿惊痫，手足抽掣，大人中风，口眼㖞斜，却风痰耳聋，解风毒瘾疹，善逐肝风，深透筋骨。丹溪云：破伤风多死，非全蝎不开，用以焙末酒下，则知治风之明验矣。

桑螵蛸

即桑树上螳螂子也。一生九十九子，用一枚，便伤百命，勿轻用之。禀秋金之阴气，得桑木之津液，味甘咸，气平，无毒，气薄味厚，阴也，入足少阴，太阳经，盖人以肾为根本，男子肾经虚损，则五脏气微，或阴痿，梦寐失精遗尿，咸味属水，内合于肾，肾得之而阴气生长，故能愈诸疾及益精生子也。肾与膀胱为表里，肾得所养，则膀胱自固，气化则能出，故利水通淋也。女子属阴，肝肾用事，疝瘕血闭腰痛，皆二经为病，咸能益阴，入血软坚，是以主之。甘能补中，故主伤中益气，肾足则水自上升，克与心交，故能养神也。二月三月采蒸之，当火炙用，否则，令人泻。

桑螵蛸，治男子虚损肾衰，五脏气微，疝瘕阴痿，伤中腰痛，精遗白浊，益精强阴，补中固肾，通淋利水，复禁小便自遗，为梦遗方之要药。久服益气养神，益精生子，女子血闭腹痛，及胎前产后溺遗不禁，酒炒为末，白汤调服即止。故俗名禁尿窠，即螳螂子也。必以桑树上者为佳。

白颈蚯蚓

得土中阴水之气，禀土德而星应轸水，味咸，性寒，无毒。大寒能去热邪，除大热，故主伏尸鬼疰，伤寒伏热狂谬。咸主下走利小便，故治大腹黄疸虫瘕，皆属湿热之病。昔人治热病发狂，用白颈蚯蚓十数条，同荆芥穗捣汁饮之，得臭汗而解。其治伤寒伏热，狂谬之验也。近世用

酒煎汁，以救打扑伤损垂危者，则筋骨无伤，瘀血自去，真神方也。血热痘疮，斑多紫黑者，亦所重焉。取其入土钻锐之能，走筋入络之势，味咸软坚润下，处湿而入湿为功，血热血瘀，遇之皆化，停瘀蓄水，触着皆消，凡阴柔能制亢烈也。瘰疬溃烂流串者，用荆芥根下段，煎汤温洗，久良。看疮破紫黑处，以针刺去血，再洗三四次，用韭菜地上蚯蚓一把，五更时收取，炭火上烧红为末，每一匙入乳香、没药、轻粉各半钱，穿山甲九片，炙为末，麻油调敷神效。耳卒聋闭，蚯蚓入盐，安葱管内，化水点之，立效。

白颈蚯蚓，伤寒温病，大热发狂，小水不通，黄疸行湿，跌扑损伤神效。痘疮斑紫奇功。

鳖甲

全得天地至阴之气，故味咸、平、无毒，象水明矣。但甲色青而应木，故专入肝益肾，为软坚除热补虚除瘕，温疟寒热，癥瘕坚积，痞疾息肉，阴蚀痔疮，疟母劳热，血瘕骨蒸劳复，产后蓐劳之要药。

鳖甲，劳瘦骨蒸，温疟，往来寒热，疟癖瘕癥，息肉阴蚀痔疟，退伏热于骨中，长阴气于肝肾，小儿胁下坚，妇人产后瘀，去痞化积，血瘕腰痛，愈肠痈，消肿下瘀血，堕胎。肉味甘而性冷，主伤中益气，凉血热，补阴虚，不宜过度，以其性冷，孕妇食之，生子项短。

按：龟甲，以自败者为佳，鳖甲，以不经汤煮者方胜，若肝肾无热者忌之。

螃蟹

禀水气以生，味咸，气寒，经云有毒，然今人食之多无害。其有毒者，大抵形质怪异，如后文所载耳。外骨内肉，阴包阳也。入足阳明、足厥阴经。经曰："热淫于内，治以咸寒。"故主胸中邪气热

结痛也。喎僻者，厥阴风热也。面肿者，阳明热壅也。解二经之热，则筋得养而气自益，喎僻面肿俱除矣。咸走血而软坚，故能解结散血，漆得蟹则化为水，烧之可集鼠于庭，此物性之相感相制，莫能究其义也。愈漆疮者，以能解漆毒也。爪性迅利，故能破胞堕胎耳。治产后肚痛血不下者，以酒食之。筋骨折伤者，生捣炒罯之。治续断绝骨，去壳，同黄捣烂微炒，纳入疮口，筋即连也。治小儿解颅不合，以蟹螯同白及末，捣涂，以合为度。骨节离脱，生蟹捣烂，以热酒倾入，连饮数碗，其渣涂患处，半日内骨肉谷谷有声即好。中鳝鱼毒，食蟹即解。治孕妇僵仆，胎上抢心，有蟹爪汤神治子死腹中，或双胎一死一生，服之令死者出，生者安，神验。用蟹爪一升，甘草二尺，东流水一斗，以苇薪煮至二升滤去渣，入真阿胶三两，令烊，顿服，或分二服，若人困不能服者，灌入即活。蟹性冷，能散血热为病，故跌扑损伤，血热瘀滞者宜之，若血因寒凝结，脾胃寒滑，腹痛喜热，恶寒之人，咸不宜食。有独螯独目两目相向，六足四足腹下有毛，腹中有骨，头背有星点，足斑目赤者，并有毒不可食。被其毒者，冬瓜汁、紫苏、蒜、豉、芦根汁皆可解之。不可与柿及荆芥食，能发霍乱动风。木香汁可解。

螃蟹，散血解结，益气养筋，除胸热闷烦，去面肿喎僻，愈漆疮，化漆成水，续筋骨，使筋即连，风疾人食，其病复发，怀孕妇食，令子横生，壳能合小儿之囟，爪能堕妇人之胎。鰕生捣敷赤白游肿，为馔不宜多食。能发疮动气，小儿鰕蟹鸡犬，尤勿与食。海马，种亦鰕属，雌雄勿离，首类马，身似鰕，布网于水面，主下胎易来，果难产圣药。兴阳不痿，助房术春方。水母即名海蛰，东海多生，形

如白沫濛濛，游水倚为目，主妇人生产劳损血凝，小儿风疾火熛丹毒。

蛤蜊

禀水中之阴气以生，味咸，气冷，无毒。入足阳明经。五脏皆属阴，凡得水气之阴者，其性滋润而助津液，故能润五脏，止消渴开胃也。咸能入血软坚，故主妇人血块及老癖为寒热也。煮食能醒酒者，亦以入阳明而除热也。然丹石人食之，令腹结痛。气虚水肿，用大蒜十个捣如泥，入蛤粉丸梧子大，每食前白汤下二十九，服尽，小便下数桶而愈。白浊遗精，用蛤粉煅一斤，黄柏蜜炙一斤为末，水丸梧子大，每服百丸，空心酒下，日二次，盖蛤粉味咸而能补肾阴，黄柏苦而降心火，坚肾故也。

蛤蜊壳，去老癖顽痰血块，并能去热立效。肉煮食能开胃，润五脏，止消渴，解酒毒，老癖寒热，妇人血块。蚬小而色黑，其肉解酒毒、湿毒、面黄，去热气、时气、目赤，开胃脘，压丹石，下乳汁，利小便，生捣汁涂疔疮。

牡蛎粉

得海气结成，味咸，气微寒，无毒。入肝、胆、肾三经。为清热软坚，化痰散结，收涩固脱之用。主疗虽多，然味咸独胜，走肾敛涩之功居多耳。同生地黄、黄芪、龙眼、五味子、酸枣仁、麦门冬、白芍药、茯神、黄柏、当归，治心肾虚盗汗。同黄柏、五味子、地黄、山茱萸、枸杞子、车前子、沙苑蒺藜、莲须、杜仲治梦遗泻精，加牛膝则兼治赤白浊。同地黄、黄柏、阿胶、木耳、炒黑香附、白芍药、地榆、麦门冬、续断、青蒿、鳖甲、蒲黄，止妇人崩中下血，及赤白带下。虚劳盗汗，牡蛎粉、麻黄根、黄芪等分为末，每服二钱，水煎服。水病囊肿，牡蛎二两、干姜炮一两，研细，冷水调稠，扫

上，须臾囊热如火，干则再上，小便利即愈。一方用葱汁白面同调，小儿不用干姜。男女瘰疬，牡蛎粉四两，玄参末三两，甘草一两，面糊丸，梧子大，每三十丸，酒下，日三服，服尽除根，不拘已破未破皆效。月水不止，牡蛎煅研细末，醋搜成团，再煅研末，以米醋调艾叶末熬膏，丸梧子大，每用醋汤下四五十丸。

牡蛎粉，专入肾经，盐能消癖，禁遗尿遗精，敛阴汗盗汗，老痰老血可消，气虚带下皆治，鼠瘘喉痹，咳嗽可除，烦满心痛，气结亦却，能止渴涩肠，散瘿疬尿浊，总咸涩而微寒，为消痰软坚收敛固涩之剂，然久服亦能寒中。

文蛤

即花蛤也。背上有斑纹，得阴水之气，味咸，气平，无毒。咸能消散结气，咳逆胸痹腰痛胁急，疮蚀痔瘘，崩中漏下，皆血热为病，咸平入血除热故主之也，更止烦渴，化痰利小便，皆软坚润下之功也。

文蛤，系新蛤壳未烂，临东海岸可收，利水坠痰，驱胁急腰痛，除喉咳肋痹，收涩崩中带下，消平鼠瘘痔疮，走马疳，蚀口鼻将危。和腊猪脂为膏，敷贴癞疝。气引小肠吊痛，同香附末姜汁调吞。海蛤乃烂壳混杂泥沙，宜火煅作散，利膀胱大小二肠，消水肿胀满，降胸胁逆壅邪气，定喘息咳痰，阴痿可坚，喉渴堪止。

瓦垄子

蚶得水中之阳气，味甘，气温，无毒。甘温能益气而补中，则五脏安，胃气健，心腹腰脊风冷俱瘳矣，胃健则食自消，脏暖则阳自起，气充则血自华也。壳味咸，走血而软坚，故能治血气冷气癥癖。丹溪用以消血块，化痰积者，此也。今世糟其肉为侑酒之物。

瓦垄子即蚶子壳。消妇人血块，癥瘕，逐男子痰癖积聚，肉能醒酒，更主心腹冷痛，治腰脊冷风，利五脏，令人进食，益中气，暖脏起阳，益血驻颜，健胃消食。

贝子

贝子解肌散结热，利水消肿浮，去男妇赤目生翳无休，点上即愈，除孩子疳蚀吐乳不止，服下立安。鬼疰善驱，蛊毒并解。

田螺肉

产于水田之中，禀水土之阴气，故汁大寒，性甘无毒，以珍珠黄连末纳入良久，取汁点目痛神效，以寒能除热也。解一切有余之热，故能止渴醒酒。治噤口痢疾，用活大田螺二枚，捣烂入麝香三分，做饼烘热贴脐间半日，热气下行，即思食矣。又治小便不通，腹胀如鼓，田螺一枚，盐半匕，生捣敷脐下一寸三分，即通。

田螺肉，利大小便，消浮肿甚捷，去脏腑热，压丹石优良。仍治脚气上冲，小腹急硬，更驱肝热上壅，两目赤痛。醒酒殊功，止渴立效。烂壳主反胃胃寒，涩遗精精滑，卒暴心痛，烧末汤服并除。又大海螺汁亦明目。

水蛭

俗名蚂蟥。生于阴湿之处，味咸、苦，气平，有大毒。其用与虻虫相似，故方中与之并施。咸入血，走血，苦泄结，故治妇人月闭，血瘕积聚，无子者及血蓄膀胱水道不通者。因破血之功，故能堕胎。然煅之存性，见水复能化生，啮人肠脏，破瘀之药甚多，何必用此？如犯之者，黄泥作丸，吞之，必入泥而出。

水蛭，即蚂蟥蜞，活者堪吮肿毒恶血，名为蜞针，炒者能去积瘀坚癥，抵当丸是。治折伤，利水道，通月信，堕妊娠，麝香酒调下，治蓄血神效，盖苦走血，咸胜血耳。染须药中，能引药力倒上至根。

蜣螂

一名推车客。禀阴湿之气以生，味咸，气寒，有毒。入足厥阴、手足阳明经。以咸寒软坚降下之性，故为惊痫、癫疾、奔豚、痔瘘、疔肿之需。大肠脱肛，蜣螂烧存性，为末，入冰片研匀，掺上托之即入。肠漏出水，用蜣螂一枚，阴干，入冰片少许，为末，纸捻蘸末，入孔内渐渐生肉，药自退出即愈。附骨疽疮，蜣螂七枚，同大麦捣敷。无名恶疮，不识者，用蜣螂杵汁涂之。刘禹锡救三死方云，得疔疮十四日益笃，善药敷之莫救，贾方伯教用蜣螂心一夕，百苦皆已。明年正月食羊肉又大作，再用如神验。其蜣螂心在腹下度取之，其肉稍白是也，贴疮半日许，再易，血尽根出即愈。蜣螂畏羊肉，故食之即发，出葛洪《肘后方》。箭镞入骨不可移者，用巴豆微炒，同蜣螂捣涂，斯须痛定，必微痒忍之，待极痒不可忍，乃撼动拔之立出。凡诸疮皆可疗也。捣为丸塞下部，引痔虫出尽永瘥。

蜣螂主小儿惊痫瘛疭，腹胀寒热，大人癫疾狂易，手足端寒，支满奔豚等证，皆咸寒软坚降下之功，故又治一切痔瘘，及疔肿疽疮，出箭镞之用也。但性有毒，外用易臻厥功，内服非虚人所宜。

冯氏锦囊秘录杂证痘疹药性
主治合参卷十二

海盐冯兆张楚瞻甫纂辑
孙　显达惟良
门人王崇志慎初同校
男　乾吉佑民

人　部

紫河车

紫河车即人胞也。有生之初，父精母血以成胚胎，外有衣一层裹之者，即胞也。十月降生，随儿后出，其味甘、咸，气温，无毒。主血气羸瘦，妇人劳损，面黯皮黑，腹内诸病，渐瘦瘁者，皆荣血不足，精气亏损也。此药得精血之气而结，能从其类以补之，是以治男女一切虚损劳极，为益血补精气之用，诚有返本还元之功。胞衣水即罐贮胞衣，久埋地下，年久成水是也。味辛，气寒，无毒。得土气既深，浊气既化，阴气独存，故走足阳明经，能解天行时疫，狂热及小儿无辜发竖，丹毒热毒并血热痘疮，以代金汁，清而带补，功力更倍。

紫河车，大温。专滋肝肾，补虚损劳伤，痨瘵传尸，体瘦发枯，骨蒸盗汗，腰脊酸痛，足膝痿软，惊悸羸乏等证。又益妇人，俾育胎孕。罐贮地埋，年深自化，名河车水也。驱天行时疫狂言，去小儿丹疹热毒，并清血热痘疮，以代金汁，清中兼补，功力更优。

主治痘疹合参　大补气血，凡痘气血两虚者用之。

按：崔氏云：胎衣宜藏吉方，勿为虫兽所食，令儿不育，此亦铜山西崩洛钟东应之理，蒸煮而食，不顾损人，长厚者勿忍为也。

怀妊妇人爪甲

爪者，肝之外应，筋之余也，得肝气疏散之能，有甘咸软坚散热之力，故为去翳障，散乳痈，下胞衣之用，独取怀妊妇人者，以气血充实，乃能受孕，取其有生长力紧之意也。

怀妊妇人爪甲，下胎衣，胞衣不下，以本妇手足爪甲烧灰酒服。散乳痈。取细末，置目中去翳障，并治飞丝入目。

人乳

乃气血之液也。味甘、气平，无毒。入心、入肾、入脾，润肺，益寿延年之圣药也。

人乳晒干，入四君四物汤，大补气血，和畅营卫，培益元阳，润长肌肉，驻颜明目，安养神魂，五脏均补，肠胃能润，止消渴，退虚热，润噎隔，补虚劳，祛目赤，止流泪，久服令人气血冲和，肥白悦泽。又治中风瘫痪，手足疼痛，不能动履，及一切虚损痨证，此以人补人之法也。但功专补阴，若阳虚胃弱，脾寒作泻者禁之。

主治痘疹合参　疗眼热赤痛，补五脏精血，止泪明目，痘不灌浆者，用此以助之，但断乳已久者，初服之易于溏便。

按：乳从血化，生于脾胃，摄于冲任，未孕则下为月水，既孕则留而养胎。产后则变赤为白，转降为升，此造化玄微之妙，却病延年之药也。世俗多以乳能滑肠，果尔，则天下无不泻之婴儿矣。特与食混进，诚能发泻，故于夜半时进，前后皆与食远为良。服乳歌曰：仙家酒，仙家酒，两个葫芦盛一斗，五行酿出真醍醐，不离人间处处有。丹田若是干涸时，咽下重楼润枯朽。清晨能饮一升余，返老还童天地久。曝制作粉，名乳金丹尤佳。惟脾胃泄泻者不宜用也。

脐带

脐者，命蒂也。当心肾之中，为真元归宿之处，胎在母腹，脐连于胞，喘息呼吸滋养之妙，从此而通，胎出母腹，脐带剪断，则一点真元之气，从此而归入命门丹田。故脐为命蒂。脐带亦真气会聚之所也，以之治疟者，是久疟虚寒之甚，藉其气以补不足也。今世以小儿脱下脐带，烧灰存性与服，可解胎毒稀痘，及培元气，免惊风，是亦返本还元之义也。

脐带烧灰存性，主疗虚寒疟疾，更解胎毒稀痘，调元免惊。

发髪

取男子二十以来，无疾患，颜色红白，顶心剪下者，良。先以苦参水浸一宿，滤出入瓶内，以火煅赤，放冷研用。盖发为血余，男子八岁，肾气盛，齿更发长，是发因人血气为生长荣枯。血盛之人，发润而黑；血枯之人，发燥而黄。味苦，气小寒，无毒，入手足少阴经，为入

血凉血，养血止血，解毒养阴利水之用。头垢，头上垢腻也。味苦温，其性滑润而下走能入阳明，故主劳复，妇人吹乳，并淋闭不通也。

发髪，髪乃发根，用宜陈久，烧灰入剂，一名血余，补阴甚捷。凡口吐血，鼻流血，血闷血晕，血痢血淋，肠风崩带，服之即止。咽口疮，豌豆疮，伤风风痓，惊热惊痫，得此易痊。通关格五癃，利小便水道，疗大人痉，且愈金疮。同鸡子黄熬油，敷孩子火灼肿毒。烧黑灰，吹鼻内，止大人衄血狂来，解毒止痛，长肉消瘀。初剃胎发，血之嫩苗，老景得之，甚补衰涸。乱发，常人落者，黑润为良，烧制同前，血证亦用，止赤白痢，通大小便。误吞发绕喉，取自己发灰调送下。破伤风入脑，加何首末酒沃灌苏。又和诸药熬膏，可贴痈疽消肿。篦下头垢，名百齿霜，为丸，治淋闭不通，及伤寒劳复。调膏疗吞咽酸水，并百魅鬼邪。竹木刺在肉中，津和涂即出。飞丝入眼内，点两眦立效。卒中酒毒蕈毒，酒化服渐安。乳痈初起，酒服亦效。剪髭须烧灰，敷痈疮亦愈男阴毛，若含口咽汁，蛇咬毒不入腹伤人。

主治痘疹合参　人发补阴之功甚捷，凡痘鼻衄者，烧末吹之立止。胎发尤入疔毒，掺药上品。

人气

人气，主下元虚冷，日令童男女，以时隔衣进气脐中，及两腰肾间甚良。凡人身体骨节痹痛，令人更互呵熨，久久经络通透，盖气属阳，为一身之健运，即真火也。天非此火不能生物，人非此火不能有生，故老人虚人，与二七以前少阴同寝，藉其熏蒸，最为有益，下元虚冷，火气衰也，得外人之少火，乃以补其不足，骨节痛痹，血泣不行也，血不自行，随气而

运，故能使骨节通畅也。近时术士，令童女以气进入鼻窍、脐中、精门，以通丹田，谓之接补，此亦小法，不得其道者，反以致疾。

人牙

牙齿者，肾之标，骨之余也。味甘咸，气热，有小毒。其主除劳治疟者。盖劳乃劳极，精气乏绝，肾家亏损，疟亦因之而发。牙为肾气所生，以类相从，补还其本，故主之也。能解蛊毒者，味甘而咸也，治痘疮倒靥乳痈未溃者，以毒攻毒也。

人牙自落者佳，法制研末，热酒调服，能托豌豆陷疮，且除劳治疟，兼解蛊毒，更托乳痈。人齿垽和黑虱共研，出箭头破痈肿可涂。人津沫，取平明之时，润眼目，去翳障生光，涂肿痛，解热毒即退，回津频咽，敛纳丹田，肺润心清，能降火，任情吐唾，损真元。

按：津乃精气所化，五更未语之唾，涂肿辄消，拭目去障，咽入丹田，则固精而制火，修养家咽津，谓之清水灌灵根，人能终日不唾，收视返听，则精气常凝，容颜不槁。若频唾则损精神，成肺病。仙家以千口水成活字，咽津诚不死之方欤。

主治痘疹合参　人牙，用以代肾经之邪。凡痘黑陷咬牙者可用，或云灰白陷者亦可用，宜火煅或酒淬，或韭菜汁淬用，止宜一二厘，不宜多服。或有单用，或有加麝香少许用。然性烈，发表太过，内动中气，外增溃烂，万不得已者投之。

人粪

人之五谷入胃，津液上升为气血，糟粕下降而成粪，本原已化，但存极苦大寒之气味耳。入足阳明经。阳明实热，则登高而歌，弃衣而走。苦寒能除阳明之热，故疗时行大热狂走也。凡毒必热、必辛，苦寒能除辛热，故主解诸毒也。新者封疔

肿，一日根烂，盖疔肿乃风火之毒气结成。得大寒极苦之气，则风火散根自烂也。干者煅过，治黑靥血热痘，亦此意耳。粪清，一名黄龙汤，又名金汁。乃截淡竹刮青，塞口纳粪坑中，积年得汁，甚黑而苦，埋地年深，如泉清而无秽气者，亦主天行狂热，痘疮血热，中恶草毒，恶疮瘟病，疔肿百毒，垂死皆疗。人中黄即多年坑砖上所结黄垩，或人造甘草，久浸而成，并解胃家热毒，及疫毒如神。又有地清，一时堪造，借水土之甘寒，专解阳明大热狂渴。

人粪，主时行大热狂走，善解诸毒。疔肿口开，新粪敷一日根烂。粪清，古方制取，埋地年深，治天时狂热，疗阴虚燥热，凡百疮可驱，一切毒并解。干粪烧存性，研，治一切热毒痘疮，血热黑靥亦加。地清，择阴地净黄土中，作小坑入干粪细末二三匙，汲新水搅浊澄清，饮勿过多，亦解大热狂渴。人中黄造法：截竹削青，填满甘草，油灰封固，立冬投厕，交春取来，置有风无日处阴干半月，劈取甘草晒用，治疫毒如神。新生小儿粪，患疮蚀䘌肉能除，亦能除面印字。捞起粪蛆漂净，治小儿疳胀神方。粪内蛔虫，其性大寒，大者洗净断之，取汁，流滴多年赤眼即愈。

主治痘疹合参　干人粪于腊月取东行极干者。以火烧之，令烟尽，研细服之，主解诸毒，善治黑陷痘疮，并时行大热狂走。

童便

人尿，乃津液之浊者，渗入膀胱而出，味咸，气寒，无毒。为除劳热骨蒸，咳嗽吐血，妇人产后血晕闷绝之圣药。诸氏云：降火甚速，降血甚神，饮溲尿百不一死，服凉药百不一生。言其功力之优胜也。经云：饮入于胃，游溢精气上输于

脾，脾气散精，上归于肺，通调水道，下输膀胱。故人服小便，入胃亦随脾之气上归于肺，下通水道，而入膀胱，乃循其旧路也。故能治肺病引火下行。凡人精气，清者为气，浊者为血，浊之清者为津液，浊之浊者为小便，与血同类也。故味咸而走血，咸寒能伏虚热，使火不上炎，血不妄溢，是以能疗诸血证也。主久嗽上气，失声及止劳渴，润心肺，血闷热狂，扑损瘀血在内晕绝，吐血，鼻衄，皮肤皲裂，人咬火烧，绞肠沙痛，难产胞衣不下诸证，悉由此也。法当乘热饮之，盖热则尚存真气，其行自速，冷则惟有咸味寒性矣。若补阴却瘵，必以童便为优，盖取混元之气，清纯而不淆杂耳。今人类用秋石，虽亦能入肾除热，但经水澄火炼，真元之气全失，其功不及童便多矣。况多服久服，则咸能走血，令血凝泣为病。若阳虚无火，食少肠滑者禁之。尿白垩即人中白，乃人尿之精气结成。味咸，气凉，无毒，能泻肝、肾、三焦、膀胱，有余之火。内服可除骨蒸痨热，肺痿吐血诸病，外治汤火灼疮，口舌疳疮，总皆除热降火之功也。

童便，痨热咳嗽，鼻洪吐衄，产后败血攻心，扑损瘀血作痛，难产胎衣不出，一切火证神妙。轮回酒，乃自己溺尿，蠲诸积，倒仓，仗荡涤肠胃，暴发赤眼，亦可洗明。人中白，去传尸痨热，止肺痈吐血，口疳鼻衄，汤火灼疮。秋石丹滋肾水，返本还元，养丹田，归根复命，安和五脏，润泽三焦，咳逆稠痰，骨蒸邪热，咸能软坚消块，水肿可代盐尝，明目清心，延年益寿。女病须阳炼尤佳，男病得阴炼更妙。阴阳以童男童女便尿，非以水火分别立名。

主治痘疹合参　童便，痘后寒热头痛，温气，鼻血，阴虚发热之要药。人中白治痘牙疳，为降阴火消瘀血之主药。

天灵盖

乃人脑盖骨，以脑为诸阳之会，而此骨则为一身众骨之主。味咸平，无毒，取其同类之气，以治传尸尸疰，辟恶散邪之需。然读《灵应仙书·药性》云：纵借疗再造之缘，先问人粉身碎骨之罪，药性虽存，仁人君子万勿用此，以伤天地好生之德，且宁无同类相食之惨乎！

天灵盖，神功纵建，阴责实深，不敢轻陈，致遭天谴，戒之。

裤裆汁

即妇人裤裆也。割取对阴处，烧末，服之。因居下体，得阴气胜，以类相从，其气相感，以导邪热，故主阴阳易病。若童女裤，更佳。阴阳易者，人患时行病后，交合阴阳，便即相著，甚于本病，其候小便赤涩，寒热殊甚，头痛腰痛，耳鸣眼花，服此便得通利，阴头微肿则愈。若女患阳易，须男子裤，若男患阴易，须妇人裤，取阴阳即易之病，即以阴阳之物治之。月经布，月经谓之天癸者，乃天一所生之水也，上应太阴，下应海潮，月有盈亏，潮有朝汐，故月事一月一行，与之相符也。其味咸，咸为水化，凡毒得水则解，故能解极毒之箭毒也。女劳复者，热病新瘥之后，交感而得，其证发热烦躁，少腹阴囊牵引而痛，或卵缩入腹，腹痛欲死。盖前病余热未除，阴精复损，故有是证。月水乃阴中有阳之物，能补阴除热，故主之也。金疮血出不止，及虎狼伤疮，并男子阴疮，因不忌月事行房，阴物溃烂，用室女血衲，瓦上烧存性为末，麻油调敷，皆血分受伤为病，以类相从，补其不足也。童女首经名红铅，能回垂绝之阳。如女子自受胎时算，至十四岁足共积五千四百之期，即于是日是时，经至者此为正鼎，其经为上药。用法招摄，若于经将至时真气先到，采入身中，名得大药，可以接命。即《首楞经》所载，精仙是也。绝非入炉交感，亦非情想得通，亦非口服渣质，故亦成仙道耳。萧子真云：一等旁门性好淫，强阳复去采他阴，口含天癸称为药，似凭洳沮枉用心。此言金丹大道，惟虚极静笃，采先天祖气而已。且不着于四大，安可求于渣质哉？服红铅而热极者，惟童便、乳汁可以解之。

裤裆汁，得童男女者力强，善治阴阳易证，烧灰存性，研末汤吞，女患须男，男患觅女。月经布烧灰，解药箭毒如神，中伤几死，服即回生，并治女劳复亦效。红铅，坎宫一点，无端堕落尘寰，水里真金，有法收来接命。

故尸枕

故尸枕，取于古冢。水煮服，能除三病，治尸痒沉滞身间。顿服则魂气飞越，疗石蛔坚癖腹内，必须以鬼物遣除。仍治邪入肝经，以致眼疼见魍魉，无他药可却，惟仗此钩除。

冯兆张医学学术思想研究

田思胜　撰

冯兆张医学学术思想研究

一、生平简介

冯兆张，字楚瞻，浙江海盐人。清代著名医学家。他幼年丧父，家道贫寒，其母要求甚严，加之生性好学，少既显露才华。早习举子业，攻儒学，为国学生，但因体弱多病，于是遵循母命，弃儒学医。"年十三，就傅肄业，苦心积虑，竭志劳神"，从师访道 10 余载，以医名于两浙等地。冯氏医术精湛，全活颇多。《杂病大小合参卷四·锦囊觉后篇》云："张因幼年多病，弃儒习医，从师访道，纂读群书，苦读十载，方敢临证。悉遵古哲准绳，兢兢业业，全活颇多。阅历既久，心得精微，更难言尽。"长又寄燕京二十余年，名声鹊起，誉满燕地。并六上京师，不仅平民百姓，且"名誉极甚公卿间"。冯氏历时 30 余年，汇选各家精要，结合己见，著成《冯氏锦囊秘录杂证大小合参》二十卷、《冯氏锦囊秘录痘疹全集》十五卷、《冯氏锦囊秘录杂证痘疹药性主治合参》十二卷。其在《痘疹全集·凡例》中云："张苦集是书，勿间寒暑，已三十余载矣。计成《内经纂要》《杂证大小合参》《女科精要》《痘疹全集》《外科》《脉诀》《药性合参》，并附医方考按、药味炮制、经验诸方、胎产嗣育、修养静功，按门别类，无不毕具。自天及人，自小及大，自男及女，自内及外，自形及脉，自病及药，诸书精髓，采取殆尽，实从来未

有之作，诚为医学之全书，摄生之备览。"其内容包括内、外、妇、儿等各科病证及痘疹、药物、脉诊、导引养生，并采集民间验方、效方，内容丰富，流传颇广。冯氏在学术上继承明·薛立斋等温补学说，推崇赵献可之命门理论，且善于化裁古方，曾仿钱乙六味地黄丸加减化裁为 10 方，以变通为用。冯氏对内、外、妇、儿均有研究，尤擅长儿科痘疹。其诊治疾病，主张因时、因地、因人制宜，尤重视小儿先天禀赋之厚薄，后天长养之虚实，曾归纳三法、四因、五治、六淫、八要等几方面，条理清晰，别具一格，不仅具有较高的理论价值，而且具有较高的临床应用价值。

二、医学著作版本源流

《冯兆张医学全书》共收冯氏纂辑的《冯氏锦囊秘录杂证大小合参》二十卷、《冯氏锦囊秘录痘疹全集》十五卷、《冯氏锦囊秘录杂证痘疹药性主治合参》十二卷三种医著。其中《冯氏锦囊秘录杂证大小合参》又包括《内经纂要》《杂证大小合参》《脉诀纂要》《女科精要》《外科精要》《治疗方论》六部专著。冯兆张将其统称之为《冯氏锦囊秘录》。另据《全国中医图书联合目录》载，尚有《旃檀保产万全经》三卷，但经考证认为，当属后人托名，故不予收入。现将其版本情况简介如下。

（一）《冯氏锦囊秘录》版本

《冯氏锦囊秘录》成书于清·康熙三十三年甲戌（1694 年），并用活字刊印。八年后，因活字版烂，又重新删订，用木版刊印，且康熙年间尚有重刊。之后，清·嘉庆十八年、道光二十二年、咸丰八年等均有重刻。

1. 清·康熙活字本

刻于清·康熙三十三年甲戌（1694年），其在《杂证大小合参·甲戌年自序》云："殚心课纂《杂证大小合参》《痘疹全集》《内经纂要》《药性合参》，以及《女科》《外科》《脉诀》诸书，计共二千余篇，凡历三十年而始竣。"但此次刊本，印数较少，其在《痘疹全集·凡例》后云："奈书大力绵，艰于举事。向年误听梓人，创成活版，疲精瘁神，二载始竣。但字少用多，不耐久印，无如索者日众，今板废书完，势必数十年之心血，一旦付于流水。"此本在中国科学院图书馆、中国中医研究院图书馆藏有残卷，仅存《内经纂要》、《杂证大小合参》二十卷。其扉页刻有"浙江冯楚瞻纂集"字及小字附言："是书八种，计纂《内经》及《杂证大小合参》《女科》《外科》《痘疹》《药性》《脉诀》共二千余篇，系兆张三十年心血所集。欲广济世，奈力绵未能实刻，因用活版，但装刷甚繁，止印百册，以呈高明，幸勿废掷。尚遇同志，重刻广济，尤为幸甚。"[1] 前有杜立德、魏象枢、张士甄及冯兆张自序四序。其版式为：每半页 9 行，每行 22 字，白口，四周单栏。

2. 清·康熙壬午刻本

此本较活字本晚八年，是清·康熙四十一年壬午（1702 年）刻本。《全国中医图书联合目录》著录为"清康熙六十一年壬午"有误。此本系因活字本版废书完，而索书者日众，又重新刊刻者。但此次刊刻，对全书进行了"重加订正"，"查对舛错"和删改，部分内容作了较大的改动，使前更为完善。与活字本比较，主要有以下几个方面的特点：①增加篇目。如目录前增加了康熙壬午年王缵序、"附录良医格言"、"乐善捐资助刻诸公姓氏"等；正文中加入了"烦躁"、"敬陈纂集大小合参意"、"头重大小总论合参"、"颈项痛"等多篇。②调整次序。如卷一"调护水火论"活字本在"诸病求源论"后，而此本调在"水火立命论"后；又如"尊生救本篇"活字本在"辨伤寒中寒假热假胀"和"辨宗气卫气营气"中间，此本调至"调护水火论"之后，使内容衔接更加合理。③完善内容。如"方脉发热证论合参"一篇，活字本为"经曰：邪之生也，或生于阴，或生于阳。"此本为"夫人居处清净，则阳气周密，邪不能害。若任事烦劳，则阳气解散，邪入伤人，七情伤气，饮食伤形，风寒暑湿伤阳，饮食男女伤阴，故经曰：邪之生也，或生于阴，或生于阳。"前加二句，使内容更加完善。又如"暑门"一篇中，活字本为"故虽时当长养之令，实阳伏在表之时，调理不慎，奉生者少矣。"此本改为"故虽时当长养之令，实伏阴在内之时，调摄可不慎欤！"改正了活字本的错误。④删去部分内容。如"骨空论篇"后删"任脉者，以女子赖此任养也；冲脉者，以其气上冲也，故其生病，少腹冲心而痛也"等。此本版刻较精，字迹清晰，每半页 9 行，每行 22 字，白口，上下单栏，左右双栏。是现存最佳版本。

---

① 书名号及标点系编者所加。

3．清·康熙刻本

清·康熙壬午本刊印后，此版可能尚有多次重印，或补版后再印。核对所见康熙本，有以下几种情况：①序言不一。卷首前有五序言者，有七序言者（与《痘疹合参》前二序言重复），有二序言者。②字迹不同。个别康熙本字迹模糊，个别页面字形亦有不同。③版式不一。书中有左双栏右单栏者，有全为单栏者。

4．清·嘉庆会成堂本

即清·嘉庆十八年癸酉（1813 年）会成堂刻本。此本删去七篇序言，仅留冯氏自序二个和张士甄序言一个；又删去"采辑古今医学诸书"、"乐善捐资助刻诸公姓氏"等。在版式上与康熙壬午本相同，文字上稍有出入。

5．清·嘉庆宏道堂本

即清·嘉庆十八年癸酉（1813 年）宏道堂刻本。此本卷首前仅有冯氏自序及张士甄序，与会成堂本删削内容同。其版式内容均依清·康熙壬午本。

6．其它刻本

此外，尚有清·嘉庆十八年癸酉（1813 年）集贤堂、清·嘉庆二十三年戊寅（1818 年）大文堂、清·咸丰八年戊午（1858 年）翼经堂等刻本。这些刻本均依会成堂本而来，除删削内容外，无论从版式、内容上均与清康熙壬午本大同。

《冯氏锦囊秘录》包括八种医著，除《内经纂要》被清·顾世澄收入到《疡医大全》中去以外，其余均未有单行本行世。

（二）《旃檀保产万全经》版本

《全国中医图书联合目录》中载"旃檀保产万全经，（清）冯兆张（楚瞻）撰"。最早刊于清·咸丰二年壬子（1852 年），中国中医研究院有藏。扉页有：

癸未夏日

旃檀万全经

述古堂

十二字。此书刊印时间较冯氏他书刊印晚一百余年。前有一序，不知撰者何人，序云："适得海盐冯楚瞻先生之书，曰《传家至宝》，未经刊布者。"考证认为，冯氏未著《传家至宝》一书。刊印者亦不清楚是否为冯氏之作，序中又云："自《内》《难》二经创首，至长沙著论，而遂集大成，嗣是风痨臌膈诸证，无不探及六经，而兹书多未言及，无乃冯氏著述未完欤，抑或有全书而今已散失欤？耿耿不释者久之。"考其内容，亦非冯氏之作，且多迷信不实之语，与冯氏他书风格迥异。如内中有《保产万全经》文，最后有云："吾奉上帝旨传掌产，寻声来救苦"；经文注释中亦有如"大慈大悲救苦救难神咒方能免"等迷信不实之语。显系后人托名之作。

三、学术思想

冯氏幼年丧父，家道贫寒，生活的磨难，使之深感济世救人之任重。因此，冯氏医德高尚，十分强调医为仁术，念念不忘济贫扶危。他学习刻苦，悉心钻研，悬梁刺股，十余春秋，博及群书，采精撷髓，且重视实践，不断创新，积三十年之精粹，纂为一书。在治疗上，强调温补，注重培本救原，且善于化裁古方，创立新方。其精通内、外、妇、儿各科，且尤精于儿科，擅长痘疹，多有发明，其用药论述亦多独特。纵观全书，有以下几个方面特点。

（一）博采群书精华　著述济人

冯氏在《杂证大小合参·凡例小引》中云："张幼年失怙，慈帏严课，苦读儒业。继以疾病时多，且力绵艰于治生，爰有习医之举，从师访道，悬刺十有春秋，博及群书，始知大道无秘，尽在先圣贤数卷书中耳。乃奋然将古哲图经诸书，按门类纂《内经》《大小杂证》《药性痘疹》《女科》《外科》《脉诀》计共二千余篇。既而临证，以书验证，以证合方，针线相对，毫发不爽，窃喜先圣贤之遗书方论不谬也。逮至阅历愈久，更有得乎心而应乎手者，似难以言语间形容，乃益信无方可用之语更不谬，复于窹寐中以求其真元之至理，究竟只在我身生来之所得也。若是，则诸方诸论可以不载不垂矣。虽然，古哲之论也、方也，犹居之有门户也、庭径也，苟不由此，何能登堂入室以达安身憩息之所耶?"于是"不揣固陋，誓成此集。"其纂集方法与目的，正如冯氏在《痘疹全集·壬午年自序》中云："张所以有纂集上古、中古、近世群贤诸论，以明强弱补泻之宜；更集幼科方脉合参，以广先天后天、少壮厚薄之异；更集女科、外科各论，以辨阴阳内外之殊；更详声形色脉，以为望闻问切之用，计成二十卷于前册矣。至于痘疹，既由先天受毒之轻重、禀赋之厚薄，更关后天气血之盛衰、调治之宜否，则其上古、中古、近世之所禀不同，而古遗补泻诸方定论，亦难取为效法矣。故张亦将先后群贤诸论，条分各门，汇列备悉，复揣古哲未尽之旨，并张窹寐心得之微，赘之于末，以证后贤。"上至岐黄，下达明清，诸家精论，兼收并蓄。

首言《内经》，"使学者开卷便得圣贤至理，不难一贯以通及诸书也。"[①] 摘《内经》五十一篇原文中之精华，进行注释，撰成《内经纂要》，为卷首上、下两卷。注文切实，通俗易懂。

次为《杂证大小合参》十四卷。前二卷详论水火立命之基、阴阳强弱之用、先天后天之分以及标本运气之理，明保元培本乃为强身之术，使老少贤愚咸能祛病勿药。卷三至卷十四，论"自初诞诸胎证，及头、目、耳、鼻、口、唇、胸、胁、肩、背、腰、腹、腿、足诸疾，乃及风、寒、暑、湿、燥、火，惊疳、吐泻、伤寒、疟疾、风痹、臌膈各门诸证。"对每一证均引以《内经》之理，兼采诸家之论，结合自己心得，详揭病因病机，后为方药治法。卷十五为《脉诀纂要》，以脉象法天立论，论及脉理、诊法、脉形及死脉，并详论脉候辨讹。卷十六至卷十八为《女科精要》三卷，分月经、经病、崩漏、带下、嗣育、胎前杂证、胎产、产后、产后杂证及女科杂证等十门，详论其证治用药，多有发明。卷十九为《外科精要》，详论外科痈疽治法，并强调痈疽证治以内补温阳为主。卷二十为《治疗方论》，系冯氏自创"养心育脾和肝清肺滋肾补荣益卫膏滋丸"和"全真一气汤"等新方及验案。

《冯氏锦囊秘录痘疹全集》十五卷，对痘疹从发热、见点、起胀、灌脓、收靥、落痂、余毒以及兼夹证等诸方面进行论述，并汇集前贤治痘诸方120余首，内容详尽，多有创新。

《冯氏锦囊秘录杂证痘疹药性主治合参》十二卷，选取治疗痘疹常用药400余种，特设"主治痘疹合参"一项，阐述其在痘疹中的应用，论述独特。

全书自天及人，自少及老，自上及下，自内及外，自男及女，自形及脉，自病及药，悉挨次序，论述周密。正如冯氏在其《痘疹全集·凡例》中所云："实从来未有之作，诚为医学之全书，摄生之备

————————
① 见《冯氏锦囊秘录杂证大小合参·凡例》。

览。"冯氏苦集是书，意欲广济天下，使长幼共沐乎春风长养之中，愚贤同达乎寿世无疆之域。

（二）治疗崇尚温补　培本救元

冯氏在理论和治疗上推崇赵献可，认为火为万物之本源，"天地以阳为生之根，人生以火为命之门"，"天非此火不能化生万物，人非此火不能有生"①。且十分推崇赵献可的命门理论，认为"命门即在两肾各一寸五分之间，当一身之中，《易》所谓一阳陷于二阴之中，《内经》曰七节之旁中有小心是也。名曰命门，是为真君主，乃一身之太极，无形可见，两肾之中是其安宅也。其右旁有一小窍，即三焦之窍穴也。三焦者，是其臣使之官，禀命而行，周流于五脏六腑之间而不息，名曰相火。相火者，言如天君无为而治，宰相代天行化。此先天无形之火，与后天有形之心火不同。其左旁有一小窍，乃真阴真水气也，亦无形，上行夹脊至脑中为髓海，泌其津液，注之于脉，以荣四末，内注五脏六腑，以应刻数，随相火而潜行于周身，与两肾所主后天有形之水不同。"命门无形之火，在两肾有形之中，为道家所言之黄庭，气血之根，生命之本。"人之初生，受胎始于任之兆，惟命门之一点先具，而后有肾，则与命门合，二数备，是以肾有两歧，而命门居于其中也。由是肝、心、脾、肺相继而生，五脏成而百骸具也。"此命门真火，又为十二经之主，"肾无此，则无以作强而技巧不出矣；膀胱无此，则三焦之气不化而水道不行矣；脾胃无此，则不能蒸腐水谷而五味不出矣；肝胆无此，则将军无决断而谋虑不出矣；大小肠无此，则变化不行而二便闭矣；心无此，则神明昏而万事不能应矣。"属人身之至宝，生命之主宰，

旺则强，衰则病，灭则死。"譬之元霄之鳌山走马灯，拜者舞者飞者走者，无一不具也，其中惟是一火耳。火旺则动速，火微则动微，火熄则寂然不动。"②　此火不可水灭，不可寒攻，宜补而不宜泻。此火如《易》之坎卦，一阳藏于二阴之中，火之有余，非真有余也，乃二阴之水不足，当滋阴济水，配涵真阳，投六味地黄丸。火之不足，真精亦衰，补之当于水内温化助火，方用八味丸。

温补思想是冯氏治疗疾病的基本思想，并且应用于内外妇儿各科。在儿科方面，认为"天地之气化日薄，男女之性情日嚣，幼稚之禀赋日弱"，小儿之病，多由先天禀赋不足所致，若再用寒凉克削攻伐之药攻之，则百不一生。"治疗之法，当温存内养，保其残败之阴，补益阴阳，助其生长之力"。"凡六脉沉微，两尺无根者，此元气之元阳欲尽也，惟参、术、附子可以挽之。若六脉细数，两尺无根者，此元阴之元阳欲竭也，惟地、萸、桂、附可以挽之。"③　如治疗目翳证，认为"浊阴降而上热自除，下阴足而目光自返。"且以自己为例，云："张因幼年读书过劳，而常目病，今看书写字略多，便易举发。发时惟以八味丸加牛膝、五味子者，每日食前各进五六钱，一日共有一两五六钱也。外以黄连钱余，入铜青分许，煎浓汁洗净二三次，俟红障少淡，再入人参二三分于内，温和洗之，则光返而能视物如故也。"在内科方面，如冯氏治疗膝肿痛，先哲云：膝肿痛不消，若脉沉数或滑者，防生附骨疽，乃毒气附着于骨而成。冯氏按曰："究竟有何毒气？乃肾

① 见《冯氏锦囊秘录杂证大小合参》卷一。
② 见《冯氏锦囊秘录杂证大小合参》卷二。
③ 见《冯氏锦囊秘录杂证大小合参》卷三。

经阳和之气不足，故肾部隧道骨缝之间气不宣行，阴血凝滞，内郁湿热，为溃为脓。所以有久服八味丸，令人无骨疽之语。谓骨暖气行，血无壅滞，毒何生焉？"极力批判服用燥湿清热药，认为误用湿热，乃致脓成，气血大亏，不可救治。皆因"不知鹤膝风与附骨疽，俱肾虚者多患之，因真气衰弱，邪气得以深袭。前人用附子者，以温补肾气，又能行药势，散寒邪也。故体虚之人，为冷气所袭，经久不消，极阴生阳，寒化为热而溃也。"其用药，非桂、附不能下达，非桂、附不能宣行。又如冯氏治痨瘵。认为"少年之人，嗜欲无节，致伤真阴，相火尤旺，火寡于畏，自下冲上，自里达表，故名曰骨蒸痨瘵。"一阳居于二阴之中，入房盛则真阴亏，而阳亦瘵，久则命门火衰，身体乏竭。治疗大宜八味丸，温阳生阴。其云："八味丸一方，诚如用兵之八阵，立法周匝，不能出其范围也。盖无阳则阴无以生，所以有桂、附；无阴则阳无以化，所以有熟地、山萸。先天之真阴真阳既已并补，更入茯苓、山药以助脾胃，使化源有自，而后天之生发无穷。牡丹皮以祛阴分之伏热，泽泻以泻龙雷之邪火宿水，更同茯苓淡渗，搬动诸药下趋。盖一补一泻，则补势得力，倘有君无使，则独力难行。"① 其中变化莫测，神而明之，难以言尽。又如论治阳痿，其云："痿者，阳气败绝，阴道消亡。阴阳内竭之候，欲用而难施，有施而难化，一则能动而心以节之摄之，一则心欲动而物不能用也。"又以人之手指之歧处端末喻之，谓阳气难达，易冷易厥。而阴处更歧之甚，"非至清真阳之气不能达而温之，非至精真阴之血不能荣而养之。"方用补骨脂丸、还少丹，温补真阴真火。② 在妇科病方面，认为女子嗜欲过于丈夫，感病则

倍于男子，女子三十六病，多损气血，但究其根则在于肾，故清心节欲为祛病之第一。女子月经不调，经枯血闭，多责之血，然"更由肾水之失养也"③，治疗当用"甘温之药，以助阳气而生阴血也"。在外科方面，冯氏在分析古人之成法的基础上，提出自己的见解。他说："然亦有气血虚寒，初起毒陷阴分者，非阳和托里，何能升达在表？既溃而阴血干枯，若非滋阴充畅，何能接续脓浆？外则疮毒干枯，内则口干烦躁，故全在以脉消息。"如痈疽平塌不宜高耸者，乃阳气虚弱，不能逐毒以出阴分；根红散漫者，亦气虚不能拘血紧附也。若用清解，则势必毒即冰伏，犹之造酒，非暖何以成浆？譬之造饭，非火何以成熟？世人但知清火以解毒，殊不知毒即是火，毒化而火亦清，毒凝而火愈郁。清凉之法仅可用于疮疡小疖，若遇通达经络之疽，则必须托里内补，用托里内补散等。同时，也认为如银花、甘草等解毒之剂，亦可应用，但必须于和平补养气血之中，"佐以银花、国老，以解有余不尽之毒。"

（三）主张辨证施治　阐发理论

温补思想是冯氏辨治疾病的基本思想，但他并非以偏概全，同样十分注重辨证施治，主张因人、因地、因时制宜，创立三法、四因、五治、六淫、八要治疗方法，贡献较大。

冯氏认为天人阴阳一理，治病当明运气。他说："天人阴阳一理，故治病每与

① 见《冯氏锦囊秘录杂证大小合参》卷十一·方脉痨瘵合参。
② 见《冯氏锦囊秘录杂证大小合参》卷十四·方脉阳痿。
③ 见《冯氏锦囊秘录杂证大小合参》卷十六·月经门。

运气相符。至于婴儿离先天不远，神气未固，感触尤宜，故出痘者必多于子、午、卯、酉年，而病证多应于天符、岁直。"男女长幼，性情不一，嗜欲不同，病证亦不相同。其云："小儿易怒伤肝，恣食伤脾；大人穷欲伤肾，多思伤心，郁思伤脾，恼怒伤肝，悲哀伤肺。"即使病证雷同，大人犯小儿之病，小儿犯大人之病，"治何可执?"用药如用兵，当因时、因地、因人而制宜。

对于疾病的认识和辨证，又可归纳为三法、五治、四因、六淫、八要。认为三法者，初、中、末也。初治之道，法当猛峻，缘病得之新暴，邪入未深，当以疾利之药急去之。中治之道，法当宽猛相济，为病非新非久，当以缓疾得中，时令消息，对证加减，养正祛邪相兼治之。末治之道，法当宽缓，谓药性平善，安养血气，为病久人虚，邪气潜伏，故以善药养正，而邪自去也。五治者，和、取、从、折、属也。一治曰和，假令小热之病，当以凉药和之；和之不已，次用取。二治曰取，为热势稍大，当以寒药取之；取之不已，次用从。三治曰从，为势既甚，当以温药从之，所谓承乃制也；温之不已又再折。四治曰折，为病势极甚，当以逆治之；制之不已，当下夺之，夺之不已，又用属。五治曰属，缘病陷在骨髓，无法可出，故求其属以衰之。四因者，有始因气动，而内有所成病者，如积聚癥瘕之类。有始因气动而外有所成病者，如痈疽疮疡之类。有不因气动而内有所成病者，如留饮宿食，喜怒想慕之类。有不因气动，外有所成病者，如瘴气、跌扑、虫伤之类。六淫者，阴、阳、风、雨、晦、明也。阴淫寒疾则怯寒，此寒水太过，别深浅以温之。阳淫热疾则恶热，此相火太过，须审虚实以凉之。风淫末疾，末谓四肢也。必

身强直，此风木太过，须和冷热以平治之。在阳则热，热则痿缓不收，在阴则寒，寒则筋挛骨痛。雨淫腹疾，则湿气濡泄，此湿土太过，以平渗燥之。兼看冷热之候。晦淫惑疾，晦邪所干，精神惑乱，此燥金太过，当滋养之。明淫心疾，心气鼓动，狂邪谵妄，此君火太过，当镇以敛之。八要者，虚、实、冷、热、邪、正、内、外也。一曰虚，脉细、皮寒、气少、泄泻、饮食不进，此为五虚。二曰实，脉盛、皮热、腹胀、前后不通、闷瞀，此为五实。三曰冷，阳气衰微，脏腑积冷。四曰热，阴气衰弱，脏腑积热。五曰邪，非脏腑正病也。六曰正，非外邪所干也。七曰内，情欲所伤，不在外也。八曰外，外物所伤，不在内也。学者明此诸要，而治不紊矣。

（四）善于化裁古方　创制新方

冯氏认为："百病之来，莫不因火；而火之发，莫不因虚；而虚之本，莫不由肾。盖水为万物之源，火为万物之父，其源其父，并根于肾也。"而补肾中之水，非六味地黄丸不可；温肾中之火者，非桂附八味丸不热。因此，冯氏独钟二方，并据此二方，加减化裁，而成十方，以补肾中之水火。其云："六味地黄补阴阳之小济，八味地黄救阴阳之大药。水中寻火，其明不熄；火中求水，其精不竭。补中有泻，久服而无偏胜之害；泻少补多，泻去而补愈见其效。相和相济，五脏俱宜，根本既荣，枝叶自茂，神功周匝，莫能外焉。欲出范围，反似画蛇添足也。"（1）二妙地黄丸。功能温肾泻浊，用治湿热内郁而为便浊。方用六味地黄丸加二妙散、附子而成。（2）育脾固肾地黄丸。功能育脾固肾，用治肾虚晨泻。方用六味地黄丸去丹皮之寒，加五味子、补骨脂、菟丝

子。（3）双补地黄丸。功能补肾精、固肾气，用治肾中水火双虚。方用六味地黄丸加菟丝子、莲肉。（4）清心滋肾地黄丸。功能滋肾清心，用治心肾双虚。方用六味地黄丸加五味子、远志、麦冬。（5）阿胶地黄丸。功能补肾润肺，用治金水两脏受伤，咳嗽吐红。方用六味地黄丸加麦冬、真阿胶。（6）滋金壮水地黄丸。功能养阴配阳、滋金壮水，用治肺肾两虚。方用六味地黄丸加麦冬、牛膝。（7）加味七味丸。功能清肺金、补肾水、纳气藏原，用治肺肾气阴两虚。方用都气丸（七味丸）加肉桂、麦冬。（8）和肝滋肾地黄丸。功能和肝滋肾，用治肝肾阴虚，女科尤宜。方用六味地黄丸加当归、白芍、肉桂。（9）滋阴八味丸。功能滋阴温阳，主治肾中阴阳两虚。方用八味丸加麦冬、五味子。（10）壮阳固本地黄丸。功能壮阳固本、阴阳双补，用治元阳衰惫已极。方用八味丸去丹皮，加鹿茸、补骨脂、五味子、枸杞、紫河车、鹿角胶。补益肾中水火，用此十方，足矣。

不仅如此，冯氏尚创立"养阴育脾和肝清肺滋肾补荣益卫膏滋丸方"和"全真一气汤"等新方，确有独到之处。

养阴育脾和肝清肺滋肾补荣益卫膏滋丸方，用黄芪四两，当归三两，酸枣仁五两，白术四两，远志二两，白芍药二两四钱，续断三两，用莲子二斤，清水煎取三十余碗，入前药，煎取头汁、二汁，滤去渣，熬浓膏，再将人参五两、白茯苓、茯神各三两，研极细末，和前膏为丸。临睡白汤送下四钱。此方温补益气，五脏并滋，可助后天之生发，气血之生长。冯氏用此方治愈多种病人，均有验案附录。另外，在制作方法上，采用前八味煎膏，后三味研末，共和为丸法，最大限度保留了药物有效成分，改革了药剂工艺，对中药

药剂学也有较大的贡献。

全真一气汤，用熟地八钱，麦冬三钱，白术三钱，牛膝三钱，五味子一钱五分，制附子二钱，人参三钱，水煎服。"张竭鄙见，谨立前方，加减出入，活人甚众，见功甚速，取用甚多，去病甚稳。"可见此方之功力！此方阴阳俱备，燥润合宜，驱邪扶正，达络通经，药虽七味，五脏均滋，保护森严，外邪难入，功专不泛，补速易臻，滋阴而不滞，补脾而不燥，清肺而不寒，壮火而不热，火降而心宁，荣养而肝润，全此一点真阴真阳镇纳于丹田，成其一生后天水火长养于身体。

另外，尚创立了冯氏家藏五痫方、锦囊新制加减五苓散、锦囊洗眼神方、锦囊十补丸方等许多新方。

（五）精通儿科证治　擅长痘疹

冯氏论治小儿不仅有《痘疹全集》专著，且在《杂证大小合参》卷三、四、五均论小儿生理病理及评脉证治。他认为小儿禀赋先天最为重要，告诫父母要惜精养神。既生之后，观察儿之受气有六，即筋、骨、肉、血、精、气。"筋实则多力，骨实则早行立，血实则形瘦多发，肉实则少病，精实则灵利多语笑而不怕寒暑，气实则少发而体肥。"小儿初生，如新生之枝芽，全系一点真阴真阳，如若有病，用药不可不慎，其治疗当温存内养，保其残败之阴，补益阴阳，助其生长之力。另外，小儿之病，多因脾胃娇弱，乳食积伤，痰火结滞，故其治疗当以调理脾胃为切要，又为冯氏论治小儿的一大特点。

水痘又名天花，属天行疫毒。清代以前，害儿最烈，且方论极杂，论说不一，其用药治疗，更属天渊。因此，冯氏收集

先贤诸论，结合自己治病经验，专辑一书，论痘原、痘释、虚实、顺逆、荣卫部位诸要、异痘诸名、痘要、痘中首尾杂证及察验痘疹吉凶。后从发热、见点、起胀、灌脓、收靥、落痂、余毒，按发展次序，每证一卷，详加论述，后录治痘方药，可谓详尽，是不可多见的治痘专论。鉴于现今此病已无，不作深论。

《痘疹全集》卷十三专论麻疹，议论颇精，师古而不泥古，多有独到见解。其云："古人以疹属少阴心火，以其色赤也，故多乘肺而见咳嗽诸证。斑属阳明胃火，以胃主肌肉也。且疹多实热，斑有假阳为定论。然斑疹总属腑证，为血之余，而疹亦见于肌肉，有形无汁者也。近来发热日久而见疹者，亦不外乎荣分热极，阴血沸腾，即属斑类，故不必以斑疹分，但当以虚实判。"指出斑疹的内在联系，注重辨证，实则泻，虚则补，不必拘泥于斑疹。同时，指出当时医家治疹之弊。他说："今医徒守古人疹多实热之论，寒凉肆进，壮者根本原固，故得标证清解而自愈；怯弱者不耐疾病，经此多日壮热，早已阴亏气弱，再加疏表解毒凉剂，以有形有余之药，攻无形所变之虚，不知阳毒之有余，实由阴血之不足，舍其实在之虚，攻其无影之毒，有不令愈热烦躁，而增泻泄喘促，甚至不起者多矣。"针对虚证，应用全一真气汤去人参，扶正以祛邪。告诫医家，治疗麻疹，虽主以表散，但不可执用寒凉。在辨证时不仅根据体质，而且因时令而应用不同药物。他说："治者须察时令寒暄，随机处变。如时大寒，则以桂枝葛根汤发之；大热，则以升麻葛根汤合白虎人参汤发之；不寒不热，则以荆防败毒散发之。"辨证之目的，是顺应麻疹的发病规律，强调透发为本。疹红者清凉，疹白者温暖，不出者内服托里发表之

剂外用胡荽煮酒喷之，余毒不尽者清凉辛散而忌酸收。总之，辨证不拘一格，以透为顺。

（六）汇列常用药物　议论独特

《冯氏锦囊秘录杂证痘疹药性主治合参》一书，总论药性理论及收采制宜，汇集常用药物 400 余种，从药物性味、归经、禁忌、炮制方法、功用主治以及适用于杂证、痘疹者进行了合参，内容详尽，议论独特。

冯氏认为，用药如用兵，"非士无以破敌，非药无以攻邪"。故而药之地道、真假，收采时日、贮藏、炮制水火酒醋等均十分重要，不可忽视一环。然而，药性之气味、调和之君臣、配伍之禁忌、七方十剂等理论更要详明，方能神明变化，药到病除。

在论述每一味药时，进行了杂证与痘疹主治合参，他说："故谨将杂证药性条下，附注痘疹药性条后，集成一册，庶可两得无碍，在痘疹，在杂证，自获万全，且便于查览。"如人参，在论述主治杂证之功后，列"主治痘疹合参"一项，其云："治痘之圣药也。戒用于三日之前，补元气而和中，生津液而止渴，安神健脉，托里排脓，气虚痘疹必用。"将其药对于治疗痘疹的重要性、禁忌、功能一一述明。于痘疹、于杂证均可翻阅参考。

对于正文尚有未尽之旨及古人不一之论，复加按语，结合自己临证，予以阐明。他说："正文中倘尚有未尽之旨，及今古有不一之说，复具按论，必取发明，使药性之优劣，洞然于中，取用之合宜，自能得心应手而不紊也。"① 如附子，后

_____

① 见《冯氏锦囊秘录杂证痘疹药性主治合参·凡例》。

按云："附子禀雄壮之质，有斩关之能，必重用参术驾驭，否则，为祸不小。试思古人参附、芪附、术附等汤，其理可见。譬如虽勇将当先，必军粮继后，方能成能矣"。指明附子配伍的重要性。后又云："惟阴虚内热，及内真热而外假寒者，不可误服"。说明附子的禁忌。

结　语

总之，冯氏尽毕生精力研究中医学，且治学严谨，重于实践，善于总结。冯氏医学著作，既是其个人经验的结晶，又是对历代医家治疗诸科疾病理、法、方、药的系统总结和归纳，可以说冯氏之著是集前贤证治方药之大成。冯氏师古而不泥古，在辨证上独出心裁，阐明理论；在用药上善于化裁古方，创立新方；且将杂证痘疹主治合参一处，阐发心得，议论独特；特别对小儿证治方面详加论述，专述痘疹证治，多所发挥。这些对后世中医学影响极大，为中医学的发展作出了贡献。

鉴于此，我们全面系统地研究了冯氏的医学著作，以奉献给读者。本次编写出版，在收书方面，本着"全"和"精"的原则，系统研究其版本源流，确系冯氏之作，则予以收入，伪托之作一律不收；在点校方面，认真选择底本，综合运用四校法，精心校勘，仔细标点，力求做到准确无误；另外，撰写了"冯兆张医学学术思想研究"，从生平简介、著作版本、学术思想多个方面进行了探讨，以期全面把握冯氏学术思想，目的是力求使此书成为全面研究冯氏医著的一部力作。

在撰写过程中，除全体编写人员夜以继日地工作外，尚得到许多专家和学者的支持和帮助，在此，我们表示衷心地感谢！